2024

进出境货物涉检工作手册

《进出境货物涉检工作手册》编委会 编著

团结出版社

图书在版编目（CIP）数据

进出境货物涉检工作手册 /《进出境货物涉检工作
手册》编委会编著 . -- 北京 : 团结出版社 , 2020.4
ISBN 978-7-5126-7783-8

Ⅰ . ①进… Ⅱ . ①进… Ⅲ . ①国境检疫—中国—手册
Ⅳ . ① R185.3-62

中国版本图书馆 CIP 数据核字 (2020) 第 036863 号

出　　版：	团结出版社	

（北京市东城区东皇城根南街84号　　邮编：100006）

电　　话：	（010）65228880　65244790
网　　址：	http://www.tjpress.com
E-mail：	zb65244790@vip.163.com
经　　销：	全国新华书店
印　　刷：	三河市华东印刷有限公司

开　　本：	210mm×285mm　1/16
印　　张：	67
字　　数：	1800千字
版　　次：	2020年4月第1版
印　　次：	2024年2月第4次印刷

书　　号：	978-7-5126-7783-8/F・01
定　　价：	400.00元

前　言

　　进出境货物涉检工作在国家对外贸易管理中发挥着重要的作用。由于进出境货物涉检法律法规众多，涉及面广，专业性、技术性强，能够站在从业者的角度，编写一本综合、全面、简明、扼要的工具书，直观介绍进出境货物涉检的基本规定和要求，是广大从业者的强烈呼声。

　　为此，我们组织了部分一直跟踪和关注进出境涉检业务的院校学者、涉检业务专家和一线管理者共同编写了此书，以期为广大从业者提供专业性的指导。

　　本书具有以下几个特点：一是以法律规范为依据，具有较强的权威性和可操作性。本书各章节内容均以涉检法律、法规、规章为依据编写。参考的法律规范加以注明，方便使用者深入了解相关内容。二是收录内容全面，具有较强的适用性。特别是把涉检工作常用的目录、名目、标准系统收入书中，全面涵盖了各类进出境货物涉检有关的管理要求，是一本全面的涉检工作参考工具书，也可作为贸易界人士了解我国涉检管理以及相关人员学习业务的参考用书。三是对涉检工作实践，尤其是关检融合后，进行了系统总结，具有较强的指导性，对广大涉检人员的工作有较强的指导作用。

　　在本书编写过程中，虽然我们努力避免出现错漏，但由于主客观的原因，书中的错讹在所难免，敬请使用者批评指正。

编　者

2024 年 2 月 18 日

目 录

附录 进出境货物涉检常用目录、名录及代码

第一章 出入境检验检疫管理概述

第一节 国家出入境检验检疫管理的地位和作用

一、出入境检验检疫管理的概念

出入境检验检疫管理是一个综合性的概念。一般来说，出入境检验检疫管理是指海关依照法律、行政法规以及我国政府所缔结或者参加的国际公约、协定，对出入境的货物、物品及其包装物，交通运输工具，运输设备和出入境人员进行检验检疫、鉴定出具官方检验检疫证明等监督管理的工作。

出入境检验检疫管理主要包含商品检验、动植物检疫和卫生检疫，从专业范畴来看，虽然管理对象不同，但都是具有技术执法特征的管理范畴。法定检验检疫是根据有关法律法规的规定，由海关依法对出入境人员、货物、运输工具、集装箱及其他法定检验检疫物（统称法定检验检疫对象）实施检验、检疫、鉴定等检验检疫业务，是出入境检验检疫管理的主体和重点。

二、出入境检验检疫管理的地位

出入境检验检疫对一个国家的重要性是不言而喻的。首先，世界各国的法律法规和国际惯例、有关国际技术规则、国际协定等，都赋予检验检疫机构以公认的国际法律地位。其次，在国际贸易中，相关各方往往要求由官方或权威的非当事人对进出口商品提供检验合格证明，作为出口商品交货、结算和进口商品处理质量与残损、短缺索赔问题的有效凭证。合同规定凭检验检疫部门检验证书交货结算和对外索赔的，没有证书就无法装船结汇和对外索赔。因此，出入境检验检疫是每个主权国家都具有的一个重要的公共管理职能。

在我国的对外经济贸易管理中，出入境检验检疫管理的重要地位主要通过以下几个方面得以体现和保证：

（一）全面、完善的立法

历年来，全国人大及其常委会先后制定了《中华人民共和国进出口商品检验法》（以下简称《商检法》、《中华人民共和国进出境动植物检疫法》（以下简称《动植物检疫法》）《中华人民共和国国境卫生检疫法》（以下简称《卫生检疫法》）等专门法律，分别规定了出入境检验检疫的目的和任务、责任范围、授权执法机关和管辖权限和检验检疫的执行程序、执法监督、法律责任等重要内容，从立法上确定了出入境检验检疫工作的法律地位。国务院在上述法律的基础上，先后制定和颁布了相关实施条例或细则。除此以外，还在《中华人民共和国食品安全法》（以下简称《食品安全法》）等多部相关法律中也制定了相应法律条款，对出入境检验检疫的地位、作用予以体现。在上述检验检疫法律和国务院的实施条例或细则公布后，经过多年的具体化和修改补充，各种配套规章、规范性文件、检验检测技术标准、检疫对象的处理规范等已基本完整齐备；关于海关健全内部管理的各项行政法规和规章制度也已基本适应了执法需要。这些法律规范的制定完善对于保证出入境检验检疫管理的正常开展和有序进行，同样具有重要意义。此外，中国出入境检验检疫管理的法律体系也要适应有关国际条约的要求。迄今为止，中国已加入联合国食品法典委员会（CODEX）和亚太地区植保委员会（APPPC）等多个国际公约，并与世界上20多个国家签订了双边检验检疫协定，为使中国的检验检疫工作与国际标准相一致创造了条件。

（二）集中统一的执法主体

人大常委会通过的上述检验检疫法律中均作出明确规定，由国务院成立检验检疫部门，作为授权执行有关法律和主管该方面工作的主管机关，确立了它们在法律上的行政执法主体地位。1998年国家出入境检验检疫体制实行改革，将商检、动植检和卫检机构体制合一，合并成立统一的国家质检总局，继承了原来商检、动植检和卫检机构的执法授权，成为统一的授权执法部门。2018年4月，出入境检验检疫管理职责和队伍由国家质检总局划入海关总署。

（三）严密的监管制度

我国的出入境检验检疫管理在多年发展中，已形成了一套严密的制度体系，保证了法律的有效实施。其主要特点如下：

1. 制度的闭环性。检验检疫法律都规定具有闭环性的监管制度。具体来说就是货物的进出口都要通过海关作为最后一道监管。对于列入《法检目录》的出入境货物，未经检验检疫并取得有效检验检疫证单是无法通关过境的。

2. 制度的强制性。实施强制性的报检签证程序、强制性的安全卫生检测技术标准、强制性的抽样检查程序等强制性监督机制，保证有关法律法规的有效实施。

3. 制度的对等性。其他进口国对进口货物安全、卫生、环保等方面的强制性规定，要求作为出口国的我国检验检疫部门必须行使检验检疫职责，履行义务。

4. 制度的自主性。多数进出口合同会主动规定凭检验检疫部门检验证书交货结算和对外索赔。没有相关证书就无法装船结汇和对外索赔，客观上起到了保证有关检验检疫法律法规实施的主动制约。

三、出入境检验检疫管理的作用

随着我国改革开放的不断深入和国民经济的不断发展及对外贸易的不断扩大，出入境检验检疫对保证国民经济的顺利发展、保证生产安全和人民健康、维护对外贸易有关各方的合法权益和正常的国际经济贸易秩序、促进对外贸易的发展都起到了积极的作用。它的作用主要体现在以下几个方面：

（一）出入境检验检疫是国家主权的体现

海关作为涉外经济执法机构，根据法律授权，代表国家行使检验检疫职能，对出入境货物、运输工具、人员等法定检验检疫对象进行检验检疫、鉴定及监督管理；对涉及安全卫生及检疫产品的境外生产企业的安全卫生和检疫条件进行注册登记；对发现检疫对象或不符合安全卫生条件的商品、物品、包装和运输工具，有权禁止进口，或视情况在进行消毒、灭菌、杀虫或其他排除安全隐患的措施等无害化处理并重验合格后，方准进口。对于应经海关实施注册登记的向中国输出有关产品的外国生产加工企业，必须取得注册登记证书，其产品方准进口。这些强制性制度是我国国家主权的具体体现。

（二）出入境检验检疫是国家管理职能的体现

海关作为执法机构，根据法律授权，对列入应实施出口检验检疫对象和范围的人员、货物、危险品包装和装运易腐易变的食品、冷冻品的船舱、集装箱等，按照中国的、进口国的，或与中国签有双边检疫议定书的外国的或国际性的法规、标准的规定，实施必要的检验检疫；对涉及安全、卫生、检疫和环保条件的出口产品的生产加工企业，实施生产加工安全或卫生保证体系的注册登记，或必要时帮助企业取得进口国（地区）有关主管机关的注册登记；经检验检疫发现检疫对象或产品质量与安全卫生条件不合格的商品，有权阻止出境；不符合安全条件的危险品包装容器，不准装运危险货物；不符合卫生条件或冷冻要求的船舱和集装箱，不准装载易腐易变的粮油食品或冷冻品；对未取得安全、卫生、检疫注册登记的涉及安全卫生的产品的生产厂、危险品包装加工厂和肉类食品加工厂等，不得生产加工上述产品等。

上述这些对出境货物、包装物和运输工具的检验检疫和注册登记与监督管理，都具有相当的强制性，是国家监督管理职能的具体体现。

（三）出入境检验检疫是维护国家经济安全的重要技术措施

作为集中了各项技术手段、由国家统一实施的出入境检验检疫，是新时期维护国家经济安全的重要手段，具有独特的作用。

第一，对进出口商品的检验检疫和监督管理是为了满足包括我国在内的各进口国的各种规定要求。这些规定要求是世界各国为保护人民身体健康，保障工农业生产、基本建设、交通运输和消费者安全相继制定的。包括有关食品、药品、化妆品和医疗器械的卫生法规，各种机电与电子设备、交通运输工具和涉及安全的消费品的安全法规，动植物及其产品的检疫法规，检疫传染病的卫生检疫法规等。一般来说，各国均规定有关产品进口或携带、邮寄入境，都必须持有出口国官方出入境检验检疫机构证明符合相关安全、卫生与检疫法规标准的证书，甚至规定生产加工企业的质量与安全卫生保证体系，必须经过出口国或进出口国官方注册批准，并使用法规要求的产品标签和合格标志，其产品才能取得市场准入资格。许多法规标准已逐渐形成国际标准。

以上这些对进出口商品的检验检疫和监督认证的规定和要求，同时具有非关税技术壁垒的性质。例如，出口危险品包装必须符合联合国海协的危险货物运输规则中的规定。我国海关对出口产品或我国生产加工企业的官方检验检疫与监管认证，是突破国外的贸易技术壁垒，取得国外市场准入资格，并使我国产品能在国外顺利通关入境的保证。因此，出入境检验检疫是合理利用国际通行的非关税技术壁垒手段，保证中国对外贸易顺利进行和持续发展的需要。我们应注意到，我国海关加强对进口产品的检验检疫和对相关的国外生产企业的注册登记与监督管理，是采用符合国外通行的技术贸易壁垒的做法，以合理的技术规范和措施保护国内产业和国家经济的顺利发展，保护消费者的安全健康与合法权益，建立起维护国家根本利益的可靠屏障。

第二，加强对重要出口商品质量的强制性检验是为了促进提高中国产品质量及其在国际市场上的竞争能力，以利于扩大出口。在世界贸易竞争日益激烈的情况下，出口商品如果质量差，必然会影响对外成交，引起不良影响，导致退货或索赔，甚至丢失国外市场，使国家遭受经济损失和不良政治反映。特别在当前世界各国大都促出限进，对进口商品加强限制，消费者对商品质量要求也越来越高。为维护国家经济利益和对外信誉，有必要对重要的出口商品实施强制性检验，保证质量、规格、包装和数量、重量符合外贸合同和有关标准要求。

第三，出入境动植物检疫对保护农、林、牧渔业生产安全，促进农畜产品的对外贸易和保护人体健康具有十分重要的意义。保护农、林、牧、渔业生产安全，使其免受国际上重大疫情灾害影响，是我国海关担负的重要使命。对动植物及其产品和其他检疫物品，以及装载动植物及其产品和其他检疫物品的容器、包装物和来自动植物疫区的运输工具（含集装箱）实施强制性检疫,对防止动物传染病、寄生虫和植物危险性病、虫、杂草及其他有害生物等检疫对象和其他危险疫情传入传出,保护国家农、林、牧、渔业生产安全和人民身体健康,履行我国与外国签订的检疫协定书的义务,突破进口国在动植物检疫中设置的贸易技术壁垒,从而使中国农、林、牧、渔产品在进口国顺利通关入境,促进农畜产品对外贸易的发展,具有重要作用。

第四,国境卫生检疫是防止检疫传染病的传播、保护人体健康的一个十分重要的屏障。中国边境线长,口岸多,目前对外开放的海、陆、空口岸有100多个,是世界上开放口岸最多的国家之一。近年来,各种检疫传染病和监测传染病仍在一些国家和地区发生和流行,还出现了一批新的传染病。随着国际贸易、旅游和交通运输的发展,出入境人员迅速增加,随时都有传出传入的危险,给各国人民的身体健康造成威胁。因此,对出入境人员、交通工具、运输设备以及可能传播传染病的行李、货物、邮包等物品实施强制性检疫,对防止检疫传染病的传入或传出、保护人体健康具有重要作用。

综上所述,出入境检验检疫对保证国民经济的发展、消除国际贸易中的技术壁垒、保护消费者的利益和促进中国的对外交往,都有非常重要的作用。随着改革开放的不断深入和对外贸易的不断发展,出入境检验检疫作为"国门卫士",将会继续发挥其不可替代的、越来越重要的作用。

四、出入境检验检疫管理的特点

出入境检验检疫管理最为显著的特点就是其技术性。

第一,技术性指标是检验检疫监管的主要内容。检验检疫是对进出口商品是否符合国家技术规范的强制性要求进行合格评定,对是否符合保护人类健康和安全、保护动植物的生命和健康、保护环境、防止欺诈行为、维护国家安全等要求进行监控,并对相关的品质、数量、重量等项目进行检测。检验检疫内容涉及生物、化学、物理等基础科学以及医学、兽医、植保、食品卫生等多学科,每一项执法过程都是有关的自然科学的具体应用过程。每一项检验检疫执法决定,都是以检验检疫指标数据为依据的,是对技术性指标进行确认的过程。

第二,技术要素影响检验检疫执法程序。检验检疫执法程序包括受理报检、取样、检验检疫检测、监督管理、卫生除害或技术处理、发证放行等。取样方式、样品数量、检测过程、除害方法乃至监督管理等,因商品、疫病、疫情、有毒有害物质的种类和含量而不同,决定了检验检疫执法的顺序和期限。检验检疫执法程序是否符合所检内容的技术性要求,对执法结论的正确性具有决定性影响。

第三,技术性特征决定了检验检疫执法具有时间限制。商品品质检验、动植物检疫和国境卫生检疫的有效期因商品种类、疫情种类、环境因素的差异而不同。如:动物检疫有效期为7天,动物产品检疫有效期为14天;出境新鲜或保鲜蔬菜检验有效期7天;蔬菜检疫有效期一般为21天,黑龙江、吉林、辽宁、内蒙古和新疆地区冬季可延长至35天;出境冰鲜水产品检验检疫有效期为7天,干冻、单冻水产品为4个月,其他水产品为6个月;出口机电仪商品检验有效期一般为1年;黄热病接种有效期10年,等等。正是检验检疫结果具有不同的有效期,作为检验检疫结果表现形式的检验检疫证书也规定了不同的有效期。如:植物检疫证书的有效期为21天,国际旅行健康证明有效期1年,船舶卫生证书有效期1年,除鼠证书有效期6个月。这种有效期特征,决定了检验检疫必须对不同类甚至不同时间的物品,分别实施相应监管。

参考法律、法规（规范性文件）

1.《中华人民共和国进出口商品检验法》(1989年2月21日第七届全国人民代表大会常务委员会第六次会议通过,根据2002年4月28日第九届全国人民代表大会常务委员会第二十七次会议《关于修改〈中华人民共和国进出口商品检验法〉的决定》第一次修正,根据2013年6月29日第十二届全国人民代表大会常务委员会第三次会议《关于修改〈中华人民共和国文物保护法〉等十二部法律的决定》第二次修正,根据2018

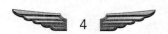

年4月27日第十三届全国人民代表大会常务委员会第二次会议《关于修改〈中华人民共和国国境卫生检疫法〉等六部法律的决定》第三次修正，根据2018年12月29日第十三届全国人民代表大会常务委员会第七次会议《关于修改〈中华人民共和国产品质量法〉等五部法律的决定》第四次修正，根据2021年4月29日第十三届全国人民代表大会常务委员会第二十八次会议《关于修改〈中华人民共和国道路交通安全法〉等八部法律的决定》第五次修正）

2.《中华人民共和国进出境动植物检疫法》（1991年10月30日第七届全国人民代表大会常务委员会第二十二次会议通过，根据2009年8月27日中华人民共和国主席令第十八号第十一届全国人民代表大会常务委员会第十次会议《关于修改部分法律的决定》修正）

3.《中华人民共和国国境卫生检疫法》（1986年12月2日第六届全国人民代表大会常务委员会第十八次会议通过，根据2018年4月27日第十三届全国人民代表大会常务委员会第二次会议《关于修改〈中华人民共和国国境卫生检疫法〉等六部法律的决定》第三次修正）

4.《中华人民共和国食品安全法》（2009年2月28日第十一届全国人民代表大会常务委员会第七次会议通过，2015年4月24日第十二届全国人民代表大会常务委员会第十四次会议修订，根据2018年12月29日第十三届全国人民代表大会常务委员会第七次会议《关于修改〈中华人民共和国产品质量法〉等五部法律的决定》第一次修正，根据2021年4月29日第十三届全国人民代表大会常务委员会第二十八次会议《关于修改〈中华人民共和国道路交通安全法〉等八部法律的决定》第二次修正）

第二节 国家出入境检验检疫管理法律体系

所谓法律体系，一般来说，是指一个国家的全部法律规范。这里所称"法律规范"，是指由国家制定或者认可，并依靠国家强制力保证实施的社会活动准则。从部门法的角度看，则是指这一领域的全部法律规范，根据立法层次、调整对象和调整方法的不同进行划分，进而形成的内在有机联系。前面我们曾经介绍，从专业划分和管理对象来看，出入境检验检疫制度可以分为进出口商品检验制度、进出境动植物检疫制度和国境卫生检疫制度，这也反映出出入境检验检疫一个侧面的法律关系。

一、出入境检验检疫管理法律体系的层次关系

（一）检验检疫法律

检验检疫法律主要包括由全国人大及其常委会制定的用以调整出入境检验检疫工作的法律。这些法律有：《商检法》《卫生检疫法》《动植物检疫法》，还包括《食品安全法》《中华人民共和国公民出境入境管理法》《中华人民共和国外国人入境出境管理法》《中华人民共和国海关法》《中华人民共和国对外贸易法》《中华人民共和国固体废物污染环境防治法》《中华人民共和国大气污染防治法》《中华人民共和国刑法》等其他法律。

这些法律都是海关从事检验检疫工作的基本法律依据，其他检验检疫依据都不能与之相违背。

（二）检验检疫行政法规

检验检疫行政法规主要包括由国务院颁发的调整出入境检验检疫工作的行政法规及法规性文件。这些行政法规有：《中华人民共和国进出口商品检验法实施条例》《中华人民共和国国境卫生检疫法实施细则》《中

华人民共和国进出境动植物检疫法实施条例》等。

（三）检验检疫规章及规范性文件

检验检疫规章及规范性文件主要是指由海关总署和其他部委根据法律行政法规制定的调整进出口商品检验、国境卫生检疫、进出境动植物检疫工作的规章。这些规章在出入境检验检疫工作中运用最为广泛，是海关执法及进出境报检人报检的最为直接的法律依据。

（四）与检验检疫相关的国际公约、协定

我国加入的有关出入境检验检疫国际规约和我国与世界其他国家（地区）签订的双边检验检疫协定也是检验检疫法律体系的重要构成。

二、出入境检验检疫管理法律体系中的技术标准

在出入境检验检疫管理法律体系中，一个突出的特点就是检验检疫技术标准的广泛应用。检验检疫技术标准是指检验检疫机关从事检验检疫工作在实体和程序方面所遵循的尺度和准则，是评定检验检疫对象是否符合规定要求的准则。技术标准可以称作是检验检疫管理的核心要素和实施依据。只有根据合法有效以及公认的技术标准，出入境检验检疫的管理才能得以实施，国家实施出入境检验检疫的目的才能实现。因此，出入境检验检疫管理中所运用的技术标准具有明显的法律属性。

（一）出入境检验检疫技术标准的含义

出入境检验检疫技术标准主要包括：进出口商品检验技术标准、进出境动植物检疫技术标准和入出境卫生检疫技术标准等。进出口商品检验技术标准主要有质量、规格、数量、重量、包装、安全和卫生等方面的标准，按专业包括机电、化工矿产、金属材料、轻纺、粮油食品、鉴定包装和土畜产等类别的检验方法和规程；进出境动植物检疫技术标准包括：进出境动物及其产品的检疫和处理技术标准、进出境植物及其产品的检疫和处理技术标准；入出境卫生检疫技术标准包括：对检疫对象进行流行病学调查、现场检疫、实验室检疫和消毒除虫的技术标准等。

出入境检验检疫技术标准还可分为我国标准、国际标准和国外先进标准。我国标准可以分为：

1. 国家标准。由国家标准化主管部门批准发布、在全国范围内统一执行的国家标准，具体包括：保障人体健康、财产安全的技术要求；基本原料、燃料、材料的技术要求；通用的技术术语；通用的基础件；通用的试验、检验方法，通用的管理技术及国家需要控制的其他产品的技术要求等。

2. 行业标准。在没有国家标准的情况下，而又需要在行业内统一的技术要求，可以制定行业标准。行业标准由主管部门编制计划，统一审批、编号、发布，并报国家标准化主管部门备案。原国家商检部门组织制定的进出口商品检验标准就属于行业标准。

3. 地方标准。对没有国家标准和行业标准的而又需要在省、自治区、直辖市范围内统一的工业产品的安全卫生要求，可以制定地方标准。地方标准由地方标准化主管部门制定，并报国家标准化主管部门和行政主管部门备案。在公布国家标准和行业标准后，该项地方标准即行废止。

4. 企业标准。企业生产的产品没有国家标准和行业标准的，应当制定企业标准，作为组织生产的依据。国家鼓励企业制定严于国家标准和行业标准的企业标准。

国际标准是指国际标准化组织（ISO）和国际电工委员会（IEC）所制定的标准，以及国际标准化组织公布的国际组织和其他国际组织规定的某些标准。

国外先进标准指发达国家的国家标准，在国际贸易中被广泛采用。如：英国为 BS，美国为 ANSI，法国为 NF，德国为 DIN，日本为 JIS、JAS 等。

（二）强制性标准

强制性标准是指在一定范围内通过法律、行政法规等强制性手段加以实施的标准。强制性标准具有法律属性，一经颁布，必须贯彻执行。因未执行强制性标准而造成恶劣后果和重大损失的单位和个人，要受到经济制裁或承担法律责任。

我国设定的强制性标准主要是对有些涉及安全、卫生方面的进出口商品规定了限制性的检验标准，以保障人体健康和人身、财产的安全。凡根据强制性标准检验评定的不合格出口商品，即使符合外贸合同约定的质量条款，或国外受货人有愿购证明，也不准放行出口。根据强制性标准检验评定不合格的进口商品也不准进口，经检验出证后供有关单位办理退货、索赔。在我国，进出口商品必须执行强制性标准的，均由国家法律法规明确规定，由各地海关严格执行。

我国法律规定：保障人体健康、人身财产安全的标准和法律，行政法规规定强制执行的标准属于强制性标准。以下几方面的技术要求均为强制性标准：

1. 药品标准、食品卫生标准，兽药标准；

2. 产品及产品生产、储运和使用中的安全、卫生标准，劳动安全、卫生标准，运输安全标准；

3. 工程建设的质量、安全、卫生标准及国家需要控制的其他工程建设标准；

4. 环境保护的污染物排放标准和环境质量标准；

5. 重要的通用技术术语、符号、代号和制图方法；

6. 通用的试验、检验方法标准；

7. 互换配合标准；

8. 国家需要控制的重要产品质量标准；

9. 省、自治区、直辖市政府标准化行政主管部门制定的工业产品的安全、卫生要求的地方标准，在本行政区域内是强制性标准。

（三）进出口商品检验的技术标准

法律行政法规规定有强制性标准或者其他必须执行的标准的，按照法律行政法规规定的检验标准检验；法律行政法规未规定有强制性标准或者其他必须执行的检验标准的，按照对外贸易合同约定的检验标准检验；凭样品成交的，应按照样品检验；法律行政法规规定的强制性标准或者其他必须执行的检验标准，低于外贸合同约定的检验标准的，按照对外贸易合同约定的检验标准检验；法律行政法规未规定有强制性标准或者其他必须执行的检验标准，对外贸易合同又未约定检验标准或者约定检验标准不明确的，按照生产国标准、有关国际标准或者海关指定的标准检验。

对于进口商品检验而言，国家法律行政法规没有规定强制性标准或者其他必须执行的标准，外贸合同对进口商品的品质、规格、包装条件和抽样、检验方法等有具体规定的，应按规定检验。此外，外商提供的品质证明书、使用说明书、产品图纸等技术资料也是进口商品品质检验的依据；提单（运单）、国外发票、装箱单、重量明细单也是进口商品重、数量检验的依据；理货残损单、溢短单、商务记录是进口商品验残出证的依据。对进口食品按照国家食品监督和检验标准的有关规定进行检验，对无国家技术标准的参照国际上通行的技术标准进行检验，对不符合我国技术标准的进口食品，按照《食品安全法》规定处理。

就出口商品而言，一般按我国标准检验。但是，对于出口食品、动物产品以及涉及安全、卫生、环保的商品，除按合同、信用证进行检验外，还要根据进口国有关卫生、检疫等法令进行检验。

（四）动植物检疫的技术标准

1. 动植物病虫害名录。主要有我国国家规定的动植物检疫性病虫害名录、国际和地区条约及双边协议中的动植物病虫害名录、外贸合同中制定的动植物检疫性病虫害名录、贸易国动植物检疫性病虫害名录。

2. 检疫和处理标准。包括动物、植物检疫操作规程；主管部门发布的单项动植物检疫技术规程、管理办法中的检疫要求。其他还有动植物检疫国际或者地区标准及其通行做法，包括《国际兽医局动物疾病诊断方法和疫苗使用标准手册》《国际植物保护公约》规定的有关检疫措施和办法、《欧洲检疫性有害生物》规定的检疫措施以及《亚洲和太平洋区域植物保护协定》所列的检疫措施。动物病虫害处理包括有关除害处理和出入境动物检疫处理的有关规定，植物检疫性病虫害处理的有关规定。运输工具处理按《运载动物、动物产品的运输工具处理标准》和《运载植物、植物产品运输工具的处理标准》的规定进行。

（五）国境卫生检疫的技术标准

1. 进出境货物卫生检疫：对易于携带病媒昆虫、啮齿动物、病原微生物的货物，包括：废旧物品、纺织品原料、原木及其制品、纸类产品、动物及其制品、食品类、水海产品类、蔬菜瓜果类、饮料类和垃圾及人、畜、禽类粪便等，按照《卫生检疫法》第4条的规定对上述货物进行流行病学调查、现场检疫和实验室检疫。对其中来自检疫传染病和监测传染病疫区被污染或污染嫌疑的货物、有碍公共卫生的废旧货物、携带病媒昆虫和医学动物的货物以及腐败变质的货物，进行除鼠灭虫、货物消毒，并进行相应的卫生学评价（经抽样检查不得有致病微生物，病媒昆虫和啮齿动物全部死亡）。

2. 进出境集装箱卫生检疫：集装箱按用途分为普通箱、冷藏箱、干货箱、圆罐箱和柜架箱。按照《卫生检疫法》第4条、第14条和《国际卫生条例》第49条的规定，对上述集装箱进行流行病学调查、现场检疫和实验室检疫。对符合卫生处理指征的（携带有病媒昆虫和医学动物的集装箱，载有腐败变质货物、食品的集装箱，载有废旧物品、有碍公共卫生物品的集装箱，来自检疫传染病或者监测传染病疫区并且装有易于隐匿、滋生病媒昆虫、医学动物物品的集装箱，被传染病污染或者有污染嫌疑的集装箱）进行除鼠、灭虫和消毒处理，并进行相应的卫生学评价（病媒昆虫、啮齿动物全部死亡，细菌总数每平方厘米不超过8个，并不得检出致病菌）。

3. 进出境邮包卫生检疫：对于工业品零部件邮包、食品类邮包、生活品类邮包、药品邮包等按照《卫生检疫法》第4条的有关规定进行流行病学调查、现场检疫和实验室检疫。对符合卫生处理指征的（来自检疫传染病和监测传染病疫区有污染或者污染嫌疑的邮包、有腐烂变质食品或物品的邮包、有废旧物品有碍公共卫生的邮包、发现携带病媒昆虫的邮包）进行消毒和除虫处理，并进行相应的卫生学评价（不得检出致病微生物，病媒昆虫全部死亡）。

4. 进出境行李卫生检疫：对入出境行李按照《卫生检疫法》第4条的规定进行流行病学调查，包括卫生学检查的现场检疫和实验室检疫。对符合卫生处理指征的（来自检疫传染病和监测传染病疫区有污染或污染嫌疑的行李、内容物有腐败变质食品或物品的行李、内容物有病媒昆虫的行李及有废旧物品有碍公共卫生的行李）进行消毒除虫处理并进行相应的卫生学评价。

5. 进出境人员健康检查：对进出境人员按《国境卫生检验检疫手册》的有关规定进行健康检查。

三、出入境检验检疫法律责任

出入境检验检疫法律责任是指报检人和检验检疫工作人员违反检验检疫法律、法规而依法承担的法律后果。根据《商检法》《卫生检疫法》《动植物检疫法》《食品安全法》等法律及其实施条例、细则的规定，违反上述法律、法规的，应承担以下法律责任：

（一）违反进出口商品检验法律法规行为及其法律责任

1. 擅自销售、使用未报检或者未经检验的属于法定检验的进口商品，或者擅自销售、使用应当申请进口验证而未申请的进口商品的，由海关没收违法所得，并处商品货值金额5%以上20%以下罚款；构成犯罪的，依法追究刑事责任。

2. 擅自出口未报检或者未经检验的属于法定检验的出口商品，或者擅自出口应当申请出口验证而未申请的出口商品的，由海关没收违法所得，并处商品货值金额5%以上20%以下罚款；构成犯罪的，依法追究刑事责任。

3. 销售、使用经法定检验、抽查检验或者验证不合格的进口商品，或者出口经法定检验、抽查检验或者验证不合格的商品的，由海关责令停止销售、使用或者出口，没收违法所得和违法销售、使用或者出口的商品，并处违法销售、使用或者出口的商品货值金额等值以上3倍以下罚款；构成犯罪的，依法追究刑事责任。

4. 进出口商品的收货人、发货人、代理报检企业或者出入境快件运营企业、报检人员不如实提供进出口商品的真实情况，取得海关的有关证单，或者对法定检验的进出口商品不予报检，逃避进出口商品检验的，由海关没收违法所得，并处商品货值金额5%以上20%以下罚款。

5. 进出口商品的收货人或者发货人委托代理报检企业、出入境快件运营企业办理报检手续，未按照规定向代理报检企业、出入境快件运营企业提供所委托报检事项的真实情况，取得海关的有关证单的，对委托人依照上述规定予以处罚。

6. 代理报检企业、出入境快件运营企业、报检人员对委托人所提供情况的真实性未进行合理审查，或者因工作疏忽，导致骗取海关有关证单的结果的，由海关对代理报检企业、出入境快件运营企业处2万元以上20万元以下罚款。

7. 代理报检企业、出入境快件运营企业违反国家有关规定，扰乱报检秩序的，由海关责令改正，没收违法所得，可以处10万元以下罚款，海关总署或主管海关可以暂停其6个月以内代理报检业务。

8. 伪造、变造、买卖或者盗窃检验证单、印章、标志、封识、货物通关单或者使用伪造、变造的检验证单、印章、标志、封识、货物通关单，构成犯罪的，依法追究刑事责任；尚不够刑事处罚的，由海关责令改正，没收违法所得，并处商品货值金额等值以下罚款。

9. 擅自调换海关抽取的样品或者海关检验合格的进出口商品的，由海关责令改正，给予警告；情节严重的，并处商品货值金额10%以上50%以下罚款。

10. 出口属于国家实行出口商品注册登记管理而未获得注册登记的商品的，由海关责令停止出口，没收违法所得，并处商品货值金额10%以上50%以下罚款。

11. 进口或者出口国家实行卫生注册登记管理而未获得卫生注册登记的生产企业生产的食品的，由海关责令停止进口或者出口，没收违法所得，并处商品货值金额10%以上50%以下罚款。已获得卫生注册登记的进出口食品生产企业，经检查不符合规定要求的，由海关总署或主管海关责令限期整改；整改仍未达到规定要求或者有其他违法行为，情节严重的，吊销其卫生注册登记证书。

12. 情节严重的，由海关并处100万元以下罚款。

13. 提供或者使用未经海关鉴定的出口危险货物包装容器的，由海关处10万元以下罚款。提供或者使用经海关鉴定不合格的包装容器装运出口危险货物的，由海关处20万元以下罚款。

14. 提供或者使用未经海关适载检验的集装箱、船舱、飞机、车辆等运载工具装运易腐烂变质食品、冷冻品出口的，由海关处10万元以下罚款。提供或者使用经海关检验不合格的集装箱、船舱、飞机、车辆等运载工具装运易腐烂变质食品、冷冻品出口的，由海关处2万元以下罚款。

15. 擅自调换、损毁海关加施的商检标志、封识的，由海关处5万元以下罚款。

16.从事进出口商品检验鉴定业务的检验机构违反国家有关规定，扰乱检验鉴定秩序的，由主管海关责令改正，没收违法所得，可以并处10万元以下的罚款，海关可以暂停其6个月以内检验鉴定业务。

17.海关的工作人员滥用职权，故意刁难当事人的，徇私舞弊，伪造检验结果的，或者玩忽职守，延误检验出证的，依法给予行政处分；违反有关法律、行政法规规定签发出口货物原产地证明的，依法给予行政处分，没收违法所得；构成犯罪的，依法追究刑事责任。

（二）违反进出境动植物检疫法律法规行为及其法律责任

1.有下列违反进出境动植物检疫法律法规行为之一的，由海关处5000元以下的罚款：

（1）未报检或者未依法办理检疫审批手续或者未按检疫审批的规定执行的；

（2）报检的动植物、动植物产品和其他检疫物与实际不符的。

有上述第（2）项所列行为，已取得检疫单证的，予以吊销。

2.有下列违反进出境动植物检疫法律法规行为之一的，由海关处3000元以上3万元以下的罚款：

（1）未经口岸动植物检疫机关许可擅自将进境、过境动植物、动植物产品和其他检疫物卸离运输工具或者运递的；

（2）擅自调离或者处理在口岸动植物检疫机关指定的隔离场所中隔离检疫的动植物的；

（3）擅自开拆过境动植物、动植物产品和其他检疫的包装，或者擅自开拆、损毁动植物检疫封识或者标志的；

（4）擅自抛弃过境动物的尸体、排泄物、铺垫材料或者其他废弃物，或者未按规定处理运输工具上的泔水、动植物性废弃物的。

3.依照进出境动植物检疫法律法规规定注册登记的生产、加工、存放动植物、动植物产品和其他检疫物的单位，进出境的上述物品经检疫不合格的，除依照有关规定作退回、销毁或者除害处理外，情节严重的，由口岸海关注销注册登记。

4.有下列违法行为之一的，依法追究刑事责任；尚不构成犯罪或者犯罪情节显著轻微依法不需要判处刑罚的，由口岸动植物检疫机关处2万元以上5万元以下的罚款：

（1）引起重大动植物疫情的；

（2）伪造、变造动植物检疫单证、印章、标志、封识的。

5.从事进出境动植物检疫熏蒸、消毒处理业务的单位和人员，不按照规定进行熏蒸和消毒处理的，口岸海关可以视情节取消其熏蒸、消毒资格。

（三）违反国境卫生检疫法律法规行为及其法律责任

1.有下列违反国境卫生检疫法律法规行为之一的，处以警告或者100元以上5000元以下的罚款：

（1）应当受入境检疫的船舶，不悬挂检疫信号的；

（2）入境、出境的交通工具，在入境检疫之前或者在出境检疫之后，擅自上下人员，装卸行李、货物、邮包等物品的；

（3）拒绝接受检疫或者抵制卫生监督，拒不接受卫生处理的；

（4）伪造或者涂改检疫单、证，不如实申报疫情的；

（5）瞒报携带禁止进口的微生物、人体组织、生物制品、血液及其制品或者其他可能引起传染病传播的动物和物品的。

2.有下列违反国境卫生检疫法律法规行为之一的，处以1000元以上1万元以下的罚款：

（1）未经检疫的入境、出境交通工具，擅自离开检疫地点，逃避查验的；

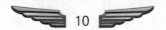

（2）隐瞒疫情或者伪造情节的；

（3）未经卫生检疫机关实施卫生处理，擅自排放压舱水，移下垃圾、污物等控制的物品的；

（4）未经卫生检疫机关实施卫生处理，擅自移运尸体、骸骨的；

3. 有下列违反国境卫生检疫法律法规行为之一的，处以 5000 元以上 3 万元以下的罚款：

（1）废旧物品、废旧交通工具，未向卫生检疫机关申报，未经卫生检疫机关实施卫生处理和签发卫生检疫证书而擅自入境、出境或者使用、拆卸的；

（2）未经卫生检疫机关检查，从交通工具上移下传染病病人造成传染病传播危险的。

（四）违反食品安全法律法规进出口食品行为及其法律责任

1. 违反食品安全法律法规，有下列情形之一的，没收违法所得、违法生产经营的食品和用于违法生产经营的工具、设备、原料等物品；违法生产经营的食品货值金额不足 1 万元的，并处 2000 元以上 5 万元以下罚款；货值金额 1 万元以上的，并处货值金额 5 倍以上 10 倍以下罚款；情节严重的，吊销许可证。

（1）进口不符合我国食品安全国家标准的食品；

（2）进口尚无食品安全国家标准的食品，或者首次进口食品添加剂新品种、食品相关产品新品种，未经过安全性评估；

（3）出口商未遵守本法的规定出口食品。

2. 违反食品安全法律法规，进口商未建立并遵守食品进口和销售记录制度的，责令改正，给予警告；拒不改正的，处 2000 元以上 2 万元以下罚款；情节严重的，责令停产停业，直至吊销许可证。

3. 进口不符合食品安全法实施条例第四十条规定的食品添加剂的，由海关没收违法进口的食品添加剂；违法进口的食品添加剂货值金额不足 1 万元的，并处 2000 元以上 5 万元以下罚款；货值金额 1 万元以上的，并处货值金额 2 倍以上 5 倍以下罚款。

参考法律、法规（规范性文件）

1.《中华人民共和国进出口商品检验法》（1989 年 2 月 21 日第七届全国人民代表大会常务委员会第六次会议通过，根据 2002 年 4 月 28 日第九届全国人民代表大会常务委员会第二十七次会议《关于修改〈中华人民共和国进出口商品检验法〉的决定》第一次修正，根据 2013 年 6 月 29 日第十二届全国人民代表大会常务委员会第三次会议《关于修改〈中华人民共和国文物保护法〉等十二部法律的决定》第二次修正，根据 2018 年 4 月 27 日第十三届全国人民代表大会常务委员会第二次会议《关于修改〈中华人民共和国国境卫生检疫法〉等六部法律的决定》第三次修正，根据 2018 年 12 月 29 日第十三届全国人民代表大会常务委员会第七次会议《关于修改〈中华人民共和国产品质量法〉等五部法律的决定》第四次修正，根据 2021 年 4 月 29 日第十三届全国人民代表大会常务委员会第二十八次会议《关于修改〈中华人民共和国道路交通安全法〉等八部法律的决定》第五次修正）

2.《中华人民共和国进出境动植物检疫法》（1991 年 10 月 30 日第七届全国人民代表大会常务委员会第二十二次会议通过，根据 2009 年 8 月 27 日中华人民共和国主席令第十八号第十一届全国人民代表大会常务委员会第十次会议《关于修改部分法律的决定》修正）

3.《中华人民共和国国境卫生检疫法》（1986 年 12 月 2 日第六届全国人民代表大会常务委员会第十八次会议通过，根据 2018 年 4 月 27 日第十三届全国人民代表大会常务委员会第二次会议《关于修改〈中华人民共和国国境卫生检疫法〉等六部法律的决定》第三次修正）

4.《中华人民共和国食品安全法》（2009 年 2 月 28 日第十一届全国人民代表大会常务委员会第七次会议

通过，2015年4月24日第十二届全国人民代表大会常务委员会第十四次会议修订，根据2018年12月29日第十三届全国人民代表大会常务委员会第七次会议《关于修改〈中华人民共和国产品质量法〉等五部法律的决定》第一次修正，根据2021年4月29日第十三届全国人民代表大会常务委员会第二十八次会议《关于修改〈中华人民共和国道路交通安全法〉等八部法律的决定》第二次修正）

5.《中华人民共和国标准化法》（1988年12月29日第七届全国人民代表大会常务委员会第五次会议通过，自1989年4月1日起施行）

6.《中华人民共和国进出口商品检验检疫法实施条例》（2005年8月31日中华人民共和国国务院令第447号公布，根据2013年7月18日《国务院关于废止和修改部分行政法规的决定》第一次修订，根据2016年2月6日《国务院关于修改部分行政法规的决定》第二次修订，根据2017年3月1日《国务院关于修改和废止部分行政法规的决定》第三次修订，根据2019年3月2日《国务院关于修改部分行政法规的决定》第四次修订，根据2022年3月29日《国务院关于修改和废止部分行政法规的决定》第五次修订）

7.《中华人民共和国进出境动植物检疫法实施条例》（1996年12月2日国务院令第206号发布）

8.《中华人民共和国国境卫生检疫法实施细则》（1989年2月10日国务院批准，1989年3月6日卫生部发布，根据2019年3月2日《国务院关于修改部分行政法规的决定》第三次修订）

9.《中华人民共和国食品安全法实施条例》（2009年7月20日中华人民共和国国务院令第557号公布，根据2016年2月6日《国务院关于修改部分行政法规的决定》修订，2019年3月26日国务院第42次常务会议修订通过2019年10月11日中华人民共和国国务院令第712号公布 自2019年12月1日起施行）

10.《中华人民共和国标准化法实施条例》（1990年4月6日中华人民共和国国务院令第53号发布，自发布之日起施行）

11.海关总署2023第262号令

第三节 国家出入境检验检疫管理体制与组织机构

国家出入境检验检疫管理是由依法行使职权的出入境检验检疫部门实施的。在我国，出入境检验检疫部门是国家以行政手段干预对外经济贸易活动设立的官方商检部门。

一、出入境检验检疫管理的体制变革

改革开放之前，出入境检验检疫工作涉及多家检查、查验机构，主要有边防、海关、港务监督、卫生检疫、动植物检疫、商品检验、食品检验、船舶检验等部门。这些单位既有中央建制的，又有地方建制的，没有形成独立、统一的管理体系。改革开放之后，出入境检验检疫管理的体制改革逐步健全完善起来。

1980年2月，国务院批准将外贸部商品检验局改为中华人民共和国进出口商品检验总局，为外贸部代管的国家局；各地的进出口商品检验机构作为总局的下属机构，接受总局和省级地方政府的双重领导。同年11月，经国务院批准将设立在全国重点口岸的动植物检疫所改为农业部直属单位，实行农业部和省级人民政府双重领导的管理体制。1982年2月，农业部组建了中华人民共和国动植物检疫总所。1988年5月，国务院批准卫生部组建中华人民共和国卫生检疫总所，将全国各重点口岸的卫生检疫机构划归卫生部垂直管理。同时，将全国口岸的食品卫生监督检验工作划归口岸卫生检疫机构负责。至此，商检、动植检、卫检三个相对独立的管理体制建立起来，其中卫检率先实现了垂直管理。

1994年全国政府机构再次改革，国家商检总局升格为副部级的国务院直属机构，全国的商检机构由此开始实行统一的垂直管理体制。经国务院批准，动植物检疫总所更名为中华人民共和国动植物检疫局，对派驻全国各口岸的动植物检疫机构实行垂直管理体制。这次改革以后，三个检验检疫系统均实现了垂直管理，但仍然处于不统一的状况。

根据党的十五大关于推进机构改革的精神，1998年3月，九届全国人大一次会议通过了国务院机构改革方案，其中商检、卫检、动植检"三检合一"成为重要的改革内容。在这次改革中，国务院决定组建中华人民共和国出入境检验检疫局。将原由卫生部承担的国境卫生检疫、进出口食品卫生监督的职能，原由农业部承担的进出境动植物检疫职能，原由国家进出口商品检验检疫局承担的进出口商品检验、鉴定和监管的职能都交给新组建的国家出入境检验检疫局。机构级别为副部级，由海关总署管理。在全国组建了35个直属出入境海关，实行垂直管理。这样，商检、卫检、动植检终于形成了统一而独立的管理体制。

进入21世纪后，为做好我国加入世界贸易组织（WTO）应对工作，实行公平统一的贸易原则，2001年4月，国务院将国家出入境检验检疫局和国家质量技术监督局合并，组建正部级的国家质量监督检验检疫总局，并成立国家认证认可监督管理委员会和国家标准化管理委员会。国家质量监督检验检疫总局作为国务院的直属机构，其原属垂直管理的各地出入境检验检疫机构和原地方管理的各地质量技术监督机构管理体制维持不变。

2018年3月17日，第十三届全国人民代表大会第一次会议表决通过国务院机构改革方案，决定将国家质量监督检验检疫总局的出入境检验检疫管理职责和队伍划入海关总署。自2018年4月20日起，原出入境检验检疫系统以海关名义对外开展工作，一线旅检、查验和窗口岗位统一上岗、统一着海关制服、统一佩戴关衔。

统一开展工作后，入境方面，海关原有申报、现场调研、查验、处置4个作业环节，检验检疫原有卫生检疫、申报、现场调研、查验、处置5个环节，共计9个环节，合并4个环节，保留卫生检疫、申报、现场调研、查验、处置5个环节。

出境方面，海关原有申报、现场调研、查验、处置4个作业环节，检验检疫原有卫生检疫、现场调研、查验、处置4个环节，共计8个环节，合并3个环节，保留卫生检疫、申报、现场调研、查验、处置5个环节。

此外，在运输工具登临检查方面，原有的关检3个监管环节，优化整合为检疫处置、登临检查2个环节。

在快件监管方面，原有的关检9个监管环节，优化整合为申报、动植物检疫、查验、放行4个环节，作业现场进行整合，设施设备统一安排使用。

同时，海关与检验检疫的原旅客通道进行合并，监管检查设备统一使用，行李物品只接受一次查验。对外统一使用海关标识，设置统一的政策宣传设施。

统一开展工作后，在国门安全管控上，海关在原有的安全准入（出）、税收征管风险防控的基础上，增加卫生检疫、动植物防疫、商品检验、进出口食品安全监管等职责，推行全链条式管理，强化智能监管、精准监管，更好地贯彻国家安全观。

在促进贸易便利化上，依托全国海关通关一体化"两中心、三制度"整体框架，全国检验检疫作业将全面融入，优化作业流程，减少非必要的作业环节和手续，从而降低通关成本，提升通关效率。

在提升行政管理效能上，按照优化协同高效的要求，两支队伍融为一支队伍，两套印章减为一套印章，两个窗口合为一个窗口，两次执法并为一次执法，落实"放管服"改革。

二、出入境检验检疫管理的组织机构

关检业务全面融合的目标，是将检验检疫作业全面融入全国通关一体化整体框架和流程，实现"统一申报单证、统一作业系统、统一风险研判、统一指令下达、统一现场执法"。

关检业务全面融合的总体工作思路是"两变两不变"，即执法内容拓宽，将检验检疫作业融入全国通关一体化整体框架和流程，在"两中心"与现场作业各岗位、各环节整合检验检疫工作职责与内容；管理手段延伸，将管理进一步延伸至进出境商品的境外和境内生产、加工、存放、使用单位等环节；业务架构不变，保持全国通关一体化"中心——现场式"基本架构；作业流程不变，保持"一次申报、分布处置"的基本流程。

（一）海关总署内设检验检疫相关业务司局

根据"三定"方案，海关总署关于检验检疫方面的主要职责包括：负责出入境卫生检疫、出入境动植物及其产品检验检疫；负责进出口商品法定检验等。海关总署内设检验检疫相关业务司局主要包括：

1.卫生检疫司。职责：拟订出入境卫生检疫监管的工作制度及口岸突发公共卫生事件处置预案，承担出入境卫生检疫、传染病及境外疫情监测、卫生监督、卫生处理以及口岸突发公共卫生事件应对工作。

2.动植物检疫司。职责：拟订出入境动植物及其产品检验检疫的工作制度，承担出入境动植物及其产品的检验检疫、监督管理工作，按分工组织实施风险分析和紧急预防措施，承担出入境转基因生物及其产品、生物物种资源的检验检疫工作。

3.进出口食品安全局。职责：拟订进出口食品、化妆品安全和检验检疫的工作制度，依法承担进口食品企业备案注册和进口食品、化妆品的检验检疫、监督管理工作，按分工组织实施风险分析和紧急预防措施工作。依据多双边协议承担出口食品相关工作。

4.商品检验司。职责：拟订进出口商品法定检验和监督管理的工作制度，承担进口商品安全风险评估、风险预警和快速反应工作。承担国家实行许可制度的进口商品验证工作，监督管理法定检验商品的数量、重量鉴定。依据多双边协议承担出口商品检验相关工作。

5.口岸监管司。职责：拟订进出境运输工具、货物、物品、动植物、食品、化妆品和人员的海关检查、检验、检疫工作制度并组织实施，拟订物流监控、监管作业场所及经营人管理的工作制度并组织实施，拟订进出境邮件快件、暂准进出境货物、进出境展览品等监管制度并组织实施。承担国家禁止或限制进出境货物、物品的监管工作，承担海关管理环节的反恐、维稳、防扩散、出口管制等工作，承担进口固体废物、进出口易制毒化学品等口岸管理工作。

（二）出入境检验检疫地方机构

2019年初，随着各直属海关三定方案陆续出台，原国家质检总局在全国各省（自治区、直辖市）所设的直属出入境检验检疫局、海陆空口岸和货物集散地的分支局和办事处，分别并入海关及隶属海关（具体详见本书附录20《检验检疫机关代码表》），履行相应的检验检疫职能。

参考法律、法规（规范性文件）

1.《中华人民共和国进出口商品检验法》（1989年2月21日第七届全国人民代表大会常务委员会第六次会议通过，根据2002年4月28日第九届全国人民代表大会常务委员会第二十七次会议《关于修改〈中华人民共和国进出口商品检验法〉的决定》第一次修正，根据2013年6月29日第十二届全国人民代表大会常务委员会第三次会议《关于修改〈中华人民共和国文物保护法〉等十二部法律的决定》第二次修正，根据2018年4月27日第十三届全国人民代表大会常务委员会第二次会议《关于修改〈中华人民共和国国境卫生检疫法〉等六部法律的决定》第三次修正，根据2018年12月29日第十三届全国人民代表大会常务委员会第七次会议《关于修改〈中华人民共和国产品质量法〉等五部法律的决定》第四次修正，根据2021年4月29日第十三届全国人民代表大会常务委员会第二十八次会议《关于修改〈中华人民共和国道路交通安全法〉等八部法律的决定》第五次修正）

2.《中华人民共和国进出境动植物检疫法》（1991年10月30日第七届全国人民代表大会常务委员会第二十二次会议通过，根据2009年8月27日中华人民共和国主席令第十八号第十一届全国人民代表大会常务委员会第十次会议《关于修改部分法律的决定》修正）

3.《中华人民共和国国境卫生检疫法》（1986年12月2日第六届全国人民代表大会常务委员会第十八次会议通过，根据2018年4月27日第十三届全国人民代表大会常务委员会第二次会议《关于修改〈中华人民共和国国境卫生检疫法〉等六部法律的决定》第三次修正）

4.《中华人民共和国食品安全法》（2009年2月28日第十一届全国人民代表大会常务委员会第七次会议通过，2015年4月24日第十二届全国人民代表大会常务委员会第十四次会议修订，根据2018年12月29日第十三届全国人民代表大会常务委员会第七次会议《关于修改〈中华人民共和国产品质量法〉等五部法律的决定》第一次修正，根据2021年4月29日第十三届全国人民代表大会常务委员会第二十八次会议《关于修改〈中华人民共和国道路交通安全法〉等八部法律的决定》第二次修正）

5.《中华人民共和国标准化法》（1988年12月29日由中华人民共和国第七届全国人民代表大会常务委员会第五次会议通过，自1989年4月1日起施行）

6.《中华人民共和国认证认可条例》（2003年8月20日国务院第18次常务会议通过，自2003年11月1日起施行）

第四节 国家出入境检验检疫管理的基本内容

出入境检验检疫管理是指海关依照法律、行政法规以及我国政府所缔结或者参加的国际公约、协定，对出入境的货物、物品及其包装物、交通运输工具，运输设备和出入境人员进行检验检疫、认证认可及签发官方检验检疫证明等综合性监督管理的工作。从业务种类和层次上看，我国出入境检验检疫管理的主要内容有以下方面。

一、口岸通关管理

口岸是由国务院审批开放的供人员、货物、物品和交通工具直接出入国境（关境、边境）的港口、机场、车站（铁路、公路）、跨境通道等正式场所，是经贸往来、人员交往的桥梁和窗口。改革开放以来，我国的口岸管理形成了跨部门、跨行业、多环节、多功能、联合运作、条块结合的有机运作体系，涉及海关检验检疫管理、边防、港务监督、船舶检验等多个专业性管理部门，还涉及了外贸管理、港口装卸、交通运输和服务等众多部门的协调、配合。

检验检疫管理中的口岸通关管理，主要是指海关参加国家对外开放口岸的规划和验收等有关工作，依法制定《法检目录》，对涉及环境、卫生、动植物健康、人身安全的出入境货物、交通工具和人员实施检验检疫通关管理。口岸通关管理的实质是出入境检验检疫管理的宏观和综合管理。随着我国改革开放的深入，在对外贸易迅猛增长、口岸人流物流急剧增加、一些国家疫病疫情十分复杂的情况下，只有加强出入境检验检疫的口岸通关管理，严把"国门"，对出入境商品、货物、人员、动植物、交通运输工具实施严格的检验检疫，才能够有效地防止不合格产品、疫病疫情、有毒有害物质的传入传出。

二、法定检验检疫

法定检验检疫又称强制性检验检疫,是指根据《商检法》及其实施条例《动植物检疫法》及其实施条例《卫生检疫法》及其实施细则《食品安全法》及其他有关法律法规的规定,海关依法对出入境人员、货物、运输工具、集装箱及其他法定检验检疫物(统称法定检验检疫对象)实施检验、检疫、鉴定等检验检疫业务。除国家法律、行政法规规定必须由海关实施检验检疫的货物以外,输入国规定必须凭海关出具的证书方准入境的,和有关国际条约规定必须经海关实施检验检疫的进出境货物,货主或其代理人也应当向海关报检,也属于法定检验检疫的范围。法定检验检疫包括进出口商品检验、进出境动植物检疫和国境卫生检疫。

(一)进出口商品检验

进出口商品检验是根据《商检法》及其实施条例的规定,由海关对进出口商品及其包装和运载工具所进行品质、质量检验和监督管理的制度。商品检验的主要内容包括进出口商品的质量、规格、数量、重量、包装,以及商品是否符合安全、卫生的要求等。进出口商品检验制度的目的是为了保证进出口商品的质量,维护社会公共利益和进出口贸易有关各方的合法权益,促进对外经济贸易关系的顺利发展。

对列入《法检目录》内的商品,海关依法实施检验,判定其是否符合国家技术规范的强制性要求。判定的方式采取合格评定活动,合格评定程序包括:抽样、检验和检查;评估、验证和合格保证;注册、认可和批准以及各项的组合。对《法检目录》以外的商品,法律法规及有关规定还规定了一些出入境货物必须经海关检验的情况,如废旧物品(包括旧机电产品)、援外物资等。上述进出境货物无论是否在《法检目录》内,按规定均应当向海关申报。例如,对国家允许作为原料进口的废物和涉及国家安全、环境保护、人类和动植物健康的旧机电产品,特别实施装运前检验的制度。实施装运前检验可有效防止境外有害废物或不符合我国有关安全、卫生和环境保护等技术规范强制性要求的旧机电进入国内,从而有效保障人身和财产安全,有效地保护环境。此外,海关还可以对必须经海关检验检疫的进出口商品以外的进出口商品实施抽查检验。

(二)进出境动植物检疫

进出境动植物检疫是根据《动植物检疫法》及其实施条例的规定,对进出境和旅客携带、邮寄的进出境动植物、动植物产品和其他检疫物,装载动植物、动植物产品和其他检疫物的装载容器、包装物、铺垫材料,以及来自动植物疫区的运输工具实施检疫和进出境监督管理。动植物检疫的主要内容包括根据法律、法规、国际条约、多双边协议规定或贸易合同约定应当实施进境、出境、过境的动植物、动植物产品和其他检疫物;装载动植物、动植物产品和其他检疫物的装载容器、包装物、铺垫材料;来自动植物疫区的运输工具;进境拆解的废旧船舶;有关法律、行政法规、国际条约规定或者贸易合同约定应当实施进出境动植物检疫的其他货物、物品。我国实行进出境动植物检疫的目的是为了防止动物传染病、寄生虫病和植物危险性病、虫、杂草以及其他有害生物传入、传出国境,保护农、林、牧、渔业生产和人体健康,促进对外经济贸易的发展。

(三)国境卫生检疫

国境卫生检疫是根据《卫生检疫法》及其实施细则,以及其他的卫生法律、行政法规等的规定,对入出境人员、交通工具、集装箱、货物、行李、邮包、尸体骸骨、特殊物品等实施卫生检疫查验、传染病监测、卫生监督和卫生处理。国境卫生检疫的主要内容包括进出境检疫、国境传染病检测、进出境卫生监督等。我国实行国境卫生检疫制度的目的是为了防止传染病由国外传入或者由国内传出,保护人体健康。对未染有检疫传染病或者已实施卫生处理的交通工具签发入境或者出境检疫证。海关对出入境人员实施传染病监测,有权要求出入境人员填写健康申明卡,出示预防接种证、健康证书或其他有关证件。对患有鼠疫、霍乱、黄热病的出入境人员实施隔离留验；对患有艾滋病、性病、麻风病、精神病、开放性肺结核的外国人阻止其入境；对患有监测传染病的出入境人员，视情况分别采取留验、发放就诊方便卡等措施。海关对国境口岸和停留在国境口岸的出入境交通工具的卫生状况实施卫生监督，监督和指导对啮齿动物、病媒昆虫的防除；检查和检验食品、饮用水及其储存、供应、运输设施；监督从事食品、饮用水供应的从业人员的健康状况；监督和检查垃圾、废物、污水、粪便、压舱水的处理;对卫生状况不良和可能引起传染病传播的因素采取必要措施。海关对发现的患有检疫传染病、检测传染病、疑似检疫传染病的入境人员实施隔离、留验和就地诊验等医学措施；对来自疫区、被传染病污染、发现传染病媒介的出入境交通工具、集装箱、行李、货物、邮包等物品进行消毒、除鼠、除虫等卫生处理。

三、进出口鉴定

进出口鉴定包括出口危险货物运输包装鉴定、货物装载和残损鉴定等业务形式。生产危险货物出口包装容器的企业，必须向海关申请包装容器的性能鉴定。包装容器经海关鉴定合格后，方可用于包装危险货物。生产出口危险货物的企业，必须向海关申请危险货物包装容器的使用鉴定。危险货物包装容器经海关鉴定合格的，方可包装危险货物出口。对装运出口易腐烂变质的食品、冷冻品的船舱、集装箱等运载工具，承运人、装箱单位或者其代理人必须在装运前向海关申请清洁、卫生、冷藏、密固等适载检验，经海关检验合格方可装运。对外贸易关系人及仲裁、司法等机构对海运进口商品可向海关申请办理监视、残损鉴定、监视卸载等鉴定工作。

四、进出口食品安全管理

根据《食品安全法》和《进出口商品检验法》及相关规定，对进出口食品和化妆品安全、卫生、质量进行检验监督管理，组织实施对进出口食品和化妆品及其生产单位的日常监督管理。

五、国际合作

检验检疫部门承担世界贸易组织《贸易技术壁垒协议》和《实施动植物卫生检疫措施协议》咨询业务；承担联合国、亚太经合组织等国际组织在标准与一致化和检验检疫领域的联络工作；负责对外签订政府部门间的检验检疫合作协议、认证认可合作协议、检验检疫协议执行议定书等，并组织实施。

参考法律、法规（规范性文件）

1.《中华人民共和国进出口商品检验法》（1989 年 2 月 21 日第七届全国人民代表大会常务委员会第六次会议通过，根据 2002 年 4 月 28 日第九届全国人民代表大会常务委员会第二十七次会议《关于修改〈中华人民共和国进出口商品检验法〉的决定》第一次修正，根据 2013 年 6 月 29 日第十二届全国人民代表大会常务委员会第三次会议《关于修改〈中华人民共和国文物保护法〉等十二部法律的决定》第二次修正，根据 2018 年 4 月 27 日第十三届全国人民代表大会常务委员会第二次会议《关于修改〈中华人民共和国国境卫生检疫法〉等六部法律的决定》第三次修正,根据 2018 年 12 月 29 日第十三届全国人民代表大会常务委员会第七次会议《关于修改〈中华人民共和国产品质量法〉等五部法律的决定》第四次修正，根据 2021 年 4 月 29 日第十三届全国人民代表大会常务委员会第二十八次会议《关于修改〈中华人民共和国道路交通安全法〉等八部法律的决定》第五次修正）

2.《中华人民共和国进出境动植物检疫法》（1991 年 10 月 30 日第七届全国人民代表大会常务委员会第

二十二次会议通过，根据 2009 年 8 月 27 日中华人民共和国主席令第十八号第十一届全国人民代表大会常务委员会第十次会议《关于修改部分法律的决定》修正）

3.《中华人民共和国国境卫生检疫法》（1986 年 12 月 2 日第六届全国人民代表大会常务委员会第十八次会议通过，根据 2018 年 4 月 27 日第十三届全国人民代表大会常务委员会第二次会议《关于修改〈中华人民共和国国境卫生检疫法〉等六部法律的决定》第三次修正）

4.《中华人民共和国食品安全法》（2009 年 2 月 28 日第十一届全国人民代表大会常务委员会第七次会议通过，2015 年 4 月 24 日第十二届全国人民代表大会常务委员会第十四次会议修订，根据 2018 年 12 月 29 日第十三届全国人民代表大会常务委员会第七次会议《关于修改〈中华人民共和国产品质量法〉等五部法律的决定》第一次修正，根据 2021 年 4 月 29 日第十三届全国人民代表大会常务委员会第二十八次会议《关于修改〈中华人民共和国道路交通安全法〉等八部法律的决定》第二次修正）

5.《中华人民共和国标准化法》（1988 年 12 月 29 日由第七届全国人民代表大会常务委员会第五次会议通过，自 1989 年 4 月 1 日起施行）

6.《中华人民共和国进出口商品检验检疫法实施条例》（2005 年 8 月 31 日中华人民共和国国务院令第 447 号公布，根据 2013 年 7 月 18 日《国务院关于废止和修改部分行政法规的决定》第一次修订，根据 2016 年 2 月 6 日《国务院关于修改部分行政法规的决定》第二次修订，根据 2017 年 3 月 1 日《国务院关于修改和废止部分行政法规的决定》第三次修订，根据 2019 年 3 月 2 日《国务院关于修改部分行政法规的决定》第四次修订，根据 2022 年 3 月 29 日《国务院关于修改和废止部分行政法规的决定》第五次修订）

7.《中华人民共和国进出境动植物检疫法实施条例》（1996 年 12 月 2 日国务院令第 206 号发布）

8.《中华人民共和国国境卫生检疫法实施细则》（1989 年 2 月 10 日国务院批准，1989 年 3 月 6 日卫生部发布，根据 2019 年 3 月 2 日《国务院关于修改部分行政法规的决定》第三次修订）

9.《中华人民共和国食品安全法实施条例》（2009 年 7 月 20 日中华人民共和国国务院令第 557 号公布，根据 2016 年 2 月 6 日《国务院关于修改部分行政法规的决定》修订，2019 年 3 月 26 日国务院第 42 次常务会议修订通过，2019 年 10 月 11 日中华人民共和国国务院令第 712 号公布自 2019 年 12 月 1 日起施行）

10.《中华人民共和国标准化法实施条例》（1990 年 4 月 6 日国务院令第 53 号发布自发布之日起施行）

11.《中华人民共和国认证认可条例》（2003 年 8 月 20 日国务院第 18 次常务会议通过，自 2003 年 11 月 1 日起施行）

第二章 出入境货物涉检申报一般要求与基本操作

涉检信息的申报是检验检疫工作的重要环节与核心内容。依照《商检法》《动植物检疫法》《卫生检疫法》中规定的法律程序，凡属法定检验检疫的出入境货物，出入境动植物、动植物产品及其他检疫物和来自疫情传染国家和地区的运输工具、货物、人员等，必须在规定的时间向口岸海关办理申报手续，通过单一窗口申报涉检信息，以便及时通关验放。本章分别从申报范围与申报方式、《法检目录》、出境和入境货物涉检申报、免验、特殊监管区的涉检申报以及鉴定业务申报等几个方面对出入境货物检验检疫申报的一般要求和基本操作进行全面总结。

第一节 申报范围、方式

一、申报范围

根据国家法律、行政法规和目前我国对外贸易的实际情况，出入境检验检疫的申报范围主要包括四个方面。

（一）法律、行政法规规定必须由海关实施检验检疫的

根据《商检法》及其实施条例、《动植物检疫法》及其实施条例、《卫生检疫法》及其实施细则、《食品安全法》及其实施条例等有关法律、行政法规的规定，以下对象（见表 2 - 1）在出入境时必须向海关申报，由海关实施检验检疫或鉴定工作。

表2－1 法定检验检疫范围

	法律、行政法规规定必须由检验检疫机构实施检验检疫的范围
1	列入《法检商品目录》内的货物；
2	入境废物、进口旧机电产品；
3	出口危险货物包装容器的性能检验和使用鉴定；
4	进出境集装箱；
5	进境、出境、过境的动植物、动植物产品及其他检疫物；
6	装载动植物、动植物产品和其他检疫物的装载容器、包装物、铺垫材料；进境动植物性包装物、铺垫材料；
7	来自动植物疫区的运输工具；装载进境、出境、过境的动植物、动植物产品及其他检疫物的运输工具；
8	进境拆解的废旧船舶；
9	出入境人员、交通工具、运输设备以及可能传播检疫传染病的行李、货物和邮包等物品；
10	旅客携带物（包括微生物、人体组织、生物制品、血液及其制品、骸骨、骨灰、废旧物品和可能传播传染病的物品以及动植物、动植物产品和其他检疫物）和携带伴侣动物；
11	国际邮寄物（包括动植物、动植物产品和其他检疫物、微生物、人体组织、生物制品、血液及其制品以及其他需要实施检疫的国际邮寄物）；
12	其他法律、行政法规规定需经检验检疫机构实施检验检疫的其他应检对象。

（二）输入国家或地区规定必须凭海关出具的证书方准入境的

有的国家要求某些来自中国的入境货物须凭海关签发的证书方可入境。例如一些国家和地区规定，来自中国的动植物、动植物产品，凭我国海关签发的动植物检疫证书以及有关证书方可入境。

又如欧盟、美国、日本等一些国家或地区规定，从中国输入的木质包装货物，装运前要对包装进行热处理、熏蒸或防腐等除害处理，并由我国海关加施 IPPC 标识或出具《熏蒸／消毒证书》，货到目的地时凭 IPPC 标识或《熏蒸／消毒证书》验放货物。因此，凡出口货物输入国家和地区有此类要求的，货主或其代理人须报经海关实施检验检疫或进行除害处理，取得相关证书或标识。

（三）有关国际条约规定须经检验检疫的

随着加入世界贸易组织和其他一些国际性与区域性经济组织，我国已成为一些国际条约、公约和协定的成员。此外，我国还与几十个国家缔结了有关商品检验或动植物检疫的双边协定、协议，认真履行国际条约、公约、协定或协议中的检验检疫条款是我国的义务。如根据双边协定，输往塞拉利昂、埃塞俄比亚、埃及等国家的商品都必须向海关申报，并取得装运前检验证书后才能出口。因此，凡是国际条约、公约或协定规定须经我国海关实施检验检疫的出入境货物，货主或其代理人须向海关申报，由海关实施检验检疫。

（四）对外贸易合同约定须凭海关签发的证书进行交接、结算的

在国际贸易中，买卖双方通常在合同中约定由第三方对货物进行检验检疫或鉴定并出具相关检验检疫或鉴定证书，买卖双方凭证书进行交接、结算。对于在合同、协议中规定以我国海关签发的检验检疫证书作为交接、结算依据的进出境货物，货主或其代理人须向海关申报，由海关按照合同、协议约定的要求实施检验检疫或鉴定并签发检验检疫证书。

二、出入境货物涉检申报

（一）整合申报项目

2018 年关检融合后，取消《入境／出境货物通关单》《入境／出境货物报检单》。进口申报整合报检要素，报关报检合并为一张报关单及一套随附单证。出口申报由信息化系统自动核对出口检验检疫电子底账数据。在进出口申报电子逻辑校验中增加检验检疫校验参数。

（二）申报方式

2018 年 5 月 9 日，为进一步优化营商环境，促进贸易便利化，海关总署发布《关于全面取消"入／出境货物通关单"有关事项的公告》（海关总署公告 2018 年第 50 号），就报检申报有关事项做出规定。具体内容如下。

1. 涉及法定检验检疫要求的进口商品申报时，在报关单随附单证栏中不再填写原通关单代码和编号。企业可以通过"单一窗口"https://www.singlewindow.cn（包括通过"互联网＋海关"接入"单一窗口"）报关报检合一界面向海关一次申报。如需使用"单一窗口"单独报关、报检界面或者报关报检企业客户端申报的，企业应当在报关单随附单证栏中填写报检电子回执上的检验检疫编号，并填写代码"A"。

2. 涉及法定检验检疫要求的出口商品申报时，企业不需在报关单随附单证栏中填写原通关单代码和编号，应当填写报检电子回执上的企业报检电子底账数据号，并填写代码"B"。

3. 对于特殊情况下，仍需检验检疫纸质证明文件的，按以下方式处理：

（1）对入境动植物及其产品，在运输途中需提供运递证明的，出具纸质《入境货物调离通知单》。

（2）对出口集中申报等特殊货物，或者因计算机、系统等故障问题，根据需要出具纸质《出境货物检验检疫工作联系单》。

4. 海关统一发送一次放行指令，海关监管作业场所经营单位凭海关放行指令为企业办理货物提离手续。

（三）检验检疫单证电子化

2018 年 7 月 11 日，为进一步促进对外贸易便利，提升口岸通关效率，海关总署发布《关于检验检疫单证电子化的公告》（海关总署公告 2018 年第 90 号），就检验检疫单证电子化事宜做出规定。具体内容如下。

1. 自然人、法人或者其他组织（以下简称"申请人"）向海关办理检验检疫手续，可按照以下要求提供单证电子化信息，无须在申报时提交纸质单证：

（1）国内外相关主管部门或机构出具的单证，实现联网核查或可互联网查询的，只需录入单证编号。尚未实现联网核查且不能互联网查询的，需上传单证扫描件。

（2）海关出具的资质证明及其他单证，只需录入相关资质证明或单证编号。

（3）法律、法规、规章规定应当向海关提交的其他证明、声明类材料，只需依法申明持有相关材料。

2. 申请人应保证电子化单证信息的真实性和有效性，上传单证扫描件格式应符合海关要求，并按规定保存相关纸质单证。

3. 海关监管过程中按照风险布控、签注作业等要求需要验核纸质单证的，申请人应当补充提交相关纸质单证。

参考规章、公告（规范性文件）

海关总署令 2018 年 240 号

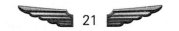

第二节 法检目录

《法检目录》又称《法检商品目录》，是《海关实施检验检疫的进出境商品目录》的简称。所谓"法检"，是进出口商品必须依照法律进行检验检疫，即"法定检验检疫"的简化称谓。《法检目录》的作用是明确列入目录的进出口商品应当符合国家技术规范的强制性要求。这也是"法定检验检疫"的根本目的。

一、《法检目录》的基本结构

《法检目录》的基本结构由商品编码、商品名称及备注、计量单位、海关监管条件和检验检疫类别五部分组成。其中，商品编码、商品名称及备注和计量单位是以《海关统计商品目录》为基础编制而成。

（一）商品编码

在外贸领域，很多人经常将《法检目录》中的商品编码称为"HS编码"。严格说来，二者并不等同。《法检目录》中商品编码的来源是我国《海关统计商品目录》。也就是说，每一个《法检目录》中列名的商品名称及其10位编码，都可以在我国《海关统计商品目录》中找到。

专业人员应当注意的是，我国《海关统计商品目录》的编制方法虽采用了HS，即《商品名称及编码协调制度》（HarmonizedCommodityDescriPtionandCodingSystem）的编制方法，但又不完全一致。因为，《商品名称及编码协调制度》是原海关合作理事会（1994年更名为世界海关组织）在《海关合作理事会商品分类目录》（CCCN）和联合国的《国际贸易标准分类》（SITC）的基础上，参照国际上主要国家的税则、统计、运输等分类目录而制定的6位编码目录，也是目前最为广泛使用的一个多用途的国际贸易商品分类目录。

原国家进出口商品检验局在1990年发布的《商检机构实施检验的进出口商品种类表》中首次采用《商品分类和编码协调制度》（简称HS编码）的商品分类方法编排商品目录。而作为我国进出口贸易统计的标准，我国海关自1992年1月1日起开始采用《协调制度》作为我国进出口商品分类的标准目录。

同时，根据我国对外贸易商品结构的实际情况，在《协调制度》原6位编码的基础上增加了7至10位编码，以方便征税、统计和包括检验检疫在内的贸易管理需要。在随后的调整中，《法检目录》中的商品编码随之更改为10位编码并与其保持一致。可见，《海关统计商品目录》是采用HS编码的分类方法和基本编码为基础，增加本国需要的子目编制而成的。《法检目录》中涉及的具体商品编码，均与《海关统计商品目录》中的商品编码相一致，这也是出入境检验检疫管理、对外贸易统计和国际贸易标准化工作的实际需要。

1999年机构改革之后，国家出入境检验检疫局以商品分类和编码协调制度为基础，将需要实施检验检疫的进口与出口商品融合在一起发布《出入境海关实施检验检疫的进出境商品目录》，《法检目录》由此产生。近年来，《法检目录》结合海关商品编码的调整，每年不断采取动态调整机制，发挥着越来越大的作用。

外贸企业可通过以下三种方式获商品是否需要检验检疫：一是登录海关总署网站"信息服务"栏目查询；二是通过《中华人民共和国海关进出口税则》中查看商品对应的监管条件；三是向当地海关检验检疫部门咨询。

（二）商品名称及备注

由于商品名称存在着语言文字的差异，所以商品名称及备注与商品编码密不可分。《法检目录》中中文商品名称与备注的来源也是《海关统计商品目录》，包含商品名称和备注两个部分。

商品名称指进出口货物规范的中文商品名称，是对商品编码的较为具体和精练的语言解释；备注则包括规格型号等必要的说明事项。在工作中，我们经常要做的工作是根据商品名称来找到正确的商品编码，或者根据商品编码来查询进出口货物规范的中文商品名称。但是，商品名称与商品编码的法律效力不同，我们应注意进出口通关管理都是以商品编码为准的。

　　需要注意的是，商品名称应据实填报，并与报检单位所提交的合同、发票等相关单证相符；同时，商品名称应当规范，以能满足进出境检验检疫管理要求为准；从通关的整体过程考虑，报检人员可参照《中华人民共和国海关进出口商品规范申报目录》中对商品名称的要求进行填报。

（三）计量单位

　　计量单位往往不被包括报检人员在内的外贸从业者重视，而实际上，作为检验检疫的专业领域乃至国际贸易中的一个重要组成部分，计量单位的重要性不可忽视。

　　计量单位是指用以衡量包括商品在内的各种物品数量大小或多少的尺度。我们知道，各种商品具有不同的表现形态，其计量单位也自然各不相同。如钢材可以以吨计，房屋可以以幢计，汽车可以以辆计等。以各不相同的计量单位去计量表示商品反映了商品的实际状况和工作需要。在进出口贸易中，如果没有计量这个手段，贸易工作就无法进行，或至少无法按照国际标准化的模式来进行。对于贸易的数量要素而言，计量是唯一的可用手段，舍此别无选择。

　　1.单位制。人类发明了多种计量方法和相应的计量单位。例如，在数字中，单位一般为"1"；在计算长度的时候，单位可以是纳米、毫米、厘米、分米、米、千米、光年等；在计算时间的时候，单位可以是微秒、秒、分钟、小时、日、星期、月、年、岁、公元等。由选定的基本单位和它们的导出单位组成的一系列量度单位的总称被称为单位制。

　　国际单位制（符号：SI，来自法语：Systèmeinternationald'unités），又称公制或米制，旧称"万国公制"，是现在世界上最普遍采用的标准度量衡单位系统。国际单位制应用于世界各地。从官方角度而言，除美国、缅甸、利比里亚未全面采用国际单位制外，其他国家均以国际单位制作为主要的计量系统。这其中包括绝大多数前英制国家，例如英国、加拿大、澳大利亚等。在航空管制方面，国际上仍使用英制为主（例如飞行高度以英尺为单位）。各种物理量都有它们的量度单位，并以选定的物质在规定条件下所显示的数量作为基本量度单位的标准，在不同时期和不同的学科中，基本量的选择不同。如物理学上以时间、长度、质量、温度、电流强度、发光强度、物质的量这7个物理单位为基本量。这7个由物理单位确定的基本标准单位就是国际单位制的基本单位。国际单位制是在此基础上增加导出单位和组合单位而形成的。由于基本量根据有关公式推导出来的其他量，叫作导出量。导出量的单位叫作导出单位。如速度的单位是由长度和时间单位组成的，用"m/s"表示。由其他量的单位组合而成的单位叫作组合单位。如压强的单位（Pa）可以用力的单位（N）和面积的单位（m^2）组成，即：N/m^2。

　　2.我国的法定计量单位。根据《中华人民共和国计量法》和《中华人民共和国法定计量单位使用方法》，我国采用国际单位制。

　　国家法定计量单位由国际单位制单位和国家选定的非国际单位制单位组成。因此，国际单位制计量单位和国家选定的其他计量单位，为国家法定计量单位。国家法定计量单位的名称、符号由国务院公布。在我国进出口贸易中，法定计量单位以《中华人民共和国海关统计商品目录》中的计量单位为准。（参见表2—2、表2—3、表2—4）

表2－2 国际单位制基本单位表

量	常用符号	我国单位名称	单位符号	量纲符号
长度	l	米	m	L
质量	m	千克	kg	M
时间	t	秒	s	T
电流	I	安[培]	A	Q 或 I
热力学温度	T	开[尔文]	K	Θ
物质的量	n	摩[尔]	mol	N
发光强度	Iv	坎[德拉]	cd	J

表2－3 国际单位制其他单位表（一）

物理量	符号	我国单位名称	单位符号	表示法	国际单位制基本单位表示法
频率	f	赫兹	Hz	s^{-1}	
力/重力	力为 F 重力为 G	牛顿	N	$m \cdot kg \cdot s^{-2}$	
压力/压强/应力	p	帕斯卡	Pa	$N \cdot m^{-2} = m^{-1} \cdot kg \cdot s^{-2}$	
能量/功/热量	能量为 E 功为 W 热量为 Q	焦耳	J	$N \cdot m$	$m^2 \cdot kg \cdot s^{-2}$
功率/辐射通量	P	瓦特	W	$J \cdot s^{-1} = m^2 \cdot kg \cdot s^{-3}$	
电荷量	Q	库仑	C	$A \cdot s$	
电势/电压/电动势	电势为 ϕ 电压为 U 电动势为 E	伏特	V	$J \cdot C^{-1} = m^2 \cdot kg \cdot s^{-3} \cdot A^{-1}$	
电阻	R	欧姆	Ω	$V \cdot A^{-1} m^2 \cdot kg \cdot s^{-3} \cdot A^{-2}$	
电导	G	西门子	S	$A \cdot V^{-1}$	$m^{-2} \cdot kg^{-1} \cdot s^3 \cdot A^2$
电容量	C	法拉	F	$C \cdot V^{-1} = m^2 \cdot kg^{-1} \cdot s^4 \cdot A^2$	
磁通量密度/磁感应强度	B	特斯拉	T	$V \cdot s \cdot m^{-2} = kg \cdot s^{-2} \cdot A^{-1}$	
磁通量	Φ	韦伯	Wb	$V \cdot s$	$m^2 \cdot kg \cdot s^{-2} \cdot A^{-1}$
电感	L	亨利	H	$V \cdot A^{-1} \cdot s$	$m^2 \cdot kg \cdot s^{-2} \cdot A^{-2}$
摄氏温度	t	摄氏度	℃	℃	K
平面角	α	弧度	rad	1	$m \cdot m^{-1}$
立体角	Ω	球面度	sr	1	$m^2 \cdot m^{-2}$
光通量	Φ	流明	lm	$cd \cdot sr$	$m^2 \cdot m^{-2} \cdot cd$
光照度	I	勒克斯	lx	$cd \cdot sr \cdot m^{-2}$	
放射性活度	A	贝克勒	Bq	s^{-1}	
吸收剂量	D	戈瑞	Gy	$J \cdot kg^{-1} = m^2 \cdot s^{-2}$	
剂量当量（等效剂量）	H	希沃特	Sv	$J \cdot kg^{-1} = m^2 \cdot s^{-2}$	
催化活性	z	卡塔尔	kat	$mol \cdot s^{-1}$	

表 2—4 国际单位制其他单位表（二）

物理量	符号	我国单位名称	单位符号	国际标准基准单位表示法
面积	S	平方米	m^2	
体积	V	立方米	m^3	
速率,速度	v	米每秒	m/s	
角速度	ω	弧度每秒	rad/s	
加速度	a	米每平方秒	m/s^2	
力矩	τ	牛米	$N \cdot m$	$m^2 \cdot kg \cdot s^{-2}$
波数	k	每米	m^{-1}	
密度	ρ	千克每立方米	kg/m^3	
比体积	v	立方米每千克	m^3/kg	
物质浓度	c	摩每立方米	mol/m^3	
摩尔（莫耳）体积	V_m	立方米每摩	m^3/mol	
熵	S	焦每开	J/K	$m^2 \cdot kg \cdot s^{-2} \cdot K^{-1}$
摩尔（莫耳）热容量/摩尔（莫耳）熵	C_m	焦每摩开	$J/(mol \cdot K)$	$m^2 \cdot kg \cdot s^{-2} \cdot K^{-1} \cdot mol^{-1}$
比热容量/比熵	c	焦每千克开	$J/(kg \cdot K)$	$m^2 \cdot s^{-2} \cdot K^{-1}$
摩尔（莫耳）能	E_m	焦每摩	J/mol	$m^2 \cdot kg \cdot s^{-2} \cdot mol^{-1}$
比能	h	焦每千克	J/kg	$m^2 \cdot s^{-2}$
能量密度	U	焦每立方米	J/m^3	$m^{-1} \cdot kg \cdot s^{-2}$
表面张力	σ	牛每米	N/m	$kg \cdot s^{-2}$
热通量密度/辐射照度/功率密度	E	瓦每平方米	W/m^2	$kg \cdot s^{-3}$
导热系数	λ	瓦每开米	$W/(K \cdot m)$	$m \cdot kg \cdot s^{-3} \cdot K^{-1}$
动黏度	γ	平方米每秒	m^2/s	
黏度	μ	帕秒	$Pa \cdot s$	$m^{-1} \cdot kg \cdot s^{-1}$
电荷密度	ρ	库每立方米	C/m^3	$m^{-3} \cdot s \cdot A$
电流密度	J	安每平方米	A/m^2	
电导率	κ	西每米	S/m	$m^{-3} \cdot kg^{-1} \cdot s^3 \cdot A^2$
摩尔（莫耳）电导	κm	西平方米每摩	$S \cdot m^2/mol$	$kg^{-1} \cdot mol^{-1} \cdot s^3 \cdot A^2$
介电常数（电容率）	ϵ	法每米	F/m	$m^{-3} \cdot kg^{-1} \cdot s^4 \cdot A^2$
磁导率	μ	亨每米	H/m	$m \cdot kg \cdot s^{-2} \cdot A^{-2}$
电场强度	E	伏每米	V/m	$m \cdot kg \cdot s^{-3} \cdot A^{-1}$
磁场强度	H	安每米	A/m	
亮度	L	坎每平方米	cd/m^2	
照射（曝露）（x 及 γ 射线）	X	库每千克	C/kg	$g^{-1} \cdot s \cdot A$
吸收剂量率	d	戈每秒	Gy/s	$m^2 \cdot s^{-3}$

（四）海关监管条件

《法检目录》中的海关监管条件与《税则》的"海关监管条件"融合,例如:"A"表示入境检验检疫,"B"表示出境检验检疫（电子底账）,等等。具体见本书附 1 中"监管证件代码表"。

（五）检验检疫类别

检验检疫类别代码表示海关对《法检目录》中的商品实施何种检验检疫操作，见表2-5。

表2-5 检验检疫类别代码及其含义

M	表示对应商品须实施进口商品检验
N	表示对应商品须实施出口商品检验
P	表示对应商品须实施进境动植物、动植物产品检疫
Q	表示对应商品须实施出境动植物、动植物产品检疫
R	表示对应商品须实施进口食品卫生监督检验
S	表示对应商品须实施出口食品卫生监督检验
V	表示对应商品须实施进境卫生检疫
W	表示对应商品须实施出境卫生检疫
L	表示对应商品须实施民用商品入境验证

二、《法检目录》的归类

《法检目录》是采用《商品分类和编码协调制度》（简称 HS 编码）的商品分类方法编排的。因此，了解了 HS 编码的编排方法就可以了解《法检目录》中商品编码的编排方法。

《协调制度》将国际贸易涉及的各种商品按照生产部类、自然属性和不同功能用途等分为22类、98章。我国《海关统计商品目录》与其保持一致。协调制度目录见表2-6。

表2-6 协调制度目录

目录	内容
第一类	活动物；动物产品
第二类	植物产品
第三类	动、植物或微生物油、脂及其分解产品；精制的食用油脂；动、植物蜡
第四类	食品；饮料、酒及醋；烟草、烟草及烟草代用品的制品；非经燃烧吸用的产品，不论是否含有尼古丁；其他供人体摄入尼古丁的含尼古丁的产品
第五类	矿产品
第六类	化学工业及其相关工业的产品
第七类	塑料及其制品；橡胶及其制品
第八类	生皮、皮革、毛皮及其制品；鞍具及挽具；旅行用品、手提包及类似容器；动物肠线（蚕胶丝除外）制品
第九类	木及木制品；木炭；软木及软木制品；稻草、秸秆、针茅或其他编结材料制品；篮筐及柳条编结品
第十类	木浆及其他纤维状纤维素浆；回收（废碎）纸或纸板；纸、纸板及其制品
第十一类	纺织原料及纺织制品
第十二类	鞋、帽、伞、杖、鞭及其零件；已加工的羽毛及其制品；人造花；人发制品
第十三类	石料、石膏、水泥、石棉、云母及类似材料的制品；陶瓷产品；玻璃及其制品
第十四类	天然或养殖珍珠、宝石或半宝石、贵金属、包贵金属及其制品；仿首饰；硬币
第十五类	贱金属及其制品
第十六类	机器、机械器具、电气设备及其零件；录音机及放声机、电视图像、声音的录制和重放设备及其零件、附件
第十七类	车辆、航空器、船舶及有关运输设备
第十八类	光学、照相、电影、计量、检验、医疗或外科用仪器及设备、精密仪器及设备；钟表；乐器；上述物品的零件、附件
第十九类	武器、弹药及其零件、附件
第二十类	杂项制品
第二十一类	艺术品、收藏品及古物

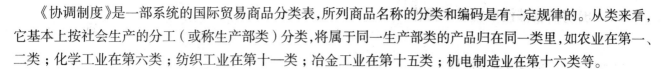

《协调制度》是一部系统的国际贸易商品分类表,所列商品名称的分类和编码是有一定规律的。从类来看,它基本上按社会生产的分工(或称生产部类)分类,将属于同一生产部类的产品归在同一类里,如农业在第一、二类;化学工业在第六类;纺织工业在第十一类;冶金工业在第十五类;机电制造业在第十六类等。

三、2023《法检目录》的调整

出入境检验检疫主管机构(2018年4月,出入境检验检疫职能由国家质检总局划入海关总署)每年会根据需要,对《法检目录》进行调整,详见海关总署网站公告情况。

上述调整和变动,详见本书附1"2024年主要进出口法定检验检疫商品目录及通关参数表"。

第三节 出境货物涉检申报一般要求与基本操作

我国检验检疫法律及其实施条例(细则)规定,法定检验检疫的出境货物的货主(发货人)及其代理人应在规定的时间、地点向海关申报涉检信息并配合海关实施相关检验检疫工作。法定检验的出境货物未经报检或者检验检疫不合格的,不得出口。违反国家检验检疫法律、法规,逃避国家检验检疫监督管理的相关责任人应承担相应的法律责任。

一、出境货物涉检申报一般要求

(一)出境货物涉检申报范围

海关监管条件和检验检疫类别为出境监管代码的货物,检验检疫条件输入国家或地区所规定的凭检验检疫机构出具证书方准入境的货物;国际条约、公约和协定规定的货物;贸易合同约定凭检验检疫机构签发证书进行交接结算的货物;申请签发原产地证明书的货物等法律法规规定的实施检验检疫的货物。

(二)申报时限及地点要求

1. 申报时限

出境货物涉检申报时限一般要求见表2－7。

表2－7 出境货物涉检申报时限的一般规定

序号	出境货物	报检时限
1	出境货物	最迟应在出口报关或装运前7天报检,对于个别检验检疫周期较长的货物,应留有相应的检验检疫时间
2	需隔离检疫的出境动物	在出境前60天预报,隔离前7天报检
3	出境观赏动物	应在动物出境前30天到出境口岸检验检疫机构报检

除上述列明的出境货物申报时限外,法律、行政法规及部门规章另有特别规定的从其规定。

2. 申报地点

法定检验检疫货物,除活动物需由口岸海关检验检疫外,原则上应实施产地检验检疫,在产地海关申报;法律法规允许在市场采购的货物应向采购地的海关办理申报手续。

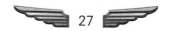

二、出境货物涉检申报基本操作

（一）出境一般涉检工作流程

出境一般检验检疫的工作流程主要包括准备单证、电子录入与申报、配合施检、签领证单等工作环节。

1. 准备单证

涉检单证包括基本单证和特殊单证。基本单证主要包括对外贸易合同（销售确认书或函电）、发票、装箱单、提/运单、信用证（以信用证结汇方式时提供），生产经营部门出具的厂检结果单，《出境货物运输包装性能检验结果单》（一般包装货物报检时提交，由包装容器生产单位提供）等。

特殊单证是指法律、法规、行政规章规定对出口货物有特殊审批、认证、许可等检验检疫监督管理要求时，申报时须提供的证书、批件等单证材料。

货主或其代理应首先了解出境货物的基本情况，并按照协调制度归类要求准确确定出境货物的商品编码。之后，查找《法检目录》确定该出境货物是否属法检商品，或通过贸易合同等资料确定该货物是否属出境涉检范围。该出境货物属涉检范围的，检查涉检基本单证是否齐全、真实、有效，并根据检验检疫法律、法规、规章确定出境货物是否凭特殊单证申报，如需相关特殊单证的，检查特殊单证是否齐全、真实、有效。在此基础上，按要求向海关申报。

2. 电子录入与申报

企业通过国际贸易"单一窗口"录入货物信息，并扫描上传海关规定的单据，发送电子数据进行申报，必须做到所申报的数据与原始单据内容一致。海关电子审单中心对申报数据进行规范性和逻辑性检控，符合要求的，系统会将回执信息推回给单一窗口。

3. 配合施检

货主或其代理应主动联系配合海关对出境货物实施检验检疫，并做好以下准备工作：

（1）向海关提供进行抽样、制样、检验、检疫和鉴定等必要的工作条件，配合海关为实施检验检疫而进行的现场验货、抽样及检验检疫处理等事宜。

（2）落实海关提出的检验检疫监管措施和其他有关要求。

4. 签领证单

上述手续履行完毕后，海关根据评定结果签发相应的证单及相关检验检疫证书等。

（二）优化措施

2018年7月11日，海关总署发布《优化出口货物检验检疫监管的公告》（海关总署公告2018年第89号），优化出口货物检验检疫监管，促进贸易便利化，具体如下：

1. 实施出口检验检疫的货物，企业应在报关前向产地/组货地海关提出申请。

2. 实施检验检疫监管后建立电子底账，向企业反馈电子底账数据号，符合要求的按规定签发检验检疫证书。

3. 报关时应填写电子底账数据号，办理出口通关手续。

参考规章、公告（规范性文件）

海关总署令2018年第240号

第四节 入境货物涉检申报一般要求与基本操作

我国检验检疫法律及其实施条例（细则）规定，法定检验检疫入境货物的货主（收货人）及其代理人应在规定的时间、地点向海关申报并配合海关实施相关检验检疫工作。法定检验的入境货物未经报检或者检验检疫不合格的，不得进口。违反国家检验检疫法律、法规，逃避海关监督管理的相关责任人应承担相应的法律责任。

一、入境货物涉检申报一般要求

（一）入境货物涉检申报范围

海关监管条件和检验检疫类别为入境监管代码的货物；国际条约、公约和协定规定的货物；贸易合同约定凭检验检疫机构签发证书进行交接结算的货物；医疗器械；危险化学品；木质包装；货物属性为旧品的货物等法律、法规规定的实施检验检疫的货物。

（二）时限及地点要求

1. 申报时限

对入境货物，货主或其代理人应在入境前或入境时向海关申报，但运输工具到港后14天未申报，即发生滞报金，现海关鼓励企业以"提前申报"方式申报。特殊的报检时限规定如表2－8：

表2－8 入境货物报检时限一般规定

序号	入境货物	报检时限
1	输入微生物、人体组织、生物制品、血液及其制品或种畜、禽及其精液、胚胎、受精卵的	入境前30天
2	输入其他动物	入境前15天
3	输入植物、种子、种苗及其他繁殖材料	入境前7天
4	入境货物需对外索赔出证的	在索赔有效期前不少于20天内向到货口岸或货物到达地的检验检疫机构报检

除上述列明的入境货物报检时限外，法律、行政法规及部门规章另有特别规定的从其规定。

2. 申报地点

全国一体化申报方式，货主或其代理人可选择在入境口岸、企业属地、境内目的地通过"单一窗口"向海关申报。

表 2 － 9 入境货物报检地点一般规定

序号	入境货物	报检地点
1	审批、许可证等有关政府批文中规定了检验检疫地点的	规定的地点
2	大宗散装商品、易腐烂变质商品、可用作原料的固体废物以及在卸货时已发生残损、数重量短缺的商品	卸货口岸检验检疫机构
3	需结合安装调试进行检验的成套设备、机电仪产品以及在口岸开件后难以恢复包装的货物	在收货人所在地检验检疫机构报检并检验
4	输入动植物、动植物产品和其他检疫物的	向入境口岸检验检疫机构报检,并由口岸检验检疫机构实施检疫
5	入境后需办理转关手续的检疫物,除活动物和来自动植物疫情流行国家或地区的检疫物须在入境口岸报检和实施检疫外	到指运地检验检疫机构报检,并实施检疫
6	过境的动植物、动植物产品和其他检疫物	在入境口岸报检,出境口岸不再报检
7	其他入境货物	在入境前或入境时向报关地检验检疫机构报检

二、入境货物涉检申报

入境一般报检的工作流程主要包括准备单证、电子录入与申报、配合施检、签领证单等工作环节。

1. 准备单证

涉检单证包括基本单证和特殊单证。基本单证主要包括对外贸易合同（销售确认书或函电）、发票、装箱单、提/运单及特殊单证；特殊单证是指法律、法规、行政规章规定对出口货物有特殊审批、认证、许可等检验检疫监督管理要求时，申报时须提供的证书、批件等单证材料。

货主或其代理应首先了解出境货物的基本情况，并按照协调制度归类要求准确确定入境货物的商品编码。之后，查找《法检目录》确定该出境货物是否属法检商品，或通过贸易合同等资料确定该货物是否属出境涉检范围。该出境货物属涉检范围的，检查涉检基本单证是否齐全、真实、有效，并根据检验检疫法律、法规、规章确定出境货物是否凭特殊单证申报，如需相关特殊单证的，检查特殊单证是否齐全、真实、有效。在此基础上，按要求向海关申报。

2. 电子录入与申报

企业通过国际贸易"单一窗口"录入货物信息，并扫描上传海关规定的单据，发送电子数据进行申报，必须做到所申报的数据与原始单据内容一致。海关电子审单中心对申报数据进行规范性和逻辑性检控，符合要求的，系统会将回执信息推回给单一窗口。

3. 配合施检

货主或其代理应主动联系配合海关对入境货物实施检验检疫，并做好以下准备工作：

（1）向海关提供进行抽样、制样、检验、检疫和鉴定等必要的工作条件，配合海关为实施检验检疫而进行的现场验货、抽样及检验检疫处理等事宜。

（2）落实海关提出的检验检疫监管措施和其他有关要求。

（3）根据货物的不同属性，部分货物是在口岸验货，部分货物是在属地验货，部分货物是在目的地验货。验货地点可参照"单一窗口"的系统回执信息，如回执信息不明确，也可咨询申报现场海关。

4. 签领证单

上述手续履行完毕后，海关根据评定结果签发相应的证单及相关检验检疫证书。

参考规章、公告（规范性文件）

海关总署令 2018 年第 240 号

第五节 关检融合申报规范及解读

2018 年初，根据《深化党和国家机构改革方案》，国家质量监督检验检疫总局的出入境检验检疫管理职责和队伍划入海关总署。随后，海关总署印发了《全国通关一体化关检业务全面融合框架方案》，对关检业务融合进行全面部署。首个标志性举措即是进出口货物整合申报，海关总署按照"依法依规、去繁就简、便利企业"的原则，对原报关、报检申报项目进行优化整合：原报关单、报检单合并为一张报关单；原报关、报检共 229 个申报项目合并精简至 105 个；原报关、报检 74 项随附单据合并整合成 10 项，102 项监管证件合并简化成 64 项；对国别（地区）、港口、货币、运输方式、监管方式、集装箱规格、包装种类等原报关、报检共有代码进行统一等。

一、整合申报表头项目

（一）申报地海关

1. 项目沿革

该项目源自原报关申报的"申报地海关"。

2. 申报规范

根据报关人员在货物进出口时的自主选择，填报海关规定的《关区代码表》中相应海关的名称及代码。申报地海关的关别代码后两位不能为"00"。

3. 录入规则

该项目为必填项。可以手工输入相应的关区代码或名称关键字，系统自动弹出代码表下拉菜单，在下拉菜单中选择填报。

（二）申报状态

1. 项目沿革

该项目源自原报关申报的"报关状态"。

2. 申报规范

该申报项目用于显示报关单的申报状态（保存、结关、已申报、海关入库成功、退单、审结、放行）。

3. 录入规则

该申报项目为系统返填项，不能录入，由系统自动生成。

（三）统一编号

1. 项目沿革

该项目源自原报关申报的"统一编号"。

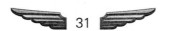

2. 申报规范

统一编号为单据暂存成功后系统产生的流水号，便于查询使用。

3. 录入规则

该申报项目为系统返填项，不能录入，由系统自动生成。

（四）预录入编号

1. 项目沿革

该项目源自原报关申报的"预录入编号"。

2. 申报规范

该项目为报关单"预录入编号"栏目的电子数据申报，申报规范同报关单填制规范。

3. 录入规则

该申报项目为系统返填项，不能录入，由系统自动生成。

（五）海关编号

1. 项目沿革

该项目源自原报关申报的"海关编号"。

2. 申报规范

该项目为报关单"海关编号"栏目的电子数据申报，申报规范同报关单填制规范。

3. 录入规则

该申报项目为系统返填项，不能录入，由系统自动生成。

（六）进境关别／出境关别

1. 项目沿革

该项目源自原报关申报的"进口口岸／出口口岸"。

2. 申报规范

该项目为报关单"进出境关别"栏目的电子数据申报，申报规范同报关单填制规范。

3. 录入规则

该项目为必填项。进口时申报"进境关别"，出口时申报"出境关别"。可以手工输入相应的关区代码或名称关键字，系统自动弹出代码表下拉菜单，在下拉菜单中选择填报。

（七）备案号

1. 项目沿革

该项目源自原报关申报的"备案号"。

2. 申报规范

该项目为报关单"备案号"栏目的电子数据申报，申报规范同报关单填制规范。

3. 录入规则

该项目为选填项。涉及备案号的申报，则录入相应的12位备案号编号；不涉及的，则免填。

（八）合同协议号

1. 项目沿革

该项目源自原报关项目的"合同协议号"和原报检项目的"合同号"，合并为"合同协议号"。

2. 申报规范

该项目为报关单"合同协议号"栏目的电子数据申报，申报规范同报关单填制规范。

3. 录入规则

该申报项目为选填项，最多支持录入 32 位字符。

（九）进口日期／出口日期

1. 项目沿革

该项目源自原报关申报的"进口日期／出口日期"和原报检申报的"到货日期／发货日期"，合并为"进口日期／出口日期"。

2. 申报规范

该项目为报关单"进出口日期"栏目的电子数据申报，申报规范同报关单填制规范。

3. 录入规则

该项目为必填项，录入格式为"YYYYMMDD"。进口时申报"进口日期"，出口时申报"出口日期"。"进口日期"为人工录入，入库后系统自动返填；"出口日期"在申报时免于填报，入库后系统自动返填。

（十）申报日期

1. 项目沿革

该项目源自原报关申报的"申报日期"和原报检申报的"申请日期"，合并为"申报日期"。

2. 申报规范

该项目为报关单"申报日期"栏目的电子数据申报，申报规范同报关单填制规范。

3. 录入规则

该申报项目为系统返填项，不能录入，申报后系统自动返填。

（十一）境内收发货人

1. 项目沿革

该项目源自原报关申报的"收发货人"与原入境报检申报的"收货人"、原出境报检申报的"发货人"。

2. 申报规范

该项目为报关单"境内收发货人"栏目的电子数据申报，申报规范同报关单填制规范。

3. 录入规则

该项目为必填项。

该项目由四个单元格组成，从左到右依此是："18 位统一社会信用代码""10 位海关代码""10 位检验检疫编码""企业名称（中文）"。优先录入 18 位统一社会信用代码，没有 18 位统一社会信用代码的，录入 10 位海关代码或者 10 位检验检疫编码。人工录入代码（编码）后，系统可返填企业中文名称。

（十二）境外收发货人

1. 项目沿革

该项目源自原入境报检申报的"发货人"、原出境报检申报的"收货人"。

2. 申报规范

该项目为报关单"境外收发货人"栏目的电子数据申报，申报规范同报关单填制规范。

3. 录入规则

该项目为必填项。该项目由两个单元格组成，分别为"境外收发货人代码"和"企业名称（外文）"，均由人工录入。

（十三）消费使用单位 / 生产销售单位

1. 项目沿革

该项目源自原报检申报的"消费使用单位 / 生产销售单位"和原报检申报的"使用人 / 生产加工单位"，合并为"消费使用单位 / 生产销售单位"。

2. 申报规范

该项目为报关单"消费使用单位 / 生产销售单位"栏目的电子数据申报，申报规范同报关单填制规范。

3. 录入规则

该申报项目为必填项。进口时申报"消费使用单位"，出口时申报"生产销售单位"，二者均由四个单元格组成，从左到右依次是："18 位统一社会信用代码""10 位海关代码""10 位检验检疫编码""企业名称"。可以在上述前三个单元格中任选其一，录入代码（编码）。无 18 位统一社会信用代码的，在"18 位统一社会信用代码"格里填报"NO"；未取得 10 位检验检疫编码的，"10 位检验检疫编码"留空，不填写内容。人工录入代码（编码）后，系统可返填企业中文名称。

（十四）申报单位

1. 项目沿革

该项目源自原报检申报的"申报单位"和原报检申报的"申报单位"，合并后仍为"申报单位"。

2. 申报规范

该项目为报关单"申报单位"栏目的电子数据申报，申报规范同报关单填制规范。

3. 录入规则

该申报项目为系统返填项，内容由系统自动返填，不可修改。

（十五）运输方式

1. 项目沿革

该项目源自原报关申报的"运输方式"和原报检申报的"运输方式"，合并后仍为"运输方式"。

2. 申报规范

该项目为报关单"运输方式"栏目的电子数据申报，申报规范同报关单填制规范。

3. 录入规则

该项目为必填项。可以手工输入相应的运输方式代码或名称关键字，系统自动弹出代码表下拉菜单，在下拉菜单中选择填报。

（十六）运输工具名称

1. 项目沿革

该项目源自原报关申报的"运输工具名称"和原报检申报的"运输工具名称"，合并后仍为"运输工具名称"。

2. 申报规范

该项目为报关单"运输工具名称及航次号"栏目运输工具名称部分的电子数据申报，申报规范同报关单

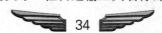

填制规范。与运输部门向海关申报的舱单（载货清单）所列相应内容一致。

3. 录入规则

该申报项目为有条件必填项，即载运货物进出境的运输工具有具体名称或编号时为必填项。最多支持录入 32 位字符。

（十七）航次号

1. 项目沿革

该项目源自原报关申报的"航次号"和原报检申报的"运输工具号码"，合并为"航次号"。

2. 申报规范

该项目为报关单"运输工具名称及航次号"栏目航次号部分的电子数据申报，申报规范同报关单填制规范。

3. 录入规则

该申报项目为有条件必填项，即载运货物进出境的运输工具有具体航次号时必填。

（十八）提运单号

1. 项目沿革

该项目源自原报关申报的"提运单号"和原报检申报的"提货单号"，合并为"提运单号"。

2. 申报规范

该项目为报关单"提运单号"栏目的电子数据申报，申报规范同报关单填制规范。与运输部门向海关申报的舱单（载货清单）所列相应内容一致。

3. 录入规则

该申报项目为有条件必填项。

（十九）监管方式

1. 项目沿革

该项目源自原报关申报的"监管方式"和原报检申报的"贸易方式"，合并为"监管方式"。

2. 申报规范

该项目为报关单"监管方式"栏目的电子数据申报，申报规范同报关单填制规范。

3. 录入规则

该申报项目为必填项。可以手工输入相应的监管方式代码或名称关键字，系统自动弹出代码表下拉菜单，在下拉菜单中选择填报。

（二十）征免性质

1. 项目沿革

该项目源自原报关申报的"征免性质"。

2. 申报规范

该项目为报关单"征免性质"栏目的电子数据申报，申报规范同报关单填制规范。

3. 录入规则

该申报项目为选填项。可以手工输入相应的征免性质代码或名称关键字，系统自动弹出代码表下拉菜单，在下拉菜单中选择填报。

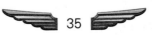

（二十一）许可证号

1. 项目沿革

该项目源自原报关申报的"许可证号"。

2. 申报规范

该项目为报关单"许可证号"栏目的电子数据申报，申报规范同报关单填制规范。

3. 录入规则

该申报项目为选填项，最多支持录入 20 位字符。

（二十二）启运国（地区）/运抵国（地区）

1. 项目沿革

该项目源自原报关申报的"启运国（地区）/运抵国（地区）"和原报检申报的"启运国家（地区）/输往国家（地区）"，合并为"启运国（地区）/运抵国（地区）"。

2. 申报规范

该项目为报关单"启运国（地区）/运抵国（地区）"栏目的电子数据申报，申报规范同报关单填制规范。

3. 录入规则

该申报项目为必填项。进口时申报"启运国（地区）"，出口时申报"运抵国（地区）"。可以手工输入相应的国别（地区）代码或名称关键字，系统自动弹出代码表下拉菜单，在下拉菜单中选择填报。

（二十三）经停港/指运港

1. 项目沿革

该项目源自原报关申报的"装货港/指运港"和原报检申报的"经停口岸/到达口岸"，合并为"经停港/指运港"。

2. 申报规范

该项目为报关单"经停港/指运港"栏目的电子数据申报，申报规范同报关单填制规范。

3. 录入规则

该申报项目为必填项。进口时申报"经停港"，出口时申报"指运港"。可以手工输入相应的港口代码或名称关键字，系统自动弹出代码表下拉菜单，在下拉菜单中选择填报。

（二十四）成交方式

1. 项目沿革

该项目源自原报关申报的"成交方式"。

2. 申报规范

该项目为报关单"成交方式"栏目的电子数据申报，申报规范同报关单填制规范。

3. 录入规则

该申报项目为必填项。可以手工输入相应的成交方式代码或名称关键字，系统自动弹出代码表下拉菜单，在下拉菜单中选择填报。

（二十五）运费

1. 项目沿革

该项目源自原报关申报的"运费"。

2. 申报规范

该项目为报关单"运费"栏目的电子数据申报，申报规范同报关单填制规范。

3. 录入规则

该申报项目由三个单元格组成，从左到右依次为："运费标志""运费/率"和"运费币制"。

（1）运费标志：选填项，当按照运费率申报时，录入"1-率"；当按照货物的运费单价申报时，录入"2-单价"；按照运费总价申报时，录入"3-总价"。

（2）运费/率：选填项，当"运费标志"为"1-率"时，录入运费率；当"运费标志"为"2-单价"时，录入运费单价；当"运费标志"为"3-总价"时，录入运费总价。最多支持录入19位，19位中小数点后最多支持录入5位。

（3）运费币制：选填项，当"运费标志"栏为"1-率"时，免予录入；当"运费标志"为"2-单价"或"3-总价"时，按海关规定的《货币代码表》录入相应的币种代码。

（二十六）保险费

1. 项目沿革

该项目源自原报关申报的"保险费"。

2. 申报规范

该项目为报关单"保费"栏目的电子数据申报，申报规范同报关单填制规范。

3. 录入规则

该申报项目由三个单元格组成，从左到右依次为："保险费标志""保险费/率"和"保险费币制"。

（1）保险费标志：选填项，当按照保险费率申报时，录入"1-率"；当按照保险费总价申报时，录入"3-总价"。

（2）保险费/率：当"保险费标志"为"1-率"时，录入保险费率；当"保险费标志"为"3-总价"时，录入保险费总价。最多支持录入19位，19位中小数点后最多支持录入5位。

（3）保险费币制：当"保险费标志"为"3-总价"时，按海关规定的《货币代码表》录入相应的币种代码；当"保险费标志"为"1-率"时，免予录入。

（二十七）杂费

1. 项目沿革

该项目源自原报关申报的"杂费"。

2. 申报规范

该项目为报关单"杂费"栏目的电子数据申报，申报规范同报关单填制规范。

3. 录入规则

该申报项目由三个单元格组成，从左到右依次为："杂费标志""杂费/率"和"杂费币制"。

（1）杂费标志：选填项，当按照杂费率申报时，录入"1-率"；当按照杂费总价申报时，录入"3-总价"。

（2）杂费/率：选填项，当"杂费标志"为"1-率"时，录入杂费率；当"杂费标志"为"3-总价"时，录入杂费总价。最多支持录入19位，19位中小数点后最多支持录入5位。

（3）杂费币制：选填项，当"杂费标志"为"3- 总价"时，按海关规定的《货币代码表》录入相应的币种代码；当"杂费标志"为"1- 率"时，免予录入。

（二十八）件数

1.项目沿革

该项目源自原报关申报的"件数"和原报检申报的"包装件数"，合并为"件数"。

2.申报规范

该项目为报关单"件数"栏目的电子数据申报，申报规范同报关单填制规范。

3.录入规则

该申报项目为必填项，最多支持录入 9 位整数数字。

（二十九）包装种类（其他包装）

1.项目沿革

该项目源自原报关申报的"包装种类"和原报检申报的"包装种类"，合并为"包装种类（其他包装）"。

2.申报规范

该项目为报关单"包装种类"栏目的电子数据申报，申报规范同报关单填制规范。

3.录入规则

该申报项目由"包装种类"录入框和"其他包装"按钮组成。"包装种类"为必填项，"其他包装"为选填项，但动植物性包装物、铺垫材料进境时必须填报。"包装种类"录入框可以手工输入相应的包装种类代码或名称关键字，系统自动弹出代码表下拉菜单，在下拉菜单中选择填报；"其他包装"则点开对话框进行勾选。

（三十）毛重（千克）

1.项目沿革

该项目源自原报关申报的"毛重（千克）"。

2.申报规范

该项目为报关单"毛重（千克）"栏目的电子数据申报，申报规范同报关单填制规范。

3.录入规则

该申报项目为必填项，小数点之前最多支持录入 14 位数字，小数点之后最多支持录入 5 位数字。本项目所录入数值必须大于或等于"1"。

（三十一）净重（千克）

1.项目沿革

该项目源自原报关申报的"净重（千克）"。

2.申报规范

该项目为报关单"净重（千克）"栏目的电子数据申报，申报规范同报关单填制规范。

3.录入规则

该申报项目为必填项，小数点之前最多支持录入 14 位数字，小数点之后最多支持录入 5 位数字。本项目所录入数值必须大于或等于"1"。

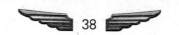

（三十二）贸易国别（地区）

1. 项目沿革

该项目源自原报关申报的"贸易国（地区）"和原报检申报的"贸易国别"，合并为"贸易国别（地区）"。

2. 申报规范

该项目为报关单"贸易国（地区）"栏目的电子数据申报，申报规范同报关单填制规范。

3. 录入规则

该申报项目为必填项。可以手工输入相应的国别（地区）代码或名称关键字，系统自动弹出代码表下拉菜单，在下拉菜单中选择填报。

（三十三）集装箱数

1. 项目沿革

该项目源自原报关申报的"集装箱数"。

2. 申报规范

该项目为本章第三节"集装箱及关联单证申报项目"中集装箱录入项目的关联显示项目，用于显示所填报集装箱总数。

3. 录入规则

该申报项目为系统返填项。系统根据集装箱数量自动返填，集装箱规格为"S"时数量记为"1"，集装箱规格为"L"时数量记为"2"。例如，共有一个规格为"S"和一个规格为"L"的集装箱，则该项目显示为"3"。

（三十四）随附单证

1. 项目沿革

该项目源自原报关申报的"随附单证"。

2. 申报规范

该项目为本章第三节"集装箱及关联单证申报项目"中"随附单证代码"项目的关联显示项目，用于显示"随附单证代码"项目所填报的代码。

3. 录入规则

该申报项目为系统返填项。系统根据"随附单证代码"项录入内容自动返填。例如，"随附单证代码"项录入的是代码"E"，则该项目也显示为"E"。

（三十五）入境口岸／离境口岸

1. 项目沿革

该项目源自原报检申报的"入境口岸／离境口岸"。

2. 申报规范

该项目为报关单"入境口岸／离境口岸"栏目的电子数据申报，申报规范同报关单填制规范。

3. 录入规则

该申报项目为必填项，进口时申报"入境口岸"，出口时申报"离境口岸"。可以手工输入相应的国内口岸代码或名称关键字，系统自动弹出代码表下拉菜单，在下拉菜单中选择填报。

（三十六）货物存放地点

1. 项目沿革

该项目源自原报检申报的"存放地点"，改名为"货物存放地点"。

2. 申报规范

该项目为报关单"货物存放地点"栏目的电子数据申报，申报规范同报关单填制规范。

3. 录入规则

该申报项目为必填项，最多支持录入100位字符。

（三十七）启运港

1. 项目沿革

该项目源自原报检申报的"启运口岸"。

2. 申报规范

该项目为报关单"启运港"栏目的电子数据申报，申报规范同报关单填制规范。

3. 录入规则

该申报项目为必填项。可以手工输入相应的港口代码或名称关键字，系统自动弹出代码表下拉菜单，在下拉菜单中选择填报。

（三十八）报关单类型

1. 项目沿革

该项目源自原报检申报的"报关单类型"。

2. 申报规范

申报人根据实际申报方式，在该项目选择不同的报关单类型。

（1）"0–有纸报关"，指没有与海关签订通关无纸化企业报关填报用，报关单不传输随附单据。

（2）"D–无纸带清单报关"，指没有与海关签订通关无纸化企业带有清单的集中申报报关单用，报关单上传输随附单据（后改为"M–通关无纸化"）。

（3）"L–有纸带清单报关"，指没有与海关签订通关无纸化企业带有清单的集中申报报关单用，报关单不传输随附单据。

（4）"M–通关无纸化"，指与海关签订通关无纸化企业报关填报用，报关单上传输随附单据。

3. 录入规则

该申报项目为必填项。可以手工输入相应的报关单类型代码或名称关键字，系统自动弹出代码表下拉菜单，在下拉菜单中选择填报。

（三十九）备注

1. 项目沿革

该项目源自原报关申报的"备注"和原报检申报的"特殊检验检疫要求"，合并为"备注"。

2. 申报规范

该项目为报关单"标记唛码及备注"栏目备注部分的电子数据申报，申报规范同报关单填制规范。

3. 录入规则

该申报项目为选填项，最多支持录入255位字符。

（四十）特殊关系确认

1. 项目沿革

该项目源自原报关申报的"特殊关系确认"。

2. 申报规范

该项目为报关单"特殊关系确认"栏目的电子数据申报，申报规范同报关单填制规范。

3. 录入规则

该申报项目为选填项。点击"其他事项确认"按钮打开该项目，并在下拉菜单的"0– 否""1– 是""9– 空"等三个选项中进行相应选择。

（四十一）价格影响确认

1. 项目沿革

该项目源自原报关申报的"价格影响确认"。

2. 申报规范

该项目为报关单"价格影响确认"栏目的电子数据申报，申报规范同报关单填制规范。

3. 录入规则

该申报项目为选填项。点击"其他事项确认"按钮打开该项目，并在下拉菜单的"0– 否""1– 是""9– 空"等三个选项中进行相应选择。

（四十二）与货物有关的特许权使用费支付确认

1. 项目沿革

该项目源自原报关申报的"与货物有关的特许权使用费支付确认"。

2. 申报规范

该项目为报关单"支付特许权使用费确认"栏目的电子数据申报，申报规范同报关单填制规范。

3. 录入规则

该申报项目为选填项。点击"其他事项确认"按钮打开该项目，并在下拉菜单的"0– 否""1– 是""9– 空"等三个选项中进行相应选择。

（四十三）标记唛码

1. 项目沿革

该项目源自原报关申报的"标记唛码"和原报检申报的"标记及号码"，合并为"标记唛码"。

2. 申报规范

该项目为报关单"标记唛码及备注"栏目标记唛码部分的电子数据申报，申报规范同报关单填制规范。

3. 录入规则

该申报项目为必填项，无标记唛码的填报"N/M"。最多支持录入 400 位字符。

（四十四）税单无纸化

1. 项目沿革

该项目源自原报关申报的"税单无纸化"。

2. 申报规范

申报人采用"税单无纸化"模式向海关申报时，勾选该项目；反之则不勾选。

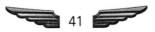

3. 录入规则

该申报项目为选填项。点击"业务事项"按钮打开该项目，并根据业务模式做出是否勾选的选择。

（四十五）自主报税

1. 项目沿革

该项目源自原报关申报的"自主报税"。

2. 申报规范

申报人采用"自主报税"模式向海关申报时，勾选该项目；反之则不勾选。

3. 录入规则

该申报项目为选填项。点击"业务事项"按钮打开该项目，并根据业务模式做出是否勾选的选择。

（四十六）自报自缴

1. 项目沿革

该项目源自原报关申报的"自报自缴"。

2. 申报规范

该项目为报关单"自报自缴"栏目的电子数据申报，申报规范同报关单填制规范。

3. 录入规则

该申报项目为选填项。点击"业务事项"按钮打开该项目，并根据业务模式做出是否勾选的选择。

（四十七）担保验放

1. 项目沿革

该项目源自原报关申报的"担保验放"。

2. 申报规范

申报人采用"担保验放"模式向海关申报时，勾选该项目；反之则不勾选。

3. 录入规则

该申报项目为选填项。点击"业务事项"按钮打开该项目，并根据业务模式作出是否勾选的选择。

二、整合申报表体项目

（四十八）项号

1. 项目沿革

该项目源自原报关申报的"项号"。

2. 申报规范

该项目为报关单"项号"栏目第一行的电子数据申报，申报规范同报关单填制规范。

3. 录入规则

该申报项目为必填项，由系统自动生成，不能录入。

（四十九）备案序号

1. 项目沿革

该项目源自原报关申报的"备案序号"。

2. 申报规范

该项目为报关单"项号"栏目第二行的电子数据申报，申报规范同报关单填制规范。

3. 录入规则

该申报项目为选填项，最多支持录入 19 位数字。

（五十）商品编号

1. 项目沿革

该项目源自原报关申报的"商品编号"和原报检申报的"HS 编码"，合并为"商品编号"。

2. 申报规范

该项目为报关单"商品编号"栏目前 10 位商品编号的电子数据申报，申报规范同报关单填制规范。

3. 录入规则

该申报项目为必填项。可手工输入 4 位以上商品编号关键字调出 10 位商品编号列表进行选择录入，比如输入"0709"调出以其开头的所有 10 位商品编号。

（五十一）检验检疫名称

1. 项目沿革

该项目源自原报检申报的"检验检疫名称"。

2. 申报规范

该项目用于法检商品和其他按照有关法律、法规须实施检验检疫的商品申报。涉检商品需在"检验检疫编码列表"中选择对应的检验检疫名称，非涉检商品可根据需要选择是否录入。

3. 录入规则

该申报项目为有条件必填项。录入 10 位商品编号，并填写申报要素后，点击该申报项目右侧的蓝色按钮，弹出"检验检疫编码列表"，然后从中勾选相应的商品。例如，申报进口商品"杏鲍菇"，需在"商品编号"栏录入"0709599000"，并填写申报要素之后，再在"检验检疫编码列表"栏里勾选"杏鲍菇"。

（五十二）商品名称

1. 项目沿革

该项目源自原报关申报的"商品名称"和原报检申报的"货物名称"，合并为"商品名称"。

2. 申报规范

该项目为报关单"商品名称及规格型号"栏目商品名称部分的电子数据申报，申报规范同报关单填制规范。

3. 录入规则

该申报项目为必填项，最多支持录入 255 位字符。

（五十三）规格型号

1. 项目沿革

该项目源自原报关申报的"规格型号"。

2. 申报规范

该项目为报关单"商品名称及规格型号"栏目规格型号部分的电子数据申报，申报规范同报关单填制规范。

3. 录入规则

该申报项目为必填项，最多支持录入 255 位字符。"商品编号"录入完成后，系统将自动弹出"商品申报要素"对话框，在对话框中录入完相应内容，点击"确定"，系统自动将结果返填至该项目中。

（五十四）成交数量

1. 项目沿革

该项目源自原报关申报的"成交数量"。

2. 申报规范

该项目为报关单"数量及单位"栏目数量部分的电子数据申报，申报规范同报关单填制规范。

3. 录入规则

该申报项目为必填项，最多支持录入 19 位，19 位中小数点后最多支持录入 5 位。

（五十五）成交计量单位

1. 项目沿革

该项目源自原报关申报的"成交单位"，改名为"成交计量单位"。

2. 申报规范

该项目为报关单"数量及单位"栏目单位部分的电子数据申报，申报规范同报关单填制规范。

3. 录入规则

该申报项目为必填项，按照海关规定的《计量单位代码表》，录入货物实际成交所用的计量单位。可以手工输入相应的计量单位代码或名称关键字，系统自动弹出代码表下拉菜单，在下拉菜单中选择填报。

（五十六）单价

1. 项目沿革

该项目源自原报关申报的"单价"和原报检申报的"单价"，合并后仍为"单价"。

2. 申报规范

该项目为报关单"单价"栏目的电子数据申报，申报规范同报关单填制规范。

3. 录入规则

该申报项目为必填项，最多支持录入 19 位数字，19 位中小数点后最多支持录入 4 位。录入成交数量、成交单位、总价后，单价会自动生成。

（五十七）总价

1. 项目沿革

该项目源自原报关申报的"总价"和原报检申报的"货物总值"，合并为"总价"。

2. 申报规范

该项目为报关单"总价"栏目的电子数据申报，申报规范同报关单填制规范。

3. 录入规则

该申报项目为必填项，最多支持录入 19 位数字，19 位中小数点后最多支持录入 4 位。录入成交数量、成交单位、单价后，总价会自动生成。

（五十八）币制

1. 项目沿革

该项目源自原报关申报的"币制"和原报检申报的"币种"，合并为"币制"。

2. 申报规范

该项目为报关单"币制"栏目的电子数据申报，申报规范同报关单填制规范。

3. 录入规则

该申报项目为必填项。可以手工输入相应的货币代码或名称关键字，系统自动弹出代码表下拉菜单，在下拉菜单中选择填报。

（五十九）法定第一数量

1. 项目沿革

该项目源自原报关申报的"法定数量"和原报检申报的"HS标准量"，合并为"法定第一数量"。

2. 申报规范

该项目为报关单"数量及单位"栏目数量部分的电子数据申报，申报规范同报关单填制规范。

3. 录入规则

该申报项目为必填项，最多支持录入19位，19位中小数点后最多支持录入5位。当成交计量单位和法定第一计量单位相同时，完成"成交数量"项录入后，系统自动将"成交数量"项的数值返填至该项。

（六十）法定第一计量单位

1. 项目沿革

该项目源自原报关申报的"法定单位"，改名为"法定第一计量单位"。

2. 申报规范

该项目为报关单"数量及单位"栏目单位部分的电子数据申报，申报规范同报关单填制规范。

3. 录入规则

该申报项目为系统返填项。系统根据"商品编号"项的录入结果自动将相应的法定第一计量单位填入该项目，例如，"商品编号"项录入"0101210010"后，系统会将相应的法定第一计量单位"千克"返填入该项目，无须手工录入。

（六十一）加工成品单耗版本号

1. 项目沿革

该项目源自原报关申报的"版本号"，改名为"加工成品单耗版本号"。

2. 申报规范

该项目用于加工贸易货物申报出口时，系统自动返填与"加工贸易手册"中备案成品单耗一致的版本号。

3. 录入规则

该申报项目为选填项，由系统自动返填，无须手工录入。

（六十二）货号

1. 项目沿革

该项目源自原报关申报的"货号"。

2. 申报规范

该项目用于加工贸易货物申报进口时，系统自动返填"加工贸易手册"中备案的料件、成品货号。

3. 录入规则

该申报项目为选填项，由系统自动返填，无须手工录入。

（六十三）最终目的国（地区）

1. 项目沿革

该项目源自原报关申报的"最终目的国（地区）"。

2. 申报规范

该项目为报关单"最终目的国（地区）"栏目的电子数据申报，申报规范同报关单填制规范。

3. 录入规则

该申报项目为必填项。可以手工输入相应的国别（地区）代码或名称关键字，系统自动弹出代码表下拉菜单，在下拉菜单中选择填报。

（六十四）法定第二数量

1. 项目沿革

该项目源自原报关申报的"法定第二数量"。

2. 申报规范

该项目为报关单"数量及单位"栏目数量部分的电子数据申报，申报规范同报关单填制规范。

3. 录入规则

该申报项目为有条件必填项，凡列明有法定第二计量单位的，按照法定第二计量单位录入对应的数量；无法定第二计量单位的，该项目为灰色，无须录入。最多支持录入 19 位，19 位中小数点后最多支持录入 5 位。

（六十五）法定第二计量单位

1. 项目沿革

该项目源自原报关申报的"第二单位"，改名为"法定第二计量单位"。

2. 申报规范

该项目为报关单"数量及单位"栏目单位部分的电子数据申报，申报规范同报关单填制规范。

3. 录入规则

该申报项目为系统返填项。系统根据"商品编号"项的录入结果自动将相应的法定第二计量单位填入该项目，例如，"商品编号"项录入"0101210010"后，系统会将相应的法定第二计量单位"头"返填入该项目。无法定第二计量单位的，该项目为灰色，无需录入。

（六十六）原产国（地区）

1. 项目沿革

该项目源自原报关申报的"原产国（地区）"和原报检申报的"原产国（地区）"，合并后仍为"原产国（地区）"。

2. 申报规范

该项目为报关单"原产国（地区）"栏目的电子数据申报，申报规范同报关单填制规范。

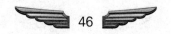

3.录入规则

该申报项目为必填项。可以手工输入相应的国别（地区）代码或名称关键字，系统自动弹出代码表下拉菜单。在下拉菜单中选择填报。

（六十七）原产地区

1.项目沿革

该项目源自原报检申报的"原产地区"。

2.申报规范

该项目用于申报入境货物在原产国（地区）内的生产区域，如州、省等，区域名称参见《世界各国和地区名称及一级行政区划代码表》。例如，申报原产于智利塔拉帕卡的樱桃，在本栏录入"152001–塔拉帕卡（智利）"。

3.录入规则

该申报项目为选填项。可以手工输入相应的行政区划代码或名称关键字，系统自动弹出代码表下拉菜单，在下拉菜单中选择填报。

（六十八）境内目的地／境内货源地

1.项目沿革

该项目源自原报关申报的"境内目的地／境内货源地"和原报检申报的"目的地／产地"，合并为"境内目的地／境内货源地"。

2.申报规范

该项目为报关单"境内目的地／境内货源地"栏目的电子数据申报，申报规范同报关单填制规范。

3.录入规则

该申报项目为必填项。"境内目的地"由"境内目的地代码"和"目的地代码"两个单元格组成；"境内货源地"由"境内货源地代码"和"产地代码"两个单元格组成。"境内目的地代码"和"境内货源地代码"按照《国内地区代码表》进行录入；"目的地代码"和"产地代码"按照《中华人民共和国行政区划代码表》进行录入。可以手工输入相应的国内地区、行政区划代码或名称关键字，系统自动弹出代码表下拉菜单，在下拉菜单中选择填报。

（六十九）征免方式

1.项目沿革

该项目源自原报关申报的"征免方式"。

2.申报规范

该项目为报关单"征免"栏目的电子数据申报，申报规范同报关单填制规范。

3.录入规则

该申报项目为必填项。可以手工输入相应的征免方式代码或名称关键字，系统自动弹出代码表下拉菜单，在下拉菜单中选择填报。

三、集装箱及关联单证项目

（七十）集装箱号

1. 项目沿革

该项目源自原报关申报的"集装箱号"和原报检申报的"集装箱号"，合并后仍为"集装箱号"。

2. 申报规范

集装箱号，即集装箱箱体上标示的全球唯一编号。使用集装箱装载进出口货物时，在该项目中录入上述唯一编号。一份报关单有多个集装箱的，则在该项目分别录入集装箱号。

3. 录入规则

该申报项目为有条件必填项，申报使用集装箱装载进出口货物的情况时必填。

（七十一）集装箱规格

1. 项目沿革

该项目源自原报关申报的"集装箱规格"和原报检申报的"集装箱规格"，合并后仍为"集装箱规格"。

2. 申报规范

使用集装箱装载进出口货物时，按照《集装箱规格代码表》，在该项目录入集装箱规格。

3. 录入规则

该申报项目为有条件必填项，申报使用集装箱装载进出口货物的情况时必填。可以手工输入相应的集装箱规格代码或名称关键字，系统自动弹出代码表下拉菜单，在下拉菜单中选择填报。

（七十二）自重（千克）

1. 项目沿革

该项目源自原报关申报的"自重（千克）"。

2. 申报规范

使用集装箱装载进出口货物时，在该项目中录入集装箱箱体重量，单位为"千克"。

3. 录入规则

该申报项目为选填项。支持最多录入18位字符。

（七十三）拼箱标识

1. 项目沿革

该项目源自原报检申报的"拼箱标识"。

2. 申报规范

使用集装箱装载进出口货物时，在项目申报进出口货物装运集装箱是否为拼箱。

3. 录入规则

该申报项目为有条件必填项，申报使用集装箱装载进出口货物的情况时必填。在该项目下拉菜单中选择"是"或"否"。

（七十四）商品项号关系

1.项目沿革

该项目为新增项目。

2.申报规范

该项目体现集装箱和货物的对应关系，录入时在该项目下拉菜单中选择单个集装箱对应的商品项号，同一个集装箱对应多个商品项号的，应根据实际情况选择多个项号。该项目应在完成货物表体部分后录入。

3.录入规则

该申报项目为有条件必填项，申报使用集装箱装载进出口货物的情况时必填。点击该项目右侧省略号按钮，弹出"编辑商品项号关系"对话框，在对话框中勾选相应的商品项号。

（七十五）随附单证代码

1.项目沿革

该项目源自原报关申报的"单证代码"。

2.申报规范

该项目为报关单"随附单证及编号"栏目代码部分的电子数据申报，申报规范同报关单填制规范。该项目所填报的随附单证不含《随附单据代码表》中所列的单据。《随附单据代码表》中所列单据的填报见本章八十一"随附单据"。

3.录入规则

该申报项目为有条件必填项，监管证件有要求时必填。可以手工输入相应的随附单证代码或名称关键字，系统自动弹出代码表下拉菜单，在下拉菜单中选择填报。

（七十六）随附单证编号

1.项目沿革

该项目源自原报关申报的"单证编号"。

2.申报规范

该项目为报关单"随附单证及编号"栏目编号部分的电子数据申报，申报规范同报关单填制规范。

3.录入规则

该申报项目为有条件必填项，监管证件有要求时必填。最多支持录入 32 位字符。

（七十七）关联报关单

1.项目沿革

该项目源自原报关申报的"关联报关单"。

2.申报规范

与本报关单有关联关系，同时在业务管理规范方面又要求填报的报关单号，在该项目进行填报。

（1）保税间流转、加工贸易结转类的报关单，应先办理进口报关，并在出口报关单该项目填报进口报关单号。

（2）办理进口货物直接退运手续的，除另有规定外，应先填制出口报关单，再填制进口报关单，并在进口报关单该项目填报出口报关单号。

（3）减免税货物结转出口（转出），应先办理进口报关，并在出口（转出）报关单该项目填报进口（转入）

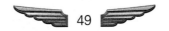

报关单号。

3. 录入规则

该申报项目为选填项，最多支持录入 18 位字符。

（七十八）关联备案

1. 项目沿革

该项目源自原报关申报的"关联备案"。

2. 申报规范

与本报关单有关联关系，同时在业务管理规范方面又要求填报的备案号，在该项目进行填报。

（1）保税间流转货物、加工贸易结转货物及凭"征免税证明"转内销货物，其对应的备案号在该项目进行填报。

（2）减免税货物结转进口（转入），该项目填报本次减免税货物结转所申请的"中华人民共和国海关进口减免税货物结转联系函"的编号。

（3）减免税货物结转出口（转出），该项目填报与其相对应的进口（转入）报关单"备案号"栏中的"征免税证明"编号。

（4）向香港或者澳门特别行政区出口用于生产香港 CEPA 或者澳门 CEPA 项下货物的原材料时，香港或澳门生产厂商在香港工贸署或者澳门经济局登记备案的有关备案号在该项目进行填报。

3. 录入规则

该申报项目为选填项，最多支持录入 12 位字符。

（七十九）保税 / 监管场所

1. 项目沿革

该项目源自原报关申报的"保税 / 监管场所"。

2. 申报规范

保税监管场所进出货物，在该项目填报本保税监管场所编码〔保税物流中心（B 型）填报本中心的国内地区代码〕。其中，涉及货物在保税监管场所间流转的在该项目填报对方保税监管场所代码。

3. 录入规则

该申报项目为选填项，最多支持录入 32 位字符。

（八十）场地代码

1. 项目沿革

该项目源自原报关申报的"货场代码"。

2. 申报规范

（1）一般进出口货物报关单，按照进出口货物海关实际监管点场所如实填报。

（2）通关一体化报关单，在某直属海关（黄埔海关）申报，但在关区外（非黄埔海关）实际监管点验放的报关单，填报"5298"。

（3）加工贸易形式报关单，参照原报关单填报。

（4）上述类型以外的其他报关单填报"5299"。

3. 录入规则

该申报项目为选填项，最多支持录入 4 位字符。

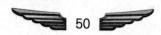

（八十一）随附单据

1.项目沿革

该项目源自原报关申报的"随附单据"。

2.申报规范

报关单类型为"通关无纸化"时，根据《随附单据代码表》，在该项目上传相应的随附单据电子版文件。

3.录入规则

该申报项目位于申报系统上部，点击"随附单据"按钮弹出"随附单据编辑"对话框。对话框中有"随附单据文件类别""随附单据编号""选择随附单据文件"三个栏目。首先，在"随附单据文件类别"栏下拉菜单选择相应的随附单据；然后，依次在"随附单据编号"栏录入编号，在"选择随附单据文件"栏上传相应的随附单据电子文件。

四、检务申报表头项目

（八十二）检验检疫受理机关

1.项目沿革

该项目源自原报检申报的"申请受理机关"。

2.申报规范

根据海关规定的《检验检疫机关代码表》中相应检验检疫机关的名称及代码，填报提交报关单和随附单据的检验检疫机关。

3.录入规则

该申报项目为有条件必填项。申报实施检验检疫的进出境商品目录内货物和其他按照有关法律、法规须实施检验检疫的情况时为必填。可以手工输入相应的检验检疫机关代码或名称关键字，系统自动弹出代码表下拉菜单，在下拉菜单中选择填报。

（八十三）企业资质

1.项目沿革

该项目源自原报检申报的"企业资质"。

2.申报规范

按进出口货物种类及法律、法规和相关规定要求，根据海关规定的《企业资质类别代码表》，在本项目选择填报货物的生产商/进出口商/代理商必须取得的资质类别。多个资质的须全部填报。

（1）进口食品、食品原料类填报：进口食品境外出口商代理商备案、进口食品进口商备案；

（2）进口水产品填报：进口食品境外出口商代理商备案、进口食品进口商备案、进口水产品储存冷库备案；

（3）进口肉类填报：进口肉类储存冷库备案、进口食品境外出口商代理商备案、进口食品进口商备案、进口肉类收货人备案；

（4）进口化妆品填报：进口化妆品收货人备案；

（5）进口水果填报：进境水果境外果园/包装厂注册登记；

（6）进口非食用动物产品填报：进境非食用动物产品生产、加工、存放企业注册登记；

（7）饲料及饲料添加剂填报：饲料进口企业备案、进口饲料和饲料添加剂生产企业注册登记；

（8）进口可用作废料的固体废物填报：进口可用做原料的固体废物国内收货人注册登记、国外供货商注册登记号及名称，两者须对应准确；

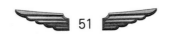

（9）其他：进境植物繁殖材料隔离检疫圃申请、进出境动物指定隔离场使用申请、进境栽培介质使用单位注册、进境动物遗传物质进口代理及使用单位备案、进境动物及动物产品国外生产单位注册、进境粮食加工储存单位注册、境外医疗器械捐赠机构登记、进出境集装箱场站登记、进口棉花境外供货商登记注册、对出口食品包装生产企业和进口食品包装的进口商实行备案。

3. 录入规则

该申报项目为有条件必填项。申报法检目录内的商品且根据进出口货物种类及法律、法规和相关规定要求，相关企业须取得必要资质的情况时为必填。该项目由"企业资质类别代码"和"企业资质类别名称"两个单元格组成。录入时点击项目右侧的省略号按钮弹出"编辑企业资质信息"对话框，通过手工输入相应的代码或名称关键字选择相应"企业资质类别"，并录入对应的"企业资质编号"，完成录入后，回车确认，相应的企业资质即显示在"企业资质类别代码"和"企业资质类别名称"单元格中。

申报人如持有海关要求的合格保证、标签标识及其他证明声明材料，还需勾选"编辑企业资质信息"对话框最下方红色标示的企业承诺事项。

（八十四）领证机关

1. 项目沿革

该项目源自原报检申报的"领证机关"。

2. 申报规范

根据海关规定的《检验检疫机关代码表》中相应检验检疫机关的名称及代码，填报领取证单的检验检疫机关。

3. 录入规则

该申报项目为有条件必填项。申报实施检验检疫的进出境商品目录内货物和其他按照有关法律、法规须实施检验检疫的情况时为必填。可以手工输入相应的检验检疫机关代码或名称关键字，系统自动弹出代码表下拉菜单，在下拉菜单中选择填报。

（八十五）口岸检验检疫机关

1. 项目沿革

该项目源自原报检申报的"口岸机构"。

2. 申报规范

根据海关规定的《检验检疫机关代码表》中相应检验检疫机关的名称及代码，填报口岸检验检疫机关。入境填报入境第一口岸所在地检验检疫机关。运往陆港或入境转关货物，选择陆港或指运地对应的机关。出境填报货物离境口岸的检验检疫机关。运往陆港或出境转关货物，选择陆港或启运地对应的机关。

3. 录入规则

该申报项目为有条件必填项。申报实施检验检疫的进出境商品目录内货物和其他按照有关法律、法规须实施检验检疫的情况时为必填。可以手工输入相应的检验检疫机关代码或名称关键字，系统自动弹出代码表下拉菜单，在下拉菜单中选择填报。

（八十六）启运日期

1. 项目沿革

该项目源自原报检申报的"启运日期"。

2. 申报规范

该项目用于填报装载入境货物的运输工具离开启运口岸的日期。日期顺序为年（4位）、月（2位）、日（2

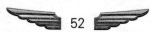

位），格式为"YYYYMMDD"。

3. 录入规则

该申报项目为有条件必填项。申报实施检验检疫的进出境商品目录内货物和其他按照有关法律、法规须实施检验检疫的情况时为必填。光标移入该项目，系统自动弹出日期对话框，供选择日期。

（八十七）B/L 号

1. 项目沿革

原报检申报的"提货单号"与原报关申报的"提运单号"项目合并为"提运单号"后，为避免混淆，原报检申报的"提／运单号"改名为"B/L 号码"。

2. 申报规范

填报入境货物的承运人开出的提单／运单号的总单号或直单号。该项目不可为空，如空时系统自动提取提运单号返填。

3. 录入规则

该申报项目为有条件必填项。申报实施检验检疫的进出境商品目录内货物和其他按照有关法律、法规须实施检验检疫的情况时为必填。

（八十八）目的地检验检疫机关

1. 项目沿革

该项目源自原报检申报的"目的机关"，改名为"目的地检验检疫机关"。

2. 申报规范

需要在目的地实施检验检疫的，根据海关规定的《检验检疫机关代码表》中相应检验检疫机关的名称及代码，在该项目填报对应的检验检疫机关。

3. 录入规则

该申报项目为有条件必填项。申报实施检验检疫的进出境商品目录内货物和其他按照有关法律、法规须实施检验检疫的情况时为必填。可以手工输入相应的代码或名称关键字，系统自动弹出代码表下拉菜单，在下拉菜单中选择填报。

（八十九）关联号码及理由

1. 项目沿革

该项目源自原报检申报的"关联检验检疫号码"和"关联理由"，改名为"关联号码及理由"。

2. 申报规范

进出口货物报关单有关联报关单时，在该项目中填报相关关联报关单号码，并根据海关规定的《关联理由代码表》，选择填报关联报关单的关联理由。

3. 录入规则

该申报项目为选填项，不涉及检验检疫的，免予填报。该项目由"关联号码"和"关联理由"单元格组成。其中，"关联理由"可以手工输入相应的代码或名称关键字，系统自动弹出代码表下拉菜单，在下拉菜单中选择填报。

（九十）使用人

1. 项目沿革

该项目源自原报检申报的"使用人"，填报栏目作了相应简化。

2. 申报规范

该项目用于填报入境涉检货物销售、使用单位的联系人姓名及联系电话（手机号码）。

3. 录入规则

该申报项目为选填项。录入时点击"使用人"按钮，弹出"编辑使用人信息"对话框，并依此录入"使用单位联系人"及"使用单位联系电话"。

（九十一）原箱运输

1. 项目沿革

该项目源自原报检申报的"原箱装载标识"。

2. 申报规范

申报使用集装箱运输的涉检货物，根据是否原集装箱原箱运输，选择"是"或"否"。

3. 录入规则

该申报项目为选填项。可以直接手工录入，或者在下拉菜单中选择"0-否"或"1-是"进行录入。

（九十二）特殊业务标识

1. 项目沿革

该项目源自原报检申报的"特殊业务标识"。

2. 申报规范

属于国际赛事、特殊进出军工物资、国际援助物资、国际会议、直通放行、外交礼遇、转关等特殊业务，根据实际情况勾选。

3. 录入规则

该申报项目为选填项。点击"特殊业务标识"项目右侧的省略号按钮弹出对话框，并根据实际情况进行勾选。不属于对话框中列名情况的，无须勾选。

（九十三）所需单证

1. 项目沿革

该项目源自原报检申报的"所需单证"。

2. 申报规范

该项目为"检验检疫签证申报要素"项目的关联显示项目，在"检验检疫签证申报要素"项目填报的检验检疫证单名称将显示在该项目。

3. 录入规则

该申报项目为选填项，可以显示多个检验检疫证单名称。

（九十四）检验检疫签证申报要素

1. 项目沿革

该项目源自原报检申报的"所需单证"弹出对话框。

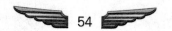

2. 申报规范

根据需要，在该项目填报境内收发货人名称（外文）、境外收发货人名称（中文）、境外发货人地址、卸毕日期和商品英文名称后，根据现行相关规定和实际需要，勾选申请单证类型，并确认申请单证正本数和申请单证副本数。

3. 录入规则

该申报项目为选填项，点击"检验检疫签证申报要素"弹出对话框，进行相应的录入及证单勾选。

五、检务申报表体项目

（九十五）检验检疫货物规格

1. 项目沿革

该项目源自原报检申报的"货物规格"。

2. 申报规范

申报涉检商品时，在"检验检疫货物规格"项下，填报"成分/原料/组分""产品有效期""产品保质期""境外生产企业""货物规格""货物型号""货物品牌""生产日期""生产批次"和"生产单位代码"等栏目。

（1）"成分/原料/组分"栏：填报货物含有的成分、货物原料或化学品组分。如特殊物品、化妆品、其他检疫物等所含的关注成分或者其他检疫物的具体成分、食品农产品的原料等。

（2）"产品有效期"栏：有质量保证期的填报质量保证的截止日期。

（3）"产品保质期"栏：有质量保证期的填报质量保证的天数。天数按照生产日期计算。

（4）"境外生产企业"栏：填报入境货物的国外生产厂商名称，默认为境外发货人。

（5）"货物规格"栏：填报货物的规格。

（6）"货物型号"栏：填报本项报关货物的所有型号。多个型号的，以"；"分隔。

（7）"货物品牌"栏：填报货物的品牌名称，品牌以合同或装箱单为准，需要录入中英文品牌的，录入方式为"中文品牌/英文品牌"。

（8）"生产日期"栏：填报货物生产加工的日期，如2018-08-01（半角符号）。

（9）"生产批次"栏：填报本批货物的生产批号，多个生产批号的，以"；"分隔。

（10）"生产单位代码"栏：填报本批货物生产单位在海关的备案登记编号。市场采购时，填报组货单位的备案登记编号，组货单位无法备案登记的，填报特殊报关单位编号。空箱无法获知生产单位时，填报特殊报关单位编号。

产地为境外的货物、伴侣动物、观赏或演艺动物、无偿援助和对外承包工程、样品、保税区和加工区货物等，如无备案登记编号的可填报特殊报关单位编号。

3. 录入规则

该申报项目为项目组。点击"检验检疫货物规格"项目右侧省略号按钮弹出对话框，进行相应的录入。

（九十六）产品资质

1. 项目沿革

该项目源自原报检申报的"产品资质"，删去"核销明细余量""核销后余量"两栏。

对国家实施进出口许可/审批/备案等管理的进出境货物，填报货物必须取得的许可/审批/备案名称、编号，需要核销的须填报核销货物序号、核销数量。

（1）"许可证类别"栏：进出口货物取得了许可、审批或备案等资质时，应在"产品资质"项下的"许可证类别"中填报对应的许可、审批或备案证件类别和名称。同一商品涉及多个许可、审批或备案证件类别的，须全部录入相应的证件类别。

①特殊物品填报：出入境特殊物品卫生检疫审批；

②进口整车填报：免于强制性认证特殊用途进口汽车监测处理程序车辆一致性证书；

③入境民用商品验证填报：强制性产品（CCC）认证证书或免于办理强制性产品认证证书；

④入境需审批的动植物产品填报：进境动植物检疫许可证；

⑤进口废物原料填报：进口废物原料装运前检验证书；

⑥进口旧机电填报：进口旧机电境外预检验证书；

⑦进口化妆品填报：进口化妆品产品备案；

⑧进口预包装食品请填报：进口预包装食品标签备案；

⑨实施境外生产企业注册的进口食品填报：进口食品境外生产企业注册。

其他：如进出口商品免验、汽车预审备案、进口化妆品产品套装备案、出口产品型式试验、出库玩具质量许可（注册登记）、水果冻肉预检验证书、输美日用陶瓷生产厂认证、出口食品生产企业备案等均应在此勾选并填报相关证书名称、编号，需要核销的如出入境特殊物品卫生检疫审批、进境动植物检疫许可证、免于办理强制性产品认证证书等，同时填报核销数量和核销明细序号。

（2）"许可证编号"栏：进出口货物取得了许可、审批或备案等资质时，应在"产品资质"项下的"许可证编号"栏中填报对应的许可、审批或备案证件编号。同一商品有多个许可、审批或备案证件号码时，须全部录入。此栏最多支持录入 20 位字符。

（3）"核销货物序号"栏：进出口货物取得了许可、审批或备案等资质时，应在"产品资质"项下的"核销货物序号"栏中填报被核销文件中对应货物的序号。特殊物品审批单支持导入。此栏数据类型为 2 位字符型。

（4）"核销数量"栏：进出口货物取得了许可、审批或备案等资质时，应在"产品资质"项下的"产品许可 / 审批 / 备案核销数量"中，填报被核销文件中对应货物的本次实际进出口数（重）量。特殊物品审批单支持导入。此栏最多支持录入 20 位字符。

（5）"许可证 VIN 信息"栏：申报进口已获 3C 认证的机动车辆时，填报机动车车辆识别代码，包括：VIN 序号、车辆识别代码（VIN）、单价、底盘（车架号）、发动机号或电机号、发票所列数量、品名（英文名称）、品名（中文名称）、提运单日期、型号（英文）、质量保质期等 11 项内容。

车辆识别代码（VIN）一般与机动车的底盘（车架号）相同。支持 VIN 码信息导入。

3. 录入规则

该申报项目为项目组。申报法检目录内的商品，且根据进出口货物种类及法律、法规和相关规定要求，相关产品须取得必要资质的情况时为必填。点击"产品资质"按钮弹出"编辑产品许可证 / 审批 / 备案信息"对话框，根据上述规范进行录入。其中，"许可证 VIN 信息"栏必须填报了相关许可证类别方可点开。

（九十七）货物属性

1. 项目沿革

该项目源自原报检申报的"货物属性"。

2. 申报规范

根据进出口货物的 HS 编码和货物的实际情况，按照海关规定的《货物属性代码表》，在本栏下拉菜单中勾选货物属性的对应代码。有多种属性的要同时选择。

（1）入境强制性产品认证产品：必须在入境民用商品认证（11-3C 目录内、12-3C 目录外、13- 无须办理 3C 认证）中勾选对应项；

（2）食品、化妆品是否预包装，是否首次进口，必须在食品及化妆品（14- 预包装、15- 非预包装、18-首次进口）中勾选对应项；

（3）凡符合原质检总局 2004 年第 62 号令规定含转基因成分须申报的，必须在转基因（16- 转基因产品、17- 非转基因产品）中勾选对应项；

（4）"成套设备""旧机电"产品，必须在货物属性（18- 首次进出口、19- 正常、20- 废品、21- 旧品、22- 成套设备）中勾选对应项；

（5）特殊物品、化学试剂，必须在特殊物品（25-28ABCD 级特殊物品、29-V/W 非特殊物品）中勾选对应项；

（6）木材（含原木）板材是否带皮，必须在是否带皮木材（23- 带皮木材 / 板材、24- 不带皮木材 / 板材）中勾选对应项；

（7）危险化学品是否为散装 / 件装，是否为非危品，必须在货物属性（31- 散装危险化学品、32- 件装危险化学品、33- 非危险化学品）中勾选对应项；

（8）医疗器械类别，是否为其零部件，是否为非医疗器械，必须在货物属性（34-I 类医疗器械、35-II 类医疗器械、36-III 类医疗器械、37- 医疗器械零部件、38- 非医疗器械）中勾选对应项；

（9）特种设备类，必须在货物属性（39- 特种设备、40- 非特种设备）中勾选对应项。

（10）真空包装类货物，在货物属性（41- 真空包装等货物）中勾选对应项。

（11）饲料类货物，在货物属性（42- 办理进口登记用饲料和饲料添加剂样品 43- 科研用饲料和饲料添加剂样品 44- 其他用途饲料和饲料添加剂样品）中勾选对应项。

3. 录入规则

该申报项目为有条件必填项。申报实施检验检疫的进出境商品目录内货物和其他按照有关法律、法规须实施检验检疫的情况时为必填。点击"货物属性"右侧省略号按钮弹出对话框，点选相应属性。

（九十八）用途

1. 项目沿革

该项目源自原报检申报的"用途"。

2. 申报规范

根据进出境货物的使用范围或目的，按照海关规定的《货物用途代码表》填报该项目。例如，进口货物为核苷酸类食品添加剂（HS 编码 2934999001），用于工业时，应选择"工业用途"；用于食品添加剂时，应选择"食品添加剂"。

3. 录入规则

该申报项目为有条件必填项。申报实施检验检疫的进出境商品目录内货物和其他按照有关法律、法规须实施检验检疫的情况时为必填。可以手工录入相应的货物用途代码或名称关键字，系统自动弹出代码表下拉菜单，在下拉菜单中选择填报。

（九十九）危险货物信息

1. 项目沿革

该项目源自原报检申报的"危险货物信息"。

2. 申报规范

该项目用于危险货物信息申报，涉及危险货物需填报 UN 编码、危险货物名称、危包类别及包装规格。

（1）"非危险化学品"栏：危险化学品和普通化学品共用一个 HS 编码时，申报进口的不是《危险化学品目录》（最新版）内货物，也不属于危险货物的，在"非危险化学品"栏选"是"。

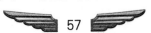

（2）"UN编码"栏：进出口货物为危险货物的，须按照《关于危险货物运输的建议书》，在"UN编码"栏中填写危险货物对应的UN编码。该栏最多支持录入20位字符。

（3）"危险货物名称"栏：进出口货物为危险货物的，须在"危险货物名称"栏中，填写危险货物的实际名称。该栏最多支持录入80位字符。

（4）"危包类别"栏：进出口货物为危险货物的，须按照《危险货物运输包装类别划分方法》，在"危险货物信息"项下的"危包类别"中，勾选危险货物的包装类别。危险货物包装根据其内装物的危险程度划分为三种包装类别。一类：盛装具有较大危险性的货物；二类：盛装具有中等危险性的货物；三类：盛装具有较小危险性的货物。

（5）"危包规格"栏：进出口货物为危险货物的，须根据危险货物包装规格实际情况，按照海关规定的《危包规格代码表》填报危险货物的包装规格。

3. 录入规则

该申报项目为项目组。申报商品编号涉及危险品的情况时为必填。点击"危险货物信息"按钮弹出"编辑危险货物信息"对话框，根据上述申报规范进行录入。

第六节 两步申报

为贯彻落实6月12日国务院常务会议关于"进一步推进通关便利化，持续优化口岸营商环境"的部署，根据海关总署2019年第127号公告，开展两步申报的企业可通过"单一窗口"进行数据录入与申报。在"两步申报"通关模式下，企业不需要一次性提交全部申报信息及单证，整个提交过程可以分成两步走：第一步，企业概要申报后经海关同意即可提离货物；第二步，企业在规定时间内（运输工具申报进境起14日内）完成完整申报，补充提交满足税收征管、海关统计等所需要的相关信息和单证，按规定完成税款缴纳等流程。"两步申报"解决了进口货物因申报信息不全、等待所需单证而产生的时间延误，大大提高了通关效率，大幅降低了企业的通关时间成本。

一、"两步申报"内容

在"两步申报"通关模式下，第一步，企业概要申报后经海关同意即可提离货物；第二步，企业在规定时间内完成完整申报。

1. 对应税货物，企业需提前向注册地直属海关关税职能部门提交税收担保备案申请；担保额度可根据企业税款缴纳情况循环使用。

2. 第一步概要申报。企业向海关申报进口货物是否属于禁限管制、是否依法需要检验或检疫（是否属法检目录内商品及法律法规规定需检验或检疫的商品）、是否需要缴纳税款。

不属于禁限管制且不属于依法需检验或检疫的，申报9个项目，并确认涉及物流的2个项目，应税的须选择符合要求的担保备案编号；属于禁限管制的需增加申报2个项目；依法需检验或检疫的需增加申报5个项目。

3. 第二步完整申报。企业自运输工具申报进境之日起14日内完成完整申报，办理缴纳税款等其他通关手续。税款缴库后，企业担保额度自动恢复。如概要申报时选择不需要缴纳税款，完整申报时经确认为需要缴纳税款的，企业应当按照进出口货物报关单撤销的相关规定办理。

4.加工贸易和海关特殊监管区域内企业以及保税监管场所的货物申报在使用金关二期系统开展"两步申报"时，第一步概要申报环节不使用保税核注清单，第二步完整申报环节报关单按原有模式，由保税核注清单生成。

5.报关单申报项目填制要求按照《海关总署关于修订〈中华人民共和国海关进出口货物报关单填制规范〉的公告》（海关总署公告 2019 年第 18 号）执行。

6.启动"两步申报"试点同时保留现有申报模式，企业可自行选择上述两种模式之一进行申报。

二、目前做两步申报的条件

1.除"失信企业"以外的境内收发货人。

2.境内收发货人已开通了汇总征税。

3.监管证件需已实现联网核查。

4.实际进境货物。

表 2-10 联网监管证件列表（42 种）

序号	证件名称	报关单录入类型
1	中华人民共和国两用物项和技术进口许可证	"涉证"
2	中华人民共和国两用物项和技术出口许可证	出口暂不涉及
3	中华人民共和国出口许可证	出口暂不涉及
4	中华人民共和国进口许可证	"涉证"
5	中华人民共和国自动进口许可证	"涉证"
6	中华人民共和国技术出口许可证	出口暂不涉及
7	中华人民共和国技术出口合同登记证	出口暂不涉及
8	援外项目任务通知单	出口暂不涉及
9	非《进出口野生动植物种商品目录》物种证明	"涉证"
10	《濒危野生动植物国际贸易公约》允许进出口证明书	"涉证"
11	中华人民共和国野生动植物允许进出口证明书	"涉证"
12	药品进口准许证	"涉证"
13	药品出口准许证	出口暂不涉及
14	进口药品通关单	"涉证"
15	麻精药品进出口准许证（含精神药物进、出口准许证，麻醉药品进、出口准许证）	"涉证"
16	进口非特殊用途化妆品卫生许可批件	"涉检"
17	进口医疗器械注册证	"涉检"
	进口医疗器械备案证	
18	进口特殊用途化妆品卫生许可批件	"涉检"
19	密码产品和含有密码技术的设备进口许可证	"涉证"
20	黄金及黄金制品进出口准许证	"涉证"
21	银行调运人民币现钞进出境证明文件	"涉证"
22	限制进口类可用作原料的固体废物进口许可证	"涉证"
23	有毒化学品进出口环境管理放行通知单	"涉证"
24	进口兽药通关单	"涉证"
25	农药进出口放行通知单	"涉证"

序号	证件名称	报关单录入类型
26	合法捕捞产品通关证明	"涉证"
27	农业转基因生物安全证书	"涉检"
28	国（境）外引进农业种苗检疫审批单 引进种子、苗木检疫审批单	"涉检"
29	进口广播电影电视节目带（片）提取单	"涉证"
30	音像制品（成品）进口批准单	"涉证"
31	赴境外加工光盘进口备案证明	"涉证"
32	民用爆炸物品进口审批单	"涉证"
33	民用爆炸物品出口审批单	出口暂不涉及
34	人类遗传资源材料出口、出境证明	出口暂不涉及
35	古生物化石出境批件	出口暂不涉及
36	特种设备制造许可证 型式试验证书	"涉检"
37	特殊医学用途配方食品注册证书	"涉检"
38	保健食品注册证书或保健食品备案凭证	"涉检"
39	婴幼儿配方乳粉产品配方注册证书	"涉检"
40	强制性产品认证证书或证明文件	"涉检"
41	新食品原料的许可证明文件（只针对新食品原料）	"涉检"
42	尚无食品安全国家标准的食品暂予适用的标准（只针对尚无食品安全国家标准的食品）	"涉检"

三、申报方式

货主或其代理人登陆"单一窗口"选择两步申报界面（如图 2-1）。

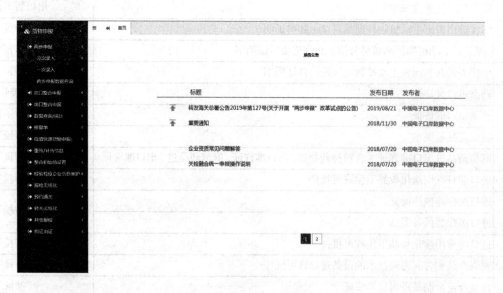

图 2-1 两步申报登录界面

目前"单一窗口"提供了两种录入方式："分次录入"和"一次录入"。

（一）"分次录入"方式

即概要申报与完整申报分次录入申报。

1. 当货主无法提供完整准确申报信息，且申报的货物属于"非证、非检、非税"时，概要申报仅需录入 11 个必填项，并随附单据上传一份电子委托书，即可实现快速提离货物。

其必填项：（1）境内收发货人；（2）运输方式 / 运输工具名称及航次号；（3）提运单号；（4）监管方式；（5）商品编号（6 位）；（6）商品名称；（7）数量及单位；（8）总价；（9）原产国（地区）；（10）毛重；（11）集装箱号。

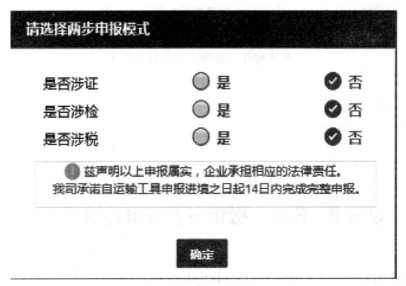

图 2-2 两步申报模式选择界面

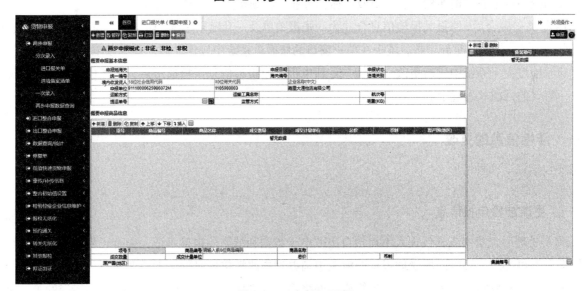

图 2-3 一次录入界面

2. 若"涉检"时，概要申报增加 5 项必填项：（1）产品资质（产品许可 / 审批 / 备案）；（2）商品编码（13 位）；（3）货物属性；（4）用途；（5）集装箱商品项号关系。

3. 若"涉证"时，概要申报增加两项必填项：（1）许可证号 / 证件编号；（2）集装箱商品项号关系。完整申时报必须在当运输工具申报进境之日起 14 日内完成。填制规范与普通申报时一致。

4. 如何选择报关单种类。海关总署 2019 年第 127 号公告附件 2 中的 42 种联网监管证件概要申报时可以

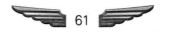

分成三类：一是出口监管证件 9 种暂不涉及"两步申报"；二是进口货物涉及 7、O、v、1、2、F、L、Q、I、M、J、m、P、X、R、S、U、b、f、Z、k 等 21 种监管证件的，在"概要申报"环节需要选择报关单录入类型为"涉证"；三是进口货物涉及剩余 12 种监管证件的，"概要申报"环节需要选择报关单录入类型为"涉检"。（见表 2-10）

（二）"一次录入"方式

即概要申报和完整申报信息一同录入，海关系统根据货物的申报信息是否"涉证、涉检、涉税"的选项组合，仅提取对应的必填信息数据，作为概要申报的审核依据，从而实现快速提离货物。同样，完整申报时必须在当运输工具申报进境之日起 14 日内完成。填制规范与普通申报时一致。

参考规章、公告（规范性文件）

1. 海关总署公告 2019 年第 18 号
2. 海关总署 2019 年第 127 号公告

第七节 更改、撤销与重新申报涉检信息

在进出境货物报检过程中，由于报检人员的工作失误或其他主客观原因，有时需要对已申报的涉检内容进行更改和撤销或重新申报涉检信息。更改、撤销等业务必须按照海关规定的程序办理。

2018 年关检融合后，原报关报检信息合并为一张报关单及一套随附单证，通过单一窗口一同发送给海关，涉检信息的更改、撤销与重新申报，统一在单一窗口的修撤单系统中操作。但一些单独申报涉检信息的单据，依然要从原检疫主干系统中进行更改、撤销与重新申报。原报检信息审核通过后，将生成的检验检疫编号推送到单一窗口的回执状态栏中。

一、涉检信息的更改

主要包括以下两种情形：

（一）更改涉检申报信息

1. 海关受理后，货主或其代理人不得擅自更改电子数据和纸质的报检单证，确有正当理由的，须经海关审核批准后方可办理。可以向原受理报检的海关申请办理更改涉检信息的情形主要包括：涉检信息有误，并且未发现有违反检验检疫有关规定的；计算机、网络系统等方面的原因导致电子数据申报错误的等。由海关发现并需要进行更改的，应当通知货主或其代理人。

2. 海关尚未实施检验检疫，品名更改后与原申报信息不是同一种商品的，不能更改；商品 HS 编码改后与原申报货物名称属性和特征不相符的，不能更改；海关已实施检验检疫但尚未出具证单，品名、数 / 重量、检验检疫要求、包装、收货人等重要项目更改后与原申报信息不一致的，不能更改。

3. 办理更改时，货主或其代理人登录到单一窗口的修撤单系统，输入报关单号，调出原始数据，选择涉检信息部分，进行修改，随附单据上传有关更改内容证明文件。但关检分开单独做检验检疫申请的，依然要从原检疫主干系统中进行更改、撤销与重新申报，需提供以下单据：填写《更改申请书》，说明更改的理由

和更改的事项；提供有关函电等证明文件，并交还原检验检疫证单；变更合同或信用证的，须提供新的合同或信用证等。更改时不再另行编号。对接单后尚未实施检验检疫而需要更改的，在《更改单》的编号栏上填写检验检疫编号。

（二）更改证单

1. 检验检疫证单发出后，货主或其代理人提出更改或补充内容的，登录到单一窗口的修撤单系统，输入报关单号，调出原始数据，选择涉检信息部分，进行修改，随附单据上传有关更改内容证明文件，经海关审核批准后，予以办理。关检分开单独做检验检疫申请的，依然要从原检疫主干系统中进行更改、撤销与重新申报，需填写《更改申请书》，需由检验检疫部门核准。品名、数（重）量、包装、发货人、收货人等重要项目更改后与合同、信用证不符的，或者更改后与输入国法律法规规定不符的，均不能更改。超过检验检疫证单有效期的，不予更改、补充或重发。

2. 已对外签发证单，办理更改时应同时收回原发的证单，并在原发证单上标示"作废"，作废证单应随报检单证存档，证单签发日期为原证签发日期。因特殊原因暂时无法退回原发证单又急需更改出证的，报检人必须提出书面申请并明确保证退回原发证单的时限，由其法定代表人签字、加盖公章，经检务部门负责人审核同意后方可办理，原发证单由检务部门办理人员负责收回。更改后的证单（REVISION）在原证编号前加"R"（通关单编号可以不加相应前缀），并在证单上加注"本证书/单系×××日签发的×××号证书/单的更正，原发×××号证书/单作废"，签发日期为原证签发日期。

3. 遗失或损坏证单等，可以申请办理重发证单。办理重发证单时，对损坏证单的，应收回原发的证单，签发日期为原证签发日期；对遗失证单的，货主或其代理人应提出书面报告说明情况和原因，由其法定代表人签字、加盖公章，在报刊上声明作废。重发证单内容不作更改的，在原证编号前加"D"，在证单上加注"本证书/单系×××日签发的×××号证书/单的重本，原发×××号证书/单作废"，签发日期为重发证单的实际签发日期；重发证单内容需要更改的，更改后的证单（REVISION）在原证编号前加"R"（通关单编号可以不加相应前缀），并在证单上加注"本证书/单系×××日签发的×××号证书/单的更正，原发×××号证书/单作废"，签发日期为更改证单的实际签发日期。

4. 签发补充证单，在原编号前加"S"，并在证单上加注"本证书/单系××日签发的×××号证书/单的补充"，签发日期为补充证单的实际签发日期。

5. 对因施检部门、检务部门在拟稿、签证过程中出现差错而需办理更改的，由出现差错的部门负责更改，货主或其代理人无须填写《更改申请单》和提供有关材料。

二、报检的撤销

（一）撤销报检的情形

1. 报检人有如下正当理由的，可以向原受理报检的海关申请办理撤销报检：
（1）报检人操作失误而误发送的；
（2）计算机、网络系统等方面的原因导致垃圾电子数据的；
（3）其他特殊情况经海关核准同意的。
2. 报检后30天内未联系检验检疫事宜的，作自动撤销报检处理。

（二）撤销报检的手续

货主或其代理人申请撤销的，需提供以下书面证明材料：加盖公章或报关章的《更改申请单》；原始检

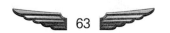

验检疫单证等。

三、重新报检

（一）重新报检范围

1. 超过检验检疫有效期限的；
2. 变更输出国家或地区，并有不同检验检疫要求的；
3. 改换包装或重新拼装的；
4. 已撤销报检的，等等。

（二）重新报检要求

1. 按规定重新申报，并提供相关随附单据。
2. 交还原发证单，不能交还的应按有关规定办理登报声明作废的手续。

参考规章、公告（规范性文件）

1. 《出入境检验检疫报检规定》（原国家出入境检验检疫局令 1999 年第 16 号）
2. 《出入境检验检疫报检员管理规定》（国家质检总局令第 33 号）
3. 关于印发《出入境检验检疫签证管理办法》的通知（国质检通【2009 年】第 38 号）

第八节 进出口商品鉴定业务的报检

进出口商品鉴定曾被称为对外贸易公证鉴定。其范围和内容十分广泛，凡是以第三者的地位和公正科学的态度，运用各种技术手段与工作经验，检验、鉴定各种进出口商品的品质、规格、包装、数量、重量、残损等实际情况与使用价值，以及运载工具、装运技术、装运条件等事实状态，是否符合合同（契约）标准和国际条约的规定、国际惯例的要求，通过独立的检验、鉴定和分析判断，做出正确的、公证的检验、鉴定结果和结论，或提供有关的数据，签发检验、鉴定证书或其他有关的证明，都属于进出口商品鉴定业务范围。

进出口商品鉴定项目包括：进出口商品的质量、包装、数量、重量鉴定，货载衡量，车辆、船舱、集装箱等运输工具的清洁、密固、冷藏效能等装运技术条件检验，积载鉴定，舱口检视，载损鉴定，监视装载，监视卸载，集装箱货物装箱、拆箱鉴定，油舱空距测量，验残，海损鉴定，签封样品，价值证明以及其他鉴定业务。通过检验、鉴定事实状态，出具居间证明和各种鉴定证书，供有关方面作为办理进出口商品交接、结算、计费、理算、通关、计税、索赔、仲裁等的有效凭证，处理有关贸易、运输、保险方面的各种问题，便利对外贸易的顺利进行，维护对外贸易有关各方的合法权益和国家信誉，促进生产和对外贸易的发展。

海关指定或批准的检验机构根据对外贸易关系人的申请、外国检验机构的委托和仲裁司法机构的指定，办理进出口商品鉴定业务，其他检验机构非经批准不得办理进出口商品鉴定业务。下面介绍两种常见鉴定业务的申报检验检疫内容与要求：

一、进口商品残损检验鉴定

进口商品残损检验鉴定是鉴定业务主要工作之一。它是依据对外贸易、运输、保险等贸易关系人和国内外有关单位的委托申请，对残损进行鉴定。商品残损鉴定主要鉴定遭损商品的残、短、渍、毁等情况。对商品遭受的残破、短缺、生锈、发霉、油渍、污染、串味感染、虫蛀、受湿、腐败、变质、损毁、灭失等具体损失，要实际鉴定其受残部分，确定残损商品的受损程度，判断致损原因，分析对使用和销售的影响，估定残损贬值率，以及证明有关修理、加工、改装等补救费用，出具残损鉴定证书，作为申请人、承运人或保险人索赔、退货、补货或换货的依据。

国家质检总局于 2007 年 7 月 6 日发布第 97 号令，公布《进口商品残损检验鉴定管理办法》，自 2007 年 10 月 1 日起施行。1989 年 7 月 8 日原国家进出口商品检验局发布的《海运进出口商品残损鉴定办法》同时废止。目前，《进口商品残损检验鉴定管理办法》是我国进口商品残损鉴定的主要法律依据。

（一）鉴定对象与范围

海关根据需要对有残损的下列进口商品实施残损检验鉴定：

1. 列入海关必须实施检验检疫的进出境商品目录内的进口商品；

2. 法定检验以外的进口商品的收货人或者其他贸易关系人，发现进口商品质量不合格或者残损、短缺，申请出证的；

3. 进口的危险品、废旧物品；

4. 实行验证管理、配额管理，并需由海关检验的进口商品；

5. 涉嫌有欺诈行为的进口商品；

6. 收货人或者其他贸易关系人需要海关出证索赔的进口商品；

7. 双边、多边协议协定，国际条约规定，或国际组织委托、指定的进口商品；

8. 相关法律、行政法规规定须经海关检验的其他进口商品。

（二）报检要求

1. 鉴定机构：法定检验进口商品发生残损需要实施残损检验鉴定的，收货人应当向海关申请残损检验鉴定；法定检验以外的进口商品发生残损需要实施残损检验鉴定的，收货人或者其他贸易关系人可以向海关或者经海关许可的检验机构申请残损检验鉴定。

2. 申请人：进口商品的收货人或者其他贸易关系人可以自行向海关申请残损检验鉴定，也可以委托经海关注册登记的代理企业办理申请手续。

3. 鉴定时间与鉴定地点：需由海关实施残损检验鉴定的进口商品，申请人应当在海关规定的地点和期限内办理残损检验申请手续。

进口商品发生残损或者可能发生残损需要进行残损检验鉴定的，进口商品的收货人或者其他贸易关系人应当向进口商品卸货口岸所在地海关申请残损检验鉴定。进口商品在运抵进口卸货口岸前已发现残损或者其运载工具在装运期间存在、遭遇或者出现不良因素而可能使商品残损、灭失的，进口商品收货人或者其他贸易关系人应当在进口商品抵达进口卸货口岸前申请，最迟应当于船舱或者集装箱的拆封、开舱、开箱前申请。

2018 年关检融合后，国家质检总局的出入境检验检疫职能和队伍划入海关。

进口商品有下列情形的，应当在卸货口岸实施检验鉴定：散装进口的商品有残损的；商品包装或商品外表有残损的；承载进口商品的集装箱有破损的。

进口商品有下列情形的，应当转单至商品到达地实施检验鉴定：国家规定必须迅速运离口岸的；打开包装检验后难以恢复原状或难以装卸运输的；需在安装调试或使用中确定其致损原因、损失程度、损失数量和损失价值的；商品包装和商品外表无明显残损，需在安装调试或使用中进一步检验的。

（三）检验鉴定的过程与方法要求

海关按国家技术规范的强制性要求实施残损检验鉴定。尚未制订规范、标准的可以参照国外有关技术规范、标准检验。

涉及人身财产安全、卫生、健康、环境保护的残损的进口商品申请残损检验鉴定后，申请人和有关各方应当按海关的要求，分卸分放、封存保管和妥善处置。对涉及人身财产安全、卫生、健康、环境保护等项目不合格的发生残损的进口商品，海关责令退货或者销毁的，收货人或者其他贸易关系人应当按照规定向海关办理退运手续，或者实施销毁，并将处理情况报做出决定的海关。

海关实施残损检验鉴定应当实施现场勘查，并进行记录、拍照或录音、录像。有关单位和个人应当予以配合，并在记录上签字确认，如有意见分歧，应当备注。

对商品进行残损鉴定的主要方法是：

1. 估定商品残损贬值的基本原则，应以其使用价值为基础，结合销售情况全面考虑。

2. 按等级、体积、面积、长度和主要成分等计价的残损商品，一般根据其化验或测试结果及使用效能降低的比例，结合使用和商销的影响综合估损。

3. 对生产设备与大宗原材料的残损主要根据使用效能的降低、使用寿命的缩短和用途局限性上所受的影响来确定其贬值率，销售影响只作次要考虑。

4. 对市场销售的日用消费品的残损，主要考虑好货与坏货销售价格的差异程度，适当参考使用价值来估定贬值率。

5. 对大宗商销商品的残损，可按使用价值和销售影响，全面权衡后估定其贬值率。

6. 商品使用价值，应以合同中订明的用途为主要依据，合同未订明用途时，则应根据该货好坏部分的实际使用情况来考虑。

7. 对已完全丧失原定使用价值但尚能改作其他用途的残损商品，可根据到货地的加工整理条件和销售使用情况，按较有利的用途和价格，估定适当的损失价值。对食品、药品则应从严掌握。

8. 属于下列情况之一者，可作为推定全损:残余价值不足20%，必须经加工整理才能有销售、使用价值，但加工整理所需要费用接近残余价值的；机电仪的核心部分或主机损坏，影响整件（台）的使用，不能修复或不值得修复的；食品、药品受损或污染后，经主管部门鉴定，对人体健康和禽畜饲养有损害的；使用残损中能导致严重污染的。

9. 地脚（扫仓品）应扣除杂质，结合其加工费用，再估定适当的贬值率，对已完全丧失使用价值或不值得加工整理的，应视作废品。

10. 残损货物经过加工、整理、修配后，仍能正常使用时，对其合理应予证明。经加工、整理、修配后对使用或销售仍有影响的，应给以合理贬值。

11. 由于加工、整理、修配所引起的额外费用，经审核后认为合理的，可予以证明。修理费用的掌握原则是：修理费用，可参照国内同类行业的工时费用标准；修配时，使用的进口原材料和零配件应按 CIF 价格作价，一般不按国内市场价格估算；同一批商品分调几个地区修理时，应根据合同规定的到货地点的合理修理费用掌握。

12. 机电仪类商品零件短少或部分损坏，以致影响整件使用时，在国内不能修配者，如属发货人责任，应由订货部门报请发货人补货或换货，可不予估损。如属其他责任方的责任，应由申请人通过订货部门向发货人查询其补换货物的 CIF 价格予以证明。在国内能够修配者，按所需的合理费用予以证明。

（四）对检验鉴定的监督管理

海关总署及各地海关依法对在境内设立的各类进出口商品检验机构和在境内从事涉及进口商品残损检验鉴定的机构、人员及活动实行监督管理。

（五）复验与投诉

收货人或者其他贸易关系人对海关的残损检验鉴定结果有异议的，可以在规定的期限内向做出检验鉴定结果的海关或者其上级海关以至海关总署申请复验，同时应当保留现场和货物现状。受理复验的海关应当按照有关复验的规定做出复验结论。

当事人对所委托的其他检验机构的残损检验鉴定结果有异议的，可以向当地海关投诉，同时应当保留现场和货物现状。

二、数量／重量检验鉴定

（一）鉴定范围

海关实施数量、重量检验的范围是：

1. 列入海关实施检验检疫的进出境商品目录内的进出口商品；

2. 法律、行政法规规定必须经海关检验的其他进出口商品；

3. 进出口危险品和废旧物品；

4. 实行验证管理、配额管理，并需由海关检验的进出口商品；

5. 涉嫌有欺诈行为的进出口商品；

6. 双边、多边协议协定，国际条约规定，或者国际组织委托、指定的进出口商品；

7. 国际政府间协定规定，或者国内外司法机构、仲裁机构和国际组织委托、指定的进出口商品。海关根据国家规定对上述规定以外的进出口商品的数量、重量实施抽查检验。

（二）申报要求

需由海关实施数量、重量检验的进出口商品，收发货人或者其代理人应当在海关规定的地点和期限内办理申报手续。

1. 进口申报

进口商品数量、重量检验的申报手续，应当在卸货前向海关报关地的海关办理。进口商品应当在收货人申报的目的地检验。大宗散装商品、易腐烂变质商品以及已发生残损、短缺的进口商品，应当在卸货口岸实施数量、重量检验。

2. 出口申报

散装出口商品数量、重量检验的申报手续，应当在规定的期限内向装货口岸海关办理。出口商品当在商品生产地实施数量、重量检验。散装出口商品应当在装货口岸实施数量、重量检验。包（件）装出口商品数量、重量检验的申报手续，应当在规定的期限内向商品生产地海关办理。需要在口岸换证出口的，由商品生产地的海关按照规定签发包括数量、重量在内的出境货物换证凭单，发货人应当在规定的期限内持换证凭单和必要的凭证向出口口岸海关申请查验，经查验合格的，由口岸海关签发包括数量、重量在内的货物通关单或者证书。

3. 对检验项目的要求

对于批次或者标记不清、包装不良，或者在到达出口口岸前的运输中数量、重量发生变化的商品，收发货人应当在出口口岸重新申报数量、重量检验。以数量交接计价的进出口商品，收发货人应当申报数量检验项目。对数量有明确要求或者需以件数推算全批重量的进出口商品，在申报重量检验项目的同时，收发货人应当申报数量检验项目。以重量交接计价的进出口商品，收发货人应当申报重量检验项目。对按照公量或者干量计价交接或含水率有明确规定的进出口商品，在申报数量、重量检验时，收发货人应当同时申报水分检测项目。进出口商品数量、重量检验中需要使用密度（比重）进行计重的，收发货人应当同时申报密度（比重）检测项目。

船运进口散装液体商品在申报船舱计重时，收发货人应当同时申报干舱鉴定项目。

（三）特殊要求

收发货人在办理进出口商品数量、重量申报检验手续时，应当根据实际情况并结合国际通行做法向海关申请下列检验项目：衡器鉴重；水尺计重；容器计重：分别有船舱计重、岸罐计重、槽罐计重三种方式；流量计重；其他相关的检验项目。

进出口商品有下列情形之一的，报检人应当同时申报船舱计重、水尺计重、封识、监装监卸等项目：海运或陆运进口的散装商品需要运离口岸进行岸罐计重或衡器鉴重，并依据其结果出证的；海运或陆运出口的散装商品进行岸罐计重或衡器鉴重后需要运离检验地装运出口，并以岸罐计重或衡器鉴重结果出证的。

（四）检验鉴定的过程与方法要求

海关按照国家技术规范的强制性要求实施数量、重量检验。

海关实施衡器鉴重的方式包括全部衡重、抽样衡重、监督衡重和抽查复衡。固体散装物料或不定重包装且不逐件标明重量的进出口商品可以采用全部衡重的检验方式；对裸装件或不定重包装且逐件标明重量的包装件应当逐件衡重并核对所提交的原发货重量明细单。对定重包装件可以全部衡重或按照有关的检验鉴定技术规范、标准，抽取一定数量的包装件衡重后以每件平均净重结合数量检验结果推算全批净重。

以公量、干量交接计价或对含水率有明确规定的进出口商品，海关在检验数量、重量的同时应当抽取样品检测水分。检验中发现有异常水的，海关应当责成有关单位及时采取有效措施，确保检验的顺利进行。

货主或其代理人提供用于进出口商品数量、重量检验的各类衡器计重系统、流量计重系统、船舶及其计量货舱、计量油罐槽罐及相关设施、计算机处理系统、相关图表、数据资料必须符合有关的技术规范、标准要求；用于数量、重量检验的各类计量器具，应当依法经检定合格并在有效期内方可使用。

进出口商品的装卸货单位在装卸货过程中应当落实防漏撒措施和收集地脚；对有残损的，应当合理分卸分放。

海关实施数量、重量检验时应当记录，可以拍照、录音或录像。有关单位和个人应当予以配合，并在记录上签字确认。如有意见分歧，应当备注或共同签署备忘录。

承担进口接用货或出口备发货的单位的计重器具、设施、管理措施以及接发货过程应当接受海关的监督管理和检查，并在海关规定的期限内对影响检验鉴定工作及其结果准确性的因素进行整改。

（五）大宗商品重量鉴定监管方式

为深入贯彻落实国务院"放管服"改革要求，进一步优化口岸营商环境，提高贸易便利化水平，海关总署决定对进口大宗商品重量鉴定监管方式进行优化。

1. 将现行由海关对进口大宗商品逐批实施重量鉴定调整为海关依企业申请实施；必要时，海关依职权实施。

2.进口大宗商品收货人或者代理人需海关出具重量证书的，向海关提出申请，海关依企业申请实施重量鉴定并出具重量证书；进口大宗商品收货人或者代理人不需要海关出具重量证书的，海关不再实施重量鉴定。

3.进口大宗商品收货人或者代理人应如实向海关申报重量，海关对申报情况实施抽查验证。

（六）对检验鉴定的监督管理

海关总署及各地主管海关依法对在境内设立的各类进出口商品检验机构和在境内从事涉及进出口商品数量、重量检验的机构、人员及活动实施监督管理。

参考规章、公告（规范性文件）

海关总署令 2018 年 240 号
海关总署令 2023 年 262 号

第九节 出入境检验检疫签证

一、出入境检验检疫签证管理

出入境检验检疫签证是海关根据我国法律法规规定行使出入境检验检疫行政职能，按照有关国际贸易各方签订的契约规定或其他检验检疫标准从事检验检疫工作并据此签发出入境检验检疫证单的行为。

（一）出入境检验检疫证单种类及用途

检验检疫证单是海关对进出口商品检验检疫或鉴定后，根据不同的检验检疫结果或鉴定项目出具并签署的书面声明，证明货物已接受检验检疫并评述检验结果的书面单证。检验检疫证单格式由海关总署公开对外发布。

1.检验检疫证单种类

总的看，检验检疫证单分为检验检疫证书类证单、检验检疫凭单类证单、检验检疫监管类证单、海峡两岸直航检验检疫专用证单四大类，每个大类又分为若干个小类。

2.检验检疫证单的用途

检验检疫证单的用途主要包括：

（1）检验检疫证单是出入境货物通关的重要凭证；

（2）检验检疫证单是海关征收和减免、退税的有效凭证；

（3）检验检疫证单是履行交接、结算及进口国准入的有效证件；

（4）检验检疫证单是议付货款的有效证件；

（5）检验检疫证单是明确责任的有效证件；

（6）检验检疫证单是办理索赔、仲裁及诉讼的有效证件；

（7）检验检疫证单是办理验资的有效证明文件。

（二）检验检疫证单的签发程序

1. 检验检疫证单的签发主要包括审核、制证、校对、签署和盖章、发证 / 放行等环节。

2. 施检过程的抽样记录、检验检疫结果记录、拟稿等环节在各检验检疫施检部门完成，其他环节均在检务部完成。

3. 检务部门在收到施检部门的证稿后，除特殊情况外，出境签证在两个工作日、入境签证在五个工作日内完成。

（三）检验检疫证单的文字与文本要求

检验检疫证单一般使用英文、中文、中英文合璧签发。进口国（地区）政府要求检验检疫证单使用本国官方语言的，或有特定内容要求的，申请人提出申请，经审批后予以签发。

1. 使用中文签证的情况

供国内有关部门使用的证单，如结果类、通知类、凭证类证单；供港澳台客户或官方使用，不要求使用外文的证单，如一些索赔证书、兽医卫生证书等；外贸合同、信用证均为中文且进口商对文种无明确要求的证书等。

2. 使用英文签证的情况

主要包括各类原产地证书，个别出口证书如《啤酒花证书》等。

3. 使用中英文合璧签证的情况

涉及对外索赔、结算的证书、一些专业技术性较强的证书和政策性较强的证书等。一般情况下，海关只签发一份正本；特殊情况下合同或信用证要求两份或两份以上正本的，经审批可以签发，但要在第二份证书正本上注明"本证书是×××号证书正本的重本"字样。

（四）检验检疫证单的有效期

海关签发的证单一般以验讫日期作为签发日期。检验检疫证单的有效期不得超过检验检疫有效期。例如：

1. 用于电讯卫生检疫的《交通工具卫生证书》的有效期：用于船舶的 12 个月，用于飞机、火车的 6 个月。

2.《船舶免予卫生控制措施证书》/《船舶卫生控制措施证书》的有效期 6 个月。

3.《国际旅行健康检查证明书》的有效期为 12 个月；《疫苗接种或预防措施国际证书》的有效时限根据疫苗的有效保护期确定。

海关总署对检验检疫证单有效期另有规定的从其规定。

表 2 — 11 检验检疫证单种类表

大类	小类	证单编号及名称	适用范围
证书类	出境货物检验证书	格式 1-1《检验证书》	适用于出境货物（含食品）的品质、规格、数量、重量、包装等检验项目
		格式 1-2-1《生丝品级及公量证书》	适用于证明生丝的品级及公量
		格式 1-2-2《捻线丝品级及公量证书》	适用于证明捻线丝品级及公量
		格式 1-2-3《绢丝品质证书》	适用于证明绢丝的品质
		格式 1-2-4《双宫丝品级及公量证书》	适用于证明双宫丝的品级及公量
		格式 1-2-5《初级加工丝品质及重量证书》	适用于证明初级加工丝的品质及重量
		格式 1-2-6《柞蚕丝品级及公量证书》	适用于证明柞蚕丝的品级及公量
		格式 1-4《啤酒花证书》	适用于输往欧盟的啤酒花（部分检验检疫机构签发）
	出境货物卫生证书	格式 2-1《卫生证书》	适用于经检验符合卫生要求的出境食品以及其他需要实施卫生检验的货物
		格式 2-2《健康证书》	适用于食品以及用于食品加工的化工产品、纺织品、轻工品等与人、畜健康有关的出境货物
	出境兽医证书	格式 3-1《兽医(卫生)证书》	适用于符合输入国家或者地区和中国有关检疫规定、双边检疫协定以及贸易合同要求的出境动物产品
		格式 3-2-1《兽医卫生证书》	适用于输往俄罗斯的牛肉
		格式 3-2-2《兽医卫生证书》	适用于输往俄罗斯的猪肉
		格式 3-2-3《兽医卫生证书》	适用于输往俄罗斯的动物性原料，包括皮革、角蹄类、肠衣、毛皮、羊皮和羔羊皮、羊毛、鬃、马尾、鸡鸭鹅及其他禽类的羽毛和羽绒等
		格式 3-2-4《兽医卫生证书》	适用于输往俄罗斯的禽肉
	出境动物检疫证书	格式 4-1《动物卫生证书》	适用于 1、符合输入国家或者地区和中国有关检疫规定、双边检疫协定以及贸易合同要求的出境动物；2、适用于符合检疫要求的出境旅客携带的伴侣动物；3、用于供港澳动物检疫
	植物检疫证书	格式 5-1《植物检疫证书》	适用于符合输入国家或地区以及贸易合同签订的检疫要求的出境植物、植物产品以及其他检疫物
		格式 5-2《植物转口检疫证书》	适用于从输出方经中国转口到第三方(包括到港、澳、台等地区)的符合相关检疫要求的植物、植物产品以及其他检疫物
	运输工具检疫	格式 6-1《船舶入境卫生检疫证》	适用于出入境卫生检疫时没有染疫的或不需要实施卫生处理的交通工具
		格式 6-2《船舶入境检疫证》	适用于入境卫生检疫时，需实施某种卫生处理

大类	小类	证单编号及名称	适用范围
证书类	证书		或离开本港后应继续接受某种卫生处理的船舶
		格式 6-3《交通工具卫生证书》	适用于申请电讯卫生检疫的交通工具,包括船舶、飞机、火车等
		格式 6-4《交通工具出境卫生检疫证书》	适用于出境船舶的卫生检疫
		格式 6-5《船舶免于卫生控制措施证书/船舶卫生控制措施证书》	适用于船舶实施鼠患检查后,未发现鼠患亦未采取任何除鼠措施/发现鼠患并进行除鼠的情况
		格式 6-6《运输工具检疫证书》	适用于经动植物检疫合格的出入境交通运输工具和经卫生检疫合格的入境运输工具,如汽车、火车等(入境国际航行船舶检疫适用格式 6-1 或格式 6-2)
	检疫处理证书	格式 7-1《熏蒸/消毒证书》	适用于经检疫处理的出入境动植物及其产品、包装材料、废旧物品、邮寄物、装载容器(包括集装箱)以及其他需要实施检疫处理的物品等
		格式 7-2《运输工具检疫处理证书》	适用于对出入境交通运输工具熏蒸、消毒、除虫(灭蚊),包括对交通工具员工及旅客用食品、饮用水以及运输工具的压舱水、垃圾、污水等项目实施检疫处理
	国际旅行健康证书	格式 8-1《国际旅行健康检查证明书》	适用于出境人员的健康检查。凡申请出境居住一年以上的中国籍居民,必须持有此证明。
		格式 8-2《疫苗接种或预防措施国际证书》	适用于对国际旅行人员接种疫苗或接受预防措施。仅用于国际旅行时向当局表明疫苗接种史
	入境货物检验检疫证书	格式 9-1《检验证书》	适用于1、经检验不合格要求索赔的入境货物;2、报检人要求或交接、结汇、结算需要的情况
		格式 9-2《卫生证书》	适用于1、经卫生检验合格的入境食品、食品添加剂;2、卫生检验不合格而要求索赔的入境食品、食品添加剂
		格式 9-3《兽医卫生证书》	适用于经检疫不符合中国检疫要求的入境动物产品
		格式 9-4《动物检疫证书》	适用于经检疫不符合中国检疫要求的入境动物
		格式 9-5《植物检疫证书》	适用于经检疫不符合中国检疫要求的入境植物、植物产品、植物性包装铺垫材料等
	空白证书	格式 e-1《空白证书》	适用于规定格式以外的品质检验、鉴定等。如《品质证书》、《数、重量证书》、《外商投资财产价值鉴定证书》、《冷藏车检验证书》、《输美陶瓷证书》、《恶喹酸证书》等
		格式 e-2《空白证书》	适用于规定格式以外的涉及卫生检验、食品卫生检验、动植物检疫等的证书,如《农残证书》等
		格式 e-3《空白证书》	适用于需要正反面打印的证书,如输欧盟水产品和肠衣的《卫生证书》等
	原产地证书	一般原产地证书	适用于符合《原产地条例》规定原产地标准的中国原产产品
		普惠制原产地证书	适用于符合普惠制给惠国给惠方案规定原产地原产地标准的中国原产产品
		《亚太贸易协定》优惠原产地证书	适用于符合《亚太贸易协定》原产地规则的中国原产产品
		《中国-东盟合作框架协议》优惠原产地证书	适用于符合《中国-东盟合作框架协议》原产地规则的中国原产产品
		中国—巴基斯坦自由贸易区优惠原产地证书	适用于符合《中国—巴基斯坦自由贸易协议》原产地规则的中国原产产品

大类	小类	证单编号及名称	适用范围
		中国—智利自由贸易区优惠原产地证书	适用于符合《中国—智利自由贸易协议》原产地规则的中国原产产品
		中国—新西兰自由贸易区优惠原产地证明书	适用于符合《中国—新西兰自由贸易协议》原产地规则的中国原产产品
		中国—新加坡自由贸易区优惠原产地证明书	适用于符合《中国—新加坡自由贸易协议》原产地规则的中国原产产品
		中国—秘鲁自由贸易区优惠原产地证明书	适用于符合《中国—秘鲁自由贸易协议》原产地规则的中国原产产品
		中国—哥斯达黎加自由贸易区优惠原产地证明书	适用于符合《中国—哥斯达黎加自由贸易协议》原产地规则的中国原产产品
		《海峡两岸经济合作框架协议》项下原产地证书	适用于符合《海峡两岸经济合作框架协议》项下原产地规则的大陆原产产品
		加工、装配证书	适用于在中国加工但未完成实质性改变的产品
		转口证书	适用于经中国转口的非中国原产产品
证单类	申请单	编号 1-1《入境货物报检单》	适用于入境货物（包括废旧物品）、包装铺垫材料、装载法定检验检疫货物的集装箱，以及外商投资财产鉴定的申报
		编号 1-2《出境货物报检单》	适用于出境货物（包括废旧物品）、包装铺垫材料、装载法定检验检疫货物的集装箱等的申报
		编号 1-3《出入境货物包装检验申请单》	适用于对出境货物运输包装性能检验和危险货物包装使用鉴定的申请，以及出入境食品包装容器检验的申请
		编号 1-4C《航海健康申报单》	适用于出入境船舶向口岸检验检疫机构提供的书面健康报告（中文版）
		编号 1-4E《航海健康申报单》	适用于出入境船舶向口岸检验检疫机构提供的书面健康报告（英文版）
		编号 1-4-1《压舱水申报单》	适用于国际航行船舶在入境时船方就压舱水装载和排放情况向口岸检验检疫机构的申报
		编号 1-4-2《列车健康申报单》	适用于出入境列车向口岸检验检疫机构提供的书面健康报告
		编号 1-5《船舶免于卫生控制措施证书/船舶卫生控制措施证书申请书》	适用于需要对船舶免于采取/采取卫生控制措施的申请
		编号 1-6《出/入境健康申明卡》	适用于国内外发生重大传染病疫情时出入境旅客健康申明和携带物申报
		编号 1-7《黄热病疫苗接种申请表》	适用于黄热病疫苗接种的申请
		编号 1-8《更改申请单》	适用于报检人申请更改、补充或重发证书以及撤销报检等情况
		编号 1-9《出/入境集装箱报检单》	适用于出入境空集装箱和装载非法定检验检疫货物的集装箱检验检疫的申报
		编号 1-10《出入境人员健康检查申请表》	适用于出入境人员健康检查的申请
		编号 0-1《中华人民共和国进境动植物检疫许可证申请表》	适用于法律法规规定需要审批的进境动物（含过境动物）、动植物产品和需要特许审批的禁止进境物，以及相关法律法规规定的过境转基因产品的检疫审批许可证的申请
		编号 0-2《中华人民共和国国境口岸储存场地卫生许可证申请书》	适用于国境口岸储存进出口货物的场所（如保税仓、集装箱装卸场地、冷库等）申领卫生许可证
		编号 0-3《中华人民共和国国境口岸服务行业卫生许可证申请书》	适用于国境口岸的宾馆、餐厅、小卖部等公共场所服务行业经营单位申领卫生许可证
		编号 0-4《中华人民共和国国境口岸食品生产经营单位卫生许可证申请书》	适用于在国境口岸和交通工具上从事食品生产经营的单位申领卫生许可证

大类	小类	证单编号及名称	适用范围
		《原产地证明书申请书》	适用于各类原产地证书的申请
		《原产地证书更改/重发申请书》	适用于申请对各类原产地证书的更改或重发
		《出口食品生产企业卫生注册登记申请书》	适用于出口食品生产、加工、储存企业申请办理卫生注册登记
		《进出口电池产品备案申请表》	适用于进出口电池产品备案申请
		《进口涂料备案申请表》	适用于进口涂料备案的申请
	通关单	编号 2-1-1《入境货物通关单》	适用于在本地报关并实施检验检疫的入境货物的通关，包括调离海关监管区。三联单，仅供通关用
		编号 2-1-2《入境货物通关单》	适用于 1、在本地报关，由异地检验检疫的入境货物的通关，包括调离海关监管区；2、需实施通关前查验，且经查验合格、或经查验不合格但可进行有效处理合格的入境货物。四联单，其中 2、3、4 联名称为《入境货物调离通知单》，可单独使用，对动植物及其产品，可作为运递证明
		编号 2-2《出境货物通关单》	适用于法律法规规定必须经检验检疫合格的出境货物（包括废旧物品、集装箱、包装铺垫材料）的通关，是检验检疫机构对出境货物的放行单
	结果单	编号 3-1《进口机动车辆随车检验单》	适用于进口机动车辆的检验，每车一单
		编号 3-2《出入境货物包装性能检验结果单》	适用于 1、经检验合格的出境货物包装性能检验；2、经检验合格的食品包装
		编号 3-3《出境危险货物运输包装使用鉴定结果单》	适用于证明包装容器适合装载出境危险货物
		编号 3-4《集装箱检验检疫结果单》	适用于 1、装运出口易腐烂变质食品、冷冻品集装箱的适载检验以及装载其他法定检验检疫货物集装箱的检验；2、出入境集装箱的卫生检疫和动植物检疫
		编号 3-5《放射监测/处理报告单》	适用于对放射性物质实施监测或处理
		编号 0-7-1《HIV 抗体初筛阳性送检化验单》	适用于经艾滋病初筛实验血清学检测有反应，血样送确诊实验室确认检验
		编号 0-8《国际旅行人员健康检查记录》	是对出入境人员进行医学检查后的原始结果记录；也是某些国家所要求出具的健康检查证明
		编号 0-9《国境口岸及入/出境交通工具食品饮用水从业人员体检表》	是国境口岸公共场所和入出境交通工具、食品饮用水从业人员实施体格检查的结果记录
		编号 0-11《出入境人员传染病报告卡》	适用于在出入境人员传染病监测中发现的检疫传染病、监测传染病及传染病防治法规定的其他传染病，在规定时间内向有关部门上报疫情，并在传染病病例死亡或订正诊断结果时上报
		《就诊方便卡》	对来自检疫传染病和监测传染病疫区的人员，检疫医师可以根据流行病学和医学检查结果，发给就诊方便卡，各地医疗单位对持有就诊方便卡的人员给予优先诊治
		异地货物原产地调查结果单	适用于出口商所在地与产地不一致的中国原产品
	通知单	编号 4-1《入境货物检验检疫情况通知单》	适用 1、入境货物分港卸货或集中卸货物分拨数地的检验检疫情况通知；2、进境成套设备数量清点以后同意安装调试等
		编号 4-2《检验检疫处理通知书》	适用于 1、对运输工具（含饮用水、压舱水、垃圾和污水等）、集装箱、邮寄物、货物的检疫处理以及放射性检测；2、对入境废旧物品进行检疫处理；3、需实施通关前查验的入境

续表 2－11

大类	小类	证单编号及名称	适用范围
			货物，经查验不合格又无有效处理方法，需作退货物或销毁处理的；4、入境货物通关后经检验检疫不合格需作退货或销毁处理的
		编号 4-3《出境货物不合格通知单》	适用于 1、经检验检疫或口岸核查货证不合格的出境货物；2、经检验不合格的包装等
		编号 4-6《提请提前出境书》	用于境外人员被发现有限制入境的疾病时签发，以通知和协同有关部门责令其限期出境。
	凭证	编号 5-1《入境货物检验检疫证明》	适用于经检验检疫合格的法定入境货物，是入境货物准予销售、使用或安装调试的凭证，也是检验检疫机构对入境货物的放行单
		编号 5-2《进口机动车辆检验证明》	适用于进口机动车辆换领行车牌证
		编号 5-3《出境货物换证凭单》	适用 1、作为生产原料检验检测报告；2、对未正式成交的经预检符合要求的货物；3、产地检验检疫合格，口岸查验换证（单）的出境货物（仅用于检验检疫系统内部的换证）
		编号 5-4《抽/采样凭证》	检验检疫机构抽取/采集样品时向被抽/采样单位出具有凭证
		编号 5-5《出入境人员携带物留检/处理凭证》	适用于对出入境旅客携带动植物及其产品的留检处理
		编号 5-7《境外人员体格检查记录验证证明》	适用于对外籍人士、港澳台人员、华侨和非居住在中国境内的中国公民在境外经体格检查后所出具的体格检查记录的验证，合格者签发此证
		编号 5-8《预防接种禁忌证明》	适用于出入境人员需实施预防接种而其本人又患有不适于预防接种之禁忌症者
		附页	适用于多页带底纹编号类凭单
监管证明类	检疫审批证明	格式 0-1《中华人民共和国进境动植物检疫许可证》	适用于对法律法规要求需要审批的进境动物（含过境动物）、动植物产品和需要特许审批的禁止进境动植物，以及以及相关法律法规规定的过境转基因产品的检疫审批，是检验检疫机构对进境动物及动植物产品等审核许可后出具的许可证明
		编号 0-5《入/出境特殊物品卫生检疫审批单》	适用于对入境、出境的微生物、人体组织、生物制品、血液及其制品等特殊物品的检疫审批，是检验检疫机构对申报出入境的特殊物品审核许可后出具的许可证明
	口岸卫生监督证明	格式 0-2《中华人民共和国国境口岸储存场地卫生许可证》	适用于国境口岸储存进出口货物的场所（如保税仓库、集装箱装卸场地、冷库等）的卫生许可
		格式 0-3《中华人民共和国国境口岸服务行业卫生许可证》	适用于签发给国境口岸的宾馆、餐厅、小卖部等公共场所服务行业经营单位，作为准予经营的卫生许可凭证
		格式 0-4《中华人民共和国国境口岸食品生产经营单位卫生许可证》	适用于签发给在国境口岸和交通工具上从事食品生产经营的单位，作为准予经营的卫生许可凭证
		格式 0-5《健康证明书》	适用于对在国境口岸和交通工具上从事饮食、饮用水工作人员以及国境口岸公共场所服务人员的健康证明
	食品监管证明	《出口食品生产企业备案证明》	适用于经审核后对符合备案要求的出口食品生产、加工、储存企业签发
	检验监管证明	《进出口电池产品备案书》	适用于对不含汞的电池产品和经汞含量检测合格后取得《电池产品汞含量检测合格确认书》的含汞电池产品签发。进出口电池产品报检时，需提供此备案书

进出境货物涉检工作手册

大类	小类		证单编号及名称	适用范围
			《进口涂料备案书》	适用于对经专项检测合格的进口涂料签发,用于进口涂料的备案登记
			《自行车产品型式试验确认书》	适用于自行车产品型式试验合格后签发。出口自行车报检时需提供此确认书
			《电器产品型式试验确认书》	适用于电器产品型式试验合格后签发。出口电器产品报检时需提供此确认书
海峡两岸直航检验检疫专用证单	船舶	申请类	Z1-1-1《船舶出港适载检验检疫申请书》	适用于1、装载植物、动植物产品及其他检疫物出港直航船舶的动植物检疫;2、装载易腐烂变质食品、冷冻品的出港直航船舶船舱适载检验的申请
			Z1-1-2《〈船舶卫生证书〉申请书》	适用于直航船舶申请实施电讯卫生检疫管理的"船舶卫生证书"
			Z1-1-3《船舶检疫处理申请书》	适用于直航船舶申请实施动植物检疫、卫生检疫处理
			Z1-1-4《航海健康申报单》	适用于进港或出港直航船舶船方向港口检验检疫机构提供的书面健康报告
			Z1-1-5《压舱水申报单》	适用于进港直航船舶船方就压舱水装载和拟排放情况向港口检验检疫机构的申报
		通知类	Z1-2-1《船舶检疫处理通知书》	适用于经动植物检疫或卫生检疫需对直航船舶实施检疫处理的情况
		证书类	Z1-3-1《船舶出港适载检验检疫证书》	适用于装载植物、动植物产品及其他检疫物检疫合格,或装载易腐烂变质食品、冷冻品的出港直航船舶船舱适载检验合格的情况
			Z1-3-2《船舶出港卫生检疫证书》	适用于直航出港船舶卫生检疫合格的情况
			Z1-3-3《船舶卫生证书》	适用于可以申请实施电讯卫生检疫的直航船舶
			Z1-3-4《船舶进港检疫证书》	适用于进港卫生检疫合格的直航船舶
			Z1-3-5《船舶进港卫生检疫证书》	适用于来自传染病疫区,需实施某种卫生处理或离开本港后应继续接受某种卫生处理的直航船舶
			Z1-3-6《船舶检疫处理证书》	适用于经动植物检疫防疫消毒处理或卫生检疫消毒处理的直航船舶
	航空器	申请类	Z2-1-1《航空器出港适载检验检疫申请书》	适用于:1、装载植物、动植物产品及其他检疫物出港直航航空器的动植物检疫;2、装载易腐烂变质食品、冷冻品的出港直航航空器机舱适载检验的申请
			Z2-1-2《"航空器卫生证书"申请书》	适用于直航航空器申请实施电讯卫生检疫管理的"航空器卫生证书"
			Z2-1-3《航空器检疫处理申请书》	适用于直航航空器申请实施动植物检疫、卫生检疫处理
		通知类	Z2-2-1《航空器检疫处理通知书》	适用于经动植物检疫或卫生检疫需对直航航空器实施检疫处理的情况

大类	小类	证单编号及名称	适用范围
	证书类	Z2-3-1《航空器出港适载检验检疫证书》	适用于装载植物、动植物产品及其他检疫物检疫合格，或装载易腐烂变质食品、冷冻品的出港直航航空器机舱适载检验合格的情况
		Z2-3-2《航空器出港卫生检疫证书》	适用于直航出港航空器卫生检疫合格的情况
		Z2-3-3《航空器卫生证书》	适用于可以申请实施电讯卫生检疫的直航航空器
		Z2-3-4《航空器进港检疫证书》	适用于进港卫生检疫合格的直航航空器
		Z2-3-5《航空器进港卫生检疫证书》	适用于来自传染病疫区，需实施某种卫生处理或离开本港后应继续接受某种卫生处理的直航航空器
		Z2-3-6《航空器检疫处理证书》	适用于经动植物检疫防疫消毒处理或卫生检疫消毒处理的直航航空器

第十节 特殊监管区域的进出货物申报

经国务院批准设立的保税区域和场所、出口加工区、边境经济技术合作区、边境自由贸易区和边境特别管理区等区域享受特殊的优惠政策，区内检验检疫管理与通常的检验检疫管理不尽相同。

一、保税区域和场所

保税区域和场所是经国务院或海关批准经海关注册并监管的特定综合性对外开放经济区与场所。保税区、保税物流园区、保税物流中心、保税仓库均属这一类型，是受海关监督管理的特定地区和仓库。外国商品存入可以暂时不缴纳进口关税；如再出口也不缴纳出口关税；如要运进所在国的国内市场，则需办理报关手续，缴纳进口关税。运入区内的商品可进行储存、改装、分类、混合、展览等。

（一）申报范围

法律法规规定应当实施检验检疫的货物及其包装物、铺垫材料、运输工具、集装箱等应检物：

1. 列入《法检商品目录》的应检物；
2. 虽未列入《法检商品目录》，但国家有关法律法规明确由海关负责检验检疫的进出境货物；
3. 运输工具和集装箱；
4. 应实施检验检疫的包装物及铺垫材料。

（二）申报要求

保税区域和场所内出入境货物及其运输工具、集装箱的检验检疫要求与一般的检验检疫要求基本相同。

1. 进出保税区域和场所的应检物，货主或其代理人须向海关申报。
2. 保税区域和场所内应检物出境申报时，需提供外贸合同、信用证、发票、厂检单等单据。按照法律法

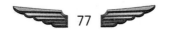

规规定须提供相关批准文件的，应在申报前办妥相关手续。

3.保税区域和场所内应检物入境申报时，需提供外贸合同、发票、提（运）单等有关证单。按照法律法规规定须提供相关批准文件的，应在报检前办妥相关手续。

4.保税区域和场所内企业从境外进入保税区的仓储物流货物以及自用的办公用品、出口加工所需原材料、零部件，免予实施强制性产品认证。

5.保税区域和场所内从事进出口加工、国际贸易、国际物流以及进出口商品展示的企业办理报检手续前，应在海关办理备案或注册登记手续；保税区域和场所内从事加工、储存出境食品的企业还应办理出口食品生产企业卫生注册登记手续。

（三）检验检疫程序

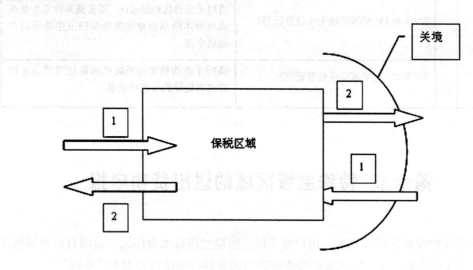

图2－4 保税区域检验检疫示意图

1.输入保税区域和场所应检物的检验检疫 从境外进入保税区域和场所的应检物，属于卫生检疫范围的，由海关实施卫生检疫；应当实施卫生处理的，由海关进行卫生处理。从境外进入保税区域和场所的应检物，属于动植物检疫范围的，由海关实施动植物检疫；应当实施动植物检疫除害处理的，在海关的监督下，依法进行除害处理。

海关对从境外进入保税区域和场所的可以用作原料的固体废物、旧机电产品、成套设备实施检验和监管，对外商投资财产按照有关规定进行价值鉴定，对未办理通关手续的货物不实施检验。

保税区域和场所内企业从境外进入保税区域和场所的仓储物流货物以及自用的办公用品、出口加工所需原材料、零部件免予实施强制性产品认证。

应检物从中华人民共和国境内非保税区域和场所（不含港澳台地区）进入保税区域和场所时，不需要办理海关通关手续的，海关不实施检验检疫；需要办理海关通关手续的，海关应当按照规定对应检物实施检验检疫。

2.输出保税区域和场所应检物的检验检疫 从保税区域和场所输往境外的应检物，海关依法实施检验检疫。从保税区域和场所输往非保税区域和场所的应检物，除法律法规另有规定的，不实施检疫。属于实施食品卫生监督检验和商品检验范围的，海关实施检验。对于集中入境分批出区的货物，可以分批报检，分批检验；符合条件的，可以于入境时集中报检，集中检验，经检验合格的出区时分批核销。

输往非保税区域和场所的，在入境时已经实施检验的保税区域和场所内的货物，不实施检验。从非保税区域和场所进入保税区域和场所的货物，不实施检验。从保税区域和场所输往非保税区域和场所的应检物，列入强制性产品认证目录的，应当提供相应的认证证书，其产品上应当加贴强制性产品认证标志。预包装食品和化妆品，应当向海关申请办理标签审核手续。

从非保税区域和场所进入保税区域和场所后不经加工直接出境的，保税区海关凭产地海关签发的检验检疫合格证明换证放行，不再实施检验检疫。超过检验检疫有效期、变更输入国家或地区并又有不同检验检疫要求、改换包装或重新拼装、已撤销报检的，应当按规定重新报检。

保税区域和场所内企业加工出境产品，符合有关规定的，可以向海关申请签发普惠制原产地证书或者一般原产地证书、区域性优惠原产地证书、专用原产地证书等。

3.经保税区域和场所转口的应检物的检验检疫经保税区域和场所转口的动植物、动植物产品和其他检疫物，入境报检时应当提供输出国家或地区政府部门出具的官方检疫证书；转口动物应同时提供海关总署签发的《动物过境许可证》和输入国家或地区政府部门签发的允许进境的证明；转口转基因产品应同时提供海关总署签发的《转基因产品过境转移许可证》。

经保税区域和场所转口的应检物，在保税区域和场所短暂仓储，原包装转口出境并且包装密封状况良好、无破损、撒漏的，入境时仅实施外包装检疫，必要时进行防疫消毒处理。经保税区域和场所转口的应检物，由于包装不良以及在保税区域和场所内经分级、挑选、刷贴标签、改换包装形式等简单加工的原因，转口出境的，海关实施卫生检疫、动植物检疫以及食品卫生检验。

转口应检物出境时，除法律法规另有规定和输入国家或地区政府要求入境时出具我国海关签发的检疫证书或检疫处理证书的以外，一般不再实施检疫和检疫处理。

（四）监督管理

保税区域和场所内从事加工、储存出境食品的企业应办理出口食品生产企业卫生注册登记，输入国家或地区另有要求的，还应符合输入国家或地区的要求；加工、存储入境食品的企业应当按照食品企业通用卫生规范要求接受海关的监督管理。

保税区域和场所内设立检验检疫查验场地以及检疫熏蒸、消毒处理场所应当符合检验检疫有关要求。海关按照有关法律法规规定对保税区域和场所实施疫情监测，对进出保税区域和场所的动植物及其产品的生产、加工、存放和调离过程实施检疫监督。

保税区域和场所内企业之间销售、转移进出口应检物，免予实施检验检疫。

二、出口加工区

出口加工区指在中华人民共和国境内经国务院批准设立、海关实行封闭管理的专门从事出口加工业务的特殊经济区域。出口加工区在划定的范围内，新建和扩建码头、车站、道路、仓库和厂房等基础设施以及提供各种优惠待遇，鼓励企业在区内投资设厂，生产以出口为主的制成品。

（一）申报范围

法律法规规定应当实施检验检疫的货物及其包装物、铺垫材料、运输工具、集装箱等应检物如下：

1.列入《法检商品目录》的应检物；

2.虽未列入《法检商品目录》，但国家有关法律法规明确由海关负责检验检疫的进出境货物；

3.运输工具和集装箱；

4.应实施检验检疫的包装物及铺垫材料。

（二）申报要求

加工区内出入境货物及其运输工具、集装箱的申报要求与一般的检验检疫要求基本相同。

1. 进出加工区的应检物，货主或其代理人须向海关申报。

2. 加工区内应检物出境申报时，需提供外贸合同、信用证、发票、厂检单等单据。按照法律法规规定须提供相关批准文件的，应在报检前办妥相关手续。

3. 加工区内应检物入境申报时，需提供外贸合同、发票、提（运）单等有关证单。按照法律法规规定须提供相关批准文件的，应在申报前办妥相关手续。

4. 加工区内的企业应向海关办理备案登记手续，或按有关规定办理注册登记手续。需要实施卫生注册登记和出口质量许可制度管理的企业，应按规定申请办理有关手续。从事食品、动植物产品的加工活动及其存放场所应当符合食品卫生和动植物检疫的有关规定。

（三）检验检疫程序

1. 加工区与境外之间进出的应检物

（1）区内企业为加工出口产品入境所需的货物以及其在加工区内自用的办公和生活消费用品，免予实施品质检验。但以废物作为原料的，按有关规定实施环保项目检验。

（2）入境法定检验检疫的货物、集装箱以及运输工具，应当接受卫生检疫；来自检疫传染病疫区的、被检疫传染病污染的以及可能传播检疫传染病或者发现与人类健康有关的啮齿类动物和病媒昆虫的集装箱、货物、废旧物等物品以及运输工具，应实施卫生处理。

（3）入境动植物及其产品和其他检疫物，装载动植物、动植物产品和其他检疫物的装载容器、集装箱、包装物、铺垫材料，以及来自动植物疫区的运输工具，应实施动植物检疫及检疫监督管理。

（4）从加工区出境的属商品检验和食品卫生检验范围的货物，有下列情况之一的，应实施品质检验或食品卫生检验：标明中国制造的；使用中国注册商标的；申领中国原产地证明书的；需海关出具品质证书的。

（5）对从加工区出境的属卫生检疫和动植物检疫范围内的应检货物，按输入国家（或地区）要求和我国的有关规定实施检验检疫。

2. 加工区与区外之间进出的应检物

（1）装运出境易腐烂变质食品、冷冻品的集装箱应实施适载检验。

（2）区外运入加工区的任何货物，海关不予检验检疫。

（3）加工区运往区外的法定检验检疫的货物，视同进口，按如下要求办理申报手续：属商品检验范围的，须实施品质检验；属食品卫生检验范围的，须实施食品卫生检验；属《法检商品目录》内的，须按照规定办理强制性产品认证证书或相关的免办证明；属动植物检疫范围的，不再实施动植物检疫；属卫生检疫范围的，不再实施卫生检疫；从加工区运往区外的废料和旧机电产品，海关按有关规定实施环保项目检验。

参考规章、公告（规范性文件）

1. 关于出口加工区有关检验检疫问题的通知（海关总署、原国家出入境检验检疫局国检法联【2000】229号）

2. 《保税区检验检疫监督管理办法》（国家质检总局令第71号）

第三章 特殊出境货物申报

在办理出境货物检验检疫手续时，某些货物由于其特殊属性，有关检验检疫法律、行政法规或行政规章对其规定了特殊的检验检疫要求。这些特殊要求主要体现在报检时间、地点、申报时应提供的单证，以及出证和其他相关要求等方面。本章我们逐类介绍特殊出境货物的检验检疫要求。

第一节 出境动物及动物产品的申报

一、出境动物申报

"动物"是指饲养、野生的活动物，如畜、禽、兽、蛇、龟、鱼、虾、蟹、贝、蚕、蜂等。由于动物的进出口直接关系到一个国家（地区）农、牧、渔业生产和人体健康，各个国家（地区）都规定了严格的检疫制度。特别是近年来，严苛的动物检疫制度已经成为各个国家（地区）常用的贸易壁垒措施。正因如此，动物贸易与其他货物贸易有很大不同，政府间动物检疫和动物卫生合作协议往往是动物贸易的前提和基础，而优质、健康的动物则是国际间动物贸易成交与否的关键。我国是一个农牧业大国，畜禽、水产等养殖业在我国农牧业生产和外贸出口中占有重要地位。保持动物出口贸易稳定增长，在巩固传统出口市场的同时开拓新的市场对于我国农牧业发展具有重要意义。从这个角度讲，动物饲养（养殖）、经营、运输等与出口动物相关的企业能否在生产经营活动中严格遵守出境动物检疫法律、法规和规章，不仅关系到企业自身的经济利益，也关系到国家的整体利益。

（一）出境动物申报的一般规定

海关对出境动物的检疫管理包括注册登记管理、检疫监督管理、报检管理、隔离检疫和抽样检验、运输监管、离境检疫和签发证单等若干环节。其中报检是动物出境检疫的核心环节之一。

1. 申报范围

目前，我国向境外国家或地区输出的动物主要有供食用、种用、养殖、观赏、演艺、科研实验等用途的家畜、禽鸟类、伴侣动物、观赏动物、水生动物、两栖动物、爬行动物、野生动物和实验动物等。根据《动植物检疫法》的规定，我国对所有出境动物均实施检疫管理。检疫内容依据输入国家（地区）与我国签订的双边检疫协定、我国有关检验检疫规定以及贸易合同中订明的检验检疫要求确定。

2. 申报时间、地点

（1）需隔离检疫的出境动物，货主或其代理人应在动物出境前60天向启运地海关预报检，隔离前7天向启运地海关正式报检。需隔离检疫的情况主要有：进口国要求隔离检疫的；根据贸易合同的规定需对出境动物进行隔离检疫的；在对出境动物进行检疫过程中发现传染病的；我国政府对出境动物有隔离检疫规定的。

（2）出境观赏动物（观赏鱼除外，下同），货主或其代理人应在观赏动物出境前30天向出境地口岸海关申报。

（3）出境养殖水生动物（包括观赏鱼，下同），货主或其代理人应在水生动物出境7天前向注册登记养殖场、中转场所在地海关申报。

（4）出境野生捕捞水生动物，货主或其代理人应在水生动物出境3天前向出境地口岸海关报检。

3. 申报时应提供的单证

需隔离检疫的出境动物，向启运地预报检时应提交输入国（地区）法定和贸易合同规定的动物检验检疫要求以及与所输出动物有关的资料。

输出动物正式报检时，除按规定申报，并提供合同/销售确认书、信用证、发票、装箱单等基本单证外，视不同情况还应提供以下特殊单证：

（1）所有出境饲养（养殖）动物均必须来自经海关注册的养殖场，并在报检时向海关提交出口动物饲养场卫生注册登记证等资料；

（2）输出属于国家规定的保护动物的，应提交国家濒危物种进出口管理机构核发的"允许出口证明书"；

（3）输出种用畜禽的，应提交农牧部门出具的种用动物允许出口批件；

（4）输出实验动物的，应提交国家科技行政主管部门核发的允许出口批件；

（5）输出观赏动物，应提供贸易合同或展出合约、产地检疫证书；

（6）实行检疫监督的输出动物，须出示生产企业的输出动物检疫许可证；

（7）出境养殖水生动物的，除提供《出境水生动物养殖场/中转场检验检疫注册登记证》外，还应提供出境水生动物养殖场/中转场出具的《出境水生动物供货证明》；

（8）出境野生捕捞水生动物的，应提供下列单证：

①所在地县级以上渔业主管部门出具的捕捞船舶登记证和捕捞许可证；

②捕捞渔船与出口企业的供货协议（应有捕捞船只负责人签字）；

③进口国家（地区）对捕捞海域有特定要求的，报检时应当申明捕捞海域。

（二）供港澳活牛的申报

1. 申报范围

供港澳活牛应出自经直属海关注册的育肥场。育肥场购入的架子牛须来自安全非疫区的健康动物群，并附有产地县级以上动物防疫监督部门出具的检疫证书及非疫区证明等有效证明材料。

2. 申报要求

（1）启运地报检

货主或其代理人在供港澳活牛出场前7～10天向启运地海关申报。按要求申报时除提供贸易合同、发票、信用证等基本单证外，还须向海关提供《供港澳活牛育肥场/中转场检验检疫注册证》，以及供港澳活牛的耳牌号和活牛所处育肥场隔离检疫栏舍号等资料。

启运地海关对拟供港澳活牛在出场隔离区进行出场隔离检疫，实施临床检查，必要时采取血样进行实验室检查。经隔离检疫合格的，出场隔离期满，由启运地检验检疫局或其授权的认可兽医监督对活牛进行体表清洗消毒和运输车辆的消毒后，监装发运。

经检验检疫合格的供港澳活牛由启运地海关签发《动物卫生证书》《运输工具检疫处理证书》和《出境货物换证凭单》等相关证书。证书有效期，广东省内为3天，长江以南其他地区为6天，长江以北地区为7～15天。

（2）境内运输

供港澳活牛由启运地到出境口岸运输途中，须由经海关培训考核合格的押运员实施押运。押运员必须认真做好活牛运输途中的饲养管理和防疫消毒工作；并不得串车，不得沿途随意抛弃病、残、死牛，不得随意抛弃饲料、粪便、铺垫物等，不得与其他动物接触，不得将活牛随意卸离运输工具。在整个押运过程中，做好押运记录。

（3）出境口岸地申报供港澳活牛运抵出境口岸时，货主或其代理人须于当日持启运地海关签发的《动物卫生证书》《运输工具检疫处理证书》向出境口岸海关申报。如需卸入出境口岸中转仓的，须向海关申报，经现场检疫合格方可卸入中转仓。受理申报后，出境口岸海关根据下列情况分别处理：

①在《动物卫生证书》有效期内抵达出境口岸、不变更运输工具出境的，经审核证单、核对耳牌号并实施临床检查合格后，在《动物卫生证书》上加签实际出口数量，准予出境。

②在《动物卫生证书》有效期内抵达出境口岸、变更运输工具出境的，经审核证单、核对耳牌号并实施临床检查合格后，重新签发《动物卫生证书》，并附原证书复印件，准予出境。

③经检验检疫不合格的，或无启运地海关签发的《动物卫生证书》，或超过《动物卫生证书》有效期的、无检疫耳牌的，或伪造、变造检疫证单、耳牌的，不准出境。

3. 注意事项

育肥牛在育肥场中至少饲养 60 天（从进场隔离检疫合格之日至进入出场隔离检疫区之日），出场前隔离检疫 7 天，经隔离检疫合格方可供应港澳。

（三）供港澳活羊的申报

1. 申报范围

供港澳活羊应出自经直属海关注册的中转场。进入注册中转场的活羊须来自非疫区的健康群，并附有产地县级以上动物防疫检疫机构出具的有效检疫证明。

2. 申报要求

（1）启运地报检

货主或其代理人应在活羊出场前 2～5 天向当地海关申报。申报时除提供贸易合同、发票、信用证等基本单证外，还须向海关提供《供港澳活羊中转场检验检疫注册证》以及供港澳活羊的耳牌号等资料。

海关受理后，应到注册中转场逐头核对供港澳活羊的数量、耳牌号等，对供港澳活羊实施临床检查，必要时实施实验室检验和药残检测。

经检验检疫合格的供港澳活羊由启运地海关签发《动物卫生证书》。证书有效期，广东省内为 3 天，长江以南其他地区为 6 天，长江以北地区为 7～15 天。

（2）境内运输

供港澳活羊必须使用专用车辆（船舶）进行运输，海关或其认可兽医对供港澳活羊批批进行监装。

装运前由启运地海关或其授权的认可兽医监督车辆（船舶）消毒工作。

（3）出境口岸地申报

供港澳活羊运抵出境口岸时，货主或其代理人须于当日持启运地海关签发的《动物卫生证书》《运输工具检疫处理证书》向出境口岸海关申报。如需卸入出境口岸中转场的，须向海关申报，经现场检疫合格方可卸入中转场。进入出境口岸中转场的羊必须来自供港澳活羊注册中转场，保持原注册中转场的检疫耳牌，并须附有启运地海关签发的《动物卫生证书》。

受理后，出境口岸海关根据下列情况，分别处理：

①在《动物卫生证书》有效期内抵达出境口岸、不变更运输工具出境的，经审核证单、核对耳牌号并实

施临床检查合格后，在《动物卫生证书》上加签实际出口数量，准予出境。

②在《动物卫生证书》有效期内抵达出境口岸、变更运输工具出境的，经审核证单、核对耳牌号并实施临床检查合格后，重新签发《动物卫生证书》，并附原证书复印件，准予出境。

③经检验检疫不合格的，或无启运地海关签发的《动物卫生证书》或超过《动物卫生证书》有效期、无检疫耳牌的，或伪造、变造检疫证单、耳牌的，不准出境。

（四）供港澳活猪的申报

1. 申报范围

供港澳活猪是指内地供应香港、澳门特别行政区用于屠宰食用的大猪、中猪和乳猪。供港澳活猪应出自经直属海关注册的饲养场。

2. 申报要求

（1）启运地申报

货主或其代理人应在供港澳活猪出场 7 天前向启运地海关申报出口计划。启运地海关根据出口企业的申报计划，按规定和要求对供港澳活猪实施隔离检疫，并采集样品进行规定项目的检测。检测合格的，在活猪臀部两侧加施针印号，准予供港澳；不合格的，不予出运。

货主或其代理人应在活猪启运 48 小时前向启运地海关正式报检。申报时除提供贸易合同、发票、信用证等基本单证外，还须向海关提供《出入境检验检疫出境动物养殖企业注册证》等单证材料。

海关对供港澳活猪实行监装制度。监装时，须确认供港澳活猪来自海关注册的饲养场并经隔离检疫合格的猪群；临床检查无任何传染病、寄生虫病症状和伤残情况；运输工具及装载器具经消毒处理，符合动物卫生要求；核定供港澳活猪数量，检查检验检疫标志加施情况等。经启运地海关检验检疫合格的供港澳活猪，由海关总署授权的兽医官签发《动物卫生证书》，证书有效期为 14 天。

（2）境内运输

供港澳活猪的运输必须由海关培训考核合格的押运员负责押运。押运员须做好运输途中的饲养管理和防疫消毒工作，不得串车，不准沿途抛弃或出售病、残、死猪及饲料、粪便、垫料等物，并做好押运记录。供港澳活猪抵达出境口岸时，押运员须向出境口岸海关提交押运记录，途中所带物品和用具须在海关监督下进行有效消毒处理。

（3）出境口岸地申报供港澳活猪运抵出境口岸时，货主或其代理人须持启运地海关出具的《动物卫生证书》《运输工具检疫处理证书》向出境口岸海关申报。出境口岸海关接受申报后，根据下列情况分别处理：

①在《动物卫生证书》有效期内抵达出境口岸、不变更运输工具或汽车接驳运输出境的，经审核单证和检验检疫标志并实施临床检查合格后，在《动物卫生证书》上加签出境实际数量、运输工具牌号、日期和兽医官姓名，加盖检验检疫专用章，准予出境。

②在《动物卫生证书》有效期内抵达出境口岸、更换运输工具出境的，经审核单证和检验检疫标志并实施临床检查合格后，重新签发《动物卫生证书》，并附原证书复印件，准予出境。

③经检验检疫不合格的，无启运地海关出具的有效《动物卫生证书》，无有效检验检疫标志的供港澳活猪，不得出境。

需在出境口岸留站、留仓的供港澳活猪，出口企业或其代理人须向出境口岸海关申报，经海关现场检疫合格的方可停留或卸入专用仓。出境口岸海关负责留站、留仓期间供港澳活猪的检验检疫和监督管理。

3. 注意事项

（1）供港澳的活猪必须检验盐酸克伦特罗等项目，《盐酸克伦特罗检测结果通知单》结果为合格的，海关方受理报检。

（2）供港澳活猪由香港、澳门的车辆在出境口岸接驳出境的，须在出境口岸海关指定的场地进行。接驳车辆须清洗干净，并在出境口岸海关监督下作防疫消毒处理。

（五）供港澳活禽的报检

1. 申报范围

供港澳活禽是指由内地供应香港、澳门特别行政区用于屠宰食用的鸡、鸭、鹅、鸽、鹌鹑、鹧鸪和其他饲养的禽类。供港澳活禽应出自经直属海关注册的饲养场。

2. 申报要求

（1）启运地申报

每批活禽供港澳前须隔离检疫5天。货主或其代理人须在活禽供港澳5天前向启运地海关申报。报检时除提供贸易合同、发票、信用证等基本单证外，还须向海关提供《出入境检验检疫出境动物养殖企业注册证》等单证材料。

海关受理后，对供港澳活禽实施临床检查，按照供港澳活禽数量的0.5%抽取样品进行禽流感（H5）实验室检验（血凝抑制试验），每批最低采样量不得少于13只，不足13只全部采样。经检验检疫合格的，准予供应港澳。不合格的，不得供应港澳。

货主或其代理人须在供港澳活禽装运前24小时，将装运活禽的具体时间和地点通知启运地海关。海关对供港澳活禽实行监装制度。发运监装时，须确认供港澳活禽来自注册饲养场并经隔离检疫和实验室检验合格的禽群，临床检查无任何传染病、寄生虫病症状和其他伤残情况，运输工具及笼具经消毒处理，符合动物卫生要求，同时核定供港澳活禽数量，对运输工具加施检验检疫封识。

经启运地海关检验检疫合格的供港澳活禽由海关总署备案的授权签证兽医官签发《动物卫生证书》。对运输工具加施的检验检疫封识编号应在《动物卫生证书》中注明。《动物卫生证书》的有效期为3天。

（2）出境口岸地申报供港澳活禽运抵出境口岸时，货主或其代理人须持启运地海关出具的《动物卫生证书》《运输工具检疫处理证书》向出境口岸海关申报。出境口岸海关受理申报后，根据下列情况分别进行处理：

①在《动物卫生证书》有效期内抵达出境口岸的，出境口岸海关审核确认单证和封识并实施临床检查合格后，在《动物卫生证书》上加签实际出境数量，必要时重新加施封识，准予出境；

②经检验检疫不合格的、无启运地海关签发的有效《动物卫生证书》的、无检验检疫封识或封识损毁的，不得出境。

（六）出境水生动物的申报

1. 申报范围

水生动物是指活的鱼类、软体类、甲壳类及其他在水中生活的无脊椎动物等，包括其繁殖用的精液、卵、受精卵。养殖和野生捕捞出境水生动物均须向海关报检。除捕捞后直接出口的野生捕捞水生动物外，出境水生动物必须来自经直属海关注册登记养殖场或者中转场。

2. 申报要求

（1）野生捕捞水生动物的申报

出境野生捕捞水生动物的货主或者其代理人应当在水生动物出境3天前向出境口岸海关申报。报检时除提供贸易合同、发票、信用证等基本单证外，还须向海关提供所在地县级以上渔业主管部门出具的捕捞船舶登记证和捕捞许可证、捕捞渔船与出口企业的供货协议（含捕捞船只负责人签字）。口岸海关受理报检后，经检验检疫合格的，海关对装载容器或者运输工具加施检验检疫封识，并按照进口国家或者地区的要求出具《动物卫生证书》。

（2）养殖水生动物的申报

出境养殖水生动物的货主或者其代理人应当在水生动物出境7天前向注册登记养殖场、中转场所在地海关报检。报检时除提供贸易合同、发票、信用证等基本单证外，还须提供《出境水生动物养殖场／中转场检验检疫注册登记证》（复印件）、养殖场或中转场出具的《出境水生动物供货证明》等单证。不能提供《注册登记证》的，海关不予受理申报。

产地海关受理后，应当查验注册登记养殖场或者中转场出具的《出境水生动物供货证明》，根据疫病和有毒有害物质监控结果、日常监管记录、企业分类管理等情况，对出境养殖水生动物进行检验检疫。

经检验检疫合格的，按照进口国家或者地区的要求出具《动物卫生证书》。海关根据企业分类管理情况对出口水生动物实施不定期监装。

经检验检疫合格的出境水生动物，不更换原包装异地出口的，经离境口岸海关现场查验，货证相符、封识完好的准予放行。需在离境口岸换水、加冰、充氧、接驳更换运输工具的，应当在离境口岸海关监督下，在海关指定的场所进行，并在加施封识后准予放行。

3. 注意事项

（1）出境养殖水生动物外包装或者装载容器上应当标注出口企业全称、注册登记养殖场和中转场名称和注册登记编号、出境水生动物的品名、数（重）量、规格等内容。来自不同注册登记养殖场的水生动物，应当分开包装。

（2）出境水生动物用水、冰、铺垫和包装材料、装载容器、运输工具、设备应当符合国家有关规定、标准和进口国家或者地区的要求。

二、出境动物产品申报

（一）出境动物产品申报的一般规定

1. 申报范围

我国《动植物检疫法》规定，对出境的动物产品实施检疫。这里所称的"动物产品"是指来源于动物未经加工或者虽经加工但仍有可能传播疫病的产品，如生皮张、毛类、肉类、脏器、油脂、动物水产品、奶制品、蛋类、血液、精液、胚胎、骨、蹄、角等。出境的动物产品应来自经海关注册登记的生产企业并存放于经注册登记的冷库和仓库。

2. 申报时间

除另有规定外，出境动物产品最迟应在出境前7天报检；须作熏蒸消毒处理的，应在出境前15天报检。

3. 申报单证

除提供合同、发票、装箱单、信用证等基本单证外，还应提供以下单证：

（1）出境动物产品生产企业（包括加工厂、屠宰厂、冷库、仓库）的卫生注册登记证；

（2）出境动物产品如来源于国家规定保护动物的，还应提供国家濒危物种管理部门出具的《允许出口证明书》。

（二）出口肉类产品的申报

1. 申报范围

肉类产品是指动物屠体的任何可供人类食用部分，包括胴体、脏器、副产品以及以上述产品为原料的制品，不包括罐头产品。出口肉类产品须来自经海关备案的生产企业。输入国家或者地区对中国出口肉类产品生产企业有注册要求，出口肉类产品须来自已经在输入国家（地区）办理注册的生产企业。出口肉类产品加工用动物应当来自经海关备案的饲养场，加工用动物备案饲养场或者屠宰场应当为其生产的每一批出口肉类产品原料出具供货证明。

2. 申报要求

发货人或者其代理人应当在出口肉类产品启运前，向出口肉类产品生产企业所在地海关报检。报检时除提供贸易合同、发票、信用证等基本单证外，还须向海关提供生产企业的《卫生注册证书》、本批出口肉类产品的有效检验报告（自检后出具或经有资质的检验机构检验后出具）、《出入境食品包装及材料检验检疫结果单》等单证材料。

海关对申报的出口肉类产品的检验报告、装运记录等进行审核，结合日常监管、监测和抽查检验等情况进行合格评定。符合规定要求的，签发有关检验检疫证单；不符合规定要求的，签发不合格通知单。

出口肉类产品的运输工具应当有良好的密封性能和制冷设备，装载方式能有效避免肉类产品受到污染，保证运输过程中所需要的温度条件，按照规定进行清洗消毒，并做好记录。发货人应当确保装运货物与报检货物相符，做好装运记录。

出口肉类产品运抵中转冷库时应当向其所在地海关申报。中转冷库所在地海关凭生产企业所在地海关签发的检验检疫证单监督出口肉类产品入库。

3. 注意事项

（1）出口冷冻肉类产品应当在生产加工后六个月内出口，冰鲜肉类产品应当在生产加工后72小时内出口。输入国家或者地区另有要求的，按照其要求办理。

（2）用于出口肉类产品包装的材料应当符合食品安全标准，包装上应当按照输入国家或者地区的要求进行标注，运输包装上应当注明目的地国家或者地区。

（3）用于出口肉类产品加工用的野生动物，应当符合输入国家或者地区和中国有关法律法规要求，并经国家相关行政主管部门批准。

（三）出口水产品的申报

1. 申报范围

水产品是指供人类食用的水生动物产品及其制品，包括水母类、软体类、甲壳类、棘皮类、头索类、鱼类、两栖类、爬行类、水生哺乳类动物等其他水生动物产品以及藻类等海洋植物产品及其制品，不包括活水生动物及水生动植物繁殖材料。

出口水产品须来自经海关备案的生产企业。输入国家或者地区对中国出口水产品生产企业有注册要求，出口水产品须来自已经在输入国家（地区）办理注册的生产企业。

出口水产品生产企业所用的原料应当来自于备案的养殖场、经渔业行政主管部门批准的捕捞水域或者捕捞渔船，并符合拟输出国家或者地区的检验检疫要求。出口水产品备案养殖场应当为其生产的每一批出口水产品原料出具供货证明。

2. 申报要求

出口水产品生产企业或者其代理人应向产地海关报检。报检时除提供贸易合同、发票、信用证等基本单证外，还须向海关提供生产企业的《卫生注册证书》、本批出口水产品生产企业检验报告（出厂合格证明）、出货清单、《出入境食品包装及材料检验检疫结果单》等有关单证，并需提供所用原料中药物残留、重金属、微生物等有毒有害物质含量符合进口国家或者地区以及我国要求的书面证明。

海关应当对出口水产品中致病性微生物、农兽药残留和环境污染物等有毒有害物质在风险分析的基础上进行抽样检验，并对出口水产品生产加工全过程的质量安全控制体系进行验证和监督。没有经过抽样检验的出口水产品，海关应当根据输入国家或者地区的要求对出口水产品的检验报告、装运记录等进行审核，结合日常监管、监测和抽查检验等情况进行综合评定。符合规定要求的，签发有关检验检疫证单；不符合规定要求的，签发不合格通知单。

出口水产品生产企业应当确保出口水产品的运输工具有良好的密封性能，装载方式能有效地避免水产品受到污染，保证运输过程中所需要的温度条件，按规定进行清洗消毒，并做好记录。出口水产品生产企业应当保证货证相符，并做好装运记录。海关将随机抽查。

经产地检验检疫合格的出口水产品，口岸海关在口岸查验时发现单证不符的，不予放行。

3. 注意事项

（1）出口水产品检验检疫有效期为：冷却（保鲜）水产品，7天；干冻、单冻水产品，4个月；其他水产品，6个月。出口水产品超过检验检疫有效期的，应当重新报检。输入国家或者地区另有要求的，按照其要求办理。

（2）出口水产品包装上应当按照输入国家或者地区的要求进行标注，在运输包装上注明目的地国家或者地区。

（3）向欧盟成员国家或地区出口的海捕水产品在附具《卫生证书》的同时，还必须附具《捕捞证书》及《再出口证书》《加工厂申明》等合法捕捞证明文件，否则将被拒绝入境。

（四）出口乳品的申报

1. 申报范围

乳品包括初乳、生乳和乳制品。初乳是指奶畜产犊后7天内的乳；生乳是指从符合中国有关要求的健康奶畜乳房中挤出的无任何成分改变的常乳，奶畜初乳、应用抗生素期间和休药期间的乳汁、变质乳不得用作生乳；生乳制品是指由乳为主要原料加工而成的食品，如：巴氏杀菌乳、灭菌乳、调制乳、发酵乳、干酪及再制干酪、稀奶油、奶油、无水奶油、炼乳、乳粉、乳清粉、乳清蛋白粉和乳基婴幼儿配方食品等。其中，由生乳加工而成、加工工艺中无热处理杀菌过程的产品为生乳制品。

出口乳品应当来自经海关备案的出口乳品生产企业。出口生乳的奶畜养殖场应当获得海关备案。

2. 申报要求

出口乳品的发货人或者其代理人应向出口乳品生产企业所在地海关报检。报检时除提供贸易合同、发票、信用证等基本单证外，还须向海关提供生产企业的《卫生注册证书》、出口乳品加工用原辅料及成品检验报告、《出入境食品包装及材料检验检疫结果单》等单证。

海关根据出口乳品的风险状况、生产企业的安全卫生质量管理水平、产品安全卫生质量记录、既往出口情况、进口国家（地区）要求等，制定出口乳品抽检方案，并按规定要求对出口乳品实施检验。经检验检疫符合相关要求的，根据进口方需要出具检验检疫证书；经检验检疫不合格的，出具《出境货物不合格通知单》，不得出口。

出口乳品的包装和运输方式应当符合安全卫生要求，经检验检疫合格的准予出口。查验不合格的，不准出口。

3. 注意事项

出口乳品的生产者、销售者应当保证其出口乳品符合中国食品安全国家标准的同时还应符合进口国家（地区）的标准或者合同要求。

（五）出口蛋及蛋制品的申报

1. 申报范围

蛋及蛋制品是指禽蛋以及以禽蛋为原料加工而制成的蛋制品。蛋制品主要包括再制蛋类、干蛋类、冰蛋

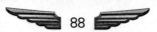

类和其他类。再制蛋类是指以禽蛋为原料，经腌制或糟腌或卤制等工艺加工制成的蛋制品；干蛋类是指以禽蛋为原料，取其全蛋、蛋白或蛋黄部分，经加工处理（可发酵）、干燥制成的蛋制品；冰蛋类是指以禽蛋为原料，取其全蛋、蛋白或蛋黄部分，经加工处理、冷冻制成的蛋制品；其他类是指以禽蛋或上述蛋制品为主要原料，经一定加工工艺制成的其他蛋制品。

出口蛋及蛋制品应当来自经海关备案的生产企业。出口蛋及蛋制品禽养殖场应经海关备案。

2. 申报要求

出口蛋及蛋制品的发货人或者其代理人应向生产企业所在地海关申报。申报时除提供贸易合同、发票、信用证等基本单证外，还须向海关提供生产企业的《卫生注册证书》《出入境食品包装及材料检验检疫结果单》等单证。

海关对出口的蛋及蛋制品进行货证核对、检查或实验室检测；对其装载容器、包装物、铺垫材料、运输工具（集装箱）进行检验检疫及检疫处理。经检验检疫符合相关要求的，根据进口方需要出具检验检疫证书；经检验检疫不合格的，出具《出境货物不合格通知单》，不得出口。

出境口岸海关按照出境货物换证查验的相关规定，检查货证是否相符。查验合格的准予出口；查验不合格的，由口岸海关出具不合格证明，不准出口。

（六）出口蜂产品的申报

1. 申报范围

出口蜂产品应来自经海关注册的加工企业。未经检验检疫或经检验检疫不合格的蜂产品，不准出口。

2. 申报要求

出口蜂产品的发货人或者其代理人应向加工企业所在地海关申报。申报时除提供贸易合同、发票、信用证等基本单证外，还须向海关提供生产企业的《卫生注册证书》《出入境食品包装及材料检验检疫结果单》等单证。

产地海关应按规定的检验标准或方法抽取有代表性的样品进行检验检疫。对于农、兽药残留等卫生项目及海关总署规定的其他特殊项目需进行委托检验检疫的，由海关将签封样品寄送至认可的检测机构进行检验检疫。经检验检疫发现蜂产品中农、兽药残留、重金属、微生物等卫生指标以及国家质检局规定的其他特殊项目不符合进口国规定或合同要求的，判为不合格，签发出境货物不合格通知单，不允许返工整理。必要时由海关加施封识，按有关规定处理。

海关对出口蜂产品的包装进行卫生及安全性能鉴定。出口蜂产品包装桶应符合有关的国家标准规定，包装桶的内涂料应符合食品包装的卫生要求。

产地海关应严格按照出口批次进行检验检疫，出具的检验检疫证书上除列明检验项目和结果外，还应注明生产批次及数量。

离境口岸海关凭产地海关签发的相关证单进行查验，经查验合格的予以放行。未经产地海关检验的出口蜂产品，口岸海关不得放行。

出口蜂产品检验检疫结果的有效期为 60 天。

参考规章、公告（规范性文件）

1.《供港澳活羊检验检疫管理办法》（原国家出入境检验检疫局令 1999 年第 3 号）

2.《供港澳活牛检验检疫管理办法》（原国家出入境检验检疫局令 1999 年第 4 号）

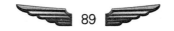

3.《出口食用动物饲用饲料检验检疫管理办法》（原国家出入境检验检疫局令 1999 年第 5 号）

4.《供港澳活禽检验检疫管理办法》（原国家出入境检验检疫局令 2000 年第 26 号）

5.《供港澳活猪检验检疫管理办法》（原国家出入境检验检疫局令 2000 年第 27 号）

6.《出口食品生产企业卫生注册登记管理规定》（国家质检总局令第 20 号）

7.《出境水生动物检验检疫监督管理办法》（国家质检总局令第 99 号）

8. 关于供港食用动物及动物产品药物残留控制的有关规定（国家质检总局公告 2001 年第 44 号）

9. 关于加强出口动物和非食用动物产品企业注册管理的通知（国质检动函【2007】529 号）

10. 关于向韩国出口水生动物临时性措施的通知（国质检动函【2009】38 号）

11. 关于进一步加强出口鳗鱼和蜂产品检验监管工作的通知（国质检食函【2005】599 号）

12. 关于欧盟实施 IUU 法规有关问题的通知（国质检食函【2009】848 号）

第二节 出境植物及植物产品的申报

一、出境植物及植物产品报检的一般规定

（一）报检范围

根据《动植物检疫法》及其实施条例的规定，国家对出境植物、植物产品应实施检疫管理，出境植物、植物产品的发货人及其代理人必须按规定向海关报检。

这里所称的"植物"是指栽培植物、野生植物及其种子、种苗及其他繁殖材料等；"植物产品"是指来源于植物未经加工或者虽经加工但仍有可能传播病虫害的产品，如粮食、豆、棉花、油、麻、烟草、籽仁、干果、鲜果、蔬菜、生药材、木材、饲料等；"植物种子、种苗及其他繁殖材料"是指栽培、野生的可供繁殖的植物全株或者部分，如植株、苗木（含试管苗）、果实、种子、砧木、接穗、插条、叶片、芽体、块根、块茎、鳞茎、球茎、花粉、细胞培养材料等。

（二）检验检疫依据

海关对输出植物、植物产品的检验检疫依据如下：

1. 输入国家或者地区和中国有关动植物检疫规定；

2. 双边检疫协定；

3. 贸易合同中订明的检疫要求。

（三）申报要求

除另有规定外，出境植物、植物产品最迟应于报关或装运前 7 天向产地海关申报。申报时，除提供合同、信用证、发票、装箱单等基本单证外，还应提供如下相应单证：

1. 法律、法规、行政规章规定植物、植物产品的生产、加工、存放单位需注册登记的，应提供相关注册登记证明；

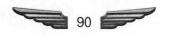

2.出境濒危和野生植物资源的，须出示国家濒危物种管理机构签发的允许出境证明文件；

3.出境植物、植物产品的包装、标签等应符合规定要求。

二、常见出境植物、植物产品的报检

（一）出境种苗花卉的申报

1.申报范围

我国对出境种苗花卉基地实行注册登记制度，推行"公司＋基地＋标准化"管理模式。从事出境种苗花卉生产经营企业要向所在地海关注册登记。未经海关备案的企业，不得从事出境种苗花卉生产经营业务；出境种苗花卉必须来自经海关注册登记的种苗花卉基地。

2.申报要求

（1）出境种苗花卉实施产地检验检疫、口岸查验放行制度，来自未实施注册登记生产经营企业的种苗花卉，海关不得受理报检，不准出口。种苗花卉出境申报时，提供贸易合同、发票、信用证等基本单证外，还应向海关提交经营企业检疫注册登记证书等单证材料。

（2）海关根据下列要求对出境种苗花卉实施检验检疫：

①我国与输入国家或者地区签订的双边检疫协定（含协议、备忘录等）；

②输入国家或者地区的种苗花卉检疫规定；

③我国有关出境种苗花卉的检疫规定；

④贸易合同、信用证等订明的检疫要求。

（3）对出境种苗花卉中检出输入国家或地区关注的有害生物，且无有效除害处理方法的，一律不准出境。

（二）供港澳蔬菜的申报

1.申报范围

为保障供港澳蔬菜的质量安全和稳定供应，海关对供港澳新鲜和保鲜蔬菜实施检验检疫管理。海关对供港澳蔬菜种植基地和供港澳蔬菜生产加工企业实施备案管理（有关备案手续见第六章第十三节）。供港澳蔬菜应来自经海关备案的生产加工企业。除海关总署另有规定的小品种蔬菜外，非备案基地的蔬菜不得作为供港澳蔬菜的加工原料。

2.申报要求

（1）启运地报检生产加工企业应当保证供港澳蔬菜符合香港、澳门特别行政区或者内地的相关检验检疫要求，对供港澳蔬菜进行检测，检测合格后向所在地海关报检。报检时除提供贸易合同、发票、信用证等基本单证外，还须向海关提交种植基地或生产加工企业备案证书、供港澳蔬菜加工原料证明文件、出货清单以及出厂合格证明等。

海关依据香港、澳门特别行政区或者内地的相关检验检疫要求对供港澳蔬菜进行抽检。海关根据监管和抽检结果，签发有关检验检疫证单。

（2）境内运输生产加工企业应当向海关申领铅封，并对装载供港澳蔬菜的运输工具加施铅封，建立台账，实行核销管理。海关根据需要可以派员或者通过视频等手段对供港澳蔬菜进行监装，并对运输工具加施铅封。

供港澳蔬菜需经深圳或者珠海转载到粤港或者粤澳直通货车的，应当在口岸海关指定的场所进行卸装，并重新加施铅封。

（3）出境口岸申报出境口岸海关对供港澳蔬菜实施分类查验制度。未经海关监装和铅封的，除核查铅封外，还应当按规定比例核查货证，必要时可以进行开箱抽查检验。经海关实施监装和铅封的，在出境口岸核查铅封后放行。

供港澳蔬菜经出境口岸海关查验符合要求的，准予放行；不符合要求的，不予放行，并将有关情况书面通知生产加工企业所在地海关。

3. 注意事项

（1）生产加工企业应当在其供港澳蔬菜的运输包装和销售包装的标识上注明以下内容：生产加工企业名称、地址、备案号、产品名称、生产日期和批次号等。

（2）供港澳蔬菜出货清单实行一车/柜一单制度。

（3）广东、深圳、拱北海关出具的通关单证有效期为3个工作日；其他海关出具的通关单证有效期为7个工作日。

（三）出境水果的申报

1. 申报范围

为提高出境水果质量和安全，海关对出境新鲜水果（含冷冻水果）实施检验检疫管理。我国海关对出境水果果园、包装场实行注册登记管理。

2. 申报要求

（1）出境水果应由货主或其代理人向包装厂所在地海关申报。申报时除提供贸易合同、发票、信用证等基本单证外，还应当提供果园、包装厂的注册登记证书复印件；来自本辖区以外其他注册果园的，须由注册果园所在地海关出具水果产地供货证明。来自非注册果园和包装厂的水果，不予受理报检。

（2）海关根据下列要求对出境水果实施检验检疫：

①我国与输入国家或者地区签订的双边检疫协议（含协定、议定书、备忘录等）；

②输入国家或者地区进境水果检验检疫规定或要求；

③国际植物检疫措施标准；

④我国出境水果检验检疫规定；

⑤贸易合同和信用证等订明的检验检疫要求。

（3）出境水果经检验检疫合格的，按照有关规定签发检验检疫证书、出境货物通关单或者出境货物换证凭单等有关检验检疫证单，准予出境。未经检验检疫或者检验检疫不合格的，不准出境。

3. 注意事项

（1）我国与输入国家或地区签订的双边协议、议定书等明确规定，或者输入国家或地区法律法规要求对输入该国家或地区的水果果园和包装厂实施注册登记的，出境水果果园、包装厂应当经海关总署集中组织推荐，获得输入国家或地区检验检疫部门认可后，方可向有关国家（地区）输出水果。

（2）注册登记果园对运往所在地海关辖区以外的包装厂的出境水果，应当向所在地海关申请产地供货证明，注明水果名称、数量及果园名称或注册登记编号等信息。

（3）根据我国与输入国家或地区签订的双边协议、议定书等，部分国家（地区）对水果包装箱有明确要求，如对输往智利的水果，要求所有水果包装箱应统一用英文标注"水果种类、出口国家、产地（区或省）、果园名称及其注册号、包装厂及出口商名称"等信息；对输往秘鲁的柑橘，包装箱上应用英文标出产地（省份）、果园名称或其注册号、包装厂名称或其注册号、"中国输往秘鲁"的字样等。

（四）出境竹木草制品的申报

1. 申报范围

为规范出境竹木草制品的检疫管理工作,提高检疫工作质量和效率,海关对出境竹木草制品（包括竹、木、藤、柳、草、芒等制品）实施检验检疫管理。我国海关对竹木草制品生产企业实行注册登记管理,所有出境竹木草制品必须来自注册登记企业。

2. 申报要求

（1）出境竹木草制品应由货主或其代理人在产地海关申报。报检时除提供贸易合同、发票、信用证等基本单证外,还须向海关提供生产企业注册登记证书、《出境竹木草制品厂检记录单》等单证材料。

（2）海关根据下列要求对出境竹木草制品实施检验检疫：

①我国与输入国家或者地区签订的双边检疫协定（含协议、备忘录等）;

②输入国家或者地区的竹木草制品检疫规定;

③我国有关出境竹木草制品的检疫规定;

④贸易合同、信用证等订明的检疫要求。

（3）出境竹木草制品经检疫合格的,按照有关规定出具相关证单;经检疫不合格的,经过除害、重新加工等处理合格后方可放行;无有效处理方法的,不准出境。

3. 注意事项

（1）海关对出境竹木草制品实行产地检验检疫、口岸查验的监管原则,不接受异地申报。

（2）海关对出境竹木草制品及其生产加工企业实施分级分类监督管理,并根据出境竹木草制品及其生产加工企业分级分类类别综合确定出境批次抽查比例。

（五）出境粮食的申报

1. 申报范围

粮食是指禾谷类（如小麦、玉米、稻谷、大麦、黑麦、燕麦、高粱等）、豆类（如大豆、绿豆、豌豆、赤豆、蚕豆、鹰嘴豆等）、薯类（如马铃薯、木薯、甘薯等）等粮食作物的籽实（非繁殖用）及其加工产品（如大米、麦芽、面粉等）。出境粮食加工、仓储企业应经所在地直属海关注册登记。

2. 申报要求

（1）货主或者其代理人应当在粮食出境前向当地海关申报。申报时除提供贸易合同、发票、信用证等基本单证外,还须向海关提供《出口植物产品生产、加工、存放企业注册登记证书》和贸易合同或信用证约定的检验检疫依据等单证材料。

（2）海关对出境粮食按照下列要求实施检验检疫：

①中国政府与输入国家或地区政府签订的双边检验检疫协议、议定书、备忘录等规定的检验检疫要求;

②中国法律、行政法规和海关总署规定的检验检疫要求;

③输入国家或地区入境粮食检疫要求和强制性检验要求;

④贸易合同或信用证注明的其他检验检疫要求。

（3）对经检验检疫合格的出境粮食,并要求出具检验检疫证书的,出具检验检疫证书。检验检疫不合格的,签发《出境货物不合格通知单》。

3. 注意事项

（1）出境粮食检验有效期最长不超过两个月,检疫有效期一般为21天,黑龙江、吉林、辽宁、内蒙古和新疆地区冬季（11月至次年2月底）可酌情延长至35天。

（2）装运出境粮食和饲料的船舶和集装箱，承运人、装箱单位或者其代理人应当在装运前向海关申请适载检验，经检验检疫合格后方可装运。

参考规章、公告（规范性文件）

1.《出入境粮食和饲料检验检疫管理办法》（国家质检总局令第7号）

2.《出境竹木草制品检疫管理办法》（国家质检总局令第45号）

3.《出境水果检验检疫监督管理办法》（国家质检总局令第91号）

4.《供港澳蔬菜检验检疫监督管理办法》（国家质检总局令第120号）

5.关于进一步加强进出境水果检验检疫工作的通知（国质检动函【2007】699号）

6.关于加强进出境种苗花卉检验检疫工作的通知（国质检动函【2007】831号）

7.关于做好输往欧盟盆栽植物检疫及监管工作的紧急通知（国质检动函【2008】22号）

8.关于进一步加强出境竹木草制品检验检疫监管工作的通知（国质检动函【2008】69号）

9.关于加强出口植物产品企业注册登记管理的通知（国质检动函【2008】106号）

第三节　出境食品、食品添加剂及原料产品的申报

为了保证出口食品的安全和卫生质量，我国海关对出境食品、食品添加剂及原料产品实施严格的检验检疫管理。

一、出境食品的申报

（一）申报范围

我国《食品安全法》对食品的定义如下：食品，指各种供人食用或者饮用的成品和原料以及按照传统既是食品又是药品的物品，但是不包括以治疗为目的的物品。我国海关对出境食品生产、加工、储存企业实施备案制度，并要求出口食品生产企业应当建立完善的质量安全管理体系；出口食品原料种植、养殖场应当向海关备案。出境的食品由出入境海关进行监督、抽检，食品生产企业未依法经过注册、登记或备案的，其产品出口时海关不予受理报检。

（二）申报要求

部分出境食品如肉类产品、水产品、粮食等的报检要求见本章第一节、第二节。其他出境食品的报检要求如下：

1. 申报地点

我国海关对出口食品实行产地检验检疫和口岸查验相结合的管理方式。除另有规定外，出境食品应向产

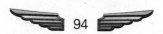

地海关申报。

2. 申报单证

出口食品发货人或其代理人向海关申报时，除提供贸易合同、发票、装箱单信用证等基本单证外，还应向海关提供食品生产企业备案证书复印件、生产企业的产品厂检合格单（正本）、出口食品加工原料供货证明文件、《出入境食品包装及材料检验检疫结果单》等。

出口保健食品时还需提供国家食品药品监督管理局发放的《保健食品批准证书》，原件供审核，复印件存档。

出口预包装食品应保证食品标签符合进口国（地区）相关法律法规、标准或者合同要求；进口国（地区）无要求的，应符合我国相关法律法规及食品安全国家标准的要求。出口预包装食品申报时应提供标签样张及翻译件，符合相关标准和要求的声明。

3. 检验依据和内容

（1）海关对出境食品按下列要求实施检验：

①进口国（地区）的标准或者要求。

②进口国家（地区）无相关标准且合同未有要求的，应当保证出口食品符合中国食品安全国家标准。我国海关规定，出口食品生产企业应当在运输包装上注明生产企业名称、备案号、产品品名、生产批号和生产日期。

（2）海关对出境食品实施检验的主要内容包括：

①数量、重量、包装、规格、标签、标记及唛头。

②安全卫生检验。

③特定标示成分检验。

4. 施检

（1）现场检验

海关受理报检后，检验人员应在货主或代理人的陪同下对报检的进出口食品实施现场检验。主要内容包括：

①核查货物的品名、批号、数量、重量、外包装、规格、唛头/标记是否与检验检疫单证相符。检查有无生产日期，是否在保质期内。

②检查产品的储存现场是否清洁卫生，有无有害虫和鼠害，产品外包装上有无污染等情况。产品是否按品种、批次分类存放，有无相互混杂或与有毒、有害物品或其他易腐、易燃品混装、混运的情况。

③检查包装是否完整，有无破损、渗漏或污染情况；核查包装容器是否符合产品的性能及安全卫生要求，有无其合格证明，包装材料是否为无毒和清洁。

④检验出口食品标签内容是否符合进口国的标签标准或相关要求。

⑤感官检查组织状态、色泽、气味、滋味是否正常，有无异物，液体样品有无分层及浑浊现象，粉状样品有无水湿、结块，有无霉变、腐败变质等现象。

（2）实验室检验

出口食品需进行实验室检验的，应将样品送规定实验室。实验室应在规定的流程期限完成检验工作，并出具《检验检疫结果报告单》。

（3）复验

出口食品的报检人对检验结果有异议的，可在规定时间内向做出检验结果的海关或其上级海关申请复验。

复验按照《中华人民共和国进出口商品检验法》及《行政复议法》、《进出口商品复验办法》执行。

5. 结果评定与处理

（1）检验结果符合检验依据的判定为合格。判定为合格的出口食品准予出口。

（2）检验项目不合格的判定不合格。经判定为不合格产品的，可以在海关监督下进行技术处理，经重新检验合格的，方准出口。不能进行技术处理或者技术处理后重新检验仍不合格的，不准出口。

6. 加施检验检疫标志

为了加强我国出口食品安全的监督管理，打击食品非法出口行为，从 2007 年开始，我国海关要求对部分经检验检疫合格的出口食品（加施检验检疫标志的出口食品范围见本节表 3 — 1）在运输包装上加施专门的检验检疫标志。

注：从 2010 年 1 月 1 日起，进口国家（地区）没有要求的，出入境海关不再对出口食品加施检验检疫标志。

表 3 — 1 加施检验检疫标志的出口食品范围

水产品及其制品、畜禽、野生动物肉类及其制品、肠衣、蛋及蛋制品、食用动物油脂，以及其他动物源性食品。大米、杂粮（豆类）、蔬菜及其制品、面粉及粮食制品、酱腌制品、花生、茶叶、可可、咖啡豆、麦芽、啤酒花、籽仁、干（坚）果和炒货类、植物油、油籽、调味品、乳及乳制品、保健食品、酒、罐头、饮料、糖与糖果巧克力类、糕点饼干类、蜜饯、蜂产品、速冻小食品，食品添加剂。

（1）标志的申领

海关根据便利贸易的需要，允许企业事先申领标志，在生产加工过程中加施标志。企业应指定专人负责标志的日常使用管理工作，指定的人员应在当地海关备案。海关对加施工作实施监督，并对企业使用和管理标志的情况进行核查。

企业申领标志时，应填写《出口食品检验检疫标志申领／核销表》，经产地海关的施检部门审核后，向产地海关的标志管理部门申领标志。产地海关的施检部门重点审核企业对标志的使用和管理情况，确认该企业标志使用数加上缴回的废标志数和剩余的库存数与此前的领用数相等后，在《标志申领／核销表》上签字盖章，企业凭施检部门签字盖章的《标志申领／核销表》向产地海关的标志管理部门申领。标志管理部门受理后应认真审核该企业累计使用数加上累计缴回废标志和剩余的库存数与累计领取数量是否一致。审核人员审核无误后，由标志保管人员发放标志。标志管理部门于受理申领当日，核发标志。

（2）标志的加施

海关根据所管辖区域内出口食品企业的不同情况，实施以下三种不同的标志加施管理模式：

①企业加施，属地海关核销；

②企业加施，属地海关监督抽查并核销；

③企业在属地海关现场监督下加施并对企业加施情况核销。标志应牢固加施在运输包装上的正侧面左上角或右上角，加施标志规格应与运输包装的大小相适应。

（3）标志的检查

产地海关应在实施出口食品检验检疫时，检查标志的加施情况。经检验检疫不合格不准出口的食品，企业应在 5 日内将已加施的标志从运输包装上完整剥离后，全部缴回海关。检验检疫合格但未加施标志的食品，不准出口，企业应加施标志，经海关检验合格后方可出口。检验检疫合格但加施的标志不符合规定的食品，不准出口。海关责令企业整改，并按照规定将加施的标志完整剥离后，全部缴回海关。该批食品须重新加施标志并经海关检查合格后方可出口。

口岸海关查验时，发现出口食品未按规定加施标志的，判定该批货物不合格，不准出口。对不准出口的货物，企业应将已加施的标志缴回海关。

（4）其他

企业遗失《出口食品检验检疫标志申领／核销表》时，应向海关施检部门报告并提出补发申请，海关施检部门经核实后补发。

企业遗失、污损标志的，应向海关书面报告，登报声明，海关凭声明核销。不再从事出口食品生产的企业，海关应缴回该企业剩余的标志，作报废处理。

二、出境食品添加剂及原料产品的申报

（一）申报范围

食品添加剂是指为改善食品品质和色、香、味，以及为防腐、保鲜和加工工艺的需要而加入食品中的化学合成或者天然物质。为了加强对人类食品添加剂及原料产品的出口检验检疫监管，国家质检总局、商务部、海关总署于2007年联合发布公告，决定自2007年5月15日起将部分食品添加剂及原料产品列入《法检目录》，由出入境海关进行监管。从2014年起，又将13个涉及食品添加剂的HS编码增加至《法检目录》（产品范围详见本书附录1）。

（二）申报要求

1. 食品添加剂出口企业应当保证其出口的食品添加剂符合进口国家或者地区技术法规、标准及合同要求。

进口国家或者地区无相关标准且合同未有要求的，应当保证出口食品添加剂符合中国食品安全国家标准；无食品安全国家标准的，应当符合食品安全地方标准；无食品安全国家标准和食品安全地方标准的，应当符合经省级卫生行政部门备案的企业标准。

出口食品添加剂应当符合下列要求：

（1）获得生产许可；

（2）食品安全法实施之前获得卫生许可，且卫生许可证在有效期内；

（3）应当获得并已经获得法律、法规要求的其他许可。

出口食品添加剂应当有包装、标签、说明书，并符合下列要求：

（1）标签应当直接标注在最小销售单元的包装上；

（2）说明书应置于食品添加剂的外包装以内，并避免与添加剂直接接触；

（3）标签、说明书和包装是一个整体，不得分离。

出口食品添加剂内外包装应符合相关食品质量安全要求，其承载工具需要进行适载检验的应按规定进行适载检验，并经检验检疫合格。出口食品添加剂属于危险品的，其包装容器应符合危险货物包装容器管理的相关要求。

出口食品添加剂标签应标明以下事项：

（1）名称（标准中的通用名称）、规格、净含量；

（2）生产日期（生产批次号）和保质期；

（3）成分（表）或配料（表）；

（4）产品标准代号；

（5）贮存条件；

（6）"食品添加剂"字样；

（7）进口国家或者地区对食品添加剂标签的其他要求。

2. 出口企业应当对拟出口的食品添加剂按照相关标准进行检验，并在检验合格后向产地海关申报，报检时应提供下列材料：

（1）注明产品用途（食品加工用）的贸易合同，或者贸易合同中买卖双方出具的用途声明（食品加工用）；

（2）产品检验合格证明原件。检验合格证明中应列明检验依据的标准，包括标准的名称、编号；

（3）出口企业是经营企业的，应提供工商营业执照或者经营许可证复印件；

（4）食品添加剂标签样张和说明书样本；

（5）海关总署要求的其他材料。

3. 海关对出口企业提交的申报材料进行审核，符合要求的，受理报检。海关按照下列要求对出口食品添加剂实施检验检疫：

（1）进口国家或者地区技术法规、标准；

（2）双边协议、议定书、备忘录；

（3）合同中列明的质量规格要求；

（4）没有上述（1）至（3）的，可以按照中国食品安全国家标准检验；

（5）没有上述（1）至（4）的，可以按照中国食品安全地方标准检验；

（6）没有本条（1）至（5）的，可以按照经省级卫生行政部门备案的企业标准检验；

（7）海关总署规定的其他检验检疫要求。

4. 海关按照相关检验规程和标准对出口食品添加剂实施现场检验检疫：

（1）核对货物的名称、数（重）量、生产日期、批号、包装、唛头、出口企业名称等是否与报检时提供的资料相符。

（2）核对货物标签是否与报检时提供的标签样张一致，检查标签中与质量有关内容的真实性、准确性。

（3）包装、容器是否完好，有无潮湿发霉现象，有无腐败变质，有无异味。

（4）其他需要实施现场检验检疫的项目。

现场检验检疫合格后，海关对来自不同监管类别生产企业的产品按照相关检验规程、标准要求，对抽取的检测样品进行规格、安全卫生项目和标签内容的符合性检测验证，必要时对标签上所有标识的内容进行检测。取样量应满足检验、检测及存样的需要。检测样品采集、传递、制备、贮存的全过程应受控，不应有污染，以保证所检样品的真实性。

经检验检疫合格的，根据需要出具检验证书。检验证单中注明判定产品合格所依据的标准，包括标准的名称和编号。

检验检疫不合格的，按以下方式处理：

（1）经有效方法处理并重新检验检疫合格的，根据需要出具检验证书。

（2）无有效处理方法或者经过处理后重新检验检疫仍不合格的，出具不合格证明，不准出口。

5. 口岸海关按照出口货物查验换证的相关规定查验货物：

（1）查验合格的，签发合格证明，准予出口。

（2）查验不合格的，不予放行，并将有关信息通报产地海关，必要时抽取检测样本，进行质量规格、安全卫生项目检测。产地海关应根据不合格情况采取相应监管措施。

（三）注意事项

1. 海关按照《出口工业产品企业分类管理办法》（质检总局令第113号），对食品添加剂生产企业实施分类管理。

2. 出口企业应当建立质量信息档案并接受海关的核查。产品信息档案应至少包括出口产品的如下信息：

（1）出口报检号、品名、数（重）量、包装、进口国家或者地区、生产批次号；

（2）境外进口企业名称；

（3）国内供货企业名称及相关批准文件号；

（4）食品添加剂标签样张、说明书样本；

（5）海关出具的检验检疫证单。

档案保存期不得少于2年，且不能少于保质期。

3. 对申报仅用于工业用途，不用于人类食品的添加剂及原料产品，须提交贸易合同及非用于人类食品的用途证明；产品经海关查验无误后，海关办理放行手续。

参考规章、公告（规范性文件）

1. 《出口食品生产企业备案管理规定》（国家质检总局令第142号）

2. 关于印发《进出口食品包装容器、包装材料实施检验监管工作管理规定》的通知（国质检检【2006】135号）

3. 关于下发《进出口食品包装容器、包装材料检验监管工作规范（试行）》的通知（质检检函【2006】107号）

4. 关于实施《进出口食品包装容器、包装材料检验监管工作规范（试行）》的补充通知（质检检函【2006】151号）

5. 关于印发《进出口食品、化妆品标签检验规程（试行）》的通知（国质检食函【2006】293号）

6. 关于对人类食品和动物饲料添加剂及原料产品实施出入境检验检疫的公告（国家质检总局、商务部、海关总署联合公告2007年第70号）

7. 关于对人类食品和动物饲料添加剂及原料产品实施出入境检验检疫有关问题的通知（国质检通【2007】209号）

8. 关于出口食品加施检验检疫标志的公告（国家质检总局公告2007年第85号）

9. 关于印发《出口食品运输包装加施检验检疫标志操作规范》的通知（国质检通函【2007】378号）

10. 关于调整出口食品加施检验检疫标志措施的公告（国家质检总局公告2009年第134号）

11. 关于贯彻落实全国出口食品安全工作视频会议有关问题的通知（国质检食函【2007】417号）

12. 关于公布《进出口食品添加剂检验检疫监督管理工作规范》的公告（国家质检总局公告2011年第52号）

13. 关于实施《进出口预包装食品标签检验监督管理规定》的公告（国家质检总局公告2012年第27号）

14. 中华人民共和国进出口食品安全管理办法（海关总署第249号令）

第四节 出境饲料和饲料添加剂的申报

一、申报范围

饲料是指经种植、养殖、加工、制作的供动物食用的产品及其原料，包括饵料用活动物、饲料用（含饵料用）冰鲜冷冻动物产品及水产品、加工动物蛋白及油脂、宠物食品及咬胶、饲草类、青贮料、饲料粮谷类、糠麸饼粕渣类、加工植物蛋白及植物粉类、配合饲料、添加剂预混合饲料等；饲料添加剂是指饲料加工、制作、使用过程中添加的少量或者微量物质,包括营养性饲料添加剂、一般饲料添加剂等。由于饲料和饲料添加剂(以下简称饲料)直接关系到动物和人体的健康,我国海关对饲料的出口生产企业实施注册登记制度,出口饲料须来自注册登记的出口生产企业。

二、申报要求

(一)申报地点

饲料出口前,货主或者代理人应当向产地海关申报。

(二)申报单证

出口饲料的货主或其代理人向海关申报时,除提供贸易合同、发票、信用证等基本单证外,还应向海关提供《出口饲料生产、加工、存放企业检验检疫注册登记证》(复印件)、出厂合格证明等单证。海关对所提供的单证进行审核,符合要求的受理申报。

(三)检验依据

海关按照下列要求对出口饲料实施检验检疫:
1. 输入国家或者地区检验检疫要求;
2. 双边协议、议定书、备忘录;
3. 中国法律法规、强制性标准和海关总署规定的检验检疫要求;
4. 贸易合同或者信用证注明的检疫要求。

(四)施检

1. 现场检验检疫

海关受理报检后,按照下列规定实施现场检验检疫:
(1)核对货证:核对单证与货物的名称、数(重)量、生产日期、批号、包装、唛头、出口生产企业名称或者注册登记号等是否相符;
(2)标签检查:标签是否符合要求;
(3)感官检查:包装、容器是否完好,有无腐败变质,有无携带有害生物,有无土壤、动物尸体、动物排泄物等。

2. 实验室检验

海关对来自不同类别出口生产企业的产品按照相应的检验检疫监管模式抽取样品,出具《抽/采样凭证》,送实验室进行安全卫生项目的检测。

(五)结果评定与处理

经检验检疫合格的,海关出具检验检疫证书等相关证书;检验检疫不合格的,经有效方法处理并重新检验检疫合格的,可以按照规定出具相关单证,予以放行;无有效方法处理或者虽经处理重新检验检疫仍不合格的,不予放行,并出具《出境货物不合格通知单》。

(六)出境管理

出境口岸海关按照出境货物换证查验的相关规定查验,重点检查货证是否相符。查验合格的电子转单放

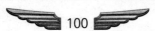

行。查验不合格的，不予放行。

三、注意事项

1.海关总署对出口饲料实施风险管理，包括在风险分析的基础上，对出口饲料实施的产品风险分级、企业分类、监管体系审查、风险监控、风险警示等措施。

2.海关按照出口饲料的产品风险级别，采取不同的检验检疫监管模式并进行动态调整。

3.海关根据出口饲料的产品风险级别、企业诚信程度、安全卫生控制能力、监管体系有效性等，对注册登记的国内出口饲料生产、加工、存放企业实施企业分类管理，采取不同的检验检疫监管模式并进行动态调整。

4.企业在出口饲料添加剂及原料产品时，外包装上须印明产品用途（用于动物饲料加工或仅用于工业用途），所印内容必须与向海关申报内容相一致。对申报仅用于工业用途，不用于动物饲料的添加剂及原料产品，须提交贸易合同及非用于动物饲料的用途证明；产品经海关查验无误后，海关办理放行手续。

参考规章、公告（规范性文件）

1.《进出口饲料和饲料添加剂检验检疫监督管理办法》（根据国家质量监督检验检疫总局令第184号、海关总署令第238号、240号、243号、262号修改）

2.关于发布进出口饲料和饲料添加剂风险级别及检验检疫监管方式的公告（国家质检总局公告2009年第79号）

3.关于对人类食品和动物饲料添加剂及原料产品实施出入境检验检疫的公告（国家质检总局、商务部、海关总署联合公告2007年第70号）

4.关于实施《进出口饲料和饲料添加剂检验检疫监督管理办法》有关问题的通知（国质检动函【2009】372号）

第五节 出境木制品及木质家具的申报

为确保我国出口木制品及木制家具产品质量安全，维护对外贸易正常发展，从2007年开始，我国检验检疫部门对《实施出口木制品及木制家具检验监管的目录》所列的出口木制品及木制家具产品，除实施检疫监管外，同时实施检验监管。

一、出境木制品及木质家具生产企业备案及分类管理

出口木制品及木制家具生产企业的备案登记，是指海关按照备案登记要求，考核出口生产企业是否具备基本出口条件的合格评定活动。主要包括对出口生产企业的现场评审和对出口产品质量安全的检测等。对符合条件的准予备案登记，按规定对出口产品实施检验检疫监管；对不符合条件的不予备案登记，暂停出口，限期整改。

海关按照《出口工业产品分类管理办法》和《出境竹木草制品检疫管理办法》的规定，对出口木制品及木制家具企业分类管理。

二、申报要求

（一）申报地点

出口木制品及木制家具实行产地检验、口岸查验的原则，不接受异地申报。

（二）申报单证

出口木制品及木制家具的货主或其代理人向海关报检时，除提供贸易合同、发票、信用证等基本单证外，还应向海关提供《出口木制品及木制家具生产企业备案登记证书》，其产品符合输入国家或地区的技术法规、标准，或国家强制性标准质量的《出口木制品及木制家具生产企业符合性声明》等单证材料。

（三）检验依据

1. 输入国（地区）有法律、行政法规及标准的，按输入国法律、行政法规及标准检验；

2. 输入国（地区）法律、行政法规及标准未有规定要求的，按我国现行的技术规范及强制性标准检验；

3. 输入国（地区）法律、行政法规及标准未有规定要求的，我国现行的技术规范及强制性标准也未有规定要求的，按对外贸易合同约定的标准检验；

4. 需凭样成交的，按照样品检验。有关国家和地区及我国的木制品、家具产品甲醛、重金属、阻燃等项目的技术法规和标准见本节表 3—2。

表 3—2 有关国家和地区及我国的木制品、
家具产品甲醛、重金属、阻燃等项目的技术法律和标准

产品名称	检测项目与限量要求	输入国和地区	法规/要求	检测方法
木制品	甲醛：E1级、E2级	欧盟	89/106/EEC 2003/02/EC	BS 13986
	五氯苯酚≤5ppm			CEN/TR 14823或BS 5666.6
	砷（砒霜）：禁用≤5ppm			BS 5666.3
软体家具	英国防火阻燃	英国	英国防火法规	BS 5852/EN 1021
木制品、家具	木制品甲醛≤0.2PPM或≤0.3PPM，家具甲醛≤0.3PPM	美国	40CFR P63、EPA、CPSC	ASTM D 5582
	油漆涂层中：总铅≤600ppm		16CFR1303	ASTM F 963
软体家具	防火阻燃		CAL117	CAL 117
木制品和家具	甲醛：E1级、E2级	澳大利亚	参照89/106/EEC	参照BS 13986
木制品、家具	木制品：甲醛（AV/MAX F☆☆☆0.3/0.4，F☆☆☆0.5/0.7，F☆☆1.5/2.1，F☆5.0/7.0）mg/L。家具：F☆☆☆以上	日本	建筑基准法BSL	JIS 1460干燥器法
木制品	甲醛（AV/MAX F1：0.3/0.4，F2:0.5/0.7，F3:1.5/2.1）mg/L	台湾省	CNS 11818	CNS 11818
木制品	甲醛E1、E2	中国	GB18580	GB 18580
家具	甲醛E1		GB18584	GB 18584
	重金属			

1. 关于对进出口人造板及其制品增加有害物质检测的通知（国质检检函【2003】987号）

2. 关于对进出口木制品有毒有害物质实施检测的补充通知（国质检检函【2004】635号）

3. 关于对出口木制品及木制家具实施检验监管工作的通知（国质检检函【2007】1011号）

4.《关于对出口木制品及木制家具实施检验监管工作的通知》附件1的补充通知（质检检函【2007】342号）

第六节 出境化妆品的申报

化妆品是和人体直接接触的物质，其所含有的具有潜在危险的化学成分对人体健康会产生严重的危害。为保证出口化妆品的安全卫生质量，保护消费者身体健康，国家对出口化妆品实施法定检验。

一、申报范围

化妆品是指以涂、擦、散布于人体表面任何部位（表皮、毛发、指甲、口唇等）或口腔粘膜、牙齿，以达到清洁、护肤、美容和修饰目的的产品。实施出境检验检疫管理化妆品包括化妆品成品和化妆品半成品。化妆品成品包括销售包装化妆品成品和非销售包装化妆品成品；化妆品半成品是指除最后一道"灌装"或者"分装"工序外，已完成其他全部生产加工工序的化妆品。列入《出入境海关实施检验检疫的商品目录》及有关国际条约、相关法律、行政法规规定由海关检验检疫的出口化妆品成品和半成品应向海关报检。

二、申报要求

（一）申报地点

出口化妆品应向产地海关申报，由产地海关实施检验检疫，口岸海关实施口岸查验。

（二）申报单证

出口化妆品的发货人或者其代理人应当按照海关总署相关规定申报。其中首次出口的化妆品应当提供以下文件：

1. 出口化妆品企业营业执照、卫生证、生产许可证、生产企业备案材料及法律法规要求的其他证明；

2. 自我声明，声明化妆品符合进口国家（地区）相关法规和标准的要求，正常使用不会对人体健康产生危害等内容；

3. 产品配方；

4. 销售包装化妆品成品应当提交外文标签样张和中文翻译件；

5. 特殊用途化妆品成品应提供相应的卫生许可批件或产品中可能存在安全性风险物质的有关安全性评估资料。

上述文件提交复印件的，应当同时交验正本。

（三）检验检疫

海关受理申报后，对出口化妆品进行检验检疫，包括现场查验、抽样留样、实验室检验、出证等。海关对出口化妆品实施检验的项目包括标签、数量、重量、规格、包装、标记以及品质卫生等。出口化妆品经检验检疫合格的，由海关按照规定出具通关证明，进口国家（地区）对检验检疫证书有要求的，应当按照要求同时出具有关检验检疫证书。出口化妆品经检验检疫不合格的，可以在海关的监督下进行技术处理，经重新检验检疫合格的，方准出口。不能进行技术处理或者技术处理后重新检验仍不合格的，不准出口。

三、注意事项

1. 出口化妆品生产企业应当保证其出口化妆品符合进口国家（地区）标准或者合同要求。进口国家（地区）无相关标准且合同未有要求的，可以由海关总署指定相关标准。

2. 海关总署对出口化妆品生产企业实施备案管理。出口化妆品生产企业应当建立质量管理体系并持续有效运行。海关对出口化妆品生产企业质量管理体系及运行情况进行日常监督检查。

3. 来料加工全部复出口的化妆品，来料进口时，能够提供符合拟复出口国家（地区）法规或标准的证明性文件的，可免于按照我国标准进行检验；加工后的产品，按照进口国家（地区）的标准进行检验检疫。

参考规章、公告（规范性文件）

1.《进出口化妆品检验检疫监督管理办法》（国家质检总局令第 143 号）
2. 关于印发《进出口食品、化妆品标签检验规程（试行）》的通知（国质检食函【2006】293 号）
3.《化妆品标识管理规定》（国家质检总局令第 100 号）

第七节 出境危险货物的申报

危险货物是具有自燃、易燃、爆炸、腐蚀、毒害、放射性等性质的货物，一般分为以下几种：爆炸品、氧化剂、压缩气体、自燃物体、遇水燃烧物体、易燃液体、毒害品、腐蚀性品、放射性物品等。目前，国家对出口危险货物包括烟花爆竹、出口打火机和点火枪类商品实施法定检验。

一、出口烟花爆竹

烟花爆竹是我国传统的出口商品，同时烟花爆竹又属易燃易爆的危险品，在生产、储存、装卸、运输各环节极易发生安全事故。为保证其安全运输出口，我国对出口烟花爆竹的生产企业实施登记管理制度。

（一）申报范围

商品编码为 36041000 的烟花爆竹产品。

（二）申报地点

出境烟花爆竹产品应在产地海关报检，我国海关对出口烟花爆竹的检验和监管采取产地检验和口岸查验

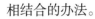

相结合的办法。

（三）申报单证

出境申报时，货主或其代理人除提供外贸合同、信用证、发票、装箱单等基本单证外，还应当提供以下材料：

1. 出境货物运输包装性能检验结果单；

2. 出境危险货物运输包装使用鉴定结果单；

3. 生产企业对出口烟花爆竹的质量和安全做出承诺的声明（式样见图3－1）；

4. 生产企业的厂检合格单、经营企业的质量验收单；

5. 海关指定检测中心出具的烟火药物安全性能检验合格报告；

6. 出口规格为6英寸及以上的礼花弹产品时，在口岸查验时，需提供海关出具的分类定级试验报告和12米跌落试验合格报告。

出口烟花爆竹生产企业声明

（企业名称） （登记代码为）生产的 （名称、型号、批号） 产品共_____ 箱出口至_____ 国家，该批产品_____ 已按_____ 标准进行生产并自我检验合格，产品及包装均符合出口要求。

上述内容真实无误，如有虚假，愿承担全部责任。

特此声明。

法定代表人（签字）：

出口企业 （盖章）：

年 月 日

图3－1《出口烟花爆竹生产企业声明》式样

（四）施检

1. 出口烟花爆竹的检验应当严格执行国家法律法规规定的标准，对进口国以及贸易合同高于我国法律法规规定标准的，按其标准进行检验。出口烟花爆竹的检验内容主要包括：共同性检验项目（包括危险品包装使用鉴定）、燃放检验项目、安全性检验项目。

2. 海关对首次出口或者原材料、配方发生变化的烟花爆竹应当实施烟火药剂安全稳定性能检测。对长期出口的烟花爆竹产品，每年应当进行不少于一次的烟火药剂安全性能检验。

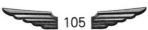

3. 凡经检验合格的出口烟花爆竹，由海关在其运输包装明显部位加贴验讫标志。

4. 出口烟花爆竹的查验内容主要包括：货物包装是否完好、是否加贴检验检疫验讫标志、危险货物包装标记及危险货物标志是否完好并与危险货物包装检验结果单一致、批次标记和唛头标记以及货物数量是否与单据一致等。对装运出口烟花爆竹的集装箱加施检验检疫封识的，还应检查封识是否完好、封识序号等是否与单据一致。必要时，可打开货物包装（或集装箱）核查货物品种是否与单据一致。经检查上述内容不一致的，不予放行。

（五）注意事项

1. 出口烟花爆竹经营企业，应当向依据《烟花爆竹安全管理条例》的规定获得登记代码的出口烟花爆竹生产企业采购烟花爆竹；获得登记代码的出口烟花爆竹生产企业应当向取得《烟花爆竹经营许可证》的出口烟花爆竹经营企业供应烟花爆竹。

2. 出口烟花爆竹的包装，根据不同的出口运输方式（海运、铁路运输、公路运输和航空运输等），按照相应的国际危规和检验检疫行业标准进行性能检验和使用鉴定；盛装出口烟花爆竹的运输包装，应当标有联合国规定的危险货物包装标记和出口烟花爆竹生产企业的登记代码标记。

二、出境打火机、点火枪类商品

（一）申报范围

打火机、点火枪类商品是涉及运输及消费者人身安全的危险品，为提高我国该类出口商品的质量，促进贸易发展，保障运输及消费者人身安全，自2001年6月1日起我国对出境打火机、点火枪类商品实施法定检验，具体包括商品编码为96131000一次性袖珍气体打火机、96132000的可充气袖珍气体打火机、96133000的台式打火机、96138000其他类型打火机（包括点火枪）。我国海关对出口打火机、点火枪类商品的生产企业实施登记管理制度。

（二）申报地点

出境打火机、点火枪类商品应在产地海关报检，我国海关对出口打火机、点火枪类商品的检验和监管采取产地检验和口岸查验相结合的办法。

（三）申报单证

出境申报时，货主或其代理人除提供外贸合同、信用证、发票、装箱单等基本单证外，还应当提供以下材料：

1. 出口打火机、点火枪类商品生产企业登记证；

2. 出口打火机、点火枪类商品生产企业自我声明（式样见图3—2）；

3. 出口打火机、点火枪类商品的型式试验报告；

4. 出境货物运输包装性能检验结果单；

5. 出境危险货物运输包装使用鉴定结果单。

出口打火机、点火枪类商品
生产企业自我声明

　　<u>（企业名称）（登记代码）</u>生产的打火机/点火枪（<u>名称</u>

<u>/型号/批号</u>）产品共＿＿＿＿＿箱/＿＿＿＿＿只出口到

＿＿＿国家，该批产品已按企业产品标准进行生产并自我检验合

格，产品及包装符合出口要求。

　　　　上述内容真实无误，如有虚假，愿承担全部责任。

　　　　特此声明。

　　　　　　　　　　法定代表人（签字）：
　　　　　　　　　　出 口 企 业（盖章）：

　　　　　　　　　　　　　　　年　　月　　日

图3－2《出口打火机、点火枪类商品生产企业自我声明》式样

（四）施检

　　1.出口打火机、点火枪类商品检验应严格依照国家技术规范的强制性要求和有关标准进行，对于进口国（地区）技术法规和标准的要求高于我国标准的，要按进口国技术法规和标准进行检验。对于我国与进口国（地区）有危险品检验备忘录或协议的，应符合备忘录或协议的要求。

　　2.经口岸海关查验不合格的出口打火机、点火枪类商品，由口岸海关出具《出境货物不合格通知单》，出口商须将货物退原产地海关处理。

（五）注意事项

　　1.海关对出口打火机、点火枪类商品的检验实施批次检验，同时对其包装实施性能检验和使用鉴定。

　　2.出口打火机、点火枪类商品上应铸有海关颁发的企业登记代码，其外包装须印有登记代码和批次，在外包装的明显部位要贴有海关的验讫标志。

三、出口危险化学品

（一）申报范围

　　危险化学品，是指具有毒害、腐蚀、爆炸、燃烧、助燃等性质，对人体、设施、环境具有危害的剧毒化学品和其他化学品。危险化学品目录（最新版），由国务院安全生产监督管理部门会同国务院工业和信息化、公安、环境保护、卫生、质量监督检验检疫、交通运输、铁路、民用航空和农业主管部门，根据化学品危险

特性的鉴别和分类标准确定、公布，并适时调整。根据《危险化学品安全管理条例》，我国海关负责对进出口危险化学品及其包装实施检验监管。

（二）申报地点

出口危险化学品应在产地海关报检，我国海关对出口危险化学品的检验和监管采取产地检验和口岸查验相结合的办法。

（三）申报单证

出口危险化学品的发货人或者其代理人应按照检验检疫规定申报，申报时按照《危险化学品名录》中的名称申报，同时还应提供下列材料：

1. 出口危险化学品生产企业符合性声明（式样见图 3-3）；
2. 《出境货物运输包装性能检验结果单》（散装产品除外）；
3. 危险特性分类鉴别报告；
4. 危险公示标签、安全数据单样本，如是外文样本，应提供对应的中文翻译件；
5. 对需要添加抑制剂或稳定剂的产品，应提供实际添加抑制剂或稳定剂的名称、数量等情况说明。

出口危险化学品生产企业符合性声明

（格式范本）

（企业名称）报检的（商品名称）（HS 编码：_____，化学品正式名称：_____，联合国 UN 编号：_____），共（桶／袋／箱等）_____（吨／千克），包装 UN 标记，出口至___国家（或地区），与提交的危险化学品分类鉴别报告（报告编号：___）检测的产品一致，并经自我检验合格。

以上报检货物的安全数据单及危险公示标签符合联合国《全球化学品统一分类和标签制度》（GHS）基本要求，使用包装符合联合国《关于危险货物运输的建议书规章范本》（TDG）的相关要求。

上述内容真实无误，本企业对以上声明愿意承担相应的法律责任。

特此声明。

法定代表人或其授权人（签字）：

企业（盖章）：

年月日

图 3-3《出口危险化学品生产企业符合性声明声明》式样

参考规章、公告（规范性文件）

1. 《出口烟花爆竹检验管理办法》（原国家出入境检验检疫局令 1999 年第 9 号）
2. 关于执行《出口烟花爆竹检验管理办法》有关问题的通知（国检检函【2000】280 号）
3. 关于对出口打火机、点火枪类商品实施法定检验的通知（国检检联【2001】52 号）

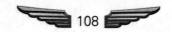

4. 关于对出口打火机、点火枪类商品实施法定检验有关问题的补充通知（国检检函【2001】213号）

5. 关于加强出口打火机、点火枪类商品检验监管的紧急通知（国质检检函【2007】756号）

6. 关于进出口危险化学品及其包装检验监管有关问题的公告（国家质检总局公告2012年第30号）

7. 关于进出口危险化学品及其包装检验监管有关问题的公告（海关总署公告2020年第129号）

第八节 出境市场采购货物的申报

一、申报范围

市场采购出口商品是指出口商品发货人或者其代理人在国内市场以现货方式采购，并由采购地海关检验的法定检验出口商品。食品、化妆品、压力容器、危险品和实施许可证管理的商品，不得以市场采购的形式出口。

海关对市场采购出口商品供货单位和发货人、代理人实行备案管理，市场采购出口商品的供货单位、发货人的代理人按照自愿原则可以向海关申请备案。

二、申报要求

（一）申报地点

市场采购出口商品发货人及其代理人应当向商品采购地海关办理申报手续，由采购地海关实施检验，口岸海关查验放行。

（二）申报单证

发货人应当对市场采购的出口商品进行验收后，按照海关总署《出入境检验检疫报检规定》向海关申报，并提供外贸合同、信用证、发票、装箱单等基本单证外，还应当提供以下资料：

1. 符合性声明。发货人声明其报检的出口商品符合进口国家（地区）技术法规和标准要求，进口国家（地区）无明确规定的，发货人声明其申报的出口商品符合我国国家技术规范强制性要求及相关标准或者合同约定。

2. 出口商品质量合格验收报告。

3. 商品采购票据等市场采购凭证。

4. 采购备案单位的商品的，需提供备案证明复印件。

（三）施检

1. 市场采购出口商品应当按照进口国家（地区）技术法规、标准要求实施检验；进口国家（地区）没有技术法规、标准要求的，按照我国国家技术规范强制性要求及相关标准检验；我国没有国家技术规范强制性要求及相关标准的，按照合同约定的要求检验。

合同约定的要求高于进口国家（地区）技术法规、标准要求或者我国国家技术规范强制性要求及相关标准的，按照合同约定实施检验。

2. 海关参照《出口工业产品企业分类管理办法》（国家质检总局第113号令）对市场采购出口商品供货单位和发货人代理人实施分类管理，并确定特别监管、严密监管、一般监管、验证监管、信用监管五种不同检验监管方式。海关对来源于未经备案单位的市场采购出口商品实施批批检验，按照特别监管或者严密监管的检验监管方式实施出口监管。

3. 市场采购出口商品经检验合格的，海关签发有关检验检疫单证，在单证中注明"市场采购"。

4. 市场采购出口商品经检验不合格的，签发不合格通知单，在海关监督下进行技术处理，经重新检验合格后，方准出口；不能进行技术处理或者经技术处理后重新检验仍不合格的，不准出口。

5. 对法定检验以外的出口商品，海关根据国家质检总局相关规定实施抽查检验。

参考规章、公告（规范性文件）

1. 关于印发《市场采购出口商品检验基本要求（试行）》的通知（质检检函【2006】82号）
2. 关于发布《市场采购出口商品检验监督管理办法（试行）》的公告（国家质检总局公告2012年第31号）

第九节 其他与出境货物相关的检验检疫事务

除了对出境商品实施检验检疫管理外，根据相关法律、法规的规定，我国海关对出境货物木质包装和出境货物运输包装容器等依法实施检验检疫管理。

一、出境货物木质包装检疫

木质包装是有害生物传播和扩散的重要途径，而且由于木质包装往往重复使用，产地难于确定，很难通过风险分析来确定采取措施的必要性。为了防止林木有害生物随货物使用的木质包装传入传出，2002年3月国际植物保护公约（International Plant Protection Convention，简称IPPC）发布了国际植物检疫措施标准第15号出版物《国际贸易中木质包装材料管理准则》（GuidelinesforRegulatingWoodPackingMaterialinInternationalTrade），简称第15号国际标准，即为国际木质包装检疫措施标准，建议所有国家或地区采取统一的木质包装管理措施，降低有害生物传播和扩散的风险。

为了规范出境货物木质包装检疫管理，参照木质包装国际标准，国家质检总局会同海关总署、商务部、国家林业局联合发布的2005年第4号联合公告，并制定了《出境货物木质包装检疫处理管理办法》，该办法于2005年3月1日起实施。

（一）检疫范围

出境木质包装是指用于承载、包装、铺垫、支撑、加固货物的木质材料，如木板箱、木条箱、木托盘、木框、木桶、木轴、木楔、垫木、枕木、衬木等。经人工合成或者经加热、加压等深度加工的包装用木质材料（如胶合板、纤维板等）和薄板旋切芯、锯屑、木丝、刨花等以及厚度等于或者小于6mm的木质材料除外。

出境货物木质包装应当按照海关列明的检疫除害处理方法实施处理，并按照规定要求加施专用标识。海关对出境货物使用的木质包装实施抽查检疫的检验检疫监管模式。

（二）出境木质包装标识加施企业的资格管理

1. 资格申请

对木质包装实施除害处理并加施标识的企业，应当向所在地海关提出除害处理标识加施资格申请并提供以下材料：《出境货物木质包装除害处理标识加施申请考核表》；工商营业执照及相关部门批准证书复印件；厂区平面图，包括原料库（场）、生产车间、除害处理场所、成品库平面图；热处理或者熏蒸处理等除害设施及相关技术、管理人员的资料；木质包装生产防疫、质量控制体系文件；海关要求的其他材料。

2. 颁发证书

直属海关对标识加施企业的热处理或者熏蒸处理设施、人员及相关质量管理体系等进行考核，符合要求的，颁发除害处理标识加施资格证书，并公布标识加施企业名单，同时报海关总署备案，标识加施资格有效期为三年；不符合要求的，不予颁发资格证书，并连同不予颁发的理由一并书面告知申请企业。未取得资格证书的，不得擅自加施除害处理标识。

（三）出境木质包装检疫处理

1. 除害处理申报

出境货物木质包装应由木质包装标识加施企业在实施检疫处理前应向海关申报。标识加施企业应当将木质包装除害处理计划在除害前向所在地检验检疫申报，海关接受申请后，采用电子监管或现场监管形式对木质包装全过程进行监管。

2. 除害处理方法

出境货物木质包装除害处理主要有热处理（HT）和溴甲烷熏蒸处理（MB）两种方法，具体要求如下：

（1）热处理（HT）

①必须保证木材中心温度至少达到56℃，持续30分钟以上。

②窑内烘干（KD）、化学加压浸透（CPI）或他处理方法只要达到热处理要求，可以视为热处理。如化学加压浸透可通过蒸汽、热水或干热等方法达到热处理的技术指标要求。

（2）溴甲烷熏蒸处理（MB）

① 常压下，按表3－3标准处理。

表3－3　常压下溴甲烷的熏蒸处理标准温度℃

温度℃	剂量（g/m³）	最低浓度要求（g/m³）			
		0.5 小时	2 小时	4 小时	16 小时
≥21℃	48	36	24	17	14
≥16℃	56	42	28	20	17
≥11℃	64	48	32	22	19

②最低熏蒸温度不应低于10℃，熏蒸时间最低不应少于16小时。

3. 加施标识

除害处理结束后，标识加施企业应当出具处理结果报告单。经海关认定除害处理合格的，标识加施企业按照规定加施标识（有关要求见本节图3－4）。再利用、再加工或者经修理的木质包装应当重新验证并重新加施标识，确保木质包装材料的所有组成部分均得到处理。

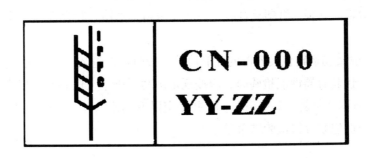

一、标识式样如上，其中：IPPC《国际植物保护公约》的英文缩写；

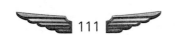

CN 国际标准化组织（ISO）规定的中国国家编码；

000 出境货物木质包装标识加施企业的三位数登记号，按直属检验检疫局分别编号；YY 除害处理方法，溴甲烷熏蒸—MB，热处理—HT；

ZZ 各直属检验检疫局 2 位数代码（如江苏局为 32）。

二、除上述信息外，标识加施企业可根据需要增加其他必要的信息。

三、标识颜色应为黑色，采用喷刷或电烙方式加施于每件木质包装两个相对面的显著位置，保证其永久性且清晰易辨。

四、标识为长方形，规格有三种：3CM×5.5CM、5CM×9CM 及 10CM×20CM，标识加施企业可根据木质包装大小任选一种，特殊木质包装经海关同意可参照标记式样比例确定。

图 3—4 出境货物木质包装除害处理标识要求

（四）申报提供的单证

使用加施标志木质包装的出口企业，在货物出口申报时，除提供相关报检随附单证材料外，还应向海关出示《出境货物木质包装除害处理合格凭证》，供现场检验检疫人员查验放行和核销。

（五）其他要求

1. 未获得标识加施资格的木质包装使用企业，可以从海关公布的标识加施企业购买木质包装，并要求标识加施企业提供出境货物木质包装除害处理合格凭证。

2. 对未使用木质包装的出境货物，在出境报检时应按规定格式备好"无木质包装声明"，以方便检验检疫查验。

二、出境货物运输包装容器的检验

出境货物运输包装根据所装货物的类别不同，在运输过程中的检验要求也不一样。根据检验的性质和要求，出境货物运输包装容器主要可分为一般货物运输包装容器、危险货物运输包装容器、食品包装等几大类。

（一）出境一般货物运输包装容器

1. 申报范围

指列入《法检目录》及其他法律、行政法规规定须经海关检验检疫，并且检验检疫监管条件为"N"或"S"的出口货物的运输包装容器，必须进行性能检验，未经商检机构检验合格，不准用于盛装出口商品。目前海关实施性能鉴定的出境货物运输包装容器包括：钢桶、铝桶、镀锌桶、钢塑复合桶、纸板桶、塑料桶（罐）、纸箱、集装袋、塑料编织袋、麻袋、纸塑复合袋、钙塑瓦楞箱、木箱、胶合板箱（桶）、纤维板箱（桶）等。

2. 申报要求

（1）申报人：出境一般货物运输包装容器的性能检验一般由运输包装容器的生产企业向所在地海关提出。

（2）申报单证：申请包装容器性能检验时，应按规定填写《中华人民共和国出入境检验检疫出入境货物包装检验申请单》（以下简称《包装检验申请单》），并提交以下单证。

①生产单位出具的该批包装容器检验结果单；

②包装容器规格清单；

③客户订单及对包装容器的有关要求；

④该批包装容器的设计工艺、材料检验标准等技术材料。

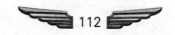

112

（3）性能检验

海关抽取代表性样品，按合同要求或有关性能检验规程进行运输包装容器的性能检验，对经鉴定合格的出口货物运输包装容器，签发《出境货物运输包装性能检验结果单》（以下简称《性能检验结果单》。

3.《性能检验结果单》的用途

（1）出境货物生产企业或经营单位向生产单位购买包装容器时，生产包装容器的单位应提供《性能检验结果单》（正本）；

（2）出境货物生产企业或经营单位向海关申请出境货物检验检疫时，应提供《性能检验结果单》正本，以便海关核销；

（3）对于同一批号不同单位使用的或同一批号多次装运出境货物的运输包装容器，在《性能检验结果单》有效期内，包装容器的生产企业可凭此单向海关申请分单。

（二）出境危险货物包装容器

出口危险货物关系到人员、运输工具、港口码头、仓库的安全，为此，国际上对运输危险货物有一大套比较完整的规则，如《国际海运危规》《国际铁路危规》和《国际航运危规》等。各国出口危险货物，必须符合国际运输规则的要求。出口危险货物运输包装容器必须依法经海关实施检验。

盛装危险货物的包装容器均列入法定检验范围。对出口危险货物运输包装容器的检验分为性能检验和使用鉴定两种。

1.出境危险货物运输包装容器的性能检验

（1）申报人：国家对出口危险货物的运输包装容器的生产单位实行质量许可制度（有关手续见本书第五章第六节）。出口危险货物的运输包装容器必须产自获出口危险货物包装容器质量许可证的企业。为出口危险货物生产运输包装容器的企业，必须向所在地海关申请运输包装容器性能检验。

（2）申报单证：申请危险货物运输包装容器的性能检验时，应按规定填写《包装检验申请单》，并提交以下单证。

①运输包装容器生产厂的《出口危险货物运输包装容器质量许可证》；

②该批运输包装容器的生产标准；

③该批运输包装容器的设计工艺、材料检验标准等技术资料。

（3）性能检验：海关按照相关规定和标准对出口危险货物运输包装容器实行强制性检验。经检验合格，签发《性能检验结果单》，方可用于包装危险货物。

（4）《性能检验结果单》的用途

①在《性能检验结果单》的有效期内，同一批号、不同使用单位的出口危险货物运输包装容器，可以凭该单向海关申请办理分证。

②出口危险货物的经营单位购买危险货物运输包装容器时，必须要求运输包装容器的供应商提供危险货物运输包装容器生产企业所在地海关签发的《性能检验结果单》。

③出口危险货物的经营单位向海关申请出口危险货物运输包装容器的使用鉴定时，须提供《性能检验结果单》正本或分单正本。

④出口危险货物的经营单位向海关申请出口危险货物品质检验时，须提供《性能检验结果单》正本或分单正本。

2.出境危险货物运输包装容器的使用鉴定

性能检验良好的运输包装容器，如果使用不当，仍达不到保障运输安全及保护商品的目的。为此，我国检验检疫相关法律、行政法规、规章规定，危险货物运输包装容器须经海关鉴定合格并取得《出境危险货物运输包装使用鉴定结果单》（以下简称《使用鉴定结果单》）后，方可包装危险货物出境。

（1）生产出口危险货物的企业必须向所在地海关申请包装容器的使用鉴定。

（2）申请危险货物运输包装容器的使用鉴定时，应按规定填写《包装检验申请单》，并提交以下单证：

①《性能检验结果单》正本或分单正本。

②危险货物说明，包括提供危险货物的危险特性分类鉴别报告、安全数据表和危险信息公示标签样本，对于首次使用的包装容器，还应提供6个月以上内装物与包装相容性试验报告或相容性自我声明。

③其他有关资料。

（3）鉴定：经鉴定合格的危险货物运输包装容器，由海关出具《使用鉴定结果单》，表明所列运输包装容器经海关鉴定，可按规定盛装危险货物出境。

（4）《使用鉴定结果单》的用途。

①出口经营单位凭《使用鉴定结果单》验收危险货物。

②对同一批号、分批出口的危险货物运输包装容器，在《使用鉴定结果单》有效期内，可凭该单在出口所在地海关办理分证手续。

③出口危险货物的经营单位向海关申请出口报检时，应提供《使用鉴定结果单》或分单正本。

④《使用鉴定结果单》是出口企业向港务部门办理出口装运手续的有效证件，港务部门凭该单安排出口危险货物的装运，对未经鉴定合格并取得《使用鉴定结果单》的货物，港务部门将拒绝办理出口货物装运手续。

3. 出境海运危险货物小型气体容器

（1）申报范围

实施检验的海运出口危险货物小型气体容器是指充灌有易燃气体、容量不超过1000cm³、工作压力大于0.1MPa（100kPa）的气体喷雾器及其他充灌有气体的容器。

（2）申报要求

①生产出口危险货物小型气体容器的生产企业经海关考核合格并获得出口商品质量许可证后，方可从事出口危险小型气体容器的生产。

②已获准生产出口危险货物小型气体容器的生产企业对本企业产品检验合格后，向所在地海关申请出口危险小型气体容器的包装检验。

③海关按照相关要求对海运出口危险货物小型气体容器进行性能检验，经检验合格的签发《性能检验结果单》。

（三）出境食品包装

为了保证出口食品安全，保护消费者身体健康，国家检验检疫部门对出口食品包装生产企业实施备案管理，对出口食品包装产品实施检验。

1. 申报范围

出境食品包装检验包括出口的包装容器和包装材料的检验。出口食品的包装容器、包装材料是指已经与食品接触或预期会与食品接触的出口食品内包装、销售包装、运输包装及包装材料。

2. 申报人

食品包装生产企业在提供出口食品包装给出口食品生产企业前应到所在地海关申请对该出口食品包装的检验检疫。

3. 申报单证

申请食品包装检验检疫时，申报人应按规定填写《包装检验申请单》，并提交以下单证：

（1）生产企业厂检合格单；

（2）销售合同；

（3）该食品包装的周期检测报告及原辅料检测报告。

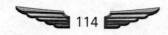

4.检验检疫

海关根据相关规程和标准对出口食品包装实施检验检疫，经检验检疫合格的，签发《出入境食品包装及材料检验检疫结果单》，并注明出口国别。《出入境食品包装及材料检验检疫结果单》有效期为1年。未经海关检验检疫或经检验检疫不合格的食品包装不得用于包装、盛放出口食品。

三、出口货物的装运前检验

装运前检验协议是世界贸易组织管辖的一项多边贸易协议，该项协议适用于由成员方政府通过政府授权或政府合同的方式，指定专门检验机构对进口产品的数量、质量、价格、货物的税则分类等，在出口方境内进行装运前的检验活动。装运前检验证书是进口国海关征收关税和进口商申请外汇的重要依据。如果没有装运前检验证书，进口商可能会被进口国海关处以 1 ~ 2 倍货物 FOB 值罚款，或被责令将货物退运。

我国目前分别与塞拉利昂、埃塞俄比亚、埃及、伊朗、苏丹等国政府有关部门签署了质检合作协议，对出口上述 5 国的出口工业产品实施装运前检验工作。

（一）申报范围

出口至上述 5 国的每批次价值在 2000 美元以上的所有贸易性出口工业产品（不仅包括《法检目录》内的商品，也包括《法检目录》外的商品），均应实施装运前检验。

（二）申报人

出口货物的出口商或其代理人。

（三）报检时间和地点

买卖双方签订出口合同后，在规定的时间内，申报人到所在地海关申报。

（四）申报单证

申报人应提交报检单、合同、信用证等相关申报单证。

（五）检验内容

装运前检验工作包括产品检验、价格核实和监督装载三项内容。其中，产品检验活动是对出口产品的品名、质量、数量、安全、卫生和环保等项目的检验；价格核实是对该批货物在进出口贸易活动中公平合理价值的确定，目的是为对方海关征收进口关税提供依据；监督装载或装箱是对出口货物装载过程的监督，以保证出口货物批次的相符性。

（六）检验证书

经装运前检验的出口货物由海关出具《装运前检验证书》（证书全称为 certificateforPre-shipmentInspection 简称为 PSI.），作为该批货物进口清关的重要单证之一。

中华人民共和国出入境检验检疫
出境货物运输包装检验申请单

日期：　　年　　月　　日　　　　　　　　　　　　　　　编号＿＿＿＿＿＿

申请人 （加盖公章）	（单位）		联系人	
	（地址）		电话	
包装使用人		包装容器标记及批号		
包装容器名称 及规格				
包装容器生产厂				
原材料名称及产地		包装质量许可证号		
申请项目(划"√")	口·危包性能　　口危包使用　　口一般包装性能　　口			
数　量		包装容器编号		
生产日期		存放地点		
危包性能检验结果单号				
运输方式(划"√")	口海运　　口空运　　口铁路　　口公路　　口			
拟装货物名称及形态		密　度		
拟装货物单件毛重		单件净重	联合国编号	
装运口岸		提供单据(划"√")	口合同口信用证口厂检单口	
装运日期		集装箱上箱次装货名称		
输往国家		合同、信用证等对包装的特殊要求	* 检验费	
分证单位 及数量			总金额 （人民币元）	
			计费人	
			收费人	

申请人郑重声明：		领取证单	
上列填写内容正确属实，并承担法律责任。		时　间	
签名：＿＿＿＿＿＿		签　名	

注：有"*"号栏由出入境检验检疫机关填写　　　　　　　　国家出入境检验检疫局制

图3-5《出境货物运输包装检验申请单》样本

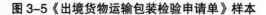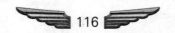

中华人民共和国出入境检验检疫
出境货物运输包装性能检验结果单

编号_____

申请人	
包装容器名称及规格	包装容器标记及批号
包装容器数量	生产日期 自 年 月 日至 年 月 日
拟装货物名称 散装	状态 比重

检验依据

拟装货物类别(划"·") □危险货物 □一般货物
联合国编号
运输方式

检验结果

签字: 日期: 年 月 日

包装使用人	
本单有效期	截止于 年 月 日

分批使用核销栏	日期	使用数量	结余数量	核销人	日期	使用数量	结余数量	核销人

说明：1. 当合同或信用证要求包装检验证书时，可凭本结果单向出境所在地检验检疫机关申请检验证书。
2. 包装容器使用人向检验检疫机关申请包装使用鉴定时，须将本结果单交检验检疫机关核实。

图3-6《出境货物运输包装性能检验结果单》样本

中华人民共和国出入境检验检疫
出境危险货物运输包装使用鉴定结果单

编号_____

申请人	
使用人	

包装容器名称及规格		包装容器标记及批号	
货物包装类别			
包装容器性能检验结果单号			
运输方式			

危险货物名称		危险货物类别	
		联合国编号	
危险货物状态		危险货物密度	

报检包件数量		单件容积		单件毛重	
危险货物灌装日期		年 月 日		单件净重	
检验依据					

鉴定结果	
	签字：_____ 日期：_____

本结果单有效期	截止于 　　年　　月　　日

分批出境核销栏	日期	出境数量	结余数量	核销人	日期	出境数量	结余数量	核销人

说明：1.当合同或信用证要求包装检验证书时，可凭本结果单想出境所在地检验检疫机关申请检验证书。

2.包装容器使用人向检验检疫机关申请包装使用鉴定时，须将本结果单交检验检疫机关核实。

图3－7《出境危险货物运输包装使用结果单》样本

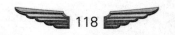

中华人民共和国出入境检验检疫

出入境食品包装及材料检验检疫结果单

编号_____

申请人				
包装/材料名称及规格		包装容器标记及批号		
包装/材料数量		生产日期	自　年　月　日至　年　月　日	
拟装食品名称		状态		比重	
检验依据		输出国家或地区		
		运输方式		
检验检疫结果	签字：　　　　　　　　日期：　年　月　日			
包装/材料使用人				
本单有效期	截止于　年　月　日			

分批出境核销栏	日期	使用数量	结余数量	核销人	日期	使用数量	结余数量	核销人

说明：1.当合同或信用证要求包装检验证书时，可凭本结果单向出境所在地检验检疫机关申请检验证书。

2.包装容器使用人向检验检疫机关申请包装使用鉴定时，须将本结果单交检验检疫机关核实。

图3－8《出入境食品包装及材料检验检疫结果单》样本

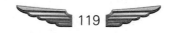

中华人民共和国出入境检验检疫
ENTRY-EXIT INSPECTION AND QUARANTINE
OF THE PEOPLE'S REPUBLIC OF CHINA

正 本
ORIGINAL

共 1 页第 1 页 page 1 of 1
编号No.：480500503003989

检验证书— —装运前检验
INSPECTION CERTIFICATE FOR PRE-SHIPMENT INSPECTION

申报金额 Declared value	13100.00 美元 USD13100.00
出口商名称及地址 The Name and Address of the Exporter	
进口商名称及地址 The Name Address of the importer	Sisay Belay (Sekor Ethiopia), Addis Ababa, Ethiopia
检验地点 Site of Inspection	中国深圳 SHENZHEN, CHINA

产品标准：　　　*** Product Standard:　NONE		检测标准：　　　*** Inspection Method Standard:　NONE	
检验结果：　　合格 Result of Inspection:　QUALIFIED		价格核实结果：　　13100 美元 Result of Price Verification: USD13100.00	

数量及包装检验情况
Findings on Quality and Package Inspection

800 件/800 箱：货物用纸箱包装，包装完好
-800-PCS/-800-CTNS:THE ABOVE GOODS ARE PACKED IN CARTONS THE PACKING IS INTACT

质量检验情况
Findings on Quality Inspection

STANDARD　　Sep.23, 2007

随付单证
Documents Attached　NONE

检验机构印章 The Seal of Inspection Body	检验员签名 The Signature of the Inspector:　LUOMING
	附 件　　　*** Attachment　NONE

序列号 Serial Number	商品名称 Description	HS编码 HS Code	原产地 Place of Origin	数量 Quantity	单位 Unit	包装方式和件数 Packing Style/pieces	单价 Unit Price	估价结果 Result of Evaluation
1	台式两头燃气灶	7321110000	中国 CHINA	300	件 PC	300 纸箱 300CARTONS	14.25 美元/ 件 USD14.5/PC	14.25 美元/ 件 USD14.5/PC
2	台式三头燃气灶	7321110000	中国 CHINA	500	件 PC	500 纸箱 500CARTONS	16.75 美元/ 件 USD14.5/PC	16.75 美元/ 件 USD14.5/PC

合计数量　　800 件 Total in Quantity　800PCS	合计估价结果　13100.00 美元 Total in Evaluation　USD13100.00

图3-9《装运前检验证书》样本

参考规章、公告（规范性文件）

1.《出境货物木质包装检疫处理管理办法》（国家质检总局令第 69 号）

2. 出境货物木质包装的有关要求（国家质检总局公告 2005 年第 4 号）

3.《出口商品运输包装检验管理办法（试行）》（原国家商检局令 1990 年第 3 号）

4.《汽车运输出境危险货物包装容器检验管理办法》（国家质检总局、交通部、发改委、商务部令 2002 年第 48 号）

5.《铁路运输出口危险货物包装容器检验管理办法（试行）》（原国家出入境检验检疫局、铁道部、原国家计委、原外经贸部联合发布 2000 年）

6.《海运出口危险货物包装检验管理办法》（原国家经委、经贸部、交通部、商检局联合发布 1985 年）

7.《空运进出口危险货物包装检验管理办法》（原国家商品局、中国民用航空总局、原国家计划委员会、原对外贸易经济合作部联合发布国检务联【1995】2 号）

8. 关于《海运出口危险货物包装检验管理办法（试行）》补充规定的通知（原外经贸部 1991 年）

9. 关于对海运出口危险货物小型气体容器包装实施检验和管理的通知（原国家商检局、交通部）

10. 关于做好出口与食品接触材料有关工作的通知（国质检明发【2005】57 号）

11. 关于印发《进出口食品包装容器、包装材料实施检验监管工作管理规定》的通知（国质检检【2006】135 号）

12.《进出口食品包装容器、包装材料检验监管工作规范（试行）》（质检检函【2006】107 号）

13. 关于实施《进出口食品包装容器、包装材料检验监管工作规范（试行）》的补充通知（质检检函【2006】151 号）

14. 关于对海运出口危险货物小型气体容器包装实施检验和管理的通知（原国家检验局、交通部国检务联【1995】第 229 号）

15. 关于对出口塞拉利昂产品实施装运前检验的公告（国家质检总局公告 2004 年第 7 号）

16. 关于对出口埃塞俄比亚产品实施装运前检验的公告（国家质检总局公告 2006 年第 102 号）

17. 关于对出口埃及工业产品实施装运前检验的公告（国家质检总局公告 2009 年第 25 号）

18. 关于出口伊朗工业产品实施装运前检验的公告（国家质检总局公告 2011 年第 161 号）

19. 关于进出口危险化学品及其包装检验监管有关问题的公告（国家质检总局公告 2012 年第 30 号）

20. 关于对出口苏丹工业产品实施装运前检验的公告（国家质检总局公告 2013 年第 139 号）

21. 关于进出口危险化学品及其包装检验监管有关问题的公告（海关总署公告 2020 年第 129 号）

第四章 入境货物特殊申报要求

在办理入境货物检验检疫手续时，某些货物由于其特殊属性，有关检验检疫法律、行政法规或行政规章对其规定了特殊的检验检疫要求。这些特殊要求主要体现在报检时间、地点、报检时应提供的单证和其他相关要求等方面。本章我们逐类介绍了入境货物的特殊检验检疫要求。

第一节 入境动物及动物产品的申报

一、入境动物及动物遗传物质的报检

（一）报检范围

"动物"是指饲养、野生的活动物，如畜、禽、兽、蛇、龟、鱼、虾、蟹、贝、蚕、蜂等；"动物遗传物质"是指哺乳动物精液、胚胎和卵细胞。

（二）入境报检基本流程

从检验检疫机构对动物、动物遗传物质等进口货物进行监管的全过程看，这类货物的报检按时间先后可分为合同签订前办理检疫审批、（境外产地检验）、入境申报、入境口岸查验、隔离检疫、检疫放行和处理等几个阶段：

1. 检疫审批

根据《动植物检疫法》及其实施条例的规定，输入动物、动物遗传物质的企业，必须事先向属地海关提出申请，办理检验检疫审批手续。为此，进口商应在对外签署合同或企业协议前应到属地海关办理检验检疫审批手续，取得《中华人民共和国进境动植物检疫许可证》（以下简称《进境动植物检疫许可证》）后才能签署合同和组织进口；进口合同或协议中应当订明中国法定的检疫要求，明确必须附有输出国家（地区）政府动植物检疫机构出具的检疫证书等条款。对进境后需进行隔离检疫的动物，应在申请《进境动植物检疫许可证》时，向直属海关申请办理进境动物隔离检疫场使用申请手续。

2. 境外产地检疫

输入动物及动物遗传物质的，海关总署视进口动物的品种、数量和输出国（地区）的情况，依照我国与输出国（地区）签订的输入动物的检疫和卫生议定书的要求，确定是否需要进行境外产地检疫。需要进行境外检疫的要在进口合同中加以明确。海关总署派出的兽医与输出国（地区）官方的兽医共同执行检疫任务。

3. 入境报检

（1）报检地点及时限输入动物及动物遗传物质，应当按照《进境动植物检疫许可证》指定口岸进境，并应向入境口岸海关进行申报。输入种畜、禽及动物遗传物质的，货主或其代理人应在入境30日前申报；输入其他动物的，应在入境15日前申报。

（2）申报单证货主或其代理人在办理入境申报手续时，除按报检的一般要求向单一窗口上传合同、发票、装箱单、提运单等基本单证外，还应提交以下单证：

①《进境动植物检疫许可证》预核销单（除活动物以外，其他类别货物的检疫许可证可多次使用并进行核销）；

②输出国家或地区官方出具的检疫证书正本；

③进口种用 / 观赏用水生动物，畜、禽的，提供直属检验检疫机构签发的《隔离场使用证》（使用国家隔离场的，相关隔离场使用的批准在《进境动植物检疫许可证》中列明）；

④输入动物遗传物质的，应提供经所在地直属检验检疫机构批准并出具的使用单位备案证明书。

无输出国家或者地区官方机构出具的有效动物健康（卫生）证书，或者未依法办理检疫审批手续的，入境口岸海关应根据具体情况，对进境动物、动物遗传物质做退回或销毁处理。

4. 入境口岸查验

在货物到达入境口岸前，货主或其代理人要提前预报准确的到港时间。海关检疫人员对运输动物的车辆要提前进行消毒处理。

口岸查验人员依据查验指令，审核动物检疫证书、核对货证，对动物进行临诊观察和检查。如经检查发现疑似一类传染病症状或不明原因的大量死亡，须拒绝卸货并采取有效隔离措施，并立即上报主管部门，经进一步确认为一类传染病时作"不准入境，全群退回"或"全群扑杀，销毁"处理；如发现个别动物死亡或临诊不正常，在确认为非一类传染病后，准予卸货，并可将死亡动物消毒、销毁。

对运输、接卸动物的工具，动物的排泄物，废水，铺垫物，外包装物和接卸场地进行消毒和无害化处理。对装载动物的飞机、船舶消毒后出具《运输工具消毒证书》。现场检疫结束后，如未发现异常，签发《入境货物通关单》，动物由检疫人员押运至指定的国家隔离场或指定隔离场。

5. 隔离检疫

根据《动植物检疫法》及其实施条例的规定，输入种用大中动物的，应当在海关总署设立的动物隔离检疫场所隔离检疫45日（当国家隔离场不能满足需求，需要在直属检验检疫局指定的隔离场隔离检疫时，应当报经国家质检总局批准）；输入种用 / 观赏用水生动物、畜、禽以及海关总署批准入境的其他动物，应当在国家隔离场或者直属海关指定的动物隔离场所检疫30日。使用国家隔离场，应当事先经海关总署批准；使用指定隔离场，应当事先经所在地直属海关批准。进境食用水生动物一般无须隔离检疫。

隔离检疫期间对动物的饲养工作由货主承担，饲养员应提前做自身健康检查。货主在隔离期不得对动物私自用药或注射疫苗。主管海关一般在动物进场7天后开始对动物进行采血、采样，用于实验室检验。实验室检验是最终出具检疫结果的重要依据。所检疫病的名录实验项目和结果判定标准依据中国与输出国（地区）签订的动物检疫议定书、协定和备忘录或海关总署的审批意见执行。

6. 检疫放行和处理

根据现场检疫、隔离检疫和实验室检验的结果，对经主管海关检疫合格的动物，签发《入境货物检验检疫证明》，准予转移、销售、使用；经检验检疫不合格的，签发《动物检疫证书》；须做检疫处理的，签发《检验检疫处理通知书》，在海关的监督下，作退回、销毁或者无害化处理。

对检出患有传染病、寄生虫病的动物，须实施检疫处理。检出农业部颁布的《中华人民共和国进境动物检疫疫病名录》（见本书附录10）中一类病的全群动物或动物遗传物质禁止入境，做退回或扑杀销毁处理；

检出农业部颁布的《中华人民共和国进境动物检疫疫病名录》中二类病的阳性动物或动物遗传物质禁止入境，做退回或销毁处理，同群的其他动物放行，并进行隔离观察。

（三）注意事项

1. 进境动物遗传物质的使用单位应当到所在地直属海关备案，直属海关对进境动物遗传物质的加工、存放、使用（以下统称使用）实施检疫监督管理；对动物遗传物质的第一代后裔实施备案。

2. 输往我国的水生动物必须来自输出国家或者地区官方注册的养殖场。水生动物输往我国之前，必须在输出国家或者地区官方机构认可的场地进行不少于 14 天的隔离养殖。输往我国的水生动物在隔离检疫期间，不得与其他野生或者养殖的水生动物接触。输往我国的水生动物在包装运输前，不得有任何动物传染病和寄生虫病的临床症状。种用和观赏用水生动物必须使用输出国家或者地区官方批准的有效药物进行药浴、消毒，并驱除水生动物体外寄生虫。

输往中国的水生动物的包装必须是全新的或者经过消毒的，符合中国卫生防疫要求，并能够防止渗漏的。外包装应当标明养殖场注册编号、水生动物品种和数（重）量；内包装袋透明，便于检查。

二、入境动物产品的申报

动物产品是指来源于动物未经加工或虽经加工但仍有可能传播疫病的产品，如生皮张、毛类、肉类、脏器、油脂、动物水产品、奶制品、蛋类、骨、蹄、角等。

（一）入境肉类产品的申报

肉类产品是指动物屠体的任何可供人类食用部分，包括胴体、脏器、副产品以及以上述产品为原料的制品，不包括罐头产品。

根据海关总署公告 2021 年第 108 号为进一步深化"放管服"改革,持续优化口岸营商环境,减轻企业负担,海关总署决定取消进口肉类收货人备案事项，自 2022 年 1 月 1 日起执行。境外生产企业由所在国家（地区）主管当局向海关总署推荐注册并获得在华注册编号，方可办理肉类产品进口手续。肉类进口准入参看"符合评估审查要求的国家或地区输华肉类产品名单"详见海关总署官网。

1. 检疫审批

海关总署对进口肉类产品实行检疫审批制度。进口肉类产品的收货人应当在签订贸易合同前办理检疫审批手续，取得《进境动植物检疫许可证》（有关检疫审批范围、手续见本书第五章第一节）。未取得《进境动植物检疫许可证》的，不得进口。

2. 入境申报

（1）申报时限和地点

应当从海关总署指定的口岸进口肉类产品。货主或其代理人应在货物入境前或入境时向进口口岸海关申报。

（2）申报单证

货主或其代理人在办理入境申报手续时，除按一般要求向单一窗口上传合同、发票、装箱单、提运单等基本单证外，还应持有及上传以下单证：

①《进口动植物检疫许可证》编号或预核销单。

②输出国家或者地区官方出具的相关证书正本原件。进口肉类产品随附的输出国家或者地区官方检验检疫证书，应当符合海关总署对该证书的要求。

③目的地为内地的进口肉类产品，在香港或者澳门卸离原运输船只并经港澳陆路运输到内地的、在香港或者澳门码头卸载后到其他港区装船运往内地的，发货人应当向港澳中检公司（目前维持不变）申请中转预检，合格后另外加施新的封识并出具检验证书，入境口岸海关受理申报时查该证书。未经预检或者预检不合格的，不得转运内地。

3. 口岸受理及查验

（1）口岸海关对收货人或者其代理人提交的相关单证进行审核，并对检疫审批数量进行核销。

（2）进口口岸海关依照规定对进口肉类产品实施现场查验，内容如下：

①检查运输工具是否清洁卫生、有无异味，控温设备设施运作是否正常，温度记录是否符合要求；

②核对货证是否相符，包括集装箱号码和铅封号、货物的品名、数（重）量、输出国家或者地区、生产企业名称或者注册号、生产日期、包装、唛头、输出国家或者地区官方证书编号、标志或者封识等信息；

③查验包装是否符合食品安全国家标准要求；

④预包装肉类产品的标签是否符合要求；

⑤对鲜冻肉类产品还应当检查新鲜程度、中心温度是否符合要求，是否有病变以及肉眼可见的寄生虫包囊、生活害虫、异物及其他异常情况，必要时进行蒸煮试验。

（3）进口鲜冻肉类产品经现场查验合格后，运往检验检疫机构指定地点存放。

4. 实验室检测

口岸海关根据查验系统布控指令，对需抽样送实验室检验的，依照系统提示对进口肉类产品采样，按照有关标准、监控计划和警示通报等要求进行检验或者监测。

相关实验室按送检单所列检验项目及检验标准完成检验，向送检部门出具检验报告。检验项目主要包括：感官检验检疫；微生物项目；有毒有害物质；农药残留项目；兽药残留；根据输出国或者地区的动物疫情状况，对可能受动物传染病原、寄生虫感染的肉类产品进行动物病毒和寄生虫检验；中国法定检验检疫要求（包括《进境动物传染病、寄生虫名录》）、双边协定、《进境动植物检疫许可证》及贸易合同等要求的其他项目等。

5. 检疫放行和处理

口岸海关根据进口肉类产品检验检疫结果做出如下处理：

（1）经检验检疫合格的，签发《入境货物检验检疫证明》，准予生产、加工、销售、使用。《入境货物检验检疫证明》应当注明进口肉类产品的集装箱号、生产批次号、生产厂家名称和注册号、唛头等追溯信息。

（2）经检验检疫不合格的，签发检验检疫处理通知书。有下列情形之一的，作退回或者销毁处理：

①无有效进口动植物检疫许可证的；

②无输出国家或者地区官方机构出具的相关证书的；

③未获得注册的生产企业生产的进口肉类产品的；

④涉及人身安全、健康和环境保护项目不合格的。

（3）经检验检疫，涉及人身安全、健康和环境保护以外项目不合格的，可以在检验检疫机构的监督下进行技术处理，合格后，方可销售或者使用。

（4）需要对外索赔的，签发相关证书。

（二）入境水产品的申报

水产品是指供人类食用的水生动物产品及其制品，包括水母类、软体类、甲壳类、棘皮类、头索类、鱼类、两栖类、爬行类、水生哺乳类动物等其他水生动物产品以及藻类等海洋植物产品及其制品，不包括活水生动物及水生动植物繁殖材料。

境外生产企业由所在国家（地区）主管当局向海关总署推荐注册并获得在华注册编号。海关总署对向中

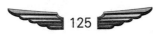

国境内出口水产品的出口商或者代理商，以及进口水产品收货人实施备案管理，并定期公布已获准入资质的境外生产企业和已经备案的出口商、代理商名单。

1. 检疫审批

海关总署对安全卫生风险较高的进口两栖类、爬行类、水生哺乳类动物以及其他养殖水产品等实行检疫审批制度。上述产品的收货人应当在签订贸易合同前办理检疫审批手续，取得《进境动植物检疫许可证》；其他水产品无须办理进境检疫审批。

2. 入境申报

（1）申报时限和地点

进口水产品的进口口岸应当具备与进口水产品数量相适应的、符合进口水产品存储冷库检验检疫要求的存储冷库。货主或其代理人应在货物入境前或入境时向进口口岸海关申报。

（2）申报单证

货主或其代理人在办理入境申报手续时，除按一般要求向单一窗口上传合同、发票、装箱单、提运单等基本单证外，还应持有及上传以下单证：

①输出国家或者地区官方出具的相关证书正本原件。进口水产品随附的输出国家或者地区官方检验检疫证书，应当符合国家质检总局对该证书的要求。

②对实行检疫审批制度还应提交《进口动植物检疫许可证》编号或预核销单。

3. 口岸查验及检验检疫

（1）主管海关对收货人或者其代理人提交的相关单证进行审核，并对检疫审批数量进行核销。

（2）进口口岸检验检疫机构依照规定对进口水产品实施口岸查验及检验检疫，包括以下内容：

①核对单证并查验货物；

②查验包装是否符合进口水产品包装基本要求；

③对易滋生植物性害虫的进口盐渍或者干制水产品实施植物检疫，必要时进行除害处理；

④查验货物是否腐败变质，是否含有异物，是否有干枯，是否存在血冰、冰霜过多。

（3）进口预包装水产品的中文标签应当符合中国食品标签的相关法律、行政法规、规章的规定以及国家技术规范的强制性要求。海关依照规定对预包装水产品的标签进行检验。

4. 实验室检测

主管海关根据系统布控，需抽样送实验室检验的，依照规定对进口水产品采样，按照有关标准、监控计划和警示通报等要求对下列项目进行检验或者监测：

（1）致病性微生物、重金属、农兽药残留等有毒有害物质；

（2）疫病、寄生虫；

（3）其他要求的项目。

5. 检疫放行和处理

（1）进口水产品经检验检疫合格的，由进口口岸海关签发《入境货物检验检疫证明》，准予生产、加工、销售、使用。《入境货物检验检疫证明》应当注明进口水产品的集装箱号、生产批次号、生产厂家及唛头等追溯信息。

（2）进口水产品经检验检疫不合格的，由主管海关出具《检验检疫处理通知书》。涉及人身安全、健康和环境保护以外项目不合格的，可以在海关监督下进行技术处理，经重新检验检疫合格的，方可销售或使用。

（3）当事人申请需要出具索赔证明等其他证明的，海关签发相关证明。

（4）有下列情形之一的，作退回或者销毁处理：

①需办理进口检疫审批的产品，无有效进口动植物检疫许可证的；

②需办理注册的水产品生产企业未获得中方注册的；

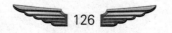

③无输出国家或者地区官方机构出具的有效检验检疫证书的；

④涉及人身安全、健康和环境保护项目不合格的。

6. 其他规定

（1）进口水产品应当符合中国法律、行政法规、食品安全国家标准要求，以及中国与输出国家或者地区签订的相关协议、议定书、备忘录等规定的检验检疫要求和贸易合同注明的检疫要求。进口尚无食品安全国家标准的水产品，收货人应当向海关提交国务院卫生行政部门出具的许可证明文件。

（2）海关总署根据需要，按照有关规定，可以派员到输出国家或者地区进行进口水产品预检。

（3）装运进口水产品的运输工具和集装箱，应当在进口口岸海关的监督下实施防疫消毒处理。未经许可，不得擅自将进口水产品卸离运输工具和集装箱。

（4）进口水产品存在安全问题，可能或者已经对人体健康和生命安全造成损害的，收货人应当主动召回并立即向主管海关报告。收货人不主动召回的，主管海关应当按照有关规定责令召回。

（三）进口乳品的报检

乳品包括初乳、生乳和乳制品。初乳是指奶畜产犊后 7 天内的乳。生乳是指从符合中国有关要求的健康奶畜乳房中挤出的无任何成分改变的常乳。奶畜初乳、应用抗生素期间和休药期间的乳汁、变质乳不得用作生乳。

乳制品是指由乳为主要原料加工而成的食品，如：巴氏杀菌乳、灭菌乳、调制乳、发酵乳、干酪及再制干酪、稀奶油、奶油、无水奶油、炼乳、乳粉、乳清粉、乳清蛋白粉和乳基婴幼儿配方食品等。其中，由生乳加工而成、加工工艺中无热处理杀菌过程的产品为生乳制品。

海关总署对向中国出口乳品的境外食品生产企业实施注册制度。境外生产企业由所在国家（地区）主管当局向海关总署推荐注册并获得在华注册编号。海关对进口乳品的进口商实施备案管理，进口商应当有食品安全专业技术人员、管理人员和保证食品安全的规章制度。

1. 检疫审批

需要办理检疫审批手续的进口乳品，应当在取得《中华人民共和国进境动植物检疫许可证》后，方可进口。国家质检总局可根据需要调整并公布需要检疫审批的乳品种类。

2. 入境申报

（1）申报时限和地点

进口乳品收货人或者其代理人应在货物入境前或入境时向口岸海关或主管海关申报。

（2）申报单证

货主或其代理人在办理入境申报手续时，除按一般要求向单一窗口上传合同、发票、装箱单、提运单等基本单证外，还应持有及上传以下单证：

①符合规定的出口国家（地区）官方主管部门出具的卫生证书。

②首次进口的乳品，应当提供相应食品安全国家标准中列明项目的检测报告。首次进口，指境外生产企业、产品名称、配方、境外出口商、境内进口商等信息完全相同的乳品从同一口岸第一次进口。

③非首次进口的乳品，应当提供首次进口检测报告的复印件以及国家质检总局要求项目的检测报告。非首次进口检测报告项目由国家质检总局根据乳品风险监测等有关情况确定并在国家质检总局网站公布。

④进口乳品安全卫生项目（包括致病菌、真菌毒素、污染物、重金属、非法添加物）不合格，再次进口时，应当提供相应食品安全国家标准中列明项目的检测报告；连续 5 批次未发现安全卫生项目不合格，再次进口时提供相应食品安全国家标准中列明项目的检测报告复印件和国家质检总局要求项目的检测报告。

⑤进口预包装乳品的，应当提供原文标签样张、原文标签中文翻译件、中文标签样张等资料。

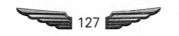

⑥进口需要检疫审批的乳品，应当提供进境动植检疫许可证。

⑦进口尚无食品安全国家标准的乳品，应当提供国务院卫生行政部门出具的许可证明文件。

⑧涉及有保健功能的，应当提供有关部门出具的许可证明文件。

⑨标注获得奖项、荣誉、认证标志等内容的，应当提供经外交途径确认的有关证明文件。

3. 检验检疫

（1）主管海关通过单证审核、现场查验、感观检验、实验室检验等方式对进口乳品实施检验检疫。

（2）进口乳品的包装和运输工具应当符合安全卫生要求，不得将乳品与有毒有害物品一同运输。

（3）进口预包装乳品应当有中文标签、中文说明书，标签、说明书应当符合我国有关法律法规规定和食品安全国家标准。海关对进口预包装乳品标签实施抽检检验。

（4）进口乳品原料全部用于加工后复出口的，海关可以按照出口目的国家（地区）的强制性标准或者合同要求实施检验，并在出具的合格证单上注明"仅用于出口加工使用"。

4. 检疫放行和处理

（1）进口乳品经检验检疫合格，由海关出具《入境货物检验检疫证明》后，方可销售、使用。

（2）进口乳品经检验检疫不合格的，由主管海关出具不合格处理通知书。涉及安全、健康、环境保护项目不合格的，由海关责令当事人销毁或者办理退运手续。其他项目不合格的，可以在海关的监督下进行技术处理，经重新检验合格后，方可销售、使用。

进口乳品销毁或退运前，进口乳品收货人应当将不合格乳品自行封存，单独存放于海关或者认可的场所，未经许可，不得擅自调离。

5. 其他规定

参看海关总署 2018 年 243 号令《进出口乳品检验检疫监管管理办法》。

（四）进口动物源性饲料及饲料添加剂的申报

动物源性饲料及饲料添加剂是指源于动物或产自于动物的产品经工业化加工、制作的供动物食用的产品及原料。主要包括饵料用活动物、饲料用（含饵料用）冰鲜冷冻动物产品及水产品、加工动物蛋白及油脂、宠物食品及咬胶、配合饲料以及含有动物源性成分的添加剂预混合饲料及饲料添加剂等。其中加工动物蛋白及油脂包括肉粉（畜禽）、肉骨粉（畜禽）、鱼粉、鱼油、鱼膏、虾粉、鱿鱼肝粉、鱿鱼粉、乌贼膏、乌贼粉、鱼精粉、干贝精粉、血粉、血浆粉、血球粉、血细胞粉、血清粉、发酵血粉、动物下脚料粉、羽毛粉、水解羽毛粉、水解毛发蛋白粉、皮革蛋白粉、蹄粉、角粉、鸡杂粉、肠膜蛋白粉、明胶、乳清粉、乳粉、蛋粉、干蚕蛹及其粉、骨粉、骨灰、骨炭、骨制磷酸氢钙、虾壳粉、蛋壳粉、骨胶、动物油渣、动物脂肪、饲料级混合油、干虫及其粉等。

海岸总署对允许进口饲料的国家或者地区的生产企业实施注册登记制度，进口饲料应当来自注册登记的境外生产企业；直属海关对饲料进口企业实施备案管理，进口企业应当在首次申报前或者申报时提供营业执照复印件向属地海关备案。

1. 检疫审批

动物源性饲料产品的收货人应当在贸易合同签订前办理检验审批手续，取得《进境动植物检疫许可证》。

2. 入境申报

（1）报检时限及地点。

进口饲料的货主或者其代理人应当在饲料入境前或者入境时向口岸海关申报。

（2）货主或其代理人在办理入境申报手续时，除按一般要求向单一窗口上传合同、发票、装箱单、提运单等基本单证外，还应持有及上传以下单证：

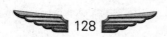

①《进境动植物检疫许可证》预核销单或编号；

②输出国家或者地区检验检疫证书；

③需要办理并取得农业部《进口饲料和饲料添加剂产品登记证》的，还应提供《进口饲料和饲料添加剂产品登记证》复印件。

3. 检验检疫

（1）口岸海关按照以下要求对进口饲料实施检验检疫：

①中国法律法规、国家强制性标准和国家质检总局规定的检验检疫要求；

②双边协议、议定书、备忘录；

③《进境动植物检疫许可证》列明的要求。

（2）口岸海关按照下列规定对进口饲料实施现场查验：

①核对货证：核对单证与货物的名称、数（重）量、包装、生产日期、集装箱号码、输出国家或者地区、生产企业名称和注册登记号等是否相符；

②标签检查：标签是否符合饲料标签国家标准；

③感官检查：包装、容器是否完好，是否超过保质期，有无腐败变质，有无携带有害生物，有无土壤、动物尸体、动物排泄物等禁止进境物。

（3）主管海关对来自不同类别境外生产企业的产品按照相应的检验检疫监管模式抽取样品，出具《抽/采样凭证》，送实验室进行安全卫生项目的检测。被抽取样品送实验室检测的货物，应当调运到检验检疫机构指定的待检存放场所等待检测结果。

4. 检疫放行和处理

（1）经检验检疫合格的，主管海关签发《入境货物检验检疫证明》，予以放行。

（2）经检验检疫不合格的，主管海关签发《检验检疫处理通知书》，由货主或者其代理人在主管海关的监督下，作除害、退回或者销毁处理，经除害处理合格的准予进境；需要对外索赔的，由主管海关出具相关证书。

5. 其他规定

（1）进口饲料包装上应当有中文标签，标签应当符合中国饲料标签国家标准。散装的进口饲料，进口企业应当在主管海关指定的场所包装并加施饲料标签后方可入境，直接调运到检验检疫机构指定的生产、加工企业用于饲料生产的，免予加施标签。

（2）海关总署对进口动物源性饲料的饲用范围有限制的，进入市场销售的动物源性饲料包装上应当注明饲用范围。

（3）境外发生的饲料安全事故涉及已经进口的饲料、国内有关部门通报或者用户投诉进口饲料出现安全卫生问题的，主管海关应当开展追溯性调查，并按照国家有关规定进行处理；进口的饲料存在上述所列情形，可能对动物和人体健康和生命安全造成损害的，饲料进口企业应当主动召回，并向主管海关报告。进口企业不履行召回义务的，主管海关可以责令进口企业召回并将其列入不良记录企业名单。

（五）其他动物产品及其他检疫物的报检

这里所称的其他动物产品特指除上述外未列明的来源于动物未经加工或者虽经加工但仍有可能传播疫病的产品，如皮张类、毛类、蜂产品、蛋制品、肠衣等。"其他检疫物"是指动物疫苗、血清、诊断液、动物性废弃物等。

1. 检疫审批

其他动物产品及其他检疫物如需办理检疫审批手续的，应当按照规定办理并获得《进境动植物检疫许可证》后才能进口。目前，以下动物产品无须申请办理检疫审批手续：蓝湿（干）皮、已鞣质皮毛、洗净羽绒、洗净毛、碳化条、毛条、贝壳类、水产品、蜂产品、蛋制品（鲜蛋除外）、奶制品（鲜奶除外）、熟制肉类产品等。

2. 申报要求

（1）货主或其代理人应在货物入境前或入境时向口岸海关申报。

（2）货主或其代理人在办理入境申报手续时，除按一般要求向单一窗口上传合同、发票、装箱单提运单等基本单证外，还应持有及上传以下单证：《进境动植物检疫许可证》输出国家或者地区检验检疫证书等单证材料。对作为食品的蜂产品、蛋制品等，则需要境外生产企业由所在国家（地区）主管当局向海关总署推荐注册并获得在华注册编号。

（3）经检验检疫合格的，主管海关签发《入境货物检验检疫证明》准予放行；经检验检疫不合格须做检疫处理的，签发《检验检疫处理通知书》在主管海关的监督下，作退回、销毁或者无害化处理。

参考规章、公告（规范性文件）

1.《进境动植物检疫审批管理办法》（根据国家质量监督检验检疫总局令第 184 号、海关总署令第 238 号、240 号、243 号、262 号修改）

2.《进境动物和动物产品风险分析管理办法》（海关总署 2018 年第 238 号令附件）

3.《进境水生动物检验检疫管理办法》（海关总署 2018 年第 238 号令附件）

4.《进境动物遗传物质检疫管理办法》（根据国家质量监督检验检疫总局令第 47 号、海关总署令第 238 号、240 号、262 号修改）

5.《进境肉类产品检验检疫管理规定》（海关总署 2018 年第 243 号令附件）

6. 国家质检总局公告 2004 年第 111 号

7.《进境动物隔离检疫场使用监督管理办法》（海关总署 2018 年第 238 号令附件）

8.《进出口饲料和饲料添加剂检验检疫监督管理办法》（根据国家质量监督检验检疫总局令第 184 号、海关总署令第 238 号、240 号、243 号、262 号修改）

9.《进出境非食用动物产品检验检疫监督管理办法》（国家质量监督检验检疫总局令第 159 号公布、184 号、海关总署第 238 号、240 号、262 号修改）

第二节　入境植物及植物产品的申报

根据《中华人民共和国进出境动植物检疫法》及其实施条例的规定，国家对入境植物、植物产品实施检疫管理，入境植物、植物产品的收货人及其代理人必须按规定向海关申报。

这里所称的"植物"是指栽培植物、野生植物及其种子、种苗及其他繁殖材料等；"植物产品"是指来源于植物未经加工或者虽经加工但仍有可能传播病虫害的产品，如粮食、豆、棉花、油、麻、烟草、籽仁、干果、鲜果、蔬菜、生药材、木材、饲料等。

一、入境种子、苗木等植物繁殖材料的申报

（一）申报范围

植物繁殖材料是植物种子、种苗及其他繁殖材料的统称，指栽培、野生的可供繁殖的植物全株或者部分，如植株、苗木（含试管苗）、果实、种子、砧木、接穗、插条、叶片、芽体、块根、块茎、鳞茎、球茎、花粉、细胞培养材料（含转基因植物）等。

（二）申报要求

1. 检疫审批

我国检验检疫法律法规规定，输入植物繁殖材料的，必须事先办理检验检疫审批手续，并在贸易合同中列明检疫审批提出的检疫要求。根据相关法律、法规和规章的规定，输入植物繁殖材料的检疫审批分工如下：

（1）因科学研究、教学等特殊原因，需从国外引进禁止进境的植物繁殖材料的，引种单位、个人或其代理人须按照有关规定向海关总署申请办理特许检疫审批手续。

（2）引进非禁止进境的植物繁殖材料的，引种单位、个人或其代理人须按照有关规定向国务院农业或林业行政主管部门及各省、自治区、直辖市农业（林业）厅（局）申请办理国外引种检疫审批手续。

（3）携带或邮寄植物繁殖材料进境的，因特殊原因无法事先办理检疫审批手续的，携带人或邮寄人应当向入境口岸所在地直属海关申请补办检疫审批手续。

（4）因特殊原因引进带有土壤或生长介质的植物繁殖材料的，引种单位、个人或其代理人须向海关总署申请办理输入土壤和生长介质的特许检疫审批手续。

2. 取办理时限

得审批的个人，引种单位需在货物入境前 10–15 天向入境口岸直属海关办理备案手续。

3. 入境申报

引种单位、个人或其代理人应在植物繁殖材料进境前 7 日持经直属海关核查备案的《进境动植物检疫许可证》或《引进种子、苗木检疫审批单》，输出国家（或地区）官方植物检疫部门出具的植物检疫证书、产地证书、贸易合同或信用证、发票以及其他必要的单证向指定的海关申报。

4. 现场检疫

（1）植物繁殖材料到达入境口岸时，海关检疫人员要核对货证是否相符，按品种、数（重）量、产地办理核销手续。

（2）进境植物繁殖材料经检疫后，根据检疫结果分别作如下处理：

①属于低风险的，经检疫未发现危险性有害生物，限定的非检疫性有害生物未超过有关规定的，给予放行；检疫发现危险性有害生物，或限定的非检疫性有害生物超过有关规定的，经有效的检疫处理后，给予放行；未经有效处理的，不准入境。

②属于高、中风险的，经检疫未发现检疫性有害生物，限定的非检疫性有害生物未超过有关规定的，运往指定的隔离检疫圃隔离检疫；经检疫发现检疫性有害生物，或限定的非检疫性有害生物超过有关规定，经有效的检疫处理后，运往指定的隔离检疫圃隔离检疫；未经有效处理的，不准入境。

5. 隔离检疫

（1）所有高、中风险的进境植物繁殖材料必须在海关指定的隔离检疫圃进行隔离检疫。主管海关凭指定隔离检疫圃出具的同意接收函和经主管海关核准的隔离检疫方案办理调离检疫手续，并对有关植物繁殖材料进入隔离检疫圃实施监管。

（2）进境植物繁殖材料的隔离检疫圃按照设施条件和技术水平等分为国家隔离检疫圃、专业隔离检疫圃和地方隔离检疫圃。高风险的进境植物繁殖材料必须在国家隔离检疫圃隔离检疫。因科研、教学等需要引进高风险的进境植物繁殖材料，经报海关总署批准后，可在专业隔离检疫圃实施隔离检疫。

（3）隔离检疫结束后，隔离检疫圃负责出具隔离检疫结果和有关检疫报告。隔离检疫圃所在地主管海关负责审核有关结果和报告，结合进境检疫结果做出相应处理，并出具相关单证。在地方隔离检疫圃隔离检疫的，由负责检疫的主管海关出具隔离检疫结果和报告。

6. 其他规定

（1）引种单位或代理进口单位须向所在地直属海关办理登记备案手续；隔离检疫圃须经海关考核认可。

（2）进境植物繁殖材料到达入境口岸后，未经海关许可不得卸离运输工具。因口岸条件限制等原因，经口岸海关批准，可以运往指定地点检疫、处理。在运输装卸过程中，引种单位、个人或者其代理人应当采取有效防疫措施。

二、入境水果的报检

（一）水果准入范围

我国对进口水果的原产国（地区）有明确的规定，具体见本节表4-1、表4-2。除因科研、赠送、展览等特殊用途并办理特许进境检疫审批手续外，名录以外的水果禁止进口。

表 4-1 获得我国检验检疫准入的新鲜水果种类及输出国家 / 地区名录（2024 年 1 月更新）

分布	输出国家 / 地区	水果种类
亚洲	巴基斯坦	芒果（Mangifera indica; Mango）、柑橘类 [桔（Citrus reticulata; Mandarin）、橙（Citrus sinensis; Orange)]、樱桃（Prunus avium; Cherry）
	朝鲜	蓝靛果（Lonicera caerulea var. edulis; Sweetberry honeysuckle）、越橘（Vaccinium sp.; Lingonberry）（仅限加工使用）
	菲律宾	菠萝（Ananas comosus; Pineapple）、香蕉（Musa sp.; Banana）、芒果（Mangifera indica；Mango）、番木瓜（Carica papaya；Papaya）、椰子（Cocos nucifera; Fresh Young Coconut）、鳄梨（Persea americana; Avocado）、榴莲（Durio zibethinus; Durian）
	韩国	葡萄（Vitis vinifera; Grape）
	吉尔吉斯斯坦	樱桃（Prunus avium; Cherry）、甜瓜（Cucumis melo; Melon）
	柬埔寨	香蕉（Musa supientum; Banana）、芒果（Mangifera indica; Mango）、龙眼（Dimocarpus longan; Longan）
	老挝	香蕉（Musa supientum; Banana）、西瓜（Citrullus lanatus; Watermelon）、百香果（Passiflora edulis; Passion fruit）、柑橘 [桔（Citrus reticulata）、柚子（Citrus maxima）和柠檬（Citrus limon）]
	马来西亚	龙眼（Dimocarpus longan; longan）、山竹（Garcinia mangostana; Mangosteen）、荔枝（Litchi chinensis; Litchi）、椰子（Cocos nucifera; Coconut）、西瓜（Citrullus lanatus; Watermelon）、番木瓜（Carica papaya；Papaya）、红毛丹（Nephelium lappaceum; Rambutan）、菠萝（Ananas comosus; Pineapple）、菠萝蜜（Artocarpus heterophyllus; Jackfruit）

分布	输出国家／地区	水果种类
	缅甸	龙眼（Dimocarpus longan; Longan）、山竹（Garcinia mangostana; Mangosteen）、红毛丹（Nephelium lappaceum; Rambutan）、荔枝（Litchi chinensis; Litchi）、芒果（Mangifera indica; Mango）、西瓜（Citrullus lanatus; Watermelon）、甜瓜（Cucumis melo; Melon）、毛叶枣（Ziziphus mauritiana ; lndian jujube）、香蕉（Musa supientum; Banana）
	日本	苹果（Malus domestica; Apple）、梨（Pyrus pyrifolia; Pear）
	斯里兰卡	香蕉（Musa supientum; Banana）
	哈萨克斯坦	桃（Prunus persica; Peach）、杏（Prunus armeniaca; Apricot）
	塔吉克斯坦	樱桃（Prunus avium; Cherry）、柠檬（Citrus limon ; Lemon）
	泰国	罗望子（Tamarindus indica; Tamarind）、番荔枝（Annona squamosa; Sugarapple）、番木瓜（Carica papaya; Papaya）、杨桃（Averrhoa carambola; Carambola）、番石榴（Psidium guajava; Guava）、红毛丹（Nephelium lappaceum; Rambutan）、莲雾（Syzygium samarangense; Rose apple）、菠萝蜜（Artocarpus heterophyllus; Jackfruit）、椰色果（Lansium parasiticum; Long kong）、菠萝（Ananas comosus; Pineapple）、人心果（Manilkara zapota; Sapodilla）、香蕉（Musa sp.; Banana）、西番莲（Passiflora caerulea; Passion fruit）、椰子（Cocos nucifera; Coconut）、龙眼（Dimocarpus longan; Longan）、榴莲（Durio zibethinus; Durian）、芒果（Mangifera indica; Mango）、荔枝（Litchi chinensis; Litchi）、山竹（Garcinia mangostana; Mangosteen）、柑橘 [桔（Citrus reticulata; Mandarin orange）、橙（Citrus sinensis; Orange）、柚（Citrus maxima; Pomelo）]
	土耳其	樱桃（Prunus avium; Cherry）（暂停进口）
	文莱	甜瓜（Cucumis melo; Melon）
	乌兹别克斯坦	樱桃（Prunus avium; Cherry）、甜瓜（Cucumis melo; Melon）、石榴（Punica granatum; Pomegranate）、柠檬（Citrus limon; Lemon）
	以色列	柑橘 [橙（Citrus sinensis; Orange）、柚（Citrus maxima; Pomelo（= Citrus grandis，议定书异名））、桔子（Citrus reticulata; Mandarin）、柠檬（Citrus limon; Lemon）、葡萄柚（Citrus paradisi; Grapefruit（= Citrus paradise，议定书异名））]（均为试进口）
	伊朗	柑橘 [橙（Citrus sinensis; Orange）、桔（Citrus reticulata）、甜柠檬（Citrus limetta）]
	印度	芒果（Mangifera indica; Mango）、葡萄（Vitis vinifera; Grape）
	印度尼西亚	香蕉（Musa nana; Banana）、龙眼（Dimocarpus longan; longan）、山竹（Garcinia mangostana; Mangosteen）、蛇皮果（Salacca zalacca; Salacca）、火龙果（Hylocereus costaricensis、Hylocereus polyrhizus、Hylocereus undatus; Purple or super Red dragon fruit / Red dragon fruit/ White dragon fruit）、菠萝（Ananas comosus; Pineapple）
	越南	芒果（Mangifera indica; Mango）、龙眼（Dimocarpus longan; longan）、香蕉（Musa sp.; Banana）、荔枝（Litchi chinensis; Litchi）、西瓜（Citrullus lanatus; Watermelon）、红毛丹（Nephelium lappaceum; Rambutan）、菠萝蜜（Artocarpus heterophyllus; Jackfruit）、火龙果（Hylocereus undulatus; Dragon Fruit/Pitahaya/Pitaya）、山竹（Garcinia mangostana; Mangosteen）、榴莲（Durio zibethinus; Durian）、百香果（Passiflora edulis; Passion fruit）（试进口，仅限于广西边境口岸落地加工使用）
	中国台湾	香蕉（Musa sp.; Banana）、椰子（Cocos nucifera; Coconut）、木瓜（Chaenomeles sinensis; Pawpaw）、番木瓜（Carica papaya; Papaya）、杨桃（Averrhoa carambola; Fruit of Carambola）、番石榴（Psidium guajava; Guava）、槟榔（Areca catechu; Betel nut）、李（Prunus salicina; Plum）、枇杷（Eriobotrya japonica; Loguat）、柿子（Diospyros kaki; Persimmon）、桃（Prunus persica; Peach）、毛叶枣（Ziziphus mauritiana; Indian jujube）、梅（Prunus mume; Japanese apricot, Mei）、火龙果（Hylocereus undulatus、Hylocereus polyrhizus、Hylocereus costaricensis; Dragon Fruit/Pitahaya/Pitaya）、哈密瓜（Cucunmis melo; Melon, Cantaloupe）、梨（Pyrus pyrifolia; Pear）、葡萄（Vitis vinifera、Vitis labrusca 及其杂交种，主要是巨峰葡萄 Vitis vinifera × Vitis labrusca; Grape）、番荔枝（Annona squamosa; Sugarapple）

进出境货物涉检工作手册

分布	输出国家 / 地区	水果种类
非洲	埃及	柑橘类（Citrus spp.）、葡萄（Vitis vinifera; Grape）、椰枣（Phoenix dactylifera; Date）
	摩洛哥	柑橘 [橙（Citrus sinensis; Orange）、桔（Citrus reticulata; Mandarin）、克里曼丁桔（Citrus clementina; Clementine）、葡萄柚（Citrus paradisi; Grapefruit）]
	南非	柑橘 [桔（Citrus reticulata; Mandarin）、橙（Citrus sinensis; Orange）、葡萄柚（Citrus paradisi; Grapefruit）、柠檬（Citrus limon; Lemon）]、葡萄（Vitis vinifera; Grape）、苹果（Malus domestica; Apple）、梨（Pyrus communis; Pear）
	赞比亚	蓝莓（Vaccinium spp.; Blueberry）
	肯尼亚	鳄梨（Persea americana; Avocado）
	津巴布韦	柑橘 [桔（Citrus reticulata; Mandarin）、橙（Citrus sinensis; Orange）、葡萄柚（Citrus paradisi; Grapefruit）、柠檬（Citrus limon; Lemon）、莱檬（Citrus aurantifolia; Lemon）、酸橙（Citrus aurantium; Sour orange）]
欧洲	比利时	梨（Pyrus communis; Pear）
	波兰	苹果（Malus domestica; Apple）
	法国	苹果（Malus domestica; Apple）、猕猴桃（Actinidia chinensis, Actinidia deliciosa; Kiwi fruit）、软枣猕猴桃（Actinidia arguta; Kiwi berry）
	荷兰	梨（Pyrus communis; Pear）
	葡萄牙	葡萄（Vitis vinifera; Grape）
	塞浦路斯	柑橘 [橙（Citrus sinensis; Orange）、柠檬（Citrus limon; Lemon）、葡萄柚（Citrus paradisi; Grapefruit）、桔橙（Citrus sinensis × Citrus reticulata; Mandora）]
	西班牙	柑橘 [桔（Citrus reticulata; Mandarin）、橙（Citrus sinensis; Orange）、葡萄柚（Citrus paradisi; Grapefruit）、柠檬（Citrus limon; Lemon）]、桃（Prunus persica; Peach）、李（Prunus salicina, Prunus domoestica; Plum）、葡萄（Vitis vinifera; Grape）、柿子（Diospyros kaki; Persimmon）
	希腊	猕猴桃（Actinidia chinensis、Actinidia deliciosa; Kiwi fruit）
	意大利	猕猴桃（Actinidia chinensis, Actinidia deliciosa; Kiwi fruit）、柑橘 [橙（Citrus sinensis cv. Tarocco, cv. Sanguinello, cv. Moro); Orange）、柠檬（Citrus limon cv. Femminello comune; Lemon）]
北美洲	巴拿马	香蕉（Musa sp.; Banana）、菠萝（Ananas comosus; Pineapple）
	哥斯达黎加	香蕉（Musa AAA; Banana）、菠萝（Ananas comosus; Pineapple）
	加拿大	樱桃（Prunus avium; Cherry。不列颠哥伦比亚省）、蓝莓（Vaccinium spp.; Blueberry。不列颠哥伦比亚省）
	美国	李（Prunus salicina、Prunus domestica; Plum。加利福尼亚州），樱桃（Prunus avium; Cherry。华盛顿州、俄勒冈州、加利福尼亚州、爱达荷州），葡萄（Vitis vinifera; Grape。加利福尼亚州），苹果（Malus domestica; Apple），柑橘类（Citrus spp.; 加利福尼亚州、佛罗里达州、亚利桑那州、德克萨斯州），梨（Pyrus communis; Pear。加利福尼亚州、华盛顿州、俄勒冈州），草莓（Fragaria ananassa; Strawberry。加利福尼亚州），油桃（Prunus persica var. nucipersica; Nectarine。加利福尼亚州），鳄梨（Persea americana; Avocado。加利福尼亚州），蓝莓（Vaccinium corymbosum、V. virgatum 及其杂交种；Blueberry）
	墨西哥	鳄梨（Persea americana Var. Hass; Avocado）、葡萄（Vitis vinifera; Grape）、黑莓（Rubus ulmifolius; Blackberry）和树莓（Rubus idaeus; Raspberry）、蓝莓（Vaccinium spp.; Blueberry）、香蕉（Musa spp.; Banana）
	多米尼加	鳄梨（Persea americana Var. Hass; Avocado）

分布	输出国家／地区	水果种类
南美洲	阿根廷	柑橘 [橙（Citrus sinensis; Orange）、葡萄柚（Citrus paradisi; Grapefruit）、桔（Citrus reticulata; Mandarin）及其杂交种）、柠檬（Citrus limon; Lemon）]、苹果（Malus domestica; Apple）、梨（Pyrus communis; Pear）、蓝莓（Vaccinium spp.；Blueberry）、樱桃（Prunus avium; Cherry）、葡萄（Vitis vinifera; Table grapes）
	巴西	甜瓜（Cucumis melo; Melon）
	秘鲁	葡萄（Vitis vinifera; Grape）、芒果（Mangifera indica; Mango）、柑橘 [葡萄柚（Citrus paradisi; Grapefruit (= Citrus × paradisii，议定书异名))、桔（Citrus reticulata; Mandarin (= Citrus reticulate，议定书异名)) 及其杂交种，橙（Citrus sinensis），莱檬（Citrus aurantifolia）和塔西提莱檬（Citrus latifolia）]、鳄梨（Persea americana; Avocado）、蓝莓（Vaccinium spp.; Blueberry）
	厄瓜多尔	香蕉（Musa sp.; Banana）、芒果（Mangifera indica; Mango）、火龙果（包括黄色火龙果 Hylocereus megalanthus (= Hylocereus magalanthus，议定书异名)、红色火龙果 Hylocereus undatus; Dragon Fruit/Pitahaya/Pitaya）
	哥伦比亚	香蕉（Musa sp.; Banana）、鳄梨（Persea americana; Avocado）
	乌拉圭	柑橘类 [橙（Citrus sinensis; Orange）、桔及杂交种（Citrus reticulata and their hybrids; Mandarin）、葡萄柚（Citrus paradisi; Grapefruit）及柠檬（Citrus limon; Lemon）]、蓝莓（Vaccinium spp.; Blueberry）
	智利	猕猴桃（Actinidia chinensis、Actinidia deliciosa; Kiwi fruit）、苹果（Malus domestica; Apple）、葡萄（Vitis vinifera; Grape）、李（Prunus salicina, Prunus domestica; Plum）、樱桃（Prunus avium; Cherry）、桃（Prunus persica; Peach）、杏（Prunus armeniaca; Apricot）、蓝莓（Vaccinium spp.; Blueberry）、鳄梨（Persea americana; Avocado）、油桃（Prunus persica var. nectarine; Nectarine）、梨（Pyrus communis; Pear）、柑橘 [桔（Citrus reticulata 及其杂交种 ; Mandarin）、葡萄柚（Citrusparadisi; Grapefruit）、橙（Citrus sinensis; Orange）和柠檬（Citrus limon; Lemon）]
大洋洲	澳大利亚	柑橘 [橙（Citrus sinensis; Orange）、桔（Citrus reticulata; Mandarin）、柠檬（Citrus limon; Lemon）、葡萄柚（Citrus paradisi; Grapefruit）、酸橙（Citrus aurantifolia、Citrus latifolia、Citrus limonia; Lime）、橘柚（Citrus tangelo）、甜葡萄柚（Citrus grandis × Citrus paradisi）]、芒果（Mangifera indica; Mango）、苹果（Malus domestica; Apple，塔斯马尼亚州）、葡萄（Vitis vinifera; Grape）、樱桃（Prunus avium; Cherry）、核果 [油桃（Prunus persica var. nectarine; Nectarine）、桃（Prunus persica; Peach）、李（Prunus domestica、Prunus salicina; Plum）、杏（Prunus armeniaca; Apricot）]
	新西兰	柑橘 [桔（Citrus reticulata、Citrus deliciosa、Citrus unshiu; Mandarin）、橙（Citrus sinensis; Orange）、柠檬（Citrus limon、Citrus meyeri; Lemon）]、苹果（Malus domestica; Apple）、樱桃（Prunus avium; Cherry）、葡萄（Vitis vinifera; Grape）、猕猴桃（Actinidia chinensis、Actinidia deliciosa、Actinidia deliciosa × Actinidia chinensis; Kiwi fruit）、李（Prunus salicina、Prunus domestica; Plum）、梨（Pyrus pyrifolia、Pyrus communis; Pear）、梅（Prunus mume; Japanese apricot, Mei）、柿子（Diospyros kaki; Persimmon）、鳄梨（Persea americana; Avocado）

（详见海关总署官网信息服务栏目）

表4－2 获得我国检验检疫准入的冷冻水果及输出国家／地区名录（2024年1月更新）

产品名称	国家和地区
冷冻菠萝	保加利亚、波兰、菲律宾、哥斯达黎加、智利
冷冻博伊森莓	保加利亚、波兰、智利
冷冻草莓	阿根廷、埃及、保加利亚、波兰、法国、美国、秘鲁、摩洛哥、墨西哥、突尼斯、智利
冷冻鳄梨	保加利亚、波兰、肯尼亚、智利
冷冻番荔枝	保加利亚、波兰、智利
冷冻番木瓜	保加利亚、波兰、智利
冷冻黑莓	保加利亚、波兰、墨西哥、智利
冷冻蓝莓	阿根廷、爱沙尼亚、白俄罗斯、保加利亚、波兰、俄罗斯、法国、芬兰、加拿大、拉脱维亚、立陶宛、美国、瑞典、乌克兰、智利
冷冻梨	保加利亚、波兰
冷冻荔枝	保加利亚、波兰
冷冻榴莲	保加利亚、波兰、马来西亚、泰国
冷冻龙眼	保加利亚、波兰
冷冻罗甘莓	保加利亚、波兰
冷冻蔓越莓	保加利亚、波兰、加拿大、美国、智利
冷冻芒果	保加利亚、波兰、菲律宾、智利
冷冻猕猴桃	保加利亚、波兰、智利
冷冻木莓	保加利亚、波兰、墨西哥、塞尔维亚、智利
冷冻柠檬	保加利亚、波兰、越南
冷冻苹果	保加利亚、波兰、智利
冷冻葡萄	保加利亚、波兰、智利
冷冻桑椹	保加利亚、波兰、法国
冷冻石榴	保加利亚、波兰、智利
冷冻穗醋栗	保加利亚、波兰、法国、新西兰
冷冻桃	保加利亚、波兰、智利
冷冻无花果	保加利亚、波兰、法国
冷冻西瓜	保加利亚、波兰
冷冻香蕉	保加利亚、波兰、厄瓜多尔、菲律宾
冷冻樱桃	保加利亚、波兰、美国、智利
冷冻越橘	爱沙尼亚、白俄罗斯、保加利亚、波兰、俄罗斯、法国、芬兰、拉脱维亚、罗马尼亚、瑞典、乌克兰

（二）申报要求

1. 检疫审批

货主或其代理人在签订进境水果贸易合同或协议前，应当按照有关规定向国海关总署申请办理进境水果检疫审批手续，并取得《进境动植物检疫许可证》。转基因产品需到农业部申领许可证（相关报检要求见本节第五条）。

2. 入境申报

（1）报检时限和地点

货主或其代理人应在货物入境前向海关申报。

（2）报检单证

货主或其代理人在办理入境申报手续时，除按一般要求向单一窗口上传合同、发票、装箱单、提运单等基本单证外，还应持有及上传以下单证：

①《进境动植物检疫许可证》正本；

②输出国或地区官方检验检疫部门出具的植物检疫证书正本；

③原产地证书等；

④经港澳地区中转进境的水果，应当提交港澳中检公司出具的确认证明文件（正本），提交的证明文件与港澳检验机构传送的确认信息不符的，不予受理报检。

转基因产品检验检疫机构还须查验农业部颁发的《农业转基因生物安全证书（进口）》《农业转基因生物标识审查认可批准文件》正本。

3. 检验检疫

（1）现场检疫

口岸海关依照相关工作程序和标准对进境水果实施现场检验检疫：

①核查货证是否相符；

②按规定核对植物检疫证书和包装箱上的相关信息及官方检疫标志；

③检查水果是否带虫体、病症、枝叶、土壤和病虫为害状；现场检疫发现可疑疫情的，应送实验室检疫鉴定。

（2）实验室检测

海关检验检疫人员根据有关规定和标准抽取样品送实验室检测。对在现场或实验室检疫中发现的虫体、病菌、杂草等有害生物进行鉴定，对现场抽取的样品进行有毒有害物质检测，并出具检验检疫结果单。

4. 检疫放行和处理

根据检验检疫结果，主管海关对进境水果分别作以下处理：

（1）经检验检疫合格的，签发入境货物检验检疫证明，准予放行；

（2）发现检疫性有害生物或其他有检疫意义的有害生物，须实施除害处理，签发检验检疫处理通知书；经除害处理合格的，准予放行；

（3）不符合规定检疫要求的、货证不符或经检验检疫不合格又无有效除害处理方法的，签发检验检疫处理通知书，在海关的监督下作退运或销毁处理。需对外索赔的，签发相关检验检疫证书。

5. 其他规定

（1）海关总署根据工作需要，并商输出国家或地区政府检验检疫机构同意，可以派海关检验检疫人员到水果产地进行预检、监装或调查产地疫情和化学品使用情况。

（2）未完成检验检疫的进境水果，应当存放在海关指定的场所，不得擅自移动、销售、使用。

（3）经港澳地区中转进境的水果，应当以集装箱运输，按照原箱、原包装和原植物检疫证书（简称"三原"）进境。进境前，应当经海关总署认可的港澳地区检验机构对是否属允许进境的水果种类及"三原"进行确认。经确认合格的，经海关总署认可的港澳地区检验机构对集装箱加施封识，出具相应的确认证明文件，并注明所加封识号、原证书号、原封识号，同时将确认证明文件及时传送给入境口岸海关。对于一批含多个集装箱的，可附有一份植物检疫证书，但应当同时由港澳地区检验机构进行确认。

（4）因科研、赠送、展览等特殊用途需要进口国家禁止进境水果的，货主或其代理人须事先向海关总署或其授权的直属海关申请办理特许检疫审批手续；进境时，应向入境口岸海关申报并接受检疫。

对于展览用水果，在展览期间，应当接受主管海关的监督管理，未经检验检疫机构许可，不得擅自调离、销售、使用；展览结束后，应当在海关的监督下作退回或销毁处理。

三、入境粮食和植物源性饲料的申报

（一）申报范围

粮食是指禾谷类（如小麦、玉米、稻谷、大麦、黑麦、燕麦、高粱等）、豆类（如大豆、绿豆、豌豆、赤豆、蚕豆、鹰嘴豆等）、薯类（如马铃薯、木薯、甘薯等）等粮食作物的籽实（非繁殖用）及其加工产品（如大米、麦芽、面粉等）。

植物源性饲料是指源于植物或产自于植物的产品经工业化加工、制作的供动物食用的产品及其原料，包括饲料粮谷类、饲料用草籽、饲草类、麦麸类、糠麸饼粕渣类、青贮料、加工植物蛋白及植物粉类、配合饲料等。

（二）申报要求

1. 检疫审批

海关总署对部分入境粮食和植物源性饲料实行检疫审批制度。货主或其代理人应在签订贸易合同前办理检疫审批手续，申领《进境动植物检疫许可证》并将规定的检疫要求在贸易合同中列明。

根据原国家质检总局公告 2003 年第 43 号、2004 年第 111 号，目前粮食加工品（大米、面粉、米粉、淀粉等）、薯类加工品（马铃薯细粉等）、植物源性饲料添加剂、乳酸菌、酵母菌等无须办理入境检疫审批。转基因产品需到农业部申领许可证。

2. 入境申报

（1）申报地点及要求

进境粮食应当从海关总署指定的口岸入境，货主或者其代理人应当在粮食进境前向进境口岸海关报检，并按要求提供以下材料：

①粮食输出国家或者地区主管部门出具的植物检疫证书；

②原产地证书；

③贸易合同、提单、装箱单、发票等贸易凭证；

④双边协议、议定书、备忘录确定的和海关总署规定的其他单证。

⑤进境转基因粮食的，还应当提供《农业转基因生物安全证书》等相关批准文件。

转基因产品，海关还须查验农业部颁发的《农业转基因生物安全证书（进口）》《农业转基因生物标识审查认可批准文件》正本。

⑥对作为食用的谷物等，则需要境外生产企业由所在国家（地区）主管当局向海关总署推荐注册或自行向海关总署注册并获得在华注册编号。

3. 检验检疫

（1）海关对入境粮食和饲料按照下列要求实施检验检疫：

①中国政府与输出国家或地区政府签订的双边检验检疫协议、议定书、备忘录等规定的检验检疫要求；

②中国法律、行政法规和海关总署规定的检验检疫要求；

③《进境动植物检疫许可证》列明的检疫要求；

④贸易合同中的其他检验检疫要求。

（2）使用船舶装载入境的粮食和饲料，经海关在锚地对货物表层检验检疫合格后，方可进港卸货；特殊情况要求在靠泊后实施检验检疫的，须经口岸海关同意。

4. 检疫放行和处理

（1）对经检验检疫合格的入境粮食和饲料，海关签发进境货物检验检疫证明，准予其入境销售或使用。

（2）入境粮食和饲料经检验不符合规定的检验要求，但可进行有效技术处理的，应当在海关的监督下进行技术处理，经重新检验合格，签发进境货物检验检疫证明后，准予入境销售主或使用。

（3）入境粮食和饲料经检验发现有害生物，具备有效除害处理方法的，由主管海关出具《检验检疫处理通知书》和《植物检疫证书》，经除害处理合格后，方可销售或使用。

（4）入境粮食和饲料有下列情况之一的，按规定作退回、销毁处理：

①经检验发现不符合规定的检验要求，且无法进行技术处理，或经技术处理后重新检验仍不合格的；

②经检疫发现土壤或检疫性有害生物，且无有效除害处理方法的。

5.其他规定

（1）海关对允许进口饲料的国家或地区的生产企业实施注册登记制度，对饲料进口企业实施备案管理。

（2）进口饲料包装上应当有中文标签，标签应当符合中国饲料标签国家标准。散装的进口饲料，进口企业应当在海关指定的场所包装并加施饲料标签后方可入境，直接调运到海关指定的生产、加工企业用于饲料生产的，免予加施标签。

四、入境其他植物产品的申报

（一）申报范围

这里所称的其他植物产品特指除上述列明外的其他入境植物产品，如蔬菜、干果、干菜、原糖、天然树脂、植物性油类产品、原木、棉花等。

（二）报检要求

1. 根据检疫审批管理规定，进口烟叶及烟草薄片番茄、茄子、辣椒果实（包括干辣椒）等，须在货物入境前事先提出检疫审批申请，申领《进境动植物检疫许可证》在入境前或入境时凭《进境动植物检疫许可证》输出国官方出具的植物检疫证书等单证向海关申报。

2. 对于干果、干菜（干辣椒除外）原糖、天然树脂、植物性油类产品等无须事先检疫审批的植物产品，但实施准入，海关总署不定期公布植物源性食品准入名单。货主或其代理人在货物在入境前或入境时凭输出国官方出具的植物检疫证书等单证向海关申报。对作为食用的干果、干菜等，则需要境外生产企业由所在国家（地区）主管当局向海关总署推荐注册或自行向海关总署注册并获得在华注册编号。

3. 进口原木须附有输出国家或地区官方检疫部门出具的植物检疫证书，证明不带有中国关注的检疫性有害生物或双边植物检疫协定中规定的有害生物和土壤。进口原木带有树皮的应当在输出国家或地区进行有效的除害处理，并在植物检疫证书中注明除害处理方法，使用药剂、剂量，处理时间和温度；进口原木不带树皮的，应在植物检疫证书中做出声明。

4. 进口棉花的收货人或者其代理人应当向入境口岸海关申报。

海关根据境外供货企业的质量信用层级，按照下列方式对进口棉花实施检验：

（1）对A级境外供货企业的棉花，应当在收货人报检时申报的目的地检验，由目的地海关按照检验检疫行业标准实施抽样检验；

（2）对B级境外供货企业的棉花，应当在收货人报检时申报的目的地检验，由目的地海关实施两倍抽样量的加严检验；

（3）对C级境外供货企业的棉花，海关在入境口岸实施两倍抽样量的加严检验。

（4）海关对进口棉花实施现场查验。查验时应当核对进口棉花批次、规格、标记等，确认货证相符；查验包装是否符合合同等相关要求，有无包装破损；查验货物是否存在残损、异性纤维、以次充好、掺杂掺假等情况。对集装箱装载的，检查集装箱铅封是否完好。

（5）海关按照相关规定对进口棉花实施数重量检验、品质检验和残损鉴定，并出具证书。（具体内容参阅海关总署2018年240号公告附件70）

五、转基因产品的申报要求

"转基因产品"是指《农业转基因生物安全管理条例》规定的农业转基因生物及其他法律法规规定的转基因生物与产品。海关管理适用于对通过各种方式（包括贸易、来料加工、邮寄、携带、生产、代繁、科研、交换、展览、援助、赠送以及其他方式）进出境的转基因产品的检验检疫。

（一）进境转基因产品的申报

海关总署对进境转基因动植物及其产品、微生物及其产品和食品实行申报制度。

1.货主或者其代理人在办理进境申报手续时，应当在货物名称栏中注明是否为转基因产品。申报为转基因产品的，除按规定提供有关单证外，还应当取得法律法规规定的主管部门签发的《农业转基因生物安全证书》或者相关批准文件。海关对《农业转基因生物安全证书》电子数据进行系统自动比对验核。

2.对列入实施标识管理的农业转基因生物目录（国务院农业行政主管部门制定并公布）的进境转基因产品，如申报是转基因的，海关应当实施转基因项目的符合性检测，如申报是非转基因的，海关应进行转基因项目抽查检测；对实施标识管理的农业转基因生物目录以外的进境动植物及其产品、微生物及其产品和食品，海关可根据情况实施转基因项目抽查检测。

3.海关按照国家认可的检测方法和标准进行转基因项目检测。

4.经转基因检测合格的，准予进境。如有下列情况之一的，海关通知货主或者其代理人作退货或者销毁处理：

（1）申报为转基因产品，但经检测其转基因成分与《农业转基因生物安全证书》不符的；

（2）申报为非转基因产品，但经检测其含有转基因成分的。

进境供展览用的转基因产品，须凭法律法规规定的主管部门签发的有关批准文件进境，展览期间应当接受海关的监管。展览结束后，所有转基因产品必须作退回或者销毁处理。如因特殊原因，需改变用途的，须按有关规定补办进境检验检疫手续。

表4-3《第一批实施标识管理的农业转基因生物目录》

第一批实施标识管理的农业转基因生物目录
一、大豆种子、大豆、大豆粉、大豆油、豆粕
二、玉米种子、玉米、玉米油、玉米粉（含税号为11022000、11031300、11042300的玉米粉）
三、油菜种子、油菜籽、油菜籽油、油菜籽粕
四、棉花种子
五、番茄种子、鲜番茄、番茄酱

（二）过境转基因产品的申报

过境转基因产品进境时，货主或者其代理人须持规定的单证向进境口岸海关申报，经海关审查合格的，准予过境，并由出境口岸海关监督其出境。对改换原包装及变更过境线路的过境转基因产品，应当按照规定重新办理过境手续。

参考规章、公告（规范性文件）

1.《进境植物繁殖材料检疫管理办法》（海关总署令 2018 年第 240 号）

2.《进境植物繁殖材料隔离检疫圃管理办法》（海关总署令 2018 年第 240 号）

3. 原国家检验检疫局、海关总署、国家林业局、农业部、原对外贸易经济合作部公告 2001 年第 2 号

4. 关于执行进口原木检疫要求（2001 年第 2 号公告）有关问题的通知（国家质检总局、海关总署、国家林业局、农业部、对外贸易经济合作部国质检联【2001】43 号）

5.《出入境粮食和饲料检验检疫管理办法》（海关总署令 2018 年第 240 号）

6.《进境动植物检疫审批管理办法》（国家质量监督检验检疫总局令第 25 号公布、170 号、海关总署令第 238 号、240 号、262 号修改）

7.《进境植物和植物产品风险分析管理办法》（国家质检总局令第 41 号）

8.《进境棉花检验检疫监督管理办法》（海关总署令 2018 年第 240 号）

9.《进出境转基因产品检验检疫管理办法》（海关总署令 2018 年第 240 号）

10.《进境水果检验检疫监督管理办法》（海关总署令 2018 年第 240 号）

11.《进出口饲料和饲料添加剂检验检疫监督管理办法》（根据国家质量监督检验检疫总局令第 184 号、海关总署令第 238 号、240 号、243 号、262 号修改）

12. 海关总署 2023 年 262 号令

第三节　入境食品、食品添加剂和食品相关产品的申报

食品关系到公众身体健康和生命安全，我国检验检疫部门对入境食品、食品添加剂和部分与食品相关产品实施入境检验检疫监督管理。海关总署对进口食品境外生产企业实施注册管理，对向中国境内出口食品的出口商或者代理商实施备案管理，对进口食品实施检验。

一、申报范围

食品、食品添加剂和部分与食品相关产品。食品是指各种供人食用或者饮用的成品和原料以及按照传统既是食品又是药品的物品，但是不包括以治疗为目的的物品；食品添加剂是指为改善食品品质和色、香、味，以及为防腐、保鲜和加工工艺的需要而加入食品中的化学合成或者天然物质；食品相关产品，指用于食品的包装材料、容器、洗涤剂、消毒剂和用于食品生产经营的工具、设备。

二、入境食品申报要求

向中国出口的境外生产企业，应由所在国家（地区）主管当局向海关总署推荐注册或自行向海关总署注册并获得在华注册编号。

部分入境食品如肉类产品、水产品、粮食、水果等的报检要求见本章第三节、第四节。其他入境食品的报检要求如下：

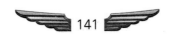

（一）申报时限和地点

进口商或其代理人在食品进境前或进境时应向报关地海关申报，并约定检验检疫时间。我国对进口可能存在动植物疫情疫病或者有毒有害物质的高风险食品实行指定口岸入境。指定口岸条件及名录由海关总署制定并公布。

（二）申报单证

1. 货主或其代理人在办理入境申报手续时，除按一般要求向单一窗口上传合同、发票、装箱单、提运单等基本单证外，还应持有及上传以下单证：

（1）相关批准文件；

（2）法律法规、双边协定、议定书以及其他规定要求提交的输出国家（地区）官方检疫（卫生）证书；

（3）首次进口预包装食品，应当提供进口食品标签样张和翻译件；

（4）首次进口尚无食品安全国家标准的食品，应当提供国务院卫生行政部门出具的许可证明文件；

（5）进口食品应当随附的其他证书或者证明文件。报检时，进口商或者其代理人应当将所进口的食品按照品名、品牌、原产国（地区）、规格、数/重量、总值、生产日期（批号）及海关总署规定的其他内容逐一申报。进口食品需要办理进境动植物检疫审批手续的，应当取得《中华人民共和国进境动植物检疫许可证》后方可进口。

2. 首次进口的预包装食品报检时，报检单位除应按报检规定提供报检资料外，还应按以下要求提供标签检验有关资料并加盖公章：

（1）原标签样张和翻译件；

（2）预包装食品中文标签样张；

（3）标签中所列进口商、经销商或者代理商工商营业执照复印件；

（4）当进口预包装食品标签中强调某一内容，如获奖、获证、法定产区、地理标识及其他内容的，或者强调含有特殊成分的，应提供相应证明材料；标注营养成分含量的，应提供符合性证明材料；

（5）应当随附的其他证书或者证明文件。

3. 进口保健食品，还应向申报地口岸海关或属地海关提供国家食品药品监督管理局签发的《进口保健食品批准证书》。

4. 进口转基因食品，还应提供国家农业部出具的《农业转基因生物安全证书》《农业转基因生物标识审查认可批准文件》。

（三）检验检疫

1. 进口食品、食品添加剂以及食品相关产品应符合我国食品安全国家标准。

2. 现场检验检疫。

（1）现场检验检疫的内容包括：食品有无与农药、化肥及其他化学品混装、食品有无污染、腐败异物、霉变、异味、虫蛀，及其他感官性状异常，冷冻食品是否解冻、包装是否完整、是否符合卫生要求等。对包装食品必要时可增加开箱倒包比例。小批量定型包装食品还要检查商标标签、生产日期、保质期限。品种、数量与报检是否一致等。

（2）标签检验：检验预包装进口食品中文标签标注的内容否符合我国预包装食品标签通则的规定。对于保健食品、特殊膳食的中文标签必须印制在最小销售包装上，不得加贴。

3. 采样

根据食品的不同种类、品种、包装形式和检验要求采样。

4.实验室检验

实验室应在规定的流程期限完成检验工作，并出具《检验检疫结果报告单》。

（四）检疫放行和处理

检验检疫机构依据国家的法律、法规、规定及标准，对现场检验检疫情况、要求提供的材料和实验室的检测结果进行综合判定。

进口食品经检验检疫合格的，由主管海关出具《入境检验检疫证明》等合格证明，准予销售、使用。

进口食品经检验检疫不合格的，由海关出具不合格证明。涉及安全、健康、环境保护项目不合格的，由海关责令当事人销毁，或者出具退货处理通知单，由进口商办理退运手续。其他项目不合格的，可以在海关的监督下进行技术处理，经重新检验合格后，方可销售、使用。

三、进口食品添加剂的申报要求

（一）申报范围

为了加强对人类食品添加剂及原料产品的出口检验检疫监管，原国家质检总局、商务部、海关总署于2007年联合发布公告，决定自2007年5月15日起将部分食品添加剂及原料产品列入《法检目录》，目前由海关进行监管。

（二）申报要求

1.进口食品添加剂应当符合下列条件之一：

（1）有食品安全国家标准的；

（2）经国务院卫生行政管理部门批准、发布列入我国允许使用食品添加剂目录的；

（3）列入《食品添加剂使用卫生标准》（GB2760）、《食品营养强化剂使用卫生标准》（GB14880）的；

（4）列入"食品安全法实施前已有进口记录但尚无食品安全国家标准的食品添加剂目录"（见本书附录8）的。

除符合上列四项条件之一外，应当办理进境动植物检疫许可的，还应取得进境动植物检疫许可证。

进口食品添加剂应当有包装、中文标签、中文说明书。中文标签、中文说明书应当符合中国法律、法规的规定和食品安全国家标准的要求。食品添加剂说明书应置于食品添加剂的外包装以内，并避免与添加剂直接接触。进口食品添加剂标签、说明书和包装不得分离。

食品添加剂的标签应直接标注在最小销售单元包装上。食品添加剂标签应标明以下事项：

（1）名称（相关标准中的通用名称）、规格、净含量；

（2）成分（表）或配料（表），采用相关标准中的通用名称；

（3）原产国（地）及境内代理商的名称、地址、联系方式；

（4）生产日期（批号）和保质期；

（5）产品标准代号；

（6）属经国务院卫生行政管理部门批准、发布列入我国允许使用食品添加剂目录的食品添加剂标签，应标明卫生部准予进口的证明文件号和经卫生部批准或认可的产品质量标准；

（7）贮存条件；

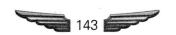

（8）使用范围、用量、使用方法；

（9）复合添加剂中各单一品种的通用名称、辅料的名称和含量，按含量由大到小排列（各单一品种必须具有相同的使用范围）；

（10）"食品添加剂"字样；

（11）中国食品安全法律、法规或者食品安全国家标准规定必须标明的其他事项。

2. 食品添加剂进口企业（以下称进口企业）应按照规定向海关报关地的检验检疫机构报检，报检时应当提供如下资料：

（1）注明产品用途（食品加工用）的贸易合同，或者贸易合同中买卖双方出具的用途声明（食品加工用）；

（2）食品添加剂完整的成分说明；

（3）进口企业是经营企业的，应提供加盖进口企业公章的工商营业执照或经营许可证复印件；进口企业是食品生产企业的，应提供加盖进口企业公章的食品生产许可证复印件；

（4）特殊情况下还应提供下列材料：需办理进境检疫审批的，应提供进境动植物检疫许可证；首次进口食品添加剂新品种，应提供卫生部准予进口的有关证明文件和经卫生部批准或认可的产品质量标准和检验方法标准文本；首次进口食品添加剂，应提供进口食品添加剂中文标签样张、说明书，并应在报检前经海关审核合格；进口食品添加剂全部用来加工后复出口的，应提供输入国或者地区的相关标准或技术要求，或者在合同中注明产品质量安全项目和指标要求；

（5）海关要求的其他资料。

3. 海关对进口企业提交的报检材料进行审核，符合要求的，受理报检，按照以下要求对进口食品添加剂实施检验检疫，按照相关检验规程和标准对进口食品添加剂实施现场检验检疫。

4. 现场检验检疫有下列情形之一的，海关可直接判定为不合格：

（1）不属于本规范第四条规定的食品添加剂品种的；

（2）无生产、保质期，超过保质期或者腐败变质的；

（3）感官检查发现产品的色、香、味、形态、组织等存在异常情况，混有异物或被污染的；

（4）容器、包装密封不良、破损、渗漏严重，内容物受到污染的；

（5）使用来自国际组织宣布为严重核污染地区的原料生产的；

（6）货证不符；

（7）标签及说明书内容与报检前向检验检疫机构提供的样张和样本不一致；

（8）其他不符合中国法律法规规定、食品安全国家标准或者质检总局检验检疫要求的情况。

5. 海关按照相关检验规程、标准规定的要求抽取检测样品，送实验室对质量规格、安全卫生项目和标签内容的真实性、准确性进行检测验证。取样量应满足检测及存样的需要。检测样品采集、传递、制备、贮存等全过程应受控，不应有污染，以保证所检样品的真实性。

6. 经检验检疫合格的，出具合格证明。合格证明中应注明判定产品合格所依据的标准，包括标准的名称、编号。经检验检疫不合格的，按以下方式处理：

（1）涉及安全卫生项目不合格的，出具不合格证明，责成进口企业按规定程序实施退运或销毁。不合格证明中应注明判定产品不合格所依据的标准，包括标准的名称、编号；

（2）非安全卫生项目不合格的，可在检验检疫机构的监督下进行技术处理或改作他用，经重新检验合格后，方可销售、使用。

（三）注意事项

1. 进口食品添加剂的内外包装和运输工具应符合相关食品质量安全要求，并经检验检疫合格。进口食品添加剂属于危险品的，其包装容器应符合危险货物包装容器管理的相关要求。

2.进口食品添加剂分港卸货的，先期卸货港海关应当以书面形式将检验检疫结果及处理情况及时通知其他分卸港所在海关；需要对外出证的，由卸毕港检验检疫机构汇总后出具证书。

3.进口企业应当建立食品添加剂质量信息档案，如实记录以下内容：

（1）进口时向海关申报的报检号、品名、数/重量、包装、生产和输出国家或者地区、生产日期、保质期等内容；

（2）国外出口商、境外生产企业名称及其在所在国家或者地区获得的资质证书号；

（3）进口食品添加剂中文标签样张、中文说明书样本；

（4）海关签发的检验检疫证单；

（5）进口食品添加剂流向等信息。

四、进口食品接触材料的审报要求

（一）申报范围

食品或食品添加剂接触的纸、竹木、金属、搪瓷、陶瓷、塑料、橡胶、天然纤维、化学纤维、玻璃等材质及其复合材质的容器、用具和餐具）、食品机械。海关对食品接触材料实施检验监督管理。（参看《进境食品接触材料检验检疫管理办法》）

（二）申报要求

1.申报提供提单、合同、发票、装箱单等，还应提交《符合性声明》，经检验合格的，检验检疫机构出具《入境货物检验检疫证明》，方可用于包装、盛放食品。

2.对经检验不合格的进口食品接触材料，出具《检验检疫处理通知单》，不准销售、食用。

参考规章、公告（规范性文件）

海关总署公告 2019 年第 70 号（有关进口预包装食品标签）

第四节 入境化妆品的申报

适用于列入海关实施检验检疫的进出境商品目录及有关国际条约、相关法律、行政法规规定由海关检验检疫的化妆品（包括成品和半成品）的检验检疫及监督管理。

一、申报范围

化妆品是指以涂、擦散布于人体表面任何部位（表皮、毛发、指/趾甲、口唇等）或者口腔黏膜、牙齿，以达到清洁、消除不良气味、护肤、美容和修饰目的的产品。

实施入境检验检疫管理化妆品包括化妆品成品和化妆品半成品。化妆品成品包括销售包装化妆品成品和非销售包装化妆品成品；化妆品半成品是指除最后一道"灌装"或者"分装"工序外，已完成其他全部生产加工工序的化妆品。有关国际条约、相关法律、行政法规规定，由海关检验检疫的进口化妆品成品和半成品应向海关申报。入境化妆品报检范围见本节表4—4。

根据海关总署公告2021年第108号规定，为进一步深化"放管服"改革，持续优化口岸营商环境，减轻企业负担，海关总署决定取消进口化妆品境内收货人备案事项，自2022年1月1日起执行。

表4—4 入境化妆品报检范围

商品编码为入境化妆品报检范围
3303000000 的香水及花露水；3304100010 含濒危植物成分唇用化妆品，3304100090 其他唇用化妆品；3304200010 含濒危植物成分眼用化妆品，3304200090 其他眼用化妆品；3304300000 指（趾）用化妆品；3304910001 爽身粉，痱子粉，3304910090 香粉（不论是否压紧）；33049900.10 护肤品（包括防晒油或晒黑油，但药品除外）；33049900.91 其他含濒危植物成分美容品或化妆品；33049900.99 其他美容品或化妆品；3305100010 含濒危植物成分洗发剂（香波），3305100090 其他洗发剂（香波）；3305200000 烫发剂；3305300000 定型剂；3305900000 其他护发品。3306101010 含濒危植物成分牙膏；3306101090 其他牙膏；3306900000 其他口腔及牙齿清洁剂（包括假牙模膏及粉）

二、申报要求

（一）报检时限及地点

进口化妆品由口岸海关实施检验检疫。海关总署根据便利贸易和进口检验工作的需要，可以指定在其他地点检验。

（二）申报单证

进口化妆品的收货人或者其代理人应当按照海关总署相关规定申报。

其中首次进口的化妆品应当符合下列要求：

1. 国家实施卫生许可的化妆品，应当取得国家相关主管部门批准的进口化妆品卫生许可批件，海关对进口化妆品卫生许可批件电子数据进行系统自动比对验核；

2. 国家实施备案的化妆品，应当凭备案凭证办理报检手续；

3. 国家没有实施卫生许可或者备案的化妆品，应当提供下列材料：

（1）具有相关资质的机构出具的可能存在安全性风险物质的有关安全性评估资料；

（2）在生产国家（地区）允许生产、销售的证明文件或者原产地证明；

4. 销售包装化妆品成品除前三项外，还应当提交中文标签样张和外文标签及翻译件；

（三）检验检疫

海关受理申报后，对进口化妆品进行检验检疫，包括现场查验、抽样留样、实验室检验、出证等。

1. 进口化妆品在取得检验检疫合格证明之前，应当存放在检验检疫机构指定或者认可的场所，未经海关许可，任何单位和个人不得擅自调离、销售、使用。

2. 免税化妆品的收货人在向所在地直属检验检疫机构申请备案时，应当提供本企业名称、地址、法定代表人、主管部门、经营范围、联系人、联系方式、产品清单等相关信息。

离境免税化妆品应当实施进口检验，可免于加贴中文标签，免于标签的符合性检验。在《入境货物检验检疫证明》上注明该批产品仅用于离境免税店销售。首次进口的离境免税化妆品，应当提供供货人出具的产品质量安全符合我国相关规定的声明、国外官方或者有关机构颁发的自由销售证明或者原产地证明、具有相关资质的机构出具的可能存在安全性风险物质的有关安全性评估资料、产品配方等。

3. 进口化妆品存在安全问题，可能或者已经对人体健康和生命安全造成损害的，收货人应当主动召回并立即向所在地海关报告。收货人应当向社会公布有关信息，通知销售者停止销售，告知消费者停止使用，做好召回记录。收货人不主动召回的，海关可以责令召回

参考规章、公告（规范性文件）

《进出口化妆品检验检疫监督管理办法》（海关总署令 2018 年第 240 号）

第五节 入境玩具的申报

一、申报范围

适用于法律、行政法规规定必须实施检验的进出口玩具的检验和监督管理。海关和从事进出口玩具生产、经营的企业应当遵守本办法。海关对无检验检疫监管要求的进出口玩具按照海关总署的规定实施抽查检验。

二、申报要求

（一）申报时限和地点

进口玩具的收货人或代理人应在货物进境前或进境时向海关申报。

（二）申报单证

进口玩具的收货人或其代理人在报检时，应按报检的一般要求向单一窗口申报并上传提供合同、发票、装箱单、提运单等基本单证。对列入强制性产品认证目录的进口玩具还应当取得强制性产品认证证书。

（三）检验检疫

1. 进口玩具按照我国国家技术规范的强制性要求实施检验。

2. 海关对列入强制性产品认证目录内的进口玩具，按照《进口许可制度民用商品入境验证管理办法》的规定实施验证管理。

3. 对未列入强制性产品认证目录内的进口玩具，报检人已提供进出口玩具检测实验室（以下简称玩具实验室）出具的合格的检测报告的，还应对报检人提供的有关单证与货物是否符合进行审核。对未能提供检测报告或者经审核发现有关单证与货物不相符的，应当对该批货物实施现场检验并抽样送玩具实验室检测。

（四）检验放行及处理

1. 进口玩具经检验合格的，海关出具检验证明。

2. 进口玩具经检验不合格的，由海关出具检验检疫处理通知书。涉及人身财产安全、健康、环境保护项目不合格的，由海关责令当事人退货或者销毁；其他项目不合格的，可以在海关监督下进行技术处理，经重新检验合格后，方可销售或者使用。

《进出口玩具检验监督管理办法》（海关总署令2018年第240号）

第六节 入境机电产品的申报

一、申报范围

机电产品是指机械设备、电气设备、交通运输工具、电子产品、电器产品、仪器仪表、金属制品等及其零部件、元器件。列入《法检目录》以及法律、行政法规规定必须经检验检疫机构检验的进口机电产品和所有进口旧机电产品应向海关检验检疫机构报检。

二、报检要求

国家对涉及人类健康、动植物生命和健康以及环境保护和公共安全的产品实行强制性认证制度。列入《强制性产品认证目录》的机电产品，除另有规定外，必须经过指定的认证机构认证合格、取得指定认证机构颁发的认证证书并加施认证标志后，方可进口。

1. 实施强制性产品认证机电产品的收货人或代理人在申报时除一般贸易性单证外，还应提供强制性认证证书或其编号，实施无纸化比对，在产品上加施认证标志。

2. 海关对列入《法检目录》的进口强制性产品认证机电产品实施入境验证管理，查验认证证书、认证标志等证明文件，核对货证是否相符等，并按规定实施检验。

不同类别的机电产品报检要求也有所不同。下面分述如下：

（一）进境旧机电产品

1. 申报范围及地点

这里称的旧机电产品是指具有下列情形之一的机电产品：（1）已经使用（不含使用前测试、调试的设备），仍具备基本功能和一定使用价值的；（2）未经使用，但超过质量保证期（非保修期）的；（3）未经使用，但存放时间过长，部件产生明显有形损耗的；（4）新旧部件混装的；（5）经过翻新的。进口旧机电产品均须由目的地海关实施检验。

进口旧机电产品应当实施口岸查验、目的地检验以及监督管理。价值较高、涉及人身财产安全、健康、环境保护项目的高风险进口旧机电产品，还需实施装运前检验。需实施装运前检验的进口旧机电产品清单由海关总署制定并在海关总署网站上公布。

2. 入境申报

进口旧机电产品运抵口岸后，收货人或者其代理人应当凭合同、发票、装箱单、提单等资料向海关办理报检手续。需实施装运前检验的，报检前还应当取得装运前检验证书。

3. 到货检验

口岸海关对进口旧机电产品实施口岸查验。实施口岸查验时，应当对报检资料进行逐批核查。必要时，对进口旧机电产品与报检资料是否相符进行现场核查。口岸查验的其他工作按口岸查验的相关规定执行。

4. 检验结果及处理

经目的地检验，涉及人身财产安全、健康、环境保护项目不合格的，由海关责令收货人销毁、退运；其他项目不合格的，可以在海关的监督下进行技术处理，经重新检验合格的，方可销售或者使用。

经目的地检验不合格的进口旧机电产品，属成套设备及其材料的，签发不准安装使用通知书。经技术处理，并经海关重新检验合格的，方可安装使用。

（二）入境汽车

1. 申报范围及地点

海关总署主管全国进口汽车检验监管工作，进口汽车入境口岸海关负责入境检验工作，用户所在地海关负责进口汽车质保期内的检验管理工作。对转关到内地的进口汽车，视通关所在地为口岸，由通关所在地海关按照本办法负责检验。

2. 报检单证

进口汽车的收货人或代理人在货物运抵入境口岸后，应持合同、发票、提（运）单、装箱单（列明车架号）及有关技术资料向口岸海关申报。

3. 检验结果

经检验合格的进口汽车，由口岸检验检疫机构签发"入境货物检验检疫证明"，并一车一单签发"进口机动车辆随车检验单"；对进口汽车实施品质检验的，"入境货物检验检疫证明"须加附"品质检验报告"。经检验不合格的，检验检疫机构出具检验检疫证书，供有关部门对外索赔。

4. 其他规定

（1）对大批量进口汽车，外贸经营单位和收用货主管单位应在对外贸易合同中约定在出口国装运前进行预检验、监造或监装，海关可根据需要派出检验人员参加或者组织实施在出口国的检验。

（2）进口汽车必须获得国家强制性产品认证证书，贴有认证标志，并须经检验检疫机构验及检验合格。

（3）用户在国内购买进口汽车时必须取得海关签发的"进口机动车辆随车检验单"和购车发票。在办理正式牌证前，到所在地海关登检、换发"进口机动车辆检验证明"，作为到车辆管理机关办理正式牌证的依据。

（4）进口机动车的车辆识别代号（VIN）必须符合国家强制性标准《道路车辆识别代号（VIN）》（GB16735—2004）的要求。对VIN不符合上述标准的进口机动车，海关将禁止其进口，公安机关不予办理注册登记手续，国家特殊需要并经批准的，以及常驻我国的境外人员、我国驻外使领馆人员自带的除外。为便利进口机动车产品报检通关，在进口前，强制性产品认证证书（CCC证书）的持有人或其授权人可向签发CCC证书的认证机构提交拟进口的全部机动车VIN和相关结构参数资料进行备案，认证机构在对上述资料进行核对、整理后上报海关总署及认监委，以便口岸海关对进口机动车产品的VIN进行入境验证。

（5）海关在进口汽车检验中发现安全质量问题，海关总署根据《缺陷汽车产品召回管理规定》等发出公告，要求制造商召回有缺陷的产品。

（三）进口成套设备

成套设备是指完整的生产线、成套装置设施，包括工程项目和技术改造项目中的成套装置设施和与国产设备配套组成的成套设备中的进口关键设备。成套设备是一项特殊的法定检验检疫商品，很难与商品编码——对应。

1. 需结合安装调试进行检验的成套设备应在收货人所在地海关申报并检验。

2. 对于大型成套设备，应当地按照对外贸易合同约定监造、装运前检验或者监装。收货人应保留到货后的最终检验和索赔的权利。海关可以根据需要派出检验人员参加或组织实施监造、装运前检验或者监装。

3. 海关对检验不合格的进口成套设备及其材料，签发不准安装使用通知书。经技术处理，并经海关重新检验合格的，方可安装使用。

4. 成套设备对外签约注意事项：合同是进口成套设备检验工作的重要依据，在签订合同时必须考虑到检验形式、检验方法、检验标准等，还必须考虑卖方应提供专用设备和非标设备的设计、制造工艺、检验规程及材料试验方法等标准资料，涉及安全、卫生和环境污染的设备要订明卖方必须提供经安全监察机构符合标准的证明文件等。

（四）进口家用电器和压缩机等机电产品

我国禁止进口、出口以氯氟烃物质为制冷剂的工业、商用压缩机；我国禁止进口、出口以氯氟烃物质为制冷剂、发泡剂的家用电器产品和以氯氟烃物质为制冷剂的家用电器产品压缩机，并将相关产品纳入《法检目录》管理（见本书附录 11）。在进口上述以非氯氟烃物质为制冷剂、发泡剂的相关机电产品时，进口经营单位应向检验检疫机构提供产品为非氯氟烃为制冷剂、发泡剂的证明（产品说明书、技术文件以及供货商的证明）。

参考规章、公告（规范性文件）

1.《进口汽车检验管理办法》（海关总署令 2018 年第 240 号）

2.《进口旧机电产品检验监督管理办法》（海关总署令 2018 年第 240 号）

第七节 进口医疗器械的申报

一、申报范围

进口医疗器械，是指从境外进入到中华人民共和国境内的，单独或者组合使用于人体的仪器、设备、器具、材料或者其他物品，包括所配套使用的软件，其使用旨在对疾病进行预防、诊断、治疗、监护、缓解，对损伤或者残疾进行诊断、治疗、监护、缓解、补偿，对解剖或者生理过程进行研究、替代、调节，对妊娠进行控制等。进口（包括捐赠）医疗器械应向海关申报。

二、申报地点及单证

进口医疗器械进口时，进口医疗器械的收货人或者其代理人应当向海关申报，并提供下列材料：

1. 一般贸易性单证；

2. 属于《实施强制性产品认证的产品目录》内的医疗器械，应当提供强制性认证证书；

3. 国务院药品监督管理部门审批注册的进口医疗器械注册证书；

4. 进口单位为一、二类进口单位的，应当提供检验检疫机构签发的进口单位分类证明文件。

三、检验检疫

1.口岸海关当对报检材料进行审查,不符合要求的,应当通知报检人,口岸放行后,货主或其代理人应当及时向属地海关申请检验。

2.属地海关按照国家技术规范的强制性要求对进口医疗器械进行检验;尚未制定国家技术规范的强制性要求的,可以参照海关总署指定的国外有关标准进行检验。

3.海关对实施强制性产品认证制度的进口医疗器械实行入境验证,查验单证,核对证货是否相符,必要时抽取样品送指定实验室,按照强制性产品认证制度和国家规定的相关标准进行检测。

4.进口医疗器械经检验未发现不合格的,属地主管海关出具《入境货物检验检疫证明》。经检验发现不合格的,海关出具《检验检疫处理通知书》,需要索赔的应当出具检验证书。涉及人身安全、健康、环境保护项目不合格的,或者可以技术处理的项目经技术处理后经检验仍不合格的,由海关责令当事人销毁,或者退货并书面告知海关,并上报海关总署。

参考规章、公告(规范性文件)

《进口医疗器械检验监督管理办法》(海关总署令 2018 年第 238 号)

第八节　进口危险化学品的申报

一、申报范围

危险化学品,是指具有毒害、腐蚀、爆炸、燃烧、助燃等性质,对人体、设施、环境具有危害的剧毒化学品和其他化学品。危险化学品目录,由国务院安全生产监督管理部门会同国务院工业和信息化、公安、环境保护、卫生、质量监督检验检疫、交通运输、铁路、民用航空和农业主管部门,根据化学品危险特性的鉴别和分类标准确定、公布,并适时调整。根据海关总署 2020 年第 129 号公告,我国海关对列入国家《危险品化学品目录》(最新版)的进出口危险化学品实施检验。

二、申报地点

进口危险化学品应在口岸海关申报,我国海关对进口危险化学品的检验和监管采取口岸查验和境内目的地检验相结合的办法。

三、申报单证

进口危险化学品的收货人或者其代理人报关时,填报事项应包括危险类别、包装类别(散装产品除外)、联合国危险货物编号(UN 编号)、联合国危险货物包装标记(包装 UN 标记)(散装产品除外)等,还应提供下列材料:

1.《进口危险化学品企业符合性声明》(式样见附录 1 中文件 I-5-07 示范);

2. 对需要添加抑制剂或稳定剂的产品，应提供实际添加抑制剂或稳定剂的名称、数量等情况说明；

3. 危险公示标签（散装产品除外），如是外文样本，应提供对应的中文翻译件。

第九节 入境石材、涂料的申报

一、申报范围

进口石材（《商品名称及编码协调制度》中编码为 2515、2516、6801、6802 项下的商品）和涂料（《商品名称及编码协调制度》中编码为 3208、3209 项下的商品）。

二、进口石材的报检

（一）报检地点及单证

货主或其代理人到入境口岸海关申报。除提供合同、发票、提单和装箱单等基本单证外，还应提供符合 GB6566-2010《建筑材料放射性核素限量》分类要求的石材说明书，注明石材原产地、用途、放射性水平类别和适用范围等；未提供说明书或者说明书中未注明的，均视为使用范围不受限制，检验时依据 GB6566-2010 规定的最严格限量要求进行验收，即石材荒料按建筑主体材料要求验收，石材板料按 A 类装修材料要求验收。

（二）检验要求

1. 检验检疫机构对进口石材实施放射性检验，采取现场抽查检测和实验室核素分析相结合的检验模式，并逐步实行分类管理。

2. 口岸海关受理申报后，场地无法实施现场检测的，应告知报检人将进口石材实施转场检验。

3. 口岸海关依据天然放射性核素分析报告和 GB6566-2010 判断：

（1）符合使用范围不受限制的建筑材料要求的，出具入境货物检验检疫证明；可注明相应放射性分类等级和适用范围。

（2）不符合使用范围不受限制的建筑材料要求，但符合石材说明书用途，出具入境货物检验检疫证明，注明石材放射性分类等级、用途或使用范围。

（3）不符合使用范围不受限制的建筑材料要求或石材说明书用途的，出具检验证书，注明限制使用范围。

三、进口涂料的报检

所称涂料是指《商品名称及编码协调制度》中编码为 3208 项下和 3209 项下的商品。

（一）报检地点及单证

货主或其代理人应当在进口涂料入境时，到入境口岸检验检疫机构办理报检手续。报检人除提供合同、发票、提单和装箱单等基本单证外，已经备案的涂料应同时提交《进口涂料备案书》（复印件）。

（二）检验要求

主管海关按照以下规定实施检验：

1. 核查《进口涂料备案书》的符合性。核查内容包括品名、品牌、型号、生产厂商、产地、标签等。

2. 专项检测项目的抽查。同一品牌涂料的年度抽查比例不少于进口批次的10%，每个批次抽查不少于进口规格型号种类的10%，所抽取样品送专项检测实验室进行专项检测。

3. 对未经备案的进口涂料，主管海关按照有关规定抽取样品，并由报检人将样品送专项检测实验室检测，检验检疫机构根据专项检测报告进行符合性核查。

4. 经检验合格的进口涂料，主管海关签发《入境货物检验检疫证明》。经检验不合格的进口涂料，主管海关出具检验检疫证书，并报海关总署。对专项检测不合格的进口涂料，收货人须将其退运出境或者按照有关部门要求妥善处理。

参考规章、公告（规范性文件）

《进口涂料检验监督管理办法》（海关总署令2018年第240号）

第十节 出入境尸体骸骨卫生检疫的申报

一、报检范围

所称入出境尸体、骸骨包括：

1. 需要入境或者出境进行殡葬的尸体、骸骨；

2. 入出境及过境途中死亡人员的尸体、骸骨。

3. 因医学科研需要，由境外运进或者由境内运出的尸体、骸骨，按照出入境特殊物品管理；

4. 除上述情形外，不得由境内运出或者由境外运入尸体和骸骨。

二、报检要求

（一）报检时限及地点

尸体、骸骨入境时，货主或其代理人应向口岸海关申报。尸体骸骨出境，出境前向入殓地口岸海关或属地海关申报。

（二）报检单证

1. 入境尸体、骸骨，托运人或者其代理人应当向入境口岸海关申报，按照要求提供以下材料：

（1）尸体、骸骨入出境卫生检疫申报单；

（2）死者身份证明（如：护照、海员证、通行证、身份证或者使领馆等相关部门出具的证明）；

（3）出境国家或者地区官方机构签发的死亡报告或者医疗卫生部门签发的死亡诊断书；

（4）入殓证明；

（5）防腐证明；

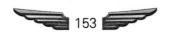

（6）托运人或者其代理人身份证明（如：护照、通行证或者身份证等）。

2.需要运送尸体、骸骨出境的，托运人或者其代理人应当取得国务院殡葬主管部门认可的从事国际运尸服务单位出具的尸体、骸骨入出境入殓证明、防腐证明和尸体、骸骨入出境卫生监管申报单，向属地海关申报。

三、检验检疫

入境尸体、骸骨由入境口岸海关进行材料核查并实施现场查验；出境尸体、骸骨由入殓地海关进行材料核查并实施现场查验，出境口岸海关负责在出境现场核查是否与申报内容相符，检查外部包装是否完整、破损、渗漏等。

参考规章、公告（规范性文件）

《出入境尸体骸骨卫生检疫管理办法》海关总署令 2018 年第 240 号

第十一节 出入境特殊物品的申报

一、申报范围

适用于入境、出境的微生物，人体组织，生物制品，血液及其制品等特殊物品的检疫申报。

二、申报要求

（一）申报时限及地点

出入境特殊物品的货主或者其代理人需事先办理向直属海关出入境特殊物品的卫生检疫审批，特殊物品进境时，向口岸海关申报。

（二）报检单证

入境特殊物品到达口岸后，货主或者其代理人应当凭《特殊物品审批单》及其他材料向入境口岸海关报检。

出境特殊物品的货主或者其代理人应当在出境前凭《特殊物品审批单》及其他材料向其所在地海关报检。

三、检验检疫

1.受理申报的海关应当按照下列要求对出入境特殊物品实施现场查验：检查出入境特殊物品名称、成分、批号、规格、数量、有效期、运输储存条件、输出/输入国和生产厂家等项目是否与《特殊物品审批单》的内容相符；检查出入境特殊物品包装是否安全无破损，不渗、不漏，存在生物安全风险的是否具有符合相关要求的生物危险品标识。

2.口岸海关对经卫生检疫符合要求的出入境特殊物品予以放行。有下列情况之一的，由口岸海关签发《检验检疫处理通知书》，予以退运或者销毁：

（1）名称、批号、规格、生物活性成分等与特殊物品审批内容不相符的；

（2）超出卫生检疫审批的数量范围的；

（3）包装不符合特殊物品安全管理要求的；

（4）经检疫查验不符合卫生检疫要求的；

（5）被截留邮寄、携带特殊物品自截留之日起 7 日内未取得《特殊物品审批单》的，或者提交《特殊物品审批单》后，经检疫查验不合格的。

参考规章、公告（规范性文件）

《出入境特殊物品卫生检疫管理规定》海关总署令 2018 年 240 号

第十二节 入境特种设备涉检申报

一、特种设备定义

根据《特种设备安全法》规定，特种设备是指对人身和财产安全有较大危险性的锅炉、压力容器（含气瓶）、压力管道、电梯、起重机械、客运索道、大型游乐设施和场（厂）内专用机动车辆，以及法律、行政法规规定适用本法的其他特种设备。

二、特种设备判断方式

我国对特种设备实行目录管理，原目录源自原国家质量监督检验检疫总局 2014 年第 114 号公告。在 2021 年 11 月 30 日市场监管总局发布了《市场监管总局关于特种设备行政许可有关事项的公告》，对原目录和项目进行了一些新制定、修订和调整，并于 2022 年 6 月 1 日起实施。

此次修订调整后，对进口特种设备的制造许可制度总体要求无变化。原则上对进口锅炉、压力容器、气瓶、安全附件、压力管道元件等承压类特种设备及其部件，实施制造许可制度。对电梯、起重机械、客运索道、大型游乐设施、场（厂）内专用机动车辆等机电类特种设备及其部件，其使用前应通过型式试验的要求无变化。

因此企业在正式进口特种设备前，需依据官方最新公示的特种设备目录，并结合进口设备的参数来判定适用于何种监管证件。本书已在 2014 年第 114 号公告的目录中添加了相关参考税号示例，仅供参考使用，实际进口时请结合进口产品的参数来最终判定。

三、特种设备涉检填报

进口特种设备时，应当符合我国安全技术规范的要求，并经检验合格。并按《进出口商品检验法》及其实施条例的要求，需要取得我国特种设备生产许可的，应当取得许可，并如实向海关申报并验核相关的监管证件。

企业申报时，需在"单一窗口"系统的货物申报界面中，填报"产品资质"和"货物属性"。单击"产品资质"按钮，在弹出的"编辑产品许可证 / 审批 / 备案信息"对话框中找出"许可证类别"一栏选择"429- 进口特种设备型式试验证书"或"430- 境外特种设备制造许可证"并填入。确定许可证类别后，在"许可证编号"一栏填写许可证编号。单击"货物属性"按钮，选择"39- 特种设备"或"40- 非特种设备"。

例如："产品资质"填报

产品种类	产品资质
压力管道元件组合装置燃气调压装置、减温减压装置、流量计（壳体）、锅炉范围内管道、长输油气管道使用的工厂化预制管段	430– 境外特种设备制造许可证
承压类特种设备部件，需要通过型式试验（除气瓶阀门外，均为压力管道元件）:气瓶阀门（不含非车用燃气气瓶阀门）；无缝钢管（热扩）、有色金属管、球墨铸铁管、复合管；复合管件、非金属管件（不包括聚乙烯管件);金属阀门（公称压力≤4.0MPa）、非金属阀门；旋转补偿器、非金属膨胀节；金属密封元件、非金属密封元件；防腐管道元件；井口装置和采油树、节流压井管汇、阻火器。	429– 进口特种设备型式试验证书

编辑产品许可证/审批/备案信息 ✕

商品编码		商品名称		检验检疫名称	
序号		许可证类别	进口特种设备型式试验证书	许可证编号	🔍
核销货物序号		核销数量		核销数量单位	

➕ 新增　☑ 保存　🗑 删除　**许可证VIN信息**

☐	序号	许可证类别代码	许可证类别名称	许可证编号	核销货物序号	核销数量	核销数量单位
				暂无数据			

编辑产品许可证/审批/备案信息 ✕

商品编码		商品名称		检验检疫名称	
序号		许可证类别	特种设备生产许可证	许可证编号	🔍
核销货物序号		核销数量		核销数量单位	

➕ 新增　☑ 保存　🗑 删除　**许可证VIN信息**

☐	序号	许可证类别代码	许可证类别名称	许可证编号	核销货物序号	核销数量	核销数量单位
				暂无数据			

例如："货物属性"填报

范围要求	货物属性
符合《特种设备目录》定义、描述的产品	39– 特种设备
对于产品原理、结构、功能等与特种设备类似，但不属于《特种设备目录》定义、描述的产品	40– 非特种设备

货物属性 ✕

11-3C目录内	12-3C目录外	13-无需办理3C认证	14-预包装
15-非预包装	16-转基因产品	17-非转基因产品	18-首次进出口
19-正常	20-废品	21-旧品	22-成套设备
23-带皮木材/板材	24-不带皮木材/板材	25-A级特殊物品	26-B级特殊物品
27-C级特殊物品	28-D级特殊物品	29-V/W非特殊物品	30-市场采购
31-散装危险化学品	32-件装危险化学品	33-非危险化学品	34-I类医疗器械
35-II类医疗器械	36-III类医疗器械	37-医疗器械零部件	38-非医疗器械
39-特种设备		41-真空包装等货物	42-办理进口登记用饲料和饲料添加剂样
43-科研用饲料和饲料添加剂样品	44-其他用途饲料和饲料添加剂样品	46-检验结果采信	

第十三节 其他与入境货物相关的检验检疫事务

一、入境货物木质包装检疫

（一）报检范围

输往中国货物的木质包装及木质铺垫材料。这里所称的木质包装是指用于承载、包装、铺垫、支撑、加固货物的木质材料，如木板箱、木条箱、木托盘、木框、木桶（盛装酒类的橡木桶除外）、木轴、木楔、垫木、枕木、衬木等；不包括经人工合成或者经加热、加压等深度加工的包装用木质材料（如胶合板、刨花板、纤维板等），以及薄板旋切芯、锯屑、木丝、刨花等，以及厚度等于或者小于 6mm 的木质材料。

根据我国检验检疫相关法律、法规、规章的规定，进境货物使用木质包装的，当在输出国家或者地区政府检疫主管部门监督下按照国际植物保护公约（以下简称 IPPC）的要求进行除害处理，并加施 IPPC 专用标识。除害处理方法和专用标识应当符合国家质检总局公布的检疫除害处理方法和标识要求（见本节表 4—6）。

（二）报检要求

进境货物的木质包装应在货物入境前或入境时与进境货物一起向入境口岸海关申报。法检目录内货物申报时，包装种类应按照实际包装种类申报；法检目录外货物应按照进境货物全申报要求进行申报。木质包装以 00 章项下的木质包装种类为货物品名，按一般报检。

（三）检疫处理

1. 进境货物使用木质包装的，海关按照以下情况处理：

（1）对已加施 IPPC 专用标识的木质包装，按规定抽查检疫，未发现活的有害生物的，立即予以放行；发现活的有害生物的，监督货主或者其代理人对木质包装进行除害处理。

（2）对未加施 IPPC 专用标识的木质包装，在海关监督下对木质包装进行除害处理或者销毁处理。

（3）对申报时不能确定木质包装是否加施 IPPC 专用标识的，海关按规定抽查检疫。经抽查确认木质包装加施了 IPPC 专用标识，且未发现活的有害生物的，予以放行；发现活的有害生物的监督货主或者其代理人对木质包装进行除害处理；经抽查发现木质包装未加施 IPPC 专用标识的，对木质包装进行除害处理或者销毁处理。

2. 经港澳地区中转进境货物使用木质包装，未按要求进行除害处理并加施 IPPC 专用标识的，货主或者其代理人可以申请港澳地区检验机构实施除害处理并加施 IPPC 标识或者出具证明文件，入境时，海关按照规定进行抽查或者检疫。

表 4 - 6 木质包装检疫除害处理方法及标识要求

一、检疫除害处理方法

（一）热处理（HT）

1. 必须保证木材中心温度至少达到 56℃，并持续 30 分钟以上。

2. 窑内烘干（KD）、化学加压浸透（CPI）或其他方法只要达到热处理要求，可以视为热处理。如化学加压浸透可通过蒸汽、热水或干热等方法达到热处理的技术指标要求。

（二）溴甲烷熏蒸处理（MB）

1. 常压下，按下列标准处理：

温度	剂量（g/m³）	最低浓度要求（g/m³）			
		0.5 小时	2 小时	4 小时	16 小时
≥21℃	48	36	24	17	14
≥16℃	56	42	28	20	17
≥11℃	64	48	32	22	19

2. 最低熏蒸温度不应低于 10℃，熏蒸时间最低不应少于 16 小时。

3. 来自松材线虫疫区国家或地区的针叶树木质包装暂按照以下要求进行溴甲烷熏蒸处理：

温 度	溴甲烷剂量（g/m³）	24 小时最低浓度要求（g/m³）
≥21℃	48	24
≥16℃	56	28
≥11℃	64	32

注：最低熏蒸温度不应低于 10℃，熏蒸时间最低不应少于 24 小时。松材线虫疫区为：日本、美国、加拿大、墨西哥、韩国、葡萄牙及中国台湾、香港地区。

待 IPPC 对溴甲烷熏蒸标准修订后，按照其确认的标准执行。

（三）国际植物检疫措施标准或国家质检总局认可的其他除害处理方法。

（四）依据有害生物风险分析结果，当上述除害处理方法不能有效杀灭我国关注的有害生物时，国家质检总局可要求输出国家或地区采取其他除害处理措施。

二、标识要求

（一）标识式样

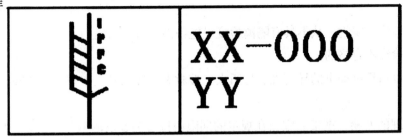

其中：

IPPC《国际植物保护公约》的英文缩写；

XX 国际标准化组织（ISO）规定的 2 个字母国家编号；

000 输出国家或地区官方植物检疫机构批准的木质包装生产企业编号；

YY 确认的检疫除害处理方法，如溴甲烷熏蒸为 MB，热处理为 HT。

（二）输出国家或地区官方植物检疫机构或木质包装生产企业可以根据需要增加其他信息，如去除树皮以 DB 表示。

（三）标识必须加施于木质包装显著位置，至少应在相对的两面，标识应清晰易辨、永久且不能移动。

（四）标识避免使用红色或橙色。

参考规章、公告（规范性文件）

1.《进境货物使用的木质包装检疫要求》（国家质检总局、海关总署、商务部、国家林业局联合公告 2005 年第 11 号）

2.《进境货物木质包装检疫除害处理方法及标识要求》（国家质检总局公告 2005 年第 32 号）

3.《进境货物木质包装检疫监督管理办法》（国家质检总局令第 84 号）

二、进境宠物检疫

1. 携带入境的活动物仅限犬或者猫（以下称"宠物"），并且每人每次限带 1 只。携带宠物入境的，携带人应当向海关提供输出国家或者地区官方动物检疫机构出具的有效检疫证书和狂犬病疫苗接种证书。宠物应当具有电子芯片。

2. 携带入境的宠物应在海关指定的隔离场隔离检疫 30 天（截留期限计入在内）。需隔离检疫的宠物应当从建设有隔离检疫设施的口岸入境。海关对隔离检疫的宠物实行监督检查。海关按照指定国家或地区和非指定国家或地区对携带入境的宠物实施分类管理，具有以下情形的宠物免于隔离检疫：

（1）来自指定国家或者地区携带入境的宠物，具有有效电子芯片，经现场检疫合格的；

（2）来自非指定国家或者地区的宠物，具有有效电子芯片，提供采信实验室出具的狂犬病抗体检测报告（抗体滴度或免疫抗体量须在 0.5IU/ml 以上）并经现场检疫合格的；

（3）携带宠物属于导盲犬、导听犬、搜救犬的，具有有效电子芯片，携带人提供相应使用者证明和专业训练证明并经现场检疫合格的。

指定国家或地区名单、采信狂犬病抗体检测结果的实验室名单、建设有隔离检疫设施的口岸名单以海关总署公布为准。

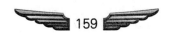

3. 携带宠物入境有下列情况之一的，海关按照有关规定予以限期退回或者销毁处理：

（1）携带宠物超过限额的；

（2）携带人不能向海关提供输出国家或者地区官方动物检疫机构出具的有效检疫证书或狂犬病疫苗接种证书的；

（3）携带需隔离检疫的宠物，从不具有隔离检疫设施条件的口岸入境的；

（4）宠物经隔离检疫不合格的。

4. 对仅不能提供疫苗接种证书的导盲犬、导听犬、搜救犬，经携带人申请，可以在有资质的机构对其接种狂犬病疫苗。

5. 做限期退回处理的宠物，携带人应当在规定的期限内持海关签发的截留凭证，领取并携带宠物出境；逾期不领取的，做自动放弃处理。

参考规章、公告（规范性文件）

海关总署公告2019年第5号《关于进一步规范携带宠物入境检疫监管工作的公告》及附件

第五章 海关系统（涉检类）行政审批事项

为贯彻落实党中央、国务院关于优化口岸营商环境的决策部署，进一步降低制度性交易成本，压缩通关时间，巩固和提升精简进出口环节监管证件改革成效，新海关进一步深化行政体制改革，深入推进简政放权、放管结合，加快政府职能转变，不断提高政府管理科学化、规范化、法治化水平。海关行政审批事项公开目录、海关行政审批事项服务指南等应当通过各关门户网站对外公布、提供电子文本下载服务，并在服务窗口或者大厅摆放。本部分为涉检行政审批事项，包括"从事进出境检疫处理业务的单位及人员认定""口岸卫生许可证核发""出境动植物及其产品、其他检疫物的生产加工存放单位注册登记""进境（过境）动植物及其产品检疫审批""进口可用作原料的固体废物国内收货人注册登记""出口食品生产企业备案""出入境特殊物品卫生检疫审批""进出口商品检验鉴定业务的检验许可"八部分内容。本部分主要参考了海关系统对外公布的"海关系统行政审批事项服务指南"（以部分海关为例）：

1. 国务院各部门行政许可事项服务平台：

http://spgk.scopsr.gov.cn/pages/sgyj/index1.jsp

2. 中国政府网——国家政务服务平台——海关总署

http://gjzwfw.www.gov.cn/index.html

3. 互联网＋海关——业务办理——办事指南：

http://online.customs.gov.cn/static/pages/treeGuide.html

4. 海关系统行政审批事项服务指南（完整版部分汇总）：

http://shenyang.customs.gov.cn/haikou_customs/605762/605765/605766/2292503/index.html

http://beijing.customs.gov.cn/beijing_customs/434817/xzxk12/1722908/index.html

5. 海关系统行政审批事项服务指南（简版部分汇总）：

http://huangpu.customs.gov.cn/haikou_customs/605762/605765/605766/2292448/index.html

6. 海关系统行政审批事项公开目录(2019年3月)：

http://huangpu.customs.gov.cn/fuzhou_customs/484157/484159/2524801/index.html

http://beijing.customs.gov.cn/beijing_customs/434817/xzxk12/1722910/index.html

表 5-1 海关系统行政审批事项公开目录（2019 年 3 月）

项目编码	审批部门	项目名称	子项	审批类别	设定依据	共同审批部门	审批对象	备注
26002	海关总署	从事进出境检疫处理业务的单位及人员认定	1. 从事进出境动植物检疫处理业务的单位认定	行政许可	《中华人民共和国进出境动植物检验法实施条例》第五十五条"从事进出境动植物检验熏蒸、消毒处理业务的单位和人员，必须经口岸动植物检疫机关考核合格。"	无	事业单位、企业	直属海关审批
			2. 从事进出境检疫处理业务的人员认定	行政许可		无	公民个人	直属海关审批
26003	海关总署	口岸卫生许可证核发	无	行政许可	《中华人民共和国国境卫生检疫法实施细则》第一百零七条："对饮用水、食品及从业人员的卫生要求是：……（二）国境口岸内的涉外宾馆，以及向入境、出境的交通工具提供饮食服务的部门，必须取得卫生检疫机关发放的卫生许可证。"	无	企业	主管海关审批
26004	海关总署	进境动植物产品的国外生产、加工、存放单位和出境动植物及其产品、其他检疫物的生产、加工、存放单位注册登记	1. 进境动物产品国外生产、加工、存放单位注册登记（包括进境后动物产品涉及单位）	行政许可		无	企业	海关总署审批
			2. 进境植物产品国外生产、加工、存放单位注册登记（包括进境后植物产品涉及单位）	行政许可	《中华人民共和国进出境动植物检疫法实施条例》第十七条："国家对向中国输出动植物产品的国外生产、加工、存放单位，实行注册登记制度。具体办法由国务院农业行政主管部门制定。"第三十二条："对输入国要求中国对向其输出的动植物、动植物产品和其他检疫物的生产、加工、存放单位注册登记的，口岸动植物检疫机关可以实行注册登记，并报国家动植物检疫局备案。"			
			3. 出境动物及其产品、其他检疫物的生产、加工、存放单位注册登记	行政许可		无	企业	海关总署审批
			4. 出境植物及其产品、其他检疫物的生产、加工、存放单位注册登记	行政许可				

项目编码	审批部门	项目名称	子项	审批类别	设定依据	共同审批部门	审批对象	备注
26005	海关总署	进境（过境）动植物及其产品检疫审批	1.进境（过境）动物及其产品检疫审批	行政许可	《中华人民共和国进出境动植物检疫法》第五条第三款："因科学研究等特殊需要引进本条第一款规定的禁止进境物，必须事先申请，经国家动植物检疫机关批准"。第十条："输入动物、动物产品、植物种子、种苗等其他繁殖材料的，必须事先提出申请，办理检疫审批手续"。第二十三条："要求运输动物过境的，必须事先商得中国国家动植物检疫机关同意，并按指定口岸和路线过境。"	无	企业或公民个人	海关总署或者经授权的直属海关审批
			2.进境（过境）植物及其产品检疫审批	行政许可	《中华人民共和国进出境动植物检疫法实施条例》第九条："输入动物、动物产品和进出境动植物检疫法第五条第一款所列禁止进境物的检疫审批由国家动植物检疫局或者其授权的口岸动植物检疫机关负责。输入植物种子、种苗及其他繁殖材料的检疫审批，由植物检疫条例规定的机关负责。"第十二条："携带、邮寄植物种子、种苗及其他繁殖材料进境的，必须事先提出申请，办理检疫审批手续"。	无	企业或公民个人	海关总署或者经授权的直属海关审批
26006	海关总署	进口可用作原料的固体废物国外供货商及国内收货人注册登记	1.进口可用作原料的固体废物国外供货商注册登记	行政许可	《中华人民共和国进出口商品检验法实施条例》第二十二条第一款："国家对进口可用作原料的固体废物的国外供货商、国内收货人实行注册登记制度，国外供货商、国内收货人在签订对外贸易合同前，应当取得国家质检总局或者出入境检验检疫机构的注册登记。"	无	企业	海关总署审批
			2.进口可用作原料的固体废物国内收货人注册登记	行政许可		无	企业	直属海关审批
26014	海关总署	进口食品生产企业注册和出口食品生产企业备案	1.进口食品境外生产企业注册	行政许可	《中华人民共和国食品安全法》第九十六条："向我境内出口食品的境外食品生产企业应当向国家出入境检验检疫部门注册。国家出入境检验检疫部门应当定期公布已经备案的出口商、代理商和已经注册的境外食品生产企业名单"。第九十九条第二款：出口食品生产企业和出口食品原料种植、养殖场应当向国家出入境检验检疫部门备案。	无	企业	海关总署审批
			2.出口食品生产企业备案核准	行政许可		无	企业	主管海关审批

项目编码	审批部门	项目名称	子项	审批类别	设定依据	共同审批部门	审批对象	备注
26020	海关总署	出入境特殊物品卫生检疫审批	无	行政许可	《中华人民共和国国境卫生检疫法实施细则》第十一条：入境、出境的微生物、人体组织、生物制品、血液及其制品等特殊物品的携带人、托运人或者邮递人，必须向卫生检疫机关申报并接受卫生检疫，未经卫生检疫机关许可，不准入境、出境。海关凭卫生检疫机关签发的特殊物品审批单放行。	无	事业单位、企业、个人	直属海关审批
26021	海关总署	进出口商品检验鉴定业务的检验许可	无	行政许可	《中华人民共和国进出口商品检验法》第八条："经国家商检部门许可的检验机构，可以接受对外贸易关系人或者外国检验机构的委托，办理进出口商品检验鉴定业务"。	无	企业	海关总署审批

注：该表格摘取涉及检验检疫的一部分，完整版请见：海关系统行政审批事项公开目录（2019年3月）

http://huangpu.customs.gov.cn/fuzhou_customs/484157/484159/2524801/index.html

http://beijing.customs.gov.cn/beijing_customs/434817/xzxk12/1722910/index.html

其他直属海关信息公开网站地址略。

第一节 从事进出境检疫处理
业务的单位及人员认定行政审批事项[1]

以下以北京海关网站信息公开为例进行讲解。不同地区请对应相应的直属海关。

一、行政审批事项名称

从事进出境检疫处理业务的单位及人员认定。

二、适用范围

适用于从事进出境检疫处理业务的单位及人员认定的申请和办理，具体包括：

1.从事进出境动植物检疫处理业务的单位；

2.从事进出境检疫处理业务的人员。

---

[1] 本服务指南仅供行政相对人参考，具体要关法律法规和规章规定为准。

三、事项审查类型

前审后批。

四、审批依据

《中华人民共和国进出境动植物检疫法实施条例》（1996 年 12 月 2 日国务院令第 206 号发布，自 1997 年 1 月 1 日起施行。）

注：以《出入境检疫处理单位和人员管理办法》（国家质量监督检验检疫总局令第 181 号公布，根据海关总署令第 238 号、第 240 号修改）、《进出境集装箱检验检疫管理办法》（国家出入境检验检疫局令第 17 号公布，根据海关总署令第 238 号修改）、《中华人民共和国海关实施〈中华人民共和国行政许可法〉办法》（海关总署令第 117 号公布，根据海关总署令第 218 号修改）为实施依据。

五、申请条件

（一）从事出入境检疫处理业务的人员申请条件

1. 年满十八周岁，身体健康，具有完全民事行为能力；

2. 具备检疫处理基本知识，掌握检疫处理操作技能；

3. 通过检疫处理人员从业资格考试。

（二）从事出入境检疫处理业务的单位申请基本条件

1. 具有独立法人资格；

2. 具有满足条件的办公场所；

3. 申请从事的检疫处理类别需要使用危险化学品的，危险化学品的运输、储存、使用应当符合国家有关规定，其从业人员需符合相应要求；

4. 使用的出入境检疫处理器械、药品以及计量器具应当符合国家有关规定；

5. 具有必要的出入境检疫处理安全防护装备、急救药品和设施；

6. 具有有效的企业章程、质量控制、效果评价、安全保障以及突发事件应急机制等管理制度，包括申请单位章程、质量管理体系、安全保障体系、突发事件应急预案、检疫处理操作规范等；

7. 建立完整的出入境检疫处理业务档案、技术培训档案和职工职业健康档案管理制度；

8. 配备经直属海关核准的检疫处理人员，人员数量应能满足业务开展需要；

9. 配备专职或者兼职安全员，法律法规有规定的，还应当具备相应的资质。

同时，申请从事各类检疫处理工作的单位还应当符合以下条件：

10. 申请从事 A 类出入境检疫处理工作的单位，除应当具备申请基本条件以外，还应当符合下列条件：

（1）具有检疫处理 B 类资质 3 年以上，近 3 年无安全和质量事故；

（2）药品、仪器、设备、材料、专用药品库及操作规范符合法律法规、标准和技术规范的要求；

（3）配备检疫处理熏蒸气体浓度测定仪器、残留毒气检测仪器、大气采样仪器等设备。

11. 申请从事 B 类出入境检疫处理工作的单位，除应当具备申请基本条件以外，还应当符合下列条件：

（1）处理场所、药品、仪器、设备、材料、专用药品库及操作规范符合法律法规、标准和技术规范的要求；

（2）配备检疫处理熏蒸气体浓度测定仪器、残留毒气检测仪器、大气采样仪器等设备。

12. 从事 C 类出入境检疫处理工作的单位，除应当具备申请基本条件以外，还应当符合下列条件：

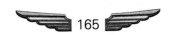

（1）药品、仪器、设备、材料、专用药品库及操作规范符合法律法规、标准和技术规范的要求；

（2）配备消毒效果评价相关检测设备。

13.申请从事 D 类出入境检疫处理工作的单位，除应当具备申请基本条件以外，还应当符合下列条件：

（1）药品、仪器、设备、材料、专用药品库及操作规范符合法律法规、标准和技术规范的要求；

（2）配备除虫灭鼠试验室相关检测设备等。

14.申请从事 E 类出入境检疫处理工作的单位，除应当具备基本条件以外，还应当符合下列条件：

（1）处理场所、库房、处理设备及操作规范符合法律法规、标准和技术规范的要求；

（2）使用特种设备的，持有特种设备许可证。

15.申请从事 F 类出入境检疫处理工作的单位，除应当具备基本条件以外，还应当符合下列条件：

（1）处理场所、库房、设备、放射性物品购置及存放、操作规范符合法律法规、标准和技术规范的要求；

（2）持有放射性设备使用许可证。

16.申请从事 G 类出入境检疫处理工作的单位，除应当具备基本条件以外，还应当符合下列条件：

（1）处理场所、库房、处理设备及操作规范符合法律法规、标准和技术规范的要求；

（2）使用特种设备的，持有特种设备许可证。

六、禁止性要求

申请人的申请不符合法定条件、标准。

七、申请时应提交的材料

（一）从事出入境检疫处理业务的人员

1.首次申请

出入境检疫处理人员从业资格申请书。

2.延续申请

（1）出入境检疫处理人员从业资格延续申请书；

（2）1寸彩色证件照电子版。

（二）从事出入境检疫处理业务的单位

1.首次申请

（1）出入境检疫处理单位核准申请表；

（2）检疫处理人员名单。

2.变更申请

出入境检疫处理单位变更申请表。

3.延续申请

（1）出入境检疫处理单位延续申请表；

（2）检疫处理人员名单。

4.注销申请

出入境检疫处理单位注销申请表。

取得准予注销许可后，应交回原《出入境检疫处理单位核准证书》。

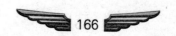

八、办理流程

（一）从事出入境检疫处理业务的单位

直属海关应当对申请单位提交的书面申请和相关材料进行初审，自收到之日起 5 个工作日内一次告知申请单位需要补正的全部内容，逾期不告知的，自收到申请材料之日起即为受理。受理申请后，直属海关应当组成评审专家组，进行现场评审，并在法定办结时限内做出是否许可的决定告知申请单位。

（二）从事出入境检疫处理业务的人员

通过出入境检疫处理人员从业资格考试的申请人，可向直属海关提交规定材料申请相应行政许可。直属海关自收到申请材料之日起 5 个工作日内一次告知申请单位需要补正的全部内容，逾期不告知的，自收到申请材料之日起即为受理，并在法定办结时限内做出是否许可的决定告知申请人。

九、办结时限

直属海关应当自受理申请之日起 20 个工作日内做出是否许可的决定。20 个工作日内不能做出决定的，经本行政机关负责人批准，可以延长 10 个工作日。

十、收费标准

不收费。

十一、审批决定法律文书以及相关证件

1.《中华人民共和国 ×××海关准予行政许可决定书》；

2.《检疫处理人员从业资格证》；

3.《出入境检疫处理单位核准证书》；

4.《中华人民共和国 ×××海关不予行政许可决定书》。

十二、受理机构

直属海关。

十三、决定机构

直属海关。

十四、数量限制

无数量限制。

十五、申请接收

详见各直属海关网站或拨打海关"12360"热线。

十六、办理方式

海关行政审批一个窗口现场办理 / 海关行政审批网上办理平台（网址 http://pre.chinaport.gov.cn/car ）。

十七、结果送达

当场能够做出决定的，当场送达。不能当场做出决定的，在法定期限内直接送达，或者邮寄送达。

十八、行政相对人权利和义务

登录中华人民共和国海关总署官网"信息公开"栏查询"海关法规、最新署令及最新公告"（网址 http://www.customs.gov.cn/publish/portal0/tab49659/ ）。

十九、咨询途径

详见直属海关网站或拨打海关"12360"热线。

二十、监督和投诉渠道

详见直属海关网站或拨打海关"12360"热线。

二十一、办公地址和时间：详见直属海关网站或拨打海关"12360"热线。

二十二、办理进程和结果公开查询

详见直属海关网站或拨打海关"12360"热线或通过海关行政审批网上办理平台查询（网址：http://pre.chinaport.gov.cn/car ）。

二十三、相关表单及申请材料

本节中涉及下列表格及相关资料，详见海关网站（ http://beijing.customs.gov.cn/beijing_customs/434817/xzxk12/1722908/index.html ）

相关人员可下载并参考填报：

1. "从事进出境检疫处理业务的单位及人员认定"行政审批事项流程图；
2. 《出入境检疫处理单位核准申请表》样式、填制说明、填写示范；
3. 《出入境检疫处理单位变更申请表》样式、填制说明、填写示范；
4. 《出入境检疫处理单位延续申请表》样式、填制说明、填写示范；
5. 《出入境检疫处理单位注销申请表》样式、填制说明、填写示范；
6. 出入境检疫处理人员从业资格申请书样式、填写示范；
7. 出入境检疫处理人员从业资格延续申请书样式、填写示范；
8. 错误示例和常见问题解答。

二十四、常见问题解答

申请单位的名称、地址、组织机构代码与营业执照中信息不一致，海关将不予以审批。

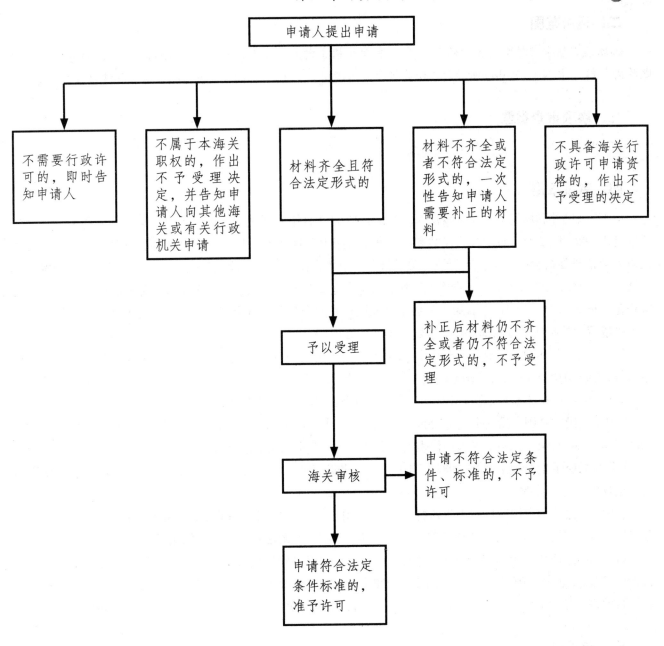

图 5-1 海关涉检行政审批事项流程图

第二节 口岸卫生许可证核发行政审批事项[1]

以下以北京海关网站信息公开为例进行讲解。不同地区请对应相应的直属海关。

一、行政审批事项名称

口岸卫生许可证核发。

---

[1] 本节内容仅供参考，具体要求以相关法律法规和规章规定为准。

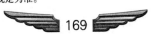

二、适用范围

国境口岸从事食品生产（含航空配餐）、食品销售（含入/出境交通工具食品供应）、餐饮服务（食品摊贩除外）、饮用水供应、公共场所经营单位或者个人国境口岸卫生许可证的申请、变更、延续和注销业务的办理。

三、事项审查类型

前审后批。

四、审批依据

《中华人民共和国国境卫生检疫法》（1986年12月2日第六届全国人民代表大会常务委员会第十八次会议通过，1986年12月2日中华人民共和国主席令第四十六号公布，根据2007年12月29日第十届全国人民代表大会常务委员会第三十一次会议《关于修改〈中华人民共和国国境卫生检疫法〉的决定》第一次修正，根据2009年8月27日第十一届全国人民代表大会常务委员会第十次会议《关于修改部分法律的决定》第二次修正，根据2018年4月27日第十三届全国人民代表大会常务委员会第二次会议《关于修改〈中华人民共和国国境卫生检疫法〉等六部法律的决定》第三次修正。）

《中华人民共和国国境卫生检疫法实施细则》（1989年2月10日国务院批准，1989年3月6日卫生部发布施行，根据2010年4月24日《国务院关于修改中华人民共和国国境卫生检疫法实施细则的决定》第一次修订，根据2016年2月6日《国务院关于修改部分行政法规的决定》第二次修订。）

《中华人民共和国食品安全法》（2009年2月28日第十一届全国人民代表大会常务委员会第七次会议通过，2015年4月24日第十二届全国人民代表大会常务委员会第十四次会议修订。）

《公共场所卫生管理条例》（1987年4月1日国务院发布，根据2016年2月6日《国务院关于修改部分行政法规的决定》修改。）

《中华人民共和国国境口岸卫生监督办法》（1981年12月30日国务院批准，根据2010年12月29日国务院第138次常务会议通过的《国务院关于废止和修改部分行政法规的决定》修正。）

注：以《国境口岸卫生许可管理办法》（国家质量监督检验检疫总局令第182号公布，根据国家质量监督检验检疫总局令第196号、海关总署令第238号、240号修改）、《中华人民共和国海关实施〈中华人民共和国行政许可法〉办法》（海关总署令第117号公布，根据海关总署令第218号修改）为实施依据。

五、申请条件

（一）从事国境口岸食品生产、食品销售、餐饮服务的，申请国境口岸卫生许可的条件

1. 具有与生产经营的食品品种、数量相适应的食品原料处理和食品加工、包装、贮存、销售等场所，保持该场所环境整洁，并与有毒、有害场所以及其他污染源保持规定的距离；使用的原、辅材料等应当符合相应的国家标准、行业标准及有关规定；

2. 具有与生产经营的食品品种、数量相适应的生产经营设备或者设施，有相应的消毒、更衣、盥洗、采光、照明、通风、防腐、防尘、防蝇、防鼠、防虫、洗涤以及处理废水、存放垃圾和废弃物的设备或者设施；

3. 具有合理的设备布局和工艺流程，防止待加工食品与直接入口食品、原料与成品交叉污染，避免食品接触有毒物、不洁物；

4. 贮存、运输和装卸食品的容器、工具和设备应当安全、无害、保持清洁，防止食品污染，并符合保证食品安全所需的温度等特殊要求，不得将食品与有毒、有害物品一同贮存、运输；

5. 具有经过食品安全培训、符合相关条件的食品安全管理人员；

6.建立与本单位实际相适应的保证食品安全的规章制度，包括环境清洁卫生管理制度、食品安全自查管理制度、食品进货查验记录制度、从业人员健康管理制度。从事食品生产的，还应当建立生产加工过程食品安全管理制度、出厂检验记录制度、不合格产品管理制度；从事餐饮服务的，还应当建立设施设备卫生管理制度、清洗消毒制度、加工操作规程、食品添加剂的管理制度；

7.用水应当符合国家规定的生活饮用水卫生标准。

（二）从事饮用水供应的，申请国境口岸卫生许可的条件

1.建立生活饮用水卫生管理制度，包括从业人员卫生培训、专（兼）职卫生管理人员、供水设备设施维护、卫生管理档案等有关内容；

2.水质应当符合国家规定的生活饮用水卫生标准；

3.供水设备应当运转正常，并按照规定的期限清洗、消毒；

4.供水设施在规定的卫生防护距离内不得有污染源，生活饮用水水箱必须专用，与非饮用水不得相通，必须安全密闭、有必要的卫生防护设施；

5.与生活饮用水直接接触的供水设备及用品，应当符合国家相关产品标准，无毒无害，不得污染水质；

6.具备感官指标和余氯、pH值等常用理化指标检测能力；

7.自备水源供水设施与城镇公共供水管网不得有任何连接；

8.二次供水设施与城镇公共供水管网不得直接连接，在特殊情况下需要连通时必须设置不承压水箱；

9.集中式供水应当有水质消毒设备。

（三）从事国境口岸公共场所经营的，申请国境口岸卫生许可的条件

1.有固定的营业场所，根据经营规模、项目设置清洗、消毒、保洁、盥洗等设施设备和公共卫生间，并保证各项设施运转正常，禁止挪作他用；

2.设立卫生管理人员，具体负责本公共场所的卫生工作；

3.建立卫生管理制度，包括从业人员卫生培训、卫生设施设备维护、公共场所危害健康事故应急、卫生管理档案等内容；

4.水质符合国家规定的要求；

5.应当配备有效的医学媒介生物控制措施及废弃物存放专用设施；

6.室内空气质量和微小气候及提供的用品、用具应当符合国家卫生标准和要求，采用集中空调通风系统的，应当符合集中空调通风系统相关规定的要求；

7.应当设置醒目的禁止吸烟警语和标志。

六、禁止性要求

申请人的申请不符合法定条件、标准。

七、申请时应提交的材料

（一）从事国境口岸食品生产、食品销售、餐饮服务的，申请卫生许可时应提交的材料

1.首次申请

（1）国境口岸卫生许可证申请书；

（2）申请人为自然人的应提交有关负责人或者经营者的身份证明（委托他人代为办理的，应当同时提交委托书及受委托人身份证明）；

（3）其他材料：

从事食品生产的，应当提交场所及其周围环境平面图、生产加工各功能区间布局平面图、生产工艺流程图、设备布局图；食品生产设备设施清单；食品生产的执行标准。航空配餐企业还应当提供符合冷链运输要求的专用食品运输车辆、冷冻冷藏设施的证明材料。

从事食品销售，应当提交与食品销售相适应的经营设施空间布局平面图、经营设施设备清单。从事人/出境交通工具食品供应的，还应当提供符合冷链运输要求的专用食品运输车辆、冷冻冷藏设施的证明材料。利用自动售货设备进行食品销售的，申请人还应当提交自动售货设备的产品合格证明、具体放置地点，经营者名称、住所、联系方式、食品经营许可证的公示方法等材料。

从事餐饮服务的，应当提交经营场所和设备布局、加工流程、卫生设施等示意图；有送餐服务的，应当提供符合保温或者冷链运输要求的专用食品运输设施的证明材料。

2. 变更申请

（1）国境口岸卫生许可证申请书；

（2）变更具体内容的说明材料。仅限以下情形：名称、法定代表人（负责人或者经营者）、经营范围或者地址门牌号改变（实际经营场所未改变）或者功能布局、工艺流程、设施设备改变，可能影响食品安全。

3. 延续申请

（1）国境口岸卫生许可证申请书（需在原国境口岸卫生许可证有效期届满30日前向原发证机构书面提出申请）；

（2）原申请提交材料是否发生变化的说明材料（有变化的，应当补充相关材料）。

4. 注销申请

国境口岸卫生许可证申请书。

取得准予注销许可后，应交回原《国境口岸卫生许可证》。

（二）从事饮用水供应的，申请卫生许可时应提交的材料

1. 首次申请

（1）国境口岸卫生许可证申请书；

（2）有关负责人或者经营者的身份证明（委托他人代为办理的，应当同时提交委托书及受委托人身份证明）；

（3）涉及饮用水卫生安全产品的卫生许可批件；

（4）设计图纸及相关文字说明，如平面布局图、设备布局图、管网平面布局图、管网系统图等；

（5）自备水源的应当提供制水工艺流程文件。

2. 变更申请

（1）国境口岸卫生许可证申请书；

（2）变更具体内容的说明材料。仅限以下情形：名称、法定代表人（负责人或者经营者）、经营范围或者地址门牌号改变（实际经营场所未改变）或者功能布局、工艺流程、设施设备改变，可能影响食品安全。

3. 延续申请

（1）国境口岸卫生许可证申请书（需在原国境口岸卫生许可证有效期届满30日前向原发证机构书面提出申请）；

（2）原申请提交材料是否发生变化的说明材料（有变化的，应当补充相关材料）。

4. 注销申请

国境口岸卫生许可证申请书。

取得准予注销许可后，应交回原《国境口岸卫生许可证》。

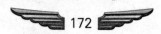

（三）从事国境口岸公共场所经营的，申请卫生许可时应提交的材料

1. 首次申请

（1）国境口岸卫生许可证申请书；

（2）申请人为自然人的应提交有关负责人或者经营者的身份证明（委托他人代为办理的，应当同时提交委托书及受委托人身份证明）；

（3）营业场所平面图和卫生设施平面布局图。

2. 变更申请

（1）国境口岸卫生许可证申请书。

（2）变更具体内容的说明材料。仅限以下情形：名称、法定代表人（负责人或者经营者）、经营范围或者地址门牌号改变（实际经营场所未改变）或者功能布局、工艺流程、设施设备改变，可能影响食品安全。

3. 延续申请

（1）国境口岸卫生许可证申请书（需在原国境口岸卫生许可证有效期届满 30 日前向原发证机构书面提出申请）；

（2）原申请提交材料是否发生变化的说明材料（有变化的，应当补充相关材料）。

4. 注销申请

国境口岸卫生许可证申请书。

取得准予注销许可后，应交回原《国境口岸卫生许可证》。

八、办理流程

（一）许可的申请、受理、核查、决定

1. 申请人向经营地址所在地海关递交申请材料，海关当场或在 5 个工作日内决定是否受理；对申请材料不齐全或者不符合法定形式的，应当场或者在签收申请材料后 5 日内一次告知申请人需补正的全部内容，逾期不告知的，自收到申请材料之日起即为受理。海关应当以书面形式决定是否受理卫生许可申请。

2. 海关受理申请后，申请材料经审查合格，确有必要需现场核查的，受理的海关应在 5 个工作日内成立由 2 名以上经培训合格的海关卫生监督工作人员组成的卫生许可现场核查组。现场核查不合格且无法整改的，现场核查组应当提出不予许可意见；现场核查不合格且可以整改的，现场核查组可以要求申请人限时整改。对食品生产经营单位的现场核查不计入行政许可时限，但最长不超过 1 个月，且应告知申请人。

3. 受理的海关应当根据申请材料审查和现场核查结果，对符合条件的，做出准予行政许可的决定，应向申请人颁发卫生许可证；对不符合条件的，做出不予行政许可的决定，海关应向申请人送达不予行政许可决定书，同时说明理由，告知申请人享有依法申请行政复议或者提出行政诉讼的权利。

（二）许可的变更

申请人向原发证海关递交申请材料，原发证海关对申请变更内容进行审核。变更申请材料齐全、说明材料真实有效，准予变更的，颁发新的国境口岸卫生许可证，原国境口岸卫生许可证号及有效期限不变。

（三）许可的延续

在国境口岸卫生许可证有效期届满 30 日前，申请人向原发证海关书面提出延续申请。原发证海关应对原许可的经营场所、功能布局、工艺流程、设施设备等是否有变化，以及是否符合相关规定进行审核。准予

延续的，颁发新的卫生许可证。

（四）许可的注销

符合下列情形之一的，海关直接注销国境口岸卫生许可，并予以公示：

1. 卫生许可有效期届满未延续的；
2. 法人或者其他组织依法终止的；
3. 卫生许可依法被撤销、撤回或者卫生许可证件依法被吊销的；
4. 因不可抗力导致卫生许可事项无法实施的；
5. 法律、法规规定的应当注销卫生许可的其他情形。

被许可人申请注销卫生许可的，原发证海关需对其申请进行审核后注销国境口岸卫生许可，并予以公示。

九、办结时限

1. 海关自受理申请之日起 13 个工作日内作出行政许可决定。因特殊原因需要延长许可期限的，经本行政机关负责人批准，可以延长 10 个工作日，并应当将延长期限的理由告知申请人。

2. 自做出准予行政许可的决定之日起 10 个工作日内向申请人颁发国境口岸卫生许可证。

十、收费标准

不收费。

十一、审批决定法律文书以及相关证件

1.《中华人民共和国 ××× 海关准予行政许可决定书》；
2.《国境口岸卫生许可证》；
3.《中华人民共和国 ××× 海关不予行政许可决定书》。

十二、受理机构

直属海关或隶属海关。

十三、决定机构

直属海关或隶属海关。

十四、数量限制

无数量限制。

十五、申请接收

详见直属海关对外门户网站或拨打海关"12360"热线。

十六、办理方式

海关行政审批一个窗口现场办理/海关行政审批网上办理平台（网址 http://pre.chinaport.gov.cn/car）。

注：登陆海关行政审批网上办理平台后，请先注册"智慧卫生检疫系统"，办理口岸卫生许可业务。

十七、结果送达

当场能够做出决定的，当场送达。不能当场做出决定的，在法定期限内直接送达，或者邮寄送达。

十八、行政相对人权利和义务

登录中华人民共和国海关总署官网"信息公开"栏查询"海关法规、最新署令及最新公告"（网址 http://www.customs.gov.cn/publish/portal0/tab49659/）。

十九、咨询途径

详见直属海关对外门户网站或拨打海关"12360"热线。

二十、监督投诉渠道

详见直属海关对外门户网站或拨打海关"12360"热线。

二十一、办公地址、办公时间

详见直属海关对外门户网站点击"在线服务"模块或拨打海关"12360"热线。

二十二、办理进程和结果公开查询

详见直属海关对外门户网站或拨打海关"12360"热线或通过海关行政审批网上办理平台查询（网址：http://pre.chinaport.gov.cn/car）。

二十三、相关表单及申请材料

本节中涉及下列相关表单及申请材料，详见海关网站（http://beijing.customs.gov.cn/beijing_customs/434817/xzxk12/1722908/index.html）

相关人员可下载并参考填报：

1. "口岸卫生许可证核发"行政审批事项流程图；

2.《国境口岸卫生许可证申请书》样表、填写示范、填制说明、错误示例；

3. 常见问题解答。

二十四、常见问题解答

1. 企业如何咨询行政许可申请办理情况？

（1）电话咨询：各直属海关和隶属海关网站公布。

（2）网上咨询：各直属海关和隶属海关办事指南。

（3）信函咨询：各直属海关和隶属海关

（4）现场咨询：各直属海关和隶属海关政务大厅

2. 企业应到哪里申请办理国境口岸卫生许可证？

答：可到所在地海关提交卫生许可证申请。

3. 企业如何下载《国境口岸卫生许可证申请书》？

答：可登录中华人民共和国海关总署网站（www.customs.gov.cn）下载。

第三节 出境动植物及其产品、其他检疫物的生产、加工、存放单位注册登记行政审批事项[1]

下面以北京海关网站公开信息为例进行讲解。不同地区请对应相应的直属海关。

一、行政审批事项名称

出境动植物及其产品、其他检疫物的生产、加工、存放单位注册登记

二、适用范围

本项目适用于出境动植物及其产品、其他检疫物的生产、加工、存放单位注册登记事项的申请和办理。主要包括：

1. 供港澳活羊中转场；

2. 供港澳活牛育肥场、中转仓；

3. 供港澳活禽饲养场；

4. 供港澳活猪饲养场；

5. 出境水生动物养殖场、中转场（包括出境食用水生动物非开放性水域养殖场、中转场，出境食用水生动物开放性水域养殖场、中转场，出境观赏用和种用水生动物养殖场、中转场）；

6. 出境非食用动物产品生产、加工、存放企业；

7. 出境粮食（包括稻谷、小麦、大麦、黑麦、玉米、大豆、油菜籽、薯类等）加工、仓储企业；

8. 出境种苗花卉生产企业；

9. 出境新鲜水果（含冷冻水果）果园和包装厂；

10. 出境烟叶加工、仓储企业；

11. 出境竹木草制品生产加工企业；

12. 出境饲料生产、加工、存放企业；

13. 出境货物木质包装除害处理标识加施企业。

三、事项审查类型

前审后批。

四、审批依据

《中华人民共和国进出境动植物检疫法实施条例》（1996 年 12 月 2 日国务院第 206 号发布，自 1997 年 1 月 1 日起施行）

注：以《供港澳活羊检验检疫管理办法》（国家出入境检验检疫局令第 3 号公布，根据海关总署令第 238 号、240 号修改）、《供港澳活牛检验检疫管理办法》（国家出入境检验检疫局令第 4 号公布，根据海关总署令第

---

[1] 本节内容仅供行政相对人参考，具体要求以相关法律法规和规章规定为准。

238 号、240 号修改）、《供港澳活禽检验检疫管理办法》（国家出入境检验检疫局令第 26 号公布，根据海关总署令第 238 号、240 号修改）、《供港澳活猪检验检疫管理办法》（国家出入境检验检疫局令第 27 号公布，根据海关总署令第 238 号、240 号修改）、《出境水生动物检验检疫监督管理办法》（国家质量监督检验检疫总局令第 99 号公布，根据国家质量监督检验检疫总局令第 196 号、海关总署令第 238 号、240 号、243 号修改）、《进出境非食用动物产品检验检疫监督管理办法》（国家质量监督检验检疫总局令第 159 号公布、184 号、海关总署第 238 号、240 号、262 号修改）、《进出境粮食检验检疫监督管理办法》（国家质量监督检验检疫总局令第 177 号公布，根据海关总署令第 238 号、240 号、243 号修改）、《出境水果检验检疫监督管理办法》（国家质量监督检验检疫总局令第 91 号公布，根据海关总署令第 238 号、240 号、243 号修改）、《进出口饲料和饲料添加剂检验检疫监督管理办法》（国家质量监督检验检疫总局令第 118 号公布，根据国家质量监督检验检疫总局令第 184 号、海关总署令第 238 号、240 号、243 号修改）、《出境货物木质包装检疫处理管理办法》（国家质量监督检验检疫总局令第 69 号公布，根据海关总署令第 238 号、240 号修改）、《出境竹木草制品检疫管理办法》（国家质量监督检验检疫总局令第 45 号公布，根据海关总署令第 238 号、240 号修改）、《中华人民共和国海关实施〈中华人民共和国行政许可法〉办法》（海关总署令第 117 号公布，根据海关总署令第 218 号修改）、国际植物检疫措施标准第 15 号《国际贸易中木质包装材料管理准则》为实施依据。

五、申请条件

（一）供港澳活羊中转场

1. 具有独立企业法人资格。不具备独立企业法人资格者，由其具有独立企业法人资格的上级主管部门提出申请；

2. 具有稳定的货源供应，与活羊养殖单位或供应单位签订有长期供货合同或协议；

3. 中转场设计存栏数量不得少于 200 只；

4. 中转场内具有正常照明设施和稳定电源供应；

5. 建立动物卫生防疫制度、饲养管理制度，并符合下列供港澳活羊中转场动物卫生防疫要求：

（1）中转场周围 500 米范围内无其他动物饲养场、医院、牲畜交易市场、屠宰厂；

（2）设有以中转场负责人为组长的动物卫生防疫领导小组；至少有一名经海关培训、考核、认可的兽医；

（3）在过去 2 1 天内，中转场未发生过一类传染病和炭疽；

（4）中转场工作人员无结核病、布氏杆菌病等人畜共患病；

（5）具有健全的动物卫生防疫制度（包括疫情报告制度、防疫消毒制度、用药制度）和饲养管理制度（包括活羊入出场登记制度、饲料饲草及添加剂使用登记制度）；

（6）中转场周围设有围墙；场内分设健康羊圈舍和与其远离的病羊隔离舍；

（7）中转场内清洁卫生，大门口设置有车辆消毒池及喷雾消毒设施，人行通道入口设有消毒池或消毒垫；

（8）中转场内水源充足，水质符合国家规定的饮用水卫生标准；

（9）中转场内不得有除羊和守卫犬以外的其他动物，用于守卫的犬只应拴养；

（10）所用饲料及饲料添加剂不含违禁药品。

（二）供港澳活牛育肥场

1. 具有独立企业法人资格；

2. 在过去 6 个月内育肥场及其周围 10 公里范围内未发生过口蹄疫，场内未发生过炭疽、结核病和布氏杆菌病；

3. 育肥场设计存栏数量及实际存栏量均不得少于 200 头；

4. 建立动物卫生防疫制度、饲养管理制度，并符合下列供港澳活牛育肥场动物卫生防疫要求：

（1）育肥场周围 500 米范围内无其他动物饲养场、医院、牲畜交易市场、屠宰场；

（2）设有以育肥场负责人为组长的动物卫生防疫领导小组及相应职责；

（3）须配备有经海关培训、考核、认可的兽医；

（4）具有健全的动物卫生防疫制度（包括日常卫生管理制度、疫病防治制度、用药管理制度）和饲养管理制度（包括活牛入出场管理制度、饲料及添加剂使用管理制度）及相应的记录表册；

（5）场区设置有兽医室和日常防疫消毒及诊疗用器械；

（6）育肥场周围设有围墙（围栏或铁丝网），并设有专人看守的大门；

（7）场区整洁，生产区与人员生活区严格分开，生产区内设置有饲料加工及存放区分开、进出场隔离检疫区、育肥区、兽医室、病畜隔离区等，不同功能区分开，布局合理；

（8）设有入场架子牛和出场育肥牛隔离检疫区。入场隔离检疫区为专用或兼用检疫圈舍，距离育肥区至少 50 米；

（9）生产区出入口须设置：

①与门同宽、长 2-3 米、深 10-15 厘米的车辆消毒池及喷雾消毒设施；

②淋浴室或更衣室；

③人行通道设有消毒池或消毒垫

（10）场区工作人员无结核病、布氏杆菌病等人畜共患病；

（11）育肥场内水源充足、水质符合国家规定的饮用卫生标准；

（12）场区内具有粪便、污水处理设施；

（13）生产区内不得有除牛及守卫犬以外的其他动物，用于守卫的犬必须拴住；

（14）所有饲料及饲料添加剂不含违禁药品；

（三）供港澳活牛中转仓

1. 具有独立企业法人资格。不具备独立企业法人资格者，由其具有独立法人资格的主管部门提出申请；

2. 中转仓过去 21 天内未发生过一类传染病；

3. 中转仓设计存栏数量不得少于 20 头；

4. 建立动物卫生防疫制度、饲养管理制度，并符合下列供港澳活牛中转仓动物卫生防疫要求：

（1）中转场周围 500 米范围内无其他动物饲养场、医院、牲畜交易市场、屠宰场。

（2）中转仓周围设有围墙，内设用实心墙相互隔离并编有顺序号（1 号圈、2 号圈……）的圈舍，用于隔离来自不同注册育肥场的牛；

（3）设有以中转仓负责人为组长的动物卫生防疫领导小组，至少配备一名经海关培训、考核、认可的兽医；

（4）中转仓工作人员无结核病、布氏杆菌病等人畜共患病；

（5）具有健全的动物卫生防疫制度（包括疫情报告制度、防疫消毒制度、用药制度）和饲养管理制度（包括活牛出入仓登记制度、饲料及饲料添加剂使用登记制度）

（6）中转仓内清洁卫生；中转仓大门设置有车辆消毒池及喷雾消毒设施；人行通道入口设有消毒池或消毒垫。

（7）中转仓内水源充足，水质符合国家规定的饮用水卫生标准；

（8）具有符合无害化处理要求的死畜、粪便和污水处理设施；

（9）中转仓内不得饲养除牛及守卫犬以外的其他动物，用于守卫的犬必须拴养；

（10）所有饲料及饲料添加剂不含违禁药品。

（四）供港澳活禽饲养场

1. 存栏 3 万只以上；

2. 建立饲养场动物防疫制度、饲养管理制度或者全面质量保证（管理）体系，并符合下列供港澳活禽饲养场动物卫生基本要求：

（1）设有以饲养场负责人为组长的动物卫生防疫领导小组；

（2）配备有经海关培训、考核、认可的兽医；

（3）场区工作人员无结核病等人畜共患病；

（4）具有健全的动物卫生防疫制度、饲养管理制度及管理手册；

（5）饲养场周围 1000 米范围内无其他禽类饲养场、动物医院、畜禽交易市场、屠宰场；

（6）在过去 6 个月内，饲养场及其半径 10 公里范围内未暴发禽流感、新城疫；

（7）饲养场周围设有围墙或围栏；

（8）场内除圈养禽类外，没有饲养飞禽。在同一饲养场内没有同时饲养水禽、其他禽类和猪；

（9）场区整洁，生产区与生活区严格分开，生产区内设置有饲料加工及存放区、活禽出场隔离检疫区、育雏区、兽医室、病死禽隔离处理区和独立的种禽引进隔离区等，不同功能区分开，布局合理；

（10）饲养场及其生产区出入口设置与门同宽、长 3-5 米、深 10-15 厘米的车辆消毒池及喷雾消毒设施。生产区入口设有更衣室。每栋禽舍门口设有消毒池或消毒垫。人行通道设有消毒池或消毒垫；

（11）兽医室内药物放置规范，记录详细，无禁用药物、疫苗、兴奋剂和激素等，且配备有必要的诊疗设施；

（12）生产区内水源充足，水质符合国家规定的卫生要求；

（13）所用饲料及饲料添加剂不含违禁药物；

（14）场区具有与生产相配套的粪便、污水处理设施；

（15）水禽饲养场，可根据实际情况，参照本要求执行。

（五）供港澳活猪饲养场

应当建立饲养场饲养管理制度以及动物卫生防疫制度，并符合下列供港澳活猪注册饲养场的条件和动物卫生基本要求：

1. 年出栏 10000 头以上，并实行自繁自养；

2. 设有以饲养场负责人为组长的动物卫生防疫领导小组；

3. 配备经海关培训、考核、认可的兽医；

4. 具有健全的动物卫生防疫制度（包括日常卫生管理制度、疫病防制制度、用药管理制度）和饲养管理制度（包括种猪引进管理制度、饲料及添加剂使用管理制度），及相关的记录表册；

5. 饲养场周围 1000 米范围内无动物饲养场、医院、牲畜交易市场、屠宰场；

6. 饲养场周围设有围墙，并设有专人看守的大门；

7. 场区整洁，布局合理，生产区与生活区严格分开，生产区内设置有饲料加工及存放区、活猪出场隔离区、饲养区、兽医室、病死畜隔离处理区、粪便处理区和独立的种猪引进隔离区等，不同功能区分开；

8. 饲养场及其生产区出入口处以及生产区中饲料加工及存放区、病死畜隔离处理区、粪便处理区与饲养区之间均有隔离屏障，且须设置：

（1）各出入口设置与门同宽、长 3—5 米、深 10—15 厘米的车辆消毒池及喷雾消毒设施；

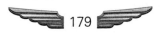

（2）生产区入口具有淋浴室和更衣室；

（3）出入口人行通道设有消毒池或消毒垫；

9. 兽医室内药物放置规范，记录详细，无禁用药品，配备有必要的诊疗设施；

10. 每栋猪舍门口设有消毒池或消毒垫；

11. 生产区内运料通道和粪道分布合理，不互相交叉；

12. 场区工作人员健康，无结核病、布氏杆菌病等人畜共患病；

13. 生产区内水源充足，水质符合国家规定的饮用水卫生标准；

14. 具有与生产相配套的粪便、污水处理设施；

15. 生产区内没有饲养其他动物；

16. 所用饲料及饲料添加剂不含违禁药品。

（六）出境水生动物养殖场、中转场

1. 周边和场内卫生环境良好，无工业、生活垃圾等污染源和水产品加工厂，场区布局合理，分区科学，有明确的标识；

2. 养殖用水符合国家渔业水质标准，具有政府主管部门或者海关出具的有效水质监测或者检测报告；

3. 具有符合检验检疫要求的养殖、包装、防疫、饲料和药物存放等设施、设备和材料；

4. 具有符合检验检疫要求的养殖、包装、防疫、疫情报告、饲料和药物存放及使用、废弃物和废水处理、人员管理、引进水生动物等专项管理制度；

5. 配备有养殖、防疫方面的专业技术人员，有从业人员培训计划，从业人员持有健康证明；

6. 中转场的场区面积、中转能力应当与出口数量相适应。

（七）出境食用水生动物非开放性水域养殖场、中转场

1. 周边和场内卫生环境良好，无工业、生活垃圾等污染源和水产品加工厂，场区布局合理，分区科学，有明确的标识；

2. 养殖用水符合国家渔业水质标准，具有政府主管部门或者海关出具的有效水质监测或者检测报告；

3. 具有符合检验检疫要求的养殖、包装、防疫、饲料和药物存放等设施、设备和材料；

4. 具有符合检验检疫要求的养殖、包装、防疫、疫情报告、饲料和药物存放及使用、废弃物和废水处理、人员管理、引进水生动物等专项管理制度；

5. 配备有养殖、防疫方面的专业技术人员，有从业人员培训计划，从业人员持有健康证明；

6. 中转场的场区面积、中转能力应当与出口数量相适应；

7. 具有与外部环境隔离或者限制无关人员和动物自由进出的设施，如隔离墙、网、栅栏等；

8. 养殖场养殖水面应当具备一定规模，一般水泥池养殖面积不少于20亩，土池养殖面积不少于100亩；

9. 养殖场具有独立的引进水生动物的隔离池；各养殖池具有独立的进水和排水渠道；养殖场的进水和排水渠道分设。

（八）出境食用水生动物开放性水域养殖场、中转场

1. 周边和场内卫生环境良好，无工业、生活垃圾等污染源和水产品加工厂，场区布局合理，分区科学，有明确的标识；

2. 养殖用水符合国家渔业水质标准，具有政府主管部门或者海关出具的有效水质监测或者检测报告；

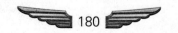

3. 具有符合检验检疫要求的养殖、包装、防疫、饲料和药物存放等设施、设备和材料；

4. 具有符合检验检疫要求的养殖、包装、防疫、疫情报告、饲料和药物存放及使用、废弃物和废水处理、人员管理、引进水生动物等专项管理制度；

5. 配备有养殖、防疫方面的专业技术人员，有从业人员培训计划，从业人员持有健康证明；

6. 中转场的场区面积、中转能力应当与出口数量相适应。

7. 养殖、中转、包装区域无规定的水生动物疫病；

8. 养殖场养殖水域面积不少于 500 亩，网箱养殖的网箱数一般不少于 20 个。

（九）出境观赏用和种用水生动物养殖场、中转场

1. 周边和场内卫生环境良好，无工业、生活垃圾等污染源和水产品加工厂，场区布局合理，分区科学，有明确的标识；

2. 养殖用水符合国家渔业水质标准，具有政府主管部门或者海关出具的有效水质监测或者检测报告；

3. 具有符合检验检疫要求的养殖、包装、防疫、饲料和药物存放等设施、设备和材料；

4. 具有符合检验检疫要求的养殖、包装、防疫、疫情报告、饲料和药物存放及使用、废弃物和废水处理、人员管理、引进水生动物等专项管理制度；

5. 配备有养殖、防疫方面的专业技术人员，有从业人员培训计划，从业人员持有健康证明；

6. 中转场的场区面积、中转能力应当与出口数量相适应。

7. 场区位于水生动物疫病的非疫区，过去 2 年内没有发生国际动物卫生组织（OIE）规定应当通报和农业部规定应当上报的水生动物疾病；

8. 养殖场具有独立的引进水生动物的隔离池和水生动物出口前的隔离养殖池，各养殖池具有独立的进水和排水渠道。养殖场的进水和排水渠道分设；

9. 具有与外部环境隔离或者限制无关人员和动物自由进出的设施，如隔离墙、网、栅栏等；

10. 养殖场面积水泥池养殖面积不少于 20 亩，土池养殖面积不少于 100 亩；

11. 出口淡水水生动物的包装用水必须符合饮用水标准；出口海水水生动物的包装用水必须清洁、透明并经有效消毒处理；

12. 养殖场有自繁自养能力，并有与养殖规模相适应的种用水生动物；

13. 不得养殖食用水生动物。

（十）出境非食用动物产品生产加工企业

应当符合进境国家或者地区的法律法规有关规定，并遵守下列要求：

1. 建立并维持进境国家或者地区有关法律法规规定的注册登记要求；

2. 按照建立的兽医卫生防疫制度组织生产；

3. 按照建立的合格原料供应商评价制度组织生产；

4. 建立并维护企业档案，确保原料、产品可追溯；

5. 如实填写《出境非食用动物产品生产、加工、存放注册登记企业监管手册》；

6. 符合中国其他法律法规规定的要求。

（十一）出境粮食加工仓储企业

1. 具有法人资格，在工商行政管理部门注册，持有《企业法人营业执照》，并具有粮食仓储经营的资格。

2. 仓储区域布局合理，不得建在有碍粮食卫生和易受有害生物侵染的区域，仓储区内不得兼营、生产、存放有毒有害物质。具有足够的粮食储存库房和场地，库场地面平整、无积水，货场应硬化，无裸露土地面。

3. 在装卸、验收、储存、出口等全过程建立仓储管理制度和质量管理体系，并运行有效。仓储企业的各台账记录应清晰完整，能准确反映出入库粮食物流信息及在储粮食信息，具备追溯性。台账在粮食出库后保存期限至少2年。

4. 建立完善的有害生物监控体系，制定有害生物监测计划及储存库场防疫措施（如垛位间隔距离、场地卫生、防虫计划、防虫设施等），保留监测记录；制定有效的防鼠计划，储存库场及周围应当具备防鼠、灭鼠设施，保留防鼠记录；具有必要的防鸟设施。

5. 制定仓储粮食检疫处理计划，出现疫情时应及时上报海关，在海关的监管下由海关认可的检疫处理部门进行除害处理，并做好除害处理记录。

6. 建立质量安全事件快速反应机制，对储存期间及出入库时发现的撒漏、水湿、发霉、污染、掺伪、虫害等情况，能及时通知货主、妥善处理、做好记录并向海关报告，未经海关允许不得将有问题的货物码入垛内或出库。

7. 仓储粮食应集中分类存放，离地、离墙、堆垛之间应保留适当的间距，并以标牌示明货物的名称、规格、发站、发货人、收货人、车号、批号、垛位号及入库日期等。不同货物不得混杂堆放。

8. 应具备与业务量相适应的粮食检验检疫实验室，实验室具备品质、安全卫生常规项目检验能力及常见仓储害虫检疫鉴定能力。

9. 配备满足需要的仓库保管员和实验室检验员。经过海关培训并考核合格，能熟练完成仓储管理、疫情监控及实验室检测及检疫鉴定工作。

出口粮食中转、暂存库房、场地、货运堆场等设施的所属企业，应符合以上2、4、5、6、7条要求。

（十二）出境种苗花卉生产企业

1. 种植基地要求：

（1）应符合我国和输入国家或地区规定的植物卫生防疫要求；

（2）近两年未发生重大植物疫情，未出现重大质量安全事故；

（3）应建立完善的质量管理体系。质量管理体系文件包括组织机构、人员培训、有害生物监测与控制、农用化学品使用管理、良好农业操作规范、溯源体系等有关资料；

（4）建立种植档案，对种苗花卉来源流向、种植收获时间，有害生物监测防治措施等日常管理情况进行详细记录。

（5）应配备专职或者兼职植保专业技术人员，负责基地有害生物监测、报告、防治等工作。

（6）符合其他相关规定。

2. 加工包装厂及储存库要求：

（1）厂区整洁卫生，有满足种苗花卉贮存要求的原料场、成品库。

（2）存放、加工、处理、储藏等功能区相对独立、布局合理，且与生活区采取隔离措施并有适当的距离。

（3）具有符合检疫要求的清洗、加工、防虫防病及必要的除害处理设施。

（4）加工种苗花卉所使用的水源及使用的农用化学品均须符合我国和输入国家或地区有关卫生环保要求。

（5）建立完善的质量管理体系，包括对种苗花卉加工、包装、储运等相关环节疫情防控措施、应急处置措施、人员培训等内容。

（6）建立产品进货和销售台账，种苗花卉各个环节溯源信息要有详细记录。

（7）出境种苗花卉包装材料应干净卫生，不得二次使用，在包装箱上标明货物名称、数量、生产经营企

 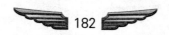

业注册登记号、生产批号等信息。

（8）配备专职或者兼职植保专业技术人员，负责原料种苗花卉验收、加工、包装、存放等环节防疫措施的落实、质量安全控制、成品自检等工作。

（9）有与其加工能力相适应的提供种苗花卉货源的种植基地，或与经注册登记的种植基地建有固定的供货关系。

（10）符合其他相关规定。

（十三）出境新鲜水果（含冷冻水果）果园和包装厂

1. 果园申请条件：

（1）连片种植，面积在 100 亩以上；

（2）周围无影响水果生产的污染源；

（3）有专职或者兼职植保专业技术人员，负责果园有害生物监测防治等工作；

（4）建立完善的质量管理体系。质量管理体系文件包括组织机构、人员培训、有害生物监测与控制、农用化学品使用管理、良好农业操作规范等有关资料；

（5）近两年未发生重大植物疫情；

（6）双边协议、议定书或输入国家或地区法律法规对注册登记有特别规定的，还须符合其规定。

2. 包装厂申请条件：

（1）厂区整洁卫生，有满足水果贮存要求的原料场、成品库；

（2）水果存放、加工、处理、储藏等功能区相对独立、布局合理，且与生活区采取隔离措施并有适当的距离；

（3）具有符合检疫要求的清洗、加工、防虫防病及除害处理设施；

（4）加工水果所使用的水源及使用的农用化学品均须符合有关食品卫生要求及输入国家或地区的要求；

（5）有完善的卫生质量管理体系，包括对水果供货、加工、包装、储运等环节的管理；对水果溯源信息、防疫监控措施、有害生物及有毒有害物质检测等信息有详细记录；

（6）配备专职或者兼职植保专业技术人员，负责原料水果验收、加工、包装、存放等环节防疫措施的落实、有毒有害物质的控制、弃果处理和成品水果自检等工作；

（7）有与其加工能力相适应的提供水果货源的果园，或与供货果园建有固定的供货关系；

（8）双边协议、议定书或输入国家或地区法律法规对注册登记有特别规定的，还须符合其规定。

（十四）出境烟叶加工、仓储企业

1. 出境烟叶加工企业申请条件

（1）具有法人资格，在工商行政管理部门注册，持有《企业法人营业执照》，并具有烟叶及其副产品经营的资格。

（2）具有健全的质量管理体系，有完整的生产加工过程产品质量控制记录，获得质量体系认证或者具备相应的质量保证能力，且运行有效。

（3）了解原料烟叶产地、种植期间的质量和安全状况，并对原料烟种植安全卫生管理提出要求，并提供技术指导和协助。

（4）具有完善的厂区及周边有害生物监测体系，监测人员应经过海关培训，监测设施齐备，具有监测计划、监测记录及检疫处理预案等。

（5）产品所使用的原料、辅料、添加剂应符合进口国家或地区法律、行政法规的规定和强制性标准。

（6）产品形成一定的规模，产品质量稳定，信誉良好，企业诚信度高。

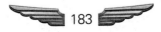

（7）具有原料进货和产品销售台账，且至少保存至成品出口后2年。进货台账包括货物名称、规格、等级、数重量、批次号、来源地区、供货商及其联系方式、进货时间、除害处理时间、药剂及浓度等，销售台账包括货物名称、规格、等级、数量、批次号、进口国家或地区、收货人及其联系方式、加工时间、出口时间、除害处理时间、药剂及浓度等。在出口烟叶及其副产品的外包装和厂检合格单上标明检验检疫批次编号，完善溯源记录。

（8）符合其他相关规定。

2. 出境烟叶仓储企业申请条件

（1）具有法人资格，在工商行政管理部门注册，持有《企业法人营业执照》，并具有烟叶及其副产品经营的资格。

（2）仓储场地应保持整洁、仓库密闭情况良好，检疫处理场所和设施等应符合安全防护措施要求。

（3）国内销售烟草、出口烟草应分区分仓存放，出口烟草按种类堆垛整齐，并注明检验检疫批次号、数重量、生产厂、等级、生产年份，对已加工的烟草和未加工的烟草应分仓仓储。

（4）建立烟草仓储害虫监控体系，监测人员应经过海关培训，监测设施齐备，具有监测计划、监测记录及检疫处理预案等，定期将本单位仓储的虫情发生情况及所采取的防疫处理措施上报当地海关。

（5）仓库能够进行温、湿度监测与控制，仓库温湿度数据能够记录，确保适应烟叶及其副产品储存安全的温度和湿度，必要时采取降温、排湿措施。

（6）符合其他相关规定。

3. 出口烟叶中转、暂存场所申请条件

（1）仓储场地应保持整洁，具有防雨、防潮、防虫设施。

（2）出口烟草应按种类、检验检疫批次号分别堆码、堆垛整齐。

（3）具有有效的烟草仓储害虫监测措施，监测记录和检疫处理预案。

（4）符合其他相关规定。

（十五）出境竹木草制品生产加工企业申请条件

1. 厂区整洁卫生、道路及场地地面硬化、无积水；

2. 厂区布局合理，原料存放区、生产加工区、包装及成品存放区划分明显，相对隔离；

3. 有相对独立的成品存放场所，成品库/区干净卫生，产品堆垛整齐，标识清晰；

4. 具备相应的防疫除害处理措施，防疫除害处理能力与出口数量相适应；

5. 配备经海关培训合格的厂检员，熟悉生产工艺，并能按要求做好相关防疫和自检工作；

6. 建立质量管理体系或制度，包括卫生防疫制度、原辅料合格供方评价制度、溯源管理制度、厂检员管理制度、自检自控制度等。

（十六）出境饲料生产、加工、存放企业

1. 厂房、工艺、设备和设施。

（1）厂址应当避开工业污染源，与养殖场、屠宰场、居民点保持适当距离；

（2）厂房、车间布局合理，生产区与生活区、办公区分开；

（3）工艺设计合理，符合安全卫生要求；

（4）具备与生产能力相适应的厂房、设备及仓储设施；

（5）具备有害生物（啮齿动物、苍蝇、仓储害虫、鸟类等）防控设施。

2. 具有与其所生产产品相适应的质量管理机构和专业技术人员。

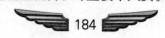

3.具有与安全卫生控制相适应的检测能力。

4.管理制度。

（1）岗位责任制度；

（2）人员培训制度；

（3）从业人员健康检查制度；

（4）按照危害分析与关键控制点（HACCP）原理建立质量管理体系,在风险分析的基础上开展自检自控；

（5）标准卫生操作规范（SSOP）；

（6）原辅料、包装材料合格供应商评价和验收制度；

（7）饲料标签管理制度和产品追溯制度；

（8）废弃物、废水处理制度；

（9）客户投诉处理制度；

（10）质量安全突发事件应急管理制度。

（十七）出境货物木质包装除害处理标识加施企业

1.热处理条件及设施

（1）热处理库应保温、密闭性能良好，具备供热、调湿、强制循环设备，如采用非湿热装置提供热源的，需安装加湿设备。

（2）配备木材中心温度检测仪或耐高温的干湿球温度检测仪，且具备自动打印、不可人为修改或数据实时传输功能。

（3）供热装置的选址与建造应符合环保、劳动、消防、技术监督等部门的要求。

（4）热处理库外具备一定面积的水泥地面周转场地。

（5）设备运行能达到热处理技术指标要求。

2.熏蒸处理条件及设施

（1）具备经海关考核合格的熏蒸队伍或签约委托的经海关考核合格的熏蒸队伍。

（2）熏蒸库应符合《植物检疫简易熏蒸库熏蒸操作规程》（SN/T1143 — 2002）的要求，密闭性能良好，具备低温下的加热设施，并配备相关熏蒸气体检测设备。

（3）具备相应的水泥硬化地面周转场地。

（4）配备足够的消防设施及安全防护用具。

3.厂区环境与布局

（1）厂区道路及场地应平整、硬化,热处理库、熏蒸库、成品库及周围应为水泥地面。厂区内无杂草、积水,树皮等下脚料集中存放处理。

（2）热处理库、熏蒸库和成品库与原料存放场所、加工车间及办公、生活区域有效隔离。成品库应配备必要的防疫设施，防止有害生物再次侵染。

（3）配备相应的灭虫药械，定期进行灭虫防疫并做好记录。

4.组织机构及人员管理

（1）建立职责明确的防疫管理小组，成员由企业负责人、相关部门负责人、除害处理技术人员等组成。防疫小组成员应熟悉有关检验检疫法律法规。

（2）配备经海关考核合格的协管员，应掌握木质包装检疫要求及除害处理效果验收标准，协助海关做好监管工作。协管员应为防疫管理小组成员。

（3）主要管理和操作人员应经海关培训并考核合格。除害处理技术及操作人员应掌握除害处理操作规程。

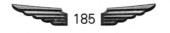

5. 防疫、质量管理体系

（1）明确生产质量方针和目标，将除害处理质量纳入质量管理目标。

（2）制定原料采购质量控制要求，建立原料采购台账，注明来源、材种、数量等。

（3）制定木质包装检疫及除害处理操作流程及质量控制要求，进行自检和除害处理效果检查，并做好记录。

（4）制定标识加施管理及成品库防疫管理要求，并做好进、出库、销售记录，保证有效追溯产品流向。

（5）制定环境防疫控制要求，定期做好下脚料处理、环境防疫并做好记录。

（6）建立异常情况的处置和报告程序。

六、禁止性要求

申请人的申请不符合法定条件、标准。

七、申请时应提交的材料

（一）首次申请

1. 供港澳活羊中转场，活牛育肥场、中转仓，活禽、活猪饲养场

（1）注册登记申请表；

（2）场（仓）平面图，重点区域的照片或者视频资料。

2. 出境水生动物养殖场、中转场

（1）出境水生动物养殖场、中转场注册登记申请表；

（2）养殖许可证或者海域使用证（不适用于中转场）；

（3）场区平面示意图，并提供重点区域的照片或者视频资料；

（4）水质检测报告；

（5）专业人员资质证明；

（6）废弃物、废水处理程序说明材料；

（7）进口国家或者地区对水生动物疾病有明确检测要求的，需提供有关检测报告。

3. 出境非食用动物产品生产、加工、存放企业

（1）出境非食用动物产品生产、加工、存放企业检验检疫注册登记申请表；

（2）厂区平面图；

（3）工艺流程图，包括生产、加工的温度、使用化学试剂的种类、浓度和 pH 值、处理的时间和使用的有关设备等情况。

4. 出境粮食加工、仓储企业

（1）出境粮食生产、加工、存放企业注册登记申请表；

（2）企业厂区平面图及简要说明；

（3）涉及本企业粮食业务的全流程管理制度、质量安全控制措施和溯源管理体系说明；

（4）有害生物监测与控制措施（包括配备满足防疫需求的人员，具有对虫、鼠、鸟等的防疫措施及能力）。

5. 出境种苗花卉生产企业

（1）出境种苗花卉生产经营企业注册登记申请表；

（2）种植基地及加工包装厂布局示意图、检测实验室平面图、以及主要生产加工区域、除害处理设施的照片；

（3）植保专业技术人员、质量监督员及企业实验室检测人员培训证明及相应资质、资格证件。

6. 出境新鲜水果（含冷冻水果）果园和包装厂

出境水果果园：

（1）《出境水果果园注册登记申请表》；

（2）果园示意图、平面图；

出境水果包装厂：

（1）《出境水果包装厂注册登记申请表》；

（2）包装厂厂区平面图，包装厂工艺流程及简要说明；

（3）提供水果货源的果园名单及包装厂与果园签订的有关水果生产、收购合约复印件。

7. 出境烟叶加工、仓储企业

（1）出境植物产品生产、加工、存放企业注册登记申请表；

（2）企业厂区平面图及简要说明；

（3）生产加工情况的说明材料。

8. 出境竹木草制品生产加工企业

（1）出境竹木草制品生产企业注册登记及分类管理申请表；

（2）企业厂区平面图及简要说明；

（3）生产工艺流程图，包括各环节的技术指标及相关说明；

（4）生产加工过程中所使用主要原辅料清单、自检自控计划。

9. 出境饲料生产、加工、存放企业

（1）《出口饲料生产、加工、存放企业检验检疫注册登记申请表》；

（2）生产工艺流程图，并标明必要的工艺参数（涉及商业秘密的除外）；

（3）厂区平面图；

（4）申请注册登记的产品及原料清单。

10. 出境货物木质包装除害处理标识加施企业

（1）出境货物木质包装除害处理标识加施申请考核表；

（2）企业厂区平面图及简要说明；

（3）热处理或者熏蒸处理等除害设施及相关技术、管理人员的资料。

（二）变更申请

1. 出口动植物产品生产、加工、存放企业注册登记变更申请；

2. 与变更内容相关的资料（变更项目的生产工艺说明、产业政策证明材料）。

（三）延续申请

企业延期申请书。

（四）注销申请

注销申请书。

企业取得准予注销许可后应当一并交回原注册登记证书。

八、办理流程

1. 申请人向海关递交材料。海关向申请人出具受理单或不予受理通知书》。

2. 所在地海关受理申请后，应当根据法定条件和程序进行全面审查，自受理之日起 20 个工作日内做出决定。

3. 经审查符合许可条件的，依法做出准予注册登记许可的书面决定，并送达申请人，同时核发注册登记证书。经审查不符合许可条件的，出具不予许可决定书。

首次、变更、延续、注销申请均按上述流程办理。

九、办结时限

自受理行政许可申请之日起 20 个工作日内作出行政许可决定。20 日内不能做出决定的，经本行政机关负责人批准，可以延长 10 个工作日。

首次、变更、延续、注销申请均按上述时限办理。

十、收费标准

不收费

十一、审批决定法律文书以及相关证件

1.《中华人民共和国×××海关准予行政许可决定书》；

2. 注册登记证书；

3.《中华人民共和国×××海关不予行政许可决定书》。

十二、受理机构

（一）直属海关

1. 供港澳活羊中转场；

2. 供港澳活牛育肥场、中转仓；

3. 供港澳活禽饲养场；

4. 供港澳活猪饲养场；

5. 出境水生动物养殖场、中转场；

6. 出境非食用动物产品生产、加工、存放企业；

7. 出境粮食加工、仓储企业；

8. 出境饲料生产、加工、存放企业。

（二）各隶属海关

1. 出境种苗花卉生产企业；

2. 出境新鲜水果（含冷冻水果）果园和包装厂；

3. 出境烟叶加工、仓储企业；

4. 出境竹木草制品生产加工企业；

5. 出境货物木质包装除害处理标识加施企业。

十三、决定机构

直属海关。

十四、数量限制

无数量限制。

十五、申请接收

详见直属海关对外门户网站或拨打海关"12360"热线。

十六、办理方式

海关行政审批一个窗口现场办理 / 海关行政审批网上办理平台（网址：http://pre.chinaport.gov.cn/car）。

十七、结果送达

当场能够做出决定的，当场送达。不能当场做出决定的，在法定期限内直接送达，或者邮寄送达。

十八、行政相对人权利和义务

登录中华人民共和国海关总署官网"信息公开"栏查询"海关法规、最新署令及最新公告"（网址：http://www.customs.gov.cn/publish/portal0/tab49659/）。

十九、咨询途径

详见直属海关对外门户网站或拨打海关"12360"热线。

二十、监督投诉渠道

详见直属海关对外门户网站或拨打海关"12360"热线。

二十一、办公地址、办公时间

详见直属海关对外门户网站点击"在线服务"模块或拨打海关"12360"热线。

二十二、办理进程和结果公开查询

详见直属海关对外门户网站或拨打海关"12360"热线或通过海关行政审批网上办理平台查询（网址：http://pre.chinaport.gov.cn/car）。

二十三、相关表单及申请材料

本节中涉及下列表格及相关资料，详见海关网站

（http://beijing.customs.gov.cn/beijing_customs/434817/xzxk12/1722908/index.html）

相关人员可下载并参考填报：

1."出境动植物及其产品、其他检疫物的生产、加工、存放单位注册登记"行政审批事项流程图；

2.《供港澳活羊中转场检验检疫注册登记申请表》样式、填写说明、填写示范；

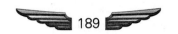

3.《供港澳活牛育肥场、中转仓检验检疫注册登记申请表》样式、填写说明、填写示范；

4.《供港澳活禽饲养场检验检疫注册登记申请表》样式、填写说明、填写示范；

5.《供港澳活猪饲养场检验检疫注册登记申请表》样式、填写说明、填写示范；

6.《出境水生动物养殖场、包装场检验检疫注册登记申请表》样式、填写说明、填写示范；

7.《出境非食用动物产品生产、加工、存放企业检验检疫注册登记申请表》样式、填写说明、填写示范；

8.《出境饲料生产、加工、存放企业检验检疫注册登记申请表》样式、填写说明、填写示范；

9.《出境水果果园注册登记申请表》样式、填写说明、填写示范；

10.《出境水果包装厂注册登记申请表》样式、填写说明、填写示范；

11.《出境种苗花卉生产经营企业注册登记申请表》样式、填写说明、填写示范；

12.《出境竹木草制品生产企业注册登记申请表》样式、填写说明、填写示范；

13.《出境货物木质包装除害处理标识加施资格申请考核表》样式、填写说明、填写示范；

14.《出境植物产品生产、加工、存放企业注册登记申请表》样式、填写说明、填写示范；

15. 错误示例和常见问题解答。

二十四、常见问题解答

1. 出境动植物及其产品生产加工存放企业向哪里的海关注册登记？

出境动植物及其产品生产加工存放企业应向企业经营、加工、存放地址所在地海关申请，而不是工商注册所在地海关申请注册登记。出境动植物及其产品生产加工存放企业向工商注册所在地海关申请注册登记是错误的。

2. 出境动植物及其产品生产加工存放企业名单可在哪里查询？

可登录海关总署网站查询。

3. 出境非食动物产品生产加工存放企业注册登记需要什么资质，有哪些要求？

《进出境非食用动物产品检验检疫监督管理办法》（国家质量监督检验检疫总局令第 159 号公布、184 号、海关总署 238 号、240 号、262 号），第四十一条。

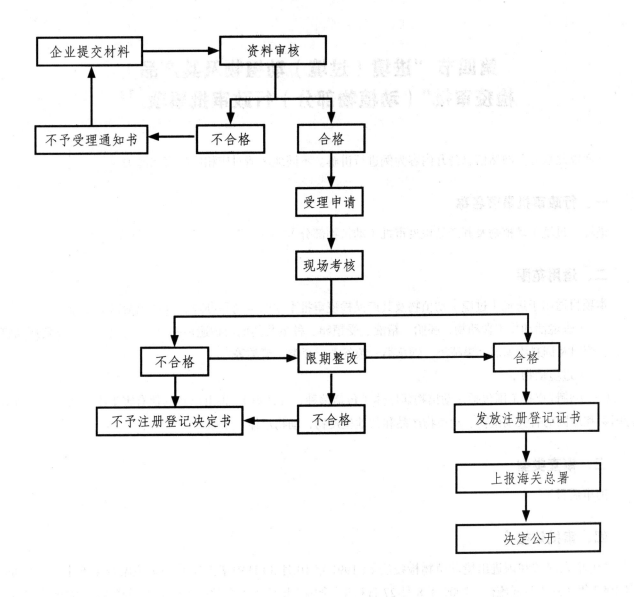

图 5-2 "出境动植物及其产品、其他检疫物的生产、加工、存放单位注册登记"行政审批事项流程

第四节 "进境（过境）动植物及其产品 检疫审批"（动植物部分）行政审批事项[1]

下面以北京海关网站信息公开内容为例进行讲解。不同地区请对应相应的直属海关。

一、行政审批事项名称

进境（过境）动植物及其产品检疫审批（动植物部分）。

二、适用范围

本项目适用于进境（过境）动植物及其产品检疫审批事项的申请和办理，具体包括以下品种：

（一）进境活动物（含动物，胚胎、精液、受精卵、种蛋及其他动物遗传物质）、生物材料、非食用动物产品、饲料及饲料添加剂、果蔬类、烟草类、粮谷类、豆类、薯类等；

（二）过境动物；

（三）特许审批范围包括：动植物病原体（包括菌种、毒种等）、害虫以及其他有害生物，动植物疫情流行国家和地区的有关动植物、动植物产品和其他检疫物，动物尸体，土壤。

三、审查类型

前审后批。

四、审批依据

《中华人民共和国进出境动植物检疫法》（1991年10月30日中华人民共和国主席令第五十三号公布，自1992年4月1日起施行。2009年8月27日根据《全国人民代表大会常务委员会关于修改部分法律的决定》修订。）

《中华人民共和国进出境动植物检疫法实施条例》（1996年12月2日国务院令第206号发布，自1997年1月1日起施行。）

注：以《进境植物和植物产品风险分析管理规定》（国家质量监督检验检疫总局令第41号公布，根据海关总署令第238号修改）、《进境水果检疫监督管理办法》（国家质量监督检验检疫总局令第68号公布，根据海关总署令第238号、243号修改）、《进境植物繁殖材料检疫管理办法》（国家质量监督检验检疫总局令第10号公布，根据海关总署令第238号、240号修改）、《进出境粮食检验检疫监督管理办法》（国家质量监督检验检疫总局令第177号公布，根据海关总署令第238号、240号、243号修改）、《进境动植物检疫审批管理办法》（国家质量监督检验检疫总局令第25号公布、170号、海关总署令第238号、240号、262号修改）、《出入境人员携带物检疫管理办法》（国家质量监督检验检疫总局令第146号公布，根据海关总署令第238号、240号、243号修改）、《进出境非食用动物产品检验检疫监督管理办法》（国家质量监督检验检疫总局令第159号公布、184号、海关总署238号、240号、262号修改）、《进境水生动物检验检疫监督管理办法》（国

---

[1] 本节内容仅供行政相对人参考，具体要求以相关法律法规和规章规定为准。

家质量监督检验检疫总局令第 183 号令公布，根据海关总署令第 243 号修改）、《进境动物遗传物质检疫管理办法》（根据国家质量监督检验检疫总局令第 47 号、海关总署令第 238 号、240 号、262 号修改）、《进出口饲料和饲料添加剂检验检疫监督管理办法》（国家质量监督检验检疫总局令第 118 号公布，根据国家质量监督检验检疫总局令第 184 号、海关总署令第 238 号、240 号、243 号、262 号修改）、《中华人民共和国海关实施〈中华人民共和国行政许可法〉办法》（海关总署令第 117 号公布，根据海关总署令第 218 号修改）为实施依据。

五、申请条件

（一）申请办理检疫审批手续的单位（以下简称申请单位）应当是具有独立法人资格并直接对外签订贸易合同或者协议的单位；

（二）输出和途经国家或者地区无相关的动植物疫情；

（三）符合中国有关动植物检疫法律法规和部门规章的规定；

（四）符合中国与输出国家或者地区签订的双边检疫协定（包括检疫协议、议定书、备忘录等）；

（五）进境动物遗传物质、非食用动物产品、水果、烟草、粮食、饲料及饲料添加剂、水生动物，输出国家（地区）和生产企业应在海关总署公布的相关检验检疫准入名单内；

（六）可以核销的进境动植物产品，应当按照有关规定审核其上一次审批的《检疫许可证》的使用、核销情况。

六、禁止性要求

申请人的申请不符合法定条件、标准。

七、申请时应提交的材料

（一）进境活动物

1. 非企业法人需提交法人资格证明文件（复印件）；

2. 除食用水生动物外，需提供进境动物指定隔离场使用证；

3. 进境水生动物自输出国家或者地区出境后中转第三方国家或者地区进境的，收货人或者其代理人办理检疫许可证时应当提供运输路线及在第三方国家或者地区中转处理情况，包括是否离开海关监管区、更换运输工具、拆换包装以及进入第三方国家或者地区水体环境等。

（二）进境动物遗传物质

1. 非企业法人需提交法人资格证明文件（复印件）；

2. 代理进口的，提供与货主签订的代理进口合同或者协议复印件。

（三）进境非食用动物产品

1. 非企业法人需提交法人资格证明文件（复印件）；

2. I 级风险非食用动物产品需提供加工、存放单位证明材料（申请单位与生产、加工、存放单位不一致的，需提供申请单位与指定企业签订的生产、加工、存放合同）。

（四）进境生物材料

1. 非企业法人需提交法人资格证明文件（复印件）；
2. 进口一级和二级风险产品：

（1）说明数量、用途、引进方式、进境后防疫措施的书面申请；

（2）科学研究的立项报告及相关主管部门的批准立项证明文件。

（五）进境粮食

1. 非企业法人需提供法人资格证明文件（复印件）；
2. 生产加工存放单位考核报告。

（六）进境水果

1. 非企业法人需提供法人资格证明文件（复印件）；
2. 指定冷库证明文件（申请单位与存放单位不一致的，还须提交与备案冷库签订的仓储协议）。

（七）进境烟叶

1. 非企业法人申请单位的法人资格证明文件（复印件）；
2. 生产加工存放单位考核报告。

（八）进境饲料

1. 非企业法人申请单位的法人资格证明文件（复印件）；
2. I级风险的饲料和饲料添加剂需提供生产、加工、存放单位证明材料（申请单位与生产、加工、存放单位不一致的，需提供申请单位与指定企业签订的生产、加工、存放合同）。

（九）过境动物

1. 非企业法人申请单位的法人资格证明文件（复印件）；
2. 说明过境路线；
3. 提供输出国家或者地区官方检疫部门出具的动物卫生证书（复印件）；
4. 输入国家或者地区官方检疫部门出具的准许动物进境的证明文件。

（十）特许审批

因科学研究等特殊需要，引进《中华人民共和国进出境动植物检疫法》第五条第一款所列禁止进境物的，应提交以下材料：

1. 非企业法人申请单位的法人资格证明文件（复印件）；
2. 提交书面申请，说明其数量、用途、引进方式、进境后的防疫措施；
3. 科学研究的立项报告及相关主管部门的批准立项证明文件。

八、办理流程

（一）材料受理。申请人向直属海关提交申请材料。

（二）直属海关受理申请后进行审核，在规定时限提出审核意见。需海关总署审核的，直属海关在规定

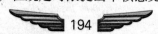

时限内将初审意见提交海关总署，海关总署在规定时限内提出审核意见。

（三）海关总署或直属海关向申请人制发批准文件。

九、办理时限

（一）法定时限：自受理申请之日起 20 个工作日内做出准予许可或不予许可的决定。20 个工作日内不能做出决定的，经本行政机关负责人批准，延长 10 个工作日。

（二）承诺时限：进境生物材料检疫审批自受理之日起 7 个工作日内完成。

十、收费标准

不收费。

十一、审批决定法律文书以及相关证件

1.《中华人民共和国 ××× 海关准予行政许可决定书》；

2.《中华人民共和国进境动植物检疫许可证》；

3.《中华人民共和国 ××× 海关不予行政许可决定书》。

十二、受理机构

直属海关。

十三、决定机构

海关总署、直属海关。

十四、数量限制

无数量限制。

十五、申请接收

详见直属海关对外门户网站 http://beijing.customs.gov.cn/ 或拨打"12360"热线。

十六、办理方式

海关行政审批一个窗口现场办理 / 海关行政审批网上办理平台（网址 http://pre.chinaport.gov.cn/car）。

十七、结果送达

当场能够做出决定的，当场送达。不能当场做出决定的，在法定期限内直接送达或者邮寄送达。

十八、申请人权利和义务

登录中华人民共和国海关总署官网"信息公开"栏查询"海关法规、最新署令及最新公告"（网址 http://www.customs.gov.cn/publish/portal0/tab49659/）。

十九、咨询途径

详见直属海关对外门户网站或拨打海关"12360"热线。

二十、监督和投诉渠道

详见直属海关对外门户网站或拨打海关"12360"热线。

二十一、办公地址和时间

详见直属海关对外门户网站点击"在线服务"模块或拨打海关"12360"热线。

二十二、办理进程和结果公开查询

详见直属海关对外门户网站或拨打海关"12360"热线或通过海关行政审批网上办理平台查询（网址：http://pre.chinaport.gov.cn/car）。

二十三、参考来源

本节中相关规定，详见海关网站（http://beijing.customs.gov.cn/beijing_customs/434817/xzxk12/1722908/index.html）（服务指南编号：26005）。

二十四、错误示例

1. 企业申请进口活动物（除食用水生动物）时，只上传了进境动物指定隔离检疫场许可证申请表，未上传进境动物指定隔离检疫场使用证；

2. 进口 I 级风险非食用动物产品，申请单位和指定生产加工存放单位不是同一家，改申请单位申报时未上传两单位间签订的加工合作；

3. 递交动物疫情发生地动物及其产品的进境申请。

二十五、常见问题解答

怎样进行动植物检疫许可证用户注册？

申请单位需安装电子申请系统，取得电子申请资格。

1. 以北京地区为例，申请单位向北京信城通数码科技有限公司办理并取得数字证书（电子密钥），安装申请平台。

2. 申请单位持数字证书（电子密钥）、《进境动植物检疫许可证审批企业注册申请表》及相关证件到首先向工商注册所在地的直属海关注册。注册完成后可登录进境动植物检疫许可申请系统。

3. 《进境动植物检疫许可证审批企业注册申请表》可以在"进境动植物检疫许可"的附件中下载。

第五节　"进境（过境）动植物及
其产品检疫审批"（食品部分）行政审批事项

一、行政审批事项名称

"进境（过境）动植物及其产品检疫审批"（食品部分）。

二、适用范围

本指南适用于进境（过境）动植物及其产品（食品部分）检疫审批的申请和办理，包括：肉类及其产品（含脏器、肠衣）、鲜蛋类（含食用鲜乌龟蛋、食用甲鱼蛋）、乳品（包括生乳、生乳制品、巴氏杀菌乳、巴氏杀菌工艺生产的调制乳）、水产品（包括两栖类、爬行类、水生哺乳类动物及其他养殖水产品及其非熟制加工品、日本输华水产品等）、可食用骨蹄角及其产品、动物源性中药材、燕窝等动物源性食品；各种杂豆、杂粮、茄科类蔬菜、植物源性中药材等具有疫情疫病传播风险的植物源性食品。

三、事项审查类型

前审后批。

四、审批依据

《中华人民共和国进出境动植物检疫法》（1991年10月30日中华人民共和国主席令第五十三号公布，自1992年4月1日起施行。2009年8月27日根据《全国人民代表大会常务委员会关于修改部分法律的决定》修订。）

《中华人民共和国进出境动植物检疫法实施条例》（1996年12月2日国务院令第206号发布，自1997年1月1日起施行。）

注：以《进境动植物检疫审批管理办法》（国家质量监督检验检疫总局令第25号公布、170号、海关总署令第238号、240号、262号修改）《进出境水产品检验检疫监督管理办法》（国家质量监督检验检疫总局令第135号公布、海关总署令第243号修改）、《进出境肉类产品检验检疫监督管理办法》（国家质量监督检验检疫总局令第136号公布、海关总署令第243号修改）、《进出境中药材检疫监督管理办法》（国家质量监督检验检疫总局令第169号公布，根据海关总署令第238号、240号、243号修改）、《进出境粮食检验检疫监督管理办法》（国家质量监督检验检疫总局令第177号公布，根据海关总署令第238号、240号、243号修改）、《中华人民共和国海关实施〈中华人民共和国行政许可法〉办法》（海关总署令第117号公布，根据海关总署令第218号修改）为实施依据。

五、申请条件

（一）关于申请人：申请办理检疫审批手续的单位（以下简称申请单位）应当是具有独立法人资格并直接对外签订贸易合同或者协议的单位；

（二）输出和途经国家或者地区有无相关的动植物疫情；

（三）符合中国有关动植物检疫法律法规和部门规章的规定；

（四）符合中国与输出国家或者地区签订的双边检疫协定（包括检疫协议、议定书、备忘录等）；

（五）进境后需要对生产、加工过程实施检疫监督的动植物及其产品，审查其运输、生产、加工、存放及处理等环节是否符合检疫防疫及监管条件，根据生产、加工企业的加工能力核定其进境数量；

（六）可以核销的进境动植物产品，应当按照有关规定审核其上一次审批的《检疫许可证》的使用、核销情况。

六、禁止性要求

申请人的申请不符合法定条件、标准。

七、申请时应提交的材料

（一）非企业法人需提供法人资格证明文件复印件（若注册密钥时已提供，无须重复提交）；

（二）进境粮食、肠衣和毛燕等应由海关总署公布的定点企业生产、加工、存放的，申请单位需提供与定点企业签订的生产、加工、存放合同（如申请单位与定点企业一致的，不需提供）。

八、办理流程

（一）申请单位向海关提交材料。海关向申请人出具受理单或不予受理通知书。

（二）所在地海关受理申请后，应当根据法定条件和程序进行全面审查，自受理申请之日起20个工作日内做出准予许可或不予许可的决定。

（三）依法做出许可决定的，签发《进境动植物检疫审批许可证》；或者依法做出不予许可决定。

九、办结时限

自受理申请之日起20个工作日内做出准予许可或不予许可的决定；20个工作日内不能做出决定的，经本行政机关负责人批准，延长10个工作日。

十、收费标准

不收费。

十一、审批决定法律文书以及相关证件

1.《中华人民共和国×××海关准予行政许可决定书》；

2.《中华人民共和国进境动植物检疫许可证》；

3.《中华人民共和国×××海关不予行政许可决定书》。

十二、受理机构

各直属海关

十三、决定机构

海关总署或直属海关

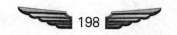

十四、数量限制

无数量限制。

十五、申请接收

详见各直属海关网站或拨打海关"12360"热线。

十六、办理方式

海关行政审批办理一个窗口现场办理 / 海关行政审批网上办理平台（网址 http://pre.chinaport.gov.cn/car）。

十七、结果送达

当场能够做出决定的，当场送达。不能当场做出决定的，在法定期限内直接送达或者邮寄送达。

十八、申请人权利和义务

登录中华人民共和国海关总署官网"信息公开"栏查询"海关法规、最新署令及最新公告"（网址 http://www.customs.gov.cn/publish/portal0/tab49659/）。

十九、咨询途径

详见海关总署、各直属海关网站或拨打海关"12360"热线。

二十、监督和投诉渠道

详见海关总署、各直属海关网站或拨打海关"12360"热线。

二十一、办公地址和时间

详见海关总署、各直属海关网站或拨打海关"12360"热线。

二十二、办理进程和结果公开查询

详见海关总署、各直属海关网站或拨打海关"12360"热线或通过海关行政审批网上办理平台查询（网址：http://pre.chinaport.gov.cn/car）。

二十三、错误示例

1. 申请单填报信息有误，如：HS 编码与申请检疫物品名不符；
2. 企业提供的申请材料不齐备，如缺少生产加工存放单位考核报告，申请单位与定点企业签订的存放合同；
3. 企业申请的进境检疫物不符合《符合评估审查要求及有传统贸易的国家或地区输华食品目录》。

二十四、常见问题解答

1. 企业如何了解行政许可申请办理情况?
登录系统企业端账号查询。

2. 企业在哪能查到海关总署负责的行政许可事项目录？

详见海关总署网站或拨打海关"12360"热线。

第六节 出口食品生产企业备案核准行政审批事项

以下以北京海关网站信息公开内容为例进行讲解。不同地区请对应相应的直属海关。

一、行政审批事项名称

出口食品生产企业备案核准。

二、适用范围

本指南适用于中华人民共和国境内出口《实施出口食品生产企业备案的产品目录》内食品生产、加工、储存企业的备案工作，不包括出口食品添加剂、食品相关产品的生产、加工、储存企业。

三、事项审查类型

前审后批。

四、审批依据

（一）《中华人民共和国食品安全法》（2009 年 2 月 28 日第十一届全国人民代表大会常务委员会第七次会议通过，2015 年 4 月 24 日第十二届全国人民代表大会常务委员会第十四次会议修订）。

（二）《中华人民共和国海关实施〈中华人民共和国行政许可法〉办法》（海关总署令第 117 号公布，根据海关总署令第 218 号修改）。

五、申请条件

出口食品生产企业应当建立和实施以危害分析和预防控制措施为核心的食品安全卫生控制体系，该体系还应当包括食品防护计划。出口食品生产企业应当保证食品安全卫生控制体系有效运行，确保出口食品生产、加工、储存过程持续符合我国相关法律法规和出口食品生产企业安全卫生要求，以及进口国（地区）相关法律法规要求。

六、禁止性要求

对于已受理的行政许可申请，经审查，认为申请人不具备法律法规规定条件或者不符合法律法规规定要求的，不予许可。

七、申请时应提交的材料

出口食品生产企业备案时，应当提交书面申请和以下相关文件、证明性材料，并对其备案材料的真实性负责：

（一）首次申请。

1. 出口食品生产企业备案申请书（首次申请）。

（二）延续申请。

1. 出口食品生产企业备案申请书（延续备案）。

（三）变更申请。

1. 变更申请。

（四）注销申请。

1. 注销申请。

八、办理流程

（一）许可的申请、受理、核查、决定。

1. 申请人向主管海关递交材料。主管海关对申请人提交的备案材料进行初步审查，材料齐全并符合法定形式的，予以受理；材料不齐全或者不符合法定形式的，应当一次性告知出口食品生产企业需要补正的全部内容。

2. 主管海关应当在受理备案申请后，组织专家完成评审工作，出具专家评审报告，并做出是否准予备案的决定。

3. 准予备案的，向企业颁发《出口食品生产企业备案证明》（以下简称《备案证明》）；不予备案的，应当书面告知申请人并说明理由。

（二）许可的延续。

在《备案证明》有效期届满 30 日前，申请人向原发证海关书面提出延续申请。原发证海关应当在《备案证明》有效期届满前做出是否准予延续的决定。

（三）许可的变更。

申请人应当自发生变更之日起 15 日内，向原发证海关递交申请材料，原发证海关对申请变更内容进行审核。变更申请材料齐全、说明材料真实有效的，准予变更。

（四）许可的注销。

申请人需要注销《备案证明》的，向主管海关提出书面申请，经主管海关审核后，办理注销手续。

九、办结时限

主管海关自受理行政许可申请之日起 20 个工作日内做出行政许可决定。

十、收费标准

不收费。

十一、审批决定法律文书以及相关证件

总署文件。

十二、受理机构

主管海关。

十三、决定机构

主管海关。

十四、数量限制

无数量限制。

十五、申请接收

详见北京海关对外门户网站 http://beijing.customs.gov.cn/ 或拨打海关"12360"热线。

十六、办理方式

海关行政审批办理一个窗口现场办理 / 海关行政审批网上办理平台（网址 http://pre.chinaport.gov.cn/car）。

十七、结果送达

准予备案的，自做出决定之日起 10 日内，向企业颁发《出口食品生产企业备案证明》；不予备案的，应当书面告知企业并说明理由。

十八、行政相对人权利和义务

登录中华人民共和国海关总署官网"信息公开"栏查询"海关法规、最新署令及最新公告"（网址：http://www.customs.gov.cn/publish/portal0/tab49659/）

十九、咨询途径

详见北京海关对外门户网站 http://beijing.customs.gov.cn/ 或拨打海关"12360"热线。

二十、监督投诉渠道

详见北京海关对外门户网站 http://beijing.customs.gov.cn/ 或拨打海关"12360"热线。

二十一、办公地址、办公时间

详见北京海关对外门户网站 http://beijing.customs.gov.cn/ 点击"在线服务"模块或拨打海关"12360"热线。

二十二、办理进程和结果公开查询

详见北京海关对外门户网站 http://beijing.customs.gov.cn/ 或拨打海关"12360"热线或通过海关行政审批网上办理平台查询（网址：http://pre.chinaport.gov.cn/car）。

二十三、相关表单及申请材料

本节中涉及下列表格及相关资料，详见海关网站

（http://beijing.customs.gov.cn/beijing_customs/434817/xzxk12/1722908/index.html）

（服务指南编号：26014），相关人员可下载并参考填报：

1. "出口食品生产企业备案核准"行政审批事项流程图；

2.《出口食品生产企业备案申请书》样式、填写说明、填写示范、错误示例和常见问题解答。

二十四、常见错误示例

1. 申请书没有法定代表人／负责人的签名和签署日期。

2. 企业提供的申请材料不齐备。

3. 企业准备的书面材料与实际核查的情况存在不一致。

二十五、常见问题解答

1. 办理出口食品企业备案的工作时限是多少？

主管海关自受理行政许可申请之日起 20 个工作日内做出行政许可决定。

2. 已备案出口食品生产企业对车间进行扩建，如何办理手续？

出口食品生产企业生产地址搬迁、新建或者改建生产车间以及食品安全卫生控制体系发生重大变更等情况的，应当在变更前向主管海关报告，并重新办理备案。

3. 企业的名称和法人代表均发生了改变，备案证明是否也需要变更？

根据《出口食品生产企业备案管理规定》第十四条，出口食品生产企业的企业名称、法定代表人、营业执照等备案事项发生变更的，应当自发生变更之日起 15 日内，向主管海关办理备案变更手续。如企业不仅是名称和法人信息变更，企业的食品安全卫生控制体系也发生了重大变化的，需要重新办理备案。

第七节　出入境特殊物品卫生检疫审批行政审批事项[1]

以下以北京海关网站信息公开内容为例进行讲解。不同地区请对应相应的直属海关。

一、行政审批事项名称

出入境特殊物品卫生检疫审批。

二、适用范围

本指南适用于出入境特殊物品卫生检疫审批事项的申请和办理。

三、事项审查类型

前审后批。

---

[1] 本服务指南仅供行政相对人参考，具体要求以相关法律法规和规章规定为准。

四、审批依据

《中华人民共和国国境卫生检疫法实施细则》（1989年2月10日国务院批准，1989年3月6日卫生部发布施行，根据2010年4月24日《国务院关于修改中华人民共和国国境卫生检疫法实施细则的决定》第一次修订，根据2016年2月6日《国务院关于修改部分行政法规的决定》第二次修订，根据2018年4月27日第十三届全国人民代表大会常务委员会第二次会议《关于修改〈中华人民共和国国境卫生检疫法〉等六部法律的决定》第三次修正）。

注：以《出入境特殊物品卫生检疫管理规定》（国家质量监督检验检疫总局令第160号公布，根据国家质量监督检验检疫总局令第184号、海关总署令第238号、240号、243号修改）《中华人民共和国海关实施〈中华人民共和国行政许可法〉办法》（海关总署令第117号公布，根据海关总署令第218号修改）为实施依据。

五、申请条件

（一）法律法规规定须获得相关部门批准文件的，应当获得相应批准文件；

（二）申请人应具备与出入境特殊物品相适应的生物安全控制能力。

六、禁止性要求

申请人的申请不符合法定条件、标准。

七、申请时应提交的材料

（一）申请特殊物品审批的，货主或者其代理人应当按照以下规定提供相应材料。

1.《入/出境特殊物品卫生检疫审批申请表》；

2. 出入境特殊物品描述性材料，包括特殊物品中英文名称、类别、成分、来源、用途、主要销售渠道、输出输入的国家或者地区、生产商等；

3. 入境用于预防、诊断、治疗人类疾病的生物制品、人体血液制品，应当提供国务院药品监督管理部门发给的进口药品注册证书；

4. 入境、出境特殊物品含有或者可能含有病原微生物的，应当提供病原微生物的学名（中文和拉丁文）、生物学特性的说明性文件（中英文对照件）以及生产经营者或者使用者具备相应生物安全防控水平的证明文件；

5. 出境用于预防、诊断、治疗的人类疾病的生物制品、人体血液制品，应当提供药品监督管理部门出具的销售证明；

6. 出境特殊物品涉及人类遗传资源管理范畴的，应当提供人类遗传资源管理部门出具的批准文件；

7. 使用含有或者可能含有病原微生物的出入境特殊物品的单位，应当提供与生物安全风险等级相适应的生物安全实验室资质证明，BSL-3级以上实验室必须获得国家认可机构的认可；

8. 出入境高致病性病原微生物菌（毒）种或者样本的，应当提供省级以上人民政府卫生主管部门的批准文件。

（二）首次申请特殊物品审批时，还应当提供下列材料。

1. 申请人为单位的，需提供：

（1）单位基本情况，如单位管理体系认证情况、单位地址、生产场所、实验室设置、仓储设施设备、产品加工情况、生产过程或者工艺流程、平面图等；

（2）实验室生物安全资质证明文件。

2. 申请人为自然人的，还应当提供身份证复印件。

八、办理流程

（一）申请

入境特殊物品的货主或者其代理人应当在特殊物品交运前向目的地直属海关申请特殊物品审批。

出境特殊物品的货主或者其代理人应当在特殊物品交运前向其所在地直属海关申请特殊物品审批。

（二）受理

直属海关收到申请人提出的特殊物品审批申请后，根据下列情况分别做出处理：

1. 申请事项依法不需要取得特殊物品审批的，即时告知申请人不予受理；

2. 申请事项依法不属于本单位职权范围的，即时做出不予受理的决定，并告知申请人向有关行政机关或者其他直属海关申请；

3. 申请材料存在可以当场更正的错误的，允许申请人当场更正；

4. 申请材料不齐全或者不符合法定形式的，当场或者自收到申请材料之日起5日内一次性告知申请人需要补正的全部内容。逾期不告知的，自收到申请材料之日起即为受理；

5. 申请事项属于本单位职权范围，申请材料齐全、符合法定形式，或者申请人按照本单位的要求提交全部补正申请材料的，予以受理行政许可申请。

（三）审查

直属海关对申请材料及时进行书面审查，并根据情况采取专家资料审查、现场评估、实验室检测等方式对申请材料的实质内容进行核实。

（四）决定

申请人的申请符合法定条件、标准的，签发《入/出境特殊物品卫生检疫审批单》；申请人的申请不符合法定条件、标准的，做出不予审批的书面决定并说明理由，告知申请人享有依法申请行政复议或者提起行政诉讼的权利。

九、办结时限

直属海关应当自受理申请之日起20个工作日内做出是否许可的决定。20个工作日内不能做出决定的，经本行政机关负责人批准，可以延长10个工作日。

十、收费标准

不收费。

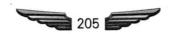

十一、审批决定法律文书以及相关证件

1.《中华人民共和国 ××× 海关准予行政许可决定书》；

2.《中华人民共和国海关入 / 出境特殊物品卫生检疫审批单》；

3.《中华人民共和国 ××× 海关不予行政许可决定书》。

十二、受理机构

北京海关。

十三、决定机构

北京海关。

十四、数量限制

无数量限制。

十五、申请接收

详见北京海关对外门户网站 http://beijing.customs.gov.cn/ 或拨打海关"12360"热线。

十六、办理方式

海关行政审批一个窗口现场办理 / 海关行政审批网上办理平台（网址 http://pre.chinaport.gov.cn/car ）。

十七、结果送达

当场能够做出决定的，当场送达。不能当场作出决定的，在法定期限内直接送达，或者邮寄送达。

十八、行政相对人权利和义务

登录中华人民共和国海关总署官网"信息公开"栏查询"海关法规、最新署令及最新公告"
（网址 http://www.customs.gov.cn/publish/portal0/tab49659/ ）。

十九、咨询途径

详见北京海关对外门户网站 http://beijing.customs.gov.cn/ 或拨打海关"12360"热线。

二十、监督投诉渠道

详见北京海关对外门户网站 http://beijing.customs.gov.cn/ 或拨打海关"12360"热线。

二十一、办公地址、办公时间

详见北京海关对外门户网站 http://beijing.customs.gov.cn/ 点击"在线服务"模块或拨打海关"12360"热线。

二十二、办理进程和结果公开查询

详见北京海关对外门户网站 http://beijing.customs.gov.cn/ 或拨打海关"12360"热线或通过海关行政审批

网上办理平台查询（网址：http://pre.chinaport.gov.cn/car）。

二十三、相关表单及申请材料

本节中涉及下列表格及相关资料，详见海关网站
（http://beijing.customs.gov.cn/beijing_customs/434817/xzxk12/1722908/index.html）
（服务指南编号：26020），相关人员可下载并参考填报：

1. "出入境特殊物品卫生检疫审批"行政审批事项流程图；

2. 出入境特殊物品卫生检疫审批申请单样表、填写说明及错误示例；

3. 常见问题解答。

二十四、错误示例

1. 按要求应上传的文件未上传。例如：出境科研合作用途的人血清样本应上传人类遗传资源管理部门出具的批准文件，未上传。

2. 出入境特殊物品描述性材料不完整、不详细或不准确，导致审批人员无法识别产品风险。例如：用途仅写科研，科研方向、科研内容、科研目的等不明确；产品略去了核心生物成分等。

3. 单位信息有变更，未及时更新。例如：更换了联系人、单位地址等。

二十五、常见问题解答

1. 哪些属于特殊物品，出入境前需要提前办理审批单？

特殊物品包括微生物、人体组织、生物制品、血液及其制品四大类别。微生物是指病毒、细菌、真菌、放线菌、立克次氏体、螺旋体、衣原体、支原体等医学微生物菌（毒）种及样本以及寄生虫、环保微生物菌剂。人体组织是指人体细胞、细胞系、胚胎、器官、组织、骨髓、分泌物、排泄物等。生物制品是指用于人类医学、生命科学相关领域的疫苗、抗毒素、诊断用试剂、细胞因子、酶及其制剂以及毒素、抗原、变态反应原、抗体、抗原－抗体复合物、核酸、免疫调节剂、微生态制剂等生物活性制剂。血液及其制品是指人类的全血、血浆成分和特殊血液成分及各种人类血浆蛋白制品。

2. 以携带方式出入境的特殊物品如何办理通关手续？

携带特殊物品的旅客将提前取得的特殊物品审批单直接交给现场值班的海关关员即可，核查符合检验检疫要求的予以放行，未取得审批单或货证不符的现场将予以截留，截留期限不超过7天。若7天内未能特殊物品审批单或检疫查验不合格，将予以退运或销毁。

携带自用且仅限于预防或者治疗疾病用的血液制品或者生物制品出入境的，不需办理卫生检疫审批手续，出入境时应当向海关出示医院的有关证明；允许携带量以处方或者说明书确定的一个疗程为限。

3. 特殊物品分为哪几个风险等级？

特殊物品按照致病性、致病途径、使用方式和用途及可控性等风险因素，分为 A、B、C、D 四个风险等级。

第八节 进出口商品检验鉴定业务 的检验许可行政审批事项[1]

以下以黄埔海关网站信息公开内容为例进行讲解。不同地区请对应相应的直属海关。

一、行政审批事项名称

进出口商品检验鉴定业务的检验许可。

二、适用范围

本指南适用于进出口商品检验鉴定业务检验许可申请、变更、延续、注销业务的办理。

三、事项审查类型

前审后批。

四、审批依据

《中华人民共和国进出口商品检验法》（1989 年 2 月 21 日第七届全国人民代表大会常务委员会第六次会议通过，根据 2002 年 4 月 28 日第九届全国人民代表大会常务委员会第二十七次会议《关于修改〈中华人民共和国进出口商品检验法〉的决定》第一次修正，根据 2013 年 6 月 29 日第十二届全国人民代表大会常务委员会第三次会议通过《关于修改〈中华人民共和国文物保护法〉等十二部法律的决定》第二次修正，根据 2018 年 4 月 27 日第十三届全国人民代表大会常务委员会第二次会议《关于修改〈中华人民共和国森林法〉等七部法律的决定》第三次修正。）

注：以《进出口商品检验鉴定机构管理办法》（国家质检总局、商务部、国家工商总局令第 180 号）、《中华人民共和国海关实施〈中华人民共和国行政许可法〉办法》（海关总署令第 117 号公布，根据海关总署令第 218 号修改）为实施依据。

五、申请条件

（一）申请设立中资进出口商品检验鉴定机构

1. 投资者或者投资一方应当是以第三方身份，依法在国内专门从事检验鉴定业务 3 年以上的法人或者自然人；

2. 具有与从事检验鉴定业务相适应的检测条件和技术资源，具有固定的住所 / 办公地点、检测场所和相应规模；

3. 具有符合相关通用要求的质量管理体系。

---

[1] 本节内容仅供行政相对人参考，具体要求以相关法律法规和规章规定为准。

（二）申请设立外商投资进出口商品检验鉴定机构

1. 外商投资进出口商品检验鉴定机构的外方投资者应当是在所在国独立注册从事检验鉴定业务 3 年以上的合法机构或者自然人；

2. 中外合资、中外合作进出口商品检验鉴定机构的中方投资者或投资一方应当是以第三方身份，在我国国内专门从事检验鉴定业务 3 年以上的法人或者自然人；

3. 具有与从事检验鉴定业务相适应的检测条件和技术资源，具有固定的住所 / 办公地点、检测场所；

4. 具有符合相关通用要求的质量管理体系。

六、禁止性要求

申请人的申请不符合法定条件、标准。

七、申请时应提交的材料

（一）首次申请

1. 申请设立中资进出口商品检验鉴定机构应当向海关总署提出申请并提交下列材料：

（1）《设立进出口商品检验鉴定机构申请表》；

（2）检测条件、技术能力材料；

（3）证明投资者或者投资一方以第三方身份依法在国内从事检验鉴定业务 3 年以上的材料。

2. 申请设立外商投资进出口商品检验鉴定机构的，应当向海关总署提出申请并提交下列材料：

（1）设立进出口商品检验鉴定机构申请表；

（2）投资各方签署的可行性研究报告；

（3）检测条件、技术能力材料；

（4）投资各方在所在国提供检验鉴定业务 3 年以上当地政府或者有关部门的证明。

（二）变更申请

进出口商品检验鉴定机构涉及《进出口商品检验鉴定资格证书》事项变更的，应向海关总署申请换发资格证书，并提交《进出口商品检验鉴定机构变更申请表》。

取得准予变更许可后，应交回原《进出口商品检验鉴定机构资格证书》。

（三）延续申请

进出口商品检验鉴定机构许可延续手续，应当在有效期届满前 3 个月内向海关总署提出申请，并提交有效期满换证申请表。

取得准予延续许可后，应交回《进出口商品检验鉴定机构资格证书》。

（四）注销申请

进出口商品检验鉴定机构注销申请书。

取得准予注销许可后，应交回原《进出口商品检验鉴定机构资格证书》。

八、办理流程

（一）申请：申请人向海关总署提交申请材料。

（二）海关总署受理：海关总署对申请人提交的书面申请材料是否齐全进行审查。如果申请人缺少相关资料需一次性告知申请人，要求其补充材料。

（三）海关总署审核、决定：海关总署对申请材料进行审核、决定。如准予许可，送达相关资质证书；如不予许可，将以不予许可决定书的形式告知企业原因。

九、办结时限

（一）法定办结时限：自受理行政许可申请之日起20个工作日内作出行政许可决定。20日内不能做出决定的，经行政机关负责人批准，可以延长10个工作日。

（二）承诺办结时限：海关总署自受理之日起13个工作日内做出决定；不能做出决定的，经本海关负责人批准，可以延长10个工作日。

首次、变更、延续、注销申请均按上述时限办理。

十、收费标准

不收费。

十一、审批决定法律文书以及相关证件

1.《中华人民共和国海关总署准予行政许可决定书》；

2.《进出口商品检验鉴定机构资格证书》；

3.《中华人民共和国海关总署不予行政许可决定书》。

十二、受理机构

海关总署。

十三、决定机构

海关总署。

十四、数量限制

无数量限制。

十五、申请接收

详见海关总署网站或拨打海关"12360"热线

十六、办理方式

海关行政审批一个窗口现场办理 / 海关行政审批网上办理平台（网址 http://pre.chinaport.gov.cn/car）。

十七、结果送达

当场能够做出决定的，当场送达。不能当场做出决定的，在法定期限内直接送达或者邮寄送达。

十八、行政相对人权利和义务

登录中华人民共和国海关总署官网"信息公开"栏查询"海关法规、最新署令及最新公告"（网址 http://www.customs.gov.cn/publish/portal0/tab49659/）。

十九、咨询途径

详见海关总署网站或拨打海关"12360"热线。

二十、监督投诉渠道

详见海关总署网站或拨打海关"12360"热线。

二十一、办公地址、办公时间

详见海关总署网站或拨打海关"12360"热线。

二十二、办理进程和结果公开查询

详见海关总署网站或拨打海关"12360"热线或通过海关行政审批网上办理平台查询（网址：http://pre.chinaport.gov.cn/car）。

二十三、相关表单及申请材料

本节中涉及下列表格及相关资料，详见海关网站
（http://huangpu.customs.gov.cn/huangpu_customs/536775/xzsp74/1908760/index.html）
（服务指南编号：26021），相关人员可下载并参考填报：
1. "进出口商品检验鉴定业务的检验许可"行政审批事项流程图；
2. 申请表样式、填写说明、填写示范、错误示例和常见问题解答。

二十四、错误示例

1. 申请书没有法定代表人/负责人的签名和签署日期。
2. 申请表没有加盖单位公章。
3. 企业未使用新版《设立进出口商品检验鉴定机构申请表》。
4. 企业提供的申请材料不齐备，如缺少检测条件及技术能力材料等。
5. 企业提供的从事检验鉴定经历证明材料为企业本身从业经历，而非投资方的从业经历。
6. 企业不能提供投资方从事检验鉴定经历证明材料。
7. 企业准备的书面材料与现场评审的情况存在不一致。
8. 企业申请的业务范围超过其实际检测条件、技术能力。

二十五、常见问题解答

1. 企业如何咨询行政许可申请办理情况？

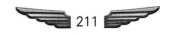

详见海关总署网站或拨打海关"12360"热线。

2. 企业应到哪里申请办理进出口商品检验鉴定业务的检验许可？

企业可向海关总署提交许可申请。

3. 进出口商品检验鉴定业务的检验许可办结时限是多久？

自受理之日起 13 个工作日内完成。

4. 办理进出口商品检验鉴定业务的检验许可是否需要收费？

本项行政许可不收费。

5. 检测条件、技术能力材料应提供哪些材料？

检测能力范围表、仪器设备一览表、人员一览表、实验室平面图。

第六章 海关系统（涉检类）非行政许可事项

国务院关于取消非行政许可审批事项的决定（国发〔2015〕27号）明确要求，今后不再保留"非行政许可审批"这一审批类别。同时要求各地区、各有关部门要认真做好取消事项的落实工作，加强事中事后监管，防止出现管理真空，且不得以任何形式变相审批。调整为政府内部审批的事项，不得面向公民、法人和其他社会组织实施审批；审批部门要严格规范审批行为，明确政府内部审批的权限、范围、条件、程序、时限等，严格限制自由裁量权，优化审批流程，提高审批效率。要进一步深化行政体制改革，深入推进简政放权、放管结合，加快政府职能转变，不断提高政府管理科学化、规范化、法治化水平。

《优化营商环境条例（国令第722号）》规定，国家持续深化简政放权、放管结合、优化服务改革，最大限度减少政府对市场资源的直接配置，最大限度减少政府对市场活动的直接干预，加强和规范事中事后监管，着力提升政务服务能力和水平，切实降低制度性交易成本，更大激发市场活力和社会创造力，增强发展动力。各级人民政府及其部门应当坚持政务公开透明，以公开为常态、不公开为例外，全面推进决策、执行、管理、服务、结果公开。国家实行行政许可清单管理制度，适时调整行政许可清单并向社会公布，清单之外不得违法实施行政许可。政府及其有关部门应当推进政务服务标准化，按照减环节、减材料、减时限的要求，编制并向社会公开政务服务事项（包括行政权力事项和公共服务事项，下同）标准化工作流程和办事指南，细化量化政务服务标准，压缩自由裁量权，推进同一事项实行无差别受理、同标准办理。没有法律、法规、规章依据，不得增设政务服务事项的办理条件和环节。政府及其有关部门应当按照国家促进跨境贸易便利化的有关要求，依法削减进出口环节审批事项，取消不必要的监管要求，优化简化通关流程，提高通关效率，清理规范口岸收费，降低通关成本，推动口岸和国际贸易领域相关业务统一通过国际贸易"单一窗口"办理。

本部分主要参考：

1. 海关总署互联网＋海关信息公开公布的企业资质办理：

http://online.customs.gov.cn/static/pages/listitems/000006.html

2. 原海关系统部分直属局公布的权力清单与责任清单（新海关新版权责清单暂未公布，由于机构改革、原检部分网站可能无法访问，以部分海关网站为例）：

http://tianjin.customs.gov.cn/xiamen_customs/491078/491092/2079418/index.html

http://shenyang.customs.gov.cn/shenzhen_customs/511686/qdgk/2112014/index.html

3. 海关特定资质备案在线平台：

http://tianjin.customs.gov.cn/kunming_customs/611352/2476862/2700908/index.html

表 6-1 海关系统（涉检类）非行政许可事项（行政检查）

事项类别	事项名称	法律、法规和部门规章依据	备注
行政检查	出口商品（含食品）及企业的监督检查	1.《中华人民共和国进出口商品检验法》 2.《进出口商品检验法实施条例》 3.《中华人民共和国食品安全法》	
	口岸和交通工具卫生监督	1.《中华人民共和国国境卫生检疫法》 2.《中华人民共和国国境卫生检疫法实施细则》 3.《中华人民共和国食品安全法》 4.《中华人民共和国食品安全法实施条例》（国务院令第 557 号） 5.《中华人民共和国公共场所卫生管理条例实施细则》（卫生部令第 80 号）	
	进出境动植物检疫监督检查	1.《中华人民共和国进出境动植物检疫法》 2.《中华人民共和国进出境动植物检疫法实施条例》	

注：仅供参考，以海关总署及各直属海关公布的权力清单和责任清单为准。

表 6-2 海关系统（涉检类）非行政许可事项（行政确认）

事项类别	事项名称	法律、法规和部门规章依据	备注
行政确认	金伯利进程国际证书制度管理	1、《中华人民共和国实施金伯利进程国际证书制度管理规定》（海关总署第 238 号令）	
	原产地证明书签发	1.《进出口商品检验法实施条例》 2.《中华人民共和国进出口货物原产地条例》 3.《中华人民共和国普遍优惠制原产地证明书签证管理办法》及其实施细则 4.《中华人民共和国非优惠原产地证书签证管理办法》	
	进出口商品（含食品）法定检验鉴定	1.《中华人民共和国进出口商品检验法》第五条 2.《中华人民共和国进出口商品检验法实施条例》第四条 3.《中华人民共和国食品安全法》第九十二条 4.《中华人民共和国食品安全法实施条例》第三十六条 5.《危险化学品安全管理条例》（国务院第 591 号令）	
	进出口商品验证管理	1.《中华人民共和国进出口商品检验法》第二十六条 2.《中华人民共和国进出口商品检验法实施条例》第十条 3.《进口许可制度民用商品入境验证管理办法》（海关总署第 238 号令）	
	非法定检验进出口商品抽查	1.《中华人民共和国进出口商品检验法》第十九条 2.《中华人民共和国进出口商品检验法实施条例》第四条 3.《进出口商品抽查检验管理办法》（海关总署第 238 号令）	
	进出境集装箱卫生检疫	1.《中华人民共和国进出口商品检验法》第十八条 2.《中华人民共和国进出口商品检验法实施条例》第三十条 3.《中华人民共和国进出境动植物检疫法》第二条 4.《中华人民共和国进出境动植物检疫法实施条例》第二条 5.《中华人民共和国国境卫生检疫法》第四条 6.《中华人民共和国国境卫生检疫法实施细则》第四条	
	口岸卫生检疫	1.《中华人民共和国国境卫生检疫法》 2.《中华人民共和国国境卫生检疫法实施细则》	
	进出境（过境）动植物检疫	1.《中华人民共和国进出境动植物检疫法》	

事项类别	事项名称	法律、法规和部门规章依据	备注
	进出境旅客携带物检疫	1.《中华人民共和国进出境动植物检疫法》第二十八条 2.《中华人民共和国进出境动植物检疫法》第三十条 3.《中华人民共和国进出境动植物检疫法》第三十三条 4.《中华人民共和国进出境动植物检疫法实施条例》第四十一条 5.《中华人民共和国进出境动植物检疫法实施条例》第四十二条 6.《中华人民共和国国境卫生检疫法》第四条： 7.《出入境人员携带物管理办法》（海关总署第240号令）	
	进出境邮寄物检疫	1.《中华人民共和国进出境动植物检疫法》第二十八条 2.《中华人民共和国进出境动植物检疫法》第三十一条 3.《中华人民共和国进出境动植物检疫法》第三十三条 4.《中华人民共和国进出境动植物检疫法实施条例》第四十四条 5.《中华人民共和国国境卫生检疫法》第四条 6.《中华人民共和国邮政法》第三十一条	
	进出境快件海关	1.《中华人民共和国国境卫生检疫法》第四条 2.《中华人民共和国进出口商品检验法实施条例》第十三条 3.《中华人民共和国邮政法》第五十七条 4.《出入境快件海关管理办法》（海关总署第240号令）第三条	
	进出境运输工具检疫	1.《中华人民共和国进出境动植物检疫法》第二条 2.《中华人民共和国进出境动植物检疫法实施条例》第二条	

注：仅供参考，以海关总署及各直属海关公布的权力清单和责任清单为准。金伯利进程国际证书制度管理，原海关权责清列为行政确认类，目前海关总署互联网+海关办事指南栏目中，货物通关—通关后--QT00082000事项类别为其他事项。

表6-3 海关系统（涉检类）非行政许可事项（其他行政权力）

事项类别	事项名称	法律、法规和部门规章依据	备注
其他行政权力	出入境海关风险预警及快速反应措施	1.《中华人民共和国进出口商品检验法》第十条 2.《中华人民共和国进出口商品检验法实施条例》第十四条 3.《中华人民共和国食品安全法》（中华人民共和国主席令第9号，2015年修订）第九十五条 4.《中华人民共和国食品安全法实施条例》第四十二条 5.《出入境海关风险预警及快速反应管理规定》（海关总署第238号令）	
	出口食品生产企业国外卫生注册推荐	1.《中华人民共和国进出口商品检验法实施条例》第三十二条 2.《出口食品生产企业备案管理规定》（海关总署第243号令）第二十六条	
	进口食品收货人备案	1.《食品安全法》第九十六条 2.《进出口食品安全管理办法》（海关总署第243号令）第十九条： 3.《进出口水产品海关监督管理办法》（海关总署第243号令）第十一条 4.《进出口肉类产品海关监督管理办法》（海关总署第243号令）第十条	
	口岸突发公共卫生事件应急处置	1.《中华人民共和国国境卫生检疫法》第十条 2.《中华人民共和国国境卫生检疫法实施细则》（国务院令第574号）第五条 3.《突发公共卫生事件应急条例》第三十八条 4.《国境口岸突发公共卫生事件出入境海关应急处理规定》（海关总署第238号令）	
	动植物疫病、疫情监测及安全风险监控	1.《中华人民共和国进出境动植物检疫法》第四条 2.《中华人民共和国进出境动植物检疫法实施条例》第五十六条 3.《进出口饲料和饲料添加剂海关监督管理办法》（海关总署第262号令）	

事项类别	事项名称	法律、法规和部门规章依据	备注
其他行政权力	出口食用动物饲用饲料生产、加工企业登记备案	《出口食用动物饲用饲料海关管理办法》（海关总署第238号令）第五条	
	出口食品原料种植、养殖场备案	《中华人民共和国食品安全法》第九十九条	
	进境动物遗传物质使用单位备案	《进境动物遗传物质检疫管理办法》（根据国家质量监督检验检疫总局令第47号、海关总署令第238号、240号、262号修改）	
	进境非食用动物产品存放、加工场所的指定	1.《进出境动植物检疫法》第十四条 2.《进出境非食用动物产品海关监督管理办法》（国家质量监督检验检疫总局令第159号公布、184号、海关总署第238号、240号、262号修改）第三十二条	
	进境动物隔离场所指定	《进出境动植物检疫法》第十四条	
	肉类、水产品冷库备案	1.《进出口肉类产品海关监督管理办法》（海关总署第243号令）第十三条 2.《进出口水产品海关监督管理办法》（海关总署第243号令）第十六条	
	进出口商品检验采信管理	1.《中华人民共和国进出口商品检验法》及其实施条例 2.《中华人民共和国海关进出口商品检验采信管理办法》（海关总署令第259号）	

注：仅供参考，以海关总署及各直属海关公布的权力清单和责任清单为准。

第一节 行政检查类（非行政许可事项）[1]

一、进出口商品（含食品）及企业的监督检查[2]

1. 列入目录（国家商检部门制定、调整必须实施检验的进出口商品目录）的进出口商品，由商检机构实施检验。

前款规定的进口商品未经检验的，不准销售、使用；前款规定的出口商品未经检验合格的，不准出口。

本条第一款规定的进出口商品，其中符合国家规定的免予检验条件的，由收货人或者发货人申请，经国家商检部门审查批准，可以免予检验。（《进出口商品检验法》第五条）

商检机构对本法规定必须经商检机构检验的进出口商品以外的进出口商品，根据国家规定实施抽查检验。

国家商检部门可以公布抽查检验结果或者向有关部门通报抽查检验情况。（《进出口商品检验法》第十九条）

商检机构根据便利对外贸易的需要，可以按照国家规定对列入目录的出口商品进行出厂前的质量监督管理和检验。（《进出口商品检验法》第二十条）

2. 出入境海关机构根据便利对外贸易的需要，可以对列入目录的出口商品进行出厂前的质量监督管理和检验。

---

[1] 本节内容主要参考下列网站：http://tianjin.customs.gov.cn/xiamen_customs/491078/491099/hgqlzrqd/xzjc65/index.html；
http://tianjin.customs.gov.cn/xiamen_customs/491078/491099/hgqlzrqd/xzxk3076/index.html

[2] 参考 http://tianjin.customs.gov.cn/xiamen_customs/491078/491092/2079418/index.html

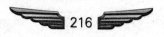

出入境海关机构进行出厂前的质量监督管理和检验的内容，包括对生产企业的质量保证工作进行监督检查，对出口商品进行出厂前的检验。（《进出口商品检验法实施条例》第三十一条）

3. 国家出入境海关部门对进出口食品安全实施监督管理。（《食品安全法》第九十一条）

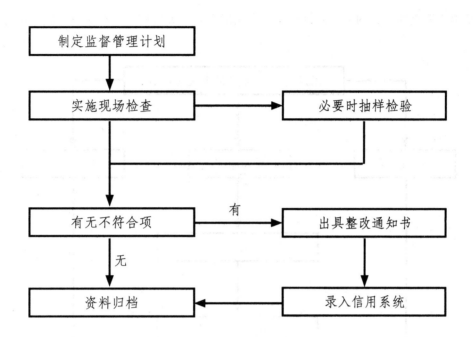

进出口商品（含食品）及企业的监督检查权力运行流程图说明：

1. 办理主体／岗位：商品检验监管部门、食品检验监管部门

2. 办理条件／权限：依照相关法律法规进行进出口商品及企业的监督检查

3. 办理期限：参照法律法规的规定执行

图6-1 进出口商品（含食品）及企业的监督检查权力运行流程图

二、口岸和交通工具卫生监督[1]

1. 国境卫生检疫机关根据国家规定的卫生标准，对国境口岸的卫生状况和停留在国境口岸的入境、出境的交通工具的卫生状况实施卫生监督：

（1）监督和指导有关人员对啮齿动物、病媒昆虫的防除；

（2）检查和检验食品、饮用水及其储存、供应、运输设施；

（3）监督从事食品、饮用水供应的从业人员的健康状况，检查其健康证明书；

（4）监督和检查垃圾、废物、污水、粪便、压舱水的处理。（《国境卫生检疫法》第十八条）

2. 卫生检疫机关依照《国境卫生检疫法》第十八条、第十九条规定的内容，对国境口岸和交通工具实施卫生监督。（《国境卫生检疫法实施细则》第一百零四条）

3. 国境口岸食品的监督管理由出入境海关机构依照本法以及有关法律、行政法规的规定实施。（《食品安全法》第一百五十二条）

---

[1] 参考 http://tianjin.customs.gov.cn/xiamen_customs/491078/491092/2079418/index.html

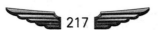

4. 国境口岸食品的监督管理由出入境海关机构依照食品安全法和本条例以及有关法律、行政法规的规定实施。(《食品安全法实施条例》(国务院令第557号)第六十三条)

5. 卫生部主管全国公共场所卫生监督管理工作。(《公共场所卫生管理条例实施细则》(卫生部令第80号)第三条)

国境口岸及出入境交通工具的卫生监督管理工作由出入境海关机构按照有关法律法规执行。

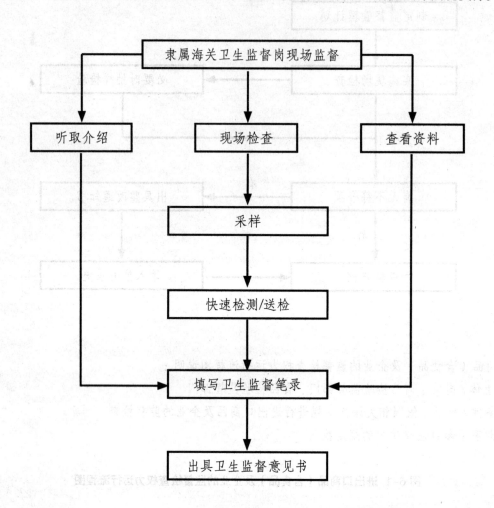

口岸和交通工具卫生监督权力运行流程图说明：

1. 办理主体/岗位：物流监管口岸监管部门/卫生检疫监管岗位

2. 办理条件/权限：依照相关法律法规和技术规范对关区口岸食品生产经营单位、服务行业、储存场地和公共场所以及出入境交通工具进行卫生监督

3. 办理期限：根据实际情况决定

图6-2 口岸和交通工具卫生监督权力运行流程图

三、进出境动植物检疫监督检查[1]

1. 国家动植物检疫局和口岸动植物检疫机关对进出境动植物、动植物产品的生产、加工、存放过程，实

[1] 参考 http://tianjin.customs.gov.cn/xiamen_customs/491078/491092/2079418/index.html

行检疫监督制度。具体办法由国务院农业行政主管部门制定。（《进出境动植物检疫法实施条例》第五十三条）

2.进出境动物和植物种子、种苗及其他繁殖材料，需要隔离饲养、隔离种植的，在隔离期间，应当接受口岸动植物检疫机关的检疫监督。（《进出境动植物检疫法实施条例》第五十四条）

3.口岸动植物检疫机关可以根据需要，在机场、港口、车站、仓库、加工厂、农场等生产、加工、存放进出境动植物、动植物产品和其他检疫物的场所实施动植物疫情监测，有关单位应当配合。

未经口岸动植物检疫机关许可，不得移动或者损坏动植物疫情监测器具。（《进出境动植物检疫法实施条例》第五十六条）

4.口岸动植物检疫机关根据需要，可以对运载进出境动植物、动植物产品和其他检疫物的运输工具、装载容器加施动植物检疫封识或者标志；未经口岸动植物检疫机关许可，不得开拆或者损毁检疫封识、标志。

动植物检疫封识和标志由国家动植物检疫局统一制发。（《进出境动植物检疫法实施条例》第五十七条）

5.进境动植物、动植物产品和其他检疫物，装载动植物、动植物产品和其他检疫物的装载容器、包装物，运往保税区（含保税工厂、保税仓库等）的，在进境口岸依法实施检疫；口岸动植物检疫机关可以根据具体情况实施检疫监督；经加工复运出境的，依照进出境动植物检疫法和本条例有关出境检疫的规定办理。（《进出境动植物检疫法实施条例》第五十八条）

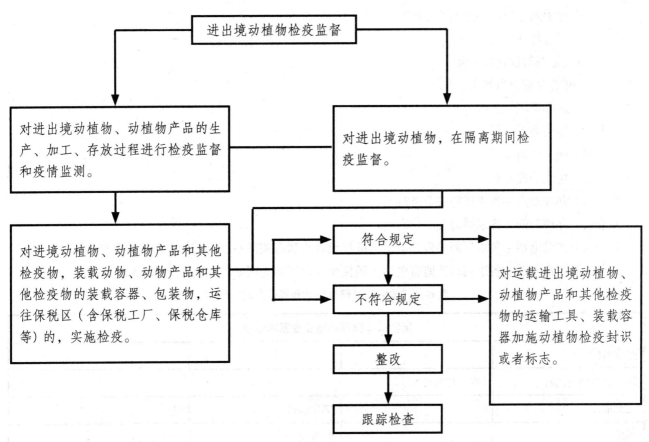

进出境动植物检疫监督权力运行流程图说明：

1.办理主体/岗位：动植物检疫监管岗

2.办理条件/权限：依照相关法律法规进行进出境动植物检疫监督

3.办理期限：参照法律法规的规定执行

图6-3 进出境动植物检疫监督检查权力运行流程图

四、储存场地卫生监督[1]

（一）事项类型：行政检查

（二）设定依据：

1.《中华人民共和国国境卫生检疫法》第三条、第十八条。

2.《中华人民共和国国境卫生检疫法实施细则》（国务院令第 574 号）第一百零五条。

3.《中华人民共和国国境口岸卫生监督办法》（1981 年 12 月 30 日国务院批准，根据 2010 年 12 月 29 日国务院第 138 次常务会议通过的《国务院关于废止和修改部分行政法规的决定》修正）第九条。

（三）实施机构：各隶属海关。

（四）法定办结时限：即时办理。

（五）承诺办结时限：即审即办。

（六）结果名称：《国境口岸储存场地备案信息表》。

（七）收费：无。

（八）申请材料："国境口岸储存场地企业基本信息表"书面或电子材料 1 份。（见表 6-1）

（九）办理流程：申请—审核—备案。

（十）办理形式：窗口办理 / 网上办理。

（十一）审查标准：

1. 申请人是否与权利人一致；

2. 申请书的内容应当如实、准确。

（十二）通办范围：关区。

（十三）预约办理：是。

（十四）网上支付：否。

（十五）物流快递：否。

（十六）办理地点：各隶属海关业务现场。

（十七）办理时间：各隶属海关工作时间。

（十八）咨询电话：各隶属海关咨询电话（链接至各直属海关网站）或 12360 海关服务热线。

（十九）监督电话：各隶属海关监督电话（链接至各直属海关网站）或 12360 海关服务热线。

表 6-4 "国境口岸储存场地备案信息表"样本

国境口岸储存场地企业基本信息			
单位名称			
统一社会信用代码	（唯一识别码）		
注册地址		邮政编码	
场地地址		联系人	
电子邮件		联系电话	
占地面积		堆场面积	
仓库面积		职工人数	

---

[1] 参考 http://online.customs.gov.cn/static/pages/treeGuide.html

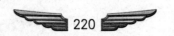

国境口岸储存场地企业基本信息	
经营范围	□ 1. 一般集装箱□ 2. 冷藏集装箱□ 3. 一般出入境货物 □ 4. 储存食品□ 5. 废旧物品□ 6. 危险货物□ 7. 其他
熏蒸专用场地	□是□否

第二节 行政确认类（非行政许可事项）[1]

一、原产地证书签发[2]

（一）事项类型：行政确认。

（二）设定依据：

1.《中华人民共和国进出口货物原产地条例》；

2.《中华人民共和国进出口商品检验法实施条例》；

3.《中华人民共和国非优惠原产地证书签证管理办法》；

4.《中华人民共和国普遍优惠制原产地证明书签证管理办法》及其实施细则；

5. 我国对外签署的自由贸易协定等区域经济贸易协定。

（三）实施机构：主管海关。

（四）法定办结时限：在受理签证申请之日起2个工作日内完成签证申请的审核（调查核实所需时间不计入在内）。

（五）承诺办结时限：在受理签证申请之日起0.5个工作日内完成签证申请的审核（调查核实所需时间不计入在内）。

（六）结果名称：原产地证书。

（七）收费：无。

（八）申请材料及填报须知：申请人应当按照表单要求，根据出口货物商业发票内容和出口货物实际如实、准确填写。

受理标准：申请人应当填写表单中所有标注 * 的内容，对非标注 * 可以选择填写，填写完整后即可提交。对提交的申请，主管海关将予以受理审核。

（九）办理流程：

申请（网上办理，全天）→受理申请→海关审核（在受理签证申请之日起0.5个工作日内完成）→通知审核结果→签发原产地证书（审核合格的）

（十）办理形式：网上办理。

（十一）审查标准：

1. 申请人是否为出口货物发货人；

2. 申请书的内容是否如实、准确；

3. 上传的文件是否如实、清晰；

4. 出口货物符合相关原产地规则的要求。

---

[1] http://tianjin.customs.gov.cn/xiamen_customs/491078/491099/hgqlzrqd/xzqr27/index.html；http://tianjin.customs.gov.cn/xiamen_customs/491078/491099/hgqlzrqd xzxk3076/index.html

[2] 参考 http://online.customs.gov.cn/static/pages/treeGuide.html；http://tianjin.customs.gov.cn/xiamen_customs/491078/491092/2079418/index.html

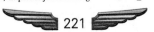

（十二）通办范围：全国。

（十三）预约办理：否。

（十四）网上支付：否。

（十五）物流快递：否。

（十六）办理地点：中国国际贸易单一窗口网站（http://www.singlewindow.cn）。

（十七）办理时间：工作日

（十八）咨询电话：12360 海关服务热线

（十九）监督电话：12360 海关服务热线

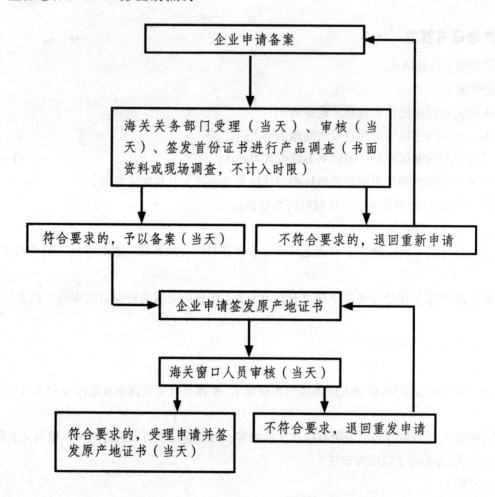

原产地证明书签发权力运行流程图说明：

1. 办理主体/岗位：通关业务部门

2. 办理条件/权限：依照相关法律法规进行原产地签发管理

3. 办理期限：参照法律法规的规定执行

图 6-4 原产地证明书签发权力运行流程图

二、原产地企业备案[1]

（一）事项类型：行政确认

（二）设定依据：

1.《中华人民共和国进出口货物原产地条例》；

2.《中华人民共和国进出口商品检验法实施条例》；

3.《中华人民共和国非优惠原产地证书签证管理办法》；

4.《中华人民共和国普遍优惠制原产地证明书签证管理办法》及其实施细则。

（三）实施机构：各地海关

（四）法定办结时限：无规定

（五）承诺办结时限：无规定

（六）结果名称：准予备案的，通过系统将原产地企业备案号反馈申请企业

（七）收费：无

（八）申请材料：原产地标记扫描件

（九）办理流程：

申请（网上申请，前天）→海关审核→网上反馈审核结果（是否符合备案条件，予以备案或拒绝备案）

（十）办理形式：网上办理

（十一）审查标准：

1. 营业执照；

2. 具备对外贸易经营资质；

3. 原产地标记符合我国原产地管理要求。

（十二）通办范围：全国

（十三）预约办理：否

（十四）网上支付：否

（十五）物流快递：否

（十六）办理地点：原产地综合服务平台企业办事端（ocr.eciq.cn）

（十七）办理时间：工作日

（十八）咨询电话：12360 海关服务热线

（十九）监督电话：12360 海关服务热线

三、进出口商品（含食品）法定检验鉴定[2]

（一）事项类型：行政确认

（二）设定依据：《中华人民共和国进出口商品检验法》第三条；《中华人民共和国进出口商品检验法实施条例》第四条。

（三）实施机构：各直属海关、隶属海关负责进出口商品法定检验的部门

（四）法定办结时限：根据不同的商品、不同的商品检验项目，规定有不同的检验周期；因企业技术处理或报关企业未能完成的延长时间不计算在规定时限内。

（五）承诺办结时限：根据不同的商品、不同的商品检验项目，规定有不同的检验周期。

---

[1] 参考 http://online.customs.gov.cn/static/pages/treeGuide.html

[2] 参考 http://tianjin.customs.gov.cn/xiamen_customs/491078/491092/2079418/index.html ; http://online.customs.gov.cn/static/pages/treeGuide.html

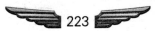

（六）结果名称：检验证书、（出）入境货物海关证明

（七）收费：无

（八）申请材料：入 / 出境货物报检单（盖章）、外贸合同复印件、装箱单复印件、发票复印件；代理报关委托书（盖章）、厂检证明（盖章）、提单复印件、

（九）办理流程。

1. 报检企业向受理机构提出报检申请并提交有关材料。

登录中国海关电子网（http://www.eciq.cn/）进行网上报检业务申报，申报成功后打印入 / 出境货物报检单，到隶属海关受理部门办理。海关工作人员根据有关规定审核报检资料，符合规范要求的予以受理，不符合要求的一次性告知企业进行补正。

2. 实施检验。海关根据有关工作规范、企业信用类别、产品风险等级，判别是否需要实施现场检验及是否需要对产品实施抽样检测。

3. 法定检验的进口商品经检验涉及人身财产安全、健康、环境保护项目不合格的，由海关责令当事人销毁或者退运；其他项目不合格的，可以在海关监督下进行技术处理，经重新检验合格的，方可销售或者使用。海关对检验不合格的成套设备及其材料签发不准安装使用通知书。经技术处理，并经海关重新检验合格的方可安装使用。

法定检验的出口商品经海关检验或者口岸查验不合格的，可以在海关监督下进行处理，经重新检验合格的，方准出口；不能进行技术处理或者技术处理后重新检验仍不合格的，不准出口。

4. 当事人申请海关出证的，海关应当及时出证。

（十）办理形式：网上办理

（十一）审查标准：国家技术规范的强制性要求；尚未制定国家技术规范的强制性要求的，应当依法及时制定，未制定之前，可以参照国家商检部门指定的国外有关标准进行检验。或按对外贸易合同约定的要求进行检验，当事人就合同质量没有约定或者约定不明确的，可以协议补充；不能达成补充协议的，按照合同有关条款或者交易习惯确定。仍不能确定的，按照国家标准、行业标准履行；没有国家标准、行业标准的，按照通常标准或者符合合同目的的特定标准履行。出口产品也可以按进口国（地区）的标准检验。

（十二）通办范围：关区

（十三）预约办理：否

（十四）网上支付：否

（十五）物流快递：否

（十六）办理地点：各直属海关业务现场（链接至各直属海关网站）或拨打 12360 海关服务热线

（十七）办理时间：各直属海关业务现场（链接至各直属海关网站）或拨打 12360 海关服务热线

（十八）咨询电话：各直属海关咨询电话（链接至各直属海关网站）或 12360 海关服务热线

（十九）监督电话：各直属海关咨询电话（链接至各直属海关网站）或 12360 海关服务热线

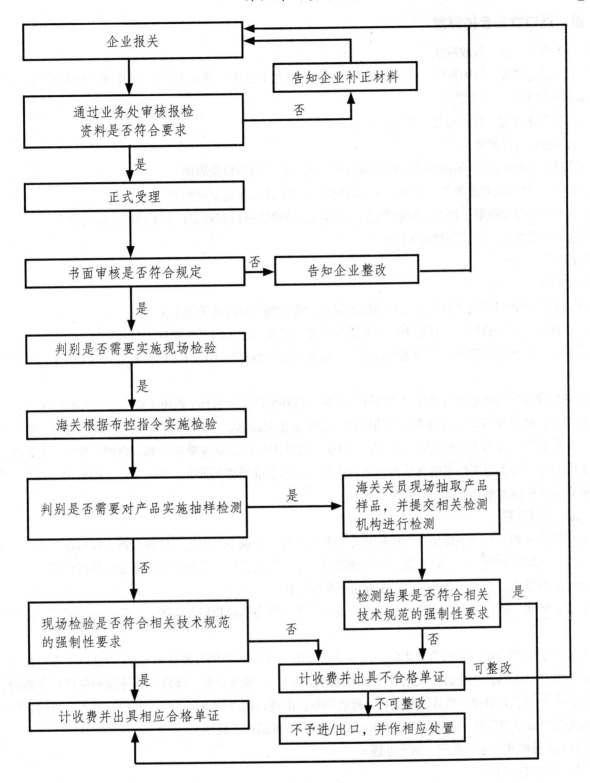

进出口商品（含食品）法定检验鉴定权力运行流程图说明：

1.办理主体／岗位：食品监管部门、商品检验监管部门

2.办理条件／权限：依照相关法律法规办理进出口商品（含食品）法定检验鉴定

3.办理期限：参照法律法规的规定执行

图6-5 进出口商品（含食品）法定检验鉴定流程图

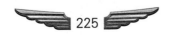

四、进口食品合格评定 [1]

（一）事项类型：行政确认

（二）设定依据：《中华人民共和国食品安全法》第九十二条、第九十三条；《中华人民共和国进出口商品检验法》第五条、第十二条

（三）实施机构：直属海关、隶属海关

（四）法定办结时限：

1.根据不同的食品、不同的食品检验项目和规定，有不同的检验周期。

2.因企业技术处理或报关企业未能完成的延长时间不计算在规定时限内。

（五）承诺办结时限：根据不同的食品、不同的食品检验项目和规定，有不同的检验周期。

（六）结果名称：入境货物海关证明。

（七）收费：无

（八）申请材料：

进口食品的进口商或者其代理人应当按照规定，持下列材料向海关报关：

1.法律法规、双边协定、议定书以及其他规定要求提交的输出国家（地区）官方检疫（卫生）证书；

2.首次进口预包装食品，应当提供进口食品标签样张和翻译件（修订后的标签管理规定生效后不再要求提供）

3.进口食品应当随附的其他证书或者证明文件，境外生产企业名称（系统支持信息录入的情况下）。

报关时，进口商或者其代理人应当将所进口的食品按照品名、品牌、原产国（地区）、规格、数/重量、总值、生产日期（批号）、进口商、境外生产企业、境外出口商，商业单证（如，合同、发票、装箱单、提单等）的编号及海关总署规定的其他内容逐一申报，并承诺取得相关批准、许可文件。必要时，在海关监管过程中企业应根据要求补充提交相关单证正本。

（九）办理流程：

1.报检企业向隶属海关提出报检申请并提交有关材料。登录中国电子口岸进行网上报检业务申报，申报成功后打印入境货物报检单，到隶属海关受理部门办理。海关工作人员根据有关规定审核报检资料，符合规范要求的予以受理，不符合要求的一次性告知企业进行补正。

2.实施海关。进口的食品应当经由主管海关依照进出口商品检验相关法律、行政法规的规定实施合格评定。

3.进口食品经合格评定符合要求的，由主管海关出具《入境货物海关证明》，准予进口。进口食品经合格评定不符合要求的，由主管海关出具《海关处理通知书》。涉及安全、健康、环境保护项目不合格的，由主管海关责令当事人销毁，或者出具退货处理通知单，由进口商办理退运手续。其他项目不合格的，可以在主管海关的监督下进行技术处理，经重新检验合格后，方可销售、使用。

（十）办理形式：窗口办理、网上办理

（十一）审查标准：

1.进口食品、食品添加剂应当符合中国食品安全国家标准和相关海关要求。

2.进口食品的包装和运输工具应当符合安全卫生要求。

3.进口预包装食品的中文标签、中文说明书应当符合中国法律法规的规定和食品安全国家标准的要求。

（十二）通办范围：关区

（十三）预约办理：否

---

[1] http://online.customs.gov.cn/static/pages/treeGuide.html

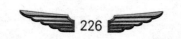

（十四）网上支付：否

（十五）物流快递：否

（十六）办理地点：各直属、隶属海关业务现场

（十七）办理时间：各直属、隶属海关工作时间

（十八）咨询电话：详询各直属海关或拨打 12360 海关服务热线

（十九）监督电话：详询各直属海关或拨打 12360 海关服务热线

五、出口食品监督检验[1]

（一）事项类型：行政确认

（二）设定依据：

1.《中华人民共和国食品安全法》第九十一条、第九十九条；

2.《中华人民共和国进出口商品检验法》第十五条；

（三）实施机构：直属海关、隶属海关

（四）法定办结时限：

1. 根据不同的食品、不同的食品检验项目和规定，有不同的检验周期。

2. 因企业技术处理或报关企业未能完成的延长时间不计算在规定时限内。

（五）承诺办结时限：根据不同的食品、不同的食品检验项目和规定，有不同的检验周期。

（六）结果名称：检验证书。

（七）收费：无

（八）申请材料：

出口食品的出口商或者其代理人应当按照规定，向出口食品生产企业所在地海关报关。报关时，应当将所出口的食品按照品名、规格、数／重量、生产日期、生产企业，商业单证（如，合同、发票、装箱单、提单等）的编号逐一申报，并承诺取得相关批准、许可文件。必要时，在海关监管过程中企业应根据需要补充提交相关单证正本。

（九）办理流程

1. 报检企业向隶属海关提出报检申请并提交有关材料。登录中国海关电子网（http://www.eciq.cn/）进行网上报检业务申报，申报成功后打印出境货物报检单，到隶属海关受理部门办理。海关工作人员根据有关规定审核报检资料，符合规范要求的予以受理，不符合要求的一次性告知企业进行补正。

2. 实施监督抽检。合格评定完毕出具相关证明文件。

（十）办理形式：窗口办理、网上办理

（十一）审查标准：出口食品生产企业应当保证其出口食品符合进口国（地区）的标准或者合同要求。进口国家（地区）无相关标准且合同未有要求的，应当保证出口食品符合中国食品安全国家标准。

（十二）通办范围：关区

（十三）预约办理：否

（十四）网上支付：否

（十五）物流快递：否

（十六）办理地点：各直属、隶属海关业务现场

（十七）办理时间：各直属、隶属海关业务现场

---

[1] 参考 http://online.customs.gov.cn/static/pages/treeGuide.html

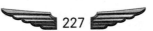

（十八）咨询电话：详询各直属海关或拨打 12360 海关服务热线

（十九）监督电话：详询各直属海关或拨打 12360 海关服务热线

六、出口危险货物包装性能检验[1]

（一）事项类型：行政确认

（二）设定依据：

《中华人民共和国进出口商品检验法》第十七条；《中华人民共和国进出口商品检验法实施条例》第二十九条。

（三）实施机构：各直属海关、隶属海关负责进出口商品法定检验的部门

（四）法定办结时限：

根据不同的包装、不同的包装检验项目，规定有不同的检验周期；因企业技术处理或报关企业未能完成的延长时间不计算在规定时限内。

（五）承诺办结时限：无

（六）结果名称：出入境货物包装性能检验结果单、出境货物运输包装使用鉴定结果单

（七）收费：无

（八）申请材料：

1. 出境货物运输包装检验申请单

2. 出境货物运输包装性能检验结果单，申请包装使用鉴定时需提供

3. 代理报关委托书（盖章）代理报关企业需提供

4. 包装容器的产品标准、工艺规程和厂检结果，申请包装性能检验时需提供

5. 包装容器气密试验合格单，申请空运出口液体危险货物包装容器性能检验时需提供

6. 化学性质相容性试验结果，申请包装使用鉴定时，塑料容器或内涂料容器盛装液体危险货物时需提供。

（九）办理流程

1. 报检企业向受理机构提出报检申请并提交有关材料。

登录中国海关电子网（http://www.eciq.cn/）进行网上报检业务申报，申报成功后打印入/出境货物报检单，到隶属海关受理部门办理。海关工作人员根据有关规定审核报检资料，符合规范要求的予以受理，不符合要求的一次性告知企业进行补正。

2. 实施检验。

海关根据有关工作规范、企业信用类别、产品风险等级，判别是否需要实施现场检验及是否需要对产品实施抽样检测。

3. 海关根据产品技术规范的强制性要求、对外贸易合同约定的要求等判定产品是否合格。判定产品不合格后无法进行技术处理的或技术处理后经重新检验仍不合格的，不准入出境，并施行销毁、退运等相应处理。

4. 检验完毕出具相关证明文件。

（十）办理形式：网上办理

（十一）审查标准：

1. 产品技术规范的强制性要求；

2. 对外贸易合同约定的要求。

（十二）通办范围：关区

---

[1]　参考 http://online.customs.gov.cn/static/pages/treeGuide.html

（十三）预约办理：否

（十四）网上支付：否

（十五）物流快递：否

（十六）办理地点：各直属、隶属海关业务现场

（十七）办理时间：各直属、隶属海关业务现场

（十八）咨询电话：各直属海关咨询电话、12360 海关服务热线

（十九）监督电话：12360 海关服务热线

七、出口危险货物包装使用鉴定[1]

（一）事项类型：行政确认

（二）设定依据：《中华人民共和国进出口商品检验法》第十七条；《中华人民共和国进出口商品检验法实施条例》第二十九条。

（三）实施机构：各直属海关、隶属海关负责进出口商品法定检验的部门

（四）法定办结时限：

根据不同的包装、不同的包装检验项目，规定有不同的检验周期；因企业技术处理或报关企业未能完成的延长时间不计算在规定时限内。

（五）承诺办结时限：无

（六）结果名称：出入境货物包装性能检验结果单、出境货物运输包装使用鉴定结果单

（七）收费：无

（八）申请材料：

1.出境货物运输包装检验申请单

2.出境货物运输包装性能检验结果单申请包装使用鉴定时需提供

3.代理报关委托书（盖章）代理报关企业需提供

4.包装容器的产品标准、工艺规程和厂检结果申请包装性能检验时需提供

5.包装容器气密试验合格单申请空运出口液体危险货物包装容器性能检验时需提供

6.化学性质相容性试验结果申请包装使用鉴定时，塑料容器或内涂料容器盛装液体危险货物时需提供

（九）办理流程

1.报检企业向受理机构提出报检申请并提交有关材料。

登录中国海关电子网（http://www.eciq.cn/）进行网上报检业务申报，申报成功后打印入/出境货物报检单，到隶属海关受理部门办理。海关工作人员根据有关规定审核报检资料，符合规范要求的予以受理，不符合要求的一次性告知企业进行补正。

2.实施检验。

海关根据有关工作规范、企业信用类别、产品风险等级，判别是否需要实施现场检验及是否需要对产品实施抽样检测。

3.海关根据产品技术规范的强制性要求、对外贸易合同约定的要求等判定产品是否合格。判定产品不合格后无法进行技术处理的或技术处理后经重新检验仍不合格的，不准入出境，并施行销毁、退运等相应处理。

4.检验完毕出具相关证明文件。

（十）办理形式：网上办理

---

[1] 参考 http://online.customs.gov.cn/static/pages/treeGuide.html

（十一）审查标准：

1.产品技术规范的强制性要求；

2.对外贸易合同约定的要求。

（十二）通办范围：关区

（十三）预约办理：否

（十四）网上支付：否

（十五）物流快递：否

（十六）办理地点：各直属、隶属海关业务现场

（十七）办理时间：各直属、隶属海关业务现场

（十八）咨询电话：各直属海关咨询电话、12360 海关服务热线

（十九）监督电话：12360 海关服务热线

八、进（出）口商品复验[1]

（一）事项类型：行政确认

（二）设定依据：

《中华人民共和国进出口商品检验法》第二十八条；《中华人民共和国进出口商品检验法实施条例》第三十五条；《进出口商品复验办法》

（三）实施机构：

海关总署检验监管司；各直属海关、隶属海关负责进出口商品检验的部门。

（四）法定办结时限：

自收到复验申请之日起 60 日内。技术复杂，不能在规定期限内做出复验结论的，经本机构负责人批准，可以适当延长，但是延长期限最多不超过 30 日。

（五）承诺办结时限：无

（六）结果名称：检验证书

（七）收费标准：无

（八）申请材料：

复验申请表；保证（持）原报检商品的质量、重量、数量符合原检验时的状态，并保留原包装、封识、标志。

（九）办理流程

1.复验申请人提出复验申请

报检人对主管海关做出的检验结果有异议的，可以自收到海关的检验结果之日起 15 日内，向做出检验结果的主管海关或者其上一级海关申请复验，也可以向海关总署申请复验。（因不可抗力或者其他正当理由不能申请复验的，申请期限中止。从中止的原因消除之日起，申请期限继续计算），并填写《复验申请表》。

2.受理申请

海关自收到复验申请之日起 15 日内，对复验申请进行审查并做出如下处理：

（1）复验申请符合本办法规定的，予以受理，并向申请人出具《复验申请受理通知书》；

（2）复验申请内容不全或者随附证单资料不全的，向申请人出具《复验申请材料补正告知书》，限期补正。逾期不补正的，视为撤销申请；

（3）复验申请不符合本办法规定的，不予受理，并出具《复验申请不予受理通知书》，书面通知申请人

---

[1] 参见 http://online.customs.gov.cn/static/pages/treeGuide.html

并告之理由。

3. 组成复验组

海关受理复验后，应当在 5 日内组成复验工作组，并将工作组名单告知申请人。

4. 复验申请人申请回避

复验申请人认为复验工作组成员与复验工作有利害关系或者有其他因素可能影响复验公正性的，应当在收到复验工作组成员名单之日起 3 日内，向受理复验的海关申请该成员回避并提供相应证据材料。受理复验的海关应当在收到回避申请之日起 3 日内做出回避或者不予回避的决定。

5. 实施复验

（1）做出原检验结果的海关应当向复验工作组提供原检验记录和其他有关资料。复验申请人有义务配合复验工作组的复验工作。

（2）复验工作组应当制定复验方案并组织实施：

——审查复验申请人的复验申请表、有关证单及资料。经审查，若不具备复验实施条件的，可书面通知申请人暂时中止复验并说明理由。经申请人完善重新具备复验实施条件后，应当从具备条件之日起继续复验工作；

——审查原检验依据的标准、方法等是否正确，并应当符合相关规定；

——核对商品的批次、标记、编号、质量、重量、数量、包装、外观状况，按照复验方案规定取制样品；

——按照操作规程进行检验；

——审核、提出复验结果，并对原检验结果作出评定。

海关根据有关工作规范、企业信用类别、产品风险等级，判别是否需要实施现场检验及是否需要对产品实施抽样检测。

6. 合格判定

（1）海关根据产品技术规范的强制性要求、对外贸易合同约定的要求等判定产品是否合格。判定产品不合格后无法进行技术处理的或技术处理后经重新检验仍不合格的，不准入出境，并施行销毁、退运等相应处理。

（2）检验完毕出具相关证明文件。

（十）办理形式：窗口办理

（十一）审查标准

1. 产品技术规范的强制性要求；

2. 对外贸易合同约定的要求。

（十二）通办范围：全国

（十三）预约办理：否

（十四）网上支付：否

（十五）物流快递：否

（十六）办理地点：海关总署；各直属、隶属海关业务现场

（十七）办理时间：海关总署；各直属、隶属海关业务现场

（十八）咨询电话：各直属海关咨询电话、12360 海关服务热线

（十九）监督电话：12360 海关服务热线

九、进出口商品验证管理 [1]

（一）事项类型：行政确认

---

[1] 参见 http://tianjin.customs.gov.cn/xiamen_customs/491078/491092/2079418/index.html ； http://online.customs.gov.cn/static/pages/treeGuide.html

（二）设定依据：

《中华人民共和国进出口商品检验法》第二十六条;《中华人民共和国进出口商品检验法实施条例》第十条。

（三）实施机构：各直属海关、隶属海关负责民用商品入境验证管理的部门

（四）法定办结时限：根据不同的商品、不同的商品验证项目，海关规定有不同的验证周期；现场检验判定产品不合格后进行技术处理或者抽样送检的时间，报关企业未能完成的延长时间以及抽样检测时间不计算在规定时限内。

（五）承诺办结时限：否

（六）结果名称：入境货物海关证明

（七）收费：否

（八）申请材料

1. 申请材料目录

（1）入境货物报检单（盖章）；

（2）外贸合同复印件；

（3）装箱单复印件；

（4）发票复印件；

（5）代理报关委托书（盖章）代理报关企业需提供；

（6）检验证明（盖章）；

（7）提单复印件；

（8）有关部门签发的许可证件或相关认证证书。

2. 对于CCC目录内的入境商品根据商品实际情况，对应以下情况分别提供相应证明材料：

（1）取得《中国国家强制性产品认证证书》的，提供《中国国家强制性产品认证证书》编号及版本号；

（2）已申请并获得CCC免办的，提供《免于办理强制性产品认证证明》编号；

（3）对于不需办理CCC认证特殊情况，提供特殊情况声明文件，其中以进口成套设备夹带名义进口的产品，需提供《进口成套设备夹带确认申请表》。

3. 对于列入《中华人民共和国实行能源效率标识的产品目录》的进口商品，应当提供相关佐证材料，相关佐证材料涉及外文的，需附有中文译本，并以中文文本为准，具体内容包含如下：

（1）产品能效检测报告；

（2）产品基本配置清单等有关材料；

（3）利用自有检测实验室进行检测的，应当提供实验室检测能力证明材料（包括实验室人员能力、设备能力和检测管理规范），已经获得国家认可机构认可的，还应当提供相应认可证书复印件；利用第三方检验检测机构进行检测的，应当提供检验检测机构的资质认定证书复制件。

（九）办理流程

1. 报检企业向受理机构提出报检申请并提交有关材料。

登录中国海关电子网（http://www.eciq.cn/）进行网上报检业务申报,申报成功后打印入/出境货物报检单,到隶属海关受理部门办理。海关工作人员根据有关规定审核报检资料，符合规范要求的予以受理，不符合要求的一次性告知企业进行补正。

2. 实施商品入境验证。海关根据有关工作规范、产品证明文件，核对产品信息，实施现场核查，判别是否需要对产品实施抽样检测。

3. 海关根据规定对进口入境验证商品进行货证核查，根据现场核查情况和单证情况等判定产品是否合格。判定产品不合格后无法进行技术处理的或技术处理经重新检验后仍不合格的，不准入境。

4.验证完毕出具相关证明文件

（十）办理形式：网上办理

（十一）审查标准：产品技术规范的强制性要求

（十二）通办范围：关区

（十三）预约办理：否

（十四）网上支付：否

（十五）物流快递：否

（十六）办理地点：各直属、隶属海关业务现场

（十七）办理时间：各直属、隶属海关业务现场

（十八）咨询电话：各直属海关咨询电话、12360海关服务热线

（十九）监督电话：12360海关服务热线

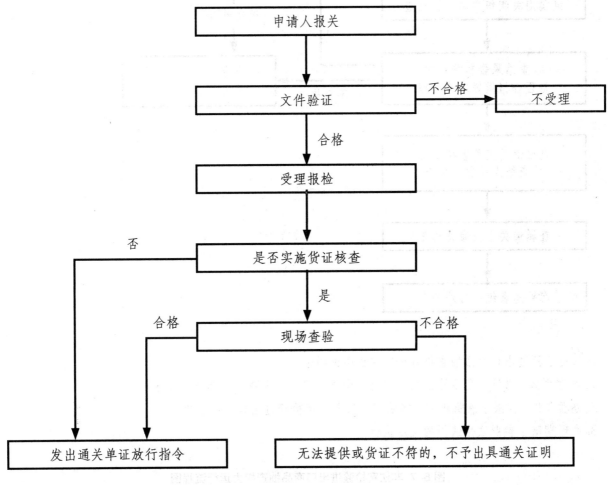

进出口商品验证管理权力运行流程图说明：

1.办理主体/岗位：商品检验监管部门

2.办理条件/权限：依照相关法律法规进行进出口商品验证管理

3.办理期限：参照法律法规的规定执行

图6-6 进出口商品验证管理权力运行流程图

十、非法定检验进出口商品抽查[1]

非法定检验进出口商品抽查权力运行流程如图6-9所示。

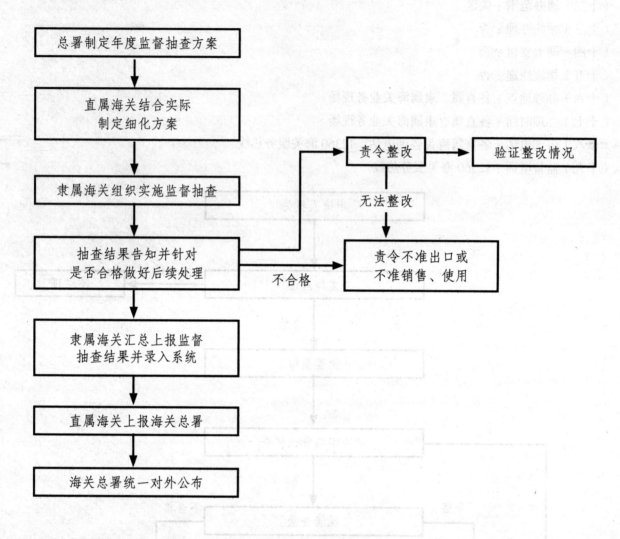

非法定检验进出口商品抽查权力运行流程图说明：

1. 办理主体/岗位：商品检验监管部门、稽核查部门（多查合一标准化作业）
2. 办理条件/权限：依照相关法律法规进行非法定检验进出口商品抽查
3. 办理期限：参照法律法规的规定执行

图6-7 非法定检验进出口商品抽查权力运行流程图

十一、进出境集装箱卫生检疫[2]

（一）事项类型：行政确认

（二）设定依据

1.《中华人民共和国国境卫生检疫法》

---

[1] 参见 http://tianjin.customs.gov.cn/xiamen_customs/491078/491092/2079418/index.html

[2] 参考 http://tianjin.customs.gov.cn/xiamen_customs/491078/491092/2079418/index.html ；http://online.customs.gov.cn/static/pages/treeGuide.html

第四条、第七条、第九条、第十四条、第二十条、第二十二条、第二十六条。

2.《中华人民共和国国境卫生检疫法实施细则》（国务院令第 574 号）

第二条、第三条、第四条、第十条、第十九条、第二十六条、第三十五条、第三十九条、第四十六条、第四十九条、第五十二条、第五十三条、第五十四条、第九十七条、第一百零九条、第一百一十条、第一百一十二条。

3.《中华人民共和国进出境动植物检疫法》及其《实施条例》

4.《中华人民共和国进出口商品检验法》及其《实施条例》

5.《进出境集装箱检验检疫管理办法》（国家出入境检验检疫局令第 17 号公布，根据海关总署令第 238 号修改，根据海关总署令第 262 号修改）

（三）实施机构：各隶属海关

（四）法定办结时限：即时办理。

（五）承诺办结时限：即审即办。

（六）结果名称：《入境货物海关证明》、《海关处理通知书》等。

（七）收费标准：无。

（八）收费依据：无。

（九）申请材料：

1. 报检单；2. 报检委托书；3. 合同；4. 发票；5. 装箱单；6. 报关预录入单。

（十）办理流程

1. 登录全国海关无纸化系统进行网上报检业务申报，申报成功后打印入 / 出境货物报检单，到所在地隶属海关办理。隶属海关工作人员根据有关规定审核报检资料，符合规范要求的予以受理，不符合要求的一次性告知企业补正报检资料。

2. 提供相关资料。

3. 实施海关。隶属海关根据有关工作规范、企业信用类别、产品风险等级，判别是否需要实施现场查验，对无须现场查验的，审核报检资料后出具《入境货物海关证明》；对需要进行现场查验的，查验合格的出具《入境货物海关证明》；经查验后需经过卫生除害处理、其他无害化处理后符合海关要求的集装箱，按照规定签发《海关处理通知书》、《入境货物海关证明》;经查验后必须作销毁或退运处理的，签发《海关处理通知书》与《检验证书》，按照规定移交环保部门处理或直接监督销毁。

（十一）办理形式：网上办理 / 窗口办理

（十二）审查标准：

1. 申请人是否与权利人一致；

2. 申请书的内容是否如实、准确；

3. 提交的材料是否如实、清晰。

（十三）通办范围：关区。

（十四）预约办理：是

（十五）网上支付：否

（十六）物流快递：否

（十七）办理地点：各隶属海关业务现场

（十八）办理时间：各隶属海关工作时间

（十九）咨询电话：各隶属海关咨询电话（链接至各直属海关网站）或 12360 海关服务热线

（二十）监督电话：各隶属海关监督电话（链接至各直属海关网站）或 12360 海关服务热线

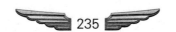

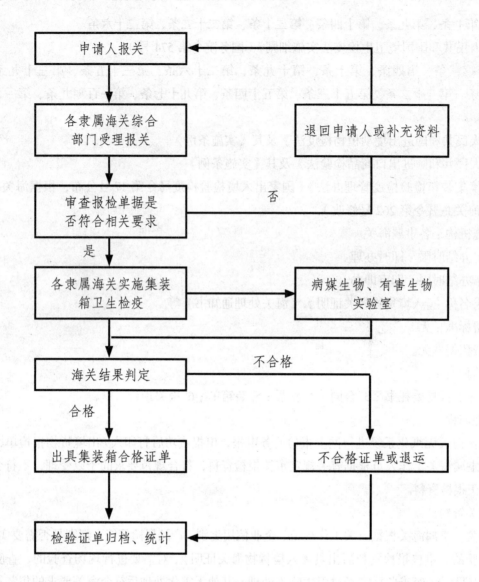

进出境集装箱（卫生检疫）海关权力运行流程图说明：

1.办理主体／岗位：卫生检疫监管、食品安全监管、动植物检疫监管、商品检验监管部门

2.办理条件／权限：依照相关法律法规进行进出境集装箱卫生检疫

3.办理期限：参照法律法规的规定执行

图6-8 进出境集装箱（卫生检疫）海关权力运行流程图

十二、出口集装箱适载检验

（一）事项类型：行政确认

（二）设定依据：

《中华人民共和国进出口商品检验法》第十八条；《中华人民共和国进出口商品检验法实施条例》第三十条；《进出境集装箱海关管理办法》。

（三）实施机构：各直属海关、隶属海关负责出口集装箱适载检验的部门

（四）法定办结时限：材料齐全、符合要求的，海关在1-2个工作日内完成适载检验手续。

（五）承诺办结时限：无

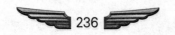

（六）结果名称：集装箱适载检验海关结果单

（七）收费：无

（八）申请材料：

1. 集装箱照片（含箱号及箱内全景情况）

2. 电子口岸报检信息

（九）办理流程

1. 申请人通过电子口岸"集装箱适载–集装箱报检"模块录入报检信息并向海关机构发送电子报检数据。填报报检数据时需明确"预检日期"、"场站登记号"、"报检单位"、"集装箱箱型"、"集装箱数量"、"集装箱规格"、"集装箱箱号"等几个重要数据项。报检单位注册号和场站登记号两项填写一项即可。对于需录入的集装箱箱量较多时，可通过导入功能实现相关集装箱信息的上传。填报时需提供集装箱照片（含箱号和箱内全景）。

2. 实施适载检验。海关根据有关工作规范、企业信用类别、产品风险等级，判别是否需要实施现场查验，对无须现场查验的，审核报检资料后出具相关证明文件；对需要进行现场查验的，查验合格的出具相关证明文件；经查验后需经过卫生除害处理、其他无害化处理后符合海关要求的集装箱，按照规定签发处理证书、合格证明；经查验后必须作销毁或退运处理的，签发相应的海关证书，按照规定移交海关、环保部门处理或直接监督销毁。

（十）办理形式：网上办理

（十一）审查标准：《出入境集装箱海关规程》（SN/T1102–2002）。

（十二）通办范围：关区

（十三）预约办理：否

（十四）网上支付：否

（十五）物流快递：否

（十六）办理地点：各直属、隶属海关业务现场

（十七）办理时间：各直属、隶属海关工作时间

（十八）咨询电话：各直属海关咨询电话、12360海关服务热线

（十九）监督电话：12360海关服务热线

十三、口岸卫生检疫[1]

1. 入境、出境的人员、交通工具、运输设备以及可能传播检疫传染病的行李、货物、邮包等物品，都应当接受检疫，经国境卫生检疫机关许可，方准入境或者出境。具体办法由本法实施细则规定。（《国境卫生检疫法》第四条）

2. 入境的交通工具和人员，必须在最先到达的国境口岸的指定地点接受检疫。除引航员外，未经国境卫生检疫机关许可，任何人不准上下交通工具，不准装卸行李、货物、邮包等物品。具体办法由本法实施细则规定。

出境的交通工具和人员，必须在最后离开的国境口岸接受检疫。

在国境口岸发现检疫传染病、疑似检疫传染病，或者有人非因意外伤害而死亡并死因不明的，国境口岸有关单位和交通工具的负责人，应当立即向国境卫生检疫机关报告，并申请临时检疫。（《国境卫生检疫法》第七条）

3. 国境卫生检疫机关对来自疫区的、被检疫传染病污染的或者可能成为检疫传染病传播媒介的行李、货

[1] 参见 http://tianjin.customs.gov.cn/xiamen_customs/491078/491092/2079418/index.html

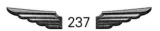

物、邮包等物品，应当进行卫生检查，实施消毒、除鼠、除虫或者其他卫生处理。

入境、出境的尸体、骸骨的托运人或者其代理人，必须向国境卫生检疫机关申报，经卫生检查合格后，方准运进或者运出。（《国境卫生检疫法》第十四条）

4. 入境、出境的人员、交通工具和集装箱，以及可能传播检疫传染病的行李、货物、邮包等，均应当按照本细则的规定接受检疫，经卫生检疫机关许可，方准入境或者出境。（《国境卫生检疫法实施细则》第四条）

5. 入境、出境的集装箱、货物、废旧物等物品在到达口岸的时候，承运人、代理人或者货主，必须向卫生检疫机关申报并接受卫生检疫。（《国境卫生检疫法实施细则》第十条）

6. 入境、出境的微生物、人体组织、生物制品、血液及其制品等特殊物品的携带人、托运人或者邮递人，必须向卫生检疫机关申报并接受卫生检疫，未经卫生检疫机关许可，不准入境、出境。海关凭卫生检疫机关签发的特殊物品审批单放行。（《国境卫生检疫法实施细则》第十一条）

7. 卫生检疫机关的职责：

（1）执行《国境卫生检疫法》及其实施细则和国家有关卫生法规；

（2）收集、整理、报告国际和国境口岸传染病的发生、流行和终息情况；

（3）对国境口岸的卫生状况实施卫生监督；对入境、出境的交通工具、人员、集装箱、尸体、骸骨以及可能传播检疫传染病的行李、货物、邮包等实施检疫查验、传染病监测、卫生监督和卫生处理；

（4）对入境、出境的微生物、生物制品、人体组织、血液及其制品等特殊物品以及能传播人类传染病的动物，实施卫生检疫；

（5）对入境、出境人员进行预防接种、健康检查、医疗服务、国际旅行健康咨询和卫生宣传；

（6）签发卫生检疫证件；

（7）进行流行病学调查研究，开展科学实验；

（8）执行国务院卫生行政部门指定的其他工作。（《国境卫生检疫法实施细则》第十九条）

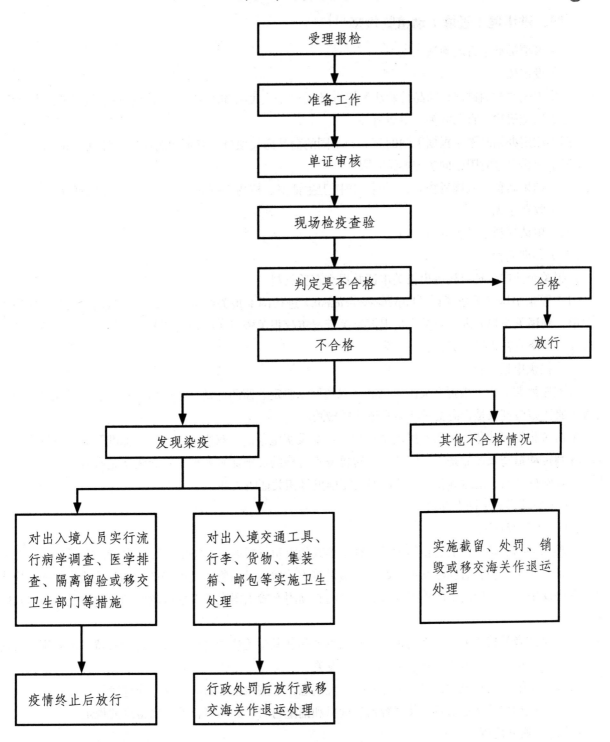

口岸卫生检疫权力运行流程图说明：

1. 办理主体／岗位：卫生检疫监管部门／岗位

2. 办理条件／权限：依照相关法律法规和技术规范对关区口岸入出境的人员、交通工具、集装箱以及可能传播检疫传染病的行李、货物、邮包等物品进行卫生检疫查验监管

3. 办理期限：按照通关时限要求

图6-9 口岸卫生检疫权力运行流程图

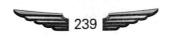

十四、进出境（过境）动植物检疫[1]

（一）事项类型：行政确认

（二）设定依据：

《中华人民共和国进出口商品检验法》第五条；《中华人民共和国进出境动植物检疫法》第二章至第四章。

（三）实施机构：直属海关、隶属海关

（四）法定办结时限：根据不同的商品、不同的商品海关项目，有不同的周期，详见表6—5。

（五）承诺办结时限：同法定办结时限

（六）结果名称：入境货物海关证明、兽医卫生证书、植物检疫证书或海关处理通知书等

（七）收费：无

（八）申请材料：见表6—6。

（九）办理流程

1.报关企业向受理机构提出报关申请并提交有关材料。

（1）登录中国海关电子网（http://www.eciq.cn/）进行网上报关业务申报，申报成功后打印入／出境货物报关单，到报关窗口办理。海关人员根据有关规定审核报关资料，符合规范要求的予以受理，不符合要求的一次性告知企业补正报关资料。

（2）提供申请材料。

2.实施海关。海关根据有关国家标准、双边检疫协定、监测计划、企业信用类别、产品风险等级，判别是否需要实施检疫及是否需要对产品实施抽样检测。

3.海关根据《中华人民共和国动植物检疫法》及实施条例、双边协议、行业标准及对外贸易合同约定的要求等判定动植物及产品是否检疫合格。对检疫不合格的实施除害处理，对无法实施有效除害处理的不准入出境，并施行销毁、退运等相应处理。海关完毕出具相关证明文件。

（十）办理形式：网上办理

（十一）审查标准

1.输入动物、动物产品、植物种子、种苗等其他繁殖材料的，必须事先提出申请，办理检疫审批手续。

2.通过贸易、科技合作、交换、赠送、援助等方式输入动植物、动植物产品和其他检疫物的，应当在合同或者协议中订明中国法定的检疫要求，并订明必须附有输出国家或者地区政府动植物检疫机关出具的检疫证书。

3.货主或者其代理人应当在动植物、动植物产品和其他检疫物进境前或者进境时持输出国家或者地区的检疫证书、贸易合同等单证，向进境口岸海关报关。

4.要求运输动物过境的，必须事先商得海关同意，并按照指定的口岸和路线过境。

装载过境动物的运输工具、装载容器、饲料和铺垫材料，必须符合动植物检疫的规定。

（十二）通办范围：关区

（十三）预约办理：是

（十四）网上支付：否

（十五）物流快递：是

（十六）办理地点：各直属海关业务现场

（十七）办理时间：各直属海关工作时间

（十八）咨询电话：各直属海关咨询电话（链接至各直属海关网站）或12360海关服务热线

（十九）监督电话：各直属海关监督电话（链接至各直属海关网站）或12360海关服务热线

---

[1] 参见 http://tianjin.customs.gov.cn/xiamen_customs/491078/491092/2079418/index.html

表 6-5 进出境（过境）动植物检疫办结时间表

序号	产品类别		受理报检	审单布控	现场海关	实验室海关	动植物隔离检疫	检疫处理	综合评定	签证放行	备注
1	植物及其产品	植物提取物	0.2	0.3	1	5			1	1	
2		人造板	0.2	0.3	1	5			1	1	
3		家具、竹木制品、草柳藤制品	0.2	0.3	1	5			1	1	
4		冷冻水果	0.2	0.3	1	7			1	1	
5		板材	0.2	0.3	1(卸毕后)	5	–		1	1	
6		新鲜水果	0.2	0.3	1	7			1	1	
7		烟叶	0.2	0.3	1	7			1	1	
8		植物源性栽培介质	0.2	0.3	1	5			1	1	
9		植物源性肥料	0.2	0.3	1	10			1	1	
10		鲜切花	0.2	0.3	1	5			1	1	
11		原木	0.2	0.3	1(卸毕后)	10			1	1	
12		种子、苗木	0.2	0.3	1	10	一个生长周期		1	1	
13		粮谷:大豆、大麦、小麦、高粱、玉米、木薯	0.2	0.3	1	10	–		1	1	
14	动物及其产品	热带观赏水生动物	0.2	0.3	0.2	–	14		1	1	
15		冷水观赏水生动物	0.2	0.3	0.2	–	14		1	1	
16		生物材料及制品	0.2	0.3	0.2	10	–		1	1	
17		动物皮毛、骨蹄角	0.2	0.3	0.2	3		(溴甲烷熏蒸); 5(磷化氢熏蒸); 2(硫酰氟熏蒸); 0.5(喷洒处理)	1	1	
18		大中动物	0.2	0.3	1	–	45		1	1	
19		小动物	0.2	0.3	1	–	30		1	1	
20		食用水生动物	0.2	0.3	1	7			1	1	
21		动物精液、胚胎	0.2	0.3	1	10			1	1	
22	饲料类产品	不含动植物源性成分的饲料添加剂	0.2	0.3	1	10			1	1	
23		含动植物源性成分饲料添加剂	0.2	0.3	1	10			1	1	
24		罐头类宠物食品	0.2	0.3	1	10			1	1	
25		不含动物源性成分的宠物食品	0.2	0.3	1	10			1	1	
26		含动物源性成分的宠物食品	0.2	0.3	1	10			1	1	
27		宠物食品加工用动物原料	0.2	0.3	1	10			1	1	
28		饲料用（含饵料用）水产品，乳清粉，饲用乳粉	0.2	0.3	1	10	–		1	1	
29		鱼粉，鱼油，肉粉，骨粉，肉骨粉，肠膜蛋白，饲用血制品，饲用乳制品(不含乳清粉)，含动物成分的配合饲料(不包括宠物食品)	0.2	0.3	1	10			1	1	

序号	产品类别	受理报检	审单布控	现场海关	实验室海关	动植物隔离检疫	检疫处理	综合评定	签证放行	备注
30	饵料用活动物，饲料用（含饵料用）冰鲜冷冻动物产品	0.2	0.3	1	10			1	1	
31	植物粉类（如玉米蛋白粉等经过特殊工艺的），深加工饲草颗粒，青贮饲料	0.2	0.3	1	10			1	1	
32	菜籽饼粕，豆饼粕，花生饼粕，玉米饼粕，玉米酒糟，椰子饼粕，棕榈粕，棉籽饼粕，非TCK疫区的麦麸，米糠，木薯渣，饲草，初加工饲草颗粒，不含动物成分的配合饲（不包括宠物食品）	0.2	0.3	1	10			1	1	
33	饲用草籽、来自TCK疫区的麦麸	0.2	0.3	1	10			1	1	

表6-6 进出境（过境）动植物检疫事项申请材料一览表

序号	申请材料目录	份数	资料形式 书面	资料形式 电子	备注
1	入/出境货物报关单（盖章）	1	√		
2	外贸合同	1		√	
3	装箱单	1		√	
4	发票	1		√	
5	信用证	1		√	
5	代理报关委托书（盖章）	1	√		代理报关企业需提供
6	厂检证明（盖章）	1	√		出境货物需提供
7	提运单	1		√	入境货物需提供
8	生产工艺流程（盖章）	1	√		出境兽医卫生证书需提供
9	原料产地出具的检疫合格证明	1	√		出境兽医卫生证书需提供
10	输出国或地区官方检疫机构出具的检疫证书正本	1	√		入境（过境）动植物及产品需提供
11	进境动植物检疫许可证	1	√		入境（过境）应检疫审批的动植物及产品需提供
12	引进林木种子苗木和其他繁殖材料检疫审批单	1	√		由林业部门审批入境植物繁殖材料需提供
13	引进种子、苗木检疫审批单	1	√		由农业部门审批入境植物繁殖材料需提供
14	进境繁殖材料检疫准调入函	1	√		入境口岸和种植地不在同一辖区时
15	进出境动植物指定隔离场使用证	1	√		出入境活动物需提供
16	原产地证书	1	√		入境（过境）动植物及产品需提供
17	转基因生物安全证书	1	√		入境转基因产品需提供
18	农业部、卫生部等有关部门批准、证明材料	1	√		入境动物源性材料及制品、除饲料原料、宠物饲用（肉干、狗咬胶、零食、饼干、罐头）外的动植物源性饲料及饲料添加剂需提供
19	退运原因说明、退运协议、出口时所有单证	1	√		退运货物需提供
20	其他报关所需的证明材料	1	√		出境活动物需提供养殖场海关注册登记证书复印件、出境饲料和饲料添加剂需提供口饲料和添加剂海关注册登记证书复印件、出境水果和种苗需提供供货证明、过境动植物及产品需提供过境运输路线

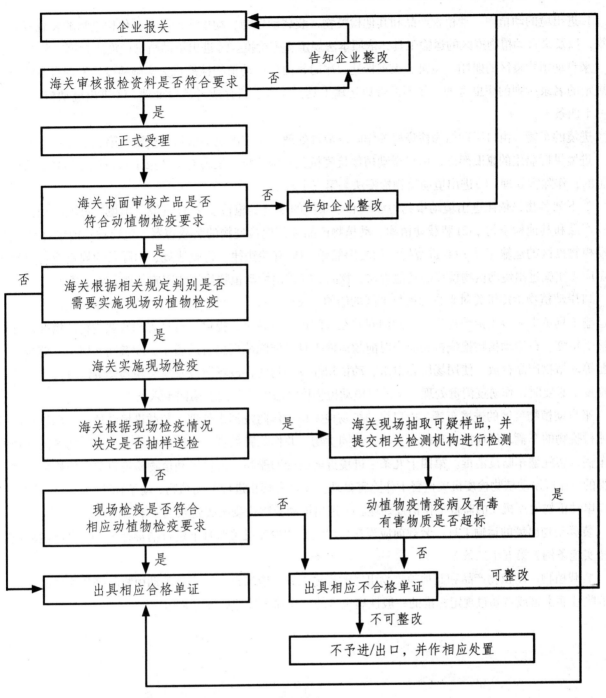

进出境（过境）动植物及产品检疫权力运行流程说明：

1. 办理主体/岗位：动植物检疫监管部门

2. 办理条件/权限：依照相关法律法规进行进出境（过境）动植物及产品检疫

3. 办理期限：参照法律法规的规定执行

图6-10 进出境（过境）动植物及产品检疫权力运行流程

十五、进出境运输工具检疫（动植物检疫）[1]

1. 进出境的动植物、动植物产品和其他检疫物，装载动植物、动植物产品和其他检疫物的装载容器、包装物，以及来自动植物疫区的运输工具，依照本法规定实施检疫。（《进出境动植物检疫法》第二条）

来自动植物疫区的船舶、飞机、火车抵达口岸时，由口岸动植物检疫机关实施检疫。发现有本法第十八条规定的名录所列的病虫害的，作不准带离运输工具、除害、封存或者销毁处理。（《进出境动植物检疫法》第三十四条）

进境的车辆，由口岸动植物检疫机关作防疫消毒处理。（《进出境动植物检疫法》第三十五条）

进境供拆船用的废旧船舶，由口岸动植物检疫机关实施检疫，发现有本法第十八条规定的名录所列的病虫害的，作除害处理。（《进出境动植物检疫法》第三十八条）

2. 下列各物，依照进出境动植物检疫法和本条例的规定实施检疫：(1) 进境、出境、过境的动植物、动植物产品和其他检疫物；(2) 装载动植物、动植物产品和其他检疫物的装载容器、包装物、铺垫材料；(3) 来自动植物疫区的运输工具；(4) 进境拆解的废旧船舶；(5) 有关法律、行政法规、国际条约规定或者贸易合同约定应当实施进出境动植物检疫的其他货物、物品。（《进出境动植物检疫法实施条例》第二条）

口岸动植物检疫机关对来自动植物疫区的船舶、飞机、火车，可以登船、登机、登车实施现场检疫。有关运输工具负责人应当接受检疫人员的询问并在询问记录上签字，提供运行日志和装载货物的情况，开启舱室接受检疫。口岸动植物检疫机关应当对前款运输工具可能隐藏病虫害的餐车、配餐间、厨房、储藏室、食品舱等动植物产品存放、使用场所和泔水、动植物性废弃物的存放场所以及集装箱箱体等区域或者部位，实施检疫；必要时，作防疫消毒处理。（《进出境动植物检疫法实施条例》第四十六条）

来自动植物疫区的进境车辆，由口岸动植物检疫机关作防疫消毒处理。装载进境动植物、动植物产品和其他检疫物的车辆，经检疫发现病虫害的，连同货物一并作除害处理。装运供应香港、澳门地区的动物的回空车辆，实施整车防疫消毒。第四十九条：进境拆解的废旧船舶，由口岸动植物检疫机关实施检疫。发现病虫害的，在口岸动植物检疫机关监督下作除害处理。发现有禁止进境的动植物、动植物产品和其他检疫物的，在口岸动植物检疫机关的监督下作销毁处理。（《进出境动植物检疫法实施条例》第四十八条）

装载动物出境的运输工具，装载前应当在口岸动植物检疫机关监督下进行消毒处理。（《进出境动植物检疫法实施条例》第五十二条）

装载植物、动植物产品和其他检疫物出境的运输工具，应当符合国家有关动植物防疫和检疫的规定。发现危险性病虫害或者超过规定标准的一般性病虫害的，作除害处理后方可装运。

---

[1] 参见 http://tianjin.customs.gov.cn/xiamen_customs/491078/491092/2079418/index.html

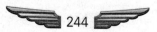

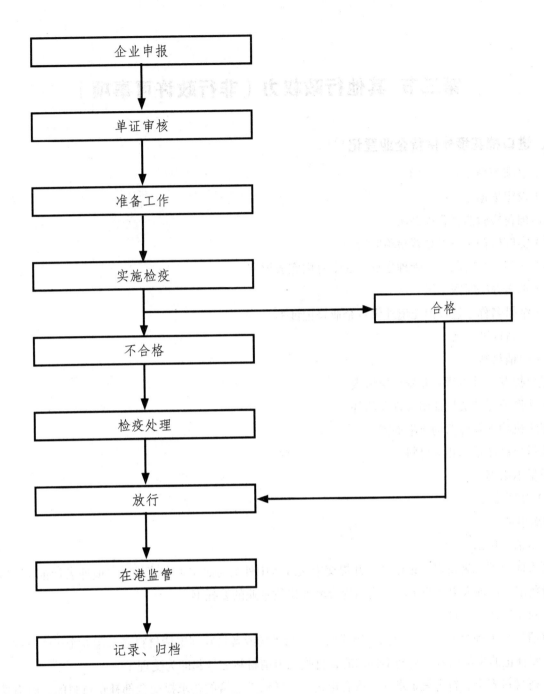

进出境运输工具检疫权力运行流程图说明：

1. 办理主体／岗位：动植物检疫监管部门
2. 办理条件／权限：依照相关法律法规进行进出境运输工具检疫监管
3. 办理期限：参照法律法规的规定执行

图6-11 进出境运输工具动植物检疫权力运行流程图

第三节 其他行政权力（非行政许可事项）

一、进口棉花境外供货企业登记[1]

（一）事项类型：其他事项

（二）设定依据：

《进口棉花检验监督管理办法》

（三）实施机构：海关总署检验监管司

（四）法定办结时限：自受理之日起3个月内完成评审

（五）承诺办结时限：无

（六）结果名称：进口棉花境外供货企业登记证书

（七）收费标准：无

（八）申请材料：

1. 进口棉花境外供货企业登记申请表

2. 合法商业经营资质证明文件复印件

3. 组织机构图及经营场所平面图

4. 质量控制体系的相关材料

5. 质量承诺书

（九）办理流程：

1 初次申请

（1）申请人申请

申请人向海关总署提出登记申请，并提交中文或者中外文对照文本申请材料。境外供货企业可以委托代理人申请登记。代理人申请登记时，应当提交境外供货企业的委托书。

（2）对于申请的处理

①申请材料不齐全或者不符合法定形式的，应当当场或者自收到申请材料之日起5个工作日内一次告知申请人需要补正的全部内容；逾期不告知的，自收到申请材料之日起即为受理；

②申请材料齐全、符合规定形式，或者申请人按照海关总署的要求提交全部补正材料的，应当受理；

③申请人自被告知之日起20个工作日内未补正申请材料，视为撤销申请；申请人提供的补正材料仍不符合要求的，不予受理，并书面告知申请人。

（3）评审

受理当事人提交的申请后，海关总署应当组成评审组，开展书面评审，必要时开展现场评审。上述评审应当自受理之日起3个月内完成。

（4）结果公布

经审核合格的，海关总署应当对境外供货企业予以登记，颁发《进口棉花境外供货企业登记证书》并对外公布。经审核不合格的，海关总署对境外供货企业不予登记，并书面告知境外供货企业。

---

[1] 参见 http://online.customs.gov.cn/static/pages/treeGuide.html

2. 换证复查

需要延续有效期的，已登记境外供货企业应当在登记证书有效期届满 3 个月前向海关总署申请复查换证，复查换证时提交本办法第八条规定的材料，海关总署应当在登记证书有效期届满前做出是否准予换证的决定。

到期未申请复查换证的，海关总署予以注销。

3. 变更申请

已登记境外供货企业的名称、经营场所或者法定代表人等登记信息发生变化的，应当及时向海关总署申请变更登记，提交本办法第八条规定的登记申请表及变更事项的证明材料，海关总署应当自收到变更登记材料之日起 30 个工作日内做出是否予以变更登记的决定。

（十）办理形式：邮寄办理

（十一）审查标准：

1. 具有所在国家或者地区合法经营资质；

2. 具有固定经营场所；

3. 具有稳定供货来源，并有相应质量控制体系；

4. 熟悉中国进口棉花检验相关规定。

（十二）通办范围：全国

（十三）预约办理：否

（十四）网上支付：否

（十五）物流快递：否

（十六）办理地点：海关总署检验监管司（北京市东城区建国门内大街 6 号）

（十七）办理时间：周一至周五 8:00-17:00（国家法定节假日、休息日等除外）

（十八）咨询电话：010-82023324

（十九）监督电话：详询海关总署检验监管司或拨打 12360 海关服务热线

二、进口食品境外生产企业注册申请

（一）进口食品境外生产企业是指向中国境内出口食品的境外生产、加工、贮存企业。

（二）实施机构：海关总署

（三）进口食品境外生产企业注册条件：

1. 所在国家（地区）的食品安全管理体系通过海关总署等效性评估、审查；

2. 经所在国家（地区）主管当局批准设立并在其有效监管下；

3. 建立有效的食品安全卫生管理和防护体系，在所在国家（地区）合法生产和出口，保证向中国境内出口的食品符合中国相关法律法规和食品安全国家标准；

4. 符合海关总署与所在国家（地区）主管当局商定的相关检验检疫要求。

（四）进口食品境外生产企业注册方式：

1. 所在国家（地区）主管当局推荐注册。（18 类以内）如下表：

2. 企业申请注册。（18 类以外）

18 类食品的境外生产企业由所在国家（地区）主管当局向海关总署推荐注册

1	肉与肉制品	10	食用谷物
2	肠衣	11	谷物制粉工业产品和麦芽
3	水产品	12	保鲜和脱水蔬菜以及干豆
4	乳品	13	调味料
5	燕窝与燕窝制品	14	坚果与籽类
6	蜂产品	15	干果
7	蛋与蛋制品	16	未烘焙的咖啡豆与可可豆
8	食用油脂和油料	17	特殊膳食食品
9	包馅面食	18	保健食品

（五）注册材料：

18 类以内 推荐注册	18 类以外 自行注册
1. 所在国家（地区）主管当局推荐函；	
2. 企业名单与企业注册申请书；	1. 企业注册申请书；
3. 企业身份证明文件，如所在国家（地区）主管当局颁发的营业执照等；	2. 企业身份证明文件，如所在国家（地区）主管当局颁发的营业执照等；
4. 所在国家（地区）主管当局推荐企业符合本规定要求的声明；	3. 企业承诺符合本规定要求的声明。
5. 所在国家（地区）主管当局对相关企业进行审核检查的审查报告。	
注：必要时，海关总署可以要求提供企业食品安全卫生和防护体系文件，如企业厂区、车间、冷库的平面图，以及工艺流程图等。	

（六）办理形式：网上办理（https://www.singlewindow.cn/）

（七）收费：无

三、出口食品生产企业国外卫生注册推荐[1]

1. 国家对进出口食品生产企业实施卫生注册登记管理。获得卫生注册登记的出口食品生产企业，方可生产、加工、储存出口食品。获得卫生注册登记的进出口食品生产企业生产的食品，方可进口或者出口。

实施卫生注册登记管理的进口食品生产企业，应当按照规定向海关总署申请卫生注册登记。

实施卫生注册登记管理的出口食品生产企业，应当按照规定向出入境海关机构申请卫生注册登记。

出口食品生产企业需要在国外卫生注册的，依照本条第三款规定进行卫生注册登记后，由海关总署统一对外办理。（《进出口商品检验法实施条例》第三十二条）

2. 境外国家（地区）对中国输往该国家（地区）的出口食品生产企业实施注册管理且要求海关总署推荐的，海关总署统一向该国家（地区）主管当局推荐。（海关总署公告 2021 年第 87 号第二条）

---

[1] http://tianjin.customs.gov.cn/xiamen_customs/491078/491092/2079418/index.html

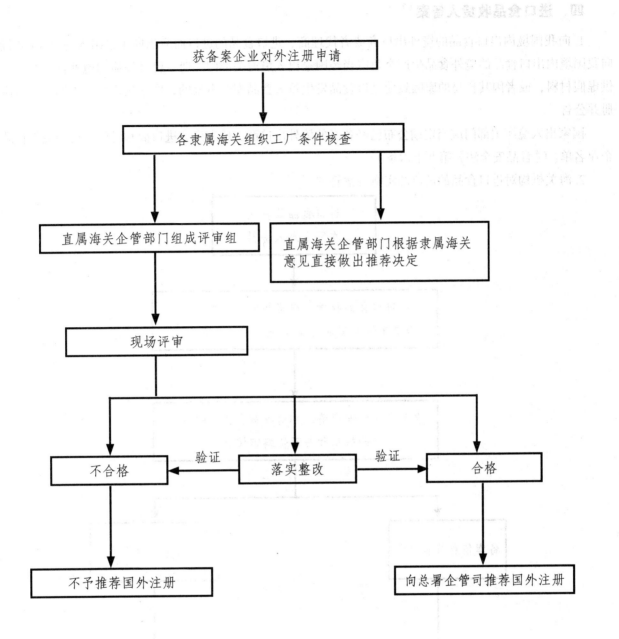

出口食品生产企业国外卫生注册推荐预评审权力运行流程图说明：

1. 办理主体/岗位：企业管理部门

2. 办理条件/权限：依照相关法律法规进行出口食品生产企业国外卫生注册推荐预评审

3. 办理期限：参照法律法规的规定执行

图6-12 出口食品生产企业国外卫生注册推荐预评审权力运行流程图

四、进口食品收货人备案[1]

1.向我国境内出口食品的境外出口商或者代理商、进口食品的进口商应当向国家出入境海关部门备案。向我国境内出口食品的境外食品生产企业应当经国家出入境海关部门注册。已经注册的境外食品生产企业提供虚假材料，或者因其自身的原因致使进口食品发生重大食品安全事故的，国家出入境海关部门应当撤销注册并公告。

国家出入境海关部门应当定期公布已经备案的境外出口商、代理商、进口商和已经注册的境外食品生产企业名单。（《食品安全法》第九十六条）

2.海关机构对进口食品的进口商实施备案管理。

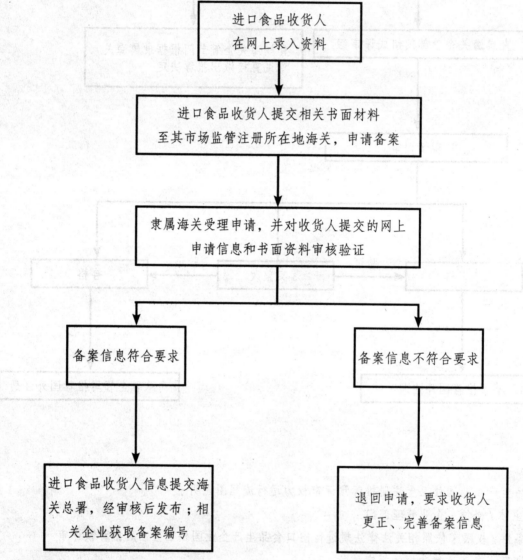

进口食品收货人备案管理权力运行流程图说明：

1.办理主体/岗位：企业管理部门

2.办理条件/权限：依照相关法律法规进行进口食品收货人备案管理

3.办理期限：参照法律法规的规定执行

图6-13 进口食品收货人备案权力运行流程图

---

[1]　参考 http://tianjin.customs.gov.cn/xiamen_customs/491078/491092/2079418/index.html

五、进口食品进口商备案[1]

（一）事项类型：其他事项

（二）设定依据：

《中华人民共和国食品安全法》第九十六条；《中华人民共和国进出口商品检验法实施条例》第十二条；《国务院关于加强食品等产品安全监督管理的特别规定》第八条。

（三）实施机构：海关总署、直属海关、隶属海关

（四）法定办结时限：境内进口商备案自受理申请之日起 5 个工作日内做出准予备案或不予备案的决定。

（五）承诺办结时限：境内进口商备案自受理申请之日起 5 个工作日内做出准予备案或不予备案的决定。

（六）结果名称：

通过备案系统发放备案编号并上网公布备案名单或者通过备案系统告知备案不通过原因并退回备案申请。

（七）收费：无

（八）申请材料：

1. 境内进口商备案申请材料

（1）《进口商备案申请表》电子版（可在海关总署外网下载）；

（2）工商营业执照、统一社会信用代码、法定代表人身份证明、对外贸易经营者备案登记表等的复印件并交验正本；

（3）企业质量安全管理制度；产品追溯管理制度、不合格产品召回和处理制度等；

（4）与食品安全相关的组织机构设置、部门职能和岗位职责、负责进口肉类的部门和岗位职责；

（5）拟经营的食品种类、存放地点；

（6）2 年内曾从事食品进口、加工和销售的，应当提供相关说明（食品品种、数量）；

（7）自理报检的，应当提供自理报检单位备案登记证明书复印件并交验正本。海关核实企业提供的信息后，准予备案。

2. 申请材料的提交

境内进口食品进口商通过进口食品化妆品进出口商备案系统 http://ire.eciq.cn 提交电子《进口商备案申请表》的同时，还要向工商注册地海关提交"申请材料"的 1 至 7 项纸质备案申请材料。

（九）办理形式：

窗口、网上办理

（十）审查标准：

进口食品进口商应当于食品化妆品进口前向工商注册地海关申请备案。海关部门对企业提供的下述信息进行核实：

1. 工商营业执照、组织机构代码证书、法定代表人身份证明、对外贸易经营者备案登记表等的复印件并交验正本。

2. 企业质量安全管理制度；并建立并有效实施进口食品质量安全管理制度（包括食品进口及销售记录产品追溯管理制度、不合格食品召回、处理等制度）；

3. 与食品安全相关的组织机构设置、部门职能和岗位职责；

4. 拟经营的食品种类、存放地点；

5.2 年内曾从事食品进口、加工和销售的，应当提供相关说明（食品化妆品品种、数量）；自理报检的，

---

[1] http://online.customs.gov.cn/static/pages/treeGuide.html

应当提供自理报检单位备案登记证明书复印件并交验正本。

    （十一）通办范围：全国

    （十二）预约办理：否

    （十三）网上支付：否

    （十四）物流快递：否

    （十五）办理地点：各主管海关业务现场

    （十六）办理时间：各主管海关业务现场

    （十七）咨询电话：拨打 12360 海关服务热线

    （十八）监督电话：拨打 12360 海关服务热线

六、进口化妆品收货人备案[1]

根据海关总署公告 2021 年第 108 号（关于取消进口肉类收货人、进口化妆品境内收货人备案的公告）

公告〔2021〕108 号，为进一步深化"放管服"改革，持续优化口岸营商环境，减轻企业负担，海关总署决定取消进口肉类收货人备案事项和进口化妆品境内收货人备案事项，自 2022 年 1 月 1 日起执行。

七、出口化妆品生产企业备案[2]

（一）事项类型：其他事项

（二）设定依据：《进出口化妆品检验检疫监督管理办法》

（三）实施机构：直属海关、隶属海关

（四）法定办结时限：无

（五）承诺办结时限：无

（六）结果名称：出口化妆品生产企业备案，并通过电话、信函、传真或者电子邮件等方式通知申请人。

（七）收费标准：无

（八）申请材料：

企业名称、法人、地址、联系方式、企业生产资质及质量安全控制等基本信息。

（九）办理流程：

1.出口化妆品生产企业备案向所在地隶属海关申请备案；

2.隶属海关负责材料的受理，并确定考核组和考核时间并对企业进行现场考核。

3.考核不合格的，考核小组对企业提出限期整改意见，待整改合格后将材料报送直属海关；整改不合格的，发放考核不合格通知书。申请单位自身原因导致无法按时完成文件审核和现场检查的，或现场检查发现的不符合项未能完成整改的，延长时间不计算在规定时限内。

4.考核合格的，直属海关准予备案。

（十）办理形式：窗口办理

（十一）审查标准：

1.企业应获得化妆品生产许可证。

2.建立出口生产企业质量管理体系并有效运行，体系文件包括质量手册及必要的程序文件和记录表单等（包括原料采购、验收、使用管理制度，生产记录和检验记录档案管理制度等，保存期不得少于 2 年）。

---

[1]　http://online.customs.gov.cn/static/pages/treeGuide.htm

[2]　参见 http://online.customs.gov.cn/static/pages/treeGuide.html

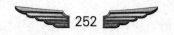

（十二）通办范围：出口化妆品生产企业所在地

（十三）预约办理：无

（十四）网上支付：无

（十五）物流快递：无

（十六）办理地点：出口化妆品生产企业备案所在地隶属海关

（十七）办理时间：周一至周五 8:00–17:00（国家法定节假日、休息日等除外）

（十八）咨询电话：详询海关总署或拨打 12360 海关服务热线

（十九）监督电话：详询海关总署或拨打 12360 海关服务热线

八、进口肉类产品收货人备案[1]

根据海关总署公告 2021 年第 108 号（关于取消进口肉类收货人、进口化妆品境内收货人备案的公告）

公告〔2021〕108 号，为进一步深化"放管服"改革，持续优化口岸营商环境，减轻企业负担，海关总署决定取消进口肉类收货人备案事项和进口化妆品境内收货人备案事项，自 2022 年 1 月 1 日起执行。

九、出口食用动物饲用饲料生产、加工企业登记备案[2]

本着自愿原则，出口食用动物饲料的生产企业可以向所在地直属海关机构申请登记备案。[3]

---

[1] 参见 http://online.customs.gov.cn/static/pages/treeGuide.html

[2] http://tianjin.customs.gov.cn/xiamen_customs/491078/491092/2079418/index.html

[3] 《出口食用动物饲用饲料海关管理办法》（海关总署令第 238 号）第五条

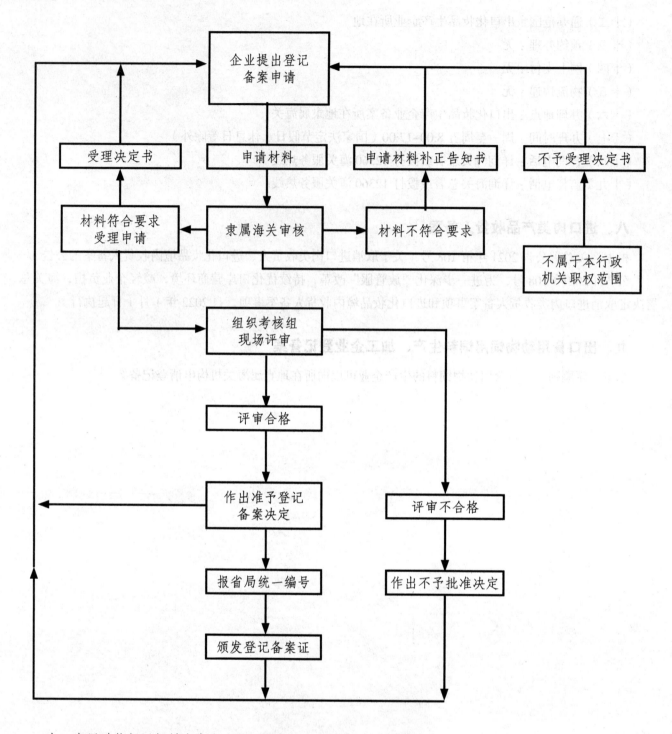

出口食用动物饲用饲料生产企业登记备案权力运行流程图说明：

1. 办理主体 / 岗位：动植物检疫监管部门

2. 办理条件 / 权限：依照相关法律法规规章要求进行出口食用动物饲用饲料生产企业登记备案

3. 办理期限：参照法律法规的规定执行

图 6-14 出口食用动物饲用饲料生产企业登记备案权力运行流程图

十、出口食品原料种植、养殖场备案[1]

1. 出口食品生产企业应当保证其出口食品符合进口国（地区）的标准或者合同要求。

出口食品生产企业和出口食品原料种植、养殖场应当向国家出入境海关部门备案。（《食品安全法》第九十九条）

2. 海关总署对出口食品原料种植、养殖场实施备案管理。出口食品原料种植、养殖场应当向所在地海关机构办理备案手续。实施备案管理的原料品种目录（以下称目录）和备案条件由海关总署另行制定。出口食品的原料列入目录的，应当来自备案的种植、养殖场。

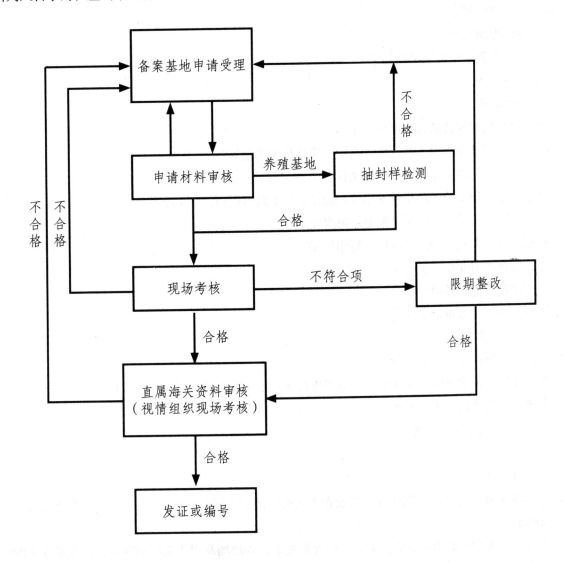

出口食品原料种殖、养殖场备案管理权力运行流程图说明：

1. 办理主体／岗位：食品安全监管部门

2. 办理条件／权限：依照相关法律法规进行出口食品原料种植、养殖场备案管理

3. 办理期限：参照法律法规的规定执行

图6-15 出口食品原料种植、养殖场备案权力运行流程图

---

[1] 参考 http://tianjin.customs.gov.cn/xiamen_customs/491078/491092/2079418/index.html

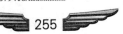

十一、出口食品原料种植场备案[1]

（一）事项类型：其他事项

（二）设定依据：

1.《中华人民共和国食品安全法》第九十九条；

2.《出口食品原料种植场备案管理规定》（质检总局 2012 年 56 号公告）

3.《关于公布实施备案管理出口食品原料品种目录的公告》（质检总局〔2012〕第 149 号公告）

（三）实施机构：海关总署、直属海关、隶属海关。

（四）法定办结时限：无。

（五）承诺办结时限：无。

（六）结果名称：审核结果通知书。

（七）收费：无。

（八）申请材料：

1. 出口食品原料种植场备案申请表；

2. 申请人工商营业执照或者其他独立法人资格证明的复印件；

3. 申请人合法使用土地的有效证明文件以及种植场平面图；

4. 要求种植场建立的各项质量安全管理制度，包括组织机构、农业投入品管理制度、疫情疫病监测制度、有毒有害物质控制制度、生产和追溯记录制度等；

5. 种植场负责人或者经营者身份证复印件；

6. 种植场常用农业化学品清单；

7. 法律法规规定的其他材料。

上述资料均需加盖申请单位公章。

（九）办理流程：

1. 种植场向所在隶属海关申请备案；

2. 种植场所在地隶属海关受理申请后应当进行文件审核，必要时可以实施现场审核；

3. 审核符合条件的，予以备案。

（十）办理形式：窗口办理。

（十一）审查标准：

1. 申报材料真实有效；

2. 土地相对固定连片，周围具有天然或者人工的隔离带（网），符合当地海关机构根据实际情况确定的土地面积要求；

3. 大气、土壤和灌溉用水符合国家有关标准的要求，种植场及周边无影响种植原料质量安全的污染源；

4. 有专门部门或者专人负责农药等农业投入品的管理，有适宜的农业投入品存放场所，农业投入品符合中国或者进口国家（地区）有关法规要求；

5. 质量安全管理制度运行情况；

6. 配置与生产规模相适应、具有植物保护基本知识的专职或者兼职管理人员；

7. 法律法规规定的其他条件。

（十二）通办范围：种植场所在地。

（十三）预约办理：否。

---

[1] 参考 http://online.customs.gov.cn/static/pages/treeGuide.html

（十四）网上支付：否。

（十五）物流快递：否。

（十六）办理地点：种植场所在地隶属海关。

（十七）办理时间：各隶属海关工作时间。

（十八）咨询电话：详询海关总署或拨打 12360 海关服务热线。

（十九）监督电话：详询海关总署或拨打 12360 海关服务热线。

十二、出口食品原料养殖场（畜禽原料）[1]

（一）事项类型：其他事项。

（二）设定依据：

1.《中华人民共和国食品安全法》第九十九条；

2.《进出口肉类产品海关监督管理办法》；

3.《关于公布实施备案管理出口食品原料品种目录的公告》（质检总局〔2012〕第 149 号公告）

（三）实施机构：海关总署、直属海关、隶属海关。

（四）法定办结时限：无。

（五）承诺办结时限：无。

（六）结果名称：海关总署官方网站公布备案名单。

（七）收费：无。

（八）申请材料：

1. 出口加工用畜 / 禽饲养场备案申请书；

2. 畜 / 禽饲养场的质量控制体系文件；

3.《企业法人营业执照》复印件；

4.《动物防疫合格证》（复印件）；

5. 专职兽医资质证明；

6. 出口畜 / 禽及其制品生产企业与饲养场的协议书；

7. 饲养场平面图（标明大门、禽舍、生活区、水域、饲料库、药品库等）；

8. 员工健康证明；

9. 使用药物及饲料清单；

10. 加工厂出口食品生产企业备案证明复印件；

11. 畜 / 禽饲养场饮用水水质检测报告；

12. 饲养畜禽产品有资格的检测实验室检测报告（农兽药残留、重金属和环境污染物等有毒有害物质，根据风险分析原则结合本地实际确定具体检测项目）；

13. 由拟供货加工厂代为办理的，需提供养殖场委托加工厂办理的授权委托书原件；

14. 种苗：种苗采购的证明材料。（人工繁育的国内种苗必须来自农业行政主管部门批准的种苗场。海关应监督备案养殖场确保所投入种苗健康安全，无禁用药物残留）。

（九）办理流程：

1. 养殖场向所在隶属海关申请备案；

2. 养殖场所在地隶属海关受理申请后应当进行文件审核，必要时可以实施现场审核；

---

[1]　参考 http://online.customs.gov.cn/static/pages/treeGuide.html

3. 审核符合条件的，予以备案。

（十）办理形式：窗口办理。

（十一）审查标准：

1. 出口加工用畜禽备案养殖场应当具备以下条件：

（1）取得农业行政主管部门养殖许可，拟向出口生产企业提供养殖畜禽原料；

（2）申请备案的养殖场自觉遵守相关法律法规，接受海关监督管理；

（3）必须是由出口加工注册企业直接管理下，并达到"五统一"（即由出口肉禽生产加工注册企业统一供应畜/禽苗、统一防疫消毒、统一供应饲料、统一供应药物、统一屠宰加工）要求的养殖场，养殖场应是出口畜/禽产品生产企业的原料基地，或事先与相关加工厂签订合同，明确双方责任、义务、要求，建立稳定的原料供求关系。

（十二）通办范围：养殖场所在地。

（十三）预约办理：无。

（十四）网上支付：无。

（十五）物流快递：无。

（十六）办理地点：养殖场所在地隶属海关。

（十七）办理时间：各隶属海关工作时间。

（十八）咨询电话：详询海关总署或拨打 12360 海关服务热线。

（十九）监督电话：详询海关总署或拨打 12360 海关服务热线。

十三、出口食品原料养殖场（水产品）备案[1]

（一）事项类型：其他事项

（二）设定依据：

1.《中华人民共和国食品安全法》第九十九条；

2.《进出口水产品海关监督管理办法》；

3.《关于公布实施备案管理出口食品原料品种目录的公告》（质检总局 2012 年第 149 号公告）；

4.《关于施行 < 进出口水产品海关监督管理办法 > 的通知》（国质检食〔2011〕286 号）。

（三）实施机构：海关总署、直属海关、隶属海关。

（四）法定办结时限：无。

（五）承诺办结时限：无。

（六）结果名称：审核结果通知书。

（七）收费：不收费。

（八）申请材料：

1. 出口加工用水产养殖场备案申请书；

2.《企业法人营业执照》复印件和养殖场法人代表/承包人的身份证复印件及联系方式；

3. 渔业行政主管部门养殖许可复印件；

4. 养殖场质量控制体系文件；

5. 养殖场平面示意图及彩色照片（包括场区全貌、养殖池、药房、饲料房、进排水设施等）；

6. 养殖塘（池）分布示意图及编号；

---

[1] 参考 http://online.customs.gov.cn/static/pages/treeGuide.html

7. 养殖水质检测报告，需符合《渔业水质标准》要求；

8. 所用饲料的品名、成分、生产许可证号及海关机构备案证书复印件；

9. 所使用药物（含消毒剂）品名、成分、批准号、生产企业、停药期清单；

10. 养殖技术员、质量监督员的资质材料；

11. 养殖场与拟供货加工厂的供货协议原件，加工厂出口食品生产企业备案证明复印件；

12. 由拟供货加工厂代为办理的，需提交养殖场委托加工厂办理的授权委托书原件。

（九）办理流程：

1. 养殖场向所在隶属海关申请备案；

2. 养殖场所在地隶属海关受理申请后应当进行文件审核，必要时可以实施现场审核；

3. 审核符合条件的，予以备案。

（十）办理形式：窗口办理。

（十一）审查标准：

1. 取得渔业行政主管部门养殖许可，拟向出口生产企业提供养殖水产原料；

2. 具有一定养殖规模（土塘或者开放性海域养殖的水面总面积 50 亩以上，水泥池养殖的水面总面积 10 亩以上，场区内养殖池有规范的编号）的养殖场可申请备案；

3. 养殖场的基本条件和卫生要求符合《进出口水产品海关监督管理办法》（海关总署 2011 年第 135 号令）要求。

（十二）通办范围：养殖场所在地。

（十三）预约办理：否。

（十四）网上支付：否。

（十五）物流快递：否。

（十六）办理地点：养殖场所在地隶属海关。

（十七）办理时间：各隶属海关工作时间。

（十八）咨询电话：12360 海关服务热线。

（十九）监督电话：12360 海关服务热线。

十四、出口食品原料养殖场（蜂产品）备案 [1]

（一）事项类型：其他事项

（二）设定依据：

1.《中华人民共和国食品安全法》第九十九条；

2.《关于公布实施备案管理出口食品原料品种目录的公告》（质检总局〔2012〕第 149 号公告）；

3.《关于对出口蜂产品养蜂基地实施海关备案管理的通知》（国质检食函〔2005〕777 号。

（三）实施机构：

海关总署、直属海关、隶属海关

（四）法定办结时限：无

（五）承诺办结时限：无

（六）结果名称：海关总署官方网站公布备案名单

（七）收费：无

[1] 参考 http://online.customs.gov.cn/static/pages/treeGuide.html

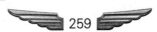

（八）申请材料：

1. 申请单位合法性证明材料（注释：当地政府指定或委托管理的相关证明、营业执照、法人资格证明、组织机构代码、备案证书等复印件）；

2. 申请单位对养蜂基地的各项管理制度，主要包括养蜂基地管理制度、管理机构名称和设置、养蜂用药管理制度及相关记录（购买、贮存、发放等）、养蜂用药督查制度及相应的督查记录、养蜂现场跟踪监督指导计划、蜜蜂养殖操作规范、养蜂户投售原料标识卡（样张）、养蜂户档案、养蜂日志（样本）、蜂蜜及蜂王浆追溯管理制度等；

3. 养蜂基地管理负责人、管理人员及技术人员的名单和相关资格证明材料；

4. 各养蜂生产小组所属区域及养蜂户数、蜂群数清单；

5. 其他需要提供的材料，如用药规范、养蜂户购药须知等，以及海关要求提供的其他材料；

6. 地方政府指定的蜂产品安全质量示范区管理机构和农民经济合作组织与出口企业签订的供货合同。

（九）办理流程：

（一）养殖场向所在隶属海关申请备案；

（二）养殖场所在地隶属海关受理申请后应当进行文件审核，必要时可以实施现场审核；

（三）审核符合条件的，予以备案。

（十）办理形式：窗口办理

（十一）审查标准：

1. 企业必须按本管理要求建立养蜂基地（即养蜂联合体或合作社），并且企业对备案养蜂基地拥有管理权。

2. 企业必须按照本管理要求对养蜂基地内蜂农进行培训、指导、管理、监督和建档备案工作。

3. 企业对蜂产品的安全卫生质量进行控制必须按照《出口蜂产品追溯规程》的规定保证每批出口产品具有可追溯性。

4. 养殖基地蜂农必须达到以下要求：遵纪守法、诚信，无不良记录；每户养蜂群数应达到一定规模；熟悉养蜂生产的有关规定和蜂病防治用药知识；熟悉国家禁用药物的规定和名称，并自觉遵守；每户（个）蜂农只能参加一个企业的基地备案，不得重复参加其他企业的基地备案。

（十二）通办范围：养殖场所在地

（十三）预约办理：否

（十四）网上支付：否

（十五）物流快递：否

（十六）办理地点：养殖场所在地隶属海关

（十七）办理时间：各隶属海关工作时间

（十八）咨询电话：详询海关总署或拨打 12360 海关服务热线

（十九）监督电话：详询海关总署或拨打 12360 海关服务热线

十五、供港澳蔬菜生产加工企业备案[1]

（一）事项类型：其他事项

（二）设定依据：

1.《中华人民共和国食品安全法》第九十九条；

2.《供港澳蔬菜海关监督管理办法》

---

[1] 参考 http://online.customs.gov.cn/static/pages/treeGuide.html

（三）实施机构：隶属海关

（四）法定办结时限：受理之日起 10 个工作日内

（五）承诺办结时限：受理之日起 10 个工作日内

（六）结果名称：供港澳蔬菜生产加工企业备案证书

（七）收费：无

（八）申请材料：

1. 供港澳蔬菜生产加工企业备案申请表；

2. 生产加工企业厂区平面图、车间平面图、工艺流程图、关键工序及主要加工设备照片；

3. 生产加工用水的水质检测报告。

上述资料均需加盖申请单位公章。

（九）办理流程：

1. 生产加工企业向所在隶属海关提出申请；

2. 生产加工企业提交材料齐全的，海关应当受理备案申请。生产加工企业提交材料不齐全的，海关应当当场或者在接到申请后 5 个工作日内一次性书面告知生产加工企业补正，以生产加工企业补正资料之日为受理日期。

3. 海关受理申请后，应当根据审查标准和提交材料进行审核。符合条件的，予以备案，按照"省（自治区、直辖市）行政区划代码 +GC+ 五位数字"的规则进行备案编号，发放备案证书。不符合条件的，不予备案，海关书面通知生产加工企业。

（十）办理形式：窗口办理。

（十一）审查标准：

1. 申报材料真实有效；

2. 企业周围无影响蔬菜质量安全的污染源，生产加工用水符合国家有关标准要求；

3. 厂区有洗手消毒、防蝇、防虫、防鼠设施，生产加工区与生活区隔离。生产加工车间面积与生产加工能力相适应，车间布局合理，排水畅通，地面用防滑、坚固、不透水的无毒材料修建；

4. 有完善的质量安全管理体系，包括组织机构、产品溯源制度、有毒有害物质监控制度等；

5. 蔬菜生产加工人员符合食品从业人员的健康要求；

6. 有农药残留检测能力。

（十二）通办范围：供港澳蔬菜生产加工企业所在地

（十三）预约办理：否

（十四）网上支付：否

（十五）物流快递：否

（十六）办理地点：供港澳蔬菜生产加工企业所在地隶属海关

（十七）办理时间：各隶属海关办公时间

（十八）咨询电话：详询主管海关或拨打 12360 海关服务热线

（十九）监督电话：详询主管海关或拨打 12360 海关服务热线

十六、供港澳蔬菜种植基地备案[1]

（一）事项类型：其他事项

---

[1] 参考 http://online.customs.gov.cn/static/pages/treeGuide.html

（二）设定依据：

1.《中华人民共和国食品安全法》第九十九条；

2.《供港澳蔬菜海关监督管理办法》

（三）实施机构：隶属海关

（四）法定办结时限：受理之日起 10 个工作日内

（五）承诺办结时限：受理之日起 10 个工作日内

（六）结果名称：供港澳蔬菜种植基地备案证书

（七）收费：无

（八）申请材料：

1. 供港澳蔬菜种植基地备案申请表；

2. 种植基地示意图、平面图；

3. 种植基地负责人或者经营者身份证复印件。

（九）办理流程：

1. 种植基地备案主体向所在隶属海关提出申请；

2. 种植基地备案主体提交材料齐全的，海关应当受理备案申请；种植基地备案主体提交材料不齐全的，海关应当当场或者在接到申请后 5 个工作日内一次性书面告知种植基地备案主体补正，以申请单位补正资料之日为受理日期。

3. 海关受理申请后，应当根据审查标准和提交材料进行审核。符合条件的，予以备案，按照"省（自治区、直辖市）行政区划代码 +SC+ 五位数字"的规则进行备案编号，发放备案证书。不符合条件的，不予备案，海关书面通知种植基地备案主体。

（十）办理形式：窗口办理

（十一）审查标准：

1. 申报材料真实有效；

2. 有合法用地的证明文件；

3. 土地固定连片，周围具有天然或者人工的隔离带（网），符合各地海关根据实际情况确定的土地面积要求；

4. 土壤和灌溉用水符合国家有关标准的要求，周边无影响蔬菜质量安全的污染源；

5. 有专门部门或者专人负责农药等农业投入品的管理，有专人管理的农业投入品存放场所；有专用的农药喷洒工具及其他农用器具；

6. 有完善的质量安全管理体系，包括组织机构、农业投入品使用管理制度、有毒有害物质监控制度等；

7. 有植物保护基本知识的专职或者兼职管理人员；

8. 有农药残留检测能力。

（十二）通办范围：种植基地所在地

（十三）预约办理：否

（十四）网上支付：否

（十五）物流快递：否

（十六）办理地点：种植基地所在地隶属海关

（十七）办理时间：各隶属海关工作时间

（十八）咨询电话：详询主管海关或拨打 12360 海关服务热线

（十九）监督电话：详询主管海关或拨打 12360 海关服务热线

十七、供港生乳奶畜养殖场备案[1]

（一）事项类型：其他事项

（二）设定依据：

1.《中华人民共和国食品安全法》第九十九条；

2.《进出口乳品海关监督管理办法》。

（三）实施机构：隶属海关

（四）法定办结时限：无

（五）承诺办结时限：无

（六）结果名称：无

（七）收费：免费办理

（八）申请材料：

1. 出口生乳奶畜饲养场海关备案申请表；

2. 种养殖场示意图、平面图；

3. 证照复印件（包括企业依法应取得的经营证照和兽医技术人员资质证明）

4. 饲养管理制度（包括人员管理、防疫消毒、药物使用控制、饲料使用控制、挤奶卫生控制等）

5. 管理体系认证证书复印件（如有）

6. 照片（显示场名的大门、出入口消毒更衣设施、栏舍、隔离区、兽医室、药物存放室、检验室、青贮和饲料生产区、挤奶厅等）

（九）办理流程：

1. 供港生乳奶畜养殖场备案主体向所在隶属海关提出申请；

2. 供港生乳奶畜养殖场备案主体提交材料齐全的，海关应当受理备案申请；供港生乳奶畜养殖场备案主体提交材料不齐全的，海关应当当场或者在接到申请后 5 个工作日内一次性书面告知供港生乳奶畜养殖场备案主体补正。

3. 海关受理申请后，应当根据审查标准和提交材料进行审核。符合条件的，予以备案，按照"四位机构编码 +DF+5 位流水号"的规则进行备案编号。不符合条件的，不予备案。

（十）办理形式：窗口办理

（十一）审查标准：

1. 申报材料真实有效；

2. 有对应的组织机构和专业技术人员；

3. 养殖场是否持续符合动物卫生防疫条件，动物疫情疫病、健康卫生状况；

4. 疫情疫病防控体系、有毒有害物质控制体系等质量安全管理体系运行情况；

5. 饲料、饲料添加剂、兽药等投入品的来源、使用、记录情况；

6. 质量安全指标的检测值满足港方规定要求。

（十二）通办范围：奶畜养殖场所在地

（十三）预约办理：否

（十四）网上支付：否

（十五）物流快递：否

（十六）办理地点：奶畜养殖场所在地隶属海关

---

[1] 参考 http://online.customs.gov.cn/static/pages/treeGuide.html

（十七）办理时间：各隶属海关工作时间

（十八）咨询电话：详询主管海关或拨打 12360 海关服务热线

（十九）监督电话：详询主管海关或拨打 12360 海关服务热线

十八、进境动物遗传物质使用单位备案[1]

（一）事项类型：其他事项

（二）设定依据：《进境动物遗传物质检疫管理办法》

（三）实施机构：直属海关

（四）法定办结时限：

自受理之日起 20 个工作日内做出准予备案或者不予备案的决定

（五）承诺办结时限：

自受理之日起 20 个工作日内做出准予备案或者不予备案的决定

（六）结果名称：进境动物遗传物质使用单位备案

（七）收费：无

（八）申请材料：见表 6–8。

（九）办理流程：

1. 进境动物遗传物质使用单位首次申请《中华人民共和国进境动植物检疫许可证》前，应向直属海关申请办理进境动物遗传物质使用单位备案，并提交有关材料。

2. 直属海关对申请单位提交的（八）申请材料：在 5 个工作日内完成受理审核，材料符合申请要求的，予以受理，不符合要求的一次性告知需补正的材料。材料符合要求正式受理后，直属海关依据《进境动物遗传物质检疫管理办法》及海关总署的有关要求进行备案。

3. 备案完成后，直属海关应将已备案的使用单位报告海关总署。

（十）办理形式：窗口办理 / 网上办理

（十一）审查标准：对于已受理的申请，经审查，认为申请人不具备法律法规规定条件或者不符合法律法规要求的，不予批准。

（十二）通办范围：关区

（十三）预约办理：否

（十四）网上支付：否

（十五）物流快递：否

（十六）办理地点：各直属海关业务现场

（十七）办理时间：各直属海关业务现场办公时间

（十八）咨询电话：各直属海关咨询电话（链接至各直属海关网站）或 12360 海关服务热线

（十九）监督电话：各直属海关咨询电话（链接至各直属海关网站）或 12360 海关服务热线

（二十）法律依据：

海关机构对进境动物遗传物质的加工、存放、使用（以下统称使用）实施检疫监督管理；对动物遗传物质的第一代后裔实施备案。

进境动物遗传物质的使用单位应当到所在地直属海关备案。[《进境动物遗传物质检疫管理办法》（根据国家质量监督检验检疫总局令第 47 号、海关总署令 238 号、240 号、262 号修改），第十八条、第十九条］

---

[1] http://tianjin.customs.gov.cn/xiamen_customs/491078/491092/2079418/index.html；http://online.customs.gov.cn/static/pages/treeGuide.html

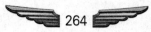

表6—8 进境动物遗传物质使用单位备案申请材料目录

序号	申请材料目录	份数	资料形式		备注
			书面	电子	
1	《进境动物遗传物质使用单位备案表》（法人签字，盖章）	1	√	√	
2	熟悉动物遗传物质保存、运输、使用技术的专业人员证明文件复印件（加盖公章）	1	√	√	
3	进境动物遗传物质的专用存放场所及其他必要的设施的图片资料（加盖公章）	1	√	√	

十九、进境非食用动物产品存放、加工场所的指定[1]

1.输入动植物、动植物产品和其他检疫物，应当在进境口岸实施检疫。未经口岸动植物检疫机关同意，不得卸离运输工具。

输入动植物，需隔离检疫的，在口岸动植物检疫机关指定的隔离场所检疫。

因口岸条件限制等原因，可以由国家动植物检疫机关决定将动植物、动植物产品和其他检疫物运往指定地点检疫。在运输、装卸过程中，货主或者其代理人应当采取防疫措施。指定的存放、加工和隔离饲养或者隔离种植的场所，应当符合动植物检疫和防疫的规定。（《进出境动植物检疫法》第十四条）

2.海关总署和海关部门对进境非食用动物产品存放、加工过程，实施检疫监督制度。

拟从事产品风险级别较高的进境非食用动物产品存放、加工业务的企业可以向所在地直属海关提出指定申请。

直属海关按照海关总署制定的有关要求，对申请企业的申请材料：工艺流程、兽医卫生防疫制度等进行检查评审，核定存放、加工非食用动物产品种类、能力。[2]

二十、进境动物隔离场所指定：进境动物国家隔离场使用核准[3]

（一）事项类型：其他事项

（二）设定依据：

1.《中华人民共和国进出境动植物检疫法》第七条；

2.《中华人民共和国进出境动植物检疫法实施条例》第五十三条；

3.《进境动物隔离检疫场使用监督管理办法》。

（三）实施机构：海关总署、直属海关、隶属海关

（四）法定办结时限：

自受理申请之日起20个工作日内做出书面审批意见（现场考核评审时间不计入20个工作日内）。20个工作日内不能做出决定的，经本机构负责人批准，可以延长10个工作日。

（五）承诺办结时限：

自受理申请之日起20个工作日内做出书面审批意见（现场考核评审时间不计入20个工作日内）。20个工作日内不能做出决定的，经本机构负责人批准，可以延长10个工作日。

（六）结果名称：《中华人民共和国进境动植物检疫许可证》

（七）收费：无

---

[1] 参考 http://tianjin.customs.gov.cn/xiamen_customs/491078/491092/2079418/index.html

[2] 《进出境非食用动物产品海关监督管理办法》（国家质量监督检验检疫总局令第159号公布、184号、海关总署第238号、240号、262号修改）

[3] 参考 http://tianjin.customs.gov.cn/xiamen_customs/491078/491092/2079418/index.html ；http://online.customs.gov.cn/static/pages/treeGuide.html

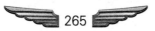

（八）申请材料：

表6—9 进境动物国家隔离场使用核准申请材料

序号	提交材料名称	原件/复印件	份数	纸质/电子	要求
1	《中华人民共和国进境动物隔离检疫场使用申请表》	原件	2	纸质	加盖企业公章
2	使用人（法人或者自然人）身份证明材料	复印件	2	纸质	加盖企业公章
3	对外贸易经营权证明材料	复印件	2	纸质	加盖企业公章
4	进境动物从入境口岸进入隔离场的运输安排计划和运输路线	复印件	2	纸质	加盖企业公章或骑缝章
5	海关总署要求的其他材料	复印件	2	纸质	

（九）办理流程：

各主管海关现场资料审核，合格者受理申请，由直属海关提交海关总署审核是否准许使用。

（十）办理形式：窗口办理

（十一）审查标准：法律法规规定须获得相关部门批准文件的，应当获得相应批准文件。

（十二）通办范围：关区

（十三）预约办理：否

（十四）网上支付：否

（十五）物流快递：否

（十六）办理地点：各直属海关业务现场

（十七）办理时间：各直属海关工作时间

（十八）咨询电话：各直属海关咨询电话（链接至各直属海关网站）或12360海关服务热线

（十九）监督电话：各直属海关监督电话（链接至各直属海关网站）或12360海关服务热线

附：进境动物指定隔离场基本要求

一、进境大中动物指定隔离场基本要求

牛、羊指定隔离场应当符合《进境牛羊隔离场建设的要求（SN/T1491—2004）》标准；猪指定隔离场应当符合《进境种猪临时隔离场建设规范（SN/T2032—2007）》；马、驴等其他大中动物指定隔离场参照牛、羊指定隔离场标准执行。

二、进境小动物指定隔离检疫场基本要求

1.具有完善的动物饲养、卫生防疫等管理制度。

2.配备兽医专业技术人员。

3.须远离相应的动物饲养场、屠宰加工厂、兽医院、居民生活区及交通主干道、动物交易市场等场所至少3km。

4.四周必须有实心围墙，能够有效防止人员、车辆和其他动物进入隔离场。如果隔离场具有良好的自然

隔离条件，如环山、环水等，可以用铁丝网代替外围墙。

5.隔离场大门及其显著位置须设立隔离检疫警示标志。入口处须设有消毒池（垫）。

6.场内应有必要的供水、电、保温及通风等设施，水质符合国家饮用水标准。

7.场内应分设生活办公区和隔离区，各区之间须有实心墙分隔。隔离区内应包括隔离饲养区（或种蛋孵化区）、病畜禽隔离区、粪便污水处理区、草料区、兽医诊疗室等。

8.与外界及各区间的通道应设有消毒池（垫），用于进出人员脚底和车辆等的消毒设施，通道应避免交叉污染。

9.人员进出隔离区的通道要设更衣室、淋浴室。备有专用工作服、鞋、帽。淋浴室应能满足人员进出洗浴的要求。

10.隔离饲养舍应满足不同动物的生活习性需要，与其他栏舍及外界相对封闭，且有必要的饲喂、饮水、保温、通气等设施，能够满足动物饲养、生存及福利等基本需要。

11.须配备供存放和运输样品、死亡动物的设备；场内设有死亡动物及废弃物无害化处理设施。

12.有供海关工作人员工作和休息的场所，并配备电话、电脑等必要的办公设备。

三、进境陆生野生动物指定隔离检疫场基本要求

1.具有完善的动物饲养管理、卫生防疫等管理制度。

2.配备兽医专业技术人员。

3.须远离相应的动物饲养场、屠宰加工厂、兽医院、居民生活区及交通主干道、动物交易市场等场所。

4.四周须有实心围墙或与外界环境隔离的设施，并有醒目的警示标志。

5.人员进出隔离区的通道要设更衣室。备有专用工作服、鞋、帽。

6.场内具备与申请进境野生动物种类和数量相适应的饲养条件和隔离检疫设施，具有安全的防逃逸装置。

7.场内设有污水处理和粪便储存场所。

8.场内应具有捕捉、保定动物所需场地和设施。

9.场内应有必要的供水、电、保温及通风等设施，水质符合国家饮用水标准。

10.隔离检疫区与生活办公区严格分开。隔离场和隔离舍入口均须设有消毒池（垫）。

11.场内须配备供存放和运输样品、死亡动物的设备。场内须有死亡动物及废弃物无害化处理设施。

12.有供海关人员工作和休息的场所，并配备电话、电脑等必要的办公设备。

四、进境演艺、竞技、展览及伴侣动物指定隔离检疫场基本要求

1.具有完善的动物饲养管理、卫生防疫等管理制度。

2.配备兽医专业技术人员。

3.须远离相应的动物饲养场、屠宰加工厂、兽医院、交通主干道及动物交易市场等场所。

4.四周须有与外界环境隔离的设施，并有醒目的警示标志，入口须设有消毒池（垫）。

5.具备与申请进境演艺、竞技、展览及伴侣动物种类和数量相适应的饲养条件和隔离舍，具有安全的防逃逸装置。

6.设有污水和粪便集中消毒处理的场所。

7.有专用捕捉、固定动物所需场地和设施。

8.场内应有必要的供水、电、保温及通风等设施，水质符合国家饮用水标准。

9.配备供存放和运输样品、死亡动物的设备。

10. 有供海关人员工作和休息的场所，并配备电话、电脑等必要的办公设备。

五、进境水生动物指定隔离检验检疫场基本要求

1. 具有完善的动物饲养管理、卫生防疫等管理制度。

2. 配备水产养殖专业技术人员。

3. 须远离其他水生动物养殖场、水产加工厂及居民生活区等场所。

4. 四周须有与外界环境隔离的设施，并有醒目的警示标志。

5. 具有独立的供水系统及消毒设施。水源无污染，养殖用水应符合我国渔业水域水质标准，并经过滤净化处理。

6. 有可靠的供电系统、良好的增氧设备，具备与申请进出境动物种类和数量相适应的养殖环境和条件，必要时还应有可调控水温的设备。

7. 排水系统完全独立，并具有无害化处理设施。

8. 隔离检疫区与生活区严格分开。隔离场和隔离池舍入口均须设有消毒池（垫）。

9. 具有防逃逸设施。

10. 配备供存放和运输样品、死亡动物的设备。

11. 有供海关人员工作和休息的场所，并配备电话、电脑等必要的办公设备。

六、进境实验动物隔离场基本要求

实验动物隔离场，应当符合《实验动物环境及设施》（GB14925—2001）标准；该标准未涉及的其他实验动物参照该标准执行。

表6-10 中华人民共和国进出境动物指定隔离检疫场使用申请表

一、申请单位

名称：			本表所填内容真实。保证严格遵守进境动物隔离检疫的有关规定，特此声明。
地址：			
邮编：	法人代码：	联系人：	法人签字盖章：
电话：	传真：		申请日期：年月日

二、隔离检疫场基本情况

名称：			法人：
地址：			容量：
联系人：	电话：	传真：	
本隔离检疫场上批动物隔离检疫情况			
动物名称：	输出（入）国家或地区：		数量：
隔离起止时间：	使用单位：		

三、申请隔离检疫的动物情况

名称：	品种：		数量：
产地：	进（出）境时间：		进（出）境口岸：
目的地：	用途：	运输路线及方式：	

四、审批意见（以下由审批机关填写）

初审意见：	审批意见：
签字盖章： 日期：年 月 日	经办： 审核： 签发： 经办日期： 年 月 日

（通用审批页）

	以下由主管海关填写
受理意见	□经审核，符合受理条件，同意受理。 □经审核，不符合受理条件，不予受理。 □其他意见： 受理人：年月日
考核组指派	考核组长：考核组成员： 指派人：年月日
考核组推荐意见	□符合要求，准予推荐。□不符合要求，不予推荐。 □其他情况： 考核组长：年月日

批准意见	□符合要求，予以批准。□不符合要求，不予批准。 □存在异常，退回考核组。□存在异常，重新考核。 □其他意见： 经办人：负责人：年月日
批准信息	批准编号： 有效期：年月日至年月日 指定日常监管机构：

二十一、进境动物隔离场所指定：进境动物指定隔离检疫场核准[1]

（一）事项类型：其他事项

（二）设定依据：

《中华人民共和国进出境动植物检疫法》第七条；《中华人民共和国进出境动植物检疫法实施条例》第五十三条；《进境动物隔离检疫场使用监督管理办法》。

（三）实施机构：海关总署、直属海关、隶属海关

（四）法定办结时限：

自受理申请之日起20个工作日内做出书面审批意见（现场考核评审时间不计入20个工作日内）。20个工作日内不能做出决定的，经本机构负责人批准，可以延长10个工作日。

（五）承诺办结时限：

自受理申请之日起20个工作日内做出书面审批意见（现场考核评审时间不计入20个工作日内）。20个工作日内不能做出决定的，经本机构负责人批准，可以延长10个工作日。

（六）结果名称：《中华人民共和国进境动植物检疫许可证》或《隔离场使用证》

（七）收费：无

（八）申请材料：见表6—11。

（九）办理流程：略

（十）办理形式：窗口办理

（十一）审查标准：《进境种猪指定隔离场建设规范》、《进境牛羊指定隔离场建设规范》等相关文件。

（十二）通办范围：关区

（十三）预约办理：否

（十四）网上支付：否

---

[1] 参考 http://online.customs.gov.cn/static/pages/treeGuide.html

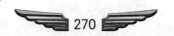

（十五）物流快递：否

（十六）办理地点：各直属海关业务现场

（十七）办理时间：各直属海关工作时间

（十八）咨询电话：各直属海关咨询电话（链接至各直属海关网站）或12360海关服务热线

（十九）监督电话：各直属海关监督电话（链接至各直属海关网站）或12360海关服务热线

表6—11 进境动物指定隔离检疫场核准申请材料表

序号	提交材料名称	原件/复印件	份数	纸质/电子	要求
1	《中华人民共和国进境动物隔离检疫场使用申请表》	原件	2	纸质	加盖企业公章
2	使用人（法人或者自然人）身份证明材料	复印件	2	纸质	加盖企业公章
3	对外贸易经营权证明材料	复印件	2	纸质	加盖企业公章
4	隔离检疫场整体平面图及显示隔离场主要设施和环境的照片	复印件	2	纸质	加盖企业公章
5	隔离检疫场动物防疫、饲养管理等制度	复印件	2	纸质	加盖企业公章或骑缝章
6	县级或者县级以上兽医行政主管部门出具的隔离检疫场所在地未发生《中华人民共和国进境动物检疫疫病名录》、《中华人民共和国一、二、三类动物疫病病种名录》中规定的与隔离检疫动物相关的一类动物传染病证明	复印件	2	纸质	加盖企业公章
7	进境动物从入境口岸进入隔离场的运输安排计划和运输路线	复印件	2	纸质	加盖企业公章或骑缝章
8	当隔离场的使用人与所有人不一致时，使用人还须提供与所有人签订的隔离场使用协议	复印件	2	纸质	加盖企业公章
9	主管海关要求的其他材料	复印件	2	纸质	

二十二、进境植物检疫隔离圃的指定[1]

（一）事项类型：其他事项

（二）设定依据：《进境植物繁殖材料检疫管理办法》、《进境植物繁殖材料隔离检疫圃管理办法》。

（三）实施机构：直属海关、隶属海关

（四）法定办结时限：自受理之日起20个工作日

（五）承诺办结时限：自受理之日起20个工作日

（六）结果名称：无

（七）收费：无

（八）申请材料：见表6—12

（九）办理流程：略

（十）办理形式：窗口办理

（十一）审查标准：

1.隔离检疫圃具有防疫管理制度（如防虫鼠鸟措施、废弃物及污水处理措施、有害生物监测方案、设施设备维护措施、应急反应机制、进出圃管理制度、隔离期间管理制度等）。

2.配备专业技术人员。

3.须远离主要经济作物种植区或与其具有良好的隔离。

---

[1] 参考 http://online.customs.gov.cn/static/pages/treeGuide.html

4. 与其他同属植物具有良好的隔离。

5. 具有废弃物管理制度或具有无害化处理设施。

6. 隔离检疫区与生活区严格分开。

7. 具有防逃逸设施或缓冲区域。

8. 配备田间管理设施、设备和药剂。

对于已受理的指定申请，如不符合规定，不予指定。

（十二）通办范围：关区

（十三）预约办理：否

（十四）网上支付：否

（十五）物流快递：否

（十六）办理地点：各直属海关业务现场

（十七）办理时间：各直属海关工作时间

（十八）咨询电话：各直属海关咨询电话（链接至各直属海关网站）或 12360 海关服务热线

（十九）监督电话：各直属海关监督电话（链接至各直属海关网站）或 12360 海关服务热线

表 6—12 进境植物检疫隔离圃申请材料

序号	提交材料名称	原件 / 复印件	份数	纸质 / 电子	要求
1	进境植物繁殖材料临时隔离检疫圃指定申请表	原件	1	纸质	加盖企业公章
2	营业执照	复印件	1	纸质	加盖企业公章
3	隔离检疫圃位置及平面图（标注主要设施设备及周边作物）	复印件	1	纸质	加盖企业公章或骑缝章
4	进境植物繁殖材料从入境口岸进入隔离检疫圃的运输安排计划和运输路线说明	复印件	1	纸质	加盖企业公章或骑缝章
5	拟进境植物繁殖材料背景材料（如生物学分类、形态特征、主要发生的病虫害等）。	复印件	1	纸质	加盖企业公章或骑缝章
6	防疫管理制度	复印件	1	纸质	加盖企业公章或骑缝章

二十三、指定进口肉类进境口岸 / 查验场 [1]

（一）事项类型：

其他事项

（二）设定依据：

1.《中华人民共和国进出境动植物检疫法》第十四条；

2.《质检总局关于进一步规范进口肉类指定口岸管理的公告》（质检总局 2015 年第 64 号公告）。

（三）实施机构：海关总署

（四）法定办结时限：无

（五）承诺办结时限：无

（六）结果名称：验收合格的指定口岸 / 查验场列入《进口肉类指定口岸 / 查验场名单》并在海关总署官方网站公布

（七）收费：无

（八）申请材料：

---

[1] 参考 http://online.customs.gov.cn/static/pages/treeGuide.html

进口肉类指定口岸（八）申请材料：拟建指定口岸／查验场必要性及可行性调研分析报告和规划、设计方案等材料。

（九）办理流程：

1. 新建指定口岸／查验场施工前，所在地省级人民政府应向海关总署提出筹建申请。海关总署组织审核并书面答复；

2. 指定口岸／查验场筹建完成后，由所在地省级人民政府向海关总署提出验收申请；

3. 海关总署组织对（八）申请材料：审核和实地检查验收，并将验收合格的指定口岸／查验场列入《进口肉类指定口岸／查验场名单》。

（十）办理形式：窗口办理

（十一）审查标准：

1. 指定口岸／查验场的规划、设计和建设应以口岸／查验场功能、规模为基础，以预测的进口肉类查验业务量及相应的海关监管人员数量为依据，以满足查验工作需要并与当地经济发展水平相适应、与口岸／查验场其他查验单位工作条件相协调为原则，运用标准化、信息化等先进管理手段，高标准、严要求，突出区位优势、服务地方经济发展。

2. 指定口岸／查验场的环境卫生、设施规划与布局须符合食品安全控制和动物疫情防控要求。指定口岸／查验场冷链查验和储存一体化设施周边3公里范围内不得有畜禽等动物养殖场，周围50米内不得有有害气体、烟尘、粉尘、放射性物质及其他扩散性污染源；沿边口岸毗邻的境外地区不得为与进口肉类种类相关且列入《中华人民共和国进境动物检疫疫病名录》的一类动物疫病的疫区。

3. 指定口岸／查验场进口肉类查验设施包括行政办公用房、现场查验专业技术用房、集装箱待检和扣留区、冷链查验和储存一体化设施、检疫处理场所、视频监控、信息化等相关配套设施和设备。

4. 地面应平整、坚固、硬化，无病媒生物滋生地，场地及周围环境应具备有效的防鼠设施与防鼠带；设有防火、防汛、防盗设施、污水排放、垃圾存储与处理、清洗等设施。

5. 行政办公用房包括办公室、会议室、值班室、更衣室、轮班休息室、档案室等。行政办公用房面积应当根据指定口岸／查验场海关监管人员编制数以及国家关于口岸查验单位办公用房人均面积标准进行核定，并适度兼顾地方经济发展水平。

6. 现场查验专业技术用房包括采取样品室、样品预处理室、样品存储室、应急处置室、应急设备存放室、药械存放室、外来有害生物监测室、信息设备机房或具有以上功能。现场查验专业技术用房面积应与查验业务需求相匹配。

上述设施应符合《国家对外开放口岸出入境检验检疫设施建设管理规定》，并满足进口肉类查验监管工作的需要。

7. 集装箱待检和扣留区应明确标识，配置集装箱吊卸设备和必要的专用电源设施。

8. 冷链查验和储存一体化设施具备冷链查验和存储相关功能。冷链查验平台应能够满足对适当数量集装箱实施查验。储存设施应符合进口肉类备案冷库要求。

9. 检疫处理区能够满足对进口肉类包装和运输工具进行检疫处理，包括熏蒸、消毒、除虫等。检疫处理区应当位于港区办公、生活区的下风方向，相隔距离不少于50米，面积原则上不少于800㎡，空港和陆路口岸可根据实际情况适当调整。

检疫处理区设置标志牌、告示牌。标志牌位于检疫处理区入口处，标示检疫处理区域。告示牌位于检疫处理区周边，涂印"检疫处理作业危险，请勿靠近"中英文字样。

10. 指定口岸／查验场应当设置电子监管设施，应包括：码头、站场、冷链查验和储存一体化设施、堆场和通道卡口的视频监控系统，大型X光集装箱检测系统，箱号、车号识别系统（空港和火车口岸根据实际情况确定），保障每一批进口肉类查验过程的可监控和可追溯。如果相关设施暂不齐全，应有相应的方案满足电子监管要求。视频监控设施应确保清晰监控和录像，录像档案保存时间不少于 3 个月。

（十二）通办范围：全国

（十三）预约办理：否

（十四）网上支付：否

（十五）物流快递：否

（十六）办理地点：北京市东城区建国门内大街 6 号

（十七）办理时间：周一至周五 8:00~17:00（国家法定节假日、休息日等除外）

（十八）咨询电话：详询海关总署或拨打 12360 海关服务热线

（十九）监督电话：详询海关总署或拨打 12360 海关服务热线

二十四、进口肉类冷链查验和储存一体化设施备案[1]

（一）事项类型：其他事项

（二）设定依据：

1.《中华人民共和国进出境动植物检疫法》第十四条；

2.《进出口肉类检验检疫监督管理办法》。

（三）实施机构：海关总署、直属海关

（四）法定办结时限：无

（五）承诺办结时限：无

（六）结果名称：海关总署官方网站公布备案名单。

（七）收费：无

（八）申请材料：

1.《进口肉类冷链查验与储存一体化设施备案申请表》；

2. 冷链查验与储存一体化设施建设情况介绍材料；

3. 冷库平面图（标明冷链查验和储存一体化设施库位、查验平台、视频监控系统监控区域）；

4. 冷链查验与储存一体化设施安全卫生质量管理制度，包括组织机构及其职责、卫生防疫制度、出入库管理制度、人员健康管理制度等；

5. 实景照片，包括备案监管冷库概貌、视频监控设施、温度监控设施等；

6. 自查验收报告；

7. 指定口岸 / 查验场所在地地市级地方政府相关部门的推荐意见；

8. 有效的企业营业证明，如法人资格证明、工商营业执照（经营范围应包括冷冻食品仓储方面内容）、食品仓储资格证明。如实施三证合一（组织机构代码、营业执照、税务登记证），则可采用三证合一的证照。

（九）办理流程：

1. 根据地方经济发展、企业贸易需求，已获批准指定口岸 / 查验场所在地地市级地方政府相关部门可向直属海关，由经营单位向直属海关提出新增冷链查验与储存一体化设施申请。直属海关经审核后书面答复。新增冷链查验与储存一体化设施获准筹建后，2 年未提出验收申请的，视为自动撤销申请。

2. 筹建完成并符合条件的，直属海关向海关总署提出验收申请，海关总署视情况组织开展现场验收。

3. 新筹建指定口岸 / 查验场的冷链查验与一体化设施作为指定口岸 / 查验场申请条件之一，不再单独申

---

[1] 参考 http://online.customs.gov.cn/static/pages/treeGuide.html

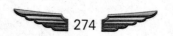

请验收。

4. 备案名单列入《进口肉类指定口岸／查验场名单》，在总局网站公布。

（十）办理形式：窗口办理

（十一）审查标准：

1. 冷链查验平台应相对封闭，配备有制冷设备及遮盖封闭设施（如密闭气帘，密闭门等设施），查验平台的温度应保证货物始终处于低温状态（平台温度控制在 12℃ 以下）。

2. 冷链查验平台应能够满足对适当数量集装箱实施查验，储存冷库按存储温度分为冷藏冷库和冷冻冷库。

3. 环境卫生、设施规划与布局，其他检验检疫设施建设标准，及各项管理制度均参照新建指定口岸／查验场的基础能力建设要求执行。

（十二）通办范围：指定口岸／查验场的冷链查验与一体化设施所在地

（十三）预约办理：否

（十四）网上支付：否

（十五）物流快递：否

（十六）办理地点：各直属海关

（十七）办理时间：各直属海关办公时间

（十八）咨询电话：详询各直属海关或拨打 12360 海关服务热线

（十九）监督电话：详询各直属海关或拨打 12360 海关服务热线

二十五、指定进口水产品进境口岸／查验场[1]

（一）事项类型：其他事项

（二）设定依据：

《中华人民共和国进出境动植物检疫法》第十四条；《关于进一步加强进口冰鲜水产品检验检疫监管的通知》（质检食函〔2013〕298 号）。

（三）实施机构：海关总署、直属海关

（四）法定办结时限：无

（五）承诺办结时限：无

（六）结果名称：符合要求的口岸列入开展进口冰鲜水产品业务的口岸名单并公布

（七）收费：不收费

（八）申请材料：拟建指定口岸／查验场建设情况、口岸基础设施、口岸管理制度、海关检验检疫基础保障能力等材料。

（九）办理流程：

1. 口岸所在地地方政府向所在地直属海关提出成为指定口岸／查验场的书面申请。

2. 所在地直属海关按照指定口岸／查验场能力要求对口岸进行考核，并将经考核符合要求的口岸／查验场名单及相关材料报海关总署。

3. 海关总署对直属海关报送的指定口岸／查验场材料进行审核，组织专家进行实地验证后，将确认符合要求的口岸列入开展进口冰鲜水产品业务的口岸名单。

（十）办理形式：窗口办理

（十一）审查标准：

---

[1] 参考 http://online.customs.gov.cn/static/pages/treeGuide.html

1.地方政府及口岸经营单位有相应的食品安全保障方案，有实质性支持措施，为海关工作顺利开展提供便利。

2.口岸基础设施。

（1）查验场地硬件设施设备。

①查验场站地理位置合理，物流便利。

具备满足日常海关监管的设施、设备，包括日常办公、取制样、送样、安全防护、交通、信息化设施设备。查验场地固定，光线充足，具备温度控制条件，具有能满足进口冰鲜水产品现场检查的查验设施、采样场所和设备，能保证货物在查验过程中不受污染，不影响货物品质。

（2）配备符合要求的视频监控设施，监控范围覆盖查验现场主要人流物流通道等关键区域，清晰度能满足清楚辨别产品外包装上的文字符号，满足24小时监控需要，监控记录至少保存6个月。

（3）配备满足动植物疫情防控需要的防控设施和设备，配备相应的检疫处理设施，具有应对进出口食品安全突发事件应急能力。

（4）配备满足查验能力的存储冷库，用于暂存冰鲜水产品。冷库原则上应符合以下冰鲜水产品备案存储冷库要求。

2.冰鲜水产品备案存储冷库配备

（1）口岸海关机构辖区内具备满足贸易需求且与查验能力相适应的冰鲜水产品备案存储冷库，冷库应毗邻口岸且交通便利。

（2）满足《进口水产品存储冷库检验检疫要求》（国质检食〔2011〕286号附件2），获得直属海关进口水产品存储冷库备案资格。冰鲜水产品存储冷库基本条件：

库房温度应当达到4℃以下（产品仓储温度有特殊需求的除外），配备温度自动记录装置，库内应当配备非水银温度计，温度计应经过计量部门校准并在有效期内。

提供视频监控等必要的海关监督管理设施，产品卸货月台、备案库房门口等关键位置必须安装视频监控。视频监控录像应按月备份并分别保存，方便海关调阅查看，录像资料应至少保留3个月。

配备专用场所，便于进行去冰水、加冰等操作。

（三）口岸管理要求

1.口岸查验场站管理制度

进口冰鲜水产品口岸查验场站经营单位已制定保障进口冰鲜水产品质量安全的相关工作制度，包括产品入出备案存储冷库管理制度、卫生管理制度、货物装卸作业操作规程、从业人员培训制度、标识溯源制度、应急处置制度、记录档案管理制度、食品安全防护计划等。查验场站经营单位应配合海关机构开展工作。

2.辅助查验工作人员

配备辅助现场查验工作的工作人员。辅助工作人员均须经海关部门培训、考核上岗，具备相应岗位的技术技能。与冰鲜水产品接触的人员每年进行一次健康体检。

（十二）通办范围：口岸所在地

（十三）预约办理：否

（十四）网上支付：否

（十五）物流快递：否

（十六）办理地点：口岸所在地直属海关

（十七）办理时间：周一至周五 8:00–17:00（国家法定节假日、休息日等除外）

（十八）咨询电话：详询海关总署或拨打12360海关服务热线

（十九）监督电话：详询海关总署或拨打12360海关服务热线

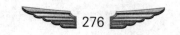

二十六、进口水产品储存冷库备案[1]

（一）事项类型：

其他事项

（二）设定依据：

1.《中华人民共和国进出境动植物检疫法》第十四条；

2.《关于施行＜进出口水产品检验检疫监督管理办法＞的通知》（国质检食〔2011〕286号）、《关于进一步加强进口冰鲜水产品检验检疫监管的通知》（质检食函〔2013〕298号）。

（三）实施机构：

直属海关、隶属海关

（四）法定办结时限：无

（五）承诺办结时限：无

（六）结果名称：直属海关对外公布备案信息。

（七）收费：不收费

（八）申请材料：

1.进境水产品存储库备案申请表；

2.单位法人营业执照；

3.库区、仓库等平面图；

4.出入库位流程及有关质量管理体系文件；

5.冷库管理人员名单及个人材料；

6.厂区相关功能区照片。

（九）办理流程：

1.企业向所在地隶属海关提出备案申请，主管海关根据有关规定审核存储冷库备案申请资料，符合受理要求的予以受理，不符合要求的一次性告知企业补正申请资料。

2.申请材料：符合要求并受理后，主管海关组织考核小组对提出进口水产品存储冷库备案申请的企业按照《进口水产品存储库备案申请表》所列的考核项目现场考核。

3.考核合格的，主管海关给予批准，并将考核报告及企业（八）申请材料：上报直属海关。不符合要求的，不予批准。

4.直属海关对外公布备案信息。

（十）办理形式：窗口办理

（十一）审查标准：

1.基本条件：

（1）交通运输便利、位于进境口岸辖区范围内，具备方便搬运的运作空间，库容量具有一定规模。

（2）库区周围无污染源，符合环保要求，路面平整、不积水且无裸露的地面。

（3）具备防虫、防鼠、防霉设施。库内无污垢、无异味、环境卫生整洁，布局合理。

（4）拟用于保存冷冻或冷藏水产品的存储库必须是水产品专用冷库，不得与其他产品混用。库房应具备储存冷冻或冷藏水产品的温度控制设施，冻库温度应当达到 -18℃以下。应当设有温度自动记录装置，库内应当装备非水银温度计。

（5）建立包括以下内容的安全卫生质量管理文件：①安全卫生质量管理方针和目标；②组织机构及其职责；

---

[1]　参考 http://online.customs.gov.cn/static/pages/treeGuide.html

③生产管理人员要求；④环境卫生要求；⑤库房（冷库）及设施卫生要求；⑥储存、运输卫生要求；⑦有毒、有害物质的控制；⑧质量记录；⑨质量体系内部审核。

2.进口冰鲜水产品存储冷库检验检疫要求：

（1）各主管海关关区内具备满足贸易需求且与查验能力相适应的冰鲜水产品备案存储冷库，冷库应毗邻口岸且交通便利。

（2）满足《进口水产品存储冷库检验检疫要求》，获得进口水产品存储冷库备案资格。冰鲜水产品存储冷库基本条件：

①库房温度应当达到 4℃以下（产品仓储温度有特殊需求的除外），配备温度自动记录装置，库内应当配备非水银温度计，温度计应经过计量部门校准并在有效期内。

②提供视频监控等必要的检验检疫和监督管理设施，产品卸货月台、备案库房门口等关键位置必须安装视频监控。视频监控录像应按月备份并分别保存，方便海关调阅查看，录像资料应至少保留 3 个月。

③配备专用场所，便于进行去冰水、加冰等操作。

（十二）通办范围：进口水产品储存冷库所在地隶属海关

（十三）预约办理：否

（十四）网上支付：否

（十五）物流快递：否

（十六）办理地点：各隶属海关

（十七）办理时间：各隶属海关工作时间

（十八）咨询电话：详询主管海关或拨打 12360 海关服务热线

（十九）监督电话：详询主管海关或拨打 12360 海关服务热线

二十七、进口涂料产品备案[1]

（一）事项类型：其他事项

（二）设定依据：《进口涂料检验监督管理办法》

（三）实施机构：各直属海关、隶属海关负责涂料备案的部门

（四）法定办结时限：

备案机构收到备案申请后，应在 5 个工作日内审查备案申请人资格、备案申请表和所附资料，并发出《进口涂料备案申请受理情况通知书》；专项检测实验室应当在接到样品 15 个工作日内，完成对样品的专项检测及进口涂料专项检测报告；备案机构收到专项检测报告后，应在 3 个工作日内，根据相关规定、标准对专项检测结果进行判定。

（五）承诺办结时限：

备案机构收到备案申请后，应在 5 个工作日内审查备案申请人资格、备案申请表和所附资料，并发出《进口涂料备案申请受理情况通知书》；专项检测实验室应当在接到样品 15 个工作日内，完成对样品的专项检测及进口涂料专项检测报告；备案机构收到专项检测报告后，应在 3 个工作日内，根据相关规定、标准对专项检测结果进行判定。

（六）结果名称：进口涂料备案书

（七）收费：无

（八）申请材料：

---

[1] 参考 http://online.customs.gov.cn/static/pages/treeGuide.html

1.《进口涂料备案申请表》；

2.进口涂料生产商对其产品中有害物质含量符合中华人民共和国国家技术规范要求的声明；

3.关于进口涂料产品的基本组成成分、品牌、型号、产地、外观、标签及标记、分装厂商和地点、分装产品标签等有关材料（以中文文本为准）。

（九）办理流程：

1.备案申请人在涂料进口至少两个月前向备案机构申请备案；

2.备案机构收到备案申请后，应在5个工作日内审查备案申请人资格、备案申请表和所附资料，并发出《进口涂料备案申请受理情况通知书》；

3.专项检测实验室应当在接到样品15个工作日内，完成对样品的专项检测及进口涂料专项检测报告；

4.备案机构收到专项检测报告后，应在3个工作日内，根据相关规定、标准对专项检测结果进行判定，判定合格的，出具《进口涂料备案书》；结果判定不合格的，出具《进口涂料备案情况通知书》。

（十）办理形式：窗口办理

（十一）审查标准：

1.GB18581-2009溶剂型木器涂料中有害物质限量；

2.GB18582-2008内墙涂料中有害物质限量；

3.GB24408-2009建筑用外墙涂料中有害物质限量；

4.GB24409-2009汽车涂料中有害物质限量；

5.GB24410-2009室内装饰装修材料水性木器涂料中有害物质限量；

6.GB24613-2009玩具用涂料中有害物质限量。

（十二）通办范围：关区

（十三）预约办理：否

（十四）网上支付：否

（十五）物流快递：否

（十六）办理地点：各直属海关业务现场（链接至各直属海关网站）或拨打12360海关服务热线

（十七）办理时间：各直属海关工作时间（链接至各直属海关网站）或拨打12360海关服务热线

（十八）咨询电话：各直属海关咨询电话（链接至各直属海关网站）或12360海关服务热线

（十九）监督电话：各直属海关监督电话（链接至各直属海关网站）或12360海关服务热线

二十八、进口可用作原料的固体废物装运前检验机构备案[1]

（一）事项类型：其他事项

（二）设定依据：《进口可用作原料的固体废物检验检疫监督管理办法》

（三）实施机构：海关总署检验监管司

（四）法定办结时限：自受理备案申请之日起20个工作日，专家组审核时间不计算在内。

（五）承诺办结时限：无

（六）结果名称：

---

[1] 参考 http://online.customs.gov.cn/static/pages/treeGuide.html

进口可用作原料的固体废物装运前检验机构备案证书

经审核，你公司符合进口可用作原料的固体废物装运前检验机构备案条件，准予备案。

备案编号：

装运前检验机构名称：

注册国别／地区：

公司地址：

实施装运前检验的废物原料种类：

（装运前检验机构备案专用章）

签发日期：年月日

中华人民共和国海关总署

（七）收费：无

（八）申请材料：

1. 备案申请书；

2. 经公证的所在国家（地区）合法注册的第三方检验机构资质证明；

3. 固定的办公地点、检验场所使用权证明材料；办公场所和经营场所平面图，能全面展现上述场所实景的视频或者 5 张以上照片；

4.ISO/IEC17020 体系认证证书彩色复印件及相关质量管理体系文件；

5. 从事装运前检验的废物原料种类；

6. 装运前检验证书授权签字人信息及印签样式；

7. 公司章程。

提交的备案（八）申请材料：应当使用中文或者中英文对照文本。

（九）办理流程：

1. 申请人在准备好（八）申请材料:后，将全套材料提交海关总署，以海关总署收到的书面申请资料为准；

2. 海关总署在收到备案申请书面材料后，根据下列情况分别处理：

（1）备案（八）申请材料：不齐全，或者不符合要求的，当场或者 5 个工作日内一次性告知备案申请人需要补正的全部内容，要求备案申请人须在 30 天内补正完毕；

（2）备案（八）申请材料：齐全、符合要求的，或者备案申请人补正材料后，经审查材料齐全、符合规定要求的，予以受理；

（3）逾期未补正的，终止办理备案；

（4）未按照要求全部补正备案（八）申请材料:或者补正后备案（八）申请材料:仍不符合要求的，不予受理。

3. 海关总署自受理装运前检验机构备案申请之日起 10 个工作日内组成专家组开展审核。专家组应当在审核工作结束后做出审核结论，向海关总署提交审核报告。

4. 海关总署自收到审核报告之日起 10 个工作日内做出是否同意备案的意见。审核合格的，同意备案，签发《进口可用作原料的固体废物装运前检验机构备案证书》；审核不合格的，不予备案。

5. 海关总署应及时将已备案的装运前检验机构的信息对外公开。装运前检验机构的联系电话、传真、电子邮件发生变化的，应当及时告知海关总署。

6.重新申请备案的（九）办理流程：与初次申请相同。

（十）办理形式：窗口办理

（十一）审查标准：1.向海关总署提交的备案信息文件；

2.确保装运前检验活动的独立性和公正性的制度措施；

3.质量管理体系运行情况；

4.现场见证被检查机构按照中国环境保护、固体废物管理的国家技术规范的强制性要求和海关总署关于进口废物原料装运前检验有关规定开展检验的能力。

（十二）通办范围：全国

（十三）预约办理：否

（十四）网上支付否

（十五）物流快递：否

（十六）办理地点：海关总署检验监管司（北京市东城区建国门内大街6号）

（十七）办理时间：周一至周五 8:00-17:00（国家法定节假日、休息日等除外）

（十八）咨询电话：详询海关总署检验监管司或拨打 12360 海关服务热线

（十九）监督电话：详询海关总署检验监管司或拨打 12360 海关服务热线

二十九、进境肠衣定点加工企业备案[1]

（一）事项类型：其他事项

（二）设定依据：《中华人民共和国进出境动植物检疫法》第七条、第十四条

（三）实施机构：海关总署、直属海关、隶属海关

（四）法定办结时限：无

（五）承诺办结时限：无

（六）结果名称：海关总署官方网站公布备案名单

（七）收费：无

（八）申请材料：

1.进境肠衣类加工、存放企业申请表；

2.出口肠衣加工企业《出口食品生产企业备案证明》复印件；

3.加工工艺流程图（应注明工艺流程中温度、时间、pH 值、化学试剂的种类、浓度以及使用的有关设备等与卫生防疫工作有关的项目情况）；

4.卫生防疫工作领导小组名单及职责；

5.卫生防疫制度（内容包括进境肠衣类产品运输、存放、加工过程中的防疫消毒措施，工人的劳动防护措施，防虫、灭鼠措施，固形废弃物的处理措施，污水处理措施，包装物的消毒措施等）；

6.直接接触进境肠衣类产品人员的健康体检证明；

7.彩色图片（包括大门、厂区或库区全景，车间和专用仓库内外景，各加工工序设施、用具和工人操作的照片，防疫消毒设施，外包装和废弃物及污水的处理设施等）。

（九）办理流程：

1.进境肠衣定点加工存放企业向所在地隶属海关申请备案。

2.隶属海关负责材料的受理并报直属海关。

[1] 参考 http://online.customs.gov.cn/static/pages/treeGuide.html

3. 直属海关对申请资料的完整性、真实性和有效性进行审查，符合条件的，确定考核组和考核时间并对企业进行现场考核。

4. 考核不合格的，考核小组对企业提出限期整改意见，待整改合格后将材料报送直属海关；整改不合格的，发放考核不合格通知书。申请单位自身原因导致无法按时完成文件审核和现场检查的，或现场检查发现的不符合项未能完成整改的，延长时间不计算在规定时限内。

5. 考核合格的，直属海关向海关总署提出拟同意申请企业成为进境肠衣加工、存放企业的报告。

6. 国家质检总局在收到直属检验检疫局报告后，对进境肠衣定点加工、存放企业资格进行审核和公布。

（十）办理形式：窗口办理

（十一）审查标准：

1. 进境肠衣类产品是指直接或间接进口的猪、牛、山羊、绵羊等动物的肠衣或肠衣原料。

2. 进境肠衣定点加工、存放企业应事先获得出口食品生产企业备案资质，备案范围应包括肠衣产品。

3. 申请企业必须满足《进境肠衣类产品定点加工、存放企业检验检疫监管条件》（见附件）。

（十二）通办范围：进境肠衣定点加工存放企业所在地

（十三）预约办理：无

（十四）网上支付：无

（十五）物流快递：无

（十六）办理地点：进境肠衣定点加工存放企业所在地隶属海关

（十七）办理时间：周一至周五 8:00–17:00（国家法定节假日、休息日等除外）

（十八）咨询电话：详询海关总署或拨打 12360 海关服务热线

（十九）监督电话：详询海关总署或拨打 12360 海关服务热线

三十、进境中药材指定存放、加工企业备案[1]

（一）事项类型：其他事项

（二）设定依据：《中华人民共和国进出境动植物检疫法》第十四条；《进出境中药材检疫监督管理办法》。

（三）实施机构：海关总署、直属海关、隶属海关

（四）法定办结时限：无

（五）承诺办结时限：无

（六）结果名称：海关总署在网站公布进境中药材指定存放、加工企业名单，并通过电话、信函、传真或者电子邮件等方式通知申请人。

（七）收费：不收费

（八）申请材料：

1. 进境中药材指定存放、加工企业申请表；

2. 加工工艺流程图（只适用于加工企业）；

3. 存放场所或厂区平面图，并提供重点区域的照片或者视频资料。

（九）办理流程：

1. 进境中药材指定加工存放企业向所在地隶属海关申请备案；

2. 隶属海关负责材料的受理和审核并报直属海关。

3. 直属海关对申请资料的完整性、真实性和有效性进行审查，符合条件的，确定考核组和考核时间并对

---

[1]　参考 http://online.customs.gov.cn/static/pages/treeGuide.html

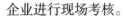

企业进行现场考核。

4.考核不合格的，考核小组对企业提出限期整改意见，待整改合格后将材料报送直属海关；整改不合格的，发放考核不合格通知书。申请单位自身原因导致无法按时完成文件审核和现场检查的，或现场检查发现的不符合项未能完成整改的，延长时间不计算在规定时限内。

5.考核合格的，直属海关向海关总署提出拟同意申请企业成为进境中药材存放、加工企业的报告。

6.海关总署在收到直属海关报告后，对进境中药材指定存放、加工企业资格进行审核和公布。

（十）办理形式：窗口办理

（十一）审查标准：

1.进境中药材指列入《中华人民共和国药典》药材目录的品种。

2.实施指定企业存放、加工的进境中药材指列入检疫审批名录的动物或植物源性中药材品种。

3.申请企业必须满足《进境中药材指定存放、加工企业检疫监管条件》。

（十二）通办范围：进境中药材指定加工存放企业所在地

（十三）预约办理：无

（十四）网上支付：无

（十五）物流快递：无

（十六）办理地点：进境中药材指定加工存放企业所在地隶属海关

（十七）办理时间：周一至周五 8:00–17:00（国家法定节假日、休息日等除外）

（十八）咨询电话：详询海关总署或拨打 12360 海关服务热线

（十九）监督电话：详询海关总署或拨打 12360 海关服务热线

三十一、进口毛燕指定加工企业备案[1]

（一）事项类型：其他事项

（二）设定依据：《中华人民共和国进出境动植物检疫法》第十四条

（三）实施机构：海关总署、直属海关、隶属海关

（四）法定办结时限：无

（五）承诺办结时限：无

（六）结果名称：海关总署在网站公布进口毛燕指定加工企业名单，并通过电话、信函、传真或者电子邮件等方式通知申请人。

（七）收费：不收费

（八）申请材料：

1.进口毛燕指定加工企业申请表；

2.企业经营证明材料（如工商营业执照）复印件；

3.企业食品生产许可证或兽医防疫许可证复印件；

4.企业功能区域布局平面图；

5.企业全景、正门、生产车间、仓库等区域以及主要生产加工、防疫处理设备设施等照片；

6.企业管理组织机构图；

7.生产工艺流程图；

8.企业防疫管理体系文件。

---

[1] 参考 http://online.customs.gov.cn/static/pages/treeGuide.html

（九）办理流程：

1. 进口毛燕指定加工企业向所在地隶属海关申请备案；

2. 隶属海关负责材料的受理并报直属海关。

3. 直属海关对申请资料的完整性、真实性和有效性进行审查，符合条件的，确定考核组和考核时间并对企业进行现场考核。

4. 考核不合格的，考核小组对企业提出限期整改意见，待整改合格后将材料报送直属海关；整改不合格的，发放考核不合格通知书。申请单位自身原因导致无法按时完成文件审核和现场检查的，或现场检查发现的不符合项未能完成整改的，延长时间不计算在规定时限内。

5. 考核合格的，直属海关向海关总署提出拟同意申请企业成为进口毛燕指定加工企业的报告。

6. 海关总署在收到直属海关报告后，对进口毛燕指定加工企业资格进行审核和公布。

（十）办理形式：窗口办理

（十一）审查标准：

1. 申请作为进口毛燕指定加工企业应具有独立法人资格和符合相应防疫要求的企业。

2. 申请企业必须满足《进口毛燕指定加工企业防疫要求（试行）》（见附件）。

（十二）通办范围：进口毛燕指定加工企业所在地

（十三）预约办理：否

（十四）网上支付：否

（十五）物流快递：否

（十六）办理地点：进口毛燕指定加工企业所在地隶属海关

（十七）办理时间：周一至周五 8:00–17:00（国家法定节假日、休息日等除外）

（十八）咨询电话：详询海关总署或拨打 12360 海关服务热线

（十九）监督电话：详询海关总署或拨打 12360 海关服务热线

三十二、饲料进口企业备案[1]

（一）事项类型：其他事项

（二）设定依据：《进出口饲料和饲料添加剂检验检疫监督管理办法》

（三）实施机构：直属海关、隶属海关

（四）法定办结时限：自受理之日起 20 个工作日内完成

（五）承诺办结时限：自受理之日起 20 个工作日内完成

（六）结果名称：无

（七）收费：无

（八）申请材料：见表 6—13、6—14、6—15。

（九）办理流程：略

（十）办理形式：窗口办理

（十一）审查标准：对于已受理的备案申请，如不符合相关规定，不予备案。

（十二）通办范围：关区

（十三）预约办理：否

（十四）网上支付：否

---

[1] 参考 http://online.customs.gov.cn/static/pages/treeGuide.html

（十五）物流快递：否

（十六）办理地点：各直属海关业务现场（链接至各直属海关网站）或拨打 12360 海关服务热线

（十七）办理时间：各直属海关业务现场（链接至各直属海关网站）或拨打 12360 海关服务热线

（十八）咨询电话：各直属海关咨询电话（链接至各直属海关网站）或 12360 海关服务热线

（十九）监督电话：各直属海关咨询电话（链接至各直属海关网站）或 12360 海关服务热线

表 6—13 首次备案材料表

序号	提交材料名称	原件/复印件	份数	纸质/电子	要求
1	进出口饲料类企业备案登记表	原件	1	纸质	加盖企业公章
2	营业执照	复印件	1	纸质	加盖企业公章

表 6—14 备案范围变更材料表

序号	提交材料名称	原件/复印件	份数	纸质/电子	要求
1	进出口饲料类企业备案登记表	原件	1	纸质	加盖企业公章
2	营业执照	复印件	1	纸质	加盖企业公章

表 6—15 企业或住所名称变更材料表

序号	提交材料名称	原件/复印件	份数	纸质/电子	要求
1	进出口饲料类企业备案登记表	原件	1	纸质	加盖企业公章
2	营业执照	复印件	1	纸质	加盖企业公章
3	企业名称变更的，提交工商行政管理部门出具的更名证明性材料	复印件	1	纸质	加盖企业公章
4	企业住所名称变更的，提交有关行政主管部门出具的变更证明性材料	复印件	1	纸质	加盖企业公章

三十三、进境粮食存放、加工企业备案[1]

（一）事项类型：其他事项

（二）设定依据：《进出境粮食检验检疫监督管理办法》

（三）实施机构：海关总署、直属海关、隶属海关

（四）法定办结时限：

自受理之日起在 20 个工作日内完成（需要听证、检疫、检验、检测、鉴定和专家评审的时间不计算在内）。

（五）承诺办结时限：

自受理之日起在 20 个工作日内完成（需要听证、检疫、检验、检测、鉴定和专家评审的时间不计算在内）。

（六）结果名称：进境粮食存放、加工企业备案证书

（七）收费：无

（八）申请材料：见表 6—16

（九）办理流程：略

（十）办理形式：窗口办理

---

[1] 参考 http://online.customs.gov.cn/static/pages/treeGuide.html

（十一）审查标准：对于已受理的备案申请，如不符合相关规定，不予备案。

（十二）通办范围：关区

（十三）预约办理：否

（十四）网上支付：否

（十五）物流快递：否

（十六）办理地点：各直属海关业务现场

（十七）办理时间：各直属海关业务现场办公时间

（十八）咨询电话：各直属海关咨询电话（链接至各直属海关网站）或 12360 海关服务热线

（十九）监督电话：各直属海关咨询电话（链接至各直属海关网站）或 12360 海关服务热线

表 6—16 备案、延续、迁址和变更品种材料表

序号	提交材料名称	原件/复印件	份数	纸质/电子	要求
1	进口粮食定点加工企业备案申请表	原件	2	纸质	仅进口粮食定点加工需要，加盖企业公章
2	进口饲用粮食加工企业备案申请表	原件	2	纸质	仅进口饲用粮食加工企业需要，加盖企业公章
3	进口粮储备库考核申请表	原件	2	纸质	仅进口粮储备库需要，加盖企业公章
4	进口油菜籽加工企业申请表	原件	3	纸质	仅油菜籽加工企业需要，加盖企业公章
5	营业执照	复印件	2	纸质	加盖企业公章
6	进口粮食加工、存放企业考核申请报告（企业简介、加工存放粮种，加工存放能力、预计各进口粮种使用量）	原件	2	纸质	加盖企业公章或骑缝章
7	从粮食来源地到加工存放企业的运输方案（包括从港口、中转库、加工厂等运输方式、运输路线、防疫措施和突发事故处置预案）	复印件	2	纸质	加盖企业公章或骑缝章
8	加工、存放企业平面图（包括各仓储库的大小、仓容）	复印件	2	纸质	加盖企业公章或骑缝章
9	接卸、运输、仓储、下脚料处理的设施照片及能力说明	复印件	2	纸质	加盖企业公章或骑缝章
10	详细加工工艺流程，包括关键工艺温度、压力、各粮种粉碎细度	复印件	2	纸质	储备库、中转库等存放企业不需要提供此项材料；加盖企业公章或骑缝章
11	疫情防控管理制度（运输、仓储、加工、下脚料收集处理、疫情监测除灭、突发事故处置预案、疫情防控组织机构及责任人、领导小组）	复印件	2	纸质	加盖企业公章或骑缝章
12	粮食入出库、加工核销、下脚料收集焚烧处理、杂草监测除灭记录表单	复印件	2	纸质	加盖企业公章或骑缝章

备注：上述序号第 5—12 项（八）申请材料：在进口油菜籽加工企业备案时提供 3 份。

表 6—17 备案变更（企业名称、法定代表人）材料表

序号	提交材料名称	原件/复印件	份数	纸质/电子	要求
1	进口粮食定点加工企业备案申请表	原件	2	纸质	仅进口粮食定点加工需要，加盖企业公章
2	进口饲用粮食加工企业备案申请表	原件	2	纸质	仅进口饲用粮食加工企业需要，加盖企业公章
3	进口粮储备库考核申请表	原件	2	纸质	仅进口粮储备库需要，加盖企业公章
4	进口油菜籽加工企业申请表	原件	3	纸质	仅油菜籽加工企业需要，加盖企业公章
5	变更前、后的营业执照	复印件或扫描件	2	纸质	加盖企业公章
6	原备案证书	复印件或扫描件	2	纸质	加盖企业公章，领证时交回原件
7	企业名称变更的，提交工商行政管理部门出具的更名证明性材料	复印件或扫描件	2	纸质	加盖企业
8	企业住所或生产地址名称变更的，提交有关行政主管部门出具的变更证明性材料	复印件或扫描件	2	纸质	加盖企业

备注：上述序号第 5-8 项（八）申请材料：在进口油菜籽加工企业备案变更时提供 3 份。

表 6—18 生产能力变更材料表

序号	提交材料名称	原件/复印件	份数	纸质/电子	要求
1	进口粮食定点加工企业备案申请表	原件	2	纸质	仅进口粮食定点加工需要，加盖企业公章
2	进口饲用粮食加工企业备案申请表	原件	2	纸质	仅进口饲用粮食加工企业需要，加盖企业公章
3	进口粮储备库考核申请表	原件	2	纸质	仅进口粮储备库需要，加盖企业公章
4	进口油菜籽加工企业申请表	原件	3	纸质	仅油菜籽加工企业需要，加盖企业公章
5	营业执照	复印件或扫描件	2	纸质	加盖企业公章
6	生产能力变更证明材料	复印件或扫描件	2	纸质	加盖企业公章，同时交回原件

备注：上述序号第 5-6 项（八）申请材料：在进口油菜籽加工企业备案变更时提供 3 份。

第四节 进出口商品检验采信管理

《中华人民共和国海关进出口商品检验采信管理办法》（以下简称《采信管理办法》）于 2022 年 12 月 1 日起正式施行。

一、采信管理的相关定义

所称采信，是指海关在进出口商品检验中，依法将采信机构的检验结果作为合格评定依据的行为。

所称采信机构，是指具备海关要求的资质和能力，被海关总署列入采信机构目录的检验机构。

二、主管机构

海关总署主管进出口商品检验采信工作。

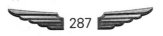

直属海关和隶属海关在进出口商品检验中依法实施采信工作。

三、采信的商品范围

海关总署根据进出口商品质量安全风险评估结果,确定并公布可实施采信的商品(以下简称"采信商品")范围及其具体采信要求,并实施动态调整。

目前,海关总署发布了对进口服装(海关总署公告 2022 年第 120 号)、进口水泥(海关总署公告 2023 年第 21 号)的采信要求。

四、采信流程

进出口采信商品的企业可以根据需要选择是否委托采信机构进行检验,具体流程如下(参考"黄埔海关 12360 发布"):

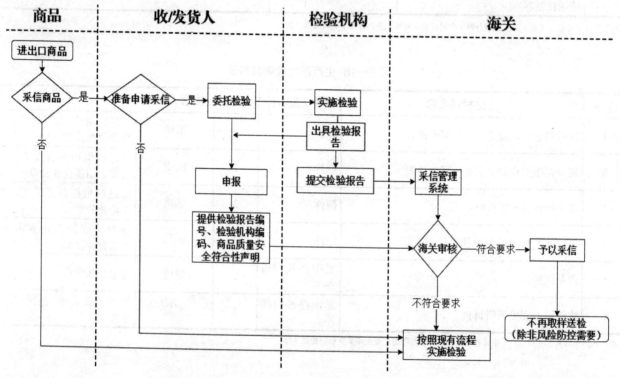

图 6-16 进出口商品检验采信流程图

1. 进出口货物收发货人或者其代理人委托采信机构对采信商品实施检验。

2. 采信机构按照采信要求对采信商品实施检验并出具报告,在相关进出口货物申报前,通过采信管理系统向海关提交检验报告(采信要求另有规定的除外)。

3. 进出口货物收发货人或其代理人按照规定向海关提供检验报告编号以及出具检验报告的采信机构代码。

4. 海关根据采信要求对相应检验报告进行审核,符合要求的,对检验结果予以采信;不符合要求的,不予采信。

5. 海关采信检验结果的,进出口货物收发货人或其代理人应当向海关提交质量安全符合性声明,海关不再对进出口货物抽样检测(根据风险防控实施检验的除外)。

对未申请采信或不符合采信要求的,海关仍按照现有流程实施检验。

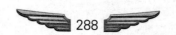

第七章 操作指引

第一节 危险化学品与危险货物申报操作指引

一、危险化学品与危险货物定义

1.危险化学品是指具有毒害、腐蚀、爆炸、燃烧、助燃等性质，对人体、设施、环境具有危害的剧毒化学品和其他化学品。

2.危险货物是指具有爆炸、易燃、毒害、感染、腐蚀、放射性等危险特性，在运输、储存、生产、经营、使用和处置中，容易造成人身伤亡、财产损毁或环境污染而需要特别防护的物质和物品。

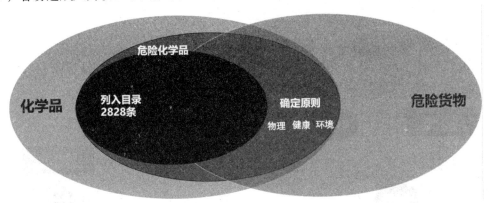

3.危险化学品与危险货物两者各有独立部分,又有重叠部分,海关对列入国家《危险化学品目录》（最新版）的进出口危险化学品实施检验。目前《危险化学品目录》最新版为 2015 版，共列出各类危险化学品 2828 条。

二、海关及相关部门的监管规定

1.根据海关总署 2020 年第 129 号公告，海关对列入国家《危险化学品目录》（最新版）的进出口危险化学品实施检验。目前《危险化学品目录》最新版为 2015 版，共列出各类危险化学品 2828 条。

2.《进出口商品检验法》规定为出口危险货物生产包装容器的企业，必须申请商检机构进行包装容器的性能鉴定。生产出口危险货物的企业，必须申请商检机构进行包装容器的使用鉴定。使用未经鉴定合格的包装容器的危险货物，不准出口。

3.《进出口商品检验法实施条例》规定出口危险货物包装容器的生产企业，应当向出入境检验检疫机构申请包装容器的性能鉴定。包装容器经出入境检验检疫机构鉴定合格并取得性能鉴定证书的，方可用于包装危险货物。出口危险货物的生产企业，应当向出入境检验检疫机构申请危险货物包装容器的使用鉴定。使用未经鉴定或者经鉴定不合格的包装容器的危险货物，不准出口。

4.《危险化学品安全管理条例》国务院 591 号令规定质量监督检验检疫部门负责核发危险化学品及其包装物、容器（不包括储存危险化学品的固定式大型储罐）生产企业的工业产品生产许可证，并依法对其产品质量实施监督，负责对进出口危险化学品及其包装实施检验。危险化学品生产企业应当提供与其生产的危险化学品相符的化学品安全技术说明书，并在危险化学品包装（包括外包装件）上粘贴或者拴挂与包装内危险化学品相符的化学品安全标签。化学品安全技术说明书和化学品安全标签所载明的内容应当符合国家标准的要求。

三、危险化学品判定方法

1. 根据进出口商品（化学物质）的品名、化学名、别名或 CAS 号检索判断其是否为列入在最新版的《危险化学品目录》危险化学品条目。

2. 危险性鉴定危险特性尚未确定的判断是否属于确定原则

3. 闪点高于 35℃，但不超过 60℃的液体如果在持续燃烧性试验中得到否定结果，则可将其视为非易燃液体，不作为易燃液体管理。

4. 无机盐同时包括无水和含有结晶水的化合物

5. 混合物所有成分相加应 >=70%

6. 无含量说明的条目，是指该条目的工业产品或者纯度高于工业产品的化学品，用作农药用途时，是指其原药。

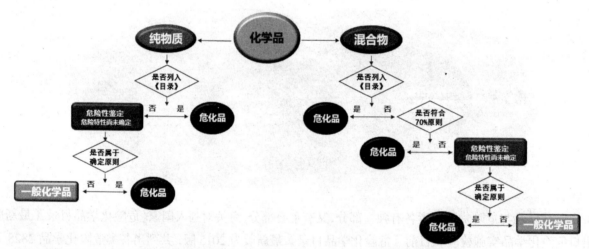

（以上判定仅供参考，在不明确的情况下，请申请口岸海关预审或专业机构判定）

四、危险化学品与危险货物进出口申报要点

1. 危险化学品（目录内）+ 危险货物时：

（1）选择正确的检验检疫名称和检验检疫编码，在货物属性栏中选择"件装（或散装）危险化学品"

货物属性			
11-3C目录内	12-3C目录外	13-无需办理3C认证	14-预包装
15-非预包装	16-转基因产品	17-非转基因产品	18-首次进出口
19-正常	20-废品	21-旧品	22-成套设备
23-带皮木材/板材	24-不带皮木材/板材	25-A级特殊物品	26-B级特殊物品
27-C级特殊物品	28-D级特殊物品	29-V/W非特殊物品	30-市场采购
31-散装危险化学品	32-件装危险化学品	33-非危险化学品	34-I类医疗器械
35-II类医疗器械	36-III类医疗器械	37-医疗器械零部件	38-非医疗器械
39-特种设备	40-非特种设备	41-真空包装等货物	42-办理进口登记用饲料和饲料添加剂样
43-科研用饲料和饲料添加剂样品	44-其他用途饲料和饲料添加剂样品		

确定　取消

（2）危险货物信息栏目中，"非危险货物"填"否"，其他信息 UN 编号、危险类别、包装类别（散装产品除外）、包装 UN 标记（散装产品除外）应如实填写实际货物信息。

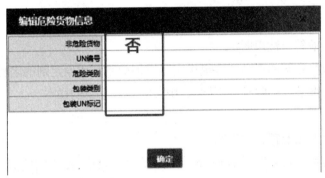

2. 危险化学品（目录内）+ 非危险货物时：

（1）选择正确的检验检疫名称和检验检疫编码，在货物属性栏中选择"件装（或散装）危险化学品"

货物属性			
11-3C目录内	12-3C目录外	13-无需办理3C认证	14-预包装
15-非预包装	16-转基因产品	17-非转基因产品	18-首次进出口
19-正常	20-废品	21-旧品	22-成套设备
23-带皮木材/板材	24-不带皮木材/板材	25-A级特殊物品	26-B级特殊物品
27-C级特殊物品	28-D级特殊物品	29-V/W非特殊物品	30-市场采购
31-散装危险化学品	32-件装危险化学品	33-非危险化学品	34-I类医疗器械
35-II类医疗器械	36-III类医疗器械	37-医疗器械零部件	38-非医疗器械
39-特种设备	40-非特种设备	41-真空包装等货物	42-办理进口登记用饲料和饲料添加剂样
43-科研用饲料和饲料添加剂样品	44-其他用途饲料和饲料添加剂样品		

确定　取消

（2）危险货物信息栏目中，"非危险货物"填"是"，其他信息 UN 编号、危险类别、包装类别（散装产品除外）、包装 UN 标记（散装产品除外）无须填写。

3. 随附单证

（1）进口时

①《进口危险化学品企业符合性声明》；

②对需要添加抑制剂或稳定剂的产品，应提供实际添加抑制剂或稳定剂的名称、数量等情况说明；

③中文危险公示标签（散装产品除外，下同）、中文安全数据单的样本。

（2）出口时

①《出口危险化学品生产企业符合性声明》；

②《出境货物运输包装性能检验结果单》（散装产品及国际规章豁免使用危险货物包装的除外）；

③危险特性分类鉴别报告；

④危险公示标签（散装产品除外）、安全数据单样本，如是外文样本，应提供对应的中文翻译件；

⑤对需要添加抑制剂或稳定剂的产品，应提供实际添加抑制剂或稳定剂的名称、数量等情况说明。

第二节 濒危物种操作指引

一、濒危野生动植物相关定义

野生动物是指所有非经人工饲养而生活于自然环境下的各种动物，或者来源于自然环境虽经短期驯养，但尚未产生进化变异的各种动物。

野生植物是指原生地天然生长的珍贵植物和原生地天然生长并具有重要经济、科学研究、文化价值的濒危、稀有植物。

濒危野生动植物是指由于自身原因或受到人类活动、自然灾害影响导致其种群濒临灭绝的野生动植物物种。

某些物种虽然尚未濒临灭绝，但是因为其数量稀少或具有重要的生态、科学、社会价值，又或者如对其贸易不严加管理，以防止不利其生存的利用，就可能变成有灭绝危险，也被原产地国家和地区列入保护名录进行保护和管制。

二、海关监管范围

1. 所有列入以下公约、法规或目录的，均属于受保护和管制的物种，需要在进出口环节提交相关的许可证件。

（1）《濒危野生动植物种国际贸易公约》（CITES）附录Ⅰ、Ⅱ、Ⅲ

（2）《国家重点保护野生动物名录》

（3）《国家重点保护野生植物名录》

（4）《进出口野生动植物种商品目录》

（5）《中华人民共和国野生动物保护法》

（6）《中华人民共和国野生植物保护条例》

2. 特别注意的是以下情况同样监管：

（1）对列入进出口野生动植物种商品目录的人工繁育物种，同样受到动物保护相关法规的监管，养殖场自行出具的证明无效。应按照《中华人民共和国野生动物保护法》第二十八条和《野生动植物进出口证书管理办法》来办理相关手续。

（2）跨境电商零售进口模式下的商品，同样受到动物保护相关法规的监管，如保健食品、化妆品、纺织品等。（《野生动植物进出口证书管理办法》第二条）

（3）含有极少量的受濒危野生动植物成分，同样受到动物保护相关法规的监管，濒危相关法律法规的监管范围包含了濒危物种及其制品或产品。可以在《CITES 公约》附录中对应的濒危物种页面查询对此物种制成品的详细监管形式。（《野生动植物进出口证书管理办法》第三条）

三、许可证件办理

1. 准备资料

（1）进口或者出口合同；

（2）濒危野生动植物及其产品的名称、种类、数量和用途；

（3）活体濒危野生动物装运设施的说明资料；

（4）国务院野生动植物主管部门公示的其他应当提交的材料。

2. 网上办理

为进一步推进"一网通办"，提升行政许可便利化水平，自2022年12月1日起，行政许可申请人通过中国国际贸易"单一窗口"系统，申请办理"濒危野生动植物允许进出口证明书核发"和"非进出口野生动植物种商品目录物种证明核发"时，不再同步提交纸质材料。（网址：https://swapp.singlewindow.cn/deskserver/sw/deskIndex?menu_id=cites001）

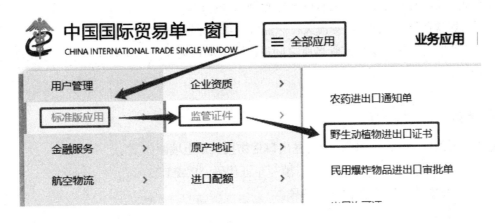

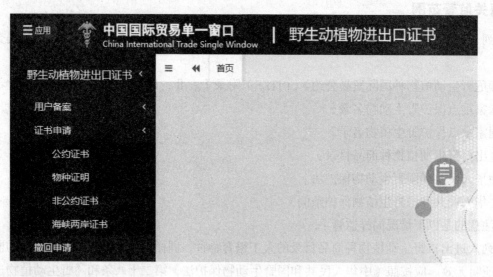

3. 确认办理何种许可证件

（1）查询动植物品名及所含疑似濒危物种成分，使用其标准的唯一拉丁学名，再比对《CITES公约》《国家重点保护野生动物名录》《国家重点保护野生植物名录》《进出口野生动植物种商品目录》，如在以上目录中，则属于受保护和管制的物种。

（2）确认适用范围。

适用范围	提交许可证件	备注
《CITES公约》附录	《中华人民共和国濒危野生动植物种国际贸易公约允许进出口证明书》（简称《公约证书》）	货物属于CITES公约限制范围，无论归类是否属于《进出口野生动植物种商品目录》，进出口时都必须提供的证明，申办时申请人还应当提交出口国（地区）濒危物种进出口管理机构核发的允许出口证明材料。
《国家重点保护野生动物名录》《国家重点保护野生植物名录》	《中华人民共和国野生动植物允许进出口证明书》（简称《非公约证书》）	货物归类属于《进出口野生动植物种商品目录》，不属于CITES公约限制物种，但属于国家重点保护的野生动植物及其产品的允许出口
进出口属于CITES公约规定免管或者豁免的野生动植物及其产品；出口人工培植来源的非CITES公约附录所列、但与国家重点保护同名的野生植物及其产品；进口和再出口非CITES公约附录所列、但与国家重点保护同名的野生动植物及其产品；进出口属于未拆分出非濒危物种且带有监管条件的海关商品编号管理的非CITES附录所列、非国家重点保护的野生动植物及其产品。	《中华人民共和国濒危物种进出口管理办公室非<进出口野生动植物种商品目录>物种证明》（简称《物种证明》）	货物归类属于《进出口野生动植物种商品目录》，但不属于CITES公约限制范围，且非国家重点保护的野生动植物及其产品的其他野生动植物及其产品，用于证明其具体物种不属于管制物种，允许进出口的证明。

（3）如果仍然不确定是否属于濒危野生动植物及其产品，不确定该办何种证书，可以询问当地濒管办或登录中华人民共和国濒危物种科学委员会官网进行查询。（http://www.cites.org.cn）

（4）在境内与保税区、出口加工区等海关特殊监管区域、保税监管场所之间进出野生动植物及其产品的，或者在上述海关特殊监管区域、保税监管场所之间进出野生动植物及其产品的，无须办理允许进出口证明书或者物种证明。

四、涉检申报

1. 濒危物种监管条件为"E"、"F"，应在进出口货物报关单上填制如下：

（1）"随附单证栏"的"随附单证代码栏"填写单证代码"F或E"，

（2）"随附单证编号栏"填写14位证书编号

（3）"单证对应关系表"中填写进出口货物报关单商品项、野生动植物进出口证书商品项的对应关系。进出口货物报关单商品项号应与野生动植物进出口证书商品项号一一对应。进出口货物报关单中不属于野生动植物及其产品的商品项号无须填写"单证对应关系表"。

（4）出口时提供底账，出口企业在中国国际贸易"单一窗口"向海关申报货物出口

（5）随附单据上传对应许可证件

（6）对于需要隔离的动植物，为实施隔离检疫

2. 有下列情况之一的，不按濒危物种对待，不受 E、F 监管，不在本目录监管范围。

（1）《CITES 公约》免管标本的进口、再出口；

（2）《CITES 公约》免管、非国家重点保护标本的出口；

（3）非《CITES 公约》附录所列、仅与我国国家重点保护野生动植物同名的动植物标本的进口和再出口；

（4）非《CITES 公约》附录所列、人工培植来源的与国家重点保护野生植物同名的标本的出口；

（5）非《CITES 公约》附录所列、人工繁育来源的与《国家重点保护野生动物名录》中仅限野外种群的物种同名的标本的出口。

五、申报注意事项

1. 有关进出口企业（个人）应当如实向海关申报，海关对申报为不受管制的动植物及其产品有疑问的，企业（个人）应当根据免管条件提供证明材料，对仍存争议的，海关暂不放行相关进出口商品，凭国家濒危物种进出口管理机构出具的证明实施监管。

2. 列入《进出口野生动植物种商品目录》管理范围的野生动植物或其产品的进出口，必须严格按照有关法律、法规规定的程序进行申报和审批，同时申报与该物种或其产品相对应的海关商品编码。

3. 属于濒危物种名录管理范围的物种，如其商品对应商品编号无 E/F 监管条件，也应属于本目录管理范围，进出口时须办理允许进出口证明书。

4. 同时涉及其他法律法规监管要求的应提供相应证明文件

六、相关法律依据

1.《濒危野生动植物种国际贸易公约》（CITES）附录Ⅰ、附录Ⅱ和附录Ⅲ（2023 年 2 月编印）

2. 中华人民共和国野生植物保护条例

3. 中华人民共和国濒危野生动植物进出口管理条例

4. 中华人民共和国陆生野生动物保护实施条例

5. 中华人民共和国水生野生动物保护实施条例

6. 中华人民共和国进出境动植物检疫法

7. 中华人民共和国进出境动植物检疫法实施条例

8. 进境动物隔离检疫场使用监督管理办法

第三节 原产地证书办理操作指引

一、原产地证书的定义

原产地证书（CERTIFICATE OF ORIGIN）是出口商应进口商要求而提供的、由公证机构或政府或出口商出具的证明货物原产地或制造地的一种证明文件。

原产地证书包括一般原产地证书和优惠原产地证书。

一般原产地证书（又称非优惠原产地证书）是指实施最惠国待遇、反倾销和反补贴、保障措施、原产地标记管理、国别数量限制、关税配额等非优惠性贸易措施以及进行政府采购、贸易统计等活动中为确定出口货物原产于中华人民共和国境内所签发的文件。

优惠原产地证书是指用以证明优惠贸易协定项下的货物原产于中华人民共和国境内的文件，是我国原产货物在协定缔约方（进口方）海关通关时享受关税减免待遇的必要凭证。

二、原产地证书的作用

1. 进行货物交接。贸易关系人将原产地证书作为交接货物、结算货款、索赔理赔的凭证之一。

2. 进口国实施特定贸易政策，比如对特定国家实行差别关税待遇，实行数量限制和控制进口等。

3. 减免关税。尤其是各类优惠原产地证书是在进口国享受优惠关税待遇的必要凭证，被很多进口商视为降低货物成本的"金钥匙""纸黄金"，也是增强了我国货物的国际竞争力。

三、原产地证书办理程序

1. 第一步企业备案

申领原产地证书前，应在海关办理备案手续。登录中国国际贸易单一窗口（https://www.singlewindow.cn/）进行业务办理。

企业备案的方式有两种：

两证合一备案：根据海关总署、中国贸促会公告 2019 年第 39 号《关于实施对外贸易经营者备案和原产地企业备案"两证合一"的公告》。需要在商务部门办理对外贸易经营者备案的企业，可以通过"两证合一"渠道实现自动备案，即企业在商务部门完成对外贸易经营者备案后，对外贸易经营者备案的相关信息会同步至海关原产地综合服务平台，自动完成企业备案；如果企业中英文签证印章、电子资料等信息不全的，可以通过方式人工录入备案进行维护。

人工录入备案：无须在商务部门办理对外贸易经营者备案的企业，在办理原产地证书相关业务前，需通过"原产地综合服务平台"人工申报企业信息。即通过登录"互联网＋海关"的"原产地企业备案"或"单一窗口"的"原产地综合服务平台"，进入企业备案界面，手动录入企业信息并申报，待海关确认后即可完成备案。

（1）用户注册和登录

新企业可以登录中国国际贸易单一窗口（https://www.singlewindow.cn/）进行新用户注册。

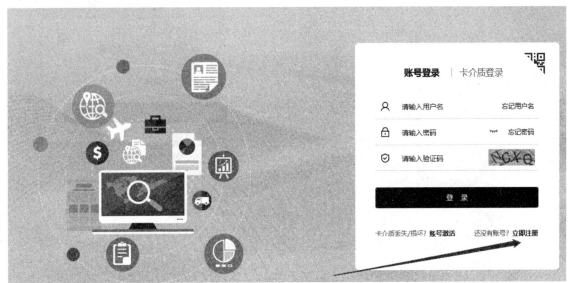

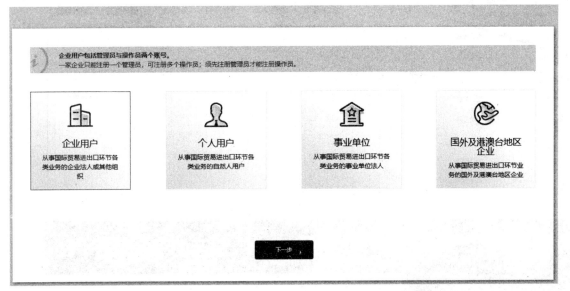

已备案企业使用电子口岸卡登录中国国际贸易单一窗口后，进行原产地企业备案。

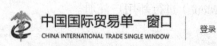

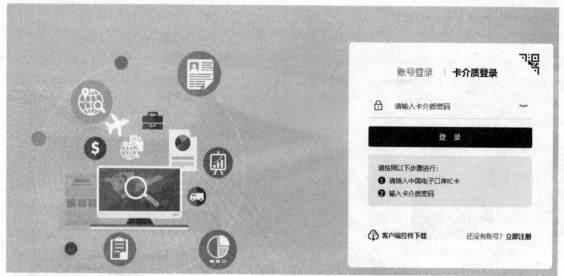

（2）原产地企业备案

注册或登录成功后，进入"标准版应用"版面中的"原产地证"模块中的"原产地综合服务平台"，进行企业备案申请。

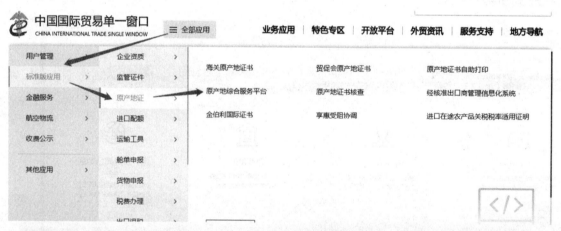

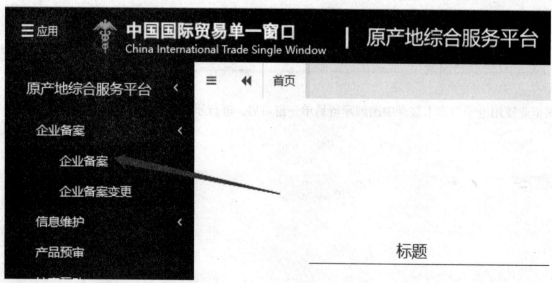

填写备案信息时请注意：

①出口企业中英文名称、中英文地址请与进出口经营权证明文件中一致，生产商此项可不填写英文名称和地址；

②选择企业所属海关为备案海关；

③营业执照、对外贸易经营者登记表、企业公章、企业中英文印章（在原产地证书上的出口商声明栏使用的企业中英文对照签证章，可自行刻制）上传电子文档资料，单个文件大小在3M以内。

确认录入信息无误后，点击"暂存"按钮保存该企业的基本信息，然后点击"申报"按钮，把企业基本信息发送到海关审核。收到审核通过回执后，企业备案完成。

（3）申报员信息维护

点击菜单中的"信息维护"→"授权人员信息维护"→"+新增"，填报授权人员信息，申报员信息维护完成后，可点击"提交"按钮，将申报员信息提交到海关查阅。

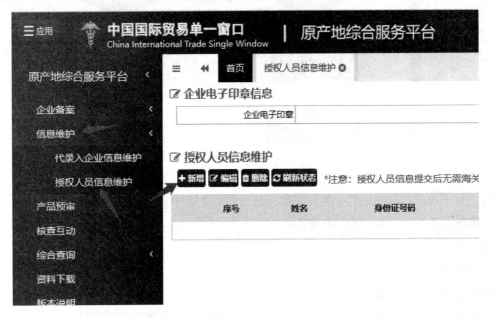

根据《商务部 海关总署 中国贸促会关于实施对外贸易经营者备案和原产地企业备案实施"两证合一"的公告》（2019年第39号）规定，2019年10月15日起，对外贸易经营者备案和原产地企业备案实施"两证合一"，即企业在办理对外贸易经营者备案的同时，同步完成原产地企业备案。

申请入口：对于不申请对外贸易经营者备案的生产型企业，可通过"互联网+海关"或单一窗口原产地证书综合服务平台向海关备案，具体备案流程如下：

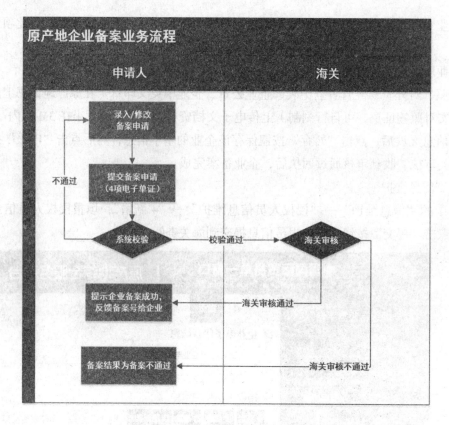

特别注意：

企业用于原产地证申请使用的中英文印章，是指印章上有中文名称也有英文名称，英文名称需同对外贸易经营者备案登记表上的信息一致，印章规格：

①圆形印章，直径不超过 4.5 厘米

②长方形印章，长不超过 5.5 厘米，宽不超过 4 厘米

③椭圆形印章，长轴不超过 5.5 厘米，短轴不超过 4.5 厘米

企业信息备案变更与备案流程一致，在线上提交变更信息待审核通过后即可。

2. 第二步产品预审

企业备案通过之后，可以添加产品信息，提交产品预审申请。点击菜单中的"产品预审"→"+ 新增"，显示如下图：

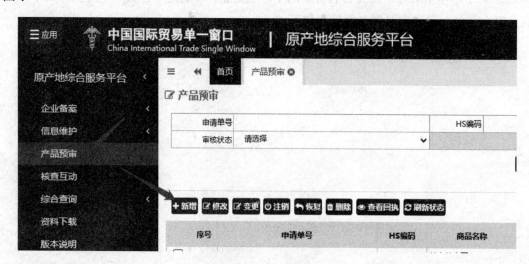

录入产品信息，同时点击页面产品生产明细部分中"+ 新增"录入该产品生产明细信息。点击保存按钮，

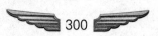

保存完成之后返回上级页面，点击提交按钮，将未审核产品信息提交到海关进行审核。需要进行实地调查产品原材料情况，进口成分比例及加工工序的，企业应当配合调查工作，及时提供有关资料。

一般情况下，产品预审由货物的生产企业申请，申请企业需对货物提交的预审信息真实性负责，并留存相关资料备查。

申请人口："互联网＋海关"或单一窗口原产地证书综合服务平台，具体流程如下：

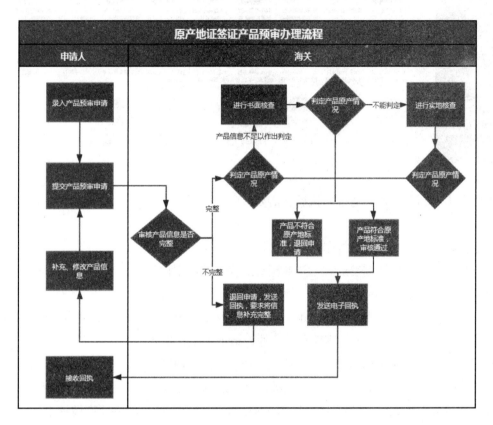

3. 第三步证书申报

企业备案完成后，可以办理原产地证书申请，申请人应在货物出口前或出口时向海关申请办理原产地证书。可登录中国国际贸易单一窗口网站（http://www.singlewindow.cn），选择"海关原产地证书"→"证书申请"，进行网上申报。

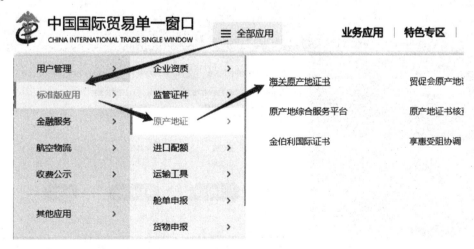

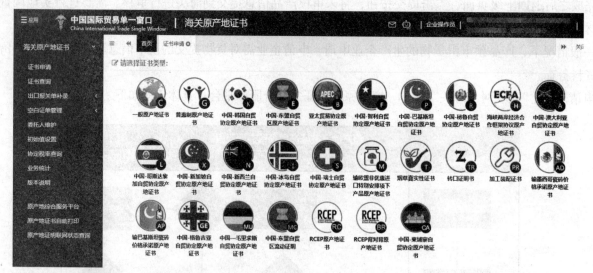

4. 第四步证书签发

申请人在网上收到海关审核通过回执后，需要打印出纸质原产地证书。经企业和海关签章后的原产地证书方具有效力。

目前，企业可通过套打和自助打印两种方式打印纸质原产地证书。

（1）套打证书，海关现场签发形式：企业至海关窗口领取空白原产地证书，自行通过针式打印机套打的形式。空白原产地证书可以提前到海关窗口领取。

企业确认后在证书声明栏由企业的申报员签字，并加盖企业中英文印章，至海关窗口办理签证手续。经海关签证人员审核确认，在证书上签字盖章后，原产地证书正式生效。

（2）自助打印形式：采用自助打印模式后，企业可不必至海关进行证书签发，自行打印原产地证书。但应注意开通自助打印模式需要企业事先安装相关插件，进行系统设置，上传申报员签字、企业中英文印章。

证书审核通过后，进入"自助打印"→"证书打印"，可查询待打印的原产地证书。

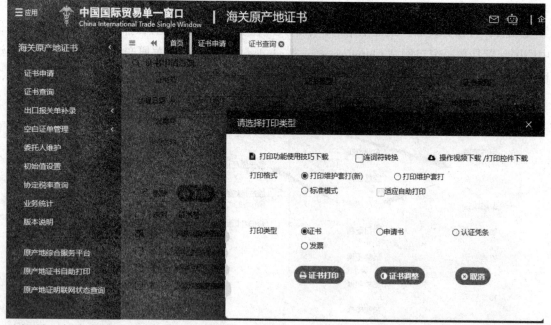

选择需要打印的证书，用 A4 纸，通过彩色打印机双面打印出原产地证书。打印出的证书自带企业签章和海关签章，具备法律效力。

四、RCEP 原产地证书填制规范

登录单一窗口（https://www.singlewindow.cn/）或互联网＋海关平台（http://online.customs.gov.cn/）进行 RCEP 原产地证书申报。

证书格式如下：

Original

1. Goods Consigned from (Exporter's name, address and country)	Certificate No.		Form RCEP
	REGIONAL COMPREHENSIVE ECONOMIC PARTNERSHIP AGREEMENT		
2. Goods Consigned to (Importer's/ Consignee's name, address, country)	**CERTIFICATE OF ORIGIN**		
	Issued in		
	(Country)		
3. Producer's name, address and country (if known)			
	5. For Official Use		
4. Means of transport and route (if known) Departure Date: Vessel's name/Aircraft flight number, etc.: Port of Discharge:	Preferential Treatment: ☐ Given ☐ Not Given (Please state reason/s)		
	.... Signature of Authorised Signatory of the Customs Authority of the Importing Country		

6. Item number	7. Marks and numbers on packages	8. Number and kind of packages; and description of goods.	9. HS Code of the goods (6 digit-level)	10. Origin Conferring Criterion	11. RCEP Country of Origin	12. Quantity (Gross weight or other measurement), and value (FOB) where RVC is applied	13. Invoice number(s) and date of invoice(s)

14. Remarks

15. Declaration by the exporter or producer The undersigned hereby declares that the above details and statements are correct and that the goods covered in this Certificate comply with the requirements specified for these goods in the Regional Comprehensive Economic Partnership Agreement. These goods are exported to: .... (importing country) Place and date, and signature of authorised signatory	16. Certification On the basis of control carried out, it is hereby certified that the information herein is correct and that the goods described comply with the origin requirements specified in the Regional Comprehensive Economic Partnership Agreement. Place and date, signature and seal or stamp of Issuing Body
17. ☐ Back-to-back Certificate of Origin ☐ Third-party invoicing ☐ ISSUED RETROACTIVELY	

各栏填制要求：

1. 货物运自（出口商名称、地址、国家）

exporter's name and address

此栏应填写已办理原产地证书申请人备案的中国境内出口商的名称、详细地址和国家。此栏不得填写两个或两个以上公司名称。中国境内不包含港澳台地区。

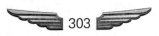

2. 货物运至（进口商 / 收货人名称、地址、国家）

importer's or consignee's name and address

此栏应填写 RCEP 成员方收货人名称、地址和国家。此栏不得填写非进口方公司信息。

3. 生产商名称、地址、国家（如已知）

producer's name and address, if known

此栏应填写货物生产商的名称、地址和国家。

如果证书货物由多个生产商生产，此栏填写 "SEE BOX 8"，同时应在第八栏每项货物描述后列明对应生产商的名称、地址、国家；

出口商或生产商希望该信息保密的，可在该栏填写 "CONFIDENTIAL"；

如果不知道生产商，可填写 "NOT AVAILABLE"。

4. 运输工具及路线（如已知）

Means of transport and route (if known)

此栏应填写离港日期、船舶名称 / 航班号等和卸货口岸。

出运前申报且具体运输工具名称及号码未知的原产地证书，此栏可填写 "***" 或 "BY SEA" 或 "BY AIR" 或其他运输方式。

5. 官方使用

For Official Use

此栏无须企业填写。

6. 项目编号

exporter's name and address

在收货人、运输条件相同的情况下，如同批出口产品有不同品种，则可按不同品种分列 "1"、"2"、"3" ……以此类推。

7. 包装唛头及编号

marks and numbers on packages

此栏填写的唛头及包装号应与发票、产品外包装上的一致。唛头不得出现中国境外的国家或地区制造的字样。

8. 包装件数及种类；货物名称

Number and kind of packages; and description of goods

产品描述应与清关发票一致，不同类型、型号的产品应分项列明。包装数量必须用英文和阿拉伯数字表示，并标明产品具体包装种类（如 "CASE"、"CARTON"）。产品无包装的，应填明产品出运时的状态，如 "NUDE CARGO"、"IN BULK"、"HANGING GARMENTS" 等。

如果证书货物由多个生产商生产，每项货物描述后应列明对应生产商的名称、地址、国家。

9. 货物 6 位 HS 编码

description of the goods and the HS Code of the goods (six digit level)

此栏填写第 8 栏每项货物名称对应的 6 位 HS 编码。

10. 原产地标准

origin conferring criterion

（1）在一成员方完全获得或者生产，填写 "WO"。

（2）在一成员方完全使用原产材料生产，填写 "PE"。

（3）使用非原产材料生产，但符合产品特定原产地规则规定的税则归类改变、区域价值成分、制造加工工序或者其他要求的：

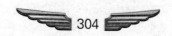

①产品以税则归类改变标准获得 RCEP 原产资格的，此栏填写"CTC"；

②产品以区域价值成分标准获得 RCEP 原产资格的，此栏填写"RVC"；

③产品以制造加工工序标准获得 RCEP 原产资格的，此栏填写"CR"

（4）如果产品获得 RCEP 原产资格使用了"累积规则"条款"ACU"或"微小含量""DMI"条款；

（5）可填写的原产地标准还包括组合："PE ACU""CTC ACU""RVC ACU""CR ACU""CTC DMI""CTC ACU DMI"。

11.RCEP 原产国

RCEP country of origin

此栏根据 RCEP 原产地管理办法 14-16 条填写货物确定的 RCEP 原产国。

确认具有 RCEP 区域原产资格但无法确认原产国的，企业若申请填写相关成员方最高税率原产国，应在原产国后打"*"；

若申请所有成员方最高税率原产国，应在原产国后打"**"。

（在获得原产资格后，还需要进一步判断原产国，才能在进口时适用正确的协定税率。）

12. 数量（毛重，或其他计量单位下的数量）；适用区域价值成分时应填写价格 (FOB)

Quantity (Gross weight or other measurement,and value (FOB) where RVC is applied

此栏应填写产品的正常计量单位，如"PCS"、"PAIRS"、"SETS"等。产品以重量计的则填毛重或净重，需加注"G.W."（GROSS WEIGHT）或"N.W."（NET WEIGHT）。

原产地标准采用区域价值成分标准时（包括"RVC"、"RVC ACU"），应在此栏填写产品 FOB 价格。

涉及第三方的，FOB 价格可填写第三方发票金额或国内出口发票金额。

13. 发票编号及日期

Invoice number(s) and date of invoice(s)

此栏填写发票号和发票日期。所填写的发票号码、日期应与货物在进口方海关清关使用的发票一致。发票日期不能迟于第 4 栏离港日期和第 15、16 栏证书申请、签证日期。

如使用第三方发票，此栏必须填写第三方发票号码和日期。

（一份 RCEP 证书可以关联同一批次货物两份以上发票。）

14. 备注

Remarks

本栏按顺序打印第三方 / 非缔约方信息、原始原产地证明信息（背对背证书）、重发证信息、证书备注，换行展示。

15. 出口商声明

Declaration by the exporter or producer

此栏填写申报地点、日期，申报地点应与签证地点一致，申请人授权专人在此栏签字。进口国应为最终进口国且与卸货港的国别一致，进口国必须是 RCEP 成员方。申报日期应为实际申请日期。

16. 签证机构证明

Certification

此栏由签证机构填写。

17. 其他标注

other dimensions

背对背原产地证书：勾选"Back-to-back Certificate of Origin"

使用第三方发票：勾选"Third-party invoicing"；

补发证书：勾选"ISSUED RETROACTIVELY"。

附录 进出境货物涉检常用目录、名录及代码

本附录中所列章注、子目注释、品目，请参照 2024 中国海关报关手册中所对应的章注、子目注释及品目注释的内容。

本附录中所引用标准如有修订，请参照使用最新标准。

附1 2024 年主要进出口法定
检验检疫商品目录及通关参数表

说明：

一、本表以国务院税则委员会办公室 2024 年调整的税则税目，2024 年版《中国海关报关实用手册》，以及海关总署相关公告为依据编写。

二、本表中海关监管条件代码与 2024 年版《中国海关报关实用手册》中"海关监管条件代码表"相一致，具体含义如下：

监管证件代码表

监管证件代码	监管证件名称	监管证件代码	监管证件名称
1	进口许可证	R	进口兽药通关单
2	两用物项和技术进口许可证	S	农药进出口登记管理放行通知单
3	两用物项和技术出口许可证	U	合法捕捞产品通关证明
4	出口许可证	V	人类遗传资源材料出口、出境证明
6	旧机电产品禁止进口	X	有毒化学品环境管理放行通知单
7	自动进口许可证	Y	原产地证明
8	禁止出口商品	Z	赴境外加工光盘进口备案证明
9	禁止进口商品	b	进口广播电影电视节目带（片）提取单
A	检验检疫	d	援外项目任务通知函
B	电子底账	e	关税配额外优惠税率进口棉花配额证
D	毛坯钻石进出境检验	f	音像制品（成品）进口批准单
E	濒危物种允许出口证明书	g	技术出口合同登记证
F	濒危物种允许进口证明书	i	技术出口许可证
G	两用物项和技术出口许可证（定向）	k	民用爆炸物品进出口审批单
H	港澳 OPA 纺织品证明	m	银行调运人民币现钞进出境证明

监管证件代码	监管证件名称	监管证件代码	监管证件名称
I	麻醉药品精神药物进出口准许证	n	音像制品（版权引进）批准单
J	黄金及黄金制品进出口准许证	q	国别关税配额证明
K	深加工结转申请表	v	自动进口许可证（加工贸易）
L	药品进出口准许证	x	出口许可证（加工贸易）
O	自动进口许可证（新旧机电产品）	y	出口许可证（边境小额贸易）
Q	进口药品通关单	z	古生物化石出境批件

三、本表中"检验检疫类别"代码与《海关实施检验检疫的进出境商品目录》中"检验检疫类别代码表"相一致，具体含义如下：

检验检疫类别代码表

证件代码	证件名称	证件代码	证件名称
L	民用商品入境验证	R	进口食品卫生监督检验
M	进口商品检验	S	出口食品卫生监督检验
N	出口商品检验	V	进境卫生检疫
P	进境动植物、动植物产品检疫	W	出境卫生检疫
Q	出境动植物、动植物产品检疫		

四、根据涉检业务实践编排了进境涉检特殊单证代码表及含义说明，并整理了进口报关涉检特殊单证办理流程，供参考：

进口报关涉检特殊单证代码表及含义说明表

单证代码	单证名称	说明
I-1	进口－审批证明类	
I-1-01	《进境动植物检疫许可证》	海关总署签发的允许动植物、动植物产品进境（过境）的许可文件
I-1-01*	《进境动植物检疫许可证》（限鲜、活及原产于日本的水产品、养殖的三文鱼等水产品提供）	海关总署签发的允许动植物、动植物产品进境（过境）的许可文件
I-1-01-01	《进境动植物检疫许可证》（特许审批）	海关总署签发的特许列入《中华人民共和国进境植物检疫禁止进境物名录》等的动植物、动植物产品进境（过境）的许可文件
I-1-02	《隔离场使用证》	直属海关签发的允许进境动物使用指定隔离场所进行隔离检疫的许可文件
I-1-03	《引进种子、苗木检疫审批单》（限种用提供）	省级植保植检部门或国家农业部签发的允许农用种子、苗木进境的许可文件
I-1-04	《引进林木种子、苗木和其他繁殖材料检疫审批单》（限种用提供）	省级林业主管部门或国家林业局签发的允许林木种子、苗木和其他繁殖材料进境的许可文件
I-1-05	《农业转基因生物安全证书（进口）》（仅适用于转基因产品进口报检）	农业部向境外贸易商颁发的允许农业转基因生物进口的许可文件
I-1-06	《农业转基因生物标识审查认可批准文件》（仅适用于转基因产品进口报检）	农业部向境外贸易商颁发的证明农业转基因生物进口标识通过审查的许可文件
I-1-07	《进口保健食品批准证书》（注册保健需提供）	卫生部向境外保健食品生产厂商签发的证明该进口保健食品审查合格的许可文件
I-1-08	食品安全许可证明	卫生部向境外食品生产厂商签发的允许首次进口尚无食品安全国家标准的食品进境的许可证明
I-1-09	《进口特殊用途化妆品卫生许可批件》或《进口非特殊用途化妆品备案凭证》	卫生部签发的允许化妆品进口的卫生许可文件
I-1-11	《进出口农药登记证明》或《非农药登记管理证明》	农业部农药检定所签发的允许农药进境的批准文件或进口《中华人民共和国进出口农药登记证明管理名录》中既可作农药也可用作工业原料的化学品的进境许可证明

单证代码	单证名称	说明
I-1-12	《进口饲料和饲料添加剂产品登记证》（复印件）（仅适用于进口饲料及饲料添加剂用途进口报检提供）	农业部向进口饲料、饲料添加剂境外生产厂商或其代理人颁发的允许饲料、饲料添加剂产品进口的许可文件
I-1-13	《入/出境特殊物品卫生检疫审批单》	检验检疫机构核发的允许微生物、人体组织、生物制品等特殊物品出入境的卫生检疫许可文件
I-1-14	《兽用生物制品进口许可证》	农业主管部门核发的允许在注册有效期内的兽用生物制品进口的许可文件
I-1-15	《肥料登记证》	农业主管部门核发的对以提供植物养分为主的有机、无机肥料等产品允许进口的许可文件［经农田长期使用，有国家或行业标准的下列产品免予登记：硫酸铵（锌），尿素，硝酸铵，氰氨化钙，磷酸铵（磷酸一铵、二铵），硝酸磷肥，过磷酸钙，氯化钾，硫酸钾，硝酸钾，氯化铵，碳酸氢铵，钙镁磷肥，磷酸二氢钾，单一微量元素肥，高浓度复合肥等］
I-1-16	《中华人民共和国特种设备制造许可证》	海关总署对境外锅炉、压力容器、电梯等特种设备生产企业核发的许可文件
I-1-17	《进口医疗器械注册证书》	国家食品药品监督机构对进口医疗器械的安全性、有效性进行系统评价，同意其在中华人民共和国境内销售、使用许可文件
I-2	进口－监管证明类	
I-2-01	《3C证书》或《3C免办手册》或《3C免办证明》	国家指定的认证机构对列入强制性产品认证目录内的产品核发的认证合格证书（也包括符合规定情形时主管部门签发的免予办理3C认证的证明文件）
I-2-01-1	自我声明评价方式	按照国家认监委规定需要3C认证的商品，企业可以采取自我声明评价的方式来完成。
I-2-01-2	第三方认证方式	按照国家认监委规定需要3C认证的商品，企业可以采取第三方认证的方式来完成。
I-2-04	《进口旧机电产品装运前预检验备案书》或《进口旧机电产品免装运前预检验证明书》	直属检验检疫机构对国家允许进口的旧机电产品收货人或其代理人签发的进口备案证明。（进口货物属于出口退货、暂时出口复进口、出口维修复进口、国内结转四种特殊贸易方式的，经核准无须办理备案手续）
I-2-05	《装运前检验证书》	海关总署授权装运前检验机构签发的证明入境可用作原料的废物、部分旧机电产品等符合进口技术规范及合同约定要求的证书文件
I-2-06	《动植物及动植物产品检验/确认证明书》（仅适用于经香港、澳门中转的动植物及动植物产品进口报检）	香港、澳门中检机构对经香港、澳门中转符合中转预检要求的进口动植物、动植物产品（肉类、水果、皮毛、食用水生动物等）签发的证明文件
I-2-07	《进出口食品（化妆品）标签审核证书》或预包装食品（化妆品）标签样张和翻译件（仅适用于预包装食品、化妆品进口报检）	检验检疫机构签发的对预包装食品（化妆品）标签审核合格并予以备案的证明文件
I-2-08	《进出口特殊食品预审证明》	检验检疫机构对进出口特殊食品的生产经营单位签发的证明其安全性通过评估的备案文件
I-2-09	《乳制品进口检测报告》	海关总署授权检测机构签发的证明入境乳制品食品安全国家标准中列明项目合格的证书文件
I-2-10	《非许可备案化妆品安全性评估报告》	符合国家规定资质条件的检验机构对国家没有实施卫生许可或者备案的化妆品成品（主要为香皂、洗手液、牙膏等）出具的安全性评估资料
I-2-11	《产品检测报告》	符合国家规定资质条件的检验机构对国家设有强制性技术规范要求的产品出具的检测报告
I-2-12	《进口锅炉压力容器监督检验证书》	海关总署授权有资质的检验机构对进口锅炉压力容器出具的安全性能监督检验合格证明
I-3	证书证单类	
I-3-01	《境外官方检验检疫证书》（包括《兽医检验证书》、《卫生检验证书》、《植物检疫证书》、《品质证书》等）	境外检验检疫机构出具的证明进口货物检验检疫结果的书面文件
I-3-01-1	《动物检疫证书》（包括《健康证书》《兽医证书》）	境外检验检疫机构出具的证明进口动物检验检疫结果的书面文件
I-3-01-2	《植物检疫证书》	境外检验检疫机构出具的证明进口植物、植物产品检验检疫结果的书面文件
I-3-01-3	《卫生证书》（包括《兽医卫生证书》）	境外检验检疫机构出具的证明产品（动物产品、食品、食品添加剂）检验检疫结果的书面文件

单证代码	单证名称	说明
I-3-01-4	《品质检验证书》（含《数/重量检验证书》）	境外检验检疫机构（或第三方机构）出具的证明产品品质、数重量检验结果的书面文件
I-3-02	《原产地证书》	由境外公证机构或政府出具的证明货物原产地证明文件
I-4	**注册备案类**	
I-4-01	《进口食品境外生产企业注册编号/进口食品出口商（代理商）备案证明编号》	国家认证认可监督管理局对境外食品生产厂商、出口商或代理商颁发的注册、备案证明编号
I-4-04	《进口棉花境外供货企业登记证书》	海关总署对棉花境外供货商颁发的注册证明
I-4-05	《食品添加剂进口经营企业经营许可证》/《食品生产企业食品生产许可证明》	经营企业加盖企业公章的工商营业执照或经营许可证复印件/食品生产企业加盖企业公章的食品生产许可证复印件
I-4-06	《进口兽药注册证书》或《兽药注册证书》	农业主管部门对兽用生物制品生产厂商核发的允许兽用生物制品在中华人民共和国境内销售的许可文件
I-4-08	《进境动/植物产品国外生产、加工、存放单位注册登记证书》	国外官方主管机构向海关总署递交企业注册登记名单，海关总署受理申请后，应当根据法定条件和程序进行全面审查，必要时可派出专家实地核查。经审查合格，批准注册，并通报输出国家主管部门
I-5	**声明说明类**	
I-5-01	《非氯氟烃物质为制冷介质的证明》	由生产厂商提供的声明空调器压缩机等以非氯氟烃为制冷介质的文件
I-5-02	《建筑材料放射性核素限量符合性说明书》	由生产厂商提供的声明进口石材符合 GB6566-2010《建筑材料放射性核素限量》的说明书
I-5-03	《进口食用植物油产品检测报告（限食用提供）》	国内外第三方检测机构出具的证明该批产品符合我国食品安全国家标准的报告材料
I-5-04	《进口散装食用植物油运输工具前三航次装载货物名单》（仅限进口散装食用植物油提供）	运输工具负责人出具的说明进口散装食用植物油运输工具前三航次装载货物情况的材料
I-5-05	《食品添加剂成分说明》	生产企业出具的食品添加剂完整的成分说明
I-5-06	《非用于人类食品和动物饲料添加剂及原料产品用途证明》	进口企业出具的表明进口货物用途的证明材料
I-5-07	《进口危险化学品经营企业符合性声明》及相关材料（需添加抑制剂或稳定剂的名称、数量等情况说明；包装产品的中文危险公示标签；中文安全数据单的样本等）	进口危险化学品经营企业出具的声明进口货物使用的包装、危险公示标签和安全数据单符合中华人民共和国法律、行政法规、规章的规定以及国家标准、行业标准要求的材料
I-5-08	《旧机电产品进口声明》	进口未列入《进口旧机电产品检验监管措施清单》的旧机电产品时，收用货单位向报检口岸检验检疫机构出具的对货物使用过程中的质量安全问题承担责任的声明。
I-5-09	《旧机电产品进口特别声明（1）》	进口列入《进口旧机电产品检验监管措施清单》管理措施表1第1项、第2项内，但经国家特别许可的旧机电产品进口时，收用货单位向报检口岸检验检疫机构出具的对货物使用过程中的质量安全问题承担责任的声明。
I-5-10	《旧机电产品进口特别声明（2）》	进口列入《进口旧机电产品检验监管措施清单》管理措施表1第3项、第4项内，但制冷介质为非氟氯烃物质（CFCs）的旧机电产品时，收用货单位向报检口岸检验检疫机构出具的对货物使用过程中的质量安全问题承担责任的声明。
I-5-11	《重点旧机电产品进口许可证》	根据商务部《重点旧机电管理办法》办理。
I-5-12	《进口食品接触产品符合性声明》	进口商或者进口代理商提供符合性说明
I-5-13	《进口食品接触产品备案书》	各直属海关负责辖区内进口食品接触产品的备案工作

五、部分收入《法检目录》的禁止进出境商品未列入本表。

六、本表仅供参考，具体以海关要求为准。

上述进境报检特殊单证办理流程介绍如下。

1-1-01

《进境动植物检验许可证》

一、受理机构

各直属海关及其分支机构。

二、决定机构

海关总署，或经总署授权的各直属海关

三、数量限制

有数量限制。

出处：《进境动植物检疫审批管理办法》（2016年质检总局第170号）第九条：同一申请单位对同一品种、同一输出国家或者地区、同一加工、使用单位一次只能办理1份《检疫许可证》。

四、申请条件

（一）申请人条件

申请办理检疫审批手续的单位（以下简称申请单位）应当是具有独立法人资格并直接对外签订贸易合同或者协议的单位。

过境动物和过境转基因产品的申请单位应当是具有独立法人资格并直接对外签订贸易合同或者协议的单位或者其代理人。

（二）许可条件

1.输出和途经国家或者地区无相关的动植物疫情；

2.符合中国有关动植物检疫法律法规和部门规章的规定；

3.符合中国与输出国家或者地区签订的双边检疫协定（包括检疫协议、议定书、备忘录等）。

4.进境动物遗传物质、非食用动物产品、水果、烟草、粮食、饲料及饲料添加剂，输出国家（地区）和生产企业应在海关总署公布的相关检验检疫准入名单内。

5.申请单位在签订贸易合同或者协议签订前提出申请并获得许可证。

6.符合海关总署对许可证申请及核销使用的规定。

五、禁止性要求

对于已受理的行政许可申请，经审查，认为申请人不具备法律法规规定条件或者不符合法律法规要求的，不予许可。

六、申请材料

（一）申请材料清单

1、发证

序号	提交材料名称	原件／复印件	份数	纸质／电子	要求
1	企业营业执照	复印件	1	纸质	加盖企业公章。开通电子密钥使用，只需提供一次。
2	对外贸易经营者备案登记表	复印件	1	纸质	加盖企业公章。开通电子密钥使用，只需提供一次。
3	进境动物指定隔离场使用证	原件	1	电子	进口活动物（除食用水生动物），需要扫描上传至审批系统。
4	生产加工存放单位考核报告	原件	1	电子	进口的动植物产品需要调离至指定单位进行生产加工存放的，需扫描上传至审批系统。（Ⅰ级风险的饲料和饲料添加剂；大豆、小麦、玉米、油菜籽、大麦、木薯（干）、饲用高粱等粮食、烟草、栽培介质、Ⅰ级风险非食用动物产品）

序号	提交材料名称	原件／复印件	份数	纸质／电子	要求
5	申请单位与定点企业签订生产、加工、存放的合同	原件	1	电子	申请单位与生产加工存放单位不一致的，需扫描上传至审批系统。
6	书面申请（说明其数量、用途、引进方式、进境后的隔离防疫措施、科学研究的立项报告及相关主管部门的批准立项证明文件）、使用地直属海关出具的考核报告。	原件	1	电子	因科学研究等特殊需要，引进进出境动植物检疫法第五条第一款所列禁止进境物的，需扫描上传至审批系统。
7	上一次《检疫许可证》（含核销表）	原件	1	电子	
8	说明过境路线的材料、输出国家或者地区官方检疫部门出具的动物卫生证书（复印件）和输入国家或地区准许动物进境的证明文件	原件	1	电子	办理动物过境时，需扫描上传至审批系统。
9	栽培介质的来源、成分、生产工艺流程等	原件	1	电子	首次进口植物栽培介质时，需扫描上传至审批系统。
10	农业部饲料进口登记证	复印件	1	电子	申请进口除饲料原料、宠物饲用（肉干、狗咬胶、零食、饼干、罐头）外的动植物源性饲料及饲料添加剂，需扫描上传至审批系统
11	进境动物遗传物质使用单位备案表（申请单位与使用单位不一致，还须提供代理进口合同或协议）	原件	1	电子	进口动物遗传物质，需扫描上传至审批系统。
12	退运原因说明、退运协议、出口时所有单证	复印件	1	电子	退运货物，需扫描上传至审批系统。
13	指定冷库证明文件、申请单位与存放单位不一致的，还须提交与备案冷库签订的仓储协议	复印件	1	电子	水果，需扫描上传至审批系统。

（二）申请材料提交

首次申请开通电子密钥，需到各直属海关办理窗口提交申请材料。后续申请时，申请人采取网络申请方式提交。

七、申请接收

（一）接收方式

进境动植物检疫审批系统（信息化系统）

（二）办公时间：可在各直属海关网站查询办公时间。

八、办理基本流程

1.申请单位提出申请。

2.直属局材料审核，材料齐全并符合要求的，予以受理。

3.直属局通过审批系统向总局动植司提交申请信息；

4.总局动植司根据企业申请材料及申请条件等，做出准予许可或不准予许可的决定。

九、办理方式

网上办理

十、审批时限

自受理申请之日起15个工作日内做出准予许可或不予许可的决定（不包括专家评审时间）。

十一、收费依据及标准

本许可项目不收费。

十二、审批结果

通过检疫审批系统签发电子版进境动植物检疫许可核销单或者《进境动植物检疫许可证申请未获批准通

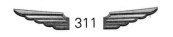

知单》。确有需要的，可到直属局打印纸质版《进境动植物检疫许可证》。

十三、结果送达

作出行政决定后，通过进境动植物检疫审批系统自动送达。

中华人民共和国进境动植物检疫许可证

许可证编号：

申请单位	名称：			法人代码：	
	地址：			邮政编码：	
	联系人：		电话：	传真：	

	名称	品种	数量／重量	产地	境外生产、加工、存放单位
进境检疫物					

输出国家或地区：		进境日期：		出境日期：	
进境口岸：			结关地：		
目的地：		用途：		出境口岸：	

运输路线及方式：

进境后的生产、加工、使用、存放单位：

进境后的隔离检疫场所：

检疫要求

签字：
签发日期：

有效期限：2015年05月14日 至 2016年05月14日

备注：

A0617061　第一联：申请单位存（凭此联向出入境检验检疫局报检）

I-1-02
《隔离场使用证》

一、受理机构

海关总署（国家级隔离场）

各直属海关（非国家级隔离场）

二、需准备的材料

（一）向海关总署提交如下材料：

1.填制真实准确的《中华人民共和国进境动物隔离检疫场使用申请表》；

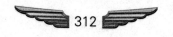

2.使用人（法人或者自然人）身份证明材料复印件；

3.对外贸易经营权证明材料复印件；

4.进境动物从入境口岸进入隔离场的运输安排计划和运输路线；

5.海关总署要求的其他材料。

（二）在办理《中华人民共和国进境动植物检疫许可证》前，向所在地直属海关提交如下材料：

1.填制真实准确的《中华人民共和国进境动物隔离检疫场使用申请表》；

2.使用人（法人或者自然人）身份证明材料复印件；

3.对外贸易经营权证明材料复印件；

4.隔离场整体平面图及显示隔离场主要设施和环境的照片；

5.隔离场动物防疫、饲养管理等制度；

6.由县级或者县级以上兽医行政主管部门出具的隔离场所在地未发生《中华人民共和国进境动物一、二类传染病、寄生虫病名录》、《中华人民共和国一、二、三类动物疫病病种名录》中规定的与隔离检疫动物相关的一类动物传染病证明；

7.进境动物从入境口岸进入隔离场的运输安排计划和运输路线；

8.当隔离场的使用人与所有人不一致时，使用人还须提供与所有人签订的隔离场使用协议；

9.检验检疫机构要求的其他材料。

三、审核

1.海关总署、直属海关对隔离场使用申请进行审核。

2.隔离场使用人申请材料不齐全或者不符合法定形式的，应当当场或者在5个工作日内一次告知使用人需要补正的全部内容，逾期不告知的，自收到申请材料之日起即为受理。

3.申请使用指定隔离场用于隔离种用大中动物的，由直属海关审核提出审核意见报海关总署批准；用于种用大中动物之外的其他动物隔离检疫的，由直属海关审核、批准。

四、审批

1.海关总署、直属海关应当自受理申请之日起20个工作日内做出书面审批意见（现场考核评审时间不计入20个工作日内）。经审核合格的，直属海关受理的，由直属海关签发《隔离场使用证》。海关总署受理的，由海关总署在签发的《中华人民共和国进境动植物检疫许可证》中列明批准内容。20个工作日内不能做出决定的，经本机构负责人批准，可以延长10个工作日，并应当将延长期限的理由告知使用人。其他法律、法规另有规定的，依照其规定执行。

不予批准的，应当书面说明理由，告知申请人享有依法申请行政复议或者提起行政诉讼的权利。

2.《隔离场使用证》有效期为6个月。凭有效《隔离场使用证》向隔离场所在地直属海关申请办理《中华人民共和国进境动植物检疫许可证》。同一隔离场再次申请使用的，应当重新办理审批手续。两次使用的间隔期间不得少于30天。

五、重新申办条件

已经获得《隔离场使用证》，发生下列情形之一时，隔离场使用人应当重新申请办理：

（一）《隔离场使用证》超过有效期的；

（二）《隔离场使用证》内容发生变更的；

（三）隔离场设施和环境卫生条件发生改变的。

六、发生下列情况之一时，由发证机关撤回

已经获得《隔离场使用证》，发生下列情况之一时，由发证机关撤回：

（一）隔离场原有设施和环境卫生条件发生改变，不符合隔离动物检疫条件和要求的；

（二）隔离场所在地发生一类动物传染病、寄生虫病或者其他突发事件的。

进出境动物指定隔离检疫场使用证

申请单位	名称：		法人代码：	
	地址：		邮政编码：	
	联系人：	电话：	传真：	
隔离检疫场	名称：		法人代码：	
	地址：		邮政编码：	
	联系人：	电话：	传真：	
动物	品种：	数量：	产地：	用途：
	进境口岸：		目的地：	
	进境运输路线：			

签发：

年　月　日

备注：有效期自　年　月　日至　年　月　日

I-1-03

《引进种子、苗木检疫审批单》（限种用提供）

一、受理机构

1.国务院和中央在京单位引种向农业部全国农业技术推广服务中心提出申请；

2.各省、自治区、直辖市的有关单位和中央京外单位，向种植地所在的省、自治区、直辖市农业厅（局）植物检疫（植保）站提出申请。

二、申请注意事项及需要的材料

1.申请时限：引种单位或个人应当在对外签订贸易合同或协议30日前，申请办理国外引种检疫审批手续；

2.需准备的材料：

（1）写好《引进种子、苗木检疫审批申请书》，并附有引进种苗的申请理由；

（2）制订并安排好引进种苗隔离试种或集中种植计划；

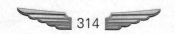

（3）上一年或上一次引进同种种苗的疫情监测报告；

（4）具有种子行政管理部门出具的《进出口农作物种子（苗）审批表》批件。

三、审批程序

1.审批时限

检疫审批单位自收到《引进种子、苗木检疫审批申请书》之日起，15天内予以审批或答复。

2.审批单证的发放和废止

（1）经植物检疫机构审批同意后，发给《引进种子、苗木检疫审批单》。有效期一般为6个月，特殊情况可延长。

（2）《引进种子、苗木检疫审批单》已逾有效期或需要改变引进种苗的品种、数量、输出国家或地区的，须重新办理检疫审批手续。

3.办理检疫审批时，引种单位应按规定缴纳检疫审批和疫情监测费。

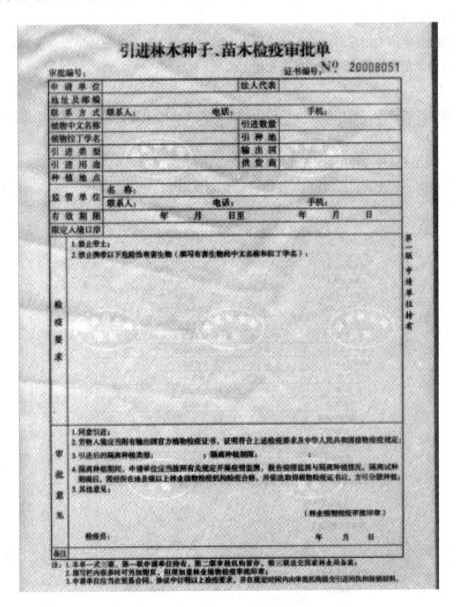

I-1-04

《引进林木种子、苗木和其他繁殖材料检疫审批单》（限种用提供）

一、受理机构

省森防站

需准备的材料

填写《引进林木种子、苗木和其他繁殖材料检疫审批申请表》，申请表的内容：单位名称（盖章）、地址、邮编、法人代表、联系人及其电话、引进植物中名和学名、品种名称、引进数量、原产地（输出国家和地区）、计划种植地点、引种用途。

三、办理程序

1.申请人在对外签订贸易合同、协议前30天，向省森防站提出申请并填写《引进林木种子、苗木和其他繁殖材料检疫审批申请表》。

2.省森防站在接到申请表的15日内进行场地审核并做出审批意见。需报送国家林业局审批的，审批时间延至30日。对不符合规定的，省森防站向申请人说明情况。

四、注意事项

1.省森防站对引进的林木"种用种子、种苗"的审批有一定的限量，超过限量的引进须报送国家林业局审批。

2.同一单位每年引进每种"种用种子、种苗"不能超过两次。

3.审批单的有效期一般为3个月，特别需要时可延至6个月。

引进林木种子、苗木及其它繁殖材料检疫审批申请表

省（区、市）：　　　　　　　　　申请日期：　年　月　日　　编号：

引种单位名称			引种单位法人代表	
引种单位地址			引种单位邮政编码	
引种单位联系人			引种单位联系人电话	
代理单位名称			代理单位法人代表	
代理单位地址			代理单位邮政编码	
代理单位联系人			代理单位联系人电话	
植物中文名		科名	引进材料类型	
植物拉丁名			引进数量	
原产地			输出国	
供货商			引种用途	
种植地点			是否认证	
建议审批期限	自　年　月　日至　年　月　日			
入境口岸				
风险评估情况				
监管单位				
监管单位联系电话（传真、电子邮件）				
原产地有害生物发生情况				
种植地省级森检机构审核意见	经办人（签字）　　　　　　　　　　（单位盖章） 负责人（签字） 　　　　　　　　　　　　　　年　月　日			
备注				

注：同一批次且原产地、供货商一致者，可将其他品种列附件上报审批，但附件需加盖申请单位章。

I-1-05

《农业转基因生物安全证书（进口）》（仅适用于转基因产品进口报检）

一、受理机构

农业部行政审批综合办公室

二、需准备的材料

1.《农业转基因生物安全评价申报书》；

2.农业转基因生物安全等级及确定安全等级的依据；

3.输出国（地区）的投放市场证明；

4.输出国（地区）的安全性资料；

5.农业部委托的农业转基因生物技术检测机构出具的检测报告

三、办理程序

1.材料受理。农业部行政审批综合办公室受理申报单位报送的《农业转基因生物安全评价申报书》及其相关材料，并进行初审。

2.项目审查。农业部农业转基因生物安全管理办公室根据国家有关规定对申报材料进行审查。

3.发放材料入境审批书。农业部农业转基因生物安全管理办公室根据审查意见，对于符合条件的项目按照农业转基因生物材料入境审批书办理程序发放《农业转基因生物材料入境审批书》，境外研发商进口农业转基因生物材料。

4.专业检测。农业部委托的农业转基因生物技术检测机构进行环境和食用安全检测，并出具检测报告。

5.专家评审。农业部农业转基因生物安全管理办公室组织国家农业转基因生物安全委员会对申请材料和检测报告进行评审。

6.办理批件。农业部农业转基因生物安全管理办公室根据评审结果提出审批方案，报经部长审批后办理批件。

承诺时限：270日；收费标准：5000元/个。

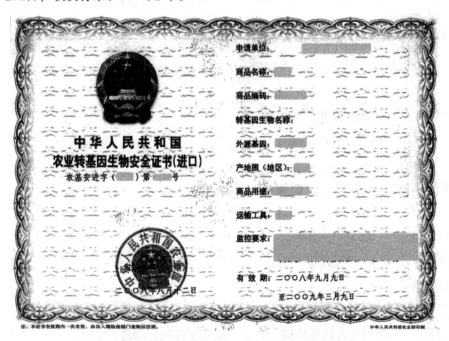

I-1-06

《农业转基因生物标识审查认可批准文件》（仅适用于转基因产品进口报检）

一、受理机构

农业部行政审批综合办公室

二、审批内容

1.转基因生物的特性。

2.标识内容。

3.标注部位。

4.转基因生物入境信息。

三、申办条件及准备材料

1.申请人应为境内公司；

2.需报送以下材料：

①《农业转基因生物标识审查认可申请表》；

②标签式样或其他说明文件；

③标识说明（如标识大小、尺寸比例、颜色、在产品包装上的部位、牢固度、附着力等）

④运输过程中标识使用说明；

⑤农业部颁发的境外贸易商《农业转基因生物安全证书》[进口]和相关批准文件（均为复印件）；

⑥其他相关批准文件（如品种审定证书、农药登记证、肥料登记证、新兽药证书及其生产许可证书和经营证书，均为复印件）；

⑦申请人应当在报检后30日内，向农业部报送《农业转基因生物进境信息反馈表》，并于有效期后30日内将未使用的进口标识退回农业部。

四、办理程序

1.材料受理。农业部行政审批综合办公室受理申报单位报送的《农业转基因生物标识审查认可申请表》及其相关材料，并进行初审。

2.项目审查。农业部农业转基因生物安全管理办公室根据国家有关规定对申报材料进行审查。

3.办理批件。农业部农业转基因生物安全管理办公室根据审查意见提出审批方案，报经部长审批后办理批件。

承诺时限：20个工作日，收费标准：不收费。

I-1-07

《进口保健食品批准证书》（注册保健品需提供）

一、受理机构

国家食品药品监督管理局行政受理服务中心

二、需准备的材料

1.进口保健食品注册申请表；

2.申请人身份证、营业执照或者其他机构合法登记证明文件的复印件；

3.提供申请注册的保健食品的通用名称与已经批准注册的药品名称不重名的检索材料（从国家食品药品监督管理局政府网站数据库中检索）；

4.申请人对他人已取得的专利不构成侵权的保证书；

5.提供商标注册证明文件（未注册商标的不需提供）；

6.产品研发报告（包括研发思路、功能筛选过程，预期效果等）；

7.产品配方（原料和辅料）及配方依据；

8.功效成分/标志性成分、含量及功效成分/标志性成分的检验方法；

9.生产工艺简图及其详细说明和相关的研究资料；

10.产品质量标准及其编制说明（包括原料、辅料的质量标准）；

11.直接接触产品的包装材料的种类、名称、质量标准及选择依据；

12.检验机构出具的试验报告及其相关资料；

13.产品标签、说明书样稿；

14.产品技术要求及产品技术要求上传成功确认单；

15.其他有助于产品评审的资料；

16.两个未启封的最小销售包装的样品；

17.功能不在国家食品药品监督管理局公布的功能项目范围内的，还需按照相关要求提供资料；

18.生产国（地区）有关机构出具的该产品生产企业符合当地相应生产质量管理规范的证明文件；

19.由境外厂商常驻中国代表机构办理注册事务的，应当提供《外国企业常驻中国代表机构登记证》复印件；境外生产厂商委托境内的代理机构负责办理注册事项的，需提供经过公证的委托书原件以及受委托的代理机构营业执照复印件；

20.产品在生产国（地区）生产销售一年以上的证明文件，该证明文件应当经生产国（地区）的公证机关公证和驻所在国中国使领馆确认；

21.生产国（地区）或国际组织的与产品相关的有关标准；

22.产品在生产国（地区）上市使用的包装、标签、说明书实样，实样应排列于标签、说明书样稿项下；

23.连续三个批号的样品，其数量为检验所需量三倍。

三、申报资料的要求

（一）申报资料的一般要求

1.申报资料首页为申报资料项目目录，目录中申报资料项目按《保健食品注册申请表》中"所附资料"顺序排列。每项资料加封页，封页上注明产品名称、申请人名称，右上角注明该项资料名称。各项资料之间应当使用明显的区分标志，并标明各项资料名称或该项资料所在目录中的序号。整套资料用打孔夹装订成册。

2.申报资料使用A4规格纸张打印（中文不得小于宋体小4号字，英文不得小于12号字），内容应完整、清楚，不得涂改。

3.新产品注册申请应提交申报资料原件1份、复印件8份。复印件应当与原件完全一致，应当由原件复制并保持完整、清晰。

4.除《进口保健食品注册申请表》及检验机构出具的检验报告外，申报资料应逐页加盖申请人印章或骑缝章（多个申请人联合申报的，应加盖所有申请人印章），印章应加盖在文字处。加盖的印章应符合国家有关用章规定，并具法律效力。进口保健食品申请人若无印章，可以法定代表人签字或者盖签名章代替。

5.多个申请人联合申报的，应提交联合申报负责人推荐书。

6.申报资料中同一内容（如产品名称、申请人名称、申请人地址等）的填写应前后一致。电子版与文字版的同一内容（产品名称、申请人名称、申请人地址、产品配方、试制单位名称、试制单位地址、试验单位名称、产品受理编号）应当一致。

7.产品配方、生产工艺、质量标准、标签与说明书及有关证明文件中的外文，均应译为规范的中文；外文参考文献中的摘要、关键词及与产品保健功能、安全有关部分的内容应译为规范的中文（外国人名、地址除外）。

8.非首次申请的申报资料应提供撤审通知书或不予批准通知书复印件（加盖申请人公章），还应提供再次申报的理由，附于申报资料的首页。

（二）申报资料的具体要求

1.进口保健食品注册申请表。

（1）进口保健食品注册申请表可从国家食品药品监督管理局网站（www.sfda.gov.cn）或国家食品药品监督管理局保健食品审评中心网站（www.bjsp.gov.cn）下载。

（2）填写前应认真阅读填表须知，按要求填写。

（3）申请表内容须打印填写，项目填写应完整、规范，不得涂改。

（4）申报的保健功能应与国家食品药品监督管理局公布的保健食品功能名称一致。申报的新功能除外。

（5）进口保健食品申请人为产品所有权的拥有者，生产企业为产品的实际生产者（申报产品由申请人自行生产的，生产企业即为申请人；申报产品由申请人委托境外其他企业生产的，生产企业即为被委托企业）。

（6）产品名称应包括品牌名、通用名和属性名。

2.申请人身份证、营业执照或者其他机构合法登记证明文件的复印件。提供的复印件应清晰、完整，加盖印章。

3.申请注册的保健食品的通用名称与已经批准注册的药品名称不重名的检索材料。

（1）不重名检索说明。

（2）提供从国家食品药品监督管理局政府网站数据库中检索申请注册的保健食品的通用名称与已经批准注册的药品名称不重名的网页打印。

4.申请人对他人已取得的专利不构成侵权的保证书。

申请人提供的保证书应当包括有关该保健食品的专利查询情况，以证明该申请不涉及侵犯他人已有的专利权，并保证不侵犯他人专利权，承诺对可能的侵权后果承担全部责任。

5.商标注册证明文件（未注册商标的不需提供）。

商标注册证明文件，是指国家商标注册管理部门批准的商标注册证书复印件，未注册的不需提供。商标使用范围应包括保健食品，商标注册人与申请人不一致的，应提供商标注册人变更文件或申请人可以合法使用该商标的证明文件。提供的复印件应清晰、完整，加盖印章。

6.产品研发报告（包括研发思路，功能筛选过程，预期效果等）。包括研发思路、功能筛选过程、预期效果三方面内容，各项内容应分别列出，缺一不可。

7.产品配方（原料和辅料）及配方依据。

（1）产品配方（原料和辅料）。

（2）配方依据。

（3）按规定配方表示格式列出原辅料名称及其用量。

（4）产品配方（原料和辅料）、配方依据应分别列出，内容应完整。

8.功效成分/标志性成分、含量及功效成分/标志性成分的检验方法。

功效成分/标志性成分、含量及功效成分/标志性成分的检验方法三方面内容应分别列出，不可缺项。

9.生产工艺简图及其详细说明和相关的研究资料。

（1）生产工艺简图及其详细说明和相关的研究资料三方面资料应分别列出，不可缺项，内容应一致。

（2）生产工艺简图应包含所有的生产工艺路线、环节，注明所有的工艺过程和相关技术参数。

（3）生产工艺说明应当细描述生产工艺，包括产品生产过程的所有环节以及各环节的工艺技术参数；注明相应环节所用设备及型号；以提取物为原料的，提供该提取物的生产工艺。

（4）相关的研究资料。

（5）3批样品检验报告。

（6）应用大孔吸附树脂分离纯化工艺生产的保健食品应符合《应用大孔吸附树脂分离纯化工艺生产的保健食品申报与审评规定（试行）》。

10.产品质量标准及其编制说明（包括原料、辅料的质量标准）。

（1）企业标准中涉及申请人名称，应与申请表中申请人名称一致。

（2）企业标准中附录按规定逐项列出，内容应完整、齐全。

11.直接接触产品的包装材料的种类、名称、质量标准及选择依据。

（1）提供包装材料的名称（种类）、质量标准。

（2）提供包装材料的来源证明材料。

（3）提供包装材料的选择依据。

12.检验机构出具的试验报告及其相关资料。

（1）出具检验报告的检验机构应为国家食品药品监督管理局确定的保健食品检验机构。检验报告有效期为自检验机构签发之日起的5年内，超过有效期的检验报告不予受理。

（2）试验报告按下列顺序排列：

①检验申请表（附在相应的试验报告之前）。

②检验单位的检验受理通知书（附在相应的试验报告之前）。

③安全性毒理学试验报告。

④功能学试验报告（包括动物的功能试验报告和/或人体试食试验报告）。

⑤兴奋剂、违禁药物检验报告（申报缓解体力疲劳、减肥、改善生长发育功能的注册申请）。

⑥功效成分或标志性成分试验报告。

⑦稳定性试验报告。

⑧卫生学试验报告。

⑨其他检验报告（如原料品种鉴定报告、菌种毒力试验报告等）。

（3）检验报告应符合下列要求：

①检验报告格式应规范，不得涂改。

②检验机构法人代表（或其授权人）签名并加盖检验机构公章。

③检验报告除在检验结论处加盖检验机构公章外，一页以上的检验报告必须加盖骑缝章或逐页加盖公章。

（4）检验报告中产品名称、送检单位、样品生产或试制单位名称、样品批号应与检验申请表中相应内容一致。若有变更，申请人和检验机构须提供书面说明。

（5）营养素补充剂保健食品的注册申请，不需提供功能学试验报告；不提供安全性毒理学试验报告的，必须书面说明理由。

（6）申报资料中应当增加伦理委员会出具的允许开展该人体试食试验证明文件的复印件。复印件须加盖检验机构印鉴，附于人体试食试验报告后。

（7）同一申请人申请原料和主要辅料相同、剂型不同产品的注册，申请人应当提供不同剂型选择的科学、合理的依据。如果其中一个剂型的产品注册已经提供所有的检验报告，其他剂型的产品注册时可以免做安全性毒理学和功能学试验，但须提供免做相关试验的说明，以及已做所有试验产品的安全性毒理学和功能学试验报告复印件。

（8）保健食品原料与主要辅料相同，涉及不同口味、不同颜色的产品注册，如果其中一种口味、颜色的产品注册已经提供所有试验报告，其他口味和颜色的产品注册可以免做安全性毒理学和功能学试验，但需提供免做相关试验的说明，以及已做所有试验产品安全性毒理学和功能学试验报告复印件。

13.产品标签、说明书样稿。

（1）产品标签、说明书样稿应按《保健食品注册申报资料项目要求（试行）》提供该项资料。

（2）保健食品的适宜人群、不适宜人群、注意事项应根据申报的保健功能和产品的特性确定，按《保健食品申报与审评补充规定（试行）》提供该项资料。

14.产品技术要求及产品技术要求上传成功确认单。

15.生产国（地区）有关机构出具的该产品生产企业符合当地相应生产质量管理规范的证明文件。

（1）申报产品由申请人委托境外生产企业生产的，证明文件中的生产企业应为被委托生产企业，同时须提供申请人委托生产的委托书。

（2）证明文件中应载明出具文件机构名称、产品名称、生产企业名称和出具文件的日期。

（3）出具该证明文件的机构应是产品生产国主管部门或行业协会。

16.由境外厂商常驻中国代表机构办理注册事务的，应当提供《外国企业常驻中国代表机构登记证》复印件。

境外生产厂商委托境内的代理机构负责办理注册事项的，需提供经过公证的委托书原件及受委托的代理机构营业执照复印件。委托办理注册事务的委托书应符合下列要求：

（1）委托书应载明委托书出具单位名称、受委托单位名称、委托申请注册产品名称、委托事项和委托书出具日期。

（2）出具委托书的委托方应与申请人名称完全一致。

（3）被委托方再次委托其他代理机构办理注册事务时，应提供申请人的认可文件原件及中文译本，译文须经中国境内公证机关公证。

17.产品在生产国（地区）生产销售一年以上的证明文件，该证明文件应当经生产国（地区）的公证机关公证和驻所在国使领馆确认。

产品在生产国（或地区）生产销售一年以上的证明文件，应符合以下要求：

（1）证明文件应载明文件出具机构的名称、申请人名称、生产企业名称、产品名称和出具文件的日

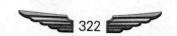

期。

（2）证明文件应当明确标明该产品符合该国家（或地区）法律和相关标准，允许在该国（或地区）生产和销售，如为只准在该国（或地区）生产，不在该国（地区）销售，这类产品注册申请不予受理。

（3）出具证明文件的机构应是生产国政府主管部门或行业协会。

18.生产国（地区）或国际组织的与产品相关的有关标准。

19.产品在生产国（地区）上市使用的包装、标签、说明书实样，应列于标签、说明书样稿项下。

20.其他有助于产品评审的资料。

（1）提供原料生产企业的合法登记文件。

（2）提供原料和辅料的检验报告。

（3）提供原料的购销发票。原料如属赠送的，应提供原料生产企业出具的相关证明，申请人向原料经销单位购买原料的，还需提供经销商与原料生产企业的供货协议复印件。

（4）以提取物为原料的，还应提供提取物的生产工艺及质量标准，并加盖供货商公章。

（5）提供申请人与样品试制单位的委托加工协议。

（6）提供样品试制单位的有效的营业执照、卫生许可证，卫生许可证包含申报产品的剂型。

（7）配方中使用了真菌、益生菌、核酸、濒危野生动植物、辅酶Q10、大豆异黄酮等已有明确规定的物品，除按照《保健食品注册管理办法（试行）》提供有关资料外，还应按照相应规定提供有关资料。

（8）以化学合成品为原料的产品，应提供可食用的依据、食用量及安全性评价资料。

（9）参考文献。

（10）首页应当提供注明该项下各项文件、资料名称和类别的目录，并使用明显的识别标志对各项文件、资料进行区分。

21.连续3个批号的样品，其数量为检验所需量的3倍。

22.两个未启封的最小销售包装的样品。

提供的样品包装应完整、无损，应贴有标签，标签应与申报资料中相应的内容一致。样品包装应利于样品的保存，不易变质、破碎。样品应在保质期内。

23.还应当注意以下事项：

（1）产品注册申请表中，进口产品申请人为产品所有权的拥有者，生产企业为产品的实际生产者（申报产品由申请人自行生产的，生产企业即为申请人；申报产品由申请人委托境外其他企业生产的，生产企业即为被委托企业）。

（2）产品名称、申请人名称、生产企业名称、代理机构名称（中英文）应前后一致。

（3）证明文件、委托书应为原件，应使用生产国（或地区）的官方文字，需由所在国（或地区）公证机关公证和我国驻所在国使（领）馆确认。

（4）证明文件、委托书中载明有效期的，应当在有效期内使用。

（5）证明文件、委托书应有单位印章或法人代表（或其授权人）签字。

四、许可程序

1.受理

申请人向行政受理服务中心提出申请，按照本《须知》第六条所列目录提交申请材料，受理中心工作人员按照"《保健食品注册管理办法》附件一：进口保健食品产品注册申请申报资料项目"对申请材料进行形式审查。申请事项依法不需要取得行政许可的，应当即时告知申请人不受理；申请事项依法不属于本行政机关职权范围的，应当即时做出不予受理的决定，并告知申请人向有关行政机关申请；申请材料存在可以当场更正的错误的，应当允许申请人当场更正；申请材料不齐全或者不符合法定形式的，应当当场或者在5日内一次告知申请人需要补正的全部内容，逾期不告知的，自收到申请材料之日起即为受理；申请事项属于本行政机关职权范围，申请材料齐全、符合法定形式，或者申请人按照本行政机关的要求提交全部补正申请材料的，应当受理行政许可申请。

2.检验与核查

行政受理服务中心受理后，国家食品药品监督管理局在5日内向确定的检验机构发出检验通知书并提供检验用样品。根据需要，国家局可以对该产品的生产现场和试验现场进行核查。

检验机构收到检验通知书和样品在50日内对抽取的样品进行样品检验和复核检验，将检验报告移送国家食品药品监督管理局，同时抄送申请人。特殊情况，检验机构不能在规定的时限内完成检验工作的，应当及时向国家食品药品监督管理局报告并书面说明理由。

3.技术审评和行政审查

国家食品药品监督管理局在受理申请后，应当在80日内对申报资料进行技术审评和行政审查，并做出许可决定。在审查过程中，需要补充资料的，国家食品药品监督管理局应当一次性提出。申请人应当在收到补充资料通知书后的5个月内提交符合要求的补充资料，未按规定时限提交补充资料的予以退回。特殊情况，不能在规定时限内提交补充资料的，必须向国家食品药品监督管理局提出书面申请，并说明理由。国家食品药品监督管理局应当在20日内提出处理意见。申请人补充资料时间不计入许可时限，其审查时限在原审查时限的基础上延长30日。经审查准予注册的，发给《国产保健食品批准证书》。不予注册的，应当书面说明理由。

4.送达

自行政许可决定做出之日起10日内，SFDA行政受理服务中心将行政许可决定送达申请人。

5.复审

申请人对国家食品药品监督管理局做出的不予注册的决定有异议的，可以在收到不予注册通知之日起10日内向国家食品药品监督管理局提出书面复审申请并说明复审理由。

国家食品药品监督管理局收到复审申请后，应当按照原申请事项的审查时限和要求进行复审，并做出复审决定。撤销不予注册决定的，向申请人颁发相应的保健食品批准证明文件；维持原决定的，不再受理再次的复审申请，但申请人可按照有关法律规定，向国家食品药品监督管理局申请行政复议或者向人民法院提起行政诉讼。

6.承诺时限

自受理之日起，85日内作出行政许可决定。

收费：不收费。

五、许可证件有效期与延续

《进口保健食品批准证书》有效期为5年，《进口保健食品批准证书》有效期届满需要延长有效期的，申请人应当在有效期届满3个月前申请再注册。

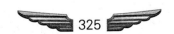

国家食品药品监督管理局
国产保健食品批准证书

批件号：

产品名称	
申请人	
申请人地址	
审批结论	经审核,该产品符合《中华人民共和国食品卫生法》和《保健食品注册管理办法》的规定,现予批准。
批准文号	国食健字 有效期至 20
保健功能	
标志性成分及含量	
适宜人群	
不适宜人群	无
产品规格	保质期
注意事项	
附件	

I-1-09

《进口特殊用途化妆品卫生许可批件》或《进口非特殊用途化妆品备案凭证》

《进口特殊用途化妆品卫生许可批件》

一、受理机构

国家食品药品监督管理局行政受理服务中心

二、首次申请报送材料目录

（一）进口特殊用途化妆品卫生行政许可申请表；

（二）产品配方；

（三）申请育发、健美、美乳类产品的，应提交功效成分及使用依据；

（四）生产工艺简述及简图；

（五）产品质量标准；

（六）经卫生部认定的检验机构出具的检验报告及相关资料，按下列顺序排列：

1.检验申请表；

2.检验受理通知书；

3.产品说明书；

4.卫生学（微生物、理化）检验报告；

5.毒理学安全性检验报告；

6.人体安全试验报告。

（七）产品原包装（含产品标签）。拟专为中国市场设计包装上市的，须同时提供产品设计包装（含产品标签）；

（八）产品在生产国（地区）或原产国（地区）允许生产销售的证明文件；

（九）来自发生"疯牛病"国家或地区的进口化妆品，应按要求提供官方检疫证书；

（十）代理申报的，应提供委托代理证明；

（十一）可能有助于评审的其他资料。

以上资料原件1份，复印件4份。另附未启封的样品1件。

三、多个原产国（地区）生产同一产品可以同时申报，其中一个原产国生产的产品按以上规定提交全部材料外，还须提交以下材料

（一）不同国家的生产企业属于同一企业集团（公司）的证明文件；

（二）企业集团出具的产品质量保证文件；

（三）原产国发生"疯牛病"的，还应提供疯牛病官方检疫证书；

（四）其他原产国生产产品原包装；

（五）其他原产国生产产品的卫生学（微生物、理化）检验报告。

以上资料原件1份，复印件4份。

四、申请延续许可有效期的，应提交以下材料

（一）化妆品卫生行政许可延续申请表；

（二）进口特殊用途化妆品卫生许可批件原件；

（三）产品配方；

（四）质量标准；

（五）市售产品包装（含产品标签）；

（六）市售产品说明书；

（七）代理申报的，应提供委托代理证明；

（八）可能有助于评审的其他资料。

以上资料原件1份，复印件4份。另附未启封的市售产品1件。

五、申请变更许可事项的，应提交以下材料

（一）健康相关产品卫生行政许可变更申请表；

（二）进口特殊用途化妆品卫生许可批件原件；

（三）其他材料：

1.生产企业名称、地址的变更（包括自助变更和被收购合并两种情况）：

（1）进口产品须提供生产国政府主管部门或认可机构出具的相关证明文件。其中，因企业间的收购、合并而提出变更生产企业名称的，也可提供双方签订的收购或合并合同的复印件。证明文件须翻译成中文，中文译文应有中国公证机关的公证；

（2）企业集团内部进行调整的，应提供当地工商行政管理机关出具的变更前后生产企业同属于一个集团的证明文件；子公司为台港澳投资企业或外资投资企业的，可提供《中华人民共和国外商投资企业批准证书》或《中华人民共和国台港澳侨投资企业批准证书》公证后的复印件；

（3）涉及改变生产现场的，应提供变更后生产企业产品的卫生学检验报告。必要时国家食品药品监督管理局对其生产现场进行审查和（或）抽样复验。

2.产品名称的变更：

（1）申请变更产品中文名称的，应在变更申请表中说明理由，并提供变更后的产品设计包装；进口产品外文名称不得变更；

（2）申请变更产品名称SPF值或PA值标识的，须提供SPF或PA值检验报告，并提供变更后的产品设计包装。

3.备注栏中原产国（地区）的变更：

（1）不同国家的生产企业属于同一企业集团（公司）的证明文件；

（2）企业集团出具的产品质量保证文件；

（3）变更后原产国发生"疯牛病"的，应提供疯牛病官方检疫证书；

（4）变更后原产国生产的产品原包装；

（5）变更后原产国实际生产现场生产产品的卫生学（微生物、理化）检验报告。

进口产品，必要时国家食品药品监督管理局对其生产现场进行审查和（或）抽样复验。

以上资料原件1份。

4.申请其他可变更项目变更的，应详细说明理由，并提供相关证明文件。申请补发许可批件的，应提交下列材料：

（一）健康相关产品卫生许可批件补发申请表；

（二）因批件损毁申请补发的，提供健康相关产品卫生许可批件原件；

（三）因批件遗失申请补发的，提供刊载遗失声明的省级以上报刊原件（遗失声明应刊登20日以上）。

以上资料原件1份。

六、首次申请办理工作时限

受理：5工作日；评审：90工作日；批准：20工作日。

《进口非特殊用途化妆品备案凭证》

一、受理机构

国家食品药品监督管理局行政受理服务中心

二、首次申请报送材料目录

（一）进口非特殊用途化妆品备案申请表；

（二）产品配方；

（三）产品质量标准；

（四）经卫生部认定的检验机构出具的检验报告及相关资料，按下列顺序排列：

1.检验申请表；

2.检验受理通知书；

3.产品说明书；

4.卫生学（微生物、理化）检验报告；

5.毒理学安全性检验报告。

（五）产品原包装（含产品标签）。拟专为中国市场设计包装上市的，须同时提供产品设计包装（含产品标签）；

（六）产品在生产国（地区）或原产国（地区）允许生产销售的证明文件；

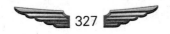

（七）来自发生"疯牛病"国家或地区的进口化妆品，应按要求提供官方检疫证书；

（八）代理申报的，应提供委托代理证明；

（九）可能有助于评审的其他资料。

以上资料原件1份，另附未启封的样品1件。

三、多个原产国（地区）生产同一产品可以同时申报，其中一个原产国生产的产品按以上规定提交全部材料外，还须提交以下材料

（一）不同国家的生产企业属于同一企业集团（公司）的证明文件；

（二）企业集团出具的产品质量保证文件；

（三）原产国发生"疯牛病"的，还应提供疯牛病官方检疫证书；

（四）其他原产国生产产品原包装；

（五）其他原产国生产产品的卫生学（微生物、理化）检验报告。

以上资料原件1份。

四、申请延续许可有效期的，应提交以下材料

（一）化妆品卫生行政许可延续申请表；

（二）进口非特殊用途化妆品备案凭证原件；

（三）产品配方；

（四）质量标准；

（五）市售产品包装（含产品标签）；

（六）市售产品说明书；

（七）代理申报的，应提供委托代理证明；

（八）可能有助于评审的其他资料。

以上资料原件1份，另附未启封的市售产品1件。

五、申请变更许可事项的，应提交以下材料

（一）健康相关产品卫生行政许可变更申请表；

（二）进口非特殊用途化妆品备案凭证原件；

（三）其他材料：

1.生产企业名称、地址的变更（包括自助变更和被收购合并两种情况）：

（1）进口产品须提供生产国政府主管部门或认可机构出具的相关证明文件。其中，因企业间的收购、合并而提出变更生产企业名称的，也可提供双方签订的收购或合并合同的复印件。证明文件需翻译成中文，中文译文应有中国公证机关的公证；

（2）企业集团内部进行调整的，应提供当地工商行政管理机关出具的变更前后生产企业同属于一个集团的证明文件；子公司为台港澳投资企业或外资投资企业的，可提供《中华人民共和国外商投资企业批准证书》或《中华人民共和国台港澳侨投资企业批准证书》公证后的复印件；

（3）涉及改变生产现场的，应提供变更后生产企业产品的卫生学检验报告。必要时国家食品药品监督管理局对其生产现场进行审查和（或）抽样复验。

2.产品名称的变更。

申请变更产品中文名称的，应在变更申请表中说明理由，并提供变更后的产品设计包装；进口产品外文名称不得变更；

3.备注栏中原产国（地区）的变更：

（1）不同国家的生产企业属于同一企业集团（公司）的证明文件；

（2）企业集团出具的产品质量保证文件；

（3）变更后原产国发生"疯牛病"的，应提供疯牛病官方检疫证书；

（4）变更后原产国生产的产品原包装；

（5）变更后原产国实际生产现场生产产品的卫生学（微生物、理化）检验报告。

进口产品，必要时国家食品药品监督管理局对其生产现场进行审查和（或）抽样复验。

4.申请其他可变更项目变更的，应详细说明理由，并提供相关证明文件。

以上资料原件1份。

六、申请补发许可批件的，应提交下列材料

（一）健康相关产品卫生许可批件补发申请表；

（二）因批件损毁申请补发的，提供健康相关产品卫生许可批件原件；

（三）因批件遗失申请补发的，提供刊载遗失声明的省级以上报刊原件（遗失声明应刊登20日以上）。

以上资料原件1份。

七、首次申请办理程序和工作时限

受理：5工作日；批准：20工作日。

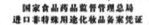

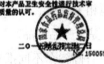

I-1-11

《进出口农药登记证明》或《非农药登记管理证明》

一、受理机构

农业部

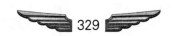

二、注意事项及办理程序

（一）农药进出口通知单有效期三个月。有关进出口单位登陆中国农业信息网（http://www.moa.gov.cn）"在线办事"栏目提交电子申请，并向农业部提交相应的纸质材料。经审核批准后，农业部签发纸质农药进出口通知单，并将相应电子数据发送海关。

（二）农药进出口单位持农业部签发的纸质农药进出口通知单和其他有关单证，向海关办理报关手续。海关根据农业部签发的农药进出口通知单电子数据，验核相应的纸质农药进出口通知单和其他有关单证，接受报关。农药进出口通知单可在证面签发的直属海关关区内使用。

（三）农药进出口通知单实行"一批一证"管理，即进出口一批农药产品，办理一份农药进出口通知单，对应一份海关进出口货物报关单。

（四）农药进出口通知单一式两联，第一联由进出口单位交海关办理通关手续，由海关留存，与报关单一并归档；第二联由农业部留存。

I-1-12
《进口饲料和饲料添加剂产品登记证》

一、受理机构

农业部

二、需提交的材料和样品

（一）进口饲料或饲料添加剂登记申请表（一式两份，中英文填写）。

（二）代理人需提交生产企业委托登记授权书。

（三）提交申请资料（中英文一式两份），包括下列内容：

1.产品名称（通用名称、商品名称）；

2.生产国（地区）批准在本国允许生产、销售的证明和在其他国家的登记资料；

3.产品来源、组成成分和制造方法；

4.质量标准和检验方法；

5.标签式样、使用说明书和商标；

6.适用范围和使用方法或添加量；

7.包装规格、贮存注意事项及保质期；

8.必要时提供安全性评价试验报告和稳定性试验报告；

9.饲喂试验资料及推广应用情况；

10.其他相关资料。

（四）提交产品样品。

1.每个品种需3个不同批号，每个批号3份样品，每份为检验需要量的3~5倍。同时附同批号样品的质检报告单；

2.必要时提供该产品相对应的标准品或对照品。

三、核准时限

1.农业部在受理申请后5日内，将产品样品交指定的饲料质量检验机构进行产品质量复核检验。

2.饲料质量检验机构应当在收到产品样品和相关资料后3个月内完成产品质量复核检验，并将检验结果报送农业部全国饲料工作办公室。申请人应当协助饲料质量检验机构进行复核质量检验。

3.农业部在收到质量复核检验报告后15日内，决定是否发放进口饲料、饲料添加剂产品登记证。

4.进口饲料和饲料添加剂产品登记证的有效期限为5年。期满后，仍需继续在中国境内销售的，应当在产品登记证期满前6个月内申请续展登记。

四、办理续展登记材料

办理续展登记需提供以下资料和产品样品：

（一）提交续展登记申请表；

（二）提交原产品登记证复印件；

（三）提供生产国（地区）最新批准文件、质量标准和产品说明书等其他必要的资料。

改变生产厂址、产品标准、产品配方成分和使用范围的，应当重新办理登记。

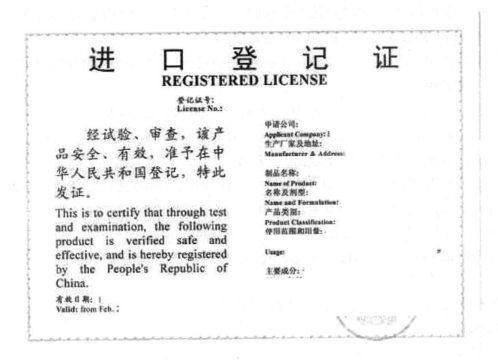

I-1-13

《入/出境特殊物品卫生检疫审批单》

一、受理机构

直属海关卫生检疫监管处或动植物检疫监管处

二、许可条件

（一）办理入出境微生物、人体组织、血液卫生检疫审批手续的申请人（以下简称申请人）应具备下列条件：

1.取得准许入出境证明（出示原件，复印件存档）。

（1）用于医学研究或医疗用途的100人份以上的大样本；含有或可能含有3—4级病原微生物的（参见附件，以下同此）；来源于世界卫生组织所公布传染病流行地区的入出境微生物、人体组织、血液，应取得卫生部出具的准许入出境证明。

（2）用于医学研究或医疗用途的100人份以下（含100人份）的小样本、含有或可能含有1—2级病原微生物的入出境微生物、人体组织、血液，应取得省、自治区、直辖市卫生行政部门出具的准许入出境证明。

（3）涉及人类遗传资源的出境人体组织、血液，应经所在地省、自治区、直辖市卫生行政科技部门审核同意后，报中国人类遗传资源办公室审批取得准许出境证明。

（4）用于食品、药品生产的入境微生物、人体组织、血液，应取得国家食品药品主管部门出具的准许入出境证明。

（5）用于其他领域的微生物、人体组织、血液，应取得相应的国务院主管部门出具的准许入出境证明。

2.提供特殊物品所含病原微生物的学名（中文和拉丁文）和生物学特性（中英文对照件）的说明性文件。

3.含有或可能含有3-4级病原微生物的入境特殊物品及含有或可能含有尚未分级病原微生物的入境特殊物品，应提供使用单位P3级或相应等级以上实验室认可证明。

4.科研用特殊物品应提供科研项目批准文件原件或科研项目申请人与国外或国内合作机构协议（原件和复印件，中、英文对照件）。

5.供移植用器官应提供有资质的医院出具的供体健康证明和相关检验报告。

（二）办理生物制品、血液制品的卫生检疫审批手续应具备下列条件：

1.用于治疗、预防、诊断的入境生物制品、血液制品，应取得国家食品药品主管部门出具的《进口药品注册证》或《医药产品注册证》或《进口药品批件》，与仪器配套的诊断试剂需取得《医疗器械注册证》。

2.用于治疗、预防、诊断的出境生物制品、血液制品，应取得国家食品药品主管部门出具的《药品销售证明》及国家认可实验室出具的检验报告。

3.用于医学研究的入出境生物制品、血液制品，应取得省级以上（含省级）卫生部门出具的准许入出境证明。

4.提供特殊物品所含成分（中英文对照件）的说明性文件。

三、申办程序

（一）申请

1.申请人到卫生检疫监管处或者动植物检疫监管处（以下简称受理部门）领取或自行从出入境海关网站下载《出入境特殊物品卫生检疫审批申请单》及申请单附表（见附件）（以下简称申请单）。

2.申请人按要求及示范文本认真填写申请单及其附表，并加盖单位公章。

3.从天津口岸入境的特殊物品，申请人应在特殊物品入境前3-10天填写申请单并送至受理部门；产地或来源地在天津地区的出境特殊物品，申请人应在出境前向受理部门提交申请单。

4.申请人在海关总署电子监管系统中填写审批申请并上传相关电子文件后，携带填写完整的申请单及随附文件交天津局卫生检疫监管处。申请材料的文字、图像、符号应该清晰；提交的申请材料大小为A4纸。

（二）受理

受理部门根据申请人提交的材料是否齐全、是否符合法定形式做出受理或不予受理的决定。

1.材料不齐全的或者不符合法定形式的，应当当场或者自接到申请之日起5个工作日内，以送达《质量监督检验检疫行政许可申请材料补正告知书》的形式一次告知相关事项，待申请人补齐后受理；逾期不告知的，自收到申请材料之日起即视为受理。

申请人提交的材料存在文字上的问题等可以当场更正的错误的，应当允许当场更正。

2.申请事项不需要取得行政许可的或不属于天津局职权范围的，在接到申请时或自接到申请之日起的5个工作日内，向申请人送达《质量监督检验检疫行政许可申请不予受理决定书》。对于不属于天津局职权范围的，并告知申请人向有关行政机关申请。

3.申请人提出的申请和所提供的材料符合申请条件的，向申请人送达《质量监督检验检疫行政许可申请受理决定书》。

4.受理人员将受理结果录入海关总署电子监管系统。

（三）审查

1.受理部门接到申请材料后，于5个工作日内对申请材料、相关部门批文的真实性、准确性进行审核。审核结束后交主管领导签发；

2.在审查时，发现申请许可事项直接关系他人重大利益的，应以《质量监督检验检疫行政可利害关系告知书》的形式告知该利害关系人。申请人、利害关系人有权进行陈述和申辩，天津出入境海关应听取申请人、利害关系人的意见，并填写《质量监督检验检疫行政许可陈述申辩笔录》；

3.申请材料内容有下列情况之一的，受理部门可向海关总署申请组织专家进行风险评估：

（1）含有或可能含有3-4级病原微生物的特殊物品，以及含有或可能含有尚未分级病原微生物的特殊物品；

（2）进口的成套医用仪器设备的诊断试剂和标准品；

（3）新药国际多中心临床研究项目中的入境特殊物品；

（4）用于生产药品的原料性特殊物品；

（5）用于医疗或其他商业用途的100人份以上的人体组织和血液；

（6）直接用于人体治疗或预防的100人份以上的血液制品和生物制品。

4.须进行风险评估的特殊物品，受理后向申请人送达《质量监督检验检疫行政许可检验（检测、检疫、鉴定、专家评审）期限告知书》。

5.根据入出境特殊物品传染病风险分析，必要时可对特殊物品生产单位或使用单位进行实地考察，对生产和使用过程的风险进行评价，进行有效的监管，必要时可实施抽样检验。

6.登陆海关总署电子监管系统填写初审及风险评估意见。

（四）签发

受理部门主管领导根据材料初审、风险评估或实地考察的结果，做出准予许可或不准予许可的决定。

1.准予许可的，于10个工作日内颁发《入/出境特殊物品卫生检疫审批单》（见附件），不再向申请人发放《质量监督检验检疫准予行政许可决定书》。

2.不予许可的，向申请人送达《质量监督检验检疫不予行政许可决定书》。

3.登录海关总署电子监管系统录入复审签发意见。

（五）文书送达

申请人按照上述工作程序时限（或电话咨询）到受理部门领取《入/出境特殊物品卫生检疫审批单》或相关行政许可文书。对送达申请人的各种文书，应一式两份，一份送申请人，一份本局存档。送达应填写《质量监督检验检疫行政许可文书送达回证》，多个文书可用一个送达回证。

四、许可期限

15个工作日，必要时的评审时间不包含在内。

五、收费标准和依据

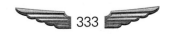

派员到现场进行风险评估的交通费、食宿及评估费须由申请人按实际费用支付。办理审批单不需要任何费用。收费依据:《出入境特殊物品卫生检疫管理规定》83号令。

附件1 《入/出境特殊物品卫生检疫审批单》样表

中华人民共和国海关

出/入境特殊物品卫生检疫审批单

审批单号:

申请单位			
单位性质	生产,销售		
单位名称		组织机构代码	
单位地址		联系人	
E-mail		联系电话	
特殊物品信息			
出/入境方式	出境	发货人	
运输存储条件	常温	运输方式	货运
特殊物品监管级别	D级	是否后续监管	否
查验拆检注意事项			
审批意见及检疫要求			
审批意见:	符合特殊物品卫生检疫行政许可要求		
检疫要求:	(一)检查出入境特殊物品名称、成分、批号、规格、数量、有效期、运输存储条件、输出/输入 国和生产厂家等项目是否与《特殊物品审批单》的内容相符。 (二)检查出入境特殊物品包装是否安全无破损、不渗、不漏,存在生物安全风险的是否具有符合相关要求的生物危险品标识。		
审批有效期:	2021年01月28日-2022年01月28日		
签发时间: 2021年01月28日		审批机构(盖章):中国海关	
备注:			

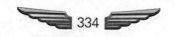

I-1-14

《兽用生物制品进口许可证审批》

一、受理机构

农业部行政审批综合办公大厅兽医窗口

二、准备提供材料

1.《兽用生物制品进口申请表》一式一份(原件)2.《进口兽药注册证书》或者《兽药注册证书》(复印件)3.进口单位的《兽药经营许可证》、工商营业执照(复印件)4.代理合同(授权书)(复印件)

三、办理程序

1.材料受理。农业部行政审批综合办公室审查申请人递交的《兽用生物制品进口申请表》及其相关材料，申请材料齐全的予以受理。

2.缴纳审批费。受理申请的，农业部行政审批综合办公室向申请人开具《行政事业收费通知单》，申请人凭《行政事业收费通知单》内向农业部财务司缴纳审批费。

3.项目审查。申请人缴费后，农业部兽医局根据国家有关规定对申请材料进行审查。

4.批件办理。农业部兽医局根据审查意见提出审批方案，报经部长审批后办理批件。

四、办理时限

20个工作日

五、收费标准

20元/品种

收费依据：《兽药管理条例》第53条及《关于发布农业系统行政事业性收费项目和标准的通知》（[1992]价费字452号）

I-1-15
《肥料登记证》

一、受理机构

国家化肥质量监督检验中心（北京）或农业部微生物肥料质量监督检验测试中心

二、肥料登记范围

1.免于登记产品

对经农田长期使用、采用国家或行业标准的产品免予登记，包括：硫酸铵，尿素，硝酸铵，氰氨化钙，氯化铵，碳酸氢铵，磷酸铵（磷酸一铵、二铵），硝酸磷肥，过磷酸钙，钙镁磷肥，氯化钾，硫酸钾，硝酸钾，磷酸二氢钾，单一微量元素肥，高浓度复合肥。

2.由省、自治区、直辖市审批登记产品

复混肥、配方肥（不含叶面肥）、精制有机肥、床土调酸剂。这些登记肥料产品只限在登记所在省、自治区、直辖市销售。如要在其他省、自治区、直辖市销售使用，须由生产者、销售者向销售使用的地省级农业行政主管部门或授权、委托登记机构备案。请查看各地肥料管理部门列表。

3.须向农业部申请登记产品

除免于登记和省、自治区、直辖市登记产品外的其余产品。肥料和农药的混合物、农民自制自用的有机肥料不在登记范围内。

三、肥料登记类型

1.临时登记——经田间小区试验后，需要进行田间示范试验、试销的肥料产品，生产者应当申请临时登记。临时登记证有效期为1年，有效期满前2个月，应办理续展手续。第二次续展有效期满前6个月应当提出正式登记申请。

2.正式登记——在获得临时登记后，经田间示范试验、试销可以作为正式商品流通的肥料产品，生产者应当申请正式登记。

正式登记申请在临时登记第二次续展有效期满前6个月提出，正式登记证有效期为5年，有效期满前6个月应当提出续展登记申请。

3.续展登记——正式登记证有效期满，需要继续生产、销售该产品的，生产者应当申请续展登记。临时续展登记有效期为1年，正式登记续展有效期为5年。

4.变更登记——在登记证有效期内，改变产品使用范围、名称和企业名称等未涉及产品质量的，生产者应当申请变更登记。登记证有效期内，随时可以提出变更登记申请，符合变更条件的即可上报审批。

5.受让已登记产品技术的产品登记。

6.同一企业不同产品的登记。

四、肥料登记需提供的资料

（一）临时登记

1.需提供的资料

（1）境内企业

肥料临时/正式登记申请表；营业执照复印件；企业标准；商标注册证明；生产企业的基本情况；产品及生产工艺概述；无知识产权争议声明；标签及使用说明书样式；毒性报告；肥效小区试验报告；检验样品；肥料生产企业质量保证和质量控制条件考核表；农业行政部门初审意见表。

（2）境外及港、澳、台企业

肥料临时/正式登记申请表；营业执照复印件；产品生产和销售许可证明；产品质量保证；商标注册证明；生产企业的基本情况；产品及生产工艺概述；无知识产权争议声明；标签及使用说明书样式；毒性报告；肥效小区试验报告；检验样品。

（3）资料要求

肥料临时登记申请表：应填写主要养分指标的种类（与企业标准一致）；固体产品养分含量用%表示，水剂产品用g/L表示。产品通用名称由中心统一命名，可不填；商品名称请符合登记规范，不能误导、夸张，不能含数字、序列号等。含氮产品须明确是否含硝态氮。

营业执照：必须在有效期内；经营范围应当包括肥料或土壤调理剂等生产；应在执照复印件上加盖企业公章，且申明与原件一致。

企业标准：县级以上技术监督局备案，包含主要技术指标（与申请表中一致），有毒有害元素（砷、铅、镉、铬）限量指标，pH，水不溶物（土壤调理剂、有机肥除外），水分含量（仅限固体产品）等。

商标注册证明：商标已注册的须提供注册证书复印件；商标已被受理的产品须提供受理证明。

无知识产权争议声明：应当包含商品名称、主要技术指标。

标签及使用说明：请按GB18382-2001规范。应分别注明主要养分技术指标（含养分种类）、商品名称、通用名称、登记证号（申请临时登记应预留登记证号位置）。

营业执照复印件、产品生产和销售许可证明：外国企业须经中国驻当地使领馆的认证，港澳台企业须经公证部门公证。

毒性报告：由卫生行政部门认定单位出具的经口急性毒性试验报告。

肥效小区试验报告：农业行政主管部门认定单位出具的近三年内1年2地或2年1地的规范试验报告。

样品：农业行政主管部门抽样，填写抽样单。样品量：三个批次，每个批次200g（ml），混匀后统一包装，总计600g（ml）。

肥料生产企业质量保证和质量控制条件考核表：由农业行政主管部门出具，无考核表或考核不通过不予受理。

农业行政部门初审意见表：由农业行政主管部门出具，无意见表或不予推荐不予受理。

属于肥料新产品的，还必须提交企业简介、产品特点、产品作用机理的电子版材料。

电子版材料：以word文档形式提交，可以通过电子邮件提交。

（二）正式登记

1.需提供的资料

（1）肥料临时/正式登记申请表；

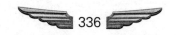

（2）肥效示范试验报告；

（3）检验样品；

（4）产品在有效期内的销售和使用情况说明；

（5）原登记证复印件。

2.资料要求

（1）肥料临时/正式登记申请表：注意事项同临时登记的肥料临时/正式登记申请表。

（2）肥效示范试验报告：由农业部认定单位出具的至少2个省、市、区的规范示范试验报告。

（3）样品：农业行政主管部门抽样，填写抽样单。样品量：600g（ml）。

（三）续展登记需提供的资料和程序

1.临时证续展登记

（1）需提供的资料

肥料续展登记申请表；原登记证复印件；原有效期内的销售和使用情况说明。

（2）注意事项

①临时证续展请在临时证到期前2个月提出申请，如逾期申请，请同时提交逾期原因说明。

②临时证可以续展2次（临时证有效期累计为3年），第二次续展登记有效期满前6个月，须提交正式登记申请。

2.正式证续展登记需提供的资料

肥料续展登记申请表；原登记证复印件；原有效期内的销售和使用情况说明；检验样品。

（四）变更登记需提供的资料和程序

1.需提供的资料

肥料变更登记申请表（作物范围、商品名称、企业名称、企业地址的变更），其他相应的材料。

2.注意事项

（1）变更商品名称，应当同时提交无知识产权争议声明。

（2）变更企业名称，应当同时提交发证工商局出具的同一企业证明、新的营业执照复印件。

（3）变更企业地址，应当同时提交所在地农业行政部门初审意见表、新的营业执照复印件，并进行抽样交中心检验。

（4）临时登记证变更作物范围，应当同时提交拟增加作物的肥效小区试验报告。

（5）正式登记证变更作物范围，应当同时提交拟增加作物的肥效小区试验报告和大田肥效示范报告；临时登记证上已有的作物只提交大田肥效示范报告。

（6）变更技术指标，应当重新办理临时登记。

（7）其他变更不必提交变更登记申请表，其中，变更法人请同时提交说明函和新的营业执照复印件；其他变更（联系人、联系地址、联系电话等等）提交说明函即可。

（五）技术转让登记需提供的资料和程序

1.通过受让已登记产品（正式或临时登记）技术生产的产品，生产者只能先申请临时登记。

2.可以免交小区试验报告和毒性试验报告。

3.提交合法的技术转让证明文件。

4.其他同临时登记。

（六）同一企业不同产品的登记需提供的资料和程序

1.同一类型有效成分含量不同的产品：可共用生产者基本资料（企业简介、营业执照、商标注册证明，如果有变化的须重新提供）、毒性报告，其他同临时登记。

2.同一类型有效成分含量相同的产品：可共用生产者基本资料、毒性报告、肥效小区试验报告，其他同临时登记。

3.不同类型产品的登记：可共用生产者基本资料，其他同临时登记。

五、其他

1.申请表、来函等请法人签字、盖章；

2.营业执照复印件需加盖企业公章、注明与原件一致；

3.有关试验报告、毒理报告、企业标准、证明材料等一般要求提交原件；

4.所有提交材料，如不特殊要求，提交一份即可。

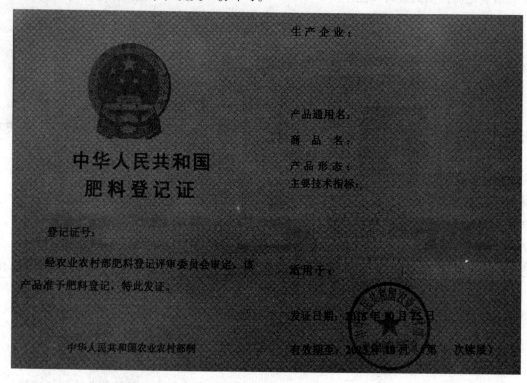

I-1-16

《中华人民共和国特种设备制造许可证》

一、受理机构

省质监局特种设备处或特种设备行政审批窗口

办理特种设备（锅炉、压力容器、起重机械、电梯、压力管道元件）制造许可证。

二、办理程序

（一）取证条件

具有独立法人资格或已取得所在地合法注册；具备与制造产品相适应的注册资金、人员条件、生产场地、加工设备、技术力量、检测手段等条件；建立质量保证体系并能有效运转；保证产品安全性能符合国家安全技术规范的基本要求。

注：具体条件见海关总署《锅炉压力容器制造监督管理办法》、《机电类特种设备制造许可规则（试行）》、《压力管道元件制造单位安全注册与管理办法》。

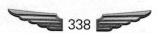

（二）申请

1.申请单位需提以下申请材料

（1）《特种设备制造许可申请书》一式4份；

（2）申请单位情况介绍（申请报告）1份；

（3）申请单位法人营业执照复印件1份；

（4）申请单位法人组织机构代码证书复印件1份；

（5）申请单位已获得的认证或认可证书复印件1份；

（6）申请单位《质量管理手册》1份；

（7）其他必要的补充资料（委托检验、检测协议）1份。

2.换证单位还需提交

（1）取证以来的工作总结；

（2）质量事故处理情况；

（3）原《特种设备制造许可证》复印件。

（三）受理

1.凡属下列情况之一的不予受理：

（1）申请材料不全或不能达到规定条件的；

（2）申请材料不属实并且不能达到规定条件的；

（3）提出本次申请前，两年内曾出现违反规定情况的；

（4）出于对办理《特种设备制造许可证》有不利影响的法律诉讼等司法纠纷或正在接受有关司法限制与处罚的；

（5）从事相关特种设备型式试验、监督检验、定期检验或评审工作的。

2.凡不属于上述情况的，质监局特种设备处予以受理，并将签署受理意见的《特种设备制造许可申请书》（2份）返还申请单位（邮寄或由行政审批窗口通知企业领取）。

3.不予受理的，发文通知申请单位，并说明不受理原因。

（四）评审

申请单位的申请被受理后，约请经海关总署确定的鉴定评审机构进行许可条件评审。

（五）审查

质监局特种设备处接到鉴定评审机构的评审记录和《评审报告》等鉴定评审材料后，应根据相关规则规定进行审查，并做出是否颁发《许可证》的决定。审查合格的，报海关总署打印证书。

（六）发证

省质监局特种设备处接到海关总署打印的证书后，由行政审批窗口通知企业领取。

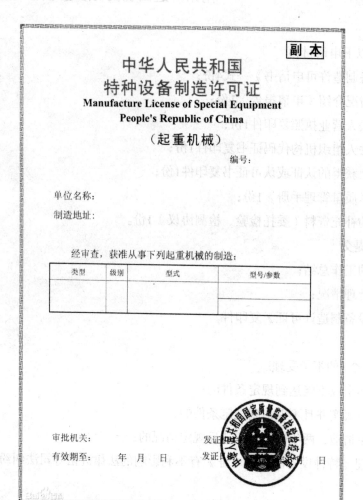

国家质量监督检验检疫总局制

I-1-17

《进口医疗器械注册证书》

一、受理机构

国家食品药品监督局行政受理服务中心

二、办理须知

1.进口的医疗器械不管是一类、二类、三类都要到国家食品药品监督局办理。

2.受理范围：拟通过海关进口，进行医疗器械注册检测的进口医疗器械产品。

3.收费情况：不收费。

4.办理条件：生产企业提出申请，由生产企业境内代理人负责人或者经其授权的该代理人注册申请事务办理人员具体办理。

三、需提供的申请资料

1.由生产企业或其代理人签章的通关申请（申请内容应当清晰、完整；同时提交与通关申请资料内容一致的电子文档，申请内容中应包括拟进口海关名称、产品名称、产品规格型号、产品数量等信息，同时声明拟进口产品用于医疗器械注册检测）；

2.生产企业境内代理人负责人办理时，需提交

（1）生产企业出具的代理人委托书；

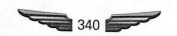

（2）代理人营业执照（或者机构登记证明）；

（3）代理人负责人身份证复印件。

3.非生产企业境内代理人负责人办理时，需提交

（1）生产企业出具的代理人委托书；

（2）代理人营业执照（或者机构登记证明）；

（3）本代理人注册申请事务办理人员的授权书及该办理人身份证复印件。

四、办理程序

1.行政受理服务中心经办人按照相应申请资料要求对企业通关证明申请资料进行形式审查，对于符合申请资料要求的应当予以受理。

2.行政受理服务中心经办人自受理通关申请资料起，应当在30个工作日内制作通关证明文档、加盖医疗器械司公章，并按照相关规定履行送达程序。

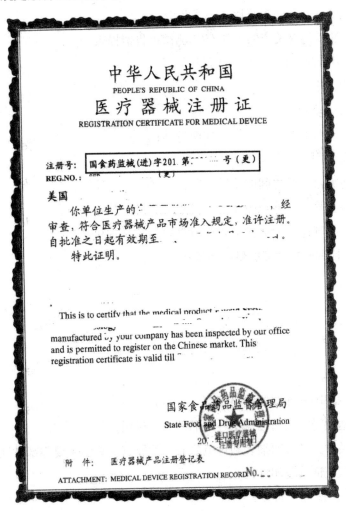

I-2-01

《3C证书》

一、受理机构

国家市场监管总局

二、申请3C认证需要提交的资料

（一）初次申请或相关信息变更时需提交的文件资料

1.强制性产品认证申请书；

2.申请人的《企业法人营业执照》或登记注册证明复印件（初次申请或变更时提供）；

3.生产厂的组织结构图（初次申请或变更时提供）；

4.申请认证产品工艺流程图（初次申请或变更时提供）；

5.例行检验用关键仪器设备（见认证实施规则工厂质量控制检测要求）清单（初次申请或变更时提供）；

6.产品总装图、电气原理图；

7.申请认证产品中文铭牌和警告标记（一式两份）；

8.申请认证产品中文使用说明书；

9.同一申请单元内各型号产品之间的差异说明；

10.同一申请单元内各型号产品外观照片（一式两份）；

11.需要时所要求提供的其他有关资料（如有CB测试报告请提供）。

（二）同类产品再次申请时需提供的文件资料

1. 强制性产品认证申请书；

2. 产品总装图、电气原理图；

3. 申请认证产品中文铭牌和警告标记（一式两份）；

4. 申请认证产品中文使用说明书；

5. 同一申请单元内各型号产品之间的差异说明；

6. 同一申请单元内各型号产品外观照片（一式两份）；

7. 需要时所要求提供的其他有关资料（如有CB测试报告请提供）。

三、3C强制认证产品检测送样时应提供以下资料：

1.送样登记表；

2.3C申请详细资料；

3.产品说明书；

4.产品规格书；

5.产品维修手册；

6.产品电路图（包括原理图和印制刷线路版图）；

7.同一申请单元中主送型号产品与覆盖型号产品的差异说明；

8.产品与安全有关的关键元部件明细表和对电磁兼容性能有影响的主要零部件明细表；

9.产品关键安全元件认证证书复印件；

10.产品的CB测试证书和报告（如有）；

11.产品的商标使用授权书（如有）；

四、3C工厂检查基本要求

1.3C工厂是保证获证产品符合产品认证实施规则的第一责任者。

2.3C工厂应按照产品认证实施规则和工厂质量保证能力要求生产与经认证机构确认合格的样品一致的认证产品。

3.3C工厂应及时了解认证机构在网上公开文件中的信息及要求。

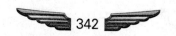

4.3C工厂应建立并保持至少包括以下文件化的程序或规定，内容应与工厂质量管理和产品质量控制相适应：

（1）认证标志的保管使用控制程序；

（2）产品变更控制程序；

（3）文件和数据控制程序；

（4）质量记录控制程序；

（5）供货商选择评定和日常管理程序；

（6）关键元器件和材料的检验或验证程序；

（7）关键元器件和材料的定期确认检验程序；

（8）生产设备维护保养制度；

（9）例行检验和确认检验程序；

（10）不合格品控制程序；

（11）内部质量审核程序；

（12）与质量活动有关的各类人员的职责和相互关系。

此外，还应有必要的工艺作业指导书、检验标准、仪器设备操作规程、管理制度等。

I-2-01
《3C免办证明》

一、受理机构

国家市场监管总局

二、免办类型

（一）对该产品进行研究、开发，以开发、生产出相关产品所需进口的产品（而非研究工作所需的科研器材）

1.免办条件：为科研、测试所需的产品；

2.申请人要求：对该产品进行研究、开发、测试的机构；

3.需提交的材料：

（1）3C免办申请表/免办产品明细表；

（2）加盖公章的营业执照复印件；

（3）申请免办的情况说明；

（4）提供相应的研究、开发、测试能力的证明材料和本次研究、开发、测试计划书/项目书；

（5）发票、提单复印件；

（6）退运出口的提交核销保函。

4.核销要求：对测试后退运出口的产品，出口两周内持出口报关单原件及复印件到省级检验检疫部门办理核销。

（二）从国外引进生产线后，需试运行或考核该生产线所需的最终产品的零部件

1.免办条件：为考核技术引进生产线需要进口的零部件；

2.申请人要求：使用/引进生产线的工厂；

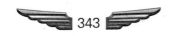

3.需提交的材料：

（1）3C免办申请表/免办产品明细表；

（2）加盖公章的营业执照复印件；

（3）申请免办的情况说明；

（4）引进生产线的证明材料（进口报关单、机电证明等）；

（5）发票、提单复印件。

（三）直接为最终用户维修目的所需的产品

1.免办条件：直接为最终用户维修目的所需的产品；

2.申请人要求：维修单位/最终用户。

3.需提交的材料：

（1）3C免办申请表/免办产品明细表；

（2）加盖公章的营业执照复印件；

（3）书面报告：申请人自我介绍，情况说明，列出需维修的设备名称、型号、单损耗；

（4）最终用户向维修单位申请维修的相关资料（如果申请人为维修单位）；

（5）合同、发票、提单复印件。

（四）生产线配套产品单独进口。不含非配套产品和办公用品

1.免办条件：工厂生产线/成套设备配套所需的设备/部件；

2.申请人要求：使用该设备/零部件的工厂；

3.须提交的材料：

（1）3C免办申请表/免办产品明细表；

（2）加盖公章的营业执照复印件；

（3）申请免办的情况说明；

（4）生产线/成套设备配套用产品的证明材料（如生产线明细清单、流程图纸等）以及申请免办的情况说明；

（5）合同、发票、提单复印件。

（五）仅用于商业展示，但不销售的产品

1.免办条件：仅用于商业展示，但不销售的产品；

2.申请人要求：负责商业展示的公司。

3.需提交的材料：

（1）3C免办申请表/免办产品明细表；

（2）加盖公章的营业执照复印件；

（3）批文、海关《展览会备案申请表》（附展览品清单）复印件；

（4）书面报告：展示时间、地点，对展示后该产品的处理方式的承诺；

（5）提单复印件；

（6）核销保函。

4.核销要求：若展示后出口，则产品出关后两周内持进出口报关单原件和复印件到省级检验检疫部门办理核销。

（六）含进口3C检测样品

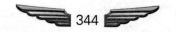

1.免办条件：暂时进口后需退运出关的产品（含展览品）；

2.申请人要求：使用这些产品的公司；申请3C认证的公司或代理人；

3.需提交的材料：

（1）3C免办申请表/免办产品明细表；

（2）加盖公章的营业执照复印件；

（3）申请免办的情况说明；

（4）提供办理暂时进口的证明（如海关关员签字的《暂时进口货物审批表》复印件；

（5）检测机构出具的情况说明：包括申请号、品名、型号、数量（适用于进口3C检测样品）；

（6）发票、提单复印件；

（7）核销保函。

4.核销要求：产品出关后两周内持进出口报关单原件和复印件到省级检验检疫部门办理核销。

（七）以整机全数出口为目的而用一般贸易方式进口的零部件

1.免办条件：以整机全数出口为目的而用一般贸易方式进口的零部件；

2.申请人要求：使用这些零部件/产品的工厂；

3.需提交的材料：

（1）3C免办申请表/免办产品明细表；

（2）加盖公章的营业执照复印件；

（3）申请免办的情况说明；

（4）成品出口合同、成品配料表、组装图等复印件；

（5）进口合同、发票、提单复印件；

（6）核销保函。

4.核销要求：成品出关后两周内持进出口报关单原件和复印件到省级检验检疫部门办理核销。

（八）以整机全数出口为目的而用进料或来料加工方式进口的零部件

1.免办条件：以整机全数出口为目的而用进料或来料加工方式进口的零部件；

2.申请人要求：海关登记手册/电子账册中的工厂；

3.需提交的材料：

（1）3C免办申请表/免办产品明细表；

（2）加盖公章的营业执照复印件；

（3）申请免办的情况说明；

（4）海关登记手册复印件（海关的电子账册需提供加盖单位公章的打印件）；

（5）加工合同、发票、提单等复印件。

注：如果进口的产品需要国家批准的进口许可证或者配额等，则需提供进口许可证或者配额的复印件。

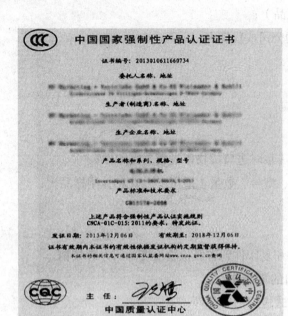

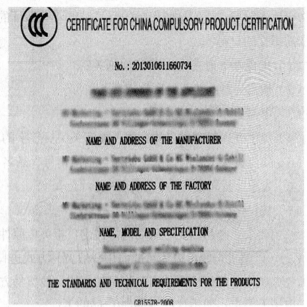

免予办理强制性产品认证证明
Certificate of Exemption from Certificate for the China Compulsory Certification

编号：_____

申请单位：_____　　　　　合同号：_____

提运单号：_____　　　　　发票号：_____

产品列表：

序号	产品名称	HS编码	规格/型号	数量/重量	商标	生产厂名
1						
2						
3						
4						
5						
6						
7						

根据国家市场监督管理总局（国家认证认可监督管理委员会）：
以整机全数出口为目的的进口的零部件

本证明有效期：2021　　　至　　　2021

经办人　　　_____　　　发证日期：2021年

本证明仅供进口报关使用

I-2-04
《进口旧机电产品装运前预检验备案书》或《进口旧机电产品免装运前预检验证明书》

一、受理机构
各地检验检疫部门

二、需准备的资料
1.申请人、收货人、发货人营业执照（复印件）；

2.购销合同或有约束力的协议（复印件）；

3.国家允许进口证明文件（复印件）；

4.装运前预检验申请书；

5.拟进口旧机电产品清单（包括：名称、编码、数量、规格型号、产地、制造日期、制造商、新旧状态、进口价格、销售价格及用途等）；

6.需要厂家提供机器情况说明及声明。

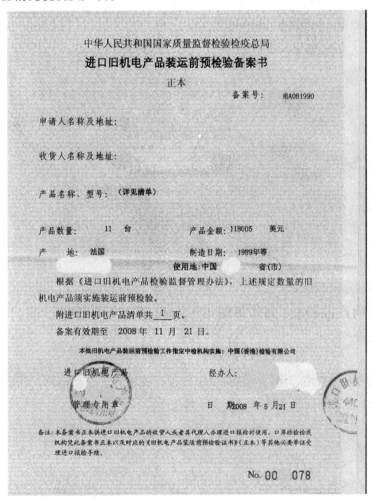

I-2-05
《装运前检验证书》
海关总署授权装运前检验机构签发的证明入境可用作原料的废物、部分旧机电产品等符合进口技术规范及合同约定要求的证书。

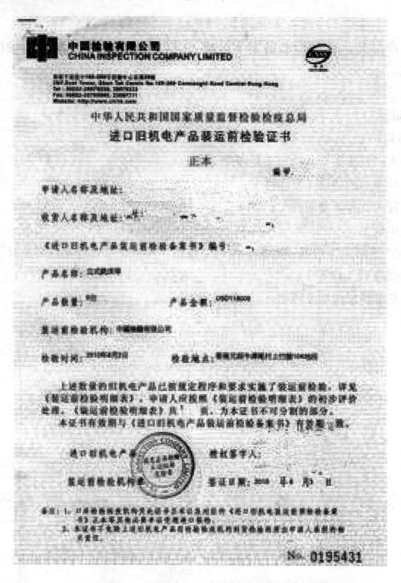

I-2-06

《动植物及动植物产品检验/确认证明书》（仅适用于经香港、澳门中转的动植物及动植物产品进口报检）

香港、澳门中检机构对经香港、澳门中转符合中转预检要求的进口动植物、动植物产品（肉类、水果、皮毛、食用水生动物等）签发的证明文件。

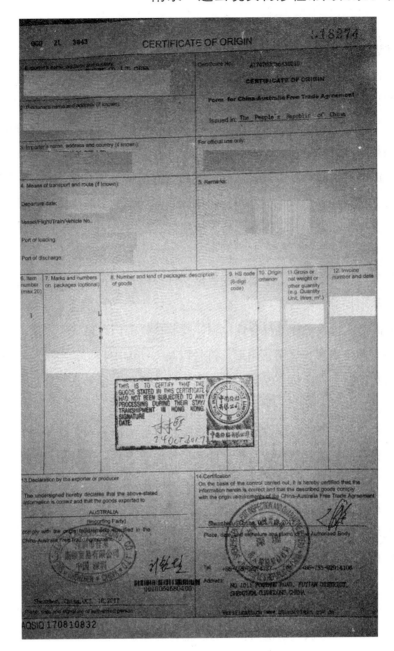

I-2-07
《进出口食品（化妆品）标签审核证书》

一、受理机构

各地出入境检验检疫部门

二、首次申请需准备的材料

1.中文标签电子样张（要求：格式必须是bmp、gif、jpg或jpeg格式；文件大小须大于100kb小于500Kb；注明与实物的对应比例；应确保图片中文字信息能够被清晰辨识）；

2. 中文标签数据文件（进入出入境海关网站下载安装食品标签管理系统补录软件，食品标签管理系统补录软件将需备案的产品信息和标签信息按报检批次生成中文标签数据文件）；

3.原标签样张及翻译件（如产品抵达入境口岸时，已加施中文标签且不带有外文标签的，可免于此项要求），如原文标签上未完整标注产品配料成分和食品添加剂通用名称的，须另行提供中英文对照的完整配料表；

4.中文标签中所列进口商、经销商或代理商的工商营业执照复印件；

5.原产地证明复印件或产品在生产国（地区）允许生产、销售的证明文件复印件，如生产国（地区）官方机构出具的自由销售证明；

6.当进口预包装食品标签中特别强调某一内容，如获奖、获证、法定产区、地理标识、有机食品等内容时，应提供相应的证明材料及翻译件；

7.进口化妆品须提供国家食品药品监督管理局颁发的《进口特殊用途化妆品卫生行政许可证书》或《进口非特殊用途化妆品备案凭证》；进口保健品须提供国家食品药品监督管理局颁发的《进口保健食品批准证书》；进口新资源食品、无食品安全国家标准食品，应提供有关审批证明。

三、审核及审批

1.上述资料中的中文标签电子样张或中文标签数据文件应由进口企业指定专人提交检验检疫部门进行录入，其他资料在报检时随附提交。

2.标签检验分为版面格式检验和标签符合性检测。检验检疫部门严格按照国家有关法律法规、标准要求审核标签版面（审核所有标注内容，文字、图形、符号以及一切说明物），在检验检疫技术中心出具检测报告后，审核标签与内容物的符合性。标签检验两方面内容均合格后，标签审核通过，生成全国通用的标签管理系统备案号。

3.进口食品、化妆品企业应按照已取得标签管理系统备案号的标签样张印制中文标签并进行加贴，检验检疫部门对进口食品、化妆品标签实行后续监管，标签后续监管合格，出具相应的《卫生证书》或《入境货物检验检疫证明》。

4.进口食品、化妆品企业可凭备案食品的报检号，向检验检疫部门领取包括有标签备案号的回执信息表，尚未获得标签管理系统备案号的预包装食品均视为首次进口。

5.对于再次进口的已取得标签备案号的进口食品，报检人或代理报检人仍应当按照标签上标注的产品名称逐一进行申报，同一名称不同规格的产品，应当分别申报，报检时仅需提供首次进口时标签备案号。

6.进口食品企业应对所提供的资料与进口食品的实际状况的符合性负责，并确保进口时食品标签的版面（包括包装上的文字、图形、符号及一切说明物）与已备案的标签样张一致。

7.对未能通过标签管理系统取得标签备案号的，企业应及时依照法律、法规与标准的规定进行标签整改。再行进口的，仍按照首次进口办理。

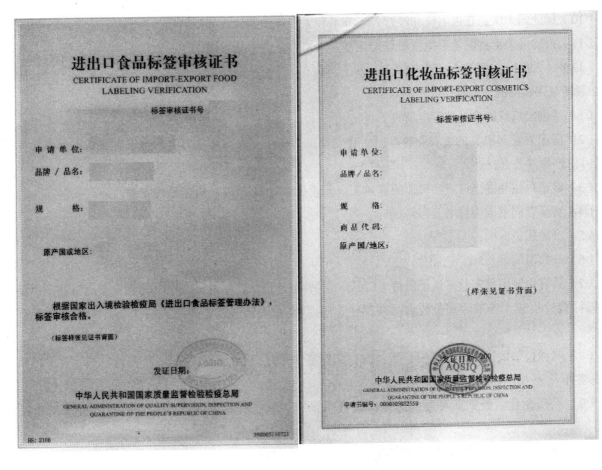

I-2-08
《进出口特殊食品预审证明》

一、受理机构
直属出入境海关

二、需准备的材料
1.属保健食品的，需提交：

（1）《进出口特殊食品预审申请表》1份；

（2）国家相关部门出具的《进口保健食品批准证书》（进口保健食品提供）/《国产保健食品批准证书》（出口保健食品提供）复印件1份，原件备查及相关的检测报告；

（3）申请单位和进出口或代理商的有效工商营业执照副本复印件1份，原件备查；

（4）贸易合同书或协议书复印件1份；

（5）产品质量标准；

（6）产品说明书及5R彩色照片一张；

（7）生产企业或第三方出具的产品成分检验报告及合格证明；

（8）属预包装的进出口特殊食品，需提交标签样张3份及原标签样张翻译件3份，或《进出口预包装食品标签审核证书》复印件，原件备查；

（9）生产企业、经销商可委托进出口商办理预审，属委托办理的，需提交委托人出具的委托书原件；

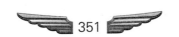

（10）保证函（保证在进出口和经营各环节不夸大宣传保健功效）；

（11）直属海关出具的《卫生注册登记证书》（出口保健食品需提供）；

（12）《入/出境特殊物品卫生检疫审批单》。

2.属转基因食品的，需提交：

（1）《进出口特殊食品预审申请表》1份；

（2）国家农业部出具的《农业转基因生物安全证书》、《农业转基因生物标识审查认可批准文件》复印件各1份，原件备查；

（3）申请单位和进出口或代理商的有效工商营业执照副本复印件1份，原件备查；

（4）贸易合同书或协议书复印件1份；

（5）产品质量标准；

（6）产品说明书及5R彩色照片一张；

（7）具有中国国家实验室认证资格（CNAL）或省级计量认证资格（CMA）的实验室出具的产品品质、卫生指标检验报告（转基因预包装食品需提供）/生产企业或第三方（检测机构）出具的产品质量合格证明；

（8）属预包装的进出口转基因食品，需提交标签样张3份及原标签样张翻译件3份，或《进出口预包装食品标签审核证书》复印件，原件备查；

（9）生产企业、经销商可委托进出口商办理预审，属委托办理的，需提交委托人出具的委托书原件；

（10）直属海关出具的《卫生注册登记证书》（出口转基因食品需提供）；

（11）《入/出境特殊物品卫生检疫审批单》。

3.属其他特殊食品的，需提交：

（1）《进出口特殊食品预审申请表》1份；

（2）申请单位和进出口或代理商的有效工商营业执照副本复印件1份，原件备查；

（3）贸易合同书或协议书复印件1份；

（4）产品质量标准；

（5）产品说明书及5R彩色照片一张；

（6）属预包装的进出口特殊食品，需提交标签样张3份及原标签样张翻译件3份，或《进出口预包装食品标签审核证书》复印件，原件备查；

（7）《入/出境特殊物品卫生检疫审批单》；

（8）生产工艺流程；

（9）企业在生产当地的卫生许可证明或生产销售证明（进口特殊食品需提供）/直属海关出具的《卫生注册登记证书》（出口特殊食品需提供）；

（10）具有中国国家实验室认证资格（CNAL）或省级计量认证资格（CMA）的实验室出具的产品成分、卫生指标检验报告或产品检验合格证明；

（11）保证函（保证在进出口和经营各环节不宣传任何保健功效）；

（12）生产企业、经销商可委托进出口商办理预审，属委托办理的，需提交委托人出具的委托书原件。

三、注意事项

1.《进出口特殊食品预审证明》有效期三个月，可按实际进出口报检数/重量逐次核销，每份证明最多可

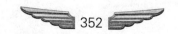

以核销八次，核销完毕的证明由进出境口岸海关收回，超过有效期的证明自动失效，未失效但核销栏已满的证明可以拿到发证部门续签。

2.申请单位申报的产品非首次办理预审的，需将上次未核销完毕的失效证明交受理人，并在申请表签名栏注明上次办理编号。

I-2-09
《乳制品进口检测报告》

海关总署授权检测机构签发的证明入境乳制品食品安全国家标准中列明项目合格的证书文件。

进口乳品检测报告证明事项告知承诺书

申请人信息	姓名／名称	
	证件类型	
	证件编号	
海关告知	证明事项名称	进口乳品检测报告
	证明用途	办理乳品进口报关业务
	证明事项设定依据	《食品安全法》第九十二条 《进出口乳品检验检疫监督管理办法》第十一条
	承诺方式	本证明事项采用书面承诺方式，申请人做出承诺的，应当向海关提交加盖单位公章后的告知承诺书原件。
	适用对象	本证明事项申请人可自主选择是否采用告知承诺制方式办理。申请人不愿承诺或无法承诺的，应当依法提交证明材料。申请人有较严重的不良信用记录或者存在曾做出虚假承诺等情形的，在信用修复前不适用告知承诺制。
	承诺的效力	申请人向海关提交书面告知承诺书，承诺已经符合告知的条件、要求，并愿意承担不实承诺的法律责任后，海关不再要求申请人提交该项证明材料。
	不实承诺的责任	对提供不实承诺办理相关事项的，海关依法撤销相关决定，采取信用惩戒措施，符合法定行政处罚情形的给予行政处罚。
申请人的承诺		（一）申请人持有符合《进出口乳品检验检疫监督管理办法》第十一条规定的本批次进口乳品的检测报告； （二）无不良信用记录或者曾做出虚假承诺； （三）已经知晓海关告知的全部内容； （四）自身符合海关告知的相关条件要求； （五）接受海关对本证明事项的核查； （六）愿意承担不实承诺的法律责任； （七）上述承诺意思表示真实。
		申请人（单位公章）：　　　　　　　　　　海关（公章）： 　　年　月　日　　　　　　　　　　　　　年　月　日

I-2-10

《非许可备案化妆品安全性评估报告》

一、受理机构

各地食品药品监督管理部门

二、风险评估基本程序

1.危害识别

根据物质的理化特性、毒理学试验数据、临床研究、人群流行病学调查、定量构效关系等资料来确定该物质是否会对人体健康造成潜在的危害。

2.危害特征描述（剂量反应关系评估）

分析评价该物质的毒性反应与暴露之间的关系。对有阈值的化学物质，确定"未观察到有害作用的剂量水平（NOAEL）"或"观察到有害作用的最低剂量水平（LOAEL）"。对于无阈值的致癌物，可根据试验数据用合适的剂量反应关系外推模型来确定该物质的实际安全剂量（VSD）。

3.暴露评估

一般可通过申报化妆品的产品类型和使用方法，结合化妆品中可能存在的安全性风险物质的含量或检出量，在充分考虑可能的化妆品使用人群（包括特殊人群，如婴幼儿、孕妇等）的基础上，定性和定量评价化妆品中可能存在的安全性风险物质对人体可能的暴露剂量。

4.风险特征描述

确定该物质对人体健康造成危害的概率及范围。对具有阈值的物质，计算安全边际（MOS）。对于没有阈值的物质（如无阈值的致癌物），应确定暴露量与实际安全剂量（VSD）之间的差异。

三、评估资料的提交

申请人可按以下两种形式提交化妆品中可能存在的安全性风险物质评估资料：

1.申请人通过危害识别，判断产品中不含可能存在的安全性风险物质的，可以提交相应的承诺书。承诺书应当陈述申请人对产品进行危害识别的分析过程及该产品不含可能存在的安全性风险物质的理由等。

2.经危害识别后申请人认为产品中含有可能存在的安全性风险物质的，则应当提交相应的风险评估资料。

四、风险评估资料要求

1.化妆品中可能存在的安全性风险物质的来源。

2.可能存在的安全性风险物质概述，包括该物质的理化特性、生物学特性等。

3.化妆品（或原料）中可能存在的安全性风险物质的含量及其相应的检测方法，并提供相应资料。

4.国内外法规或文献中关于可能存在的安全性风险物质在化妆品和原料以及食品、水、空气等介质（如果有）中的限量水平或含量的简要综述。

5.毒理学相关资料：

（1）化妆品中可能存在的安全性风险物质的毒理学资料简述，至少包括是否被国际癌症研究机构（IARC）纳入致癌物。

（2）参照现行《化妆品卫生规范》毒理学试验方法总则的要求，提供相应的毒理学资料摘要。根据可能存在的安全性风险物质的特性，可增加或减少某些相应项目的资料。

6.风险评估应遵循风险评估基本程序，结合申报产品的特点进行。风险评估报告应包括具体评估内容及其结论。

7.配方中含有植物来源原料的，对于仅经机械加工后直接使用的植物原料，应当说明可能含有农药残留

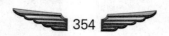

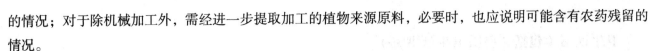

的情况；对于除机械加工外，需经进一步提取加工的植物来源原料，必要时，也应说明可能含有农药残留的情况。

8.在现有技术条件下，能够降低产品中可能存在的安全性风险物质含量的有关技术资料，必要时提交工艺改进的措施。

上述风险评估的相关参考文献和资料包括申请人的试验资料或科学文献资料，其中包括国内外官方网站、国际组织网站发布的内容。

I-2-11
《产品检测报告》

符合国家规定资质条件的检验机构对国家设有强制性技术规范要求的产品出具的检测报告

I-2-12
《进口锅炉压力容器监督检验证书》

一、受理机构
各地质量技术监督局特种设备监察处

二、需要准备材料
1.产品合格证。

2.产品质量证明文件。

3.产品总图。

4.进口锅炉压力容器安全质量监督报告书。

三、审核标准
1.《热水锅炉安全技术监察规程》（劳锅字【1991】8号）

2.《蒸汽锅炉安全技术监察规程》（1）（2）（劳部发【1996】276号）

3.《压力容器安全技术监察规程》（质技监局锅发【1999】154号）

4.《关于进口锅炉压力容器检验工作中有关问题的通知》（劳部发【1997】171号）

I-3-01-1
动物检疫证书（包括《健康证书》、《兽医证书》）

境外检验检疫机构出具的证明进口动物检验检疫结果的书面文件。

I-3-01-2
《植物检疫证书》

境外检验检疫机构出具的证明进口植物、植物产品检验检疫结果的书面文件。

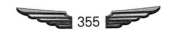

I-3-01-3
卫生证书（包括《兽医卫生证书》）

境外检验检疫机构出具的证明产品（动物产品、食品、食品添加剂）检验检疫结果的书面文件。

I-3-01-4
品质检验证书（含《数/重量检验证书》）

境外检验检疫机构（或第三方机构）出具的证明产品品质、数重量检验结果的书面文件。

I-3-02
《原产地证书》

由境外公证机构或政府出具的证明货物原产地证明文件。

I-4-01
《进口食品境外生产企业注册编号》

一、受理机构
国家认监委

二、进口食品境外生产企业注册条件

1.企业所在国家（地区）的与注册相关的兽医服务体系、植物保护体系、公共卫生管理体系等经评估合格；

2.向我国出口的食品所用动植物原料应当来自非疫区；向我国出口的食品可能存在动植物疫病传播风险的，企业所在国家（地区）主管当局应当提供风险消除或者可控的证明文件和相关科学材料。

3.企业应当经所在国家（地区）相关主管当局批准并在其有效监管下，其卫生条件应当符合中国法律法规和标准规范的有关规定。

三、进口食品境外生产企业申请注册，应通过其所在国家（地区）主管当局或其他规定的方式向国家认监委推荐，并提交符合规定条件的证明性文件以及下列材料，提交的有关材料应当为中文或者英文文本。

1.所在国（地区）相关的动植物疫情、兽医卫生、公共卫生、植物保护、农药兽药残留、食品生产企业注册管理和卫生要求等方面的法律法规，所在国（地区）主管当局机构设置和人员情况及法律法规执行等方面的书面资料；

2.申请注册的境外食品生产企业名单；

3.所在国家（地区）主管当局对其推荐企业的检疫、卫生控制实际情况的评估答卷；

4.所在国家（地区）主管当局对其推荐的企业符合中国法律、法规要求的声明；

5.企业注册申请书，必要时提供厂区、车间、冷库的平面图，工艺流程图等。

四、审批

1.国家认监委应当按照工作程序对评审报告进行审查，做出是否注册的决定。符合注册要求的，予以注册，并书面通告境外食品生产企业所在国家（地区）的主管当局；不予注册的，应当书面通告境外食品生产企业所在国家（地区）的主管当局，并说明理由。

2.国家认监委应当定期统一公布获得注册的境外食品生产企业名单，并报海关总署。

3.注册有效期为4年。

I-4-01
《进口食品出口商（代理商）备案证明编号》

一、受理机构

海关总署

二、需提供的材料

1.出口商或者代理商应当通过备案管理系统填写并提交备案申请表；提供出口商或者代理商名称、所在国家或者地区、地址、联系人姓名、电话、经营食品种类、填表人姓名、电话等信息，并承诺所提供信息真实有效。

2.出口商或者代理商应当保证在发生紧急情况时可以通过备案信息与相关人员取得联系。

3.出口商或者代理商提交备案信息后，获得备案管理系统生成的备案编号和查询编号，凭备案编号和查询编号查询备案进程或者修改备案信息。

三、信息变更

1.出口商或者代理商地址、电话等发生变化时，应当及时通过备案管理系统进行修改。

2.备案管理系统保存出口商或者代理商的所提交的信息以及信息修改情况。

3.出口商或者代理商名称发生变化时，应当重新申请备案。

海关总署对完整提供备案信息的出口商或者代理商予以备案。备案管理系统生成备案出口商或者代理商名单，并在海关总署网站公布。

公布名单的信息包括：备案出口商或者代理商名称及所在国家或者地区。

I-4-04
《进口棉花境外供货企业登记证书》

一、受理机构

海关总署

二、申请条件

1.具有所在国家或者地区合法经营资质。

2.具有固定经营场所。

3.具有稳定供货来源，并有相应质量控制体系。

4.熟悉中国进口棉花检验相关规定。

三、需准备的材料

1.进口棉花境外供货企业登记申请表（以下简称登记申请表）。

2.合法商业经营资质证明文件复印件。

3.组织机构图及经营场所平面图。

4.质量控制体系的相关材料。

5.质量承诺书。

以上材料应当提供中文或者中外文对照文本，境外供货企业可以委托代理人申请登记，代理人申请登记时，应当提交境外供货企业的委托书。

四、审核

1.申请材料不齐全或者不符合法定形式的，应当当场或者自收到申请材料之日起5个工作日内一次告知申请人需要补正的全部内容；逾期不告知的，自收到申请材料之日起即为受理。

2.申请材料齐全、符合规定形式，或者申请人按照海关总署的要求提交全部补正材料的，应当受理。

3.申请人自被告知之日起20个工作日内未补正申请材料，视为撤销申请；申请人提供的补正材料仍不符合要求的，不予受理，并书面告知申请人。

五、审批

1.经审核合格的，海关总署应当对境外供货企业予以登记，颁发《进口棉花境外供货企业登记证书》（以下简称登记证书）并对外公布。

2.经审核不合格的，海关总署对境外供货企业不予登记，并书面告知境外供货企业。

3.登记证书有效期为3年。

4.不予登记的境外供货企业自不予登记之日起2个月后方可向海关总署重新申请登记。

进 口 棉 花 境 外 供 货 企 业

登 记 证 书

Registration Certificate of Overseas Supplier Enterprise for Import Cotton

证 书 号（Certificate No.）：＿＿＿＿＿＿＿＿＿＿＿＿＿＿＿

企业名称（Company Name）：＿＿＿＿＿＿＿＿＿＿＿＿＿＿

国别/地区（Country/Region）：＿＿＿＿＿＿＿＿＿＿＿＿＿

经审核，符合国家质检总局《关于实施进口棉花境外供货企业登记管理的公告》规定，准予登记。

有效期自＿＿年＿月＿日至＿＿年＿月＿日

This is to certify that the above enterprise is in conformance with the requirements of Bulletin on Implementing Registration Management of Overseas Supplier Enterprise for Import Cotton of General Administration of Quality Supervision, Inspection and Quarantine of the People's Republic of China and granted the permission for registration.

Date of expiry is from 10 / 05 / 2011   to   0 9/ 05 / 2014

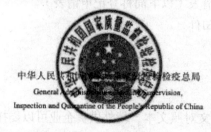

中华人民共和国国家质量监督检验检疫总局

General Administration of Quality Supervision,
Inspection and Quarantine of the People's Republic of China

I-4-05
《食品添加剂进口经营企业经营许可证》

经营企业加盖企业公章的工商营业执照或经营许可证复印件。

I-4-05
《食品生产企业食品生产许可证证明》

食品生产企业加盖企业公章的食品生产许可证复印件。

I-4-06
《进口兽药注册证书》

一、受理机构

农业部

二、准备提交的材料

1.申请兽药制剂进口注册，必须提供用于生产该制剂的原料药和辅料、直接接触兽药的包装材料和容器合法来源的证明文件。原料药尚未取得农业部批准的，须同时申请原料药注册，并应当报送有关的生产工艺、质量指标和检验方法等研究资料。

2.申请进口兽药注册所报送的资料应当完整、规范，数据必须真实、可靠。引用文献资料应当注明著作名称、刊物名称及卷、期、页等；外文资料应当按照要求提供中文译本。

三、审核

1.农业部自收到申请之日起10个工作日内组织初步审查，经初步审查合格的，予以受理，书面通知申请人。

2.予以受理的，农业部将进口兽药注册申请资料送农业部兽药审评委员会进行技术评审，并通知申请人提交复核检验所需的连续3个生产批号的样品和有关资料，送指定的兽药检验机构进行复核检验。

3.有下列情形之一的进口兽药注册申请，不予受理：

（1）我国规定的一类疫病以及国内未发生疫病的活疫苗；

（2）来自疫区可能造成疫病在中国境内传播的兽用生物制品；

（3）申请资料不符合要求，在规定期间内未补正的；

（4）不予受理的其他情形。

四、审批

1.农业部自收到技术评审和复核检验结论之日起60个工作日内完成审查；必要时，可派员进行现场核查。审查合格的，发给《进口兽药注册证书》，并予以公告；中国香港、澳门和台湾地区的生产企业申请注册的兽药，发给《兽药注册证书》。审查不合格的，书面通知申请人。

2.农业部在批准进口兽药注册的同时，发布经核准的进口兽药标准和产品标签、说明书。

3.农业部对申请进口注册的兽药进行风险分析，经风险分析存在安全风险的，不予注册。

I-4-06
《兽药注册证书》

一、受理机构
农业部

二、审批内容
1.是否属于新兽药。

2.是否属于国家禁用品种。

3.试验数据是否真实可信。

4.是否安全、有效、质量可控。

5.质量复核结果是否符合法定标准。

三、需准备材料
1.《兽药注册申请表》1式2份。

2.申请人合法登记证明文件〔包括企业法人营业执照、教学科研单位事业法人证书等（复印件）〕

3.注册检验用产品生产车间《兽药GMP证书》（复印件）。

4.连续三个生产批号的样品及其检验报告单。

5.属于生物制品的，还应当提供菌（毒、虫）种、细胞等有关材料。

6.根据新兽药不同类别，按照农业部第442号公告要求提交其他相关材料。

四、办理程序
1.材料受理。农业部行政审批综合办公室受理申请人递交的《兽药注册申请表》及其相关材料，并进行预审。

2.项目审查。农业部兽医局根据国家有关规定对申请材料进行审查，将决定受理的申请材料送农业部兽药审评委员会进行初审。

3.质量复核。申请人根据初审意见将样品送农业部指定的检测机构进行质量复核。

4.专家评审。农业部兽药审评委员会对申请材料进行终审。

5.办理批件。农业部兽医局根据终审结论提出审批方案，报经部长审批后办理批件。

五、承诺时限
60个工作日（专家评审时间不超过120个工作日；质量复核时间一般不超过120个工作日，需要用特殊方法检验的不超过150个工作日）

六、收费标准
1.第一、第二类新兽药：12000元/品种；

2.第三类新兽药：8000元/品种；

3.第四、第五类新兽药：4500元/品种。

注：兽药注册收费按一个原料药品或一个制剂为一个品种计收，每增加一个制剂，则按相应类别增收20%，每增加一个规格增收20%。

I-5-01

《非氯氟烃物质为制冷介质的证明》

由生产厂商提供的声明空调器压缩机等以非氯氟烃为制冷介质的文件。

I-5-02

《建筑材料放射性核素限量符合性说明书》

由生产厂商提供的声明进口石材符合GB6566-2010《建筑材料放射性核素限量》的说明书。

I-5-03

《进口食用植物油产品检测报告（限食用提供）》

国内外第三方检测机构出具的证明该批产品符合我国食品安全国家标准的报告材料。

I-5-04

《进口散装食用植物油运输工具前三航次装载货物名单（仅限进口散装食用植物油提供）》

运输工具负责人出具的说明进口散装食用植物油运输工具前三航次装载货物情况的材料。

I-5-05

《食品添加剂成分说明》

生产企业出具的食品添加剂完整的成分说明。

I-5-06

《非用于人类食品和动物饲料添加剂及原料产品用途证明》

进口企业出具的表明进口货物用途的证明材料。

非用于人类食品或动物饲料添加剂及原料的证明

××出入境海关：

由本企业生产并供应给公司的一批产品名称为、外贸合同号为、生产批号为、包装件数为、数（重）量为、合同货值为、输往国家/地区为的出口产品，在出口后用于，非用于人类食品或动物饲料添加剂及原料。本企业已在该批产品的外包装上印明"产品用途："。如有失实，由本企业承担一切责任。

特此证明。

生产企业名称（盖章）：

法定代表人（签字）：

二〇一　年　月　日

I-5-07

《进口危险化学品经营企业符合性声明》

进口危险化学品经营企业出具的声明进口货物使用的包装、危险公示标签和安全数据单符合中华人民共和国法律、行政法规、规章的规定以及国家标准、行业标准要求的材料。

进口危险化学品经营企业符合性声明

（企业名称）报检的（商品名称）（HS编码：化学品正式名称：联合国UN编号：），共（桶/袋/箱等）（吨/千克），使用包装UN标记，从国家（或地区）进口至中国。

以上报检货物使用的包装、危险公示标签和安全数据单符合中华人民共和国法律、行政法规、规章的规定以及国家标准、行业标准的要求。

上述内容真实无误，本企业对以上声明愿意承担相应的法律责任。

特此声明。

法定代表人或其授权人（签字）：

企业（盖章）：

年　月　日

I-5-08

《旧机电产品进口声明》

附件5

免《进口旧机电产品装运前检验证书》
进口特殊情况声明

致_____出入境检验检疫机构：

我单位本次以_____的贸易方式报检进口的货物（发票号：_____，提/运单号：_____）情况如下：

H.S.编码	货物名称及规格	数量	金额	用途

以上货物属于_____的特殊情况。我单位承诺上列货物将按照上述贸易方式进口，对货物使用过程中的质量安全问题承担责任。

我单位愿意接受检验检疫机构的监督检查，并承担相应的法律责任。

经营/收货单位名称（公章）：

经营/收货单位联系人：

联系电话：

日　　期：

I-5-09

《旧机电产品进口特别声明（1）》

致____出入境检验检疫机构：

我单位本次以____的贸易方式报检进口的货物（发票号：____，提/运单号：____）情况如下：

声明进口货物范围	品　　名		HS编码	
	规格型号			
	商　　标		数　　量	
	序 列 号			

声明内容：

一、我已获得_____特别许可准予进口上列货物。

二、我承诺上列货物将按照上述贸易方式进口，对货物使用过程中的质量安全问题承担责任。我愿意接受检验检疫机构的监督检查，并承担相应的法律责任。

三、我自愿遵守国家质检总局《进口旧机电产品检验监管措施清单（2014年版）》管理措施表1禁止进口货物的规定。如有违反，愿意承担相应的法律责任。

申请上述货物进口的理由：

四、上述货物将被如下经销商/使用人所使用：

名　　称：　　　　　地　　址：

法人代表：　　　　　联系电话：

五、上述声明内容真实有效。

申请单位法人代表（签名）：

加盖公章：

签署日期：

注：凡拟进口涉及《负面清单》管理措施表1第1项、第2项旧机电产品的，均需填写本声明。

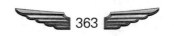

I-5-10

《旧机电产品进口特别声明（2）》

声明 进口 货物 范围	品　　名			
	规格型号		HS 编码	
	商　　标		数　　量	
	序　列　号			

声明内容：

　　一、我已获得　　　　　　　　　　　特别许可准予进口上列货物。

　　二、我承诺上述货物将按照上述贸易方式进口，对货物使用过程中的质量安全问题承担责任。我愿意接受检验检疫机构的监督检查，并承担相应的法律责任。

　　三、我自愿遵守国家质检总局《进口旧机电产品检验监管措施清单（2014年版）》管理措施表 1 禁止进口货物的规定。如有违反，愿意承担相应的法律责任。

　　申请上述货物进口的理由：

　　四、上述货物将被如下经销商/使用人所使用：

名　　称：　　　　　　　　　　　　地　　址：

法人代表：　　　　　　　　　　　　联系电话：

　　五、上述声明内容真实有效。

申请单位法人代表（签名）：

加盖公章：

签署日期：

I-5-12

《进口食品接触产品符合性声明》

进口食品接触产品符合性声明

　　本单位于＿＿＿年＿＿月＿＿日从＿＿＿＿＿（国家或地区）进口的食品接触产品为＿＿＿＿、数量为＿＿＿＿＿＿，该批产品符合《中华人民共和国食品安全法》及其实施条例、《中华人民共和国进出口商品检验法》及其实施条例的有关规定，符合 GB 4806.1–2016《食品安全国家标准 食品接触材料及制品通用安全要求》及相关标准的有关规定。

　　上述内容真实无误，如有虚假，愿承担全部责任。

特此声明！

法定代表人（签字）：

收货人（盖章）：

年　月　日

一、产品基本信息

产品名称	
生产商	
生产地址	邮箱：　　　　电话：
经销商	
地址	邮箱：　　　　电话：

二、预期使用条件

预期与食品接触层（或部件）信息，以及预期使用条件。

序号	接触层或部件名称	用途		是否为重复性使用	保质期（如适用）
		接触食品或类型	使用条件(温度和时间)		

三、适用的标准、限制性要求及符合性

（一）原料和添加剂使用的符合性

该产品中所使用的原料和添加剂符合以下标准的相关规定（在合适的材质处打勾）：

□树脂　　GB 4806.6-2016 食品接触用塑料树脂

□涂层　　GB 4806.10-2016 食品接触用涂料及涂层

□金属制品　　GB 4806.9-2016 食品接触用金属材料及制品

□添加剂　　GB 9685-2016 食品接触材料及制品用添加剂使用标准

□卫计委相关公告（请列明）：

（二）产品总迁移限量符合性

在预期的使用条件下测试，该产品或相关部件符合相关标准对总迁移量的规定，具体测试数据见附件 1 的测试报告。

（三）产品受限物质信息和符合性（可选对应的材料和制品）

具体产品材质、受限制物质信息、限量指标和符合性见下表所列，受限物质测试数据见附件 2 的测试报告。

（1）金属材质

依据标准：GB 4806.9-2016 食品接触用金属材料及制品

序号	基材、镀层或焊料名称	材料类型	材料成分或牌号	限制指标	符合性

填写说明：

1. 金属制品可参考我国标准优先填写材料牌号，例如不锈钢 S30408；若无牌号，请填写相关材料主要成分比例；

2. 牌号参考标准：不锈钢 GB/T 20878 和 GB/T 221，铜合金 GB/T 5231，铝合金 GB/T 3190 等；

3. 多金属镀层应由外向内填写（镀层成分一般以 100% 纯材质考虑），例：镀银／镍。

（2）塑料材质

依据标准：

GB 4806.6-2016　食品接触用塑料树脂

GB 4806.7-2016　食品接触用塑料材料及制品

GB 9685-2015　食品接触材料及制品用添加剂使用标准

序号	接触层或部件名称	基础聚合物名称	FCA 或 CAS 号	限制性物质	限制指标	依据标准	符合性

填写说明：

1. 树脂名称指的是 GB 4806.6-2016 附录 A 列出的中文全称

2. 有多种中文名称的以 CAS 号为准，没有 CAS 号的以中文名称为准。

（3）硅橡胶

依据标准：

GB 4806.11-2016　食品接触用橡胶材料及制品

GB 9685-2015　食品接触材料及制品用添加剂使用标准

序号	接触层或部件名称	基础聚合物名称	FCA或CAS号	限制性物质	限制指标	依据标准	符合性

填表说明：

1. 基础聚合物名称指的是 GB 4806.11-2016 附录 A 列出的中文全称

2. 橡胶种类请填写天然橡胶、合成橡胶、硅橡胶等 3 类中的一类；

3 天然橡胶的，不用填写 GB 4806.11-2016 附录 A 中的要求；

4. 合成橡胶的，根据 GB 4806.11-2016 附录 A 中表 A.1 的要求填写；

5. 硅橡胶的，根据 GB 4806.11-2016 附录 A 中表 A.2 的要求填写；

6. 有多种中文名称的以 CAS 号为准，没有 CAS 号的以中文名称为准。

（4）涂料及涂层

依据标准：

GB 4806.10-2016　食品安全国家标准　食品接触用涂料及涂层

GB 9685-2015　食品接触材料及制品用添加剂使用标准

序号	接触层或部件名称	基础聚合物名称	FCA或CAS号	限制性物质	限制指标	依据标准	符合性

填表说明：

1. 基础树脂名称指的是 GB 4806.10-2016 附录 A 列出的中文全称

2. 有多种中文名称的以 CAS 号为准，没有 CAS 号的以中文名称为准

（5）纸和纸板

依据标准：

GB 4806.8-2016 食品接触用纸和纸板材料及制品

GB 9685-2015 食品接触材料及制品用添加剂使用标准

序号	限制性物质	限制指标	依据标准	符合性

填表说明

1.有多种中文名称的以 CAS 号为准，没有 CAS 号的以中文名称为准

（6）陶瓷

依据标准：GB 4806.4-2016 陶瓷制品

序号	限制性物质	限制指标	依据标准	符合性

（7）玻璃

依据标准：GB 4806.5-2016 陶瓷制品

序号	限制性物质	限制指标	依据标准	符合性

（8）搪瓷

依据标准：GB 4806.3-2016 搪瓷制品

序号	限制性物质	限制指标	依据标准	符合性

（9）奶嘴

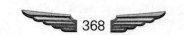

依据标准：GB 4806.2-2015 奶嘴

序号	原料名称	FCA 或 CAS 号	限制性物质	限制指标	依据标准	符合性

填表说明

1. 原料名称指的是 GB 4806.2-2015 列出的原料名称或 GB 4806.6 附录 A 列出的树脂中文全称；

2. 有多种中文名称的以 CAS 号为准，没有 CAS 号的以中文名称为准

（三）生产管理符合性

生产企业依据 GB 31603-2015《食品接触材料及制品生产通用卫生规范》标准要求建立了质量安全控制体系，并予以有效之行，符合 GB 31603 标准的要求。

（四）非有意添加物符合性

基于所收集的成分信息的评估，以及采用质谱分析技术进行筛查分析，确认该产品所迁移的非有意添加物符合 GB 4806.1-2016 中 2.13 条款的规定。

综上所述，XXX 产品符合 GB 4806.1《食品接触材料及制品通用安全要求》中 3.1~3.7 条款的要求。

附件 1：总迁移量测试报告

附件 2：限制物质测试报告

I-5-13
《进口食品接触产品备案书》

一、受理机构

各直属海关

二、办理材料：

1.《进口食品接触产品备案申请表》填写完整准确、不留空，单位名称处盖公章；

2. 备案申请人出具的《进口食品接触产品符合性声明》（填写完整准确、不留空，单位名称处盖公章）；

3. 进口食品接触产品的材质说明（应明确主要成分的构成和化学名称。与食品直接接触部分的材质产品其他部分材质不同的，应对与食品直接接触部分的材质单独进行说明）；

4. 进口产品的品牌、型号、产地、照片、标签及说明书等资料逐一列示（加工贸易的进口半成品没有品牌、标签或说明书的，企业可凭声明及海关手册复印件免于提交相关资料）；

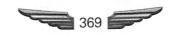

5. 进口食品接触产品新品种的，备案申请人应按规定提供卫生行政部门出具的相关文件；

6. 进口食品接触产品追溯制度文件（提交制度文本）；

7. 代表性样品的实验室检测报告（申请人资格及申请资料审核合格后自行将代表性样品送实验室检测，并及时提交报告。报告需为 CNAS 认可实验室出具。品牌、制造商、材质均一致，仅型号 / 规格不同的系列产品，可以选取 3 种规格（含最大、最小规格）为代表进行备案。对塑料及橡胶类产品，不同颜色应分别备案，但同一颜色且配方组分相同的产品，深色可覆盖浅色。

三、资料要求

1. 上述 1-7 项资料均仅需提供 1 份，A4 纸打印或复印，打印件及复印件均应加盖公章（来自外部第三方的原始书面资料除外）；

2. 新申请企业：需提供上述 1 至 7 项材料；

3. 获证企业变更企业名称：如其他条件不变，获证企业只需变更企业名称的，需提交上述资料中的第 1 项及必要的说明材料向直属海关提出企业更名申请，经审核批准后，向企业发放新证收回旧证，新备案书使用原证编号和有效期限；

4. 获证企业到期申请延续：应在有效期满前 30 日前提出，需提供上述 1 至 7 项材料，审核程序与新申请企业一致；

5. 获证企业在备案证书有效期内增加产品类别：企业应提交上述材料中除第 6 项以外的所有关于新增产品的相关资料向直属海关提出增加产品类别申请。经企业送检、检测报告审核合格及报批同意后，向企业发放新证收回旧证。新备案书仍使用原证编号和有效期限。

四、办理流程

1. 资料递交：申请人到直属海关递交申请书和随附资料。

2. 资料审核：直属海关对备案申请人资格及其提供资料进行审核，审核合格的，在 5 个工作日内向备案申请人签发《进口食品接触产品备案申请受理通知书》；审核不合格的，通知备案申请人进行补充或整改。

3. 实验室检测：备案申请人取得《进口食品接触产品备案申请受理通知书》后，按照海关所规定的要求，将与申请内容一致、具有代表性的样品送具有资质的实验室进行检测。备案申请人提供的样品数量应当满足专项检测和留样的需要。备案申请人取得实验室检测报告后，应及时将其提交直属海关审核。

4. 结果公布：备案申请人资格、备案申请资料和产品检测报告均通过审核的，直属海关在其全部通过审核之日起 5 个工作日内签发《进口食品接触产品备案书》。

五、办理时限

备案申请资料审核合格后 5 个工作日内向备案申请人签发受理通知书；备案申请人资格、备案申请资料和产品检测报告均通过审核的，自全部通过审核之日起 5 个工作日内向备案申请人签发进口食品接触产品备案书。

备案审核流程自受理之日起不超过 20 个工作日，申请人补正资料及提交检测报告时间除外。

六、收费标准

不收费

第一类　活动物；动物产品

第1章　活动物

商品编码	商品名称及备注	最惠国	暂定税率	普通税率	增值税率	计量单位	监管条件	检验检疫类别	报检特殊单证
0101210010	改良种用濒危野马	0		0	9	千克/头	AFEB	PQ	I-1-01, I-3-01-1, I-3-02
0101210090	改良种用马（濒危野马除外）	0		0	0	千克/头	AB	PQ	I-1-01, I-3-01-1, I-3-02
0101290010	非改良种用濒危野马	10		30	9	千克/头	AFEB	PQ	I-1-01, I-3-01-1, I-3-02
0101290090	非改良种用其他马	10		30	9	千克/头	AB	PQ	I-1-01, I-3-01-1, I-3-02
0101301010	改良种用的濒危野驴	0		0	9	千克/头	AFEB	PQ	I-1-01, I-3-01-1, I-3-02
0101301090	改良种用驴（濒危野驴除外）	0		0	0	千克/头	AB	PQ	I-1-01, I-3-01-1, I-3-02
0101309010	非改良种用濒危野驴	10		30	9	千克/头	AFEB	PQ	I-1-01, I-3-01-1, I-3-02
0101309090	非改良种用其他驴	10		30	9	千克/头	AB	PQ	I-1-01, I-3-01-1, I-3-02
0101900000	骡	10		30	9	千克/头	AB	PQ	I-1-01, I-3-01-1, I-3-02
0102210000	改良种用家牛	0		0	0	千克/头	AB	PQ	I-1-01, I-3-01-1, I-3-02
0102290000	非改良种用家牛	10		30	9	千克/头	4xAB	PQ	I-1-01, I-3-01-1, I-3-02
0102310010	改良种用濒危水牛	0		0	9	千克/头	ABEF	PQ	I-1-01, I-3-01-1, I-3-02
0102310090	改良种用水牛（濒危水牛除外）	0		0	0	千克/头	AB	PQ	I-1-01, I-3-01-1, I-3-02
0102390010	非改良种用濒危水牛	10		30	9	千克/头	4ABEFx	PQ	I-1-01, I-3-01-1, I-3-02
0102390090	非改良种用其他水牛	10		30	9	千克/头	4ABx	PQ	I-1-01, I-3-01-1, I-3-02
0102901010	改良种用濒危野牛	0		0	9	千克/头	AFEB	PQ	I-1-01, I-3-01-1, I-3-02
0102901090	其他改良种用牛	0		0	9	千克/头	AB	PQ	I-1-01, I-3-01-1, I-3-02
0102909010	非改良种用濒危野牛	10		30	9	千克/头	4xABFE	PQ	I-1-01, I-3-01-1, I-3-02
0102909090	非改良种用其他牛	10		30	9	千克/头	4xAB	PQ	I-1-01, I-3-01-1, I-3-02
0103100010	改良种用的鹿豚、姬猪	0		0	9	千克/头	AFEB	PQ	I-1-01, I-3-01-1, I-3-02
0103100090	改良种用猪（鹿豚、姬猪除外）	0		0	0	千克/头	AB	PQ	I-1-01, I-3-01-1, I-3-02
0103911010	重量在10千克以下的非改良种用濒危猪（包括人工繁殖的）	10		50	9	千克/头	4xABFE	PRQ	I-1-01, I-4-01, I-3-01-1, I-2-06, I-3-02
0103911090	重量在10千克以下的其他猪（改良种用的除外）	10		50	9	千克/头	4xAB	PRQ	I-1-01, I-4-01, I-3-01-1, I-2-06, I-3-02
0103912010	10≤重量<50千克的非改良种用濒危猪（包括人工繁殖的）	10		50	9	千克/头	4xABFE	PRQ	I-1-01, I-4-01, I-3-01-1, I-2-06, I-3-02
0103912090	10≤重量<50千克的其他猪（改良种用的除外）	10		50	9	千克/头	4xAB	PRQ	I-1-01, I-4-01, I-3-01-1, I-2-06, I-3-02
0103920010	重量在50千克及以上的非改良种用濒危猪（包括人工繁殖的）	10		50	9	千克/头	4xABFE	PRQ	I-1-01, I-4-01, I-3-01-1, I-2-06, I-3-02
0103920090	重量在50千克及以上的其他猪（改良种用的除外）	10		50	9	千克/头	4xAB	PRQ	I-1-01, I-4-01, I-3-01-1, I-2-06, I-3-02

商品编码	商品名称及备注	最惠国	暂定税率	普通税率	增值税率	计量单位	监管条件	检验检疫类别	报检特殊单证
0104101000	改良种用绵羊	0		0	0	千克/头	AB	PQ	I-1-01, I-3-01-1, I-3-02
0104109000	其他绵羊（改良种用的除外）	10		50	9	千克/头	AB	PRQ	I-1-01, I-4-01, I-3-01-1, I-2-06, I-3-02
0104201000	改良种用山羊	0		0	0	千克/头	AB	PQ	I-1-01, I-3-01-1, I-3-02
0104209000	非改良种用山羊	10		50	9	千克/头	AB	PQ	I-1-01, I-3-01-1, I-3-02
0105111000	重量不超过185克的改良种用鸡	0		0	0	千克/只	AB	PQ	I-1-01, I-3-01-1, I-3-02
0105119000	不超过185克的其他鸡（改良种用的除外）	10		50	9	千克/只	AB	PRQ	I-1-01, I-4-01, I-3-01-1, I-2-06, I-3-02
0105121000	重量不超过185克的改良种用火鸡	0		0	0	千克/只	AB	PQ	I-1-01, I-3-01-1, I-3-02
0105129000	不超过185克的其他火鸡（改良种用的除外）	10		50	9	千克/只	AB	PRQ	I-1-01, I-4-01, I-3-01-1, I-2-06, I-3-02
0105131000	重量不超过185克的改良种用鸭	0		0	0	千克/只	AB	PQ	I-1-01, I-3-01-1, I-3-02
0105139000	不超过185克的其他鸭（改良种用的除外）	10		50	9	千克/只	AB	PRQ	I-1-01, I-4-01, I-3-01-1, I-2-06, I-3-02
0105141000	重量不超过185克的改良种用鹅	0		0	0	千克/只	AB	PQ	I-1-01, I-3-01-1, I-3-02
0105149000	不超过185克的其他鹅（改良种用的除外）	10		50	9	千克/只	AB	PRQ	I-1-01, I-4-01, I-3-01-1, I-2-06, I-3-02
0105151000	重量不超过185克的改良种用珍珠鸡	0		0	0	千克/只	AB	PQ	I-1-01, I-3-01-1, I-3-02
0105159000	不超过185克的其他珍珠鸡（改良种用的除外）	10		50	9	千克/只	AB	PRQ	I-1-01, I-4-01, I-3-01-1, I-2-06, I-3-02
0105941000	重量大于185克的改良种用鸡	0		0	0	千克/只	4xAB	PQ	I-1-01, I-3-01-1, I-3-02
0105949000	超过185克其他鸡（改良种用的除外）	10		50	9	千克/只	4xAB	PRQ	I-1-01, I-4-01, I-3-01-1, I-2-06, I-3-02
0105991000	重量大于185克的改良种用其他家禽	0		0	0	千克/只	AB	PQ	I-1-01, I-3-01-1, I-3-02
0105999100	超过185克的非改良种用鸭	10		50	9	千克/只	AB	PQ	I-1-01, I-3-01-1, I-3-02
0105999200	超过185克的非改良种用鹅	10		50	9	千克/只	AB	PQ	I-1-01, I-3-01-1, I-3-02
0105999300	超过185克的非改良种用珍珠鸡	10		50	9	千克/只	4xAB	PQ	I-1-01, I-3-01-1, I-3-02
0105999400	超过185克的非改良种用火鸡	10		50	9	千克/只	AB	PQ	I-1-01, I-3-01-1, I-3-02
0106111000	改良种用灵长目哺乳动物（包括人工驯养、繁殖的）	0		0	0	千克/只	AFEB	PQ	I-1-01, I-3-01-1, I-3-02
0106119000	其他灵长目哺乳动物（包括人工驯养、繁殖的）	10		50	9	千克/只	AFEB	PQ	I-1-01, I-3-01-1, I-3-02
0106121100	改良种用鲸、海豚及鼠海豚（鲸目哺乳动物）；改良种用海牛及儒艮（海牛目哺乳动物）（包括人工驯养、繁殖的）	10	0	50	9	千克/只	AFEB	PQ	I-1-01, I-3-01-1, I-3-02
0106121900	非改良种用鲸、海豚及鼠海豚（鲸目哺乳动物）；非改良种用海牛及儒艮（海牛目哺乳动物）（包括人工驯养、繁殖的）	10		50	9	千克/只	AFEB	PQ	I-1-01, I-3-01-1, I-3-02
0106122110	改良种用濒危海豹、海狮及海象（鳍足亚目哺乳动物）（包括人工繁育的）	0		0	9	千克/只	AFEB	PQ	I-1-01, I-3-01-1, I-3-02
0106122190	改良种用非濒危海豹、海狮及海象（鳍足亚目哺乳动物）	0		0	9	千克/只	AB	PQ	I-1-01, I-3-01-1, I-3-02
0106122910	非改良种用濒危海豹、海狮及海象（鳍足亚目哺乳动物）（包括人工繁育的）	10		50	9	千克/只	ABEF	PQ	I-1-01, I-3-01-1, I-3-02
0106122990	非改良种用非濒危海豹、海狮及海象（鳍足亚目哺乳动物）	10		50	9	千克/只	AB	PQ	I-1-01, I-3-01-1, I-3-02

商品编码	商品名称及备注	最惠国	暂定税率	普通税率	增值税率	计量单位	监管条件	检验检疫类别	报检特殊单证
0106131010	改良种用濒危骆驼及其他濒危骆驼科动物（包括人工驯养、繁殖的）	0		0	9	千克/只	ABFE	PQ	I-1-01, I-3-01-1, I-3-02
0106131090	改良种用骆驼及其他骆驼科动物（濒危骆驼及其他濒危骆驼科动物除外）	0		0	0	千克/只	AB	PQ	I-1-01, I-3-01-1, I-3-02
0106139010	其他濒危骆驼及其他濒危骆驼科动物（包括人工驯养、繁殖的）	10		50	9	千克/只	AFEB	PRQ	I-1-01, I-4-01, I-3-01-1, I-2-06, I-3-02
0106139090	其他骆驼及其他骆驼科动物	10		50	9	千克/只	AB	PRQ	I-1-01, I-4-01, I-3-01-1, I-2-06, I-3-02
0106141010	改良种用濒危野兔（包括人工驯养、繁殖的）	0		0	9	千克/只	ABEF	PQ	I-1-01, I-3-01-1, I-3-02
0106141090	改良种用家兔及野兔（濒危除外）	0		0	0	千克/只	AB	PQ	I-1-01, I-3-01-1, I-3-02
0106149010	其他濒危野兔（包括人工驯养、繁殖的）	10		50	9	千克/只	AFEB	PRQ	I-1-01, I-4-01, I-3-01-1, I-2-06, I-3-02
0106149090	其他家兔及野兔	10		50	9	千克/只	AB	PRQ	I-1-01, I-4-01, I-3-01-1, I-2-06, I-3-02
0106191010	其他改良种用濒危哺乳动物（包括人工驯养、繁殖的）	0		0	9	千克/只	ABFE	PQ	I-1-01, I-3-01-1, I-3-02
0106191020	改良种用梅花鹿、马鹿、驯鹿、水貂、银狐、北极狐、貉（濒危除外）	0		0	0	千克/只	AB	PQ	I-1-01, I-3-01-1, I-3-02
0106191090	其他改良种用哺乳动物	0		0	9	千克/只	AB	PQ	I-1-01, I-3-01-1, I-3-02
0106199010	其他濒危哺乳动物（包括人工驯养、繁殖的）	10		50	9	千克/只	AFEB	PRQ	I-1-01, I-4-01, I-3-01-1, I-2-06, I-3-02
0106199090	其他哺乳动物	10		50	9	千克/只	AB	PRQ	I-1-01, I-4-01, I-3-01-1, I-2-06, I-3-02
0106201100	改良种用鳄鱼苗（包括人工驯养、繁殖的）	0		0	9	千克/只	AFEB	PQ	I-1-01, I-3-01-1, I-3-02
0106201910	其他改良种用濒危爬行动物（包括人工繁育的）	0		0	9	千克/只	FEAB	PQ	I-1-01, I-3-01-1, I-3-02
0106201990	其他改良种用非濒危爬行动物	0		0	9	千克/只	AB	PQ	I-1-01, I-3-01-1, I-3-02
0106202011	食用濒危蛇（包括人工繁育的）	10		50	9	千克/只	AFEB	PRQ	I-1-01, I-4-01, I-3-01-1, I-2-06, I-3-02
0106202019	食用非濒危蛇	10		50	9	千克/只	AB	PRQ	I-1-01, I-4-01, I-3-01-1, I-2-06, I-3-02
0106202021	食用濒危龟鳖（包括人工驯养、繁殖的）	10		50	9	千克/只	ABFE	PRQ	I-1-01, I-4-01, I-3-01-1, I-2-06, I-3-02
0106202029	其他食用龟鳖（包括人工驯养、繁殖的）	10		50	9	千克/只	AB	PRQ	I-1-01, I-4-01, I-3-01-1, I-2-06, I-3-02
0106202091	其他食用濒危爬行动物（包括人工驯养、繁殖的）	10		50	9	千克/只	FEAB	PRQ	I-1-01, I-4-01, I-3-01-1, I-2-06, I-3-02
0106202099	其他食用爬行动物（包括人工驯养、繁殖的）	10		50	9	千克/只	AB	PRQ	I-1-01, I-4-01, I-3-01-1, I-2-06, I-3-02
0106209010	其他濒危爬行动物（包括人工驯养、繁殖的）	10		50	9	千克/只	FEAB	PQ	I-1-01, I-3-01-1, I-3-02
0106209090	其他爬行动物（包括人工驯养、繁殖的）	10		50	9	千克/只	AB	PQ	I-1-01, I-3-01-1, I-3-02
0106311000	改良种用猛禽（包括人工驯养、繁殖的）	0		0	9	千克/只	AFEB	PQ	I-1-01, I-3-01-1, I-3-02
0106319000	其他猛禽（包括人工驯养、繁殖的）	10		50	9	千克/只	ABFE	PQ	I-1-01, I-3-01-1, I-3-02
0106321010	改良种用濒危鹦形目的鸟（包括人工繁育的）	0		0	9	千克/只	ABFE	PQ	I-1-01, I-3-01-1, I-3-02

商品编码	商品名称及备注	最惠国	暂定税率	普通税率	增值税率	计量单位	监管条件	检验检疫类别	报检特殊单证
0106321090	改良种用非濒危鹦形目的鸟	0		0	9	千克/只	AB	PQ	I-1-01, I-3-01-1, I-3-02
0106329010	非改良种用濒危鹦形目的鸟（包括人工繁育的）	10		50	9	千克/只	ABFE	PQ	I-1-01, I-3-01-1, I-3-02
0106329090	非改良种用非濒危鹦形目的鸟	10		50	9	千克/只	AB	PQ	I-1-01, I-3-01-1, I-3-02
0106331010	改良种用濒危鸵鸟（包括人工驯养、繁殖的）	0		0	9	千克/只	ABFE	PQ	I-1-01, I-3-01-1, I-3-02
0106331090	改良种用鸵鸟；鸸鹋（濒危鸵鸟除外）	0		0	0	千克/只	AB	PQ	I-1-01, I-3-01-1, I-3-02
0106339010	其他濒危鸵鸟（包括人工驯养、繁殖的）	10		50	9	千克/只	ABFE	PRQ	I-1-01, I-4-01, I-3-01-1, I-2-06, I-3-02
0106339090	其他鸵鸟、鸸鹋	10		50	9	千克/只	AB	PRQ	I-1-01, I-4-01, I-3-01-1, I-2-06, I-3-02
0106391010	其他改良种用濒危鸟（包括人工驯养、繁殖的）	0		0	9	千克/只	ABFE	PQ	I-1-01, I-3-01-1, I-3-02
0106391020	改良种用鸽、鹌鹑	0		0	0	千克/只	AB	PQ	I-1-01, I-3-01-1, I-3-02
0106391090	其他改良种用的鸟	0		0	9	千克/只	AB	PQ	I-1-01, I-3-01-1, I-3-02
0106392100	食用乳鸽	10		50	9	千克/只	AB	PRQ	I-1-01, I-4-01, I-3-01-1, I-2-06, I-3-02
0106392310	食用濒危野鸭	10		50	9	千克/只	FEAB	PRQ	I-1-01, I-4-01, I-3-01-1, I-2-06, I-3-02
0106392390	食用非濒危野鸭	10		50	9	千克/只	AB	PRQ	I-1-01, I-4-01, I-3-01-1, I-2-06, I-3-02
0106392910	其他食用濒危鸟（包括人工驯养、繁殖的）	10		50	9	千克/只	ABFE	PRQ	I-1-01, I-4-01, I-3-01-1, I-2-06, I-3-02
0106392990	其他食用鸟	10		50	9	千克/只	AB	PRQ	I-1-01, I-4-01, I-3-01-1, I-2-06, I-3-02
0106399010	其他濒危鸟（包括人工驯养、繁殖的）	10		50	9	千克/只	ABFE	PRQ	I-1-01, I-4-01, I-3-01-1, I-2-06, I-3-02
0106399090	其他鸟	10		50	9	千克/只	AB	PRQ	I-1-01, I-4-01, I-3-01-1, I-2-06, I-3-02
0106411000	改良种用蜂	0		0	0	千克/只	AB	PQ	I-1-01, I-3-01-1, I-3-02
0106419000	其他蜂	10		50	9	千克/只	AB	PQ	I-1-01, I-3-01-1, I-3-02
0106491010	其他改良种用濒危昆虫（包括人工驯养、繁殖的）	0		0	9	千克/只	ABFE	PQ	I-1-01, I-3-01-1, I-3-02
0106491090	其他改良种用非濒危昆虫	0		0	9	千克/只	AB	PQ	I-1-01, I-3-01-1, I-3-02
0106499010	其他濒危昆虫（包括人工驯养、繁殖的）	10		50	9	千克/只	ABFE	PQ	I-1-01, I-3-01-1, I-3-02
0106499090	其他非濒危昆虫	10		50	9	千克/只	AB	PQ	I-1-01, I-3-01-1, I-3-02
0106901110	改良种用濒危蛙苗	0		0	9	千克/只	ABFE	PQ	I-1-01, I-3-01-1, I-3-02
0106901190	其他改良种用蛙苗	0		0	9	千克/只	AB	PQ	I-1-01, I-3-01-1, I-3-02
0106901910	其他改良种用濒危动物（包括人工驯养、繁殖的）	0		0	9	千克/只	ABFE	PQ	I-1-01, I-3-01-1, I-3-02
0106901990	其他改良种用动物	0		0	9	千克/只	AB	PQ	I-1-01, I-3-01-1, I-3-02
0106909010	其他濒危动物（包括人工驯养、繁殖的）	10		50	9	千克/只	ABFE	PQ	I-1-01, I-3-01-1, I-3-02
0106909090	其他动物	10		50	9	千克/只	AB	PQ	I-1-01, I-3-01-1, I-3-02

第2章　肉及食用杂碎

商品编码	商品名称及备注	最惠国	暂定税率	普通税率	增值税率	计量单位	监管条件	检验检疫类别	报检特殊单证
0201100010	整头及半头鲜或冷藏的濒危野牛肉	20		70	9	千克	4ABEFx	PRQS	I-1-01, I-4-01, I-3-01-1, I-2-06, I-3-02
0201100090	其他整头及半头鲜或冷藏的牛肉	20		70	9	千克	4ABx	PRQS	I-1-01, I-4-01, I-3-01-1, I-2-06, I-3-02
0201200010	鲜或冷藏的带骨濒危野牛肉	12		70	9	千克	47ABEFx	PRQ	I-1-01, I-4-01, I-3-01-1, I-2-06, I-3-02
0201200090	其他鲜或冷藏的带骨牛肉	12		70	9	千克	47ABx	PRQ	I-1-01, I-4-01, I-3-01-1, I-2-06, I-3-02
0201300010	鲜或冷藏的去骨濒危野牛肉	12		70	9	千克	47ABEFx	PRQS	I-1-01, I-4-01, I-3-01-1, I-2-06, I-3-02
0201300090	其他鲜或冷藏的去骨牛肉	12		70	9	千克	47ABx	PRQS	I-1-01, I-4-01, I-3-01-1, I-2-06, I-3-02
0202100010	冻藏的整头及半头濒危野牛肉	25		70	9	千克	4ABEFx	PRQS	I-1-01, I-4-01, I-3-01-1, I-2-06, I-3-02
0202100090	其他冻藏的整头及半头牛肉	25		70	9	千克	4ABx	PRQS	I-1-01, I-4-01, I-3-01-1, I-2-06, I-3-02
0202200010	冻藏的带骨濒危野牛肉	12		70	9	千克	47ABEFx	PRQS	I-1-01, I-4-01, I-3-01-1, I-2-06, I-3-02
0202200090	其他冻藏的带骨牛肉	12		70	9	千克	47ABx	PRQS	I-1-01, I-4-01, I-3-01-1, I-2-06, I-3-02
0202300010	冻藏的去骨濒危野牛肉	12		70	9	千克	47ABEFx	PRQS	I-1-01, I-4-01, I-3-01-1, I-2-06, I-3-02
0202300090	其他冻藏的去骨牛肉	12		70	9	千克	47ABx	PRQS	I-1-01, I-4-01, I-3-01-1, I-2-06, I-3-02
0203111010	鲜或冷藏整头及半头濒危乳猪肉（包括人工繁殖的）	20		70	9	千克	4ABEFx	PRQS	I-1-01, I-4-01, I-3-01-1, I-2-06, I-3-02
0203111090	鲜或冷藏整头及半头其他乳猪肉	20		70	9	千克	4ABx	PRQS	I-1-01, I-4-01, I-3-01-1, I-2-06, I-3-02
0203119010	鲜或冷藏整头及半头濒危其他猪肉（包括人工繁殖的）	20		70	9	千克	4ABEFx	PRQS	I-1-01, I-4-01, I-3-01-1, I-2-06, I-3-02
0203119090	鲜或冷藏整头及半头其他猪肉	20		70	9	千克	4ABx	PRQS	I-1-01, I-4-01, I-3-01-1, I-2-06, I-3-02
0203120010	鲜或冷藏带骨濒危猪前腿、后腿及肉块（包括人工繁殖的）	20		70	9	千克	47ABEFx	PRQS	I-1-01, I-4-01, I-3-01-1, I-2-06, I-3-02
0203120090	鲜或冷藏带骨其他猪前腿、后腿及肉块	20		70	9	千克	47ABx	PRQS	I-1-01, I-4-01, I-3-01-1, I-2-06, I-3-02
0203190010	其他鲜或冷藏濒危猪肉（包括人工繁殖的）	20		70	9	千克	47ABEFx	PRQS	I-1-01, I-4-01, I-3-01-1, I-2-06, I-3-02
0203190090	其他鲜或冷藏的猪肉	20		70	9	千克	47ABx	PRQS	I-1-01, I-4-01, I-3-01-1, I-2-06, I-3-02
0203211010	冻藏整头及半头濒危乳猪肉（包括人工繁殖的）	12		70	9	千克	4ABEFx	PRQS	I-1-01, I-4-01, I-3-01-1, I-2-06, I-3-02

商品编码	商品名称及备注	最惠国	暂定税率	普通税率	增值税率	计量单位	监管条件	检验检疫类别	报检特殊单证
0203211090	冻藏整头及半头其他乳猪肉	12		70	9	千克	4ABx	PRQS	I-1-01, I-4-01, I-3-01-1, I-2-06, I-3-02
0203219010	冻藏整头及半头濒危其他猪肉（包括人工繁殖的）	12		70	9	千克	47ABEFx	PRQS	I-1-01, I-4-01, I-3-01-1, I-2-06, I-3-02
0203219090	冻藏整头及半头其他猪肉	12		70	9	千克	47ABx	PRQS	I-1-01, I-4-01, I-3-01-1, I-2-06, I-3-02
0203220010	冻藏带骨濒危猪前腿、后腿及肉块（包括人工繁殖的）	12		70	9	千克	47ABEFx	PRQS	I-1-01, I-4-01, I-3-01-1, I-2-06, I-3-02
0203220090	冻藏带骨其他猪前腿、后腿及肉块	12		70	9	千克	47ABx	PRQS	I-1-01, I-4-01, I-3-01-1, I-2-06, I-3-02
0203290010	其他冻藏濒危猪肉（包括人工繁殖的）	12		70	9	千克	47ABEFx	PRQS	I-1-01, I-4-01, I-3-01-1, I-2-06, I-3-02
0203290090	其他冻藏猪肉	12		70	9	千克	47ABx	PRQS	I-1-01, I-4-01, I-3-01-1, I-2-06, I-3-02
0204100000	鲜或冷藏的整头及半头羔羊肉	15		70	9	千克	7AB	PRQS	I-1-01, I-4-01, I-3-01-1, I-2-06, I-3-02
0204210000	鲜或冷藏的整头及半头绵羊肉	23		70	9	千克	7AB	PRQ	I-1-01, I-4-01, I-3-01-1, I-2-06, I-3-02
0204220000	鲜或冷藏的带骨绵羊肉	15		70	9	千克	7AB	PRQS	I-1-01, I-4-01, I-3-01-1, I-2-06, I-3-02
0204230000	鲜或冷藏的去骨绵羊肉	15		70	9	千克	7AB	PRQS	I-1-01, I-4-01, I-3-01-1, I-2-06, I-3-02
0204300000	冻藏的整头及半头羔羊肉	15		70	9	千克	7AB	PRQS	I-1-01, I-4-01, I-3-01-1, I-2-06, I-3-02
0204410000	冻藏的整头及半头绵羊肉	23		70	9	千克	7AB	PRQS	I-1-01, I-4-01, I-3-01-1, I-2-06, I-3-02
0204420000	冻藏的其他带骨绵羊肉	12		70	9	千克	7AB	PRQS	I-1-01, I-4-01, I-3-01-1, I-2-06, I-3-02
0204430000	冻藏的其他去骨绵羊肉	15		70	9	千克	7AB	PRQS	I-1-01, I-4-01, I-3-01-1, I-2-06, I-3-02
0204500000	鲜或冷藏、冻藏的山羊肉	20		70	9	千克	7AB	PRQS	I-1-01, I-4-01, I-3-01-1, I-2-06, I-3-02
0205000010	鲜、冷或冻的濒危野马、野驴肉	20		70	9	千克	ABFE	PRQS	I-1-01, I-4-01, I-3-01-1, I-2-06, I-3-02
0205000090	鲜、冷或冻的马、驴、骡肉	20		70	9	千克	AB	PRQS	I-1-01, I-4-01, I-3-01-1, I-2-06, I-3-02
0206100000	鲜或冷藏的牛杂碎	12		70	9	千克	4ABx	PRQS	I-1-01, I-4-01, I-3-01-1, I-2-06, I-3-02
0206210000	冻牛舌	12		70	9	千克	47ABx	PRQS	I-1-01, I-4-01, I-3-01-1, I-2-06, I-3-02
0206220000	冻牛肝	12		70	9	千克	47ABx	PRQS	I-1-01, I-4-01, I-3-01-1, I-2-06, I-3-02
0206290000	其他冻牛杂碎	12		70	9	千克	47ABx	PRQS	I-1-01, I-4-01, I-3-01-1, I-2-06, I-3-02
0206300000	鲜或冷藏的猪杂碎	20		70	9	千克	4ABx	PRQS	I-1-01, I-4-01, I-3-01-1, I-2-06, I-3-02
0206410000	冻猪肝	20		70	9	千克	47ABx	PRQS	I-1-01, I-4-01, I-3-01-1, I-2-06, I-3-02
0206490000	其他冻猪杂碎	12		70	9	千克	47ABx	PRQS	I-1-01, I-4-01, I-3-01-1, I-2-06, I-3-02
0206800010	鲜或冷的羊杂碎	20		70	9	千克	AB	PRQS	I-1-01, I-4-01, I-3-01-1, I-2-06, I-3-02
0206800090	鲜或冷的马、驴、骡杂碎	20		70	9	千克	AB	PRQS	I-1-01, I-4-01, I-3-01-1, I-2-06, I-3-02

商品编码	商品名称及备注	最惠国	暂定税率	普通税率	增值税率	计量单位	监管条件	检验检疫类别	报检特殊单证
0206900010	冻藏的羊杂碎	18		70	9	千克	7AB	PRQS	I-1-01, I-4-01, I-3-01-1, I-2-06, I-3-02
0206900090	冻藏的马、驴、骡杂碎	18		70	9	千克	AB	PRQS	I-1-01, I-4-01, I-3-01-1, I-2-06, I-3-02
0207110000	鲜或冷藏的整只鸡	20		70	9	千克	4xAB	PRQS	I-1-01, I-4-01, I-3-01-1, I-2-06, I-3-02
0207120000	冻的整只鸡	0		5.6元/千克	9	千克	4x7AB	PRQS	I-1-01, I-4-01, I-3-01-1, I-2-06, I-3-02
0207131100	鲜或冷的带骨的鸡块	20		70	9	千克	4xAB	PRQS	I-1-01, I-4-01, I-3-01-1, I-2-06, I-3-02
0207131900	其他鲜或冷的鸡块	20		70	9	千克	4xAB	PRQS	I-1-01, I-4-01, I-3-01-1, I-2-06, I-3-02
0207132101	鲜或冷的鸡整翅（翼）（沿肩关节将鸡翅从整鸡上分割下来的部位）	20		70	9	千克	4xAB	PRQS	I-1-01, I-4-01, I-3-01-1, I-2-06, I-3-02
0207132102	鲜或冷的鸡翅（翼）根（将整翅从肘关节处切开，靠近根部的部分）	20		70	9	千克	4xAB	PRQS	I-1-01, I-4-01, I-3-01-1, I-2-06, I-3-02
0207132103	鲜或冷的鸡翅（翼）中（将整翅从肘关节和腕关节处切开，中间的部分）	20		70	9	千克	4xAB	PRQS	I-1-01, I-4-01, I-3-01-1, I-2-06, I-3-02
0207132104	鲜或冷的鸡两节翅（翼）（翅中和翅尖相连的部分，或翅根和翅中相连的部分）	20		70	9	千克	4xAB	PRQS	I-1-01, I-4-01, I-3-01-1, I-2-06, I-3-02
0207132901	鲜或冷的鸡翅（翼）尖	20		70	9	千克	AB4x	PRQS	I-1-01, I-4-01, I-3-01-1, I-2-06, I-3-02
0207132902	鲜或冷的鸡膝软骨（鸡膝部连接小腿和大腿的软骨）	20		70	9	千克	AB4x	PRQS	I-1-01, I-4-01, I-3-01-1, I-2-06, I-3-02
0207132990	其他鲜或冷的鸡杂碎	20		70	9	千克	AB4x	PRQS	I-1-01, I-4-01, I-3-01-1, I-2-06, I-3-02
0207141100	冻的带骨鸡块（包括鸡胸脯、鸡大腿等）	0.6元/千克		4.2元/千克	9	千克	7AB4x	PRQS	I-1-01, I-4-01, I-3-01-1, I-2-06, I-3-02
0207141900	冻的不带骨鸡块（包括鸡胸脯、鸡大腿等）	0		9.5元/千克	9	千克	7AB4x	PRQS	I-1-01, I-4-01, I-3-01-1, I-2-06, I-3-02
0207142101	冻的鸡整翅（翼）（沿肩关节将鸡翅从整鸡上分割下来的部位）	0.8元/千克		8.1元/千克	9	千克	7AB4x	PRQS	I-1-01, I-4-01, I-3-01-1, I-2-06, I-3-02
0207142102	冻的鸡翅（翼）根（将整翅从肘关节处切开，靠近根部的部分）	0.8元/千克		8.1元/千克	9	千克	7AB4x	PRQS	I-1-01, I-4-01, I-3-01-1, I-2-06, I-3-02
0207142103	冻的鸡翅（翼）中（将整翅从肘关节和腕关节处切开，中间的部分）	0.8元/千克		8.1元/千克	9	千克	7AB4x	PRQS	I-1-01, I-4-01, I-3-01-1, I-2-06, I-3-02
0207142104	冻的鸡两节翅（翼）（翅中和翅尖相连的部分，或翅根和翅中相连的部分）	0.8元/千克		8.1元/千克	9	千克	7AB4x	PRQS	I-1-01, I-4-01, I-3-01-1, I-2-06, I-3-02
0207142200	冻的鸡爪	1元/千克		3.2元/千克	9	千克	7AB4x	PRQS	I-1-01, I-4-01, I-3-01-1, I-2-06, I-3-02
0207142901	冻的鸡翅（翼）尖	0.5元/千克		3.2元/千克	9	千克	7AB4x	PRQS	I-1-01, I-4-01, I-3-01-1, I-2-06, I-3-02

商品编码	商品名称及备注	最惠国	暂定税率	普通税率	增值税率	计量单位	监管条件	检验检疫类别	报检特殊单证
0207142902	冻的鸡膝软骨（鸡膝部连接小腿和大腿的软骨）	0.5元/千克		3.2元/千克	9	千克	7AB4x	PRQS	I-1-01, I-4-01, I-3-01-1, I-2-06, I-3-02
0207142990	其他冻的食用鸡杂碎	0.5元/千克		3.2元/千克	9	千克	7AB4x	PRQS	I-1-01, I-4-01, I-3-01-1, I-2-06, I-3-02
0207240000	鲜或冷的整只火鸡	20		70	9	千克	AB	PRQS	I-1-01, I-4-01, I-3-01-1, I-2-06, I-3-02
0207250000	冻的整只火鸡	20		70	9	千克	AB	PRQS	I-1-01, I-4-01, I-3-01-1, I-2-06, I-3-02
0207260000	鲜或冷的火鸡块及杂碎（肥肝除外）	20		70	9	千克	AB	PRQS	I-1-01, I-4-01, I-3-01-1, I-2-06, I-3-02
0207270000	冻的火鸡块及杂碎（肥肝除外）	10		70	9	千克	AB	PRQS	I-1-01, I-4-01, I-3-01-1, I-2-06, I-3-02
0207410000	鲜或冷的整只鸭	20		70	9	千克	AB	PRQS	I-1-01, I-4-01, I-3-01-1, I-2-06, I-3-02
0207420000	冻的整只鸭	20		70	9	千克	AB	PRQS	I-1-01, I-4-01, I-3-01-1, I-2-06, I-3-02
0207430000	鲜或冷的鸭肥肝	20		70	9	千克	AB	PRQS	I-1-01, I-4-01, I-3-01-1, I-2-06, I-3-02
0207440000	鲜或冷的鸭块及食用杂碎（肥肝除外）	20		70	9	千克	AB	PRQS	I-1-01, I-4-01, I-3-01-1, I-2-06, I-3-02
0207450000	冻的鸭块及食用杂碎	20		70	9	千克	AB	PRQS	I-1-01, I-4-01, I-3-01-1, I-2-06, I-3-02
0207510000	鲜或冷的整只鹅	20		70	9	千克	AB	PRQS	I-1-01, I-4-01, I-3-01-1, I-2-06, I-3-02
0207520000	冻的整只鹅	20		70	9	千克	AB	PRQS	I-1-01, I-4-01, I-3-01-1, I-2-06, I-3-02
0207530000	鲜或冷的鹅肥肝	20		70	9	千克	AB	PRQS	I-1-01, I-4-01, I-3-01-1, I-2-06, I-3-02
0207540000	鲜或冷的鹅块及食用杂碎（肥肝除外）	20		70	9	千克	AB	PRQS	I-1-01, I-4-01, I-3-01-1, I-2-06, I-3-02
0207550000	冻的鹅块及食用杂碎	20		70	9	千克	AB	PRQS	I-1-01, I-4-01, I-3-01-1, I-2-06, I-3-02
0207600000	鲜、冷、冻的整只珍珠鸡、珍珠鸡块及食用杂碎	20		70	9	千克	AB	PRQS	I-1-01, I-4-01, I-3-01-1, I-2-06, I-3-02
0208101000	鲜或冷的家兔肉（不包括兔头）	20		70	9	千克	AB	PRQS	I-1-01, I-4-01, I-3-01-1, I-2-06, I-3-02
0208102000	冻家兔肉（不包括兔头）	20		70	9	千克	AB	PRQS	I-1-01, I-4-01, I-3-01-1, I-2-06, I-3-02
0208109010	鲜、冷或冻的濒危野兔肉及其食用杂碎（不包括兔头）	20		70	9	千克	ABFE	PRQS	I-1-01, I-4-01, I-3-01-1, I-2-06, I-3-02
0208109090	鲜、冷或冻家兔食用杂碎	20		70	9	千克	AB	PRQS	I-1-01, I-4-01, I-3-01-1, I-2-06, I-3-02
0208300000	鲜、冷或冻的灵长目动物肉及食用杂碎	23		70	9	千克	ABFE	PRQS	I-1-01, I-4-01, I-3-01-1, I-2-06, I-3-02
0208400011	鲜、冷或冻的濒危海豹、海狮及海象（鳍足亚目哺乳动物）的肉及食用杂碎	23		70	9	千克	ABFE	PRQS	I-1-01, I-4-01, I-3-01-1, I-2-06, I-3-02
0208400019	鲜、冷或冻的非濒危海豹、海狮及海象（鳍足亚目哺乳动物）的肉及食用杂碎	23		70	9	千克	AB	PRQS	I-1-01, I-4-01, I-3-01-1, I-2-06, I-3-02

商品编码	商品名称及备注	最惠国	暂定税率	普通税率	增值税率	计量单位	监管条件	检验检疫类别	报检特殊单证
0208400020	鲜、冷或冻的鲸、海豚及鼠海豚（鲸目哺乳动物）、海牛及儒艮（海牛目哺乳动物）的肉及食用杂碎	23		70	9	千克	ABFE	PRQS	I-1-01, I-4-01, I-3-01-1, I-2-06, I-3-02
0208500010	鲜、冷或冻的濒危爬行动物肉及食用杂碎	23		70	9	千克	ABFE	PRQS	I-1-01, I-4-01, I-3-01-1, I-2-06, I-3-02
0208500090	鲜、冷或冻的非濒危爬行动物肉及食用杂碎	23		70	9	千克	AB	PRQS	I-1-01, I-4-01, I-3-01-1, I-2-06, I-3-02
0208600010	鲜、冷或冻的濒危野生骆驼及其他濒危野生骆驼科动物的肉及食用杂碎	23		70	9	千克	ABFE	PRQS	I-1-01, I-4-01, I-3-01-1, I-2-06, I-3-02
0208600090	其他鲜、冷或冻骆驼及其他骆驼科动物的肉及食用杂碎	23		70	9	千克	AB	PRQS	I-1-01, I-4-01, I-3-01-1, I-2-06, I-3-02
0208901000	鲜、冷或冻的乳鸽肉及其杂碎	20		70	9	千克	AB	PRQS	I-1-01, I-4-01, I-3-01-1, I-2-06, I-3-02
0208909010	其他鲜、冷或冻的濒危野生动物肉	23		70	9	千克	ABFE	PRQS	I-1-01, I-4-01, I-3-01-1, I-2-06, I-3-02
0208909090	其他鲜、冷或冻肉及食用杂碎	23		70	9	千克	AB	PRQS	I-1-01, I-4-01, I-3-01-1, I-2-06, I-3-02
0209100000	未炼制或用其他方法提取的不带瘦肉的肥猪肉、猪脂肪（包括鲜、冷、冻、干、熏、盐制的）	20		70	9	千克	AB	PRQ	I-1-01, I-4-01, I-3-01-1, I-2-06, I-3-02
0209900000	未炼制或用其他方法提取的家禽脂肪（包括鲜、冷、冻、干、熏、盐制的）	20		70	9	千克	AB	PRQ	I-1-01, I-4-01, I-3-01-1, I-2-06, I-3-02
0210111010	干、熏、盐制的带骨鹿豚、姬猪腿	25		80	9	千克	ABFE	PRQS	I-1-01, I-4-01, I-3-01-1, I-2-06, I-3-02
0210111090	其他干、熏、盐制的带骨猪腿	25		80	9	千克	AB	PRQS	I-1-01, I-4-01, I-3-01-1, I-2-06, I-3-02
0210119010	干、熏、盐制的带骨鹿豚、姬猪腿肉块	25		80	9	千克	ABFE	PRQS	I-1-01, I-4-01, I-3-01-1, I-2-06, I-3-02
0210119090	其他干、熏、盐制的带骨猪腿肉	25		80	9	千克	AB	PRQS	I-1-01, I-4-01, I-3-01-1, I-2-06, I-3-02
0210120010	干、熏、盐制的鹿豚、姬猪腹肉（指五花肉）	25		80	9	千克	ABFE	PRQS	I-1-01, I-4-01, I-3-01-1, I-2-06, I-3-02
0210120090	其他干、熏、盐制的猪腹肉（指五花肉）	25		80	9	千克	AB	PRQS	I-1-01, I-4-01, I-3-01-1, I-2-06, I-3-02
0210190010	干、熏、盐制的鹿豚、姬猪其他肉	25		80	9	千克	ABFE	PRQS	I-1-01, I-4-01, I-3-01-1, I-2-06, I-3-02
0210190090	其他干、熏、盐制的其他猪肉	25		80	9	千克	AB	PRQS	I-1-01, I-4-01, I-3-01-1, I-2-06, I-3-02
0210200010	干、熏、盐制的濒危野牛肉	25		80	9	千克	ABFE	PRQS	I-1-01, I-4-01, I-3-01-1, I-2-06, I-3-02
0210200090	干、熏、盐制的其他牛肉	25		80	9	千克	AB	PRQS	I-1-01, I-4-01, I-3-01-1, I-2-06, I-3-02
0210910000	干、熏、盐制的灵长目动物肉及食用杂碎	25		80	9	千克	ABFE	PRQS	I-1-01, I-4-01, I-3-01-1, I-2-06, I-3-02
0210920011	干、熏、盐制的濒危海豹、海狮及海象（鳍足亚目哺乳动物）的肉及食用杂碎（包括可供食用的肉或杂碎的细粉、粗粉）	25		80	9	千克	ABFE	PRQS	I-1-01, I-4-01, I-3-01-1, I-2-06, I-3-02
0210920019	干、熏、盐制的非濒危海豹、海狮及海象（鳍足亚目哺乳动物）的肉及食用杂碎（包括可供食用的肉或杂碎的细粉、粗粉）	25		80	9	千克	AB	PRQS	I-1-01, I-4-01, I-3-01-1, I-2-06, I-3-02

商品编码	商品名称及备注	最惠国	暂定税率	普通税率	增值税率	计量单位	监管条件	检验检疫类别	报检特殊单证
0210920020	干、熏、盐制的鲸、海豚及鼠海豚（鲸目哺乳动物）、海牛及儒艮（海牛目哺乳动物）的肉及食用杂碎（包括可供食用的肉或杂碎的细粉、粗粉）	25		80	9	千克	ABFE	PRQS	I-1-01, I-4-01, I-3-01-1, I-2-06, I-3-02
0210930010	干、熏、盐制的濒危爬行动物肉及食用杂碎（包括食用的肉及杂碎的细粉、粗粉）	25		80	9	千克	ABFE	PRQS	I-1-01, I-4-01, I-3-01-1, I-2-06, I-3-02
0210930090	干、熏、盐制的非濒危爬行动物肉及食用杂碎（包括食用的肉及杂碎的细粉、粗粉）	25		80	9	千克	AB	PRQS	I-1-01, I-4-01, I-3-01-1, I-2-06, I-3-02
0210990010	干、熏、盐制的其他濒危动物肉及杂碎（包括可供食用的肉或杂碎的细粉、粗粉）	25		80	9	千克	ABFE	PRQS	I-1-01, I-4-01, I-3-01-1, I-2-06, I-3-02
0210990090	干、熏、盐制的其他肉及食用杂碎（包括可供食用的肉或杂碎的细粉、粗粉）	25		80	9	千克	AB	PRQS	I-1-01, I-4-01, I-3-01-1, I-2-06, I-3-02

第3章 鱼、甲壳动物、软体动物及其他水生无脊椎动物

商品编码	商品名称及备注	最惠国	暂定税率	普通税率	增值税率	计量单位	监管条件	检验检疫类别	报检特殊单证
0301110010	观赏用濒危淡水鱼	10		80	9	千克	ABFE	PQ	I-1-01, I-3-01-1, I-3-02
0301110020	淡水鱼观赏鱼种苗（濒危除外）	10		80	0	千克	AB	PQ	I-1-01, I-3-01-1, I-3-02
0301110090	观赏用其他淡水鱼（种苗除外）	10		80	9	千克	AB	PQ	I-1-01, I-3-01-1, I-3-02
0301190010	观赏用濒危非淡水鱼	10		80	9	千克	ABFE	PQ	I-1-01, I-3-01-1, I-3-02
0301190020	非淡水观赏鱼种苗（濒危除外）	10		80	9	千克	AB	PQ	I-1-01, I-3-01-1, I-3-02
0301190090	观赏用其他非淡水鱼（种苗除外）	10		80	9	千克	AB	PQ	I-1-01, I-3-01-1, I-3-02
0301911000	鳟鱼（河鳟、虹鳟、克拉克大麻哈鱼、阿瓜大麻哈鱼、吉雨大麻哈鱼、亚利桑那大麻哈鱼、金腹大麻哈鱼）鱼苗	0		0	0	千克	AB	PQ	I-1-01, I-3-01-1, I-3-02
0301919000	其他活鳟鱼（河鳟、虹鳟、克拉克大麻哈鱼、阿瓜大麻哈鱼、吉雨大麻哈鱼、亚利桑那大麻哈鱼、金腹大麻哈鱼）	10		40	9	千克	AB	PRQ	I-1-01, I-4-01, I-3-01-1, I-2-06, I-3-02
0301921010	花鳗鲡鱼苗	0		0	9	千克	ABE	PNQ	I-1-01, I-3-01-1
0301921020	欧洲鳗鲡鱼苗	0		0	9	千克	ABEF	PNQ	I-1-01, I-3-01-1
0301921090	鳗鱼（鳗鲡属）鱼苗（濒危除外）	0		0	0	千克	AB	PNQ	I-1-01, I-3-01-1
0301929010	花鳗鲡	7		40	9	千克	ABE	PRQS	I-1-01, I-4-01, I-3-01-1, I-2-06, I-3-02
0301929020	欧洲鳗鲡	7		40	9	千克	ABEF	PRQS	I-1-01, I-4-01, I-3-01-1, I-2-06, I-3-02
0301929090	其他活鳗鱼（鳗鲡属）	7		40	9	千克	AB	PRQS	I-1-01, I-4-01, I-3-01-1, I-2-06, I-3-02
0301931010	鲤属鱼鱼苗	0		0	0	千克	AB	PQ	I-1-01, I-3-01-1, I-3-02

商品编码	商品名称及备注	最惠国	暂定税率	普通税率	增值税率	计量单位	监管条件	检验检疫类别	报检特殊单证
0301931090	其他鲤科鱼（鲫属、草鱼、鲢属、鳊属、青鱼、卡特拉鲃、野鲮属、哈氏纹唇鱼、何氏细须鲃、鲂属）鱼苗	0		0	9	千克	AB	PQ	I-1-01, I-3-01-1, I-3-02
0301939000	其他鲤科鱼（鲤属、鲫属、草鱼、鲢属、鳊属、青鱼、卡特拉鲃、野鲮属、哈氏纹唇鱼、何氏细须鲃、鲂属）	7		40	9	千克	AB	PRQS	I-1-01, I-4-01, I-3-01-1, I-2-06, I-3-02
0301941000	大西洋及太平洋蓝鳍金枪鱼鱼苗	0		0	0	千克	AB	PQ	I-1-01, I-3-01-1, I-3-02
0301949100	大西洋蓝鳍金枪鱼	7		40	9	千克	AB	PNQ	I-1-01, I-3-01-1
0301949200	太平洋蓝鳍金枪鱼	7		40	9	千克	AB	PNQ	I-1-01, I-3-01-1
0301951000	南方蓝鳍金枪鱼鱼苗 ((Thunnus maccoyii))	0		0	9	千克	AB	PQ	I-1-01, I-3-01-1, I-3-02
0301959000	其他南方蓝鳍金枪鱼 (Thunnus maccoyii)	7		40	9	千克	AB	PNQ	I-1-01, I-3-01-1
0301991100	鲈鱼种苗	0		0	9	千克	AB	PQ	I-1-01, I-3-01-1, I-3-02
0301991200	鲟鱼种苗	0		0	9	千克	ABFE	PQ	I-1-01, I-3-01-1, I-3-02
0301991910	其他濒危鱼苗	0		0	9	千克	ABFE	PQ	I-1-01, I-3-01-1, I-3-02
0301991990	其他鱼苗（濒危除外）	0		0	0	千克	AB	PQ	I-1-01, I-3-01-1, I-3-02
0301999100	活罗非鱼	7		40	9	千克	AB	PRQS	I-1-01, I-4-01, I-3-01-1, I-2-06, I-3-02
0301999200	活的鲀	10		40	9	千克	AB	PNQ	I-1-01, I-3-01-1
0301999310	活的濒危鲤科鱼	7		40	9	千克	ABFE	PNQ	I-1-01, I-3-01-1
0301999390	活的其他鲤科鱼（鲤科鱼（鲤属、鲫属、草鱼、鲢属、鳊属、青鱼、卡特拉鲃、野鲮属、哈氏纹唇鱼、何氏细须鲃、鲂属）除外）	7		40	9	千克	AB	PRQS	I-1-01, I-4-01, I-3-01-1, I-2-06, I-3-02
0301999910	其他濒危活鱼	7		40	9	千克	ABFE	PNQ	I-1-01, I-3-01-1
0301999990	其他活鱼	7		40	9	千克	AB	PRQS	I-1-01, I-4-01, I-3-01-1, I-2-06, I-3-02
0302110000	鲜或冷鳟鱼（河鳟、虹鳟、克拉克大麻哈鱼、阿瓜大麻哈鱼、吉雨大麻哈鱼、亚利桑那大麻哈鱼、金腹大麻哈鱼）（子目0302.91至0302.99的可食用鱼杂碎除外）	10		40	9	千克	AB	PRQS	I-4-01, I-3-01-3, I-1-01*, I-2-07, I-2-06, I-3-02
0302130000	鲜或冷的大麻哈鱼〔红大麻哈鱼、细磷大麻哈鱼、大麻哈鱼（种）、大鳞大麻哈鱼、银大麻哈鱼、马苏大麻哈鱼、玫瑰大麻哈鱼〕（子目0302.91至0302.99的可食用鱼杂碎除外）	10		40	9	千克	ABU	PRQS	I-4-01, I-3-01-3, I-1-01*, I-2-07, I-2-06, I-3-02
0302141000	鲜或冷大西洋鲑鱼（子目0302.91至0302.99的可食用鱼杂碎除外）	10	7	40	9	千克	AB	PRQS	I-4-01, I-3-01-3, I-1-01*, I-2-07, I-2-06, I-3-02
0302142000	鲜或冷多瑙哲罗鱼（子目0302.91至0302.99的可食用鱼杂碎除外）	7		40	9	千克	AB	PRQS	I-4-01, I-3-01-3, I-1-01*, I-2-07, I-2-06, I-3-02
0302190010	鲜或冷川陕哲罗鲑（子目0302.91至0302.99的可食用鱼杂碎除外）	10		40	9	千克	AB	PRQS	I-4-01, I-3-01-3, I-1-01*, I-2-07, I-2-06, I-3-02
0302190020	鲜或冷秦岭细鳞鲑（子目0302.91至0302.99的可食用鱼杂碎除外）	10		40	9	千克	AB	PRQS	I-4-01, I-3-01-3, I-1-01*, I-2-07, I-2-06, I-3-02
0302190090	其他鲜或冷鲑科鱼（子目0302.91至0302.99的可食用鱼杂碎除外）	10		40	9	千克	AB	PRQS	I-4-01, I-3-01-3, I-1-01*, I-2-07, I-2-06, I-3-02
0302210010	鲜或冷大西洋庸鲽（庸鲽）（子目0302.91至0302.99的可食用鱼杂碎除外）	7		40	9	千克	ABU	PRQS	I-4-01, I-3-01-3, I-1-01*, I-2-07, I-2-06, I-3-02

商品编码	商品名称及备注	最惠国	暂定税率	普通税率	增值税率	计量单位	监管条件	检验检疫类别	报检特殊单证
0302210020	鲜或冷马舌鲽（子目 0302.91 至 0302.99 的可食用鱼杂碎除外）	7		40	9	千克	ABU	PRQS	I-4-01, I-3-01-3, I-1-01*, I-2-07, I-2-06, I-3-02
0302210090	其他鲜或冷庸鲽鱼（子目 0302.91 至 0302.99 的可食用鱼杂碎除外）	7		40	9	千克	AB	PRQS	I-4-01, I-3-01-3, I-1-01*, I-2-07, I-2-06, I-3-02
0302220000	鲜或冷鲽鱼（鲽）（子目 0302.91 至 0302.99 的可食用鱼杂碎除外）	7		40	9	千克	AB	PRQS	I-4-01, I-3-01-3, I-1-01*, I-2-07, I-2-06, I-3-02
0302230000	鲜或冷鳎鱼（鳎属）（子目 0302.91 至 0302.99 的可食用鱼杂碎除外）	7		40	9	千克	AB	PRQS	I-4-01, I-3-01-3, I-1-01*, I-2-07, I-2-06, I-3-02
0302240000	鲜或冷大菱鲆（瘤棘鲆）（子目 0302.91 至 0302.99 的可食用鱼杂碎除外）	7		40	9	千克	AB	PRQS	I-4-01, I-3-01-3, I-1-01*, I-2-07, I-2-06, I-3-02
0302290010	鲜或冷的亚洲箭齿鲽（子目 0302.91 至 0302.99 的可食用鱼杂碎除外）	7		40	9	千克	ABU	PRQS	I-4-01, I-3-01-3, I-1-01*, I-2-07, I-2-06, I-3-02
0302290090	其他鲜或冷比目鱼（鲽科、鲆科、舌鳎科、鳎科、菱鲆科、刺鲆科）（子目 0302.91 至 0302.99 的可食用鱼杂碎除外）	7		40	9	千克	AB	PRQS	I-4-01, I-3-01-3, I-1-01*, I-2-07, I-2-06, I-3-02
0302310000	鲜或冷长鳍金枪鱼（子目 0302.91 至 0302.99 的可食用鱼杂碎除外）	7		40	9	千克	AB	PRQS	I-4-01, I-3-01-3, I-1-01*, I-2-07, I-2-06, I-3-02
0302320000	鲜或冷黄鳍金枪鱼（子目 0302.91 至 0302.99 的可食用鱼杂碎除外）	7		40	9	千克	AB	PRQS	I-4-01, I-3-01-3, I-1-01*, I-2-07, I-2-06, I-3-02
0302330000	鲜或冷鲣（子目 0302.91 至 0302.99 的可食用鱼杂碎除外）	7		40	9	千克	AB	PRQS	I-4-01, I-3-01-3, I-1-01*, I-2-07, I-2-06, I-3-02
0302340000	鲜或冷大眼金枪鱼（子目 0302.91 至 0302.99 的可食用鱼杂碎除外）	7		40	9	千克	AB	PRQS	I-4-01, I-3-01-3, I-1-01*, I-2-07, I-2-06, I-3-02
0302351000	鲜或冷大西洋蓝鳍金枪鱼（子目 0302.91 至 0302.99 的可食用鱼杂碎除外）	7		40	9	千克	ABU	PRQS	I-4-01, I-3-01-3, I-1-01*, I-2-07, I-2-06, I-3-02
0302352000	鲜或冷太平洋蓝鳍金枪鱼（子目 0302.91 至 0302.99 的可食用鱼杂碎除外）	7		40	9	千克	AB	PRQS	I-4-01, I-3-01-3, I-1-01*, I-2-07, I-2-06, I-3-02
0302360000	鲜或冷南方金枪鱼（子目 0302.91 至 0302.99 的可食用鱼杂碎除外）	7		40	9	千克	AB	PRQS	I-4-01, I-3-01-3, I-1-01*, I-2-07, I-2-06, I-3-02
0302390000	其他鲜或冷金枪鱼（金枪鱼属）（子目 0302.91 至 0302.99 的可食用鱼杂碎除外）	7		40	9	千克	AB	PRQS	I-4-01, I-3-01-3, I-1-01*, I-2-07, I-2-06, I-3-02
0302410010	鲜或冷太平洋鲱鱼（子目 0302.91 至 0302.99 的可食用鱼杂碎除外）	7		40	9	千克	ABU	PRQS	I-4-01, I-3-01-3, I-1-01*, I-2-07, I-2-06, I-3-02
0302410090	鲜或冷大西洋鲱鱼（子目 0302.91 至 0302.99 的可食用鱼杂碎除外）	7		40	9	千克	AB	PRQS	I-4-01, I-3-01-3, I-1-01*, I-2-07, I-2-06, I-3-02
0302420000	鲜或冷鳀鱼（鳀属）（子目 0302.91 至 0302.99 的可食用鱼杂碎除外）	7		40	9	千克	AB	PRQS	I-4-01, I-3-01-3, I-1-01*, I-2-07, I-2-06, I-3-02
0302430000	鲜或冷沙丁鱼（沙丁鱼、沙瑙鱼属）、小沙丁鱼属、黍鲱或西鲱（子目 0302.91 至 0302.99 的可食用鱼杂碎除外）	7		40	9	千克	AB	PRQS	I-4-01, I-3-01-3, I-1-01*, I-2-07, I-2-06, I-3-02
0302440000	鲜或冷鲭鱼〔大西洋鲭、澳洲鲭（鲐）、日本鲭（鲐）〕（子目 0302.91 至 0302.99 的可食用鱼杂碎除外）	7		40	9	千克	AB	PRQS	I-4-01, I-3-01-3, I-1-01*, I-2-07, I-2-06, I-3-02

商品编码	商品名称及备注	最惠国	暂定税率	普通税率	增值税率	计量单位	监管条件	检验检疫类别	报检特殊单证
0302450000	鲜或冷对称竹荚鱼、新西兰竹荚鱼及竹荚鱼（竹荚鱼属）（子目0302.91至0302.99的可食用鱼杂碎除外）	7		40	9	千克	AB	PRQS	I-4-01, I-3-01-3, I-1-01*, I-2-07, I-2-06, I-3-02
0302460000	鲜或冷军曹鱼（子目0302.91至0302.99的可食用鱼杂碎除外）	7		40	9	千克	AB	PRQS	I-4-01, I-3-01-3, I-1-01*, I-2-07, I-2-06, I-3-02
0302470000	鲜或冷剑鱼（子目0302.91至0302.99的可食用鱼杂碎除外）	7		40	9	千克	ABU	PRQS	I-4-01, I-3-01-3, I-1-01*, I-2-07, I-2-06, I-3-02
0302491000	鲜或冷的银鲳（鲳属）	7		40	9	千克	AB	PRQS	I-4-01, I-3-01-3, I-1-01*, I-2-07, I-2-06, I-3-02
0302499000	鲜或冷其他0302.4项下的鱼（印度鲭（羽鳃鲐属）、马鲛鱼（马鲛属）、鲹鱼（鲹属）、秋刀鱼、圆鲹（圆鲹属））、多春鱼（毛鳞鱼）、鲔鱼、狐鲣（狐鲣属）、枪鱼、旗鱼、四鳍旗鱼（旗鱼科），但子目0302.91至0302.99的可食用鱼杂碎除外）	7		40	9	千克	AB	PRQS	I-4-01, I-3-01-3, I-1-01*, I-2-07, I-2-06, I-3-02
0302510000	鲜或冷鳕鱼（大西洋鳕鱼、格陵兰鳕鱼、太平洋鳕鱼）（子目0302.91至0302.99的可食用鱼杂碎除外）	7		40	9	千克	AB	PRQS	I-4-01, I-3-01-3, I-1-01*, I-2-07, I-2-06, I-3-02
0302520000	鲜或冷黑线鳕鱼（黑线鳕）（子目0302.91至0302.99的可食用鱼杂碎除外）	7		40	9	千克	AB	PRQS	I-4-01, I-3-01-3, I-1-01*, I-2-07, I-2-06, I-3-02
0302530000	鲜或冷绿青鳕鱼（子目0302.91至0302.99的可食用鱼杂碎除外）	7		40	9	千克	AB	PRQS	I-4-01, I-3-01-3, I-1-01*, I-2-07, I-2-06, I-3-02
0302540000	鲜或冷狗鳕鱼（无须鳕属、长鳍鳕属）（子目0302.91至0302.99的可食用鱼杂碎除外）	7		40	9	千克	AB	PRQS	I-4-01, I-3-01-3, I-1-01*, I-2-07, I-2-06, I-3-02
0302550000	鲜或冷阿拉斯加狭鳕鱼（子目0302.91至0302.99的可食用鱼杂碎除外）	7		40	9	千克	ABU	PRQS	I-4-01, I-3-01-3, I-1-01*, I-2-07, I-2-06, I-3-02
0302560000	鲜或冷蓝鳕鱼（小鳍鳕、南蓝鳕）（子目0302.91至0302.99的可食用鱼杂碎除外）	7		40	9	千克	AB	PRQS	I-4-01, I-3-01-3, I-1-01*, I-2-07, I-2-06, I-3-02
0302590000	其他鲜或冷犀鳕科、多丝真鳕科、鳕科、长尾鳕科、黑鳕科、无须鳕科、深海鳕科及南极鳕科鱼（子目0302.91至0302.99的可食用鱼杂碎除外）	7		40	9	千克	AB	PRQS	I-4-01, I-3-01-3, I-1-01*, I-2-07, I-2-06, I-3-02
0302710000	鲜或冷罗非鱼（口孵非鲫属）（子目0302.91至0302.99的可食用鱼杂碎除外）	7		40	9	千克	AB	PRQS	I-4-01, I-3-01-3, I-1-01*, I-2-07, I-2-06, I-3-02
0302720000	鲜或冷鲶鱼（（鱼芒）鲶属、鲶属、胡鲶属、真鮰属）（子目0302.91至0302.99的可食用鱼杂碎除外）	10		40	9	千克	AB	PRQS	I-4-01, I-3-01-3, I-1-01*, I-2-07, I-2-06, I-3-02
0302730000	鲜或冷鲤科鱼（鲤属、鲫属、草鱼、鲢属、鲮属、青鱼、卡特拉鲃、野鲮属、哈氏纹唇鱼、何氏细须鲃、鲂属）（子目0302.91至0302.99的可食用鱼杂碎除外）	7		40	9	千克	AB	PRQS	I-4-01, I-3-01-3, I-1-01*, I-2-07, I-2-06, I-3-02
0302740010	鲜或冷花鳗鲡（子目0302.91至0302.99的可食用鱼杂碎除外）	7		40	9	千克	ABE	PRQS	I-4-01, I-3-01-3, I-1-01*, I-2-07, I-2-06, I-3-02
0302740020	鲜或冷欧洲鳗鲡（子目0302.91至0302.99的可食用鱼杂碎除外）	7		40	9	千克	ABEF	PRQS	I-4-01, I-3-01-3, I-1-01*, I-2-07, I-2-06, I-3-02

进出境货物涉检工作手册

商品编码	商品名称及备注	最惠国	暂定税率	普通税率	增值税率	计量单位	监管条件	检验检疫类别	报检特殊单证
0302740090	其他鲜或冷鳗鱼（鳗鲡属）（子目0302.91至0302.99的可食用鱼杂碎除外）	7		40	9	千克	AB	PRQS	I-4-01, I-3-01-3, I-1-01*, I-2-07, I-2-06, I-3-02
0302790001	鲜或冷尼罗河鲈鱼（尼罗尖吻鲈）（子目0302.91至0302.99的可食用鱼杂碎除外）	7		40	9	千克	AB	PRQS	I-4-01, I-3-01-3, I-1-01*, I-2-07, I-2-06, I-3-02
0302790090	鲜或冷的黑鱼（鳢属）（子目0302.91至0302.99的可食用鱼杂碎除外）	7		40	9	千克	AB	PRQS	I-4-01, I-3-01-3, I-1-01*, I-2-07, I-2-06, I-3-02
0302810010	鲜或冷濒危鲨鱼（子目0302.91至0302.99的可食用鱼杂碎除外）	7		40	9	千克	ABEF	PRQS	I-4-01, I-3-01-3, I-1-01*, I-2-07, I-2-06, I-3-02
0302810090	鲜或冷其他鲨鱼（子目0302.91至0302.99的可食用鱼杂碎除外）	7		40	9	千克	AB	PRQS	I-4-01, I-3-01-3, I-1-01*, I-2-07, I-2-06, I-3-02
0302820000	鲜或冷魟鱼及鳐鱼（鳐科）（子目0302.91至0302.99的可食用鱼杂碎除外）	7		40	9	千克	AB	PRQS	I-4-01, I-3-01-3, I-1-01*, I-2-07, I-2-06, I-3-02
0302830000	鲜或冷南极犬牙鱼（南极犬牙鱼属）（子目0302.91至0302.99的可食用鱼杂碎除外）	7		40	9	千克	ABU	PRQS	I-4-01, I-3-01-3, I-1-01*, I-2-07, I-2-06, I-3-02
0302840000	鲜或冷尖吻鲈鱼（舌齿鲈属）（子目0302.91至0302.99的可食用鱼杂碎除外）	7		40	9	千克	AB	PRQS	I-4-01, I-3-01-3, I-1-01*, I-2-07, I-2-06, I-3-02
0302850000	鲜或冷菱羊鲷（鲷科）（子目0302.91至0302.99的可食用鱼杂碎除外）	7		40	9	千克	AB	PRQS	I-4-01, I-3-01-3, I-1-01*, I-2-07, I-2-06, I-3-02
0302891000	鲜或冷带鱼（子目0302.91至0302.99的可食用鱼杂碎除外）	7		40	9	千克	AB	PRQS	I-4-01, I-3-01-3, I-1-01*, I-2-07, I-2-06, I-3-02
0302892000	鲜或冷黄鱼（子目0302.91至0302.99的可食用鱼杂碎除外）	7		40	9	千克	AB	PRQS	I-4-01, I-3-01-3, I-1-01*, I-2-07, I-2-06, I-3-02
0302893000	"鲜或冷鲳鱼（银鲳除外）（子目0302.91至0302.99的可食用鱼杂碎除外）"	7		40	9	千克	AB	PRQS	I-4-01, I-3-01-3, I-1-01*, I-2-07, I-2-06, I-3-02
0302894000	鲜或冷的鲀（子目0302.91至0302.99的可食用鱼杂碎除外）	10		40	9	千克	AB	PRQS	I-4-01, I-3-01-3, I-1-01*, I-2-07, I-2-06, I-3-02
0302899001	鲜或冷的其他鲈鱼（子目0302.91至0302.99的可食用鱼杂碎除外）	7		40	9	千克	AB	PRQS	I-4-01, I-3-01-3, I-1-01*, I-2-07, I-2-06, I-3-02
0302899010	其他未列名濒危鲜或冷鱼（子目0302.91至0302.99的可食用鱼杂碎除外）	7		40	9	千克	ABFE	PRQS	I-4-01, I-3-01-3, I-1-01*, I-2-07, I-2-06, I-3-02
0302899020	鲜或冷的平鲉属（子目0302.91至0302.99的可食用鱼杂碎除外）	7		40	9	千克	ABU	PRQS	I-4-01, I-3-01-3, I-1-01*, I-2-07, I-2-06, I-3-02
0302899030	鲜或冷的鲬鲉属（叶鳍鲉属）（子目0302.91至0302.99的可食用鱼杂碎除外）	7		40	9	千克	ABU	PRQS	I-4-01, I-3-01-3, I-1-01*, I-2-07, I-2-06, I-3-02
0302899090	其他鲜或冷鱼（子目0302.91至0302.99的可食用鱼杂碎除外）	7		40	9	千克	AB	PRQS	I-4-01, I-3-01-3, I-1-01*, I-2-07, I-2-06, I-3-02
0302910010	鲜或冷濒危鱼种的肝、鱼卵及鱼精	7		50	9	千克	ABFE	PRQS	I-4-01, I-3-01-3, I-1-01*, I-2-07, I-2-06, I-3-02
0302910020	鲜、冷的种用鱼卵（濒危除外）	7		50	0	千克	AB	PQ	I-1-01, I-3-01-1, I-3-02
0302910090	其他鲜或冷的鱼肝、鱼卵及鱼精	7		50	9	千克	AB	PRQS	I-4-01, I-3-01-3, I-1-01*, I-2-07, I-2-06, I-3-02
0302920010	鲜或冷濒危鲨鱼翅	12		40	9	千克	ABFE	PRQS	I-4-01, I-3-01-3, I-1-01*, I-2-07, I-2-06, I-3-02
0302920090	其他鲜或冷鲨鱼翅	12		40	9	千克	AB	PRQS	I-4-01, I-3-01-3, I-1-01*, I-2-07, I-2-06, I-3-02

商品编码	商品名称及备注	最惠国	暂定税率	普通税率	增值税率	计量单位	监管条件	检验检疫类别	报检特殊单证
0302990010	其他鲜或冷可食用濒危鱼杂碎	7		40	9	千克	ABFE	PRQS	I-4-01, I-3-01-3, I-1-01*, I-2-07, I-2-06, I-3-02
0302990020	鲜或冷的大菱鲆、比目鱼、鲱鱼、鲭鱼、鲳鱼、带鱼、尼罗河鲈鱼、尖吻鲈鱼、其他鲈鱼的可食用其他鱼杂碎	7		40	9	千克	AB	PRQS	I-4-01, I-3-01-3, I-1-01*, I-2-07, I-2-06, I-3-02
0302990090	其他鲜或冷可食用其他鱼杂碎	7		40	9	千克	AB	PRQS	I-4-01, I-3-01-3, I-1-01*, I-2-07, I-2-06, I-3-02
0303110000	冻红大麻哈鱼（但子目 0303.91 至 0303.99 的可食用鱼杂碎除外）	7		40	9	千克	ABU	PRQS	I-4-01, I-3-01-3, I-1-01*, I-2-07, I-2-06, I-3-02
0303120000	其他冻大麻哈鱼〔细磷大麻哈鱼、大麻哈鱼（种）、大鳞大麻哈鱼、银大麻哈鱼、马苏大麻哈鱼、玫瑰大麻哈鱼〕（但子目 0303.91 至 0303.99 的可食用鱼杂碎除外）	7		40	9	千克	ABU	PRQS	I-4-01, I-3-01-3, I-1-01*, I-2-07, I-2-06, I-3-02
0303131000	冻大西洋鲑鱼（但子目 0303.91 至 0303.99 的可食用鱼杂碎除外）	7	5	40	9	千克	AB	PRQS	I-4-01, I-3-01-3, I-1-01*, I-2-07, I-2-06, I-3-02
0303132000	冻多瑙哲罗鱼（但子目 0303.91 至 0303.99 的可食用鱼杂碎除外）	7		40	9	千克	AB	PRQS	I-4-01, I-3-01-3, I-1-01*, I-2-07, I-2-06, I-3-02
0303140000	冻鳟鱼（河鳟、虹鳟、克拉克大麻哈鱼、阿瓜大麻哈鱼、吉雨大麻哈鱼、亚利桑那大麻哈鱼、金腹大麻哈鱼）（但子目 0303.91 至 0303.99 的可食用鱼杂碎除外）	12		40	9	千克	AB	PRQS	I-4-01, I-3-01-3, I-1-01*, I-2-07, I-2-06, I-3-02
0303190010	冻川陕哲罗鲑（但子目 0303.91 至 0303.99 的可食用鱼杂碎除外）	10		40	9	千克	AB	PRQS	I-4-01, I-3-01-3, I-1-01*, I-2-07, I-2-06, I-3-02
0303190020	冻秦岭细鳞鲑（但子目 0303.91 至 0303.99 的可食用鱼杂碎除外）	10		40	9	千克	AB	PRQS	I-4-01, I-3-01-3, I-1-01*, I-2-07, I-2-06, I-3-02
0303190090	其他冻鲑科鱼（但子目 0303.91 至 0303.99 的可食用鱼杂碎除外）	10		40	9	千克	AB	PRQS	I-4-01, I-3-01-3, I-1-01*, I-2-07, I-2-06, I-3-02
0303230000	冻罗非鱼（口孵非鲫属）（但子目 0303.91 至 0303.99 的可食用鱼杂碎除外）	7		40	9	千克	AB	PRQS	I-4-01, I-3-01-3, I-1-01*, I-2-07, I-2-06, I-3-02
0303240000	冻鲶鱼（（鱼芒）鲶属、鲶属、胡鲶属、真鮰属）（但子目 0303.91 至 0303.99 的可食用鱼杂碎除外）	10		40	9	千克	AB	PRQS	I-4-01, I-3-01-3, I-1-01*, I-2-07, I-2-06, I-3-02
0303250000	冻鲤科鱼（鲤属、鲫属、草鱼、鲢属、鲮属、青鱼、卡特拉鲃、野鲮属、哈氏纹唇鱼、何氏细须鲃、鲂属）（但子目 0303.91 至 0303.99 的可食用鱼杂碎除外）	10		40	9	千克	AB	PRQS	I-4-01, I-3-01-3, I-1-01*, I-2-07, I-2-06, I-3-02
0303260010	冻花鳗鲡（但子目 0303.91 至 0303.99 的可食用鱼杂碎除外）	10		40	9	千克	ABE	PRQS	I-4-01, I-3-01-3, I-1-01*, I-2-07, I-2-06, I-3-02
0303260020	冻欧洲鳗鲡（但子目 0303.91 至 0303.99 的可食用鱼杂碎除外）	10		40	9	千克	ABEF	PRQS	I-4-01, I-3-01-3, I-1-01*, I-2-07, I-2-06, I-3-02
0303260090	其他冻鳗鱼（鳗鲡属）（但子目 0303.91 至 0303.99 的可食用鱼杂碎除外）	10		40	9	千克	AB	PRQS	I-4-01, I-3-01-3, I-1-01*, I-2-07, I-2-06, I-3-02
0303290001	冻尼罗河鲈鱼（尼罗尖吻鲈）（但子目 0303.91 至 0303.99 的可食用鱼杂碎除外）	7		40	9	千克	AB	PRQS	I-4-01, I-3-01-3, I-1-01*, I-2-07, I-2-06, I-3-02
0303290090	冻黑鱼（鳢属）（但子目 0303.91 至 0303.99 的可食用鱼杂碎除外）	7		40	9	千克	AB	PRQS	I-4-01, I-3-01-3, I-1-01*, I-2-07, I-2-06, I-3-02
0303311000	冻马舌鲽（格陵兰庸鲽鱼）（但子目 0303.91 至 0303.99 的可食用鱼杂碎除外）	7	2	40	9	千克	ABU	PRQS	I-4-01, I-3-01-3, I-1-01*, I-2-07, I-2-06, I-3-02

商品编码	商品名称及备注	最惠国	暂定税率	普通税率	增值税率	计量单位	监管条件	检验检疫类别	报检特殊单证
0303319010	冻大西洋庸鲽（庸鲽）（但子目0303.91至0303.99的可食用鱼杂碎除外）	10		40	9	千克	ABU	PRQS	I-4-01, I-3-01-3, I-1-01*, I-2-07, I-2-06, I-3-02
0303319090	其他冻庸鲽鱼（但子目0303.91至0303.99的可食用鱼杂碎除外）	10		40	9	千克	AB	PRQS	I-4-01, I-3-01-3, I-1-01*, I-2-07, I-2-06, I-3-02
0303320000	冻鲽鱼（鲽）（但子目0303.91至0303.99的可食用鱼杂碎除外）	7	2	40	9	千克	AB	PRQS	I-4-01, I-3-01-3, I-1-01*, I-2-07, I-2-06, I-3-02
0303330000	冻鳎鱼（鳎属）（但子目0303.91至0303.99的可食用鱼杂碎除外）	7		40	9	千克	AB	PRQS	I-4-01, I-3-01-3, I-1-01*, I-2-07, I-2-06, I-3-02
0303340000	冻大菱鲆（瘤棘鲆）（但子目0303.91至0303.99的可食用鱼杂碎除外）	7		40	9	千克	AB	PRQS	I-4-01, I-3-01-3, I-1-01*, I-2-07, I-2-06, I-3-02
0303390010	冻亚洲箭齿鲽（但子目0303.91至0303.99的可食用鱼杂碎除外）	7		40	9	千克	ABU	PRQS	I-4-01, I-3-01-3, I-1-01*, I-2-07, I-2-06, I-3-02
0303390090	其他冻比目鱼（鲽科、鲆科、舌鳎科、鳎科、菱鲆科、刺鲆科）（但子目0303.91至0303.99的可食用鱼杂碎除外）	7		40	9	千克	AB	PRQS	I-4-01, I-3-01-3, I-1-01*, I-2-07, I-2-06, I-3-02
0303410000	冻长鳍金枪鱼（但子目0303.91至0303.99的可食用鱼杂碎除外）	7	6	40	9	千克	AB	PRQS	I-4-01, I-3-01-3, I-1-01*, I-2-07, I-2-06, I-3-02
0303420000	冻黄鳍金枪鱼（但子目0303.91至0303.99的可食用鱼杂碎除外）	7	6	40	9	千克	AB	PRQS	I-4-01, I-3-01-3, I-1-01*, I-2-07, I-2-06, I-3-02
0303430000	冻鲣（但子目0303.91至0303.99的可食用鱼杂碎除外）	7		40	9	千克	AB	PRQS	I-4-01, I-3-01-3, I-1-01*, I-2-07, I-2-06, I-3-02
0303440000	冻大眼金枪鱼（但子目0303.91至0303.99的可食用鱼杂碎除外）	7	6	40	9	千克	ABU	PRQS	I-4-01, I-3-01-3, I-1-01*, I-2-07, I-2-06, I-3-02
0303451000	冻大西洋蓝鳍金枪鱼（但子目0303.91至0303.99的可食用鱼杂碎除外）	7	6	40	9	千克	ABU	PRQS	I-4-01, I-3-01-3, I-1-01*, I-2-07, I-2-06, I-3-02
0303452000	冻太平洋蓝鳍金枪鱼（但子目0303.91至0303.99的可食用鱼杂碎除外）	7	6	40	9	千克	AB	PRQS	I-4-01, I-3-01-3, I-1-01*, I-2-07, I-2-06, I-3-02
0303460000	冻南方蓝鳍金枪鱼（但子目0303.91至0303.99的可食用鱼杂碎除外）	7	6	40	9	千克	AB	PRQS	I-4-01, I-3-01-3, I-1-01*, I-2-07, I-2-06, I-3-02
0303490000	其他冻金枪鱼（金枪鱼属）（但子目0303.91至0303.99的可食用鱼杂碎除外）	7		40	9	千克	AB	PRQS	I-4-01, I-3-01-3, I-1-01*, I-2-07, I-2-06, I-3-02
0303510010	冻太平洋鲱鱼（但子目0303.91至0303.99的可食用鱼杂碎除外：）	7	2	40	9	千克	ABU	PRQS	I-4-01, I-3-01-3, I-1-01*, I-2-07, I-2-06, I-3-02
0303510090	冻大西洋鲱鱼（但子目0303.91至0303.99的可食用鱼杂碎除外：）	7	2	40	9	千克	AB	PRQS	I-4-01, I-3-01-3, I-1-01*, I-2-07, I-2-06, I-3-02
0303530000	冻沙丁鱼（沙丁鱼、沙瑙鱼属）、小沙丁鱼属、黍鲱或西鲱（但子目0303.91至0303.99的可食用鱼杂碎除外：）	7		40	9	千克	AB	PRQS	I-4-01, I-3-01-3, I-1-01*, I-2-07, I-2-06, I-3-02
0303540000	冻鲭鱼〔大西洋鲭、澳洲鲭（鲐）、日本鲭（鲐）〕（但子目0303.91至0303.99的可食用鱼杂碎除外：）	7		40	9	千克	AB	PRQS	I-4-01, I-3-01-3, I-1-01*, I-2-07, I-2-06, I-3-02
0303550000	冻对称竹荚鱼、新西兰竹荚鱼及竹荚鱼（竹荚鱼属）（但子目0303.91至0303.99的可食用鱼杂碎除外：）	7		40	9	千克	AB	PRQS	I-4-01, I-3-01-3, I-1-01*, I-2-07, I-2-06, I-3-02
0303560000	冻军曹鱼（但子目0303.91至0303.99的可食用鱼杂碎除外：）	7		40	9	千克	AB	PRQS	I-4-01, I-3-01-3, I-1-01*, I-2-07, I-2-06, I-3-02

商品编码	商品名称及备注	最惠国	暂定税率	普通税率	增值税率	计量单位	监管条件	检验检疫类别	报检特殊单证
0303570000	冻剑鱼（但子目 0303.91 至 0303.99 的可食用鱼杂碎除外：）	7		40	9	千克	ABU	PRQS	I–4–01, I–3–01–3, I–1–01*, I–2–07, I–2–06, I–3–02
0303591000	冻银鲳（鲳属）、但食用杂碎除外	7		40	9	千克	AB	PRQS	I–4–01, I–3–01–3, I–1–01*, I–2–07, I–2–06, I–3–02
0303599010	冻毛鳞鱼，但食用杂碎除外	7	5	40	9	千克	AB	PRQS	I–4–01, I–3–01–3, I–1–01*, I–2–07, I–2–06, I–3–02
0303599090	其他冻 0303.5 项下的鱼（鲹鱼（鲹属）、印度鲭（羽鳃鲹属）、马鲛鱼（马鲛属）、鲹鱼（鲹属）、秋刀鱼、圆鲹（圆鲹属）、鲔鱼、狐鲣（狐鲣属）、枪鱼、旗鱼、四鳍旗鱼（旗鱼科），但子目 0303.91 至 0303.99 的可食用鱼杂碎除外：）	7		40	9	千克	AB	PRQS	I–4–01, I–3–01–3, I–1–01*, I–2–07, I–2–06, I–3–02
0303630000	冻鳕鱼（大西洋鳕鱼、格陵兰鳕鱼、太平洋鳕鱼）（但子目 0303.91 至 0303.99 的可食用鱼杂碎除外：）	7	2	40	9	千克	AB	PRQS	I–4–01, I–3–01–3, I–1–01*, I–2–07, I–2–06, I–3–02
0303640000	冻黑线鳕鱼（黑线鳕）（但子目 0303.91 至 0303.99 的可食用鱼杂碎除外：）	7		40	9	千克	AB	PRQS	I–4–01, I–3–01–3, I–1–01*, I–2–07, I–2–06, I–3–02
0303650000	冻绿青鳕鱼（但子目 0303.91 至 0303.99 的可食用鱼杂碎除外：）	7		40	9	千克	AB	PRQS	I–4–01, I–3–01–3, I–1–01*, I–2–07, I–2–06, I–3–02
0303660000	冻狗鳕鱼（无须鳕属、长鳍鳕属）（但子目 0303.91 至 0303.99 的可食用鱼杂碎除外：）	7		40	9	千克	AB	PRQS	I–4–01, I–3–01–3, I–1–01*, I–2–07, I–2–06, I–3–02
0303670000	冻阿拉斯加狭鳕鱼（但子目 0303.91 至 0303.99 的可食用鱼杂碎除外）	7	2	40	9	千克	ABU	PRQS	I–4–01, I–3–01–3, I–1–01*, I–2–07, I–2–06, I–3–02
0303680000	冻蓝鳕鱼（小鳍鳕、南蓝鳕）（但子目 0303.91 至 0303.99 的可食用鱼杂碎除外：）	7	2	40	9	千克	AB	PRQS	I–4–01, I–3–01–3, I–1–01*, I–2–07, I–2–06, I–3–02
0303690000	冻的其他犀鳕科、多丝真鳕科、鳕科、长尾鳕科、黑鳕科、无须鳕科、深海鳕科及南极鳕科鱼（但子目 0303.91 至 0303.99 的可食用鱼杂碎除外：）	7		40	9	千克	AB	PRQS	I–4–01, I–3–01–3, I–1–01*, I–2–07, I–2–06, I–3–02
0303810010	冻濒危鲨鱼（但子目 0303.91 至 0303.99 的可食用鱼杂碎除外：）	7		40	9	千克	ABFE	PRQS	I–4–01, I–3–01–3, I–1–01*, I–2–07, I–2–06, I–3–02
0303810090	冻其他鲨鱼（但子目 0303.91 至 0303.99 的可食用鱼杂碎除外：）	7		40	9	千克	AB	PRQS	I–4–01, I–3–01–3, I–1–01*, I–2–07, I–2–06, I–3–02
0303820000	冻魟鱼及鳐鱼（鳐科）（但子目 0303.91 至 0303.99 的可食用鱼杂碎除外：）	7		40	9	千克	AB	PRQS	I–4–01, I–3–01–3, I–1–01*, I–2–07, I–2–06, I–3–02
0303830000	冻南极犬牙鱼（南极犬牙鱼属）（但子目 0303.91 至 0303.99 的可食用鱼杂碎除外：）	7		40	9	千克	ABU	PRQS	I–4–01, I–3–01–3, I–1–01*, I–2–07, I–2–06, I–3–02
0303840000	冻尖吻鲈鱼（舌齿鲈属）（但子目 0303.91 至 0303.99 的可食用鱼杂碎除外：）	7		40	9	千克	AB	PRQS	I–4–01, I–3–01–3, I–1–01*, I–2–07, I–2–06, I–3–02
0303891000	冻带鱼（但子目 0303.91 至 0303.99 的可食用鱼杂碎除外：）	7	5	40	9	千克	AB	PRQS	I–4–01, I–3–01–3, I–1–01*, I–2–07, I–2–06, I–3–02
0303892000	冻黄鱼（但子目 0303.91 至 0303.99 的可食用鱼杂碎除外：）	7		40	9	千克	AB	PRQS	I–4–01, I–3–01–3, I–1–01*, I–2–07, I–2–06, I–3–02
0303893000	冻鲳鱼（银鲳除外）（但子目 0303.91 至 0303.99 的可食用鱼杂碎除外：）	7		40	9	千克	AB	PRQS	I–4–01, I–3–01–3, I–1–01*, I–2–07, I–2–06, I–3–02

商品编码	商品名称及备注	最惠国	暂定税率	普通税率	增值税率	计量单位	监管条件	检验检疫类别	报检特殊单证
0303899001	其他冻鲈鱼（但子目0303.91至0303.99的可食用鱼杂碎除外：）	7		40	9	千克	AB	PRQS	I-4-01, I-3-01-3, I-1-01*, I-2-07, I-2-06, I-3-02
0303899010	其他未列名濒危冻鱼（但子目0303.91至0303.99的可食用鱼杂碎除外：）	7		40	9	千克	ABFE	PRQS	I-4-01, I-3-01-3, I-1-01*, I-2-07, I-2-06, I-3-02
0303899020	冻平鲉属鱼（但子目0303.91至0303.99的可食用鱼杂碎除外：）	7	5	40	9	千克	ABU	PRQS	I-4-01, I-3-01-3, I-1-01*, I-2-07, I-2-06, I-3-02
0303899030	冻鲲鲉属（叶鳍鲉属）（但子目0303.91至0303.99的可食用鱼杂碎除外：）	7		40	9	千克	ABU	PRQS	I-4-01, I-3-01-3, I-1-01*, I-2-07, I-2-06, I-3-02
0303899090	其他未列名冻鱼（但子目0303.91至0303.99的可食用鱼杂碎除外：）	7		40	9	千克	AB	PRQS	I-4-01, I-3-01-3, I-1-01*, I-2-07, I-2-06, I-3-02
0303910010	冻濒危鱼种的肝、鱼卵及鱼精	7		50	9	千克	ABFE	PRQS	I-4-01, I-3-01-3, I-1-01*, I-2-07, I-2-06, I-3-02
0303910020	冻的种用鱼卵（濒危除外）	7		50	0	千克	AB	PRQS	I-4-01, I-3-01-3, I-1-01*, I-2-07, I-2-06, I-3-02
0303910090	其他冻鱼肝、鱼卵及鱼精	7		50	9	千克	AB	PRQS	I-4-01, I-3-01-3, I-1-01*, I-2-07, I-2-06, I-3-02
0303920010	冻濒危鲨鱼翅	12		40	9	千克	ABFE	PRQS	I-4-01, I-3-01-3, I-1-01*, I-2-07, I-2-06, I-3-02
0303920090	其他冻鲨鱼翅	12		40	9	千克	AB	PRQS	I-4-01, I-3-01-3, I-1-01*, I-2-07, I-2-06, I-3-02
0303990010	其他冻可食用濒危鱼杂碎	7		40	9	千克	ABFE	PRQS	I-4-01, I-3-01-3, I-1-01*, I-2-07, I-2-06, I-3-02
0303990020	冻的大菱鲆、比目鱼、鲱鱼、鲭鱼、鲳鱼、带鱼、尼罗河鲈鱼、尖吻鲈鱼、其他鲈鱼的可食用其他鱼杂碎	7		40	9	千克	AB	PRQS	I-4-01, I-3-01-3, I-1-01*, I-2-07, I-2-06, I-3-02
0303990090	其他冻可食用其他鱼杂碎	7		40	9	千克	AB	PRQS	I-4-01, I-3-01-3, I-1-01*, I-2-07, I-2-06, I-3-02
0304310000	鲜或冷的罗非鱼（口孵非鲫属）的鱼片	7		70	9	千克	AB	PRQS	I-4-01, I-3-01-3, I-1-01*, I-2-07, I-2-06, I-3-02
0304320000	鲜或冷的鲶鱼（（鱼芒）鲶属、鲶属、胡鲶属、真鮰属）的鱼片	7		70	9	千克	AB	PRQS	I-4-01, I-3-01-3, I-1-01*, I-2-07, I-2-06, I-3-02
0304330000	鲜或冷的尼罗河鲈鱼（尼罗尖吻鲈）的鱼片	7		70	9	千克	AB	PRQS	I-4-01, I-3-01-3, I-1-01*, I-2-07, I-2-06, I-3-02
0304390010	鲜或冷的花鳗鲡鱼片	7		70	9	千克	ABE	PRQS	I-4-01, I-3-01-3, I-1-01*, I-2-07, I-2-06, I-3-02
0304390020	鲜或冷的欧洲鳗鲡鱼片	7		70	9	千克	ABEF	PRQS	I-4-01, I-3-01-3, I-1-01*, I-2-07, I-2-06, I-3-02
0304390090	鲜或冷的鲤科鱼（鲤属、鲫属、草鱼、鲢属、鲮属、青鱼、卡特拉鲃、野鲮属、哈氏纹唇鱼、何氏细须鲃、鲂属）、其他鳗鱼（鳗鲡属）及黑鱼（鳢属）的鱼片	7		70	9	千克	AB	PRQS	I-4-01, I-3-01-3, I-1-01*, I-2-07, I-2-06, I-3-02
0304410000	鲜或冷的大麻哈鱼〔红大麻哈鱼、细磷大麻哈鱼、大麻哈鱼（种）、大鳞大麻哈鱼、银大麻哈鱼、马苏大麻哈鱼、玫瑰大麻哈鱼〕、大西洋鲑鱼及多瑙哲罗鱼的鱼片	7		70	9	千克	AB	PRQS	I-4-01, I-3-01-3, I-1-01*, I-2-07, I-2-06, I-3-02
0304420000	鲜或冷的鳟鱼（河鳟、虹鳟、克拉克大麻哈鱼、阿瓜大麻哈鱼、吉雨大麻哈鱼、亚利桑那大麻哈鱼、金腹大麻哈鱼）的鱼片	7		70	9	千克	AB	PRQS	I-4-01, I-3-01-3, I-1-01*, I-2-07, I-2-06, I-3-02

商品编码	商品名称及备注	最惠国	暂定税率	普通税率	增值税率	计量单位	监管条件	检验检疫类别	报检特殊单证
0304430000	鲜或冷的比目鱼（鲽科、鲆科、舌鳎科、鳎科、菱鲆科、刺鲆科）的鱼片	7		70	9	千克	AB	PRQS	I-4-01, I-3-01-3, I-1-01*, I-2-07, I-2-06, I-3-02
0304440000	鲜或冷的犀鳕科、多丝真鳕科、鳕科、长尾鳕科、黑鳕科、无须鳕科、深海鳕科及南极鳕科鱼的鱼片	7		70	9	千克	AB	PRQS	I-4-01, I-3-01-3, I-1-01*, I-2-07, I-2-06, I-3-02
0304450000	鲜或冷的剑鱼鱼片	7		70	9	千克	ABU	PRQS	I-4-01, I-3-01-3, I-1-01*, I-2-07, I-2-06, I-3-02
0304460000	鲜或冷的南极犬牙鱼（南极犬牙鱼属）的鱼片	7		70	9	千克	ABU	PRQS	I-4-01, I-3-01-3, I-1-01*, I-2-07, I-2-06, I-3-02
0304470010	鲜或冷的濒危鲨鱼的鱼片	7		70	9	千克	ABFE	PRQS	I-4-01, I-3-01-3, I-1-01*, I-2-07, I-2-06, I-3-02
0304470090	鲜或冷的其他鲨鱼的鱼片	7		70	9	千克	AB	PRQS	I-4-01, I-3-01-3, I-1-01*, I-2-07, I-2-06, I-3-02
0304480010	鲜或冷的濒危魟鱼及鳐鱼的鱼片	7		70	9	千克	ABFE	PRQS	I-4-01, I-3-01-3, I-1-01*, I-2-07, I-2-06, I-3-02
0304480090	鲜或冷的其他魟鱼及鳐鱼的鱼片	7		70	9	千克	AB	PRQS	I-4-01, I-3-01-3, I-1-01*, I-2-07, I-2-06, I-3-02
0304490010	鲜或冷的其他濒危鱼的鱼片	7		70	9	千克	ABFE	PRQS	I-4-01, I-3-01-3, I-1-01*, I-2-07, I-2-06, I-3-02
0304490090	鲜或冷的其他鱼的鱼片	7		70	9	千克	AB	PRQS	I-4-01, I-3-01-3, I-1-01*, I-2-07, I-2-06, I-3-02
0304510010	鲜或冷的花鳗鲡的鱼肉（不论是否绞碎）	7		70	9	千克	ABE	PRQS	I-4-01, I-3-01-3, I-1-01*, I-2-07, I-2-06, I-3-02
0304510020	鲜或冷的欧洲鳗鲡的鱼肉（不论是否绞碎）	7		70	9	千克	ABEF	PRQS	I-4-01, I-3-01-3, I-1-01*, I-2-07, I-2-06, I-3-02
0304510090	鲜或冷的罗非鱼（口孵非鲫属）、鲶鱼（（鱼芒）鲶属、鲶属、胡鲶属、真鮰属）、鲤科鱼（鲤属、鲫属、草鱼、鲢属、鲮属、青鱼、卡特拉鲃、野鲮属、哈氏纹唇鱼、何氏细须鲃、鲂属）、其他鳗鱼（鳗鲡属）、尼罗河鲈鱼（尼罗尖吻鲈）及黑鱼（鳢属）的鱼肉	7		70	9	千克	AB	PRQS	I-4-01, I-3-01-3, I-1-01*, I-2-07, I-2-06, I-3-02
0304520000	鲜或冷的鲑科鱼的鱼肉（不论是否绞碎）	7		70	9	千克	AB	PRQS	I-4-01, I-3-01-3, I-1-01*, I-2-07, I-2-06, I-3-02
0304530000	鲜或冷的犀鳕科、多丝真鳕科、鳕科、长尾鳕科、黑鳕科、无须鳕科、深海鳕科及南极鳕科鱼的鱼肉（不论是否绞碎）	7		70	9	千克	AB	PRQS	I-4-01, I-3-01-3, I-1-01*, I-2-07, I-2-06, I-3-02
0304540000	鲜或冷的剑鱼鱼肉（不论是否绞碎）	7		70	9	千克	ABU	PRQS	I-4-01, I-3-01-3, I-1-01*, I-2-07, I-2-06, I-3-02
0304550000	鲜或冷的南极犬牙鱼（南极犬牙鱼属）鱼的鱼肉（不论是否绞碎）	7		70	9	千克	ABU	PRQS	I-4-01, I-3-01-3, I-1-01*, I-2-07, I-2-06, I-3-02
0304560010	鲜或冷的濒危鲨鱼肉（不论是否绞碎）	7		70	9	千克	ABEF	PRQS	I-4-01, I-3-01-3, I-1-01*, I-2-07, I-2-06, I-3-02
0304560090	鲜或冷的其他鲨鱼肉（不论是否绞碎）	7		70	9	千克	AB	PRQS	I-4-01, I-3-01-3, I-1-01*, I-2-07, I-2-06, I-3-02
0304570010	鲜或冷的濒危魟鱼及鳐鱼的鱼肉（不论是否绞碎）	7		70	9	千克	ABEF	PRQS	I-4-01, I-3-01-3, I-1-01*, I-2-07, I-2-06, I-3-02
0304570090	鲜或冷的其他魟鱼及鳐鱼的鱼肉（不论是否绞碎）	7		70	9	千克	AB	PRQS	I-4-01, I-3-01-3, I-1-01*, I-2-07, I-2-06, I-3-02
0304590010	鲜或冷的其他濒危鱼的鱼肉（不论是否绞碎）	7		70	9	千克	ABEF	PRQS	I-4-01, I-3-01-3, I-1-01*, I-2-07, I-2-06, I-3-02

商品编码	商品名称及备注	最惠国	暂定税率	普通税率	增值税率	计量单位	监管条件	检验检疫类别	报检特殊单证
0304590090	鲜或冷的其他鱼的鱼肉（不论是否绞碎）	7		70	9	千克	AB	PRQS	I-4-01, I-3-01-3, I-1-01*, I-2-07, I-2-06, I-3-02
0304610000	冻罗非鱼（口孵非鲫属）鱼片	7		70	9	千克	AB	PRQS	I-4-01, I-3-01-3, I-1-01*, I-2-07, I-2-06, I-3-02
0304621100	冻斑点叉尾鮰鱼鱼片（斑点叉尾鮰鱼亦称沟鲶，属于鲇形目、叉尾鮰科、叉尾鮰属。）	7		70	9	千克	AB	PRQS	I-4-01, I-3-01-3, I-1-01*, I-2-07, I-2-06, I-3-02
0304621900	冻的其他叉尾鮰鱼片	7		70	9	千克	AB	PRQS	I-4-01, I-3-01-3, I-1-01*, I-2-07, I-2-06, I-3-02
0304629000	冻的其他鲇鱼((鱼芒)鲶属、鲶属、胡鲶属、真鮰属）鱼片	7		70	9	千克	AB	PRQS	I-4-01, I-3-01-3, I-1-01*, I-2-07, I-2-06, I-3-02
0304630000	冻的尼罗河鲈鱼（尼罗尖吻鲈）鱼片	7		70	9	千克	AB	PRQS	I-4-01, I-3-01-3, I-1-01*, I-2-07, I-2-06, I-3-02
0304690010	冻的花鳗鲡鱼片	7		70	9	千克	ABE	PRQS	I-4-01, I-3-01-3, I-1-01*, I-2-07, I-2-06, I-3-02
0304690020	冻的欧洲鳗鲡鱼片	7		70	9	千克	ABEF	PRQS	I-4-01, I-3-01-3, I-1-01*, I-2-07, I-2-06, I-3-02
0304690090	冻的鲤科鱼（鲤属、鲫属、草鱼属、鲢属、鲮属、青鱼、卡特拉鲃、野鲮属、哈氏纹唇鱼、何氏细须鲃、鲂属）、其他鳗鱼（鳗鲡属）及黑鱼（鳢属）的鱼片	7		70	9	千克	AB	PRQS	I-4-01, I-3-01-3, I-1-01*, I-2-07, I-2-06, I-3-02
0304710000	冻的鳕鱼（大西洋鳕鱼、格陵兰鳕鱼、太平洋鳕鱼）鱼片	7		70	9	千克	AB	PRQS	I-4-01, I-3-01-3, I-1-01*, I-2-07, I-2-06, I-3-02
0304720000	冻的黑线鳕鱼（黑线鳕）鱼片	7		70	9	千克	AB	PRQS	I-4-01, I-3-01-3, I-1-01*, I-2-07, I-2-06, I-3-02
0304730000	冻的绿青鳕鱼鱼片	7		70	9	千克	AB	PRQS	I-4-01, I-3-01-3, I-1-01*, I-2-07, I-2-06, I-3-02
0304740000	冻的狗鳕鱼(无须鳕属、长鳍鳕属)鱼片	7		70	9	千克	AB	PRQS	I-4-01, I-3-01-3, I-1-01*, I-2-07, I-2-06, I-3-02
0304750000	冻的阿拉斯加狭鳕鱼鱼片	7		70	9	千克	AB	PRQS	I-4-01, I-3-01-3, I-1-01*, I-2-07, I-2-06, I-3-02
0304790000	冻的犀鳕科、多丝真鳕科、鳕科、长尾鳕科、黑鳕科、无须鳕科、深海鳕科及南极鳕科的鱼片	7		70	9	千克	AB	PRQS	I-4-01, I-3-01-3, I-1-01*, I-2-07, I-2-06, I-3-02
0304810000	冻的大麻哈鱼〔红大麻哈鱼、细磷大麻哈鱼、大麻哈鱼（种）、大鳞大麻哈鱼、银大麻哈鱼、马苏大麻哈鱼、玫瑰大麻哈鱼〕、大西洋鲑鱼及多瑙哲罗鱼鱼片	7		70	9	千克	AB	PRQS	I-4-01, I-3-01-3, I-1-01*, I-2-07, I-2-06, I-3-02
0304820000	冻的鳟鱼（河鳟、虹鳟、克拉克大麻哈鱼、阿瓜大麻哈鱼、吉雨大麻哈鱼、亚利桑那大麻哈鱼、金腹大麻哈鱼）鱼片	7		70	9	千克	AB	PRQS	I-4-01, I-3-01-3, I-1-01*, I-2-07, I-2-06, I-3-02
0304830000	冻的比目鱼（鲽科、鲆科、舌鳎科、鳎科、菱鲆科、刺鲆科）鱼片	7		70	9	千克	AB	PRQS	I-4-01, I-3-01-3, I-1-01*, I-2-07, I-2-06, I-3-02
0304840000	冻剑鱼鱼片	7		70	9	千克	ABU	PRQS	I-4-01, I-3-01-3, I-1-01*, I-2-07, I-2-06, I-3-02
0304850000	冻南极犬牙鱼（南极犬牙鱼属）鱼片	7		70	9	千克	ABU	PRQS	I-4-01, I-3-01-3, I-1-01*, I-2-07, I-2-06, I-3-02
0304860000	冻的鲱鱼（大西洋鲱鱼、太平洋鲱鱼）鱼片	7		70	9	千克	AB	PRQS	I-4-01, I-3-01-3, I-1-01*, I-2-07, I-2-06, I-3-02
0304870000	冻的金枪鱼（金枪鱼属）、鲣的鱼片	7		70	9	千克	AB	PRQS	I-4-01, I-3-01-3, I-1-01*, I-2-07, I-2-06, I-3-02

商品编码	商品名称及备注	最惠国	暂定税率	普通税率	增值税率	计量单位	监管条件	检验检疫类别	报检特殊单证
0304880010	冻的濒危鲨鱼、魟鱼及鳐鱼的鱼片	7		70	9	千克	ABEF	PRQS	I-4-01, I-3-01-3, I-1-01*, I-2-07, I-2-06, I-3-02
0304880090	冻的其他鲨鱼、魟鱼及鳐鱼的鱼片	7		70	9	千克	AB	PRQS	I-4-01, I-3-01-3, I-1-01*, I-2-07, I-2-06, I-3-02
0304890010	冻的其他濒危鱼片	7		70	9	千克	ABEF	PRQS	I-4-01, I-3-01-3, I-1-01*, I-2-07, I-2-06, I-3-02
0304890090	冻的其他鱼片	7		70	9	千克	AB	PRQS	I-4-01, I-3-01-3, I-1-01*, I-2-07, I-2-06, I-3-02
0304910000	其他冻剑鱼肉（(Xiphias gladius) 不论是否绞碎）	7		70	9	千克	ABU	PRQS	I-4-01, I-3-01-3, I-1-01*, I-2-07, I-2-06, I-3-02
0304920000	其他冻南极犬牙鱼肉((Toothfish,Dissostichus spp.) 不论是否绞碎）	7		70	9	千克	ABU	PRQS	I-4-01, I-3-01-3, I-1-01*, I-2-07, I-2-06, I-3-02
0304930010	冻的花鳗鲡鱼肉（不论是否绞碎）	7		70	9	千克	ABE	PRQS	I-4-01, I-3-01-3, I-1-01*, I-2-07, I-2-06, I-3-02
0304930020	冻的欧洲鳗鲡鱼肉（不论是否绞碎）	7		70	9	千克	ABEF	PRQS	I-4-01, I-3-01-3, I-1-01*, I-2-07, I-2-06, I-3-02
0304930090	冻的罗非鱼（口孵非鲫属）、鲶鱼（（鱼芒）鲶属、鲶属、胡鲶属、真鮰属）、鲤科鱼（鲤属、鲫属、草鱼、鲢属、鲮属、青鱼、卡特拉鲃、野鲮属、哈氏纹唇鱼、何氏细须鲃、鲂属）、其他鳗鱼（鳗鲡属）、尼罗河鲈鱼（尼罗尖吻鲈）及黑鱼（鳢属）鱼肉（不论是否绞碎）	7		70	9	千克	AB	PRQS	I-4-01, I-3-01-3, I-1-01*, I-2-07, I-2-06, I-3-02
0304940000	冻的阿拉斯加狭鳕鱼鱼肉（不论是否绞碎）	7		70	9	千克	AB	PRQS	I-4-01, I-3-01-3, I-1-01*, I-2-07, I-2-06, I-3-02
0304950000	冻的犀鳕科、多丝真鳕科、鳕科、长尾鳕科、黑鳕科、无须鳕科、深海鳕科及南极鳕科鱼的鱼肉，阿拉斯加狭鳕鱼除外(不论是否绞碎）	7		70	9	千克	AB	PRQS	I-4-01, I-3-01-3, I-1-01*, I-2-07, I-2-06, I-3-02
0304960010	冻的濒危鲨鱼肉（不论是否绞碎）	7		70	9	千克	ABFE	PRQS	I-4-01, I-3-01-3, I-1-01*, I-2-07, I-2-06, I-3-02
0304960090	冻的其他鲨鱼肉（不论是否绞碎）	7		70	9	千克	AB	PRQS	I-4-01, I-3-01-3, I-1-01*, I-2-07, I-2-06, I-3-02
0304970010	冻的濒危魟鱼及鳐鱼的鱼肉（不论是否绞碎）	7		70	9	千克	ABFE	PRQS	I-4-01, I-3-01-3, I-1-01*, I-2-07, I-2-06, I-3-02
0304970090	冻的其他魟鱼及鳐鱼的鱼肉（不论是否绞碎）	7		70	9	千克	AB	PRQS	I-4-01, I-3-01-3, I-1-01*, I-2-07, I-2-06, I-3-02
0304990010	冻的其他濒危鱼的鱼肉（不论是否绞碎）	7		70	9	千克	ABFE	PRQS	I-4-01, I-3-01-3, I-1-01*, I-2-07, I-2-06, I-3-02
0304990090	其他冻鱼肉（不论是否绞碎）	7		70	9	千克	AB	PRQS	I-4-01, I-3-01-3, I-1-01*, I-2-07, I-2-06, I-3-02
0305200010	干、熏、盐制的濒危鱼种肝、卵及鱼精	7		80	9	千克	ABFE	PRQS	I-4-01, I-3-01-3, I-1-01*, I-2-07, I-2-06, I-3-02
0305200090	其他干、熏、盐制的鱼肝、鱼卵及鱼精	7		80	9	千克	AB	PRQS	I-4-01, I-3-01-3, I-1-01*, I-2-07, I-2-06, I-3-02
0305310010	干、盐腌或盐渍的花鳗鲡鱼片（熏制的除外）	7		80	9	千克	ABE	PRQS	I-4-01, I-3-01-3, I-1-01*, I-2-07, I-2-06, I-3-02
0305310020	干、盐腌或盐渍的欧洲鳗鲡鱼片（熏制的除外）	7		80	9	千克	ABEF	PRQS	I-4-01, I-3-01-3, I-1-01*, I-2-07, I-2-06, I-3-02

商品编码	商品名称及备注	最惠国	暂定税率	普通税率	增值税率	计量单位	监管条件	检验检疫类别	报检特殊单证
0305310090	干、盐腌或盐渍的罗非鱼（口孵非鲫属）、鲶鱼（（鱼芒）鲶属、鲶属、胡鲶属、真鮰属）、鲤科鱼（鲤属、鲫属、草鱼、鲢属、鲮属、青鱼、卡特拉鲃、野鲮属、哈氏纹唇鱼、何氏细须鲃、鲂属）、鳗鱼（鳗鲡属）、尼罗河鲈鱼（尼罗尖吻鲈）及黑鱼（鳢属）的鱼片（熏制的除外）	7		80	9	千克	AB	PRQS	I-4-01, I-3-01-3, I-1-01*, I-2-07, I-2-06, I-3-02
0305320000	干、盐腌或盐渍的犀鳕科、多丝真鳕科、鳕科、长尾鳕科、黑鳕科、无须鳕科、深海鳕科及南极鳕科的鱼片（熏制的除外）	7		80	9	千克	AB	PRQS	I-4-01, I-3-01-3, I-1-01*, I-2-07, I-2-06, I-3-02
0305390010	干、盐腌或盐渍的濒危鱼类的鱼片（熏制的除外）	7		80	9	千克	ABEF	PRQS	I-4-01, I-3-01-3, I-1-01*, I-2-07, I-2-06, I-3-02
0305390090	其他干、盐腌或盐渍的鱼片（熏制的除外）	7		80	9	千克	AB	PRQS	I-4-01, I-3-01-3, I-1-01*, I-2-07, I-2-06, I-3-02
0305411000	熏大西洋鲑鱼及鱼片（食用杂碎除外）	14		80	9	千克	AB	PRQ	I-4-01, I-3-01-3, I-1-01*, I-2-07, I-2-06, I-3-02
0305412000	熏大麻哈鱼、多瑙哲罗鱼及鱼片（食用杂碎除外）	7		80	9	千克	AB	PRQ	I-4-01, I-3-01-3, I-1-01*, I-2-07, I-2-06, I-3-02
0305420000	熏制鲱鱼（大西洋鲱鱼、太平洋鲱鱼）及鱼片（食用杂碎除外）	7		80	9	千克	AB	PRQ	I-4-01, I-3-01-3, I-1-01*, I-2-07, I-2-06, I-3-02
0305430000	熏制鳟鱼（河鳟、虹鳟、克拉克大麻哈鱼、阿瓜大麻哈鱼、吉雨大麻哈鱼、亚利桑那大麻哈鱼、金腹大麻哈鱼）及鱼片（食用杂碎除外）	14		80	9	千克	AB	PRQS	I-4-01, I-3-01-3, I-1-01*, I-2-07, I-2-06, I-3-02
0305440010	熏制花鳗鲡及鱼片（食用杂碎除外）	7		80	9	千克	ABE	PRQS	I-4-01, I-3-01-3, I-1-01*, I-2-07, I-2-06, I-3-02
0305440020	熏制欧洲鳗鲡及鱼片（食用杂碎除外）	7		80	9	千克	ABEF	PRQS	I-4-01, I-3-01-3, I-1-01*, I-2-07, I-2-06, I-3-02
0305440090	熏制罗非鱼（口孵非鲫属）、鲶鱼（（鱼芒）鲶属、鲶属、胡鲶属、真鮰属）、鲤科鱼（鲤属、鲫属、草鱼、鲢属、鲮属、青鱼、卡特拉鲃、野鲮属、哈氏纹唇鱼、何氏细须鲃、鲂属）、鳗鱼（鳗鲡属）、尼罗河鲈鱼（尼罗尖吻鲈）及黑鱼（鳢属）（食用杂碎除外）	7		80	9	千克	AB	PRQS	I-4-01, I-3-01-3, I-1-01*, I-2-07, I-2-06, I-3-02
0305490020	熏制其他濒危鱼及鱼片（食用杂碎除外）	7		80	9	千克	ABEF	PRQS	I-4-01, I-3-01-3, I-1-01*, I-2-07, I-2-06, I-3-02
0305490090	其他熏鱼及鱼片（食用杂碎除外）	7		80	9	千克	AB	PRQS	I-4-01, I-3-01-3, I-1-01*, I-2-07, I-2-06, I-3-02
0305510000	干鳕鱼（大西洋鳕鱼、格陵兰鳕鱼、太平洋鳕鱼），食用杂碎除外（不论是否盐腌，但熏制的除外）	7		80	9	千克	AB	PRQS	I-4-01, I-3-01-3, I-1-01*, I-2-07, I-2-06, I-3-02
0305520000	干罗非鱼(口孵非鲫属)、鲶鱼((鱼芒)鲶属、鲶属、胡鲶属、真鮰属)、鲤科鱼（鲤属、鲫属、草鱼、鲢属、鲮属、青鱼、卡特拉鲃、野鲮属、哈氏纹唇鱼、何氏细须鲃、鲂属)、鳗鱼（鳗鲡属）、尼罗河鲈鱼（尼罗尖吻鲈）及黑鱼（鳢属）	7		80	9	千克	AB	PRQS	I-4-01, I-3-01-3, I-1-01*, I-2-07, I-2-06, I-3-02

商品编码	商品名称及备注	最惠国	暂定税率	普通税率	增值税率	计量单位	监管条件	检验检疫类别	报检特殊单证
0305530000	干犀鳕科、多丝真鳕科、鳕科、长尾鳕科、黑鳕科、无须鳕科、深海鳕科及南极鳕科鱼,鳕鱼（大西洋鳕鱼、格陵兰鳕鱼、太平洋鳕鱼）除外	7		80	9	千克	AB	PRQS	I-4-01, I-3-01-3, I-1-01*, I-2-07, I-2-06, I-3-02
0305541000	干银鳕（鳕属）	7		80	9	千克	AB	PRQS	I-4-01, I-3-01-3, I-1-01*, I-2-07, I-2-06, I-3-02
0305549000	干鲱鱼（大西洋鲱鱼、太平洋鲱鱼）、鳀鱼（鳀属）、沙丁鱼（沙丁鱼、沙瑙鱼属）、小沙丁鱼属、黍鲱或西鲱、鲭鱼大西洋鲭、澳洲鲭（鲐）、日本鲭（鲐）](包括印度鲭（羽鳃鲐属）、马鲛鱼（马鲛属）、对称竹荚鱼、新西兰竹荚鱼及竹荚鱼（竹荚鱼属）、鲹鱼（鲹属）、军曹鱼、秋刀鱼、圆鲹（圆鲹属）、多春鱼（毛鳞鱼）、剑鱼、鲔鱼、狐鲣（狐鲣属）、枪鱼、旗鱼、四鳍旗鱼（旗鱼科））	7		80	9	千克	AB	PRQS	I-4-01, I-3-01-3, I-1-01*, I-2-07, I-2-06, I-3-02
0305591010	干海马,食用杂碎除外（不论是否盐腌,但熏制的除外）	2		20	9	千克	FEAB	PRQ	I-4-01, I-3-01-3, I-1-01*, I-2-07, I-2-06, I-3-02
0305591020	干海龙,食用杂碎除外（不论是否盐腌,但熏制的除外）	2		20	9	千克	AB	PRQ	I-4-01, I-3-01-3, I-1-01*, I-2-07, I-2-06, I-3-02
0305599010	其他濒危干鱼,食用杂碎除外（不论是否盐腌,但熏制的除外）	7		80	9	千克	AFEB	PRQS	I-4-01, I-3-01-3, I-1-01*, I-2-07, I-2-06, I-3-02
0305599090	其他干鱼,食用杂碎除外（不论是否盐腌,但熏制的除外）	7		80	9	千克	AB	PRQS	I-4-01, I-3-01-3, I-1-01*, I-2-07, I-2-06, I-3-02
0305610000	盐腌及盐渍的鲱鱼（大西洋鲱鱼、太平洋鲱鱼）,食用杂碎除外（干或熏制的除外）	7		80	9	千克	AB	PRQ	I-4-01, I-3-01-3, I-1-01*, I-2-07, I-2-06, I-3-02
0305620000	盐腌及盐渍鳕鱼（大西洋鳕鱼、格陵兰鳕鱼、太平洋鳕鱼）,食用杂碎除外（干或熏制的除外）	7		80	9	千克	AB	PRQS	I-4-01, I-3-01-3, I-1-01*, I-2-07, I-2-06, I-3-02
0305630000	盐腌及盐渍的鳀鱼（鳀属）,食用杂碎除外（干或熏制的除外）	7		80	9	千克	AB	PRQ	I-4-01, I-3-01-3, I-1-01*, I-2-07, I-2-06, I-3-02
0305640010	盐腌及盐渍的花鳗鲡,食用杂碎除外（干或熏制的除外）	10		80	9	千克	ABE	PRQS	I-4-01, I-3-01-3, I-1-01*, I-2-07, I-2-06, I-3-02
0305640020	盐腌及盐渍的欧洲鳗鲡,食用杂碎除外（干或熏制的除外）	10		80	9	千克	ABEF	PRQS	I-4-01, I-3-01-3, I-1-01*, I-2-07, I-2-06, I-3-02
0305640090	盐腌及盐渍的罗非鱼（口孵非鲫属）、鲶鱼（（鱼芒）鲶属、鲶属、胡鲶属、真鮰属）、鲤科鱼（鲤属、鲫属、草鱼、鲢属、鲮鱼、青鱼、卡特拉鲃、野鲮属、哈氏纹唇鱼、何氏细须鲃、鲂属）、其他鳗鱼（鳗鲡属）、尼罗河鲈鱼（尼罗尖吻鲈）及黑鱼（鳢属）,食用杂碎除外（干或熏制的除外）	10		80	9	千克	AB	PRQS	I-4-01, I-3-01-3, I-1-01*, I-2-07, I-2-06, I-3-02
0305691000	盐腌及盐渍的带鱼,食用杂碎除外（干或熏制的除外）	7		80	9	千克	AB	PRQS	I-4-01, I-3-01-3, I-1-01*, I-2-07, I-2-06, I-3-02
0305692000	盐腌及盐渍的黄鱼,食用杂碎除外（干或熏制的除外）	10		80	9	千克	AB	PRQS	I-4-01, I-3-01-3, I-1-01*, I-2-07, I-2-06, I-3-02
0305693000	盐腌及盐渍的鳕鱼（银鳕除外）,食用杂碎除外（干或熏制的除外）	7		80	9	千克	AB	PRQS	I-4-01, I-3-01-3, I-1-01*, I-2-07, I-2-06, I-3-02
0305699010	盐腌及盐渍的其他濒危鱼,食用杂碎除外（干或熏制的除外）	7		80	9	千克	ABFE	PRQS	I-4-01, I-3-01-3, I-1-01*, I-2-07, I-2-06, I-3-02

商品编码	商品名称及备注	最惠国	暂定税率	普通税率	增值税率	计量单位	监管条件	检验检疫类别	报检特殊单证
0305699090	盐腌及盐渍的其他鱼，食用杂碎除外（干或熏制的除外）	7		80	9	千克	AB	PRQS	I-4-01, I-3-01-3, I-1-01*, I-2-07, I-2-06, I-3-02
0305710010	濒危鲨鱼鱼翅（不论是否干制、盐腌、盐渍和熏制）	15		80	9	千克	ABEF	PRQS	I-4-01, I-3-01-3, I-1-01*, I-2-07, I-2-06, I-3-02
0305710090	其他鲨鱼鱼翅（不论是否干制、盐腌、盐渍和熏制）	15		80	9	千克	AB	PRQS	I-4-01, I-3-01-3, I-1-01*, I-2-07, I-2-06, I-3-02
0305720010	濒危鱼的鱼头、鱼尾、鱼鳔（不论是否干制、盐腌、盐渍和熏制）	7		80	9	千克	ABEF	PRQS	I-4-01, I-3-01-3, I-1-01*, I-2-07, I-2-06, I-3-02
0305720090	其他鱼的鱼头、鱼尾、鱼鳔（不论是否干制、盐腌、盐渍和熏制）	7		80	9	千克	AB	PRQS	I-4-01, I-3-01-3, I-1-01*, I-2-07, I-2-06, I-3-02
0305790010	其他濒危可食用鱼杂碎（不论是否干制、盐腌、盐渍和熏制）	7		80	9	千克	ABEF	PRQS	I-4-01, I-3-01-3, I-1-01*, I-2-07, I-2-06, I-3-02
0305790090	其他可食用鱼杂碎（不论是否干制、盐腌、盐渍和熏制）	7		80	9	千克	AB	PRQS	I-4-01, I-3-01-3, I-1-01*, I-2-07, I-2-06, I-3-02
0306110000	冻岩礁虾和其他龙虾（真龙虾属、龙虾属、岩龙虾属）	7		70	9	千克	AB	PRQS	I-4-01, I-3-01-3, I-1-01*, I-2-07, I-2-06, I-3-02
0306120000	"冻螯龙虾（螯龙虾属）"	7		70	9	千克	AB	PRQS	I-4-01, I-3-01-3, I-1-01*, I-2-07, I-2-06, I-3-02
0306141000	冻梭子蟹	7		70	9	千克	AB	PRQS	I-4-01, I-3-01-3, I-1-01*, I-2-07, I-2-06, I-3-02
0306149010	冻的金霸王蟹（帝王蟹）、毛蟹、仿石蟹（仿岩蟹）、堪察加拟石蟹、短足拟石蟹、扁足拟石蟹、雪蟹、日本雪蟹	7	5	70	9	千克	ABU	PRQS	I-4-01, I-3-01-3, I-1-01*, I-2-07, I-2-06, I-3-02
0306149090	其他冻蟹	7	5	70	9	千克	AB	PRQS	I-4-01, I-3-01-3, I-1-01*, I-2-07, I-2-06, I-3-02
0306150000	冻挪威海螯虾	7		70	9	千克	AB	PRQS	I-4-01, I-3-01-3, I-1-01*, I-2-07, I-2-06, I-3-02
0306163000	冻的冷水小虾及对虾（长额虾属、褐虾）虾仁	7		70	9	千克	AB	PRQS	I-4-01, I-3-01-3, I-1-01*, I-2-07, I-2-06, I-3-02
0306164000	冻北方长额虾（虾仁除外）	5	2	70	9	千克	AB	PRQS	I-4-01, I-3-01-3, I-1-01*, I-2-07, I-2-06, I-3-02
0306169000	其他冻的冷水小虾及对虾（长额虾属、褐虾）	5		70	9	千克	AB	PRQS	I-4-01, I-3-01-3, I-1-01*, I-2-07, I-2-06, I-3-02
0306173000	冻其他小虾及对虾虾仁	7		70	9	千克	AB	PRQS	I-4-01, I-3-01-3, I-1-01*, I-2-07, I-2-06, I-3-02
0306179010	其他冻小虾（对虾属除外）（虾仁除外）	5	2	70	9	千克	AB	PRQS	I-4-01, I-3-01-3, I-1-01*, I-2-07, I-2-06, I-3-02
0306179090	冻对虾（对虾属）（虾仁除外）	5	2	70	9	千克	AB	PRQS	I-4-01, I-3-01-3, I-1-01*, I-2-07, I-2-06, I-3-02
0306191100	冻淡水小龙虾仁	7		70	9	千克	AB	PRQS	I-4-01, I-3-01-3, I-1-01*, I-2-07, I-2-06, I-3-02
0306191900	冻带壳淡水小龙虾	7		70	9	千克	AB	PRQS	I-4-01, I-3-01-3, I-1-01*, I-2-07, I-2-06, I-3-02
0306199000	其他冻甲壳动物	7		70	9	千克	AB	PRQS	I-4-01, I-3-01-3, I-1-01*, I-2-07, I-2-06, I-3-02
0306311000	岩礁虾及其他龙虾种苗	0		0	0	千克	AB	PQ	I-1-01, I-3-01-1, I-3-02
0306319000	活、鲜或冷的带壳或去壳岩礁虾和其他龙虾（真龙虾属、龙虾属、岩龙虾属）	7	5	70	9	千克	AB	PRQS	I-4-01, I-3-01-3, I-1-01*, I-2-07, I-3-01-1, I-2-06, I-3-02
0306321000	螯龙虾（螯龙虾属）种苗	0		0	0	千克	AB	PQ	I-1-01, I-3-01-1, I-3-02
0306329000	"活、鲜或冷的带壳或去壳螯龙虾（螯龙虾属）"	7		70	9	千克	AB	PRQS	I-4-01, I-3-01-3, I-1-01*, I-2-07, I-3-01-1, I-2-06, I-3-02

商品编码	商品名称及备注	最惠国	暂定税率	普通税率	增值税率	计量单位	监管条件	检验检疫类别	报检特殊单证
0306331000	蟹种苗	0		0	0	千克	AB	PQ	I-1-01, I-3-01-1, I-3-02
0306339100	活、鲜或冷的带壳或去壳中华绒螯蟹	7		70	9	千克	AB	PRQS	I-4-01, I-3-01-3, I-1-01*, I-2-07, I-3-01-1, I-2-06, I-3-02
0306339200	活、鲜或冷的带壳或去壳梭子蟹	14		70	9	千克	AB	PRQS	I-4-01, I-3-01-3, I-1-01*, I-2-07, I-3-01-1, I-2-06, I-3-02
0306339910	活、鲜或冷的金霸王蟹（帝王蟹）、毛蟹、仿石蟹（仿岩蟹）、堪察加拟石蟹、短足拟石蟹、扁足拟石蟹、雪蟹、日本雪蟹	7		70	9	千克	ABU	PRQS	I-4-01, I-3-01-3, I-1-01*, I-2-07, I-3-01-1, I-2-06, I-3-02
0306339990	其他活、鲜或冷的带壳或去壳蟹	7		70	9	千克	AB	PRQS	I-4-01, I-3-01-3, I-1-01*, I-2-07, I-3-01-1, I-2-06, I-3-02
0306341000	挪威海螯虾种苗	0		0	9	千克	AB	PQ	I-1-01, I-3-01-1, I-3-02
0306349000	其他活、鲜或冷的带壳或去壳挪威海螯虾	7		70	9	千克	AB	PRQS	I-4-01, I-3-01-3, I-1-01*, I-2-07, I-3-01-1, I-2-06, I-3-02
0306351000	冷水小虾及对虾(长额虾属、褐虾)种苗	0		0	0	千克	AB	PQ	I-1-01, I-3-01-1, I-3-02
0306359010	鲜、冷的冷水小虾及对虾（长额虾属、褐虾）（种苗除外）	10		70	9	千克	AB	PRQS	I-4-01, I-3-01-3, I-1-01*, I-2-07, I-3-01-1, I-2-06, I-3-02
0306359090	活的冷水小虾及对虾（长额虾属、褐虾）（种苗除外）	10		70	9	千克	AB	PRQS	I-4-01, I-3-01-3, I-1-01*, I-2-07, I-3-01-1, I-2-06, I-3-02
0306361000	其他小虾及对虾种苗	0		0	0	千克	AB	PQ	I-1-01, I-3-01-1, I-3-02
0306369010	其他鲜、冷的小虾（对虾属除外）（种苗除外）	12		70	9	千克	AB	PRQS	I-4-01, I-3-01-3, I-1-01*, I-2-07, I-3-01-1, I-2-06, I-3-02
0306369090	活、鲜或冷的对虾（对虾属）；其他活的小虾（对虾属除外）（种苗除外）	12		70	9	千克	AB	PRQS	I-4-01, I-3-01-3, I-1-01*, I-2-07, I-3-01-1, I-2-06, I-3-02
0306391000	其他甲壳动物种苗	0		0	0	千克	AB	PQ	I-1-01, I-3-01-1, I-3-02
0306399010	其他甲壳动物的种用卵	7		70	0	千克	AB	PRQS	I-1-01, I-3-01-1, I-3-02
0306399090	其他活、鲜、冷的带壳或去壳甲壳动物	7		70	9	千克	AB	PRQS	I-4-01, I-3-01-3, I-1-01*, I-2-07, I-3-01-1, I-2-06, I-3-02
0306910000	干、盐腌或盐渍的其他岩礁虾及其他龙虾（真龙虾属、龙虾属、岩龙虾属）（包括熏制的带壳或去壳的，不论在熏制前或熏制过程中是否烹煮）	7		70	9	千克	AB	PRQS	I-4-01, I-3-01-3, I-1-01*, I-2-07, I-3-01-1, I-2-06, I-3-02
0306920000	干、盐腌或盐渍的其他螯龙虾（螯龙虾属）（包括熏制的带壳或去壳的，不论在熏制前或熏制过程中是否烹煮）	7		70	9	千克	AB	PRQS	I-4-01, I-3-01-3, I-1-01*, I-2-07, I-3-01-1, I-2-06, I-3-02
0306931000	干、盐腌或盐渍的其他中华绒螯蟹（包括熏制的带壳或去壳的，不论在熏制前或熏制过程中是否烹煮）	7		70	9	千克	AB	PRQS	I-4-01, I-3-01-3, I-1-01*, I-2-07, I-3-01-1, I-2-06, I-3-02
0306932000	干、盐腌或盐渍的其他梭子蟹（包括熏制的带壳或去壳的，不论在熏制前或熏制过程中是否烹煮）	7		70	9	千克	AB	PRQS	I-4-01, I-3-01-3, I-1-01*, I-2-07, I-3-01-1, I-2-06, I-3-02

商品编码	商品名称及备注	最惠国	暂定税率	普通税率	增值税率	计量单位	监管条件	检验检疫类别	报检特殊单证
0306939000	干、盐腌或盐渍的其他蟹（包括熏制的带壳或去壳的，不论在熏制前或熏制过程中是否烹煮）	7		70	9	千克	AB	PRQS	I-4-01, I-3-01-3, I-1-01*, I-2-07, I-3-01-1, I-2-06, I-3-02
0306940000	干、盐腌或盐渍的挪威海螯虾（包括熏制的带壳或去壳的，不论在熏制前或熏制过程中是否烹煮）	7		70	9	千克	AB	PRQS	I-4-01,.I-3-01-3, I-1-01*, I-2-07, I-3-01-1, I-2-06, I-3-02
0306951000	干、盐腌或盐渍的冷水小虾及对虾（长额虾属、褐虾）（包括熏制的带壳或去壳的，不论在熏制前或熏制过程中是否烹煮）	10		70	9	千克	AB	PRQS	I-4-01, I-3-01-3, I-1-01*, I-2-07, I-3-01-1, I-2-06, I-3-02
0306959000	干、盐腌或盐渍的其他小虾及对虾（包括熏制的带壳或去壳的，不论在熏制前或熏制过程中是否烹煮）	10		70	9	千克	AB	PRQS	I-4-01, I-3-01-3, I-1-01*, I-2-07, I-3-01-1, I-2-06, I-3-02
0306990000	干、盐腌或盐渍的其他甲壳动物（包括熏制的带壳或去壳的，不论在熏制前或熏制过程中是否烹煮）	7		70	9	千克	AB	PRQS	I-4-01, I-3-01-3, I-1-01*, I-2-07, I-3-01-1, I-2-06, I-3-02
0307111000	牡蛎（蚝）种苗	0		0	0	千克	AB	PQ	I-1-01, I-3-01-1, I-3-02
0307119000	其他活、鲜、冷的牡蛎（蚝）	7		70	9	千克	AB	PRQS	I-4-01, I-3-01-3, I-1-01*, I-2-07, I-3-01-1, I-2-06, I-3-02
0307120000	冻的牡蛎（蚝）	10		70	9	千克	AB	PRQS	I-4-01, I-3-01-3, I-1-01*, I-2-07, I-3-01-1, I-2-06, I-3-02
0307190000	其他干、盐腌或盐渍牡蛎（蚝）（包括熏制的带壳或去壳的，不论在熏制前或熏制过程中是否烹煮）	10		70	9	千克	AB	PRQS	I-4-01, I-3-01-3, I-1-01*, I-2-07, I-3-01-1, I-2-06, I-3-02
0307211000	扇贝及其他扇贝科软体动物的种苗	0		0	0	千克	AB	PQ	I-1-01, I-3-01-1, I-3-02
0307219100	活、鲜、冷的扇贝（扇贝属、栉孔扇贝属、巨扇贝属）（种苗除外）	10		70	9	千克	AB	PRQS	I-4-01, I-3-01-3, I-1-01*, I-2-07, I-3-01-1, I-2-06, I-3-02
0307219900	其他活、鲜、冷的扇贝科的软体动物（种苗除外）	7		70	9	千克	AB	PRQS	I-4-01, I-3-01-3, I-1-01*, I-2-07, I-3-01-1, I-2-06, I-3-02
0307221000	冻的扇贝（扇贝属、栉孔扇贝属、巨扇贝属）	10		80	9	千克	AB	PRQS	I-4-01, I-3-01-3, I-1-01*, I-2-07, I-3-01-1, I-2-06, I-3-02
0307229000	其他冻的扇贝科的软体动物	7		70	9	千克	AB	PRQS	I-4-01, I-3-01-3, I-1-01*, I-2-07, I-3-01-1, I-2-06, I-3-02
0307291000	干、盐腌或盐渍的扇贝（扇贝属、栉孔扇贝属、巨扇贝属）（包括熏制的带壳或去壳的，不论在熏制前或熏制过程中是否烹煮）	10		80	9	千克	AB	PRQS	I-4-01, I-3-01-3, I-1-01*, I-2-07, I-3-01-1, I-2-06, I-3-02
0307299000	其他干、盐腌或盐渍的扇贝科的软体动物（包括熏制的带壳或去壳的，不论在熏制前或熏制过程中是否烹煮）	7		70	9	千克	AB	PRQS	I-4-01, I-3-01-3, I-1-01*, I-2-07, I-3-01-1, I-2-06, I-3-02
0307311000	贻贝种苗	0		0	0	千克	AB	PQ	I-1-01, I-3-01-1, I-3-02
0307319001	鲜、冷贻贝	10		70	9	千克	AB	PRQS	I-4-01, I-3-01-3, I-1-01*, I-2-07, I-3-01-1, I-2-06, I-3-02
0307319090	其他活贻贝	10		70	9	千克	AB	PRQS	I-4-01, I-3-01-3, I-1-01*, I-2-07, I-3-01-1, I-2-06, I-3-02

商品编码	商品名称及备注	最惠国	暂定税率	普通税率	增值税率	计量单位	监管条件	检验检疫类别	报检特殊单证
0307320000	冻贻贝	10		70	9	千克	AB	PRQS	I-4-01, I-3-01-3, I-1-01*, I-2-07, I-3-01-1, I-2-06, I-3-02
0307390000	其他干、盐腌或盐渍的贻贝（包括熏制的带壳或去壳的，不论在熏制前或熏制过程中是否烹煮）	10		70	9	千克	AB	PRQS	I-4-01, I-3-01-3, I-1-01*, I-2-07, I-3-01-1, I-2-06, I-3-02
0307421000	墨鱼及鱿鱼种苗	0		0	0	千克	AB	PQ	I-1-01, I-3-01-1, I-3-02
0307429100	其他活、鲜、冷的墨鱼（乌贼属、巨粒僧头乌贼、耳乌贼属）及鱿鱼（柔鱼属、枪乌贼属、双柔鱼属、拟乌贼属）	12		70	9	千克	AB	PRQS	I-4-01, I-3-01-3, I-1-01*, I-2-07, I-3-01-1, I-2-06, I-3-02
0307429900	其他活、鲜、冷的墨鱼及鱿鱼	14		70	9	千克	AB	PRQS	I-4-01, I-3-01-3, I-1-01*, I-2-07, I-3-01-1, I-2-06, I-3-02
0307431000	冻的墨鱼（乌贼属、巨粒僧头乌贼、耳乌贼属）及鱿鱼（柔鱼属、枪乌贼属、双柔鱼属、拟乌贼属）	12		70	9	千克	AB	PRQS	I-4-01, I-3-01-3, I-1-01*, I-2-07, I-3-01-1, I-2-06, I-3-02
0307439000	其他冻的墨鱼及鱿鱼	10		70	9	千克	AB	PRQS	I-4-01, I-3-01-3, I-1-01*, I-2-07, I-3-01-1, I-2-06, I-3-02
0307491000	其他干、盐制的墨鱼（乌贼属、巨粒僧头乌贼、耳乌贼属）及鱿鱼（柔鱼属、枪乌贼属、双柔鱼属、拟乌贼属）（包括熏制的带壳或去壳的，不论在熏制前或熏制过程中是否烹煮）	12		70	9	千克	AB	PRQS	I-4-01, I-3-01-3, I-1-01*, I-2-07, I-3-01-1, I-2-06, I-3-02
0307499000	其他干、盐制的墨鱼及鱿鱼（包括熏制的带壳或去壳的，不论在熏制前或熏制过程中是否烹煮）	10		70	9	千克	AB	PRQS	I-4-01, I-3-01-3, I-1-01*, I-2-07, I-3-01-1, I-2-06, I-3-02
0307510000	活、鲜、冷章鱼	7		70	9	千克	AB	PRQS	I-4-01, I-3-01-3, I-1-01*, I-2-07, I-3-01-1, I-2-06, I-3-02
0307520000	冻的章鱼	7		70	9	千克	AB	PRQS	I-4-01, I-3-01-3, I-1-01*, I-2-07, I-3-01-1, I-2-06, I-3-02
0307590000	其他干、盐制的章鱼（包括熏制的，不论在熏制前或熏制过程中是否烹煮）	7		70	9	千克	AB	PRQS	I-4-01, I-3-01-3, I-1-01*, I-2-07, I-3-01-1, I-2-06, I-3-02
0307601010	濒危蜗牛及螺种苗，海螺除外	0		0	9	千克	ABFE	PQ	I-1-01, I-3-01-1, I-3-02
0307601090	蜗牛及螺种苗，海螺除外（濒危除外）	0		0	0	千克	AB	PQ	I-1-01, I-3-01-1, I-3-02
0307609010	其他濒危蜗牛及螺，海螺除外	7		70	9	千克	ABFE	PRQS	I-4-01, I-3-01-3, I-1-01*, I-2-07, I-3-01-1, I-2-06, I-3-02
0307609090	其他活、鲜、冷、冻、干、盐腌或盐渍的蜗牛及螺，海螺除外（包括熏制的带壳或去壳的，不论在熏制前或熏制过程中是否烹煮）	7		70	9	千克	AB	PRQS	I-4-01, I-1-01*, I-2-07, I-2-06, I-3-02
0307711010	砗磲的种苗	0		0	9	千克	ABEF	PQ	I-1-01, I-3-01-1, I-3-02
0307711090	蛤、鸟蛤及舟贝种苗（濒危除外）	0		0	0	千克	AB	PQ	I-1-01, I-3-01-1, I-3-02
0307719100	活、鲜、冷蛤	10		70	9	千克	AB	PRQS	I-4-01, I-3-01-3, I-1-01*, I-2-07, I-3-01-1, I-2-06, I-3-02
0307719910	活、鲜、冷砗磲	10		70	9	千克	ABEF	PRQS	I-4-01, I-3-01-3, I-1-01*, I-2-07, I-3-01-1, I-2-06, I-3-02

商品编码	商品名称及备注	最惠国	暂定税率	普通税率	增值税率	计量单位	监管条件	检验检疫类别	报检特殊单证
0307719920	活、鲜、冷的粗饰蚶	10		70	9	千克	ABU	PRQS	I-4-01, I-3-01-3, I-1-01*, I-2-07, I-3-01-1, I-2-06, I-3-02
0307719990	活、鲜、冷鸟蛤及舟贝（蚶科、北极蛤科、鸟蛤科、斧蛤科、缝栖蛤科、蛤蜊科中带蛤科、海螂科、双带蛤科、截蛏科、竹蛏科、帘蛤科）	10		70	9	千克	AB	PRQS	I-4-01, I-3-01-3, I-1-01*, I-2-07, I-3-01-1, I-2-06, I-3-02
0307720010	冻的砗磲	10		70	9	千克	ABEF	PRQS	I-4-01, I-3-01-3, I-1-01*, I-2-07, I-3-01-1, I-2-06, I-3-02
0307720020	冻的粗饰蚶	10		70	9	千克	ABU	PRQS	I-4-01, I-3-01-3, I-1-01*, I-2-07, I-3-01-1, I-2-06, I-3-02
0307720090	冻的其他蛤、鸟蛤及舟贝（蚶科、北极蛤科、鸟蛤科、斧蛤科、缝栖蛤科、蛤蜊科、中带蛤科、海螂科、双带蛤科、截蛏科、竹蛏科、帘蛤科）	10		70	9	千克	AB	PRQS	I-4-01, I-3-01-3, I-1-01*, I-2-07, I-3-01-1, I-2-06, I-3-02
0307790010	干、盐渍的砗磲（包括熏制的带壳或去壳的，不论在熏制前或熏制过程中是否烹煮）	10		70	9	千克	ABEF	PRQS	I-4-01, I-3-01-3, I-1-01*, I-2-07, I-3-01-1, I-2-06, I-3-02
0307790020	干、盐制的粗饰蚶（包括熏制的带壳或去壳的，不论在熏制前或熏制过程中是否烹煮）	10		70	9	千克	ABU	PRQS	I-4-01, I-3-01-3, I-1-01*, I-2-07, I-3-01-1, I-2-06, I-3-02
0307790090	干、盐制其他蛤、鸟蛤及舟贝（蚶科、北极蛤科、鸟蛤科、斧蛤科、缝栖蛤科、蛤蜊科、中带蛤科、海螂科、双带蛤科、截蛏科、竹蛏科、帘蛤科）（包括熏制的带壳或去壳的，不论在熏制前或熏制过程中是否烹煮）	10		70	9	千克	AB	PRQS	I-4-01, I-3-01-3, I-1-01*, I-2-07, I-3-01-1, I-2-06, I-3-02
0307811000	鲍鱼（鲍属）种苗	0		0	0	千克	AB	PQ	I-1-01, I-3-01-1, I-3-02
0307819000	活、鲜、冷的鲍鱼（鲍属）	10	7	80	9	千克	AB	PRQS	I-4-01, I-3-01-3, I-1-01*, I-2-07, I-3-01-1, I-2-06, I-3-02
0307821000	凤螺（凤螺属）种苗	0		0	0	千克	AB	PQ	I-1-01, I-3-01-1, I-3-02
0307829000	活、鲜或冷的其他凤螺（凤螺属）	10		70	9	千克	AB	PRQS	I-4-01, I-3-01-3, I-1-01*, I-2-07, I-3-01-1, I-2-06, I-3-02
0307830000	冻的鲍鱼（鲍属）	10		80	9	千克	AB	PRQS	I-4-01, I-3-01-3, I-1-01*, I-2-07, I-3-01-1, I-2-06, I-3-02
0307840000	冻的凤螺（凤螺属）	10		70	9	千克	AB	PRQS	I-4-01, I-3-01-3, I-1-01*, I-2-07, I-3-01-1, I-2-06, I-3-02
0307870000	干、盐腌或盐渍的鲍鱼（鲍属）（包括熏制的带壳或去壳的，不论在熏制前或熏制过程中是否烹煮）	10		80	9	千克	AB	PRQS	I-4-01, I-3-01-3, I-1-01*, I-2-07, I-3-01-1, I-2-06, I-3-02
0307880000	干、盐腌或盐渍的凤螺（凤螺属）（包括熏制的带壳或去壳的，不论在熏制前或熏制过程中是否烹煮）	10		70	9	千克	AB	PRQS	I-4-01, I-3-01-3, I-1-01*, I-2-07, I-3-01-1, I-2-06, I-3-02
0307911011	大珠母贝的种苗	0		0	9	千克	ABE	PQ	I-1-01, I-3-01-1, I-3-02
0307911019	其他濒危软体动物的种苗（大珠母贝除外）	0		0	9	千克	ABEF	PQ	I-1-01, I-3-01-1, I-3-02
0307911090	其他软体动物的种苗	0		0	9	千克	AB	PQ	I-1-01, I-3-01-1, I-3-02

商品编码	商品名称及备注	最惠国	暂定税率	普通税率	增值税率	计量单位	监管条件	检验检疫类别	报检特殊单证
0307919011	活、鲜、冷大珠母贝（种苗除外）	7		70	9	千克	ABE	PRQS	I-4-01, I-3-01-3, I-1-01*, I-2-07, I-3-01-1, I-2-06, I-3-02
0307919019	活、鲜、冷的其他濒危软体动物（种苗除外）	7		70	9	千克	ABEF	PRQS	I-4-01, I-3-01-3, I-1-01*, I-2-07, I-3-01-1, I-2-06, I-3-02
0307919020	活、鲜、冷蚬属（种苗除外）	7		70	9	千克	ABU	PRQS	I-4-01, I-3-01-3, I-1-01*, I-2-07, I-3-01-1, I-2-06, I-3-02
0307919090	其他活、鲜、冷的软体动物（种苗除外）	7		70	9	千克	AB	PRQS	I-4-01, I-3-01-3, I-1-01*, I-2-07, I-3-01-1, I-2-06, I-3-02
0307920011	冻的大珠母贝	7		80	9	千克	ABE	PRQS	I-4-01, I-3-01-3, I-1-01*, I-2-07, I-3-01-1, I-2-06, I-3-02
0307920019	冻的其他濒危软体动物	7		70	9	千克	ABEF	PRQS	I-4-01, I-3-01-3, I-1-01*, I-2-07, I-3-01-1, I-2-06, I-3-02
0307920020	冻的蚬属	7		70	9	千克	ABU	PRQS	I-4-01, I-3-01-3, I-1-01*, I-2-07, I-3-01-1, I-2-06, I-3-02
0307920090	其他冻的软体动物	7		70	9	千克	AB	PRQS	I-4-01, I-3-01-3, I-1-01*, I-2-07, I-3-01-1, I-2-06, I-3-02
0307990011	干、盐腌或盐渍的大珠母贝（包括熏制的带壳或去壳的，不论在熏制前或熏制过程中是否烹煮）	7		80	9	千克	ABE	PRQS	I-4-01, I-3-01-3, I-1-01*, I-2-07, I-3-01-1, I-2-06, I-3-02
0307990019	干、盐腌或盐渍的其他濒危软体动物（包括熏制的带壳或去壳的，不论在熏制前或熏制过程中是否烹煮）	7		70	9	千克	ABEF	PRQS	I-4-01, I-3-01-3, I-1-01*, I-2-07, I-3-01-1, I-2-06, I-3-02
0307990020	干、盐腌或盐渍蚬属（包括供人食用的软体动物粉、团粒，甲壳动物除外；包括熏制的带壳或去壳的，不论在熏制前或熏制过程中是否烹煮）	7		70	9	千克	ABU	PRQS	I-4-01, I-3-01-3, I-1-01*, I-2-07, I-3-01-1, I-2-06, I-3-02
0307990090	其他干、盐腌或盐渍软体动物（包括熏制的带壳或去壳的，不论在熏制前或熏制过程中是否烹煮）	7		70	9	千克	AB	PRQS	I-4-01, I-3-01-3, I-1-01*, I-2-07, I-3-01-1, I-2-06, I-3-02
0308111010	暗色刺参的种苗	0		0	9	千克	ABEF	PQ	I-1-01, I-3-01-1, I-3-02
0308111090	海参（仿刺参、海参纲）种苗（濒危除外）	0		0	0	千克	AB	PQ	I-1-01, I-3-01-1, I-3-02
0308119010	活、鲜或冷的暗色刺参	10		70	9	千克	ABEF	PRQS	I-4-01, I-3-01-3, I-1-01*, I-2-07, I-3-01-1, I-2-06, I-3-02
0308119020	活、鲜或冷的刺参	10		70	9	千克	ABU	PRQS	I-4-01, I-3-01-3, I-1-01*, I-2-07, I-3-01-1, I-2-06, I-3-02
0308119090	活、鲜或冷的其他海参（仿刺参、海参纲）	10		70	9	千克	AB	PRQS	I-4-01, I-3-01-3, I-1-01*, I-2-07, I-3-01-1, I-2-06, I-3-02
0308120010	冻的暗色刺参	10		80	9	千克	ABEF	PRQS	I-4-01, I-3-01-3, I-1-01*, I-2-07, I-3-01-1, I-2-06, I-3-02

商品编码	商品名称及备注	最惠国	暂定税率	普通税率	增值税率	计量单位	监管条件	检验检疫类别	报检特殊单证
0308120020	冻的其他刺参	10		80	9	千克	ABU	PRQS	I–4–01, I–3–01–3, I–1–01*, I–2–07, I–3–01–1, I–2–06, I–3–02
0308120090	冻的其他海参（仿刺参、海参纲）	10		80	9	千克	AB	PRQS	I–4–01, I–3–01–3, I–1–01*, I–2–07, I–3–01–1, I–2–06, I–3–02
0308190010	干、盐腌或盐渍暗色刺参（包括熏制的，不论在熏制前或熏制过程中是否烹煮）	10		80	9	千克	ABEF	PRQS	I–4–01, I–3–01–3, I–1–01*, I–2–07, I–3–01–1, I–2–06, I–3–02
0308190020	干、盐腌或盐渍的其他刺参（包括熏制的，不论在熏制前或熏制过程中是否烹煮）	10		80	9	千克	ABU	PRQS	I–4–01, I–3–01–3, I–1–01*, I–2–07, I–3–01–1, I–2–06, I–3–02
0308190090	干、盐腌或盐渍的其他海参（仿刺参、海参纲）（包括熏制的，不论在熏制前或熏制过程中是否烹煮）	10		80	9	千克	AB	PRQS	I–4–01, I–3–01–3, I–1–01*, I–2–07, I–3–01–1, I–2–06, I–3–02
0308211000	海胆种苗	0		0	0	千克	AB	PQ	I–1–01, I–3–01–1, I–3–02
0308219010	活、鲜或冷的食用海胆纲	10		70	9	千克	ABU	PRQS	I–4–01, I–3–01–3, I–1–01*, I–2–07, I–3–01–1, I–2–06, I–3–02
0308219090	其他活、鲜或冷的海胆	10		70	9	千克	AB	PRQS	I–4–01, I–3–01–3, I–1–01*, I–2–07, I–3–01–1, I–2–06, I–3–02
0308220010	冻食用海胆纲	10		70	9	千克	ABU	PRQS	I–4–01, I–3–01–3, I–1–01*, I–2–07, I–3–01–1, I–2–06, I–3–02
0308220090	其他冻海胆	10		70	9	千克	AB	PRQS	I–4–01, I–3–01–3, I–1–01*, I–2–07, I–3–01–1, I–2–06, I–3–02
0308290010	干、盐制食用海胆纲（包括熏制的，不论在熏制前或熏制过程中是否烹煮）	10		70	9	千克	ABU	PRQS	I–4–01, I–3–01–3, I–1–01*, I–2–07, I–3–01–1, I–2–06, I–3–02
0308290090	其他干、盐制海胆（包括熏制的，不论在熏制前或熏制过程中是否烹煮）	10		70	9	千克	AB	PRQS	I–4–01, I–3–01–3, I–1–01*, I–2–07, I–3–01–1, I–2–06, I–3–02
0308301100	海蜇（海蜇属）种苗	0		0	0	千克	AB	PQ	I–1–01, I–3–01–1, I–3–02
0308301900	活、鲜或冷的海蜇（海蜇属）	7		70	9	千克	AB	PRQS	I–4–01, I–3–01–3, I–1–01*, I–2–07, I–3–01–1, I–2–06, I–3–02
0308309000	冻、干、盐制海蜇（海蜇属）（包括熏制的，不论在熏制前或熏制过程中是否烹煮）	10		70	9	千克	AB	PRQS	I–4–01, I–3–01–3, I–1–01*, I–2–07, I–3–01–1, I–2–06, I–3–02
0308901110	活、鲜或冷的其他濒危水生无脊椎动物的种苗（甲壳动物及软体动物除外）	0		0	9	千克	ABFE	PQ	I–1–01, I–3–01–1, I–3–02
0308901190	其他水生无脊椎动物的种苗（甲壳动物及软体动物和其他濒危水生无脊椎动物除外）（甲壳动物及软体动物除外）	0		0	0	千克	AB	PQ	I–1–01, I–3–01–1, I–3–02
0308901200	活、鲜或冷的沙蚕，种苗除外	7		70	9	千克	AB	PRQS	I–4–01, I–3–01–3, I–1–01*, I–2–07, I–3–01–1, I–2–06, I–3–02
0308901910	活、鲜或冷的其他濒危水生无脊椎动物（甲壳动物及软体动物除外）	7		70	9	千克	ABFE	PRQS	I–4–01, I–3–01–3, I–1–01*, I–2–07, I–3–01–1, I–2–06, I–3–02

商品编码	商品名称及备注	最惠国	暂定税率	普通税率	增值税率	计量单位	监管条件	检验检疫类别	报检特殊单证
0308901990	活、鲜或冷的其他水生无脊椎动物（甲壳动物及软体动物除外）	7		70	9	千克	AB	PRQS	I-4-01, I-3-01-3, I-1-01*, I-2-07, I-3-01-1, I-2-06, I-3-02
0308909010	其他冻、干、盐制濒危水生无脊椎动物（包括熏制的，不论在熏制前或熏制过程中是否烹煮）	7		70	9	千克	ABFE	PRQS	I-4-01, I-3-01-3, I-1-01*, I-2-07, I-3-01-1, I-2-06, I-3-02
0308909090	其他冻、干、盐制水生无脊椎动物（包括熏制的，不论在熏制前或熏制过程中是否烹煮）	7		70	9	千克	AB	PRQS	I-4-01, I-3-01-3, I-1-01*, I-2-07, I-3-01-1, I-2-06, I-3-02
0309100010	适合供人食用的濒危鱼的细粉、粗粉及团粒	7		80	9	千克	ABEF	PRQS	I-4-01, I-3-01-3, I-1-01*, I-2-07, I-3-01-1, I-2-06, I-3-02
0309100090	适合供人食用的其他鱼的细粉、粗粉及团粒	7		80	9	千克	AB	PRQS	I-4-01, I-3-01-3, I-1-01*, I-2-07, I-3-01-1, I-2-06, I-3-02
0309900010	适合供人食用的濒危甲壳动物、软体动物和其他水生无脊椎动物的细粉、粗粉及团粒	7		70	9	千克	ABEF	PRQS	I-4-01, I-3-01-3, I-1-01*, I-2-07, I-3-01-1, I-2-06, I-3-02
0309900090	适合供人食用的其他甲壳动物、软体动物和其他水生无脊椎动物的细粉、粗粉及团粒	7		70	9	千克	AB	PRQS	I-4-01, I-3-01-3, I-1-01*, I-2-07, I-3-01-1, I-2-06, I-3-02

第4章 乳品；蛋品；天然蜂蜜；其他食用动物产品

商品编码	商品名称及备注	最惠国	暂定税率	普通税率	增值税率	计量单位	监管条件	检验检疫类别	报检特殊单证
0401100000	脂肪含量≤1%未浓缩的乳及稀奶油（脂肪含量按重量计，本编号货品不得加糖和其他甜物质）	15		40	9	千克	7AB	PRQS	I-1-01, I-4-01, I-3-01-3, I-2-09, I-2-07, I-3-01-1, I-3-02
0401200000	1%<脂肪含量≤6%的未浓缩的乳及稀奶油（脂肪含量按重量计，本编号货品不得加糖和其他甜物质）	15		40	9	千克	7AB	PRQS	I-1-01, I-4-01, I-3-01-3, I-2-09, I-2-07, I-3-01-1, I-3-02
0401400000	6%<脂肪含量≤10%的未浓缩的乳及稀奶油（脂肪含量按重量计，本编号货品不得加糖和其他甜物质）	15		40	13	千克	7AB	PRQS	I-4-01, I-3-01-3, I-2-09, I-2-07, I-3-01-1, I-3-02
0401500000	脂肪含量>10%未浓缩的乳及稀奶油（脂肪含量按重量计，本编号货品不得加糖和其他甜物质）	15		40	13	千克	7AB	PRQS	I-4-01, I-3-01-3, I-2-09, I-2-07, I-3-01-1, I-3-02
0402100000	脂肪含量≤1.5%固状乳及稀奶油（指粉状、粒状或其他固体状态，浓缩，加糖或其他甜物质）	10		40	13	千克	7AB	MPRQS	I-4-01, I-3-01-3, I-2-09, I-2-07, I-3-01-1, I-3-02
0402210000	脂肪量>1.5%未加糖固状乳及稀奶油（指粉状、粒状或其他固体状态，浓缩，未加糖或其他甜物质）	10		40	13	千克	7AB	MPRQS	I-4-01, I-3-01-3, I-2-09, I-2-07, I-3-01-1, I-3-02
0402290000	脂肪量>1.5%的加糖固状乳及稀奶油（指粉状、粒状或其他固体状态，浓缩，加糖或其他甜物质）	10		40	13	千克	7AB	PRQS	I-4-01, I-3-01-3, I-2-09, I-2-07, I-3-01-1, I-3-02

商品编码	商品名称及备注	最惠国	暂定税率	普通税率	增值税率	计量单位	监管条件	检验检疫类别	报检特殊单证
0402910000	浓缩但未加糖的非固状乳及稀奶油（未加其他甜物质）	10		90	13	千克	AB	PRQS	I-4-01, I-3-01-3, I-2-09, I-2-07, I-3-01-1, I-3-02
0402990000	浓缩并已加糖的非固状乳及稀奶油（加其他甜物质）	10		90	13	千克	AB	PRQS	I-4-01, I-3-01-3, I-2-09, I-2-07, I-3-01-1, I-3-02
0403201000	酸乳，不论是否浓缩，除允许添加的添加剂外，仅可含糖或其他甜味物质、香料、水果、坚果、可可	10		90	13	千克	AB	PRQS	I-4-01, I-3-01-3, I-2-09, I-2-07, I-3-01-1, I-3-02
0403209000	其他酸乳	10		80	13	千克	AB	PRQS	I-4-01, I-3-01-3, I-2-09, I-2-07, I-3-01-1, I-3-02
0403900000	酪乳及其他发酵或酸化的乳及稀奶油（不论是否浓缩、加糖或其他甜物质、香料、水果等）	20		90	13	千克	AB	PRQ	I-4-01, I-3-01-3, I-2-09, I-2-07, I-3-01-1, I-3-02
0404100010	饲料用乳清（按重量计蛋白含量2-7%，乳糖含量76-88%）（不论是否浓缩、加糖或其他甜物质）	6	2	30	13	千克	AB	PRQ	I-4-01, I-3-01-3, I-2-09, I-2-07, I-3-01-1, I-3-02
0404100090	其他乳清及改性乳清（不论是否浓缩、加糖或其他甜物质）	6	2	30	13	千克	AB	PRQ	I-4-01, I-3-01-3, I-2-09, I-2-07, I-3-01-1, I-3-02
0404900000	其他编号未列名的含天然乳的产品（不论是否浓缩、加糖或其他甜物质）	20		90	13	千克	AB	PRQ	I-4-01, I-3-01-3, I-2-09, I-2-07, I-3-01-1, I-3-02
0405100000	黄油	10		90	13	千克	AB	PRQS	I-4-01, I-3-01-3, I-2-09, I-2-07, I-3-01-1, I-3-02
0405200000	乳酱	10		90	13	千克	AB	PRQS	I-4-01, I-3-01-3, I-2-09, I-2-07, I-3-01-1, I-3-02
0405900000	其他从乳中提取的脂和油	10		90	13	千克	AB	PRQS	I-4-01, I-3-01-3, I-2-09, I-2-07, I-3-01-1, I-3-02
0406100000	鲜乳酪（未熟化或未固化的）（包括乳清乳酪；凝乳）	12		90	13	千克	AB	PRQ	I-1-01, I-4-01, I-3-01-3, I-2-09, I-2-07, I-3-01-1, I-3-02
0406200000	各种磨碎或粉化的乳酪	12	8	90	13	千克	AB	PRQS	I-1-01, I-4-01, I-3-01-3, I-2-09, I-2-07, I-3-01-1, I-3-02
0406300000	经加工的乳酪（但磨碎或粉化的除外）	12	8	90	13	千克	AB	PRQ	I-1-01, I-4-01, I-3-01-3, I-2-09, I-2-07, I-3-01-1, I-3-02
0406400000	蓝纹乳酪和娄地青霉生产的带有纹理的其他乳酪	15	8	90	13	千克	AB	PRQ	I-1-01, I-4-01, I-3-01-3, I-2-09, I-2-07, I-3-01-1, I-3-02
0406900000	其他乳酪	12	8	90	13	千克	AB	PRQ	I-1-01, I-4-01, I-3-01-3, I-2-09, I-2-07, I-3-01-1, I-3-02
0407110000	孵化用受精的鸡蛋	0		0	0	千克/个	AB	PQ	I-1-01, I-3-01-1, I-3-02
0407190010	其他孵化用受精濒危禽蛋	0		0	9	千克/个	AFEB	PQ	I-1-01, I-3-01-1, I-3-02
0407190090	其他孵化用受精禽蛋（濒危禽蛋除外）	0		0	0	千克/个	AB	PQ	I-1-01, I-3-01-1, I-3-02

商品编码	商品名称及备注	最惠国	暂定税率	普通税率	增值税率	计量单位	监管条件	检验检疫类别	报检特殊单证
0407210000	其他带壳的鸡的鲜蛋	20		80	9	千克／个	AB	PRQS	I–1–01, I–4–01, I–3–01–1, I–3–02
0407290010	其他鲜的带壳濒危禽蛋	20		80	9	千克／个	ABFE	PRQS	I–1–01, I–4–01, I–3–01–1, I–3–02
0407290090	其他鲜的带壳禽蛋	20		80	9	千克／个	AB	PRQS	I–1–01, I–3–01–1, I–3–02
0407901000	带壳咸蛋	20		90	9	千克／个	AB	PRQS	I–4–01, I–3–01–3, I–2–07, I–3–02
0407902000	带壳皮蛋	20		90	9	千克／个	AB	PRQS	I–4–01, I–3–01–3, I–2–07, I–3–02
0407909010	其他腌制或煮过的带壳濒危野鸟蛋	20		90	9	千克／个	ABFE	PRQS	I–4–01, I–3–01–3, I–2–07, I–3–02
0407909090	其他腌制或煮过的带壳禽蛋	20		90	9	千克／个	AB	PRQS	I–4–01, I–3–01–3, I–2–07, I–3–02
0408110000	干蛋黄	20		90	9	千克	AB	PRQS	I–4–01, I–3–01–3, I–2–07, I–3–02
0408190000	其他蛋黄	20		90	9	千克	AB	PRQS	I–4–01, I–3–01–3, I–2–07, I–3–02
0408910000	干的其他去壳禽蛋	20		90	9	千克	AB	PRQS	I–4–01, I–3–01–3, I–2–07, I–3–02
0408990000	其他去壳禽蛋	20		90	9	千克	AB	PRQS	I–4–01, I–3–01–3, I–2–07, I–3–02
0409000000	天然蜂蜜	15		80	9	千克	AB	PRQS	I–4–01, I–3–01–3, I–2–07, I–3–02
0410100010	食用濒危昆虫	20		70	13	千克	ABFE	PRQS	I–4–01, I–3–01–3, I–2–07, I–3–02
0410100090	其他食用昆虫	20		70	13	千克	AB	PRQS	I–4–01, I–3–01–3, I–2–07, I–3–02
0410901000	燕窝	25		80	13	千克	AB	PRQS	I–4–01, I–3–01–3, I–2–07, I–3–02, I–1–01, I–1–07
0410902100	鲜蜂王浆	15		70	9	千克	AB	PRQS	I–4–01, I–3–01–3, I–2–07, I–3–02
0410902200	鲜蜂王浆粉	15		70	13	千克	AB	PRQS	I–4–01, I–3–01–3, I–2–07, I–3–02
0410902300	蜂花粉	20		70	13	千克	AB	PRQS	I–4–01, I–3–01–3, I–2–07, I–3–02
0410902900	其他蜂产品	20		70	13	千克	AB	PRQS	I–4–01, I–3–01–3, I–2–07, I–3–02
0410909010	其他编号未列名的食用濒危动物产品	20		70	13	千克	ABFE	PRQS	I–4–01, I–3–01–3, I–2–07, I–3–02
0410909090	其他编号未列名的食用动物产品	20		70	13	千克	AB	PRQS	I–4–01, I–3–01–3, I–2–07, I–3–02

第5章　其他动物产品

商品编码	商品名称及备注	最惠国	暂定税率	普通税率	增值税率	计量单位	监管条件	检验检疫类别	报检特殊单证
0501000000	未经加工的人发；废人发(不论是否洗涤)	15		90	13	千克	9B	VW	I-1-13
0502101000	猪鬃	20		90	9	千克	AB	PQ	I-1-01, I-3-01-3, I-3-01-1, I-3-02, I-4-08
0502102000	猪毛	20		90	9	千克	AB	PQ	I-1-01, I-3-01-3, I-3-01-1, I-3-02, I-4-08
0502103000	猪鬃或猪毛的废料	20		90	9	千克	9B	PQ	I-1-01, I-3-01-3, I-3-01-1, I-3-02, I-4-08
0502901100	山羊毛	20		90	9	千克	AB	PQ	I-1-01, I-3-01-3, I-3-01-1, I-3-02, I-4-08
0502901200	黄鼠狼尾毛	20		90	9	千克	ABEF	PQ	I-1-01, I-3-01-3, I-3-01-1, I-3-02, I-4-08
0502901910	濒危獾毛及其他制刷用濒危兽毛	20		90	9	千克	ABFE	PQ	I-1-01, I-3-01-3, I-3-01-1, I-3-02, I-4-08
0502901990	其他獾毛及其他制刷用兽毛	20		90	9	千克	AB	PQ	I-1-01, I-3-01-3, I-3-01-1, I-3-02, I-4-08
0502902010	濒危獾毛及其他制刷濒危兽毛废料	20		90	9	千克	BEF	PQ	I-1-01, I-3-01-3, I-3-02
0502902090	其他獾毛及其他制刷用兽毛的废料	20		90	9	千克	9B	PQ	I-1-01, I-3-01-3, I-3-02
0504001100	整个或切块盐渍的猪肠衣(猪大肠头除外)	20		90	9	千克	AB	PRQS	I-1-01, I-4-01, I-3-01-3, I-3-01-1, I-3-02, I-4-08
0504001200	整个或切块盐渍的绵羊肠衣	18		90	9	千克	AB	PRQS	I-1-01, I-3-01, I-4-01, I-3-01-3, I-3-02, I-4-08
0504001300	整个或切块盐渍的山羊肠衣	18		90	9	千克	AB	PRQS	I-1-01, I-4-01, I-3-01-3, I-3-01-1, I-3-02, I-4-08
0504001400	整个或切块盐渍的猪大肠头	20		90	9	千克	AB	PRQS	I-1-01, I-4-01, I-3-01-3, I-3-01-1, I-3-02, I-4-08
0504001900	整个或切块的其他动物肠衣(包括鲜、冷、冻、干、熏、盐腌或盐渍的，鱼除外)	18		90	9	千克	AB	PRQS	I-1-01, I-4-01, I-3-01-3, I-3-01-1, I-3-02, I-4-08
0504002100	冷、冻的鸡胗(即鸡胃)	0		7.7元/千克	9	千克	7AB	PRQS	I-1-01, I-4-01, I-3-01-3, I-3-01-1, I-3-02, I-4-08
0504002900	整个或切块的其他动物的胃(包括鲜、冷、冻、干、熏、盐腌或盐渍的，鱼除外)	20		90	9	千克	AB	PRQS	I-1-01, I-4-01, I-3-01-3, I-3-01-1, I-3-02, I-4-08
0504009000	整个或切块的其他动物肠、膀胱(包括鲜、冷、冻、干、熏、盐腌或盐渍的，鱼除外)	20		80	9	千克	AB	PRQS	I-1-01, I-4-01, I-3-01-3, I-3-01-1, I-3-02, I-4-08

商品编码	商品名称及备注	最惠国	暂定税率	普通税率	增值税率	计量单位	监管条件	检验检疫类别	报检特殊单证
0505100010	填充用濒危野生禽类羽毛、羽绒（仅经洗涤、消毒等处理，未进一步加工）	10	2	100	9	千克	ABFE	PQ	I-3-01-1, I-3-02, I-4-08
0505100090	其他填充用羽毛、羽绒（仅经洗涤、消毒等处理，未进一步加工）	10	2	100	9	千克	AB	PQ	I-3-01-1, I-3-02, I-4-08
0505901000	羽毛或不完整羽毛的粉末及废料	10		35	9	千克	9AB	PQ	I-3-01-1, I-3-02, I-4-08
0505909010	其他濒危野生禽类羽毛、羽绒（包括带有羽毛或羽绒的鸟皮及鸟体的其他部分）	10		90	9	千克	AFEB	PQ	I-1-01, I-3-01-1, I-3-02, I-4-08
0505909090	其他羽毛，羽绒（包括带有羽毛或羽绒的鸟皮及鸟体的其他部分）	10		90	9	千克	AB	PQ	I-1-01, I-3-01-1, I-3-02, I-4-08
0506100000	经酸处理的骨胶原及骨	12		50	13	千克	AB	PQ	I-3-02, I-4-08
0506901110	含牛羊成分的骨废料（未经加工或仅经脱脂等加工的）	12		35	13	千克	9AB	PQ	I-3-01-4, I-1-01, I-3-01-3, I-3-01-1, I-2-06, I-1-12, I-3-02, I-4-08
0506901190	含牛羊成分的骨粉（未经加工或仅经脱脂等加工的）	12		35	13	千克	AB	MPQ	I-3-01-4, I-1-01, I-3-01-3, I-3-01-1, I-2-06, I-1-12, I-3-02, I-4-08
0506901910	其他骨废料（未经加工或仅经脱脂等加工的）	12		35	13	千克	9AB	PQ	I-3-01-4, I-1-01, I-3-01-3, I-3-01-1, I-2-06, I-1-12, I-3-02, I-4-08
0506901990	其他骨粉（未经加工或仅经脱脂等加工的）	12		35	13	千克	AB	MPQ	I-3-01-4, I-1-01, I-3-01-3, I-3-01-1, I-2-06, I-1-12, I-3-02, I-4-08
0506909011	已脱胶的虎骨（指未经加工或经脱脂等加工的）	12	12	50	9	千克	89AB	PQ	I-3-01-4, I-1-01, I-3-01-3, I-3-01-1, I-2-06, I-1-12, I-3-02, I-4-08
0506909019	未脱胶的虎骨（指未经加工或经脱脂等加工的）	12		50	9	千克	89AB	PQ	I-1-01, I-3-01-3, I-3-01-1, I-3-02, I-4-08
0506909021	已脱胶的豹骨（指未经加工或经脱脂等加工的）	12	12	50	9	千克	ABFE	PQ	I-1-01, I-3-01-3, I-3-01-1, I-3-02, I-4-08
0506909029	未脱胶的豹骨（指未经加工或经脱脂等加工的）	12		50	9	千克	ABFE	PQ	I-1-01, I-3-01-3, I-3-01-1, I-3-02, I-4-08
0506909031	已脱胶的濒危野生动物的骨及角柱（不包括虎骨、豹骨，指未经加工或经脱脂等加工的）	12	12	50	9	千克	AFEB	PQ	I-1-01, I-3-01-3, I-3-01-1, I-3-02, I-4-08
0506909039	未脱胶的濒危野生动物的骨及角柱（不包括虎骨、豹骨，指未经加工或经脱脂等加工的）	12		50	9	千克	AFEB	PQ	I-1-01, I-3-01-3, I-3-01-1, I-3-02, I-4-08
0506909091	已脱胶的其他骨及角柱（不包括虎骨、豹骨.指未经加工或经脱脂等加工的）	12	12	50	9	千克	AB	PQ	I-1-01, I-3-01-3, I-3-01-1, I-3-02, I-4-08
0506909099	未脱胶的其他骨及角柱（不包括虎骨、豹骨.指未经加工或经脱脂等加工的）	12		50	9	千克	AB	PQ	I-1-01, I-3-01-3, I-3-01-1, I-3-02, I-4-08
0507100010	犀牛角	10		30	9	千克	89AB	PQ	I-1-01, I-3-01-3, I-3-01-1, I-3-02, I-4-08
0507100020	其他濒危野生兽牙、兽牙粉末及废料	10		30	9	千克	AFEB	PQ	I-1-01, I-3-01-3, I-3-01-1, I-3-02, I-4-08
0507100030	其他兽牙	10		30	9	千克	AB	PQ	I-1-01, I-3-01-3, I-3-02
0507100090	其他兽牙粉末及废料	10		30	9	千克	9AB	PQ	I-1-01, I-3-01-3, I-3-02
0507901000	羚羊角及其粉末和废料	3		14	9	千克	ABFE	PQ	I-1-01, I-3-01-3, I-3-02

商品编码	商品名称及备注	最惠国	暂定税率	普通税率	增值税率	计量单位	监管条件	检验检疫类别	报检特殊单证
0507902010	濒危鹿茸及其粉末	11		30	9	千克	ABFE	PQ	I-1-01, I-3-01-3, I-3-02
0507902090	非濒危鹿茸及其粉末	11		30	9	千克	AB	PQ	I-1-01, I-3-01-3, I-3-02
0507909011	濒危龟壳及鹿角（包括粉末和废料）	10		50	9	千克	AFEB	PQ	I-1-01, I-3-01-3, I-3-02, I-4-08
0507909019	非濒危龟壳及鹿角（包括粉末和废料）	10		50	9	千克	AB	PQ	I-1-01, I-3-01-3, I-3-02, I-4-08
0507909020	鲸须、鲸须毛（包括粉末和废料）	10		50	9	千克	AFEB	PQ	I-1-01, I-3-01-3, I-3-02, I-4-08
0507909030	其他濒危动物角（包括蹄，甲，爪及喙及其粉末和废料）	10		50	9	千克	AFEB	PQ	I-1-01, I-3-01-3, I-3-02, I-4-08
0507909090	其他非濒危动物角（包括蹄，甲，爪及喙及其粉末和废料）	10		50	9	千克	AB	PQ	I-1-01, I-3-01-3, I-3-02, I-4-08
0508001010	濒危珊瑚及濒危水产品的粉末、废料（包括介、贝、棘皮动物壳，不包括墨鱼骨的粉末、废料）	12		35	9	千克	AFEB	PQ	I-1-01, I-3-01-3, I-3-01-1, I-3-02, I-4-08
0508001090	其他水产品壳、骨的粉末及废料（包括介、贝壳，棘皮动物壳，墨鱼骨的粉末及废料）	12		35	9	千克	AB	PQ	I-1-01, I-3-01, I-3-01-3, I-1-12, I-3-02, I-4-08
0508009010	濒危珊瑚及濒危水产品的壳、骨（包括介、贝、棘皮动物的壳，不包括墨鱼骨）	12		50	9	千克	AFEB	PQ	I-1-01, I-3-01-3, I-3-01-1, I-3-02, I-4-08
0508009090	其他水产品的壳、骨（包括介、贝、棘皮动物的壳，墨鱼骨）	12		50	9	千克	AB	PQ	I-1-01, I-3-01-3, I-3-01-1, I-1-12, I-3-02, I-4-08
0510001010	牛黄	3		14	9	千克	8A	PQ	I-1-01, I-3-01-3, I-3-02
0510001020	猴枣	3		14	9	千克	QAFEB	PQ	I-1-01, I-3-01-3, I-3-02
0510001090	其他黄药（不包括牛黄）	3		14	9	千克	AFEB	PQ	I-1-01, I-3-01-3, I-3-02
0510002010	海狸香、灵猫香	7		50	9	千克	AEB	PQ	I-1-01, I-3-01-3, I-3-02
0510002020	龙涎香	7		50	9	千克	AB	PQ	I-1-01, I-3-01-3, I-3-02
0510003010	天然麝香	7		20	9	千克	8AEF	PQ	I-1-01, I-3-01-3, I-3-02
0510003090	其他麝香	7		20	9	千克	8A	PQ	I-1-01, I-3-01-3, I-3-02
0510004000	斑蝥	7		50	9	千克	QAB	PQ	I-1-01, I-3-01-3, I-3-02
0510009010	其他濒危野生动物胆汁及其他产品（不论是否干制；鲜、冷、冻或用其他方法暂时保藏的）	6		20	9	千克	AFEB	PQ	I-1-01, I-3-01-3, I-3-01-1, I-3-02, I-4-08
0510009090	胆汁、配药用腺体及其他动物产品（不论是否干制；鲜，冷，冻或用其他方法暂时保藏的）	6		20	9	千克	AB	PQ	I-1-01, I-3-01-3, I-3-01-1, I-3-02, I-4-08
0511100010	濒危野生牛的精液	0		0	9	千克/支	ABFE	PQ	I-1-01, I-3-01-3, I-3-02
0511100090	牛的精液（濒危野生牛的精液除外）	0		0	0	千克/支	AB	PQ	I-1-01, I-3-01-3, I-3-02
0511911110	濒危鱼的受精卵	12	0	35	9	千克	ABFE	PQ	I-1-01, I-3-01-3, I-3-02

商品编码	商品名称及备注	最惠国	暂定税率	普通税率	增值税率	计量单位	监管条件	检验检疫类别	报检特殊单证
0511911190	受精鱼卵（包括发眼卵，濒危除外）	12	0	35	0	千克	AB	PQ	I-1-01, I-3-01-3, I-3-02
0511911910	濒危鱼的非食用产品（包括鱼肚）	12		35	9	千克	ABFE	PQ	I-1-01, I-3-01-3, I-3-01-1, I-3-02, I-4-08
0511911990	其他鱼的非食用产品（包括鱼肚）	12		35	9	千克	AB	PQ	I-1-01, I-3-01-3, I-3-01-1, I-3-02, I-4-08
0511919010	濒危水生无脊椎动物产品（包括甲壳动物、软体动物，第三章死动物）	12		35	9	千克	ABFE	PQ	I-1-01, I-3-01-3, I-3-01-1, I-3-02, I-4-08
0511919020	丰年虫卵（丰年虾卵）	12	6	35	9	千克	AB	PQ	I-1-01, I-3-01-3, I-3-01-1, I-3-02, I-4-08
0511919090	其他水生无脊椎动物产品（包括甲壳动物、软体动物、第三章死动物）	12		35	9	千克	AB	PQ	I-1-01, I-3-01-3, I-3-01-1, I-3-02, I-4-08
0511991010	濒危野生动物精液（牛的精液除外）	0		0	9	千克	AFEB	PQ	I-1-01, I-3-01-3, I-3-02
0511991090	其他动物精液（牛的精液和其他濒危动物精液除外）	0		0	0	千克	AB	PQ	I-1-01, I-3-01-3, I-3-02
0511992010	濒危野生动物胚胎	0		0	9	千克	AFEB	PQ	I-1-01, I-3-01-3, I-3-02
0511992020	猪、牛、山羊、绵羊胚胎（濒危除外）	0		0	0	千克	AB	PQ	I-1-01, I-3-01-3, I-3-02
0511992090	其他动物胚胎	0		0	9	千克	AB	PQ	I-1-01, I-3-01-3, I-3-02
0511993000	蚕种	0		0	9	千克	AB	PQ	I-1-01, I-3-01-3, I-3-02
0511994010	废马毛（不论是否制成有或无衬垫的毛片）	15		90	9	千克	9B	PQ	I-1-01, I-3-01-1, I-2-06, I-3-02, I-4-08
0511994090	其他马毛（不论是否制成有或无衬垫的毛片）	15		90	9	千克	AB	PQ	I-1-01, I-3-01-1, I-2-06, I-3-02, I-4-08
0511999010	其他编号未列名濒危野生动物产品（包括不适合供人食用的第一章的死动物）	12		35	9	千克	AFEB	PQ	I-1-01-01, I-3-01-1, I-3-02, I-4-08
0511999090	其他编号未列名的动物产品（包括不适合供人食用的第一章的死动物）	12		35	9	千克	AB	PQ	I-1-01-01, I-3-01-1, I-3-02, I-4-08

第二类 植物产品

第6章 活树及其他活植物；鳞茎、根及类似品；插花及装饰用簇叶

商品编码	商品名称及备注	最惠国	暂定税率	普通税率	增值税率	计量单位	监管条件	检验检疫类别	报检特殊单证
0601101000	休眠的番红花球茎	4		14	0	个/千克	AB	PQ	I-3-01-2, I-3-02
0601102110	种用休眠的濒危野生百合球茎（不包括人工培植的）	0		0	9	个/千克	ABE	PQ	I-1-04, I-3-01-2, I-3-02
0601102190	种用休眠的其他百合球茎	0		0	0	个/千克	AB	PQ	I-1-04, I-3-01-2, I-3-02
0601102910	非种用休眠的濒危野生百合球茎（不包括人工培植的）	5		40	9	个/千克	ABE	PQ	I-3-01-2, I-3-02
0601102990	非种用休眠的其他百合球茎	5		40	9	个/千克	AB	PQ	I-3-01-2, I-3-02
0601109110	种用休眠的兰花块茎（包括球茎、根颈及根茎）	0		0	9	个/千克	AFEB	PQ	I-1-04, I-3-01-2, I-3-02
0601109191	种用休眠其他濒危植物鳞茎等（包括球茎、根颈、根茎、鳞茎、块茎、块根）	0		0	9	个/千克	ABFE	PQ	I-1-04, I-3-01-2, I-3-02
0601109199	种用休眠的鳞茎、块茎、块根、球茎、根颈及根茎（濒危除外）	0		0	0	个/千克	AB	PQ	I-1-04, I-3-01-2, I-3-02
0601109910	其他休眠的兰花块茎（包括球茎、根颈及根茎）	5		40	9	个/千克	AFEB	PQ	I-3-01-2, I-3-02
0601109991	其他休眠濒危植物鳞茎等（包括球茎、根颈、根茎、鳞茎、块茎、块根）	5		40	9	个/千克	AFEB	PQ	I-3-01-2, I-3-02
0601109999	其他休眠的其他鳞茎、块茎、块根（包括球茎、根颈及根茎）	5		40	9	个/千克	AB	PQ	I-3-01-2, I-3-02
0601200010	生长或开花的兰花块茎（包括球茎、根颈及根茎）	15		80	9	个/千克	AFEB	PQ	I-3-01-2, I-3-02
0601200020	生长或开花的仙客来鳞茎	15		80	9	个/千克	AFEB	PQ	I-3-01-2, I-3-02
0601200091	生长或开花的其他濒危植物鳞茎等（包括球茎、根颈、根茎、鳞茎、块茎、块根、菊苣植物）	15		80	9	个/千克	AFEB	PQ	I-3-01-2, I-3-02
0601200099	生长或开花的鳞茎、块茎、块根、球茎、根颈及根茎；菊苣植物及其根（濒危除外）（包括块茎、块根、球茎、根颈及根茎，品目1212的根除外）	15		80	0	个/千克	AB	PQ	I-3-01-2, I-3-02
0602100010	濒危植物的无根插枝及接穗	0		0	9	株/千克	ABFE	PQ	I-1-04, I-3-01-2, I-3-02

商品编码	商品名称及备注	最惠国	暂定税率	普通税率	增值税率	计量单位	监管条件	检验检疫类别	报检特殊单证
0602100090	无根插枝及接穗（濒危除外）	0		0	0	株/千克	AB	PQ	I-1-04, I-3-01-2, I-3-02
0602201000	食用水果或食用坚果的种用苗木（包括食用果灌木种用苗木）	0		0	0	株/千克	AB	PQ	I-1-04, I-3-01-2, I-3-02
0602209000	其他食用水果、坚果树及灌木（不论是否嫁接）	10		80	9	株/千克	AB	PQ	I-3-01-2, I-3-02
0602301010	种用濒危野生杜鹃（不论是否嫁接，不包括人工培植的）	0		0	9	株/千克	ABE	PQ	I-1-04, I-3-01-2, I-3-02
0602301090	种用其他杜鹃（不论是否嫁接）	0		0	9	株/千克	AB	PQ	I-1-04, I-3-01-2, I-3-02
0602309010	非种用濒危野生杜鹃（不论是否嫁接，不包括人工培植的）	15		80	9	株/千克	ABE	PQ	I-3-01-2, I-3-02
0602309090	非种用其他杜鹃（不论是否嫁接）	15		80	9	株/千克	AB	PQ	I-3-01-2, I-3-02
0602401010	种用濒危野生玫瑰（不论是否嫁接，不包括人工培植的）	0		0	9	株/千克	ABE	PQ	I-1-04, I-3-01-2, I-3-02
0602401090	种用其他玫瑰（不论是否嫁接）	0		0	9	株/千克	AB	PQ	I-1-04, I-3-01-2, I-3-02
0602409010	非种用濒危野生玫瑰（不论是否嫁接，不包括人工培植的）	15		80	9	株/千克	ABE	PQ	I-3-01-2, I-3-02
0602409090	非种用其他玫瑰（不论是否嫁接）	15		80	9	株/千克	AB	PQ	I-3-01-2, I-3-02
0602901000	蘑菇菌丝	0		0	9	千克	AB	PQ	I-3-01-2, I-3-02
0602909110	种用兰花	0		0	9	株/千克	AFEB	PQ	I-1-04, I-3-01-2, I-3-02
0602909120	种用濒危红豆杉苗木	0		0	9	株/千克	AFEB	PQ	I-1-04, I-3-01-2, I-3-02
0602909191	其他濒危植物种用苗木	0		0	9	株/千克	AFEB	PQ	I-1-04, I-3-01-2, I-3-02
0602909199	其他种用苗木（濒危除外）	0		0	0	株/千克	AB	PQ	I-1-04, I-3-01-2, I-3-02
0602909200	其他兰花（种用除外）	10		80	9	株/千克	ABFE	PQ	I-3-01-2, I-3-02
0602909300	其他菊花（种用除外）	10		80	9	株/千克	AB	PQ	I-3-01-2, I-3-02
0602909410	非种用翠叶芦荟	10		80	9	株/千克	ABQ	PQ	I-3-01-2, I-3-02
0602909420	非种用其他芦荟（翠叶芦荟除外）	10		80	9	株/千克	ABEFQ	PQ	I-3-01-2, I-3-02
0602909430	其他非种用濒危野生百合（不包括人工培植的）	10		80	9	株/千克	ABE	PQ	I-3-01-2, I-3-02
0602909490	其他百合（种用除外）	10		80	9	株/千克	AB	PQ	I-3-01-2, I-3-02
0602909500	其他康乃馨（种用除外）	10		80	9	株/千克	AB	PQ	I-3-01-2, I-3-02
0602909910	苏铁（铁树）类	10		80	9	株/千克	ABFE	PQ	I-1-04, I-3-01-2, I-3-02
0602909920	仙人掌（包括仙人球、仙人柱、仙人指）	10		80	9	株/千克	ABFE	PQ	I-1-04, I-3-01-2, I-3-02
0602909930	濒危红豆杉（种用除外）	10		80	9	株/千克	ABFE	PQ	I-3-01-2, I-3-02
0602909991	其他濒危活植物（种用除外）	10		80	9	株/千克	AFEB	PQ	I-3-01-2, I-3-02
0602909999	其他活植物（种用除外）	10		80	9	株/千克	AB	PQ	I-3-01-2, I-3-02
0603110000	鲜的玫瑰（制花束或装饰用的）	10		100	9	千克/枝	AB	PQ	I-3-01-2, I-3-02
0603120000	鲜的康乃馨（制花束或装饰用的）	10		100	9	千克/枝	AB	PQ	I-3-01-2, I-3-02
0603130000	鲜的兰花（制花束或装饰用的）	10		100	9	千克/枝	ABEF	PQ	I-3-01-2, I-3-02
0603140000	鲜的菊花（制花束或装饰用的）	10		100	9	千克/枝	AB	PQ	I-3-01-2, I-3-02
0603150000	鲜的百合花（百合属）（制花束或装饰用的）	10		100	9	千克/枝	AB	PQ	I-3-01-2, I-3-02
0603190010	鲜的濒危植物插花及花蕾（制花束或装饰用的）	10		100	9	千克/枝	ABFE	PQ	I-3-01-2, I-3-02

商品编码	商品名称及备注	最惠国	暂定税率	普通税率	增值税率	计量单位	监管条件	检验检疫类别	报检特殊单证
0603190090	其他鲜的插花及花蕾（制花束或装饰用的）	10		100	9	千克/枝	AB	PQ	I-3-01-2, I-3-02
0603900010	干或染色等加工濒危植物插花及花蕾（制花束或装饰用的，鲜的除外）	23		100	13	千克/枝	ABFE	PQ	I-3-01-2, I-3-02
0603900090	其他干或染色等加工的插花及花蕾（制花束或装饰用的，鲜的除外）	23		100	13	千克/枝	AB	PQ	I-3-01-2, I-3-02
0604201010	鲜的濒危野生苔藓及地衣（不包括人工培植的）	23		100	9	千克	ABE	PQ	I-3-02
0604201090	鲜的其他苔藓及地衣	23		100	9	千克	AB	PQ	I-3-02
0604209010	其他鲜濒危植物枝、叶或其他部分，草（枝、叶或其他部分是指制花束或装饰用并且不带花及花蕾）	10		100	9	千克	ABFE	PQ	I-3-01-2, I-3-02
0604209090	其他鲜植物枝、叶或其他部分，草（枝、叶或其他部分是指制花束或装饰用并且不带花及花蕾）	10		100	9	千克	AB	PQ	I-3-01-2, I-3-02
0604901010	其他濒危野生苔藓及地衣（不包括人工培植的）	23		100	9	千克	ABE	PQ	I-3-02
0604901090	其他苔藓及地衣	23		100	9	千克	AB	PQ	I-3-02
0604909010	"其他染色或经加工濒危植物枝、叶或其他部分，草等（枝、叶或其他部分是指制花束或装饰用并且不带花及花蕾）"	10		100	13	千克	ABFE	PQ	I-3-01-2, I-3-02
0604909090	其他染色或加工的植物枝、叶或其他部分，草（枝、叶或其他部分是指制花束或装饰用并且不带花及花蕾）	10		100	13	千克	AB	PQ	I-3-01-2, I-3-02

第7章 食用蔬菜、根及块茎

商品编码	商品名称及备注	最惠国	暂定税率	普通税率	增值税率	计量单位	监管条件	检验检疫类别	报检特殊单证
0701100000	种用马铃薯	13		70	9	千克	AB	PQ	I-3-01-2, I-1-01-01, I-3-02
0701900000	其他鲜或冷藏的马铃薯	13		70	9	千克	AB	PRQS	I-1-01, I-4-01, I-3-01-2, I-3-02
0702000000	鲜或冷藏的番茄	13		70	9	千克	AB	PRQS	I-1-01, I-4-01, I-3-01-2, I-3-02
0703101000	鲜或冷藏的洋葱	13		70	9	千克	AB	PRQS	I-4-01, I-3-01-2, I-3-02
0703102000	鲜或冷藏的青葱	13		70	9	千克	AB	PRQS	I-4-01, I-3-01-2, I-3-02
0703201000	鲜或冷藏的蒜头	13		70	9	千克	AB	PRQS	I-4-01, I-3-01-2, I-3-02
0703202000	鲜或冷藏的蒜苔及蒜苗（包括青蒜）	13		70	9	千克	AB	PRQS	I-4-01, I-3-01-2, I-3-02
0703209000	鲜或冷藏的其他大蒜（包括切片、切碎、切丝、捣碎、磨碎、去皮等）	13		70	9	千克	AB	PRQS	I-4-01, I-3-01-2, I-3-02
0703901000	鲜或冷藏的韭葱	13		70	9	千克	AB	PRQS	I-4-01, I-3-01-2, I-3-02
0703902000	鲜或冷藏的大葱	13		70	9	千克	AB	PRQS	I-4-01, I-3-01-2, I-3-02
0703909000	鲜或冷藏的其他葱属蔬菜	13		70	9	千克	AB	PRQS	I-4-01, I-3-01-2, I-3-02
0704101000	鲜或冷的菜花（花椰菜）	10		70	9	千克	AB	PRQS	I-4-01, I-3-01-2, I-3-02
0704109010	鲜或冷的硬花甘蓝	11		70	9	千克	AB	PRQS	I-4-01, I-3-01-2, I-3-02
0704109090	鲜或冷的西兰花	11		70	9	千克	AB	PRQS	I-4-01, I-3-01-2, I-3-02

商品编码	商品名称及备注	最惠国	暂定税率	普通税率	增值税率	计量单位	监管条件	检验检疫类别	报检特殊单证
0704200000	鲜或冷藏的抱子甘蓝	13		70	9	千克	AB	PRQS	I-4-01, I-3-01-2, I-3-02
0704901000	鲜或冷藏的卷心菜（学名结球甘蓝，又名圆白菜、洋白菜，属十字花科芸苔属甘蓝变种）	13		70	9	千克	AB	PRQS	I-4-01, I-3-01-2, I-3-02
0704909001	鲜、冷其他甘蓝	13		70	9	千克	AB	PRQS	I-4-01, I-3-01-2, I-3-02
0704909090	鲜或冷藏的其他食用芥菜类蔬菜	13		70	9	千克	AB	PRQS	I-4-01, I-3-01-2, I-3-02
0705110000	鲜或冷藏的结球莴苣（包心生菜）	10		70	9	千克	AB	PRQS	I-4-01, I-3-01-2, I-3-02
0705190000	鲜或冷藏的其他莴苣	10		70	9	千克	AB	PRQS	I-4-01, I-3-01-2, I-3-02
0705210000	鲜或冷藏的维特罗夫菊苣	13		70	9	千克	AB	PRQ	I-4-01, I-3-01-2, I-3-02
0705290000	鲜或冷藏的其他菊苣	13		70	9	千克	AB	PRQ	I-4-01, I-3-01-2, I-3-02
0706100001	鲜、冷胡萝卜	13		70	9	千克	AB	PRQS	I-4-01, I-3-01-2, I-3-02
0706100090	鲜或冷藏的芜菁	13		70	9	千克	AB	PRQS	I-4-01, I-3-01-2, I-3-02
0706900000	鲜或冷藏的萝卜及类似食用根茎（包括色拉甜菜根、婆罗门参、块根芹）	13		70	9	千克	AB	PRQS	I-4-01, I-3-01-2, I-3-02
0707000000	鲜或冷藏的黄瓜及小黄瓜	13		70	9	千克	AB	PRQS	I-4-01, I-3-01-2, I-3-02
0708100000	鲜或冷藏的豌豆（不论是否脱荚）	13		70	9	千克	AB	PRQS	I-4-01, I-3-01-2, I-3-02
0708200000	鲜或冷藏的豇豆及菜豆（不论是否脱荚）	13		70	9	千克	AB	PRQS	I-4-01, I-3-01-2, I-3-02
0708900000	鲜或冷藏的其他豆类蔬菜（不论是否脱荚）	13		70	9	千克	AB	PRQS	I-4-01, I-3-01-2, I-3-02
0709200000	鲜或冷藏的芦笋	13		70	9	千克	AB	PRQS	I-4-01, I-3-01-2, I-3-02
0709300000	鲜或冷藏的茄子	13		70	9	千克	AB	PRQS	I-1-01, I-4-01, I-3-01-2, I-3-02
0709400000	鲜或冷藏的芹菜（块根芹除外）	10		70	9	千克	AB	PRQS	I-4-01, I-3-01-2, I-3-02
0709510000	鲜或冷藏的伞菌属蘑菇	13		90	9	千克	AB	PRQS	I-4-01, I-3-01-2, I-3-02
0709520000	鲜或冷藏的牛肝菌属蘑菇	13		90	9	千克	AB	PRQS	I-4-01, I-3-01-2, I-3-02
0709530000	鲜或冷藏的鸡油菌属蘑菇	13		90	9	千克	AB	PRQS	I-4-01, I-3-01-2, I-3-02
0709540000	鲜或冷藏的香菇	13		90	9	千克	AB	PRQS	I-4-01, I-3-01-2, I-3-02
0709550010	鲜或冷藏的松口蘑	13		90	9	千克	ABE	PRQS	I-4-01, I-3-01-2, I-3-02
0709550090	鲜或冷藏的美洲松口蘑、雪松口蘑、甜味松口蘑、欧洲松口蘑	13		90	9	千克	AB	PRQS	I-4-01, I-3-01-2, I-3-02
0709560010	鲜或冷藏的濒危野生块菌（松露属）（不包括人工培植的）	13		90	9	千克	ABE	PRQS	I-4-01, I-3-01-2, I-3-02
0709560090	鲜或冷藏的其他块菌（松露属）	13		90	9	千克	AB	PRQS	I-4-01, I-3-01-2, I-3-02
0709591000	鲜或冷藏的其他松茸（松口蘑、美洲松口蘑、雪松口蘑、甜味松口蘑、欧洲松口蘑除外）	13		90	9	千克	AB	PRQS	I-4-01, I-3-01-2, I-3-02
0709593000	鲜或冷藏的金针菇	13		90	9	千克	AB	PRQS	I-4-01, I-3-01-2, I-3-02
0709594000	鲜或冷藏的草菇	13		90	9	千克	AB	PRQS	I-4-01, I-3-01-2, I-3-02
0709595010	鲜或冷藏的濒危野生口蘑（不包括人工培植的）	13		90	9	千克	ABE	PRQS	I-4-01, I-3-01-2, I-3-02
0709595090	鲜或冷藏的其他口蘑	13		90	9	千克	AB	PRQS	I-4-01, I-3-01-2, I-3-02
0709596000	鲜或冷藏的其他块菌	13		90	9	千克	AB	PRQS	I-4-01, I-3-01-2, I-3-02
0709599000	鲜或冷藏的其他蘑菇	13		90	9	千克	AB	PRQS	I-4-01, I-3-01-2, I-3-02
0709600000	鲜或冷藏的辣椒属及多香果属的果实（包括甜椒）	13		70	9	千克	AB	PRQS	I-1-01, I-4-01, I-3-01-2, I-3-02
0709700000	鲜或冷藏的菠菜	13		70	9	千克	AB	PRQS	I-4-01, I-3-01-2, I-3-02
0709910000	鲜或冷藏的洋蓟	13		70	9	千克	AB	PRQS	I-4-01, I-3-01-2, I-3-02
0709920000	鲜或冷藏的油橄榄	13		70	9	千克	AB	PRQS	I-4-01, I-3-01-2, I-3-02

商品编码	商品名称及备注	最惠国	暂定税率	普通税率	增值税率	计量单位	监管条件	检验检疫类别	报检特殊单证
0709930000	鲜或冷藏的南瓜、笋瓜及瓠瓜（南瓜属）	13		70	9	千克	AB	PRQS	I-4-01, I-3-01-2, I-3-02
0709991000	鲜或冷藏的竹笋	13		70	9	千克	AB	PRQS	I-4-01, I-3-01-2, I-3-02
0709999001	鲜或冷藏的丝瓜	13		70	9	千克	AB	PRQS	I-4-01, I-3-01-2, I-3-02
0709999002	鲜或冷藏的青江菜	13		70	9	千克	AB	PRQS	I-4-01, I-3-01-2, I-3-02
0709999003	鲜或冷藏的小白菜	13		70	9	千克	AB	PRQS	I-4-01, I-3-01-2, I-3-02
0709999004	鲜或冷藏的苦瓜	13		70	9	千克	AB	PRQS	I-4-01, I-3-01-2, I-3-02
0709999005	鲜或冷藏的山葵	13		70	9	千克	AB	PRQS	I-4-01, I-3-01-2, I-3-02
0709999010	鲜或冷藏的野生莼菜（不包括人工培植的）	13		70	9	千克	ABE	PRQS	I-4-01, I-3-01-2, I-3-02
0709999090	鲜或冷藏的其他蔬菜	13		70	9	千克	AB	PRQS	I-4-01, I-3-01-2, I-3-02
0710100000	冷冻马铃薯（不论是否蒸煮）	13		70	9	千克	AB	RS	I-1-01, I-4-01, I-3-01-3, I-3-01-2, I-3-02
0710210000	冷冻豌豆（不论是否蒸煮）	13		70	9	千克	AB	RS	I-4-01, I-3-01-3, I-3-01-2, I-2-07, I-3-02
0710221000	冷冻的红小豆（赤豆）（不论是否蒸煮）	13		70	9	千克	AB	RS	I-4-01, I-3-01-3, I-3-01-2, I-2-07, I-3-02
0710229000	冷冻豇豆及菜豆（不论是否蒸煮）	13		70	9	千克	AB	RS	I-4-01, I-3-01-3, I-3-01-2, I-2-07, I-3-02
0710290000	冷冻其他豆类蔬菜（不论是否蒸煮）	13		70	9	千克	AB	RS	I-4-01, I-3-01-3, I-3-01-2, I-2-07, I-3-02
0710300000	冷冻菠菜（不论是否蒸煮）	13		70	9	千克	AB	RS	I-4-01, I-3-01-3, I-3-01-2, I-2-07, I-3-02
0710400000	冷冻甜玉米（不论是否蒸煮）	10		70	9	千克	AB	RS	I-4-01, I-3-01-3, I-3-01-2, I-2-07, I-3-02
0710801000	冷冻松茸（不论是否蒸煮）	13		70	9	千克	ABE	RS	I-4-01, I-3-01-3, I-3-01-2, I-2-07, I-3-02
0710802000	冷冻蒜苔及蒜苗（包括青蒜）（不论是否蒸煮）	13		70	9	千克	AB	RS	I-4-01, I-3-01-3, I-3-01-2, I-2-07, I-3-02
0710803000	冷冻蒜头（不论是否蒸煮）	13		70	9	千克	AB	RS	I-4-01, I-3-01-3, I-3-01-2, I-2-07, I-3-02
0710804000	冷冻牛肝菌（不论是否蒸煮）	13		70	9	千克	AB	RS	I-4-01, I-3-01-3, I-3-01-2, I-2-07, I-3-02
0710809010	冷冻的大蒜瓣（不论是否蒸煮）	13		70	9	千克	AB	RS	I-4-01, I-3-01-3, I-3-01-2, I-2-07, I-3-02
0710809020	冷冻的香菇（不论是否蒸煮）	13		70	9	千克	AB	RS	I-4-01, I-3-01-3, I-3-01-2, I-2-07, I-3-02
0710809030	冷冻野生莼菜（不论是否蒸煮，不包括人工培植的）	13		70	9	千克	ABE	RS	I-4-01, I-3-01-3, I-3-01-2, I-2-07, I-3-02
0710809090	冷冻的未列名蔬菜（不论是否蒸煮）	13		70	9	千克	AB	RS	I-4-01, I-3-01-3, I-3-01-2, I-2-07, I-3-02
0710900000	冷冻什锦蔬菜（不论是否蒸煮）	10		70	9	千克	AB	RS	I-4-01, I-3-01-3, I-3-01-2, I-2-07, I-3-02
0711200000	暂时保藏的油橄榄（不适于直接食用的）	13		70	9	千克	AB	PRQS	I-4-01, I-3-01-3, I-3-01-2, I-2-07, I-3-02
0711400000	暂时保藏的黄瓜及小黄瓜（不适于直接食用的）	13		70	9	千克	AB	PRQS	I-4-01, I-3-01-3, I-3-01-2, I-2-07, I-3-02
0711511200	盐水白蘑菇（不适于直接食用的）	13		90	9	千克	AB	RS	I-4-01, I-3-01-3, I-3-01-2, I-2-07, I-3-02
0711511900	盐水的其他伞菌属蘑菇（不适于直接食用的）	13		90	9	千克	AB	RS	I-4-01, I-3-01-3, I-3-01-2, I-2-07, I-3-02
0711519000	暂时保藏的其他伞菌属蘑菇（不适于直接食用的）	13		90	9	千克	AB	PRQS	I-4-01, I-3-01-3, I-3-01-2, I-2-07, I-3-02

商品编码	商品名称及备注	最惠国	暂定税率	普通税率	增值税率	计量单位	监管条件	检验检疫类别	报检特殊单证
0711591100	盐水松茸（不适于直接食用的）	13		90	9	千克	EAB	RS	I-4-01, I-3-01-3, I-3-01-2, I-2-07, I-3-02
0711591910	盐水的香菇（不适于直接食用的）	13		90	9	千克	AB	RS	I-4-01, I-3-01-3, I-3-01-2, I-2-07, I-3-02
0711591920	盐水的野生中华夏块菌（不适于直接食用的，不包括人工培植的）	13		90	9	千克	ABE	RS	I-4-01, I-3-01-3, I-3-01-2, I-2-07, I-3-02
0711591990	盐水的其他非伞菌属蘑菇及块菌（不适于直接食用的）	13		90	9	千克	AB	RS	I-4-01, I-3-01-3, I-3-01-2, I-2-07, I-3-02
0711599010	暂时保藏的香菇（不适于直接食用的）	13		90	9	千克	AB	PRQS	I-4-01, I-3-01-3, I-3-01-2, I-2-07, I-3-02
0711599090	暂时保藏的蘑菇及块菌（不适于直接食用的）	13		90	9	千克	AB	PRQS	I-4-01, I-3-01-3, I-3-01-2, I-2-07, I-3-02
0711903100	盐水竹笋（不适于直接食用的）	13		70	9	千克	AB	RS	I-4-01, I-3-01-3, I-3-01-2, I-2-07, I-3-02
0711903410	盐水简单腌制的大蒜头、大蒜瓣（无论是否去皮，但不适于直接食用）	13		70	9	千克	AB	RS	I-4-01, I-3-01-3, I-3-01-2, I-2-07, I-3-02
0711903490	盐水简单腌制的其他大蒜（不含蒜头、蒜瓣，无论是否去皮，但不适于直接食用）	13		70	9	千克	AB	RS	I-4-01, I-3-01-3, I-3-01-2, I-2-07, I-3-02
0711903900	盐水的其他蔬菜及什锦蔬菜（不适于直接食用的）	13		70	9	千克	AB	RS	I-4-01, I-3-01-3, I-3-01-2, I-2-07, I-3-02
0711909000	暂时保藏的其他蔬菜及什锦蔬菜（不适于直接食用的）	13		90	9	千克	AB	PRQS	I-4-01, I-3-01-3, I-3-01-2, I-2-07, I-3-02
0712200000	干制洋葱（整个，切块，切片，破碎或制成粉状，但未经进一步加工的）	13		80	9	千克	AB	PRQS	I-4-01, I-3-01-3, I-3-01-2, I-2-07, I-3-02
0712310000	干伞菌属蘑菇（整个，切块，切片，破碎或制成粉状，但未经进一步加工的）	13		80	9	千克	AB	PRQS	I-4-01, I-3-01-3, I-3-01-2, I-2-07, I-3-02
0712320000	干木耳（整个，切块，切片，破碎或制成粉状，但未经进一步加工的）	13		100	9	千克	AB	PRQS	I-4-01, I-3-01-3, I-3-01-2, I-2-07, I-3-02
0712330000	干银耳（白木耳）（整个，切块，切片，破碎或制成粉状，但未经进一步加工的）	13		90	9	千克	AB	PRQS	I-4-01, I-3-01-3, I-3-01-2, I-2-07, I-3-02
0712340000	干制香菇（整个，切块，切片，破碎或制成粉状，但未经进一步加工的）	13		100	9	千克	AB	PRQS	I-4-01, I-3-01-3, I-3-01-2, I-2-07, I-3-02
0712392000	干制金针菇（整个，切块，切片，破碎或制成粉状，但未经进一步加工的）	13		100	9	千克	AB	PRQS	I-4-01, I-3-01-3, I-3-01-2, I-2-07, I-3-02
0712395000	干制牛肝菌（整个，切块，切片，破碎或制成粉状，但未经进一步加工的）	13		100	9	千克	AB	PRQS	I-4-01, I-3-01-3, I-3-01-2, I-2-07, I-3-02
0712399100	干制羊肚菌（整个，切块，切片，破碎或制成粉状，但未经进一步加工的）	13		100	9	千克	AB	PRQS	I-4-01, I-3-01-3, I-3-01-2, I-2-07, I-3-02
0712399910	干制松茸（整个，切块，切片，破碎或制成粉状，但未经进一步加工的）	13		100	9	千克	ABE	PRQS	I-4-01, I-3-01-3, I-3-01-2, I-2-07, I-3-02
0712399920	干制野生中华夏块菌（整个，切块，切片，破碎或制成粉状，但未经进一步加工的，不包括人工培植的）	13		100	9	千克	ABE	PRQS	I-4-01, I-3-01-3, I-3-01-2, I-2-07, I-3-02
0712399990	其他干制蘑菇及块菌（整个，切块，切片，破碎或制成粉状，但未经进一步加工的）	13		100	9	千克	AB	PRQS	I-4-01, I-3-01-3, I-3-01-2, I-2-07, I-3-02
0712901000	笋干丝	13		80	9	千克	AB	PRQS	I-4-01, I-3-01-3, I-3-01-2, I-2-07, I-3-02

商品编码	商品名称及备注	最惠国	暂定税率	普通税率	增值税率	计量单位	监管条件	检验检疫类别	报检特殊单证
0712902000	紫萁（薇菜干）(整条，切段，破碎或制成粉状，但未经进一步加工的)	13		80	9	千克	AB	PRQS	I-4-01, I-3-01-3, I-3-01-2, I-2-07, I-3-02
0712903000	干金针菜（黄花菜）(整条，切段，破碎或制成粉状，但未经进一步加工的)	13		80	9	千克	AB	PRQS	I-4-01, I-3-01-3, I-3-01-2, I-2-07, I-3-02
0712904000	蕨菜干（整个，切段，破碎或制成粉状，但未经进一步加工的)	13		80	9	千克	AB	PRQS	I-4-01, I-3-01-3, I-3-01-2, I-2-07, I-3-02
0712905010	干燥或脱水的大蒜头、大蒜瓣（无论是否去皮)	13		80	13	千克	AB	PRQS	I-4-01, I-3-01-3, I-3-01-2, I-2-07, I-3-02
0712905090	干燥或脱水的其他大蒜（不含蒜头、蒜瓣，无论是否去皮)	13		80	13	千克	AB	PRQS	I-4-01, I-3-01-3, I-3-01-2, I-2-07, I-3-02
0712909100	干辣根（整个，切块，切片，破碎或制成粉状，但未经进一步加工的)	13		80	9	千克	AB	PRQS	I-4-01, I-3-01-3, I-3-01-2, I-2-07, I-3-02
0712909910	干野生莼菜（整个，切块，切片，破碎或制成粉状，但未经进一步加工的，不包括人工培植的)	13		80	9	千克	ABE	PRQS	I-4-01, I-3-01-3, I-3-01-2, I-2-07, I-3-02
0712909920	甜玉米种子（种用甜玉米)	13	0	80	0	千克	AB	PRQS	I-4-01, I-3-01-3, I-3-01-2, I-2-07, I-3-02
0712909990	干制的其他蔬菜及什锦蔬菜（整个，切块，切片，破碎或制成粉状，但未经进一步加工的)	13		80	9	千克	AB	PRQS	I-4-01, I-3-01-3, I-3-01-2, I-2-07, I-3-02
0713101000	种用豌豆（干豆，不论是否去皮或分瓣)	0		0	0	千克	AB	PNQ	I-1-03, I-3-01-2, I-3-02
0713109000	其他干豌豆（不论是否去皮或分瓣)	5		20	9	千克	AB	PRQS	I-1-01, I-3-01-2, I-3-02
0713201000	种用干鹰嘴豆（不论是否去皮或分瓣)	0		0	9	千克	AB	PNQ	I-1-03, I-3-01-2, I-3-02
0713209000	其他干鹰嘴豆（不论是否去皮或分瓣)	7		20	9	千克	AB	PRQS	I-1-01, I-3-01-2, I-3-02
0713311000	种用干绿豆（不论是否去皮或分瓣)	0		0	9	千克	AB	PNQ	I-1-03, I-3-01-2, I-3-02
0713319000	其他干绿豆（不论是否去皮或分瓣)	3		11	9	千克	AB	PRQS	I-1-01, I-3-01-2, I-3-02
0713321000	种用红小豆（赤豆）(不论是否去皮或分瓣)	0		0	9	千克	AB	PNQ	I-1-03, I-3-01-2, I-3-02
0713329000	其他干赤豆（不论是否去皮或分瓣)	3		14	9	千克	AB	PRQS	I-1-01, I-3-01-2, I-3-02
0713331000	种用芸豆（干豆，不论是否去皮或分瓣)	0		0	0	千克	AB	PNQ	I-1-03, I-3-01-2, I-3-02
0713339000	其他干芸豆（不论是否去皮或分瓣)	7.5		20	9	千克	AB	PRQS	I-1-01, I-3-01-2, I-3-02
0713340000	干巴姆巴拉豆（不论是否去皮或分瓣)	7		20	9	千克	AB	PRQS	I-1-01, I-3-01-2, I-3-02
0713350010	种用牛豆（豇豆)	7		20	9	千克	AB	PRQS	I-1-01, I-3-01-2, I-3-02
0713350090	其他干牛豆（豇豆）(不论是否去皮或分瓣)	7		20	9	千克	AB	PRQS	I-1-01, I-3-01-2, I-3-02
0713390000	其他干豇豆属及菜豆属（不论是否去皮或分瓣)	7		20	9	千克	AB	PRQS	I-1-01, I-3-01-2, I-3-02
0713401000	种用干扁豆（不论是否去皮或分瓣)	0		0	9	千克	AB	PNQ	I-1-03, I-3-01-2, I-3-02
0713409000	其他干扁豆（不论是否去皮或分瓣)	7		20	9	千克	AB	PRQS	I-1-01, I-3-01-2, I-3-02
0713501000	种用蚕豆（干豆，不论是否去皮或分瓣)	0		0	0	千克	AB	PNQ	I-1-03, I-3-01-2, I-3-02
0713509000	其他干蚕豆（不论是否去皮或分瓣)	7		20	9	千克	AB	PRQS	I-1-01, I-3-01-2, I-3-02
0713601000	种用干木豆（木豆属）(不论是否去皮或分瓣)	0		0	9	千克	AB	PNQ	I-1-03, I-3-01-2, I-3-02
0713609000	其他干木豆（木豆属）(不论是否去皮或分瓣)	7		20	9	千克	AB	PRQS	I-1-01, I-3-01-2, I-3-02

商品编码	商品名称及备注	最惠国	暂定税率	普通税率	增值税率	计量单位	监管条件	检验检疫类别	报检特殊单证
0713901000	其他种用干豆（不论是否去皮或分瓣）	0		0	0	千克	AB	PNQ	I-1-03, I-3-01-2, I-3-02
0713909000	其他干豆（不论是否去皮或分瓣）	7		20	9	千克	AB	PRQS	I-1-01, I-3-01-2, I-3-02
0714101000	鲜木薯（不论是否切片）	10		30	9	千克	7AB	PRQS	I-1-01, I-3-01-2, I-3-02
0714102000	干木薯（不论是否切片或制成团粒）	5		30	9	千克	7AB	PRQS	I-3-01-3, I-3-01-2, I-3-02
0714103000	冷或冻的木薯（不论是否切片或制成团粒）	10		80	9	千克	7AB	PRQ	I-3-01-3, I-3-01-2, I-3-02
0714201100	鲜种用甘薯	0		50	9	千克	AB	PQ	I-1-03, I-3-01-2, I-3-02
0714201900	其他非种用鲜甘薯（不论是否切片）	13		50	9	千克	AB	PRQS	I-1-01, I-3-01-2, I-3-02
0714202000	干甘薯（不论是否切片或制成团粒）	13		50	9	千克	AB	PRQS	I-3-01-3, I-3-01-2, I-3-02
0714203000	冷或冻的甘薯（不论是否切片或制成团粒）	13		80	9	千克	AB	PRQS	I-3-01-3, I-3-01-2, I-3-02
0714300000	鲜、冷、冻或干的山药（不论是否切片或制成团粒）	13		50	9	千克	AB	PRQ	I-1-01, I-4-01, I-3-01-3, I-3-01-2, I-3-02
0714400001	鲜、冷芋头（芋属）（不论是否切片或制成团粒；芋头又称芋艿，为天南星科芋属植物。分旱芋、水芋）	13		50	9	千克	AB	PRQ	I-1-01, I-4-01, I-3-01-3, I-3-01-2, I-3-02
0714400090	冻、干的芋头（芋属）（不论是否切片或制成团粒；芋头又称芋艿，为天南星科芋属植物。分旱芋、水芋）	13		50	9	千克	AB	PRQ	I-1-01, I-4-01, I-3-01-3, I-3-01-2, I-3-02
0714500000	鲜、冷、冻或干的箭叶黄体芋（黄肉芋属）（不论是否切片或制成团粒，鲜、冷、冻或干的）	13		50	9	千克	AB	PRQ	I-1-01, I-4-01, I-3-01-3, I-3-01-2, I-3-02
0714901000	鲜、冷、冻、干的荸荠（不论是否切片或制成团粒）	13		50	9	千克	AB	PRQS	I-1-01, I-4-01, I-3-01-3, I-3-01-2, I-3-02
0714902100	种用藕（不论是否去皮或分瓣）	0		0	9	千克	AB	PNQ	I-1-03, I-3-01-2, I-3-02
0714902900	鲜、冷、冻、干的非种用藕（不论是否切片或制成团粒）	13		50	9	千克	AB	PRQS	I-4-01, I-3-01-3, I-3-01-2, I-3-02
0714909010	鲜、冷、冻、干的兰科植物块茎	13		50	9	千克	ABFE	PRQ	I-1-03, I-4-01, I-3-01-3, I-3-01-2, I-3-02
0714909091	含高淀粉或菊粉其他濒危类似根茎（包括西谷茎髓，不论是否切片或制成团粒，鲜、冷、冻或干的）	13		50	9	千克	ABFE	PRQ	I-4-01, I-3-01-3, I-3-01-2, I-3-02
0714909099	含有高淀粉或菊粉的其他类似根茎（包括西谷茎髓，不论是否切片或制成团粒，鲜、冷、冻或干的）	13		50	9	千克	AB	PRQ	I-4-01, I-3-01-3, I-3-01-2, I-3-02

第8章　食用水果及坚果；柑橘属水果或甜瓜的果皮

商品编码	商品名称及备注	最惠国	暂定税率	普通税率	增值税率	计量单位	监管条件	检验检疫类别	报检特殊单证
0801110000	干的椰子（不论是否去壳或去皮）	12	7	80	9	千克	AB	PRQS	I-4-01, I-3-01-3, I-3-01-2, I-3-02
0801120000	鲜的未去内壳（内果皮）椰子	12		80	9	千克	AB	PRQS	I-1-01, I-3-01-2, I-2-06, I-3-02
0801191000	种用椰子	0		0	9	千克	AB	PQN	I-1-04, I-3-01-2, I-2-06, I-3-02

商品编码	商品名称及备注	最惠国	暂定税率	普通税率	增值税率	计量单位	监管条件	检验检疫类别	报检特殊单证
0801199000	其他鲜椰子	12		80	9	千克	AB	PRQS	I-1-01, I-3-01-2, I-2-06, I-3-02
0801210000	鲜或干的未去壳巴西果	10	7	80	9	千克	AB	PRQ	I-4-01, I-3-01-3, I-3-01-2, I-2-07, I-3-02
0801220000	鲜或干的去壳巴西果	10	7	80	9	千克	AB	PRQ	I-4-01, I-3-01-3, I-3-01-2, I-2-07, I-3-02
0801310000	鲜或干的未去壳腰果	20	5	70	9	千克	AB	PRQS	I-4-01, I-3-01-3, I-3-01-2, I-2-07, I-3-02
0801320000	鲜或干的去壳腰果	10	7	70	9	千克	AB	PRQS	I-4-01, I-3-01-3, I-3-01-2, I-2-07, I-3-02
0802110000	鲜或干的未去壳扁桃核	24	10	70	9	千克	AB	PRQS	I-4-01, I-3-01-3, I-3-01-2, I-2-07, I-3-02
0802120000	鲜或干的去壳扁桃仁	10		70	9	千克	AB	PRQS	I-4-01, I-3-01-3, I-3-01-2, I-2-07, I-3-02
0802210000	鲜或干的未去壳榛子	25		70	9	千克	AB	PRQS	I-4-01, I-3-01-3, I-3-01-2, I-2-07, I-3-02
0802220000	鲜或干的去壳榛子	10		70	9	千克	AB	PRQS	I-4-01, I-3-01-3, I-3-01-2, I-2-07, I-3-02
0802310000	鲜或干的未去壳核桃	25		70	9	千克	AB	PRQS	I-4-01, I-3-01-3, I-3-01-2, I-2-07, I-3-02
0802320000	鲜或干的去壳核桃	20		70	9	千克	AB	PRQS	I-4-01, I-3-01-3, I-3-01-2, I-2-07, I-3-02
0802411000	鲜或干的未去壳板栗	25		70	9	千克	AB	PRQS	I-4-01, I-3-01-3, I-3-01-2, I-2-07, I-3-02
0802419000	鲜或干的未去壳其他栗子（板栗除外）	25		70	9	千克	AB	PRQS	I-4-01, I-3-01-3, I-3-01-2, I-2-07, I-3-02
0802421000	鲜或干去壳板栗（不论是否去皮）	25		70	9	千克	AB	PRQS	I-4-01, I-3-01-3, I-3-01-2, I-2-07, I-3-02
0802429000	鲜或干的去壳其他栗子（不论是否去皮，板栗除外）	25		70	9	千克	AB	PRQS	I-4-01, I-3-01-3, I-3-01-2, I-2-07, I-3-02
0802510000	鲜或干的未去壳阿月浑子果（开心果）	10	5	70	9	千克	AB	PRQS	I-4-01, I-3-01-3, I-3-01-2, I-2-07, I-3-02
0802520000	鲜或干的去壳阿月浑子果（开心果）	10	5	70	9	千克	AB	PRQS	I-4-01, I-3-01-3, I-3-01-2, I-2-07, I-3-02
0802611000	鲜或干的种用未去壳马卡达姆坚果（夏威夷果）	0		70	9	千克	AB	PQ	I-1-04, I-3-01-2, I-3-02
0802619000	鲜或干的其他未去壳马卡达姆坚果（夏威夷果）	24	12	70	9	千克	AB	PRQS	I-4-01, I-3-01-3, I-3-01-2, I-2-07, I-3-02
0802620000	鲜或干的去壳马卡达姆坚果（夏威夷果）（不论是否去皮）	24	12	70	9	千克	AB	PRQS	I-4-01, I-3-01-3, I-3-01-2, I-2-07, I-3-02
0802700000	鲜或干的可乐果（可乐果属）（不论是否去壳或去皮）	24		70	9	千克	AB	PRQS	I-4-01, I-3-01-3, I-3-01-2, I-2-07, I-3-02
0802800001	鲜的槟榔果（不论是否去壳或去皮）	10		30	9	千克	AB	PRQS	I-4-01, I-3-01-3, I-3-01-2, I-2-07, I-3-02
0802800090	干的槟榔果（不论是否去壳或去皮）	10		30	9	千克	AB	PRQS	I-4-01, I-3-01-3, I-3-01-2, I-2-07, I-3-02
0802910011	鲜或干的未去壳野生红松子（不包括人工培植的）	24	10	70	9	千克	ABE	PRQS	I-4-01, I-3-01-3, I-3-01-2, I-2-07, I-3-02
0802910019	鲜或干的未去壳其他红松子	24	10	70	9	千克	AB	PRQS	I-4-01, I-3-01-3, I-3-01-2, I-2-07, I-3-02
0802910020	鲜或干的未去壳其他濒危松子	24	10	70	9	千克	ABEF	PRQS	I-4-01, I-3-01-3, I-3-01-2, I-2-07, I-3-02
0802910090	鲜或干的未去壳其他松子	24	10	70	9	千克	AB	PRQS	I-4-01, I-3-01-3, I-3-01-2, I-2-07, I-3-02

商品编码	商品名称及备注	最惠国	暂定税率	普通税率	增值税率	计量单位	监管条件	检验检疫类别	报检特殊单证
0802920011	鲜或干的去壳野生红松子（不包括人工培植的）	25	10	70	9	千克	ABE	PRQS	I-4-01, I-3-01-3, I-3-01-2, I-2-07, I-3-02
0802920019	鲜或干的去壳其他红松子	25	10	70	9	千克	AB	PRQS	I-4-01, I-3-01-3, I-3-01-2, I-2-07, I-3-02
0802920020	鲜或干的去壳其他濒危松子	25	10	70	9	千克	ABEF	PRQS	I-4-01, I-3-01-3, I-3-01-2, I-2-07, I-3-02
0802920090	鲜或干的去壳其他松子	25	10	70	9	千克	AB	PRQS	I-4-01, I-3-01-3, I-3-01-2, I-2-07, I-3-02
0802991000	鲜或干的白果（不论是否去壳或去皮）	25		70	9	千克	AB	PRQ	I-4-01, I-3-01-3, I-3-01-2, I-2-07, I-3-02
0802999011	鲜或干的野生榧子（不论是否去壳或去皮，不包括人工培植的）	24		70	9	千克	ABE	PRQS	I-4-01, I-3-01-3, I-3-01-2, I-2-07, I-3-02
0802999019	鲜或干的其他榧子（不论是否去壳或去皮，不包括人工培植的）	24		70	9	千克	AB	PRQS	I-4-01, I-3-01-3, I-3-01-2, I-2-07, I-3-02
0802999020	鲜或干的巨籽棕（海椰子）果仁	24		70	9	千克	ABEF	PRQS	I-4-01, I-3-01-3, I-3-01-2, I-2-07, I-3-02
0802999030	鲜或干的碧根果（不论是否去壳或去皮）	24	7	70	9	千克	AB	PRQS	I-4-01, I-3-01-3, I-3-01-2, I-2-07, I-3-02
0802999090	鲜或干的其他坚果（不论是否去壳或去皮）	24		70	9	千克	AB	PRQS	I-4-01, I-3-01-3, I-3-01-2, I-2-07, I-3-02
0803100000	鲜或干的芭蕉	10		40	9	千克	AB	PRQS	I-1-01, I-3-01-2, I-2-06, I-3-02
0803900000	鲜或干的香蕉	10		40	9	千克	AB	PRQS	I-1-01, I-3-01-2, I-2-06, I-3-02
0804100000	鲜或干的椰枣	15		40	9	千克	AB	PRQ	I-1-01, I-3-01-3, I-3-01-2, I-2-06, I-3-02
0804200000	鲜或干的无花果	30		70	9	千克	AB	PRQ	I-1-01, I-3-01-3, I-3-01-2, I-2-06, I-3-02
0804300001	鲜菠萝	12		80	9	千克	AB	PRQS	I-1-01, I-3-01-2, I-2-06, I-3-02
0804300090	干菠萝	12		80	9	千克	AB	PRQS	I-4-01, I-3-01-3, I-3-01-2, I-2-07, I-2-06, I-3-02
0804400000	鲜或干的鳄梨	25	7	80	9	千克	AB	PRQ	I-1-01, I-3-01-2, I-2-06, I-3-02
0804501001	鲜番石榴	15		80	9	千克	AB	PRQ	I-1-01, I-3-01-2, I-2-06, I-3-02
0804501090	干番石榴	15		80	9	千克	AB	PRQ	I-4-01, I-3-01-3, I-3-01-2, I-2-07, I-2-06, I-3-02
0804502001	鲜芒果	15		80	9	千克	AB	PRQ	I-1-01, I-3-01-2, I-2-06, I-3-02
0804502090	干芒果	15		80	9	千克	AB	PRQ	I-4-01, I-3-01-3, I-3-01-2, I-2-07, I-2-06, I-3-02
0804503000	鲜或干的山竹果	15		80	9	千克	AB	PRQ	I-1-01, I-3-01-2, I-2-06, I-3-02
0805100000	鲜或干的橙	11		100	9	千克	AB	PRQS	I-1-01, I-3-01-2, I-2-06, I-3-02
0805211000	鲜或干的蕉柑	12		100	9	千克	AB	PRQS	I-1-01, I-3-01-2, I-2-06, I-3-02
0805219000	鲜或干的柑橘（包括小蜜橘及萨摩蜜柑橘）	12		100	9	千克	AB	PRQS	I-1-01, I-3-01-2, I-2-06, I-3-02

商品编码	商品名称及备注	最惠国	暂定税率	普通税率	增值税率	计量单位	监管条件	检验检疫类别	报检特殊单证
0805220000	鲜或干的克里曼丁橘	12		100	9	千克	AB	PRQS	I-1-01, I-3-01-2, I-2-06, I-3-02
0805290000	鲜或干的韦尔金橘及其他类似的杂交柑橘	12		100	9	千克	AB	PRQS	I-1-01, I-3-01-2, I-2-06, I-3-02
0805400010	鲜的葡萄柚及柚	12		100	9	千克	AB	PRQS	I-1-01, I-3-01-2, I-2-06, I-3-02
0805400090	干的葡萄柚及柚	12		100	9	千克	AB	PRQS	I-1-01, I-3-01-2, I-2-06, I-3-02
0805500000	鲜或干的柠檬及酸橙	11		100	9	千克	AB	PRQS	I-1-01, I-3-01-2, I-2-06, I-3-02
0805900000	鲜或干的其他柑橘属水果	30		100	9	千克	AB	PRQS	I-1-01, I-3-01-2, I-2-06, I-3-02
0806100000	鲜葡萄	13		80	9	千克	AB	PRQS	I-1-01, I-3-01-2, I-2-06, I-3-02
0806200000	葡萄干	10		80	9	千克	AB	PRQS	I-4-01, I-3-01-3, I-3-01-2, I-2-07, I-2-06, I-3-02
0807110000	鲜西瓜	25		70	9	千克	AB	PRQS	I-1-01, I-3-01-2, I-2-06, I-3-02
0807191000	鲜哈密瓜	12		70	9	千克	AB	PRQS	I-1-01, I-3-01-2, I-2-06, I-3-02
0807192000	鲜罗马甜瓜及加勒比甜瓜	12		70	9	千克	AB	PRQS	I-1-01, I-3-01-2, I-2-06, I-3-02
0807199000	其他鲜甜瓜	12		70	9	千克	AB	PRQS	I-1-01, I-3-01-2, I-2-06, I-3-02
0807200000	鲜番木瓜	25		70	9	千克	AB	PRQS	I-1-01, I-3-01-2, I-2-06, I-3-02
0808100000	鲜苹果	10		100	9	千克	AB	PRQS	I-1-01, I-3-01-2, I-2-06, I-3-02
0808301000	鲜鸭梨及雪梨	12		100	9	千克	AB	PRQS	I-1-01, I-3-01-2, I-2-06, I-3-02
0808302000	鲜香梨	12		100	9	千克	AB	PRQS	I-1-01, I-3-01-2, I-2-06, I-3-02
0808309000	其他鲜梨	10		100	9	千克	AB	PRQS	I-1-01, I-3-01-2, I-2-06, I-3-02
0808400000	鲜榅桲	16		100	9	千克	AB	PRQ	I-1-01, I-3-01-2, I-2-06, I-3-02
0809100010	鲜杏（梅）	25		70	9	千克	AB	PRQ	I-1-01, I-3-01-2, I-2-06, I-3-02
0809100090	其他鲜杏（杏属）	25		70	9	千克	AB	PRQ	I-1-01, I-3-01-2, I-2-06, I-3-02
0809210000	鲜欧洲酸樱桃	10		70	9	千克	AB	PRQ	I-1-01, I-3-01-2, I-2-06, I-3-02
0809290000	其他鲜樱桃	10		70	9	千克	AB	PRQ	I-1-01, I-3-01-2, I-2-06, I-3-02
0809300000	鲜桃，包括鲜油桃	10		70	9	千克	AB	PRQS	I-1-01, I-3-01-2, I-2-06, I-3-02
0809400010	鲜梅（樱桃李）	10		70	9	千克	AB	PRQS	I-1-01, I-3-01-2, I-2-06, I-3-02
0809400090	其他鲜李子及黑刺李	10		70	9	千克	AB	PRQS	I-1-01, I-3-01-2, I-2-06, I-3-02
0810100000	鲜草莓	14		80	9	千克	AB	PRQ	I-1-01, I-3-01-2, I-2-06, I-3-02

商品编码	商品名称及备注	最惠国	暂定税率	普通税率	增值税率	计量单位	监管条件	检验检疫类别	报检特殊单证
0810200000	鲜的木莓、黑莓、桑椹及罗甘莓	25		80	9	千克	AB	PRQ	I-1-01, I-3-01-2, I-2-06, I-3-02
0810300000	鲜的黑、白或红的穗醋栗（加仑子）及醋栗	25		80	9	千克	AB	PRQ	I-1-01, I-3-01-2, I-2-06, I-3-02
0810400000	鲜蔓越橘、越橘及其他越橘属植物果实	30	15	80	9	千克	AB	PRQ	I-1-01, I-3-01-2, I-2-06, I-3-02
0810500000	鲜猕猴桃	20		80	9	千克	AB	PRQS	I-1-01, I-3-01-2, I-2-06, I-3-02
0810600000	鲜榴莲	20		80	9	千克	AB	PRQ	I-1-01, I-3-01-2, I-2-06, I-3-02
0810700000	鲜柿子	20		80	9	千克	AB	PRQS	I-1-01, I-3-01-2, I-2-06, I-3-02
0810901000	鲜荔枝	30		80	9	千克	AB	PRQS	I-1-01, I-3-01-2, I-2-06, I-3-02
0810903000	鲜龙眼	12		80	9	千克	AB	PRQS	I-1-01, I-3-01-2, I-2-06, I-3-02
0810904000	鲜红毛丹	20		80	9	千克	AB	PRQS	I-1-01, I-3-01-2, I-2-06, I-3-02
0810905000	鲜蕃荔枝	20		80	9	千克	AB	PRQS	I-1-01, I-3-01-2, I-2-06, I-3-02
0810906000	鲜杨桃	20		80	9	千克	AB	PRQS	I-1-01, I-3-01-2, I-2-06, I-3-02
0810907000	鲜莲雾	20		80	9	千克	AB	PRQS	I-1-01, I-3-01-2, I-2-06, I-3-02
0810908000	鲜火龙果	20		80	9	千克	AB	PRQS	I-1-01, I-3-01-2, I-2-06, I-3-02
0810909001	鲜枣	20		80	9	千克	AB	PRQS	I-1-01, I-3-01-2, I-2-06, I-3-02
0810909002	鲜枇杷	20		80	9	千克	AB	PRQS	I-1-01, I-3-01-2, I-2-06, I-3-02
0810909090	其他鲜果	20		80	9	千克	AB	PRQS	I-1-01, I-3-01-2, I-2-06, I-3-02
0811100000	冷冻草莓	30		80	9	千克	AB	PRQS	I-4-01, I-3-01-3, I-3-01-2, I-2-07, I-3-02
0811200000	冷冻木莓、黑莓、桑椹、罗甘莓、黑、白或红的穗醋栗（加仑子）及醋栗	30		80	9	千克	AB	PRQ	I-4-01, I-3-01-3, I-3-01-2, I-2-07, I-3-02
0811901000	未去壳的冷冻栗子	30		80	9	千克	AB	PRQS	I-4-01, I-3-01-3, I-3-01-2, I-2-07, I-3-02
0811909021	冷冻的野生红松子（不论是否去壳或去皮，不包括人工培植的）	30		80	9	千克	ABE	PRQS	I-4-01, I-3-01-3, I-3-01-2, I-2-07, I-3-02
0811909022	冷冻的其他濒危松子（不论是否去壳或去皮）	30		80	9	千克	ABEF	PRQS	I-4-01, I-3-01-3, I-3-01-2, I-2-07, I-3-02
0811909030	冷冻的野生榧子（不包括人工培植的）	30		80	9	千克	ABE	PRQS	I-4-01, I-3-01-3, I-3-01-2, I-2-07, I-3-02
0811909050	冷冻的巨籽棕（海椰子）果仁	30		80	9	千克	ABEF	PRQS	I-4-01, I-3-01-3, I-3-01-2, I-2-07, I-3-02
0811909060	冷冻的鳄梨	30	7	80	9	千克	AB	PRQS	I-4-01, I-3-01-3, I-3-01-2, I-2-07, I-3-02
0811909090	其他未列名冷冻水果及坚果	30		80	9	千克	AB	PRQS	I-4-01, I-3-01-3, I-3-01-2, I-2-07, I-3-02
0812100000	暂时保藏的樱桃（但不适于直接食用的）	30		80	9	千克	AB	PRQ	I-4-01, I-3-01-3, I-3-01-2, I-2-07, I-3-02

商品编码	商品名称及备注	最惠国	暂定税率	普通税率	增值税率	计量单位	监管条件	检验检疫类别	报检特殊单证
0812900060	暂时保存的野生红松子、野生榧子（不适于直接食用的，不包括人工培植的）	25		80	9	千克	ABE	PRQS	I-4-01, I-3-01-3, I-3-01-2, I-2-07, I-3-02
0812900070	暂时保存的其他濒危松子、巨籽棕（海椰子）果仁（但不适于直接食用的）	25		80	9	千克	ABEF	PRQS	I-4-01, I-3-01-3, I-3-01-2, I-2-07, I-3-02
0812900090	暂时保存的其他水果及坚果（但不适于直接食用的）	25		80	9	千克	AB	PRQS	I-4-01, I-3-01-3, I-3-01-2, I-2-07, I-3-02
0813100000	杏干（品目0801至0806的干果除外）	25		70	9	千克	AB	PRQS	I-4-01, I-3-01-3, I-3-01-2, I-2-07, I-3-02
0813200000	梅干及李干（品目0801至0806的干果除外）	25		70	9	千克	AB	PRQS	I-4-01, I-3-01-3, I-3-01-2, I-2-07, I-3-02
0813300000	苹果干（品目0801至0806的干果除外）	25		70	9	千克	AB	PRQS	I-4-01, I-3-01-3, I-3-01-2, I-2-07, I-3-02
0813401000	龙眼干、肉（品目0801至0806的干果除外）	20		70	9	千克	AB	PRQS	I-4-01, I-3-01-3, I-3-01-2, I-2-07, I-3-02
0813402000	柿饼（品目0801至0806的干果除外）	25		70	9	千克	AB	PRQS	I-4-01, I-3-01-3, I-3-01-2, I-2-07, I-3-02
0813403000	干红枣（品目0801至0806的干果除外）	25		70	9	千克	AB	PRQS	I-4-01, I-3-01-3, I-3-01-2, I-2-07, I-3-02
0813404000	荔枝干（品目0801至0806的干果除外）	25		70	9	千克	AB	PRQS	I-4-01, I-3-01-3, I-3-01-2, I-2-07, I-3-02
0813409020	蔓越橘干	25	15	70	9	千克	AB	PRQS	I-4-01, I-3-01-3, I-3-01-2, I-2-07, I-3-02
0813409090	其他干果（品目0801至0806的干果除外）	25		70	9	千克	AB	PRQS	I-4-01, I-3-01-3, I-3-01-2, I-2-07, I-3-02
0813500000	本章的什锦坚果或干果（品目0801至0806的干果除外）	18		70	9	千克	AB	PRQS	I-4-01, I-3-01-3, I-3-01-2, I-2-07, I-3-02
0814000000	柑橘属水果或甜瓜（包括西瓜）的果皮（仅包括鲜、冻、干或暂时保藏的）	25		70	9	千克	AB	PRQS	I-4-01, I-3-01-3, I-3-01-2, I-2-07, I-3-02

第9章　咖啡、茶、马黛茶及调味香料

商品编码	商品名称及备注	最惠国	暂定税率	普通税率	增值税率	计量单位	监管条件	检验检疫类别	报检特殊单证
0901110000	未浸除咖啡碱的未焙炒咖啡	8		50	13	千克	AB	PRQS	I-4-01, I-3-01-3, I-3-01-2, I-2-07, I-3-02
0901120000	已浸除咖啡碱的未焙炒咖啡	8		50	13	千克	AB	PRQS	I-4-01, I-3-01-3, I-3-01-2, I-2-07, I-3-02
0901210000	未浸除咖啡碱的已焙炒咖啡	15		80	13	千克	AB	PRQS	I-4-01, I-3-01-3, I-3-01-2, I-2-07, I-3-02
0901220000	已浸除咖啡碱的已焙炒咖啡	15		80	13	千克	AB	PRQS	I-4-01, I-3-01-3, I-3-01-2, I-2-07, I-3-02
0901901000	咖啡豆荚及咖啡豆皮	10		30	13	千克	AB	PRQS	I-4-01, I-3-01-3, I-3-01-2, I-2-07, I-3-02
0901902000	含咖啡的咖啡代用品	30		80	13	千克	AB	PRQ	I-4-01, I-3-01-3, I-2-07, I-3-02

商品编码	商品名称及备注	最惠国	暂定税率	普通税率	增值税率	计量单位	监管条件	检验检疫类别	报检特殊单证
0902101100	每件净重不超过3千克的茉莉花茶（未发酵的，净重指内包装）	15		100	9	千克	AB	RS	I-4-01, I-3-01-3, I-3-01-2, I-2-07, I-3-02
0902101900	每件净重不超过3千克的其他花茶（未发酵的，净重指内包装）	15		100	9	千克	AB	RS	I-4-01, I-3-01-3, I-3-01-2, I-2-07, I-3-02
0902102000	每件净重不超过3千克的白茶（未发酵的，净重指内包装）	15		100	9	千克	AB	RS	I-4-01, I-3-01-3, I-3-01-2, I-2-07, I-3-02
0902109000	每件净重不超过3千克的其他绿茶（未发酵的，净重指内包装）	15		100	9	千克	AB	RS	I-4-01, I-3-01-3, I-3-01-2, I-2-07, I-3-02
0902201100	每件净重超过3千克的茉莉花茶（未发酵的，净重指内包装）	15		100	9	千克	AB	RS	I-4-01, I-3-01-3, I-3-01-2, I-2-07, I-3-02
0902201900	每件净重超过3千克的其他花茶（未发酵的，净重指内包装）	15		100	9	千克	AB	RS	I-4-01, I-3-01-3, I-3-01-2, I-2-07, I-3-02
0902202000	每件净重超过3千克的白茶（未发酵的，净重指内包装）	15		100	9	千克	AB	RS	I-4-01, I-3-01-3, I-3-01-2, I-2-07, I-3-02
0902209000	每件净重超过3千克的其他绿茶（未发酵的，净重指内包装）	15		100	9	千克	AB	RS	I-4-01, I-3-01-3, I-3-01-2, I-2-07, I-3-02
0902301000	每件净重不超过3千克的乌龙茶（净重指内包装）	15		100	9	千克	AB	RS	I-4-01, I-3-01-3, I-3-01-2, I-2-07, I-3-02
0902303100	每件净重不超过3千克的普洱茶（熟茶）（净重指内包装）	15		100	9	千克	AB	RS	I-4-01, I-3-01-3, I-3-01-2, I-2-07, I-3-02
0902303900	每件净重不超过3千克的其他黑茶（净重指内包装）	15		100	9	千克	AB	RS	I-4-01, I-3-01-3, I-3-01-2, I-2-07, I-3-02
0902309000	红茶内包装每件净重不超过3千克（包括其他部分发酵茶）	15		100	9	千克	AB	RS	I-4-01, I-3-01-3, I-3-01-2, I-2-07, I-3-02
0902401000	每件净重超过3千克的乌龙茶（净重指内包装）	15		100	9	千克	AB	RS	I-4-01, I-3-01-3, I-3-01-2, I-2-07, I-3-02
0902403100	每件净重超过3千克的普洱茶（熟茶）（净重指内包装）	15		100	9	千克	AB	RS	I-4-01, I-3-01-3, I-3-01-2, I-2-07, I-3-02
0902403900	每件净重超过3千克的其他黑茶（净重指内包装）	15		100	9	千克	AB	RS	I-4-01, I-3-01-3, I-3-01-2, I-2-07, I-3-02
0902409000	红茶（内包装每件净重超过3千克）（包括其他部分发酵茶）	15		100	9	千克	AB	RS	I-4-01, I-3-01-3, I-3-01-2, I-2-07, I-3-02
0903000000	马黛茶	10		100	9	千克	AB	RS	I-4-01, I-3-01-3, I-3-01-2, I-2-07, I-3-02
0904110010	毕拨	20		70	9	千克	QAB	PRQS	I-4-01, I-3-01-3, I-3-01-2, I-2-07, I-3-02
0904110090	未磨胡椒（毕拨除外）	20		70	9	千克	AB	PRQS	I-4-01, I-3-01-3, I-3-01-2, I-2-07, I-3-02
0904120000	已磨胡椒	20		70	9	千克	AB	PRQS	I-4-01, I-3-01-3, I-3-01-2, I-2-07, I-3-02
0904210000	干且未磨辣椒	20		70	9	千克	AB	PRQS	I-4-01, I-3-01-3, I-3-01-2, I-2-07, I-3-02
0904220000	已磨辣椒	20		70	9	千克	AB	PRQS	I-4-01, I-3-01-3, I-3-01-2, I-2-07, I-3-02
0905100000	未磨的香子兰豆	15		50	9	千克	AB	PRQ	I-4-01, I-3-01-3, I-3-01-2, I-2-07, I-3-02
0905200000	已磨的香子兰豆	15		50	9	千克	AB	PRQ	I-4-01, I-3-01-3, I-3-01-2, I-2-07, I-3-02
0906110000	未磨锡兰肉桂	5		50	9	千克	AB	PRQS	I-4-01, I-3-01-3, I-3-01-2, I-2-07, I-3-02
0906190000	其他未磨肉桂及肉桂花	5		50	9	千克	AB	PRQS	I-4-01, I-3-01-3, I-3-01-2, I-2-07, I-3-02
0906200000	已磨肉桂及肉桂花	15		50	9	千克	QAB	PRQS	I-4-01, I-3-01-3, I-3-01-2, I-2-07, I-3-02

商品编码	商品名称及备注	最惠国	暂定税率	普通税率	增值税率	计量单位	监管条件	检验检疫类别	报检特殊单证
0907100000	未磨的丁香（母丁香、公丁香及丁香梗）	3		14	9	千克	QAB	PRQ	I-4-01, I-3-01-3, I-3-01-2, I-2-07, I-3-02
0907200000	已磨的丁香（母丁香、公丁香及丁香梗）	3		14	9	千克	QAB	PRQ	I-4-01, I-3-01-3, I-3-01-2, I-2-07, I-3-02
0908110010	未磨的濒危野生肉豆蔻（不包括人工培植的）	8		30	9	千克	QABE	PRQ	I-4-01, I-3-01-3, I-3-01-2, I-2-07, I-3-02
0908110090	未磨的其他肉豆蔻	8		30	9	千克	QAB	PRQ	I-4-01, I-3-01-3, I-3-01-2, I-2-07, I-3-02
0908120010	已磨的濒危野生肉豆蔻（不包括人工培植的）	8		30	9	千克	QABE	PRQ	I-4-01, I-3-01-3, I-3-01-2, I-2-07, I-3-02
0908120090	已磨的其他肉豆蔻	8		30	9	千克	QAB	PRQ	I-4-01, I-3-01-3, I-3-01-2, I-2-07, I-3-02
0908210010	未磨的濒危野生肉豆蔻衣（不包括人工培植的）	8		30	9	千克	ABE	PRQ	I-4-01, I-3-01-3, I-3-01-2, I-2-07, I-3-02
0908210090	未磨的其他肉豆蔻衣	8		30	9	千克	AB	PRQ	I-4-01, I-3-01-3, I-3-01-2, I-2-07, I-3-02
0908220010	已磨的濒危野生肉豆蔻衣（不包括人工培植的）	8		30	9	千克	ABE	PRQ	I-4-01, I-3-01-3, I-3-01-2, I-2-07, I-3-02
0908220090	已磨的其他肉豆蔻衣	8		30	9	千克	AB	PRQ	I-4-01, I-3-01-3, I-3-01-2, I-2-07, I-3-02
0908310010	未磨的濒危野生豆蔻（不包括人工培植的）	3		14	9	千克	QABE	PRQ	I-4-01, I-3-01-3, I-3-01-2, I-2-07, I-3-02
0908310090	未磨的其他豆蔻	3		14	9	千克	QAB	PRQ	I-4-01, I-3-01-3, I-3-01-2, I-2-07, I-3-02
0908320010	已磨的濒危野生豆蔻（不包括人工培植的）	3		14	9	千克	QABE	PRQ	I-4-01, I-3-01-3, I-3-01-2, I-2-07, I-3-02
0908320090	已磨的其他豆蔻	3		14	9	千克	QAB	PRQ	I-4-01, I-3-01-3, I-3-01-2, I-2-07, I-3-02
0909210010	种用芫荽子（种用芫荽）	15	0	50	0	千克	AB	PRQ	I-4-01, I-3-01-3, I-3-01-2, I-2-07, I-3-02
0909210090	其他未磨的芫荽子	15		50	9	千克	AB	PRQ	I-4-01, I-3-01-3, I-3-01-2, I-2-07, I-3-02
0909220000	已磨的芫荽子	15		50	9	千克	AB	PRQ	I-4-01, I-3-01-3, I-3-01-2, I-2-07, I-3-02
0909310000	未磨的枯茗子	15		50	9	千克	AB	PRQ	I-4-01, I-3-01-3, I-3-01-2, I-2-07, I-3-02
0909320000	已磨的枯茗子	15		50	9	千克	AB	PRQ	I-4-01, I-3-01-3, I-3-01-2, I-2-07, I-3-02
0909611000	未磨的八角茴香	20		90	9	千克	QAB	PRQS	I-4-01, I-3-01-3, I-3-01-2, I-2-07, I-3-02
0909619001	种用茴香子	15		50	0	千克	ABQ	PRQS	I-4-01, I-3-01-3, I-3-01-2, I-2-07, I-3-02
0909619010	未磨的小茴香子；未磨的杜松果	15		50	9	千克	ABQ	PRQS	I-4-01, I-3-01-3, I-3-01-2, I-2-07, I-3-02
0909619090	未磨的茴芹子；未磨的页蒿子	15		50	9	千克	AB	PRQ	I-4-01, I-3-01-3, I-3-01-2, I-2-07, I-3-02
0909621000	已磨的八角茴香	20		90	9	千克	QAB	PRQS	I-4-01, I-3-01-3, I-3-01-2, I-2-07, I-3-02
0909629010	已磨的小茴香子；已磨的杜松果	15		50	9	千克	QAB	PRQS	I-4-01, I-3-01-3, I-3-01-2, I-2-07, I-3-02
0909629090	已磨的茴芹子；已磨的页蒿子	15		50	9	千克	AB	PRQ	I-4-01, I-3-01-3, I-3-01-2, I-2-07, I-3-02
0910110000	未磨的姜	15		50	9	千克	AB	PRQS	I-4-01, I-3-01-3, I-3-01-2, I-2-07, I-3-02

商品编码	商品名称及备注	最惠国	暂定税率	普通税率	增值税率	计量单位	监管条件	检验检疫类别	报检特殊单证
0910120000	已磨的姜	15		50	9	千克	AB	PRQS	I-4-01, I-3-01-3, I-3-01-2, I-2-07, I-3-02
0910200000	番红花（西红花）	2		14	9	千克	QAB	PRQS	I-4-01, I-3-01-3, I-3-01-2, I-2-07, I-3-02
0910300000	姜黄	15		50	9	千克	QAB	PRQS	I-4-01, I-3-01-3, I-3-01-2, I-2-07, I-3-02
0910910000	混合调味香料（本章注释一（二）所述的混合物）	15		50	13	千克	AB	PRQS	I-4-01, I-3-01-3, I-3-01-2, I-2-07, I-3-02
0910991000	花椒、竹叶花椒和青花椒	15		50	13	千克	AB	PRQS	I-4-01, I-3-01-3, I-3-01-2, I-2-07, I-3-02
0910999000	其他调味香料	15		50	13	千克	AB	PRQS	I-4-01, I-3-01-3, I-3-01-2, I-2-07, I-3-02

第10章　谷　物

商品编码	商品名称及备注	最惠国	暂定税率	普通税率	增值税率	计量单位	监管条件	检验检疫类别	报检特殊单证
1001110001	种用硬粒小麦（配额内）	1		180	9	千克	4xABty	PQ	I-1-03, I-3-01-4, I-3-01-2, I-3-02
1001110090	种用硬粒小麦（配额外）	65		180	9	千克	4xABy	PQ	I-1-03, I-3-01-4, I-3-01-2, I-3-02
1001190001	其他硬粒小麦（配额内）	1		180	9	千克	4xABty	PRQS	I-3-01-4, I-1-01, I-3-01-2, I-3-02
1001190090	其他硬粒小麦（配额外）	65		180	9	千克	4xABy	PRQS	I-3-01-4, I-1-01, I-3-01-2, I-3-02
1001910001	其他种用小麦及混合麦（配额内）	1		180	9	千克	4xABty	PQ	I-1-03, I-3-01-4, I-3-01-2, I-3-02
1001910090	其他种用小麦及混合麦（配额外）	65		180	9	千克	4xABy	PQ	I-1-03, I-3-01-4, I-3-01-2, I-3-02
1001990001	其他小麦及混合麦（配额内）	1		180	9	千克	4xABty	PRQS	I-3-01-4, I-1-01, I-3-01-2, I-3-02
1001990090	其他小麦及混合麦（配额外）	65		180	9	千克	4xABy	PRQS	I-3-01-4, I-1-01, I-3-01-2, I-3-02
1002100000	种用黑麦	0		0	9	千克	AB	PQ	I-1-03, I-3-01-4, I-3-01-2, I-3-02
1002900000	其他黑麦	3		8	9	千克	AB	PRQ	I-1-01, I-3-01-2, I-3-02
1003100000	种用大麦	0		160	9	千克	7AB	PQ	I-1-03, I-3-01-4, I-3-01-2, I-3-02
1003900000	其他大麦	3		160	9	千克	7AB	PRQS	I-3-01-4, I-1-01, I-3-01-2, I-3-02
1004100000	种用燕麦	0		0	0	千克	AB	PQ	I-1-03, I-3-01-4, I-3-01-2, I-3-02
1004900000	其他燕麦	2		8	9	千克	AB	PRQ	I-1-01, I-3-01-2, I-3-02
1005100001	种用玉米（配额内）	1		180	0	千克	4xABt	PQ	I-1-03, I-3-01-4, I-3-01-2, I-3-02
1005100090	种用玉米（配额外）	20		180	0	千克	4xABy	PQ	I-1-03, I-3-01-4, I-3-01-2, I-3-02
1005900001	其他玉米（配额内）	1		180	9	千克	4xABt	PRQS	I-1-06, I-1-01, I-4-01, I-3-01-2, I-1-05, I-3-02

商品编码	商品名称及备注	最惠国	暂定税率	普通税率	增值税率	计量单位	监管条件	检验检疫类别	报检特殊单证
1005900090	其他玉米（配额外）	65		180	9	千克	4xABy	PRQS	I-1-06, I-1-01, I-3-01-2, I-1-05, I-3-02
1006102101	种用长粒米稻谷（配额内）	1		180	9	千克	4xAByt	PNQ	I-1-03, I-3-01-2, I-3-02
1006102190	种用长粒米稻谷（配额外）	65		180	9	千克	4xABy	PNQ	I-1-03, I-3-01-2, I-3-02
1006102901	其他种用稻谷（配额内）	1		180	9	千克	4xAByt	PNQ	I-1-03, I-3-01-2, I-3-02
1006102990	其他种用稻谷（配额外）	65		180	9	千克	4xABy	PNQ	I-1-03, I-3-01-2, I-3-02
1006108101	其他长粒米稻谷（配额内）	1		180	9	千克	4xAByt	PRQS	I-1-03, I-3-01-2, I-3-02
1006108190	其他长粒米稻谷（配额外）	65		180	9	千克	4xABy	PRQS	I-1-03, I-3-01-2, I-3-02
1006108901	其他稻谷（配额内）	1		180	9	千克	4xAByt	PRQS	I-1-03, I-3-01-2, I-3-02
1006108990	其他稻谷（配额外）	65		180	9	千克	4xABy	PRQS	I-1-03, I-3-01-2, I-3-02
1006202001	长粒米糙米（配额内）	1		180	9	千克	4xAByt	PRQS	I-3-01-4, I-1-01, I-3-01-2, I-3-02
1006202090	长粒米糙米（配额外）	65		180	9	千克	4xABy	PRQS	I-3-01-4, I-1-01, I-3-01-2, I-3-02
1006208001	其他糙米（配额内）	1		180	9	千克	4xAByt	PRQS	I-3-01-4, I-1-01, I-3-01-2, I-3-02
1006208090	其他糙米（配额外）	65		180	9	千克	4xABy	PRQS	I-3-01-4, I-1-01, I-3-01-2, I-3-02
1006302001	长粒米精米（不论是否磨光或上光（配额内））	1		180	9	千克	4xAByt	PRQS	I-3-01-4, I-1-01, I-3-01-2, I-3-02
1006302090	长粒米精米（不论是否磨光或上光（配额外））	65		180	9	千克	4xABy	PRQS	I-3-01-4, I-1-01, I-3-01-2, I-3-02
1006308001	其他精米（不论是否磨光或上光（配额内））	1		180	9	千克	4xAByt	PRQS	I-3-01-4, I-1-01, I-3-01-2, I-3-02
1006308090	其他精米（不论是否磨光或上光（配额外））	65		180	9	千克	4xABy	PRQS	I-3-01-4, I-1-01, I-3-01-2, I-3-02
1006402001	长粒米碎米（配额内）	1		180	9	千克	4xAByt	PRQS	I-3-01-4, I-1-01, I-3-01-2, I-3-02
1006402090	长粒米碎米（配额外）	10		180	9	千克	4xABy	PRQS	I-3-01-4, I-1-01, I-3-01-2, I-3-02
1006408001	其他碎米（配额内）	1		180	9	千克	4xAByt	PRQS	I-3-01-4, I-1-01, I-3-01-2, I-3-02
1006408090	其他碎米（配额外）	10		180	9	千克	4xABy	PRQS	I-3-01-4, I-1-01, I-3-01-2, I-3-02
1007100000	种用食用高粱	0		0	0	千克	7AB	PNQ	I-1-03, I-3-01-4, I-3-01-2, I-3-02
1007900000	其他食用高粱	2		8	9	千克	7AB	PRQS	I-1-01, I-3-01-2, I-3-02
1008100000	荞麦	2		8	9	千克	AB	PRQS	I-1-01, I-3-01-2, I-3-02
1008210000	种用谷子	2		8	9	千克	AB	PQ	I-1-03, I-3-01-4, I-3-01-2, I-3-02
1008290000	其他谷子	2		8	9	千克	AB	PRQS	I-1-01, I-3-01-2, I-3-02
1008300000	加那利草子	2		8	9	千克	AB	PRQ	I-1-01, I-3-01-2, I-3-02
1008401000	种用直长马唐（马唐属）	0		0	9	千克	AB	PNQ	I--1-03, I-3-01-2, I-3-02
1008409000	其他直长马唐（马唐属）	3		8	9	千克	AB	PRQS	I-1-01, I-3-01-2, I-3-02
1008501000	种用昆诺阿藜	0		0	9	千克	AB	PNQ	I-1-03, I-3-01-2, I-3-02
1008509000	其他昆诺阿藜	3		8	9	千克	AB	PRQS	I-1-01, I-3-01-2, I-3-02
1008601000	种用黑小麦	0		0	9	千克	AB	PNQ	I-1-03, I-3-01-2, I-3-02
1008609000	其他黑小麦	3		80	9	千克	AB	PRQS	I-1-01, I-3-01-2, I-3-02
1008901000	其他种用谷物	0		0	9	千克	AB	PNQ	I-1-03, I-1-06, I-3-01-2, I-1-05, I-3-02
1008909000	其他谷物	3		8	9	千克	AB	PRQS	I-1-06, I-1-01, I-3-01-2, I-1-05, I-3-02

第 11 章　制粉工业产品；麦芽；淀粉；菊粉；面筋

商品编码	商品名称及备注	最惠国	暂定税率	普通税率	增值税率	计量单位	监管条件	检验检疫类别	报检特殊单证
1101000001	小麦或混合麦的细粉（配额内）	6		130	9	千克	4ABtxy	PRQS	I-4-01, I-3-01-3, I-3-01-2, I-3-02
1101000090	小麦或混合麦的细粉（配额外）	65		130	9	千克	4ABxy	PRQS	I-3-01-3, I-3-01-2, I-3-02
1102200001	玉米细粉（配额内）	9		130	9	千克	4ABtxy	PRQS	I-1-06, I-3-01-2, I-1-05, I-3-02
1102200090	玉米细粉（配额外）	40		130	9	千克	4ABxy	PRQS	I-1-06, I-3-01-2, I-1-05, I-3-02
1102902101	长粒米大米细粉（配额内）	9		130	9	千克	4ABtxy	PRQS	I-1-06, I-3-01-2, I-1-05, I-3-02
1102902190	长粒米大米细粉（配额外）	40		130	9	千克	4ABxy	PRQS	I-1-06, I-3-01-2, I-1-05, I-3-02
1102902901	其他大米细粉（配额内）	9		130	9	千克	4ABtxy	PRQS	I-1-06, I-3-01-2, I-1-05, I-3-02
1102902990	其他大米细粉（配额外）	40		130	9	千克	4ABxy	PRQS	I-1-06, I-3-01-2, I-1-05, I-3-02
1102909000	其他谷物细粉	5		14	9	千克	AB	PRQS	I-3-01-3, I-3-01-2, I-3-02
1103110001	小麦粗粒及粗粉（配额内）	9		130	9	千克	4ABtxy	PRQS	I-3-01-3, I-3-01-2, I-3-02
1103110090	小麦粗粒及粗粉（配额外）	65		130	9	千克	4ABxy	PRQS	I-3-01-3, I-3-01-2, I-3-02
1103130001	玉米粗粒及粗粉（配额内）	9		130	9	千克	4ABtxy	PRQS	I-1-06, I-3-01-3, I-3-01-2, I-1-05, I-3-02
1103130090	玉米粗粒及粗粉（配额外）	65		130	9	千克	4ABxy	PRQS	I-1-06, I-3-01-3, I-3-01-2, I-1-05, I-3-02
1103191000	燕麦粗粒及粗粉	5		14	9	千克	AB	PRQ	I-3-01-3, I-3-01-2, I-3-02
1103193101	长粒米大米粗粒及粗粉（配额内）	9		70	9	千克	4ABtxy	PRQS	I-1-06, I-3-01-2, I-1-05, I-3-02
1103193190	长粒米大米粗粒及粗粉（配额外）	10		70	9	千克	4ABxy	PRQS	I-1-06, I-3-01-2, I-1-05, I-3-02
1103193901	其他大米粗粒及粗粉（配额内）	9		70	9	千克	4ABtxy	PRQS	I-1-06, I-3-01-2, I-1-05, I-3-02
1103193990	其他大米粗粒及粗粉（配额外）	10		70	9	千克	4ABxy	PRQS	I-1-06, I-3-01-2, I-1-05, I-3-02
1103199000	其他谷物粗粒及粗粉	5		14	9	千克	AB	PRQS	I-3-01-3, I-3-01-2, I-3-02
1103201001	小麦团粒（配额内）	10		180	9	千克	4ABtxy	PRQ	I-3-01-3, I-3-01-2, I-3-02
1103201090	小麦团粒（配额外）	65		180	9	千克	4ABxy	PRQ	I-3-01-3, I-3-01-2, I-3-02

商品编码	商品名称及备注	最惠国	暂定税率	普通税率	增值税率	计量单位	监管条件	检验检疫类别	报检特殊单证
1103209000	其他谷物团粒	20		50	9	千克	AB	PRQ	I-3-01-3, I-3-01-2, I-3-02
1104120000	滚压或制片的燕麦	20		50	13	千克	AB	PRQ	I-3-01-3, I-3-01-2, I-3-02
1104191000	滚压或制片的大麦	20		50	13	千克	AB	PRQ	I-3-01-3, I-3-01-2, I-3-02
1104199010	滚压或制片的玉米	20		50	13	千克	4ABxy	PRQ	I-1-06, I-3-01-3, I-3-01-2, I-1-05, I-3-02
1104199090	滚压或制片的其他谷物	20		50	13	千克	AB	PRQ	I-3-01-3, I-3-01-2, I-3-02
1104220000	经其他加工的燕麦	20		50	13	千克	AB	PRQ	I-3-01-3, I-3-01-2, I-3-02
1104230001	经其他加工的玉米（配额内）	10		180	9	千克	4ABtxy	PRQ	I-1-06, I-3-01-3, I-3-01-2, I-1-05, I-3-02
1104230090	经其他加工的玉米（配额外）	65		180	9	千克	4ABxy	PRQ	I-1-06, I-3-01-3, I-3-01-2, I-1-05, I-3-02
1104291000	经其他加工的大麦	65		114	9	千克	AB	PRQS	I-3-01-3, I-3-01-2, I-3-02
1104299000	经其他加工的其他谷物	20		50	9	千克	AB	PRQS	I-3-01-3, I-3-01-2, I-3-02
1104300000	整粒或经加工的谷物胚芽（经加工是指滚压、制片或磨碎）	20		50	9	千克	AB	PRQ	I-3-01-4, I-3-01-3, I-3-01-2, I-3-02
1105100000	马铃薯细粉、粗粉及粉末	15		50	13	千克	AB	PRQ	I-3-01-3, I-3-01-2, I-3-02
1105200000	马铃薯粉片、颗粒及团粒	15		50	13	千克	AB	PRQ	I-3-01-3, I-3-01-2, I-3-02
1106100000	干豆细粉、粗粉及粉末（干豆仅指品目0713所列的干豆）	10		30	13	千克	AB	PRQS	I-3-01-3, I-3-01-2, I-3-02
1106200000	西谷茎髓粉、木薯粉及类似粉（仅包括品目0714所列货品的粉）	20		50	13	千克	AB	PRQS	I-3-01-3, I-3-01-2, I-3-02
1106300000	水果及坚果的细粉、粗粉及粉末（仅包括第八章所列货品的粉）	20		80	13	千克	AB	PRQS	I-3-01-3, I-3-01-2, I-3-02
1107100000	未焙制麦芽	10		50	13	千克	AB	PRQS	I-4-01, I-3-01-3, I-3-01-2, I-3-02
1107200000	已焙制麦芽	10		50	13	千克	AB	PRQS	I-4-01, I-3-01-3, I-3-01-2, I-3-02
1108110000	小麦淀粉	20		50	13	千克	AB	RS	I-3-01-3, I-3-01-2, I-3-02
1108120000	玉米淀粉	20		50	13	千克	AB	RS	I-3-01-3, I-3-01-2, I-3-02
1108130000	马铃薯淀粉	15		50	13	千克	AB	RS	I-3-01-3, I-3-01-2, I-3-02
1108140000	木薯淀粉	10		50	13	千克	AB	RS	I-3-01-3, I-3-01-2, I-3-02
1108190000	其他淀粉	20		50	13	千克	AB	RS	I-3-01-3, I-3-01-2, I-3-02
1108200000	菊粉	20		50	13	千克	AB	RS	I-3-01-3, I-3-01-2, I-3-02
1109000000	面筋（不论是否干制）	18		80	13	千克	AB	PRQS	I-3-01-3, I-3-01-2, I-3-02

第12章 含油子仁及果实；杂项子仁及果实；工业用或药用植物；稻草、秸秆及饲料

商品编码	商品名称及备注	最惠国	暂定税率	普通税率	增值税率	计量单位	监管条件	检验检疫类别	报检特殊单证
1201100000	种用大豆	0		180	9	千克	7AB	PQ	I-3-01-4, I-1-06, I-1-01, I-3-01-2, I-1-05, I-3-02
1201901100	非转基因黄大豆（非种用，不论是否破碎）	3		180	9	千克	7AB	PRQS	I-3-01-4, I-1-06, I-1-01, I-3-01-2, I-1-05, I-3-02
1201901900	转基因黄大豆（非种用，不论是否破碎）	3		180	9	千克	7AB	PRQS	I-3-01-4, I-1-06, I-1-01, I-3-01-2, I-1-05, I-3-02
1201902000	非种用黑大豆（不论是否破碎）	3		180	9	千克	7AB	PRQS	I-3-01-4, I-1-06, I-1-01, I-3-01-2, I-1-05, I-3-02
1201903000	非种用青大豆（不论是否破碎）	3		180	9	千克	7AB	PRQS	I-3-01-4, I-1-06, I-1-01, I-3-01-2, I-1-05, I-3-02
1201909000	非种用其他大豆（不论是否破碎）	3		180	9	千克	7AB	PRQS	I-3-01-4, I-1-06, I-1-01, I-3-01-2, I-1-05, I-3-02
1202300000	种用花生	0		0	9	千克	AB	PNQ	I-1-03, I-3-01-2, I-3-02
1202410000	其他未去壳花生（未焙炒或未烹煮的）	15		70	9	千克	AB	PRQS	I-3-01-2, I-3-02
1202420000	其他去壳花生,不论是否破碎（未焙炒或未烹煮的）	15		70	9	千克	AB	PRQS	I-3-01-2, I-3-02
1203000000	干椰子肉	15		30	9	千克	AB	PRQ	I-4-01, I-3-01-2, I-3-02
1204000010	亚麻种子（不论是否破碎）	15	9	70	0	千克	AB	PRQ	I-1-03, I-3-01-2, I-3-02
1204000090	其他亚麻子（种用除外）（不论是否破碎）	15	9	70	0	千克	AB	PRQ	I-1-03, I-3-01-2, I-3-02
1205101000	种用低芥子酸油菜子	0		80	0	千克	7AB	PNQ	I-1-03, I-3-01-2, I-3-02
1205109000	其他低芥籽酸油菜子（不论是否破碎）	9		80	9	千克	7AB	PRQS	I-1-06, I-1-01, I-3-01-2, I-1-05, I-3-02
1205901000	种用其他油菜子	0		80	0	千克	7AB	PNQ	I-1-03, I-3-01-2, I-3-02
1205909000	其他油菜子（不论是否破碎）	9		80	9	千克	7AB	PRQS	I-1-06, I-1-01, I-3-01-2, I-1-05, I-3-02
1206001010	观赏用向日葵种子	0		0	9	千克	AB	PNQ	I-1-03, I-3-01-2, I-3-02
1206001090	其他种用葵花子	0		0	9	千克	AB	PNQ	I-1-03, I-3-01-2, I-3-02
1206009000	其他葵花子（不论是否破碎）	15	9	70	9	千克	AB	PRQS	I-3-01-2, I-3-02
1207101010	种用濒危棕榈果及棕榈仁	0		0	9	千克	ABEF	PNQ	I-1-03, I-3-01-2, I-3-02
1207101090	其他种用棕榈果及棕榈仁	0		0	9	千克	AB	PNQ	I-1-03, I-3-01-2, I-3-02
1207109010	其他濒危棕榈果及棕榈仁（不论是否破碎）	10		70	9	千克	ABEF	PRQS	I-3-01-2, I-3-02
1207109090	其他棕榈果及棕榈仁（不论是否破碎）	10		70	9	千克	AB	PRQS	I-3-01-2, I-3-02
1207210000	种用棉子	0		0	9	千克	AB	PNQ	I-1-03, I-1-06, I-3-01-2, I-1-05, I-3-02
1207290000	其他棉子（不论是否破碎）	15		70	9	千克	AB	PRQS	I-1-06, I-3-01-2, I-1-05, I-3-02
1207301000	种用蓖麻子	0			9	千克	AB	PNQ	I-1-03, I-3-01-2, I-3-02

商品编码	商品名称及备注	最惠国	暂定税率	普通税率	增值税率	计量单位	监管条件	检验检疫类别	报检特殊单证
1207309000	其他蓖麻子（不论是否破碎）	15		70	9	千克	AB	PRQS	I-3-01-2, I-3-02
1207401000	种用芝麻（不论是否破碎）	0		0	9	千克	AB	PNQ	I-1-03, I-3-01-2, I-3-02
1207409000	其他芝麻（不论是否破碎）	10		70	9	千克	AB	PRQS	I-3-01-2, I-3-02
1207501000	种用芥子（不论是否破碎）	0		0	0	千克	AB	PNQ	I-1-03, I-3-01-2, I-3-02
1207509000	其他芥子（不论是否破碎）	15		70	9	千克	AB	PRQ	I-3-01-2, I-3-02
1207601000	种用红花子	0		0	9	千克	AB	PNQ	I-1-03, I-3-01-2, I-3-02
1207609000	其他红花子（不论是否破碎）	20		70	9	千克	AB	PRQS	I-3-01-2, I-3-02
1207701000	种用甜瓜子（包括西瓜属和甜瓜属的子）	0		0	0	千克	AB	PQ	I-1-03, I-3-01-4, I-3-01-2, I-3-02
1207709100	非种用黑瓜子或其他黑瓜子（不论是否破碎）	20		80	9	千克	AB	PRQS	I-4-01, I-3-01-2, I-2-07, I-3-02
1207709200	非种用红瓜子或其他红瓜子（不论是否破碎）	20		80	9	千克	AB	PRQS	I-4-01, I-3-01-2, I-2-07, I-3-02
1207709900	其他甜瓜的子（包括西瓜属和甜瓜属的子；不论是否破碎）	30		70	9	千克	AB	PRQS	I-4-01, I-3-01-2, I-2-07, I-3-02
1207910000	罂粟子（不论是否破碎）	20		70	9	千克	AB	PQ	I-3-01-2, I-3-02
1207991010	大麻子	0		0	0	千克	AB	PNQ	I-1-03, I-3-01-2, I-3-02
1207991020	种用紫苏子	0		0	0	千克	AB	PNQ	I-1-03, I-3-01-2, I-3-02
1207991090	其他种用含油子仁及果实	0		0	9	千克	AB	PNQ	I-1-03, I-3-01-2, I-3-02
1207999100	牛油树果（不论是否破碎）	20		70	9	千克	AB	PRQ	I-4-01, I-3-01-2, I-2-07, I-3-02
1207999900	其他含油子仁及果实（不论是否破碎）	10		70	9	千克	AB	PRQS	I-4-01, I-3-01-2, I-2-07, I-3-02
1208100000	大豆粉	9		70	13	千克	AB	PRQS	I-1-06, I-4-01, I-3-01-2, I-1-05, I-2-07, I-3-02
1208900000	其他含油子仁或果实的细粉及粗粉（芥子粉除外）	15		80	13	千克	AB	PRQS	I-1-06, I-4-01, I-3-01-2, I-1-05, I-2-07, I-3-02
1209100000	糖甜菜子	0		0	0	千克	AB	PQ	I-1-03, I-3-01-2, I-3-02
1209210000	紫苜蓿子	0		0	9	千克	AB	PQ	I-1-03, I-3-01-2, I-3-02
1209220000	三叶草子	0		0	9	千克	AB	PQ	I-1-03, I-3-01-2, I-3-02
1209230000	羊茅子	0		0	9	千克	AB	PQ	I-1-03, I-3-01-2, I-3-02
1209240000	草地早熟禾子	0		0	9	千克	AB	PQ	I-1-03, I-3-01-2, I-3-02
1209250000	黑麦草种子	0		0	9	千克	AB	PQ	I-1-03, I-3-01-2, I-3-02
1209291000	甜菜子，糖甜菜子除外	0		0	0	千克	AB	PRQS	I-1-03, I-3-01-2, I-3-02
1209299000	其他饲料植物种子	0		0	0	千克	AB	PNQ	I-1-03, I-3-01-2, I-3-02
1209300010	濒危草本花卉植物种子	0		0	9	千克	AFEB	PQ	I-1-03, I-3-01-2, I-3-02
1209300090	草本花卉植物种子（濒危除外）	0		0	9	千克	AB	PQ	I-1-03, I-3-01-2, I-3-02
1209911000	胡萝卜种子	0		0	0	千克	AB	PQ	I-1-03, I-3-01-2, I-3-02
1209912000	西兰花种子	0		0	0	千克	AB	PQ	I-1-03, I-3-01-2, I-3-02
1209913000	番茄种子	0		0	0	千克	AB	PQ	I-1-03, I-3-01-2, I-3-02
1209914000	洋葱种子	0		0	0	千克	AB	PQ	I-1-03, I-3-01-2, I-3-02
1209915000	菠菜种子	0		0	0	千克	AB	PQ	I-1-03, I-3-01-2, I-3-02
1209919000	其他蔬菜种子	0		0	0	千克	AB	PQ	I-1-03, I-3-01-2, I-3-02
1209990010	其他种植用濒危种子、果实及孢子	0		0	9	千克	AFEB	PQ	I-1-03, I-3-01-2, I-3-02
1209990020	黄麻种子、红麻种子、柴胡种子、白芷种子	0		0	0	千克	AB	PQ	I-1-03, I-3-01-2, I-3-02
1209990030	果树及其他林木种子（濒危除外）	0		0	0	千克	AB	PQ	I-1-03, I-3-01-2, I-3-02
1209990090	其他种植用的种子、果实及孢子	0		0	9	千克	AB	PQ	I-1-03, I-3-01-2, I-3-02
1210100000	未研磨也未制成团粒的啤酒花（鲜或干的）	20		50	13	千克	AB	PRQS	I-4-01, I-3-01-2, I-3-02

商品编码	商品名称及备注	最惠国税率	暂定税率	普通税率	增值税率	计量单位	监管条件	检验检疫类别	报检特殊单证
1210200000	已研磨或制成团粒的啤酒花（包括蛇麻腺，鲜或干的）	10		50	13	千克	AB	PRQS	I-4-01, I-3-01-2, I-3-02
1211201100	鲜或干的西洋参（不论是否切割、压碎或研磨成粉）	7.5		70	9	千克	AQBFE	PRQS	I-4-01, I-3-01-2, I-3-02
1211201900	冷或冻的西洋参（不论是否切割、压碎或研磨成粉）	7.5		70	9	千克	AQBFE	PRQS	I-4-01, I-3-01-2, I-3-02
1211202110	鲜或干的野山参（仅限俄罗斯种群，西洋参除外）（不论是否切割、压碎或研磨成粉）	20		90	9	千克	ABEF	PRQS	I-4-01, I-3-01-2, I-3-02
1211202190	鲜或干的野山参（俄罗斯种群除外，西洋参除外）（不论是否切割、压碎或研磨成粉）	20		90	9	千克	ABE	PRQS	I-4-01, I-3-01-2, I-3-02
1211202910	冷或冻的野山参（仅限俄罗斯种群，西洋参除外）（不论是否切割、压碎或研磨成粉）	20		90	9	千克	ABEF	PRQS	I-4-01, I-3-01-2, I-3-02
1211202990	冷或冻的野山参（俄罗斯种群除外，西洋参除外）（不论是否切割、压碎或研磨成粉）	20		90	9	千克	ABE	PRQS	I-4-01, I-3-01-2, I-3-02
1211209110	其他鲜的人参（仅限俄罗斯种群）（不论是否切割、压碎或研磨成粉）	20		50	9	千克	ABEF	PRQS	I-4-01, I-3-01-2, I-3-02
1211209191	其他鲜的野生人参（俄罗斯种群除外）（不论是否切割、压碎或研磨成粉）	20		50	9	千克	ABE	PRQS	I-4-01, I-3-01-2, I-3-02
1211209199	其他鲜的非野生人参（俄罗斯种群除外）（不论是否切割、压碎或研磨成粉）	20		50	9	千克	AB	PRQS	I-4-01, I-3-01-2, I-3-02
1211209210	其他干的人参（仅限俄罗斯种群）（不论是否切割、压碎或研磨成粉）	20		50	9	千克	ABEFQ	PRQS	I-4-01, I-3-01-2, I-3-02
1211209291	其他干的野生人参（俄罗斯种群除外）（不论是否切割、压碎或研磨成粉）	20		50	9	千克	ABEQ	PRQS	I-4-01, I-3-01-2, I-3-02
1211209299	其他干的非野生人参（俄罗斯种群除外）（不论是否切割、压碎或研磨成粉）	20		50	9	千克	ABQ	PRQS	I-4-01, I-3-01-2, I-3-02
1211209910	其他冷、冻的人参（仅限俄罗斯种群）（不论是否切割、压碎或研磨成粉）	20		50	9	千克	ABEFQ	PRQS	I-4-01, I-3-01-2, I-3-02
1211209991	其他冷、冻的野生人参（俄罗斯种群除外）（不论是否切割、压碎或研磨成粉）	20		50	9	千克	ABEQ	PRQS	I-4-01, I-3-01-2, I-3-02
1211209999	其他冷、冻的非野生人参（俄罗斯种群除外）（不论是否切割、压碎或研磨成粉）	20		50	9	千克	ABQ	PRQS	I-4-01, I-3-01-2, I-3-02
1211300010	药用古柯叶（不论是否切割，压碎或研磨成粉）	9		50	9	千克	ABI	PQ	I-3-01-2, I-3-02, I-4-08
1211300020	做香料用古柯叶（不论是否切割，压碎或研磨成粉）	9		50	9	千克	AB	PQ	I-4-01, I-3-01-2, I-3-02
1211300090	杀虫杀菌用古柯叶（不论是否切割，压碎或研磨成粉）	9		50	9	千克	AB	PQ	I-3-01-2, I-3-02, I-4-08
1211400010	药用罂粟秆（不论是否切割、压碎或研磨成粉）	9		50	9	千克	AB	PQ	I-3-01-2, I-3-02, I-4-08
1211400020	做香料用罂粟秆（不论是否切割、压碎或研磨成粉）	9		50	9	千克	AB	PQ	I-3-01-2, I-3-02, I-4-08

商品编码	商品名称及备注	最惠国	暂定税率	普通税率	增值税率	计量单位	监管条件	检验检疫类别	报检特殊单证
1211400090	杀虫杀菌用罂粟秆（不论是否切割、压碎或研磨成粉）	9		50	9	千克	AB	PQ	I-3-01-2, I-3-02, I-4-08
1211500011	药料用麻黄草粉	9		30	9	千克	23AQB	PQ	I-3-01-2, I-3-02, I-4-08
1211500012	药料用人工种植麻黄草	9		30	9	千克	4ABQxy	PQ	I-3-01-2, I-3-02, I-4-08
1211500019	其他药料用麻黄草	9		30	9	千克	ABQ	PQ	I-3-01-2, I-3-02, I-4-08
1211500021	香料用麻黄草粉	9		30	9	千克	23AB	PRQ	I-4-01, I-3-01-2, I-3-02
1211500029	香料用麻黄草	9		30	9	千克	8A	PR	I-4-01, I-3-01-2, I-3-02
1211500091	其他麻黄草粉	9		30	9	千克	23AB	PQ	I-3-01-2, I-3-02, I-4-08
1211500099	其他麻黄草	9		30	9	千克	8A	PQ	I-3-01-2, I-3-02, I-4-08
1211600000	鲜、冷、冻或干的非洲李的树皮（不论是否切割、压碎或研磨成粉）	6		20	9	千克	ABFE	PQ	I-4-01, I-3-01-2, I-3-02, I-4-08
1211901100	鲜、冷、冻或干的当归（不论是否切割，压碎或研磨成粉）	6		30	9	千克	AQB	PRQ	I-4-01, I-3-01-2, I-3-02, I-4-08
1211901200	鲜、冷、冻或干的三七（田七）（不论是否切割，压碎或研磨成粉）	6		20	9	千克	AQB	PRQ	I-4-01, I-3-01-2, I-3-02, I-4-08
1211901300	鲜、冷、冻或干的党参（不论是否切割，压碎或研磨成粉）	6		20	9	千克	AQB	PRQ	I-4-01, I-3-01-2, I-3-02, I-4-08
1211901410	鲜、冷、冻或干的野生黄连（不论是否切割，压碎或研磨成粉，不包括人工培植的）	6		20	9	千克	AQBE	PQ	I-4-01, I-3-01-2, I-3-02, I-4-08
1211901490	鲜、冷、冻或干的其他黄连（不论是否切割，压碎或研磨成粉）	6		20	9	千克	AQB	PQ	I-4-01, I-3-01-2, I-3-02, I-4-08
1211901500	鲜、冷、冻或干的菊花（不论是否切割，压碎或研磨成粉）	6		20	9	千克	AQB	PRQS	I-4-01, I-3-01-2, I-3-02, I-4-08
1211901610	鲜、冷、冻或干的野生冬虫夏草（不论是否切割，压碎或研磨成粉）	6		20	9	千克	ABEQ	PQ	I-4-01, I-3-01-2, I-3-02, I-4-08
1211901690	鲜、冷、冻或干的其他冬虫夏草（不论是否切割，压碎或研磨成粉）	6		20	9	千克	ABQ	PQ	I-4-01, I-3-01-2, I-3-02, I-4-08
1211901710	鲜、冷、冻或干的野生贝母（不论是否切割，压碎或研磨成粉，不包括人工培植的）	6		20	9	千克	AQBE	PRQ	I-4-01, I-3-01-2, I-3-02, I-4-08
1211901790	鲜、冷、冻或干的其他贝母（不论是否切割，压碎或研磨成粉）	6		20	9	千克	AQB	PRQ	I-4-01, I-3-01-2, I-3-02, I-4-08
1211901800	鲜、冷、冻或干的川芎（不论是否切割，压碎或研磨成粉）	6		20	9	千克	AQB	PRQ	I-4-01, I-3-01-2, I-3-02, I-4-08
1211901900	鲜、冷、冻或干的半夏（不论是否切割，压碎或研磨成粉）	6		20	9	千克	AQB	PQ	I-4-01, I-3-01-2, I-3-02, I-4-08
1211902100	鲜、冷、冻或干的白芍（不论是否切割，压碎或研磨成粉）	6		20	9	千克	AQB	PRQ	I-4-01, I-3-01-2, I-3-02, I-4-08
1211902200	鲜、冷、冻或干的天麻（不论是否切割，压碎或研磨成粉）	6		20	9	千克	AQBFE	PRQ	I-4-01, I-3-01-2, I-3-02, I-4-08
1211902300	鲜、冷、冻或干的黄芪（不论是否切割，压碎或研磨成粉）	6		30	9	千克	AQB	PRQ	I-4-01, I-3-01-2, I-3-02, I-4-08
1211902400	鲜、冷、冻或干的大黄、籽黄（不论是否切割，压碎或研磨成粉）	6		20	9	千克	AQB	PRQ	I-4-01, I-3-01-2, I-3-02, I-4-08
1211902500	鲜、冷、冻或干的白术（不论是否切割，压碎或研磨成粉）	6		20	9	千克	AQB	PRQ	I-4-01, I-3-01-2, I-3-02, I-4-08
1211902600	鲜、冷、冻或干的地黄（不论是否切割，压碎或研磨成粉）	6		20	9	千克	AQB	PRQ	I-4-01, I-3-01-2, I-3-02, I-4-08
1211902700	鲜、冷、冻或干的槐米（不论是否切割，压碎或研磨成粉）	6		20	9	千克	AQB	PRQS	I-4-01, I-3-01-2, I-3-02, I-4-08

商品编码	商品名称及备注	最惠国	暂定税率	普通税率	增值税率	计量单位	监管条件	检验检疫类别	报检特殊单证
1211902800	鲜、冷、冻或干的杜仲（不论是否切割，压碎或研磨成粉）	6		20	9	千克	ABQ	PRQ	I-4-01, I-3-01-2, I-3-02, I-4-08
1211902900	鲜、冷、冻或干的茯苓（不论是否切割，压碎或研磨成粉）	6		20	9	千克	AQB	PRQS	I-4-01, I-3-01-2, I-3-02, I-4-08
1211903100	鲜、冷、冻或干的枸杞（不论是否切割，压碎或研磨成粉）	6		30	9	千克	AQB	PRQS	I-4-01, I-3-01-2, I-3-02, I-4-08
1211903200	鲜、冷、冻或干的大海子（不论是否切割，压碎或研磨成粉）	6		20	9	千克	AQB	PRQS	I-4-01, I-3-01-2, I-3-02, I-4-08
1211903300	鲜、冷、冻或干的沉香（不论是否切割，压碎或研磨成粉）	3		20	9	千克	AQFEB	PQ	I-4-01, I-3-01-2, I-3-02, I-4-08
1211903400	鲜、冷、冻或干的沙参（不论是否切割，压碎或研磨成粉）	6		20	9	千克	AQB	PRQ	I-4-01, I-3-01-2, I-3-02, I-4-08
1211903500	鲜、冷、冻或干的青蒿（不论是否切割，压碎或研磨成粉）	6		20	9	千克	AB	PQ	I-4-01, I-3-01-2, I-3-02, I-4-08
1211903600	鲜、冷、冻或干的甘草（不论是否切割，压碎或研磨成粉）	6		30	9	千克	AQB4xy	PRQS	I-4-01, I-3-01-2, I-3-02, I-4-08
1211903700	鲜、冷、冻或干的黄芩（不论是否切割，压碎或研磨成粉）	6		20	9	千克	ABQ	PQ	I-4-01, I-3-01-2, I-3-02, I-4-08
1211903810	野生海南椴、紫椴（籽椴）花及叶（不论是否切割，压碎或研磨成粉）	6		30	9	千克	ABEQ	PQ	I-4-01, I-3-01-2, I-3-02, I-4-08
1211903890	其他椴树（欧椴）花及叶	6		30	9	千克	ABQ	PQ	I-4-01, I-3-01-2, I-3-02, I-4-08
1211903930	大麻	6		20	9	千克	ABI	PQ	I-4-01, I-3-01-2, I-3-02, I-4-08
1211903940	罂粟壳	6		20	9	千克	ABI	PQ	I-4-01, I-3-01-2, I-3-02, I-4-08
1211903950	鲜、冷、冻或干的木香（不论是否切割，压碎或研磨成粉）	6		20	9	千克	ABFE	PQ	I-4-01, I-3-01-2, I-3-02, I-4-08
1211903960	鲜、冷、冻或干的黄草及枫斗（石斛）（不论是否切割，压碎或研磨成粉）	6		20	9	千克	ABFE	PQ	I-4-01, I-3-01-2, I-3-02, I-4-08
1211903971	鲜、冷、冻或干的濒危苁蓉（不论是否切割，压碎或研磨成粉）	6		20	9	千克	ABFE	PQ	I-4-01, I-3-01-2, I-3-02, I-4-08
1211903979	鲜、冷、冻或干的其他苁蓉（不论是否切割，压碎或研磨成粉）	6		20	9	千克	AB	PQ	I-4-01, I-3-01-2, I-3-02, I-4-08
1211903982	鲜或干的濒危红豆杉皮、枝叶（不论是否切割，压碎或研磨成粉）	6		20	9	千克	ABFE	PQ	I-4-01, I-3-01-2, I-3-02, I-4-08
1211903983	鲜或干的其他红豆杉皮、枝叶（不论是否切割，压碎或研磨成粉）	6		20	9	千克	AB	PQ	I-4-01, I-3-01-2, I-3-02, I-4-08
1211903984	冷或冻的濒危红豆杉皮、枝叶（不论是否切割，压碎或研磨成粉）	6		20	9	千克	ABFE	PQ	I-4-01, I-3-01-2, I-3-02, I-4-08
1211903985	冷或冻的其他红豆杉皮、枝叶（不论是否切割，压碎或研磨成粉）	6		20	9	千克	AB	PQ	I-4-01, I-3-01-2, I-3-02, I-4-08
1211903991	其他主要用作药料鲜、冷、冻或干的濒危植物（包括其某部分，不论是否切割、压碎或研磨成粉）	6		20	9	千克	ABFE	PQ	I-4-01, I-3-01-2, I-3-02, I-4-08
1211903992	加纳籽、车前子壳粉、育亨宾皮（包括其某部分，不论是否切割，压碎或研磨成粉）	6		20	9	千克	AB	PQ	I-4-01, I-3-01-2, I-3-02, I-4-08
1211903993	恰特草(Catha edulis Forssk;包括其某部分，不论是否切割、压碎或研磨成粉）	6		20	9	千克	ABI	PQ	I-4-01, I-3-01-2, I-3-02, I-4-08

商品编码	商品名称及备注	最惠国	暂定税率	普通税率	增值税率	计量单位	监管条件	检验检疫类别	报检特殊单证
1211903994	牛蒡种子（种用牛蒡）	6	0	20	0	千克	ABQ	PQ	I-4-01, I-3-01-2, I-3-02, I-4-08
1211903995	当归种子	6		20	0	千克	ABQ	PQ	I-4-01, I-3-01-2, I-3-02, I-4-08
1211903996	如意博士茶（线叶金雀花）	6		20	9	千克	AB	PQ	I-4-01, I-3-01-2, I-3-02, I-4-08
1211903999	其他主要用作药料的鲜、冷、冻或干的植物（包括其某部分，不论是否切割，压碎或研磨成粉）	6		20	9	千克	ABQ	PQ	I-4-01, I-3-01-2, I-3-02, I-4-08
1211905030	香料用沉香木及拟沉香木（包括其某部分，不论是否切割、压碎或研磨成粉）	8		50	9	千克	ABFE	PRQ	I-4-01, I-3-01-2, I-3-02
1211905091	其他主要用作香料的濒危植物（包括其某部分，不论是否切割，压碎或研磨成粉）	8		50	9	千克	ABFE	PRQ	I-4-01, I-3-01-2, I-3-02
1211905099	其他主要用作香料的植物（包括其某部分，不论是否切割，压碎或研磨成粉）	8		50	9	千克	AB	MPRNQ	I-3-01-4, I-4-01, I-3-01-3, I-3-01-2, I-3-02
1211909100	鲜、冷、冻或干的鱼藤根、除虫菊（不论是否切割，压碎或研磨成粉）	3		11	9	千克	AB	MPNQ	I-3-01-4, I-4-01, I-3-01-3, I-3-01-2, I-3-02
1211909991	其他鲜、冷、冻或干的杀虫、杀菌用濒危植物（不论是否切割，压碎或研磨成粉）	9		30	9	千克	ABFE	PQ	I-3-01-2, I-3-02
1211909999	其他鲜、冷、冻或干的杀虫、杀菌用植物（不论是否切割，压碎或研磨成粉）	9		30	9	千克	AB	PQ	I-3-01-2, I-3-02
1212211010	不超过10厘米的海带种苗及其配子或孢子（不论是否碾磨）	20		70	0	千克	AB	PRQS	I-1-03, I-4-01, I-3-01-3, I-3-01-2, I-1-01*, I-2-07, I-3-02
1212211090	适合供人食用的鲜、冷、冻或干的海带（不论是否碾磨）	20		70	9	千克	AB	PRQS	I-4-01, I-3-01-3, I-3-01-2, I-1-01*, I-2-07, I-3-02
1212212000	适合供人食用的鲜、冷、冻或干的发菜（不论是否碾磨）	20		70	9	千克	8A	PRQS	I-4-01, I-3-01-3, I-3-01-2, I-1-01*, I-2-07, I-3-02
1212213100	适合供人食用的干的裙带菜（不论是否碾磨）	15		70	9	千克	AB	PRQS	I-4-01, I-3-01-3, I-3-01-2, I-1-01*, I-2-07, I-3-02
1212213210	不超过10厘米的裙带菜种苗及其配子或孢子（不论是否碾磨）	15		70	0	千克	AB	PRQS	I-1-03, I-4-01, I-3-01-3, I-3-01-2, I-1-01*, I-2-07, I-3-02
1212213290	适合供人食用的鲜的裙带菜（不论是否碾磨）	15		70	9	千克	AB	PRQS	I-4-01, I-3-01-3, I-3-01-2, I-1-01*, I-2-07, I-3-02
1212213900	适合供人食用的冷、冻的裙带菜（不论是否碾磨）	15		70	9	千克	AB	PRQS	I-4-01, I-3-01-3, I-3-01-2, I-1-01*, I-2-07, I-3-02
1212214100	适合供人食用的干的紫菜（不论是否碾磨）	15		70	9	千克	AB	PRQS	I-4-01, I-3-01-3, I-3-01-2, I-1-01*, I-2-07, I-3-02
1212214210	不超过5厘米的紫菜种苗及其配子或孢子（不论是否碾磨）	15		70	0	千克	AB	PRQS	I-1-03, I-4-01, I-3-01-3, I-3-01-2, I-1-01*, I-2-07, I-3-02
1212214290	适合供人食用的鲜的紫菜（不论是否碾磨）	15		70	9	千克	AB	PRQS	I-4-01, I-3-01-3, I-3-01-2, I-1-01*, I-2-07, I-3-02
1212214900	适合供人食用的冷、冻紫菜（不论是否碾磨）	15		70	9	千克	AB	PRQS	I-4-01, I-3-01-3, I-3-01-2, I-1-01*, I-2-07, I-3-02
1212216110	适合供人食用的干的野生珍珠麒麟菜（不论是否碾，不包括人工培植的）	15		70	9	千克	ABE	PRQS	I-4-01, I-3-01-3, I-3-01-2, I-1-01*, I-2-07, I-3-02

商品编码	商品名称及备注	最惠国	暂定税率	普通税率	增值税率	计量单位	监管条件	检验检疫类别	报检特殊单证
1212216190	适合供人食用的干的其他麒麟菜（不论是否碾磨）	15		70	9	千克	AB	PRQS	I-4-01, I-3-01-3, I-3-01-2, I-1-01*, I-2-07, I-3-02
1212216911	野生珍珠麒麟菜种苗及其配子或孢子（不论是否碾，不包括人工培植的）	15		70	9	千克	ABE	PRQS	I-1-03, I-4-01, I-3-01-3, I-3-01-2, I-1-01*, I-2-07, I-3-02
1212216919	其他麒麟菜种苗及其配子或孢子（不论是否碾磨）	15		70	0	千克	AB	PRQS	I-1-03, I-4-01, I-3-01-3, I-3-01-2, I-1-01*, I-2-07, I-3-02
1212216991	适合供人食用的鲜、冷或冻的野生珍珠麒麟菜（不论是否碾，不包括人工培植的）	15		70	9	千克	ABE	PRQS	I-4-01, I-3-01-3, I-3-01-2, I-1-01*, I-2-07, I-3-02
1212216999	适合供人食用的鲜、冷或冻的其他麒麟菜（不论是否碾磨）	15		70	9	千克	AB	PRQS	I-4-01, I-3-01-3, I-3-01-2, I-1-01*, I-2-07, I-3-02
1212217100	适合供人食用的干的江蓠（不论是否碾磨）	15		70	9	千克	AB	PRQS	I-4-01, I-3-01-3, I-3-01-2, I-1-01*, I-2-07, I-3-02
1212217910	江蓠种苗及其配子或孢子（不论是否碾磨）	15		70	0	千克	AB	PRQS	I-1-03, I-4-01, I-3-01-3, I-3-01-2, I-1-01*, I-2-07, I-3-02
1212217990	适合供人食用的鲜、冷或冻的江蓠（不论是否碾磨）	15		70	9	千克	AB	PRQS	I-1-03, I-4-01, I-3-01-3, I-3-01-2, I-1-01*, I-2-07, I-3-02
1212219010	其他适合供人食用的藻类（石花菜、羊栖菜、苔菜等）种苗及其配子或孢子（不论是否碾磨）	15	2	70	0	千克	AB	PRQS	I-1-03, I-4-01, I-3-01-3, I-3-01-2, I-1-01*, I-2-07, I-3-02
1212219090	其他适合供人食用的海草及藻类（不论是否碾磨）	15	2	70	9	千克	AB	PRQS	I-1-03, I-4-01, I-3-01-3, I-3-01-2, I-1-01*, I-2-07, I-3-02
1212291010	鲜、冷、冻或干的野生马尾藻（不论是否碾，不包括人工培植的）	15	2	70	9	千克	ABE	PQ	I-3-01-2, I-3-02
1212291090	鲜、冷、冻或干的其他马尾藻（不论是否碾磨）	15	2	70	9	千克	AB	PQ	I-3-01-2, I-3-02
1212299000	其他不适合供人食用的鲜、冷、冻或干海草及藻类（不论是否碾磨）	15	2	70	9	千克	AB	PQ	I-3-01-2, I-1-01*, I-3-02
1212910000	鲜、冷、冻或干的甜菜（不论是否碾磨）	20		70	9	千克	AB	PRQ	I-3-01-2, I-3-02
1212920000	鲜、冷、冻或干的刺槐豆（不论是否碾磨）	20		70	9	千克	AB	PRQ	I-3-01-2, I-3-02
1212930000	鲜、冷、冻或干的甘蔗（不论是否碾磨）	20		70	9	千克	AB	PRQ	I-3-01-2, I-3-02
1212940000	菊苣根（不论是否碾磨）	20		70	9	千克	AB	PRQS	I-4-01, I-3-01-3, I-3-01-2, I-2-07, I-3-02
1212991100	苦杏仁	20		80	9	千克	QAB	PRQS	I-4-01, I-3-01-3, I-3-01-2, I-2-07, I-3-02
1212991200	甜杏仁	20		80	9	千克	AB	PRQS	I-4-01, I-3-01-3, I-3-01-2, I-2-07, I-3-02
1212991900	其他杏核，桃、梅或李的核及核仁（杏仁除外，包括油桃）	20		80	9	千克	AB	PRQS	I-4-01, I-3-01-3, I-3-01-2, I-2-07, I-3-02
1212999300	白瓜子	20		80	9	千克	AB	PRQS	I-4-01, I-3-01-3, I-3-01-2, I-2-07, I-3-02
1212999400	莲子	20		80	9	千克	AB	PRQS	I-4-01, I-3-01-3, I-3-01-2, I-2-07, I-3-02
1212999600	甜叶菊叶	30		70	9	千克	AB	PRQS	I-4-01, I-3-01-3, I-3-01-2, I-2-07, I-3-02

商品编码	商品名称及备注	最惠国	暂定税率	普通税率	增值税率	计量单位	监管条件	检验检疫类别	报检特殊单证
1212999910	其他供人食用濒危植物产品（包括未焙制的菊苣根，包括果核、仁等）	30		70	9	千克	ABFE	PRQS	I-4-01, I-3-01-3, I-3-01-2, I-2-07, I-3-02
1212999990	其他供人食用果核、仁及植物产品（包括未焙制的菊苣根）	30		70	9	千克	AB	PRQS	I-4-01, I-3-01-3, I-3-01-2, I-2-07, I-3-02
1213000000	未经处理的谷类植物的茎、秆及谷壳（不论是否切碎、碾磨、挤压或制成团粒）	12		35	9	千克	AB	PQ	I-1-01, I-3-01-2, I-3-02
1214100000	紫苜蓿粗粉及团粒	5		35	0	千克	AB	PQ	I-3-01-4, I-1-01, I-3-01-2, I-1-12, I-3-02, I-4-08
1214900001	其他紫苜蓿（粗粉及团粒除外）	9	7	35	0	千克	AB	PQ	I-3-01-4, I-1-01, I-3-01-2, I-1-12, I-3-02, I-4-08
1214900002	以除紫苜蓿外的禾本科和豆科为主的多种混合天然饲草	9	4	35	0	千克	AB	PQ	I-3-01-4, I-1-01, I-3-01-2, I-1-12, I-3-02, I-4-08
1214900090	芜菁甘蓝.饲料甜菜.其他植物饲料（包括饲料用根.干草.三叶草.驴喜豆等，不论是否制成团粒）	9		35	0	千克	AB	PQ	I-3-01-4, I-1-01, I-3-01-2, I-1-12, I-3-02, I-4-08

第13章 虫胶；树胶、树脂及其他植物液、汁

商品编码	商品名称及备注	最惠国	暂定税率	普通税率	增值税率	计量单位	监管条件	检验检疫类别	报检特殊单证
1301200000	阿拉伯胶	15		40	9	千克	AB	PRQ	I-3-01-2, I-3-02
1301901000	胶黄蓍树胶	15		40	9	千克	AB	PQ	I-3-01-2, I-3-02
1301902000	乳香、没药及血竭	3		17	9	千克	ABQ	PQ	I-3-01-2, I-3-02
1301903010	濒危野生阿魏（不包括人工培植的）	3		17	9	千克	ABE	PQ	I-3-01-2, I-3-02
1301903090	其他阿魏	3		17	9	千克	AB	PQ	I-3-01-2, I-3-02
1301904010	濒危野生松科植物的松脂（不包括人工培植的）	15		45	9	千克	ABE	MPNQ	I-1-01, I-5-07, I-3-01-2, I-3-02
1301904090	其他松脂	15		45	9	千克	AB	MPRNQ	I-3-01-4, I-1-01, I-5-07, I-3-01-2, I-3-02
1301909010	龙血树脂、大戟脂、愈疮树脂	15		45	9	千克	ABFE	PQ	I-3-01-2, I-3-02
1301909020	大麻脂	15		45	9	千克	ABI	PQ	I-3-01-2, I-3-02
1301909091	其他濒危植物的天然树胶、树脂（包括天然树胶、树脂及其他油树脂（例如香树脂））	15		45	9	千克	ABFE	PQ	I-3-01-2, I-3-02
1301909099	其他天然树胶、树脂（包括天然树胶、树脂及其他油树脂（例如香树脂））	15		45	9	千克	AB	PQ	I-3-01-2, I-3-02
1302110000	鸦片液汁及浸膏（也称阿片）	0		0	0	千克	9BI	PQ	I-5-07, I-3-01-2, I-3-02
1302120000	甘草液汁及浸膏	6		20	13	千克	4xAy	R	I-3-01-3, I-3-01-2, I-3-02
1302130000	啤酒花液汁及浸膏	10		80	13	千克	AB	PRQS	I-3-01-3, I-3-01-2, I-3-02
1302140011	供制农药用麻黄浸膏及浸膏粉	9.5		80	13	千克	23AB	PQ	I-3-01-2, I-3-02, I-4-08

商品编码	商品名称及备注	最惠国	暂定税率	普通税率	增值税率	计量单位	监管条件	检验检疫类别	报检特殊单证
1302140012	供制医药用麻黄浸膏及浸膏粉	9.5		80	13	千克	Q23AB	PQ	I-3-01-2, I-3-02, I-4-08
1302140019	其他麻黄浸膏及浸膏粉	9.5		80	13	千克	23AB	PQ	I-3-01-2, I-3-02
1302140020	麻黄液汁	9.5		80	13	千克	Q23AB	PQ	I-3-01-2, I-3-02
1302191000	生漆	20		90	13	千克	AB	MPNQ	I-3-01-4, I-5-07, I-3-01-2, I-3-02
1302192000	印楝素	3		11	13	千克	ABS	PQ	I-3-01-2, I-1-11, I-3-02
1302193010	除虫菊的液汁及浸膏	3		11	13	千克	ABS	MPNQ	I-3-01-2, I-3-02
1302193090	含鱼藤酮植物根茎的液汁及浸膏	3		11	13	千克	AB	MPNQ	I-3-01-2, I-3-02
1302194000	银杏的液汁及浸膏	9.5		80	13	千克	AB	PQ	I-3-01-2, I-3-02
1302199001	苦参碱	9.5		80	13	千克	ABS	PQ	I-3-01-2, I-1-11, I-3-02
1302199013	供制农药用的濒危植物液汁及浸膏	9.5		80	13	千克	ABFE	PQ	I-3-01-2, I-3-02, I-4-08
1302199019	供制农药用的其他植物液汁及浸膏	9.5		80	13	千克	AB	PRQ	I-3-01-2, I-3-02
1302199095	濒危红豆杉液汁及浸膏	9.5		80	13	千克	ABFE	PQ	I-3-01-2, I-3-02
1302199096	黄草汁液及浸膏	9.5		80	13	千克	ABFE	PQ	I-3-01-2, I-3-02
1302199097	其他濒危植物液汁及浸膏	9.5		80	13	千克	ABFE	PQ	I-3-01-2, I-3-02
1302199099	其他植物液汁及浸膏	9.5		80	13	千克	AB	MPRNQS	I-3-01-4, I-3-01-2, I-3-02
1302200000	果胶、果胶酸盐及果胶酸酯	20		80	13	千克	A	R	I-4-01, I-3-01-2, I-2-07, I-3-02
1302310000	琼脂	10		80	13	千克	A	R	I-4-01, I-2-07, I-3-01-1, I-3-02
1302320000	刺槐豆胶液及增稠剂（从刺槐豆、刺槐豆子或瓜尔豆制得的，不论是否改性）	10		80	13	千克	A	R	I-4-01, I-3-01-2, I-2-07, I-3-02
1302391100	卡拉胶（不论是否改性）	8		80	13	千克	A	R	I-4-01, I-3-01-2, I-2-07, I-3-02
1302391200	褐藻胶（不论是否改性）	8		80	13	千克	AB	PQ	I-3-01-2, I-3-02
1302391900	海草及其他藻类胶液及增稠剂（不论是否改性）	8		80	13	千克	AB	PQ	I-3-01-2, I-3-02
1302399010	未列名濒危植物胶液及增稠剂	8		80	13	千克	ABFE	PQ	I-3-01-2, I-3-02
1302399090	其他未列名植物胶液及增稠剂	8		80	13	千克	AB	MPRQ	I-3-01-4, I-3-01-2, I-3-02

第14章 编结用植物材料；其他植物产品

商品编码	商品名称及备注	最惠国	暂定税率	普通税率	增值税率	计量单位	监管条件	检验检疫类别	报检特殊单证
1401100000	竹	10		70	9	千克	AB	PQ	I-3-01-2, I-3-02
1401200010	濒危藤	10		35	9	千克	ABFE	PQ	I-3-01-2, I-3-02
1401200090	其他藤	10		35	9	千克	AB	PQ	I-3-01-2, I-3-02
1401901000	谷类植物的茎秆（麦秸除外）（已净、漂白或染色的）	10		70	9	千克	AB	PQ	I-3-01-2, I-3-02
1401902000	芦苇（已净、漂白或染色的）	10		70	9	千克	AB	PQ	I-3-01-2, I-3-02

商品编码	商品名称及备注	最惠国	暂定税率	普通税率	增值税率	计量单位	监管条件	检验检疫类别	报检特殊单证
1401903100	蔺草（已净、漂白或染色的）	10		70	9	千克	AB4xy	PQ	I-3-01-2, I-3-02
1401903900	其他灯芯草属植物材料（已净、漂白或染色的）	10		70	9	千克	AB	PQ	I-3-01-2, I-3-02
1401909000	未列名主要用作编结用的植物材料（已净、漂白或染色的）	10		70	9	千克	AB	PQ	I-3-01-2, I-3-02
1404200000	棉短绒	4		30	9	千克	AB	PQ	I-3-01-2, I-3-02
1404901000	主要供染料或鞣料用的植物原料	5		45	9	千克	AB	PQ	I-3-01-2, I-3-02
1404909010	椰糠（条/块）	15	4	70	9	千克	AB	PQ	I-3-02
1404909090	其他编号未列名植物产品	15		70	9	千克	AB	PQ	I-3-02

第三类　动、植物油、脂及其分解产品；
精制的食用油脂；动、植物蜡

第 15 章　动、植物油、脂及其分解产品；
精制的食用油脂；动、植物蜡

商品编码	商品名称及备注	最惠国	暂定税率	普通税率	增值税率	计量单位	监管条件	检验检疫类别	报检特殊单证
1501100000	猪油（但品目 0209 及 1503 的货品除外）	10		35	13	千克	AB	MPRQS	I-3-01-4, I-1-01, I-4-01, I-3-01-3, I-3-01-1, I-3-02, I-4-08
1501200000	其他猪脂肪（但品目 0209 及 1503 的货品除外）	10		35	13	千克	AB	MPRQS	I-3-01-4, I-1-01, I-4-01, I-3-01-3, I-3-02
1501900000	家禽脂肪（但品目 0209 及 1503 的货品除外）	10		35	13	千克	AB	MPRQS	I-3-01-4, I-1-01, I-4-01, I-3-01-3, I-3-01-1, I-3-02, I-4-08
1502100000	牛、羊油脂（但品目 1503 的货品除外）	8	2	30	13	千克	AB	MPRQS	I-3-01-4, I-1-01, I-4-01, I-3-01-3, I-3-01-1, I-3-02, I-4-08
1502900000	其他牛、羊脂肪（但品目 1503 的货品除外）	8	4	70	13	千克	AB	MPRQS	I-3-01-4, I-1-01, I-4-01, I-3-01-3, I-3-01-1, I-3-02, I-4-08
1503000000	未经制作的猪油硬脂、油硬脂等（包括液体猪油及脂油，未经乳化、混合或其他方法制作）	10		30	13	千克	AB	PRQS	I-3-01-4, I-1-01, I-4-01, I-3-01-3, I-3-01-1, I-3-02, I-4-08
1504100010	濒危鱼鱼肝油及其分离品	12		30	13	千克	ABEF	PRQS	I-4-01, I-3-01-3, I-1-07, I-2-07, I-3-02, I-4-08
1504100090	其他鱼鱼肝油及其分离品	12		30	13	千克	AB	PRQS	I-4-01, I-3-01-3, I-1-07, I-2-07, I-3-02, I-4-08
1504200011	濒危鱼油软胶囊（鱼肝油除外）	12	6	50	13	千克	ABEF	PRQS	I-4-01, I-3-01-3, I-1-07, I-2-07, I-3-02
1504200019	濒危鱼其他鱼油、脂及其分离品（鱼肝油除外）	12		50	13	千克	ABEF	PRQS	I-4-01, I-3-01-3, I-1-07, I-2-07, I-3-02
1504200091	其他鱼油软胶囊（鱼肝油除外）	12	6	50	13	千克	AB	PRQS	I-4-01, I-3-01-3, I-1-07, I-2-07, I-3-02
1504200099	其他鱼油、脂及其分离品（鱼肝油除外）	12		50	13	千克	AB	PRQS	I-4-01, I-3-01-3, I-1-07, I-2-07, I-3-02

商品编码	商品名称及备注	最惠国	暂定税率	普通税率	增值税率	计量单位	监管条件	检验检疫类别	报检特殊单证
1504300010	濒危哺乳动物的油、脂及其分离品（仅指海生）	14		50	13	千克	ABFE	PRQS	I-3-01, I-4-01, I-3-01-3, I-1-07, I-2-07, I-3-02, I-4-08
1504300090	其他海生哺乳动物油、脂及其分离品	14		50	13	千克	AB	PRQS	I-1-01, I-4-01, I-3-01-3, I-2-06, I-1-12, I-3-02, I-4-08
1505000000	羊毛脂及羊毛脂肪物质（包括纯净的羊毛脂）	20		70	13	千克	AB	PQS	I-3-01-3, I-3-02, I-4-08
1506000010	其他濒危动物为原料制取的脂肪（包括河马、熊、野兔、海龟为原料的及海龟蛋油）	20		70	13	千克	ABFE	PRQS	I-3-01-3, I-3-02, I-4-08
1506000090	其他动物油、脂及其分离品（不论是否精制，但未经化学改性）	20		70	13	千克	AB	PRQS	I-1-01, I-3-01, I-3-01-3, I-3-02, I-4-08
1507100000	初榨的豆油（但未经化学改性）	9		190	9	千克	7AB	MPRQS	I-3-01-4, I-5-04, I-1-06, I-3-01-3, I-3-01-2, I-1-05, I-5-03, I-3-02
1507900000	精制的豆油及其分离品（包括初榨豆油的分离品，但未经化学改性）	9		190	9	千克	7AB	MRS	I-3-01-4, I-5-04, I-1-06, I-4-01, I-3-01-3, I-1-05, I-2-07, I-5-03, I-3-02
1508100000	初榨的花生油（但未经化学改性）	10		100	9	千克	AB	PRQS	I-5-04, I-3-01-3, I-3-01-2, I-5-03, I-3-02
1508900000	精制的花生油及其分离品（包括初榨花生油的分离品，但未经化学改性）	10		100	9	千克	AB	MRS	I-3-01-4, I-5-04, I-4-01, I-3-01-3, I-2-07, I-5-03, I-3-02
1509200000	特级初榨油橄榄油（未经化学改性）	10		30	9	千克	7AB	PRQS	I-3-01-4, I-5-04, I-4-01, I-3-01-3, I-2-07, I-5-03, I-3-02
1509300000	初榨油橄榄油（未经化学改性）	10		30	9	千克	7AB	PRQS	I-3-01-4, I-5-04, I-4-01, I-3-01-3, I-2-07, I-5-03, I-3-02
1509400000	其他初榨油橄榄油（未经化学改性）	10		30	9	千克	7AB	PRQS	I-3-01-4, I-5-04, I-4-01, I-3-01-3, I-2-07, I-5-03, I-3-02
1509900000	精制的油橄榄油及其分离品（包括初榨油橄榄油的分离品，但未经化学改性）	10		30	13	千克	7AB	RS	I-5-04, I-3-01-3, I-5-03, I-3-02
1510100000	粗提油橄榄果渣油（未经化学改性）	10		30	13	千克	7AB	PRQS	I-3-01-4, I-5-04, I-4-01, I-3-01-3, I-2-07, I-5-03, I-3-02
1510900000	其他橄榄油及其分离品（不论是否精制，但未经化学改性，包括掺有税目15.09的油或分离品的混合物）	10		30	13	千克	7AB	PRQS	I-3-01-4, I-5-04, I-4-01, I-3-01-3, I-2-07, I-5-03, I-3-02
1511100000	初榨的棕榈油（但未经化学改性）	9		60	9	千克	7AB	MPRQS	I-3-01-4, I-5-04, I-3-01-3, I-3-01-2, I-5-03, I-3-02
1511901000	棕榈液油（熔点为19℃-24℃，未经化学改性）	9		60	9	千克	7AB	MRS	I-3-01-4, I-5-04, I-4-01, I-2-07, I-5-03, I-3-02
1511902001	固态棕榈硬脂（50摄氏度≤熔点≤56摄氏度）（未经化学改性）	8	2	60	9	千克	7AB	MRS	I-3-01-4, I-5-04, I-4-01, I-3-01-3, I-2-07, I-5-03, I-3-02
1511902090	其他棕榈硬脂（44摄氏度≤熔点<50摄氏度）（未经化学改性）	8		60	9	千克	AB	MRS	I-3-01-4, I-5-04, I-4-01, I-3-01-3, I-2-07, I-5-03, I-3-02

商品编码	商品名称及备注	最惠国	暂定税率	普通税率	增值税率	计量单位	监管条件	检验检疫类别	报检特殊单证
1511909000	其他精制棕榈油（包括棕榈油的分离品，但未经化学改性）	9		60	13	千克	7AB	MRS	I-3-01-4, I-5-04, I-4-01, I-3-01-3, I-2-07, I-5-03, I-3-02
1512110000	初榨的葵花油和红花油（但未经化学改性）	9		160	9	千克	AB	PRQS	I-3-01-4, I-3-01-3, I-3-01-2, I-3-02
1512190000	精制的葵花油和红花油及其分离品（包括初榨葵花油和红花油的分离品，但未经化学改性）	9		160	13	千克	AB	RS	I-3-01-4, I-4-01, I-3-01-3, I-3-01-2, I-2-07, I-3-02
1512210000	初榨的棉子油（不论是否去除棉子酚）	10		70	9	千克	AB	PRQS	I-5-04, I-1-06, I-3-01-3, I-3-01-2, I-1-05, I-5-03, I-3-02
1512290000	精制的棉子油及其分离品（包括初榨棉子油的分离品，但未经化学改性）	10		70	13	千克	AB	RS	I-5-04, I-1-06, I-4-01, I-3-01-3, I-1-05, I-2-07, I-5-03, I-3-02
1513110000	初榨椰子油（但未经化学改性）	9		40	9	千克	AB	MPRQS	I-3-01-4, I-5-04, I-3-01-3, I-3-01-2, I-5-03, I-3-02
1513190000	其他椰子油及其分离品（包括初榨椰子油的分离品，但未经化学改性）	9		40	9	千克	AB	MPRQS	I-3-01-4, I-5-04, I-3-01-3, I-3-01-2, I-2-07, I-5-03, I-3-02
1513210000	初榨棕榈仁油或巴巴苏棕榈果油（未经化学改性）	9		40	9	千克	AB	MPRQS	I-3-01-4, I-5-04, I-3-01-3, I-3-01-2, I-5-03, I-3-02
1513290000	精制的棕榈仁油或巴巴苏棕榈果油（包括分离品，但未经化学改性，初榨的除外）	9		40	13	千克	AB	MRS	I-3-01-4, I-5-04, I-4-01, I-3-01-3, I-2-07, I-5-03, I-3-02
1514110000	初榨的低芥子酸菜子油（但未经化学改性）	9		170	9	千克	7AB	MPRQS	I-3-01-4, I-5-04, I-1-06, I-3-01-3, I-3-01-2, I-1-05, I-5-03, I-3-02
1514190000	其他低芥子酸菜子油（包括其分离品，但未经化学改性）	9		170	9	千克	7AB	MPRQS	I-3-01-4, I-5-04, I-1-06, I-3-01-3, I-3-01-2, I-1-05, I-5-03, I-3-02
1514911000	初榨的非低芥子酸菜子油（但未经化学改性）	9		170	9	千克	7AB	MPRQS	I-3-01-4, I-5-04, I-1-06, I-3-01-3, I-3-01-2, I-1-05, I-2-07, I-5-03, I-3-02
1514919000	初榨的芥子油（但未经化学改性）	9		170	9	千克	7AB	MPRQS	I-3-01-4, I-5-04, I-3-01-3, I-3-01-2, I-5-03, I-3-02
1514990000	精制非低芥子酸菜子油、芥子油（包括其分离品，但未经化学改性）	9		170	13	千克	7AB	MRS	I-3-01-4, I-5-04, I-1-06, I-4-01, I-3-01-3, I-1-05, I-2-07, I-5-03, I-3-02
1515110000	初榨亚麻子油（但未经化学改性）	15		30	9	千克	AB	MPRQS	I-3-01-4, I-5-04, I-3-01-3, I-3-01-2, I-5-03, I-3-02
1515190000	精制的亚麻子油及其分离品（包括初榨亚麻子油的分离品，但未经化学改性）	15		30	13	千克	AB	RS	I-3-01-4, I-5-04, I-4-01, I-3-01-3, I-2-07, I-5-03, I-3-02
1515210000	初榨的玉米油（但未经化学改性）	10		160	9	千克	AB	PRQS	I-3-01-4, I-5-04, I-1-06, I-3-01-3, I-3-01-2, I-1-05, I-5-03, I-3-02
1515290000	精制的玉米油及其分离品（包括初榨玉米油的分离品，但未经化学改性）	10		160	13	千克	AB	RS	I-3-01-4, I-5-04, I-1-06, I-4-01, I-3-01-3, I-1-05, I-2-07, I-5-03, I-3-02

商品编码	商品名称及备注	最惠国	暂定税率	普通税率	增值税率	计量单位	监管条件	检验检疫类别	报检特殊单证
1515300000	蓖麻油及其分离品（不论是否精制，但未经化学改性）	10		70	13	千克	AB	MPQS	I-3-01-4, I-3-01-2, I-3-02
1515500000	芝麻油及其分离品（不论是否精制，但未经化学改性）	12		20	9	千克	AB	PRQS	I-3-01-4, I-5-04, I-3-01-3, I-3-01-2, I-5-03, I-3-02
1515600000	微生物油、脂及其分离品（不论是否精制，但未经化学改性）	20		70	13	千克	AB	MPRNQS	I-3-01-4, I-5-04, I-3-01-3, I-3-01-2, I-5-03, I-3-02
1515901000	希蒙得木油及其分离品（不论是否精制，但未经化学改性）	20		70	13	千克	AB	PRQS	I-3-01-4, I-5-04, I-3-01-3, I-3-01-2, I-5-03, I-3-02
1515902000	印楝油及其分离品（不论是否精制，但未经化学改性）	20		70	13	千克	ABS	PRQS	I-3-01-4, I-5-04, I-3-01-3, I-3-01-2, I-1-11, I-5-03, I-3-02
1515903000	桐油及其分离品（不论是否精制，但未经化学改性）	20		70	13	千克	AB	PRQS	I-3-01-4, I-5-04, I-3-01-3, I-3-01-2, I-5-03, I-3-02
1515904000	茶籽油及其分离品（不论是否精制，但未经化学改性）	20		70	13	千克	AB	MPRNQS	I-3-01-4, I-5-04, I-3-01-3, I-3-01-2, I-5-03, I-3-02
1515909010	野生红松籽油（不论是否精制，但未经化学改性，不包括人工培植的）	20		70	13	千克	ABE	PRQS	I-3-01-4, I-5-04, I-3-01-3, I-3-01-2, I-5-03, I-3-02
1515909090	其他固定植物油、脂及其分离品（不论是否精制，但未经化学改性）	20		70	13	千克	AB	MPRNQS	I-3-01-4, I-5-04, I-3-01-3, I-3-01-2, I-5-03, I-3-02
1516100000	氢化、酯化或反油酸化动物油、脂（包括其分离品，不论是否精制，但未经进一步加工）	5		70	13	千克	AB	PRS	I-3-01-4, I-5-04, I-4-01, I-3-01-3, I-5-03, I-3-02
1516200000	氢化、酯化或反油酸化植物油、脂（包括其分离品，不论是否精制，但未经进一步加工）	25		70	13	千克	AB	RS	I-3-01-4, I-5-04, I-4-01, I-3-01-3, I-5-03, I-3-02
1516300000	氢化、酯化或反油酸化微生物油、脂（包括其分离品，不论是否精制，但未经进一步加工）	25		70	13	千克	AB	RS	I-3-01-4, I-5-04, I-4-01, I-3-01-3, I-5-03, I-3-02
1517100000	人造黄油（但不包括液态的）	30		80	13	千克	AB	MRS	I-3-01-4, I-5-04, I-4-01, I-3-01-3, I-5-03, I-3-02
1517901001	动物油脂制造的起酥油（品目1516的食用油、脂及其分离品除外）	25		70	13	千克	AB	PRS	I-3-01-4, I-5-04, I-4-01, I-3-01-3, I-5-03, I-3-02
1517901002	植物油脂制造的起酥油（品目1516的食用油、脂及其分离品除外）	25		70	9	千克	AB	RS	I-3-01-4, I-5-04, I-4-01, I-3-01-3, I-5-03, I-3-02
1517901090	微生物油脂制造的起酥油（品目1516的食用油、脂及其分离品除外）	25		70	9	千克	AB	RS	I-3-01-4, I-5-04, I-4-01, I-3-01-3, I-5-03, I-3-02
1517909001	其他混合制成的动物质食用油脂或制品（品目1516的食用油、脂及其分离品除外）	25		70	13	千克	AB	PRS	I-3-01-4, I-5-04, I-4-01, I-3-01-3, I-5-03, I-3-02
1517909002	其他混合制成的植物质食用油脂或制品（品目1516的食用油、脂及其分离品除外）	25		70	9	千克	AB	RS	I-3-01-4, I-5-04, I-4-01, I-3-01-3, I-5-03, I-3-02
1517909003	其他混合制成的微生物质食用油脂或制品	25		70	9	千克	AB	RS	I-3-01-4, I-5-04, I-4-01, I-3-01-3, I-5-03, I-3-02

商品编码	商品名称及备注	最惠国	暂定税率	普通税率	增值税率	计量单位	监管条件	检验检疫类别	报检特殊单证
1518000000	化学改性的动、植物或微生物油、脂（包括其分离品及本章油脂混合制成的非食用油脂或制品，品目1516的产品除外）	10		70	13	千克	AB	MRS	I-3-01-4, I-5-04, I-4-01, I-3-01-3, I-5-03, I-3-02
1520000000	粗甘油，甘油水及甘油碱液	20	6	50	13	千克	AB	MRS	I-3-01-4, I-3-01-3, I-3-01-1, I-3-02, I-4-08
1521100010	小烛树蜡	20		80	13	千克	ABEF	PRQ	I-3-01-3, I-3-01-2, I-3-02
1521100090	其他植物蜡	20		80	13	千克	AB	PRQS	I-3-01-3, I-3-01-2, I-3-02
1521901000	蜂蜡（不论是否精制或着色）	20		80	13	千克	AB	PRQS	I-3-01-3, I-3-02, I-4-08
1521909010	鲸蜡（不论是否精制或着色）	20		80	13	千克	AFEB	PQ	I-3-02
1521909090	其他虫蜡（不论是否精制或着色）	20		80	13	千克	AB	PQ	I-3-02

第四类　食品；饮料、酒及醋；烟草、烟草及烟草代用品的制品非经燃烧吸用的产品，无论是否含有尼古丁；其他供人体摄入尼古丁的含尼古丁的产品

第 16 章　肉、鱼、甲壳动物、软体动物及其他水生无脊椎动物以及昆虫的制品

商品编码	商品名称及备注	最惠国	暂定税率	普通税率	增值税率	计量单位	监管条件	检验检疫类别	报检特殊单证
1601001010	濒危野生动物肉、杂碎、血或昆虫制天然肠衣香肠（含品目 02.08 的野生动物，包括类似品）	5		90	13	千克	ABFE	PRQS	I-4-01, I-3-01-3, I-2-07, I-3-02
1601001090	其他动物肉、杂碎、血或昆虫制天然肠衣香肠（包括类似品）	5		90	13	千克	AB	PRQS	I-4-01, I-3-01-3, I-2-07, I-3-02
1601002010	濒危野生动物肉、杂碎、血或昆虫制其他肠衣香肠（含品目 02.08 的野生动物，包括类似品）	5		90	13	千克	ABFE	PRQS	I-4-01, I-3-01-3, I-2-07, I-3-02
1601002090	其他动物肉、杂碎、血或昆虫制其他肠衣香肠（包括类似品）	5		90	13	千克	AB	PRQS	I-4-01, I-3-01-3, I-2-07, I-3-02
1601003010	用含濒危野生动物或昆虫成分的香肠制的食品（含品目 02.08 的野生动物）	5		90	13	千克	ABFE	PRQS	I-4-01, I-3-01-3, I-2-07, I-3-02
1601003090	用含其他动物或昆虫成分的香肠制的食品	5		90	13	千克	AB	PRQS	I-4-01, I-3-01-3, I-2-07, I-3-02
1602100010	含濒危野生动物或昆虫成分的均化食品（指用肉、食用杂碎或动物血经精细均化制成，零售包装）	5		90	13	千克	ABFE	PRS	I-4-01, I-3-01-3, I-2-07, I-3-02
1602100090	其他动物肉、食用杂碎、血或昆虫的均化食品（指用肉、食用杂碎、动物血或昆虫经精细均化制成，零售包装）	5		90	13	千克	AB	PRS	I-4-01, I-3-01-3, I-2-07, I-3-02
1602200010	制作或保藏的濒危动物肝（第 2、3 章所列方法制作或保藏的除外）	5		90	13	千克	ABEF	PRQS	I-4-01, I-3-01-3, I-2-07, I-3-02
1602200090	制作或保藏的其他动物肝（第 2、3 章所列方法制作或保藏的除外）	5		90	13	千克	AB	PRQS	I-4-01, I-3-01-3, I-2-07, I-3-02
1602310000	制作或保藏的火鸡肉及杂碎（第 2、3 章所列方法制作或保藏的除外）	5		90	13	千克	AB	PRQS	I-4-01, I-3-01-3, I-2-07, I-3-02
1602321000	鸡罐头	5		90	13	千克	AB	PRQS	I-4-01, I-3-01-3, I-2-07, I-3-02

商品编码	商品名称及备注	最惠国	暂定税率	普通税率	增值税率	计量单位	监管条件	检验检疫类别	报检特殊单证
1602329100	其他方法制作或保藏的鸡胸肉（第2、3章所列方法制作或保藏的除外）	5		90	13	千克	AB	PRQS	I–4–01, I–3–01–3, I–2–07, I–3–02
1602329200	其他方法制作或保藏的鸡腿肉（第2、3章所列方法制作或保藏的除外）	5		90	13	千克	AB	PRQS	I–4–01, I–3–01–3, I–2–07, I–3–02
1602329900	其他方法制作或保藏的其他鸡产品（第2、3章所列方法制作或保藏的除外；鸡胸肉、鸡腿肉除外）	5		90	13	千克	AB	PRQS	I–4–01, I–3–01–3, I–2–07, I–3–02
1602391000	其他家禽肉及杂碎的罐头	5		90	13	千克	AB	PRQS	I–4–01, I–3–01–3, I–2–07, I–3–02
1602399100	其他方法制作或保藏的鸭（第2、3章所列方法制作或保藏的除外）	5		90	13	千克	AB	PRQS	I–4–01, I–3–01–3, I–2–07, I–3–02
1602399900	其他方法制作或保藏的其他家禽肉及杂碎（第2、3章所列方法制作或保藏的除外；鸡、鸭除外）	5		90	13	千克	AB	PRQS	I–4–01, I–3–01–3, I–2–07, I–3–02
1602410010	制作或保藏的鹿豚、姬猪后腿及肉块	5		90	13	千克	ABFE	PRQS	I–4–01, I–3–01–3, I–2–07, I–3–02
1602410090	制作或保藏的猪后腿及其肉块	5		90	13	千克	AB	PRQS	I–4–01, I–3–01–3, I–2–07, I–3–02
1602420010	制作或保藏的鹿豚、姬猪前腿及肉块	5		90	13	千克	ABFE	PRQS	I–4–01, I–3–01–3, I–2–07, I–3–02
1602420090	制作或保藏的猪前腿及其肉块	5		90	13	千克	AB	PRQS	I–4–01, I–3–01–3, I–2–07, I–3–02
1602491010	其他含鹿豚、姬猪肉及杂碎的罐头	5		90	13	千克	ABFE	PRQS	I–4–01, I–3–01–3, I–2–07, I–3–02
1602491090	其他猪肉及杂碎的罐头	5		90	13	千克	AB	PRQS	I–4–01, I–3–01–3, I–2–07, I–3–02
1602499010	制作或保藏的其他鹿豚、姬猪肉，杂碎（包括血等）	5		90	13	千克	ABFE	PRQS	I–4–01, I–3–01–3, I–2–07, I–3–02
1602499090	制作或保藏的其他猪肉，杂碎，血	5		90	13	千克	AB	PRQS	I–4–01, I–3–01–3, I–2–07, I–3–02
1602501010	含濒危野牛肉的罐头	5		90	13	千克	ABFE	PRQS	I–4–01, I–3–01–3, I–2–07, I–3–02
1602501090	其他牛肉及牛杂碎罐头（含野牛肉的除外）	5		90	13	千克	AB	PRQS	I–4–01, I–3–01–3, I–2–07, I–3–02
1602509010	其他制作或保藏的濒危野牛肉、杂碎（包括血等）	5		90	13	千克	ABFE	PRQS	I–4–01, I–3–01–3, I–2–07, I–3–02
1602509090	其他制作或保藏的牛肉，杂碎，血	5		90	13	千克	AB	PRQS	I–4–01, I–3–01–3, I–2–07, I–3–02
1602901010	其他濒危动物肉、杂碎、血或昆虫罐头	5		90	13	千克	ABFE	PRQS	I–4–01, I–3–01–3, I–2–07, I–3–02
1602901090	其他动物肉、杂碎、血或昆虫的罐头	5		90	13	千克	AB	PRQS	I–4–01, I–3–01–3, I–2–07, I–3–02
1602909010	制作或保藏的其他濒危动物肉、杂碎、血或昆虫	5		90	13	千克	ABFE	PRQS	I–4–01, I–3–01–3, I–2–07, I–3–02
1602909090	制作或保藏的其他动物肉、杂碎、血或昆虫	5		90	13	千克	AB	PRQS	I–4–01, I–3–01–3, I–2–07, I–3–02
1603000010	含濒危野生动物及鱼类成分的肉（指品目02.08及子目0301.92野生动物及鱼类）	5		90	13	千克	ABFE	PRQS	I–4–01, I–3–01–3, I–2–07, I–3–02
1603000090	肉及水产品的精、汁（水产品指鱼、甲壳动物、软体动物或其他水生无脊椎动物）	5		90	13	千克	AB	PRQS	I–4–01, I–3–01–3, I–2–07, I–3–02
1604111000	制作或保藏的大西洋鲑鱼（整条或切块，但未绞碎）	10		90	13	千克	AB	PRQS	I–4–01, I–3–01–3, I–2–07, I–3–02

商品编码	商品名称及备注	最惠国	暂定税率	普通税率	增值税率	计量单位	监管条件	检验检疫类别	报检特殊单证
1604119010	制作或保藏的川陕哲罗鲑鱼（整条或切块，但未绞碎）	10		90	13	千克	AB	PRQS	I-4-01, I-3-01-3, I-2-07, I-3-02
1604119020	制作或保藏的秦岭细鳞鲑鱼（整条或切块，但未绞碎）	10		90	13	千克	AB	PRQS	I-4-01, I-3-01-3, I-2-07, I-3-02
1604119090	制作或保藏的其他鲑鱼	10		90	13	千克	AB	PRQS	I-4-01, I-3-01-3, I-2-07, I-3-02
1604120000	制作或保藏的鲱鱼（整条或切块，但未绞碎）	5		90	13	千克	AB	PRQS	I-4-01, I-3-01-3, I-2-07, I-3-02
1604130000	制作或保藏的沙丁鱼、小沙丁鱼属、黍鲱或西鲱（整条或切块，但未绞碎）	5		90	13	千克	AB	PRQS	I-4-01, I-3-01-3, I-2-07, I-3-02
1604140000	制作或保藏的金枪鱼、鲣及狐鲣（狐鲣属）（整条或切块，但未绞碎）	5		90	13	千克	AB	PRQS	I-4-01, I-3-01-3, I-2-07, I-3-02
1604150000	制作或保藏的鲭鱼（整条或切块，但未绞碎）	5		90	13	千克	AB	PRQS	I-4-01, I-3-01-3, I-2-07, I-3-02
1604160000	制作保藏的鳀鱼(Anchovies)（整条或切块，但未绞碎）	5		90	13	千克	AB	PRQS	I-4-01, I-3-01-3, I-2-07, I-3-02
1604170010	制作或保藏的花鳗鲡（整条或切块，但未绞碎）	5		90	13	千克	ABE	PRQS	I-4-01, I-3-01-3, I-2-07, I-3-02
1604170020	制作或保藏的欧洲鳗鲡（整条或切块，但未绞碎）	5		90	13	千克	ABEF	PRQS	I-4-01, I-3-01-3, I-2-07, I-3-02
1604170090	其他制作或保藏的鳗鱼（整条或切块，但未绞碎）	5		90	13	千克	AB	PRQS	I-4-01, I-3-01-3, I-2-07, I-3-02
1604180010	制作或保藏的濒危鲨鱼鱼翅（整条或切块，但未绞碎）	12		90	13	千克	AFEB	PRQS	I-4-01, I-3-01-3, I-2-07, I-3-02
1604180090	制作或保藏的其他鲨鱼鱼翅（整条或切块，但未绞碎）	12		90	13	千克	AB	PRQS	I-4-01, I-3-01-3, I-2-07, I-3-02
1604192000	制作或保藏的罗非鱼（整条或切块，但未绞碎）	5		90	13	千克	AB	PRQS	I-4-01, I-3-01-3, I-2-07, I-3-02
1604193100	制作或保藏的斑点叉尾鲴鱼（整条或切块，但未绞碎）	5		90	13	千克	AB	PRQS	I-4-01, I-3-01-3, I-2-07, I-3-02
1604193900	制作或保藏的其他叉尾鲴鱼（整条或切块，但未绞碎）	5		90	13	千克	AB	PRQS	I-4-01, I-3-01-3, I-2-07, I-3-02
1604199010	制作或保藏的濒危鱼类（整条或切块，但未绞碎）	5		90	13	千克	AFEB	PRQS	I-4-01, I-3-01-3, I-2-07, I-3-02
1604199090	制作或保藏的其他鱼（整条或切块，但未绞碎）	5		90	13	千克	AB	PRQS	I-4-01, I-3-01-3, I-2-07, I-3-02
1604201110	濒危鲨鱼鱼翅罐头	12		90	13	千克	ABFE	PRQS	I-4-01, I-3-01-3, I-2-07, I-3-02
1604201190	其他鲨鱼鱼翅罐头	12		90	13	千克	AB	PRQS	I-4-01, I-3-01-3, I-2-07, I-3-02
1604201910	非整条或切块的濒危鱼罐头（鱼翅除外）	5		90	13	千克	ABFE	PRQS	I-4-01, I-3-01-3, I-2-07, I-3-02
1604201990	非整条或切块的其他鱼罐头（鱼翅除外）	5		90	13	千克	AB	PRQS	I-4-01, I-3-01-3, I-2-07, I-3-02
1604209110	制作或保藏的濒危鲨鱼鱼翅（非整条、非切块、非罐头）	12		90	13	千克	ABFE	PRQS	I-4-01, I-3-01-3, I-2-07, I-3-02
1604209190	制作或保藏其他鲨鱼鱼翅（非整条、非切块、非罐头）	12		90	13	千克	AB	PRQS	I-4-01, I-3-01-3, I-2-07, I-3-02
1604209910	其他制作或保藏的濒危鱼（非整条、非切块、非罐头，鱼翅除外）	5		90	13	千克	ABFE	PRQS	I-4-01, I-3-01-3, I-2-07, I-3-02
1604209990	其他制作或保藏的鱼（非整条、非切块、非罐头，鱼翅除外）	5		90	13	千克	AB	PRQS	I-4-01, I-3-01-3, I-2-07, I-3-02
1604310000	鲟鱼子酱	5		90	13	千克	ABFE	PRQS	I-4-01, I-3-01-3, I-2-07, I-3-02

商品编码	商品名称及备注	最惠国	暂定税率	普通税率	增值税率	计量单位	监管条件	检验检疫类别	报检特殊单证
1604320000	鲟鱼子酱代用品	5		90	13	千克	AB	PRQS	I-4-01, I-3-01-3, I-2-07, I-3-02
1605100000	制作或保藏的蟹	5		90	13	千克	AB	PRQS	I-4-01, I-3-01-3, I-2-07, I-3-02
1605210000	制作或保藏的非密封包装小虾及对虾	5		90	13	千克	AB	PRQS	I-4-01, I-3-01-3, I-2-07, I-3-02
1605290000	其他制作或保藏的小虾及对虾	5		90	13	千克	AB	PRQS	I-4-01, I-3-01-3, I-2-07, I-3-02
1605300000	制作或保藏的龙虾	5		90	13	千克	AB	PRQS	I-4-01, I-3-01-3, I-2-07, I-3-02
1605401100	制作或保藏的淡水小龙虾仁	5		90	13	千克	AB	PRQS	I-4-01, I-3-01-3, I-2-07, I-3-02
1605401900	制作或保藏的带壳淡水小龙虾	5		90	13	千克	AB	PRQS	I-4-01, I-3-01-3, I-2-07, I-3-02
1605409000	制作或保藏的其他甲壳动物	5		90	13	千克	AB	PRQS	I-4-01, I-3-01-3, I-2-07, I-3-02
1605510000	制作或保藏的牡蛎（蚝）	5		90	13	千克	AB	PRQS	I-4-01, I-3-01-3, I-2-07, I-3-02
1605520010	制作或保藏的大珠母贝	5		90	13	千克	ABE	PRQS	I-4-01, I-3-01-3, I-2-07, I-3-02
1605520090	其他制作或保藏的扇贝，包括海扇	5		90	13	千克	AB	PRQS	I-4-01, I-3-01-3, I-2-07, I-3-02
1605530000	制作或保藏的贻贝	5		90	13	千克	AB	PRQS	I-4-01, I-3-01-3, I-2-07, I-3-02
1605540000	制作或保藏的墨鱼及鱿鱼	5		90	13	千克	AB	PRQS	I-4-01, I-3-01-3, I-2-07, I-3-02
1605550000	制作或保藏的章鱼	5		90	13	千克	AB	PRQS	I-4-01, I-3-01-3, I-2-07, I-3-02
1605561000	制作或保藏的蛤	5		90	13	千克	AB	PRQS	I-4-01, I-3-01-3, I-2-07, I-3-02
1605562010	制作或保藏的砗磲	5		90	13	千克	ABEF	PRQS	I-4-01, I-3-01-3, I-2-07, I-3-02
1605562090	其他制作或保藏的鸟蛤及舟贝	5		90	13	千克	AB	PRQS	I-4-01, I-3-01-3, I-2-07, I-3-02
1605570000	制作或保藏的鲍鱼	5		90	13	千克	AB	PRQS	I-4-01, I-3-01-3, I-2-07, I-3-02
1605580010	制作或保藏的濒危蜗牛及螺，海螺除外	5		90	13	千克	ABFE	PRQS	I-4-01, I-3-01-3, I-2-07, I-3-02
1605580090	其他制作或保藏的蜗牛及螺，海螺除外	5		90	13	千克	AB	PRQS	I-4-01, I-3-01-3, I-2-07, I-3-02
1605590010	其他制作或保藏的濒危软体动物	5		90	13	千克	ABFE	PRQS	I-4-01, I-3-01-3, I-2-07, I-3-02
1605590090	其他制作或保藏的软体动物	5		90	13	千克	AB	PRQS	I-4-01, I-3-01-3, I-2-07, I-3-02
1605610010	制作或保藏的暗色刺参	5		90	13	千克	ABFE	PRQS	I-4-01, I-3-01-3, I-2-07, I-3-02
1605610090	其他制作或保藏的海参	5		90	13	千克	AB	PRQS	I-4-01, I-3-01-3, I-2-07, I-3-02
1605620000	制作或保藏的海胆	5		90	13	千克	AB	PRQS	I-4-01, I-3-01-3, I-2-07, I-3-02
1605630000	制作或保藏的海蜇	5		90	13	千克	AB	PRQS	I-4-01, I-3-01-3, I-2-07, I-3-02
1605690010	其他制作或保藏的濒危水生无脊椎动物	5		90	13	千克	ABFE	PRQS	I-4-01, I-3-01-3, I-2-07, I-3-02

商品编码	商品名称及备注	最惠国	暂定税率	普通税率	增值税率	计量单位	监管条件	检验检疫类别	报检特殊单证
1605690090	其他制作或保藏的水生无脊椎动物	5		90	13	千克	AB	PRQS	I-4-01, I-3-01-3, I-2-07, I-3-02

第 17 章　糖及糖食

商品编码	商品名称及备注	最惠国	暂定税率	普通税率	增值税率	计量单位	监管条件	检验检疫类别	报检特殊单证
1701120001	未加香料或着色剂的甜菜原糖（按重量计干燥状态的糖含量低于旋光读数99.5度（配额内））	15		125	13	千克	ABqt	MPRQS	I-3-01-4, I-4-01, I-3-01-3, I-3-01-2, I-2-07, I-3-02
1701120090	未加香料或着色剂的甜菜原糖（按重量计干燥状态的糖含量低于旋光读数99.5度（配额外））	50		125	13	千克	7AB	MPRQS	I-3-01-4, I-4-01, I-3-01-3, I-3-01-2, I-2-07, I-3-02
1701130001	未加香料或着色剂的本章子目注释二所述的甘蔗原糖（按重量计干燥状态的蔗糖含量对应的旋光读数不低于69度，但低于93度（配额内））	15		125	13	千克	ABqt	MPRQS	I-3-01-4, I-4-01, I-3-01-3, I-3-01-2, I-2-07, I-3-02
1701130090	未加香料或着色剂的本章子目注释二所述的甘蔗原糖（按重量计干燥状态的蔗糖含量对应的旋光读数不低于69度，但低于93度（配额外））	50		125	13	千克	7AB	PRQS	I-3-01-4, I-4-01, I-3-01-3, I-3-01-2, I-2-07, I-3-02
1701140001	未加香料或着色剂其他甘蔗原糖（按重量计干燥状态的糖含量低于旋光读数99.5度（配额内））	15		125	13	千克	ABqt	PRQS	I-3-01-4, I-4-01, I-3-01-3, I-3-01-2, I-2-07, I-3-02
1701140090	未加香料或着色剂其他甘蔗原糖（按重量计干燥状态的糖含量低于旋光读数99.5度（配额外））	50		125	13	千克	7AB	PRQS	I-3-01-4, I-4-01, I-3-01-3, I-3-01-2, I-2-07, I-3-02
1701910001	加有香料或着色剂的糖（指甘蔗糖、甜菜糖及化学纯蔗糖（配额内））	15		125	13	千克	ABqt	RS	I-4-01, I-3-01-3, I-2-07, I-3-02
1701910090	加有香料或着色剂的糖（指甘蔗糖、甜菜糖及化学纯蔗糖（配额外））	50		125	13	千克	7AB	RS	I-4-01, I-3-01-3, I-2-07, I-3-02
1701991010	砂糖（配额内）	15		125	13	千克	ABqt	MRS	I-3-01-4, I-4-01, I-3-01-3, I-2-07, I-3-02
1701991090	砂糖（配额外）	50		125	13	千克	7AB	MRS	I-3-01-4, I-4-01, I-3-01-3, I-2-07, I-3-02
1701992001	绵白糖（配额内）	15		125	13	千克	ABqt	RS	I-4-01, I-3-01-3, I-2-07, I-3-02
1701992090	绵白糖（配额外）	50		125	13	千克	7AB	RS	I-4-01, I-3-01-3, I-2-07, I-3-02
1701999001	其他精制糖（配额内）	15		125	13	千克	ABqt	RS	I-4-01, I-3-01-3, I-2-07, I-3-02
1701999090	其他精制糖（配额外）	50		125	13	千克	7AB	RS	I-4-01, I-3-01-3, I-2-07, I-3-02
1702110000	按重量计干燥无水乳糖含量在99%及以上的乳糖	10	5	80	13	千克	AB	RS	I-4-01, I-3-01-3, I-2-07, I-3-02
1702190000	其他乳糖及乳糖浆	10		80	13	千克	AB	RS	I-4-01, I-3-01-3, I-2-07, I-3-02
1702200000	槭糖及槭糖浆	30		80	13	千克	AB	RS	I-4-05, I-5-05, I-3-01-3, I-2-07, I-3-02

商品编码	商品名称及备注	最惠国	暂定税率	普通税率	增值税率	计量单位	监管条件	检验检疫类别	报检特殊单证
1702300000	低果糖含量的葡萄糖及糖浆（仅指按重量计干燥状态的果糖含量在20%以下的葡萄糖）	30		80	13	千克	BA	RS	I-4-01, I-3-01-3, I-2-07, I-3-02
1702400000	中果糖含量的葡萄糖及糖浆（仅指干燥果糖重量在20%～50%的葡萄糖，转化糖除外）	30		80	13	千克	BA	RS	I-4-01, I-3-01-3, I-2-07, I-3-02
1702500000	化学纯果糖	30		80	13	千克	AB	RS	I-4-01, I-3-01-3, I-2-07, I-3-02
1702600000	其他果糖及糖浆（仅指干燥果糖重量在50%以上的，转化糖除外）	30		80	13	千克	BA	RS	I-4-01, I-3-01-3, I-2-07, I-3-02
1702901100	甘蔗糖或甜菜糖水溶液	30		80	13	千克	AB	RS	I-4-01, I-3-01-3, I-2-07, I-3-02
1702901200	蔗糖含量超过50%的甘蔗糖、甜菜糖与其他糖的简单固体混合物	30		80	13	千克	AB	RS	I-4-01, I-3-01-3, I-2-07, I-3-02
1702909010	人造蜜	30		80	13	千克	AB	RS	I-4-01, I-3-01-3, I-2-07, I-3-02
1702909090	其他固体糖、糖浆及焦糖（包括转化糖及按重量计干燥状态果糖含量50%的糖、糖浆）	30		80	13	千克	AB	RS	I-4-01, I-3-01-3, I-2-07, I-3-02
1703100000	甘蔗糖蜜	8		50	13	千克	9B	RS	I-4-05, I-4-03, I-5-05, I-1-10, I-4-02, I-3-01-3, I-2-05, I-1-12, I-3-02, I-4-08
1703900000	其他糖蜜	8		50	13	千克	9B	RS	I-4-03, I-1-10, I-4-02, I-2-05, I-5-06
1704100000	口香糖（不论是否裹糖）	12		50	13	千克	AB	RS	I-4-01, I-3-01-3, I-2-07, I-3-02
1704900000	其他不含可可的糖食（包括白巧克力）	10		50	13	千克	AB	RS	I-4-01, I-3-01-3, I-2-07, I-3-02

第18章　可可及可可制品

商品编码	商品名称及备注	最惠国	暂定税率	普通税率	增值税率	计量单位	监管条件	检验检疫类别	报检特殊单证
1801000000	生或焙炒的整颗或破碎的可可豆	8	0	30	13	千克	AB	MPRQS	I-4-01, I-3-01-3, I-3-01-2, I-2-07, I-3-02
1802000000	可可荚、壳、皮及废料	10		30	13	千克	AB	PQS	I-3-01-2, I-3-02
1803100000	未脱脂可可膏	10		30	13	千克	AB	RS	I-4-01, I-3-01-3, I-2-07, I-3-02
1803200000	全脱脂或部分脱脂的可可膏	10		30	13	千克	AB	RS	I-4-01, I-3-01-3, I-2-07, I-3-02
1804000010	可可脂	22	10	70	13	千克	AB	RS	I-4-01, I-3-01-3, I-2-07, I-3-02
1804000090	可可油	22	10	70	13	千克	AB	RS	I-4-01, I-3-01-3, I-2-07, I-3-02
1805000000	未加糖或其他甜物质的可可粉	15		40	13	千克	AB	PRQS	I-4-01, I-3-01-3, I-3-01-2, I-2-07, I-3-02
1806100000	含糖或其他甜物质的可可粉	10		50	13	千克	AB	PRQS	I-4-01, I-3-01-3, I-3-01-2, I-2-07, I-3-02

商品编码	商品名称及备注	最惠国	暂定税率	普通税率	增值税率	计量单位	监管条件	检验检疫类别	报检特殊单证
1806200000	每件净重超过2千克的含可可食品	10		50	13	千克	AB	RS	I-4-01, I-3-01-3, I-2-07, I-3-02
1806310000	其他夹心块状或条状的含可可食品（每件净重不超过2千克）	8		50	13	千克	AB	RS	I-4-01, I-3-01-3, I-2-07, I-3-02
1806320000	其他不夹心块状或条状含可可食品（每件净重不超过2千克）	10		50	13	千克	AB	RS	I-4-01, I-3-01-3, I-2-07, I-3-02
1806900000	其他巧克力及含可可的食品（每件净重不超过2千克）	8		50	13	千克	AB	RS	I-4-01, I-3-01-3, I-2-07, I-3-02

第19章　谷物、粮食粉、淀粉或乳的制品；糕饼点心

商品编码	商品名称及备注	最惠国	暂定税率	普通税率	增值税率	计量单位	监管条件	检验检疫类别	报检特殊单证
1901101010	乳基特殊医学用途婴幼儿配方食品（按重量计全脱脂可可含量<5%乳品制）	15	0	40	13	千克	7AB	RS	I-4-01, I-3-01-3, I-2-07, I-3-02
1901101090	供婴幼儿食用的零售包装配方奶粉（乳基特殊医学用途婴幼儿配方食品除外）（按重量计全脱脂可可含量<5%乳品制）	15	5	40	13	千克	7AB	RS	I-4-01, I-3-01-3, I-2-07, I-3-02
1901109000	其他供婴幼儿食用的零售包装食品（按重量计全脱脂可可含量<40%粉、淀粉或麦制；按重量计全脱脂可可含量<5%乳品制）	15	2	40	13	千克	AB	PRS	I-4-01, I-3-01-3, I-2-07, I-3-02
1901200000	供烘焙品目1905所列面包糕饼用的调制品及面团（按重量计全脱脂可可含量<40%粉、淀粉或麦精制；按重量计全脱脂可可含量<5%乳品制）	10		80	13	千克	AB	RS	I-4-01, I-3-01-3, I-2-07, I-3-02
1901900010	乳基特殊医学用途配方食品	10	0	80	13	千克	AB	RS	I-4-01, I-3-01-3, I-2-07, I-3-02
1901900090	其他麦精、粮食粉等制食品及乳制食品	10	5	80	13	千克	AB	RS	I-4-01, I-3-01-3, I-2-07, I-3-02
1902110010	未包馅或未制作的含蛋生面食，非速冻的	10		80	9	千克	AB	PRQS	I-4-01, I-3-01-3, I-2-07, I-3-02
1902110090	其他未包馅或未制作的含蛋生面食	10		80	13	千克	AB	PRQS	I-4-01, I-3-01-3, I-2-07, I-3-02
1902190010	其他未包馅或未制作的生面食，非速冻的	10	8	80	9	千克	AB	PRQS	I-4-01, I-3-01-3, I-2-07, I-3-02
1902190090	其他未包馅或未制作的生面食	10	8	80	13	千克	AB	PRQS	I-4-01, I-3-01-3, I-2-07, I-3-02
1902200000	包馅面食（不论是否烹煮或经其他方法制作）	10		80	13	千克	AB	PRQS	I-4-01, I-3-01-3, I-2-07, I-3-02
1902301000	米粉干	10		80	13	千克	AB	PRQS	I-4-01, I-3-01-3, I-2-07, I-3-02
1902302000	粉丝	10		80	13	千克	AB	PRQS	I-4-01, I-3-01-3, I-2-07, I-3-02
1902303000	即食或快熟面条	10		80	13	千克	AB	RS	I-4-01, I-3-01-3, I-2-07, I-3-02

商品编码	商品名称及备注	最惠国	暂定税率	普通税率	增值税率	计量单位	监管条件	检验检疫类别	报检特殊单证
1902309000	其他面食	10		80	13	千克	AB	PRQS	I-4-01, I-3-01-3, I-3-01-2, I-2-07, I-3-02
1902400000	古斯古斯面食（古斯古斯粉是一种经热处理的硬麦粗粉）	10		80	13	千克	AB	RS	I-4-01, I-3-01-3, I-2-07, I-3-02
1903000000	珍粉及淀粉制成的珍粉代用品（片、粒、珠、粉或类似形状的）	10		80	13	千克	AB	RS	I-4-01, I-3-01-3, I-2-07, I-3-02
1904100000	膨化或烘炒谷物制成的食品	10		80	13	千克	AB	RS	I-4-01, I-3-01-3, I-2-07, I-3-02
1904200000	未烘炒谷物片制成的食品（包括未烘炒谷物片与烘炒谷物片或膨化谷物混合制成食品）	10		80	13	千克	AB	PRQS	I-4-01, I-3-01-3, I-3-01-2, I-2-07, I-3-02
1904300000	碾碎的干小麦（细粉、粗粒及粗粉除外）	10		80	13	千克	AB	PRQS	I-4-01, I-3-01-3, I-3-01-2, I-2-07, I-3-02
1904900000	预煮或经其他方法制作的谷粒（包括其他经加工的谷粒（除细粉、粗粒及粗粉），玉米除外）	10		80	13	千克	AB	PRQS	I-4-01, I-3-01-3, I-3-01-2, I-2-07, I-3-02
1905100000	黑麦脆面包片	10		80	13	千克	AB	RS	I-4-05, I-4-01, I-3-01-3, I-2-07, I-3-02
1905200000	姜饼及类似品	10		80	13	千克	AB	RS	I-3-01, I-5-06
1905310000	甜饼干	10		80	13	千克	AB	RS	I-4-01, I-3-01-3, I-2-07, I-3-02
1905320000	华夫饼干及圣餐饼	10		80	13	千克	AB	RS	I-4-01, I-3-01-3, I-2-07, I-3-02
1905400000	面包干，吐司及类似的烤面包	10		80	13	千克	AB	RS	I-4-01, I-3-01-3, I-2-07, I-3-02
1905900000	其他面包，糕点，饼干及烘焙糕饼（包括装药空囊、封缄、糯米纸及类似制品）	10		80	13	千克	AB	RS	I-4-01, I-3-01-3, I-2-07, I-3-02

第 20 章　蔬菜、水果、坚果或植物其他部分的制品

商品编码	商品名称及备注	最惠国	暂定税率	普通税率	增值税率	计量单位	监管条件	检验检疫类别	报检特殊单证
2001100000	用醋或醋酸制作的黄瓜及小黄瓜	5		70	13	千克	AB	RS	I-4-01, I-3-01-3, I-2-07, I-3-02
2001901010	用醋或醋酸腌制的大蒜头、大蒜瓣（无论是否加糖或去皮）	5		70	13	千克	AB	RS	I-4-01, I-3-01-3, I-2-07, I-3-02
2001901090	用醋或醋酸腌制的其他大蒜（不含蒜头、蒜瓣，无论是否加糖或去皮）	5		70	13	千克	AB	RS	I-4-01, I-3-01-3, I-2-07, I-3-02
2001909010	用醋或醋酸制作或保藏的松茸	5		70	13	千克	ABE	RS	I-4-01, I-3-01-3, I-2-07, I-3-02
2001909020	用醋或醋酸制作或保藏的翠叶芦荟	5		70	13	千克	AB	RS	I-4-01, I-3-01-3, I-2-07, I-3-02
2001909030	用醋或醋酸制作或保藏的其他芦荟（翠叶芦荟除外）	5		70	13	千克	ABFE	RS	I-4-01, I-3-01-3, I-2-07, I-3-02
2001909040	用醋或醋酸制作或保藏的仙人掌植物	5		70	13	千克	ABFE	RS	I-4-01, I-3-01-3, I-2-07, I-3-02
2001909050	用醋或醋酸制作或保藏的野生莼菜（不包括人工培植的）	5		70	13	千克	ABE	RS	I-4-01, I-3-01-3, I-2-07, I-3-02

商品编码	商品名称及备注	最惠国	暂定税率	普通税率	增值税率	计量单位	监管条件	检验检疫类别	报检特殊单证
2001909090	用醋制作的其他果、菜及食用植物（包括用醋酸制作或保藏的）	5		70	13	千克	AB	RS	I-4-01, I-3-01-3, I-2-07, I-3-02
2002101000	非用醋制作的整个或切片番茄罐头	5		80	13	千克	AB	RS	I-4-01, I-3-01-3, I-2-07, I-3-02
2002109000	非用醋制作的其他整个或切片番茄	5		70	13	千克	AB	PRQ	I-4-01, I-3-01-3, I-3-01-2, I-2-07, I-3-02
2002901100	重量不超过5kg的番茄酱罐头	5		80	13	千克	AB	RS	I-4-01, I-3-01-3, I-2-07, I-3-02
2002901900	重量大于5kg的番茄酱罐头	5		80	13	千克	AB	RS	I-4-01, I-3-01-3, I-2-07, I-3-02
2002909000	非用醋制作的绞碎番茄（用醋或醋酸以外其他方法制作或保藏的）	5		70	13	千克	AB	PRQS	I-4-01, I-3-01-3, I-3-01-2, I-2-07, I-3-02
2003101100	小白蘑菇罐头（指洋蘑菇，用醋或醋酸以外其他方法制作或保藏）	5		90	13	千克	AB	RS	I-4-01, I-3-01-3, I-2-07, I-3-02
2003101900	其他伞菌属蘑菇罐头（用醋或醋酸以外其他方法制作或保藏的）	5		90	13	千克	AB	RS	I-4-01, I-3-01-3, I-2-07, I-3-02
2003109000	非用醋制作的其他伞菌属蘑菇（用醋或醋酸以外其他方法制作或保藏的）	5		90	13	千克	AB	RS	I-4-01, I-3-01-3, I-2-07, I-3-02
2003901010	非用醋制作的香菇罐头（用醋或醋酸以外其他方法制作或保藏的（非伞菌属蘑菇））	5		90	13	千克	AB	RS	I-4-01, I-3-01-3, I-2-07, I-3-02
2003901020	非用醋制作的濒危野生口蘑罐头（用醋或醋酸以外其他方法制作或保藏的，不包括人工培植的）	5		90	13	千克	ABE	RS	I-4-01, I-3-01-3, I-2-07, I-3-02
2003901090	非用醋制作的其他蘑菇罐头（用醋或醋酸以外其他方法制作或保藏的（非伞菌属蘑菇））	5		90	13	千克	AB	RS	I-4-01, I-3-01-3, I-2-07, I-3-02
2003909010	非用醋制作的其他香菇（用醋或醋酸以外其他方法制作或保藏的（非伞菌属蘑菇））	5		90	13	千克	AB	PRQS	I-4-01, I-3-01-3, I-3-01-2, I-2-07, I-3-02
2003909020	非用醋制作的其他濒危野生口蘑（用醋或醋酸以外其他方法制作或保藏的，不包括人工培植的）	5		90	13	千克	ABE	PRQS	I-4-01, I-3-01-3, I-3-01-2, I-2-07, I-3-02
2003909090	非用醋制作的其他蘑菇（用醋或醋酸以外其他方法制作或保藏的（非伞菌属蘑菇））	5		90	13	千克	AB	PRQS	I-4-01, I-3-01-3, I-3-01-2, I-2-07, I-3-02
2004100000	非用醋制作的冷冻马铃薯（品目2006的货品除外）	5		70	13	千克	AB	RS	I-4-01, I-3-01-3, I-3-01-2, I-2-07, I-3-02
2004900020	非用醋制作的冷冻翠叶芦荟	5		70	13	千克	AB	RS	I-4-01, I-3-01-3, I-3-01-2, I-2-07, I-3-02
2004900030	非用醋制作的冷冻其他芦荟（翠叶芦荟除外）	5		70	13	千克	ABFE	RS	I-4-01, I-3-01-3, I-3-01-2, I-2-07, I-3-02
2004900040	非用醋制作的冷冻仙人掌植物	5		70	13	千克	ABFE	RS	I-4-01, I-3-01-3, I-3-01-2, I-2-07, I-3-02
2004900090	非用醋制作的其他冷冻蔬菜（品目2006的货品除外）	5		70	13	千克	AB	RS	I-4-01, I-3-01-3, I-3-01-2, I-2-07, I-3-02
2005100000	非用醋制作的未冷冻均化蔬菜	5		70	13	千克	AB	PRQS	I-4-01, I-3-01-3, I-3-01-2, I-2-07, I-3-02
2005200000	非用醋制作的未冷冻马铃薯	5		70	13	千克	AB	PRQS	I-4-01, I-3-01-3, I-3-01-2, I-2-07, I-3-02
2005400000	非用醋制作的未冷冻豌豆	5		70	13	千克	AB	PRQS	I-4-01, I-3-01-3, I-3-01-2, I-2-07, I-3-02
2005511100	非用醋制作的赤豆馅罐头	5		80	13	千克	AB	RS	I-4-01, I-3-01-3, I-2-07, I-3-02

商品编码	商品名称及备注	最惠国	暂定税率	普通税率	增值税率	计量单位	监管条件	检验检疫类别	报检特殊单证
2005511900	其他非用醋制作的脱荚豇豆及菜豆罐头	5		80	13	千克	AB	RS	I-4-01, I-3-01-3, I-2-07, I-3-02
2005519100	非用醋制作的赤豆馅，罐头除外	5		70	13	千克	AB	PRQS	I-4-01, I-3-01-3, I-3-01-2, I-2-07, I-3-02
2005519900	非用醋制作的其他脱荚豇豆及菜豆，罐头除外	5		70	13	千克	AB	PRQS	I-4-01, I-3-01-3, I-3-01-2, I-2-07, I-3-02
2005591000	非用醋制作的其他豇豆及菜豆罐头	5		80	13	千克	AB	RS	I-4-01, I-3-01-3, I-2-07, I-3-02
2005599000	非用醋制作的其他豇豆及菜豆	5		70	13	千克	AB	PRQS	I-4-01, I-3-01-3, I-3-01-2, I-2-07, I-3-02
2005601000	非用醋制作的芦笋罐头	5		80	13	千克	AB	RS	I-4-01, I-3-01-3, I-2-07, I-3-02
2005609000	非用醋制作的其他芦笋	5		70	13	千克	AB	PRQS	I-4-01, I-3-01-3, I-3-01-2, I-2-07, I-3-02
2005700000	非用醋制作的未冷冻油橄榄	5		70	13	千克	AB	PRQS	I-4-01, I-3-01-3, I-3-01-2, I-2-07, I-3-02
2005800000	非用醋制作的未冷冻甜玉米	5		80	13	千克	AB	PRQS	I-4-01, I-3-01-3, I-3-01-2, I-2-07, I-3-02
2005911000	非用醋制作的竹笋罐头	5		80	13	千克	AB	RS	I-4-01, I-3-01-3, I-2-07, I-3-02
2005919000	非用醋制作的其他竹笋	5		70	13	千克	AB	PRQS	I-4-01, I-3-01-3, I-3-01-2, I-2-07, I-3-02
2005992000	非用醋制作的蚕豆罐头	5		80	13	千克	AB	RS	I-4-01, I-3-01-3, I-2-07, I-3-02
2005994000	榨菜	5		70	13	千克	AB	RS	I-4-01, I-3-01-3, I-2-07, I-3-02
2005995000	咸蕨菜	5		70	13	千克	AB	RS	I-4-01, I-3-01-3, I-2-07, I-3-02
2005996000	咸荞(藠)头	5		70	13	千克	AB	RS	I-4-01, I-3-01-3, I-2-07, I-3-02
2005997000	蒜制品(非用醋制作)	5		70	13	千克	AB	RS	I-4-01, I-3-01-3, I-2-07, I-3-02
2005999100	其他蔬菜及什锦蔬菜罐头(非用醋制作)	5		70	13	千克	AB	RS	I-4-01, I-3-01-3, I-2-07, I-3-02
2005999910	非用醋制作的仙人掌	5		70	13	千克	ABFE	PRQS	I-4-01, I-3-01-3, I-3-01-2, I-2-07, I-3-02
2005999921	非用醋制作的翠叶芦荟	5		70	13	千克	AB	PRQS	I-4-01, I-3-01-3, I-3-01-2, I-2-07, I-3-02
2005999929	非用醋制作的其他芦荟(翠叶芦荟除外)	5		70	13	千克	ABFE	PRQS	I-4-01, I-3-01-3, I-3-01-2, I-2-07, I-3-02
2005999990	非用醋制作的其他蔬菜及什锦蔬菜	5		70	13	千克	AB	PRQS	I-4-01, I-3-01-3, I-3-01-2, I-2-07, I-3-02
2006001000	蜜枣	5		90	13	千克	AB	RS	I-4-01, I-3-01-3, I-2-07, I-3-02
2006002000	糖渍制橄榄	5		90	13	千克	AB	RS	I-4-01, I-3-01-3, I-2-07, I-3-02
2006009000	其他糖渍蔬菜,水果,坚果,果皮(包括糖渍植物的其他部分)	5		90	13	千克	AB	RS	I-4-01, I-3-01-3, I-2-07, I-3-02
2007100000	烹煮的果子均化食品(包括果酱、果冻、果泥、果膏)	5		80	13	千克	AB	RS	I-4-01, I-3-01-3, I-2-07, I-3-02
2007910000	烹煮的柑橘属水果(包括果酱、果冻、果泥、果膏)	5		80	13	千克	AB	RS	I-4-01, I-3-01-3, I-2-07, I-3-02
2007991000	其他烹煮的果酱、果冻罐头(包括果泥、果膏)	5		80	13	千克	AB	RS	I-4-01, I-3-01-3, I-2-07, I-3-02

商品编码	商品名称及备注	最惠国	暂定税率	普通税率	增值税率	计量单位	监管条件	检验检疫类别	报检特殊单证
2007999000	其他烹煮的果酱、果冻（包括果泥、果膏）	5		80	13	千克	AB	RS	I-4-01, I-3-01-3, I-2-07, I-3-02
2008111000	花生米罐头	5		90	13	千克	AB	RS	I-4-01, I-3-01-3, I-2-07, I-3-02
2008112000	烘焙花生	5		80	13	千克	AB	PRQS	I-4-01, I-3-01-3, I-2-07, I-3-02
2008113000	花生酱	5		90	13	千克	AB	RS	I-4-01, I-3-01-3, I-2-07, I-3-02
2008119000	其他非用醋制作的花生（用醋或醋酸以外其他方法制作或保藏的）	5		80	13	千克	AB	PRQS	I-4-01, I-3-01-3, I-2-07, I-3-02
2008191000	核桃仁罐头	5		90	13	千克	AB	RS	I-4-01, I-3-01-3, I-2-07, I-3-02
2008192000	其他果仁罐头	5		90	13	千克	AB	RS	I-4-01, I-3-01-3, I-2-07, I-3-02
2008199100	栗仁（用醋或醋酸以外其他方法制作或保藏的）	5		80	13	千克	AB	PRQS	I-4-01, I-3-01-3, I-2-07, I-3-02
2008199200	芝麻（用醋或醋酸以外其他方法制作或保藏的）	5		80	13	千克	AB	PRQS	I-4-01, I-3-01-3, I-2-07, I-3-02
2008199910	其他方法制作或保藏的野生红松子仁（用醋或醋酸以外其他方法制作或保藏的，不包括人工培植的）	5		80	13	千克	ABE	PRQS	I-4-01, I-3-01-3, I-2-07, I-3-02
2008199990	未列名制作或保藏的坚果及其他子仁（用醋或醋酸以外其他方法制作或保藏的）	5		80	13	千克	AB	PRQS	I-4-01, I-3-01-3, I-2-07, I-3-02
2008201000	菠萝罐头	5		90	13	千克	AB	RS	I-4-01, I-3-01-3, I-2-07, I-3-02
2008209000	非用醋制作的其他菠萝（用醋或醋酸以外其他方法制作或保藏的）	5		80	13	千克	AB	PRQ	I-4-01, I-3-01-3, I-2-07, I-3-02
2008301000	柑橘属水果罐头	5		90	13	千克	AB	RS	I-4-01, I-3-01-3, I-2-07, I-3-02
2008309000	非用醋制作的其他柑橘属水果（用醋或醋酸以外其他方法制作或保藏的）	5		80	13	千克	AB	PRQS	I-4-01, I-3-01-3, I-2-07, I-3-02
2008401000	梨罐头	5		90	13	千克	AB	RS	I-4-01, I-3-01-3, I-2-07, I-3-02
2008409000	非用醋制作的其他梨（用醋或醋酸以外其他方法制作或保藏的）	5		80	13	千克	AB	PRQ	I-4-01, I-3-01-3, I-2-07, I-3-02
2008500000	非用醋制作的杏（用醋或醋酸以外其他方法制作或保藏的）	5		90	13	千克	AB	PRQS	I-4-01, I-3-01-3, I-2-07, I-3-02
2008601000	非用醋制作的樱桃罐头（用醋或醋酸以外其他方法制作或保藏的）	5		90	13	千克	AB	PRQS	I-4-01, I-3-01-3, I-2-07, I-3-02
2008609000	非用醋制作的樱桃，罐头除外（用醋或醋酸以外其他方法制作或保藏的）	5		90	13	千克	AB	PRQS	I-4-01, I-3-01-3, I-2-07, I-3-02
2008701000	桃罐头，包括油桃罐头	5		90	13	千克	AB	RS	I-4-01, I-3-01-3, I-2-07, I-3-02
2008709000	非用醋制作的其他桃，包括油桃（用醋或醋酸以外其他方法制作或保藏的）	5		80	13	千克	AB	PRQS	I-4-01, I-3-01-3, I-2-07, I-3-02
2008800000	非用醋制作的草莓（用醋或醋酸以外其他方法制作或保藏的）	5		90	13	千克	AB	PRQS	I-4-01, I-3-01-3, I-2-07, I-3-02
2008910000	非用醋制作的棕榈芯（用醋或醋酸以外其他方法制作或保藏的）	5		80	13	千克	AB	PRQS	I-4-01, I-3-01-3, I-2-07, I-3-02

商品编码	商品名称及备注	最惠国	暂定税率	普通税率	增值税率	计量单位	监管条件	检验检疫类别	报检特殊单证
2008930000	非用醋制作的蔓越橘（大果蔓越橘、小果蔓越橘）、越橘（用醋或醋酸以外其他方法制作或保藏的）	15		80	13	千克	AB	PRQS	I-4-01, I-3-01-3, I-2-07, I-3-02
2008970000	非用醋制作的什锦果实（用醋或醋酸以外其他方法制作或保藏的）	5		80	13	千克	AB	PRQS	I-4-01, I-3-01-3, I-2-07, I-3-02
2008991000	荔枝罐头	5		90	13	千克	AB	RS	I-4-01, I-3-01-3, I-2-07, I-3-02
2008992000	龙眼罐头	5		80	13	千克	AB	RS	I-4-01, I-3-01-3, I-2-07, I-3-02
2008993100	调味紫菜	15		90	13	千克	AB	PRS	I-4-01, I-3-01-3, I-2-07, I-3-02
2008993200	盐腌海带	10		80	13	千克	AB	PRQS	I-4-01, I-3-01-3, I-2-07, I-3-02
2008993300	盐腌裙带菜	10		80	13	千克	AB	PRQS	I-4-01, I-3-01-3, I-2-07, I-3-02
2008993400	烤紫菜	10		80	13	千克	AB	PRS	I-4-01, I-3-01-3, I-2-07, I-3-02
2008993900	海草及其他藻类制品	10		80	13	千克	AB	PRQS	I-4-01, I-3-01-3, I-2-07, I-3-02
2008994000	清水荸荠（马蹄）罐头	5		80	13	千克	AB	RS	I-4-01, I-3-01-3, I-2-07, I-3-02
2008995000	姜制品（包括植物的其他食用部分）	5		80	13	千克	AB	PQ	I-1-03, I-3-01-2, I-3-02
2008999000	未列名制作或保藏的水果、坚果（包括植物的其他食用部分）	5		80	13	千克	AB	PRQS	I-4-01, I-3-01-3, I-2-07, I-3-02
2009110000	冷冻的橙汁（未发酵及未加酒精的，不论是否加糖或其他甜物质）	7.5		90	13	千克	AB	PRQS	I-4-01, I-3-01-3, I-2-07, I-3-02
2009120010	白利糖度值不超过20的非冷冻橙汁，最小独立包装净重≥180千克（未发酵及未加酒精的，不论是否加糖或其他甜物质）	30	20	90	13	千克	AB	PRQS	I-4-01, I-3-01-3, I-2-07, I-3-02
2009120090	其他白利糖度值不超过20的非冷冻橙汁（未发酵及未加酒精的，不论是否加糖或其他甜物质）	30		90	13	千克	AB	PRQS	I-4-01, I-3-01-3, I-2-07, I-3-02
2009190010	白利糖度值超过20的非冷冻橙汁，最小独立包装净重≥180千克（未发酵及未加酒精的，不论是否加糖或其他甜物质）	30	20	90	13	千克	AB	RS	I-4-01, I-3-01-3, I-2-07, I-3-02
2009190090	其他白利糖度值超过20的非冷冻橙汁（未发酵及未加酒精的，不论是否加糖或其他甜物质）	30		90	13	千克	AB	RS	I-4-01, I-3-01-3, I-2-07, I-3-02
2009210000	白利糖度值不超过20的葡萄柚汁、柚汁（未发酵及未加酒精的，不论是否加糖或其他甜物质）	5		90	13	千克	AB	PRQS	I-4-01, I-3-01-3, I-2-07, I-3-02
2009290000	白利糖度值超过20的葡萄柚汁、柚汁（未发酵及未加酒精的，不论是否加糖或其他甜物质）	5		90	13	千克	AB	RS	I-4-01, I-3-01-3, I-2-07, I-3-02
2009311000	白利糖度值不超过20的未混合柠檬汁（未发酵及未加酒精的，不论是否加糖或其他甜物质）	5		90	13	千克	AB	PRQS	I-4-01, I-3-01-3, I-2-07, I-3-02
2009319000	白利糖度值不超过20的未混合其他柑橘属果汁（未发酵及未加酒精的；柠檬汁除外）	5		90	13	千克	AB	PRQS	I-4-01, I-3-01-3, I-2-07, I-3-02

商品编码	商品名称及备注	最惠国	暂定税率	普通税率	增值税率	计量单位	监管条件	检验检疫类别	报检特殊单证
2009391000	白利糖度值超过20的未混合柠檬汁（未发酵及未加酒精的，不论是否加糖或其他甜物质）	5		90	13	千克	AB	RS	I-4-01, I-3-01-3, I-2-07, I-3-02
2009399000	白利糖度值超过20的未混合其他柑橘属果汁（未发酵及未加酒精的；柠檬汁除外）	5		90	13	千克	AB	RS	I-4-01, I-3-01-3, I-2-07, I-3-02
2009410000	白利糖度值不超过20的菠萝汁（未发酵及未加酒精的，不论是否加糖或其他甜物质）	5		90	13	千克	AB	PRQS	I-4-01, I-3-01-3, I-2-07, I-3-02
2009490000	白利糖度值超过20的菠萝汁（未发酵及未加酒精的，不论是否加糖或其他甜物质）	5		90	13	千克	AB	RS	I-4-01, I-3-01-3, I-2-07, I-3-02
2009500000	番茄汁（未发酵及未加酒精的，不论是否加糖或其他甜物质）	5		80	13	千克	AB	RS	I-4-01, I-3-01-3, I-2-07, I-3-02
2009610000	白利糖度值不超过30的葡萄汁（包括酿酒葡萄汁）（未发酵及未加酒精的，不论是否加糖或其他甜物质）	5		90	13	千克	AB	PRQS	I-4-01, I-3-01-3, I-2-07, I-3-02
2009690000	白利糖度值超过30的葡萄汁（包括酿酒葡萄汁）（未发酵及未加酒精的，不论是否加糖或其他甜物质）	5		90	13	千克	AB	RS	I-4-01, I-3-01-3, I-2-07, I-3-02
2009710000	白利糖度值不超过20的苹果汁（未发酵及未加酒精的，不论是否加糖或其他甜物质）	5		90	13	千克	AB	PRQS	I-4-01, I-3-01-3, I-2-07, I-3-02
2009790000	白利糖度值超过20的苹果汁（未发酵及未加酒精的，不论是否加糖或其他甜物质）	10		90	13	千克	AB	RS	I-4-01, I-3-01-3, I-2-07, I-3-02
2009810000	未混合蔓越橘汁（大果蔓越橘、小果蔓越橘）、越橘汁（未发酵及未加酒精的，不论是否加糖或其他甜物质）	5		90	13	千克	AB	PRQS	I-4-01, I-3-01-3, I-2-07, I-3-02
2009891200	未混合芒果汁（未发酵及未加酒精的，不论是否加糖或其他甜物质）	5		90	13	千克	AB	PRQS	I-4-01, I-3-01-3, I-2-07, I-3-02
2009891300	未混合西番莲果汁（未发酵及未加酒精的，不论是否加糖或其他甜物质）	5		90	13	千克	AB	PRQS	I-4-01, I-3-01-3, I-2-07, I-3-02
2009891400	未混合番石榴果汁（未发酵及未加酒精的，不论是否加糖或其他甜物质）	5		90	13	千克	AB	PRQS	I-4-01, I-3-01-3, I-2-07, I-3-02
2009891500	未混合梨汁（未发酵及未加酒精的，不论是否加糖或其他甜物质）	5		90	13	千克	AB	PRQS	I-4-01, I-3-01-3, I-2-07, I-3-02
2009891600	未混合沙棘汁（未发酵及未加酒精的，不论是否加糖或其他甜物质）	5		90	13	千克	AB	PRQS	I-4-01, I-3-01-3, I-2-07, I-3-02
2009891900	其他未混合的水果汁或坚果汁（未发酵及未加酒精的，不论是否加糖或其他甜物质）	5		90	13	千克	AB	PRQS	I-4-01, I-3-01-3, I-2-07, I-3-02
2009892000	其他未混合的蔬菜汁（未发酵及未加酒精的，不论是否加糖或其他甜物质）	5		80	13	千克	AB	PRQS	I-4-01, I-3-01-3, I-2-07, I-3-02
2009901000	混合水果汁（未发酵及未加酒精的，不论是否加糖或其他甜物质）	5		90	13	千克	AB	PRQS	I-4-01, I-3-01-3, I-2-07, I-3-02
2009909000	水果、坚果或蔬菜的混合汁（混合水果汁除外，未发酵及未加酒精的，不论是否加糖或其他甜物质）	5		80	13	千克	AB	PRQS	I-4-01, I-3-01-3, I-2-07, I-3-02

第 21 章 杂项食品

商品编码	商品名称及备注	最惠国	暂定税率	普通税率	增值税率	计量单位	监管条件	检验检疫类别	报检特殊单证
2101110000	咖啡浓缩精汁	12		130	13	千克	AB	RS	I-4-01, I-3-01-3, I-2-07, I-3-02
2101120000	以咖啡为基本成分的制品（包括以咖啡浓缩精汁为基本成分的制品）	12		130	13	千克	AB	RS	I-4-01, I-3-01-3, I-2-07, I-3-02
2101200000	茶、马黛茶浓缩精汁及其制品	12		130	13	千克	AB	RS	I-4-01, I-3-01-3, I-2-07, I-3-02
2101300000	烘焙咖啡代用品及其浓缩精汁	12		130	13	千克	AB	RS	I-4-01, I-3-01-3, I-2-07, I-3-02
2102100000	活性酵母	25		80	13	千克	AB	PRQS	I-1-01, I-4-01, I-3-01-3, I-2-07, I-3-01-1, I-3-02
2102200000	非活性酵母，已死单细胞微生物（品目 3002 疫苗除外）	25		70	9	千克	AB	PRQS	I-4-01, I-3-01-3, I-2-07, I-3-02
2102300000	发酵粉	25		70	13	千克	AB	PRQS	I-4-01, I-3-01-3, I-2-07, I-3-02
2103100000	酱油	12		90	13	千克	AB	RS	I-4-01, I-3-01-3, I-2-07, I-3-02
2103200000	番茄沙司及其他番茄调味汁	12		90	13	千克	AB	RS	I-4-01, I-3-01-3, I-2-07, I-3-02
2103300000	芥子粉及其调味品	12		70	13	千克	AB	PRQS	I-4-01, I-3-01-3, I-3-01-2, I-2-07, I-3-02
2103901000	味精	12		130	13	千克	AB	RS	I-4-01, I-3-01-3, I-2-07, I-3-02
2103902000	别特酒(Aromatic bitters,仅做烹饪用,不适于饮用)	12		90	13	千克	AB	RS	I-4-01, I-3-01-3, I-2-07, I-3-02
2103909000	其他调味品	12		90	13	千克	AB	PRS	I-4-01, I-3-01-3, I-2-07, I-3-02
2104100000	汤料及其制品	12		90	13	千克	AB	PRQS	I-4-01, I-3-01-3, I-3-01-2, I-2-07, I-3-02
2104200000	均化混合食品	12	6	90	13	千克	AB	RS	I-4-01, I-3-01-3, I-2-07, I-3-02
2105000000	冰淇淋及其他冰制食品（不论是否含可可）	12		90	13	千克	AB	RS	I-4-01, I-3-01-3, I-2-07, I-3-02
2106100000	浓缩蛋白质及人造蛋白物质	10		90	13	千克	AB	RS	I-4-01, I-3-01-3, I-1-07, I-2-07, I-3-02
2106901000	制造碳酸饮料的浓缩物	12		100	13	千克	AB	RS	I-4-01, I-3-01-3, I-3-02
2106902000	制造饮料用的复合酒精制品	12		180	13	千克	AB	RS	I-4-01, I-3-01-3, I-3-02
2106903010	含濒危植物成分的蜂王浆制剂	3		80	13	千克	ABFE	RS	I-4-01, I-3-01-3, I-1-07, I-2-07, I-3-02
2106903090	其他蜂王浆制剂	3		80	13	千克	AB	RS	I-4-01, I-3-01-3, I-1-07, I-2-07, I-3-02

商品编码	商品名称及备注	最惠国	暂定税率	普通税率	增值税率	计量单位	监管条件	检验检疫类别	报检特殊单证
2106904000	椰子汁	10		90	13	千克	AB	PRQS	I-4-01, I-3-01-3, I-3-01-2, I-3-02
2106905010	濒危海豹油胶囊	5		90	13	千克	ABEF	RS	I-4-01, I-3-01-3, I-1-07, I-2-07, I-3-02
2106905090	其他海豹油胶囊	5		90	13	千克	AB	RS	I-4-01, I-3-01-3, I-1-07, I-2-07, I-3-02
2106906100	含香料或着色剂的甘蔗糖或甜菜糖水溶液	12		90	13	千克	AB	RS	I-4-01, I-3-01-3, I-2-09, I-2-07, I-3-02
2106906200	蔗糖含量超过50%的甘蔗糖、甜菜糖与其他食品原料的简单固体混合物	12		90	13	千克	AB	RS	I-4-01, I-3-01-3, I-2-09, I-2-07, I-3-02
2106909001	非乳基特殊医学用途婴儿配方食品、非乳基特殊医学用途配方食品	12	0	90	13	千克	AB	RS	I-4-01, I-3-01-3, I-2-09, I-2-07, I-3-02
2106909011	含濒危鱼软骨素胶囊	12		90	13	千克	ABEF	RS	I-4-01, I-3-01-3, I-2-07, I-3-02
2106909019	含濒危动植物成份的其他编号未列名食品	12		90	13	千克	ABEF	RS	I-4-01, I-3-01-3, I-2-07, I-3-02
2106909090	其他编号未列名的食品	12		90	13	千克	AB	PRS	I-4-01, I-3-01-3, I-2-07, I-3-02

第 22 章 饮料、酒及醋

商品编码	商品名称及备注	最惠国	暂定税率	普通税率	增值税率	计量单位	监管条件	检验检疫类别	报检特殊单证
2201101000	未加糖及未加味的矿泉水（包括天然或人造矿泉水）	5		90	13	升/千克	AB	RS	I-4-01, I-3-01-3, I-2-07, I-3-02
2201102000	未加糖及未加味的汽水	5		90	13	升/千克	AB	RS	I-4-01, I-3-01-3, I-2-07, I-3-02
2201901100	已包装的天然水（未加味、加糖或其他甜物质）	5		30	13	千升/千克	AB	RS	I-4-01, I-3-01-3, I-2-07, I-3-02
2201901900	其他天然水（未加味、加糖或其他甜物质）	5		30	13	千升/千克			I-4-01, I-3-01-3, I-2-07, I-3-02
2201909000	其他水、冰及雪（未加味、加糖或其他甜物质）	5		30	13	千升/千克	AB	RS	I-4-05, I-5-05, I-4-01, I-3-01-3, I-2-07, I-3-02
2202100010	含濒危动植物成分的加味、加糖或其他甜物质的水（包括矿泉水及汽水）	5		100	13	升/千克	ABEF	RS	I-4-01, I-3-01-3, I-2-07, I-3-02
2202100090	其他加味、加糖或其他甜物质的水（包括矿泉水及汽水）	5		100	13	升/千克	AB	RS	I-4-01, I-3-01-3, I-2-07, I-3-02
2202910011	含濒危动植物成份散装无醇啤酒	5		100	13	升/千克	ABEF	RS	I-4-01, I-3-01-3, I-3-02
2202910019	其他散装无醇啤酒	5		100	13	升/千克	AB	RS	I-4-01, I-3-01-3, I-3-02
2202910091	含濒危动植物成份其他包装无醇啤酒	5		100	13	升/千克	ABEF	RS	I-4-01, I-3-01-3, I-2-07, I-3-02
2202910099	其他包装无醇啤酒	5		100	13	升/千克	AB	RS	I-4-01, I-3-01-3, I-2-07, I-3-02

商品编码	商品名称及备注	最惠国	暂定税率	普通税率	增值税率	计量单位	监管条件	检验检疫类别	报检特殊单证
2202990011	其他含濒危动植物成份散装无酒精饮料（不包括品目20.09的水果汁、坚果汁或蔬菜汁）	5		100	13	升/千克	ABEF	RS	I-4-01, I-3-01-3, I-2-07, I-3-02
2202990019	其他散装无酒精饮料（不包括品目20.09的水果汁、坚果汁或蔬菜汁）	5		100	13	升/千克	AB	RS	I-4-01, I-3-01-3, I-2-07, I-3-02
2202990091	其他含濒危动植物成份其他包装无酒精饮料（不包括品目20.09的水果汁、坚果汁或蔬菜汁）	5		100	13	升/千克	ABEF	RS	I-4-01, I-3-01-3, I-2-07, I-3-02
2202990099	其他包装无酒精饮料（不包括品目20.09的水果汁、坚果汁或蔬菜汁）	5		100	13	升/千克	AB	RS	I-4-01, I-3-01-3, I-2-07, I-3-02
2203000000	麦芽酿造的啤酒	0		7.5元/升	13	升/千克	AB	RS	I-4-01, I-3-01-3, I-2-07, I-3-02
2204100000	葡萄汽酒	14		180	13	升/千克	AB	RS	I-4-01, I-3-01-3, I-2-07, I-3-02
2204210000	小包装的鲜葡萄酿造的酒（小包装指装入两升及以下容器的）	14		180	13	升/千克	AB	RS	I-4-01, I-3-01-3, I-2-07, I-3-02
2204220000	中等包装鲜葡萄酿造的酒（中等包装是指装入两升以上但不超过十升容器的）	20		180	13	升/千克	AB	RS	I-4-01, I-3-01-3, I-2-07, I-3-02
2204290000	其他包装鲜葡萄酿造的酒（其他包装指装入十升以上容器的）	20		180	13	升/千克	AB	RS	I-4-01, I-3-01-3, I-2-07, I-3-02
2204300000	其他酿酒葡萄汁（品目2009以外的）	30		90	13	升/千克	AB	RS	I-4-05, I-5-05, I-4-01, I-3-01-3, I-2-07, I-3-02
2205100000	小包装的味美思酒及类似酒（两升及以下容器包装，加植物或香料的用鲜葡萄酿造的酒）	65	14	180	13	升/千克	AB	RS	I-4-01, I-3-01-3, I-2-07, I-3-02
2205900000	其他包装的味美思酒及类似酒（两升以上容器包装，加植物或香料的用鲜葡萄酿造的酒）	65		180	13	升/千克	AB	RS	I-4-01, I-3-01-3, I-2-07, I-3-02
2206001000	黄酒（以稻米、黍米、玉米、小米、小麦等为主要原料，经进一步加工制成）	40		180	13	升/千克	AB	RS	I-4-01, I-3-01-3, I-2-07, I-3-02
2206009000	其他发酵饮料（未列名发酵饮料混合物及发酵饮料与无酒精饮料的混合物）	40		180	13	升/千克	AB	RS	I-4-01, I-3-01-3, I-2-07, I-3-02
2207100000	酒精浓度在80%及以上的未改性乙醇	40		100	13	升/千克	ABG	MRNS	I-3-01-4, I-4-01, I-3-01-3, I-5-07, I-3-02
2207200010	任何浓度的改性乙醇	30		80	13	升/千克	ABG	MRNS	I-3-01-4, I-4-01, I-3-01-3, I-5-07, I-3-02
2207200090	任何浓度的其他酒精	30		80	13	升/千克	ABG	MRNS	I-4-01, I-3-01-3, I-2-07, I-3-02
2208200010	装入200升及以上容器的蒸馏葡萄酒制得的烈性酒	10	5	180	13	升/千克	AB	RS	I-4-01, I-3-01-3, I-2-07, I-3-02
2208200090	其他蒸馏葡萄酒制得的烈性酒	10	5	180	13	升/千克	AB	RS	I-4-01, I-3-01-3, I-2-07, I-3-02
2208300000	威士忌酒	10	5	180	13	升/千克	AB	RS	I-4-01, I-3-01-3, I-2-07, I-3-02
2208400000	朗姆酒及蒸馏已发酵甘蔗产品制得的其他烈性酒	10		180	13	升/千克	AB	RS	I-4-01, I-3-01-3, I-2-07, I-3-02
2208500000	杜松子酒	10		180	13	升/千克	AB	RS	I-4-01, I-3-01-3, I-2-07, I-3-02
2208600000	伏特加酒	10		180	13	升/千克	AB	RS	I-4-01, I-3-01-3, I-2-07, I-3-02

商品编码	商品名称及备注	最惠国	暂定税率	普通税率	增值税率	计量单位	监管条件	检验检疫类别	报检特殊单证
2208700000	利口酒及柯迪尔酒	10		180	13	升/千克	AB	RS	I-4-01, I-3-01-3, I-2-07, I-3-02
2208901010	濒危龙舌兰酒	10		180	13	升/千克	ABFE	RS	I-4-01, I-3-01-3, I-2-07, I-3-02
2208901090	其他龙舌兰酒	10		180	13	升/千克	AB	RS	I-4-01, I-3-01-3, I-2-07, I-3-02
2208902000	白酒	10		180	13	升/千克	AB	RS	I-4-01, I-3-01-3, I-2-07, I-3-02
2208909001	酒精浓度在80%以下的未改性乙醇	10		180	13	升/千克	AB	RS	I-4-01, I-3-01-3, I-2-07, I-3-02
2208909021	含濒危野生动植物成分的薯类蒸馏酒	10		180	13	升/千克	ABEF	RS	I-4-01, I-3-01-3, I-1-07, I-2-07, I-3-02
2208909029	其他薯类蒸馏酒	10		180	13	升/千克	AB	RS	I-4-01, I-3-01-3, I-2-07, I-3-02
2208909091	含濒危野生动植物成分的其他蒸馏酒及酒精饮料	10		180	13	升/千克	ABEF	RS	I-4-01, I-3-01-3, I-1-07, I-2-07, I-3-02
2208909099	其他蒸馏酒及酒精饮料	10		180	13	升/千克	AB	MRNS	I-3-01-4, I-4-01, I-3-01-3, I-2-07, I-3-02
2209000000	醋及用醋酸制得的醋代用品	5		70	13	升/千克	AB	RS	I-4-01, I-3-01-3, I-2-07, I-3-02

第23章　食品工业的残渣及废料；配制的动物饲料

商品编码	商品名称及备注	最惠国	暂定税率	普通税率	增值税率	计量单位	监管条件	检验检疫类别	报检特殊单证
2301101100	含牛羊成分的肉骨粉（不适于供人食用的）	2		11	9	千克	AB	MPQ	I-3-01-4, I-1-01, I-3-01-1, I-1-12, I-3-02, I-4-08
2301101900	其他肉骨粉（不适于供人食用的）	2		11	9	千克	AB	MPQ	I-3-01-4, I-1-01, I-3-01-1, I-1-12, I-3-02, I-4-08
2301102000	油渣（不适于供人食用的）	5		50	9	千克	AB	PQ	I-1-01, I-3-01-1, I-1-12, I-3-02, I-4-08
2301109000	其他不适于供人食用的肉渣粉（包括杂碎渣粉）	5		30	9	千克	AB	PQ	I-1-01, I-3-01-1, I-1-12, I-3-02, I-4-08
2301201000	饲料用鱼粉	2		11	0	千克	AB	MPQ	I-3-01-4, I-1-01, I-3-01-1, I-1-12, I-3-02, I-4-08
2301209000	其他不适于供人食用的水产品渣粉	5		30	0	千克	AB	PQ	I-1-12, I-3-02, I-4-08
2302100000	玉米糠、麸及其他残渣	5		30	0	千克	AB	PQ	I-3-01-4, I-1-12, I-3-02, I-4-08
2302300000	小麦糠、麸及其他残渣	3		30	0	千克	AB	PQ	I-1-01, I-3-01-2, I-1-12, I-3-02, I-4-08
2302400000	其他谷物糠、麸及其他残渣	5		30	0	千克	AB	PQ	I-1-12, I-3-02, I-4-08
2302500000	豆类植物糠、麸及其他残渣	5		30	9	千克	AB	PQ	I-1-12, I-3-02, I-4-08
2303100000	制造淀粉过程中的残渣及类似品	5		30	9	千克	AB	PQ	I-1-12, I-3-02, I-4-08
2303200000	甜菜渣、甘蔗渣及类似残渣	5		30	9	千克	AB	PQ	I-1-12, I-3-02, I-4-08
2303300011	干玉米酒糟	5		30	0	千克	7AB	PQ	I-1-01, I-3-01-2, I-1-12, I-3-02, I-4-08

商品编码	商品名称及备注	最惠国	暂定税率	普通税率	增值税率	计量单位	监管条件	检验检疫类别	报检特殊单证
2303300019	其他玉米酒糟	5		30	9	千克	7AB	PQ	I-1-01, I-3-01-2, I-1-12, I-3-02, I-4-08
2303300090	其他酿造及蒸馏过程中的糟粕及残渣	5		30	9	千克	AB	PQ	I-1-01, I-3-01-2, I-1-12, I-3-02, I-4-08
2304001000	提炼豆油所得的油渣饼（豆饼）	5		30	9	千克	7AB	PNQ	I-1-01, I-3-01-2, I-1-12, I-3-02, I-4-08
2304009000	提炼豆油所得的其他固体残渣（不论是否研磨或制成团）	5		30	9	千克	7AB	PNQ	I-1-01, I-3-01-2, I-1-12, I-3-02, I-4-08
2305000000	提炼花生油所得的油渣饼及其他固体残渣	5	0	30	0	千克	AB	PNQ	I-1-01, I-3-01-2, I-1-12, I-3-02, I-4-08
2306100000	棉子油渣饼及固体残渣（不论是否碾磨或制成团粒）	5	0	30	0	千克	AB	PNQ	I-1-01, I-3-01-2, I-1-12, I-3-02, I-4-08
2306200000	亚麻子油渣饼及固体残渣（不论是否碾磨或制成团粒）	5	0	30	0	千克	AB	PNQ	I-1-01, I-3-01-2, I-1-12, I-3-02, I-4-08
2306300000	葵花子油渣饼及固体残渣（不论是否碾磨或制成团粒）	5	0	30	0	千克	AB	PNQ	I-1-01, I-3-01-2, I-1-12, I-3-02, I-4-08
2306410000	低芥子酸油菜子油渣饼及固体残渣（不论是否碾磨或制成团粒）	5	0	30	0	千克	AB	PNQ	I-1-01, I-3-01-2, I-1-12, I-3-02, I-4-08
2306490000	其他油菜子油渣饼及固体残渣（不论是否碾磨或制成团粒）	5	0	30	0	千克	AB	PNQ	I-1-01, I-3-01-2, I-1-12, I-3-02, I-4-08
2306500000	椰子或干椰肉油渣饼及固体残渣（不论是否碾磨或制成团粒）	5	0	30	9	千克	AB	PNQ	I-1-01, I-3-01-2, I-1-12, I-3-02, I-4-08
2306600010	濒危棕榈果或濒危棕榈仁油渣饼及固体残渣（不论是否碾磨或制成团粒）	5	0	30	9	千克	ABEF	PNQ	I-1-01, I-3-01-2, I-1-12, I-3-02, I-4-08
2306600090	其他棕榈果或其他棕榈仁油渣饼及固体残渣（不论是否碾磨或制成团粒）	5	0	30	9	千克	AB	PNQ	I-1-01, I-3-01-2, I-1-12, I-3-02, I-4-08
2306900000	其他油渣饼及固体残渣（税目2304或2305以外的提炼植物或微生物油脂所得的，不论是否碾磨或制成团粒）	5	0	30	9	千克	AB	PNQ	I-3-01-2, I-1-12, I-3-02, I-4-08
2307000000	葡萄酒渣、粗酒石	5		30	0	千克	AB	RS	I-4-05, I-5-05, I-4-01, I-3-01-3, I-2-07, I-3-02
2308000000	动物饲料用的其他植物产品（包括废料、残渣及副产品）	5	0	35	9	千克	AB	PQ	I-3-01-3, I-1-12, I-3-02, I-4-08
2309101000	狗食或猫食罐头	15	4	90	9	千克	AB	PQ	I-3-01-3, I-1-12, I-3-02, I-4-08
2309109000	其他零售包装的狗食或猫食	15	4	90	9	千克	AB	PQ	I-1-01, I-3-01-3, I-1-12, I-3-02, I-4-08
2309901000	制成的饲料添加剂	5		14	13	千克	AB	MPQ	I-3-01-4, I-1-12, I-3-02, I-4-08
2309909000	其他配制的动物饲料	6.5	4	14	9	千克	AB	MPQ	I-3-01-4, I-1-12, I-3-02, I-4-08

第 24 章　烟草、烟草及烟草代用品的制品；非经燃烧吸用的产品，不论是否含有尼古丁；其他供人体摄入尼古丁的含尼古丁的产品

商品编码	商品名称及备注	最惠国	暂定税率	普通税率	增值税率	计量单位	监管条件	检验检疫类别	报检特殊单证
2401101000	未去梗的烤烟	10		70	13	千克	7AB	PQS	I-3-01-4, I-1-01, I-3-01-2, I-3-02
2401109000	其他未去梗的烟草	10		70	13	千克	7AB	PQS	I-3-01-4, I-1-01, I-3-01-2, I-3-02
2401201000	部分或全部去梗的烤烟	10		70	13	千克	7AB	PQS	I-1-01, I-3-01-2, I-3-02
2401209000	部分或全部去梗的其他烟草	10		70	13	千克	7AB	PQS	I-1-01, I-3-01-2, I-3-02
2401300000	烟草废料	10		70	13	千克	AB7	PQS	I-1-01, I-3-01-2, I-3-02
2402100000	烟草制的雪茄烟	25		180	13	千克/千支	7		I-3-01-3, I-2-07, I-3-02
2402200000	烟草制的卷烟	25		180	13	千克/千支	7		I-3-01-4, I-3-01-3, I-2-07, I-3-02
2402900001	烟草代用品制的卷烟	25		180	13	千克/千支	7		I-3-01-3, I-2-07, I-3-02
2402900009	烟草代用品制的雪茄烟	25		180	13	千克/千支	7		I-3-01-3, I-2-07, I-3-02
2403110000	供吸用的本章子目注释所述的水烟料（不论是否含有任何比例的烟草代用品）	57		180	13	千克	7AB	PQS	I-1-01, I-3-01-2, I-3-02
2403190000	其他供吸用的烟草（不论是否含有任何比例的烟草代用品）	57		180	13	千克	7AB	PQS	I-1-01, I-3-01-2, I-3-02
2403910010	再造烟草	57		180	13	千克	AB7	PQ	I-3-01-4, I-3-01-2, I-3-02
2403910090	均化烟草	57		180	13	千克	AB7	PQ	I-3-01-4, I-3-01-2, I-3-02
2403990010	烟草精汁	57		180	13	千克	7AB	MPNQS	I-3-01-4, I-3-01-2, I-3-02
2403990090	其他烟草及烟草代用品的制品	57		180	13	千克	AB	PQS	I-3-01-4, I-3-01-2, I-3-02
2404110000	含烟草或再造（均化）烟草的非经燃烧吸用的产品	57		180	13	千克	7AB	PQ	I-3-01-4, I-3-01-2, I-3-02
2404191000	含烟草代用品的非经燃烧吸用的产品,且不含烟草、再造（均化）烟草、尼古丁	57		180	13	千克	7AB	PQS	I-3-01-4, I-3-01-2, I-3-02
2404910010	经口腔摄入含濒危动植物成份的供人体摄入尼古丁的产品	12		90	13	千克	ABEF7	RS	I-3-01-3, I-3-02
2404910090	经口腔摄入的其他供人体摄入尼古丁的产品	12		90	13	千克	AB7	RS	I-3-01-3, I-3-02

第五类　矿产品

第 25 章　盐；硫磺；泥土及石料；石膏料、石灰及水泥

商品编码	商品名称及备注	最惠国	暂定税率	普通税率	增值税率	计量单位	监管条件	检验检疫类别	报检特殊单证
2501001100	食用盐	0		0	9	千克	AB	RS	I-3-01-3, I-3-02
2501001900	其他盐	0		0	13	千克	AB	RS	I-3-01-3, I-3-02
2503000000	各种硫磺（升华硫磺、沉淀硫磺及胶态硫磺除外）	3	1	17	13	千克	AB	MRNS	I-3-01, I-5-07, I-5-06
2512001000	硅藻土（不论是否煅烧，表观比重不超过 1）	3		40	13	千克	A	R	I-3-01, I-5-06
2516110000	原状或粗加修整花岗岩	4	0	50	13	千克	A	M	I-5-02
2516120000	用锯或其他方法切割成矩形（包括正方形）的花岗岩板、块	4	0	50	13	千克	A	M	I-5-02
2516200001	原状或粗加修整砂岩	3	0	50	13	千克	A	M	I-5-02
2519909100	化学纯氧化镁	3		35	13	千克	A	R	I-3-01, I-5-06
2523290000	其他硅酸盐水泥	5		30	13	千克	A	M	I-3-01-4
2523900000	其他水凝水泥	5		30	13	千克	A	M	I-3-01-4
2524100000	青石棉	5		30	13	千克	89		I-5-07
2524901010	长纤维阳起石石棉（包括长纤维铁石棉、透闪石石棉及直闪石石棉）	5		30	13	千克	89		I-5-07
2524901090	其他长纤维石棉	5		30	13	千克			I-5-07
2524909010	其他阳起石石棉（包括其他铁石棉、透闪石石棉及直闪石石棉）	5		35	13	千克	89		I-5-07
2524909090	其他石棉	5		35	13	千克			I-5-07
2526202001	滑石粉（体积百分比 90% 及以上的产品颗粒度小于等于 18 微米的）	3	1	50	13	千克	4Axy	R	I-3-01, I-5-06
2528001000	天然硼砂及其精矿（不论是否煅烧，不含从天然盐水析离的硼酸盐）	3	0	30	13	千克	A	M	
2530902000	其他稀土金属矿	0		0	13	千克	4Bxy	N	

第 26 章　矿砂、矿渣及矿灰

商品编码	商品名称及备注	最惠国	暂定税率	普通税率	增值税率	计量单位	监管条件	检验检疫类别	报检特殊单证
2601111000	未烧结铁矿砂及其精矿（平均粒度小于0.8mm的，焙烧黄铁矿除外）	0		0	13	千克	7A	M	I-3-01-4
2601112000	未烧结铁矿砂及其精矿（平均粒度不小于0.8mm，但不大于6.3mm的，焙烧黄铁矿除外）	0		0	13	千克	7A	M	I-3-01-4
2601119000	平均粒度大于6.3mm的未烧结铁矿砂及其精矿（焙烧黄铁矿除外）	0		0	13	千克	7A	M	I-3-01-4
2601120000	已烧结铁矿砂及其精矿（焙烧黄铁矿除外）	0		0	13	千克	7A	M	I-3-01-4
2601200000	焙烧黄铁矿	0		0	13	千克	7A	M	I-3-01-4
2602000000	锰矿砂及其精矿（包括以干重计含锰量在20%及以上的锰铁矿及其精矿）	0		0	13	千克	A	M	I-3-01-4
2603000010	铜矿砂及其精矿（黄金价值部分）	0		0	0	千克	7A	M	I-3-01-4
2603000090	铜矿砂及其精矿（非黄金价值部分）	0		0	13	千克	7A	M	I-3-01-4
2607000001	铅矿砂及其精矿（黄金价值部分）	0		0	0	千克	A	M	I-3-01-4
2607000090	铅矿砂及其精矿（非黄金价值部分）	0		0	13	千克	A	M	I-3-01-4
2608000001	灰色饲料氧化锌（氧化锌ZnO含量大于80%）	0	0	0	13	千克	A	M	I-3-01-4
2608000090	其他锌矿砂及其精矿	0		0	13	千克	A	M	I-3-01-4
2610000000	铬矿砂及其精矿	0		0	13	千克	A	M	I-3-01-4
2617901000	朱砂（辰砂）	3		14	13	千克			I-5-07
2618001001	主要含锰的冶炼钢铁产生的粒状熔渣，含锰量＞25%（包括熔渣砂）	4		35	13	千克	9		I-4-03, I-1-10, I-4-02, I-2-05
2618001090	其他主要含锰的冶炼钢铁产生的粒状熔渣（包括熔渣砂）	4		35	13	千克	9		I-4-03, I-1-10, I-4-02, I-2-05
2618009000	其他的冶炼钢铁产生的粒状熔渣（包括熔渣砂）	4		35	13	千克	9		I-4-03, I-1-10, I-4-02, I-2-05
2619000010	轧钢产生的氧化皮	4		35	13	千克	9		I-4-03, I-1-10, I-4-02, I-2-05
2619000021	冶炼钢铁所产生的含钒浮渣、熔渣，五氧化二钒含量＞20%（冶炼钢铁所产生的粒状熔渣除外）	4		35	13	千克	9		I-4-03, I-1-10, I-4-02, I-2-05
2619000029	其他冶炼钢铁所产生的含钒浮渣、熔渣（冶炼钢铁所产生的粒状熔渣除外）	4		35	13	千克	9		I-4-03, I-1-10, I-4-02, I-2-05
2619000030	含铁大于80%的冶炼钢铁产生的渣钢铁	4		35	13	千克	9		I-4-03, I-1-10, I-4-02, I-2-05
2619000090	冶炼钢铁产生的其他熔渣、浮渣及其他废料（冶炼钢铁所产生的粒状熔渣除外）	4		35	13	千克	9		I-4-03, I-1-10, I-4-02, I-2-05

商品编码	商品名称及备注	最惠国	暂定税率	普通税率	增值税率	计量单位	监管条件	检验检疫类别	报检特殊单证
2620110000	含硬锌的矿渣、矿灰及残渣（冶炼钢铁所产生灰、渣的除外）	4		35	13	千克	9		I-4-03, I-1-10, I-4-02, I-2-05
2620190000	其他主要含锌的矿渣、矿灰及残渣（冶炼钢铁所产生灰、渣的除外）	4		35	13	千克	9		I-4-03, I-1-10, I-4-02, I-2-05
2620210000	含铅汽油淤渣及含铅抗震化合物的淤渣	4		35	13	千克	9		I-4-03, I-1-10, I-4-02, I-2-05
2620290000	其他主要含铅的矿渣、矿灰及残渣（冶炼钢铁所产生灰、渣的除外）	4		35	13	千克	9		I-4-03, I-1-10, I-4-02, I-2-05
2620300000	主要含铜的矿渣、矿灰及残渣（冶炼钢铁所产生灰、渣的除外）	4		35	13	千克	9		I-4-03, I-1-10, I-4-02, I-2-05
2620400000	主要含铝的矿渣、矿灰及残渣（冶炼钢铁所产生灰、渣的除外）	4		35	13	千克	9		I-4-03, I-1-10, I-4-02, I-2-05
2620600000	含砷，汞，铊及混合物矿渣、矿灰与残渣（用于提取或生产砷、汞、铊及其化合物）	4		35	13	千克	9		I-4-03, I-1-10, I-4-02, I-2-05
2620910000	含锑，铍，镉，铬及混合物的矿渣、矿灰及残渣	4		35	13	千克	9		I-4-03, I-1-10, I-4-02, I-2-05
2620991000	其他主要含钨的矿渣、矿灰及残渣	4		35	13	千克	y4x9		I-4-03, I-1-10, I-4-02, I-2-05
2620999011	含其他金属及其化合物的矿渣、矿灰及残渣，五氧化二钒＞20%（冶炼钢铁所产生的及含钒废催化剂除外）	4		35	13	千克	9		I-4-03, I-1-10, I-4-02, I-2-05
2620999019	含其他金属及其化合物的矿渣、矿灰及残渣，10%＜五氧化二钒≤20%的（冶炼钢铁所产生的及含钒废催化剂除外）	4		35	13	千克	9		I-4-03, I-1-10, I-4-02, I-2-05
2620999020	含铜大于10%的铜冶炼转炉渣及火法精炼渣、其他铜冶炼渣	4		35	13	千克	9		I-4-03, I-1-10, I-4-02, I-2-05
2620999090	含其他金属及其化合物的矿渣、矿灰及残渣（冶炼钢铁所产生灰、渣的除外）	4		35	13	千克	9		I-4-03, I-1-10, I-4-02, I-2-05
2621100000	焚化城市垃圾所产生的灰、渣	4		35	13	千克	9		I-4-03, I-1-10, I-4-02, I-2-05
2621900010	海藻灰及其他植物灰（包括稻壳灰）	4		35	13	千克	9		I-4-03, I-1-10, I-4-02, I-2-05
2621900090	其他矿渣及矿灰	4		35	13	千克	9		I-4-03, I-1-10, I-4-02, I-2-05

第 27 章　矿物燃料、矿物油及其蒸馏产品；沥青物质；矿物蜡

商品编码	商品名称及备注	最惠国	暂定税率	普通税率	增值税率	计量单位	监管条件	检验检疫类别	报检特殊单证
2701110010	无烟煤(不论是否粉化,但未制成型)	3		20	13	千克	47Axy	M	I-3-01-4
2701110090	无烟煤滤料	3		20	13	千克	7A	M	I-3-01-4
2701121000	未制成型的炼焦煤（不论是否粉化）	3		20	13	千克	47Axy	M	I-3-01-4

商品编码	商品名称及备注	最惠国	暂定税率	普通税率	增值税率	计量单位	监管条件	检验检疫类别	报检特殊单证
2701129000	其他烟煤（不论是否粉化，但未制成型）	6		20	13	千克	47Axy	M	I-3-01-4
2701190000	其他煤（不论是否粉化，但未制成型）	5		20	13	千克	47Axy	M	I-3-01-4
2702100000	褐煤（不论是否粉化，但未制成型）	3		20	13	千克	4Axy	M	I-3-01-4
2702200000	制成型的褐煤	3		20	13	千克	A	M	I-3-01-4
2703000010	泥炭（草炭）（沼泽（湿地）中，地上植物枯死、腐烂堆积而成的有机矿体（不论干湿））	5	3	20	13	千克	8AB	PQ	I-3-01-2, I-3-02
2703000090	泥煤（包括肥料用泥煤）（不论是否制成型）	5	3	20	13	千克	AB	PQ	I-3-01-2, I-3-02
2705000010	煤气	5		20	9	千克	AB	MN	I-5-07
2705000090	水煤气、炉煤气及类似气体（石油气及其他烃类气体除外）	5		20	9	千克			I-5-07
2706000001	含蒽油≥50%及沥青≥40%的"炭黑油"	6	1	30	13	千克			I-5-07
2706000090	其他从煤、褐煤或泥煤蒸馏所得的焦油及矿物焦油（不论是否脱水或部分蒸馏，包括再造焦油）	6	1	30	13	千克	AB	MN	I-5-07
2707100000	粗苯	6		20	13	千克	AB	MN	I-5-07
2707200000	粗甲苯	6		30	13	千克			I-5-07
2707300000	粗二甲苯	6	2	20	13	千克			I-5-07
2707400000	萘	7		30	13	千克	AB	MN	I-5-07
2707500010	200摄氏度以下时蒸馏出的芳烃以体积计小于95%的其他芳烃混合物（根据ISO 3405方法（等同于ASTM D 86方法），温度在250℃时的馏出量以体积计（包括损耗）在65%及以上）	7		30	13	千克/升			I-5-07
2707500090	其他芳烃混合物（根据ISO 3405方法（等同于ASTM D 86方法），温度在250℃时的馏出量以体积计（包括损耗）在65%及以上）	7		30	13	千克/升			I-5-07
2707910000	杂酚油	7		30	13	千克			I-5-07
2707991000	酚	7		30	13	千克			I-5-07
2707999000	蒸馏煤焦油所得的其他产品（包括芳族成分重量超过非芳族成分的其他类似产品）	7		30	13	千克/升			I-5-07
2708100000	沥青	7		35	13	千克			I-5-07
2709000000	石油原油（包括从沥青矿物提取的原油）	0		0.085元/千克	13	千克/桶	4x7AByv	MN	I-3-01-4, I-5-07
2710121000	车用汽油及航空汽油，不含生物柴油	5	1	14	13	千克/升	47ABxyv	MN	I-3-01-4, I-5-07
2710122000	石脑油，不含生物柴油	6	0	20	13	千克/升	47ABxyv	MN	I-3-01-4, I-5-07
2710123000	橡胶溶剂油、油漆溶剂油、抽提溶剂油，不含生物柴油	6		30	13	千克/升			I-5-07
2710129101	壬烯，不含生物柴油（碳九异构体混合物含量高于90%）	9	4	20	13	千克	4Axy	M	I-3-01-4, I-5-07
2710129190	其他壬烯，不含生物柴油	9		20	13	千克	4Axy	M	I-3-01-4, I-5-07
2710129910	异戊烯同分异构体混合物，不含生物柴油	9	5	20	13	千克/升	4Axy	M	I-3-01-4
2710129920	脱模剂（包括按重量计含油≥70%的制品）	9		20	13	千克/升	4Axy	M	

商品编码	商品名称及备注	最惠国	暂定税率	普通税率	增值税率	计量单位	监管条件	检验检疫类别	报检特殊单证
2710129990	其他轻油及制品,不含生物柴油(包括按重量计含油≥70%的制品)	9		20	13	千克/升	4Axy	M	I-3-01-4, I-5-07
2710191100	航空煤油,不含生物柴油	9	0	14	13	千克/升	47ABxyv	MN	I-3-01-4, I-5-07
2710191200	灯用煤油,不含生物柴油	9		14	13	千克/升	47ABxyv	MN	I-3-01-4, I-5-07
2710191910	正构烷烃 (C9-C13),不含生物柴油	6		20	13	千克/升	4xy		I-5-07
2710191920	异构烷烃溶剂,不含生物柴油(初沸点225摄氏度,闪点92摄氏度,密度0.79g/cm3,粘度3.57mm2/s)	6		20	13	千克/升	4ABxy	MN	
2710191990	其他煤油馏分的油及制品,不含生物柴油	6		20	13	千克/升	4ABxy	MN	I-5-07
2710192210	低硫的5-7号燃料油(硫含量不高于0.5% m/m),不含生物柴油	6	1	20	13	千克/升	47ABxyv	MN	
2710192290	其他5-7号燃料油,不含生物柴油	6	1	20	13	千克/升	7ABv	MN	
2710192300	柴油	6	1	11	13	千克/升	47ABxyv	MN	I-3-01-4, I-5-07
2710192910	蜡油,不含生物柴油(350℃以下馏出物体积<20%,550℃以下馏出物体积>80%)	6	0	20	13	千克/升	7ABv	MN	I-3-01-4
2710192990	其他燃料油,不含生物柴油	6		20	13	千克/升	7ABv	MN	I-3-01-4, I-5-07
2710199100	润滑油,不含生物柴油	6		17	13	千克/升	4Axy	M	I-3-01-4
2710199200	润滑脂,不含生物柴油	6		17	13	千克/升	4Axy	M	I-3-01-4
2710199310	润滑油基础油,不含生物柴油(产品粘度100℃时37-47,粘度指数80及以上,颜色实测2.0左右,倾点实测-8℃左右)	6		17	13	千克/升	4xy		I-5-07
2710199390	其他润滑油基础油,不含生物柴油	6		17	13	千克/升	4xy		I-5-07
2710199400	液体石蜡和重质液体石蜡,不含生物柴油	6		20	13	千克	AB	MRNS	I-3-01-4, I-5-06
2710199910	白油(液体烃类混合物组成的无色透明油状液体,由原油分馏所得)(商品成分为100%白矿油,40℃时该产品粘度为65mm?/s,闪点为225℃,倾点为-10℃,比重(20℃/20℃)为0.885)	6		20	13	千克/升	B	N	
2710199990	其他重油;其他重油制品,不含生物柴油(包括按重量计含油≥70%的制品)	6		20	13	千克/升	B	N	I-5-07
2710200000	石油及从沥青矿物提取的油类(但原油除外)以及以上述油为基本成分(按重量计≥70%)的其他税目未列名制品(含生物柴油<30%,废油除外)	6		20	13	千克/升	4Axy	M	I-3-01-4
2710910000	含多氯联苯、多溴联苯的废油(包括含多氯三联苯的废油)	6		20	13	千克	9		I-5-07
2710990000	其他废油	6		20	13	千克	9		I-5-07
2711110000	液化天然气	0		20	9	千克	4ABxy	MN	I-5-07
2711120000	液化丙烷	5	1	20	9	千克	AB	MN	I-5-07
2711131000	直接灌注香烟打火机等用液化丁烷(包装容器容积超过300立方厘米)	5		80	13	千克			I-5-07
2711139000	其他液化丁烷	5	1	20	9	千克			I-5-07
2711140010	液化的乙烯	5		20	13	千克	AB	MN	
2711140090	液化的丙烯、丁烯及丁二烯	5		20	13	千克			I-5-07
2711199010	其他液化石油气	3		20	9	千克	AB	MN	I-5-07
2711199090	其他液化烃类气	3		20	9	千克			I-5-07

商品编码	商品名称及备注	最惠国	暂定税率	普通税率	增值税率	计量单位	监管条件	检验检疫类别	报检特殊单证
2711210000	气态天然气	0		20	9	千克	AB	MN	I–5–07
2711290010	其他气态石油气	5		20	9	千克	AB	MN	I–5–07
2711290090	其他气态烃类气	5		20	9	千克			I–5–07
2712100000	凡士林	8		45	13	千克	A	R	I–3–01, I–5–06
2712200000	石蜡, 不论是否着色 (按重量计含油量小于 0.75%)	8		45	13	千克	4Ax	R	I–3–01, I–5–06
2712901010	食品级微晶石蜡 (相应指标符合《食品级微晶石蜡》(GB22160–2008) 的要求)	8		45	13	千克	4Ax	R	I–3–01, I–5–06
2712901090	其他微晶石蜡	8		45	13	千克	4Ax	R	I–3–01, I–5–06

第六类 化学工业及其相关工业的产品

第28章 无机化学品；贵金属、稀土金属、放射性元素及其同位素的有机及无机化合物

商品编码	商品名称及备注	最惠国	暂定税率	普通税率	增值税率	计量单位	监管条件	检验检疫类别	报检特殊单证
2801100000	氯	5		80	13	千克	AB	MN	I-5-07
2801301000	氟	5		30	13	千克	AB	MN	I-5-07
2801302000	溴	5	1	30	13	千克	23AB	MN	I-5-07
2802000000	升华、沉淀、胶态硫磺	5	1	17	13	千克	AB	MN	I-5-07
2804100000	氢	5		30	13	千克/立方米	AB	MN	I-5-07
2804210000	氩	5		30	13	千克/立方米	AB	MN	I-5-07
2804300000	氮	5		30	13	千克/立方米	AB	MN	I-5-07
2804400000	氧	5		80	13	千克/立方米	AB	MN	I-5-07
2804619011	含硅量＞99.9999999%的多晶硅废碎料（太阳能级多晶硅除外）	4		30	13	千克	9		I-4-03, I-1-10, I-4-02, I-2-05
2804619013	含硅量＞99.9999999%的太阳能级多晶硅废碎料	4		30	13	千克	9		I-4-03, I-1-10, I-4-02, I-2-05
2804619091	其他含硅量≥99.99%的硅废碎料（太阳能级多晶硅除外）	4		30	13	千克	9		I-4-03, I-1-10, I-4-02, I-2-05
2804619093	含硅量≥99.99%的太阳能级多晶硅废碎料	4		30	13	千克	9		I-4-03, I-1-10, I-4-02, I-2-05
2804701000	黄磷（白磷）	5		30	13	千克	AB	MN	I-5-07
2804709010	红磷	5		30	13	千克	ABG	MN	I-5-07
2804800000	砷	5		30	13	千克	AB	MN	I-5-07
2804909000	其他硒	5	0	30	13	千克			I-5-07
2805110000	钠	5		30	13	千克	AB	MN	I-5-07
2805120010	高纯度钙（金属杂质（除镁外）含量＜1‰，硼含量小于十万分之一）	5	1	30	13	千克	3A	M	I-5-07
2805120090	其他钙	5	1	30	13	千克			I-5-07
2805191000	锂	5	1	30	13	千克	AB	MN	I-5-07
2805199000	其他碱金属及碱土金属	5	1	30	13	千克			I-5-07
2805301100	钕（未相互混合或相互熔合）	5	0	30	13	千克	4Bxy	N	I-5-07
2805301200	镝（未相互混合或相互熔合）	5	0	30	13	千克	4Bxy	N	

商品编码	商品名称及备注	最惠国	暂定税率	普通税率	增值税率	计量单位	监管条件	检验检疫类别	报检特殊单证
2805301300	铽（未相互混合或相互熔合）	5	0	30	13	千克	4Bxy	N	
2805301400	镧（未相互混合或相互熔合）	5	0	30	13	千克	4Bxy	N	I-5-07
2805301510	颗粒＜500μm的铈及其合金（含量≥97%，不论球形，椭球体，雾化，片状，研碎金属燃料；未相互混合或相互熔合）	5	0	30	13	千克	3B	N	I-5-07
2805301590	其他金属铈（未相互混合或相互熔合）	5	0	30	13	千克	4Bxy	N	I-5-07
2805301600	金属镨（未相互混合或相互熔合）	5	0	30	13	千克	4Bxy	N	
2805301700	金属钇（未相互混合或相互熔合）	5	0	30	13	千克	4Bxy	N	
2805301800	金属钪（未相互混合或相互熔合）	5	0	30	13	千克	4Bxy	N	
2805301900	其他稀土金属（未相互混合或相互熔合）	5	0	30	13	千克	4Bxy	N	
2805302100	其他电池级的稀土金属、钪及钇（已相互混合或相互熔合）	5	0	30	13	千克	4Bxy	N	
2805302900	其他稀土金属、钪及钇（已相互混合或相互熔合）	5	0	30	13	千克	4Bxy	N	I-5-07
2805400000	汞	5		17	13	千克	ABX	MN	I-5-07
2806100000	氯化氢（盐酸）	5		80	13	千克	23AB	MRNS	I-5-07, I-5-06
2806200000	氯磺酸	5		40	13	千克	AB	MN	I-5-07
2807000010	硫酸	5	1	35	13	千克	32		I-5-07
2807000090	发烟硫酸	5	1	35	13	千克	AB	MN	I-5-07
2808000010	红发烟硝酸	5		40	13	千克	3A	M	I-5-07
2808000090	磺硝酸及其他硝酸	5		40	13	千克			I-5-07
2809100000	五氧化二磷	1		8	13	千克	AB	MN	I-5-07
2809201100	食品级磷酸（食品级磷酸的具体技术指标参考GB3149-2004)	1		8	13	千克	AB	RNS	I-5-07, I-5-06
2809201900	其他磷酸及偏磷酸、焦磷酸（食品级磷酸除外）	1		8	13	千克	B	N	I-5-07
2809209000	其他多磷酸	5		35	13	千克			I-5-07
2810002000	硼酸	5	2	30	13	千克	AB	MN	I-5-07
2811111000	电子级氢氟酸	5.5		35	13	千克	3AB	MN	I-5-07
2811119000	其他氢氟酸	5		35	13	千克	3AB	MN	I-5-07
2811120000	氢氰酸（包括氰化氢）	5		35	13	千克	23		I-5-07
2811192000	硒化氢	5		35	13	千克	AB	MN	I-3-01, I-5-07
2811199010	氢碘酸	5		35	13	千克	ABG	MN	I-5-07
2811199020	砷酸、焦砷酸、偏砷酸	5		35	13	千克			I-5-07
2811199090	其他无机酸	5		35	13	千克	AB	MRNS	I-5-07, I-5-06
2811210000	二氧化碳	5		30	13	千克	AB	MRNS	I-3-01-4, I-5-07, I-5-06
2811221000	二氧化硅硅胶	5		30	13	千克	A	R	I-5-06
2811229000	其他二氧化硅	5		30	13	千克	A	R	I-3-01
2811290010	三氧化二砷、五氧化二砷（亚砷（酸）酐，砒霜，白砒，氧化亚砷，砷（酸）酐，三氧化砷）	5		30	13	千克			I-5-07
2811290020	四氧化二氮	5		30	13	千克	3A	M	I-5-07
2811290090	其他非金属无机氧化物	5		30	13	千克			I-5-07
2812110000	碳酰二氯（光气）	5		30	13	千克	23		I-5-07
2812120000	氧氯化磷（即磷酰氯，三氯氧磷）	5		30	13	千克	23		I-5-07
2812130000	三氯化磷	5		30	13	千克	23AB	MN	I-5-07
2812140000	五氯化磷	5		30	13	千克	23AB	MN	I-5-07

商品编码	商品名称及备注	最惠国	暂定税率	普通税率	增值税率	计量单位	监管条件	检验检疫类别	报检特殊单证
2812150000	一氯化硫（氯化硫）	5		30	13	千克	23AB	MN	I-5-07
2812160000	二氯化硫	5		30	13	千克	23AB	MN	I-5-07
2812170000	亚硫酰氯	5		30	13	千克	23AB	MN	I-5-07
2812191010	三氯化砷	5		30	13	千克	23AB	MN	I-5-07
2812901100	三氟化氮	5		30	13	千克	AB	MN	I-5-07
2812901910	三氟化氯	5		30	13	千克	3A	M	I-5-07
2812901920	三氟化砷（氟化亚砷）	5		30	13	千克			I-5-07
2812901930	硫酰氟	5		30	13	千克	S		I-5-07
2812901990	其他氟化物及氟氧化物	5		30	13	千克			I-5-07
2812909010	三溴化砷，三碘化砷（溴化亚砷，碘化亚砷）	5		30	13	千克			I-5-07
2812909090	其他非金属卤化物及卤氧化物	5		30	13	千克			I-5-07
2813100000	二硫化碳	5		30	13	千克	AB	MN	I-5-07
2813900010	五硫化二磷	5		30	13	千克	23		I-5-07
2813900020	三硫化二磷	5		30	13	千克	AB	MN	I-5-07
2813900090	其他非金属硫化物	5		30	13	千克			I-5-07
2814100000	氨	5	0	35	13	千克	AB	MN	I-5-07
2814200010	氨水（含量≥10%）	5	0	35	13	千克	AB	MN	I-5-07
2815110000	固体氢氧化钠	5		35	13	千克	ABG	MRNS	I-5-07, I-5-06
2815120000	氢氧化钠水溶液，液体烧碱	5		35	13	千克	ABG	MN	I-5-07
2815200000	氢氧化钾（苛性钾）	5		30	13	千克	AB	MRNS	I-3-01-4, I-5-07, I-5-06
2815300000	过氧化钠及过氧化钾	5		30	13	千克	AB	MN	I-5-07
2816100010	过氧化镁	5		30	13	千克	AB	MN	I-5-07
2816400000	锶或钡的氧化物、氢氧化物（及其过氧化物）	5	2	30	13	千克			I-5-07
2817001000	氧化锌	5		40	13	千克	A	R	I-3-01, I-5-06
2817009000	过氧化锌	5		30	13	千克	AB	MN	I-5-07
2819100000	三氧化铬	5		20	13	千克	AB	MN	I-5-07
2824100000	一氧化铅（铅黄，黄丹）	5		30	13	千克	AB	MN	I-5-07
2824901000	铅丹及铅橙（四氧化（三）铅）(红丹）	5		45	13	千克	AB	MN	I-5-07
2824909000	其他铅的氧化物	5		30	13	千克			I-5-07
2825101010	纯度70%及以上的水合肼	5		30	13	千克	3A	M	I-5-07
2825101090	纯度70%以下的水合肼	5		30	13	千克	AB	MN	I-5-07
2825102000	硫酸羟胺	5		30	13	千克	AB	MN	I-5-07
2825109000	其他肼、胲及其无机盐	5		30	13	千克			I-5-07
2825201000	氢氧化锂	5		30	13	千克	AB	MN	I-5-07
2825209000	锂的氧化物	5		30	13	千克			I-5-07
2825301000	五氧化二钒	5		30	13	千克	4ABxy	MN	I-5-07
2825309000	其他钒的氧化物及氢氧化物	5		30	13	千克	4xy		I-5-07
2825800000	锑的氧化物	5		30	13	千克	4xBy	N	I-5-07
2825902100	三氧化二铋	5		30	13	千克	4Axy	R	I-3-01, I-5-06
2825902900	其他铋的氧化物及氢氧化物	5		30	13	千克	4Axy	R	I-3-01, I-5-06
2825903100	二氧化锡	5		30	13	千克	4Axy	R	I-3-01, I-5-06
2825903900	其他锡的氧化物及氢氧化物	5		30	13	千克	4Axy	R	I-3-01, I-5-06
2825904100	一氧化铌	5		30	13	千克	A	M	I-3-01-4
2825904910	五氧化二铌	5	2	30	13	千克	AB	MRN	I-3-01-4, I-5-07, I-5-06
2825904990	其他铌的氧化物及氢氧化物	5		30	13	千克	AB	MRN	I-3-01-4, I-5-07, I-5-06

商品编码	商品名称及备注	最惠国	暂定税率	普通税率	增值税率	计量单位	监管条件	检验检疫类别	报检特殊单证
2825909001	氧化镓	5		30	13	千克	3AB	MRNS	I-3-01-4, I-5-07, I-5-06
2825909090	其他氧化物	5		30	13	千克	AB	MRNS	I-3-01-4, I-5-07, I-5-06
2826191010	氟化氢铵	5		30	13	千克	3A	M	I-5-07
2826191090	其他铵的氟化物	5		30	13	千克			I-5-07
2826192010	氟化钠	5		30	13	千克	3AB	MRNS	I-3-01-4, I-5-07, I-5-06
2826192020	氟化氢钠	5		30	13	千克	3A	M	I-5-07
2826199010	氟化钾	5		30	13	千克	3A	M	I-5-07
2826199020	氟化氢钾	5		30	13	千克	3A	M	I-5-07
2826199030	氟化铅，四氟化铅，氟化镉	5		30	13	千克			I-5-07
2826199090	其他氟化物	5		30	13	千克			I-5-07
2826901000	氟硅酸盐	5		30	13	千克			I-5-07
2826909010	氟钽酸钾	5	0	30	13	千克			I-5-07
2826909030	氟硼酸铅，氟硼酸镉	5		30	13	千克			I-5-07
2826909090	氟铝酸盐及其他氟络盐	5		30	13	千克			I-5-07
2827101000	肥料用氯化铵	4		11	13	千克	BG	N	
2827200000	氯化钙	5		50	13	千克	A	R	I-5-06
2827310000	氯化镁	5		30	13	千克	A	R	I-3-01, I-5-06
2827320000	氯化铝	5		30	13	千克			I-5-07
2827350000	氯化镍	5		30	13	千克	AB	MN	I-5-07
2827392000	氯化钡	5		30	13	千克	AB	MN	I-5-07
2827393000	氯化钴	5		30	13	千克	4ABxy	MRNS	I-3-01, I-5-07, I-5-06
2827399001	四氯化锗	5		30	13	千克	3AB	MRNS	I-3-01-4, I-5-07, I-5-06
2827399090	其他氯化物	5		30	13	千克	AB	MRNS	I-3-01-4, I-5-07, I-5-06
2827499000	其他氯氧化物及氢氧基氯化物	5		30	13	千克			I-5-07
2827590000	其他溴化物及溴氧化物	5		30	13	千克			I-5-07
2827600000	碘化物及碘氧化物	5		30	13	千克	AB	MRNS	I-3-01-4, I-5-07, I-5-06
2828100000	商品次氯酸钙及其他钙的次氯酸盐	5		80	13	千克			I-5-07
2828900000	次溴酸盐、亚氯酸盐、其他次氯酸盐	5		30	13	千克	AB	MRNS	I-3-01-4, I-5-07, I-5-06
2829110000	氯酸钠	5		30	13	千克	AB	MN	I-5-07
2829191000	氯酸钾（洋硝）	5		20	13	千克	9B	N	I-5-07
2829199000	其他氯酸盐	5		30	13	千克			I-5-07
2829900010	颗粒＜500μm的球形高氯酸铵	5		30	13	千克	3A	M	I-5-07
2829900020	高氯酸钾	5		30	13	千克	3		I-5-07
2829900090	其他高氯酸盐，溴酸盐等（包括过溴酸盐、碘酸盐及高碘酸盐）	5		30	13	千克			I-5-07
2830101000	硫化钠	5		40	13	千克	3AB	MN	I-5-07
2830109000	其他钠的硫化物	5		30	13	千克			I-5-07
2830902000	硫化锑	5		45	13	千克	B	N	I-5-07
2830909000	其他硫化物、多硫化物	5		30	13	千克			I-5-07
2831101000	钠的连二亚硫酸盐	5		30	13	千克	AB	MRNS	I-3-01-4, I-5-07, I-5-06
2831900000	其他连二亚硫酸盐及次硫酸盐	5		30	13	千克			I-5-07
2832100000	钠的亚硫酸盐	5		30	13	千克			I-5-07

商品编码	商品名称及备注	最惠国	暂定税率	普通税率	增值税率	计量单位	监管条件	检验检疫类别	报检特殊单证
2832200000	其他亚硫酸盐	5		30	13	千克	AB	MRNS	I-3-01-4, I-5-07, I-5-06
2833190000	钠的其他硫酸盐	5		30	13	千克			I-5-07
2833210000	硫酸镁	5		30	13	千克	A	R	I-3-01, I-5-06
2833240000	镍的硫酸盐	5	0	30	13	千克			I-5-07
2833291000	硫酸亚铁	5		45	13	千克	A	R	I-3-01, I-5-06
2833293000	硫酸锌	5		30	13	千克	A	R	I-3-01, I-5-06
2833299010	硫酸钴	5	2	30	13	千克	4ABxy	RS	I-3-01, I-5-07, I-5-06
2833299020	其他钴的硫酸盐	5	2	30	13	千克	AB	MRNS	I-3-01-4, I-5-06
2833299090	其他硫酸盐	5		30	13	千克	AB	MRN	I-3-01-4, I-5-07, I-5-06
2833400000	过硫酸盐	5		30	13	千克			I-5-07
2834100000	亚硝酸盐	5		30	13	千克	AB	MRNS	I-3-01-4, I-5-07, I-5-06
2834211000	肥料用硝酸钾	4	0	11	13	千克	AB	MN	I-5-07
2834219000	非肥料用硝酸钾	5		30	13	千克	AB	MN	I-5-07
2834291000	硝酸钴	5		30	13	千克	AB	MN	I-5-07
2834299001	硝酸钡	5	2	30	13	千克	AB	MN	I-5-07
2834299090	其他硝酸盐	5		30	13	千克			I-5-07
2835100000	次磷酸盐及亚磷酸盐	5		20	13	千克			I-5-07
2835251000	饲料级的正磷酸氢钙（磷酸二钙）	5		20	13	千克	AB	RS	I-3-01, I-5-06
2835252000	食品级的正磷酸氢钙（磷酸二钙）	5		20	13	千克	A	R	I-3-01, I-5-06
2835260000	其他磷酸钙	5		20	13	千克			I-3-01-1
2835291000	磷酸三钠	5		20	13	千克	A	R	I-3-01, I-5-06
2835299000	其他磷酸盐	5		20	13	千克	A	MR	I-3-01-4, I-5-07, I-5-06
2835311000	食品级的三磷酸钠（三聚磷酸钠）	5		20	13	千克	A	R	I-3-01, I-5-06
2835391100	食品级的六偏磷酸钠	5		20	13	千克	A	R	I-3-01, I-5-06
2836200000	碳酸钠（纯碱）	5		35	13	千克	AG	MR	I-3-01-4, I-5-06
2836300000	碳酸氢钠（小苏打）	5		45	13	千克	AG	MR	I-3-01-4, I-5-06
2836500000	碳酸钙	5		45	13	千克	A	R	I-3-01, I-5-06
2836991000	碳酸镁	5		45	13	千克	A	R	I-3-01, I-5-06
2836995000	碳酸锆	5		30	13	千克	AB	RS	I-3-01, I-5-06
2836999000	其他碳酸盐及过碳酸盐	5		30	13	千克	A	MR	I-3-01-4, I-5-07, I-5-06
2837111000	氰化钠（山奈）	5		20	13	千克	23AB	MN	I-5-07
2837191000	氰化钾	5		20	13	千克	23AB	MN	I-5-07
2837199011	氰化锌，氰化亚铜，氰化铜（氰化高铜）	5		30	13	千克			I-5-07
2837199012	氰化镍，氰化钙（氰化亚镍）	5		30	13	千克			I-5-07
2837199013	氰化钡，氰化镉，氰化铅	5		30	13	千克			I-5-07
2837199014	氰化钴（氰化钴（II）\氰化钴（III））	5		30	13	千克			I-5-07
2837200011	氰化镍钾，氰化钠铜锌（氰化钾镍，镍氰化钾，铜盐）	5		30	13	千克			I-5-07
2837200012	氰化亚铜（三）钠，氰化亚铜（三）钾（紫铜盐，紫铜矾，氰化铜钠，氰化亚铜钾，亚铜氰化钾）	5		30	13	千克			I-5-07
2839110000	偏硅酸钠	5		40	13	千克	AB	MN	I-5-07
2839191000	硅酸钠	5		30	13	千克	A	M	
2839900010	硅酸铅	5		30	13	千克			I-5-07
2840300000	过硼酸盐	5		30	13	千克			I-5-07

商品编码	商品名称及备注	最惠国	暂定税率	普通税率	增值税率	计量单位	监管条件	检验检疫类别	报检特殊单证
2841300000	重铬酸钠	5.5		20	13	千克	AB	MN	I-5-07
2841500000	其他铬酸盐及重铬酸盐,过铬酸盐	5.5		30	13	千克			I-5-07
2841610000	高锰酸钾	5.5		30	13	千克	23AB	MRNS	I-3-01-4, I-5-07, I-5-06
2841699000	亚锰酸盐,其他锰酸盐及其他高锰酸盐	5.5		30	13	千克			I-5-07
2841900090	其他金属酸盐及过金属酸盐	5.5		30	13	千克			I-5-07
2842100000	硅酸复盐及硅酸络盐(包括不论是否已有化学定义的硅铝酸盐)	5.5		30	13	千克	AB	MRNS	I-3-01, I-5-06
2842901910	其他硫氰酸盐	5.5		30	13	千克	AB	MN	I-5-07
2842902000	碲化镉	5.5		30	13	千克	AB	MN	I-5-07
2842903000	锂镍钴锰氧化物	5.5		30	13	千克	AB	RS	I-3-01, I-5-06
2842905000	硒酸盐及亚硒酸盐	5.5		30	13	千克	AB	MRNS	I-3-01-4, I-5-07, I-5-06
2842906000	锂镍钴铝氧化物	5.5		30	13	千克	AB	MRNS	I-3-01-4, I-5-06
2842909013	亚砷酸钠,亚砷酸钾,亚砷酸钙(偏亚砷酸钠)	5.5		30	13	千克			I-5-07
2842909014	亚砷酸锶,亚砷酸钡,亚砷酸铁	5.5		30	13	千克			I-5-07
2842909015	亚砷酸铜,亚砷酸锌,亚砷酸铅(亚砷酸氢铜)	5.5		30	13	千克			I-5-07
2842909016	亚砷酸锑,砷酸铵,砷酸氢二铵	5.5		30	13	千克			I-5-07
2842909017	砷酸钠,砷酸氢二钠,砷酸二氢钠(砷酸三钠)	5.5		30	13	千克			I-5-07
2842909018	砷酸钾,砷酸二氢钾,砷酸镁	5.5		30	13	千克			I-5-07
2842909019	砷酸钙,砷酸钡,砷酸铁(砷酸三钙)	5.5		30	13	千克			I-5-07
2842909021	砷酸亚铁,砷酸铜,砷酸锌	5.5		30	13	千克			I-5-07
2842909022	砷酸铅,砷酸锑,偏砷酸钠	5.5		30	13	千克			I-5-07
2842909023	硒化铅,硒化镉	5.5		30	13	千克			I-5-07
2842909024	硒化镓	5.5		30	13	千克	3AB	MRNS	I-3-01-4, I-5-07, I-5-06
2842909090	其他无机酸盐及过氧酸盐(迭氮化物除外)	5.5		30	13	千克	AB	MRNS	I-3-01-4, I-5-07, I-5-06
2843210000	硝酸银	5.5		30	13	克	AB	MN	I-5-07
2843290010	氰化银,氰化银钾,亚砷酸银(银氰化钾,砷酸银)	5.5		30	13	克			I-5-07
2843290020	2,2,3,3,4,4,5,5,6,6,7,7,8,8,8-十五氟辛酸银(1+)盐(1:1)(CAS号335-93-3)	5.5		30	13	克	X		I-5-07
2843290030	全氟辛酸银(45285-51-6)	5.5		30	13	克	X		I-5-07
2843290090	其他银化合物(不论是否已有化学定义)	5.5		30	13	克			I-5-07
2843300010	氰化金,氰化金钾(含金40%)等(包括氰化亚金(I)钾(含金68.3%)、氰化亚金(III)钾(含金57%))	5.5		30	13	克	J		I-5-07
2843900099	其他贵金属化合物(不论是否已有化学定义)	5.5		30	13	克	4xy		I-5-07
2845900010	除重水外的氘及氘化物	5		30	13	克	3		I-5-07
2846101000	氧化铈	5	0	30	13	千克	4Bxy	N	
2846102000	氢氧化铈	5	0	30	13	千克	4Bxy	N	
2846103000	碳酸铈	5	0	30	13	千克	4Bxy	N	
2846109010	氰化铈	5	0	30	13	千克	4Bxy	N	I-5-07
2846109090	铈的其他化合物	5	0	30	13	千克	4Bxy	N	I-5-07

商品编码	商品名称及备注	最惠国	暂定税率	普通税率	增值税率	计量单位	监管条件	检验检疫类别	报检特殊单证
2846901100	氧化钇	5	0	30	13	千克	4xBy	N	
2846901200	氧化镧	5	0	30	13	千克	4Bxy	N	
2846901300	氧化钕	5	0	30	13	千克	4Bxy	N	
2846901400	氧化铕	5	0	30	13	千克	4Bxy	N	
2846901500	氧化镝	5	0	30	13	千克	4Bxy	N	
2846901600	氧化铽	5	0	30	13	千克	4Bxy	N	
2846901700	氧化镨	5	0	30	13	千克	4Bxy	N	
2846901800	氧化镥	5	0	30	13	千克	4Bxy	N	
2846901920	氧化铒	5	0	30	13	千克	4Bxy	N	
2846901930	氧化钆	5	0	30	13	千克	4Bxy	N	
2846901940	氧化钐	5	0	30	13	千克	4Bxy	N	
2846901970	氧化镱	5	0	30	13	千克	4Bxy	N	
2846901980	氧化钪	5	0	30	13	千克	4Bxy	N	
2846901991	灯用红粉	5	0	30	13	千克	4Bxy	N	
2846901992	按重量计中重稀土总含量≥30%的其他氧化稀土（灯用红粉、氧化铈除外）	5	0	30	13	千克	4Bxy	N	
2846901999	其他氧化稀土（灯用红粉、氧化铈除外）	5	0	30	13	千克	4Bxy	N	
2846902100	氯化铽	5	0	30	13	千克	4Bxy	N	
2846902200	氯化镝	5	0	30	13	千克	4Bxy	N	
2846902300	氯化镧	5	0	30	13	千克	4Bxy	N	
2846902400	氯化钕	5	0	30	13	千克	4Bxy	N	
2846902500	氯化镨	5	0	30	13	千克	4Bxy	N	
2846902600	氯化钇	5	0	30	13	千克	4Bxy	N	
2846902800	混合氯化稀土	5	0	30	13	千克	4Bxy	N	
2846902900	其他未混合氯化稀土	5	0	30	13	千克	4Bxy	N	
2846903100	氟化铽	5	0	30	13	千克	4Bxy	N	
2846903200	氟化镝	5	0	30	13	千克	4Bxy	N	
2846903300	氟化镧	5	0	30	13	千克	4ABxy	MN	I-5-07
2846903400	氟化钕	5	0	30	13	千克	4Bxy	N	
2846903500	氟化镨	5	0	30	13	千克	4Bxy	N	
2846903600	氟化钇	5	0	30	13	千克	4Bxy	N	
2846903900	其他氟化稀土	5	0	30	13	千克	4Bxy	N	
2846904100	碳酸镧	5	0	30	13	千克	4Bxy	N	
2846904200	碳酸铽	5	0	30	13	千克	4Bxy	N	
2846904300	碳酸镝	5	0	30	13	千克	4Bxy	N	
2846904400	碳酸钕	5	0	30	13	千克	4Bxy	N	
2846904500	碳酸镨	5	0	30	13	千克	4Bxy	N	
2846904600	碳酸钇	5	0	30	13	千克	4Bxy	N	
2846904810	按重量计中重稀土总含量≥30%的混合碳酸稀土	5	0	30	13	千克	4Bxy	N	
2846904890	其他混合碳酸稀土	5	0	30	13	千克	4Bxy	N	
2846904900	其他未混合碳酸稀土	5	0	30	13	千克	4Bxy	N	
2846909100	镧的其他化合物	5	0	30	13	千克	4Bxy	N	I-5-07
2846909200	钕的其他化合物	5	0	30	13	千克	4Bxy	N	I-5-07
2846909300	铽的其他化合物	5	0	30	13	千克	4Bxy	N	
2846909400	镝的其他化合物	5	0	30	13	千克	4Bxy	N	I-5-07
2846909500	镨的其他化合物	5	0	30	13	千克	4Bxy	N	I-5-07

商品编码	商品名称及备注	最惠国	暂定税率	普通税率	增值税率	计量单位	监管条件	检验检疫类别	报检特殊单证
2846909601	LED 用荧光粉 (成分含钇的其他化合物)	5	0	30	13	千克	B	N	
2846909690	钇的其他化合物 (LED 用荧光粉除外)	5	0	30	13	千克	4Bxy	N	I–5–07
2846909901	LED 用荧光粉 (成分含稀土金属、钪的其他化合物，铈的化合物除外)	5	0	30	13	千克	B	N	
2846909910	按重量计中重稀土总含量 ≥ 30% 的稀土金属、钪的其他化合物 (LED 用荧光粉、铈的化合物除外)	5	0	30	13	千克	4Bxy	N	
2846909990	其他稀土金属、钪的其他化合物 (LED 用荧光粉、铈的化合物除外)	5	0	30	13	千克	4Bxy	N	I–5–07
2847000000	过氧化氢 (不论是否用尿素固化)	5.5		30	13	千克	AB	MRNS	I–3–01–4, I–5–07, I–5–06
2849100000	碳化钙	5.5		45	13	千克	AB	MN	I–5–07
2849909000	其他碳化物	5.5		30	13	千克			I–5–07
2850001901	氮化镓	5.5		30	13	千克	3		I–5–07
2850001990	其他氮化物	5.5		30	13	千克			I–5–07
2850009010	砷化氢 (砷烷，砷化三氢，脒)	5.5	3	30	13	千克			I–5–07
2850009090	其他氢化物、硅化物等 (包括硼化物 . 可归入品目 2849 的碳化物除外)	5.5		30	13	千克			I–5–07
2852100000	汞的无机或有机化合物，汞齐除外，已有化学定义的	5.5		30	13	千克			I–5–07
2853100000	氯化氰	5.5		30	13	千克	23AB	MN	I–5–07
2853901000	饮用蒸馏水	5.5		70	13	千克	AB	RS	I–3–01–3, I–2–07, I–3–02
2853904010	磷化铝，磷化锌	5.5		20	13	千克	S		I–5–07
2853904030	磷化镓	5.5		20	13	千克	3		I–5–07
2853904040	磷锗锌	5.5		20	13	千克	3		I–5–07
2853904090	其他磷化物 (不论是否已有化学定义，但不包括磷铁)	5.5		20	13	千克			I–5–07
2853909010	饮用纯净水	5.5		30	13	千克	AB	MN	I–3–01–4, I–3–01–3, I–2–07, I–3–02
2853909021	氰，氰化碘，氰化溴 (包括氰气，碘化氰，溴化氰)	5.5		30	13	千克			I–5–07
2853909023	铅汞齐	5.5		30	13	千克	X		I–5–07

第 29 章　　有机化学品

商品编码	商品名称及备注	最惠国	暂定税率	普通税率	增值税率	计量单位	监管条件	检验检疫类别	报检特殊单证
2901100000	饱和无环烃	2		30	13	千克			I–5–07
2901210000	乙烯	2		20	13	千克	AB	MN	I–5–07
2901220000	丙烯	2		20	13	千克	AB	MN	I–5–07
2901231000	1- 丁烯	2		20	13	千克	AB	MN	I–5–07
2901232000	2- 丁烯	2		20	13	千克	AB	MN	I–5–07
2901233000	2- 甲基丙烯	2		20	13	千克			I–5–07
2901241000	1,3- 丁二烯	2		20	13	千克	AB	MN	I–5–07

商品编码	商品名称及备注	最惠国	暂定税率	普通税率	增值税率	计量单位	监管条件	检验检疫类别	报检特殊单证
2901242000	异戊二烯	2		20	13	千克			I-5-07
2901291000	异戊烯	2		30	13	千克	AB	MN	I-5-07
2901292000	乙炔	2		45	13	千克	AB	MN	I-5-07
2901299090	其他不饱和无环烃	2		30	13	千克			I-5-07
2902110000	环己烷	2		30	13	千克	AB	MN	I-5-07
2902191000	蒎烯	2		30	13	千克			I-5-07
2902199012	d-柠檬烯	2		30	13	千克			I-5-07
2902199090	其他环烷烃、环烯及环萜烯	2		30	13	千克			I-5-07
2902200000	苯	2	2	20	13	千克	AB	MN	I-5-07
2902300000	甲苯	2		30	13	千克	23AB	MN	I-5-07
2902410000	邻二甲苯	2		20	13	千克			I-5-07
2902420000	间二甲苯	2		20	13	千克			I-5-07
2902430000	对二甲苯	2		20	13	千克			I-5-07
2902440000	混合二甲苯异构体	2		20	13	千克			I-5-07
2902500000	苯乙烯	2		30	13	千克	AB	MN	I-5-07
2902600000	乙苯	2		30	13	千克	AB	MN	I-5-07
2902700000	异丙基苯	2		30	13	千克	AB	MN	I-5-07
2902902000	精萘	2		35	13	千克	AB	MN	I-5-07
2902909000	其他环烃	2		30	13	千克			I-5-07
2903110000	一氯甲烷及氯乙烷	5.5		30	13	千克			I-5-07
2903120001	纯度在99%及以上的二氯甲烷	8		30	13	千克			I-5-07
2903120090	其他二氯甲烷	8		30	13	千克			I-5-07
2903130000	三氯甲烷（氯仿）	10		30	13	千克	23AB	MN	I-5-07
2903140010	四氯化碳（受控用途）(CTC)	8		30	13	千克	89		I-5-07
2903140090	四氯化碳(用于受控用途除外)(CTC)	8		30	13	千克	49xy		I-5-07
2903150000	1,2-二氯乙烷(ISO)	5.5	1	30	13	千克	AB	MRNS	I-3-01-4, I-5-07, I-5-06
2903191010	1,1,1-三氯乙烷/甲基氯仿（受控用途）(TCA)	8		30	13	千克	18AB	MN	I-5-07
2903191090	1,1,1-三氯乙烷/甲基氯仿（用于受控用途除外）(TCA)	8		30	13	千克	14Axy	M	I-5-07
2903199000	其他无环烃的饱和氯化衍生物	5.5		30	13	千克			I-5-07
2903210000	氯乙烯	5.5	1	30	13	千克	AB	MN	I-5-07
2903220000	三氯乙烯	8		30	13	千克	AB	MN	I-5-07
2903230000	四氯乙烯	5.5		30	13	千克	7AB	MN	I-5-07
2903291000	3-氯-1-丙烯（氯丙烯）	5.5		30	13	千克			I-5-07
2903299010	1,1-二氯乙烯	5.5		30	13	千克			I-5-07
2903299020	六氯丁二烯(CAS87-68-3)	5.5		30	13	千克	89		I-5-07
2903299090	其他无环烃的不饱和氯化衍生物	5.5		30	13	千克			I-5-07
2903610000	甲基溴（溴甲烷）	5.5		30	13	千克	14ABxy	MN	I-5-07
2903690010	二溴甲烷、碘甲烷	5.5		30	13	千克	AB	MN	I-5-07
2903710000	一氯二氟甲烷（HCFC-22）	5.5		30	13	千克	14ABxy	MN	I-5-07
2903760020	溴三氟甲烷（Halon-1301）	5.5		30	13	千克	14ABxy	MN	I-5-07
2903772011	二氯二氟甲烷(CFC-12)	5.5		30	13	千克	14ABxy	MN	I-5-07
2903772012	三氯三氟乙烷（用于受控用途除外）(CFC-113)	5.5		30	13	千克	14xy		I-5-07
2903772014	二氯四氟乙烷(CFC-114)	5.5		30	13	千克	14ABxy	MN	I-5-07
2903772015	一氯五氟乙烷(CFC-115)	5.5		30	13	千克	14ABxy	MN	I-5-07
2903772016	一氯三氟甲烷(CFC-13)	5.5		30	13	千克	14ABxy	MN	I-5-07

商品编码	商品名称及备注	最惠国	暂定税率	普通税率	增值税率	计量单位	监管条件	检验检疫类别	报检特殊单证
2903772017	五氯一氟乙烷、四氯二氟乙烷(CFC-111、CFC-112)	5.5		30	13	千克	14xy		I-5-07
2903772018	七氯一氟丙烷、六氯二氟丙烷、五氯三氟丙烷、四氯四氟丙烷、三氯五氟丙烷、二氯六氟丙烷、一氯七氟丙烷(CFC-211、CFC-212、CFC-213、CFC-214、CFC-215、CFC-216、CFC-217)	5.5		30	13	千克	14xy		I-5-07
2903772090	其他仅含氟和氯的甲烷、乙烷及丙烷的全卤化物	5.5		30	13	千克			I-5-07
2903779000	其他无环烃全卤化物(指仅含氟和氯的)	5.5		30	13	千克			I-5-07
2903780010	全氟辛酸的盐类和相关化合物(PFOA类)	5.5		30	13	千克	X		I-5-07
2903780090	其他无环烃全卤化衍生物(指含两种或两种以上不同卤素的)	5.5		30	13	千克		MRNS	I-5-07
2903791011	二氯一氟甲烷(HCFC-21)	5.5		30	13	千克	14xy		I-5-07
2903791012	一氯四氟乙烷	5.5		30	13	千克	14xy		I-5-07
2903799021	其他溴氟代甲烷、乙烷和丙烷	5.5		30	13	千克	14xy		I-5-07
2903799022	溴氯甲烷	5.5		30	13	千克	14xy		I-5-07
2903799030	全氟辛酸的盐类和相关化合物(PFOA类)	5.5		30	13	千克	X		I-5-07
2903799090	其他无环烃卤化衍生物(含二种或二种以上不同卤素的其他无环烃卤化衍生物)	5.5		30	13	千克			I-5-07
2903810010	林丹(ISO,INN)	5.5		30	13	千克	89		I-5-07
2903810020	α-六氯环己烷、β-六氯环己烷	5.5		30	13	千克	89		I-5-07
2903810090	其他1,2,3,4,5,6-六氯环己烷{六六六(ISO)}(混合异构体)	5.5		30	13	千克			I-5-07
2903820010	艾氏剂(ISO)及七氯(ISO)	5.5		30	13	千克	89		I-5-07
2903820090	氯丹(ISO)(别名八氯化甲桥茚)	5.5		30	13	千克	89		I-5-07
2903830000	灭蚁灵	5.5		30	13	千克	89		I-5-07
2903890010	毒杀芬	5.5		30	13	千克	89		I-5-07
2903890020	六溴环十二烷	5.5		30	13	千克	89		I-5-07
2903890090	其他环烷烃、环烯烃或环萜烯烃的卤化衍生物	5.5		30	13	千克			I-5-07
2903911000	邻二氯苯	5.5		30	13	千克			I-5-07
2903919090	氯苯	5.5		30	13	千克	AB	MN	I-5-07
2903920000	六氯苯(ISO)及滴滴涕(ISO,INN)(六氯苯别名过氯苯,滴滴涕别名[1,1,1-三氯-2,2-双(4-氯苯基)乙烷])	5.5		30	13	千克	89		I-5-07
2903930000	五氯苯	5.5		30	13	千克	89		I-5-07
2903940000	六溴联苯	5.5		30	13	千克	89		I-5-07
2903991000	对氯甲苯	5.5		30	13	千克	AB	MN	I-5-07
2903999010	多氯联苯、多溴联苯	5.5		30	13	千克	89		I-5-07
2903999030	多氯三联苯(PCT)	5.5		30	13	千克	X		I-5-07
2903999050	单一的二氯萘、三氯萘、四氯萘、五氯萘、六氯萘、七氯萘、八氯萘	5.5		30	13	千克	89		I-5-07
2903999090	其他芳烃卤化衍生物	5.5		30	13	千克			I-5-07
2904100000	仅含磺基的衍生物及其盐和乙酯	5.5		30	13	千克			I-5-07
2904201000	硝基苯	5.5		20	13	千克	AB	MN	I-5-07
2904202000	硝基甲苯	5.5		30	13	千克			I-5-07

商品编码	商品名称及备注	最惠国	暂定税率	普通税率	增值税率	计量单位	监管条件	检验检疫类别	报检特殊单证
2904203000	二硝基甲苯	5.5		20	13	千克	AB	MN	I-5-07
2904204000	三硝基甲苯（TNT）	5.5		40	13	千克	ABk	MN	I-5-07
2904209010	六硝基芪	5.5		30	13	千克	3		I-5-07
2904209020	4-硝基联苯	5.5		30	13	千克			I-5-07
2904209090	其他仅含硝基或亚硝基衍生物	5.5		30	13	千克			I-5-07
2904310000	全氟辛基磺酸	5.5		30	13	千克	89		I-5-07
2904320000	全氟辛基磺酸铵	5.5		30	13	千克	89		I-5-07
2904330000	全氟辛基磺酸锂	5.5		30	13	千克	89		I-5-07
2904340000	全氟辛基磺酸钾	5.5		30	13	千克	89		I-5-07
2904360000	全氟辛基磺酰氟	5.5		30	13	千克	89		I-5-07
2904910000	三氯硝基甲烷（氯化苦）	5.5		30	13	千克	23S		I-5-07
2904990011	氯硝丙烷	5.5		30	13	千克	S		I-5-07
2904990013	五氯硝基苯	5.5		30	13	千克	S		I-5-07
2904990014	全氟己基磺酸及其盐类和其相关化合物（全氟己基磺酸及盐和卤代物（《禁止进口货物目录（第八批）》所列商品））	5.5		30	13	千克	89		I-5-07
2904990090	其他烃的磺化、硝化、亚硝化衍生物（不论是否卤化）	5.5		30	13	千克			I-5-07
2905110000	甲醇	5.5		30	13	千克	AB	MN	I-5-07
2905121000	正丙醇	5.5		30	13	千克	AB	MN	I-5-07
2905122000	异丙醇	5.5		30	13	千克	ABG	MN	I-5-07
2905130000	正丁醇	5.5		30	13	千克	AB	MRNS	I-3-01-4, I-5-07, I-5-06
2905141000	异丁醇	5.5		30	13	千克			I-5-07
2905142000	仲丁醇	5.5		30	13	千克			I-5-07
2905143000	叔丁醇	5.5		30	13	千克			I-5-07
2905199090	其他饱和一元醇	5.5		30	13	千克			I-5-07
2905223000	芳樟醇	5.5		30	13	千克	A	R	I-3-01, I-5-06
2905290000	其他不饱和一元醇	5.5		30	13	千克			I-5-07
2905399001	1,3-丙二醇	5.5	3	30	13	千克	AB	RS	I-3-01, I-5-06
2905399002	1,4-丁二醇	5.5		30	13	千克	AB	RS	I-3-01, I-5-06
2905399091	白消安	5.5	0	30	3	千克	AB	MRNS	I-3-01-4, I-5-06
2905399099	其他二元醇	5.5		30	13	千克	AB	MRNS	I-3-01, I-5-06
2905430000	甘露糖醇	8		30	13	千克	A	R	I-3-01, I-5-06
2905450000	丙三醇（甘油）	8	3	50	13	千克	A	R	I-3-01, I-5-06
2905491000	木糖醇	5.5		30	13	千克	A	R	I-3-01, I-5-06
2905590020	2-氯乙醇	5.5		30	13	千克	3A	M	I-5-07
2905590050	全氟辛酸的盐类和相关化合物（PFOA类）	5.5		30	13	千克	X		I-5-07
2905590090	其他无环醇的卤化、磺化等衍生物	5.5		30	13	千克			I-5-07
2906120010	甲基环己醇	5.5		30	13	千克	AB	MN	I-5-07
2906120090	环己醇，二甲基环己醇	5.5		30	13	千克			I-5-07
2906132000	肌醇	5.5		30	13	千克	A	R	I-3-01, I-5-06
2906199090	其他环烷醇，环烯醇及环萜烯醇	5.5		30	13	千克			I-5-07
2906299090	其他芳香醇	5.5		30	13	千克			I-5-07
2907111000	苯酚	5.5		30	13	千克	AB	MN	I-5-07
2907119000	苯酚的盐	5.5		30	13	千克			I-5-07
2907121200	邻甲酚	5.5		30	13	千克			I-5-07

商品编码	商品名称及备注	最惠国	暂定税率	普通税率	增值税率	计量单位	监管条件	检验检疫类别	报检特殊单证
2907121900	其他甲酚	5.5		30	13	千克	AB	MRNS	I-3-01-4, I-5-07, I-5-06
2907131000	壬基酚、对壬基酚、支链 -4- 壬基酚（包括4-壬基苯酚、壬基苯酚）	5.5		30	13	千克	AB	MN	I-5-07
2907139000	辛基酚及其异构体（包括辛基酚及其异构体的盐和壬基酚盐）	5.5		30	13	千克			I-5-07
2907159000	其他萘酚及萘酚盐	5.5		30	13	千克	AB	RS	I-3-01, I-5-06
2907191010	邻异丙基（苯）酚	4	2	11	13	千克	AB	MN	I-5-07
2907199090	其他一元酚	5.5		30	13	千克			I-5-07
2907210001	间苯二酚	5.5		30	13	千克			I-5-07
2907221000	对苯二酚	5.5		30	13	千克			I-5-07
2907291000	邻苯二酚	4		11	13	千克			I-5-07
2907299001	特丁基对苯二酚	5.5		30	13	千克	AB	MRNS	I-3-01-4, I-5-06
2907299010	毒菌酚	5.5		30	13	千克	S		I-5-07
2907299090	其他多元酚；酚醇	5.5		30	13	千克	AB	MRNS	I-3-01-4, I-5-07, I-5-06
2908110000	五氯苯酚（五氯酚，CAS87-86-5）	5.5		30	13	千克	89AB	MN	I-5-07
2908191000	对氯苯酚	4		11	13	千克			I-5-07
2908199023	五氯酚钠（CAS131-52-2）	5.5		30	13	千克	89S		I-5-07
2908199090	其他仅含卤素取代基的衍生物及盐	5.5		30	13	千克			I-5-07
2908910000	地乐酚及其盐和酯	5.5		30	13	千克	89		I-5-07
2908920000	4,6—二硝基邻甲酚〔二硝酚（ISO）〕及其盐	5.5		30	13	千克	89		I-5-07
2908991010	4-硝基苯酚（对硝基苯酚）	5.5		30	13	千克			I-5-07
2908991090	对硝基苯酚钠	5.5		30	13	千克	S		I-5-07
2908999024	特乐酚	5.5		30	13	千克	S		I-5-07
2908999030	苦味酸（2，4，6-三硝基苯酚）	5.5		30	13	千克	k		I-5-07
2908999090	其他酚及酚醇的卤化等衍生物（包括其磺化、硝化或亚硝化衍生物）	5.5		30	13	千克			I-5-07
2909110000	乙醚	5.5		30	13	千克	23AB	MN	I-5-07
2909191000	甲醚	5.5		30	13	千克			I-5-07
2909199012	二氯异丙醚	5.5		30	13	千克	S		I-5-07
2909199020	十七氟 -1-[[(2,2,3,3,4,4,5,5,6,6,7,7,8,8,8- 十五氟辛基）氧基] 壬烯"（CAS 号84029-60-7）	5.5		30	13	千克	X		I-5-07
2909199090	其他无环醚及其卤化等衍生物（包括其磺化、硝化或亚硝化衍生物）	5.5		30	13	千克			I-5-07
2909309016	四溴二苯醚、五溴二苯醚、六溴二苯醚、七溴二苯醚	5.5		30	13	千克	89		I-5-07
2909309017	五氯代苯甲醚（CAS1825-21-4）	5.5		30	13	千克	89		I-5-07
2909309018	十溴二苯醚（CAS1163-19-5）	5.5		30	13	千克	89		I-5-07
2909309090	其他芳香醚及其卤化.磺化.硝化衍生物（包括其亚硝化衍生物）	5.5		30	13	千克			I-5-07
2909430000	乙二醇或二甘醇的单丁醚	5.5		30	13	千克			I-5-07
2909440010	乙二醇甲醚、二乙二醇甲醚、乙二醇乙醚、二乙二醇乙醚、乙二醇丙醚、二乙二醇丙醚、乙二醇己醚、二乙二醇己醚、乙二醇异辛醚、二乙二醇异辛醚	5.5		30	13	千克			I-5-07

商品编码	商品名称及备注	最惠国	暂定税率	普通税率	增值税率	计量单位	监管条件	检验检疫类别	报检特殊单证
2909440020	1,1'-[氧基双 [(1- 甲基 -2,1- 乙二基) 氧基]] 双 [4,4,5,5,6,6,7,7,8,8,9,9,10,10,11,11,12,12,13,13,14,14,15,15,15- 二十五氟 -2- 十五醇]（CAS 号 93776-00-2）	5.5		30	13	千克	X	MRNS	I-5-07
2909440090	乙二醇或二甘醇的其他单烷基醚	5.5		30	13	千克			I-5-07
2909499010	三乙二醇甲醚、四乙二醇甲醚、三乙二醇乙醚、丙二醇乙醚、二丙二醇乙醚、丙二醇丙醚、二丙二醇丙醚、丙二醇丁醚、二丙二醇丁醚、三丙二醇丁醚	5.5		30	13	千克			I-5-07
2909499020	全氟辛酸的盐类和相关化合物（PFOA 类）	5.5		30	13	千克	X		I-5-07
2909499090	其他醚醇及其衍生物 (包括其卤化、磺化、硝化或亚硝化衍生物)	5.5		30	13	千克			I-5-07
2909500000	醚酚、醚醇酚及其衍生物 (包括其卤化、磺化、硝化或亚硝化衍生物)	5.5		30	13	千克			I-5-07
2910100000	环氧乙烷	5.5		30	13	千克	AB	MN	I-5-07
2910200000	甲基环氧乙烷 (氧化丙烯)	5.5		30	13	千克			I-5-07
2910300000	1- 氯 -2,3- 环氧丙烷 (表氯醇)(环氧氯丙烷)	5.5		30	13	千克	AB	MN	I-5-07
2910400000	狄氏剂 (ISO、INN)	5.5		30	13	千克	89		I-5-07
2910500000	异狄氏剂	5.5		30	13	千克	89		I-5-07
2910900030	全氟辛酸的盐类和相关化合物（PFOA 类）	5.5		30	13	千克	X		I-5-07
2910900090	三节环环氧化物，环氧醇 (酚，醚) (包括其卤化，磺化，硝化或亚硝化的衍生物)	5.5		30	13	千克			I-5-07
2912110000	甲醛	5.5		30	13	千克	AB	MN	I-5-07
2912120000	乙醛	5.5		30	13	千克	AB	MN	I-5-07
2912190030	丙烯醛	5.5		30	13	千克			I-5-07
2912190090	其他无环醛 (指不含其他含氧基)	5.5		30	13	千克			I-5-07
2912299000	其他环醛 (指不含其他含氧基)	5.5		30	13	千克			I-5-07
2912491000	醛醇 (指不含其他含氧基)	5.5		30	13	千克			I-5-07
2912499090	其他醛醚、醛酚 (包括含其他含氧基的醛)	5.5		30	13	千克			I-5-07
2912500010	四聚乙醛	5.5		30	13	千克	S		I-5-07
2912500090	其他环聚醛	5.5		30	13	千克			I-5-07
2912600000	多聚甲醛	5.5		30	13	千克	AB	MN	I-5-07
2913000010	三氯乙醛	5.5		30	13	千克	ABG	MN	I-5-07
2913000020	全氟辛酸的盐类和相关化合物（PFOA 类）	5.5		30	13	千克	X		I-5-07
2913000090	品目 2912 所列产品的其他衍生物 (指卤化，磺化，硝化或亚硝化的衍生物)	5.5		30	13	千克			I-5-07
2914110000	丙酮 (二甲基甲酮、二甲酮、醋酮、木酮)	5.5		20	13	千克	23AB	MN	I-5-07
2914120000	丁酮 [甲基乙基 (甲) 酮](甲乙酮)	5.5		30	13	千克	23		I-5-07
2914130000	4- 甲基 -2- 戊酮 (甲基异丁基 (甲) 酮)	5.5		30	13	千克	AB	MN	I-5-07
2914190010	频哪酮	5.5		30	13	千克	23		I-5-07
2914190090	其他不含其他含氧基的无环酮	5.5		30	13	千克			I-5-07
2914220000	环己酮及甲基环己酮	5.5		30	13	千克	AB	MN	I-5-07

商品编码	商品名称及备注	最惠国	暂定税率	普通税率	增值税率	计量单位	监管条件	检验检疫类别	报检特殊单证
2914291000	樟脑	5.5		40	13	千克	B	N	
2914299090	其他环烷酮.环烯酮或环萜烯酮（指不含其他含氧基的）	5.5		30	13	千克			I-5-07
2914399011	杀鼠酮	5.5		30	13	千克	S		I-5-07
2914399012	鼠完	5.5		30	13	千克	S		I-5-07
2914399013	敌鼠	5.5		30	13	千克	S		I-5-07
2914400090	其他酮醇及酮醛	5.5		30	13	千克			I-5-07
2914509090	含其他含氧基的酮	5.5		30	13	千克			I-5-07
2914690090	其他醌	5.5		30	13	千克			I-5-07
2914710000	十氯酮	5.5		30	13	千克	89		I-5-07
2914790011	氯鼠酮、苯菌酮、茚草酮	5.5		30	13	千克	S		I-5-07
2914790012	二氯萘醌	5.5		30	13	千克	S		I-5-07
2914790014	六氯丙酮	5.5		30	13	千克	S		I-5-07
2914790090	其他酮及醌的卤化、磺化衍生物（包括硝化或亚硝化衍生物）	5.5		30	13	千克			I-5-07
2915110000	甲酸	5.5		40	13	千克	AB	MN	I-5-07
2915120000	甲酸盐	5.5		30	13	千克			I-5-07
2915130000	甲酸酯	5.5		30	13	千克			I-5-07
2915211100	食品级冰乙酸（冰醋酸)(GB1903-2008)	5.5		30	13	千克	ABG	MRNS	I-3-01, I-5-06
2915219010	乙酸溶液,80≥含量＞10%	5.5		50	13	千克	ABG	MN	I-3-01-4, I-5-06
2915219020	乙酸,含量＞80%	5.5		50	13	千克	ABG	MN	I-3-01-4, I-5-07, I-5-06
2915219090	其他乙酸	5.5		50	13	千克	ABG	MRNS	I-3-01-4, I-5-06
2915240000	乙酸酐（醋酸酐）	5.5		50	13	千克	23AB	MN	I-5-07
2915291000	乙酸钠	5.5		50	13	千克	AG	R	I-3-01, I-5-06
2915299023	乙酸铅（醋酸铅）	5.5		50	13	千克			I-5-07
2915299090	其他乙酸盐	5.5		50	13	千克	AB	MRNS	I-3-01-4, I-5-07, I-5-06
2915310000	乙酸乙酯	5.5		30	13	千克	ABG	MRNS	I-3-01-4, I-5-07, I-5-06
2915320000	乙酸乙烯酯	5.5		30	13	千克	AB	MN	I-5-07
2915330000	乙酸正丁酯	5.5		30	13	千克	AB	MN	I-5-07
2915390017	全氟辛酸的盐类和相关化合物（PFOA类）	5.5		30	13	千克	ABX		I-3-01-4, I-5-07, I-5-06
2915390090	其他乙酸酯	5.5		30	13	千克	AB	MRNS	I-3-01-4, I-5-07, I-5-06
2915400010	一氯醋酸钠	5.5		30	13	千克			I-5-07
2915400090	其他一氯代乙酸的盐和酯（包括二氯乙酸或三氯乙酸的盐和酯）	5.5		30	13	千克			I-5-07
2915501000	丙酸	5.5		30	13	千克	AB	MRNS	I-3-01-4, I-5-07, I-5-06
2915509000	丙酸盐和酯	5.5		30	13	千克	AB	MRNS	I-3-01-4, I-5-07, I-5-06
2915600000	丁酸、戊酸及其盐和酯	5.5		30	13	千克			I-5-07
2915701000	硬脂酸（以干燥重量计，纯度在90%及以上）	7		50	13	千克	A	R	I-3-01, I-5-06
2915900014	月桂酸五氯苯酚基酯(CAS3772-94-9)	5.5		30	13	千克	89S		I-5-07
2915900020	氟乙酸钠	5.5		30	13	千克	89		I-5-07

商品编码	商品名称及备注	最惠国	暂定税率	普通税率	增值税率	计量单位	监管条件	检验检疫类别	报检特殊单证
2915900030	全氟辛酸的盐类和相关化合物（PFOA类）	5.5		30	13	千克	ABX		I-3-01-4, I-5-07, I-5-06
2915900090	其他饱和无环一元羧酸及其酸酐（（酰卤、过氧）化物，过氧酸及其卤化、硝化、磺化、亚硝化衍生物）	5.5		30	13	千克	AB	MRNS	I-3-01-4, I-5-07, I-5-06
2916110000	丙烯酸及其盐	6.5		30	13	千克			I-5-07
2916121000	丙烯酸甲酯	6.5		30	13	千克	AB	MN	I-5-07
2916122000	丙烯酸乙酯	6.5		30	13	千克	AB	MN	I-5-07
2916123001	丙烯酸正丁酯	6.5		30	13	千克	AB	MN	I-5-07
2916123090	丙烯酸异丁酯	6.5		30	13	千克	AB	MN	I-5-07
2916129010	全氟辛酸的盐类和相关化合物（PFOA类）	6.5		30	13	千克	X		I-5-07
2916129090	其他丙烯酸酯	6.5		30	13	千克		MRNS	I-5-07
2916130010	甲基丙烯酸	6.5		80	13	千克	AB	MN	I-5-07
2916140010	甲基丙烯酸甲酯	6.5		80	13	千克			I-5-07
2916140020	全氟辛酸的盐类和相关化合物（PFOA类）	6.5		80	13	千克	X	MRNS	I-5-07
2916140090	其他甲基丙烯酸酯	6.5		80	13	千克			I-5-07
2916160000	乐杀螨（ISO）	6.5		30	13	千克	S		I-5-07
2916190090	其他不饱和无环一元羧酸（包括其酸酐，酰卤化物，过氧物和过氧酸及它们的衍生物）	6.5		30	13	千克	AB	MRNS	I-3-01-4, I-5-07, I-5-06
2916209090	其他（环烷.环烯.环萜烯）一元羧酸（包括酸酐，酰卤化物，过氧化物和过氧酸及其衍生物）	6.5		30	13	千克	AB	MRNS	I-3-01-4, I-5-07, I-5-06
2916310000	其他苯甲酸及其盐和酯	6.5		30	13	千克	AB	MRNS	I-4-05, I-3-01-4, I-5-05, I-3-01-3, I-5-07, I-3-02
2916320000	过氧化苯甲酰及苯甲酰氯	6.5		30	13	千克	AB	MRNS	I-3-01-4, I-5-07, I-5-06
2916399090	其他芳香一元羧酸	6.5		30	13	千克			I-5-07
2917119000	其他草酸盐和酯	6.5		30	13	千克			I-5-07
2917120001	己二酸	6.5		30	13	千克	A	R	I-3-01, I-5-06
2917120090	己二酸盐和酯	6.5		30	13	千克	A	R	I-3-01, I-5-06
2917140000	马来酐	6.5		30	13	千克			I-5-07
2917190020	全氟辛酸的盐类和相关化合物（PFOA类）	6.5		30	13	千克	X		I-5-07
2917190090	其他无环多元羧酸	6.5		30	13	千克			I-5-07
2917201000	四氢苯酐	4		11	13	千克			I-5-07
2917209090	其他（环烷、环烯、环萜烯）多元羧酸	6.5		30	13	千克	AB	MRNS	I-3-01, I-5-06
2917349000	其他邻苯二甲酸酯	6.5		30	13	千克			I-5-07
2917350000	邻苯二甲酸酐（苯酐）	6.5		30	13	千克	AB	MN	I-5-07
2917399090	其他芳香多元羧酸	6.5		30	13	千克			I-5-07
2918110000	乳酸及其盐和酯	6.5		30	13	千克	AB	MRNS	I-3-01-4, I-5-07, I-5-06
2918120000	酒石酸	6.5		35	13	千克	A	R	I-3-01, I-5-06
2918130000	酒石酸盐及酒石酸酯	6.5		30	13	千克	AB	MRNS	I-3-01-4, I-5-07, I-5-06
2918140000	柠檬酸	6.5		35	13	千克	4Axy	R	I-3-01, I-5-06
2918150000	柠檬酸盐及柠檬酸酯	6.5		30	13	千克	4Axy	R	I-3-01, I-5-06

商品编码	商品名称及备注	最惠国	暂定税率	普通税率	增值税率	计量单位	监管条件	检验检疫类别	报检特殊单证
2918180000	乙酯杀螨醇(包括其酸酐,酰卤化物,过氧化物和过氧酸及其衍生物)	6.5		30	13	千克	S		I-5-07
2918190090	其他含醇基但不含其他含氧基羧酸(包括其酸酐,酰卤化物,过氧化物和过氧酸及其衍生物)	6.5		30	13	千克			I-5-07
2918290000	其他含酚基但不含其他含氧基羧酸(包括其酸酐,酰卤化物,过氧化物和过氧酸及其衍生物)	6.5		30	13	千克	A	R	I-3-01, I-5-06
2918300090	其他含醛基或酮基不含其他含氧基羧酸(包括酸酐.酰卤化物.过氧化物和过氧酸及其衍生物)	6.5		30	13	千克			I-5-07
2918910000	2,4,5-涕(ISO)(2,4,5-三氯苯氧乙酸)及其盐或酯	6.5		30	13	千克	89		I-5-07
2918990090	其他含其他附加含氧基羧酸(包括其酸酐,酰卤化物,过氧化物和过氧酸及其衍生物)	6.5		30	13	千克			I-5-07
2919100000	三(2,3-二溴丙基)磷酸酯	6.5		30	13	千克	89		I-5-07
2919900031	敌敌钙、敌敌畏	6.5		30	13	千克	S		I-5-07
2919900032	速灭磷、二溴磷	6.5		30	13	千克	S		I-5-07
2919900033	巴毒磷、杀虫畏	6.5		30	13	千克	S		I-5-07
2919900034	毒虫畏、甲基毒虫畏	6.5		30	13	千克	S		I-5-07
2919900035	庚烯磷、特普	6.5		30	13	千克	S		I-5-07
2919900090	其他磷酸酯及其盐(包括乳磷酸盐)(包括它们的卤化,磺化,硝化或亚硝化衍生物)	6.5		30	13	千克	AB	MRNS	I-3-01-4, I-5-07, I-5-06
2920110000	对硫磷(ISO)及甲基对硫磷(ISO)	6.5		30	13	千克			I-5-07
2920190015	溴硫磷、乙基溴硫磷、硝虫硫磷	6.5		30	13	千克	S		I-5-07
2920190019	速杀硫磷、丰丙磷	6.5		30	13	千克	S		I-5-07
2920190090	其他硫代磷酸酯及其盐(包括它们的卤化,磺化,硝化或亚硝化衍生物)	6.5		30	13	千克			I-5-07
2920230000	亚磷酸三甲酯	6.5		30	13	千克	23AB	MN	I-5-07
2920240000	亚磷酸三乙酯	6.5		30	13	千克	23AB	MN	I-5-07
2920291000	其他亚磷酸酯	6.5		30	13	千克			I-5-07
2920300000	硫丹	6.5		30	13	千克	89		I-5-07
2920900012	治螟磷	6.5		30	13	千克	S		I-5-07
2920900016	三乙基砷酸酯	6.5		30	13	千克			I-5-07
2920900090	其他无机酸酯(不包括卤化氢的酯)(包括其盐以及它们的卤化,磺化,硝化或亚硝化衍生物)	6.5		30	13	千克			I-5-07
2921110010	二甲胺	6.5		30	13	千克	23		I-5-07
2921110030	甲胺盐	6.5		30	13	千克			I-5-07
2921110090	甲胺,三甲胺及其盐,其他二甲胺盐	6.5		30	13	千克	AB	MN	I-5-07
2921191000	二正丙胺	4		11	13	千克	AB	MN	I-5-07
2921194000	N,N-二(2-氯乙基)甲胺	6.5		30	13	千克	32		I-5-07
2921199011	三乙胺(单一成分,用做点火剂)	6.5		30	13	千克	3A	M	I-5-07
2921199020	二异丙胺	6.5		30	13	千克	3		I-5-07
2921199031	2-氨基丁烷	6.5		30	13	千克	S		I-5-07
2921199090	其他无环单胺及其衍生物及其盐	6.5		30	13	千克			I-5-07
2921211000	乙二胺	6.5		30	13	千克			I-5-07
2921219000	乙二胺盐	6.5		30	13	千克			I-5-07
2921229000	六亚甲基二胺及其他盐	6.5		30	13	千克			I-5-07

商品编码	商品名称及备注	最惠国	暂定税率	普通税率	增值税率	计量单位	监管条件	检验检疫类别	报检特殊单证
2921290090	其他无环多胺及其衍生物（包括它们的盐）	6.5		30	13	千克			I-5-07
2921300040	乙撑亚胺	6.5		30	13	千克	AB	MN	I-5-07
2921300090	其他环（烷.烯.萜烯）单胺或多胺（包括其衍生物及它们的盐）	6.5		30	13	千克			I-5-07
2921411000	苯胺	6.5		20	13	千克	AB	MN	I-5-07
2921419000	苯胺盐	6.5		30	13	千克			I-5-07
2921420020	邻氯对硝基苯胺	6.5		30	13	千克			I-5-07
2921420090	其他苯胺衍生物及其盐	6.5		30	13	千克			I-5-07
2921430001	间甲苯胺或对甲苯胺	6.5		30	13	千克			I-5-07
2921430020	邻甲苯胺	6.5		30	13	千克			I-5-07
2921430090	甲苯胺盐、甲苯胺衍生物及其盐	6.5		30	13	千克			I-5-07
2921440000	二苯胺及其衍生物以及它们的盐	6.5		30	13	千克			I-5-07
2921450010	2-萘胺	6.5		30	13	千克			I-5-07
2921450090	1-萘胺和2-萘胺的衍生物及盐（包括1-萘胺）	6.5		30	13	千克			I-5-07
2921492000	二甲基苯胺	6.5		20	13	千克			I-5-07
2921499020	4-氨基联苯	6.5		30	13	千克			I-5-07
2921499090	其他芳香单胺及衍生物及它们的盐	6.5		30	13	千克			I-5-07
2921511000	邻苯二胺	4		11	13	千克			I-5-07
2921519020	2,4-二氨基甲苯	6.5		30	13	千克			I-5-07
2921519090	间-、对-苯二胺、二氨基甲苯等（包括衍生物及它们的盐）	6.5		30	13	千克			I-5-07
2921590020	联苯胺(4,4'-二氨基联苯)	6.5		30	13	千克	89		I-5-07
2921590031	4,4'-二氨基-3,3'-二氯二苯基甲烷	6.5		30	13	千克			I-5-07
2921590032	3,3'-二氯联苯胺	6.5		30	13	千克			I-5-07
2921590033	4,4'-二氨基二苯基甲烷	6.5		30	13	千克			I-5-07
2921590090	其他芳香多胺及衍生物及它们的盐	6.5		30	13	千克			I-5-07
2922110001	单乙醇胺	6.5		30	13	千克	AB	MRNS	I-3-01-4, I-5-07, I-5-06
2922120001	二乙醇胺	6.5		30	13	千克			I-5-07
2922120002	全氟己基磺酸及其盐类和其相关化合物（二乙醇胺盐（《禁止进口货物目录（第八批）》所列商品））	6.5		30	13	千克	89		I-5-07
2922150000	三乙醇胺	6.5		30	13	千克	23A	R	I-3-01, I-5-06
2922160000	全氟辛基磺酸二乙醇胺	6.5		30	13	千克	89		I-5-07
2922180000	2-（N,N-二异丙基氨基）乙醇	6.5		30	13	千克	23		I-5-07
2922192100	二甲氨基乙醇及其质子化盐	6.5		30	13	千克			I-5-07
2922192210	2-二乙氨基乙醇（或称N,N-二乙基乙醇胺）	6.5		30	13	千克	3		I-5-07
2922199090	其他氨基醇及其醚、酯和它们的盐（但含有一种以上含氧基的除外）	6.5		30	13	千克			I-5-07
2922291000	茴香胺，二茴香胺，氨基苯乙醚等（但含有一种以上含氧基的除外）	6.5		30	13	千克			I-5-07
2922299090	其他氨基萘酚和其他氨基酚及其醚和酯（包括它们的盐，但含有一种以上含氧基的除外）	6.5		30	13	千克			I-5-07
2922411000	赖氨酸	5		20	13	千克	AB	MPQ	I-3-01-4
2922419000	赖氨酸酯和赖氨酸盐（包括赖氨酸酯的盐）	6		30	13	千克	AB	MPRQ	I-3-01-4

商品编码	商品名称及备注	最惠国	暂定税率	普通税率	增值税率	计量单位	监管条件	检验检疫类别	报检特殊单证
2922421000	谷氨酸	5		90	13	千克	A	MP	I-3-01-4
2922422000	谷氨酸钠	5		130	13	千克	A	MP	I-3-01-4
2922429000	其他谷氨酸盐	6.5		30	13	千克	A	MP	I-3-01-4
2922491100	氨甲环酸	6.5		20	13	千克	AB	MRS	I-3-01-4, I-5-06
2922491910	安咪奈丁	6.5		20	13	千克	I		I-3-01-4, I-5-06
2922491990	其他氨基酸	6.5		20	13	千克	AB	MPRQ	I-3-01-4, I-5-06
2922499911	草灭畏	6.5		30	13	千克	AS	MP	I-3-01-4, I-1-11
2922499912	灭杀威、灭除威、混灭威等（害扑威、速灭威、残杀威、猛杀威）	6.5		30	13	千克	ABS	MN	I-3-01-4, I-5-07, I-1-11
2922499913	兹克威、除害威	6.5		30	13	千克	ABS	MN	I-3-01-4, I-5-07, I-1-11
2922499914	异丙威	6.5		30	13	千克	ABS	MN	I-3-01-4, I-1-11
2922499915	仲丁威、畜虫威、合杀威	6.5		30	13	千克	ABS	MN	I-3-01-4, I-5-07, I-1-11
2922499916	甲萘威、地麦威、蜱虱威	6.5		30	13	千克	AS	MP	I-3-01-4, I-1-11
2922499917	除线威	6.5		30	13	千克	AS	MP	I-3-01-4, I-1-11
2922499918	氨酰丙酸（盐酸盐）	6.5		30	13	千克	AS	MP	I-3-01-4, I-1-11
2922499990	其他氨基酸及其酯及它们的盐（含有一种以上含氧基的除外）	6.5		30	13	千克	AB	MRNQ	I-3-01-4, I-5-07, I-5-06
2922501000	对羟基苯甘氨酸及其邓钾盐	6.5		30	13	千克	A	R	I-3-01, I-5-06
2922509020	苏氨酸	6.5		30	13	千克	A	R	I-3-01, I-5-06
2922509091	盐酸米托蒽醌	6.5	0	30	3	千克	A	R	I-3-01, I-5-06
2922509099	其他氨基醇酚、氨基酸酚（包括其他含氧基氨基化合物）	6.5		30	13	千克	A	R	I-3-01, I-5-06
2923100000	胆碱及其盐	6.5		30	13	千克	A	R	I-3-01, I-5-06
2923200000	卵磷脂及其他磷氨基类脂	6.5		30	13	千克	A	R	I-3-01, I-5-06
2923300000	全氟辛基磺酸四乙基铵	6.5		30	13	千克	89		I-5-07
2923400000	全氟辛基磺酸二癸二甲基铵	6.5		30	13	千克	89		I-5-07
2923900020	全氟辛酸的盐类和相关化合物（PFOA类）	6.5		30	13	千克	X		I-5-07
2923900090	其他季铵盐及季铵碱	6.5		30	13	千克			I-5-07
2924120010	氟乙酰胺（ISO）（氟乙酰胺别名敌蚜胺）	6.5		30	13	千克	89		I-5-07
2924120090	久效磷（ISO）及磷胺（ISO）	6.5		30	13	千克			I-5-07
2924191000	二甲基甲酰胺	6.5		30	13	千克			I-5-07
2924199012	百治磷	6.5		30	13	千克	S		I-5-07
2924199040	丙烯酰胺	6.5		30	13	千克			I-5-07
2924199050	全氟辛酸的盐类和相关化合物（PFOA类）	6.5		30	13	千克	X		I-5-07
2924199090	其他无环酰胺（包括无环氨基甲酸酯）（包括其衍生物及其盐）	6.5		30	13	千克			I-5-07
2924250000	甲草胺	6.5		30	13	千克	S		I-5-07
2924299012	萘草胺、新燕灵、非草隆、氯炔灵、苄草隆	6.5		30	13	千克	S		I-5-07
2924299013	燕麦灵、苄胺灵、特草灵、特胺灵、环丙酰亚胺	6.5		30	13	千克	S		I-5-07
2924299014	毒草胺、丁烯草胺、二氯己酰草胺	6.5		30	13	千克	S		I-5-07
2924299018	灭害威	6.5		30	13	千克	S		I-5-07

商品编码	商品名称及备注	最惠国	暂定税率	普通税率	增值税率	计量单位	监管条件	检验检疫类别	报检特殊单证
2924299038	甜菜安、特丁草胺、乙氧苯草胺等（包括甜菜宁、戊菌隆、酰草隆、乙草胺、乙霉威）	6.5		30	13	千克	S		I-5-07
2925110000	糖精及其盐	9		90	13	千克	A	R	I-3-01，I-5-06
2925190090	其他酰亚胺及其衍生物、盐	6.5		30	13	千克			I-5-07
2925210000	杀虫脒（ISO）	6.5		30	13	千克	89		I-5-07
2925290090	其他亚胺及其衍生物以及它们的盐	6.5		30	13	千克			I-5-07
2926100000	丙烯腈（即2-丙烯腈、乙烯基氰）	6.5		30	13	千克			I-5-07
2926909020	己二腈	6.5	1	30	13	千克			I-5-07
2926909031	氯氰菊酯、氟氯氰菊酯等（包括高效氯氰菊酯、高效反式氯氰菊酯、高效氟氯氰菊酯）	6.5		30	13	千克	S		I-5-07
2926909032	杀螟腈、甲基辛硫磷等（包括敌草腈、碘苯腈、辛酰碘苯腈、溴苯腈、辛酰溴苯腈）	6.5		30	13	千克	S		I-5-07
2926909090	其他腈基化合物	6.5		30	13	千克			I-5-07
2927000090	其他重氮化合物、偶氮化合物等（包括氧化偶氮化合物）	6.5		30	13	千克			I-5-07
2928000010	偏二甲肼	6.5		20	13	千克	3		I-5-07
2928000020	甲基肼	6.5		20	13	千克	3A	M	I-5-07
2928000090	其他肼（联氨）及胲（羟胺）的有机衍生物	6.5		20	13	千克			I-5-07
2929101000	甲苯二异氰酸酯(TDI)	6.5		30	13	千克	AB	MN	I-5-07
2929103000	二苯基甲烷二异氰酸酯（纯MDI）	6.5		30	13	千克			I-5-07
2929104000	六亚基甲烷二异氰酸酯	6.5		30	13	千克			I-5-07
2929109000	其他异氰酸酯	6.5		30	13	千克			I-5-07
2929901000	环已基氨基磺酸钠（甜蜜素）	9		90	13	千克	A	R	I-3-01，I-5-06
2929909012	异柳磷、甲基异柳磷、丙胺氟磷等	6.5		30	13	千克	S		I-5-07
2929909013	八甲磷、育畜磷、甘氨硫磷等（包括甲氟磷、毒鼠磷、水胺硫磷）	6.5		30	13	千克	S		I-5-07
2929909020	全氟辛酸的盐类和相关化合物（PFOA类）	6.5		30	13	千克	X		I-5-07
2929909090	其他含氮基化合物	6.5		30	13	千克			I-5-07
2930200012	威百亩、代森钠、丙森锌、福美铁等（包括福美锌、代森福美锌、安百亩）	6.5		30	13	千克	S		I-5-07
2930200016	硫菌威、菜草畏	6.5		30	13	千克	S		I-5-07
2930300010	福美双	6.5		30	13	千克	S		I-5-07
2930400000	甲硫氨酸（蛋氨酸）	6.5		30	13	千克	A	MP	I-3-01-4
2930800010	甲胺磷(ISO)	6.5		30	13	千克			I-5-07
2930800020	敌菌丹(ISO)	6.5		30	13	千克	S		I-5-07
2930800030	涕灭威（ISO）	6.5		30	13	千克	S		I-5-07
2930901000	双巯丙氨酸（胱氨酸）	6.5		30	13	千克	A	MP	I-3-01-4
2930902000	二硫代碳酸酯（或盐）[黄原酸酯（或盐）]	6.5		30	13	千克			I-5-07
2930909028	内吸磷	6.5		30	13	千克			I-5-07
2930909052	灭多威、乙硫苯威等（包括杀线威、甲硫威、多杀威、涕灭砜威、硫双威）	6.5		30	13	千克	S		I-5-07
2930909055	代森锌、代森锰、代森锰锌等（包括福美胂、福美甲胂、代森铵、代森联）	6.5		30	13	千克	S		I-5-07

商品编码	商品名称及备注	最惠国税率	暂定税率	普通税率	增值税率	计量单位	监管条件	检验检疫类别	报检特殊单证
2930909056	烯草酮、磺草酮、嗪草酸甲酯、硝磺草酮等（包括苯氟磺胺、甲磺乐灵、氯硫酰草胺、脱叶磷）	6.5		30	13	千克	S		I-5-07
2930909058	稻瘟净、异稻瘟净、稻丰散等（包括敌瘟磷）	6.5		30	13	千克	S		I-5-07
2930909059	安妥、灭鼠特、二硫氰基甲烷等（包括灭鼠肼、氟硫隆）	6.5		30	13	千克	S		I-5-07
2930909061	马拉硫磷、苏硫磷、赛硫磷等（包括丙虫磷、双硫磷、亚砜磷、异亚砜磷）	6.5		30	13	千克	S		I-5-07
2930909062	丙溴磷、田乐磷、特丁硫磷等（包括硫丙磷、地虫硫膦、乙硫磷、丙硫磷、甲基乙拌磷）	6.5		30	13	千克	S		I-5-07
2930909063	乐果、益硫磷、氧乐果等（包括甲拌磷、乙拌磷、虫螨磷、果虫磷）	6.5		30	13	千克	S		I-5-07
2930909064	氯胺磷、家蝇磷、灭蚜磷等（包括安硫磷、四甲磷、丁苯硫磷、苯线磷、蚜灭磷）	6.5		30	13	千克	S		I-5-07
2930909065	硫线磷、氯甲硫磷、杀虫磺等（包括砜吸磷、砜拌磷、异拌磷、三硫磷、芬硫磷）	6.5		30	13	千克	S		I-5-07
2930909066	倍硫磷、甲基内吸磷、乙酯磷等（包括丰索磷、内吸磷、发硫磷）	6.5		30	13	千克	S		I-5-07
2930909067	灭线磷	6.5		30	13	千克	S		I-5-07
2930909091	DL-羟基蛋氨酸	6.5		30	13	千克	A	MP	I-3-01-4, I-5-06, I-1-12, I-3-02, I-4-08
2931100000	四甲基铅及四乙基铅	6.5		30	13	千克	ABX	MN	I-5-07
2931200000	三丁基锡化合物	6.5		30	13	千克	X		I-5-07
2931420000	丙基膦酸二甲酯	6.5		30	13	千克	AB	MRNS	I-3-01-4, I-5-07, I-5-06
2931450000	甲基膦酸和脒基尿素（1:1）生成的盐	6.5		30	13	千克	23AB	MRNS	I-3-01-4, I-5-07, I-5-06
2931460000	1-丙基膦酸环酐	6.5		30	13	千克	23AB	MRNS	I-3-01-4, I-5-07, I-5-06
2931480000	3,9-二甲基-2,4,8,10-四氧杂-3,9-二磷杂螺[5,5]十一烷-3,9二氧化物	6.5		30	13	千克	AB	MRNS	I-3-01-4, I-5-07, I-5-06
2931491000	双甘膦	6.5		30	13	千克	AB	RS	I-3-01-4, I-5-07, I-5-06
2931499040	双[(5-乙基-2-甲基-2-氧代-1,3,2-二氧磷杂环己-5-基)甲基]甲基膦酸酯（阻燃剂FRC-1）(CAS号：42595-45-9)	6.5		30	13	千克	AB	MRNS	I-3-01-4, I-5-07, I-5-06
2931499050	3-(三羟基硅烷基)丙基甲基膦酸钠	6.5		30	13	千克	AB	MRNS	I-3-01-4, I-5-07, I-5-06
2931499090	其他非卤化有机磷衍生物	6.5		30	13	千克	AB	MRNS	I-3-01-4, I-5-07, I-5-06
2931520000	丙基膦酰二氯	6.5		30	13	千克	AB	MRNS	I-3-01-4, I-5-07, I-5-06
2931530000	O-(3-氯丙基)O-[4-硝基-3-(三氟甲基)苯基]甲基硫代膦酸酯	6.5		30	13	千克	AB	MRNS	I-3-01-4, I-5-07, I-5-06
2931590080	全氟辛酸的盐类和相关化合物（PFOA类）	6.5		30	13	千克	XAB		I-3-01-4, I-5-07, I-5-06

商品编码	商品名称及备注	最惠国	暂定税率	普通税率	增值税率	计量单位	监管条件	检验检疫类别	报检特殊单证
2931590090	其他卤化有机磷衍生物	6.5		30	13	千克	AB	MRNS	I-3-01-4, I-5-07, I-5-06
2931900014	锆试剂，二甲胂酸等（包括4-二甲氨基偶氮苯-4'-胂酸，卡可基酸，二甲基胂酸钠）	6.5		30	13	千克			I-5-07
2931900015	4-氨基苯胂酸钠，二氯化苯胂（对氨基苯胂酸钠，二氯苯胂，苯胂化二氯）	6.5		30	13	千克			I-5-07
2931900016	蒽醌-1-胂酸、三环锡（普特丹）等（包括月桂酸三丁基锡、醋酸三丁基锡）	6.5		30	13	千克			I-5-07
2931900017	硫酸三乙基锡，二丁基氧化锡等（包括氧化二丁基锡，乙酸三乙基锡，三乙基乙酸锡）	6.5		30	13	千克			I-5-07
2931900018	四乙基锡，乙酸三甲基锡（四乙锡，醋酸三甲锡）	6.5		30	13	千克			I-5-07
2931900019	毒菌锡（三苯基羟基锡（含量>20%））	6.5		30	13	千克			I-5-07
2931900021	乙酰亚砷酸铜，二苯（基）胺氯胂（祖母绿；翡翠绿；醋酸亚砷酸铜，吩吡嗪化氯；亚当氏气）	6.5		30	13	千克			I-5-07
2931900022	3-硝基-4-羟基苯胂酸(4-羟基-3-硝基苯胂酸)	6.5		30	13	千克			I-5-07
2931900023	乙基二氯胂，二苯（基）氯胂（包括二氯化乙基胂，氯化二苯胂）	6.5		30	13	千克			I-5-07
2931900024	甲（基）胂酸，丙（基）胂酸，二碘化苯胂（苯基二碘胂）	6.5		30	13	千克			I-5-07
2931900025	苯胂酸,2-硝基苯胂酸等（包括邻硝基苯胂酸,3-硝基苯胂酸,间硝基苯胂酸等）	6.5		30	13	千克			I-5-07
2931900026	4-硝基苯胂酸，2-氨基苯胂酸（对硝基苯胂酸，邻氨基苯胂酸）	6.5		30	13	千克			I-5-07
2931900027	3-氨基苯胂酸、4-氨基苯胂酸（间氨基苯胂酸、对氨基苯胂酸）	6.5		30	13	千克			I-5-07
2931900028	三苯锡，三苯基乙酸锡等（包括三苯基氯化锡，三苯基氢氧化锡，苯丁锡，三唑锡）	6.5		30	13	千克	S		I-5-07
2931900040	全氟辛酸的盐类和相关化合物（PFOA类）	6.5		30	13	千克	XAB		I-3-01-4, I-5-07, I-1-11
2931900090	其他有机-无机化合物	6.5		30	13	千克	AB	MRNS	I-3-01-4, I-5-07, I-1-11
2932110000	四氢呋喃	6		20	13	千克	AB	MN	I-5-07
2932120000	2-糠醛	6		20	13	千克	B	N	I-5-07
2932130000	糠醇及四氢糠醇	6		20	13	千克			I-5-07
2932190090	其他结构上有非稠合呋喃环化合物	6.5		20	13	千克			I-5-07
2932209011	杀鼠灵，克鼠灵，敌鼠灵，溴鼠灵等（包括氯灭鼠灵，氟鼠灵，鼠得克，杀鼠醚）	6.5		20	13	千克	S		I-5-07
2932209013	蝇毒磷，茴蒿素，溴敌隆，呋酰胺等（包括四氯苯酞，畜虫磷）	6.5		20	13	千克	S		I-5-07
2932209031	γ-丁内酯（CAS号96-48-0）	6.5		20	13	千克	23		I-5-07
2932209090	其他内酯	6.5		20	13	千克			I-5-07
2932999060	二恶英、呋喃（多氯二苯并对二恶英、多氯二苯并呋喃）	6.5		20	13	千克	89		I-5-07

商品编码	商品名称及备注	最惠国	暂定税率	普通税率	增值税率	计量单位	监管条件	检验检疫类别	报检特殊单证
2932999070	1,4-二噁烷	6.5		20	13	千克			I-5-07
2932999099	其他仅含氧杂原子的杂环化合物	6.5		20	13	千克			I-5-07
2933199011	吡硫磷，吡唑硫磷，敌蝇威，乙虫腈等（包括异索威，吡唑威）	6.5		20	13	千克	S		I-5-07
2933199020	抗癌药原料（赛沃替尼）	6.5	0	20	3	千克			I-5-07
2933199090	其他结构上有非稠合吡唑环化合物	6.5		20	13	千克			I-5-07
2933290090	其他结构上有非稠合咪唑环化合物	6.5		20	13	千克			I-5-07
2933310010	吡啶	6		20	13	千克	AB	MN	I-5-07
2933321000	哌啶（六氢吡啶）	4		11	13	千克	23		I-5-07
2933399025	高效氟吡甲禾灵，氟吡甲禾灵等（包括鼠特灵，灭鼠优，灭鼠安，氟鼠啶）	6.5		20	13	千克	S		I-5-07
2933490090	其他含喹啉或异喹啉环系的化合物（但未进一步稠合的）	6.5		20	13	千克			I-5-07
2933691000	三聚氰氯	6		20	13	千克			I-5-07
2933692100	二氯异氰脲酸	6.5		20	13	千克			I-5-07
2933692200	三氯异氰脲酸	6.5		20	13	千克	AB	MN	I-5-07
2933692910	二氯异氰尿酸钠	6.5		20	13	千克	A	R	I-3-01, I-5-06
2933790099	其他内酰胺	9		20	13	千克			I-5-07
2933990011	抑芽丹，三唑磷，虫线磷，喹硫磷，唑啶草酮等（包括哒嗪硫磷，亚胺硫磷，氯亚胺硫磷，保棉磷，益棉磷，威菌磷）	6.5		20	13	千克	S		I-5-07
2933990060	（环）四亚甲基四硝胺（俗名奥托金 HMX）	6.5		20	13	千克	3k		I-5-07
2933990070	（环）三亚甲基三硝基胺（俗名黑索金 RDX）	6.5		20	13	千克	3k		I-5-07
2933990095	全氟己基磺酸及其盐类和其相关化合物（仅含氮杂原子的杂环化合物（《禁止进口货物目录（第八批）》所列商品））	6.5		20	13	千克	89		I-5-07
2933990099	其他仅含氮杂原子的杂环化合物	6.5		20	13	千克			I-5-07
2934992000	呋喃唑酮	6		20	13	千克	A	M	
2934999001	核苷酸类食品添加剂	6.5		20	13	千克	A	R	I-4-05, I-5-05, I-3-01-3, I-5-06, I-3-02
2934999031	多抗霉素，灰瘟素	6.5		20	13	千克	S		I-5-07
2934999033	灭螨猛，克杀螨，螨蝉胺	6.5		20	13	千克	S		I-5-07
2935100000	N-甲基全氟辛基磺酰胺	6.5		35	13	千克	89		I-5-07
2935200000	N-乙基全氟辛基磺酰胺	6.5		35	13	千克	89		I-5-07
2935300000	N-乙基-N-（2-羟乙基）全氟辛基磺酰胺	6.5		35	13	千克	89		I-5-07
2935400000	N-（2-羟乙基）-N-甲基全氟辛基磺酰胺	6.5		35	13	千克	89		I-5-07
2935900019	畜蜱磷，伐灭磷，地散磷等（包括磺菌威，氰霜唑）	6.5		35	13	千克	S		I-5-07
2935900038	全氟辛酸的盐类和相关化合物（PFOA类）	6.5		35	13	千克	X		I-5-07
2935900090	其他磺（酰）胺	6.5		35	13	千克			I-5-07
2936210000	未混合的维生素A及其衍生物（不论是否溶于溶剂）	4		20	13	千克	A	R	I-3-01, I-5-06
2936220000	未混合的维生素B1及其衍生物（不论是否溶于溶剂）	4		20	13	千克	A	R	I-3-01, I-5-06

商品编码	商品名称及备注	最惠国	暂定税率	普通税率	增值税率	计量单位	监管条件	检验检疫类别	报检特殊单证
2936230000	未混合的维生素 B2 及其衍生物（不论是否溶于溶剂）	4		20	13	千克	A	R	I-3-01, I-5-06
2936240000	D 或 DL- 泛酸（维生素 B5）及其衍生物（不论是否溶于溶剂）	4		20	13	千克	A	R	I-3-01, I-5-06
2936250000	未混合的维生素 B6 及其衍生物（不论是否溶于溶剂）	4		20	13	千克	A	R	I-3-01, I-5-06
2936260000	未混合的维生素 B12 及其衍生物（不论是否溶于溶剂）	4		20	13	千克	A	R	I-3-01, I-5-06
2936270010	未混合的维生素 C 原粉（不论是否溶于溶剂）	4		20	13	千克	A	R	I-3-01, I-5-06
2936270020	未混合的维生素 C 钙、维生素 C 钠（不论是否溶于溶剂）	4		20	13	千克	A	R	I-3-01, I-5-06
2936270030	颗粒或包衣维生素 C（不论是否溶于溶剂）	4		20	13	千克	A	R	I-3-01, I-5-06
2936270090	维生素 C 酯类及其他（不论是否溶于溶剂）	4		20	13	千克	A	R	I-3-01, I-5-06
2936280000	未混合的维生素 E 及其衍生物（不论是否溶于溶剂）	4		20	13	千克	A	R	I-3-01, I-5-06
2936290000	其他未混合的维生素及其衍生物（不论是否溶于溶剂）	4		20	13	千克	A	R	I-3-01, I-5-06
2936901000	维生素 AD3（包括天然浓缩物，不论是否溶于溶剂）	4		20	13	千克	A	R	I-4-05, I-5-05, I-3-01-3, I-3-02
2936909000	维生素原，混合维生素原、其他混合维生素及其衍生物（包括天然浓缩物，不论是否溶于溶剂）	4		20	13	千克	A	R	I-3-01, I-5-06
2937900010	氨基酸衍生物	4		30	13	千克	AQ	R	I-3-01, I-5-06
2937900090	其他激素及其衍生物和结构类似物	4		30	13	千克	Q		I-5-07
2938909020	甘草酸盐类	6.5		20	13	千克	4Axy	R	I-3-01, I-5-06
2938909090	其他天然或合成再制的苷及其盐等（包括醚、酯和其他衍生物）	6.5		20	13	千克			I-5-07
2939300010	咖啡因	4		20	13	千克	AI	R	I-3-01, I-5-06
2939300090	咖啡因的盐	4		20	13	千克	AI	R	I-3-01, I-5-06
2939490099	其他麻黄生物碱衍生物，以及它们的盐	4		20	13	千克	ABQ	MRN	I-3-01
2939791010	烟碱	4		20	13	千克	ABQ	MN	I-5-07
2939791090	烟碱盐	4		20	13	千克	Q		I-5-07
2939792010	番木鳖碱	4		17	13	千克	ABQ	MN	I-5-07
2939799091	酒石酸长春瑞滨、硫酸长春新碱、盐酸托泊替康、盐酸伊立替康	4	0	20	3	千克	ABQ	MRN	I-3-01
2939799099	其他植物碱及其衍生物（包括植物碱的盐、酯及其他衍生物）	4		20	13	千克	ABQ	MRN	I-3-01
2939809010	河豚毒素	4		20	13	千克	3AB	MRN	I-3-01
2939809090	其他生物碱及其衍生物	4		20	13	千克	ABQ	MRN	I-3-01
2940001000	木糖	6		30	13	千克	AQ	R	I-4-05, I-5-05, I-3-01-3, I-3-02
2940009010	氨基寡糖素	6		30	13	千克	AQS	R	I-4-05, I-5-05, I-3-01-3, I-3-02
2940009090	其他化学纯糖，糖醚、糖酯及其盐（蔗糖、乳糖、麦芽糖、葡萄糖、品目 29.37-2939 产品除外）	6		30	13	千克	AQ	R	I-4-05, I-5-05, I-3-01-3, I-3-02
2941905910	放线菌酮	6		20	13	千克	QS		I-5-07

商品编码	商品名称及备注	最惠国	暂定税率	普通税率	增值税率	计量单位	监管条件	检验检疫类别	报检特殊单证
2941909091	吡柔比星、丝裂霉素、盐酸表柔比星、盐酸多柔比星、盐酸平阳霉素、盐酸柔红霉素、盐酸伊达比星	6	0	20	3	千克	Q		I-5-07
2942000000	其他有机化合物	6.5		30	13	千克			I-5-07

第 30 章　药　品

商品编码	商品名称及备注	最惠国	暂定税率	普通税率	增值税率	计量单位	监管条件	检验检疫类别	报检特殊单证
3001200010	其他濒危野生动物腺体、器官（包括分泌物）	3		30	13	千克	AQFEB	PQ	I-1-01, I-3-01, I-3-02
3001200021	含人类遗传资源的人类腺体、器官及其分泌物的提取物	3		30	13	千克	ABV	VW	I-1-13
3001200029	其他人类的腺体、器官及其分泌物的提取物	3		30	13	千克	ABV	VW	I-1-13
3001200090	其他腺体、器官及其分泌物提取物	3		30	13	千克	AB	PQ	I-1-01, I-3-01, I-3-02
3001909011	濒危蛇毒制品（供治疗或预防疾病用）	3		30	13	千克	AQFEB	PVQW	I-1-01, I-3-01, I-1-13, I-3-02
3001909019	非濒危蛇毒制品（供治疗或预防疾病用）	3		30	13	千克	AQB	PVQW	I-1-01, I-3-01, I-1-13, I-3-02
3001909020	含有人类遗传资源的人体制品	3		30	13	千克	ABQV	VW	I-1-13
3001909091	其他濒危动物制品（供治疗或预防疾病用）	3		30	13	千克	ABFEQ	PQ	I-1-01, I-3-01, I-3-02
3001909092	人类腺体、器官、组织（供治疗或预防疾病用）	3		30	13	千克	AB	VW	I-1-13
3001909099	其他未列名的人体或动物制品（供治疗或预防疾病用）	3		30	13	千克	ABQ	PVQW	I-1-01, I-3-01, I-1-13, I-3-02
3002120023	含有人类遗传资源的抗血清及其他血份	3	0	20	13	千克	ABV	PVQW	I-1-01, I-3-01, I-1-13, I-3-02
3002120030	兽用血清制品	3	0	20	13	千克	ABR	PVQW	I-1-01, I-3-01, I-1-13, I-3-02
3002120093	罕见病药品制剂（包括符合增值税政策规定的罕见病药品清单第一批、第二批、第三批商品）	3	0	20	3	千克	AB	PVQW	I-1-01, I-3-01, I-1-13, I-3-02
3002120094	其他含濒危动物成分的抗血清及血份	3	0	20	13	千克	ABEF	PVQW	I-1-01, I-3-01, I-1-13, I-3-02
3002120099	其他抗血清及其他血份（因拆分抗癌药产生的兜底税号）	3	0	20	13	千克	AB	PVQW	I-1-01, I-3-01, I-1-13, I-3-02
3002130010	非混合的《兴奋剂目录》所列蛋白同化制剂和肽类激素免疫制品，未配定剂量或制成零售包装	3	0	20	13	千克	ABL	PQVW	I-1-13, I-1-01, I-3-01, I-3-02
3002130090	其他非混合的免疫制品，未配定剂量或制成零售包装	3	0	20	13	千克	AB	PQVW	I-1-13, I-1-01, I-3-01, I-3-02
3002140000	混合的免疫制品，未配定剂量或制成零售包装	3	0	20	13	千克	AB	PVQW	I-1-01, I-3-01, I-1-13, I-3-02
3002150010	抗（防）癌药品制剂（不含癌症辅助治疗药品）（包括符合增值税政策规定的抗癌药品清单第一批、第二批、第三批商品）	3	0	20	3	千克	AB	PVQW	I-1-01, I-3-01, I-1-13, I-3-02

商品编码	商品名称及备注	最惠国	暂定税率	普通税率	增值税率	计量单位	监管条件	检验检疫类别	报检特殊单证
3002150030	罕见病药品制剂（包括符合增值税政策规定的罕见病药品清单第一批、第二批、第三批商品）	3	0	20	3	千克	AB	PVQW	I-1-01, I-3-01, I-1-13, I-3-02
3002150040	兽用免疫学体内诊断制品（已配剂量的）	3	0	20	13	千克	ABR	PVQW	I-1-01, I-3-01, I-1-13, I-3-02
3002150050	《兴奋剂目录》所列蛋白同化制剂和肽类激素免疫制品，已配定剂量或制成零售包装	3	0	20	13	千克	ABL	PQVW	I-1-13, I-1-01, I-3-01, I-3-02
3002150090	其他免疫制品，已配定剂量或制成零售包装	3	0	20	13	千克	AB	PVQW	I-1-01, I-3-01, I-1-13, I-3-02
3002410011	新型冠状病毒（COVID-19）疫苗，已配定剂量或制成零售包装	3	0	20	13	千克	QAB	VW	I-1-13
3002410019	新型冠状病毒（COVID-19）疫苗，未配定剂量或制成零售包装	3	0	20	13	千克	QAB	VW	I-1-13
3002410090	其他人用疫苗	3	0	20	13	千克	QAB	VW	I-1-13
3002493010	两用物项管制细菌及病毒	3		20	13	千克/株	3AB	PVQW	I-1-01, I-3-01, I-1-13, I-3-02
3002493020	苏云金杆菌、枯草芽孢杆菌	3		20	13	千克/株	ABS	PVQW	I-1-01, I-3-01, I-1-13, I-3-02
3002493090	其他细菌及病毒	3		20	13	千克/株	AB	PVQW	I-1-01, I-3-01, I-1-13, I-3-02
3002499010	噬菌核霉、淡紫拟青霉、哈茨木霉菌、寡雄腐霉菌	3	0	20	13	千克	ABS	PVQW	I-1-01, I-3-01, I-1-13, I-3-02
3002499020	其他两用物项管制毒素、培养微生物（不包括酵母）及类似产品	3	0	20	13	千克	3AB	PVQW	I-1-13, I-1-01, I-3-01, I-3-02
3002499090	其他毒素、培养微生物（不包括酵母）及类似产品	3	0	20	13	千克	AB	PVQW	I-1-01, I-3-01, I-1-13, I-3-02
3002510010	抗（防）癌药品清单内的细胞治疗产品	3	0	20	3	千克	AB	PVQW	I-1-01, I-3-01, I-1-13, I-3-02
3002510090	其他细胞治疗产品	3	0	20	13	千克	AB	PVQW	I-1-01, I-3-01, I-1-13, I-3-02
3002590000	其他细胞培养物，不论是否修饰	3	0	20	13	千克	AB	PVQW	I-1-01, I-3-01, I-1-13, I-3-02
3002904010	两用物项管制遗传物质和基因修饰生物体	3	0	20	13	千克	3AB	PVQW	I-1-01, I-3-01, I-1-13, I-3-02
3002904090	其他遗传物质和基因修饰生物体	3	0	20	13	千克	AB	PVQW	I-1-01, I-3-01, I-1-13, I-3-02
3002909001	人血	3	0	20	13	千克	ABV	VW	I-1-13
3002909010	治病、防病或诊断用的濒危动物血制品	3	0	20	13	千克	ABQFE	PQ	I-1-01, I-3-01, I-1-13, I-3-02
3002909090	治病、防病或诊断用的其他动物血制品	3	0	20	13	千克	ABQ	PQ	I-1-01, I-3-01, I-1-13, I-3-02
3006300010	碘普罗胺注射液、钆布醇注射液	4	2	30	13	千克	ABQ	VW	I-1-13
3006300090	其他X光检查造影剂、诊断试剂	4		30	13	千克	ABQ	VW	I-1-13

第31章 肥 料

商品编码	商品名称及备注	最惠国	暂定税率	普通税率	增值税率	计量单位	监管条件	检验检疫类别	报检特殊单证
3101001100	未经化学处理的鸟粪	3		11	9	千克	AB	PQ	I-1-15, I-1-01, I-3-01-1, I-3-02, I-4-08
3101001910	未经化学处理的森林凋落物（包括腐叶、腐根、树皮、树叶、树根等森林腐殖质）	6.5		30	9	千克	8AB	PQ	I-1-15, I-3-02
3101001990	未经化学处理的其他动植物肥料	6.5		30	9	千克	AB	PQ	I-1-15, I-1-01, I-3-01-2, I-3-01-1, I-3-02, I-4-08
3101009010	经化学处理的含动物源性成分（如粪、羽毛等）动植物肥料	4		11	9	千克	AB	PQ	I-1-15, I-1-01, I-3-01-2, I-3-01-1, I-3-02, I-4-08
3101009020	经化学处理的森林凋落物（包括腐叶、腐根、树皮、树叶、树根等森林腐殖质）	4		11	9	千克	8AB	PQ	I-1-15, I-3-02
3101009090	经化学处理的其他动植物肥料	4		11	9	千克	AB	PQ	I-1-15, I-1-01, I-3-01-2, I-3-01-1, I-3-02, I-4-08
3102100010	尿素（配额内，不论是否水溶液）	4	1	150	9	千克	tAB	MN	I-3-01-4, I-3-02
3102100090	尿素（配额外，不论是否水溶液）	50		150	9	千克	AB	MN	I-3-01-4, I-3-02
3102210000	硫酸铵	4		11	9	千克	7Av	R	I-3-01-4, I-3-02
3102300000	硝酸铵（不论是否水溶液）	4		11	9	千克	9kAB	MN	I-5-07
3102400000	硝酸铵与碳酸钙等的混合物（包括硝酸铵与其他无效肥及无机物的混合物）	4		11	9	千克	7vB	N	
3102500000	硝酸钠	4		11	9	千克	7ABv	MNS	I-3-01-4, I-5-07, I-3-02
3102600000	硝酸钙和硝酸铵的复盐及混合物	4		11	9	千克	7Bv	N	
3102800000	尿素及硝酸铵混合物的水溶液（包括氨水溶液）	4		11	9	千克	7Bv	N	I-5-07
3102901000	氰氨化钙	4		11	9	千克	7ABv	MN	I-3-01-4, I-5-07, I-3-02
3102909000	其他矿物氮肥及化学氮肥（包括上述子目未列名的混合物）	4		11	9	千克	7Bv	N	I-5-07
3103111000	重过磷酸钙（按重量计五氧化二磷（P205）含量在35%及以上）	4	1	11	9	千克	7ABv	MN	I-3-01-4, I-3-02
3103119000	其他按重量计五氧化二磷（P205）含量在35%及以上的过磷酸钙	4	1	11	9	千克	7ABv	MN	I-3-01-4, I-3-02
3103190000	其他过磷酸钙	4	1	11	9	千克	7ABv	MN	I-3-01-4, I-3-02
3103900000	其他矿物磷肥或化学磷肥	4	1	11	9	千克	7Bv	N	
3104202000	纯氯化钾（按重量计氯化钾含量不小于99.5%)	3	0	11	9	千克	7Bv	N	
3104209000	其他氯化钾	3	0	11	9	千克	7ABv	RN	I-3-01-4, I-3-02

商品编码	商品名称及备注	最惠国	暂定税率	普通税率	增值税率	计量单位	监管条件	检验检疫类别	报检特殊单证
3104300000	硫酸钾	3	0	11	9	千克	7ABv	MN	I-3-01-4, I-3-02
3104901000	光卤石、钾盐及其他天然粗钾盐	3	0	11	9	千克	7Bv	N	
3104909000	其他矿物钾肥及化学钾肥	3	0	11	9	千克	7Bv	N	
3105100010	制成片状及类似形状或零售包装的硝酸铵（零售包装每包毛重不超过10千克）	4	1	11	9	千克	9B	N	
3105100090	制成片状及类似形状或零售包装的第31章其他货品（零售包装每包毛重不超过10千克）	4	1	11	9	千克	7Bv	N	
3105200010	化学肥料或矿物肥料（配额内，含氮、磷、钾三种肥效元素）	4	1	150	9	千克	ABt	MN	I-3-01-4, I-5-07, I-3-02
3105200090	化学肥料或矿物肥料（配额外，含氮、磷、钾三种肥效元素）	50		150	9	千克	AB	MN	I-3-01-4, I-5-07, I-3-02
3105300010	磷酸氢二铵（配额内）	4	1	150	9	千克	ABt	RN	I-3-01-4, I-3-02
3105300090	磷酸氢二铵（配额外）	50		150	9	千克	AB	RN	I-3-01-4, I-3-02
3105400000	磷酸二氢铵（包括磷酸二氢铵与磷酸氢二铵的混合物）	4	1	11	9	千克	7ABv	MN	I-3-01-4, I-3-02
3105510000	含有硝酸盐及磷酸盐的肥料（包括矿物肥料或化学肥料）	4	1	11	9	千克	7ABv	MN	I-3-01-4, I-5-07, I-3-02
3105590000	其他含氮、磷两种元素肥料（包括矿物肥料或化学肥料）	4	1	11	9	千克	7ABv	MN	I-3-01-4, I-5-07, I-3-02
3105600000	含磷、钾两种元素的肥料（包括矿物肥料或化学肥料）	4	1	11	9	千克	7ABv	MN	I-3-01-4, I-3-02
3105901000	有机-无机复混肥料	4	1	11	9	千克	7ABv	MN	I-3-01-4, I-5-07, I-3-02
3105909000	其他肥料	4	1	11	9	千克	7ABv	MN	I-3-01-4, I-5-07, I-3-02

第32章　鞣料浸膏及染料浸膏；鞣酸及其衍生物；染料、颜料及其他着色料；油漆及清漆；油灰及其他类似胶粘剂；墨水、油墨

商品编码	商品名称及备注	最惠国	暂定税率	普通税率	增值税率	计量单位	监管条件	检验检疫类别	报检特殊单证
3203001100	天然靛蓝及以其为基本成分的制品	6.5		80	13	千克	A	R	I-3-01, I-5-06
3203001910	濒危植物质着色料及制品（制品是指以植物质着色料为基本成分的）	6.5		45	13	千克	ABEF	RS	I-3-01, I-5-06
3203001990	其他植物质着色料及制品（制品是指以植物质着色料为基本成分的）	6.5		45	13	千克	AB	RS	I-3-01, I-5-06
3203002000	动物质着色料及制品（制品是指以动物质着色料为基本成分的）	6.5		50	13	千克	A	MR	I-3-01-4, I-5-06
3204110000	分散染料及以其为基本成分的制品，不论是否有化学定义	6.5		35	13	千克	AB	RS	I-3-01, I-5-06
3204120000	酸性染料及制品、媒染染料及制品（包括以酸性染料或媒染染料为基本成分的制品，不论是否有化学定义）	6.5		35	13	千克	AB	RS	I-3-01, I-5-06
3204130000	碱性染料及以其为基本成分的制品	6.5		35	13	千克	AB	RS	I-3-01, I-5-06

商品编码	商品名称及备注	最惠国	暂定税率	普通税率	增值税率	计量单位	监管条件	检验检疫类别	报检特殊单证
3204140000	直接染料及以其为基本成分的制品	6.5		35	13	千克	AB	RS	I-3-01, I-5-06
3204151000	合成靛蓝（还原靛蓝）	6.5		35	13	千克	A	R	I-3-01, I-5-06
3204182000	以类胡萝卜素（包括胡萝卜素）为基本成分的制品	6.5		35	13	千克	AB	RS	I-3-01, I-5-06
3204199000	其他着色料组成的混合物	6.5		35	13	千克	AB	RS	I-3-01, I-5-06
3204200000	用作荧光增白剂的有机合成产品	6.5		40	13	千克	A	M	
3204909000	其他用作发光体的有机合成产品	6.5		40	13	千克			I-5-07
3205000000	色淀及以色淀为基本成分的制品	6.5		35	13	千克	A	R	I-3-01, I-5-06
3206200000	铬化合物为基本成分的颜料及制品	6.5		35	13	千克			I-5-07
3207100000	调制颜料，遮光剂，着色剂及类似品	5		50	13	千克			I-5-07
3208100010	分散于或溶于非水介质的以聚酯为基本成分的油漆及清漆（包括瓷漆及大漆），施工状态下挥发性有机物含量大于420克/升；以聚酯为基本成分、符合本章注释四的规定，且施工状态下挥发性有机物含量大于420克/升的涂料	10		50	13	千克	A	M	I-5-07
3208100090	分散于或溶于非水介质的以聚酯为基本成分的油漆及清漆（包括瓷漆及大漆），施工状态下挥发性有机物含量大于420克/升的除外；以聚酯为基本成分的本章注释四所述的溶液，施工状态下挥发性有机物含量大于420克/升的涂料除外	10		50	13	千克	A	M	I-5-07
3208201020	分散于或溶于非水介质的以丙烯酸聚合物为基本成分的油漆及清漆（包括瓷漆及大漆），施工状态下挥发性有机物含量大于420克/升；以丙烯酸聚合物为基本成分、符合本章注释四的规定，且施工状态下挥发性有机物含量大于420克/升的涂料	10		50	13	千克	A	M	I-5-07
3208201090	分散于或溶于非水介质的以丙烯酸聚合物为基本成分的油漆及清漆（包括瓷漆及大漆），施工状态下挥发性有机物含量大于420克/升的除外；以丙烯酸聚合物为基本成分的本章注释四所述的溶液，施工状态下挥发性有机物含量大于420克/升的涂料除外	10		50	13	千克	A	M	I-5-07
3208202010	分散于或溶于非水介质的以乙烯聚合物为基本成分的油漆及清漆（包括瓷漆及大漆），施工状态下挥发性有机物含量大于420克/升；以乙烯聚合物为基本成分、符合本章注释四的规定，且施工状态下挥发性有机物含量大于420克/升的涂料	10		50	13	千克	A	M	I-5-07
3208202090	分散于或溶于非水介质的以乙烯聚合物为基本成分的油漆及清漆（包括瓷漆及大漆），施工状态下挥发性有机物含量大于420克/升的除外；以乙烯聚合物为基本成分的本章注释四所述的溶液，施工状态下挥发性有机物含量大于420克/升的涂料除外	10		50	13	千克	A	M	I-5-07
3208901011	分散于或溶于非水介质的以聚胺酯类化合物为基本成分的光导纤维用涂料，施工状态下挥发性有机物含量大于420克/升；以聚胺酯类化合物为基本成分、符合本章注释四的规定，且施工状态下挥发性有机物含量大于420克/升的光导纤维用涂料（主要成分为聚胺酯丙烯酸酯类化合物）	10		50	13	千克	A	M	I-5-07

商品编码	商品名称及备注	最惠国	暂定税率	普通税率	增值税率	计量单位	监管条件	检验检疫类别	报检特殊单证
3208901019	分散于或溶于非水介质的以聚胺酯类化合物为基本成分的光导纤维用涂料，施工状态下挥发性有机物含量大于420克/升的除外；以聚胺酯类化合物为基本成分、符合本章注释四规定的光导纤维用涂料，施工状态下挥发性有机物含量大于420克/升的除外（主要成分为聚胺酯丙烯酸酯类化合物）	10		50	13	千克	A	M	I-5-07
3208901091	分散于或溶于非水介质的以聚胺酯类化合物为基本成分的油漆及清漆（包括瓷漆及大漆），施工状态下挥发性有机物含量大于420克/升；以聚胺酯类化合物为基本成分、符合本章注释四的规定，且施工状态下挥发性有机物含量大于420克/升的涂料（不包括主要成分为聚胺酯丙烯酸酯类化合物的光导纤维用涂料）	10		50	13	千克	A	LM	I-2-01, I-5-07, I-2-01-2
3208901099	分散于或溶于非水介质的以聚胺酯类化合物为基本成分的油漆及清漆（包括瓷漆及大漆），施工状态下挥发性有机物含量大于420克/升的除外；以聚胺酯类化合物为基本成分的本章注释四所述的溶液，施工状态下挥发性有机物含量大于420克/升的涂料除外（不包括主要成分为聚胺酯丙烯酸酯类化合物的光导纤维用涂料）	10		50	13	千克	A	LM	I-2-01, I-5-07, I-2-01-2
3208909010	分散于或溶于非水介质的以其他合成聚合物或化学改性天然聚合物为基本成分的油漆及清漆（包括瓷漆及大漆），施工状态下挥发性有机物含量大于420克/升；其他符合本章注释四的规定，且施工状态下挥发性有机物含量大于420克/升的涂料	10		50	13	千克	A	LM	I-2-01, I-5-07, I-2-01-2
3208909090	分散于或溶于非水介质的以其他合成聚合物或化学改性天然聚合物为基本成分的油漆及清漆（包括瓷漆及大漆），施工状态下挥发性有机物含量大于420克/升的除外；其他本章注释四所述的溶液，施工状态下挥发性有机物含量大于420克/升的涂料除外	10		50	13	千克	A	LM	I-2-01, I-5-07, I-2-01-2
3209100010	分散于或溶于水介质的以丙烯酸聚合物或乙烯聚合物为基本成分的油漆及清漆（包括瓷漆及大漆），施工状态下挥发性有机物含量大于420克/升	10		50	13	千克	A	M	I-5-07
3209100090	分散于或溶于水介质的以丙烯酸聚合物或乙烯聚合物为基本成分的油漆及清漆（包括瓷漆及大漆），施工状态下挥发性有机物含量大于420克/升的除外	10		50	13	千克	A	M	I-5-07
3209901010	分散于或溶于水介质的以环氧树脂为基本成分的油漆及清漆（包括瓷漆及大漆），施工状态下挥发性有机物含量大于420克/升	10		50	13	千克	A	M	I-5-07
3209901090	分散于或溶于水介质的以环氧树脂为基本成分的油漆及清漆（包括瓷漆及大漆），施工状态下挥发性有机物含量大于420克/升的除外	10		50	13	千克	A	M	I-5-07
3209902010	分散于或溶于水介质的以氟树脂为基本成分的油漆及清漆（包括瓷漆及大漆），施工状态下挥发性有机物含量大于420克/升	10		50	13	千克	A	M	I-5-07

商品编码	商品名称及备注	最惠国	暂定税率	普通税率	增值税率	计量单位	监管条件	检验检疫类别	报检特殊单证
3209902090	分散于或溶于水介质的以氟树脂为基本成分的油漆及清漆（包括瓷漆及大漆），施工状态下挥发性有机物含量大于420克/升的除外	10		50	13	千克	A	M	I-5-07
3209909010	分散于或溶于水介质的以其他合成聚合物或化学改性天然聚合物为基本成分的油漆及清漆（包括瓷漆及大漆），施工状态下挥发性有机物含量大于420克/升	10		50	13	千克	A	M	I-5-07
3209909090	分散于或溶于水介质的以其他合成聚合物或化学改性天然聚合物为基本成分的油漆及清漆（包括瓷漆及大漆），施工状态下挥发性有机物含量大于420克/升的除外	10		50	13	千克	A	M	I-5-07
3211000000	配制的催干剂	10		50	13	千克			I-5-07
3212900010	零售形状及零售包装的酞菁类颜料	10		50	13	千克			I-5-07
3212900090	制造油漆（含瓷漆）用的颜料（包括金属粉末或金属粉片），分散于非水介质中呈液状或浆状的（其他零售形状及零售包装的染料或其他着色料）	10		50	13	千克			I-5-07
3213100000	成套的颜料(艺术家,学生和广告美工用的)	6.5		70	13	千克			I-5-07
3213900000	非成套颜料、调色料及类似品（片状、管装、罐装、瓶装、扁盒装等类似形状或包装的）	6.5		70	13	千克			I-5-07
3214109000	其他安装玻璃用油灰等；漆工用填料（包括接缝用油灰、树脂胶泥、嵌缝胶及其他胶粘剂）	9		70	13	千克			I-5-07
3214900010	非耐火涂面制剂，施工状态下挥发性有机物含量大于420克/升（涂门面、内墙、地板、天花板等用）	9		70	13	千克			I-5-07
3214900090	非耐火涂面制剂，施工状态下挥发性有机物含量大于420克/升的除外（涂门面、内墙、地板、天花板等用）	9		70	13	千克			I-5-07
3215110010	黑色，用于装入税号8443.31、8443.32或8443.39所列设备的工程形态的固体油墨	0		45	13	千克	AB	MN	I-3-01-4, I-3-02
3215110090	其他黑色印刷油墨（不论是否固体或浓缩）	6.5		45	13	千克	AB	MN	I-3-01-4, I-5-07, I-3-02
3215190090	其他印刷油墨（不论是否固体或浓缩）	6.5		45	13	千克			I-5-07
3215901000	书写墨水（不论是否固体或浓缩）	5		70	13	千克			I-5-07
3215909000	其他绘图墨水及其他墨类（不论是否固体或浓缩）	10		70	13	千克			I-5-07

第33章　精油及香膏；芳香料制品及化妆盥洗品

商品编码	商品名称及备注	最惠国	暂定税率	普通税率	增值税率	计量单位	监管条件	检验检疫类别	报检特殊单证
3301120000	橙油（包括浸膏及净油）	20	10	80	13	千克	A	R	I-3-01-3, I-3-02
3301130000	柠檬油（包括浸膏及净油）	20		80	13	千克	A	R	I-3-01-3, I-3-02
3301191000	白柠檬油（酸橙油）(包括浸膏及净油）	20		80	13	千克	A	R	I-3-01-3, I-3-02
3301199000	其他柑橘属果实的精油（包括浸膏及净油）	20		80	13	千克	A	R	I-3-01-3, I-3-02

商品编码	商品名称及备注	最惠国	暂定税率	普通税率	增值税率	计量单位	监管条件	检验检疫类别	报检特殊单证
3301240000	胡椒薄荷油（包括浸膏及净油）	20	10	90	13	千克	A	R	I-3-01-3, I-3-02
3301250000	其他薄荷油（包括浸膏及净油）	15	5	90	13	千克	A	R	I-3-01-3, I-3-02
3301291000	樟脑油（包括浸膏及精油）	20		90	13	千克	AB	MRN	I-3-01-4, I-3-01-3, I-5-07, I-3-02
3301292000	香茅油（包括浸膏及净油）	15		70	13	千克	A	R	I-3-01-3, I-3-02
3301293000	茴香油（包括浸膏及净油）	20		80	13	千克	A	R	I-3-01-3, I-3-02
3301294000	桂油（包括浸膏及净油）	20		80	13	千克	A	R	I-3-01-3, I-3-02
3301295000	山苍子油（包括浸膏及净油）	20		80	13	千克	A	R	I-3-01-3, I-3-02
3301296000	桉叶油（包括浸膏及净油）	20		80	13	千克	AB	MRN	I-3-01-4, I-3-01-3, I-3-02
3301299100	老鹳草油（香叶油）(包括浸膏及精油）	20		80	13	千克	A	R	I-3-01-3, I-3-02
3301299910	黄樟油	15	7	80	13	千克	23A	R	I-3-01-3, I-3-02
3301299991	其他濒危植物精油（柑桔属果实除外）（包括浸膏及净油）	15		80	13	千克	AFE	R	I-3-01-3, I-3-02
3301299999	其他非柑橘属果实的精油（包括浸膏及净油）	15		80	13	千克	A	R	I-3-01-3, I-5-07, I-3-02
3301901090	其他提取的油树脂	20		80	13	千克			I-5-07
3301909000	吸取浸渍法制成含浓缩精油的脂肪（含固定油、蜡及类似品，精油水溶液及水馏液）	20		80	13	千克			I-5-07
3302101000	以香料为基本成分的制品（生产饮料用，按容量计酒精浓度≤0.5%）	15		90	13	千克	A	R	I-3-01-3, I-3-02
3302109001	生产食品、饮料用混合香料及制品（含以香料为基本成分的混合物，按容量计酒精浓度＞0.5%）	15		130	13	千克	A	R	I-4-05, I-4-01, I-3-01-3, I-3-02
3302109090	其他生产食品用混合香料及制品（含以香料为基本成分的混合物）	15		130	13	千克	A	R	I-4-05, I-4-01, I-3-01-3, I-3-02
3302900000	其他工业用混合香料及香料混合物（以一种或多种香料为基本成分的混合物）	10		130	13	千克			I-5-07
3303000010	包装标注含量以重量计的香水及花露水	3		150	13	千克/件	AB	MN	I-3-01-4, I-4-07, I-1-09, I-2-07, I-3-02
3303000020	包装标注含量以体积计的香水及花露水	3		150	13	千克/件	AB	MN	I-3-01-4, I-4-07, I-1-09, I-2-07, I-3-02
3304100011	包装标注含量以重量计的含濒危物种成分唇用化妆品	5		150	13	千克/件	ABEF	MN	I-3-01-4, I-4-07, I-1-09, I-2-07, I-3-02
3304100012	包装标注含量以体积计的含濒危物种成分唇用化妆品	5		150	13	千克/件	ABEF	MN	I-3-01-4, I-4-07, I-1-09, I-2-07, I-3-02
3304100013	包装标注规格为"片"或"张"的含濒危物种成分唇用化妆品	5		150	13	千克/件	ABEF	MN	I-3-01-4, I-4-07, I-1-09, I-2-07, I-3-02
3304100091	包装标注含量以重量计的其他唇用化妆品	5		150	13	千克/件	AB	MN	I-3-01-4, I-4-07, I-1-09, I-2-07, I-3-02
3304100092	包装标注含量以体积计的其他唇用化妆品	5		150	13	千克/件	AB	MN	I-3-01-4, I-4-07, I-1-09, I-2-07, I-3-02
3304100093	包装标注规格为"片"或"张"的其他唇用化妆品	5		150	13	千克/件	AB	MN	I-3-01-4, I-4-07, I-1-09, I-2-07, I-3-02
3304200011	包装标注含量以重量计的含濒危物种成分眼用化妆品	5		150	13	千克/件	ABEF	MN	I-3-01-4, I-4-07, I-1-09, I-2-07, I-3-02
3304200012	包装标注含量以体积计的含濒危物种成分眼用化妆品	5		150	13	千克/件	ABEF	MN	I-3-01-4, I-4-07, I-1-09, I-2-07, I-3-02
3304200013	包装标注规格为"片"或"张"的含濒危物种成分眼用化妆品	5		150	13	千克/件	ABEF	MN	I-3-01-4, I-4-07, I-1-09, I-2-07, I-3-02

商品编码	商品名称及备注	最惠国	暂定税率	普通税率	增值税率	计量单位	监管条件	检验检疫类别	报检特殊单证
3304200091	包装标注含量以重量计的其他眼用化妆品	5		150	13	千克/件	AB	MN	I-3-01-4, I-4-07, I-1-09, I-2-07, I-3-02
3304200092	包装标注含量以体积计的其他眼用化妆品	5		150	13	千克/件	AB	MN	I-3-01-4, I-4-07, I-1-09, I-2-07, I-3-02
3304200093	包装标注规格为"片"或"张"的其他眼用化妆品	5		150	13	千克/件	AB	MN	I-3-01-4, I-4-07, I-1-09, I-2-07, I-3-02
3304300001	包装标注含量以重量计的指(趾)甲化妆品	5		150	13	千克/件	AB	MN	I-3-01-4, I-4-07, I-1-09, I-2-07, I-3-02
3304300002	包装标注含量以体积计的指(趾)甲化妆品	5		150	13	千克/件	AB	MN	I-3-01-4, I-4-07, I-1-09, I-2-07, I-3-02
3304300003	包装标注规格为"片"或"张"的指(趾)甲化妆品	5		150	13	千克/件	AB	MN	I-3-01-4, I-4-07, I-1-09, I-2-07, I-3-02
3304910090	其他粉状化妆品,不论是否压紧	5		150	13	千克/件	AB	MN	I-3-01-4, I-4-07, I-1-09, I-2-07, I-3-02
3304990021	包装标注含量以重量计含濒危物种成分的美容品或化妆品及护肤品(包括防晒油或晒黑油,但药品除外)	1		150	13	千克/件	ABEF	MN	I-3-01-4, I-4-07, I-1-09, I-2-07, I-3-02
3304990029	"包装标注含量以重量计的其他美容品或化妆品及护肤品(包括防晒油或晒黑油,但药品除外)"	1		150	13	千克/件	AB	MN	I-3-01-4, I-4-07, I-1-09, I-2-07, I-3-02
3304990031	"包装标注含量以体积计的含濒危物种成分美容品或化妆品及护肤品(包括防晒油或晒黑油,但药品除外)"	1		150	13	千克/件	ABFE	MN	I-3-01-4, I-4-07, I-1-09, I-2-07, I-3-02
3304990039	包装标注含量以体积计的其他美容品或化妆品及护肤品(包括防晒油或晒黑油,但药品除外)	1		150	13	千克/件	AB	MN	I-3-01-4, I-4-07, I-1-09, I-2-07, I-3-02
3304990041	包装标注规格为"片"或"张"的含濒危物种成分美容品或化妆品及护肤品(包括防晒油或晒黑油,但药品除外)	1		150	13	千克/件	ABFE	MN	I-3-01-4, I-4-07, I-1-09, I-2-07, I-3-02
3304990049	包装标注规格为"片"或"张"的其他美容品或化妆品及护肤品(包括防晒油或晒黑油,但药品除外)	1		150	13	千克/件	AB	MN	I-3-01-4, I-4-07, I-1-09, I-2-07, I-3-02
3304990091	其他包装标注规格的含濒危物种成分美容品或化妆品及护肤品(包括防晒油或晒黑油,但药品除外)	1		150	13	千克/件	ABFE	MN	I-3-01-4, I-4-07, I-1-09, I-2-07, I-3-02
3304990099	其他包装标注规格的其他美容品或化妆品及护肤品(包括防晒油或晒黑油,但药品除外)	1		150	13	千克/件	AB	MN	I-3-01-4, I-4-07, I-1-09, I-2-07, I-3-02
3305100010	含濒危物种成分的洗发剂	3	2	150	13	千克	ABFE	MN	I-3-01-4, I-4-07, I-1-09, I-2-07, I-3-02
3305100090	其他洗发剂(香波)	3	2	150	13	千克	AB	MN	I-3-01-4, I-4-07, I-1-09, I-2-07, I-3-02
3305200000	烫发剂	3		150	13	千克	AB	MN	I-3-01-4, I-4-07, I-1-09, I-2-07, I-3-02
3305300000	定型剂	3		150	13	千克	AB	MN	I-3-01-4, I-4-07, I-1-09, I-2-07, I-3-02
3305900000	其他护发品	3		150	13	千克	AB	MN	I-3-01-4, I-4-07, I-1-09, I-2-07, I-3-02
3306101010	含濒危物种成分牙膏	3		150	13	千克	ABEF	RS	I-4-07, I-2-10, I-2-07, I-3-02
3306101090	其他牙膏	3		150	13	千克	AB	RS	I-4-07, I-2-10, I-2-07, I-3-02

商品编码	商品名称及备注	最惠国	暂定税率	普通税率	增值税率	计量单位	监管条件	检验检疫类别	报检特殊单证
3306901000	漱口剂	3		70	13	千克	AB	RS	I-4-07, I-2-10, I-2-07, I-3-02
3306909000	其他口腔及牙齿清洁剂（包括假牙稳固剂及粉）	3		70	13	千克	AB	RS	I-4-07, I-2-10, I-2-07, I-3-02
3307100000	剃须用制剂	3		150	13	千克	AB	MN	I-3-01-4, I-4-07, I-1-09, I-2-07, I-3-02
3307200000	人体除臭剂及止汗剂	3		150	13	千克	AB	MN	I-3-01-4, I-4-07, I-1-09, I-2-07, I-3-02
3307300000	香浴盐及其他泡澡用制剂	3		150	13	千克	AB	MN	I-3-01-4, I-4-07, I-1-09, I-2-07, I-3-02

第 34 章　肥皂、有机表面活性剂、洗涤剂、润滑剂、人造蜡、调制蜡、光洁剂、蜡烛及类似品、塑型用膏、牙科用蜡及牙科用熟石膏制剂

商品编码	商品名称及备注	最惠国	暂定税率	普通税率	增值税率	计量单位	监管条件	检验检疫类别	报检特殊单证
3401110090	其他盥洗用皂及有机表面活性产品（包括含有药物的产品、呈条状、块状或模制形状）	6.5		130	13	千克	AB	MN	I-5-07
3401300090	洁肤用有机表面活性产品及制品（液状或膏状并制成零售包装的，不论是否含有肥皂）	6.5		130	13	千克	AB	MN	I-5-07
3402900090	非零售包装有机表面活性剂制品（包括洗涤剂及清洁剂，不论是否含有肥皂）	6.5		80	13	千克			I-5-07
3403110000	含有石油类的处理纺织等材料制剂（指含石油或沥青矿物油（重量＜70%）的制剂）	10		50	13	千克			I-5-07
3403190000	其他含有石油或矿物提取油类制剂（指含石油或沥青矿物油（重量＜70%）的制剂）	10		50	13	千克			I-5-07
3403990000	其他润滑剂（含油＜70%）（包括以润滑剂为基本成分的切削油制剂、螺栓松开剂等）	10		50	13	千克			I-5-07
3405100000	鞋靴或皮革用的上光剂及类似制品	6.5		80	13	千克			I-5-07
3405200000	保养木制品的上光剂及类似制品（指保养木家俱、地板或其他木制品的上光剂及类似制品）	6.5		80	13	千克			I-5-07
3405300000	车身用的上光剂及类似制品（但金属用的光洁剂除外）	6.5		80	13	千克			I-5-07

第35章　蛋白类物质；改性淀粉；胶；酶

商品编码	商品名称及备注	最惠国	暂定税率	普通税率	增值税率	计量单位	监管条件	检验检疫类别	报检特殊单证
3501100000	酪蛋白	10		35	13	千克	AB	RS	I-3-01, I-5-06
3501900000	酪蛋白酸盐及其衍生物，酪蛋白胶	10		35	13	千克	A	R	I-3-01, I-5-06
3502110000	干的卵清蛋白	10		80	13	千克	AB	PQ	I-3-01-1, I-3-02
3502190000	其他卵清蛋白	10		80	13	千克	AB	PQ	I-3-01-1, I-3-02
3502200010	乳清蛋白粉（按重量计干质成分的乳清蛋白含量超过80%）	10	5	35	13	千克	AB	PRS	I-3-01
3502200020	乳铁蛋白	10	5	35	13	千克	AB	RS	I-3-01
3502200090	其他乳白蛋白（包括两种或两种以上乳清蛋白浓缩物）	10		35	13	千克	AB	RS	I-3-01
3502900000	其他白蛋白及白蛋白盐（包括白蛋白衍生物）	10		35	13	千克	A	R	I-3-01, I-5-06
3503001000	明胶及其衍生物（包括长方形、正方形明胶薄片不论是否表面加工或着色）	12		35	13	千克	AB	PRQ	I-3-01-3, I-3-02
3503009000	鱼鳔胶、其他动物胶（但不包括品目3501的酪蛋白胶）	12		50	13	千克	AB	PRQ	I-3-01-3, I-3-02
3504001000	蛋白胨	3		11	13	千克	A	R	I-3-01, I-5-06
3504002000	植物蛋白，以干基计蛋白质含量≥90%	8		35	13	千克	A	R	I-3-01, I-5-06
3504009000	其他编号未列名蛋白质及其衍生物（包括蛋白胨的衍生物及皮粉（不论是否加入铬矾））	8		35	13	千克	A	R	I-3-01, I-5-06
3505100000	糊精及其他改性淀粉	12	6	50	13	千克	A	MR	I-3-01-4, I-5-07, I-5-06
3505200000	以淀粉糊精等为基本成分的胶	20		50	13	千克	A	MR	I-3-01-4, I-5-06
3506100010	硅酮结构密封胶（零售包装每件净重不超过1千克）	10		90	13	千克	A	M	I-3-01-4
3506100090	其他适于作胶或粘合剂的零售产品（零售包装每件净重不超过1千克）	10		90	13	千克			I-5-07
3506911000	以聚酰胺为基本成分的粘合剂	10		90	13	千克			I-5-07
3506912000	以环氧树脂为基本成分的粘合剂	10		90	13	千克			I-5-07
3506919010	非零售，硅酮结构密封胶	10		90	13	千克	A	M	I-3-01-4
3506919020	专门或主要用于显示屏或触摸屏制造的光学透明膜黏合剂和光固化液体黏合剂（包括以人造树脂（环氧树脂除外）为基本成分的）	0		90	13	千克			I-5-07
3506919090	其他橡胶或塑料为基本成分粘合剂（包括以人造树脂（环氧树脂除外）为基本成分的）	10		90	13	千克			I-5-07
3506990000	其他编号未列名的调制胶，粘合剂	10		90	13	千克			I-5-07
3507100000	粗制凝乳酶及其浓缩物	6		30	13	千克	A	R	I-3-01, I-5-06
3507901000	碱性蛋白酶	6		30	13	千克	A	R	I-3-01, I-5-06

商品编码	商品名称及备注	最惠国	暂定税率	普通税率	增值税率	计量单位	监管条件	检验检疫类别	报检特殊单证
3507902000	碱性脂肪酶	6		30	13	千克	A	R	I-3-01, I-5-06
3507909010	门冬酰胺酶	6	0	30	3	千克	AB	RVW	I-3-01, I-5-06, I-1-13
3507909090	其他酶及酶制品	6		30	13	千克	AB	RVW	I-3-01, I-5-06, I-1-13

第 36 章　炸药；烟火制品；火柴；引火合金；易燃材料制品

商品编码	商品名称及备注	最惠国	暂定税率	普通税率	增值税率	计量单位	监管条件	检验检疫类别	报检特殊单证
3602001010	符合特定标准的硝铵炸药（硝胺类物质超过 2%，或密度＞ 1.8g/cm3、爆速＞ 8000m/s）	9		50	13	千克	3		I-5-07
3602001099	其他硝铵炸药，但发射药除外	9		50	13	千克			I-5-07
3602009010	符合特定标准的其他配制炸药（含有超过 2%（按重量计）的下述任何一种物质：（环）四亚甲基四硝胺（HMX）；（环）三亚甲基三硝基胺（RDX）；三氨基三硝基苯（TATB）；氨基二硝基苯并氧化呋咱或 7- 氨基 -4,6- 硝基苯并呋咱 -1- 氧化物；六硝基芪（HNS）等；或晶体密度大于 1.8g/cm3、爆速超过 8000m/s 的各种炸药。）	9		50	13	千克	3k		I-5-07
3602009091	民用的其他配置炸药，但发射药除外	9		50	13	千克	k		I-5-07
3602009099	其他配制炸药，但发射药除外	9		50	13	千克			I-5-07
3604100000	烟花、爆竹	6		130	13	千克	AB	MN	I-3-01-4, I-3-02
3605000000	火柴，但品目 3604 的烟火制品除外	6		100	13	千克			I-3-01-4, I-3-02
3606100000	打火机等用液体或液化气体燃料（其包装容器的容积≤ 300 立方厘米）	6		80	13	千克			I-5-07
3606901900	未切成形不可直接使用的铈铁（包括其他引火合金）	6		50	13	千克			I-5-07
3606909000	其他易燃材料制品（本章注释二所述的）	6		80	13	千克			I-5-07

第 37 章　照相及电影用品

商品编码	商品名称及备注	最惠国	暂定税率	普通税率	增值税率	计量单位	监管条件	检验检疫类别	报检特殊单证
3707100001	不含银的感光乳液剂	8	4	35	13	千克			I-5-07
3707100090	其他感光乳液	8		35	13	千克			I-5-07

第38章　杂项化学产品

商品编码	商品名称及备注	最惠国	暂定税率	普通税率	增值税率	计量单位	监管条件	检验检疫类别	报检特殊单证
3802109000	其他活性炭	6.5		20	13	千克	G		I-3-01-4, I-3-02
3802900010	濒危动物炭黑（包括废动物炭黑）	10		45	13	千克	FE		I-3-01-1, I-4-08
3802900090	活性天然矿产品；其他动物炭黑（包括废动物炭黑）	10		45	13	千克			I-3-01-1, I-4-08
3805100000	松节油（包括脂松节油、木松节油和硫酸盐松节油）	6.5		50	13	千克	AB	MN	I-3-01-4, I-5-07, I-3-02
3805901000	以 α 萜品醇为基本成分的松油	6.5		50	13	千克	AB	MN	I-3-01-4, I-5-07, I-3-02
3806101000	松香（包括松香渣）	10		70	13	千克			I-5-07
3806201000	松香盐及树脂酸盐	6.5		40	13	千克			I-5-07
3806300000	酯胶	6.5		50	13	千克	AB	PRQS	I-3-01-3, I-3-01-2, I-3-02
3806900000	其他松香及树脂酸衍生物（包括松香精及松香油；再熔胶）	6.5		40	13	千克			I-5-07
3807000000	木焦油木杂酚油粗木精植物沥青等（包括以松香、树脂酸植物沥青为基料的啤酒桶沥青及类似）	6.5		35	13	千克			I-5-07
3808520000	DDT（ISO）[滴滴涕（INN）]，每包净重不超过300克	9		35	9	千克	89		I-5-07
3808592050	零售包装的含有克百威或敌百虫，但不含其他第38章子目注释一所列物质的杀虫剂成药	9		37	9	千克	AS	M	I-5-07
3808599050	非零售包装的含有克百威或敌百虫，但不含其他第38章子目注释一所列物质的杀虫剂成药	6.5		15	9	千克	AS	M	I-5-07
3808599060	其他非零售包装含一种第38章子目注释一所列物质的货品	6.5		15	9	千克	AS	M	I-5-07
3808610000	含第38章子目注释二所列物质的货品，每包净重不超过300克	10		35	9	千克	AS	M	I-5-07
3808620000	含第38章子目注释二所列物质的货品，每包净重超过300克，但不超过7.5千克	10		35	9	千克	AS	M	I-5-07
3808690000	其他含第38章子目注释二所列物质的货品	6		11	9	千克	AS	M	I-5-07
3808911100	蚊香（不含有一种或多种第38章子目注释一所列物质的货品）	10		80	13	千克	AS	M	I-3-01-4, I-1-11
3808911290	零售包装的其他生物杀虫剂	10		35	9	千克	AS	M	I-5-07
3808911990	其他零售包装的杀虫剂成药	10		35	9	千克	AS	M	I-5-07
3808919030	多杀霉素，乙基多杀菌素	6		11	9	千克	AS	M	I-5-07
3808919090	其他非零售包装杀虫剂成药	6		11	9	千克	AS	M	I-5-07
3808931190	零售包装的除草剂成药	9		35	9	千克	AS	M	I-5-07
3808931910	非零售包装百草枯母液	5		11	9	千克	AS	M	I-3-01-4, I-1-11

商品编码	商品名称及备注	最惠国	暂定税率	普通税率	增值税率	计量单位	监管条件	检验检疫类别	报检特殊单证
3808931990	其他非零售包装的除草剂成药	5		11	9	千克	AS	M	I–3–01–4, I–1–11
3808940090	其他非医用消毒剂	9		35	9	千克			I–5–07
3809930000	制革工业用其他未列名产品和制剂（包括整理剂、染料加速着色或固色助剂及其他制剂）	6.5		35	13	千克			I–5–07
3813001000	灭火器的装配药	6.5		35	13	千克	L		I–2–01
3814000000	有机复合溶剂及稀释剂，除漆剂（指其他编号未列名的）	10		50	13	千克			I–5–07
3815110000	以镍为活性物的载体催化剂（包括以镍化合物为活性物的）	6.5		35	13	千克			I–5–07
3817000000	混合烷基苯和混合烷基萘（品目2707及2902的货品除外）	6.5		35	13	千克			I–5–07
3822110010	疟疾诊断试剂盒	3	0	20	13	千克	AB	PVQW	I–1–01, I–3–01, I–1–13, I–3–02
3822110090	其他疟疾用的附于衬背上的诊断或实验用试剂及不论是否附于衬背上的诊断或实验用配制试剂，不论是否制成试剂盒形式，但税目30.06的货品除外	3	0	20	13	千克	AB	PVQW	I–1–01, I–3–01, I–1–13, I–3–02
3822120000	寨卡病毒及由伊蚊属蚊子传播的其他疾病用的附于衬背上的诊断或实验用试剂及不论是否附于衬背上的诊断或实验用配制试剂，不论是否制成试剂盒形式，但税目30.06的货品除外	3		26	13	千克	AB	PVQW	I–1–01, I–3–01, I–1–13, I–3–02
3822130000	血型鉴定用的附于衬背上的诊断或实验用试剂及不论是否附于衬背上的诊断或实验用配制试剂，不论是否制成试剂盒形式，但税目30.06的货品除外	3		20	13	千克	AB	VW	I–1–13
3822190010	兽用诊断制品（用于一、二、三类动物疫病诊断的诊断试剂盒、试纸条）（包括已配定剂量或零售包装）	3		26	13	千克	ABR	PVQW	I–1–01, I–3–01, I–1–13, I–3–02
3822190020	新型冠状病毒检测试剂盒	3		26	13	千克	AB	PVQW	I–1–01, I–3–01, I–1–13, I–3–02
3822190090	其他附于衬背上的诊断或实验用试剂及不论是否附于衬背上的诊断或实验用配制试剂，不论是否制成试剂盒形式，但税目30.06的货品除外	3		26	13	千克	AB	VW	I–1–13
3822900000	有证标准样品	4.5		35	13	千克	AB	VW	I–1–13
3823120000	油酸	16	8	50	13	千克	A	R	I–3–01, I–5–06
3824100000	铸模及铸芯用粘合剂	6.5		35	13	千克			I–5–07
3824409000	其他水泥、灰泥及混凝土用添加剂	6.5		35	13	千克	L		I–2–01
3824991000	杂醇油	6.5		40	13	千克			I–5–07
3824992000	除墨剂、蜡纸改正液及类似品	9		80	13	千克			I–5–07
3824999920	混胺（二甲胺和三乙胺混合物的水溶液）	6.5		35	13	千克	3		I–5–07
3824999930	氰化物的混合物	6.5		35	13	千克			I–5–07
3824999970	核苷酸类食品添加剂	6.5		35	13	千克	AB	RS	I–4–05, I–5–05, I–3–01–3, I–5–06, I–3–02
3825690001	经掺杂的氮化镓废物	6.5		35	13	千克	39		I–5–07
3825690002	经掺杂的氧化镓废物	6.5		35	13	千克	39		I–5–07
3825690003	经掺杂的磷化镓废物	6.5		35	13	千克	39		I–5–07

商品编码	商品名称及备注	最惠国	暂定税率	普通税率	增值税率	计量单位	监管条件	检验检疫类别	报检特殊单证
3825690004	经掺杂的砷化镓废物	6.5		35	13	千克	39		I-5-07
3825690005	经掺杂的铟镓砷废物	6.5		35	13	千克	39		I-5-07
3825690006	经掺杂的硒化镓废物	6.5		35	13	千克	39		I-5-07
3825690007	经掺杂的锑化镓废物	6.5		35	13	千克	39		I-5-07
3825690008	经掺杂的磷锗锌废物	6.5		35	13	千克	39		I-5-07
3825690009	经掺杂的二氧化锗废物	6.5		35	13	千克	39		I-5-07
3825690010	经掺杂的四氯化锗废物	6.5		35	13	千克	39		I-5-07
3825690090	其他化学工业及相关工业的废物	6.5		35	13	千克	9		I-5-07
3825900010	浓缩糖蜜发酵液	6.5		35	13	千克	A	R	I-3-01, I-5-06
3827110010	二氯二氟甲烷与二氟乙烷的混合物、一氯二氟甲烷与一氯五氟乙烷的混合物、三氟甲烷与一氯三氟甲烷的混合物 (R-500、R-502、R-503)	6.5		35	13	千克	14ABxy	MN	I-5-07

第七类　塑料及其制品；橡胶及其制品

第 39 章　塑料及其制品

商品编码	商品名称及备注	最惠国	暂定税率	普通税率	增值税率	计量单位	监管条件	检验检疫类别	报检特殊单证
3902200000	初级形状的聚异丁烯	6.5		45	13	千克	A	R	I–3–01, I–5–06
3905300000	初级形状的聚乙烯醇（不论是否含有未水解的乙酸酯基）	14		45	13	千克	A	R	I–3–01, I–5–06
3905990000	其他乙烯酯或乙烯基的聚合物（初级形状的，共聚物除外）	10		45	13	千克			I–5–07
3906901000	聚丙烯酰胺	6.5		45	13	千克	A	R	I–3–01, I–5–06
3906909010	全氟辛酸的盐类和相关化合物（PFOA 类）	6.5		45	13	千克	X		I–5–07
3906909090	其他初级形状的丙烯酸聚合物	6.5		45	13	千克			I–5–07
3907109090	其他聚缩醛	6.5		45	13	千克			I–5–07
3907300001	初级形状溴质量≥ 18% 或进口 CIF 价＞ 3800 美元 / 吨的环氧树脂（如溶于溶剂，以纯环氧树脂折算溴的百分比含量）	6.5	4	45	13	千克	A	M	I–3–01–4, I–3–02
3907300090	初级形状的环氧树脂（溴重量百分比含量在 18% 以下）	6.5		45	13	千克	AB	MN	I–3–01–4, I–3–02
3907400010	聚碳酸酯	6.5		45	13	千克			I–5–07
3907400090	双酚 A 型聚碳酸酯按重量计含量小于 99%	6.5		45	13	千克			I–5–07
3907500000	初级形状的醇酸树脂	10		45	13	千克	AB	MN	I–3–01–4, I–3–02
3907910000	初级形状的不饱和聚酯	6.5		45	13	千克			I–5–07
3907999110	初级形状的热塑性液晶聚对苯二甲酸 – 己二酸 – 丁二醇酯	0		45	13	千克	AB	RS	I–3–01, I–5–06
3907999190	其他初级形状的聚对苯二甲酸 – 己二酸 – 丁二醇酯	6.5		45	13	千克	AB	RS	I–4–05, I–5–05, I–3–01–3, I–3–02
3907999910	初级形状的热塑性液晶其他聚酯	0		45	13	千克	AB	RS	I–4–05, I–5–05, I–3–01–3, I–3–02
3907999990	初级形状的其他聚酯	6.5		45	13	千克	AB	RS	I–3–01, I–5–06
3908901000	初级形状的芳香族聚酰胺及其共聚物	10		45	13	千克			I–5–07
3908902000	初级形状的半芳香族聚酰胺及其共聚物	10		45	13	千克			I–5–07
3908909000	初级形状的其他聚酰胺	10		45	13	千克			I–5–07
3909200000	初级形状的蜜胺树脂	6.5		45	13	千克			I–5–07

商品编码	商品名称及备注	最惠国	暂定税率	普通税率	增值税率	计量单位	监管条件	检验检疫类别	报检特殊单证
3909390000	其他初级形状的氨基树脂	6.5		45	13	千克	AB	MN	I-3-01-4, I-3-02
3909400000	初级形状的酚醛树脂	6.5		45	13	千克	AB	MN	
3909500000	初级形状的聚氨基甲酸酯	6.5		45	13	千克	AB	MN	I-3-01-4, I-3-02
3910000000	初级形状的聚硅氧烷	6.5		45	13	千克			I-5-07
3912200000	初级形状的硝酸纤维素(包括棉胶)	6.5		45	13	千克			I-5-07
3913100000	初级形状的藻酸及盐和酯	10		45	13	千克	AB	RS	I-3-01, I-5-06
3913900090	其他初级形状的未列名天然聚合物(包括改性天然聚合物(如硬化蛋白))	6.5		50	13	千克			I-3-01-1
3915100000	乙烯聚合物的废碎料及下脚料	6.5		50	13	千克	9		I-4-03, I-1-10, I-4-02, I-2-05
3915200000	苯乙烯聚合物的废碎料及下脚料	6.5		50	13	千克	9		I-4-03, I-1-10, I-4-02, I-2-05
3915300000	氯乙烯聚合物的废碎料及下脚料	6.5		50	13	千克	9		I-4-03, I-1-10, I-4-02, I-2-05
3915901000	聚对苯二甲酸乙二酯废碎料及下脚料	6.5		50	13	千克	9		I-4-03, I-1-10, I-4-02, I-2-05
3915909000	其他塑料的废碎料及下脚料	6.5		50	13	千克	9		I-4-03, I-1-10, I-4-02, I-2-05
3917100000	硬化蛋白或纤维素材料制人造肠衣(香肠用肠衣)	10		50	13	千克	A	R	I-5-12, I-5-13, I-3-01-3, I-3-02
3917290000	其他塑料制的硬管	10		45	13	千克			I-5-07
3917320000	其他未装有附件的塑料制管子(未经加强也未与其他材料合制)	6.5		45	13	千克			I-5-07
3917330000	其他装有附件的塑料管子(未经加强也未与其他材料合制)	6.5		45	13	千克			I-5-07
3920790000	其他纤维素衍生物制板,片,膜箔及扁条(非泡沫料的,未用其他材料强化,层压,支撑)	10		45	13	千克			I-5-07
3921909090	未列名塑料板,片,膜,箔,扁条(离子交换膜、两用物项管制结构复合材料的层压板除外)	6.5		45	13	千克			I-5-07
3924100000	塑料制餐具及厨房用具	6.5		80	13	千克	A	R	I-5-12, I-5-13, I-3-01-3, I-3-02
3924900000	塑料制其他家庭用具及卫生或盥洗用具	6.5		80	13	千克			I-3-01-4

第40章　橡胶及其制品

商品编码	商品名称及备注	最惠国	暂定税率	普通税率	增值税率	计量单位	监管条件	检验检疫类别	报检特殊单证
4004000090	未硫化橡胶废碎料、下脚料及其粉、粒	8		30	13	千克	9		I-4-03, I-1-10, I-4-02, I-2-05
4005100000	与碳黑等混合的未硫化复合橡胶(包括与硅石混合,初级形状或板,片带)	8		35	13	千克	A	M	I-2-11
4005200000	未硫化的复合橡胶溶液及分散体(分散体指子目400510以外的)	8		35	13	千克	A	M	I-2-11
4005910000	其他未硫化的复合橡胶板、片、带	8		35	13	千克	A	M	I-2-11

商品编码	商品名称及备注	最惠国	暂定税率	普通税率	增值税率	计量单位	监管条件	检验检疫类别	报检特殊单证
4005990000	其他未硫化的初级形状复合橡胶	8		35	13	千克	A	M	I-2-11
4009310000	加强或与纺织材料合制硫化橡胶管（不带附件、硬质橡胶除外）	10		40	13	千克			I-2-01
4009320000	加强或与纺织材料合制硫化橡胶管（装有附件、硬质橡胶除外）	10		40	13	千克			I-2-01
4011100000	机动小客车用新的充气轮胎（橡胶轮胎，包括旅行小客车及赛车用）	10		50	13	千克/条	A	LM	I-3-01-4, I-2-01, I-2-01-2
4011200010	断面宽≥30英寸客或货车用新充气橡胶轮胎（指机动车辆用橡胶轮胎，断面宽度≥30英寸）	10		50	13	千克/条	A	M	I-3-01-4
4011200090	其他客或货车用新充气橡胶轮胎（指机动车辆用橡胶轮胎）	10		50	13	千克/条	A	LM	I-3-01-4, I-2-01, I-2-01-2
4011400000	摩托车用新的充气橡胶轮胎	15		80	13	千克/条	A	LM	I-3-01-4, I-2-01, I-2-01-2
4011701000	人字形胎面轮胎（新充气橡胶轮胎，含胎面类似人字形的，农林车辆及机器用）	17		50	13	千克/条	A	M	
4011709000	其他新的充气橡胶轮胎（非人字形胎面，农林车辆及机器用）	25		50	13	千克/条			I-3-01-4
4011801110	断面宽≥24英寸人字形轮胎（建筑业、采矿业或工业搬运车辆及机器用，辋圈≤61cm，新充气橡胶胎，含类似人字形）	17		50	13	千克/条	A	M	I-3-01-4
4011801190	其他人字形胎面轮胎（建筑业、采矿业或工业搬运车辆及机器用，辋圈≤61cm，新充气橡胶胎，含类似人字形）	17		50	13	千克/条	A	M	I-3-01-4
4011801200	人字形胎面轮胎（建筑业、采矿业或工业搬运车辆及机器用，辋圈＞61cm，新充气橡胶胎，含类人字形）	17		50	13	千克/条	A	M	I-3-01-4
4011901000	人字形胎面轮胎（其他用途，新充气橡胶轮胎，含胎面类似人字形的）	17		50	13	千克/条	A	M	I-3-01-4
4011909090	其他新的充气橡胶轮胎（其他用途，新充气橡胶轮胎，非人字形胎面）	25		50	13	千克/条		L	I-2-01
4012110000	机动小客车用翻新轮胎（包括旅行小客车及赛车用翻新轮胎）	20		50	13	千克/条	A	M	I-3-01-4
4012120000	机动大客车或货运车用翻新轮胎	20		50	13	千克/条	A	M	I-3-01-4
4012201000	汽车用旧的充气橡胶轮胎	25		50	13	千克/条	A	M	I-3-01-4
4012902000	汽车用实心或半实心轮胎	22		50	13	千克	A	M	I-3-01-4
4013100000	汽车用橡胶内胎（机动小客车（包括旅行小客车及赛车）、客运车或货运车用）	15		50	13	千克/条	A	M	I-3-01-4
4014900000	硫化橡胶制其他卫生及医疗用品（包括奶嘴，不论有无硬质橡胶配件，硬化橡胶的除外）	17		50	13	千克	A	M	I-3-01-4

第八类　生皮、皮革、毛皮及其制品；

鞍具及挽具；旅行用品、手提包及类似容器；

动物肠线（蚕胶丝除外）制品

第41章　生皮（毛皮除外）及皮革

商品编码	商品名称及备注	最惠国	暂定税率	普通税率	增值税率	计量单位	监管条件	检验检疫类别	报检特殊单证
4101201110	规定重量退鞣未剖层整张濒危野牛皮（指每张，简单干燥≤8千克，干盐渍≤10千克，鲜或湿盐≤16千克）	8		17	9	千克/张	ABFE	PQ	I-1-01, I-3-01-1, I-2-06, I-3-02, I-4-08
4101201190	规定重量未剖层退鞣处理整张生牛皮（包括水牛皮）（指每张，简单干燥≤8千克，干盐渍≤10千克，鲜或湿盐≤16千克）	8		17	9	千克/张	AB	PQ	I-1-01, I-3-01-1, I-2-06, I-3-02, I-4-08
4101201910	规定重量非退鞣未剖层整张濒危野牛皮（指每张，简单干燥≤8千克，干盐渍≤10千克，鲜或湿盐≤16千克）	5		17	9	千克/张	ABFE	PQ	I-1-01, I-3-01-1, I-2-06, I-3-02, I-4-08
4101201990	规定重量非退鞣未剖层处理整张生牛皮（包括水牛皮）（指每张，简单干燥≤8千克，干盐渍≤10千克，鲜或湿盐≤16千克）	5		17	9	千克/张	AB	PQ	I-1-01, I-3-01-1, I-2-06, I-3-02, I-4-08
4101202011	规定重量未剖层整张濒危生野驴皮（指每张，简单干燥≤8千克，干盐渍≤10千克，鲜或湿盐≤16千克）	5	2	30	9	千克/张	ABFE	PQ	I-1-01, I-3-01-1, I-2-06, I-3-02, I-4-08
4101202019	规定重量未剖层整张其他濒危生野马科动物皮（指每张，简单干燥≤8千克，干盐渍≤10千克，鲜或湿盐≤16千克）	5		30	9	千克/张	ABFE	PQ	I-1-01, I-3-01-1, I-2-06, I-3-02, I-4-08
4101202091	规定重量未剖层整张生驴皮（指每张，简单干燥≤8千克，干盐渍≤10千克，鲜或湿盐≤16千克）	5	2	30	9	千克/张	AB	PQ	I-1-01, I-3-01-1, I-2-06, I-3-02, I-4-08
4101202099	规定重量未剖层整张其他生马科动物皮（指每张，简单干燥≤8千克，干盐渍≤10千克，鲜或湿盐≤16千克）	5		30	9	千克/张	AB	PQ	I-1-01, I-3-01-1, I-2-06, I-3-02, I-4-08

商品编码	商品名称及备注	最惠国	暂定税率	普通税率	增值税率	计量单位	监管条件	检验检疫类别	报检特殊单证
4101501110	重 >16 千克退鞣整张濒危生野牛皮	8		17	9	千克 / 张	ABFE	PQ	I-1-01, I-3-01-1, I-2-06, I-3-02, I-4-08
4101501190	重 >16 千克退鞣处理整张生牛皮(包括水牛皮)	8		17	9	千克 / 张	AB	PQ	I-1-01, I-3-01-1, I-2-06, I-3-02, I-4-08
4101501910	重 >16 千克非退鞣整张濒危生野牛皮	5		17	9	千克 / 张	ABFE	PQ	I-1-01, I-3-01-1, I-2-06, I-3-02, I-4-08
4101501990	重 >16 千克非退鞣处理整张生牛皮(包括水牛皮)	5		17	9	千克 / 张	AB	PQ	I-1-01, I-3-01-1, I-2-06, I-3-02, I-4-08
4101502010	重 >16 千克整张濒危生野马科动物皮	5		30	9	千克 / 张	ABFE	PQ	I-1-01, I-3-01-1, I-2-06, I-3-02, I-4-08
4101502090	重 >16 千克整张生马科动物皮	5		30	9	千克 / 张	AB	PQ	I-1-01, I-3-01-1, I-2-06, I-3-02, I-4-08
4101901110	其他退鞣处理濒危生野牛皮 (包括整张或半张的背皮及腹皮)	8		17	9	千克	FEAB	PQ	I-1-01, I-3-01-1, I-2-06, I-3-02, I-4-08
4101901190	其他退鞣处理生牛皮 (包括整张或半张的背皮及腹皮)	8		17	9	千克	AB	PQ	I-1-01, I-3-01-1, I-2-06, I-3-02, I-4-08
4101901910	其他濒危生野牛皮 (包括整张或半张的背皮及腹皮)	5		17	9	千克	FEAB	PQ	I-1-01, I-3-01-1, I-2-06, I-3-02, I-4-08
4101901990	其他生牛皮 (包括整张或半张的背皮及腹皮)	5		17	9	千克	AB	PQ	I-1-01, I-3-01-1, I-2-06, I-3-02, I-4-08
4101902010	其他濒危生野马科动物皮 (包括整张或半张的背皮及腹皮)	5		30	9	千克	FEAB	PQ	I-1-01, I-3-01-1, I-2-06, I-3-02, I-4-08
4101902090	其他生马科动物皮 (包括整张或半张的背皮及腹皮)	5		30	9	千克	AB	PQ	I-1-01, I-3-01-1, I-2-06, I-3-02, I-4-08
4102100000	带毛的绵羊或羔羊生皮 (本章注释一 (三) 所述不包括的生皮除外)	7		30	9	千克 / 张	AB	PQ	I-1-01, I-3-01-1, I-2-06, I-3-02, I-4-08
4102211000	浸酸退鞣不带毛绵羊或羔羊生皮 (本章注释一 (三) 所述不包括的生皮除外)	14		30	9	千克 / 张	AB	PQ	I-2-06, I-3-02, I-4-08
4102219000	浸酸非退鞣不带毛绵羊或羔羊生皮 (本章注释一 (三) 所述不包括的生皮除外)	9		30	9	千克 / 张	AB	PQ	I-2-06, I-3-02, I-4-08
4102291000	其他不带毛退鞣绵羊或羔羊生皮 (浸酸的及本章注释一 (三) 所述不包括的生皮除外)	14		30	9	千克 / 张	AB	PQ	I-1-01, I-3-01-1, I-2-06, I-3-02, I-4-08
4102299000	其他不带毛非退鞣绵羊或羔羊生皮 (浸酸的及本章注释一 (三) 所述不包括的生皮除外)	7		30	9	千克 / 张	AB	PQ	I-1-01, I-3-01-1, I-2-06, I-3-02, I-4-08
4103200010	濒危爬行动物的生皮	9		30	9	千克 / 张	FEAB	PQ	I-1-01, I-3-01-1, I-2-06, I-3-02, I-4-08
4103200090	其他爬行动物的生皮	9		30	9	千克 / 张	AB	PQ	I-1-01, I-3-01-1, I-2-06, I-3-02, I-4-08
4103300010	生鹿豚、姬猪皮	9		30	9	千克 / 张	ABFE	PQ	I-1-01, I-3-01-1, I-2-06, I-3-02, I-4-08
4103300090	生猪皮	9		30	9	千克 / 张	AB	PQ	I-1-01, I-3-01-1, I-2-06, I-3-02, I-4-08
4103901100	退鞣山羊板皮 (本章注释一 (三) 所述不包括的生皮除外)	14		35	9	千克 / 张	AB	PQ	I-1-01, I-3-01-1, I-2-06, I-3-02, I-4-08
4103901900	非退鞣山羊板皮 (本章注释一 (三) 所述不包括的生皮除外)	9		35	9	千克 / 张	AB	PQ	I-1-01, I-3-01-1, I-2-06, I-3-02, I-4-08
4103902100	其他退鞣山羊或小山羊皮 (山羊板皮及本章注释一 (三) 所述不包括的生皮除外)	14		30	9	千克 / 张	AB	PQ	I-1-01, I-3-01-1, I-2-06, I-3-02, I-4-08

商品编码	商品名称及备注	最惠国	暂定税率	普通税率	增值税率	计量单位	监管条件	检验检疫类别	报检特殊单证
4103902900	其他非退鞣山羊或小山羊皮(山羊板皮及本章注释一(三)所述不包括的生皮除外)	9		30	9	千克/张	AB	PQ	I-1-01, I-3-01-1, I-2-06, I-3-02, I-4-08
4103909010	其他濒危野生动物生皮(本章注释一(二)或(三)所述不包括的生皮除外)	9		30	9	千克/张	ABEF	PQ	I-1-01, I-3-01-1, I-2-06, I-3-02, I-4-08
4103909090	其他生皮(本章注释一(二)或(三)所述不包括的生皮除外)	9		30	9	千克/张	AB	PQ	I-1-01, I-3-01-1, I-2-06, I-3-02, I-4-08
4104111110	蓝湿濒危野牛皮(全粒面未剖或粒面剖层,经鞣制不带毛)	6	3	17	13	千克	ABFE	PQ	I-3-01-1, I-2-06, I-3-02
4104111190	全粒面未剖层或粒面剖层蓝湿牛皮(经鞣制不带毛)	6	3	17	13	千克	AB	PQ	I-3-01-1, I-2-06, I-3-02
4104191110	其他蓝湿濒危野牛皮(经鞣制不带毛)	6	3	17	13	千克	ABFE	PQ	I-3-01-1, I-2-06, I-3-02
4104191190	其他蓝湿牛皮(经鞣制不带毛)	6	3	17	13	千克	AB	PQ	I-3-01-1, I-2-06, I-3-02
4105101000	蓝湿绵羊或羔羊皮(经鞣制不带毛)	14	10	50	13	千克	AB	PQ	I-3-01-1, I-2-06, I-3-02
4106311010	蓝湿鹿豚、姬猪皮(经鞣制不带毛)	14	10	50	13	千克	FEAB	PQ	I-3-01-1, I-2-06, I-3-02
4106311090	其他蓝湿猪皮(经鞣制不带毛)	14	10	50	13	千克	AB	PQ	I-3-01-1, I-2-06, I-3-02

第42章 皮革制品;鞍具及挽具;旅行用品、手提包及类似容器;动物肠线(蚕胶丝除外)制品

商品编码	商品名称及备注	最惠国	暂定税率	普通税率	增值税率	计量单位	监管条件	检验检疫类别	报检特殊单证
4205009020	皮革或再生皮革制宠物用品	6		100	13	千克	AB	PQ	I-3-01-1, I-2-06, I-3-02

第43章 毛皮、人造毛皮及其制品

商品编码	商品名称及备注	最惠国	暂定税率	普通税率	增值税率	计量单位	监管条件	检验检疫类别	报检特殊单证
4301100000	整张生水貂皮(不论是否带头,尾或爪)	15	10	100	9	千克	AB	PQ	I-1-01, I-3-01-1, I-2-06, I-3-02, I-4-08
4301300000	阿斯特拉罕等羔羊的整张生毛皮(还包括大尾羔羊、卡拉库尔羔羊、波斯羔羊及类似羔羊,印度、中国或蒙古羔羊)	20		90	9	千克	AB	PQ	I-1-01, I-3-01-1, I-2-06, I-3-02, I-4-08
4301600010	整张濒危生狐皮(不论是否带头、尾或爪)	20	10	100	9	千克/张	AFEB	PQ	I-1-01, I-3-01-1, I-2-06, I-3-02, I-4-08

商品编码	商品名称及备注	最惠国	暂定税率	普通税率	增值税率	计量单位	监管条件	检验检疫类别	报检特殊单证
4301600090	其他整张生狐皮（不论是否带头，尾或爪）	20	10	100	9	千克/张	AB	PQ	I-1-01, I-3-01-1, I-2-06, I-3-02, I-4-08
4301801010	整张生濒危野兔皮（不论是否带头、尾或爪）	20		90	9	千克/张	AFEB	PQ	I-1-01, I-3-01-1, I-2-06, I-3-02, I-4-08
4301801090	整张生兔皮（不论是否带头，尾或爪）	20		90	9	千克/张	AB	PQ	I-1-01, I-3-01-1, I-2-06, I-3-02, I-4-08
4301809010	整张的其他生濒危野生动物毛皮（不论是否带头、尾或爪，包括整张濒危生海豹皮）	20	10	90	9	千克/张	ABEF	PQ	I-1-01, I-3-01-1, I-2-06, I-3-02, I-4-08
4301809090	整张的其他生毛皮（不论是否带头，尾或爪，包括整张生海豹皮）	20	10	90	9	千克/张	AB	PQ	I-1-01, I-3-01-1, I-2-06, I-3-02, I-4-08
4301901000	未鞣制的黄鼠狼尾	20		50	9	千克	ABEF	PQ	I-1-01, I-3-01-1, I-2-06, I-3-02, I-4-08
4301909010	其他濒危野生动物未鞣头尾（加工皮货用，包括爪及其他块、片）	20		90	9	千克	ABFE	PQ	I-1-01, I-3-01-1, I-2-06, I-3-02, I-4-08
4301909090	适合加工皮货用的其他未鞣头、尾（包括爪及其他块、片）	20		90	9	千克	AB	PQ	I-1-01, I-3-01-1, I-2-06, I-3-02, I-4-08

第九类　木及木制品；木炭；软木及软木制品；稻草、秸秆、针茅或其他编结材料制品；篮筐及柳条编结品

第 44 章　木及木制品；木炭

商品编码	商品名称及备注	最惠国	暂定税率	普通税率	增值税率	计量单位	监管条件	检验检疫类别	报检特殊单证
4401110010	濒危针叶木薪柴（圆木段，块，枝，成捆或类似形状）	0		70	13	千克	ABEF	PQ	I-3-01-2, I-3-02
4401110090	其他针叶木薪柴（圆木段，块，枝，成捆或类似形状）	0		70	13	千克	AB	PQ	I-3-01-2, I-3-02
4401120010	濒危非针叶木薪柴（圆木段，块，枝，成捆或类似形状）	0		70	13	千克	ABEF	PQ	I-3-01-2, I-3-02
4401120090	其他非针叶木薪柴（圆木段，块，枝，成捆或类似形状）	0		70	13	千克	AB	PQ	I-3-01-2, I-3-02
4401210010	濒危针叶木木片或木粒	0		8	13	千克	ABFE	PQ	I-3-01-2, I-3-02
4401210090	其他针叶木木片或木粒	0		8	13	千克	AB	PQ	I-3-01-2, I-3-02
4401220010	濒危非针叶木木片或木粒	0		8	13	千克	ABFE	PQ	I-3-01-2, I-3-02
4401220090	其他非针叶木木片或木粒	0		8	13	千克	AB	PQ	I-3-01-2, I-3-02
4401310000	木屑棒	0		8	13	千克	9AB	PQ	I-3-01-2, I-3-02
4401320000	木屑块	0		8	13	千克	9AB	PQ	I-3-01-2, I-3-02
4401390000	其他锯末、木废料及碎片（粘结成圆木段、片或类似形状）	0		8	13	千克	9AB	PQ	I-3-01-2, I-3-02
4401410000	锯末（未粘结成圆木段、块、片或类似形状）	0		8	13	千克	9AB	MPQ	I-3-01-2, I-3-02
4401490000	其他（未粘结成圆木段、块、片或类似形状）	0		8	13	千克	9AB	MPQ	I-3-01-2, I-3-02
4403110010	油漆，着色剂等处理的濒危红豆杉原木（包括用杂酚油或其他防腐剂处理）	0		8	9	千克/立方米	8AEF	P/	I-3-01-2, I-3-02
4403110020	油漆，着色剂等处理的其他濒危针叶木原木（包括用杂酚油或其他防腐剂处理）	0		8	9	千克/立方米	8AEF	PQ	I-3-01-2, I-3-02
4403110090	其他油漆，着色剂等处理的针叶木原木（包括用杂酚油或其他防腐剂处理）	0		8	9	千克/立方米	8A	PQ	I-3-01-2, I-3-02

商品编码	商品名称及备注	最惠国	暂定税率	普通税率	增值税率	计量单位	监管条件	检验检疫类别	报检特殊单证
4403120010	油漆，着色剂等处理的濒危非针叶木原木（包括用杂酚油或其他防腐剂处理）	0		8	9	千克/立方米	8AEF	PQ	I-3-01-2, I-3-02
4403120090	其他油漆，着色剂等处理的非针叶木原木（包括用杂酚油或其他防腐剂处理）	0		8	9	千克/立方米	8A	PQ	I-3-01-2, I-3-02
4403211010	最小截面尺寸在15厘米及以上的红松原木（用油漆着色剂，杂酚油或其他防腐剂处理的除外）	0		8	9	千克/立方米	8AEF	PQ	I-3-01-2, I-3-02
4403211090	最小截面尺寸在15厘米及以上的樟子松原木（用油漆着色剂，杂酚油或其他防腐剂处理的除外）	0		8	9	千克/立方米	8A	PQ	I-3-01-2, I-3-02
4403212000	最小截面尺寸在15厘米及以上的辐射松原木（用油漆着色剂，杂酚油或其他防腐剂处理的除外）	0		8	9	千克/立方米	8A	PQ	I-3-01-2, I-3-02
4403219010	最小截面尺寸在15厘米及以上的濒危松木（松属）原木（用油漆着色剂，杂酚油或其他防腐剂处理的除外）	0		8	9	千克/立方米	8AEF	MPQ	I-3-01-2, I-3-02
4403219090	最小截面尺寸在15厘米及以上的其他松木（松属）原木（用油漆着色剂，杂酚油或其他防腐剂处理的除外）	0		8	9	千克/立方米	8A	MPQ	I-3-01-2, I-3-02
4403221010	最小截面尺寸在15厘米以下的红松原木（用油漆着色剂，杂酚油或其他防腐剂处理的除外）	0		8	9	千克/立方米	8AEF	PQ	I-3-01-2, I-3-02
4403221090	最小截面尺寸在15厘米以下的樟子松原木（用油漆着色剂，杂酚油或其他防腐剂处理的除外）	0		8	9	千克/立方米	8A	PQ	I-3-01-2, I-3-02
4403222000	最小截面尺寸在15厘米以下的辐射松原木（用油漆着色剂，杂酚油或其他防腐剂处理的除外）	0		8	9	千克/立方米	8A	PQ	I-3-01-2, I-3-02
4403229010	最小截面尺寸在15厘米以下的濒危其他松木（松属）原木（用油漆着色剂，杂酚油或其他防腐剂处理的除外）	0		8	9	千克/立方米	8AEF	MPQ	I-3-01-2, I-3-02
4403229090	最小截面尺寸在15厘米以下的其他松木（松属）原木（用油漆着色剂，杂酚油或其他防腐剂处理的除外）	0		8	9	千克/立方米	8A	MPQ	I-3-01-2, I-3-02
4403230010	最小截面尺寸在15厘米及以上的濒危云杉和冷杉原木（用油漆着色剂，杂酚油或其他防腐剂处理的除外）	0		8	9	千克/立方米	8AEF	PQ	I-3-01-2, I-3-02
4403230090	最小截面尺寸在15厘米及以上的其他云杉和冷杉原木（用油漆着色剂，杂酚油或其他防腐剂处理的除外）	0		8	9	千克/立方米	8A	PQ	I-3-01-2, I-3-02
4403240010	最小截面尺寸在15厘米以下的濒危云杉和冷杉原木（用油漆着色剂，杂酚油或其他防腐剂处理的除外）	0		8	9	千克/立方米	8AEF	PQ	I-3-01-2, I-3-02
4403240090	最小截面尺寸在15厘米以下的其他云杉和冷杉原木（用油漆着色剂，杂酚油或其他防腐剂处理的除外）	0		8	9	千克/立方米	8A	PQ	I-3-01-2, I-3-02
4403251000	最小截面尺寸在15厘米及以上的落叶松原木（用油漆着色剂，杂酚油或其他防腐剂处理的除外）	0		8	9	千克/立方米	8A	PQ	I-3-01-2, I-3-02
4403252000	最小截面尺寸在15厘米及以上的花旗松原木（用油漆着色剂，杂酚油或其他防腐剂处理的除外）	0		8	9	千克/立方米	8A	PQ	I-3-01-2, I-3-02

商品编码	商品名称及备注	最惠国	暂定税率	普通税率	增值税率	计量单位	监管条件	检验检疫类别	报检特殊单证
4403259010	最小截面尺寸在 15 厘米及以上的濒危红豆杉原木 (用油漆着色剂，杂酚油或其他防腐剂处理的除外)	0		8	9	千克 / 立方米	8AEF	PQ	I-3-01-2, I-3-02
4403259020	最小截面尺寸在 15 厘米及以上的其他濒危针叶木原木 (用油漆着色剂，杂酚油或其他防腐剂处理的除外)	0		8	9	千克 / 立方米	8AEF	PQ	I-3-01-2, I-3-02
4403259090	最小截面尺寸在 15 厘米及以上的其他针叶木原木 (用油漆着色剂，杂酚油或其他防腐剂处理的除外)	0		8	9	千克 / 立方米	8A	PQ	I-3-01-2, I-3-02
4403261000	最小截面尺寸在 15 厘米以下的落叶松原木 (用油漆着色剂，杂酚油或其他防腐剂处理的除外)	0		8	9	千克 / 立方米	8A	PQ	I-3-01-2, I-3-02
4403262000	最小截面尺寸在 15 厘米以下的花旗松原木 (用油漆着色剂，杂酚油或其他防腐剂处理的除外)	0		8	9	千克 / 立方米	8A	MP	I-3-01-2, I-3-02
4403269010	最小截面尺寸在 15 厘米以下的濒危红豆杉原木 (用油漆着色剂，杂酚油或其他防腐剂处理的除外)	0		8	9	千克 / 立方米	8AEF	MP	I-3-01-2, I-3-02
4403269020	最小截面尺寸在 15 厘米以下的其他濒危针叶木原木 (用油漆着色剂，杂酚油或其他防腐剂处理的除外)	0		8	9	千克 / 立方米	8AEF	MP	I-3-01-2, I-3-02
4403269090	最小截面尺寸在 15 厘米以下的其他针叶木原木 (用油漆着色剂，杂酚油或其他防腐剂处理的除外)	0		8	9	千克 / 立方米	8A	MP	I-3-01-2, I-3-02
4403410000	其他红柳桉木原木 (指深红色红柳桉木，浅红色红柳桉及巴栲红色红柳桉木)	0		8	9	千克 / 立方米	8A	PQ	I-3-01-2, I-3-02
4403420000	柚木原木 (用油漆，着色剂，杂酚油或其他防腐剂处理的除外)	0		35	9	千克 / 立方米	8A	PQ	I-3-01-2, I-3-02
4403492000	其他奥克曼 OKOUME 原木 (奥克榄 Aukoumed klaineana)	0		35	9	千克 / 立方米	8A	PQ	I-3-01-2, I-3-02
4403493000	其他龙脑香木、克隆原木 (龙脑香木 Dipterocarpus spp. 克隆 Keruing)	0		35	9	千克 / 立方米	8A	PQ	I-3-01-2, I-3-02
4403494000	其他山樟 Kapur 原木 (香木 Dryobalanops spp.)	0		35	9	千克 / 立方米	8A	PQ	I-3-01-2, I-3-02
4403495000	其他印加木 Intsia spp. 原木 (波罗格 Mengaris)	0		35	9	千克 / 立方米	8A	PQ	I-3-01-2, I-3-02
4403496000	其他大干巴豆 Koompassia spp.(门格里斯 Mengaris 或康派斯 Kempas)	0		35	9	千克 / 立方米	8A	PQ	I-3-01-2, I-3-02
4403497000	其他异翅香木 Anisopter spp.	0		35	9	千克 / 立方米	8A	PQ	I-3-01-2, I-3-02
4403498010	濒危热带红木原木 (用油漆着色剂，杂酚油或其他防腐剂处理的除外)	0		35	9	千克 / 立方米	8AEF	PQ	I-3-01-2, I-3-02
4403498090	其他热带红木原木 (用油漆着色剂，杂酚油或其他防腐剂处理的除外)	0		35	9	千克 / 立方米	8A	PQ	I-3-01-2, I-3-02
4403499010	南美蒺藜木(玉檀木)原木 (用油漆，着色剂，杂酚油或其他防腐剂处理的除外)	0		8	9	千克 / 立方米	8AEF	PQ	I-3-01-2, I-3-02
4403499020	其他濒危热带原木 (用油漆，着色剂，杂酚油或其他防腐剂处理的除外)	0		8	9	千克 / 立方米	8AEF	PQ	I-3-01-2, I-3-02
4403499090	其他热带原木 (用油漆，着色剂，杂酚油或其他防腐剂处理的除外)	0		8	9	千克 / 立方米	8A	PQ	I-3-01-2, I-3-02
4403910010	蒙古栎原木 (用油漆，着色剂，杂酚油或其他防腐剂处理的除外)	0		8	9	千克 / 立方米	8AEF	PQ	I-3-01-2, I-3-02

商品编码	商品名称及备注	最惠国	暂定税率	普通税率	增值税率	计量单位	监管条件	检验检疫类别	报检特殊单证
4403910020	其他濒危野生栎木（橡木）原木（用油漆，着色剂，杂酚油或其他防腐剂处理的除外，不包括人工培植的）	0		8	9	千克/立方米	8AE	P	I-3-01-2, I-3-02
4403910090	其他栎木（橡木）原木（用油漆，着色剂，杂酚油或其他防腐剂处理的除外）	0		8	9	千克/立方米	8A	PQ	I-3-01-2, I-3-02
4403930010	濒危野生水青冈木（山毛榉木），最小截面尺寸在15厘米及以上（用油漆，着色剂，杂酚油或其他防腐剂处理的除外，不包括人工培植的）	0		8	9	千克/立方米	8AE	P	I-3-01-2, I-3-02
4403930090	其他水青冈木（山毛榉木），最小截面尺寸在15厘米及以上（用油漆，着色剂，杂酚油或其他防腐剂处理的除外）	0		8	9	千克/立方米	8A	P	I-3-01-2, I-3-02
4403940000	其他水青冈木（山毛榉木）（用油漆，着色剂，杂酚油或其他防腐剂处理的除外）	0		8	9	千克/立方米	8A	PQ	I-3-01-2, I-3-02
4403950000	桦木，最小截面尺寸在15厘米及以上（用油漆，着色剂，杂酚油或其他防腐剂处理的除外）	0		8	9	千克/立方米	8A	P	I-3-01-2, I-3-02
4403960000	其他桦木（用油漆，着色剂，杂酚油或其他防腐剂处理的除外）	0		8	9	千克/立方米	8A	P	I-3-01-2, I-3-02
4403970000	杨木（用油漆，着色剂，杂酚油或其他防腐剂处理的除外）	0		8	9	千克/立方米	8A	PQ	I-3-01-2, I-3-02
4403980000	桉木（用油漆，着色剂，杂酚油或其他防腐剂处理的除外）	0		8	9	千克/立方米	8A	PQ	I-3-01-2, I-3-02
4403993010	濒危红木原木，但税号4403.4980所列热带红木除外（用油漆，着色剂，杂酚油或其他防腐剂处理的除外）	0		35	9	千克/立方米	8AEF	PQ	I-3-01-2, I-3-02
4403993090	其他红木原木，但税号4403.4980所列热带红木除外（用油漆，着色剂，杂酚油或其他防腐剂处理的除外）	0		35	9	千克/立方米	8A	PQ	I-3-01-2, I-3-02
4403994000	泡桐木原木（用油漆，着色剂，杂酚油或其他防腐剂处理的除外）	0		8	9	千克/立方米	8A	PQ	I-3-01-2, I-3-02
4403995000	水曲柳原木（用油漆，着色剂，杂酚油或其他防腐剂处理的除外）	0		8	9	千克/立方米	8AEF	PQ	I-3-01-2, I-3-02
4403996000	其他北美硬阔叶木	0		8	9	千克/立方米	8A	PQ	I-3-01-2, I-3-02
4403998010	其他未列名温带濒危非针叶木原木（用油漆，着色剂，杂酚油或其他防腐剂处理的除外）	0		8	9	千克/立方米	8AEF	PQ	I-3-01-2, I-3-02
4403998090	其他未列名温带非针叶木原木（用油漆，着色剂，杂酚油或其他防腐剂处理的除外）	0		8	9	千克/立方米	8A	PQ	I-3-01-2, I-3-02
4403999012	沉香木及拟沉香木原木（用油漆，着色剂，杂酚油或其他防腐剂处理的除外）	0		8	9	千克/立方米	8AEF	PQ	I-3-01-2, I-3-02
4403999019	其他未列名濒危非针叶原木（用油漆，着色剂，杂酚油或其他防腐剂处理的除外）	0		8	9	千克/立方米	8AEF	PQ	I-3-01-2, I-3-02
4403999090	其他未列名非针叶原木（用油漆，着色剂，杂酚油或其他防腐剂处理的除外）	0		8	9	千克/立方米	8A	PQ	I-3-01-2, I-3-02
4404100010	濒危针叶木的箍木等及类似品（包括木劈条，棒及类似品）	6	0	50	13	千克	ABFE	PQ	I-3-01-2, I-3-02

商品编码	商品名称及备注	最惠国	暂定税率	普通税率	增值税率	计量单位	监管条件	检验检疫类别	报检特殊单证
4404100090	其他针叶木的箍木等及类似品（包括木劈条，棒及类似品）	6	0	50	13	千克	AB	PQ	I-3-01-2, I-3-02
4404200010	濒危非针叶木箍木等（包括木劈条，棒及类似品）	6	0	50	13	千克	ABFE	PQ	I-3-01-2, I-3-02
4404200090	其他非针叶木箍木等（包括木劈条，棒及类似品）	6	0	50	13	千克	AB	PQ	I-3-01-2, I-3-02
4405000000	木丝及木粉	6	0	40	13	千克	AB	PQ	I-3-01-2, I-3-02
4406110000	未浸渍的铁道及电车道针叶木枕木	0		14	13	千克/立方米	4ABxy	PQ	I-3-01-2, I-3-02
4406120000	未浸渍的铁道及电车道非针叶木枕木	0		14	13	千克/立方米	4ABxy	PQ	I-3-01-2, I-3-02
4407111011	端部接合的红松厚板材（经纵锯、纵切、刨切或旋切的，厚度超过6mm）	0		14	13	千克/立方米	ABEF	PQ	I-3-01-2, I-3-02
4407111019	端部接合的樟子松厚板材（经纵锯、纵切、刨切或旋切的，厚度超过6mm）	0		14	13	千克/立方米	AB	PQ	I-3-01-2, I-3-02
4407111091	非端部接合的红松厚板材（经纵锯、纵切、刨切或旋切的，厚度超过6mm）	0		14	13	千克/立方米	4ABEFxy	PQ	I-3-01-2, I-3-02
4407111099	非端部接合的樟子松厚板材（经纵锯、纵切、刨切或旋切的，厚度超过6mm）	0		14	13	千克/立方米	4ABxy	PQ	I-3-01-2, I-3-02
4407112010	端部接合的辐射松厚板材（经纵锯、纵切、刨切或旋切的，厚度超过6mm）	0		14	13	千克/立方米	AB	PQ	I-3-01-2, I-3-02
4407112090	非端部接合的辐射松厚板材（经纵锯、纵切、刨切或旋切的，厚度超过6mm）	0		14	13	千克/立方米	4ABxy	PQ	I-3-01-2, I-3-02
4407119011	端部接合其他濒危松木厚板材（经纵锯、纵切、刨切或旋切的，厚度超过6mm）	0		14	13	千克/立方米	ABEF	PQ	I-3-01-2, I-3-02
4407119019	端部接合其他松木厚板材（经纵锯、纵切、刨切或旋切的，厚度超过6mm）	0		14	13	千克/立方米	AB	PQ	I-3-01-2, I-3-02
4407119091	非端部接合其他濒危松木厚板材（经纵锯、纵切、刨切或旋切的，厚度超过6mm）	0		14	13	千克/立方米	4ABEFxy	PQ	I-3-01-2, I-3-02
4407119099	非端部接合的其他松木厚板材（经纵锯、纵切、刨切或旋切的，厚度超过6mm）	0		14	13	千克/立方米	4ABxy	PQ	I-3-01-2, I-3-02
4407120011	端部接合的濒危云杉及冷杉厚板材（经纵锯、纵切、刨切或旋切的，厚度超过6mm）	0		14	13	千克/立方米	ABEF	PQ	I-3-01-2, I-3-02
4407120019	端部接合的其他云杉及冷杉厚板材（经纵锯、纵切、刨切或旋切的，厚度超过6mm）	0		14	13	千克/立方米	AB	PQ	I-3-01-2, I-3-02
4407120091	非端部接合濒危云杉及冷杉厚板材（经纵锯、纵切、刨切或旋切的，厚度超过6mm）	0		14	13	千克/立方米	4ABEFxy	PQ	I-3-01-2, I-3-02
4407120099	非端部接合其他云杉及冷杉厚板材（经纵锯、纵切、刨切或旋切的，厚度超过6mm）	0		14	13	千克/立方米	4ABxy	PQ	I-3-01-2, I-3-02

商品编码	商品名称及备注	最惠国	暂定税率	普通税率	增值税率	计量单位	监管条件	检验检疫类别	报检特殊单证
4407130011	端部接合的濒危云杉－松木－冷杉厚板材（经纵锯、纵切、刨切或旋切的，厚度超过6mm）	0		14	13	千克/立方米	ABEF	PQ	I-3-01-2, I-3-02
4407130019	端部接合其他云杉－松木－冷杉厚板材（经纵锯、纵切、刨切或旋切的，厚度超过6mm）	0		14	13	千克/立方米	AB	PQ	I-3-01-2, I-3-02
4407130091	非端部接合的濒危云杉－松木－冷杉厚板材（经纵锯、纵切、刨切或旋切的，厚度超过6mm）	0		14	13	千克/立方米	ABEF	PQ	I-3-01-2, I-3-02
4407130099	非端部接合的其他云杉－松木－冷杉厚板材（经纵锯、纵切、刨切或旋切的，厚度超过6mm）	0		14	13	千克/立方米	AB	PQ	I-3-01-2, I-3-02
4407140011	端部接合的濒危铁杉－冷杉厚板材（经纵锯、纵切、刨切或旋切的，厚度超过6mm）	0		14	13	千克/立方米	ABEF	PQ	I-3-01-2, I-3-02
4407140019	端部接合其他铁杉－冷杉厚板材（经纵锯、纵切、刨切或旋切的，厚度超过6mm）	0		14	13	千克/立方米	AB	PQ	I-3-01-2, I-3-02
4407140091	非端部接合的濒危铁杉－冷杉厚板材（经纵锯、纵切、刨切或旋切的，厚度超过6mm）	0		14	13	千克/立方米	ABEF	PQ	I-3-01-2, I-3-02
4407140099	非端部接合的其他铁杉－冷杉厚板材（经纵锯、纵切、刨切或旋切的，厚度超过6mm）	0		14	13	千克/立方米	AB	PQ	I-3-01-2, I-3-02
4407191010	端部接合的花旗松厚板材（经纵锯、纵切、刨切或旋切的，厚度超过6mm）	0		14	13	千克/立方米	AB	PQ	I-3-01-2, I-3-02
4407191090	非端部接合的花旗松厚板材（经纵锯、纵切、刨切或旋切的，厚度超过6mm）	0		14	13	千克/立方米	4ABxy	PQ	I-3-01-2, I-3-02
4407199011	端部接合其他濒危针叶木厚板材（经纵锯、纵切、刨切或旋切的，厚度超过6mm）	0		14	13	千克/立方米	ABEF	PQ	I-3-01-2, I-3-02
4407199019	端部接合其他针叶木厚板材（经纵锯、纵切、刨切或旋切的，厚度超过6mm）	0		14	13	千克/立方米	AB	PQ	I-3-01-2, I-3-02
4407199091	非端部接合其他濒危针叶木厚板材（经纵锯、纵切、刨切或旋切的，厚度超过6mm）	0		14	13	千克/立方米	4ABEFxy	PQ	I-3-01-2, I-3-02
4407199099	非端部接合的其他针叶木厚板材（经纵锯、纵切、刨切或旋切的，厚度超过6mm）	0		14	13	千克/立方米	4ABxy	PQ	I-3-01-2, I-3-02
4407210011	端部接合濒危桃花心木（经纵锯、纵切、刨切或旋切的，厚度超过6mm）	0		14	13	千克/立方米	FEAB	PQ	I-3-01-2, I-3-02
4407210019	端部接合的其他桃花心木（经纵锯、纵切、刨切或旋切的，厚度超过6mm）	0		14	13	千克/立方米	AB	PQ	I-3-01-2, I-3-02
4407210091	非端部接合濒危桃花心木（经纵锯、纵切、刨切或旋切的，厚度超过6mm）	0		14	13	千克/立方米	4ABEFxy	PQ	I-3-01-2, I-3-02
4407210099	非端部接合的其他桃花心木（经纵锯、纵切、刨切或旋切的，厚度超过6mm）	0		14	13	千克/立方米	4ABxy	PQ	I-3-01-2, I-3-02

商品编码	商品名称及备注	最惠国	暂定税率	普通税率	增值税率	计量单位	监管条件	检验检疫类别	报检特殊单证
4407220010	端部接合的苏里南肉豆蔻木、细孔绿心樟及美洲轻木(经纵锯、纵切、刨切或旋切的,厚度超过6mm)	0		14	13	千克/立方米	AB	PQ	I-3-01-2, I-3-02
4407220090	非端部接合的苏里南肉豆蔻木、细孔绿心樟及美洲轻木(经纵锯、纵切、刨切或旋切的,厚度超过6mm)	0		14	13	千克/立方米	4ABxy	PQ	I-3-01-2, I-3-02
4407230010	端部接合的柚木板材(经纵锯、纵切、刨切或旋切的,厚度超过6mm)	0		40	13	千克/立方米	AB	PQ	I-3-01-2, I-3-02
4407230090	非端部接合的柚木板材(经纵锯、纵切、刨切或旋切的,厚度超过6mm)	0		40	13	千克/立方米	4ABxy	PQ	I-3-01-2, I-3-02
4407250010	端部接合的红柳桉木板材(指深红色、浅红色及巴栲红柳桉木,厚度超过6mm)	0		14	13	千克/立方米	AB	PQ	I-3-01-2, I-3-02
4407250090	非端部接合的红柳桉木板材(指深红色、浅红色及巴栲红柳桉木,,经纵锯、纵切、刨切或旋切的,厚度超过6mm)	0		14	13	千克/立方米	y4xAB	PQ	I-3-01-2, I-3-02
4407260010	端部接合的白柳桉、其他柳桉木和阿兰木板材(经纵锯、纵切、刨切或旋切的,厚度超过6mm)	0		14	13	千克/立方米	AB	PQ	I-3-01-2, I-3-02
4407260090	非端部接合的白柳桉、其他柳桉木和阿兰木板材(经纵锯、纵切、刨切或旋切的,厚度超过6mm)	0		14	13	千克/立方米	y4xAB	PQ	I-3-01-2, I-3-02
4407270010	端部接合的沙比利木板材(经纵锯、纵切、刨切或旋切的,厚度超过6mm)	0		40	13	千克/立方米	AB	PQ	I-3-01-2, I-3-02
4407270090	非端部接合的沙比利木板材(经纵锯、纵切、刨切或旋切的,厚度超过6mm)	0		40	13	千克/立方米	4ABxy	PQ	I-3-01-2, I-3-02
4407280010	端部接合的伊罗科木板材(经纵锯、纵切、刨切或旋切的,厚度超过6mm)	0		14	13	千克/立方米	AB	PQ	I-3-01-2, I-3-02
4407280090	非端部接合的伊罗科木板材(经纵锯、纵切、刨切或旋切的,厚度超过6mm)	0		14	13	千克/立方米	4ABxy	PQ	I-3-01-2, I-3-02
4407292010	端部接合的非洲桃花心木板材(经纵锯、纵切、刨切或旋切的,厚度超过6mm)	0		40	13	千克/立方米	AB	PQ	I-3-01-2, I-3-02
4407292090	非端部接合的非洲桃花心木板材(经纵锯、纵切、刨切或旋切的,厚度超过6mm)	0		40	13	千克/立方米	AB	PQ	I-3-01-2, I-3-02
4407293010	端部接合的波罗格Merban板材(经纵锯、纵切、刨切或旋切的,厚度超过6mm)	0		40	13	千克/立方米	AB	PQ	I-3-01-2, I-3-02
4407293090	非端部接合的波罗格Merban板材(经纵锯、纵切、刨切或旋切的,厚度超过6mm)	0		40	13	千克/立方米	AB	PQ	I-3-01-2, I-3-02
4407294011	端部接合濒危热带红木厚板材(经纵锯、纵切、刨切或旋切的,厚度超过6mm)	0		40	13	千克/立方米	FEAB	PQ	I-3-01-2, I-3-02
4407294019	端部接合其他热带红木厚板材(经纵锯、纵切、刨切或旋切的,厚度超过6mm)	0		40	13	千克/立方米	AB	PQ	I-3-01-2, I-3-02

商品编码	商品名称及备注	最惠国	暂定税率	普通税率	增值税率	计量单位	监管条件	检验检疫类别	报检特殊单证
4407294091	非端部接合濒危热带红木厚板材（经纵锯、纵切、刨切或旋切的，厚度超过6mm）	0		40	13	千克/立方米	4ABEFxy	PQ	I-3-01-2，I-3-02
4407294099	非端部接合其他热带红木厚板材（经纵锯、纵切、刨切或旋切的，厚度超过6mm）	0		40	13	千克/立方米	4ABxy	PQ	I-3-01-2，I-3-02
4407299011	端部接合拉敏木厚板材（经纵锯、纵切、刨切或旋切的，厚度超过6mm）	0		14	13	千克/立方米	FEAB	PQ	I-3-01-2，I-3-02
4407299012	端部接合的南美蒺藜木（玉檀木）厚板材（经纵锯、纵切、刨切或旋切的，厚度超过6mm）	0		14	13	千克/立方米	FEAB	PQ	I-3-01-2，I-3-02
4407299013	端部接合其他未列名濒危热带木厚板材（经纵锯、纵切、刨切或旋切的，厚度超过6mm）	0		14	13	千克/立方米	FEAB	PQ	I-3-01-2，I-3-02
4407299019	端部接合其他未列名热带木厚板材（经纵锯、纵切、刨切或旋切的，厚度超过6mm）	0		14	13	千克/立方米	AB	PQ	I-3-01-2，I-3-02
4407299091	非端部接合的南美蒺藜木（玉檀木）厚板材（经纵锯、纵切、刨切或旋切的，厚度超过6mm）	0		14	13	千克/立方米	y4xAFEB	PQ	I-3-01-2，I-3-02
4407299092	非端部接合其他未列名濒危热带木板材（经纵锯、纵切、刨切或旋切的，厚度超过6mm）	0		14	13	千克/立方米	y4xAFEB	PQ	I-3-01-2，I-3-02
4407299099	非端部接合其他未列名热带木板材（经纵锯、纵切、刨切或旋切的，厚度超过6mm）	0		14	13	千克/立方米	y4xAB	PQ	I-3-01-2，I-3-02
4407910011	端部接合的蒙古栎厚板材（经纵锯、纵切、刨切或旋切的，厚度超过6mm）	0		14	13	千克/立方米	ABEF	PQ	I-3-01-2，I-3-02
4407910012	端部接合的濒危野生栎木（橡木）厚板材（经纵锯、纵切、刨切或旋切的，厚度超过6mm，不包括人工培植的）	0		14	13	千克/立方米	ABE	PQ	I-3-01-2，I-3-02
4407910019	端部接合的其他栎木（橡木）厚板材（经纵锯、纵切、刨切或旋切的，厚度超过6mm）	0		14	13	千克/立方米	AB	PQ	I-3-01-2，I-3-02
4407910091	非端部接合的蒙古栎厚板材（经纵锯、纵切、刨切或旋切的，厚度超过6mm）	0		14	13	千克/立方米	4ABEFxy	PQ	I-3-01-2，I-3-02
4407910092	非端部接合的濒危野生栎木（橡木）厚板材（经纵锯、纵切、刨切或旋切的，厚度超过6mm，不包括人工培植的）	0		14	13	千克/立方米	y4xABE	PQ	I-3-01-2，I-3-02
4407910099	非端部接合的其他栎木（橡木）厚板材（经纵锯、纵切、刨切或旋切的，厚度超过6mm）	0		14	13	千克/立方米	y4xAB	PQ	I-3-01-2，I-3-02
4407920011	端部接合的濒危野生水青冈木（山毛榉木）厚板材（经纵锯、纵切、刨切或旋切的，厚度超过6mm，不包括人工培植的）	0		14	13	千克/立方米	ABE	PQ	I-3-01-2，I-3-02
4407920019	端部接合的其他水青冈木（山毛榉木）厚板材（经纵锯、纵切、刨切或旋切的，厚度超过6mm）	0		14	13	千克/立方米	AB	PQ	I-3-01-2，I-3-02

商品编码	商品名称及备注	最惠国	暂定税率	普通税率	增值税率	计量单位	监管条件	检验检疫类别	报检特殊单证
4407920091	非端部接合的濒危野生水青冈木（山毛榉木）厚板材（经纵锯、纵切、刨切或旋切的，厚度超过6mm，不包括人工培植的）	0		14	13	千克/立方米	4ABExy	PQ	I-3-01-2, I-3-02
4407920099	非端部接合的其他水青冈木（山毛榉木）厚板材（经纵锯、纵切、刨切或旋切的，厚度超过6mm）	0		14	13	千克/立方米	4ABxy	PQ	I-3-01-2, I-3-02
4407930011	端部接合的濒危野生槭木（枫木）厚板材（经纵锯、纵切、刨切或旋切，厚度超过6mm，不包括人工培植的）	0		14	13	千克/立方米	ABE	PQ	I-3-01-2, I-3-02
4407930019	端部接合的其他槭木（枫木）厚板材（经纵锯、纵切、刨切或旋切，厚度超过6mm）	0		14	13	千克/立方米	AB	PQ	I-3-01-2, I-3-02
4407930091	非端部接合的濒危野生槭木（枫木）厚板材（经纵锯、纵切、刨切或旋切，厚度超过6mm，不包括人工培植的）	0		14	13	千克/立方米	4ABExy	PQ	I-3-01-2, I-3-02
4407930099	非端部接合的其他槭木（枫木）厚板材（经纵锯、纵切、刨切或旋切，厚度超过6mm）	0		14	13	千克/立方米	4ABxy	PQ	I-3-01-2, I-3-02
4407940010	端部接合的樱桃木厚板材（经纵锯、纵切、刨切或旋切，厚度超过6mm）	0		14	13	千克/立方米	AB	PQ	I-3-01-2, I-3-02
4407940090	非端部接合的樱桃木厚板材（经纵锯、纵切、刨切或旋切，厚度超过6mm）	0		14	13	千克/立方米	4ABxy	PQ	I-3-01-2, I-3-02
4407950011	端部接合的水曲柳厚板材（经纵锯、纵切、刨切或旋切的，厚度超过6mm）	0		14	13	千克/立方米	ABEF	PQ	I-3-01-2, I-3-02
4407950019	端部接合的其他白蜡木厚板材（经纵锯、纵切、刨切或旋切的，厚度超过6mm）	0		14	13	千克/立方米	AB	PQ	I-3-01-2, I-3-02
4407950091	非端部接合的水曲柳厚板材（经纵锯、纵切、刨切或旋切的，厚度超过6mm）	0		14	13	千克/立方米	4ABEFxy	PQ	I-3-01-2, I-3-02
4407950099	非端部接合的其他白蜡木厚板材（经纵锯、纵切、刨切或旋切的，厚度超过6mm）	0		14	13	千克/立方米	4ABxy	PQ	I-3-01-2, I-3-02
4407960010	端部接合的桦木厚板材（经纵锯、纵切、刨切或旋切，厚度超过6mm）	0		14	13	千克/立方米	AB	PQ	I-3-01-2, I-3-02
4407960090	非端部结合的桦木厚板材（经纵锯、纵切、刨切或旋切，厚度超过6mm）	0		14	13	千克/立方米	4ABxy	PQ	I-3-01-2, I-3-02
4407970010	端部接合的杨木厚板材（经纵锯、纵切、刨切或旋切，厚度超过6mm）	0		14	13	千克/立方米	AB	PQ	I-3-01-2, I-3-02
4407970090	非端部接合的杨木厚板材（经纵锯、纵切、刨切或旋切，厚度超过6mm）	0		14	13	千克/立方米	4ABxy	PQ	I-3-01-2, I-3-02
4407991011	端部接合濒危红木厚板材，但税号4407.2940所列热带红木除外（经纵锯、纵切、刨切或旋切的，厚度超过6mm）	0		40	13	千克/立方米	AFEB	PQ	I-3-01-2, I-3-02
4407991019	端部接合其他红木厚板材，但税号4407.2940所列热带红木除外（经纵锯、纵切、刨切或旋切的，厚度超过6mm）	0		40	13	千克/立方米	AB	PQ	I-3-01-2, I-3-02
4407991091	非端部接合濒危红木厚板材，但税号4407.2940所列热带红木除外（经纵锯、纵切、刨切或旋切的，厚度超过6mm）	0		40	13	千克/立方米	y4xAFEB	PQ	I-3-01-2, I-3-02

商品编码	商品名称及备注	最惠国	暂定税率	普通税率	增值税率	计量单位	监管条件	检验检疫类别	报检特殊单证
4407991099	非端部接合其他红木厚板材，但税号4407.2940所列热带红木除外（经纵锯、纵切、刨切或旋切的，厚度超过6mm）	0		40	13	千克/立方米	4ABxy	PQ	I-3-01-2, I-3-02
4407992010	端部接合的泡桐木厚板材（经纵锯、纵切、刨切或旋切的，厚度超过6mm）	0		14	13	千克/立方米	AB	PQ	I-3-01-2, I-3-02
4407992090	非端部接合的泡桐木厚板材（经纵锯、纵切、刨切或旋切的，厚度超过6mm）	0		14	13	千克/立方米	AB	PQ	I-3-01-2, I-3-02
4407993010	端部接合的北美硬阔叶材厚板材（纵锯纵切刨切或旋切，厚度超过6mm）	0		14	13	千克/立方米	AB	PQ	I-3-01-2, I-3-02
4407993090	非端部接合的北美硬阔叶材厚板材（纵锯纵切刨切或旋切，厚度超过6mm）	0		14	13	千克/立方米	AB	PQ	I-3-01-2, I-3-02
4407998011	端部接合其他未列名的温带濒危非针叶板材（纵锯、纵切、刨切或旋切的，厚度超过6mm）	0		14	13	千克/立方米	FEAB	PQ	I-3-01-2, I-3-02
4407998019	端部接合的其他未列名的温带非针叶厚板材（纵锯、纵切、刨切或旋切的，厚度超过6mm）	0		14	13	千克/立方米	AB	PQ	I-3-01-2, I-3-02
4407998091	非端部结合其他未列名的温带濒危非针叶厚板材（纵锯、纵切、刨切或旋切的，厚度超过6mm）	0		14	13	千克/立方米	4ABEFxy	PQ	I-3-01-2, I-3-02
4407998099	非端部接合的其他未列名的温带非针叶厚板材（纵锯、纵切、刨切或旋切的，厚度超过6mm）	0		14	13	千克/立方米	4ABxy	PQ	I-3-01-2, I-3-02
4407999012	端部接合的沉香木及拟沉香木厚板材（经纵锯、纵切、刨切或旋切的，厚度超过6mm）	0		14	13	千克/立方米	AFEB	PQ	I-3-01-2, I-3-02
4407999015	端部接合的其他濒危木厚板材（经纵锯、纵切、刨切或旋切的，厚度超过6mm）	0		14	13	千克/立方米	AFEB	PQ	I-3-01-2, I-3-02
4407999019	端部接合的其他木厚板材（经纵锯、纵切、刨切或旋切的，厚度超过6mm）	0		14	13	千克/立方米	AB	PQ	I-3-01-2, I-3-02
4407999092	非端部接合的沉香木及拟沉香木厚板材（经纵锯、纵切、刨切或旋切的，厚度超过6mm）	0		14	13	千克/立方米	y4xAFEB	PQ	I-3-01-2, I-3-02
4407999095	非端部接合的其他濒危木厚板材（经纵锯、纵切、刨切或旋切的，厚度超过6mm）	0		14	13	千克/立方米	y4xAFEB	PQ	I-3-01-2, I-3-02
4407999099	非端部接合的其他木厚板材（经纵锯、纵切、刨切或旋切的，厚度超过6mm）	0		14	13	千克/立方米	y4xAB	PQ	I-3-01-2, I-3-02
4408101110	胶合板等多层板制濒危针叶木单板（厚度≤6mm，饰面用）	6	0	40	13	千克	ABFE	MPQ	I-3-01-2, I-3-02
4408101190	其他胶合板等多层板制针叶木单板（厚度≤6mm，饰面用）	6	0	40	13	千克	AB	MPQ	I-3-01-2, I-3-02
4408101910	其他饰面濒危针叶木单板（厚度≤6mm）	4	0	40	13	千克	ABFE	MPQ	I-3-01-2, I-3-02
4408101990	其他饰面针叶木单板（厚度≤6mm）	4	0	40	13	千克	AB	MPQ	I-3-01-2, I-3-02
4408102010	制胶合板用濒危针叶木单板（厚度≤6mm）	4	0	17	13	千克	ABFE	MPQ	I-3-01-2, I-3-02

商品编码	商品名称及备注	最惠国	暂定税率	普通税率	增值税率	计量单位	监管条件	检验检疫类别	报检特殊单证
4408102090	其他制胶合板用针叶木单板（厚度≤6mm）	4	0	17	13	千克	AB	MPQ	I-3-01-2, I-3-02
4408109010	其他濒危针叶木单板材（经纵锯，刨切或旋切的，厚度≤6mm）	4	0	30	13	千克	ABFE	PQ	I-3-01-2, I-3-02
4408109090	其他针叶木单板材（经纵锯，刨切或旋切的，厚度≤6mm）	4	0	30	13	千克	AB	PQ	I-3-01-2, I-3-02
4408311100	胶合板多层板制饰面红柳桉木单板（指深红色、浅红色红柳桉木及巴栲红柳桉木，厚度≤6mm）	6	0	40	13	千克	AB	MPQ	I-3-01-2, I-3-02
4408311900	其他饰面用红柳桉木单板（深红色、浅红色红柳桉木巴栲红柳桉木，厚度≤6mm）	4	0	40	13	千克	AB	PQ	I-3-01-2, I-3-02
4408312000	红柳桉木制的胶合板用单板（深红色、浅红色红柳桉木巴栲红柳桉木，厚度≤6mm）	4	0	17	13	千克	AB	MPQ	I-3-01-2, I-3-02
4408319000	红柳桉木制的其他单板（深红色、浅红色红柳桉木巴栲红柳桉木，厚度≤6mm）	4	0	30	13	千克	AB	PQ	I-3-01-2, I-3-02
4408391110	胶合板多层板制饰面濒危桃花心木单板（厚度≤6mm）	6	0	40	13	千克	ABFE	MPQ	I-3-01-2, I-3-02
4408391120	胶合板多层板制饰面拉敏木单板（厚度≤6mm）	6	0	40	13	千克	ABFE	MPQ	I-3-01-2, I-3-02
4408391130	厚度≤6mm胶合板多层板制饰面濒危热带木单板	6	0	40	13	千克	ABFE	MPQ	I-3-01-2, I-3-02
4408391190	厚度≤6mm胶合板多层板制饰面热带木单板	6	0	40	13	千克	AB	MPQ	I-3-01-2, I-3-02
4408391910	其他饰面用濒危桃花心木单板（厚度不超过6mm）	4	0	40	13	千克	ABFE	PQ	I-3-01-2, I-3-02
4408391930	厚度≤6mm其他濒危热带木制饰面用单板	4	0	40	13	千克	ABFE	PQ	I-3-01-2, I-3-02
4408391990	厚度≤6mm其他热带木饰面用单板	4	0	40	13	千克	AB	PQ	I-3-01-2, I-3-02
4408392010	其他濒危桃花心木制的胶合板用单板（厚度≤6mm）	4	0	17	13	千克	ABFE	MPQ	I-3-01-2, I-3-02
4408392020	其他拉敏木制的胶合板用单板（厚度≤6mm）	4	0	17	13	千克	ABFE	MPQ	I-3-01-2, I-3-02
4408392030	其他濒危热带木制的胶合板用单板（厚度≤6mm）	4	0	17	13	千克	ABFE	MPQ	I-3-01-2, I-3-02
4408392090	其他列名热带木制的胶合板用单板（厚度≤6mm）	4	0	17	13	千克	AB	MPQ	I-3-01-2, I-3-02
4408399010	其他濒危桃花心木制的其他单板（厚度≤6mm）	4	0	30	13	千克	ABFE	PQ	I-3-01-2, I-3-02
4408399030	其他列名濒危热带木制的其他单板（厚度≤6mm）	4	0	30	13	千克	ABFE	PQ	I-3-01-2, I-3-02
4408399090	其他列名的热带木制的其他单板（厚度≤6mm）	4	0	30	13	千克	AB	PQ	I-3-01-2, I-3-02
4408901110	胶合板多层板制饰面濒危木单板（厚度≤6mm）	4	0	40	13	千克	ABFE	MPQ	I-3-01-2, I-3-02
4408901190	胶合板多层板制饰面其他木单板（厚度≤6mm，针叶木、热带木除外）	4	0	40	13	千克	AB	MPQ	I-3-01-2, I-3-02
4408901210	温带濒危非针叶木制饰面用木单板（厚度≤6mm，针叶木、热带木除外）	3	0	40	13	千克	ABFE	PQ	I-3-01-2, I-3-02
4408901290	其他温带非针叶木制饰面用木单板（厚度≤6mm，针叶木、热带木除外）	3	0	40	13	千克	AB	PQ	I-3-01-2, I-3-02

商品编码	商品名称及备注	最惠国	暂定税率	普通税率	增值税率	计量单位	监管条件	检验检疫类别	报检特殊单证
4408901310	野生濒危竹制饰面用单板（厚度≤6mm，不包括人工培植的）	4	0	40	13	千克	ABE	PQ	I-3-01-2, I-3-02
4408901390	其他竹制饰面用单板（厚度≤6mm）	4	0	40	13	千克	AB	PQ	I-3-01-2, I-3-02
4408901911	家具饰面用濒危木单板（厚度≤6mm）	3	0	40	13	千克	ABFE	MPQ	I-3-01-2, I-3-02
4408901919	其他家具饰面用单板（厚度≤6mm）	3	0	40	13	千克	AB	MPQ	I-3-01-2, I-3-02
4408901991	其他饰面用濒危木单板（厚度≤6mm）	3	0	40	13	千克	ABFE	MPQ	I-3-01-2, I-3-02
4408901999	其他饰面用单板（厚度≤6mm）	3	0	40	13	千克	AB	MPQ	I-3-01-2, I-3-02
4408902110	温带濒危非针叶木制胶合板用单板（厚度≤6mm）	3	0	17	13	千克	ABFE	MPQ	I-3-01-2, I-3-02
4408902190	其他温带非针叶木制胶合板用单板（厚度≤6mm）	3	0	17	13	千克	AB	MPQ	I-3-01-2, I-3-02
4408902911	其他濒危木制胶合板用旋切单板（厚度≤6mm）	3	0	17	13	千克	ABFE	MPQ	I-3-01-2, I-3-02
4408902919	其他濒危木制胶合板用其他单板（厚度≤6mm, 旋切单板除外）	3	0	17	13	千克	ABFE	MPQ	I-3-01-2, I-3-02
4408902991	其他木制胶合板用旋切单板（厚度≤6mm）	3	0	17	13	千克	AB	MPQ	I-3-01-2, I-3-02
4408902999	其他木制胶合板用其他单板（厚度≤6mm, 旋切单板除外）	3	0	17	13	千克	AB	MPQ	I-3-01-2, I-3-02
4408909110	温带濒危非针叶木制其他单板材（经纵锯，刨切或旋切的，厚度≤6mm）	3	0	30	13	千克	ABFE	PQ	I-3-01-2, I-3-02
4408909190	温带非针叶木制其他单板材（经纵锯，刨切或旋切的，厚度≤6mm）	3	0	30	13	千克	AB	PQ	I-3-01-2, I-3-02
4408909910	其他濒危木制的其他单板材（经纵锯，刨切或旋切的，厚度≤6mm）	3	0	30	13	千克	ABFE	PQ	I-3-01-2, I-3-02
4408909990	其他木材，但针叶木热带木除外（经纵锯，刨切或旋切的，厚度≤6mm）	3	0	30	13	千克	AB	PQ	I-3-01-2, I-3-02
4409101010	一边或面制成连续形状的濒危针叶木制地板条、块（包括未装拼的拼花地板用板条及缘板）	6	0	50	13	千克	ABFE	PQ	I-3-01-2, I-3-02
4409101090	一边或面制成连续形状的其他针叶木地板条，块（包括未装拼的拼花地板用板条及缘板）	6	0	50	13	千克	AB	PQ	I-3-01-2, I-3-02
4409109010	一边或面制成连续形状濒危针叶木材	6	0	50	13	千克	ABFE	PQ	I-3-01-2, I-3-02
4409109090	其他一边或面制成连续形状的针叶木材	6	0	50	13	千克	AB	PQ	I-3-01-2, I-3-02
4409211010	一边或面制成连续形状的野生濒危竹地板条（块）（包括未装拼的拼花竹地板用板条及缘板，不包括人工培植的）	4	0	50	13	千克	ABE	PQ	I-3-01-2, I-3-02
4409211090	一边或面制成连续形状的竹地板条（块）（包括未装拼的拼花竹地板用板条及缘板）	4	0	50	13	千克	AB	PQ	I-3-01-2, I-3-02
4409219010	一边或面制成连续形状的其他野生濒危竹材（不包括人工培植的）	4	0	50	13	千克	ABE	PQ	I-3-01-2, I-3-02
4409219090	一边或面制成连续形状的其他竹材	4	0	50	13	千克	AB	PQ	I-3-01-2, I-3-02
4409221020	一边或面制成连续形状的濒危桃花心木地板条、块（包括未装拼的桃花心木拼花地板用板条及缘板）	4	0	50	13	千克	ABFE	PQ	I-3-01-2, I-3-02

商品编码	商品名称及备注	最惠国	暂定税率	普通税率	增值税率	计量单位	监管条件	检验检疫类别	报检特殊单证
4409221030	一边或面制成连续形状的其他濒危热带木地板条、块（包括未装拼的其他濒危热带木拼花地板用板条及缘板）	4	0	50	13	千克	ABFE	PQ	I-3-01-2, I-3-02
4409221090	一边或面制成连续形状的其他热带木地板条、块（包括未装拼的其他热带木拼花地板用板条及缘板）	4	0	50	13	千克	AB	PQ	I-3-01-2, I-3-02
4409229020	一边或面制成连续形状的濒危桃花心木	4	0	50	13	千克	ABFE	PQ	I-3-01-2, I-3-02
4409229030	一边或面制成连续形状的其他濒危热带木	4	0	50	13	千克	ABFE	PQ	I-3-01-2, I-3-02
4409229090	一边或面制成连续形状的其他热带木	4	0	50	13	千克	AB	PQ	I-3-01-2, I-3-02
4409291030	一边或面制成连续形状的其他濒危木地板条、块（包括未装拼的其他濒危木拼花地板用板条及缘板）	4	0	50	13	千克	ABFE	PQ	I-3-01-2, I-3-02
4409291090	一边或面制成连续形状的其他非针叶木地板条、块（包括未装拼的其他非针叶木拼花地板用板条及缘板）	4	0	50	13	千克	AB	PQ	I-3-01-2, I-3-02
4409299030	一边或面制成连续形状的其他濒危木	4	0	50	13	千克	ABFE	PQ	I-3-01-2, I-3-02
4409299090	一边或面制成连续形状的其他非针叶木材	4	0	50	13	千克	AB	PQ	I-3-01-2, I-3-02
4410110000	木制碎料板（不论是否用树脂或其他有机粘合剂粘合）	4	0	40	13	千克	AB	PQ	I-3-01-2, I-3-02
4410120000	木制定向刨花板（OSB）（不论是否用树脂或其他有机粘合剂粘合）	4	0	40	13	千克	AB	PQ	I-3-01-2, I-3-02
4410190000	其他木制板（不论是否用树脂或其他有机粘合剂粘合）	4	0	40	13	千克	AB	PQ	I-3-01-2, I-3-02
4410901100	麦稻秸秆制碎料板（不论是否用树脂或其他有机粘合剂粘合）	6		40	13	千克	AB	PQ	I-3-01-2, I-3-02
4410901900	其他碎料板（不论是否用树脂或其他有机粘合剂粘合）	6		40	13	千克	AB	PQ	I-3-01-2, I-3-02
4410909000	其他板（不论是否用树脂或其他有机粘合剂粘合）	6		40	13	千克	AB	PQ	I-3-01-2, I-3-02
4411121100	密度 $> 0.8 g/cm^3$ 且厚度 $\leq 5mm$ 的中密度纤维板（未经机械加工或盖面的）	4	0	40	13	千克	AB	PQ	I-3-01-2, I-3-02
4411121900	密度 $> 0.8 g/cm^3$ 且厚度 $\leq 5mm$ 的其他中密度纤维板	6	0	40	13	千克	AB	PQ	I-3-01-2, I-3-02
4411122100	辐射松制的 $0.5 <$ 密度 $\leq 0.8 g/cm^3$ 且厚 $\leq 5mm$ 的中密度纤维板	4	0	40	13	千克	AB	PQ	I-3-01-2, I-3-02
4411122900	$0.5 <$ 密度 $\leq 0.8 g/cm^3$ 且厚度 $\leq 5mm$ 的其他中密度纤维板（辐射松制的除外）	4	0	40	13	千克	AB	PQ	I-3-01-2, I-3-02
4411129100	未经机械加工或盖面的其他厚度 $\leq 5mm$ 的中密度纤维板	6	0	40	13	千克	AB	PQ	I-3-01-2, I-3-02
4411129900	其他厚度 $\leq 5mm$ 的中密度纤维板	4	0	40	13	千克	AB	PQ	I-3-01-2, I-3-02
4411131100	密度 $> 0.8 g/cm^3$ 且 $5mm <$ 厚度 $\leq 9mm$ 的中密度纤维板（未经机械加工或盖面的）	4	0	40	13	千克	AB	PQ	I-3-01-2, I-3-02
4411131900	密度 $> 0.8 g/cm^3$ 且 $5mm <$ 厚度 $\leq 9mm$ 的其他中密度纤维板	6	0	40	13	千克	AB	MPQ	I-3-01-2, I-3-02

商品编码	商品名称及备注	最惠国	暂定税率	普通税率	增值税率	计量单位	监管条件	检验检疫类别	报检特殊单证
4411132100	辐射松制的 0.5 <密度≤ 0.8g/cm³ 且 5mm <厚度≤ 9mm 中密度纤维板	4	0	40	13	千克	AB	PQ	I-3-01-2, I-3-02
4411132900	0.5 <密度≤ 0.8g/cm³ 且 5mm <厚度≤ 9mm 其他中密度纤维板（辐射松制的除外）	4	0	40	13	千克	AB	PQ	I-3-01-2, I-3-02
4411139100	未机械加工或盖面的其他 5mm <厚度≤ 9mm 中密度纤维板	6	0	40	13	千克	AB	PQ	I-3-01-2, I-3-02
4411139900	其他 5mm <厚度≤ 9mm 中密度纤维板	4	0	40	13	千克	AB	PQ	I-3-01-2, I-3-02
4411141100	密度> 0.8g/cm³ 且厚度> 9mm 的中密度纤维板（未经机械加工或盖面的）	4	0	40	13	千克	AB	PQ	I-3-01-2, I-3-02
4411141900	密度> 0.8g/cm³ 且厚度> 9mm 的其他中密度纤维板	6	0	40	13	千克	AB	MPQ	I-3-01-2, I-3-02
4411142100	辐射松制的 0.5g/cm³ <密度≤ 0.8g/cm³ 且厚度> 9mm 中密度纤维板	4	0	40	13	千克	AB	PQ	I-3-01-2, I-3-02
4411142900	0.5g/cm³ <密度≤ 0.8g/cm³ 且厚度>9mm 其他中密度纤维板（辐射松制的除外）	4	0	40	13	千克	AB	PQ	I-3-01-2, I-3-02
4411149100	未经机械加工或盖面的其他厚度>9mm 中密度纤维板	6	0	40	13	千克	AB	PQ	I-3-01-2, I-3-02
4411149900	其他厚度>9mm 的中密度纤维板	4	0	40	13	千克	AB	PQ	I-3-01-2, I-3-02
4411921000	密度> 0.8g/cm³ 的未经机械加工或盖面的其他纤维板	4	0	40	13	千克	AB	PQ	I-3-01-2, I-3-02
4411929000	密度> 0.8g/cm³ 的其他纤维板	6	0	40	13	千克	AB	MPQ	I-3-01-2, I-3-02
4411931000	辐射松制的 0.5g/cm³ <密度≤ 0.8g/cm³ 的其他纤维板	4	0	40	13	千克	AB	PQ	I-3-01-2, I-3-02
4411939000	0.5g/cm³ <密度≤ 0.8g/cm³ 的其他纤维板（辐射松制的除外）	4	0	40	13	千克	AB	PQ	I-3-01-2, I-3-02
4411941000	0.35g/cm³ <密度≤ 0.5g/cm³ 的其他纤维板	6	0	40	13	千克	AB	PQ	I-3-01-2, I-3-02
4411942100	密度≤ 0.35g/cm³ 的未经机械加工或盖面的木纤维板	6	0	40	13	千克	AB	PQ	I-3-01-2, I-3-02
4411942900	密度≤ 0.35g/cm³ 的其他木纤维板	4	0	40	13	千克	AB	PQ	I-3-01-2, I-3-02
4412101111	至少有一表层为濒危热带木薄板制濒危野生（不包括人工培植的）竹胶合板（每层厚度≤ 6mm）	6	0	30	13	千克/立方米	ABFE	MPQ	I-3-01-2, I-3-02
4412101119	至少有一表层为濒危热带木薄板制其他竹胶合板（每层厚度≤ 6mm）	6	0	30	13	千克/立方米	ABFE	MPQ	I-3-01-2, I-3-02
4412101191	至少有一表层是其他热带木薄板制濒危野生（不包括人工培植的）竹胶合板（每层厚度≤ 6mm）	6	0	30	13	千克/立方米	ABEF	MPQ	I-3-01-2, I-3-02
4412101199	至少有一表层是其他热带木薄板制其他竹胶合板（每层厚度≤ 6mm）	6	0	30	13	千克/立方米	AB	MPQ	I-3-01-2, I-3-02
4412101911	至少有一表层为濒危非针叶木薄板制竹胶合板（每层厚度≤ 6mm）	4	0	30	13	千克/立方米	ABFE	MPQ	I-3-01-2, I-3-02
4412101919	其他至少有一表层为非针叶木薄板制竹胶合板（每层厚度≤ 6mm）	4	0	30	13	千克/立方米	AB	MPQ	I-3-01-2, I-3-02
4412101991	其他薄板制濒危野生竹胶合板（每层厚度≤ 6mm，不包括人工培植的）	4	0	30	13	千克/立方米	ABE	MPQ	I-3-01-2, I-3-02
4412101999	其他薄板制竹胶合板（每层厚度≤ 6mm）	4	0	30	13	千克/立方米	AB	MPQ	I-3-01-2, I-3-02

商品编码	商品名称及备注	最惠国	暂定税率	普通税率	增值税率	计量单位	监管条件	检验检疫类别	报检特殊单证
4412102011	至少有一表层是濒危非针叶木的濒危野生（不包括人工培植的）竹制的，其他胶合板、单板饰面板及类似的多层板	6	0	30	13	千克/立方米	ABFE	MPQ	I-3-01-2，I-3-02
4412102019	至少有一表层是其他非针叶木的其他濒危野生（不包括人工培植的）竹制的，其他胶合板、单板饰面板及类似的多层板	6	0	30	13	千克/立方米	ABEF	MPQ	I-3-01-2，I-3-02
4412102091	至少有一表层是濒危非针叶木的其他竹制的，其他胶合板、单板饰面板及类似的多层板	6	0	30	13	千克/立方米	ABEF	MPQ	I-3-01-2，I-3-02
4412102099	至少有一表层是其他非针叶木的其他竹制的，其他胶合板、单板饰面板及类似的多层板	6	0	30	13	千克/立方米	AB	MPQ	I-3-01-2，I-3-02
4412109310	中间至少有一层是本章本国注释一所列的热带木的，其他濒危野生（不包括人工培植的）竹制胶合板及类似的多层板	6	0	30	13	千克/立方米	ABEF	MPQ	I-3-01-2，I-3-02
4412109390	中间至少有一层是本章本国注释一所列的热带木的，其他竹制胶合板及类似的多层板	6	0	30	13	千克/立方米	AB	MPQ	I-3-01-2，I-3-02
4412109410	中间至少有一层是其他热带木的，其他濒危野生（不包括人工培植的）竹制胶合板及类似的多层板	6	0	30	13	千克/立方米	ABEF	MPQ	I-3-01-2，I-3-02
4412109490	中间至少有一层是其他热带木的，其他竹制胶合板及类似的多层板	6	0	30	13	千克/立方米	AB	MPQ	I-3-01-2，I-3-02
4412109510	中间至少含有一层木碎料板的，其他濒危野生（不包括人工培植的）竹制胶合板及类似的多层板	6	0	30	13	千克/立方米	ABEF	MPQ	I-3-01-2，I-3-02
4412109590	中间至少含有一层木碎料板的，其他竹制胶合板及类似的多层板	6	0	30	13	千克/立方米	AB	MPQ	I-3-01-2，I-3-02
4412109910	其他濒危野生（不包括人工培植的）竹制胶合板、单板饰面板及类似的多层板	4	0	30	13	千克/立方米	ABE	MPQ	I-3-01-2，I-3-02
4412109990	其他竹制胶合板、单板饰面板及类似的多层板	4	0	30	13	千克/立方米	AB	MPQ	I-3-01-2，I-3-02
4412310010	至少有一表层为濒危桃花心木薄板制胶合板（每层厚度≤6mm)	6	0	30	13	千克/立方米	ABFE	MPQ	I-3-01-2，I-3-02
4412310020	至少有一表层为拉敏木薄板制胶合板（每层厚度≤6mm)	6	0	30	13	千克/立方米	ABFE	MPQ	I-3-01-2，I-3-02
4412310030	至少有一表层为濒危热带木薄板制胶合板（每层厚度≤6mm)	6	0	30	13	千克/立方米	ABFE	MPQ	I-3-01-2，I-3-02
4412310090	至少有一表层是其他热带木制的胶合板（每层厚度≤6mm，竹制除外）	6	0	30	13	千克/立方米	AB	MPQ	I-3-01-2，I-3-02
4412330010	至少有一表层是濒危的下列非针叶木:白蜡木、水青冈木（山毛榉木）、桦木、樱桃木、榆木、椴木、槭木、鹅掌楸木薄板制胶合板（每层厚度≤6mm，竹制除外）	4	0	30	13	千克/立方米	ABFE	MPQ	I-3-01-2，I-3-02
4412330090	至少有一表层是下列非针叶木:桤木、白蜡木、水青冈木（山毛榉木）、桦木、樱桃木、栗木、榆木、桉木、山核桃、七叶树、椴木、槭木、栎木（橡木）、悬铃木、杨木、刺槐木、鹅掌楸或核桃木薄板制胶合板（每层厚度≤6mm，竹制除外）	4	0	30	13	千克/立方米	AB	MPQ	I-3-01-2，I-3-02

商品编码	商品名称及备注	最惠国	暂定税率	普通税率	增值税率	计量单位	监管条件	检验检疫类别	报检特殊单证
4412341010	至少有一表层是濒危温带非针叶木薄板制胶合板（每层厚度≤6mm，竹制除外）	4	0	30	13	千克/立方米	ABEF	MPQ	I-3-01-2, I-3-02
4412341090	至少有一表层是其他温带非针叶木薄板制胶合板（每层厚度≤6mm，竹制除外）	4	0	30	13	千克/立方米	AB	MPQ	I-3-01-2, I-3-02
4412349010	至少有一表层是濒危其他非针叶胶合板（每层厚度≤6mm，竹制除外）	4	0	30	13	千克/立方米	ABEF	MPQ	I-3-01-2, I-3-02
4412349090	至少有一表层是其他非针叶胶合板（每层厚度≤6mm，竹制除外）	4	0	30	13	千克/立方米	AB	MPQ	I-3-01-2, I-3-02
4412390010	其他濒危薄板制胶合板，上下表层均为针叶木（每层厚度≤6mm，竹制除外）	4	0	30	13	千克/立方米	ABFE	MPQ	I-3-01-2, I-3-02
4412390090	其他薄板制胶合板，上下表层均为针叶木（每层厚度≤6mm，竹制除外）	4	0	30	13	千克/立方米	AB	MPQ	I-3-01-2, I-3-02
4412410010	至少有一表层是濒危热带木的单板层积材	6	0	30	13	千克/立方米	ABFE	MPQ	I-3-01-2, I-3-02
4412410090	其他至少有一表层是热带木的单板层积材	6	0	30	13	千克/立方米	AB	MPQ	I-3-01-2, I-3-02
4412420010	其他至少有一表层是濒危非针叶木的单板层积材	6	0	30	13	千克/立方米	ABFE	MPQ	I-3-01-2, I-3-02
4412420090	其他至少有一表层是非针叶木的单板层积材	6	0	30	13	千克/立方米	AB	MPQ	I-3-01-2, I-3-02
4412491110	其他涉濒危的单板层积材，上下表层均为针叶木，中间至少有一层是本章本国注释一所列热带木	6	0	30	13	千克/立方米	ABFE	MPQ	I-3-01-2, I-3-02
4412491190	其他单板层积材，上下表层均为针叶木，中间至少有一层是本章本国注释一所列热带木	6	0	30	13	千克/立方米	AB	MPQ	I-3-01-2, I-3-02
4412491910	其他涉濒危的单板层积材，上下表层均为针叶木，中间至少有一层是其他热带木	6	0	30	13	千克/立方米	ABFE	MPQ	I-3-01-2, I-3-02
4412491990	其他单板层积材，上下表层均为针叶木，中间至少有一层是其他热带木	6	0	30	13	千克/立方米	AB	MPQ	I-3-01-2, I-3-02
4412492010	其他涉濒危的单板层积材，上下表层均为针叶木，中间至少含有一层木碎料板	6	0	30	13	千克/立方米	ABFE	MPQ	I-3-01-2, I-3-02
4412492090	其他单板层积材，上下表层均为针叶木，中间至少含有一层木碎料板	6	0	30	13	千克/立方米	AB	MPQ	I-3-01-2, I-3-02
4412499010	其他涉濒危的单板层积材，上下表层均为针叶木	4	0	30	13	千克/立方米	ABFE	MPQ	I-3-01-2, I-3-02
4412499090	其他单板层积材，上下表层均为针叶木	4	0	30	13	千克/立方米	AB	MPQ	I-3-01-2, I-3-02
4412510010	至少有一表层是濒危热带木的木块芯胶合板等（还包括侧板条芯胶合板及板条芯胶合板）	6	0	30	13	千克/立方米	ABFE	MPQ	I-3-01-2, I-3-02
4412510090	至少有一表层是其他热带木的木块芯胶合板等（还包括侧板条芯胶合板及板条芯胶合板）	6	0	30	13	千克/立方米	AB	MPQ	I-3-01-2, I-3-02
4412520010	至少有一表层是濒危非针叶木的木块芯胶合板等（还包括侧板条芯胶合板及板条芯胶合板）	6	0	30	13	千克/立方米	ABFE	MPQ	I-3-01-2, I-3-02

商品编码	商品名称及备注	最惠国	暂定税率	普通税率	增值税率	计量单位	监管条件	检验检疫类别	报检特殊单证
4412520090	至少有一表层是其他非针叶木的木块芯胶合板等(还包括侧板条芯胶合板及板条芯胶合板)	6	0	30	13	千克/立方米	AB	MPQ	I-3-01-2, I-3-02
4412591110	其他涉濒危的木块芯胶合板,上下表层均为针叶木,中间至少有一层是本章本国注释一所列的热带木(还包括侧板条芯胶合板及板条芯胶合板)	6	0	30	13	千克/立方米	ABFE	MPQ	I-3-01-2, I-3-02
4412591190	其他木块芯胶合板,上下表层均为针叶木,中间至少有一层是本章本国注释一所列的热带木(还包括侧板条芯胶合板及板条芯胶合板)	6	0	30	13	千克/立方米	AB	MPQ	I-3-01-2, I-3-02
4412591910	其他涉濒危的木块芯胶合板,上下表层均为针叶木,中间至少有一层是其他热带木(还包括侧板条芯胶合板及板条芯胶合板)	6	0	30	13	千克/立方米	ABFE	MPQ	I-3-01-2, I-3-02
4412591990	其他木块芯胶合板,上下表层均为针叶木,中间至少有一层是其他热带木(还包括侧板条芯胶合板及板条芯胶合板)	6	0	30	13	千克/立方米	AB	MPQ	I-3-01-2, I-3-02
4412592010	其他涉濒危的木块芯胶合板,上下表层均为针叶木,中间至少含有一层木碎料板(还包括侧板条芯胶合板及板条芯胶合板)	6	0	30	13	千克/立方米	ABFE	MPQ	I-3-01-2, I-3-02
4412592090	其他木块芯胶合板,上下表层均为针叶木,中间至少含有一层木碎料板(还包括侧板条芯胶合板及板条芯胶合板)	6	0	30	13	千克/立方米	AB	MPQ	I-3-01-2, I-3-02
4412599010	其他涉濒危的木块芯胶合板,上下表层均为针叶木(还包括侧板条芯胶合板及板条芯胶合板)	4	0	30	13	千克/立方米	ABEF	MPQ	I-3-01-2, I-3-02
4412599090	其他木块芯胶合板,上下表层均为针叶木(还包括侧板条芯胶合板及板条芯胶合板)	4	0	30	13	千克/立方米	AB	MPQ	I-3-01-2, I-3-02
4412910010	其他至少有一表层是濒危热带木的多层板	6	0	30	13	千克/立方米	ABFE	MPQ	I-3-01-2, I-3-02
4412910090	其他至少有一表层是热带木的多层板	6	0	30	13	千克/立方米	AB	MPQ	I-3-01-2, I-3-02
4412920010	其他至少有一表层濒危非针叶木的多层板	6	0	30	13	千克/立方米	ABFE	MPQ	I-3-01-2, I-3-02
4412920090	其他至少有一表层是非针叶木的多层板	6	0	30	13	千克/立方米	AB	MPQ	I-3-01-2, I-3-02
4412992010	其他涉濒危的多层板,上下表层均为针叶木,中间至少有一层是本章本国注释一所列的热带木	6	0	30	13	千克/立方米	ABFE	MPQ	I-3-01-2, I-3-02
4412992090	其他多层板,上下表层均为针叶木,中间至少有一层是本章本国注释一所列的热带木	6	0	30	13	千克/立方米	AB	MPQ	I-3-01-2, I-3-02
4412993010	其他涉濒危的多层板,上下表层均为针叶木,中间至少有一层是其他热带木	6	0	30	13	千克/立方米	ABFE	MPQ	I-3-01-2, I-3-02
4412993090	其他多层板,上下表层均为针叶木,中间至少有一层是其他热带木	6	0	30	13	千克/立方米	AB	MPQ	I-3-01-2, I-3-02
4412994010	其他涉濒危的多层板,上下表层均为针叶木,中间至少含有一层木碎料板	6	0	30	13	千克/立方米	ABFE	MPQ	I-3-01-2, I-3-02

商品编码	商品名称及备注	最惠国	暂定税率	普通税率	增值税率	计量单位	监管条件	检验检疫类别	报检特殊单证
4412994090	其他多层板，上下表层均为针叶木，中间至少含有一层木碎料板	6	0	30	13	千克/立方米	AB	MPQ	I-3-01-2, I-3-02
4412999010	其他涉濒危的多层板，上下表层均为针叶木	4	0	30	13	千克/立方米	ABEF	MPQ	I-3-01-2, I-3-02
4412999090	其他多层板，上下表层均为针叶木	4	0	30	13	千克/立方米	AB	MPQ	I-3-01-2, I-3-02
4413000000	强化木（成块、板、条或异型的）	6	0	20	13	千克	AB	MPQ	I-3-01-2, I-3-02
4414100010	濒危热带木制画框，相框，镜框及类似品	7		100	13	千克	ABFE	PQ	I-3-01-2, I-3-02
4414100090	其他热带木制的画框，相框，镜框及类似品	7		100	13	千克	AB	PQ	I-3-01-2, I-3-02
4414901000	辐射松木制的画框，相框，镜框及类似品	7	0	100	13	千克	AB	PQ	I-3-01-2, I-3-02
4414909010	濒危木制画框，相框，镜框及类似品	7		100	13	千克	ABFE	PQ	I-3-01-2, I-3-02
4414909090	其他木制的画框，相框，镜框及类似品	7		100	13	千克	AB	PQ	I-3-01-2, I-3-02
4415100010	拉敏木制木箱及类似包装容器（电缆卷筒）	6	0	80	13	千克/件	ABFE	PQ	I-3-01-2, I-3-02
4415100020	濒危木制木箱及类似包装容器（电缆卷筒）	6	0	80	13	千克/件	ABFE	PQ	I-3-01-2, I-3-02
4415100090	木箱及类似的包装容器，电缆卷筒	6	0	80	13	千克/件	AB	PQ	I-3-01-2, I-3-02
4415201000	辐射松木制托板、箱形托盘及其他装载用辐射松木板（包括辐射松木制托盘护框）	6	0	80	13	千克/件	AB	PQ	I-3-01-2, I-3-02
4415209010	拉敏木托板、箱形托盘及装载木板（包括拉敏木制托盘护框）	6	3	80	13	千克/件	ABFE	PQ	I-3-01-2, I-3-02
4415209020	濒危木托板、箱形托盘及装载木板（包括濒危木制托盘护框）	6	3	80	13	千克/件	ABFE	PQ	I-3-01-2, I-3-02
4415209090	其他木制托板、箱形托盘及其他装载木板（包括其他木制托盘护框）	6	3	80	13	千克/件	AB	PQ	I-3-01-2, I-3-02
4416001000	辐射松木制大桶、琵琶桶、盆和其他箍桶及其零件（包括辐射松木制桶板）	12	0	80	13	千克	AB	PQ	I-3-01-2, I-3-02
4416009010	拉敏木制大桶、琵琶桶、盆和其他箍桶及其零件（包括拉敏木制桶板）	12		80	13	千克	ABFE	PQ	I-3-01-2, I-3-02
4416009020	濒危木制大桶、琵琶桶、盆和其他箍桶及其零件（包括濒危木制桶板）	12		80	13	千克	ABFE	PQ	I-3-01-2, I-3-02
4416009030	橡木制大桶、琵琶桶、盆和其他箍桶及其零件（包括橡木制桶板）	12	5	80	13	千克	AB	PQ	I-3-01-2, I-3-02
4416009090	其他木制大桶、琵琶桶、盆和其他箍桶及其零件（包括其他木制桶板）	12		80	13	千克	AB	PQ	I-3-01-2, I-3-02
4417001000	辐射松木制工具、工具支架、工具柄、扫帚及刷子的身及柄（包括辐射松木制鞋靴楦及楦头）	12	0	80	13	千克	AB	PQ	I-3-01-2, I-3-02
4417009010	拉敏木制工具、工具支架、工具柄、扫帚及刷子的身及柄（包括拉敏木制鞋靴楦及楦头）	12		80	13	千克	ABFE	PQ	I-3-01-2, I-3-02
4417009020	濒危木制工具、工具支架、工具柄、扫帚及刷子的身及柄（包括濒危木制鞋靴楦及楦头）	12		80	13	千克	ABFE	PQ	I-3-01-2, I-3-02
4417009090	其他木制工具、工具支架、工具柄、扫帚及刷子的身及柄（包括其他木制鞋靴楦及楦头）	12		80	13	千克	AB	PQ	I-3-01-2, I-3-02

商品编码	商品名称及备注	最惠国	暂定税率	普通税率	增值税率	计量单位	监管条件	检验检疫类别	报检特殊单证
4418110010	濒危热带木制木窗，落地窗及其框架	4	0	70	13	千克	ABFE	PQ	I-3-01-2, I-3-02
4418110090	其他热带木制木窗，落地窗及其框架	4	0	70	13	千克	AB	PQ	I-3-01-2, I-3-02
4418191000	辐射松木制的木窗，落地窗及其框架	4	0	70	13	千克	AB	PQ	I-3-01-2, I-3-02
4418199010	其他濒危木制木窗，落地窗及其框架	4	0	70	13	千克	ABFE	PQ	I-3-01-2, I-3-02
4418199090	其他木制木窗，落地窗及其框架	4	0	70	13	千克	AB	PQ	I-3-01-2, I-3-02
4418210010	濒危热带木制的木门及其框架和门槛	4	0	70	13	千克	ABFE	PQ	I-3-01-2, I-3-02
4418210090	其他热带木制的木门及其框架和门槛	4	0	70	13	千克	AB	PQ	I-3-01-2, I-3-02
4418290010	其他濒危木制的木门及其框架和门槛	4	0	70	13	千克	ABFE	PQ	I-3-01-2, I-3-02
4418290090	其他木门及其框架和门槛	4	0	70	13	千克	AB	PQ	I-3-01-2, I-3-02
4418300010	濒危木制柱和梁，但子目4418.81至4418.89的货品除外	4	0	70	13	千克	ABEF	PQ	I-3-01-2, I-3-02
4418300090	其他木制柱和梁，但子目4418.81至4418.90的货品除外	4	0	70	13	千克	AB	PQ	I-3-01-2, I-3-02
4418400000	水泥构件的木模板	4	0	70	13	千克	AB	PQ	I-3-01-2, I-3-02
4418500000	木瓦及盖屋板	6	0	70	13	千克	AB	PQ	I-3-01-2, I-3-02
4418731000	已装拼的竹的或至少顶层（耐磨层）是竹的马赛克地板	4	0	70	13	千克	AB	PQ	I-3-01-2, I-3-02
4418732000	已装拼的竹制多层地板	4	0	70	13	千克	AB	PQ	I-3-01-2, I-3-02
4418739000	已装拼的竹制其他地板	4	0	70	13	千克	AB	PQ	I-3-01-2, I-3-02
4418740010	已装拼的拉敏木制马赛克地板	4	0	70	13	千克	ABFE	PQ	I-3-01-2, I-3-02
4418740020	已装拼的其他濒危木制马赛克地板	4	0	70	13	千克	ABFE	PQ	I-3-01-2, I-3-02
4418740090	已装拼的其他木制马赛克地板	4	0	70	13	千克	AB	PQ	I-3-01-2, I-3-02
4418750010	已装拼的拉敏木制多层地板	4	0	70	13	千克	ABFE	PQ	I-3-01-2, I-3-02
4418750020	已装拼的其他濒危木制多层地板	4	0	70	13	千克	ABFE	PQ	I-3-01-2, I-3-02
4418750090	已装拼的其他木制多层地板	4	0	70	13	千克	AB	PQ	I-3-01-2, I-3-02
4418790010	已装拼的拉敏木制其他地板	4	0	70	13	千克	ABFE	PQ	I-3-01-2, I-3-02
4418790020	已装拼的其他濒危木制地板	4	0	70	13	千克	ABFE	PQ	I-3-01-2, I-3-02
4418790090	已装拼的木制其他地板	4	0	70	13	千克	AB	PQ	I-3-01-2, I-3-02
4418810010	濒危野生竹制的集成材（不包括人工培植的）	4	0	70	13	千克	ABE	PQ	I-3-01-2, I-3-02
4418810020	濒危木制的集成材	4	0	70	13	千克	ABEF	PQ	I-3-01-2, I-3-02
4418810090	其他木制的集成材（包括竹制的）	4	0	70	13	千克	AB	PQ	I-3-01-2, I-3-02
4418820010	濒危野生竹制的正交胶合木（不包括人工培植的）	4	0	70	13	千克	ABE	PQ	I-3-01-2, I-3-02
4418820020	濒危木制的正交胶合木	4	0	70	13	千克	ABEF	PQ	I-3-01-2, I-3-02
4418820090	其他木制的正交胶合木（包括竹制的）	4	0	70	13	千克	AB	PQ	I-3-01-2, I-3-02
4418830010	濒危野生竹制的工字梁（不包括人工培植的）	4	0	70	13	千克	ABE	PQ	I-3-01-2, I-3-02
4418830020	濒危木制的工字梁	4	0	70	13	千克	ABEF	PQ	I-3-01-2, I-3-02
4418830090	其他木制的工字梁（包括竹制的）	4	0	70	13	千克	AB	PQ	I-3-01-2, I-3-02
4418890010	其他濒危野生竹制的工程结构木制品（不包括人工培植的）	4	0	70	13	千克	ABE	PQ	I-3-01-2, I-3-02
4418890020	其他濒危木制的工程结构木制品	4	0	70	13	千克	ABEF	PQ	I-3-01-2, I-3-02

商品编码	商品名称及备注	最惠国	暂定税率	普通税率	增值税率	计量单位	监管条件	检验检疫类别	报检特殊单证
4418890090	其他木制的工程结构木制品（包括竹制的）	4	0	70	13	千克	AB	PQ	I-3-01-2, I-3-02
4418910010	濒危野生竹制的其他建筑用木工制品（不包括人工培植的）	4	0	70	13	千克	ABE	PQ	I-3-01-2, I-3-02
4418910090	其他竹制的其他建筑用木工制品	4	0	70	13	千克	AB	PQ	I-3-01-2, I-3-02
4418920010	濒危木制的蜂窝结构木镶板	4	0	70	13	千克	ABEF	PQ	I-3-01-2, I-3-02
4418920090	其他蜂窝结构木镶板	4	0	70	13	千克	AB	PQ	I-3-01-2, I-3-02
4418990010	濒危木制的其他建筑用木工制品	4	0	70	13	千克	ABEF	PQ	I-3-01-2, I-3-02
4418990090	其他建筑用木工制品	4	0	70	13	千克	AB	PQ	I-3-01-2, I-3-02
4419110010	濒危野生竹制的切面包板、砧板及类似板（不包括人工培植的）	0		100	13	千克	ABE	PRQ	I-5-12, I-5-13, I-3-01-2, I-3-02
4419110090	其他竹制的切面包板、砧板及类似板	0		100	13	千克	AB	PRQ	I-5-12, I-5-13, I-3-01-2, I-3-02
4419121020	濒危野生竹制一次性筷子（不包括人工培植的）	0		100	13	千克	ABE	PRQ	I-5-12, I-5-13, I-3-01-2, I-3-02
4419121090	其他竹制一次性筷子	0		100	13	千克	AB	PRQ	I-5-12, I-5-13, I-3-01-2, I-3-02
4419129010	濒危野生竹制的其他筷子（不包括人工培植的）	0		100	13	千克	ABE	PRQ	I-5-12, I-5-13, I-3-01-2, I-3-02
4419129090	其他竹制的其他筷子	0		100	13	千克	AB	PRQ	I-5-12, I-5-13, I-3-01-2, I-3-02
4419190010	濒危野生竹制的其他餐具及厨房用具（不包括人工培植的）	0		100	13	千克	ABE	PRQ	I-5-12, I-5-13, I-3-01-2, I-3-02
4419190090	其他竹制的其他餐具及厨房用具	0		100	13	千克	AB	PRQ	I-5-12, I-5-13, I-3-01-2, I-3-02
4419200010	濒危热带木制的餐具及厨房用具	0		100	13	千克	ABEF	PRQ	I-5-12, I-5-13, I-3-01-2, I-3-02
4419200090	其他热带木制的餐具及厨房用具	0		100	13	千克	AB	PRQ	I-5-12, I-5-13, I-3-01-2, I-3-02
4419901000	其他木制的一次性筷子	0		100	13	千克	AB	PQ	I-3-01-2, I-3-02
4419909030	其他濒危木制的其他餐具及厨房用具	0		100	13	千克	ABEF	PRQ	I-5-12, I-5-13, I-3-01-2, I-3-02
4419909090	其他木制的其他餐具及厨房用具	0		100	13	千克	AB	PRQ	I-5-12, I-5-13, I-3-01-2, I-3-02
4420111010	濒危热带木制的木刻	0		100	13	千克	ABEF	PQ	I-3-01-2, I-3-02
4420111090	其他热带木制的木刻	0		100	13	千克	AB	PQ	I-3-01-2, I-3-02
4420112010	濒危热带木制的木扇	0		100	13	千克	ABEF	PQ	I-3-01-2, I-3-02
4420112090	其他热带木制的木扇	0		100	13	千克	AB	PQ	I-3-01-2, I-3-02
4420119010	其他濒危热带木制的小雕像及其他装饰品	0		100	13	千克	ABEF	PQ	I-3-01-2, I-3-02
4420119090	其他热带木制的小雕像及其他装饰品	0		100	13	千克	AB	PQ	I-3-01-2, I-3-02
4420191110	其他濒危木制的木刻	0		100	13	千克	ABEF	PQ	I-3-01-2, I-3-02
4420191190	其他木制的木刻	0		100	13	千克	AB	PQ	I-3-01-2, I-3-02
4420191210	濒危野生竹刻（不包括人工培植的）	0		100	13	千克	ABE	PQ	I-3-01-2, I-3-02
4420191290	其他竹刻	0		100	13	千克	AB	PQ	I-3-01-2, I-3-02
4420192010	其他濒危木制的木扇	0		100	13	千克	ABEF	PQ	I-3-01-2, I-3-02
4420192090	其他木制的木扇	0		100	13	千克	AB	PQ	I-3-01-2, I-3-02
4420199010	其他濒危木制的小雕像及其他装饰品	0		100	13	千克	ABEF	PQ	I-3-01-2, I-3-02
4420199090	其他木制的小雕像及其他装饰品	0		100	13	千克	AB	PQ	I-3-01-2, I-3-02
4420901010	拉敏木制的镶嵌木	0		45	13	千克	FEAB	PQ	I-3-01-2, I-3-02

商品编码	商品名称及备注	最惠国	暂定税率	普通税率	增值税率	计量单位	监管条件	检验检疫类别	报检特殊单证
4420901020	濒危木制的镶嵌木	0		45	13	千克	FEAB	PQ	I-3-01-2, I-3-02
4420901090	镶嵌木	0		45	13	千克	AB	PQ	I-3-01-2, I-3-02
4420909010	拉敏木盒及类似品，非落地木家具（前者用于装珠宝或家具；后者不包括第九十四章的家具）	0		100	13	千克	FEAB	PQ	I-3-01-2, I-3-02
4420909020	濒危木盒及类似品，非落地木家具（前者用于装珠宝或家具；后者不包括第九十四章的家具）	0		100	13	千克	FEAB	PQ	I-3-01-2, I-3-02
4420909090	木盒子及类似品；非落地式木家具（前者用于装珠宝或家具，后者不包括第九十四章的家具）	0		100	13	千克	AB	PQ	I-3-01-2, I-3-02
4421100010	拉敏木制木衣架	0		90	13	千克	ABFE	PQ	I-3-01-2, I-3-02
4421100020	濒危木制木衣架	0		90	13	千克	FEAB	PQ	I-3-01-2, I-3-02
4421100090	木衣架	0		90	13	千克	AB	PQ	I-3-01-2, I-3-02
4421200010	濒危木制的棺材（包括竹制的）	0		35	13	千克	ABEF	PQ	I-3-01-2, I-3-02
4421200090	其他木制的棺材（包括竹制的）	0		35	13	千克	AB	PQ	I-3-01-2, I-3-02
4421911020	濒危野生竹制圆签、圆棒、冰果棒、压舌片及类似一次性制品（不包括人工培植的）	0		35	13	千克	ABE	PQ	I-3-01-2, I-3-02
4421911090	其他竹制圆签、圆棒、冰果棒、压舌片及类似一次性制品	0		35	13	千克	AB	PQ	I-3-01-2, I-3-02
4421919010	其他未列名的濒危野生竹制品（不包括人工培植的）	0		90	13	千克	ABE	PQ	I-3-01-2, I-3-02
4421919090	其他未列名的竹制品	0		35	13	千克	AB	PQ	I-3-01-2, I-3-02
4421991010	拉敏木制圆签、圆棒、冰果棒、压舌片及类似一次性制品	0		35	13	千克	FEAB	PQ	I-3-01-2, I-3-02
4421991020	濒危木制圆签、圆棒、冰果棒、压舌片及类似一次性制品	0		35	13	千克	FEAB	PQ	I-3-01-2, I-3-02
4421991090	其他木制圆签、圆棒、冰果棒、压舌片及类似一次性制品	0		35	13	千克	AB	PQ	I-3-01-2, I-3-02
4421999030	濒危木制的未列名的木制品	0		35	13	千克	ABEF	PQ	I-3-01-2, I-3-02
4421999090	未列名的木制品	0		35	13	千克	AB	PQ	I-3-01-2, I-3-02

第 45 章　软木及软木制品

商品编码	商品名称及备注	最惠国	暂定税率	普通税率	增值税率	计量单位	监管条件	检验检疫类别	报检特殊单证
4501100000	未加工或简单加工的天然软木	6	0	17	13	千克	AB	PQ	I-3-01-2, I-3-02
4501901000	软木废料	0		17	13	千克	9AB	PQ	I-4-03, I-1-10, I-4-02, I-2-05, I-3-01-2, I-3-02
4501902000	碎的、粒状的或粉状的软木（软木碎、软木粒或软木粉）	0		17	13	千克	AB	PQ	I-3-01-2, I-3-02
4502000000	块，板，片或条状的天然软木（包括作塞子用的方块坯料）	8	0	30	13	千克	AB	PQ	I-3-01-2, I-3-02
4503100000	天然软木塞子	8	0	50	13	千克	AB	PQ	I-5-12, I-5-13, I-3-01-2, I-3-02
4503900000	其他天然软木制品	8	0	50	13	千克	AB	PQ	I-3-01-2, I-3-02

商品编码	商品名称及备注	最惠国	暂定税率	普通税率	增值税率	计量单位	监管条件	检验检疫类别	报检特殊单证
4504100010	压制软木塞（包括任何形状的压制软木的砖、瓦、实心圆柱体、圆片）	8	0	30	13	千克	AB	PQ	I-5-12, I-5-13, I-3-01-2, I-3-02
4504100090	块，板，片及条状压制软木，压制软木塞除外（包括任何形状的压制软木的砖、瓦、实心圆柱体、圆片）	8	0	30	13	千克	AB	PQ	I-5-12, I-5-13, I-3-01-2, I-3-02
4504900000	其他压制软木及其制品（不论是否使用粘合剂压成）	0		50	13	千克	AB	PQ	I-3-01-2, I-3-02

第46章　稻草、秸秆、
针茅或其他编结材料制品；篮筐及柳条编结品

商品编码	商品名称及备注	最惠国	暂定税率	普通税率	增值税率	计量单位	监管条件	检验检疫类别	报检特殊单证
4601210000	竹制的席子、席料及帘子	7	0	90	13	千克/张	AB	PQ	I-3-01-2, I-3-02
4601220000	藤制的席子、席料及帘子	7	0	100	13	千克/张	AB	PQ	I-3-01-2, I-3-02
4601291111	蔺草制的提花席、双苴席、垫子（单位面积〉1平方米，不论是否包边）	7	0	90	13	千克/张	4ABxy	PQ	I-3-01-2, I-3-02
4601291112	蔺草制的其他席子（单位面积〉1平方米，不论是否包边）	7	0	90	13	千克/张	4ABxy	PQ	I-3-01-2, I-3-02
4601291119	蔺草制的其他席子、席料及帘子（单位面积≤1平方米，不论是否包边）	7	0	90	13	千克/张	AB	PQ	I-3-01-2, I-3-02
4601291190	其他灯心草属材料制的席子等（包括席子、席料、帘子、垫子）	7	0	90	13	千克/张	AB	PQ	I-3-01-2, I-3-02
4601291900	其他草制的席子，席料及帘子	7	0	90	13	千克/张	AB	PQ	I-3-01-2, I-3-02
4601292100	苇帘	7	0	90	13	千克/张	AB	PQ	I-3-01-2, I-3-02
4601292900	芦苇制的席子、席料	7	0	90	13	千克/张	AB	PQ	I-3-01-2, I-3-02
4601299000	其他植物材料制席子，席料及帘子	7	0	90	13	千克/张	AB	PQ	I-3-01-2, I-3-02
4601921000	竹制缠条及类似产品（不论是否缝合成宽条）	7	0	100	13	千克	AB	PQ	I-3-01-2, I-3-02
4601929000	竹制的其他编结材料产品	7	0	90	13	千克	AB	PQ	I-3-01-2, I-3-02
4601931000	藤制的缠条及类似产品（不论是否缝合成宽条）	7	0	100	13	千克	AB	PQ	I-3-01-2, I-3-02
4601939000	藤制的其他编结材料产品	7	0	90	13	千克	AB	PQ	I-3-01-2, I-3-02
4601941100	稻草制的缠条（绳）及类似产品（不论是否缝合成宽条）	7	0	90	13	千克	AB	PQ	I-3-01-2, I-3-02
4601941900	稻草制的其他编结材料产品	7	0	90	13	千克	AB	PQ	I-3-01-2, I-3-02
4601949100	其他植物材料制缠条及类似产品（不论是否缝合成宽条）	7	0	100	13	千克	AB	PQ	I-3-01-2, I-3-02
4601949900	其他植物编结材料产品	7	0	90	13	千克	AB	PQ	I-3-01-2, I-3-02
4602110000	竹编制的篮筐及其他制品	7	0	100	13	千克	AB	PQ	I-3-01-2, I-3-02
4602120000	藤编制的篮筐及其他制品	7	0	100	13	千克	AB	PQ	I-3-01-2, I-3-02
4602191000	草编制的篮筐及其他制品	7	0	100	13	千克	AB	PQ	I-3-01-2, I-3-02
4602192000	玉米皮编制的篮筐及其他制品	7	0	100	13	千克	AB	PQ	I-3-01-2, I-3-02
4602193000	柳条编制的篮筐及其他制品	7	0	100	13	千克	AB	PQ	I-3-01-2, I-3-02
4602199000	其他植物材料编制篮筐及其他制品	7	0	100	13	千克	AB	PQ	I-3-01-2, I-3-02

第十类　木浆及其他纤维状纤维素浆；回收（废碎）纸或纸板；纸、纸板及其制品

第47章　木浆及其他纤维状纤维素浆；回收（废碎）纸或纸板

商品编码	商品名称及备注	最惠国	暂定税率	普通税率	增值税率	计量单位	监管条件	检验检疫类别	报检特殊单证
4707100000	回收（废碎）的未漂白牛皮、瓦楞纸或纸板	0		8	13	千克	9AB	MPQ	I-4-03, I-3-01, I-1-10, I-4-02, I-2-05
4707200000	回收（废碎）的漂白化学木浆制的纸和纸板（未经本体染色）	0		8	13	千克	9AB	MPQ	I-4-03, I-3-01, I-1-10, I-4-02, I-2-05
4707300000	回收（废碎）的机械木浆制的纸或纸板（例如，废报纸，杂志及类似印刷品）	0		8	13	千克	9AB	MPQ	I-4-03, I-3-01, I-1-10, I-4-02, I-2-05
4707900010	回收（废碎）墙（壁）纸、涂蜡纸、浸蜡纸、复写纸（包括未分选的废碎品）	0		8	13	千克	9AB	MPQ	I-4-03, I-3-01, I-1-10, I-4-02, I-2-05
4707900090	其他回收纸或纸板（包括未分选的废碎品）	0		8	13	千克	9B	MPQ	I-4-03, I-3-01, I-1-10, I-4-02, I-2-05

第48章　纸及纸板；纸浆、纸或纸板制品

商品编码	商品名称及备注	最惠国	暂定税率	普通税率	增值税率	计量单位	监管条件	检验检疫类别	报检特殊单证
4803000000	卫生纸、面巾纸、餐巾纸及类似纸（成条或成卷宽 >36cm，或一边 >36cm，一边 >15cm 的成张矩形）	5		40	13	千克	A	M	I-2-11, I-3-01-4
4818100000	小卷（张）卫生纸（成卷或矩形成张的宽度 ≤ 36cm，或制成特殊形状的）	5		80	13	千克	A	M	I-2-11, I-3-01-4
4818200000	小卷（张）纸手帕及纸面巾（成卷或矩形成张的宽度 ≤ 36cm，或制成特殊形状的）	5		90	13	千克	A	M	I-2-11, I-3-01-4

商品编码	商品名称及备注	最惠国	暂定税率	普通税率	增值税率	计量单位	监管条件	检验检疫类别	报检特殊单证
4818300000	小卷（张）纸台布及纸餐巾（成卷或矩形成张的宽度≤36cm，或制成特殊形状的）	5		90	13	千克	A	M	I-2-11, I-3-01-4
4818900000	纸床单及类似家庭，卫生，医院用品（纸浆，纸，纤维素絮纸和纤维素纤维网纸制的）	5		90	13	千克	A	M	I-2-11, I-3-01-4
4819500000	其他纸包装容器（包括唱片套）	5		80	13	千克	A	R	I-2-11, I-5-12, I-5-13, I-3-01-3
4823610000	竹浆纸制的盘，碟，盆，杯及类似品	5	0	90	13	千克	A	M	I-5-12, I-5-13
4823691000	其他非木植物浆纸制的盘，碟，盆，杯及类似品	5	0	90	13	千克	A	M	I-5-12, I-5-13
4823699000	其他纸制的盘，碟，盆，杯及类似品	5	0	90	13	千克	A	M	I-5-12, I-5-13

第十一类　纺织原料及纺织制品

第50章　蚕　丝

商品编码	商品名称及备注	最惠国	暂定税率	普通税率	增值税率	计量单位	监管条件	检验检疫类别	报检特殊单证
5001001000	适于缫丝的桑蚕茧	6		70	13	千克	AB	PQ	I-1-01, I-3-01-1, I-3-02, I-4-08
5001009000	适于缫丝的其他蚕茧	6		70	13	千克	AB	PQ	I-1-01, I-3-01-1, I-3-02, I-4-08
5002001100	未加捻的桑蚕厂丝	9		80	13	千克	AB	PQ	I-3-02
5002001200	未加捻的桑蚕土丝	9		80	13	千克	AB	PQ	I-3-02
5002001300	未加捻的桑蚕双宫丝	9		80	13	千克	AB	PQ	I-3-02
5002001900	其他未加捻的桑蚕丝	9		80	13	千克	AB	PQ	I-3-02
5002002000	未加捻柞蚕丝	9		80	13	千克	AB	PQ	I-3-02
5002009000	未加捻其他生丝	9		80	13	千克	AB	PQ	I-3-02
5003001100	未梳的下茧、茧衣、长吐、滞头	9		70	13	千克	AB	PQ	I-1-01, I-3-01-1, I-3-02, I-4-08
5003001200	未梳的回收纤维	9		70	13	千克	AB	PQ	I-3-02
5003001900	其他未梳废丝（包括不适于缫丝的废纱）	9		70	13	千克	AB	PQ	I-3-02
5003009100	绵球	9		70	13	千克	AB	PQ	I-3-02
5003009900	其他废丝（包括不适于缫丝的蚕茧、废纱及回收纤维）	9		70	13	千克	AB	PQ	I-3-02

第51章　羊毛、动物细毛或粗毛；马毛纱线及其机织物

商品编码	商品名称及备注	最惠国	暂定税率	普通税率	增值税率	计量单位	监管条件	检验检疫类别	报检特殊单证
5101110001	未梳的含脂剪羊毛（配额内）	1		50	9	千克	tAB	PQ	I-3-01-4, I-1-01, I-3-01-1, I-3-02, I-4-08
5101110090	未梳的含脂剪羊毛（配额外）	38		50	9	千克	AB	PQ	I-3-01-4, I-1-01, I-3-01-1, I-3-02, I-4-08
5101190001	未梳的其他含脂羊毛（配额内）	1		50	9	千克	tAB	PQ	I-3-01-4, I-1-01, I-3-01-1, I-3-02, I-4-08

商品编码	商品名称及备注	最惠国	暂定税率	普通税率	增值税率	计量单位	监管条件	检验检疫类别	报检特殊单证
5101190090	未梳的其他含脂羊毛（配额外）	38		50	9	千克	AB	PQ	I-3-01-4, I-1-01, I-3-01-1, I-3-02, I-4-08
5101210001	未梳的脱脂剪羊毛（未碳化）（配额内）	1		50	13	千克	tAB	PQ	I-3-01-4, I-1-01, I-3-01-1, I-3-02, I-4-08
5101210090	未梳的脱脂剪羊毛（未碳化）（配额外）	38		50	13	千克	AB	PQ	I-3-01-4, I-1-01, I-3-01-1, I-3-02, I-4-08
5101290001	未梳的其他脱脂羊毛（未碳化）（配额内）	1		50	13	千克	tAB	PQ	I-3-01-4, I-1-01, I-3-01-1, I-3-02, I-4-08
5101290090	未梳的其他脱脂羊毛（未碳化）（配额外）	38		50	13	千克	AB	PQ	I-3-01-4, I-1-01, I-3-01-1, I-3-02, I-4-08
5101300001	未梳碳化羊毛（配额内）	1		50	13	千克	tAB	PQ	I-3-01-4, I-1-01, I-3-01-1, I-3-02
5101300090	未梳碳化羊毛（配额外）	38		50	13	千克	AB	PQ	I-3-01-4, I-1-01, I-3-01-1, I-3-02, I-4-08
5102110000	未梳喀什米尔山羊的细毛	9		45	13	千克	AB	PQ	I-3-01-4, I-1-01, I-3-01-1, I-3-02, I-4-08
5102191010	未梳濒危兔毛	9		50	13	千克	ABFE	PQ	I-3-01-4, I-1-01, I-3-01-1, I-3-02, I-4-08
5102191090	其他未梳兔毛	9		50	13	千克	AB	PQ	I-3-01-4, I-1-01, I-3-01-1, I-3-02, I-4-08
5102192000	其他未梳山羊绒	9		45	13	千克	AB	PQ	I-3-01-4, I-1-01, I-3-01-1, I-3-02, I-4-08
5102193010	未梳濒危野生骆驼科动物毛、绒	9		45	13	千克	FEAB	PQ	I-3-01-4, I-1-01, I-3-01-1, I-3-02, I-4-08
5102193090	其他未梳骆驼毛、绒	9		45	13	千克	AB	PQ	I-3-01-4, I-1-01, I-3-01-1, I-3-02, I-4-08
5102199010	未梳的其他濒危野生动物细毛	9		45	13	千克	FEAB	PQ	I-3-01-4, I-1-01, I-3-01-1, I-3-02, I-4-08
5102199090	未梳的其他动物细毛	9		45	13	千克	AB	PQ	I-3-01-4, I-1-01, I-3-01-1, I-3-02, I-4-08
5102200010	未梳的濒危野生动物粗毛	9		50	13	千克	FEAB	PQ	I-3-01-4, I-1-01, I-3-01-1, I-3-02, I-4-08
5102200090	未梳的其他动物粗毛	9		50	13	千克	AB	PQ	I-3-01-4, I-1-01, I-3-01-1, I-3-02, I-4-08
5103101001	羊毛落毛（配额内）	1		50	13	千克	tAB	PQ	I-4-03, I-1-10, I-4-02, I-2-05, I-3-01-1, I-3-02, I-4-08
5103101090	羊毛落毛（配额外）	38		50	13	千克	AB	PQ	I-4-03, I-1-10, I-4-02, I-2-05, I-3-01-1, I-3-02, I-4-08
5103109010	其他濒危野生动物细毛的落毛	9		50	13	千克	FEAB	PQ	I-4-03, I-1-10, I-4-02, I-2-05, I-3-01-1, I-3-02
5103109090	其他动物细毛的落毛	9		50	13	千克	9B	PQ	I-4-03, I-1-10, I-4-02, I-2-05, I-3-02
5103201000	羊毛废料（包括废纱线，不包括回收纤维）	13.5		20	13	千克	AB	PQ	I-4-03, I-1-10, I-4-02, I-2-05, I-3-01-1, I-3-02
5103209010	其他濒危野生动物细毛废料（包括废纱线，不包括回收纤维）	9		50	13	千克	FEAB	PQ	I-4-03, I-1-10, I-4-02, I-2-05, I-3-01-1, I-3-02
5103209090	其他动物细毛废料（包括废纱线，不包括回收纤维）	9		50	13	千克	9B	PQ	I-4-03, I-1-10, I-4-02, I-2-05, I-3-02

商品编码	商品名称及备注	最惠国	暂定税率	普通税率	增值税率	计量单位	监管条件	检验检疫类别	报检特殊单证
5103300010	濒危野生动物粗毛废料（包括废纱线，不包括回收纤维）	9		50	13	千克	FEAB	PQ	I-4-03, I-1-10, I-4-02, I-2-05, I-3-01-1, I-3-02
5103300090	其他动物粗毛废料（包括废纱线，不包括回收纤维）	9		50	13	千克	9B	PQ	I-4-03, I-1-10, I-4-02, I-2-05, I-3-02
5104001000	羊毛的回收纤维	15		20	13	千克	AB	PQ	I-3-01-1, I-3-02
5104009010	其他濒危野生动物细毛（包括粗毛回收纤维）	5		50	13	千克	FEAB	PQ	I-3-01-1, I-3-02
5104009090	其他动物细毛或粗毛的回收纤维	5		50	13	千克	9B	PQ	I-4-03, I-1-10, I-4-02, I-2-05, I-3-02
5105100001	粗梳羊毛（配额内）	3		50	13	千克	tAB	PQ	I-3-01-4, I-3-01-1, I-3-02
5105100090	粗梳羊毛（配额外）	38		50	13	千克	AB	PQ	I-3-01-4, I-3-01-1, I-3-02
5105210001	精梳羊毛片毛（配额内）	3		50	13	千克	tAB	PQ	I-3-01-4, I-3-01-1, I-3-02
5105210090	精梳羊毛片毛（配额外）	38		50	13	千克	AB	PQ	I-3-01-4, I-3-01-1, I-3-02
5105290001	羊毛条及其他精梳羊毛（配额内）	3		50	13	千克	tAB	PQ	I-3-01-4, I-3-01-1, I-3-02
5105290090	羊毛条及其他精梳羊毛（配额外）	38		50	13	千克	AB	PQ	I-3-01-4, I-3-01-1, I-3-02
5105310000	已梳喀什米尔山羊的细毛	5		50	13	千克	AB	PQ	I-3-01-1, I-3-02
5105391010	已梳濒危兔毛	5		70	13	千克	ABFE	PQ	I-3-01-1, I-3-02
5105391090	其他已梳兔毛	5		70	13	千克	AB	PQ	I-3-01-1, I-3-02
5105392100	其他已梳无毛山羊绒	5		50	13	千克	AB	PQ	I-3-01-4, I-3-01-1, I-3-02
5105392900	其他已梳山羊绒	5		50	13	千克	AB	PQ	I-3-01-1, I-3-02
5105399010	其他已梳濒危野生动物细毛	5		50	13	千克	ABEF	PQ	I-3-01-1, I-3-02
5105399090	其他已梳动物细毛	5		50	13	千克	AB	PQ	I-3-01-1, I-3-02
5105400010	其他已梳濒危野生动物粗毛	5		50	13	千克	FEAB	PQ	I-3-01-1, I-3-02
5105400090	其他已梳动物粗毛	5		50	13	千克	AB	PQ	I-3-01-1, I-3-02

第52章 棉 花

商品编码	商品名称及备注	最惠国	暂定税率	普通税率	增值税率	计量单位	监管条件	检验检疫类别	报检特殊单证
5201000001	未梳的棉花（包括脱脂棉花（配额内））	1		125	9	千克	t4xAB	MPQ	I-3-01-4, I-3-01-2, I-4-04, I-3-02

商品编码	商品名称及备注	最惠国	暂定税率	普通税率	增值税率	计量单位	监管条件	检验检疫类别	报检特殊单证
5201000080	未梳的棉花（包括脱脂棉花（关税配额外暂定））	40（对配额外进口的一定数量棉花，适用滑准税形式暂定关税，具体方式如下：1.当进口棉花完税价格高于或等于14.000元/千克时，按0.280元/千克计征从量税；2.当进口棉花完税价格低于14.000元/千克时，暂定从价税率按下式计算：$Ri=9.0/Pi+2.69\%\times Pi-1$ 对上式计算结果四舍五入保留3位小数。其中Ri为暂定从价税率，当按上式计算值高于40%时，Ri取值40%；Pi为关税完税价格，单位为元/千克。）		125	9	千克	4ABex	MPQ	I-3-01-4, I-3-01-2, I-4-04, I-3-02
5201000090	未梳的棉花（包括脱脂棉花（配额外））	40		125	9	千克	4xAB	MPQ	I-3-01-4, I-3-01-2, I-4-04, I-3-02
5202910000	棉的回收纤维	10		30	13	千克	9B	PQ	I-4-03, I-3-01, I-1-10, I-4-02, I-2-05
5202990000	其他废棉	10		30	13	千克	9B	PQ	I-4-03, I-3-01, I-1-10, I-4-02, I-2-05
5203000001	已梳的棉花（配额内）	1		125	13	千克	t4xAB	MPQ	I-3-01-4, I-3-01-2, I-4-04, I-3-02
5203000090	已梳的棉花（配额外）	40		125	13	千克	4xAB	MPQ	I-3-01-4, I-3-01-2, I-4-04, I-3-02

第53章　其他植物纺织纤维；纸纱线及其机织物

商品编码	商品名称及备注	最惠国	暂定税率	普通税率	增值税率	计量单位	监管条件	检验检疫类别	报检特殊单证
5301100000	生的或沤制的亚麻	6		30	13	千克	AB	PQ	I-3-01-2, I-3-02
5301210000	破开或打成的亚麻	6	1	30	13	千克	AB	PQ	I-3-01-2, I-3-02
5301290000	栉梳或经其他加工未纺制的亚麻	6		30	13	千克	AB	PQ	I-3-01-2, I-3-02
5301300000	亚麻短纤及废麻（包括废麻纱线及回收纤维）	6	1	30	13	千克	AB	PQ	I-3-01-2, I-3-02
5302100000	生的或经沤制的大麻	6		30	13	千克	AB	PQ	I-3-01-2, I-3-02
5302900000	加工未纺的大麻、大麻短纤及废麻（包括废麻纱线及回收纤维）	6		30	13	千克	AB	PQ	I-3-01-2, I-3-02
5303100000	生或沤制黄麻，其他纺织韧皮纤维（不包括亚麻，大麻，苎麻）	5		20	9	千克	AB	PQ	I-3-01-2, I-3-02
5303900000	加工未纺的黄麻及纺织用韧皮纤维（包括短纤.废麻.废纱线及回收纤维.不含亚麻.大麻.苎麻）	5		30	13	千克	AB	PQ	I-3-01-2, I-3-02
5305001100	生的苎麻	5		30	13	千克	AB	PQ	I-3-01-2, I-3-02
5305001200	经加工、未纺制的苎麻	5		30	13	千克	AB	PQ	I-3-01-2, I-3-02
5305001300	苎麻短纤及废麻（包括废纱线及回收纤维）	5		30	13	千克	AB	PQ	I-3-01-2, I-3-02
5305001900	经加工的未列名纺织用苎麻纤维（包括短纤，落麻，废料，废纱线及回收纤维）	5		20	13	千克	AB	PQ	I-3-01-2, I-3-02
5305002000	生的或经加工、未纺制的蕉麻（包括短纤，落麻，废料，废蕉麻纱线及回收纤维）	3		20	13	千克	AB	PQ	I-3-01-2, I-3-02
5305009100	生的或经加工、未纺制的西沙尔麻及纺织用龙舌兰纤维（包括短纤，落麻，废料，废纱线及回收纤维）	5		30	13	千克	AB	PQ	I-3-01-2, I-3-02
5305009200	生的或经加工、未纺制的椰壳纤维（包括短纤，落麻，废料，废椰壳纱线及回收纤维）	5		30	13	千克	AB	PQ	I-3-01-2, I-3-02
5305009900	生的或经加工的未列名纺织用植物纤维（包括短纤，落麻，废料，废纱线及回收纤维）	5		30	13	千克	AB	PQ	I-3-01-2, I-3-02

第61章　针织或钩编的服装及衣着附件

商品编码	商品名称及备注	最惠国	暂定税率	普通税率	增值税率	计量单位	监管条件	检验检疫类别	报检特殊单证
6103420012	棉针织钩编男童非保暖背带工装裤(2-7号男童护胸背带工装裤)	6		90	13	条/千克	A	M	I-2-11
6103420021	棉制针织或钩编男童游戏套装长裤(指男童8-18号)	6		90	13	条/千克	A	M	I-2-11
6103420029	棉针织或钩编其他男童游戏套装裤(包括长裤、马裤、短裤)	6		90	13	条/千克	A	M	I-2-11
6103430092	其他合纤制男童游戏套装长裤(针织或钩编,指男童8-18号)	8		130	13	条/千克	A	M	I-2-11
6103430093	其他合纤制男童游戏套装长裤(针织或钩编,包括马裤.短裤及其他长裤)	8		130	13	条/千克	A	M	I-2-11
6103490013	丝制针织或钩编其他男童长裤、马裤(丝及绢丝含量在70%及以上)	6		130	13	条/千克	A	M	I-2-11
6103490023	人纤制针织或钩编其他男童长裤、马裤(含毛23%及以上)	6		130	13	条/千克	A	M	I-2-11
6103490026	其他人纤制针织或钩编其他男童长裤(包括马裤)	6		130	13	条/千克	A	M	I-2-11
6103490051	其他纺织材料制其他男童长裤马裤(针织或钩编,棉限内)	6		130	13	条/千克	A	M	I-2-11
6103490052	其他纺织材料制其他男童长裤马裤(针织或钩编,羊毛限内)	6		130	13	条/千克	A	M	I-2-11
6103490053	其他纺织材料制其他男童长裤马裤(针织或钩编,化纤限内)	6		130	13	条/千克	A	M	I-2-11
6103490059	其他纺织材料制其他男童长裤马裤(针织或钩编)	6		130	13	条/千克	A	M	I-2-11
6104620030	棉制针织或钩编女童游戏套装长裤(指女童7-16号,包括马裤)	6		90	13	条/千克	A	M	I-2-11
6104620040	棉针织或钩编其他女童游戏套装裤(包括马裤、短裤、非保暖护胸背带工装裤及其他长裤)	6		90	13	条/千克	A	M	I-2-11
6104630091	其他合纤制女童游戏套装长裤、马裤(针织或钩编,指女童7-16号)	8		130	13	条/千克	A	M	I-2-11
6104630092	其他合成纤维制女童游戏套装裤(针织或钩编,包括短裤及其他长裤)	8		130	13	条/千克	A	M	I-2-11
6105100011	棉制针织或钩编男童游戏套装衬衫(不带缝制领,指男童8-18号)	6		90	13	件/千克	A	M	I-2-11
6105100019	棉制其他男童游戏套装衬衫(针织或钩编)	6		90	13	件/千克	A	M	I-2-11
6105200021	化纤针织或钩编男童游戏套装衬衫(不带缝制领,指男童8-18号)	8		130	13	件/千克	A	M	I-2-11
6105200029	化纤制其他男童游戏套装衬衫(针织或钩编)	8		130	13	件/千克	A	M	I-2-11
6106100010	棉制针织或钩编女童游戏套装衬衫	6		90	13	件/千克	A	M	I-2-11

商品编码	商品名称及备注	最惠国	暂定税率	普通税率	增值税率	计量单位	监管条件	检验检疫类别	报检特殊单证
6106200020	其他化纤制女童游戏套装衬衫（针织或钩编）	8		130	13	件/千克	A	M	I-2-11
6107110000	棉制针织或钩编男内裤及三角裤	6		90	13	件/千克	A	M	I-2-11
6107120000	化纤制针织或钩编男内裤及三角裤	6		130	13	件/千克	A	M	I-2-11
6107191010	丝及绢丝制男内裤及三角裤（含丝70%及以上，针织或钩编）	6		130	13	件/千克	A	M	I-2-11
6107191090	其他丝及绢丝制男内裤及三角裤（含丝70%以下，针织或钩编）	6		130	13	件/千克	A	M	I-2-11
6107199010	羊毛或动物细毛制男内裤及三角裤（针织或钩编）	6		130	13	件/千克	A	M	I-2-11
6107199090	其他纺织材料制男内裤及三角裤（针织或钩编）	6		130	13	件/千克	A	M	I-2-11
6107210000	棉制针织或钩编男长睡衣及睡衣裤	6		90	13	件/千克	A	M	I-2-11
6107220000	化纤制针织或钩编男睡衣裤（包括长睡衣）	6		130	13	件/千克	A	M	I-2-11
6107291010	丝及绢丝制针织或钩编男睡衣裤（含丝70%及以上，包括长睡衣）	6		130	13	件/千克	A	M	I-2-11
6107291090	其他丝及绢丝制针织或钩编男睡衣裤（含丝70%以下，包括长睡衣）	6		130	13	件/千克	A	M	I-2-11
6107299000	其他纺材制针织或钩编男睡衣裤（包括长睡衣）	6		130	13	件/千克	A	M	I-2-11
6107910010	棉制针织或钩编其他睡衣裤	6		90	13	件/千克	A	M	I-2-11
6107910090	棉制针织或钩编男浴衣.晨衣等（包括类似品）	6		90	13	件/千克	A	M	I-2-11
6107991000	化学纤维制其他男睡衣裤、浴衣、晨衣等（包括类似品）	6		130	13	件/千克	A	M	I-2-11
6107999000	其他纺织材料制其他男睡衣裤、浴衣、晨衣等（包括类似品，针织或钩编）	6		130	13	件/千克	A	M	I-2-11
6108210000	棉制针织或钩编女三角裤及短衬裤	6		90	13	件/千克	A	M	I-2-11
6108220010	化纤制一次性女三角裤及短衬裤（针织或钩编）	6		130	13	件/千克	A	M	I-2-11
6108220090	化纤制其他女三角裤及短衬裤（针织或钩编）	6		130	13	件/千克	A	M	I-2-11
6108291010	丝及绢丝制女三角裤及短衬裤（针织或钩编，含丝70%及以上）	6		130	13	件/千克	A	M	I-2-11
6108291090	其他丝及绢丝制女三角裤及短衬裤（针织或钩编，含丝70%以下）	6		130	13	件/千克	A	M	I-2-11
6108299010	羊毛制女三角裤及短衬裤（针织或钩编）	6		130	13	件/千克	A	M	I-2-11
6108299090	其他纺织材料制女三角裤及短衬裤（针织或钩编）	6		130	13	件/千克	A	M	I-2-11
6108310000	棉制针织或钩编女睡衣及睡衣裤	6		90	13	件/千克	A	M	I-2-11
6108320000	化纤制针织或钩编女睡衣及睡衣裤	6		130	13	件/千克	A	M	I-2-11
6108391010	丝及绢丝制女睡衣及睡衣裤（针织或钩编，含丝70%及以上）	6		130	13	件/千克	A	M	I-2-11
6108391090	其他丝及绢丝制女睡衣及睡衣裤（针织或钩编，含丝70%以下）	6		130	13	件/千克	A	M	I-2-11
6108399010	羊毛或动物细毛制女睡衣及睡衣裤（针织或钩编）	6		130	13	件/千克	A	M	I-2-11
6108399090	其他纺织材料制女睡衣及睡衣裤（针织或钩编）	6		130	13	件/千克	A	M	I-2-11
6108910010	棉制针织或钩编女内裤、内衣	6		90	13	件/千克	A	M	I-2-11
6108910090	其他棉制针织或钩编女浴衣、晨衣等（包括类似品）	6		90	13	件/千克	A	M	I-2-11

商品编码	商品名称及备注	最惠国	暂定税率	普通税率	增值税率	计量单位	监管条件	检验检疫类别	报检特殊单证
6108920010	化纤制针织或钩编女内裤,内衣	6		130	13	件/千克	A	M	I-2-11
6108920090	其他化纤制针织或钩编女浴衣、晨衣等(包括类似品)	6		130	13	件/千克	A	M	I-2-11
6108990010	丝及绢丝制女浴衣、晨衣等(针织或钩编.包括类似品.含丝70%及以上)	6		130	13	件/千克	A	M	I-2-11
6108990020	羊毛或动物细毛制女浴衣、晨衣等(针织或钩编,包括类似品)	6		130	13	件/千克	A	M	I-2-11
6108990090	其他纺织材料制女浴衣、晨衣等(针织或钩编,包括类似品)	6		130	13	件/千克	A	M	I-2-11
6109100010	棉制针织或钩编T恤衫、汗衫等(内衣式,包括其他背心)	6		90	13	件/千克	A	M	I-2-11
6109100021	其他棉制针织或钩编男式T恤衫(内衣除外)	6		90	13	件/千克	A	M	I-2-11
6109100022	其他棉制针织或钩编女式T恤衫(内衣除外)	6		90	13	件/千克	A	M	I-2-11
6109100091	其他棉制男式汗衫及其他背心(针织或钩编,内衣除外,包括男童8-18号)	6		90	13	件/千克	A	M	I-2-11
6109100092	其他棉制男式汗衫及其他背心(针织或钩编,内衣除外)	6		90	13	件/千克	A	M	I-2-11
6109100099	其他棉制女式汗衫及其他背心(针织或钩编,内衣除外)	6		90	13	件/千克	A	M	I-2-11
6109901011	丝及绢丝针织或钩编T恤衫、汗衫、背心(内衣式,含丝≥70%)	6		130	13	件/千克	A	M	I-2-11
6109901019	其他丝及绢丝针织或钩编T恤衫、背心(包括汗衫,内衣式,含丝70%以下)	6		130	13	件/千克	A	M	I-2-11
6109901021	丝及绢丝针织钩编汗衫、背心(内衣除外,含丝≥70%,男童8-18号,女童7-16号)	6		130	13	件/千克	A	M	I-2-11
6109901029	其他丝及绢丝针织钩编汗衫、背心(内衣除外,含丝<70%,男童8-18号,女童7-16号)	6		130	13	件/千克	A	M	I-2-11
6109901091	其他丝及绢丝针织或钩编T恤衫、汗衫(含丝≥70%,包括其他背心)	6		130	13	件/千克	A	M	I-2-11
6109901099	其他丝及绢丝针织或钩编T恤衫、汗衫(含丝<70%,包括其他背心)	6		130	13	件/千克	A	M	I-2-11
6109909011	毛制针织或钩编T恤衫、汗衫等(内衣式,长袖衫)	6		130	13	件/千克	A	M	I-2-11
6109909012	毛制针织或钩编男式T恤衫、汗衫(内衣式,长袖衫除外)	6		130	13	件/千克	A	M	I-2-11
6109909013	毛制针织或钩编女式T恤衫、汗衫(内衣式,长袖衫除外)	6		130	13	件/千克	A	M	I-2-11
6109909021	毛制针织或钩编男式其他T恤衫(内衣除外)	6		130	13	件/千克	A	M	I-2-11
6109909022	毛制针织或钩编女式其他T恤衫(内衣除外)	6		130	13	件/千克	A	M	I-2-11
6109909031	毛制男式汗衫及其他背心(针织或钩编,内衣除外,含男童8-18号)	6		130	13	件/千克	A	M	I-2-11
6109909032	其他毛制男式汗衫及其他背心(针织或钩编,内衣除外)	6		130	13	件/千克	A	M	I-2-11
6109909033	其他毛制女式汗衫及其他背心(针织或钩编,内衣除外)	6		130	13	件/千克	A	M	I-2-11
6109909040	化纤制针织或钩编内衣	6		130	13	件/千克	A	M	I-2-11
6109909050	化纤制针织或钩编T恤衫(内衣除外)	6		130	13	件/千克	A	M	I-2-11
6109909060	化纤针织或钩编汗衫及其他背心(内衣除外)	6		130	13	件/千克	A	M	I-2-11

商品编码	商品名称及备注	最惠国	暂定税率	普通税率	增值税率	计量单位	监管条件	检验检疫类别	报检特殊单证
6109909091	其他纺织材料制T恤衫.汗衫等（针织或钩编，内衣式，包括其他背心）	6		130	13	件/千克	A	M	I-2-11
6109909092	其他纺材制针织或钩编汗衫及其他背心（内衣除外，包括男童8-18号，女童7-16号）	6		130	13	件/千克	A	M	I-2-11
6109909093	其他纺材制针织或钩编T恤衫、汗衫（内衣除外，包括其他背心）	6		130	13	件/千克	A	M	I-2-11
6110200011	棉制儿童游戏套装紧身衫及套头衫（针织起绒、轻薄细针翻领、开领、高领，含亚麻36%以下）	6		90	13	件/千克	A	M	I-2-11
6110200012	棉制其他起绒儿童游戏套头衫等（针织钩编，包括开襟衫、背心及类似品，含亚麻36%以下）	6		90	13	件/千克	A	M	I-2-11
6110200051	其他棉儿童游戏套装紧身及套头衫（针织、非起绒、轻薄细针翻领、开领、高领）	6		90	13	件/千克	A	M	I-2-11
6110200052	其他棉儿童游戏套装套头衫等（针织或钩编、非起绒、包括开襟衫、背心及类似品）	6		90	13	件/千克	A	M	I-2-11
6110300011	化纤儿童游戏套装紧身衫及套头衫（针织起绒轻薄细针翻领开领高领毛<23%丝<30%）	6		130	13	件/千克	A	M	I-2-11
6110300012	化纤起绒儿童游戏套装及套头衫等（针织或钩编包括开襟衫、背心及类似品含毛<23%含丝<30%）	6		130	13	件/千克	A	M	I-2-11
6110300041	化纤其他童游戏套装紧身及套头衫（针织非起绒，轻薄细针翻领、开领、高领）	6		130	13	件/千克	A	M	I-2-11
6110300042	化纤制其他童游戏套装套头衫等（针织或钩编、非起绒，包括开襟衫、背心及类似品）	6		130	13	件/千克	A	M	I-2-11
6111200010	棉制针织或钩编婴儿袜	10	6	90	13	千克	A	M	
6111200020	棉制婴儿分指、连指、露指手套（针制或钩编）	10	6	90	13	千克	A	M	
6111200040	棉制针织婴儿外衣、雨衣、滑雪装（针制或钩编，包括夹克类似品）	10	6	90	13	千克	A	M	
6111200050	棉制针织钩编婴儿其他服装	10	6	90	13	千克	A	M	
6111200090	棉制针织钩编婴儿衣着附件	10	6	90	13	千克	A	M	
6111300010	合纤制针织或钩编婴儿袜	10	6	130	13	千克	A	M	
6111300020	合纤婴儿分指、连指及露指手套（针制或钩编）	10	6	130	13	千克	A	M	
6111300040	合纤婴儿外衣、雨衣、滑雪装（针制或钩编，包括夹克类似服装）	10	6	130	13	千克	A	M	
6111300050	合纤针织或钩编婴儿其他服装（包括衣着附件）	10	6	130	13	千克	A	M	
6111300090	合纤针织或钩编婴儿衣着附件	10	6	130	13	千克	A	M	
6111901000	毛制针织或钩编婴儿服装及衣着附件（羊毛或动物细毛制）	10	6	130	13	千克	A	M	
6111909010	人造纤维针织或钩编婴儿袜	10	6	130	13	千克	A	M	
6111909090	其他纺织材料制婴儿服装及衣着附件（针织或钩编）	10	6	130	13	千克	A	M	
6114200011	棉制针织或钩编儿童非保暖连身裤	6		90	13	件/千克	A	M	I-2-11
6114200021	棉制针织或钩编男成人及男童TOPS(指8-18号男童TOPS)	6		90	13	件/千克	A	M	I-2-11
6114200022	棉制针织或钩编其他男童TOPS	6		90	13	件/千克	A	M	I-2-11
6114200040	棉制针织或钩编夏服、水洗服（包括女成人、女童及男童）	6		90	13	件/千克	A	M	I-2-11

商品编码	商品名称及备注	最惠国	暂定税率	普通税率	增值税率	计量单位	监管条件	检验检疫类别	报检特殊单证
6114300021	化纤针织或钩编男成人及男 TOPS(指 8-18 号男童 TOPS)	8		130	13	件 / 千克	A	M	I-2-11
6114300022	化纤针织或钩编其他男童 TOPS	8		130	13	件 / 千克	A	M	I-2-11

第 62 章　非针织或非钩编的服装及衣着附件

商品编码	商品名称及备注	最惠国	暂定税率	普通税率	增值税率	计量单位	监管条件	检验检疫类别	报检特殊单证
6203410022	毛制男式长裤、马裤（羊毛或动物细毛制，含 8-18 号男童）	6		130	13	条 / 千克	A	M	I-2-11
6203410029	毛制其他男童长裤、马裤（羊毛或动物细毛制）	6		130	13	条 / 千克	A	M	I-2-11
6203429015	棉制其他男童护胸背带工装裤（带防寒衬里）	6		90	13	条 / 千克	A	M	I-2-11
6203429019	棉制其他男童护胸背带工装裤	6		90	13	条 / 千克	A	M	I-2-11
6203429049	棉制其他男童长裤、马裤（游戏装，不带防寒衬里）	6		90	13	条 / 千克	A	M	I-2-11
6203429062	棉制男式长裤、马裤（非游戏装，不带防寒衬里，含 8-18 号男童）	6		90	13	条 / 千克	A	M	I-2-11
6203429069	棉制其他男童长裤、马裤（非游戏装，不带防寒衬里）	6		90	13	条 / 千克	A	M	I-2-11
6203439015	其他合纤制男童护胸背带工装裤（带防寒衬里）	12		130	13	条 / 千克	A	M	I-2-11
6203439019	其他合纤制男童护胸背带工装裤	12		130	13	条 / 千克	A	M	I-2-11
6203439049	其他合纤制男童长裤、马裤（不带防寒衬里，含羊 / 动物细毛 36% 及以上）	12		130	13	条 / 千克	A	M	I-2-11
6203439061	其他合纤制男式长裤、马裤（不带防寒衬里，游戏装，含 8-18 号男童）	12		130	13	条 / 千克	A	M	I-2-11
6203439069	其他合纤制其他男童长裤、马裤（不带防寒衬里，游戏装）	12		130	13	条 / 千克	A	M	I-2-11
6203439082	其他合纤制男童长裤、马裤（不带防寒衬里，非游戏装和滑雪裤，指 8-18 号男童）	12		130	13	条 / 千克	A	M	I-2-11
6203439089	其他合纤制其他男童长裤、马裤（不带防寒衬里，非游戏装和滑雪裤）	12		130	13	条 / 千克	A	M	I-2-11
6203499012	人纤制男童护胸背带工装裤（带防寒衬里）	6		100	13	条 / 千克	A	M	I-2-11
6203499019	人纤制男童护胸背带工装裤	6		100	13	条 / 千克	A	M	I-2-11
6205200010	不带特制领的棉制男成人衬衫（含男童 8-18 号衬衫）	6		90	13	件 / 千克	A	M	I-2-11
6205200091	其他棉制男童游戏套装衬衫（不包括长衬衫）	6		90	13	件 / 千克	A	M	I-2-11
6205300011	不带特制领的化学纤维制男式衬衫（含羊毛或动物细毛 36% 及以上，含男童 8-18 号衬衫）	6		130	13	件 / 千克	A	M	I-2-11
6205300019	不带特制领的化纤制其他男童衬衫（含羊毛或动物细毛 36% 及以上）	6		130	13	件 / 千克	A	M	I-2-11
6205300091	化学纤维制其他男成人及男童衬衫（不带特制领，男童衬衫指 8-18 号）	6		130	13	件 / 千克	A	M	I-2-11
6205300092	化学纤维制其他男童游戏套装衬衫	6		130	13	件 / 千克	A	M	I-2-11

商品编码	商品名称及备注	最惠国	暂定税率	普通税率	增值税率	计量单位	监管条件	检验检疫类别	报检特殊单证
6205901011	不带特制领的丝制非针织男式衬衫（含丝70%及以上，含男童8-18号衬衫）	6		130	13	件/千克	A	M	I-2-11
6205901019	丝制非针织其他男式衬衫（含丝70%及以上）	6		130	13	件/千克	A	M	I-2-11
6205901021	丝制其他非针织男式衬衫（棉限内，不带特制领的，含男童8-18号衬衫）	6		130	13	件/千克	A	M	I-2-11
6205901029	丝制其他非针织其他男式衬衫（棉限内）	6		130	13	件/千克	A	M	I-2-11
6205901031	丝制其他非针织男式衬衫（羊毛限内，不带特制领的，含男童8-18号衬衫）	6		130	13	件/千克	A	M	I-2-11
6205901039	丝制其他非针织其他男式衬衫（羊毛限内）	6		130	13	件/千克	A	M	I-2-11
6205901041	丝制非针织男式衬衫（化纤限内，不带特制领的，含男童8-18号衬衫）	6		130	13	件/千克	A	M	I-2-11
6205901049	丝制其他非针织其他男式衬衫（化纤限内）	6		130	13	件/千克	A	M	I-2-11
6205901091	未列名丝制非针织男式衬衫（含丝70%以下，不带特制领的，含男童8-18号衬衫）	6		130	13	件/千克	A	M	I-2-11
6205901099	未列名丝制非针织其他男式衬衫（含丝70%以下）	6		130	13	件/千克	A	M	I-2-11
6205902000	羊毛或动物细毛制男式衬衫（含男童8-18号衬衫）	6		100	13	件/千克	A	M	I-2-11
6205909011	其他纺织材料制男式衬衫（棉限内，不带特制领的，含男童8-18号衬衫）	6		100	13	件/千克	A	M	I-2-11
6205909019	其他纺织材料制其他男式衬衫（棉纤限内）	6		100	13	件/千克	A	M	I-2-11
6205909021	其他纺织材料制男式衬衫（羊毛限内，不带特制领的，含男童8-18号衬衫）	6		100	13	件/千克	A	M	I-2-11
6205909029	其他纺织材料制其他男式衬衫（羊毛限内）	6		100	13	件/千克	A	M	I-2-11
6205909031	其他纺织材料制男式衬衫（化纤限内，不带特制领的，含男童8-18号衬衫）	6		100	13	件/千克	A	M	I-2-11
6205909039	其他纺织材料制其他男式衬衫（化纤限内）	6		100	13	件/千克	A	M	I-2-11
6205909091	未列名纺织材料制男式衬衫（不带特制领的，含男童8-18号衬衫）	6		100	13	件/千克	A	M	I-2-11
6205909099	未列名纺织材料制其他男式衬衫	6		100	13	件/千克	A	M	I-2-11
6206100011	丝及绢丝制女式衬衫（棉限内，成人及7-16号女童衬衫）	6		130	13	件/千克	A	M	I-2-11
6206100019	丝及绢丝制其他女童衬衫（棉限内）	6		130	13	件/千克	A	M	I-2-11
6206100021	丝及绢丝制女式衬衫（羊毛限内，成人及7-16号女童衬衫）	6		130	13	件/千克	A	M	I-2-11
6206100029	丝及绢丝制其他女童衬衫（羊毛限内）	6		130	13	件/千克	A	M	I-2-11
6206100031	丝及绢丝制女式衬衫（化纤限内，成人及7-16号女童衬衫）	6		130	13	件/千克	A	M	I-2-11
6206100039	丝及绢丝制其他女童衬衫（化纤限内）	6		130	13	件/千克	A	M	I-2-11
6206100041	丝制女成人及7-16号女童衬衫（含丝70%及以上）	6		130	13	件/千克	A	M	I-2-11
6206100049	其他丝及绢丝制女童衬衫（含丝70%及以上）	6		130	13	件/千克	A	M	I-2-11
6206100091	丝制女成人及7-16号女童衬衫（含丝70%以下）	6		130	13	件/千克	A	M	I-2-11
6206100099	其他丝及绢丝制女童衬衫（含丝70%以下）	6		130	13	件/千克	A	M	I-2-11
6206200010	毛制女成人及7-16号女童衬衫	6		130	13	件/千克	A	M	I-2-11
6206200090	其他羊毛或动物细毛制女童衬衫	6		130	13	件/千克	A	M	I-2-11
6206300010	棉制女成人及7-16号女童衬衫	6		90	13	件/千克	A	M	I-2-11
6206300020	棉制女童游戏套装衫（含游戏套装衬衫）	6		90	13	件/千克	A	M	I-2-11
6206300090	其他棉制女式衬衫	6		90	13	件/千克	A	M	I-2-11

商品编码	商品名称及备注	最惠国	暂定税率	普通税率	增值税率	计量单位	监管条件	检验检疫类别	报检特殊单证
6206400011	化学纤维制女成人及女童衬衫（含羊毛或动物细毛36%及以上，成人及7-16号女童衬衫）	8		130	13	件/千克	A	M	I-2-11
6206400019	化学纤维制女成人及女童衬衫（含羊毛或动物细毛36%及以上）	8		130	13	件/千克	A	M	I-2-11
6206400020	化纤制女成人及7-16号女童衬衫	8		130	13	件/千克	A	M	I-2-11
6206400030	化学纤维制女童游戏套装衫	8		130	13	件/千克	A	M	I-2-11
6206400090	其他化学纤维制女式衬衫	8		130	13	件/千克	A	M	I-2-11
6206900010	其他纺织材料制女式衬衫（棉限内）	6		100	13	件/千克	A	M	I-2-11
6206900020	其他纺织材料制女式衬衫（羊毛限内）	6		100	13	件/千克	A	M	I-2-11
6206900091	其他纺织材料制女成人及女童衬衫（女童衬衫指7-16号）	6		100	13	件/千克	A	M	I-2-11
6206900099	其他纺织材料制女成人及女童衬衫	6		100	13	件/千克	A	M	I-2-11
6207110000	棉制男式内裤及三角裤	6		90	13	件/千克	A	M	I-2-11
6207191010	含丝70%及以上男式内裤及三角裤	6		130	13	件/千克	A	M	I-2-11
6207191090	含丝70%以下男式内裤及三角裤	6		130	13	件/千克	A	M	I-2-11
6207192000	化纤制男式内裤及三角裤	6		130	13	件/千克	A	M	I-2-11
6207199010	毛制男式内裤及三角裤	6		100	13	件/千克	A	M	I-2-11
6207199090	其他材料制男式内裤及三角裤	6		100	13	件/千克	A	M	I-2-11
6207210000	棉制男式长睡衣及睡衣裤	6		90	13	件/千克	A	M	I-2-11
6207220000	化纤制男式长睡衣及睡衣裤	6		130	13	件/千克	A	M	I-2-11
6207291011	含丝70%及以上男式长睡衣/睡衣裤（含8-18号男童长睡衣/睡衣裤）	6		130	13	件/千克	A	M	I-2-11
6207291019	含丝70%以下男式长睡衣/睡衣裤（含8-18号男童长睡衣/睡衣裤）	6		130	13	件/千克	A	M	I-2-11
6207291091	其他含丝≥70%男童长睡衣/睡衣裤	6		130	13	件/千克	A	M	I-2-11
6207291099	其他含丝<70%男童长睡衣/睡衣裤	6		130	13	件/千克	A	M	I-2-11
6207299010	毛制男式长睡衣及睡衣裤	6		100	13	件/千克	A	M	I-2-11
6207299091	其他材料制男式长睡衣及睡衣裤（含8-18号男童长睡衣及睡衣裤）	6		100	13	件/千克	A	M	I-2-11
6207299099	其他材料制男童长睡衣及睡衣裤	6		100	13	件/千克	A	M	I-2-11
6207910011	棉制男式内衣式背心	6		90	13	件/千克	A	M	I-2-11
6207910012	棉制男式非内衣式背心（男成人及8-18号男童背心）	6		90	13	件/千克	A	M	I-2-11
6207910019	棉制其他男童非内衣式背心	6		90	13	件/千克	A	M	I-2-11
6207910091	棉制男式浴衣、晨衣及类似品	6		90	13	件/千克	A	M	I-2-11
6207910092	棉制男式睡衣、睡裤（男成人及8-18号男童背心）	6		90	13	件/千克	A	M	I-2-11
6207910099	棉制男式其他内衣（男成人及8-18号男童背心）	6		90	13	件/千克	A	M	I-2-11
6207991011	丝制男式内衣式背心（含丝70%及以上）	6		130	13	件/千克	A	M	I-2-11
6207991019	丝制其他男式内衣式背心	6		130	13	件/千克	A	M	I-2-11
6207991021	丝制男式非内衣式背心（含丝70%及以上）	6		130	13	件/千克	A	M	I-2-11
6207991029	丝制其他男式非内衣式背心	6		130	13	件/千克	A	M	I-2-11
6207991091	丝制男睡衣，浴衣，晨衣及类似品（含丝70%及以上）	6		130	13	件/千克	A	M	I-2-11
6207991099	丝制其他男睡衣，浴衣，晨衣（含类似品）	6		130	13	件/千克	A	M	I-2-11
6207992011	化学纤维制男式内衣式背心	6		130	13	件/千克	A	M	I-2-11
6207992012	化学纤维制男式非内衣式背心（男成人及8-18号男童背心）	6		130	13	件/千克	A	M	I-2-11
6207992019	化学纤维制其他男式非内衣式背心	6		130	13	件/千克	A	M	I-2-11

商品编码	商品名称及备注	最惠国	暂定税率	普通税率	增值税率	计量单位	监管条件	检验检疫类别	报检特殊单证
6207992021	化纤制男式浴衣、晨衣（含羊毛或动物细毛36%及以上，含类似品）	6		130	13	件/千克	A	M	I-2-11
6207992029	其他化纤制男浴衣、晨衣（含类似品）	6		130	13	件/千克	A	M	I-2-11
6207992091	化纤制男睡衣、睡裤（含类似品）	6		130	13	件/千克	A	M	I-2-11
6207992099	化纤制男式其他内衣（含类似品）	6		130	13	件/千克	A	M	I-2-11
6207999011	毛制男式内衣背心	6		100	13	件/千克	A	M	I-2-11
6207999012	毛制男式非内衣式背心（男成人及8-18号男童背心）	6		100	13	件/千克	A	M	I-2-11
6207999013	毛制其他男式非内衣式背心	6		100	13	件/千克	A	M	I-2-11
6207999019	毛制男睡衣，浴衣，晨衣及类似品	6		100	13	件/千克	A	M	I-2-11
6207999091	其他材料制男式内衣式背心	6		100	13	件/千克	A	M	I-2-11
6207999092	其他材料制男式非内衣式背心	6		100	13	件/千克	A	M	I-2-11
6207999099	其他材料制男睡衣、浴衣、晨衣（含类似品）	6		100	13	件/千克	A	M	I-2-11
6208210000	棉制女式睡衣及睡衣裤	6		90	13	件/千克	A	M	I-2-11
6208220000	化纤制女式睡衣及睡衣裤	6		130	13	件/千克	A	M	I-2-11
6208291010	丝及绢丝≥70%女式睡衣及睡衣裤	6		130	13	件/千克	A	M	I-2-11
6208291090	丝及绢丝<70%女式睡衣及睡衣裤	6		130	13	件/千克	A	M	I-2-11
6208299010	毛制女式睡衣及睡衣裤	6		100	13	件/千克	A	M	I-2-11
6208299090	其他材料制女式睡衣及睡衣裤	6		100	13	件/千克	A	M	I-2-11
6208910010	棉制女式内衣式背心、三角裤等（包括短衬裤）	6		90	13	件/千克	A	M	I-2-11
6208910021	棉制女式非内衣式背心（女成人及7-16号女童背心）	6		90	13	件/千克	A	M	I-2-11
6208910029	棉制其他女式非内衣式背心	6		90	13	件/千克	A	M	I-2-11
6208910090	棉制女式浴衣、晨衣及类似品	6		90	13	件/千克	A	M	I-2-11
6208920010	化纤制女式内衣式背心、三角裤（含短衬裤）	6		130	13	件/千克	A	M	I-2-11
6208920021	化纤制女式非内衣式背心（女成人及7-16号女童背心）	6		130	13	件/千克	A	M	I-2-11
6208920029	化纤制其他女式非内衣式背心	6		130	13	件/千克	A	M	I-2-11
6208920090	化纤制女式浴衣、晨衣及类似品	6		130	13	件/千克	A	M	I-2-11
6208991011	丝制女内衣式背心、三角裤等（含丝及绢丝≥70%，包括短衬裤）	6		130	13	件/千克	A	M	I-2-11
6208991019	丝制女内衣式背心、三角裤等（含丝及绢丝<70%，包括短衬裤）	6		130	13	件/千克	A	M	I-2-11
6208991021	丝制女式非内衣式背心（含丝及绢丝70%及以上）	6		130	13	件/千克	A	M	I-2-11
6208991029	丝制女式非内衣式背心（含丝70%以下）	6		130	13	件/千克	A	M	I-2-11
6208991091	丝制女式浴衣、晨衣及类似品（含丝及绢丝70%及以上）	6		130	13	件/千克	A	M	I-2-11
6208991099	丝制女式浴衣、晨衣及类似品（含丝及绢丝70%以下）	6		130	13	件/千克	A	M	I-2-11
6208999011	毛制女式内衣式背心、三角裤等（包括短衬裤）	6		100	13	件/千克	A	M	I-2-11
6208999012	毛制女式非内衣式背心（女成人及7-16号女童背心）	6		100	13	件/千克	A	M	I-2-11
6208999013	毛制其他女式非内衣式背心	6		100	13	件/千克	A	M	I-2-11
6208999019	毛制女式浴衣、晨衣及类似品	6		100	13	件/千克	A	M	I-2-11
6208999090	其他材料制女式背心、三角裤、短衬裤、浴衣、晨衣及类似品	6		100	13	件/千克	A	M	I-2-11
6209200000	棉制婴儿服装及衣着附件	10	6	90	13	千克	A	M	

商品编码	商品名称及备注	最惠国	暂定税率	普通税率	增值税率	计量单位	监管条件	检验检疫类别	报检特殊单证
6209300010	合成纤维制婴儿手套、袜子（含分指、连指及露指手套，长袜、短袜及其他袜）	10	6	130	13	千克	A	M	
6209300020	合成纤维制婴儿外衣、雨衣、滑雪装（包括夹克类似服装）	10	6	130	13	千克	A	M	
6209300030	合成纤维制婴儿其他服装（含裤子、衬衫、裙衣、睡衣、内衣等）	10	6	130	13	千克	A	M	
6209300090	合成纤维制婴儿衣着附件	10	6	130	13	千克	A	M	
6209901000	羊毛或动物细毛制婴儿服装衣及衣着附件	10	6	130	13	千克	A	M	
6209909000	其他纺织材料制婴儿服装及衣着附件（除棉、合成纤维、羊毛或动物细毛外其他纺织材料制）	10	6	100	13	千克	A	M	
6212101000	化纤制其他胸罩（不论是否针织或钩编）	6		130	13	件/千克	A	M	I-2-11
6212109010	毛制其他胸罩（不论是否针织或钩编）	6		100	13	件/千克	A	M	I-2-11
6212109020	棉制其他胸罩（不论是否针织或钩编）	6		100	13	件/千克	A	M	I-2-11
6212109031	丝制胸罩（不论是否针织或钩编，含丝70%及以上）	6		100	13	件/千克	A	M	I-2-11
6212109039	丝制其他胸罩（不论是否针织或钩编，含丝70%以下）	6		100	13	件/千克	A	M	I-2-11
6212109090	其他纺织材料制其他胸罩（不论是否针织或钩编）	6		100	13	件/千克	A	M	I-2-11
6212201000	化纤制束胸带及腹带（不论是否针织或钩编）	6		130	13	件/千克	A	M	I-2-11
6212209010	毛制束胸带及腹带（不论是否针织或钩编）	6		100	13	件/千克	A	M	I-2-11
6212209020	棉制束腰带及腹带（不论是否针织或钩编）	6		100	13	件/千克	A	M	I-2-11
6212209031	丝制束腰带及腹带（不论是否针织或钩编，含丝70%及以上）	6		100	13	件/千克	A	M	I-2-11
6212209039	丝制束腰带及腹带（不论是否针织或钩编，含丝70%以下）	6		100	13	件/千克	A	M	I-2-11
6212209090	其他材料制束胸带及腹带（不论是否针织或钩编）	6		100	13	件/千克	A	M	I-2-11
6212301000	化纤制紧身胸衣（不论是否针织或钩编）	6		130	13	件/千克	A	M	I-2-11
6212309010	毛制紧身胸衣（不论是否针织或钩编）	6		100	13	件/千克	A	M	I-2-11
6212309020	棉制紧身胸衣（不论是否针织或钩编）	6		100	13	件/千克	A	M	I-2-11
6212309031	丝制紧身胸衣（不论是否针织或钩编，含丝70%及以上）	6		100	13	件/千克	A	M	I-2-11
6212309039	丝制其他紧身胸衣（不论是否针织或钩编，含丝70%以下）	6		100	13	件/千克	A	M	I-2-11
6212309090	其他材料制紧身胸衣（不论是否针织或钩编）	6		100	13	件/千克	A	M	I-2-11

第63章　其他纺织制成品；成套物品；
旧衣着及旧纺织品；碎织物

商品编码	商品名称及备注	最惠国	暂定税率	普通税率	增值税率	计量单位	监管条件	检验检疫类别	报检特殊单证
6301100000	电暖毯	6		100	13	条/千克	A	ML	I-2-11, I-2-01

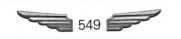

第十二类　鞋、帽、伞、杖、鞭及其零件；
已加工的羽毛及其制品；人造花；人发制品

第 64 章　鞋靴、护腿和类似品及其零件

商品编码	商品名称及备注	最惠国	暂定税率	普通税率	增值税率	计量单位	监管条件	检验检疫类别	报检特殊单证
6403511190	皮革制外底皮革面过脚踝但低于小腿的鞋靴（内底长度小于 24cm，运动用靴除外）	8		100	13	千克 / 双	A	M	
6403519190	皮革制外底的皮革面的鞋靴（过踝）（内底长度小于 24cm，运动用靴除外）	8		100	13	千克 / 双	A	M	
6403911190	其他皮革制面过脚踝但低于小腿的鞋靴（内底 <24cm，橡胶、塑料、再生皮革制外底, 运动用靴除外）	8		100	13	千克 / 双	A	M	
6403919190	其他皮革制面的鞋靴（过踝）（内底 <24cm，橡胶、塑料、再生皮革制外底, 运动用靴除外）	8		100	13	千克 / 双	A	M	

第 65 章　帽类及其零件

商品编码	商品名称及备注	最惠国	暂定税率	普通税率	增值税率	计量单位	监管条件	检验检疫类别	报检特殊单证
6506100090	其他安全帽（不论有无衬里或饰物）	4		100	13	个 / 千克		L	I-2-01, I-2-01-2

第 67 章　已加工羽毛、羽绒及其制品；人造花；人发制品

商品编码	商品名称及备注	最惠国	暂定税率	普通税率	增值税率	计量单位	监管条件	检验检疫类别	报检特殊单证
6701000010	已加工濒危野禽羽毛、羽绒及其制品	8		130	13	千克	AFEB	PQ	I-3-01-3, I-3-01-1, I-3-02

商品编码	商品名称及备注	最惠国	暂定税率	普通税率	增值税率	计量单位	监管条件	检验检疫类别	报检特殊单证
6701000090	其他已加工羽毛、羽绒及其制品（品目 0505 的货品及经加工的羽管及羽轴除外）	8		130	13	千克	AB	PQ	I-3-01-3, I-3-01-1, I-3-02
6702901010	濒危野禽羽毛制花、叶、果实及其制品	8		130	13	千克	AFEB	PQ	I-3-01-3, I-3-02
6702901090	其他羽毛制花、叶、果实及其制品（包括花、叶、果实的零件）	8		130	13	千克	AB	PQ	I-3-01-3, I-3-02

第十三类 石料、石膏、水泥、石棉、云母及类似材料的制品；陶瓷产品；玻璃及其制品

第68章 石料、石膏、水泥、石棉、云母及类似材料的制品

商品编码	商品名称及备注	最惠国	暂定税率	普通税率	增值税率	计量单位	监管条件	检验检疫类别	报检特殊单证
6802230000	经简单切削或锯开的花岗岩及制品（具有一个平面）	10		90	13	千克	A	M	I-5-02
6802931100	花岗岩制石刻墓碑石	15		90	13	千克	A	M	I-5-02
6802931900	其他花岗岩制石刻	15		90	13	千克	A	M	I-5-02
6802939000	其他已加工花岗岩及制品	10		90	13	千克	A	M	I-5-02

第69章 陶瓷产品

商品编码	商品名称及备注	最惠国	暂定税率	普通税率	增值税率	计量单位	监管条件	检验检疫类别	报检特殊单证
6904100000	陶瓷制建筑用砖	15		90	13	千克/千块		L	I-2-01, I-2-01-2
6904900000	陶瓷制铺地砖、支撑或填充用砖（包括类似品）	15		90	13	千克		L	I-2-01, I-2-01-2
6905900000	其他建筑用陶瓷制品（包括烟囱罩通风帽，烟囱衬壁，建筑装饰物）	15		90	13	千克		L	I-2-01, I-2-01-2
6907211000	不论是否矩形，其最大表面积以可置入边长小于7厘米的方格的贴面砖、铺面砖，包括炉面砖及墙面砖，但子目6907.30和6907.40所列商品除外（按重量计吸水率不超过0.5%）	7		100	13	千克/平方米		L	I-2-01, I-2-01-2
6907219000	其他贴面砖、铺面砖，包括炉面砖及墙面砖，但子目6907.30和6907.40所列商品除外（按重量计吸水率不超过0.5%）	7		100	13	千克/平方米		L	I-2-01, I-2-01-2

商品编码	商品名称及备注	最惠国	暂定税率	普通税率	增值税率	计量单位	监管条件	检验检疫类别	报检特殊单证
6907301000	不论是否矩形，其最大表面积以可置入边长小于7厘米的方格的镶嵌砖（马赛克）及其类似品，但子目6907.40的货品除外	7		100	13	千克/平方米		L	I-2-01, I-2-01-2
6907309000	其他镶嵌砖（马赛克）及其类似品，但子目6907.40的货品除外	7		100	13	千克/平方米		L	I-2-01, I-2-01-2
6907401000	不论是否矩形，其最大表面积以可置入边长小于7厘米的方格的饰面陶瓷	7		100	13	千克/平方米		L	I-2-01, I-2-01-2
6907409000	其他饰面陶瓷	7		100	13	千克/平方米		L	I-2-01, I-2-01-2
6910900000	陶制脸盆，浴缸及类似卫生器具（包括洗涤槽，抽水马桶，小便池等）	7		100	13	千克/件	A	M	I-2-11, I-3-01-4
6911101100	骨瓷餐具	7		100	13	千克	A	R	I-5-12, I-5-13, I-3-01-3
6911101900	其他瓷餐具	7		100	13	千克	A	R	I-5-12, I-5-13, I-3-01-3
6911102100	瓷厨房刀具	7		100	13	千克	A	R	I-5-12, I-5-13, I-3-01-3
6911102900	其他瓷厨房器具	7		100	13	千克	A	R	I-5-12, I-5-13, I-3-01-3
6912001000	陶餐具	7		100	13	千克	A	R	I-5-12, I-5-13, I-3-01-3
6912009000	陶制厨房器具（包括家用或盥洗用的）	7		100	13	千克	A	R	I-5-12, I-5-13, I-3-01-3

第70章 玻璃及其制品

商品编码	商品名称及备注	最惠国	暂定税率	普通税率	增值税率	计量单位	监管条件	检验检疫类别	报检特殊单证
7007119000	车辆用钢化安全玻璃（规格及形状适于安装在车辆上的）	10		50	13	千克	A	L	I-2-01-1, I-2-01
7007190000	其他钢化安全玻璃	14		50	13	千克/平方米		L	I-2-01, I-2-01-2
7007219000	车辆用层压安全玻璃（规格及形状适于安装在车辆上的）	14		50	13	千克	A	L	I-2-01-1, I-2-01
7007290000	其他层压安全玻璃	14		50	13	千克/平方米		L	I-2-01, I-2-01-2
7008001000	中空或真空隔温、隔音玻璃组件	14		50	13	千克		L	I-2-01-1, I-2-01, I-2-01-2
7008009000	其他多层隔温、隔音玻璃组件	14		50	13	千克		L	I-2-01
7009100000	车辆后视镜（不论是否镶框）	10		100	13	千克		L	I-2-01-1, I-2-01
7009910000	未镶框玻璃镜（包括后视镜）	14		70	13	千克		L	I-2-01-1, I-2-01
7011100000	电灯用未封口玻璃外壳及玻璃零件（未装有配件）	12		80	13	千克			I-5-08
7011201000	显像管玻壳及其零件（未装有配件）	10		35	13	千克	6		I-5-09, I-5-08
7011209000	其他阴极射线管用的未封口玻壳（包括零件，但未装有配件）	10		35	13	千克	6		I-5-09, I-5-08

商品编码	商品名称及备注	最惠国	暂定税率	普通税率	增值税率	计量单位	监管条件	检验检疫类别	报检特殊单证
7011901000	电子管未封口玻璃外壳及玻璃零件（未装有配件）	8		35	13	千克			I-5-08
7011909000	其他类似品用未封口玻璃外壳零件（未装有配件）	14		80	13	千克			I-5-08
7013280000	其他玻璃制高脚杯（玻璃陶瓷制的除外）	7		100	13	千克	A	R	I-5-12, I-5-13, I-3-01-3
7013370000	其他玻璃杯（玻璃陶瓷制的除外）	7		100	13	千克	A	R	I-5-12, I-5-13, I-3-01-3
7013410000	铅晶质玻璃制餐桌、厨房用器皿（(不包括杯子)玻璃陶瓷制的除外）	7		100	13	千克	A	R	I-5-12, I-5-13, I-3-01-3
7013420000	低膨胀系数玻璃制餐桌厨房用器皿（低膨胀系数指温度 0-300℃膨胀系数 < 5×10-6/ 开尔文）	7		100	13	千克	A	R	I-5-12, I-5-13, I-3-01-3
7013490000	其他玻璃制餐桌、厨房用器皿（不包括杯子，玻璃陶瓷制的除外）	7		100	13	千克	A	R	I-5-12, I-5-13, I-3-01-3
7020009100	保温瓶或其他保温容器用玻璃胆	20		100	13	千克/个	A	R	I-5-12, I-5-13, I-3-01-3

第十四类　天然或养殖珍珠、宝石或半宝石、贵金属、包贵金属及其制品；仿首饰；硬币

第71章　天然或养殖珍珠、宝石或半宝石、贵金属、包贵金属及其制品；仿首饰；硬币

商品编码	商品名称及备注	最惠国	暂定税率	普通税率	增值税率	计量单位	监管条件	检验检疫类别	报检特殊单证
7101101100	未分级的天然黑珍珠（不论是否加工，但未制成制品）	21	0	100	13	克	AB	PQ	I-3-01-3, I-3-02
7101101900	其他未分级的天然珍珠（不论是否加工，但未制成制品）	21		100	13	克	AB	PQ	I-3-01-3, I-3-02
7101109100	其他天然黑珍珠（不论是否加工，但未制成制品）	21	0	130	13	克	AB	PQ	I-3-01-3, I-3-02
7101109900	其他天然珍珠（不论是否加工，但未制成制品）	21		130	13	克	AB	PQ	I-3-01-3, I-3-02
7101211001	未分级，未加工的养殖黑珍珠（未制成制品）	21	0	100	13	千克	AB	PQ	I-3-01-3, I-3-02
7101211090	其他未分级，未加工的养殖珍珠（未制成制品）	21		100	13	千克	AB	PQ	I-3-01-3, I-3-02
7101219001	其他未加工的养殖黑珍珠（未制成制品）	21	0	130	13	千克	AB	PQ	I-3-01-3, I-3-02
7101219090	其他未加工的养殖珍珠（未制成制品）	21		130	13	千克	AB	PQ	I-3-01-3, I-3-02

第十五类　贱金属及其制品

第72章　钢铁

商品编码	商品名称及备注	最惠国	暂定税率	普通税率	增值税率	计量单位	监管条件	检验检疫类别	报检特殊单证
7201100000	非合金生铁，按重量计含磷量在0.5%及以下	1	0	8	13	千克	B	N	
7201200000	非合金生铁，按重量计含磷量在0.5%以上	1	0	8	13	千克	B	N	
7201500010	合金生铁	1	0	8	13	千克	B	N	
7201500090	镜铁	1	0	8	13	千克	B	N	
7204100010	符合 GB/T 39733-2020 标准要求的再生钢铁原料	2	0	8	13	千克	A	M	I-2-05
7204100090	其他铸铁废碎料	2		8	13	千克	9A	M	
7204210010	其他符合 GB/T 39733-2020 标准要求的再生钢铁原料	0		8	13	千克	A	M	I-2-05
7204210090	其他不锈钢废碎料	0		8	13	千克	9A	M	
7204290010	其他符合 GB/T 39733-2020 标准要求的再生钢铁原料	0		8	13	千克	A	M	I-2-05
7204290090	其他合金钢废碎料	0		8	13	千克	9A	M	
7204300000	镀锡钢铁废碎料	2		8	13	千克	9		I-4-03, I-1-10, I-4-02, I-2-05
7204410010	符合 GB/T 39733-2020 标准要求的机械加工中产生的再生钢铁原料（机械加工指车，刨，铣，磨，锯，锉，剪，冲加工）	2	0	8	13	千克	A	M	I-2-05
7204410090	其他机械加工中产生的钢铁废料（机械加工指车，刨，铣，磨，锯，锉，剪，冲加工）	2		8	13	千克	9A	M	
7204490010	废汽车压件	0		8	13	千克	9		I-4-03, I-1-10, I-4-02, I-2-05
7204490020	以回收钢铁为主的废五金电器	0		8	13	千克	9		I-4-03, I-1-10, I-4-02, I-2-05
7204490030	符合 GB/T 39733-2020 标准要求的未列名再生钢铁原料	0		8	13	千克	A	M	I-2-05
7204490090	其他未列名钢铁废碎料	0		8	13	千克	9A		I-4-03, I-1-10, I-4-02, I-2-05
7204500000	供再熔的碎料钢铁锭	0		8	13	千克	9		I-4-03, I-1-10, I-4-02, I-2-05
7205100000	生铁、镜铁及钢铁颗粒	2		30	13	千克	B	N	

商品编码	商品名称及备注	最惠国	暂定税率	普通税率	增值税率	计量单位	监管条件	检验检疫类别	报检特殊单证
7205210000	合金钢粉末	2		17	13	千克	B	N	
7205291000	平均粒径小于10微米的铁粉	2		17	13	千克	B	N	
7205299000	其他生铁、镜铁及其他钢铁粉末	2		17	13	千克	B	N	
7206100000	铁及非合金钢锭	2	0	11	13	千克	B	N	
7206900000	其他初级形状的铁及非合金钢	2	0	11	13	千克	B	N	
7207110000	宽度小于厚度两倍的矩形截面钢坯（含碳量小于0.25%）	2	0	11	13	千克	B	N	
7207120010	其他矩形截面的厚度大于400MM的连铸板坯（含碳量小于0.25%（正方形截面除外））	2	0	11	13	千克	B	N	
7207120090	其他矩形截面钢坯（含碳量小于0.25%（正方形截面除外））	2	0	11	13	千克	B	N	
7207190010	其他含碳量小于0.25%的厚度大于400MM的连铸板坯	2	0	11	13	千克	B	N	
7207190090	其他含碳量小于0.25%的钢坯	2	0	11	13	千克	B	N	
7207200010	车轮用连铸圆坯（直径为380MM和450MM，公差±1.2%，含碳量：0.38%-0.85%，含锰量：0.68%-1.2%，含磷量≤0.012%，总氧化物含量≤0.0012%）	2	0	11	13	千克	B	N	
7207200090	其他含碳量不小于0.25%的钢坯	2	0	11	13	千克	B	N	
7218100000	不锈钢锭及其他初级形状产品	2	0	11	13	千克	B	N	
7218910000	矩形截面的不锈钢半制成品（正方形截面除外）	2	0	11	13	千克	B	N	
7218990010	正方形截面的不锈钢半制成品	2	0	11	13	千克	B	N	
7218990090	其他不锈钢半制成品	2	0	11	13	千克	B	N	
7224100000	其他合金钢锭及其他初级形状	2	0	11	13	千克	B	N	
7224901000	粗铸锻件坯（单件重量在10吨及以上）	2	0	11	13	千克	B	N	
7224909010	其他合金钢圆坯，直径≥700mm（其他合金钢锭及其他初级形态的）	2	0	11	13	千克	B	N	
7224909090	其他合金钢坯，直径≥700mm的合金钢圆坯除外（其他合金钢锭及其他初级形态的）	2	0	11	13	千克	B	N	

第73章 钢铁制品

商品编码	商品名称及备注	最惠国	暂定税率	普通税率	增值税率	计量单位	监管条件	检验检疫类别	报检特殊单证
7304111000	不锈钢制215.9mm≤外径≤406.4mm的管道管（石油或天然气无缝钢铁管道管）	5		17	13	千克			I-2-11
7304112000	不锈钢制114.3mm<外径<215.9mm的管道管（石油或天然气无缝钢铁管道管）	5		17	13	千克			I-2-11
7304113000	不锈钢制外径≤114.3mm的管道管（石油或天然气无缝钢铁管道管）	5		17	13	千克			I-2-11
7304119000	其他不锈钢制管道管（石油或天然气无缝钢铁管道管）	5		17	13	千克			I-2-11

商品编码	商品名称及备注	最惠国	暂定税率	普通税率	增值税率	计量单位	监管条件	检验检疫类别	报检特殊单证
7304191000	其他 215.9mm ≤外径≤ 406.4mm 的管道管（石油或天然气无缝钢铁管道管铸铁的除外）	5		17	13	千克			I-2-11
7304192000	其他 114.3mm< 外径 <215.9mm 的管道管（石油或天然气无缝钢铁管道管铸铁的除外）	5		17	13	千克			I-2-11
7304193000	其他外径≤ 114.3mm 的管道管（石油或天然气无缝钢铁管道管铸铁的除外）	5		17	13	千克			I-2-11
7304199000	其他管道管（石油或天然气无缝钢铁管道管铸铁的除外）	5		17	13	千克			I-2-11
7304221000	不锈钢制外径≤ 168.3mm 钻管（钻探石油及天然气用）	4		17	13	千克			I-2-11
7304229000	其他不锈钢制钻管（钻探石油及天然气用）	4		17	13	千克			I-2-11
7304231000	其他外径≤ 168.3mm 钻管（钻探石油及天然气用，铸铁的除外）	4		17	13	千克			I-2-11
7304239000	其他钻管（钻探石油及天然气用铸铁的除外）	4		17	13	千克			I-2-11
7304240000	其他不锈钢制钻探石油及天然气用的套管及导管	4		17	13	千克			I-2-11
7304291000	屈服强度< 552 兆帕的其他钻探石油及天然气用的套管及导管（铸铁的除外）	4		17	13	千克			I-2-11
7304292000	552 兆帕≤屈服强度< 758 兆帕的其他钻探石油及天然气用的套管及导管（铸铁的除外）	4		17	13	千克			I-2-11
7304293000	屈服强度≥ 758 兆帕的其他钻探石油及天然气用的套管及导管（铸铁的除外）	4		17	13	千克			I-2-11
7304311000	冷轧的钢铁制无缝锅炉管（冷拔或冷轧的铁或非合金钢制的，包括内螺纹）	4		17	13	千克			I-2-11
7304312000	冷轧的铁制无缝地质钻管、套管（冷拔或冷轧的铁或非合金钢制的）	8		17	13	千克			I-2-11
7304319000	其他冷轧的铁制无缝圆形截面管（冷拔或冷轧的铁或非合金钢制的）	4		17	13	千克			I-2-11
7304391000	非冷拔或冷轧的铁制无缝锅炉管	4		17	13	千克			I-2-11
7304392000	非冷轧的铁制无缝地质钻管、套管（非冷拔或冷轧的铁或非合金钢制的）	5		17	13	千克			I-2-11
7304399000	非冷轧的铁制其他无缝管（非冷拔或冷轧的铁或非合金钢制的）	4		17	13	千克			I-2-11
7304411000	冷轧的不锈钢制无缝锅炉管（冷拔或冷轧的，包括内螺纹）	8		17	13	千克			I-2-11
7304419000	冷轧的不锈钢制的其他无缝管（冷拔或冷轧的）	8		40	13	千克			I-2-11
7304491000	非冷轧（拔）不锈钢制无缝锅炉管（包括内螺纹）	8		17	13	千克			I-2-11
7304499000	非冷轧的不锈钢制其他无缝管（冷拔或冷轧的除外）	8		40	13	千克			I-2-11
7304511001	高温承压用合金钢无缝钢管（抗拉强度≥ 620MPa、屈服强度≥ 440MPa）（外径在 127mm 以上（含 127mm），化学成分（wt%）中碳（C）的含量≥ 0.07 且≤ 0.13、铬（Cr）的含量≥ 8.5 且≤ 9.5、钼（Mo）的含量≥ 0.3 且≤ 0.6、钨（W）的含量≥ 1.5 且≤ 2.0、抗拉强度≥ 620Mpa、屈服强度≥ 440Mpa）	4		17	13	千克			I-2-11
7304511090	冷轧的其他合金钢无缝锅炉管（冷拔或冷轧的，包括内螺纹）	4		17	13	千克			I-2-11

商品编码	商品名称及备注	最惠国	暂定税率	普通税率	增值税率	计量单位	监管条件	检验检疫类别	报检特殊单证
7304512000	冷轧的其他合金钢无缝地质钻管、套管(冷拔或冷轧的)	4		17	13	千克			I-2-11
7304519001	高温承压用合金钢无缝钢管(抗拉强度≥620MPa、屈服强度≥440MPa)(外径在127mm以上(含127mm),化学成分(wt%)中碳(C)的含量≥0.07且≤0.13、铬(Cr)的含量≥8.5且≤9.5、钼(Mo)的含量≥0.3且≤0.6、钨(W)的含量≥1.5且≤2.0、抗拉强度≥620Mpa、屈服强度≥440Mpa)	4		17	13	千克			I-2-11
7304519090	冷轧的其他合金钢制其他无缝管(冷拔或冷轧的)	4		17	13	千克			I-2-11
7304591001	高温承压用合金钢无缝钢管(抗拉强度≥620MPa、屈服强度≥440MPa)(外径在127mm以上(含127mm),化学成分(wt%)中碳(C)的含量≥0.07且≤0.13、铬(Cr)的含量≥8.5且≤9.5、钼(Mo)的含量≥0.3且≤0.6、钨(W)的含量≥1.5且≤2.0、抗拉强度≥620Mpa、屈服强度≥440Mpa)	4		17	13	千克			I-2-11
7304591090	非冷轧其他合金钢无缝锅炉管(非冷拔或冷轧的)	4		17	13	千克			I-2-11
7304592000	非冷轧其他合金钢无缝地质钻管、套管(冷拔或冷轧的除外)	4		17	13	千克			I-2-11
7304599001	高温承压用合金钢无缝钢管(抗拉强度≥620MPa、屈服强度≥440MPa)(外径在127mm以上(含127mm),化学成分(wt%)中碳(C)的含量≥0.07且≤0.13、铬(Cr)的含量≥8.5且≤9.5、钼(Mo)的含量≥0.3且≤0.6、钨(W)的含量≥1.5且≤2.0、抗拉强度≥620Mpa、屈服强度≥440Mpa)	4		17	13	千克			I-2-11
7304599090	非冷轧其他合金钢制无缝圆形截面管(非冷拔或冷轧的)	4		17	13	千克			I-2-11
7304900000	未列名无缝钢铁管及空心异型材(铸铁除外)	4		17	13	千克			I-2-11
7305110000	纵向埋弧焊接石油、天然气粗钢管(粗钢管指外径超过406.4mm)	7		17	13	千克			I-2-11
7305120000	其他纵向焊接石油、天然气粗钢管(粗钢管指外径超过406.4mm)	3		17	13	千克			I-2-11
7305190000	其他石油、天然气粗钢管(粗钢管指外径超过406.4mm)	7		17	13	千克			I-2-11
7305200000	其他钻探石油、天然气用粗套管(粗套管指外径超过406.4mm)	7		17	13	千克			I-2-11
7305310000	纵向焊接的其他粗钢铁管(粗钢铁管指外径超过406.4mm)	6		30	13	千克			I-2-11
7305390000	其他方法焊接其他粗钢铁管(粗钢铁管指外径超过406.4mm)	6		30	13	千克			I-2-11
7305900000	未列名圆形截面粗钢铁管(粗钢铁管指外径超过406.4mm)	6		30	13	千克			I-2-11
7306110000	不锈钢焊缝石油及天然气管道管	7		17	13	千克			I-2-11
7306190000	非不锈钢焊缝石油及天然气管道管	7		17	13	千克			I-2-11
7306210000	不锈钢焊缝钻探石油及天然气用套管及导管	3		17	13	千克			I-2-11
7306290000	其他钻探石油及天然气用套管及导管	3		17	13	千克			I-2-11

商品编码	商品名称及备注	最惠国	暂定税率	普通税率	增值税率	计量单位	监管条件	检验检疫类别	报检特殊单证
7306900010	多壁式管道（直接与化学品接触表面由特殊耐腐蚀材料制成）	6		30	13	千克/个	3		I-2-11
7306900090	未列名其他钢铁管及空心异型材	6		30	13	千克/个			I-2-11
7309000000	容积＞300升钢铁制盛物容器（容积＞300升的囤、柜、桶、罐、听及类似容器）	8		35	13	千克/个			I-5-08
7310100010	100L＜总容积≤300L的容器（与所处理或盛放的化学品接触表面由特殊耐腐蚀材料制成）	8		40	13	千克/个	3		I-5-08
7310100090	50L≤容积≤300L的其他钢铁制盛物容器（钢铁柜、桶、罐、听及类似容器）	8		40	13	千克/个			I-5-08
7310211000	容积＜50升的焊边或卷边接合钢铁易拉罐及罐体	8		70	13	千克	A	R	I-2-11, I-5-12, I-5-13, I-5-08
7310219000	容积＜50升的其他焊边或卷边接合钢铁罐	8		70	13	千克			I-5-08
7310291000	容积＜50升的其他易拉罐及罐体（焊边或卷边接合的除外）	8		70	13	千克	A	R	I-2-11, I-5-12, I-5-13, I-5-08
7310299000	容积＜50升的其他盛物容器（钢铁柜、桶、罐、听及类似容器）	8		70	13	千克			I-2-11, I-5-12, I-5-13, I-5-08
7311001000	装压缩或液化气的钢铁容器（指零售包装用）	8		70	13	千克	6A	M	I-3-01-4, I-2-12, I-1-16, I-5-09, I-5-08
7311009000	其他装压缩或液化气的容器（指非零售包装用）	8		17	13	千克	6A	M	I-3-01-4, I-2-12, I-1-16, I-5-09, I-5-08
7312100000	非绝缘的钢铁绞股线、绳、缆	4		20	13	千克			I-2-11
7321110000	可使用气体燃料的家用炉灶	7		80	13	千克/个	6	L	I-5-09, I-2-01-2, I-2-01, I-5-08
7321121000	煤油炉	7		80	13	千克/个			I-5-08
7321129000	其他使用液体燃料的家用炉灶	7		80	13	千克/个			I-5-08
7321190000	其他炊事器具及加热板，包括使用固体燃料的	7		80	13	千克/个			I-5-08
7321810000	可使用气体燃料的其他家用器具	7		80	13	千克/个	6		I-5-09, I-5-08
7321820000	使用液体燃料的其他家用器具	7		80	13	千克/个			I-5-08
7321890000	其他器具，包括使用固体燃料的	7		80	13	千克/个			I-5-08
7321900000	非电热家用器具零件	8		80	13	千克			I-5-08
7322110000	非电热铸铁制集中供暖用散热器（包括零件）	8		80	13	千克			I-5-08
7322190000	非电热钢制集中供暖用散热器（包括零件）	8		80	13	千克			I-5-08
7322900000	非电热空气加热器、暖气分布器（包括零件）	8		80	13	千克			I-5-08
7323100000	钢铁丝绒、擦锅器、洗擦用块垫等	7		80	13	千克	A	R	I-5-12, I-5-13, I-3-01-3
7323910000	餐桌、厨房等家用铸铁制器具（包括零件、非搪瓷的）	7		80	13	千克	A	R	I-5-12, I-5-13, I-3-01-3
7323920000	餐桌、厨房等家用铸铁制搪瓷器（包括零件、已搪瓷的）	7		100	13	千克	A	R	I-5-12, I-5-13, I-3-01-3
7323930000	餐桌、厨房等家用不锈钢器具（包括零件、已搪瓷的）	7		80	13	千克	A	R	I-5-12, I-5-13, I-3-01-3
7323941000	面盆，钢铁制，已搪瓷（铸铁的除外）	7		100	13	千克	A	R	I-5-12, I-5-13, I-3-01-3
7323942000	烧锅，钢铁制，已搪瓷（铸铁的除外）	7		100	13	千克	A	R	I-5-12, I-5-13, I-3-01-3
7323949000	其他餐桌、厨房等家用钢铁制搪器（铸铁除外）	7		100	13	千克	A	R	I-5-12, I-5-13, I-3-01-3

商品编码	商品名称及备注	最惠国	暂定税率	普通税率	增值税率	计量单位	监管条件	检验检疫类别	报检特殊单证
7323990000	其他餐桌、厨房等用钢铁器具	7		80	13	千克	A	R	I-5-12, I-5-13, I-3-01-3

第74章 铜及其制品

商品编码	商品名称及备注	最惠国	暂定税率	普通税率	增值税率	计量单位	监管条件	检验检疫类别	报检特殊单证
7404000020	符合标准 GB/T 38470-2019 规定的再生黄铜原料	1.5	0	11	13	千克	A	M	I-2-05
7404000030	符合标准 GB/T 38471-2019 规定的再生铜原料	1.5	0	11	13	千克	A	M	I-2-05
7418101000	擦锅器及洗刷擦光用的块垫、手套（包括类似品，铜制）	7		80	13	千克	A	R	I-5-12, I-5-13, I-3-01-3
7418102000	非电热的铜制家用烹饪器具及其零件	7		80	13	千克	A	R	I-5-12, I-5-13, I-3-01-3
7418109000	其他餐桌厨房等家用铜制器具及其零件	7		80	13	千克	A	R	I-5-12, I-5-13, I-3-01-3

第76章 铝及其制品

商品编码	商品名称及备注	最惠国	暂定税率	普通税率	增值税率	计量单位	监管条件	检验检疫类别	报检特殊单证
7602000020	符合标准 GB/T 38472-2019 规定的再生铸造铝合金原料	1.5	0	14	13	千克	A	M	I-2-05
7603100010	颗粒<500μm 的微细球形铝粉（颗粒均匀，铝含量≥97%）	6		30	13	千克	3A	M	I-2-11, I-5-07
7603100090	其他非片状铝粉	6		30	13	千克	AB	MN	I-5-07
7604210000	铝合金制空心异型材	5	5	30	13	千克			I-2-11
7604299000	其他铝合金制型材、异型材	5	5	30	13	千克			I-2-11
7608201010	外径≤10 厘米的管状铝合金（在293K(20 摄氏度)时的极限抗拉强度能达到 460 兆帕(0.46×109 牛顿/平方米)或更大）	8		30	13	千克	3		I-2-11
7608201090	外径≤10 厘米的其他合金制铝管	8		30	13	千克	3		I-2-11
7608209110	外径>10 厘米，壁厚≤25 毫米的管状铝合金（在293K(20 摄氏度)时的极限抗拉强度能达到 460 兆帕(0.46×109 牛顿/平方米)或更大）	8		30	13	千克	3		I-2-11
7608209190	外径>10 厘米，壁厚≤25 毫米的其他合金制铝管	8		30	13	千克	3		I-2-11
7608209910	外径>10 厘米，其他管状铝合金（在293K(20 摄氏度)时的极限抗拉强度能达到 460 兆帕(0.46×10^9 牛顿/平方米)或更大）	8		30	13	千克	3		I-2-11

商品编码	商品名称及备注	最惠国	暂定税率	普通税率	增值税率	计量单位	监管条件	检验检疫类别	报检特殊单证
7608209990	外径＞10厘米，其他合金制铝管	8		30	13	千克			I-2-11
7611000000	容积＞300升的铝制囤、罐等容器（盛装物料用的，装压缩气体或液化气体的除外）	9		35	13	千克			I-5-08
7612901000	铝制易拉罐及罐体	9		100	13	千克	A	R	I-5-12, I-5-13, I-3-01-3
7612909000	容积≤300升的铝制囤、罐等容器（盛装物料用的，装压缩气体或液化气体的除外）	9		70	13	千克			I-5-08
7613001000	零售包装装压缩、液化气体铝容器（铝及铝合金制）	9		70	13	千克			I-5-08
7613009000	非零售装装压缩、液化气体铝容器（铝及铝合金制）	6		17	13	千克	6		I-5-09, I-5-08
7614100000	带钢芯的铝制绞股线、缆、编带（非绝缘的）	6		20	13	千克			I-2-11
7615101000	擦锅器及洗刷擦光用的块垫、手套（包括类似品，铝制）	7		90	13	千克	A	R	I-5-12, I-5-13, I-3-01-3
7615109010	铝制高压锅	7		90	13	千克	A	R	I-5-12, I-5-13, I-5-08, I-3-01-3
7615109090	其他餐桌厨房等家用铝制器具及其零件	7		90	13	千克	A	R	I-5-12, I-5-13, I-3-01-3

第79章 锌及其制品

商品编码	商品名称及备注	最惠国	暂定税率	普通税率	增值税率	计量单位	监管条件	检验检疫类别	报检特殊单证
7903100000	锌末（包括锌合金）	6		20	13	千克	A	M	I-2-11, I-5-07
7903900010	颗粒＜500μm的锌及其合金（含量≥97%,不论球形，椭球体，雾化，片状，研碎金属燃料）	6		20	13	千克	3A	M	I-2-11, I-5-07
7903900090	其他锌粉及片状粉末	6		20	13	千克	AB	MN	I-5-07

第81章 其他贱金属、金属陶瓷及其制品

商品编码	商品名称及备注	最惠国	暂定税率	普通税率	增值税率	计量单位	监管条件	检验检疫类别	报检特殊单证
8104110000	含镁量≥99.8%的未锻轧镁	6		20	13	千克			I-5-07
8104300010	颗粒＜500μm的镁及其合金（含量≥97%,不论球形，椭球体，雾化，片状，研碎金属燃料）	8		30	13	千克	3		I-5-07
8104901000	锻轧镁	8		30	13	千克			I-5-07
8108202910	颗粒＜500μm的钛及其合金（含量≥97%,不论球形，椭球体，雾化，片状，研碎金属燃料）	3		14	13	千克	3A	M	

商品编码	商品名称及备注	最惠国	暂定税率	普通税率	增值税率	计量单位	监管条件	检验检疫类别	报检特殊单证
8108203000	钛的粉末	3		14	13	千克	4Axy	M	I-2-11, I-5-07
8109210010	颗粒＜500μm的锆及其合金，按重量计铪与锆之比低于1:500(含量≥97%，不论球形，椭球体，雾化，片状，研碎金属燃料)	3		20	13	千克	3A	M	
8109210090	其他未锻轧锆及粉末，按重量计铪与锆之比低于1:500	3		20	13	千克	3A	M	
8109290010	其他颗粒＜500μm的锆及其合金(含量≥97%，不论球形，椭球体，雾化，片状，研碎金属燃料)	3		20	13	千克	3A	M	
8109290090	其他未锻轧锆及粉末	3		20	13	千克	3A	M	
8110102000	锑粉末	3		30	13	千克	4Axy	M	I-2-11, I-5-07
8111001090	未锻轧锰；粉末	3		20	13	千克	4Axy	M	I-2-11, I-5-07
8112120000	未锻轧铍、铍粉末	3		30	13	千克	3A	M	I-2-11, I-5-07
8112310091	未锻轧的铪或粉末，按重量计铪含量超过60%	3		20	13	千克	3A	M	
8112310099	其他未锻轧的铪或粉末	3		20	13	千克	A	M	
8112410010	未锻轧的铼废碎料	3		20	13	千克	49Axy	M	
8112510000	未锻轧铊；铊粉末	3		20	13	千克	AB	MN	I-2-11, I-5-07
8112929010	未锻轧的镓废碎料	3		20	13	千克	39A	M	
8112929090	未锻轧的镓；粉末	3		20	13	千克	3A	M	

第82章　贱金属工具、器具、利口器、餐匙、餐叉及其零件

商品编码	商品名称及备注	最惠国	暂定税率	普通税率	增值税率	计量单位	监管条件	检验检疫类别	报检特殊单证
8201100010	含植物性材料的锹及铲	8		50	9	千克/把	AB	PQ	I-3-01-2, I-3-02
8201300010	含植物性材料的镐、锄、耙	8		50	9	千克/把	AB	PQ	I-3-01-2, I-3-02
8201400010	含植物性材料的砍伐工具(包括斧子、钩刀及类似砍伐工具)	8		50	9	千克/把	AB	PQ	I-3-01-2, I-3-02
8201500010	含植物性材料的单手操作农用剪(包括家禽剪)	8		50	9	千克/把	AB	PQ	I-3-01-2, I-3-02
8201600010	含植物性材料的双手操作农用剪	8		50	9	千克/把	AB	PQ	I-3-01-2, I-3-02
8201901010	含植物性材料的农业、园艺、林业用叉	8		50	9	千克/把	AB	PQ	I-3-01-2, I-3-02
8201909010	含植物性材料的农业、园艺、林业用手工工具	8		50	9	千克/把	AB	PQ	I-3-01-2, I-3-02
8208300000	厨房或食品加工机器用刀及刀片(厨房器具或食品加工机器用)	8		20	13	千克	A	R	I-5-12, I-5-13, I-3-01-3
8210000000	加工调制食品、饮料用手动机械(重量不超过10千克)	8		80	13	千克/台	A	R	I-5-12, I-5-13, I-3-01-3
8211910000	刃面固定的餐刀	7		80	13	千克/把	A	R	I-5-12, I-5-13, I-3-01-3
8214900010	切菜刀等厨房用利口器	7		80	13	千克	A	R	I-5-12, I-5-13, I-3-01-3
8215100000	成套含镀贵金属制厨房或餐桌用具(成套货品，至少其中一件是镀贵金属的)	7		80	13	千克	A	R	I-5-12, I-5-13, I-3-01-3

商品编码	商品名称及备注	最惠国	暂定税率	普通税率	增值税率	计量单位	监管条件	检验检疫类别	报检特殊单证
8215200000	成套的其他厨房或餐桌用具（成套货品，没有一件是镀贵金属的）	7		80	13	千克	A	R	I-5-12, I-5-13, I-3-01-3
8215910000	非成套镀贵金属制厨房或餐桌用具（非成套货品，镀贵金属的）	7		80	13	千克	A	R	I-5-12, I-5-13, I-3-01-3
8215990000	其他非成套的厨房或餐桌用具（非成套货品，没镀贵金属的）	7		80	13	千克	A	R	I-5-12, I-5-13, I-3-01-3

第 83 章 贱金属杂项制品

商品编码	商品名称及备注	最惠国	暂定税率	普通税率	增值税率	计量单位	监管条件	检验检疫类别	报检特殊单证
8303000000	保险箱，柜，保险库的门（及带锁保险储存厨，钱箱，契约箱及类似品）	9		50	13	千克/个			I-2-01

第十六类　机器、机械器具、电气设备及其零件；录音机及放声机、电视图像、声音的录制和重放设备及其零件、附件

第84章　核反应堆、锅炉、机器、机械器具及其零件

商品编码	商品名称及备注	最惠国	暂定税率	普通税率	增值税率	计量单位	监管条件	检验检疫类别	报检特殊单证
8402111000	蒸发量≥900吨/时发电用蒸汽水管锅炉	3		11	13	台/千克	6A	M	I–3–01–4, I–2–12, I–1–16, I–5–09, I–5–08
8402119000	其他蒸发量>45吨/时的蒸汽水管锅炉	10		35	13	台/千克	6A	M	I–3–01–4, I–2–12, I–1–16, I–5–09, I–5–08
8402120010	纸浆厂废料锅炉（蒸发≤45吨/时蒸汽水管锅炉）	5		35	13	台/千克	6A	M	I–3–01–4, I–2–12, I–1–16, I–5–09, I–5–08
8402120090	其他蒸发量未超45吨/时水管锅炉	5		35	13	台/千克	6A	M	I–3–01–4, I–2–12, I–1–16, I–5–09, I–5–08
8402190000	其他蒸汽锅炉（包括混合式锅炉）	5		35	13	台/千克	6A	M	I–3–01–4, I–2–12, I–1–16, I–5–09, I–5–08
8402200000	过热水锅炉	10		35	13	台/千克	6A	M	I–3–01–4, I–2–12, I–1–16, I–5–09, I–5–08
8402900000	蒸汽锅炉及过热水锅炉的零件	2		11	13	千克			I–5–08
8403101000	家用型热水锅炉（但品目8402的货品除外）	8		80	13	台/千克	6A	ML	I–3–01–4, I–2–12, I–1–16, I–5–09, I–2–01, I–5–08
8403109000	其他集中供暖用的热水锅炉（但品目8402的货品除外）	8		80	13	台/千克	6A	M	I–3–01–4, I–2–12, I–1–16, I–5–09, I–5–08
8403900000	集中供暖用热水锅炉的零件	6		80	13	千克			I–5–08
8404101010	使用（可再生）生物质燃料的非水管蒸汽锅炉的辅助设备（例如，节热器、过热器、除灰器、气体回收器）	7	5	35	13	千克	6		I–3–01–4, I–2–12, I–1–16, I–5–09, I–5–08
8404101090	其他蒸汽锅炉、过热水锅炉的辅助设备（例如，节热器、过热器、除灰器、气体回收器）	7		35	13	千克	6		I–3–01–4, I–2–12, I–1–16, I–5–09, I–5–08
8404102000	集中供暖用热水锅炉的辅助设备（例如，节热器、过热器、除灰器、气体回收器）	8	5	80	13	千克	6		I–3–01–4, I–2–12, I–1–16, I–5–09, I–5–08
8404200000	水及其他蒸汽动力装置的冷凝器	8	5	35	13	千克	6		I–3–01–4, I–2–12, I–1–16, I–5–09, I–5–08
8404901000	集中供暖热水锅炉辅助设备的零件	7	5	80	13	千克			I–5–08

商品编码	商品名称及备注	最惠国	暂定税率	普通税率	增值税率	计量单位	监管条件	检验检疫类别	报检特殊单证
8404909010	使用（可再生）生物质燃料的非水管蒸汽锅炉的辅助设备的零件；水蒸汽或其他蒸汽动力装置的冷凝器的零件（编号84041010、84042000所列辅助设备的）	7	5	35	13	千克			I-5-08
8404909090	其他辅助设备用零件（编号84041010、84042000所列辅助设备的）	7		35	13	千克			I-5-08
8405100000	煤气、乙炔及类似水解气体发生器（不论有无净化器）	10		30	13	千克	A	M	I-3-01-4, I-5-08, I-2-05, I-2-12, I-1-16
8405900000	煤气、乙炔等气体发生器的零件	6		30	13	千克			I-5-08
8406811000	40＜功率≤100兆w的其他汽轮机（功率指输出功率）	5		35	13	台/千克			I-2-05
8406812000	100＜功率≤350兆w的其他汽轮机（功率指输出功率）	5		35	13	台/千克			I-2-05
8406813000	功率超过350兆w的其他汽轮机（功率指输出功率）	6		11	13	台/千克			I-2-05
8406820000	功率不超过40兆w的其他汽轮机（功率指输出功率）	5		35	13	台/千克			I-2-05
8406900000	汽轮机用的零件	2		11	13	千克			I-5-08
8407310000	排气量≤50cc往复式活塞引擎(87章所列车辆用的点燃往复式活塞发动机,不超过50cc)	10		35	13	台/千克	y4xA6	M	I-5-09
8407320000	50＜排气量≤250cc往复式活塞引擎（第87章所列车辆用的点燃往复式活塞发动机）	10		35	13	台/千克	y4xA6	M	I-5-09
8407330000	250＜排气量≤1000cc往复式活塞引擎（第87章所列车辆的点燃往复式活塞发动机）	10		70	13	台/千克	A6	M	I-5-09
8407341000	1000＜排气量≤3000cc车辆的往复式活塞引擎（第87章所列车辆的点燃往复式活塞发动机）	10		70	13	台/千克	A6	M	I-5-09
8407342010	排气量≥5.9升的天然气发动机（第87章所列车辆用的点燃往复式活塞发动机）	10		35	13	台/千克	6		I-2-11, I-5-09
8407342090	其他超3000cc车用往复式活塞引擎（第87章所列车辆用的点燃往复式活塞发动机）	10		35	13	台/千克	6		I-2-11, I-5-09
8407901000	沼气发动机	10		35	13	台/千克			I-2-05, I-5-09
8407909010	转速＜3600r/min汽油发动机（发电机用、立式输出轴汽油发动机除外）	18		35	13	台/千克			I-2-05, I-5-09
8407909020	转速＜4650r/min汽油发动机（品目8426、8428-8430所列机械用、立式输出轴汽油发动机除外）	18		35	13	台/千克			I-2-05, I-5-09
8407909031	叉车用汽油发动机（800r/min≤转速≤3400r/min）（立式输出轴汽油发动机除外）	18	9	35	13	台/千克			I-2-05, I-5-09
8407909039	其他转速＜4650r/min汽油发动机（品目8427所列机械用、立式输出轴汽油发动机除外）	18		35	13	台/千克			I-2-05, I-5-09
8407909040	立式输出轴汽油发动机（非第87章所列车辆用其他往复式活塞发动机）	18	9	35	13	台/千克			I-2-05, I-5-09
8407909090	其他往复或旋转式活塞内燃引擎（非第87章所列车辆用其他点燃往复式或旋转式活塞发动机）	18		35	13	台/千克			I-2-05, I-5-09

商品编码	商品名称及备注	最惠国	暂定税率	普通税率	增值税率	计量单位	监管条件	检验检疫类别	报检特殊单证
8408100000	船舶用柴油发动机（指压燃式活塞内燃发动机）	5		11	13	台/千克			I-5-09
8408201001	输出功率在441千瓦及以上的柴油发动机（600马力）	9	4	14	13	台/千克	6		I-5-09
8408201010	功率≥132.39kw 拖拉机用柴油机	9		14	9	台/千克	6		I-5-09
8408201090	功率≥132.39kw 其他用柴油机（指87章车辆用压燃式活塞内燃发动机(132.39kw=180马力)）	9		14	13	台/千克	6		I-5-09
8408209010	功率< 132.39kw 拖拉机用柴油机	25		35	9	台/千克	6		I-5-09
8408209090	功率<132.39kw 其他用柴油机（指第87章车辆用压燃式活塞内燃发动机）	25		35	13	台/千克	6		I-5-09
8408901000	机车用柴油发动机（压燃式活塞内燃发动机）	6		11	13	台/千克			I-2-05, I-5-09
8408909111	功率≤14kw 农业用单缸柴油机（非87章车辆用压燃式活塞内燃发动机(14kw=19.05马力)）	5		35	9	台/千克			I-2-05, I-5-09
8408909119	功率≤14kw 农业用柴油发动机（非87章车辆用压燃式活塞内燃发动机(14kw=19.05马力)）	5		35	9	台/千克			I-2-05, I-5-09
8408909191	功率≤14kw 其他用单缸柴油机（非87章车辆用压燃式活塞内燃发动机(14kw=19.05马力)）	5		35	13	台/千克			I-2-05, I-5-09
8408909199	功率≤14kw 其他用柴油发动机（非87章车辆用压燃式活塞内燃发动机(14kw=19.05马力)）	5		35	13	台/千克			I-2-05, I-5-09
8408909210	转速< 4650r/min 柴油发动机,14<功率<132.39kw(品目8426-8430所列工程机械用)	8		35	13	台/千克			I-2-05, I-5-09
8408909220	14<功率<132.39kw 的农业用柴油机（非87章车辆用压燃式活塞内燃发动机(1kw=1.36马力)）	8		35	9	台/千克			I-2-05, I-5-09
8408909230	16<功率<132.39kw 的两用物项管制的无人机专用柴油机（非87章车辆用压燃式活塞内燃发动机(1kw=1.36马力)）	8		35	13	台/千克	3		I-2-05, I-5-09
8408909290	14<功率<132.39kw 的其他用柴油机（非87章车辆用压燃式活塞内燃发动机(1kw=1.36马力)）	8		35	13	台/千克			I-2-05, I-5-09
8408909310	功率≥132.39kw 的农业用柴油机（非87章用压燃式活塞内燃发动机(132.39kw=180马力)）	5		14	9	台/千克			I-2-05, I-5-09
8408909320	功率≥132.39kw 两用物项管制的无人机专用柴油发动机（非87章用压燃式活塞内燃发动机(132.39kw=180马力)）	5		14	13	台/千克	3		I-2-05, I-5-09
8408909390	功率≥132.39kw 其他用柴油发动机（非87章用压燃式活塞内燃发动机(132.39kw=180马力)）	5		14	13	台/千克			I-2-05, I-5-09
8409919100	电控燃油喷射装置（指专用于或主要用于点燃式活塞内燃发动机的）	5		35	13	千克/套			I-5-08, I-2-05
8409919920	废气再循环(EGR)装置（专用或主要用于内燃发动机）	5		35	13	千克			I-5-08, I-2-05
8409919930	连杆（专用或主要用于内燃发动机）	5		35	13	千克			I-5-08
8409919940	喷嘴（专用或主要用于内燃发动机）	5		35	13	千克			I-5-08

商品编码	商品名称及备注	最惠国	暂定税率	普通税率	增值税率	计量单位	监管条件	检验检疫类别	报检特殊单证
8409919950	气门摇臂（专用或主要用于内燃发动机）	5		35	13	千克			I-5-08
8409919990	其他点燃式活塞内燃发动机用零件	5		35	13	千克			I-5-08
8409991000	其他船舶发动机专用零件	5		11	13	千克			I-5-08
8409992000	其他机车发动机专用零件	2		11	13	千克			I-5-08
8409999100	其他功率≥132.39kw 发动机的专用零件（132.39kw=180 马力）	2		11	13	千克			I-5-08
8409999990	其他发动机的专用零件（指品目 8407 或 8408 所列的其他发动机）	8		35	13	千克			I-5-08
8410110000	功率≤1 千 kw 的水轮机及水轮	8		35	13	台/千克			I-2-05
8410120000	功率 1 千 kw-1 万 kw 的水轮机及水轮（指超过 1000kw，但不超过 10000kw 的）	8		35	13	台/千克			I-2-05
8410131000	功率＞3 万 kw 冲击式水轮机及水轮	8		35	13	台/千克			I-2-05
8410132000	功率＞35000kw 贯流水轮机及水轮	8		35	13	台/千克			I-2-05
8410133000	功率＞200000kw 水泵式水轮机及水轮	8		35	13	台/千克			I-2-05
8410139000	功率＞10000kw 的其他水轮机及水轮	8		35	13	台/千克			I-2-05
8410901000	水轮机及水轮的调节器	6		35	13	千克/套			I-5-08, I-2-05
8410909000	水轮机及水轮的其他零件（不包括调节器）	6		35	13	千克			I-5-08
8411111010	两用物项管制的无人机专用涡轮风扇发动机，功率大于 16 千瓦，且推力≤25 千牛顿	1		11	13	台/千克	3		I-5-08
8411111090	其他涡轮风扇发动机推力≤25 千牛顿	1		11	13	台/千克	3		I-5-08
8411119010	功率＞16kw 两用物项管制的无人机专用涡轮喷气发动机（推力不超过 25 千牛顿）	1		11	13	台/千克	3		I-5-08
8411119090	其他涡轮喷气发动机（推力不超过 25 千牛顿）	1		11	13	台/千克			I-5-08
8411121010	两用物项管制的无人机专用涡轮风扇发动机，功率大于 16 千瓦，且推力＞25 千牛顿	1		11	13	台/千克	3		I-5-08
8411121090	涡轮风扇发动机推力＞25 千牛顿	1		11	13	台/千克	3		I-5-08
8411129010	小型燃烧率高轻型涡轮喷气发动机（推力大于或等于 90 千牛顿的涡轮喷气发动机）	1		11	13	台/千克	3		I-5-08
8411129020	功率＞16kw 两用物项管制的无人机专用小型燃烧率高轻型涡轮喷气发动机（推力大于或等于 90 千牛顿的涡轮喷气发动机）	1		11	13	台/千克	3		I-5-08
8411129090	其他涡轮喷气发动机（推力超过 25 千牛顿）	1		11	13	台/千克			I-5-08
8411210010	16KW＜功率≤1100kw 的两用物项管制的无人机专用涡轮螺桨发动机	2		11	13	台/千克	3		I-5-08
8411210090	功率≤1100kw 的其他涡轮螺桨发动机	2		11	13	台/千克			I-5-08
8411221010	1100＜功率≤2238kw 两用物项管制的无人机专用涡轮螺桨引擎	2		11	13	台/千克	3		I-5-08
8411221090	1100＜功率≤2238kw 其他涡轮螺桨引擎	2		11	13	台/千克			I-5-08

商品编码	商品名称及备注	最惠国	暂定税率	普通税率	增值税率	计量单位	监管条件	检验检疫类别	报检特殊单证
8411222010	2238 <功率≤ 3730kw 两用物项管制的无人机专用涡轮螺桨引擎	2		11	13	台 / 千克	3		I-5-08
8411222090	2238 <功率≤ 3730kw 其他涡轮螺桨引擎	2		11	13	台 / 千克			I-5-08
8411223010	功率＞ 3730kw 两用物项管制的无人机专用涡轮螺桨引擎	2		11	13	台 / 千克	3		I-5-08, I-2-05
8411223090	功率＞ 3730kw 其他涡轮螺桨引擎	2		11	13	台 / 千克			I-5-08, I-2-05
8411810001	涡轮轴航空发动机，不包括 8411810002、8411810003 所列商品（功率≤ 5000kw）	15	1	35	13	台 / 千克			I-2-05
8411810002	两用物项管制的无人机专用涡轮轴航空发动机（16KW<功率≤ 5000KW）（功率≤ 5000kw）	15		35	13	台 / 千克	3		I-2-05
8411810010	功率≥ 3500kw 的涡轮轴发动机（航空发动机除外）	15	3	35	13	台 / 千克			I-2-05
8411810090	功率≤ 5000kw 的其他燃气轮机	15		35	13	台 / 千克			I-2-05
8411820000	功率＞ 5000kw 的其他燃气轮机	3		35	13	台 / 千克			I-2-05
8411910000	涡轮喷气或涡轮螺桨发动机用零件	1		11	13	千克			I-5-08
8411991010	涡轮轴航空发动机用零件	5	1	35	13	千克			I-5-08
8411991090	其他涡轮轴发动机用零件	5		35	13	千克			I-5-08
8411999000	其他燃气轮机用零件	5		35	13	千克			I-5-08
8412101010	冲压喷气发动机（包括超燃冲压喷气发动机）	3		11	13	台 / 千克	3		I-5-08
8412101020	脉冲喷气发动机	3		11	13	台 / 千克	3		I-5-08
8412101030	组合循环发动机	3		11	13	台 / 千克	3		I-5-08
8412109000	非航空、航天器用喷气发动机（涡轮喷气发动机除外）	10		35	13	台 / 千克			I-5-08
8412291000	液压马达	10		35	13	台 / 千克			I-5-08
8412299090	其他液压动力装置	14		35	13	台 / 千克			I-5-08
8412310001	三坐标测量机用平衡气缸	14	7	35	13	台 / 千克			I-5-08
8412310090	其他直线作用的气压动力装置（气压缸）	14		35	13	台 / 千克			I-5-08
8412800090	其他发动机及动力装置	10		35	13	台 / 千克			I-5-08
8412901010	燃烧调节装置（冲压或脉冲喷气发动机的）	2		11	13	千克	3		I-5-08
8412901020	火箭发动机的壳体	2		11	13	千克	3		I-5-08
8412901090	航空、航天器用喷气发动机的零件（涡轮喷气发动机的零件，编号 8412901010 除外）	2		11	13	千克			I-5-08
8412909010	风力发动机零件	8	5	35	13	千克			I-5-08
8412909090	其他发动机及动力装置的零件	8		35	13	千克			I-5-08
8413110000	分装燃料或润滑油的泵，用于加油站或车库（其装有或可装计量装置）	10	6	30	13	台 / 千克			I-5-08
8413190000	其他装有或可装计量装置的泵	10	6	30	13	台 / 千克			I-5-08
8413200000	手泵（但子目 841311 或 841319 的货品除外）	10		30	13	台 / 千克			I-5-08
8413302100	180 马力及以上发动机用燃油泵（活塞式内燃发动机用的）	3		30	13	台 / 千克			I-5-08
8413302900	其他燃油泵（活塞式内燃发动机用的）	3		30	13	台 / 千克			I-5-08
8413303000	润滑油泵（活塞式内燃发动机用的）	3		30	13	台 / 千克			I-5-08
8413309000	冷却剂泵（活塞式内燃发动机用的）	3		30	13	台 / 千克			I-5-08

商品编码	商品名称及备注	最惠国	暂定税率	普通税率	增值税率	计量单位	监管条件	检验检疫类别	报检特殊单证
8413400000	混凝土泵	8		30	13	台/千克			I-2-05
8413501010	农业用气动往复式排液泵	10		40	9	台/千克			I-5-08
8413501020	气动式耐腐蚀波纹或隔膜泵（流量大于0.6m3/h，接触表面由特殊耐腐蚀材料制成）	10		40	13	台/千克	3		I-5-08
8413501090	其他非农业用气动往复式排液泵	10		40	13	台/千克			I-5-08
8413502010	农业用电动往复式排液泵	10		40	9	台/千克			I-5-08
8413502020	电动式耐腐蚀波纹或隔膜泵（流量大于0.6m3/h，接触表面由特殊耐腐蚀材料制成）	10		40	13	台/千克	3		I-5-08
8413502030	电动往复式排液多重密封泵（两用物项管制）	10		40	13	台/千克			I-5-08
8413502090	其他非农业用电动往复式排液泵	10		40	13	台/千克			I-5-08
8413503101	农业用柱塞泵	10	6	40	9	台/千克			I-5-08
8413503190	其他非农业用柱塞泵	10	6	40	13	台/千克			I-5-08
8413503901	其他农业用液压往复式排液泵	10		40	9	台/千克			I-5-08
8413503920	液压式耐腐蚀波纹或隔膜泵（流量大于0.6m3/h，接触表面由特殊耐腐蚀材料制成）	10		40	13	台/千克	3		I-5-08
8413503990	其他非农业用液压往复式排液泵	10		40	13	台/千克			I-5-08
8413509010	其他农用往复式排液泵	10		40	9	台/千克			I-5-08
8413509020	其他耐腐蚀波纹或隔膜泵（流量大于0.6m3/h，接触表面由特殊耐腐蚀材料制成）	10		40	13	台/千克	3		I-5-08
8413509090	其他非农用往复式排液泵	10		40	13	台/千克			I-5-08
8413602101	农业用电动齿轮泵（回转式排液泵）	10	6	40	9	台/千克			I-5-08
8413602110	电动齿轮多重密封泵（非农业用回转式排液泵）	10	6	40	13	台/千克	3		I-5-08
8413602190	其他非农业用电动齿轮泵（回转式排液泵，多重密封泵除外）	10	6	40	13	台/千克			I-5-08
8413602201	农业用回转式液压油泵（输入转速>2000r/min，输入功率>190kw，最大流量>2*280 L/min）	10	3	40	9	台/千克			I-5-08
8413602202	非农业用回转式液压油泵（输入转速>2000r/min，输入功率>190kw，最大流量>2*280 L/min）	10	3	40	13	台/千克			I-5-08
8413602210	其他农业用液压齿轮泵（回转式排液泵）	10	6	40	9	台/千克			I-5-08
8413602220	液压齿轮多重密封泵（非农业用回转式排液泵）	10	6	40	13	台/千克	3		I-5-08
8413602290	其他非农业用液压齿轮泵（回转式排液泵，多重密封泵除外）	10	6	40	13	台/千克			I-5-08
8413602901	其他农业用齿轮泵（回转式排液泵）	10		40	9	台/千克			I-5-08
8413602990	其他非农业用齿轮泵（回转式排液泵）	10		40	13	台/千克			I-5-08
8413603101	农业用电动叶片泵（回转式排液泵）	10		40	9	台/千克			I-5-08
8413603110	电动叶片多重密封泵（非农业用回转式排液泵）	10		40	13	台/千克	3		I-5-08
8413603120	出口管制高压水炮用的电动叶片泵	10		40	13	台/千克	3		I-5-08
8413603190	其他非农业用电动叶片泵（回转式排液泵，多重密封泵除外）	10		40	13	台/千克			I-5-08
8413603201	农业用液压叶片泵（回转式排液泵）	10	6	40	9	台/千克			I-5-08

商品编码	商品名称及备注	最惠国	暂定税率	普通税率	增值税率	计量单位	监管条件	检验检疫类别	报检特殊单证
8413603210	液压叶片多重密封泵（非农业用回转式排液泵）	10	6	40	13	台/千克	3		I-5-08
8413603290	其他非农业用液压叶片泵（回转式排液泵，多重密封泵除外）	10	6	40	13	台/千克			I-5-08
8413603901	其他农业用叶片泵（回转式排液泵）	10	6	40	9	台/千克			I-5-08
8413603902	出口管制高压水炮用的其他叶片泵	10	6	40	13	台/千克	3		I-5-08
8413603990	其他非农业用叶片泵（回转式排液泵）	10	6	40	13	台/千克			I-5-08
8413604001	农业用螺杆泵（回转式排液泵）	10	6	40	9	台/千克			I-5-08
8413604010	螺杆多重密封泵（非农业用回转式排液泵）	10		40	13	台/千克	3		I-5-08
8413604090	其他非农业用螺杆泵（回转式排液泵，多重密封泵除外）	10		40	13	台/千克			I-5-08
8413605001	农业用径向柱塞泵（回转式排液泵）	10	6	40	9	台/千克			I-5-08
8413605090	其他非农业用径向柱塞泵（回转式排液泵）	10	6	40	13	台/千克			I-5-08
8413606001	农业用轴向柱塞泵（回转式排液泵）	10	6	40	9	台/千克			I-5-08
8413606090	其他非农业用轴向柱塞泵（回转式排液泵）	10	6	40	13	台/千克			I-5-08
8413609010	农业用其他回转式排液泵	10		40	9	台/千克			I-5-08
8413609090	其他回转式排液泵	10		40	13	台/千克			I-5-08
8413701010	农业用其他离心泵（转速在10000转/分及以上）	8		40	9	台/千克			I-5-08
8413701020	液体推进剂用泵（转速≥10000转/分，出口压力≥7000千帕的）	8		40	13	台/千克	3		I-5-08
8413701030	离心泵多重密封泵（两用物项管制）	8		40	13	台/千克	3		I-5-08
8413701090	其他非农用离心泵（转速在10000转/分及以上）	8		40	13	台/千克			I-5-08
8413709110	农业用电动潜油泵及潜水电泵（转速在10000转/分以下）	8		40	9	台/千克			I-5-08
8413709190	其他非农业用电动潜油泵及潜水电泵（转速在10000转/分以下）	8		40	13	台/千克			I-5-08
8413709910	其他农业用离心泵（转速在10000转/分以下）	8		40	9	台/千克			I-5-08
8413709920	一次冷却剂泵（全密封驱动泵，有惯性质量系统的泵，及鉴定为NC-1泵等）	8		40	13	台/千克	3		I-5-08
8413709930	转速小于10000转/分的离心式屏蔽泵（流量大于0.6m3/h,接触表面由特殊耐腐蚀材料制成）	8		40	13	台/千克	3		I-5-08
8413709940	转速小于10000转/分的离心式磁力泵（流量大于0.6m3/h,接触表面由特殊耐腐蚀材料制成）	8		40	13	台/千克	3		I-5-08
8413709950	液体推进剂用泵（8000＜转速＜10000转/分，出口压力≥7000千帕的）	8		40	13	台/千克	3		I-5-08
8413709960	其他离心泵多重密封泵（两用物项管制）	8		40	13	台/千克	3		I-5-08
8413709990	其他非农业用离心泵（转速在10000转/分以下）	8		40	13	台/千克			I-5-08
8413810010	农业用其他液体泵	8		40	9	台/千克			I-5-08
8413810020	生产重水用多级泵（专门为利用氢—氢交换法生产重水而设计或制造的多级泵）	8		40	13	台/千克	3		I-5-08

商品编码	商品名称及备注	最惠国	暂定税率	普通税率	增值税率	计量单位	监管条件	检验检疫类别	报检特殊单证
8413810090	其他非农用液体泵	8		40	13	台/千克			I-5-08
8413820000	液体提升机	8		30	13	台/千克			I-5-08, I-2-05
8413910000	泵用零件	5		30	13	千克			I-5-08
8413920000	液体提升机用零件	6		30	13	千克			I-5-08
8414100010	耐腐蚀真空泵（流量大于5m3/h，接触表面由特殊耐腐蚀材料制成）	8		30	13	台/千克	3		I-2-05
8414100020	真空泵（抽气口≥38cm，速度≥15m^3/s，产生<10^-4 托极限真空度）	8		30	13	台/千克	3		I-2-05
8414100030	能在含UF6气氛中使用的真空泵（用耐UF6腐蚀的材料制成或保护。这些泵可以是旋转式或正压式，可有排代式密封和碳氟化合物密封并且可以有特殊工作流体存在）	8		30	13	台/千克	3		I-2-05
8414100040	专门设计或制造的抽气能力≥5m3/min的真空泵（专用于同位素气体扩散浓缩）	8		30	13	台/千克	3		I-2-05
8414100050	能在含UF6气氛中使用的真空泵（耐UF6腐蚀的，也可用氟碳密封和特殊工作流体）	8		30	13	台/千克	3		I-2-05
8414100090	其他真空泵	8		30	13	台/千克			I-2-05
8414200000	手动或脚踏式空气泵	8		30	13	台/千克			I-2-05
8414301100	电动机额定功率≤0.4kw冷藏或冷冻箱用压缩机	8		80	13	台/千克	A	LM	I-2-01-1, I-5-01, I-2-11, I-2-01, I-2-05, I-5-10
8414301200	其他电驱动冷藏或冷冻箱用压缩机（指电动机额定功率>0.4kw,但≤5kw)	8		80	13	台/千克	A	LM	I-2-01-1, I-5-01, I-2-11, I-2-01, I-2-05, I-5-10
8414301300	电动机额定功率>0.4kw，但≤5kw的空调器用压缩机	8		80	13	台/千克	A	LM	I-2-01-1, I-5-01, I-2-11, I-2-01, I-2-05
8414301400	电动机额定功率>5kw的空调器用压缩机	8		80	13	台/千克			I-5-01, I-2-05, I-5-10
8414301500	电动机额定功率>5kw的冷冻或冷藏设备用压缩机	8		30	13	台/千克			I-5-01, I-2-05, I-5-10
8414301900	电动机驱动其他用于制冷设备的压缩机	8		30	13	台/千克	A	LM	I-2-01-1, I-5-01, I-2-11, I-2-01, I-2-05
8414309000	非电动机驱动的制冷设备用压缩机	8		80	13	台/千克			I-2-05
8414400000	装在拖车底盘上的空气压缩机	8		30	13	台/千克			I-2-05
8414511000	功率≤125w的吊扇（本身装有一个输出功率不超过125w的电动机）	6		130	13	台/千克	A	LM	I-2-11, I-2-01, I-5-08, I-2-01-2
8414512000	其他功率≤125w的换气扇（装有一输出功率≤125w电动机）	6		130	13	台/千克	A	LM	I-2-11, I-2-01, I-5-08, I-2-01-2
8414513000	功率≤125w有旋转导风轮的风扇（本身装有一个输出功率不超过125w的电动机）	6		130	13	台/千克		L	I-2-11, I-2-01, I-5-08, I-2-01-2
8414519100	功率≤125w的台扇（本身装有一个输出功率不超过125w的电动机）	6		130	13	台/千克	A	LM	I-2-11, I-2-01, I-5-08, I-2-01-2
8414519200	功率≤125w的落地扇（本身装有一个输出功率不超过125w的电动机）	6		130	13	台/千克	A	LM	I-2-11, I-2-01, I-5-08, I-2-01-2
8414519300	功率≤125w的壁扇（本身装有一个输出功率不超过125w的电动机）	6		130	13	台/千克	A	LM	I-2-11, I-2-01, I-5-08, I-2-01-2
8414519900	其他功率≤125w其他风机、风扇(本身装有一个输出功率不超过125w的电动机）	6		130	13	台/千克		L	I-2-11, I-2-01, I-5-08, I-2-01-2

商品编码	商品名称及备注	最惠国	暂定税率	普通税率	增值税率	计量单位	监管条件	检验检疫类别	报检特殊单证
8414591000	其他吊扇（电动机输出功率超过125w的）	8		30	13	台/千克	A	LM	I-2-11, I-2-01, I-5-08, I-2-01-2
8414592000	其他换气扇（电动机输出功率超过125w的）	8		30	13	台/千克	A	LM	I-2-11, I-2-01, I-5-08, I-2-01-2
8414593000	其他离心通风机	8		30	13	台/千克			I-2-05
8414599010	罗茨式鼓风机	8		30	13	台/千克			I-2-11, I-2-05
8414599020	吸气≥1m3UF6/min的耐UF6腐蚀的鼓风机（出口压力高达500千帕，设计成在UF6环境中长期运行。这种鼓风机的压力比为10:1或更低，用耐UF6的材料制成或用这种材料进行保护）	8		30	13	台/千克	3		I-2-11, I-2-05
8414599030	吸气≥2m3/min的耐UF6腐蚀鼓风机（轴向离心式或正排量鼓风机，压力比在1.2:1和6:1之间）	8		30	13	台/千克	3		I-2-11, I-2-05
8414599040	吸气≥56m3/s的鼓风机（用于循环硫化氢气体的单级、低压头离心式鼓风机）	8		30	13	台/千克	3		I-2-11, I-2-05
8414599050	电子产品散热用轴流风扇	8		30	13	台/千克			I-2-11, I-5-08
8414599060	专门或主要用于微处理器、电信设备、自动数据处理设备或装置的散热扇	0		30	13	台/千克			I-5-08
8414599091	其他台扇、落地扇、壁扇（电动机输出功率超过125w的）	8		30	13	台/千克	A	ML	I-5-08, I-2-01
8414599099	其他风机、风扇	8		30	13	台/千克		L	I-2-01, I-5-08
8414601000	抽油烟机（指罩的平面最大边长不超过120厘米，装有风扇的）	8	6	130	13	台/千克		L	I-2-01, I-5-08, I-2-01-2
8414609014	吸收塔（两用物项管制，罩的最大边长≤120厘米）	8		130	13	台/千克	3		I-5-08, I-2-05
8414609015	带有风扇的高效空气粒子过滤单元的封闭洁净设备（高效空气粒子过滤单元（HEPA），罩的最大边长≤120厘米）	8		130	13	台/千克	3		I-5-08, I-2-05
8414801000	燃气轮机用的自由活塞式发生器	8		50	13	台/千克			I-5-08
8414802000	二氧化碳压缩机	7		30	13	台/千克			I-2-05
8414803001	乘用车机械增压器	7	5	30	13	台/千克			I-5-08
8414803090	发动机用增压器	7		30	13	台/千克			I-5-08
8414804100	螺杆空压机	7		30	13	台/千克			I-2-05
8414804910	吸气≥1m3UF6/min的耐UF6腐蚀压缩机（出口压力高达500千帕，设计成在UF6环境中长期运行。这种压缩机的压力比为10:1或更低，用耐UF6的材料制成或用这种材料进行保护）	7		30	13	台/千克	3		I-2-05
8414804920	MLIS用UF6/载气压缩机（能在UF6环境中长期操作UF6/载气混合气压缩机）	7		30	13	台/千克	3		I-2-05
8414804930	吸气≥56m3/s的压缩机（用于循环硫化氢气体的单级、低压头离心式压缩机）	7		30	13	台/千克	3		I-2-05
8414804940	吸气≥2m3/min的耐UF6腐蚀压缩机（轴向离心式或正排量压缩机，压力比在1.2:1和6:1之间）	7		30	13	台/千克	3		I-2-05
8414804990	其他空气及气体压缩机	7		30	13	台/千克			I-2-05

商品编码	商品名称及备注	最惠国	暂定税率	普通税率	增值税率	计量单位	监管条件	检验检疫类别	报检特殊单证
8414809054	其他吸收塔（两用物项管制）	7		30	13	台/千克	3		I-2-05
8414809055	其他带有风扇的高效空气粒子过滤单元的封闭洁净设备（高效空气粒子过滤单元（HEPA））	7		30	13	台/千克	3		I-2-05
8414901100	压缩机进、排气阀片（用于制冷设备的）	8	5	80	13	千克			I-5-08
8414901900	84143011--3014 及 84143090 的零件（指 84143011-3014 及 84143090 所列机器的其他零件）	8	5	80	13	千克			I-5-08
8414902000	编号 84145110 至 84145199 及 84146000 机器零件（指上述编号内的吊扇换气扇等，还包括编号 84146000 机器零件）	7		130	13	千克			I-5-08
8414909010	分子泵（气体离心机的静态部件，专门设计或制造的内部有已加工或挤压的螺纹槽和已加工的腔的泵体。）	7	4	30	13	千克	3		I-5-08
8414909090	品目 8414 其他未列名零件	7	4	30	13	千克			I-5-08
8415101000	独立式空气调节器，窗式、壁式、置于天花板或地板上的（装有电扇及调温、调湿装置，包括不能单独调湿的空调器）	8		130	13	台/千克	A	LM	I-5-01, I-2-01, I-5-08, I-2-05, I-2-01-2
8415102100	制冷量≤4千大卡/时分体式空调，窗式、壁式、置于天花板或地板上的（装有电扇及调温、调湿装置，包括不能单独调湿的空调器）	8		130	13	台/千克	A	LM	I-5-01, I-2-01, I-5-08, I-2-05, I-2-01-2
8415102210	4000 大卡/时＜制冷量≤12046 大卡/时（14000W）分体式空调，窗式、壁式、置于天花板或地板上的（装有电扇及调温、调湿装置，包括不能单独调湿的空调器）	8		90	13	台/千克	A	LM	I-5-01, I-2-01, I-5-08, I-2-05, I-2-01-2
8415102290	其他制冷量＞12046 大卡/时（14000W）分体式空调，窗式、壁式、置于天花板或地板上的（装有电扇及调温、调湿装置，包括不能单独调湿的空调器）	8		90	13	台/千克	A	LM	I-5-01, I-2-01, I-5-08, I-2-05, I-2-01-2
8415200000	机动车辆上供人使用的空气调节器（指机动车辆上供人使用的空气调节器）	10		110	13	台/千克			I-5-01, I-5-08, I-2-05
8415811000	制冷量≤4千大卡/时热泵式空调器（装有制冷装置及一个冷热循环换向阀的）	8		130	13	台/千克	A	LM	I-5-01, I-2-01, I-5-08, I-2-05, I-2-01-2
8415812001	4000 大卡/时＜制冷量≤12046 大卡/时（14000W）热泵式空调器（装有制冷装置及一个冷热循环换向阀的）	10		90	13	台/千克	A	LM	I-5-01, I-2-01, I-2-05, I-5-10, I-2-01-2
8415812090	其他制冷量＞12046 大卡/时（14000W）热泵式空调器（装有制冷装置及一个冷热循环换向阀的）	10		90	13	台/千克	A	LM	I-5-01, I-2-01, I-2-05, I-5-10, I-2-01-2
8415821000	制冷量≤4千大卡/时的其他空调器（仅装有制冷装置，而无冷热循环装置的）	8		130	13	台/千克	A	LM	I-5-01, I-2-01, I-5-08, I-2-05, I-2-01-2
8415822001	4000 大卡＜制冷量≤12046 大卡/时（14000W）的其他空调（仅装有制冷装置，而无冷热循环装置的）	10		90	13	台/千克	A	LM	I-5-01, I-2-01, I-2-05, I-5-10, I-2-01-2

商品编码	商品名称及备注	最惠国	暂定税率	普通税率	增值税率	计量单位	监管条件	检验检疫类别	报检特殊单证
8415822090	其他制冷量＞12046 大卡/时(14000W)的其他空调(仅装有制冷装置,而无冷热循环装置的)	10		90	13	台/千克	A	LM	I-5-01, I-2-01, I-2-05, I-5-10, I-2-01-2
8415830000	未装有制冷装置的空调器	8		90	13	台/千克			I-2-11, I-5-08, I-2-05
8415901000	其他制冷量≤4千大卡/时空调的零件(指编号84151010、84151021、84158110、84158210所列设备的零件)	8	6	130	13	千克			I-5-08
8415909000	其他制冷量＞4千大卡/时空调的零件(指84151022、84152000、84158120、84158220、84158300所列设备的零件)	8	6	90	13	千克			I-5-08
8416900000	炉用燃烧器、机械加煤机等的零件(包括机械炉篦、机械出灰器及类似装置用的零件)	6		35	13	千克			I-5-08
8417100000	矿砂、金属的焙烧、熔化用炉(含烘箱及黄铁矿的焙烧、溶化或其他热处理用炉及烘箱)	10		35	13	台/千克	6		I-5-09
8417200000	面包房用烤炉及烘箱等(包括做饼干用的)	10		35	13	台/千克	A	R	I-5-12, I-5-13, I-5-08, I-3-01-3, I-2-05
8417801000	炼焦炉	10		35	13	台/千克	6		I-5-09
8417802000	放射性废物焚烧炉	5		35	13	台/千克	6		I-5-09
8417803000	水泥回转窑	10		35	13	台/千克			I-2-05
8417804000	石灰石分解炉	10		35	13	台/千克			I-2-05
8417805000	垃圾焚烧炉	10	5	35	13	台/千克	6		I-5-09
8417809010	平均温度＞1000℃的耐腐蚀焚烧炉(为销毁管制化学品或化学弹药用)	10		35	13	台/千克	36		I-5-09
8417809090	其他非电热的工业用炉及烘箱(包括实验室用炉、烘箱和焚烧炉)	10		35	13	台/千克	6		I-5-09
8417901000	海绵铁回转窑的零件	7		35	13	千克			I-5-08
8417902000	炼焦炉的零件	7		35	13	千克			I-5-08
8417909010	垃圾焚烧炉和放射性废物焚烧炉的零件	7	5	35	13	千克			I-5-08
8417909090	其他非电热工业用炉及烘箱的零件(包括实验室用炉及烘箱的零件和焚烧炉零件)	7		35	13	千克			I-5-08
8418101000	容积＞500升冷藏-冷冻组合机(各自装有单独外门或抽屉,或其组合的)	9		100	13	台/千克	A	LM	I-5-01, I-2-01, I-2-05, I-5-10, I-2-01-2
8418102000	200＜容积≤500升冷藏冷冻组合机(各自装有单独外门或抽屉,或其组合的)	8		130	13	台/千克	A	LM	I-5-01, I-2-01, I-2-05, I-5-10, I-2-01-2
8418103000	容积≤200升冷藏-冷冻组合机(各自装有单独外门或抽屉,或其组合的)	8		130	13	台/千克	A	LM	I-5-01, I-2-01, I-2-05, I-5-10, I-2-01-2
8418211000	容积＞150升压缩式家用型冷藏箱	8		130	13	台/千克	A	LMR	I-5-01, I-5-12, I-5-13, I-2-01, I-3-01-3, I-5-10, I-2-01-2, I-2-05
8418212000	压缩式家用型冷藏箱(50＜容积≤150升)	8		130	13	台/千克	A	LMR	I-5-01, I-5-12, I-5-13, I-2-01, I-3-01-3, I-5-10, I-2-01-2, I-2-05
8418213000	容积≤50升压缩式家用型冷藏箱	8		130	13	台/千克	A	LMR	I-5-01, I-5-12, I-5-13, I-2-01, I-3-01-3, I-5-10, I-2-01-2, I-2-05

商品编码	商品名称及备注	最惠国	暂定税率	普通税率	增值税率	计量单位	监管条件	检验检疫类别	报检特殊单证
8418291000	半导体制冷式家用型冷藏箱	8		130	13	台/千克	A	LMR	I-5-01, I-5-12, I-5-13, I-2-01, I-5-08, I-3-01-3, I-2-01-2, I-2-05
8418292000	电气吸收式家用型冷藏箱	8		130	13	台/千克	A	LR	I-5-01, I-5-12, I-5-13, I-2-01, I-5-08, I-3-01-3, I-2-01-2, I-2-05
8418299000	其他家用型冷藏箱	8		130	13	台/千克	A	LMR	I-5-01, I-5-12, I-5-13, I-2-01, I-3-01-3, I-5-10, I-2-01-2, I-2-05
8418301000	制冷温度≤-40℃的柜式冷冻箱（客积不超过800升）	9		50	13	台/千克	A	ML	I-5-01, I-5-10, I-2-05, I-2-01
8418302100	制冷温度>-40℃大的其他柜式冷冻箱（大的指容积>500升，但≤800升）	9		100	13	台/千克	A	L	I-5-01, I-2-05, I-2-01, I-2-01-2
8418302900	制冷温度>-40℃小的其他柜式冷冻箱（小的指容积≤500升）	8		130	13	台/千克	A	LM	I-5-01, I-2-01, I-5-10, I-2-01-2, I-2-05
8418401000	制冷温度≤-40℃的立式冷冻箱（容积≤900升）	9		50	13	台/千克	A	ML	I-5-01, I-5-10, I-2-05, I-2-01
8418402100	制冷温度>-40℃大的立式冷冻箱（大的指容积>500升，但≤900升）	9		100	13	台/千克	A	L	I-5-01, I-5-10, I-2-05, I-2-01, I-2-01-2
8418402900	制冷温度>-40℃小的立式冷冻箱（小的指容积≤500升）	8		130	13	台/千克	A	LM	I-5-01, I-2-01, I-5-10, I-2-01-2, I-2-05
8418500000	装有冷藏或冷冻装置的其他设备，用于存储及展示（包括柜、箱、展示台、陈列箱及类似品）	9		100	13	台/千克	A	LM	I-5-01, I-2-01, I-5-10, I-2-01-2, I-2-05
8418612010	压缩式制冷机组的热泵（介质为氢、氦的可冷却到≤23K且排热>150W）	9		90	13	台/千克	3		I-2-05
8418612090	其他压缩式热泵，品目8415的空气调节器除外	9		90	13	台/千克			I-2-05
8418619000	其他热泵，品目8415的空气调节器除外	9		130	13	台/千克			I-2-05
8418692010	其他压缩式制冷设备（介质为氢或氦，可冷却到≤23K且排热>150W）	9		90	13	台/千克	3		I-2-05
8418692090	其他制冷机组	9		90	13	台/千克			I-2-05
8418699010	带制冷装置的发酵罐（不发散气溶胶，且容积大于20升）	9		130	13	台/千克	3		I-5-08
8418699020	制冰机、冰激凌机	9		130	13	台/千克			I-2-05
8418699090	其他制冷设备	9		130	13	台/千克			I-2-05, I-5-08
8418910000	冷藏或冷冻设备专用的特制家具	9		130	13	千克			I-5-08
8418991000	制冷机组及热泵用零件	9	6	90	13	千克			I-5-08
8418999100	制冷温度≤-40℃冷冻设备零件	9	6	50	13	千克			I-5-08
8418999200	制冷温度>-40℃大冷藏设备零件（大仅指容积超过500升的冷藏或冷冻设备用的零件）	9	6	100	13	千克			I-5-08
8418999910	耐腐蚀冷凝器(20平方米>换热面积>0.15平方米)	9	6	130	13	千克	3		I-5-08, I-2-05
8418999990	品目8418其他制冷设备用零件	9	6	130	13	千克			I-5-08
8419110000	非电热燃气快速热水器	8		100	13	台/千克	A	ML	I-2-11, I-5-08, I-2-01
8419120000	太阳能热水器	8	5	100	13	台/千克	A	LM	I-2-01
8419190000	其他非电热的快速或贮备式热水器	8		100	13	台/千克	A	M	
8419200000	医用或实验室用其他消毒器具	4		30	13	台/千克	A	M	I-3-01-4, I-5-08, I-2-12, I-1-16
8419391000	微空气流动陶瓷坯件干燥器	9		30	13	台/千克			I-5-08, I-2-05

商品编码	商品名称及备注	最惠国	暂定税率	普通税率	增值税率	计量单位	监管条件	检验检疫类别	报检特殊单证
8419399020	其他烟丝烘干机	9		30	13	台/千克	O		I-2-05
8419399030	其他干燥箱（具有与三级生物安全柜类似标准）	9		30	13	台/千克	3		I-2-05
8419399050	其他污泥干燥机（冷冻式、喷雾式除外）	9	5	30	13	台/千克			I-2-05
8419399090	其他用途的干燥器	9		30	13	台/千克			I-2-05
8419401000	提净塔	10		30	13	台/千克	A	R	I-3-01-4, I-5-12, I-5-13, I-3-01-3, I-2-05, I-2-12, I-1-16
8419402000	精馏塔	10		30	13	台/千克	A	R	I-3-01-4, I-5-12, I-5-13, I-3-01-3, I-2-05, I-2-12, I-1-16
8419409010	氢－低温蒸馏塔（温度≤-238℃，压力为0.5-5兆帕，内径≥1米等条件）	10		30	13	台/千克	3		I-3-01-4, I-2-05, I-2-12, I-1-16
8419409020	耐腐蚀蒸馏塔（内径大于0.1米，接触表面由特殊耐腐蚀材料制成）	10		30	13	台/千克	3		I-3-01-4, I-2-05, I-2-12, I-1-16
8419409090	其他蒸馏或精馏设备	10		30	13	台/千克			I-3-01-4, I-5-11, I-2-05, I-2-12, I-1-16
8419500010	热交换器（专用于核反应堆的一次冷却剂回路的）	10		30	13	台/千克	3		I-2-05
8419500020	蒸汽发生器（专用于核反应堆内生成的热量输送到进水以产生蒸汽的）	10		30	13	台/千克	3		I-2-05
8419500030	冷却UF6的热交换器（专门设计或制造的用耐UF6材料制成或保护的热交换器，在压差为100kPa下渗透压力变化率小于10Pa/h）	10		30	13	台/千克	3		I-3-01-4, I-2-05, I-2-12, I-1-16
8419500040	冷却气体用热交换器（用耐UF6腐蚀材料制成或加以保护的）	10		30	13	台/千克	3		I-3-01-4, I-2-05, I-2-12, I-1-16
8419500050	耐腐蚀热交换器（0.15平方米<换热面积<20平方米）	10		30	13	台/千克	3A	M	I-3-01-4, I-2-05, I-2-12, I-1-16
8419500060	用氟聚合物制造的、入口管和出口管内径不超过3厘米的热交换装置	0		30	13	台/千克	A	M	I-3-01-4, I-2-05, I-2-12, I-1-16
8419500090	其他热交换装置	10		30	13	台/千克	A	M	I-3-01-4, I-2-05, I-2-12, I-1-16
8419601100	制氧机（制氧量在15000立方米/小时及以上）	12		30	13	台/千克	A	M	I-3-01-4, I-2-05, I-2-12, I-1-16
8419601900	其他制氧机（制氧量在15000立方米/小时以下）	13		30	13	台/千克	A	M	I-3-01-4, I-2-05, I-2-12, I-1-16
8419609010	液化器（将来自级联的UF6气体压缩并冷凝成液态UF6）	10		30	13	台/千克	3		I-3-01-4, I-5-11, I-2-05, I-2-12, I-1-16
8419609020	通过冷凝分离和去除污染物的气体液化设备	10	5	30	13	台/千克	A	M	I-3-01-4, I-2-05, I-2-12, I-1-16
8419609090	其他液化空气或其他气体用的机器	10		30	13	台/千克	A	M	I-3-01-4, I-2-05, I-2-12, I-1-16
8419810000	加工热饮料，烹调，加热食品的机器	10	8	30	13	台/千克	A	LMR	I-5-12, I-5-13, I-2-01, I-5-08, I-5-11, I-3-01-3, I-2-01-2
8419891000	加氢反应器	0		30	13	台/千克			I-3-01-4, I-2-05, I-2-12, I-1-16
8419899010	带加热装置的发酵罐（不发散气溶胶，且容积大于20升）	0		30	13	台/千克	3		I-3-01-4, I-2-05, I-2-12, I-1-16
8419899021	凝华器（或冷阱）（从扩散级联中取出UF6并可再蒸发转移）	0		30	13	台/千克	3		I-3-01-4, I-2-05, I-2-12, I-1-16

商品编码	商品名称及备注	最惠国	暂定税率	普通税率	增值税率	计量单位	监管条件	检验检疫类别	报检特殊单证
8419899022	低温制冷设备（能承受 –120℃ 或更低的温度）	0		30	13	台/千克	3A	M	I–3–01–4, I–2–05, I–2–12, I–1–16
8419899023	UF6 冷阱（能冻结分离出 UF6 的冷阱）	0		30	13	台/千克	3		I–3–01–4, I–2–05, I–2–12, I–1–16
8419899090	其他利用温度变化处理材料的机器（包括类似的实验室设备）	0		30	13	台/千克	A	M	I–3–01–4, I–2–05, I–2–12, I–1–16
8419901000	热水器用零件	0		100	13	千克			I–5–08
8419909000	品目 8419 的机器设备用零件（其他利用温度变化处理材料的机器等用零件）	4		30	13	千克			I–5–08
8420100001	织物轧光机	8	6	30	13	台/千克			I–5–08, I–2–05
8420100020	专门或主要用于印刷电路板基板或印刷电路制造的滚压机（加工金属或玻璃用的除外）	0		30	13	台/千克			I–5–08, I–2–05
8420100090	其他砑光机或滚压机器（加工金属或玻璃用的除外）	8		30	13	台/千克			I–2–05
8420910000	砑光机或其他滚压机器的滚筒	8		30	13	个/千克			I–5–08
8420990000	砑光机或其他滚压机的未列名零件	8		30	13	千克			I–5–08
8421110000	奶油分离器	8		30	13	台/千克	A	R	I–5–12, I–5–13, I–3–01–3, I–2–05
8421121000	干衣量不超过 10 千克的离心干衣机	7		70	13	台/千克		L	I–2–01, I–5–08, I–2–01–2
8421129000	干衣量大于 10 千克的离心干衣机	8		30	13	台/千克			I–5–08
8421191000	脱水机	10	6	30	13	台/千克		L	I–2–01, I–5–08, I–2–01–2, I–2–05
8421192000	固液分离机	10		30	13	台/千克			I–2–05
8421199020	液 – 液离心接触器（为化学交换过程的铀浓缩而专门设计或制造的）	10		30	13	台/千克	3		I–5–08, I–2–05
8421199030	离心分离器，包括倾析器（不发散气溶胶、可对致病性微生物进行连续分离的）	10		30	13	台/千克	3		I–5–08, I–2–05
8421199090	其他离心机及离心干燥机	10		30	13	台/千克			I–5–08, I–2–05
8421211000	家用型过滤或净化水的机器及装置	7	5	63	13	台/千克	A	R	I–5–12, I–5–13, I–5–08, I–3–01–3
8421219100	船舶压载水处理设备	5		50	13	台/千克			I–5–08
8421219910	喷灌设备用叠式净水过滤器	5	1	50	13	台/千克			I–5–08, I–2–05
8421219920	船舶压载水处理设备用过滤器	5	2	50	13	台/千克			I–5–08, I–2–05
8421219990	其他非家用型过滤或净化水的装置	5		50	13	台/千克			I–5–08, I–2–05
8421220000	过滤或净化饮料的机器及装置（过滤或净化水的装置除外）	8		40	13	台/千克	A	R	I–5–12, I–5–13, I–5–08, I–5–11, I–3–01–3, I–2–05
8421230000	内燃发动机的滤油器	8		40	13	个/千克			I–5–08
8421291010	用氟聚合物制造的厚度不超过 140 微米的过滤膜或净化膜的压滤机	0		40	13	个/千克			I–5–08, I–2–05
8421291090	其他压滤机	5		40	13	个/千克			I–5–08, I–2–05
8421299010	用氟聚合物制造的厚度不超过 140 微米的过滤膜或净化膜的其他液体过滤或净化机器及装置	0		40	13	个/千克			I–5–08, I–2–05
8421299040	液体截流过滤设备（可连续分离致病性微生物、毒素和细胞培养物）	5		40	13	个/千克	3		I–5–08, I–2–05
8421299090	其他液体的过滤、净化机器及装置	5		40	13	个/千克			I–5–08, I–2–05
8421310000	内燃发动机的进气过滤器	10		40	13	个/千克			I–5–08
8421391000	家用型气体过滤、净化机器及装置	7	5	100	13	个/千克			I–5–08

商品编码	商品名称及备注	最惠国	暂定税率	普通税率	增值税率	计量单位	监管条件	检验检疫类别	报检特殊单证
8421392110	装备不锈钢外壳、入口管和出口管内径不超过 1.3 厘米的工业用静电除尘器	0		40	13	个 / 千克			I-5-08, I-2-05
8421392190	其他工业用静电除尘器	5		40	13	个 / 千克			I-5-08, I-2-05
8421392210	装备不锈钢外壳、入口管和出口管内径不超过 1.3 厘米的工业用袋式除尘器	0		40	13	个 / 千克			I-5-08, I-2-05
8421392290	其他工业用袋式除尘器	5		40	13	个 / 千克			I-5-08, I-2-05
8421392310	装备不锈钢外壳、入口管和出口管内径不超过 1.3 厘米的工业用旋风式除尘器	0		40	13	个 / 千克			I-5-08, I-2-05
8421392390	其他工业用旋风式除尘器	5		40	13	个 / 千克			I-5-08, I-2-05
8421392410	装备不锈钢外壳、入口管和出口管内径不超过 1.3 厘米的电袋复合除尘器	0		40	13	个 / 千克			I-5-08, I-2-05
8421392490	其他电袋复合除尘器	5		40	13	个 / 千克			I-5-08, I-2-05
8421392910	装备不锈钢外壳、入口管和出口管内径不超过 1.3 厘米的其他工业用除尘器	0		40	13	个 / 千克			I-5-08, I-2-05
8421392990	其他工业用除尘器	5		40	13	个 / 千克			I-5-08, I-2-05
8421394010	装备不锈钢外壳、入口管和出口管内径不超过 1.3 厘米的烟气脱硫装置	0		40	13	个 / 千克			I-5-08, I-2-05
8421394090	其他烟气脱硫装置	5		40	13	个 / 千克			I-5-08, I-2-05
8421395010	装备不锈钢外壳、入口管和出口管内径不超过 1.3 厘米的烟气脱硝装置	0		40	13	个 / 千克			I-5-08, I-2-05
8421395090	其他烟气脱硝装置	5		40	13	个 / 千克			I-5-08, I-2-05
8421399010	装备不锈钢外壳、入口管和出口管内径不超过 1.3 厘米的其他气体过滤或净化机器及装置	0		40	13	个 / 千克			I-5-08, I-2-05
8421399090	其他气体过滤、净化机器及装置	5		40	13	个 / 千克			I-5-08, I-2-05
8421911000	干衣量 ≤ 10 千克离心干衣机零件	0		70	13	千克			I-5-08
8421919090	其他离心机用零件	0		30	13	千克			I-5-08
8421991000	家用型过滤、净化装置用零件	7	5	100	13	千克			I-5-08
8421999010	用氟聚合物制造的厚度不超过 140 微米的过滤膜或净化膜的液体过滤或净化机器及装置的零件；装备不锈钢外壳、入口管和出口管内径不超过 1.3 厘米的气体过滤或净化机器及装置的零件	0		40	13	千克			I-5-08
8421999090	其他过滤、净化装置用零件	5		40	13	千克			I-5-08
8422190000	非家用型洗碟机	8		90	13	台 / 千克			I-5-08, I-2-05
8422200000	瓶子及其他容器的洗涤或干燥机器	8		35	13	台 / 千克			I-5-08, I-2-05
8422301010	乳品加工用自动化灌装设备	12	8	45	13	台 / 千克	A	R	I-5-12, I-5-13, I-5-11, I-3-01-3, I-2-05
8422301090	其他饮料及液体食品灌装设备	12		45	13	台 / 千克	A	R	I-5-12, I-5-13, I-5-11, I-3-01-3, I-2-05
8422302100	全自动水泥灌包机	8		45	13	台 / 千克			I-2-05
8422302900	其他水泥包装机	8		45	13	台 / 千克			I-2-05
8422303001	全自动无菌灌装生产线用包装机（加工速度 ≥ 20000 只 / 小时）	8	6	35	13	台 / 千克	A	R	I-5-12, I-5-13, I-3-01-3, I-2-05
8422303090	其他包装机	8		35	13	台 / 千克	A	R	I-5-12, I-5-13, I-5-08, I-3-01-3, I-2-05

商品编码	商品名称及备注	最惠国	暂定税率	普通税率	增值税率	计量单位	监管条件	检验检疫类别	报检特殊单证
8422309001	全自动无菌灌装生产线用贴吸管机（加工速度 ≥ 22000 只 / 小时）	8	6	35	13	台 / 千克	A	R	I-5-12, I-5-13, I-3-01-3, I-2-05
8422309010	充装设备（两用物项管制）	8		35	13	台 / 千克	3		I-5-08, I-3-01-3, I-2-05
8422309090	其他瓶、罐、箱、袋或其他容器的封口、密封、贴标签的机器；其他瓶、罐、管、筒或类似容器的包封机器；饮料充气机	8		35	13	台 / 千克	A	R	I-5-12, I-5-13, I-3-01-3, I-2-05
8422400010	半导体检测分选编带机	8	5	35	13	台 / 千克			I-2-05
8422400090	其他包装或打包机器（包括热缩包装机器）	8		35	13	台 / 千克			I-2-05
8423100000	体重计、婴儿秤及家用秤	6		80	13	台 / 千克			I-5-08
8423201000	输送带上连续称货的电子皮带秤	0		80	13	台 / 千克			I-5-08
8423209000	输送带上连续称货的其他秤	10		80	13	台 / 千克			I-5-08
8423301010	以电子方式称重的定量包装秤	0		80	13	台 / 千克			I-5-08
8423301090	其他定量包装秤	10		80	13	台 / 千克			I-5-08
8423302000	定量分选秤	10		80	13	台 / 千克			I-5-08
8423303010	以电子方式称重的配料秤	0		80	13	台 / 千克			I-5-08
8423303090	其他配料秤	10		80	13	台 / 千克			I-5-08
8423309010	以电子方式称重的恒定秤，库秤及其他包装秤，分选秤	0		80	13	台 / 千克			I-5-08
8423309090	其他恒定秤，库秤及其他包装秤，分选秤	10		80	13	台 / 千克			I-5-08
8423811000	最大称量 ≤ 30 千克的计价秤	0		80	13	台 / 千克			I-5-08
8423812000	最大称量 ≤ 30 千克的弹簧秤	10		80	13	台 / 千克			I-5-08
8423819010	其他以电子方式称重的衡器，最大称量不超过 30 千克	0		80	13	台 / 千克			I-5-08
8423819090	最大称量 ≤ 30 千克的其他衡器	10		80	13	台 / 千克			I-5-08
8423821010	其他以电子方式称重的地中衡，最大称量大于 30 千克但不超过 5000 千克，但对车辆称重的衡器除外	0		80	13	台 / 千克			I-5-08
8423821090	30 < 最大称量 ≤ 5000kg 的其他地中衡	10		80	13	台 / 千克			I-5-08
8423829010	其他以电子方式称重的衡器，最大称量大于 30 千克但不超过 5000 千克，但对车辆称重的衡器除外	0		80	13	台 / 千克			I-5-08
8423829090	30 < 最大称量 ≤ 5000kg 的其他衡器	10		80	13	台 / 千克			I-5-08
8423891010	其他以电子方式称重的地中衡，最大称量超过 5000 千克，但对车辆称重的衡器除外	0		80	13	台 / 千克			I-5-08
8423891090	最大秤量 >5000KG 的其他地中衡	10		80	13	台 / 千克			I-5-08
8423892010	其他以电子方式称重的轨道衡，最大称量超过 5000 千克，但对车辆称重的衡器除外	0		80	13	台 / 千克			I-5-08
8423892090	最大秤量 >5000KG 的其他轨道衡	10		80	13	台 / 千克			I-5-08
8423893010	其他以电子方式称重的吊秤，最大称量超过 5000 千克，但对车辆称重的衡器除外	0		80	13	台 / 千克			I-5-08
8423893090	最大秤量 >5000KG 的其他吊秤	10		80	13	台 / 千克			I-5-08
8423899010	其他以电子方式称重的衡器，最大称量超过 5000 千克，但对车辆称重的衡器除外	0		80	13	台 / 千克			I-5-08

商品编码	商品名称及备注	最惠国税率	暂定税率	普通税率	增值税率	计量单位	监管条件	检验检疫类别	报检特殊单证
8423899090	最大秤量>5000KG的其他衡器	10		80	13	台/千克			I–5–08
8423900010	以电子方式称重的衡器的零件，但对车辆称重的衡器零件除外	0		80	13	千克/台			I–5–08
8423900090	其他衡器用的各种砝码、秤砣及其零件	8		80	13	千克/台			I–5–08
8424100090	其他灭火器（不论是否装药）	8		70	13	个/千克	A	LM	I–2–01
8424200000	喷枪及类似器具	8		40	13	个/千克			I–5–08
8424300000	喷汽机、喷砂机及类似喷射机器	8		40	13	台/千克			I–2–05
8424410000	农业或园艺用便携式喷雾器	8		30	9	台/千克		L	I–2–01, I–2–05, I–2–01–2
8424490000	农业或园艺用非便携式喷雾器	8		30	9	台/千克		L	I–2–01, I–2–05, I–2–01–2
8424820000	农业或园艺用其他喷射器具（喷雾器除外）	8		30	9	台/千克		L	I–2–01, I–2–05, I–2–01–2
8424891000	家用型喷射、喷雾机械器具	0		80	13	台/千克			I–5–08
8424892000	喷涂机器人	0		80	13	台/千克			I–5–08, I–2–05
8424899100	船用洗舱机	0		30	13	台/千克			I–5–08
8424899910	分离喷嘴（由狭缝状、曲率半径极小的弯曲通道组成，内有分离楔尖）	0		30	13	台/千克	3		I–5–08
8424899920	出口管制的高压水炮	0		30	13	台/千克	3		I–5–08
8424899990	其他用途的喷射、喷雾机械器具	0		30	13	台/千克		L	I–2–01, I–5–08, I–2–05
8424901000	灭火器用的零件	0		70	13	千克			I–5–08
8424902000	家用型喷射、喷雾器具的零件	0		80	13	千克			I–5–08
8424909010	出口管制的高压水炮本体	0		30	13	千克	3		I–5–08
8424909090	其他喷雾器具及喷汽机等用零件（编号84242000,84243000,84248990所列器具的零件）	0		30	13	千克			I–5–08
8425110000	电动滑车及提升机（倒卸式提升机及提升车辆用的提升机除外）	6		30	13	台/千克			I–5–08, I–2–05
8425190000	非电动滑车及提升机（倒卸式提升机及提升车辆用的提升机除外）	5		30	13	台/千克			I–5–08, I–2–05
8425311000	矿井口卷扬装置及专为井下使用设计的卷扬机，电动的	10		30	13	台/千克			I–5–08, I–2–05
8425319000	其他电动卷扬机及绞盘	5		30	13	台/千克			I–5–08, I–2–05
8425391000	矿井口卷扬装置及专为井下使用设计的卷扬机，非电动的	10		30	13	台/千克			I–5–08, I–2–05
8425399000	其他非电动卷扬机及绞盘	5		30	13	台/千克			I–5–08, I–2–05
8425410000	车库中使用的固定千斤顶系统	3		30	13	台/千克			I–5–08, I–2–05
8425421000	液压千斤顶	3		30	13	台/千克			I–5–08, I–2–05
8425429000	提升车辆用液压提升机	5		30	13	台/千克			I–5–08, I–2–05
8425491000	其他千斤顶	5		30	13	台/千克			I–5–08, I–2–05
8425499000	其他提升车辆用提升机	10		30	13	台/千克			I–5–08, I–2–05
8426112000	通用桥式起重机	8		30	13	台/千克			I–2–05
8426119000	其他固定支架的高架移动式起重机	8		30	13	台/千克			I–2–05
8426120000	胶轮移动式吊运架及跨运车	6		30	13	台/千克			I–2–05
8426191000	装船机	5		30	13	台/千克			I–2–05
8426192100	抓斗式卸船机	5		30	13	台/千克			I–2–05
8426192900	其他卸船机	5		30	13	台/千克	O		I–2–05
8426193000	龙门式起重机	10		30	13	台/千克			I–5–11, I–2–05
8426194100	门式装卸桥	10		30	13	台/千克			I–5–11, I–2–05
8426194200	集装箱装卸桥	10		30	13	台/千克			I–5–11, I–2–05

商品编码	商品名称及备注	最惠国	暂定税率	普通税率	增值税率	计量单位	监管条件	检验检疫类别	报检特殊单证
8426194300	其他动臂式装卸桥	10		30	13	台/千克			I-2-05
8426194900	其他装卸桥	10		30	13	台/千克			I-2-05
8426199000	其他高架移动式起重吊运设备	10		30	13	台/千克			I-2-05
8426200000	塔式起重机	10		30	13	台/千克	O		I-5-11, I-2-05
8426300000	门座式起重机及座式旋臂起重机	6		30	13	台/千克			I-2-05
8426411000	轮胎式起重机	5		30	13	台/千克	O	L	I-5-11, I-2-05, I-2-01, I-2-01-2
8426419000	其他带胶轮的自推进起重机械	5		30	13	台/千克			I-5-11, I-2-05
8426491000	履带式自推进起重机械	8		30	13	台/千克	O		I-5-11, I-2-05
8426499000	其他不带胶轮的自推进起重机械	8		30	13	台/千克			I-5-11, I-2-05
8426910000	供装于公路车辆的其他起重机械	8		30	13	台/千克			I-2-05
8426990000	其他起重机械	6		30	13	台/千克			I-5-11, I-2-05
8427101000	有轨巷道堆垛机	9		30	13	台/千克	A	M	I-2-11, I-5-11, I-2-05
8427102000	无轨巷道堆垛机	9		30	13	台/千克	A	M	I-2-11, I-5-11, I-2-05
8427109000	其他电动机推动的机动叉车或升降搬运车	9		30	13	台/千克	A	M	I-2-11, I-2-05
8427201000	集装箱叉车	9		30	13	台/千克	A		I-2-11, I-2-05
8427209000	其他机动叉车及有升降装置工作车（包括装有搬运装置的机动工作车）	9		30	13	台/千克	A	M	I-2-11, I-5-11, I-2-05
8427900000	其他叉车及可升降的工作车（工作车指装有升降或搬运装置）	9		30	13	台/千克	A	M	I-2-11, I-5-11, I-2-05
8428101001	无障碍升降机	8	4	30	13	台/千克	A	M	I-3-01-4, I-2-05, I-1-16
8428101090	其他载客电梯	8		30	13	台/千克	A	M	I-3-01-4, I-2-05, I-1-16
8428109000	其他升降机及倒卸式起重机	6		30	13	台/千克	A	M	I-2-11, I-5-11, I-2-05
8428200000	气压升降机及输送机	5		30	13	台/千克			I-2-05
8428310000	地下连续运货或材料升降、输送机	5		30	13	台/千克			I-2-05
8428320000	其他斗式连续运货升降、输送机	5		30	13	台/千克			I-2-05
8428330000	其他带式连续运货升降、输送机	5		30	13	台/千克			I-2-05
8428391000	其他链式连续运送货升降、输送机	5		30	13	台/千克			I-2-05
8428392000	辊式连续运送货升降、输送机	5		30	13	台/千克			I-2-05
8428399000	其他未列名连续运货升降、输送机	5		30	13	台/千克			I-2-05
8428400000	自动梯及自动人行道	5		30	13	台/千克	A	M	I-3-01-4, I-2-05, I-1-16
8428601000	货运架空索道	8		30	13	台/千克			I-2-05
8428602100	单线循环式客运架空索道	8		30	13	台/千克			I-5-11, I-2-05
8428602900	非单线循环式客运架空索道	8		30	13	台/千克			I-2-05
8428609000	缆车、座式升降机等用牵引装置（包括滑雪拉索）	8		30	13	台/千克			I-2-05
8428901000	矿车推动机、铁道机车等的转车台（包括货车转车台、货车倾卸装置及类似铁道货车搬运装置）	10		30	13	台/千克			I-2-05
8428902000	机械式停车设备	5		30	13	台/千克			I-2-05
8428903100	堆取料机械	5		30	13	台/千克			I-2-05
8428903900	其他装卸机械	5		30	13	台/千克			I-2-05
8428909010	放化分离作业和热室用遥控机械手（能贯穿0.6米以上热室壁或壁厚为0.6米以上热室顶）	5		30	13	台/千克	3		I-2-05
8428909090	其他升降、搬运、装卸机械	5		30	13	台/千克			I-2-05

商品编码	商品名称及备注	最惠国税率	暂定税率	普通税率	增值税率	计量单位	监管条件	检验检疫类别	报检特殊单证
8429111000	功率＞235.36kw 的履带式推土机（包括侧铲推土机，发动机输出功率235.36kw=320 马力）	7		17	13	台/千克	A	M	I-2-11, I-2-05
8429119000	功率≤235.36kw 的履带式推土机（包括侧铲推土机，发动机输出功率235.36kw=320 马力）	7		30	13	台/千克	A	M	I-2-11, I-2-05
8429191000	功率＞235.36kw 其他推土机（非履带式，包括侧铲推土机，功率235.36kw=320 马力）	7		17	13	台/千克	A	M	I-2-11, I-2-05
8429199000	功率≤235.36kw 的其他推土机（非履带式，包括侧铲推土机，功率235.36kw=320 马力）	7		30	13	台/千克	A	M	I-2-11, I-2-05
8429201000	功率＞235.36kw 的筑路机及平地机（发动机输出功率235.36kw=320 马力）	5		17	13	台/千克	A	M	I-2-11, I-2-05
8429209000	其他筑路机及平地机（发动机输出功率≤235.36kw 的）	5		30	13	台/千克	A	M	I-2-11, I-2-05
8429301000	斗容量＞10 立方米的铲运机	3		17	13	台/千克	A	M	I-2-11, I-2-05
8429309000	斗容量≤10 立方米的铲运机	5		30	13	台/千克	A	M	I-2-11, I-2-05
8429401100	机重≥18 吨的振动压路机	7		20	13	台/千克	OA	M	I-2-11, I-2-05
8429401900	其他机动压路机	8		40	13	台/千克	OA	M	I-2-11, I-2-05
8429409000	其他未列名捣固机械及压路机	6		30	13	台/千克	A	M	I-2-11, I-2-05
8429510000	前铲装载机	5		30	13	台/千克	A	M	I-2-11, I-2-05
8429521100	轮胎式挖掘机（上部结构可转360度的）	8		30	13	台/千克	OA	M	I-2-11, I-2-05
8429521200	履带式挖掘机（上部结构可转360度的）	8		30	13	台/千克	OA	M	I-2-11, I-2-05
8429521900	其他挖掘机（上部结构可转360度的）	8		30	13	台/千克	OA	M	I-2-11, I-2-05
8429529000	其他上部结构可转360度的机械（包括机械铲及机铲装载机）	8		30	13	台/千克	OA	M	I-2-11, I-2-05
8429590000	其他机械铲、挖掘机及机铲装载机	8		30	13	台/千克	OA	M	I-2-11, I-2-05
8430100000	打桩机及拔桩机	10		30	13	台/千克			I-2-05
8430200000	扫雪机及吹雪机	10		30	13	台/千克			I-2-05
8430311000	自推进采（截）煤机	10		30	13	台/千克	O		I-2-05
8430312000	自推进凿岩机	10		30	13	台/千克	O		I-2-05
8430313000	自推进隧道掘进机	10		30	13	台/千克	O		I-2-05
8430390000	其他非自推进截煤机凿岩机（包括非自推隧道掘进机）	6		30	13	台/千克			I-2-05
8430411100	钻探深度≥6 千米其他石油钻探机（自推进的，包括天然气钻探机）	5		11	13	台/千克			I-2-05
8430411900	其他自推进石油及天然气钻探机（钻探深度在6000 米以下的）	5		17	13	台/千克			I-2-05
8430412100	钻探深度≥6 千米的其他钻探机（自推进的）	5		11	13	台/千克			I-2-05
8430412200	深度＜6 千米履带式自推进钻机（指石油及天然气钻探机）	5		17	13	台/千克			I-2-05
8430412900	钻探深度＜6 千米的其他钻探机（自推进的）	5		17	13	台/千克			I-2-05
8430419000	其他自推进的凿井机械	5		30	13	台/千克			I-2-05
8430490000	非自推进的其他钻探或凿井机械	5		30	13	台/千克			I-2-05
8430501000	其他自推进采油机械	3		17	13	台/千克			I-2-05
8430502000	矿用电铲	7		30	13	台/千克			I-2-05

商品编码	商品名称及备注	最惠国	暂定税率	普通税率	增值税率	计量单位	监管条件	检验检疫类别	报检特殊单证
8430503100	牙轮直径≥380mm的采矿钻机（自推进的）	5		30	13	台/千克			I-2-05
8430503900	牙轮直径<380mm的采矿钻机（自推进的）	5		30	13	台/千克			I-2-05
8430509000	其他自推进未列名平整、压实等机械	5		30	13	台/千克			I-2-05
8430610000	非自推进捣固或压实机械	6		30	13	台/千克			I-2-05
8430691100	转筒直径≥3米的工程钻机（非自动推进）	6		30	13	台/千克			I-2-05
8430691900	转筒直径<3米的工程钻机（非自动推进）	6		30	13	台/千克			I-2-05
8430692000	非自推进铲运机	6		30	13	台/千克			I-2-05
8430699000	其他非自推进未列名机械	6		30	13	台/千克			I-2-05
8431100000	滑车、绞盘、千斤顶等机械用零件（品目8425所列机械用的）	3		30	13	千克			I-5-08
8431201000	装有差速器的驱动桥及其零件，不论是否装有其他传动部件（品目8427所列机械用的）	6		30	13	千克/个			I-5-08
8431209000	叉车及装有升降装置工作车用其他零件（品目8427所列机械用的）	6	3	30	13	千克			I-5-08
8431310001	无障碍升降机的零件	3	1	30	13	千克			I-5-08
8431310090	其他升降机、倒卸式起重机零件（包括自动梯零件）	3		30	13	千克			I-5-08
8431390000	品目8428所列其他机械的零件（升降机，倒卸式起重机，自动梯的零件除外）	5		30	13	千克			I-5-08
8431410000	戽斗、夹斗、抓斗及其他铲斗	6		17	13	千克/个			I-5-08
8431420000	推土机或侧铲推土机用铲	6		17	13	千克/个			I-5-08
8431431000	石油或天然气钻探机用零件	4		11	13	千克			I-5-08
8431432000	其他钻探机用零件	4		11	13	千克			I-5-08
8431439000	其他凿井机用零件（子目843041,843049所列机械的）	5		17	13	千克			I-5-08
8431492000	装有差速器的驱动桥及其零件，不论是否装有其他传动部件	5		17	13	千克/个			I-5-08
8431499100	矿用电铲用零件	5		17	13	千克			I-5-08
8431499900	品目8426、8429、8430的其他零件（前述具体列名的机械零件除外）	5		17	13	千克			I-5-08
8432100000	犁	5		30	9	台/千克			I-5-08
8432210000	圆盘耙	5		30	9	台/千克			I-5-08
8432290000	其他耙、松土机等耕作机械（包括中耙机、除草机及耕耘机）	4		30	9	台/千克			I-5-08, I-2-05
8432311100	免耕直接谷物播种机	4		30	9	台/千克			I-5-08, I-2-05
8432311900	其他免耕直接播种机	4		30	9	台/千克			I-5-08, I-2-05
8432312100	免耕直接马铃薯种植机	4		30	9	台/千克			I-5-08, I-2-05
8432312900	其他免耕直接种植机	4		30	9	台/千克			I-5-08, I-2-05
8432313100	免耕直接水稻插秧机	4		30	9	台/千克			I-5-11, I-2-05
8432313900	其他免耕直接移植机（栽植机）	4		30	9	台/千克			I-2-05
8432391100	非免耕直接谷物播种机	4		30	9	台/千克			I-5-08, I-2-05
8432391900	其他非免耕直接播种机	4		30	9	台/千克			I-2-05
8432392100	非免耕直接马铃薯种植机	4		30	9	台/千克			I-5-08, I-2-05
8432392900	其他非免耕直接种植机	4		30	9	台/千克			I-5-08, I-2-05
8432393100	非免耕直接水稻插秧机	4		30	9	台/千克			I-5-11, I-2-05

商品编码	商品名称及备注	最惠国	暂定税率	普通税率	增值税率	计量单位	监管条件	检验检疫类别	报检特殊单证
8432393900	其他非免耕直接移植机（栽植机）	4		30	9	台/千克			I-2-05
8432410000	粪肥施肥机	4		30	9	台/千克			I-2-05
8432420000	化肥施肥机	4		30	9	台/千克			I-2-05
8432801000	草坪及运动场地滚压机	7		40	13	台/千克			I-5-08, I-2-05
8432809000	其他未列名整地或耕作机械	4		30	9	台/千克			I-5-08, I-2-05
8432900000	整地或耕作机械、滚压机零件（品目8432所列机械用的）	4		17	13	千克			I-5-08
8433110000	机动旋转式割草机（旋转式指切割装置在同一水平面上旋转。用于草坪、公园）	6		30	9	台/千克			I-5-08, I-2-05
8433190000	草坪、公园等用其他割草机（包括运动场地）	6		30	13	台/千克			I-5-08, I-2-05
8433200000	其他割草机（包括牵引装置用的刀具杆）	4		30	9	台/千克			I-5-08, I-2-05
8433300000	其他干草切割、翻晒机器	5		30	9	台/千克			I-2-05
8433400000	草料打包机（包括收集打包机）	5		30	9	台/千克			I-5-08, I-2-05
8433510001	功率≥200马力的联合收割机	8	6	17	9	台/千克			I-5-11, I-2-05
8433510090	功率<200马力的联合收割机	8		17	9	台/千克			I-5-11, I-2-05
8433520000	其他脱粒机	8		30	9	台/千克			I-2-05
8433530001	功率≥160马力的土豆、甜菜收获机	8		30	9	台/千克			I-5-11, I-2-05
8433530090	其他根茎或块茎收获机	8		30	9	台/千克			I-2-05
8433591001	功率≥160马力的甘蔗收获机	8		30	9	台/千克			I-5-11, I-2-05
8433591090	其他甘蔗收获机	8		30	9	台/千克			I-2-05
8433592000	棉花采摘机	8		30	9	台/千克	A	M	I-5-11, I-2-05
8433599001	自走式青储饲料收获机	8	6	30	9	台/千克			I-5-11, I-2-05
8433599090	其他收割机及脱粒机	8		30	9	台/千克			I-5-11, I-2-05
8433601000	蛋类清洁、分选、分级机器	5		30	9	台/千克			I-2-05
8433609000	水果等其他农产品的清洁、分选、分级机器（品目8437的机器除外）	5		30	9	台/千克			I-2-05
8433901000	联合收割机用零件	5		11	13	千克			I-5-08
8433909000	品目8433所列其他机械零件	3		17	13	千克			I-5-08
8434100000	挤奶机	8	4	20	9	台/千克			I-2-05
8434200000	乳品加工机器	6	2	30	13	台/千克	A	R	I-5-12, I-5-13, I-5-11, I-3-01-3, I-2-05
8434900000	挤奶机及乳品加工机器用零件	5	2	17	13	千克			I-5-08, I-3-01-3
8435100000	制酒、果汁等的压榨、轧碎机（包括制类似饮料用机器）	8		30	13	台/千克	A	R	I-5-12, I-5-13, I-3-01-3, I-2-05
8435900000	制酒、果汁等压榨、轧碎机零件	6		30	13	千克			I-5-08, I-3-01-3
8436100000	动物饲料配制机	7		30	9	台/千克			I-2-05
8436210000	家禽孵卵器及育雏器	5		30	9	台/千克			I-5-08, I-2-05
8436290000	家禽饲养用机器	8		30	9	台/千克			I-5-08, I-2-05
8436910000	家禽饲养机，孵卵器及育雏器零件	6		17	13	千克			I-5-08
8436990000	品目8436所列其他机器的零件	6		17	13	千克			I-5-08
8437101000	光学色差颗粒选别机（色选机）	8		30	9	台/千克			I-2-05
8437109000	种子谷物其他清洁、清选、分级机（包括干豆的清洁，分选或分级机）	8		30	9	台/千克			I-2-05
8437800000	谷物磨粉业加工机器（包括谷物、干豆加工机器，但农业用机器除外）	8		30	13	台/千克	A	R	I-5-12, I-5-13, I-3-01-3, I-2-05
8437900000	品目8437所列机械的零件	6		30	13	千克			I-5-08

商品编码	商品名称及备注	最惠国	暂定税率	普通税率	增值税率	计量单位	监管条件	检验检疫类别	报检特殊单证
8438100010	糕点生产线	7		30	13	台/千克	A	R	I-5-12, I-5-13, I-5-11, I-3-01-3, I-2-05
8438100090	通心粉，面条的生产加工机器（包括类似产品的加工机）	7		30	13	台/千克	A	R	I-5-12, I-5-13, I-3-01-3, I-2-05
8438200000	生产糖果，可可粉，巧克力的机器	8		30	13	台/千克	A	R	I-5-12, I-5-13, I-3-01-3, I-2-05
8438300000	制糖机器	8		30	13	台/千克	A	R	I-5-12, I-5-13, I-3-01-3, I-2-05
8438400000	酿酒机器	7		30	13	台/千克	A	R	I-5-12, I-5-13, I-3-01-3, I-2-05
8438500000	肉类或家禽加工机器	7		30	13	台/千克	A	R	I-5-12, I-5-13, I-3-01-3, I-2-05
8438600000	水果、坚果或蔬菜加工机器	8		30	13	台/千克	A	R	I-5-12, I-5-13, I-3-01-3, I-2-05
8438800000	本章其他未列名食品等加工机器（包括饮料工业用加工机器,加工动、植物油脂或微生物油脂的机器除外）	8		30	13	台/千克	A	R	I-5-12, I-5-13, I-3-01-3, I-2-05
8439100000	制造纤维素纸浆的机器	8		30	13	台/千克			I-5-11, I-2-05
8439200000	纸或纸板的抄造机器	8		30	13	台/千克			I-5-11, I-2-05
8439300000	纸或纸板的整理机器	8		30	13	台/千克			I-5-11, I-2-05
8439910000	制造纤维素纸浆的机器零件	6		30	13	千克			I-5-08
8439990000	制造或整理纸及纸板的机器零件	6		30	13	千克			I-5-08
8440102000	胶订机	12		35	13	台/千克			I-5-11
8440900000	书本装订机器的零件（包括锁线订书机的零件）	8		35	13	千克			I-5-08
8441309000	其他制造箱、盒及类似容器的机器（但模制成型机器除外）	12		30	13	台/千克			I-2-05
8441400000	纸浆、纸或纸板制品模制成型机器	12		30	13	台/千克			I-2-05
8441801000	制造纸塑铝软包装生产设备	12		30	13	台/千克			I-2-05
8441809000	其他制造纸浆制品、纸制品的机器（包括制造纸板制品的机器）	12		30	13	台/千克			I-2-05
8441901001	切纸机用弧形辊	8	4	50	13	千克			I-5-08, I-2-05
8441901002	切纸机用横切刀单元	8	3	50	13	千克			I-5-08, I-2-05
8441901090	其他切纸机零件	8		50	13	千克			I-5-08
8442301000	铸字机	0		35	13	台/千克			I-2-05
8442302110	凹版式计算机直接制版设备（CTP）	0		35	13	台/千克			I-2-05
8442302190	除凹版式以外的其他计算机直接制版设备（CTP）	0		35	13	台/千克			I-2-05
8442302900	其他制版机器、器具及设备	0		35	13	台/千克			I-2-05
8442309000	制作滚筒及其他印刷部件用机器、器具及设备（税目84.56至84.65所列机器除外）	0		35	13	台/千克			I-2-05
8442400010	计算机直接制版机器用零件	0		20	13	千克			I-5-08
8442400090	其他铸字、排字、制版机器的零件	0		20	13	千克			I-5-08
8442500000	印刷用版、滚筒及其他印刷部件（包括制成供印刷用（如：刨平、压纹或抛光）的板、滚筒及石板）	0		35	13	千克			I-5-08
8443110000	卷取进料式胶印机（用品目8442项下商品进行印刷的机器）	10		35	13	台/千克			I-2-05
8443120000	办公室用片取进料式胶印机（片尺寸不超过22×36厘米，用品目8442项下商品进行印刷的机器）	10		35	13	台/千克			I-5-11, I-2-05

商品编码	商品名称及备注	最惠国	暂定税率	普通税率	增值税率	计量单位	监管条件	检验检疫类别	报检特殊单证
8443131100	平张纸进料式单色胶印机（用品目8442项下商品进行印刷的机器）	10		35	13	台/千克			I-2-05
8443131200	平张纸进料式双色胶印机（用品目8442项下商品进行印刷的机器）	10		35	13	台/千克			I-2-05
8443131301	四色平张纸胶印机（对开单张单面印刷速度≥17000张/小时）	10	7	35	13	台/千克			I-2-05
8443131302	四色平张纸胶印机（对开单张双面印刷速度≥13000张/小时）	10	7	35	13	台/千克			I-2-05
8443131303	四色平张纸胶印机（全张或超全张单张单面印刷速度≥13000张/小时）	10	7	35	13	台/千克			I-2-05
8443131390	其他四色平张纸胶印机（用品目8442项下商品进行印刷的机器）	10		35	13	台/千克			I-2-05
8443131901	五色及以上平张纸胶印机（对开单张单面印刷速度≥17000张/小时）	10	7	35	13	台/千克			I-2-05
8443131902	五色及以上平张纸胶印机（对开单张双面印刷速度≥13000张/小时）	10	7	35	13	台/千克			I-2-05
8443131903	五色及以上平张纸胶印机（全张或超全张单张单面印刷速度≥13000张/小时）	10	7	35	13	台/千克			I-2-05
8443131990	其他平张纸进料式胶印机（用品目8442项下商品进行印刷的机器）	10		35	13	台/千克			I-2-05
8443139000	其他胶印机（用品目8442项下商品进行印刷的机器）	10		35	13	台/千克			I-2-05
8443140000	卷取进料式凸版印刷机，但不包括苯胺印刷机（用品目8442项下商品进行印刷的机器）	10		35	13	台/千克			I-5-11, I-2-05
8443150000	除卷取进料式以外的凸版印刷机，但不包括苯胺印刷机（用品目8442项下商品进行印刷的机器）	10		35	13	台/千克			I-5-11, I-2-05
8443160001	苯胺印刷机，线速度≥350米/分钟，幅宽≥800毫米（柔性版印刷机，用品目8442项下商品进行印刷的机器）	10	3	35	13	台/千克			I-5-11, I-2-05
8443160002	机组式柔性版印刷机，线速度≥160m/min，250mm≤幅宽<800mm（具有烫印或全息或丝网印刷功能单元的）	10	5	35	13	台/千克			I-5-11, I-2-05
8443160090	其他苯胺印刷机（柔性版印刷机，用品目8442项下商品进行印刷的机器）	10		35	13	台/千克			I-5-11, I-2-05
8443170001	凹版印刷机，印刷速度≥350米/分钟（用品目8442项下商品进行印刷的机器）	10	9	35	13	台/千克			I-2-05
8443170090	其他凹版印刷机（用品目8442项下商品进行印刷的机器）	10		35	13	台/千克			I-2-05
8443192101	纺织用圆网印花机	10	6	35	13	台/千克			I-2-05
8443192190	其他圆网印刷机（用品目8442项下商品进行印刷的机器）	10		35	13	台/千克			I-2-05
8443192201	纺织用平网印花机	10	6	35	13	台/千克			I-2-05
8443192210	用于光盘生产的盘面印刷机（用品目8442项下商品进行印刷的机器）	10		35	13	台/千克			I-5-09, I-2-05
8443192290	其他平网印刷机（用品目8442项下商品进行印刷的机器）	10		35	13	台/千克			I-2-05

商品编码	商品名称及备注	最惠国	暂定税率	普通税率	增值税率	计量单位	监管条件	检验检疫类别	报检特殊单证
8443192900	其他网式印刷机（用品目8442项下商品进行印刷的机器）	10		35	13	台/千克			I-2-05
8443198000	未列名印刷机（网式印刷机除外，用品目8442项下商品进行印刷的机器）	8		35	13	台/千克	O		I-5-11, I-2-05
8443311010	静电感光式多功能一体加密传真机（可与自动数据处理设备或网络连接）	0		70	13	台/千克	2	L	I-2-01-1, I-2-01, I-2-01-2
8443311090	其他静电感光式多功能一体机（可与自动数据处理设备或网络连接）	0		70	13	台/千克		L	I-2-01-1, I-2-01, I-2-01-2
8443319010	其他具有打印和复印两种功能的机器（可与自动数据处理设备或网络连接）	0		17	13	台/千克	A	L	I-2-01-1, I-2-01, I-2-01-2
8443319020	其他多功能一体加密传真机（兼有打印、复印中一种及以上功能的机器）	0		17	13	台/千克	2A	LM	I-2-01, I-2-01-2
8443319090	其他具有打印、复印或传真中两种及以上功能的机器（具有打印和复印两种功能的机器除外，可与自动数据处理设备或网络连接）	0		17	13	台/千克	A	LM	I-2-01-1, I-2-01, I-2-01-2
8443321100	专用于品目8471所列设备的针式打印机（可与自动数据处理设备或网络连接）	0		14	13	台/千克	A	L	I-2-01-1, I-2-01, I-2-01-2
8443321200	专用于品目8471所列设备的激光打印机（可与自动数据处理设备或网络连接）	0		14	13	台/千克	A	L	I-2-01-1, I-2-01, I-2-01-2
8443321300	专用于品目8471所列设备的喷墨打印机（可与自动数据处理设备或网络连接）	0		14	13	台/千克	A	L	I-2-01-1, I-2-01, I-2-01-2
8443321400	专用于品目8471所列设备的热敏打印机（可与自动数据处理设备或网络连接）	0		14	13	台/千克	A	L	I-2-01-1, I-2-01, I-2-01-2
8443321900	专用于品目8471所列设备的其他打印机（可与自动数据处理设备或网络连接）	0		14	13	台/千克	A	L	I-2-01-1, I-2-01, I-2-01-2, I-2-05
8443322100	数字式喷墨印刷机（可与自动数据处理设备或网络连接）	0		30	13	台/千克			I-2-05
8443322200	数字式静电照相印刷机（激光印刷机）（可与自动数据处理设备或网络连接）	0		35	13	台/千克			I-2-05
8443322900	其他数字式印刷设备（可与自动数据处理设备或网络连接）	0		30	13	台/千克			I-2-05
8443329010	其他加密传真机（可与自动数据处理设备或网络连接）	0		17	13	台/千克	2A	LM	I-2-01, I-2-05, I-2-01-2
8443329090	其他印刷（打印）机、复印机、传真机和电传打字机（可与自动数据处理设备或网络连接）	0		17	13	台/千克	A	LM	I-2-01-1, I-2-01, I-2-05, I-2-01-2
8443391100	将原件直接复印（直接法）的静电感光复印设备（不可与自动数据处理设备或网络连接）	0		70	13	台/千克			I-2-05
8443391200	将原件通过中间体转印（间接法）的静电感光复印设备（不可与自动数据处理设备或网络连接）	0		70	13	台/千克			I-2-05
8443392100	带有光学系统的其他感光复印设备（不可与自动数据处理设备或网络连接）	0		70	13	台/千克			I-2-05

商品编码	商品名称及备注	最惠国	暂定税率	普通税率	增值税率	计量单位	监管条件	检验检疫类别	报检特殊单证
8443392200	接触式的其他感光复印设备(不可与自动数据处理设备或网络连接)	0		70	13	台/千克			I-2-05
8443392300	热敏的其他感光复印设备(不可与自动数据处理设备或网络连接)	0		70	13	台/千克			I-2-05
8443392400	热升华的其他感光复印设备(不可与自动数据处理设备或网络连接)	0		70	13	台/千克			I-2-05
8443393100	数字式喷墨印刷机(不可与自动数据处理设备或网络连接)	0		30	13	台/千克			I-2-05
8443393200	数字式静电照相印刷机(激光印刷机)(不可与自动数据处理设备或网络连接)	0		35	13	台/千克			I-2-05
8443393900	其他数字式印刷设备(不可与自动数据处理设备或网络连接)	0		30	13	台/千克			I-2-05
8443399000	其他印刷(打印)机、复印机(不可与自动数据处理设备或网络连接)	0		30	13	台/千克			I-2-05
8443911110	卷筒料自动给料机,给料线速度≥12m/s	0		35	13	千克/台	O		I-5-08, I-2-05
8443911190	其他卷筒料给料机	0		35	13	千克/台	O		I-5-08, I-2-05
8443911900	其他印刷用辅助机器(用品目8442项下商品进行印刷的机器附件)	0		35	13	千克/台	O		I-5-08
8443919010	胶印机用墨量遥控装置(包括墨色控制装置,墨量调节装置、墨斗体等组成部分)	0		20	13	千克/个	O		I-5-08
8443919090	传统印刷机用零件及附件(胶印机用墨量遥控装置除外)	0		20	13	千克/个			I-5-08
8443991000	数字印刷设备用辅助机器(非用品目8442项下商品进行印刷的机器附件)	0		35	13	千克/台	O		I-5-08
8443992100	热敏打印头	0		20	13	千克/个			I-5-08
8443992910	压电式喷墨头(非用品目8442项下商品进行印刷的机器零件)	0		20	13	千克			I-5-08
8443992990	其他数字印刷设备的零件(非用品目8442项下商品进行印刷的机器零件)	0		20	13	千克			I-5-08
8443999010	其他印刷(打印)机、复印机及传真机的感光鼓和含感光鼓的碳粉盒	0		35	13	千克			I-5-08, I-5-11
8443999090	其他印刷(打印)机、复印机及传真机的零件和附件	0		35	13	千克			I-5-08
8444001000	合成纤维长丝纺丝机	8		30	13	台/千克			I-2-05
8444002000	合成纤维短丝纺丝机	8		30	13	台/千克			I-2-05
8444003000	人造纤维纺丝机	8		30	13	台/千克			I-2-05
8444004000	化学纤维变形机	8		30	13	台/千克			I-2-05
8444005000	化学纤维切断机	8		30	13	台/千克			I-2-05
8444009000	其他化纤挤压、拉伸、切割机器	8		30	13	台/千克			I-2-05
8445111100	棉纤维型清梳联合机	8		30	13	台/千克			I-2-11, I-2-05
8445111200	棉纤维型自动抓棉机	8		30	13	台/千克			I-2-11, I-2-05
8445111300	棉纤维型梳棉机	8		30	13	台/千克			I-2-11, I-2-05
8445111900	其他棉纤维型梳理机	8		30	13	台/千克			I-2-11, I-2-05
8445112000	毛纤维型梳理机	8		30	13	台/千克			I-2-11, I-2-05
8445119001	宽幅非织造布梳理机(工作幅宽>3.5米,工作速度>120米/分钟)	8	6	30	13	台/千克			I-2-11, I-2-05
8445119090	其他纺织纤维梳理机	8		30	13	台/千克			I-2-11, I-2-05
8445121000	棉精梳机	8		30	13	台/千克			I-2-11, I-2-05

商品编码	商品名称及备注	最惠国	暂定税率	普通税率	增值税率	计量单位	监管条件	检验检疫类别	报检特殊单证
8445122000	毛精梳机	8		30	13	台/千克			I-2-11, I-2-05
8445129000	其他纺织纤维精梳机	8		30	13	台/千克			I-2-11, I-2-05
8445131000	纺织纤维拉伸机	8		30	13	台/千克			I-2-11, I-2-05
8445132100	棉纺粗纱机	8		30	13	台/千克			I-2-11, I-2-05
8445132200	毛纺粗纱机	8		30	13	台/千克			I-2-11, I-2-05
8445132900	其他纺织纤维粗纱机	8		30	13	台/千克			I-2-11, I-2-05
8445190000	纺织纤维的其他预处理机器	8		30	13	台/千克			I-2-11, I-2-05
8445203101	全自动转杯纺纱机	8	5	30	13	台/千克			I-2-11, I-2-05
8445203190	其他自由端转杯纺纱机	8		30	13	台/千克			I-2-11, I-2-05
8445203200	自由端喷气纺纱机	8	5	30	13	台/千克			I-2-11, I-2-05
8445203900	其他自由端纺纱机	8		30	13	台/千克			I-2-11, I-2-05
8445204100	环锭棉细纱机	8		40	13	台/千克			I-2-11, I-2-05
8445204200	环锭毛细纱机	8		40	13	台/千克			I-2-11, I-2-05
8445204900	其他环锭细纱机	8		40	13	台/千克			I-2-11, I-2-05
8445209000	其他纺纱机	8		30	13	台/千克			I-2-11, I-2-05
8445300000	并线机或加捻机	8		30	13	台/千克			I-2-11, I-2-05
8445401000	自动络筒机	8		30	13	台/千克	O		I-2-11, I-2-05
8445409000	卷纬机及摇纱机、络纱机	8		30	13	台/千克			I-2-11, I-2-05
8445901000	整经机	8		30	13	台/千克			I-2-11, I-2-05
8445902000	浆纱机	8		30	13	台/千克			I-2-11, I-2-05
8445909000	其他生产及处理纺织纱线的机器（处理品目8446或8447所列机器用的纺织纱线的机器）	8		30	13	台/千克			I-2-11, I-2-05
8446100000	所织织物宽度≤30cm的织机	8		30	13	台/千克			I-2-11, I-2-05
8446211000	织物宽>30cm的梭织动力地毯织机	8		35	13	台/千克			I-2-11, I-2-05
8446219000	织物宽>30cm的其他梭织动力织机	8		30	13	台/千克			I-2-11, I-2-05
8446290000	织物宽>30cm的梭织非动力织机	8		30	13	台/千克			I-2-11, I-2-05
8446302000	织物宽度>30cm的剑杆织机	8		30	13	台/千克			I-2-11, I-2-05
8446303000	织物宽度>30cm的片梭织机	8		30	13	台/千克			I-2-11, I-2-05
8446304000	织物宽度>30cm的喷水织机	8		30	13	台/千克	O		I-2-11, I-2-05
8446305000	织物宽>30cm的喷气织机	8		30	13	台/千克	O		I-2-11, I-2-05
8446309000	织物宽>30cm的其他无梭织机	8		30	13	台/千克			I-2-11, I-2-05
8447110000	圆筒直径≤165mm的圆型针织机	8		30	13	台/千克			I-2-11, I-2-05
8447120000	圆筒直径>165mm的圆型针织机	8		30	13	台/千克			I-2-11, I-2-05
8447201100	特里科经编机	8		30	13	台/千克			I-2-11, I-2-05
8447201200	拉舍尔经编机	8		30	13	台/千克			I-2-11, I-2-05
8447201900	其他经编机	8		30	13	台/千克			I-2-11, I-2-05
8447202000	平型纬编机	8		30	13	台/千克			I-2-11, I-2-05
8447203000	缝编机	8		30	13	台/千克			I-2-11, I-2-05
8447901100	地毯织机	7		35	13	台/千克			I-2-11, I-2-05
8447901900	其他簇绒机（地毯织机除外）	8		30	13	台/千克			I-2-11, I-2-05
8447902000	绣花机	8		30	13	台/千克			I-2-11, I-2-05
8447909000	品目8447其他子目未列名机器（包括制粗松螺旋花线，网眼薄纱，编织带或网的机器）	8		30	13	台/千克			I-2-11, I-2-05
8448110001	多臂机或提花机（转速指标500转/分以上）	8	3	20	13	千克			I-2-05

商品编码	商品名称及备注	最惠国	暂定税率	普通税率	增值税率	计量单位	监管条件	检验检疫类别	报检特殊单证
8448110090	多臂机或提花机所用卡片缩小、复制、穿孔或汇编机器(包括其所用的卡片缩小,复制,穿孔或汇编机器)	8		20	13	千克			I-2-05
8448202000	喷丝头或喷丝板	6		14	13	个/千克			I-5-08
8448209000	纤维挤压机及辅助机器的其他零件(包括附件,品目8444的机器用)	6		17	13	千克			I-5-08
8448310000	钢丝针布	6		17	13	千克			I-5-08
8448331000	络筒锭	6		17	13	个/千克			I-5-08
8448339000	其他锭子、锭壳、纺丝环、钢丝圈	6		17	13	千克			I-5-08
8448391000	气流杯	6		14	13	个/千克			I-5-08
8448392000	电子清纱器	6	3	17	13	个/千克			I-5-08
8448393000	空气捻接器	6	3	17	13	个/千克			I-5-08
8448394000	环锭细纱机紧密纺装置	6		17	13	个/千克			I-5-08
8448399000	品目8445所机器的其他零、附件(指纺织纱线机器及预处理机的零件、附件)	6	3	17	13	千克			I-5-08
8448420000	织机用筘、综丝、综框	6		50	13	千克			I-5-08
8448491000	接、投梭箱	6		17	13	个/千克			I-5-08
8448492000	引纬、送经装置	6	3	17	13	个/千克			I-5-08
8448493000	梭子	6		50	13	个/千克			I-5-08
8448499000	织机及其辅助机器用其他零、附件	6	3	17	13	千克			I-5-08
8448512000	针织机用28号以下的弹簧针、钩针(包括复合针)	6		50	13	千克			I-5-08
8448519000	沉降片、其他织针及成圈机件	6		17	13	千克			I-5-08
8448590000	品目8447机器用的其他零件、附件(指针织等机器及其辅助机器的零件、附件)	6	3	17	13	千克			I-5-08
8449001001	高速针刺机,针刺频率>2000次/分钟	8	6	30	13	台/千克			I-2-05
8449001090	其他针刺机	8		30	13	台/千克			I-2-05
8449009000	其他成匹、成形的毡呢制造或整理机器(包括无纺织物制造或整理机,制毡呢帽机,帽模)	8		30	13	千克			I-2-05
8450111000	干衣量≤10kg全自动波轮式洗衣机	7		130	13	台/千克	A	LM	I-2-01, I-5-08, I-2-01-2
8450112000	干衣量≤10kg全自动滚筒式洗衣机	7		130	13	台/千克	A	LM	I-2-01, I-5-08, I-2-01-2
8450119000	其他干衣量≤10kg的全自动洗衣机	7		130	13	台/千克	A	LM	I-2-01, I-5-08, I-2-01-2
8450120000	装有离心甩干机的非全自动洗衣机(干衣量≤10千克)	7		130	13	台/千克	A	LM	I-2-01, I-5-08, I-2-01-2
8450190000	干衣量≤10kg的其他洗衣机	7		130	13	台/千克	A	LM	I-2-01, I-5-08, I-2-01-2
8450201100	全自动的波轮式洗衣机(干衣量>10kg)	10		80	13	台/千克			I-5-08
8450201200	全自动的滚筒式洗衣机(干衣量>10kg)	10		80	13	台/千克			I-5-08
8450201900	其他全自动的洗衣机(干衣量>10kg)	10		80	13	台/千克			I-5-08
8450209000	其他洗衣机(干衣量>10kg)	10		80	13	台/千克			I-5-08
8450901000	其他干衣量≤10kg的洗衣机零件	5		130	13	千克			I-5-08
8450909000	干衣量>10kg的洗衣机零件	8	5	80	13	千克			I-5-08

商品编码	商品名称及备注	最惠国	暂定税率	普通税率	增值税率	计量单位	监管条件	检验检疫类别	报检特殊单证
8451100000	干洗机	10		80	13	台/千克			I-5-08, I-2-05
8451210000	干衣量≤10kg的干燥机	8		80	13	台/千克			I-5-08, I-2-05
8451290000	干衣量＞10kg的其他干燥机	8		30	13	台/千克			I-5-08, I-2-05
8451300000	熨烫机及挤压机（包括熔压机）	8		30	13	台/千克			I-2-05
8451400000	其他洗涤、漂白或染色机器	8		20	13	台/千克			I-2-05
8451500000	织物的卷绕、退绕、折叠、剪切机器（包括剪齿边机）	8		20	13	台/千克			I-2-05
8451800001	服装定型焙烘炉；服装液氨整理机；预缩机；罐蒸机	8		30	13	台/千克			I-2-05
8451800002	剪绒、洗缩联合机；剪毛联合机；柔软整理机	8		30	13	台/千克			I-2-05
8451800003	定型机；精炼机；丝光机；磨毛机	8		30	13	台/千克			I-2-05
8451800004	涂层机	8		30	13	台/千克			I-2-05
8451800090	品目8451未列名的其他机器	8		30	13	台/千克			I-2-05
8451900000	品目8451所列机器的零件	8		20	13	千克			I-5-08
8452101000	多功能家用型缝纫机	9		80	13	台/千克			I-5-08
8452109100	其他家用型手动式缝纫机	9		80	13	台/千克			I-5-08
8452109900	其他家用型缝纫机	9		80	13	台/千克			I-5-08
8452211000	非家用自动平缝机	9		40	13	台/千克			I-5-08, I-2-05
8452212000	非家用自动包缝机	9		40	13	台/千克			I-5-08, I-2-05
8452213000	非家用自动绷缝机	9		40	13	台/千克			I-5-08, I-2-05
8452219000	其他非家用自动缝纫机	9		40	13	台/千克			I-5-08, I-2-05
8452290000	其他非自动缝纫机（家用型除外）	9		40	13	台/千克			I-5-08, I-2-05
8452300000	缝纫机针	9		100	13	千克			I-5-08
8452901100	家用缝纫机用旋梭	8		80	13	千克			I-5-08
8452901900	家用缝纫机用其他零件（旋梭除外）	8		80	13	千克			I-5-08
8452909100	非家用缝纫机用旋梭	8		80	13	千克			I-5-08
8452909200	非家用缝纫机用特制家具、底座和罩盖及其零件	8		100	13	千克			I-5-08
8452909900	非家用缝纫机用其他零件（旋梭除外）	8		80	13	千克			I-5-08
8453100000	生皮、皮革的处理或加工机器（包括鞣制机）	8		30	13	台/千克			I-5-08, I-5-11, I-2-05
8453200000	鞋靴制作或修理机器（缝纫机除外）	8		30	13	台/千克			I-2-05
8453800000	毛皮及其他皮革的制作或修理机器（缝纫机除外）	8		30	13	台/千克			I-2-05
8453900000	品目8453所列机器的零件（皮革等处理、加工或修理机器的）	8		30	13	千克			I-5-08
8454100000	金属冶炼及铸造用转炉	8		35	13	台/千克			I-2-05
8454201010	VOD炉（真空脱气炉）	8		35	13	台/千克	O		I-2-05
8454201090	其他炉外精炼设备	8		35	13	台/千克	O		I-2-05
8454209000	其他金属冶炼及铸造用锭模及浇包	8		35	13	台/千克			I-2-05
8454301000	冷室压铸机	12		35	13	台/千克	O		I-2-05
8454302100	方坯连铸机	10		35	13	台/千克			I-2-05
8454302200	板坯连铸机	12		35	13	台/千克	O		I-2-05
8454302900	其他钢坯连铸机	12		35	13	台/千克	O		I-2-05
8454309000	其他金属冶炼及铸造用铸造机	12		35	13	台/千克			I-5-11, I-2-05
8455101000	热轧管机	12		35	13	台/千克			I-2-05
8455102000	冷轧管机	12		35	13	台/千克	O		I-2-05
8455103000	定、减径轧管机	12		35	13	台/千克	O		I-2-05

商品编码	商品名称及备注	最惠国	暂定税率	普通税率	增值税率	计量单位	监管条件	检验检疫类别	报检特殊单证
8455109000	其他金属轧管机	12		35	13	台/千克	O		I-2-05
8455211000	其他金属板材热轧机	15		35	13	台/千克			I-2-05
8455212000	型钢轧机	15		35	13	台/千克	O		I-2-05
8455213000	金属线材轧机	15		35	13	台/千克	O		I-2-05
8455219000	其他金属热轧或冷热联合轧机	15		35	13	台/千克	O		I-2-05
8455221000	金属板材冷轧机	10		35	13	台/千克	O		I-2-05
8455229010	铝箔粗轧机	15		35	13	台/千克			I-2-05
8455229090	其他金属冷轧机	15		35	13	台/千克			I-2-05
8456110010	辐照元件激光切割机（切割燃料包壳以使辐照核材料能溶解，含遥控设备）	0		30	13	台/千克	3		I-2-11, I-2-05
8456110090	其他用激光处理的机床	0		30	13	台/千克			I-2-05
8456120000	用其他光或光子束处理的机床	0		30	13	台/千克			I-2-05
8456200000	用超声波处理各种材料的加工机床	10		30	13	台/千克			I-2-05
8456301010	数控放电加工机床（2轴或多轴成形控制的无丝型放电加工机床）	9		30	13	台/千克	30		I-2-05
8456301090	其他数控的放电处理加工机床	9		30	13	台/千克	O		I-2-05
8456309010	非数控放电加工机床（2轴或多轴成形控制的无丝型放电加工机床）	10		30	13	台/千克	3		I-2-05
8456309090	其他非数控的放电处理加工机床	10		30	13	台/千克			I-2-05
8456401000	等离子切割机	0		30	13	台/千克	A	L	I-2-01-1, I-2-01, I-2-05
8456409000	其他用等离子弧处理的机床	0		30	13	台/千克			I-2-05
8456500000	水射流切割机	0		30	13	台/千克			I-2-05
8456900000	其他方法处理材料的加工机床（包括电化学法、电子束，离子束等的加工机床）	0		30	13	台/千克			I-2-05
8457101000	立式加工金属的加工中心	9		20	13	台/千克	O		I-2-05
8457102000	卧式加工金属的加工中心	9		20	13	台/千克	O		I-2-05
8457103000	龙门式加工金属的加工中心	9		20	13	台/千克	O		I-2-05
8457109100	铣车复合加工中心	9		20	13	台/千克	O		I-2-05
8457109900	其他加工金属的加工中心	9		20	13	台/千克	O		I-2-05
8457200000	加工金属的单工位组合机床	8		20	13	台/千克	O		I-2-05
8457300000	加工金属的多工位组合机床	5		20	13	台/千克	O		I-2-05
8458110010	两用物项管制的切削金属的卧式数控车床（包括车削中心）	9		20	13	台/千克	30		I-2-11, I-2-05
8458110090	其他切削金属的卧式数控车床（包括车削中心）	9		20	13	台/千克	O		I-2-05
8458190000	切削金属的其他卧式车床	9		50	13	台/千克			I-2-05
8458911010	两用物项管制的切削金属立式数控车床（包括车削中心）	5		20	13	台/千克	30		I-2-11, I-2-05
8458911090	其他切削金属的立式数控车床（包括车削中心）	5		20	13	台/千克	O		I-2-05
8458912010	其他两用物项管制的切削金属数控车床（包括车削中心）	5		20	13	台/千克	30		I-2-11, I-2-05
8458912090	其他切削金属的数控车床（包括车削中心）	5		20	13	台/千克	O		I-2-05
8458990000	切削金属的其他车床	9		50	13	台/千克			I-2-05
8459100000	切削金属的直线移动式动力头钻床（但品目8458的车床除外）	9		50	13	台/千克			I-2-05
8459210000	切削金属的其他数控钻床（但品目8458的车床除外）	9		20	13	台/千克	O		I-2-05

进出境货物涉检工作手册

商品编码	商品名称及备注	最惠国	暂定税率	普通税率	增值税率	计量单位	监管条件	检验检疫类别	报检特殊单证
8459290000	切削金属的其他钻床（但品目8458的车床除外）	9		50	13	台/千克			I-2-05
8459310000	切削金属的其他数控镗铣机床（但品目8458的车床除外）	9		20	13	台/千克	O		I-2-05
8459390000	切削金属的其他镗铣机床（但品目8458的车床除外）	9		50	13	台/千克			I-2-05
8459410000	切削金属的其他数控镗床（但品目8458的车床除外）	9		20	13	台/千克	O		I-2-05
8459490000	切削金属的其他镗床（但品目8458的车床除外）	9		50	13	台/千克			I-2-05
8459510000	切削金属的升降台式数控铣床（但品目8458的车床除外）	9		20	13	台/千克	O		I-2-05
8459590000	切削金属的其他升降台式铣床（但品目8458的车床除外）	9		50	13	台/千克			I-2-05
8459611000	切削金属的其他龙门数控铣床	5		20	13	台/千克	O		I-2-05
8459619000	切削金属的其他数控铣床（但品目8458的车床及龙门铣床除外）	5		20	13	台/千克	O		I-2-05
8459691000	切削金属的其他龙门非数控铣床（但品目8458的车床除外）	9		50	13	台/千克			I-2-05
8459699000	切削金属的其他非数控铣床（但品目8458的车床及龙门铣床除外）	9		50	13	台/千克			I-2-05
8459700000	切削金属的其他攻丝机床（但品目8458的车床除外）	9		50	13	台/千克			I-2-05
8460121000	加工金属的数控平面磨床（含加工金属陶瓷，任一坐标定位精度至少0.01mm）	9		20	13	台/千克	O		I-2-05
8460129000	加工金属的其他数控平面磨床（含加工金属陶瓷）	9		50	13	台/千克			I-2-11, I-2-05
8460191000	加工金属的非数控平面磨床（含加工金属陶瓷，任一坐标定位精度至少0.01mm）	9		50	13	台/千克			I-2-05
8460199000	加工金属的其他非数控平面磨床（含加工金属陶瓷）	9		50	13	台/千克			I-2-05
8460221000	加工金属的数控无心磨床（含加工金属陶瓷，任一坐标定位精度至少是0.01mm）	9		20	13	台/千克	O		I-2-05
8460229000	加工金属的其他数控无心磨床（含加工金属陶瓷）	9		50	13	台/千克			I-2-05
8460231100	加工金属的数控曲轴磨床（属外圆磨床，含加工金属陶瓷，任一坐标定位精度至少是0.01mm）	9		20	13	台/千克	O		I-2-05
8460231900	加工金属的其他数控外圆磨床（含加工金属陶瓷，任一坐标定位精度至少是0.01mm）	9		20	13	台/千克	O		I-2-05
8460239000	加工金属的其他数控外圆磨床（含加工金属陶瓷）	9		50	13	台/千克			I-2-05
8460241100	加工金属的数控内圆磨床（含加工金属陶瓷，任一坐标定位精度至少是0.01mm）	9		20	13	台/千克	O		I-2-05
8460241900	加工金属的其他数控磨床（含加工金属陶瓷，任一坐标定位精度至少是0.01mm）	9		20	13	台/千克	O		I-2-05
8460249000	加工金属的其他数控磨床（含加工金属陶瓷）	9		50	13	台/千克			I-2-05

商品编码	商品名称及备注	最惠国	暂定税率	普通税率	增值税率	计量单位	监管条件	检验检疫类别	报检特殊单证
8460291100	加工金属的非数控外圆磨床（含加工金属陶瓷，任一坐标定位精度至少是0.01mm）	12		50	13	台/千克			I-2-05
8460291200	加工金属的非数控内圆磨床（含加工金属陶瓷，任一坐标定位精度至少是0.01mm）	9		50	13	台/千克			I-2-05
8460291300	加工金属的非数控轧辊磨床（含加工金属陶瓷，任一坐标定位精度至少是0.01mm）	9		50	13	台/千克			I-2-05
8460291900	加工金属的其他非数控磨床（含加工金属陶瓷，任一坐标定位精度至少是0.01mm）	12		50	13	台/千克			I-2-05
8460299000	加工金属的其他非数控磨床（含加工金属陶瓷）	9		50	13	台/千克			I-2-05
8460310000	加工金属的数控刃磨机床（含加工金属陶瓷）	9		20	13	台/千克			I-2-05
8460390000	加工金属的其他刃磨机床（含加工金属陶瓷）	12		50	13	台/千克			I-2-05
8460401000	金属珩磨机床	12	6	50	13	台/千克			I-2-05
8460402000	金属研磨机床	12		50	13	台/千克			I-2-05
8460901000	加工金属的砂轮机（含加工金属陶瓷）	12		50	13	台/千克			I-2-05
8460902000	金属抛光机床	12		50	13	台/千克			I-2-05
8460909000	其他用磨石、磨料加工金属的机床	12		50	13	台/千克			I-2-05
8461201000	切削金属或金属陶瓷的牛头刨床	12		50	13	台/千克			I-2-05
8461202000	切削金属或金属陶瓷的插床	12		50	13	台/千克			I-2-05
8461300000	切削金属或金属陶瓷的拉床	12		50	13	台/千克			I-2-05
8461401100	切削金属的数控齿轮磨床（含加工金属陶瓷）	9		20	13	台/千克	O		I-2-05
8461401900	切削金属的数控切齿机、数控齿轮精加工机床（含加工金属陶瓷）	9		20	13	台/千克	O		I-2-05
8461409000	切削金属的其他切齿机，齿轮磨床（含加工金属陶瓷，包括其他齿轮精加工机床）	9		50	13	台/千克			I-2-05
8461500010	辐照元件刀具切割机（切割燃料包壳以使辐照核材料能溶解（含遥控设备））	12		50	13	台/千克	3		I-2-05
8461500090	其他锯床或切断机	12		50	13	台/千克			I-2-05
8461901100	切削金属或金属陶瓷的龙门刨床	12		50	13	台/千克			I-2-05
8461901900	切削金属或金属陶瓷的其他刨床	12		50	13	台/千克			I-2-05
8461909000	切削金属或金属陶瓷的未列名机床	12		50	13	台/千克			I-2-05
8462291000	用于加工金属板材的非数控矫直机床	9		50	13	台/千克			I-2-05
8462299000	用于加工金属板材的非数控弯曲、折叠或矫平机床（包括折弯机）	9		50	13	台/千克			I-2-05
8462490000	用于加工金属板材的非数控冲孔、开槽或步冲机床(不包括压力机)(包括冲剪两用机)	9		50	13	台/千克			I-2-05
8462909090	税目84.62的其他非数控机床	9		50	13	台/千克			I-2-05
8463101100	拉拔力为300吨及以下的金属冷拔管机（包括金属陶瓷的冷拔管机）	9		50	13	台/千克			I-2-05
8463101900	300吨以上的金属冷拔管机（包括金属陶瓷的冷拔管机）	9		50	13	台/千克			I-2-05

商品编码	商品名称及备注	最惠国	暂定税率	普通税率	增值税率	计量单位	监管条件	检验检疫类别	报检特殊单证
8463102000	金属及金属陶瓷的拔丝机	9		50	13	台/千克			I-2-05
8463109000	其他金属或金属陶瓷的拉拔机	9		50	13	台/千克			I-2-05
8463200000	金属或金属陶瓷的螺纹滚轧机	9		50	13	台/千克			I-2-05
8463300000	金属或金属陶瓷丝的加工机	9		50	13	台/千克			I-2-05
8463900010	滚压成形机床(数控,装3个以上压辊)	9		50	13	台/千克	3		I-2-05
8463900020	具有滚压功能的旋压成形机床(数控,装3个以上压辊)	9		50	13	台/千克	3		I-2-05
8463900090	其他非切削加工机床(是指加工金属或金属陶瓷的)	9		50	13	台/千克			I-2-05
8464101000	圆盘锯(加工石料,陶瓷,混凝土,石棉水泥或类似矿物材料)	0		30	13	台/千克			I-2-05
8464102000	钢丝锯(加工石料,陶瓷,混凝土,石棉水泥或类似矿物材料)	0		30	13	台/千克			I-2-05
8464109000	加工矿物等材料的其他锯床(加工石料,陶瓷,混凝土,石棉水泥或类似矿物材料)	0		30	13	台/千克			I-2-05
8464201000	玻璃研磨或抛光机床	0		30	13	台/千克			I-2-05
8464209000	加工矿物等材料的研磨或抛光机床(加工石料,陶瓷,混凝土,石棉水泥等似矿物材料)	0		30	13	台/千克			I-2-05
8464901100	玻璃切割机(玻璃冷加工机床)	0		30	13	台/千克			I-2-05
8464901200	玻璃刻花机(玻璃冷加工机床)	0		30	13	台/千克			I-2-05
8464901900	其他玻璃冷加工机床	0		30	13	台/千克			I-2-05
8464909000	其他加工矿物等材料的机床	0		30	13	台/千克			I-2-05
8465100000	不需变换工具即可进行加工的机床(加工木材,软木,骨,硬质橡胶,硬质塑料及其他硬质材料)	9		30	13	台/千克			I-2-05
8465910000	加工木材等材料的锯床(加工木材,软木,骨,硬质橡胶,硬质塑料及其他硬质材料)	9		30	13	台/千克			I-2-05
8465920000	加工木材等材料的刨,铣,切削机器(加工木材,软木,骨,硬质橡胶,硬质塑料及其他硬质材料)	9		30	13	台/千克			I-2-05
8465930000	加工木材等材料的研磨或抛光机器,含砂磨(加工木材,软木,骨,硬质橡胶,硬质塑料及其他硬质材料)	9		30	13	台/千克			I-2-05
8465940000	加工木材等材料的弯曲或装配机器(加工木材,软木,骨,硬质橡胶,硬质塑料及其他硬质材料)	9		30	13	台/千克			I-2-05
8465950000	加工木材等材料的钻孔或凿榫机器(加工木材,软木,骨,硬质橡胶,硬质塑料及其他硬质材料)	9		30	13	台/千克			I-2-05
8465960000	加工木材等材料的剖,切,刮削机器(加工木材,软木,骨,硬质橡胶,硬质塑料及其他硬质材料)	9		30	13	台/千克			I-2-05
8465990000	加工木材等材料的其他机床(加工木材,软木,骨,硬质橡胶,硬质塑料及其他硬质材料)	9		30	13	台/千克			I-2-05
8466100000	工具夹具及自启板牙切头(用于品目8456-8465所列机器的)	7		17	13	千克			I-5-08
8466200000	工件夹具(用于品目8456-8465所列机器的)	7		17	13	千克			I-5-08

商品编码	商品名称及备注	最惠国	暂定税率	普通税率	增值税率	计量单位	监管条件	检验检疫类别	报检特殊单证
8466300000	分度头及其他专用于机器的附件（用于品目 8456–8465 所列机器的）	7		17	13	千克			I–5–08
8466910000	品目 8464 所列机器用的零件（加工石料等机器用零件，附件）	0		17	13	千克			I–5–08
8466931000	刀库及自动换刀装置（品目 8456–8461 机器用）	0		17	13	千克			I–5–08
8466939000	品目 8456–8461 机器用其他零件	0		17	13	千克			I–5–08
8466940010	滚压成形机床用芯轴（转筒成形用的芯轴，内径在 75mm 至 400mm 之间）	6		17	13	千克	3		I–5–08
8466940020	有滚压功能的旋压成形机用芯轴（转筒成形用的芯轴，内径在 75mm 至 400mm 之间）	6		17	13	千克	3		I–5–08
8467110000	旋转式手提风动工具（包括旋转冲击式的）	8		30	13	台/千克			I–5–08
8467190000	其他手提式风动工具	8		30	13	台/千克			I–5–08
8467210000	手提式电动钻	8		30	13	台/千克	A	L	I–2–01–1, I–2–01, I–5–08
8467291000	手提式电动砂磨工具	8		30	13	台/千克	A	L	I–2–01–1, I–2–01, I–5–08
8467299000	其他手提式电动工具	8		30	13	台/千克	A	L	I–2–01–1, I–2–01, I–5–08
8467810000	手提式液压或其他动力链锯（电动和风动的除外）	8		30	13	台/千克			I–5–08
8467890000	其他手提式液压或其他动力工具（电动和风动的除外）	8		30	13	台/千克			I–5–08
8467911000	编号 84672210 的链锯用零件	6		30	13	千克			I–5–08
8467919000	子目 846781 的链锯用的零件	6		30	13	千克			I–5–08
8467920000	风动的工具零件	6		30	13	千克			I–5–08
8467991000	其他手提式电动工具用零件	8		30	13	千克			I–5–08
8467999000	其他手提式动力工具用的零件	6		30	13	千克			I–5–08
8468100000	手提喷焊器	9		30	13	台/千克			I–5–08
8468200010	自动焊接机（将端塞焊接于燃料细棒（或棒）的自动焊接机）	9		30	13	台/千克	3		I–5–08, I–2–05
8468200090	其他气体焊接或表面回火机器及装置	9		30	13	台/千克			I–5–08, I–2–05
8468800000	其他焊接机器及装置（品目 8515 的货品除外）	9		30	13	台/千克			I–5–08, I–2–05
8468900000	焊接机器用零件	7	3	30	13	千克			I–5–08
8470100000	电子计算器及袖珍式数据录放机器（不需外接电源，录放指具计算功能的数据记录，重现及显示）	0		80	13	台/千克			I–5–08
8470210000	装有打印装置的电子计算器	0		80	13	台/千克			I–5–08
8470290000	其他电子计算器	0		80	13	台/千克			I–5–08
8470300000	其他计算机器	0		40	13	台/千克			I–5–08
8470501000	销售点终端出纳机	0		40	13	台/千克		L	I–2–01–1, I–2–01, I–5–08, I–2–01–2
8470509000	其他现金出纳机	0		40	13	台/千克		L	I–2–01–1, I–2–01, I–5–08, I–2–01–2
8470900000	会计计算机，邮资盖戳机，售票机及类似机器	0		40	13	台/千克			I–5–08

商品编码	商品名称及备注	最惠国税率	暂定税率	普通税率	增值税率	计量单位	监管条件	检验检疫类别	报检特殊单证
8471301000	平板电脑（重量≤10千克，至少由一个中央处理器、键盘和显示器组成）	0		70	13	台/千克	A	L	I-2-01-1, I-2-01, I-5-08, I-2-01-2
8471309000	其他便携式自动数据处理设备（重量≤10千克，至少由一个中央处理器、键盘和显示器组成）	0		70	13	台/千克	A	L	I-2-01-1, I-2-01, I-5-08, I-2-01-2
8471411010	高性能数字计算机（高性能数字计算机是指调整后峰值性能（APP）大于8.0加权每秒万亿次浮点运算的数字计算机）	0		14	13	台/千克	3		I-5-08
8471411090	其他巨大中型自动数据处理设备	0		14	13	台/千克			I-5-08
8471412000	小型自动数据处理设备	0		14	13	台/千克		L	I-2-01-1, I-2-01, I-5-08, I-2-01-2
8471414000	微型机	0		70	13	台/千克	A	L	I-2-01-1, I-2-01, I-5-08, I-2-01-2
8471419000	其他数据处理设备（同一机壳内至少有一个CPU和一个输入输出部件；包括组合式）	0		70	13	台/千克		L	I-2-01-1, I-2-01, I-5-08, I-2-01-2
8471491010	系统形式报验的高性能数字计算机（计算机指自动数据处理设备，高性能数字计算机是指调整后峰值性能（APP）大于8.0加权每秒万亿次浮点运算的数字计算机）	0		29	13	台/千克	3		I-5-08
8471491090	其他系统形式报验的巨、大、中型机（计算机指自动数据处理设备）	0		29	13	台/千克			I-5-08
8471492000	以系统形式报验的小型计算机（计算机指自动数据处理设备）	0		29	13	台/千克		L	I-2-01-1, I-2-01, I-5-08, I-2-01-2
8471494000	以系统形式报验的微型机	0		70	13	台/千克		L	I-2-01-1, I-2-01, I-5-08, I-2-01-2
8471499100	其他分散型工业过程控制设备（以系统形式报验的）	0		70	13	台/千克			I-5-08
8471499900	以系统形式报验的其他计算机	0		70	13	台/千克		L	I-2-01-1, I-2-01, I-5-08, I-2-01-2
8471501010	高性能数字计算机处理部件（不论是否在同一机壳内有一或两个存储，输入或输出部件，高性能数字计算机是指调整后峰值性能（APP）大于8.0加权每秒万亿次浮点运算的数字计算机）	0		14	13	台/千克	3		I-5-08
8471501090	其他巨，大，中型机处理部件（不论是否在同一机壳内有一或两个存储，输入或输出部件）	0		14	13	台/千克			I-5-08
8471502000	小型机的处理部件（不论是否在同一机壳内有一或两个存储，输入或输出部件）	0		14	13	台/千克			I-5-08
8471504001	含显示器和主机的微型机（不论是否在同一机壳内有一或两个存储，输入或输出部件）	0		70	13	台/千克		L	I-2-01-1, I-2-01, I-5-08, I-2-01-2
8471504090	其他的微型机的处理部件（不论是否在同一机壳内有一或两个存储，输入或输出部件）	0		70	13	台/千克			I-5-08
8471509000	847141或847149以外设备的处理部件（不论是否在同一机壳内有一或两个存储，输入或输出部件）	0		70	13	台/千克			I-5-08

商品编码	商品名称及备注	最惠国	暂定税率	普通税率	增值税率	计量单位	监管条件	检验检疫类别	报检特殊单证
8471604000	巨，大，中及小型计算机用终端（输入或输出部件，不论是否在同一机壳内有存储部件）	0		14	13	台/千克			I-5-08
8471605000	自动数据处理设备的扫描器	0		14	13	台/千克		L	I-2-01-1, I-2-01, I-5-08, I-2-01-2
8471606000	自动数据处理设备的数字化仪	0		14	13	台/千克			I-5-08
8471607100	键盘	0		40	13	个/千克			I-5-08
8471607200	鼠标器	0		40	13	个/千克			I-5-08
8471609000	计算机的其他输入或输出部件（计算机指自动数据处理设备）	0		14	13	台/千克			I-5-08
8471702000	自动数据处理设备的软盘驱动器	0		14	13	台/千克			I-5-08
8471703000	光盘驱动器（自动数据处理设备的光盘驱动器）	0		14	13	台/千克			I-5-08
8471709000	自动数据处理设备的其他存储部件	0		14	13	台/千克			I-5-08
8471800000	其他自动数据处理设备的部件	0		40	13	台/千克			I-5-08
8471900010	专用于复制的光盘刻录机（也称光盘复读机）	0		40	13	台/千克			I-5-08
8471900090	未列名的磁性或光学阅读器（包括将数据以代码形式转录的机器及处理这些数据的机器）	0		40	13	台/千克		L	I-2-01-1, I-2-01, I-5-08, I-2-01-2
8472100000	胶版复印机、油印机	0		40	13	台/千克		L	I-2-01-1, I-2-01, I-5-08, I-2-01-2
8472301000	邮政信件分拣及封装设备	8		40	13	台/千克			I-5-08
8472309000	其他信件折叠、分类、开或闭封机（包括信件装封机及粘贴邮票机和盖销邮票机）	8		40	13	台/千克			I-5-08
8472901000	自动柜员机	0		40	13	台/千克		L	I-2-01-1, I-2-01, I-5-08, I-2-01-2
8472902100	办公室用打洞机	0		40	13	台/千克			I-5-08
8472902200	办公室用订书机	0		40	13	台/千克			I-5-08
8472902900	其他装订用办公室机器	0		40	13	台/千克			I-5-08
8472903000	碎纸机	0		40	13	台/千克			I-5-08
8472904000	地址印写机及地址铭牌压印机	0		40	13	台/千克			I-5-08
8472905000	文字处理机	0		40	13	台/千克			I-5-08
8472906000	打字机（品目8443的打印机除外）	8		40	13	台/千克			I-5-08
8472909000	其他办公室用机器（包括硬币分类、计数、包装机和削笔机等）	0		40	13	台/千克			I-5-08
8473210000	品目8470所列电子计算器的零附件（系指子目847010、847021及847029所列的电子计算器的）	0		50	13	千克			I-5-08
8473290000	品目8470所列其他机器的零附件（系指子目847030、847040、847050及847090所列机器的）	0		35	13	千克			I-5-08
8473301000	子目8471.4110、8471.4120、8471.4910、8471.4920、8471.5010、8471.5020、8471.6090、8471.7011、8471.7019、8471.7020、8471.7030及8471.7090所列机器及装置的零件、附件	0		14	13	千克			I-5-08
8473309000	品目8471所列其他机器零附件	0		40	13	千克			I-5-08
8473401000	自动柜员机用出钞器和循环出钞器	0		35	13	千克			I-5-08
8473402000	子目8472.9050、8472.9060所列机器的零件、附件	0		35	13	千克			I-5-08

商品编码	商品名称及备注	最惠国	暂定税率	普通税率	增值税率	计量单位	监管条件	检验检疫类别	报检特殊单证
8473409010	钞票清分机零附件	0		35	13	千克			I-5-08
8473409090	其他办公室用机器零附件	0		35	13	千克			I-5-08
8473500000	品目8470至8472中所列机器零附件（用于品目8470至8472中两个或两个以上品目所列机器的）	0		35	13	千克			I-5-08
8474100000	分类、筛选、分离或洗涤机器（用于泥土、石料、矿石或其他固体物质的）	5		30	13	台/千克			I-2-05
8474201000	齿辊式破碎及磨粉机器（用于泥土、石料、矿石或其他固体物质的）	5		30	13	台/千克			I-2-05
8474202000	球磨式磨碎或磨粉机（用于泥土、石料、矿石或其他固体物质的）	5		30	13	台/千克			I-2-05
8474209000	破碎或磨粉用机器（用于泥土、石料、矿石或其他固体物质的）	5		30	13	台/千克			I-2-05
8474310000	混凝土或砂浆混合机器（用于泥土、石料、矿石或其他固体物质的）	7		30	13	台/千克			I-2-05
8474320000	矿物与沥青的混合机器（用于泥土、石料、矿石或其他固体物质的）	7		30	13	台/千克			I-2-05
8474390000	其他混合或搅拌机器（用于泥土、石料、矿石或其他固体物质的）	5		30	13	台/千克			I-2-05
8474801000	其他辊压成型机	5		30	13	台/千克			I-2-05
8474802000	其他模压成型机	5		30	13	台/千克			I-2-05
8474809010	纸面角线石膏板搅拌成型机	5		30	13	台/千克			I-2-05
8474809090	税目84.74未列名的其他机器（如矿产品的粘聚或成型机器及铸造用砂模的成型机器）	5		30	13	台/千克			I-2-05
8475100000	白炽灯泡、灯管等的封装机（包括放电灯管、电子管、闪光灯泡等）	8		30	13	台/千克			I-2-05
8475210000	制造光导纤维及预制棒的机器	0		30	13	台/千克			I-2-05
8475291100	连续式玻璃热弯炉	8		30	13	台/千克			I-2-05
8475291200	玻璃纤维拉丝机（光纤拉丝机除外）	8		30	13	台/千克			I-2-05
8475291900	其他玻璃及制品热加工机器	8		30	13	台/千克			I-2-05
8475299000	其他玻璃及制品的制造加工机器	8		30	13	台/千克			I-2-05
8475900010	税号8475.21所列机器的零件	0		30	13	千克			I-5-08
8476210000	可加热或制冷的饮料自动销售机	11		50	13	台/千克	A	R	I-5-12, I-5-13, I-5-08, I-3-01-3
8476290000	其他饮料自动销售机（装有加热或制冷装置的除外）	12		50	13	台/千克	A	R	I-5-12, I-5-13, I-5-08, I-3-01-3
8476810000	装有加热或制冷装置的自动售货机（饮料自动销售机除外）	11		50	13	台/千克			I-5-08
8476890010	钱币兑换机	0		50	13	台/千克			I-5-08
8476890090	其他无加热或制冷装置的自动售货机	12		50	13	台/千克			I-5-08
8476900010	钱币兑换机的零件	0		50	13	千克			I-5-08
8476900090	其他品目8476所列机器的零件	8		50	13	千克			I-5-08
8477101010	用于光盘生产的精密注塑机（加工塑料的）	0		45	13	台/千克			I-5-09, I-2-05
8477101090	其他注塑机	0		45	13	台/千克			I-2-05
8477109000	其他注射机	0		30	13	台/千克			I-2-05
8477201000	塑料造粒机	5		30	13	台/千克			I-2-05
8477209000	其他加工塑料或橡胶的挤出机	5		30	13	台/千克			I-2-05
8477301000	挤出吹塑机	5		30	13	台/千克			I-2-05

商品编码	商品名称及备注	最惠国	暂定税率	普通税率	增值税率	计量单位	监管条件	检验检疫类别	报检特殊单证
8477302000	注射吹塑机	5		30	13	台/千克			I-2-05
8477309000	其他吹塑机	5		30	13	台/千克			I-2-05
8477401000	塑料中空成型机	5		30	13	台/千克			I-2-05
8477402000	塑料压延成型机	5		30	13	台/千克			I-2-05
8477409000	真空模塑及其他热成型机器	5		30	13	台/千克			I-2-05
8477510000	用于充气轮胎模塑或翻新的机器（包括内胎模塑或用其他方法成型的机器）	5		30	13	台/千克			I-5-08, I-2-05
8477800000	未列名的橡胶或塑料加工机器	5		30	13	台/千克			I-2-05
8478100000	其他的烟草加工及制作机器（本章其他编号未列名的）	5		30	13	台/千克	O		I-2-05
8478900000	烟草加工及制作机器用的零件	8		30	13	千克	O		I-5-08
8479102100	沥青混凝土摊铺机	8		30	13	台/千克			I-2-05
8479102200	稳定土摊铺机	8		30	13	台/千克			I-2-05
8479102900	其他摊铺机	8		30	13	台/千克	O		I-2-05
8479109000	其他公共工程用的机器	8		30	13	台/千克			I-2-05
8479200000	提取、加工动物油脂、植物固定油脂或微生物油脂的机器	8		30	13	台/千克	A	R	I-5-12, I-5-13, I-5-08, I-3-01-3, I-2-05
8479300000	木碎料板或木纤维板的其他挤压机（包括其他木材或软木处理机器）	8		30	13	台/千克			I-2-05
8479400000	绳或缆的制造机器	7		30	13	台/千克			I-2-05
8479509010	机器人，末端操纵装置（能处理高能炸药或能抗大于5×10^4戈瑞(硅)辐射的）	0		30	13	台/千克	3		I-2-05
8479509090	其他工业机器人（多功能工业机器人除外）	0		30	13	台/千克			I-2-05
8479600000	蒸发式空气冷却器	8		30	13	台/千克			I-5-08, I-2-05
8479710000	机场用旅客登机桥	0		30	13	台/千克			I-5-08, I-2-05
8479790000	非机场用旅客登机（船）桥	0		30	13	台/千克	A	M	I-2-11, I-5-08, I-2-05
8479811000	处理金属的其他绕线机	9		30	13	台/千克			I-5-08, I-2-05
8479819000	其他处理金属的机械	9		30	13	台/千克			I-2-05
8479820010	两用物项管制搅拌器（耐腐蚀热交换器、搅拌器用，带搅拌的发酵罐）	7		30	13	台/千克	3		I-5-08, I-2-05
8479820020	用于废物和废水处理的混合、搅拌、轧碎、研磨、筛选、均化或乳化机器	7	5	30	13	台/千克			I-5-08, I-2-05
8479820090	其他混合、搅拌、轧碎、研磨机器（包括筛选、均化、乳化机器）	7		30	13	台/千克			I-5-08, I-2-05
8479892000	空气增湿器及减湿器	0		70	13	台/千克		L	I-2-01, I-5-08, I-2-01-2, I-2-05
8479894000	其他邮政用包裹、印刷品分拣设备	0		30	13	台/千克			I-2-11, I-5-08
8479895000	放射性废物压实机	0		30	13	台/千克			I-2-05
8479896100	自动插件机	0		30	13	台/千克			I-2-11, I-2-05
8479896200	自动贴片机	0		30	13	台/千克			I-2-11, I-2-05
8479896900	其他印刷电路板上装配元器件机器	0		30	13	台/千克			I-2-11, I-2-05
8479899200	自动化立体仓储设备（具有独立功能的）	0		30	13	台/千克	A	M	I-2-11, I-5-08, I-2-05
8479899910	用于光盘生产的金属母盘生产设备（具有独立功能的）	0		30	13	台/千克			I-2-11, I-5-09, I-2-05
8479899920	用于光盘生产的粘合机（具有独立功能的）	0		30	13	台/千克			I-2-11, I-5-09, I-2-05

商品编码	商品名称及备注	最惠国	暂定税率	普通税率	增值税率	计量单位	监管条件	检验检疫类别	报检特殊单证
8479899930	用于光盘生产的真空金属溅镀机（具有独立功能的）	0		30	13	台/千克			I–2–11, I–5–09, I–2–05
8479899940	保护胶涂覆机及染料层旋涂机（光盘生产用，具有独立功能的）	0		30	13	台/千克			I–2–11, I–5–09, I–2–05
8479899952	生物反应器（两用物项管制机器及机械器具）	0		30	13	台/千克	3		I–2–11, I–5–08, I–2–05
8479899953	恒化器（两用物项管制机器及机械器具）	0		30	13	台/千克	3		I–2–11, I–5–08, I–2–05
8479899954	连续灌流系统（两用物项管制机器及机械器具）	0		30	13	台/千克	3		I–2–11, I–5–08, I–2–05
8479899955	三坐标或多坐标联动和程控的纤维缠绕机（两用物项管制机器及机械器具）	0		30	13	台/千克	3		I–2–11, I–5–08, I–2–05
8479899959	其他两用物项管制机器及机械器具	0		30	13	台/千克	3		I–2–11, I–5–08, I–2–05
8479899960	绕线机（能卷绕直径在75mm至400mm、长度为600mm或更长的）	0		30	13	台/千克	3		I–2–11, I–5–08, I–2–05
8479899990	本章其他未列名机器及机械器具（具有独立功能的）	0		30	13	台/千克	A	M	I–2–05
8479902000	空气增湿器及减湿器零件	0		70	13	千克			I–5–08
8479909010	绕线机的精密芯轴（专用于编号8479899060绕线机的精密芯轴）	0		20	13	千克	3		I–5–08
8480100000	金属铸造用型箱	8		20	13	千克			I–5–08
8480200000	型模底板	8		20	13	千克			I–5–08
8480300000	阳模	8		20	13	千克			I–5–08
8480411000	压铸模（金属，硬质合金用）	8		20	13	千克			I–5–08
8480412000	粉末冶金用压模	8		20	13	千克			I–5–08
8480419000	其他金属、硬质合金用注模或压模	8		20	13	千克			I–5–08
8480490000	其他金属、硬质合金用其他型模（注模或压模除外）	8		20	13	千克			I–5–08
8480500000	玻璃用型模	8		20	13	套/千克			I–5–08
8480600000	矿物材料用型模	8		20	13	套/千克			I–5–08
8480711000	硫化轮胎用囊式型模（注模或压模）	0		20	13	套/千克			I–5–08
8480719010	用于光盘生产的专用模具（注模或压模）	0		20	13	套/千克			I–5–09
8480719090	其他塑料或橡胶用注模或压模	0		20	13	套/千克			I–5–08
8480790010	农用双壁波纹管生产线用其他模具	5		20	13	套/千克			I–5–08
8480790090	塑料或橡胶用其他型模	5		20	13	套/千克			I–5–08
8481100001	喷灌设备用减压阀（用于管道、锅炉、罐、桶或类似品的）	5	2	30	13	套/千克			I–5–08
8481100090	其他减压阀（用于管道、锅炉、罐、桶或类似品的）	5		30	13	套/千克			I–5–08
8481300000	止回阀（用于管道、锅炉、罐、桶或类似品的）	5		30	13	套/千克			I–5–08
8481400000	安全阀或溢流阀（用于管道、锅炉、罐、桶或类似品的）	5		30	13	套/千克			I–5–08
8481802110	两用物项管制的电磁式换向阀	7		30	13	套/千克	3		I–5–08
8481802190	其他电磁式换向阀（用于管道、锅炉、罐、桶或类似品的）	7		30	13	套/千克			I–5–08
8481802910	两用物项管制的其他换向阀	7		30	13	套/千克	3		I–5–08
8481802990	其他换向阀（用于管道、锅炉、罐、桶或类似品的）	7		30	13	套/千克			I–5–08
8481803110	两用物项管制的电子膨胀流量阀	7		30	13	套/千克	3		I–5–08

商品编码	商品名称及备注	最惠国	暂定税率	普通税率	增值税率	计量单位	监管条件	检验检疫类别	报检特殊单证
8481803190	其他电子膨胀流量阀（用于管道、锅炉、罐、桶或类似品的）	7		30	13	套/千克			I-5-08
8481803910	两用物项管制的其他流量阀	7		30	13	套/千克	3		I-5-08
8481803990	其他流量阀（用于管道、锅炉、罐、桶或类似品的）	7		30	13	套/千克			I-5-08
8481804010	两用物项管制的其他阀门	7	5	30	13	套/千克	3		I-5-08
8481804090	其他阀门（用于管道、锅炉、罐、桶或类似品的）	7	5	30	13	套/千克			I-5-08
8481809000	未列名龙头、旋塞及类似装置（用于管道、锅炉、罐、桶或类似品的）	5		50	13	套/千克			I-5-08
8481901000	阀门用零件（用于管道、锅炉、罐、桶或类似品的）	8	4	30	13	千克			I-5-08
8481909000	龙头，旋塞及类似装置的零件（用于管道、锅炉、罐、桶或类似品的）	8		50	13	千克			I-5-08
8482102000	深沟球轴承（滚珠轴承）	8		20	13	套/千克			I-5-08
8482103000	角接触轴承（滚珠轴承）	8		20	13	套/千克			I-5-08
8482104011	飞机发动机用外径30CM的推力球轴承（滚珠轴承）	8	1	20	13	套/千克			I-5-08
8482104019	飞机发动机用其他推力球轴承（滚珠轴承）	8	1	20	13	套/千克			I-5-08
8482104090	其他推力球轴承（滚珠轴承）	8		20	13	套/千克			I-5-08
8482109000	其他滚珠轴承	8		20	13	套/千克			I-5-08
8482300000	鼓形滚子轴承	8	6	20	13	套/千克			I-5-08
8482800000	其他滚动轴承及球、柱混合轴承	8		20	13	套/千克			I-5-08
8482910000	滚珠、滚针及滚柱	8	6	20	13	千克			I-5-08
8482990000	滚动轴承的其他零件	6		20	13	千克			I-5-08
8483200000	装有滚珠或滚子轴承的轴承座	6		30	13	个/千克			I-5-08
8483300010	磁悬浮轴承（轴承组合件，由悬浮在充满阻尼介质的环形磁铁组成）	6		30	13	个/千克	3		I-5-08
8483300020	轴承/阻尼器（安装在阻尼器上的具有枢轴/盖的轴承）	6		30	13	个/千克	3		I-5-08
8483300090	其他未装有滚珠或滚子轴承的轴承座；其他滑动轴承	6		30	13	个/千克			I-5-08
8483402000	行星齿轮减速器	8		30	13	个/千克			I-5-08
8483500000	飞轮及滑轮（包括滑轮组）	8		30	13	个/千克			I-5-08
8483600001	压力机用组合式湿式离合/制动器（离合扭矩为60KNM-300KNM，制动扭矩为30KNM-100KNM）	8	4	30	13	个/千克			I-5-08
8483600090	离合器及联轴器（包括万向节）	8		30	13	个/千克			I-5-08
8483900010	车用凸轮轴相位调节器（汽车发动机用）	8	4	30	13	千克			I-5-08
8483900090	品目8483所列货品用其他零件（包括单独报验的带齿的轮、链轮及其他传动元件）	8		30	13	千克			I-5-08
8484100000	密封垫或类似接合衬垫（用金属片与其他材料制成或用双层及多层金属片制成）	8	5	30	13	千克			I-5-08
8484200010	耐UF6腐蚀的转动轴封（专门设计的真空密封装置，缓冲气体泄漏率1000cm3/min）	8	5	30	13	千克	3		I-5-08
8484200020	转动轴封（专门设计的带有密封式进气口和出气口的转动轴封）	8	5	30	13	千克	3		I-5-08

商品编码	商品名称及备注	最惠国	暂定税率	普通税率	增值税率	计量单位	监管条件	检验检疫类别	报检特殊单证
8484200030	MLIS 用转动轴封（专门设计的带密封进气口和出气口的转动轴封）	8	5	30	13	千克	3		I-5-08
8484200090	其他机械密封件	8	5	30	13	千克			I-5-08
8484900000	其他材料制密封垫及类似接合衬垫（成套或各种不同材料制，装于袋、套或类似包装内）	8	5	30	13	千克			I-5-08
8486101000	利用温度变化处理单晶硅的机器及装置（制造单晶柱或晶圆用的）	0		30	13	台/千克			I-2-05
8486102000	制造单晶柱或晶圆用的研磨设备	0		30	13	台/千克			I-2-05
8486103000	制造单晶柱或晶圆用的切割设备	0		30	13	台/千克			I-2-05
8486104000	制造单晶柱或晶圆用的化学机械抛光设备(CMP)	0		30	13	台/千克			I-2-05
8486109000	其他制造单晶柱或晶圆用的机器及装置	0		30	13	台/千克			I-2-05
8486201000	氧化、扩散、退火及其他热处理设备（制造半导体器件或集成电路用的）	0		30	13	台/千克			I-2-05
8486202100	制造半导体器件或集成电路用化学气相沉积装置（化学气相沉积装置(CVD))	0		30	13	台/千克			I-2-05
8486202200	制造半导体器件或集成电路用物理气相沉积装置（物理气相沉积装置(PVD))	0		30	13	台/千克			I-2-05
8486202900	其他制造半导体器件或集成电路用薄膜沉积设备	0		30	13	台/千克			I-2-05
8486203110	制造半导体器件或集成电路用分布重复光刻机（后道用）			100	13	台/千克			I-2-05
8486203120	制造半导体器件或集成电路用分布重复光刻机（前道用 I 线光刻机）	0		100	13	台/千克			I-2-05
8486203130	制造半导体器件或集成电路用分布重复光刻机（前道用氟化氪（KrF）光刻机）	0		100	13	台/千克			I-2-05
8486203190	其他制造半导体器件或集成电路用分布重复光刻机	0		100	13	台/千克			I-2-05
8486203910	制造半导体器件或集成电路用的 I 线光刻机（步进式除外）	0		100	13	台/千克			I-2-05
8486203920	制造半导体器件或集成电路用的氟化氪（KrF）光刻机（步进式除外）	0		100	13	台/千克			I-2-05
8486203930	制造半导体器件或集成电路用的氟化氩（ArF）光刻机（步进式除外）			100	13	台/千克			I-2-05
8486203940	制造半导体器件或集成电路用的氟化氩浸没式（ArFi）光刻机（步进式除外）	0		100	13	台/千克			I-2-05
8486203950	制造半导体器件或集成电路用的极紫外（EUV）光刻机（步进式除外）	0		100	13	台/千克			I-2-05
8486203990	未列名制造半导体器件或集成电路用的光刻设备	0		100	13	台/千克			I-2-05
8486204100	制造半导体器件或集成电路用等离子体干法刻蚀机	0		30	13	台/千克			I-2-05
8486204900	其他制造半导体器件或集成电路用刻蚀及剥离设备	0		30	13	台/千克			I-2-05
8486205000	制造半导体器件或集成电路用离子注入机	0		11	13	台/千克			I-2-05

商品编码	商品名称及备注	最惠国	暂定税率	普通税率	增值税率	计量单位	监管条件	检验检疫类别	报检特殊单证
8486209000	其他制造半导体器件或集成电路用机器及装置	0		30	13	台 / 千克			I-2-05
8486301000	制造平板显示器用扩散、氧化、退火及其他热处理设备	0		30	13	台 / 千克			I-2-05
8486302100	制造平板显示器用化学气相沉积装置 (CVD)	0		30	13	台 / 千克			I-2-05
8486302200	制造平板显示器用物理气相沉积装置 (PVD)	0		30	13	台 / 千克			I-2-05
8486302900	其他制造平板显示器用薄膜沉积设备	0		30	13	台 / 千克			I-2-05
8486303100	制造平板显示器用分步重复光刻机	0		100	13	台 / 千克			I-2-05
8486303900	其他将电路图投影或绘制到感光半导体材料上的装置 (制造平板显示器用的机器及装置)	0		100	13	台 / 千克			I-2-05
8486304100	制造平板显示器用超声波清洗装置	0		30	13	台 / 千克			I-2-05
8486304900	其他制造平板显示器用湿法蚀刻、显影、剥离、清洗装置	0		30	13	台 / 千克			I-2-05
8486309000	其他制造平板显示器用的机器及装置	0		30	13	台 / 千克			I-2-05
8486401000	主要用于或专用于制作和修复掩膜版或投影掩膜版的装置 (掩膜版 (mask), 投影掩膜版 (reticle))	0		70	13	台 / 千克			I-2-05
8486402100	塑封机 (主要用于或专用于装配与封装半导体器件和集成电路的设备)	0		30	13	台 / 千克			I-2-05
8486402200	引线键合装置 (主要用于或专用于装配与封装半导体器件和集成电路的设备)	0		30	13	台 / 千克			I-2-05
8486402900	其他主要或专用于装配封装半导体器件和集成电路的设备	0		17	13	台 / 千克			I-2-05
8486403100	IC 工厂专用的自动搬运机器人	0		20	13	台 / 千克			I-2-05
8486403900	其他用于升降、装卸、搬运集成电路等的设备 (升降、装卸、搬运单晶柱、晶圆、半导体器件、集成电路和平板显示器的装置)	0		30	13	台 / 千克			I-2-05
8487900000	本章其他编号未列名的机器零件 (不具有电气接插件、绝缘体、线圈或其他电气器材特征的)	8		30	13	千克			I-5-08

第85章　电机、电气设备及其零件；
录音机及放声机、电视图像、
声音的录制和重放设备及其零件、附件

商品编码	商品名称及备注	最惠国	暂定税率	普通税率	增值税率	计量单位	监管条件	检验检疫类别	报检特殊单证
8501101000	输出功率≤ 37.5W 玩具电动机	12		80	13	台/千克			I-5-08
8501109101	激光视盘机机芯精密微型电机 (1 瓦≤功率≤ 18 瓦，20mm ≤直径 ≤ 30mm)	9	5	70	13	台/千克			I-5-08
8501109102	摄像机、摄录一体机用精密微型电机 (0.5 瓦≤功率≤ 10 瓦，20mm ≤直径≤ 39mm)	9	5	70	13	台/千克			I-5-08
8501109190	其他微电机，机座尺寸在 20 毫米及以上，但不超过 39 毫米 (输出功率不超过 37.5 瓦)	9		70	13	台/千克			I-5-08
8501109901	功率≤ 0.5W 非用于激光视盘机机芯的微型电机 (圆柱形直径≤ 6mm，高≤ 25mm；扁圆型直径≤ 15mm，厚≤ 5mm)	9	5	35	13	台/千克			I-5-08
8501109902	激光视盘机机芯用精密微型电机 (0.5 瓦≤功率≤ 2 瓦，5mm ≤直径 <20mm)	9	5	35	13	台/千克			I-5-08
8501109903	摄像机、摄录一体机用精密微型电机 (0.5 瓦≤功率≤ 10 瓦，5mm ≤直径 <20mm 或 39mm< 直径 ≤ 40mm)	9	5	35	13	台/千克			I-5-08
8501200010	输出功率大于 16KW 的两用物项管制的无人机专用交直两用电动机	12		35	13	台/千克	3		I-2-01-1, I-2-01, I-5-08
8501200090	其他输出功率> 37.5W 的交直流两用电动机	12		35	13	台/千克			I-2-01-1, I-2-01, I-5-08
8501310000	其他输出功率≤ 750 瓦的直流电动机、发电机 (不包括光伏发电机)	12		35	13	台/千克		L	I-2-01-1, I-2-01, I-5-08
8501320010	16KW< 输出功率≤ 75KW 的两用物项管制的无人机专用直流电动机 (不包括光伏发电机)	10		35	13	台/千克	3		I-2-01-1, I-2-01, I-5-08
8501320090	其他 750W< 输出功率≤ 75KW 的直流电动机、发电机 (不包括光伏发电机)	10		35	13	台/千克			I-2-01-1, I-2-01, I-5-08
8501400010	输出功率大于 16KW 的两用物项管制的无人机专用单相交流电动机	10		35	13	台/千克	3		I-2-01-1, I-2-01, I-5-08
8501400090	其他单相交流电动机	10		35	13	台/千克			I-2-01-1, I-2-01, I-5-08
8501510010	发电机 (功率≥ 40 瓦特，频率 600 至 2000 赫兹，谐波畸变低于 10% 等)	5		35	13	台/千克	3		I-5-08, I-2-05
8501510090	其他输出功率≤ 750W 多相交流电动机	5		35	13	台/千克		L	I-2-01-1, I-2-01, I-5-08

商品编码	商品名称及备注	最惠国	暂定税率	普通税率	增值税率	计量单位	监管条件	检验检疫类别	报检特殊单证
8501520010	750W＜输出功率≤75KW 的两用物项管制的无人机专用多相交流电动机	10		35	13	台/千克	3		I-2-01-1, I-2-01, I-5-08
8501520090	其他 750W＜输出功率≤75KW 的多相交流电动机	10		35	13	台/千克			I-2-01-1, I-2-01, I-5-08
8501610000	输出功率≤75KVA 交流发电机（不包括光伏发电机）	5		30	13	台/千克			I-2-05
8501620000	75KVA＜输出功率≤375KVA 交流发电机（不包括光伏发电机）	10		30	13	台/千克			I-2-05
8501630000	375KVA＜输出功率≤750KVA 交流发电机（不包括光伏发电机）	10		30	13	台/千克			I-2-05
8501641010	由使用可再生燃料锅炉和涡轮机组驱动的交流发电机，750KVA＜输出功率≤350MVA	10	5	30	13	台/千克	O		I-5-08, I-2-05
8501641090	其他 750KVA＜输出功率≤350MVA 的交流发电机（不包括光伏发电机）	10		30	13	台/千克	O		I-2-05
8501642010	由使用可再生燃料锅炉和涡轮机组驱动的交流发电机，350MVA＜输出功率≤665MVA	5.5	5	14	13	台/千克			I-5-08, I-5-11, I-2-05
8501642090	其他 350MVA＜输出功率≤665MVA 交流发电机（不包括光伏发电机）	5.5		14	13	台/千克	O		I-2-05
8501643010	由使用可再生燃料锅炉和涡轮机组驱动的交流发电机，输出功率＞665MVA	6	5	11	13	台/千克			I-5-08, I-5-11, I-2-05
8501643090	其他输出功率＞665MVA 交流发电机（不包括光伏发电机）	6		11	13	台/千克			I-2-05
8501710000	输出功率≤50 瓦的光伏直流发电机	12		35	13	台/千克		L	I-2-01-1, I-2-01, I-5-08
8501721000	50 瓦＜输出功率≤750 瓦的光伏直流发电机	12		35	13	台/千克		L	I-2-01-1, I-2-01, I-5-08
8501722000	750W＜输出功率≤75KW 的光伏直流发电机	10		35	13	台/千克		L	I-2-01-1, I-2-01, I-5-08
8502110000	输出功率≤75KVA 柴油发电机组（包括半柴油发电机组）	10		45	13	台/千克			I-2-05
8502120000	75KVA＜输出功率≤375KVA 柴油发电机组（包括半柴油发电机组）	10		45	13	台/千克	O		I-5-11, I-2-05
8502131000	375KVA＜输出功率≤2MVA 柴油发电机组（包括半柴油发电机组）	10		45	13	台/千克	O		I-5-11, I-2-05
8502132000	输出功率＞2MVA 柴油发电机组（包括半柴油发电机组）	10		30	13	台/千克	O		I-5-11, I-2-05
8502310000	风力发电设备	8	5	30	13	台/千克			I-2-05
8502390010	依靠可再生能源（太阳能、小水电、潮汐、沼气、地热能、生物质/余热驱动的汽轮机）生产电力的发电机组	10	5	30	13	台/千克			I-5-11, I-2-05
8502390090	其他发电机组（风力驱动除外）	10		30	13	台/千克			I-2-05
8502400000	旋转式变流机	10		30	13	台/千克			I-5-08, I-2-05
8503001000	玩具用电动机等微电动机零件（编号 85011010 及 85011091 所列电动机零件）	8		70	13	千克			I-5-08
8503002000	输出功率＞350MVA 交流发电机零件（编号 85016420 及 85016430 所列发电机零件）	3		11	13	千克			I-5-08

商品编码	商品名称及备注	最惠国	暂定税率	普通税率	增值税率	计量单位	监管条件	检验检疫类别	报检特殊单证
8503003000	风力发电设备的零件（编号85023100所列发电机组零件）	3	1	30	13	千克			I-5-08
8503009010	电动机定子（用于真空中频率600-2000 Hz，功率50-1000VA条件下）	8		30	13	千克	3		I-5-08
8503009020	由使用可再生燃料锅炉和涡轮机组驱动的输出功率超过750千伏安不超过350兆伏安的交流发电机的零件	8	5	30	13	千克			I-5-08
8503009030	靠可再生能源（太阳能、小水电、潮汐、沼气、地热能、生物质/余热驱动的汽轮机）生产电力发电机组的零件	8	5	30	13	千克			I-5-08
8503009090	其他电动机、发电机（组）零件	8		30	13	千克			I-5-08
8504101000	电子镇流器	10		35	13	个/千克		L	I-2-01, I-5-08, I-2-01-2
8504109000	其他放电灯或放电管用镇流器	10		35	13	个/千克		L	I-2-01, I-5-08, I-2-01-2
8504401300	品目8471所列机器用的稳压电源	0		40	13	个/千克	A	L	I-2-01-1, I-2-01, I-5-08, I-2-01-2
8504401400	功率<1千瓦直流稳压电源（稳压系数低于万分之一，品目8471所列机器用除外）	0		80	13	个/千克		L	I-5-08, I-2-01, I-2-01-1, I-2-01-2
8504401500	功率<10千瓦其他交流稳压电源（精度低于千分之一）	0		80	13	个/千克			I-5-08
8504401910	同位素电磁分离器离子源磁体电源（高功率直流型）	0		50	13	个/千克	3		I-5-08
8504401920	直流高功率电源（能8小时连续产生100V,500A电流，稳定度优于0.1%）	0		50	13	个/千克	3		I-5-08
8504401930	高压直流电源（能8小时连续产生20KV,1A电流，稳定度优于0.2%）	0		50	13	个/千克	3		I-5-08
8504401940	同位素电磁分离器离子源高压电源	0		50	13	个/千克	3		I-5-08
8504401990	其他稳压电源	0		50	13	个/千克		L	I-2-01-1, I-2-01, I-5-08, I-2-01-2
8504403010	两用物项管制的逆变器（功率≥40瓦特，频率600至2000赫兹，谐波畸变低于10%等）	0		30	13	个/千克	3		I-5-08
8504403020	纯电动或混合动力汽车用逆变器模块，功率密度≥8千瓦/升	0		30	13	个/千克			I-5-08
8504403090	其他逆变器	0		30	13	个/千克			I-5-08
8504409110	具有变流功能的半导体模块（自动数据处理设备机器及组件、电讯设备用的）	0		30	13	个/千克			I-5-08
8504409190	其他具有变流功能的半导体模块	0		30	13	个/千克			I-5-08
8504409930	专用85030090.10电动机定子的频率变换器(1.多相输出600Hz或更高；2.高稳定性（频率控制优于0.2%）。)	0		30	13	个/千克	3		I-5-08
8504409940	两用物项管制的频率变换器（功率≥40瓦特，频率600至2000赫兹，谐波畸变低于10%等）	0		30	13	个/千克	3		I-5-08
8504409950	电源（真空或受控环境感应炉用电源，额定输出功率≥5千瓦）	0		30	13	个/千克	3		I-5-08

商品编码	商品名称及备注	最惠国	暂定税率	普通税率	增值税率	计量单位	监管条件	检验检疫类别	报检特殊单证
8504409960	模块式电脉冲发生器（在15ms内输出电流>100A，密封在防尘罩内，温宽范围大）	0		30	13	个/千克	3		I-5-08
8504409970	高速（200km/h及以上）电力机车的牵引变流器	0		30	13	个/千克			I-5-08
8504409980	汽车冲压线用压力机变频调速装置	0		30	13	个/千克			I-5-08
8504409992	纯电动汽车或插电式混合动力汽车用车载充电机	0		30	13	个/千克			I-5-08
8504409999	其他未列名静止式变流器	0		30	13	个/千克			I-5-08
8504500000	其他电感器	0		35	13	个/千克			I-5-08
8504901100	额定容量>400兆伏安液体介质变压器零件	0		11	13	千克			I-5-08
8504901900	其他变压器零件	0		50	13	千克			I-5-08
8504902000	稳压电源及不间断供电电源零件	0		50	13	千克			I-5-08
8504909010	用于将可再生能源发电机组输出的直流电转换成交流电的逆变器的零件	0		30	13	千克			I-5-08
8504909090	其他静止式变流器及电感器零件	0		30	13	千克			I-5-08
8505111000	稀土永磁铁及稀土永磁体	7		20	13	千克			I-5-08
8505119000	其他金属的永磁铁及永磁体	7		20	13	千克			I-5-08
8505190010	磁极块（直径大于2m，用在同位素电磁分离器内）	7		20	13	千克	3		I-5-08
8505190090	其他非金属的永磁铁及永磁体	7		20	13	千克			I-5-08
8505200000	电磁联轴节、离合器及制动器	8		20	13	千克			I-5-08
8505901000	电磁起重吸盘	8		20	13	个/千克			I-5-08
8505909010	超导螺线电磁体（产生超过2个泰斯拉磁场，长径比≥2，内径≥300mm等）	8		20	13	个/千克	3		I-5-08
8505909020	专门或主要用于核磁共振成像装置的电磁体，但税号90.18所列其他电磁铁除外	0		20	13	个/千克			I-5-08
8505909090	其他电磁铁；电磁铁或永磁铁卡盘、夹具及类似的工件夹具；编号8505的零件	8		20	13	个/千克			I-5-08
8506101110	扣式无汞碱性锌锰的原电池及原电池组（汞含量<电池重量的0.0005%）	8		80	13	个/千克			I-5-08
8506101190	扣式含汞碱性锌锰的原电池及原电池组（汞含量≥电池重量的0.0005%）	8		80	13	个/千克	89		I-5-08
8506101210	圆柱形无汞碱性锌锰的原电池及原电池组（汞含量<电池重量的0.0001%）	8		80	13	个/千克			I-5-08
8506101290	圆柱形含汞碱性锌锰的原电池及原电池组（汞含量≥电池重量的0.0001%）	8		80	13	个/千克	89		I-5-08
8506101910	其他无汞碱性锌锰的原电池及原电池组（汞含量<电池重量的0.0001%）	8		80	13	个/千克			I-5-08
8506101990	其他含汞碱性锌锰的原电池及原电池组（汞含量≥电池重量的0.0001%）	8		80	13	个/千克	89		I-5-08

商品编码	商品名称及备注	最惠国	暂定税率	普通税率	增值税率	计量单位	监管条件	检验检疫类别	报检特殊单证
8506109010	其他无汞二氧化锰的原电池及原电池组（汞含量<电池重量的0.0001%，扣式电池的汞含量<电池重量的0.0005%）	8		80	13	个/千克			I-5-08
8506109090	其他含汞二氧化锰的原电池及原电池组（汞含量≥电池重量的0.0001%，扣式电池的汞含量≥电池重量的0.0005%）	8		80	13	个/千克	89		I-5-08
8506300000	氧化汞的原电池及原电池组	8		40	13	个/千克	89		I-5-08
8506400010	氧化银的原电池及原电池组（无汞）（汞含量<电池重量的0.0001%，扣式电池的汞含量<电池重量的0.0005%）	8		40	13	个/千克			I-5-08
8506400090	氧化银的原电池及原电池组（含汞）（汞含量≥电池重量的0.0001%，扣式电池的汞含量≥电池重量的0.0005%）	8		40	13	个/千克	89		I-5-08
8506500000	锂的原电池及原电池组	8		40	13	个/千克	A	M	I-5-08
8506600010	锌空气的原电池及原电池组（无汞）（汞含量<电池重量的0.0001%，扣式电池的汞含量<电池重量的0.0005%）	8		40	13	个/千克			I-5-08
8506600090	锌空气的原电池及原电池组（含汞）（汞含量≥电池重量的0.0001%，扣式电池的汞含量≥电池重量的0.0005%）	8		40	13	个/千克	89		I-5-08
8506800011	无汞燃料电池（汞含量<电池重量的0.0001%，扣式电池的汞含量<电池重量的0.0005%）	8		40	13	个/千克			I-5-08
8506800019	其他无汞原电池及原电池组（汞含量<电池重量的0.0001%，扣式电池的汞含量<电池重量的0.0005%）	8		40	13	个/千克			I-5-08
8506800091	含汞燃料电池（汞含量≥电池重量的0.0001%，扣式电池的汞含量≥电池重量的0.0005%）	8		40	13	个/千克	89		I-5-08
8506800099	其他含汞原电池及原电池组（汞含量≥电池重量的0.0001%，扣式电池的汞含量≥电池重量的0.0005%）	8		40	13	个/千克	89		I-5-08
8506901000	二氧化锰原电池或原电池组的零件	8		80	13	千克			I-5-08
8506909000	其他原电池组或原电池组的零件	8		40	13	千克			I-5-08
8507100000	启动活塞式发动机用铅酸蓄电池	10		90	13	个/千克			I-5-08
8507200000	其他铅酸蓄电池（启动活塞式发动机用铅酸蓄电池除外）	10		90	13	个/千克			I-5-08
8507300010	飞机用镍镉蓄电池	10	1	40	13	个/千克			I-5-08
8507300090	其他镍镉蓄电池	10		40	13	个/千克			I-5-08
8507500000	镍氢蓄电池	10		40	13	个/千克			I-5-08
8507600010	纯电动汽车或插电式混合动力汽车用锂离子蓄电池单体（容量≥10Ah，比能量≥110Wh/kg）	10		40	13	个/千克	A	M	I-5-08
8507600020	纯电动汽车或插电式混合动力汽车用锂离子蓄电池系统（包含蓄电池模块、容器、盖、冷却系统、管理系统等，比能量≥80Wh/kg）	10		40	13	个/千克	A	M	I-5-08
8507600030	飞机用锂离子蓄电池	10	1	40	13	个/千克			I-5-08
8507600090	其他锂离子蓄电池	10		40	13	个/千克	A	M	I-5-08

商品编码	商品名称及备注	最惠国	暂定税率	普通税率	增值税率	计量单位	监管条件	检验检疫类别	报检特殊单证
8507803000	全钒液流电池	10		40	13	个/千克			I-5-08
8507909000	其他蓄电池零件	8	5	40	13	千克			I-5-08
8508110000	电动的真空吸尘器（功率不超过1500瓦，且带有容积不超过20升的集尘袋或其他集尘容器）	8		130	13	台/千克		L	I-5-08, I-2-05, I-2-01, I-2-01-2
8508190000	其他电动的真空吸尘器	0		30	13	台/千克		L	I-5-08, I-2-05, I-2-01, I-2-01-2
8508600000	其他真空吸尘器（非电动）	0		30	13	台/千克			I-2-11, I-5-08, I-2-05
8508701000	编号85081100所列吸尘器用零件	6		100	13	千克			I-5-08
8508709000	其他真空吸尘器零件	0		20	13	千克			I-5-08
8509401000	水果或蔬菜的榨汁机	7	5	100	13	台/千克	A	LR	I-5-12, I-5-13, I-2-01, I-5-08, I-3-01-3, I-2-01-2
8509409000	食品研磨机，搅拌器	7	5	100	13	台/千克	A	LR	I-5-12, I-5-13, I-2-01, I-5-08, I-3-01-3, I-2-01-2
8509801000	地板打蜡机	8		100	13	台/千克			I-5-08
8509802000	厨房废物处理器	8		100	13	台/千克			I-5-08
8509809000	其他家用电动器具	8		100	13	台/千克	A	L	I-2-01, I-2-01-2
8509900000	家用电动器具的零件	6		100	13	千克			I-5-08
8510100000	电动剃须刀	8		100	13	个/千克			I-5-08
8510200000	电动毛发推剪	8		100	13	个/千克			I-5-08
8510300000	电动脱毛器	8		100	13	个/千克			I-5-08
8510900000	品目8510所列货品的零件	8		100	13	千克			I-5-08
8511100000	火花塞	8		30	13	个/千克			I-5-08
8511201000	点火磁电机，永磁直流发电机（包括磁飞轮，指机车，航空器及船舶用）	5		11	13	个/千克			I-5-08
8511209000	其他点火磁电机、磁飞轮（包括永磁直流发电机）	8		30	13	个/千克			I-5-08
8511301000	分电器及点火线圈（指机车，航空器，船舶用）	5		11	13	个/千克			I-5-08
8511309000	其他用途分电器、点火线圈	8		30	13	个/千克			I-5-08
8511409100	输出功率≥132.39千瓦启动电机（输出功率在180马力及以上的发动机用）	8		30	13	个/千克			I-5-08
8511409900	其他用途的启动电机（包括两用启动发电机）	8		30	13	个/千克			I-5-08
8511501000	其他机车，航空器，船舶用发电机	5		11	13	个/千克			I-5-08
8511509000	其他附属于内燃发动机的发电机	8		30	13	个/千克			I-5-08
8511800000	发动机用电点火，启动的其他装置（指点燃式或压燃式内燃发动机用的）	8		30	13	个/千克			I-5-08
8511909000	其他用电点火，电启动装置的零件（指品目8511所列供其他用途的各种装置的零件）	5		30	13	千克			I-5-08
8512100000	自行车用照明或视觉信号装置	10		45	13	个/千克			I-5-08
8512201000	机动车辆用照明装置	10		45	13	个/千克		L	I-2-01-1, I-2-01, I-5-08
8512209000	其他照明或视觉信号装置（包括机动车辆用视觉装置）	10		45	13	个/千克		L	I-2-01-1, I-2-01, I-5-08, I-2-01-2
8512301100	机动车辆用喇叭、蜂鸣器	10		45	13	个/千克			I-5-08
8512301200	机动车辆用防盗报警器	10		40	13	个/千克			I-5-08

商品编码	商品名称及备注	最惠国	暂定税率	普通税率	增值税率	计量单位	监管条件	检验检疫类别	报检特殊单证
8512301900	机动车辆用其他音响信号装置	10		45	13	个/千克			I-5-08
8512309000	其他车辆用电器音响信号装置	10		45	13	个/千克			I-5-08
8512400000	车辆风挡刮水器、除霜器及去雾器	10		45	13	个/千克			I-5-08
8512900000	品目8512所列装置的零件（指车辆等用照明，信号装置，风挡刮水器，除霜器等零件）	8		45	13	千克			I-5-08
8513101000	手电筒	5		100	13	个/千克			I-5-08
8513109000	其他自供能源手提式电灯（但品目8512的照明装置除外）	6		70	13	个/千克			I-5-08
8513901000	手电筒零件	5		100	13	千克			I-5-08
8513909000	其他自供能源手提式电灯零件	5		70	13	千克			I-5-08
8514200010	真空感应炉或受控环境感应炉（工作温度＞850℃，感应线圈直径≤600mm，功率≥5千瓦）	0		30	13	台/千克	3		I-2-05
8514200090	其他感应或介质损耗工作炉及烘箱（包括实验室用）	0		30	13	台/千克			I-2-05
8514400001	焊缝中频退火装置	10	7	30	13	台/千克			I-2-05
8514400090	其他感应或介质损耗的加热设备（包括实验室用）	10		30	13	台/千克			I-2-05
8514901000	炼钢电炉用零件	8		30	13	千克			I-5-08
8514909000	工业用电阻加热炉及烘箱等零件（指品目8514所列货品的零件）	0		30	13	千克			I-5-08
8515110000	钎焊机器及装置用烙铁及焊枪	10		30	13	个/千克			I-5-08
8515190010	专门或主要用于印刷电路组件制造的其他波峰焊接机器	0		30	13	台/千克			I-5-08, I-2-05
8515190090	其他钎焊机器及装置	10		30	13	台/千克			I-5-08, I-2-05
8515212001	汽车生产线电阻焊接机器人	10	5	30	13	台/千克	O		I-5-08, I-2-05
8515212090	其他电阻焊接机器人	10		30	13	台/千克	O		I-5-08, I-2-05
8515219100	直缝焊管机（电阻焊接式，全自动或半自动的）	10		30	13	台/千克			I-2-05
8515219900	其他电阻焊接机器（全自动或半自动的）	10		30	13	台/千克	O		I-5-08, I-2-05
8515290000	其他电阻焊接机器及装置	10		30	13	台/千克			I-2-05
8515312000	电弧（包括等离子弧）焊接机器人	10		30	13	台/千克	AO	L	I-2-01-1, I-2-01, I-2-05
8515319100	螺旋焊管机（电弧（包括等离子弧）焊接式，全自动或半自动的）	10		30	13	台/千克			I-2-01-1, I-2-01, I-2-05
8515319900	其他电弧（包括等离子弧）焊接机及装置（全自动或半自动的）	10		30	13	台/千克	AO	L	I-2-01-1, I-2-01, I-5-11, I-2-05
8515390000	其他电弧（等离子弧）焊接机器及装置（非全自动或半自动的）	10		30	13	台/千克	A	L	I-2-01-1, I-2-01, I-5-08, I-5-11, I-2-05
8515801001	汽车生产线激光焊接机器人	8	5	30	13	台/千克			I-5-08, I-2-05
8515801090	其他激光焊接机器人	8		30	13	台/千克			I-5-08, I-2-05
8515809010	电子束、激光自动焊接机（将端塞焊接于燃料细棒（或棒）的自动焊接机）	8		30	13	台/千克	3		I-5-08, I-5-11, I-2-05
8515809090	其他焊接机器及装置	8		30	13	台/千克		L	I-2-01-1, I-2-01, I-5-08, I-5-11, I-2-05
8515900010	专门或主要用于印刷电路组件制造的其他波峰焊接机器的零件	0		30	13	千克			I-5-08
8515900090	其他电气等焊接机器及装置零件（包括激光,其他光,光子束,超声波,电子束磁脉冲等）	6	3	30	13	千克			I-5-08

商品编码	商品名称及备注	最惠国	暂定税率	普通税率	增值税率	计量单位	监管条件	检验检疫类别	报检特殊单证
8516101000	储存式电热水器	7		100	13	个/千克	A	L	I-2-01, I-5-10, I-2-01-2
8516102000	即热式电热水器	7		100	13	个/千克	A	L	I-2-01, I-5-10, I-2-01-2
8516109000	其他电热水器	7		100	13	个/千克	A	L	I-2-01, I-5-10, I-2-01-2
8516210000	电气储存式散热器	7		100	13	个/千克			I-5-08
8516291000	电气土壤加热器	7		40	13	个/千克			I-5-08
8516292000	辐射式空间加热器	7		100	13	个/千克		L	I-2-01, I-5-08, I-2-01-2
8516293100	风扇式对流空间加热器	7		100	13	个/千克		L	I-2-01, I-5-08, I-2-01-2
8516293200	充液式对流空间加热器	7		100	13	个/千克		L	I-2-01, I-5-08, I-2-01-2
8516293900	其他对流式空间加热器	7		100	13	个/千克		L	I-2-01, I-5-08, I-2-01-2
8516299000	电气空间加热器	7		100	13	个/千克		L	I-2-01, I-5-08, I-2-01-2
8516310000	电吹风机	7	5	100	13	个/千克	A	LM	I-2-01, I-5-08, I-2-01-2
8516320000	其他电热理发器具	7		100	13	个/千克	A	LM	I-2-01, I-5-08, I-2-01-2
8516330000	电热干手器	7		100	13	个/千克	A	LM	I-2-01, I-5-08, I-2-01-2
8516400000	电熨斗	7		100	13	个/千克	A	LM	I-2-01, I-5-08, I-2-01-2
8516500000	微波炉	7		130	13	台/千克	A	LMR	I-5-12, I-5-13, I-2-01, I-5-08, I-3-01-3, I-2-01-2
8516601000	电磁炉	7		130	13	个/千克	A	L	I-2-01, I-5-08, I-2-01-2
8516603000	电饭锅	7	5	130	13	个/千克	A	LR	I-5-12, I-5-13, I-2-01, I-5-08, I-3-01-3, I-2-01-2
8516604000	电炒锅	7		130	13	个/千克	A	R	I-5-12, I-5-13, I-5-08, I-3-01-3
8516605000	电烤箱	7		130	13	个/千克	A	LM	I-2-01, I-5-08, I-2-01-2
8516609000	其他电热炉（包括电热板、加热环、烧烤炉及烘烤器）	7		130	13	个/千克	A	LM	I-2-01, I-5-08, I-2-01-2
8516711000	滴液式咖啡机	7	5	130	13	个/千克	A	LR	I-5-12, I-5-13, I-2-01, I-5-08, I-3-01-3, I-2-01-2
8516712000	蒸馏渗滤式咖啡机	7	5	130	13	个/千克	A	LR	I-5-12, I-5-13, I-2-01, I-5-08, I-3-01-3, I-2-01-2
8516713000	泵压式咖啡机	7	5	130	13	个/千克	A	LR	I-5-12, I-5-13, I-2-01, I-5-08, I-3-01-3, I-2-01-2
8516719000	其他电热咖啡机和茶壶	7		130	13	个/千克	A	LR	I-5-12, I-5-13, I-2-01, I-5-08, I-3-01-3, I-2-01-2

商品编码	商品名称及备注	最惠国	暂定税率	普通税率	增值税率	计量单位	监管条件	检验检疫类别	报检特殊单证
8516721000	家用自动面包机	7		130	13	个/千克	A	LMR	I-5-12, I-5-13, I-2-01, I-5-08, I-3-01-3, I-2-01-2
8516722000	片式烤面包机（多士炉）	7		130	13	个/千克	A	LMR	I-5-12, I-5-13, I-2-01, I-5-08, I-3-01-3, I-2-01-2
8516729000	其他电热烤面包器	7		130	13	个/千克	A	LMR	I-5-12, I-5-13, I-2-01, I-5-08, I-3-01-3, I-2-01-2
8516791000	电热饮水机	7		100	13	台/千克	A	L	I-2-01, I-5-08, I-2-01-2
8516799000	其他电热器具	7		100	13	个/千克	A	L	I-2-01, I-5-08, I-2-01-2
8516909000	品目8516所列货品的其他零件	6		100	13	千克			I-5-09
8517110010	无绳加密电话机	0		30	13	台/千克	2A	L	I-5-09, I-2-01, I-2-01-2
8517110090	其他无绳电话机	0		30	13	台/千克	A	L	I-5-08, I-2-01, I-2-01-2
8517130000	智能手机	0		20	13	台/千克	A	L	I-2-01, I-5-08, I-2-01-2
8517141019	其他GSM数字式手持无线电话机	0		20	13	台/千克	A	L	I-2-01, I-5-08, I-2-01-2
8517141029	其他CDMA数字式手持无线电话机	0		20	13	台/千克	A	L	I-2-01, I-5-08, I-2-01-2
8517141090	其他手持式无线电话机（包括车载式无线电话机）	0		20	13	台/千克	A	L	I-2-01, I-5-08, I-2-01-2
8517149000	其他用于蜂窝网络或其他无线网络的电话机	0		14	13	台/千克		L	I-2-01, I-5-08, I-2-01-2
8517180010	其他加密电话机	0		30	13	台/千克	2		I-5-08
8517180090	其他电话机	0		30	13	台/千克			I-5-08
8517611010	GSM式移动通信基地站	0		14	13	台/千克	O		I-2-05
8517611020	CDMA式移动通信基地站	0		14	13	台/千克	O		I-2-05
8517611030	TACS式移动通信基地站	0		14	13	台/千克			I-2-05
8517611090	其他移动通信基地站	0		14	13	台/千克	O		I-2-05
8517619000	其他基站	0		14	13	台/千克	O		I-2-05
8517621100	局用电话交换机、长途电话交换机、电报交换机，数字式	0		17	13	台/千克			I-5-08
8517621200	数字移动通信交换机	0		40	13	台/千克	O		I-5-08
8517621900	其他数字式程控电话交换机	0		40	13	台/千克			I-5-08
8517622100	光端机及脉冲编码调制设备(PCM)	0		17	13	台/千克	O	L	I-2-01, I-2-01-2
8517622200	波分复用光传输设备	0		30	13	台/千克	O	L	I-2-01, I-2-01-2
8517622910	光通讯加密路由器	0		30	13	台/千克	AO	L	I-2-01, I-2-01-2
8517622920	光通讯加密VPN设备	0		30	13	台/千克	23A	LM	I-2-01
8517622990	其他光通讯设备	0		30	13	台/千克	A	L	I-2-01, I-2-01-2
8517623100	非光通讯网络时钟同步设备	0		30	13	台/千克		L	I-5-08, I-2-01, I-2-01-2
8517623300	IP电话信号转换设备	0		30	13	台/千克			I-5-08
8517623400	调制解调器	0		30	13	台/千克			I-5-08
8517623500	集线器	0		40	13	台/千克	A	L	I-5-08, I-2-01, I-2-01-2

商品编码	商品名称及备注	最惠国	暂定税率	普通税率	增值税率	计量单位	监管条件	检验检疫类别	报检特殊单证
8517623710	为聚合高性能数字计算机性能而专门设计的有线网络接口卡（单链路单向通信速率超过 2.0GB/S，自定义通信协议。高性能数字计算机是指调整后峰值性能（APP）大于 8.0 加权每秒万亿次泛点运算的数字计算机）	0		30	13	台 / 千克	3		I-5-08
8517623790	其他有线网络接口卡	0		30	13	台 / 千克		L	I-5-08, I-2-01, I-2-01-2
8517623910	为聚合高性能数字计算机性能而专门设计的交换机（单链路单向通信速率超过 2.0GB/s，自定义通信协议。高性能数字计算机是指调整后峰值性能（APP）大于 8.0 加权每秒万亿次浮点运算的数字计算机）	0		30	13	台 / 千克	3O		I-5-08
8517623990	其他有线数字通信设备	0		30	13	台 / 千克		L	I-5-08, I-2-01, I-2-01-2
8517629200	无线网络接口卡	0		14	13	台 / 千克		L	I-2-01, I-5-08, I-2-01-2
8517629300	无线接入固定台	0		14	13	台 / 千克		L	I-2-01, I-5-08, I-2-01-2
8517629400	无线耳机	0		14	13	个 / 千克			I-5-08
8517629910	两用物项管制的无人机专用有发送且有接收功能的无线通讯设备	0		14	13	台 / 千克	3		I-5-08
8517629990	其他接收、转换并发送或再生音像或其他数据用的设备	0		14	13	台 / 千克			I-5-08
8517691002	两用物项管制的无人机专用的无线通讯发送或接收设备	0		14	13	台 / 千克	3	L	I-2-01, I-2-01-2
8517691099	其他无线通信设备	0		14	13	台 / 千克	A	L	I-2-01, I-2-01-2
8517699000	其他有线通信设备	0		30	13	台 / 千克		L	I-5-08, I-2-01, I-2-01-2
8518210000	单喇叭音箱	0		40	13	个 / 千克			I-5-08
8518220000	多喇叭音箱	0		40	13	个 / 千克			I-5-08
8518290000	其他扬声器	0		40	13	个 / 千克			I-5-08
8518300000	耳机、耳塞机（包括传声器与扬声器的组合机）	0		40	13	个 / 千克			I-5-08
8518400001	电器扩音器（列入 ITA 的有线电话重复器用的）	0		40	13	台 / 千克			I-5-08
8518400090	其他音频扩大器	0		40	13	台 / 千克			I-5-08
8518500000	电气扩音机组	0		40	13	套 / 千克		L	I-5-08, I-2-01, I-2-01-1, I-2-01-2
8519200010	以特定支付方式使其工作的激光唱机（用硬币、钞票、银行卡、代币或其他支付方式使其工作）	12		80	13	台 / 千克			I-5-08
8519200090	其他以特定支付方式使其工作的声音录制或重放设备（用硬币、钞票、银行卡、代币或其他支付方式使其工作）	12		80	13	台 / 千克		L	I-5-08, I-2-01, I-2-01-1, I-2-01-2
8519300000	转盘（唱机唱盘）	7		130	13	台 / 千克			I-5-08
8519811100	未装有声音录制装置的盒式磁带型声音重放装置（编辑节目用放声机除外）	0		130	13	台 / 千克	A	L	I-5-08, I-2-01, I-2-01-1, I-2-01-2
8519811200	装有声音重放装置的盒式磁带型录音机	0		130	13	台 / 千克	A	L	I-5-08, I-2-01, I-2-01-1, I-2-01-2

商品编码	商品名称及备注	最惠国	暂定税率	普通税率	增值税率	计量单位	监管条件	检验检疫类别	报检特殊单证
8519811900	其他使用磁性媒体的声音录制或重放设备	0		80	13	台/千克	6A	L	I-5-08, I-2-01, I-2-01-1, I-2-01-2
8519812100	激光唱机，未装有声音录制装置	0		80	13	台/千克	A	L	I-5-08, I-2-01, I-2-01-1, I-2-01-2
8519812910	具有录音功能的激光唱机	0		80	13	台/千克	6A	L	I-5-09, I-2-01, I-2-01-1, I-2-01-2
8519812990	其他使用光学媒体的声音录制或重放设备	0		80	13	台/千克	A	L	I-5-08, I-2-01, I-2-01-1, I-2-01-2
8519813100	装有声音重放装置的闪速存储器型声音录制设备	0		80	13	台/千克	6A	L	I-5-09, I-2-01, I-2-01-1, I-2-01-2
8519813900	其他使用半导体媒体的声音录制或重放设备	0		80	13	台/千克	6A	L	I-5-08, I-2-01, I-2-01-1, I-2-01-2
8519891000	不带录制装置的其他唱机，不论是否带有扬声器（使用磁性、光学或半导体媒体的除外）	0		130	13	台/千克	A	L	I-5-08, I-2-01, I-2-01-1, I-2-01-2
8519899000	其他声音录制或重放设备（使用磁性、光学或半导体媒体的除外）	0		80	13	台/千克	6A	L	I-5-09, I-2-01, I-2-01-1, I-2-01-2
8521101100	广播级磁带录像机（不论是否装有高频调谐放大器）	0		0	13	台/千克			I-2-11, I-5-08
8521901110	具有录制功能的视频高密光盘(VCD)播放机（不论是否装有高频调谐放大器）	0		130	13	台/千克	A	L	I-5-08, I-2-01, I-2-01-1, I-2-01-2
8521901190	其他视频高密光盘(VCD)播放机（不论是否装有高频调谐放大器）	0		130	13	台/千克	A	L	I-5-08, I-2-01, I-2-01-1, I-2-01-2
8521901210	具有录制功能的数字化视频光盘(DVD)播放机（不论是否装有高频调谐放大器）	0		130	13	台/千克	A	L	I-5-08, I-2-01, I-2-01-1, I-2-01-2
8521901290	其他数字化视频光盘(DVD)播放机（不论是否装有高频调谐放大器）	0		130	13	台/千克	A	L	I-5-08, I-2-01, I-2-01-1, I-2-01-2
8521901910	具有录制功能的其他激光视盘播放机（不论是否装有高频调谐放大器）	0		130	13	台/千克	A	L	I-5-08, I-2-01, I-2-01-1, I-2-01-2
8521901990	其他激光视盘播放机（不论是否装有高频调谐放大器）	0		130	13	台/千克	A	L	I-5-08, I-2-01, I-2-01-1, I-2-01-2
8521909010	用于光盘生产的金属母盘生产设备（不论是否装有高频调谐放大器）	0		130	13	台/千克			I-5-09
8521909020	光盘型广播级录像机	0		130	13	台/千克	6		I-5-09
8521909090	其他视频信号录制或重放设备（不论是否装有高频调谐放大器）	0		130	13	台/千克	6A	L	I-5-09, I-2-01, I-2-01-1, I-2-01-2
8522100000	拾音头	12		130	13	个/千克			I-5-08
8523211000	未录制的磁条卡	0		70	13	个/千克			I-5-08
8523212000	已录制的磁条卡	0		130	9	个/千克			I-5-08
8523291100	未录制磁盘	0		14	13	个/千克			I-5-08
8523291900	已录制磁盘	0		14	9	个/千克			I-5-08
8523292100	未录制的宽度不超过4毫米的磁带	0		130	13	盘/千克			I-2-11, I-5-08
8523292200	未录制的宽度超过4毫米，但不超过6.5毫米的磁带	0		130	13	盘/千克			I-5-08
8523292300	未录制的宽度超过6.5毫米的磁带	0		20	13	盘/千克			I-5-08
8523292810	含人类遗传资源信息资料的重放声音或图像信息的磁带	0		130	9	盘/千克	V		I-5-08
8523292910	其他含人类遗传资源信息资料的磁带	0		14	13	盘/千克	V		I-5-08
8523299010	其他含人类遗传资源信息资料的磁性媒体	0		14	13	盘/千克	V		I-5-08

商品编码	商品名称及备注	最惠国	暂定税率	普通税率	增值税率	计量单位	监管条件	检验检疫类别	报检特殊单证
8523410000	未录制光学媒体	0		14	13	张/千克			I–5–08
8523491010	含人类遗传资源信息资料的仅用于重放声音信息的光学媒体	0		130	9	张/千克	V		I–5–08
8523492010	含人类遗传资源信息资料的用于重放声音、图像以外信息的光学媒体	0		14	9	张/千克	V		I–5–08
8523499010	其他含人类遗传资源信息资料的光学媒体	0		14	13	张/千克	V		I–5–08
8523511000	未录制的固态非易失性存储器件（闪速存储器）	0		70	13	个/千克			I–5–08
8523512010	含人类遗传资源信息资料的固态非易失性存储器件（闪速存储器）	0		14	9	个/千克	V		I–5–08
8523521000	未录制的"智能卡"	0		21	9	个/千克			I–5–08
8523529000	其他"智能卡"	0		21	9	个/千克			I–5–08
8523591000	其他未录制的半导体媒体	0		70	13	个/千克			I–5–08
8523592020	其他录有广播电影电视节目的半导体媒体	0		14	9	个/千克	b		I–5–08
8523801110	录有广播电影电视节目的唱片	0		130	9	张/千克	b		I–5–08
8523801900	其他唱片	0		70	13	张/千克			I–5–08
8523802100	未录制的品目8471所列机器用其他媒体（磁性、光学或半导体媒体除外）	0		14	13	张/千克			I–5–08
8523802910	其他含人类遗传资源信息资料的品目8471所列机器用其他媒体	0		14	13	张/千克	V		I–5–08
8523809100	未录制的其他媒体（磁性、光学或半导体媒体除外）	0		14	9	张/千克			I–5–08
8523809910	其他含人类遗传资源信息资料的媒体	0		14	9	张/千克	V		I–5–08
8525893900	其他非特种用途的视频摄录一体机（非广播级、非多用途）	0		130	13	台/千克			I–5–08
8526109020	雷达生命探测仪	0		14	13	台/千克	O		I–5–08
8526109090	其他雷达设备	0		14	13	台/千克			I–5–08
8526911000	机动车辆用无线电导航设备	0		8	13	台/千克			I–5–08
8526919090	其他无线电导航设备	0		8	13	台/千克			I–5–08
8526920010	两用物项管制的无人机专用无线电遥控设备	0		14	13	台/千克	30		I–5–08
8526920090	无线电遥控设备	0		14	13	台/千克	O		I–5–08
8527120000	不需外接电源袖珍盒式磁带收放机	0		130	13	台/千克			I–5–08
8527130000	不需外接电源收录（放）音组合机	0		130	13	台/千克			I–5–08
8527190000	不需外接电源无线电收音机	0		130	13	台/千克			I–5–08
8527210010	具备接收和转换数字广播数据系统信号功能需外接电源的汽车用收录（放）音组合机	0		130	13	台/千克			I–5–08
8527210090	其他需外接电源汽车收录（放）音组合机	15		130	13	台/千克			I–5–08
8527290000	需外接电源汽车用无线电收音机	0		130	13	台/千克			I–5–08
8527910000	其他收录（放）音组合机	0		130	13	台/千克		L	I–2–01–1, I–2–01, I–2–01–2
8527920000	带时钟的收音机	0		130	13	台/千克			I–5–08
8527990000	其他收音机	0		130	13	台/千克			I–5–08
8528420000	可直接连接且设计用于税目84.71的自动数据处理设备的阴极射线管监视器	0		40	13	台/千克	6	L	I–2–01–1, I–2–01, I–2–01–2
8528491000	其他彩色的阴极射线管监视器	0		130	13	台/千克	6		I–5–09

商品编码	商品名称及备注	最惠国	暂定税率	普通税率	增值税率	计量单位	监管条件	检验检疫类别	报检特殊单证
8528499000	其他单色的阴极射线管监视器	0		100	13	台/千克	6		I-5-09
8528521100	专用或主要用于品目8471商品的液晶监视器	0		40	13	台/千克		L	I-2-01-1, I-2-01, I-2-01-2
8528521200	其他可直接连接且设计用于税目84.71的自动数据处理设备的彩色液晶监视器	15		130	13	台/千克	6	L	I-2-01-1, I-2-01, I-2-01-2
8528521900	其他可直接连接且设计用于税目84.71的自动数据处理设备的单色液晶监视器	10		100	13	台/千克	6	L	I-2-01-1, I-2-01, I-2-01-2
8528529100	专用或主要用于品目8471商品的其他彩色监视器	0		40	13	台/千克		L	I-2-01-1, I-2-01, I-2-01-2
8528529200	其他可直接连接且设计用于税目84.71的自动数据处理设备的其他彩色监视器	15		130	13	台/千克	6	L	I-2-01-1, I-2-01, I-2-01-2
8528529900	其他可直接连接且设计用于税目84.71的自动数据处理设备的其他单色监视器	10		100	13	台/千克	6	L	I-2-01-1, I-2-01, I-2-01-2
8528591010	车载液晶显示器	20	10	130	13	台/千克	6		I-5-09
8528591090	其他彩色的监视器	20		130	13	台/千克	6		I-5-09
8528599000	其他单色的监视器	10		100	13	台/千克	6		I-5-09
8528621010	专用或主要用于品目8471商品的彩色投影机	0		14	13	台/千克		L	I-2-01-1, I-2-01, I-2-01-2
8528621090	其他专用或主要用于品目8471商品的投影机	0		14	13	台/千克		L	I-2-01-1, I-2-01, I-2-01-2
8528622000	其他可直接连接且设计用于税目84.71的自动数据处理设备的彩色投影机	15		130	13	台/千克	6	L	I-2-01-1, I-2-01, I-2-01-2
8528629000	其他可直接连接且设计用于税目84.71的自动数据处理设备的单色投影机	10		100	13	台/千克		L	I-2-01-1, I-2-01, I-2-01-2
8528691000	其他彩色的投影机	15		130	13	台/千克	6	L	I-2-01-1, I-2-01, I-2-01-2
8528699000	其他单色的投影机	10		100	13	台/千克		L	I-2-01-1, I-2-01, I-2-01-2
8528711000	彩色的卫星电视接收机(在设计上不带有视频显示器或屏幕的)	0		130	13	台/千克	O	L	I-2-01-1, I-2-01, I-2-01-2
8528718000	其他彩色的电视接收装置(在设计上不带有视频显示器或屏幕的)	0		130	13	台/千克		L	I-2-01-1, I-2-01, I-2-01-2
8528719000	单色的电视接收装置(在设计上不带有视频显示器或屏幕的)	0		100	13	台/千克			I-2-11, I-5-08
8528721100	其他彩色的模拟电视接收机,带阴极射线显像管的	10		130	13	台/千克	6	L	I-2-01-1, I-2-01, I-2-01-2
8528721200	其他彩色的数字电视接收机,阴极射线显像管的	10		130	13	台/千克	6	L	I-2-01-1, I-2-01, I-2-01-2
8528721900	其他彩色的电视接收机,阴极射线显像管的	10		130	13	台/千克	6	L	I-2-01-1, I-2-01, I-2-01-2
8528722100	彩色的液晶显示器的模拟电视接收机	15		130	13	台/千克		L	I-2-01-1, I-2-01, I-2-01-2
8528722200	彩色的液晶显示器的数字电视接收机	15		130	13	台/千克		L	I-2-01-1, I-2-01, I-2-01-2
8528722900	其他彩色的液晶显示器的电视接收机	15		130	13	台/千克		L	I-2-01-1, I-2-01, I-2-01-2
8528723100	彩色的等离子显示器的模拟电视接收机	10		130	13	台/千克		L	I-2-01-1, I-2-01, I-2-01-2

商品编码	商品名称及备注	最惠国	暂定税率	普通税率	增值税率	计量单位	监管条件	检验检疫类别	报检特殊单证
8528723200	彩色的等离子显示器的数字电视接收机	15		130	13	台/千克		L	I-2-01-1, I-2-01, I-2-01-2
8528723900	其他彩色的等离子显示器的电视接收机	15		130	13	台/千克		L	I-2-01-1, I-2-01, I-2-01-2
8528729100	其他彩色的模拟电视接收机	10		130	13	台/千克		L	I-2-01-1, I-2-01, I-2-01-2
8528729200	其他彩色的数字电视接收机	15		130	13	台/千克		L	I-2-01-1, I-2-01, I-2-01-2
8528729900	其他彩色的电视接收机	15		130	13	台/千克		L	I-2-01-1, I-2-01, I-2-01-2
8528730000	其他单色的电视接收机	7		100	13	台/千克	6		I-2-11, I-5-09
8529101000	雷达及无线电导航设备天线及零件（包括天线反射器）	0		8	13	千克			I-5-08
8529102000	收音机、电视机天线及其零件（包括收音机的组合机用的天线及零件）	0		90	13	千克			I-5-08
8529109021	卫星电视接收用天线	0		20	13	千克/个	O		I-5-08
8529109029	其他无线广播电视用天线（品目8525至8528所列其他装置或设备的，包括天线反射器）	0		20	13	千克/个	O		I-5-08
8529109090	其他无线电设备天线及其零件（品目8525至8528所列其他装置或设备的，包括天线反射器）	0		20	13	千克/个			I-5-08
8529901011	卫星电视接收用解码器	0		30	13	千克/个	O	L	I-5-08, I-2-01
8529901012	卫星电视接收用收视卡	0		30	13	千克/个	O		I-5-08
8529901013	卫星电视接收用器件板卡	0		30	13	千克/个	O		I-5-08
8529901014	卫星电视接收用专用零件	0		30	13	千克/个	O		I-5-08
8529901090	其他电视发送，差转等设备零件（包括其他卫星电视地面接收转播设备零件）	0		30	13	千克/个			I-5-08
8529908900	其他电视机零件（高频调谐器除外）	0		50	13	千克			I-5-08
8529909011	卫星电视接收用高频调谐器	0		57	13	千克/个	O		I-5-08
8530100000	铁道或电车道用电气信号等设备（包括安全或交通管理设备）	8		20	13	个/千克			I-5-08
8530800000	其他用电气信号、安全、交通设备（指道路或内河航道、停车场、港口、机场用）	8		20	13	个/千克			I-5-08
8530900000	品目8530所列设备的零件（包括电车道、道路、港口、机场用电气信号安全、交管设备）	6		20	13	千克			I-5-08
8531100000	防盗或防火报警器及类似装置	10		40	13	个/千克	A	L	I-5-08, I-2-01, I-2-01-2
8531200000	有液晶装置或发光管的显示板	0		70	13	个/千克			I-5-08
8531801001	音量不超过110db的小型蜂鸣器	10	7.5	70	13	个/千克			I-5-08
8531801090	其他蜂鸣器	10		70	13	个/千克			I-5-08
8531901000	防盗、防火及类似装置用零件	0		40	13	千克			I-5-08
8532100000	固定电容器，电力电容器（用于50/60赫兹电路，额定无功功率不低于0.5千瓦）	0		20	13	千克/千个			I-5-08
8532211000	片式钽电容器	0		35	13	千克/千个			I-5-08
8532219000	其他钽电容器	0		35	13	千克/千个			I-5-08

商品编码	商品名称及备注	最惠国	暂定税率	普通税率	增值税率	计量单位	监管条件	检验检疫类别	报检特殊单证
8532221000	片式铝电解电容器	0		35	13	千克/千个			I-5-08
8532229000	其他铝电解电容器	0		35	13	千克/千个			I-5-08
8532230000	单层瓷介电容器	0		35	13	千克/千个			I-5-08
8532241000	片式多层瓷介电容器	0		35	13	千克/千个			I-5-08
8532249000	其他多层瓷介电容器	0		35	13	千克/千个			I-5-08
8532251000	片式纸介质或塑料介质电容器	0		35	13	千克/千个			I-5-08
8532259000	其他纸介质或塑料介质电容器	0		35	13	千克/千个			I-5-08
8532290000	其他固定电容器	0		35	13	千克/千个			I-5-08
8532300000	其他可变或可调（微调）电容器	0		35	13	千克/千个			I-5-08
8532901000	子目85321000所列电容器零件	0		20	13	千克			I-5-08
8532909000	其他电容器零件（编号85321000所列电容器零件除外）	0		35	13	千克			I-5-08
8533100000	合成或薄膜式固定碳质电阻器	0		50	13	千克/千个			I-5-08
8533211000	额定功率≤20瓦片式固定电阻器	0		50	13	千克/千个			I-5-08
8533219000	额定功率≤20瓦其他固定电阻器（额定功率≤20瓦片式电阻除外）	0		50	13	千克/千个			I-5-08
8533290000	其他额定功率>20瓦固定电阻器	0		50	13	千克/千个			I-5-08
8533310000	额定功率≤20瓦线绕可变电阻器（包括变阻器及电位器）	0		50	13	千克/千个			I-5-08
8533390000	额定功率>20瓦电位器（包括变阻器及电位器）	0		50	13	千克/千个			I-5-08
8533400000	其他可变电阻器（包括变阻器及电位器）	0		50	13	千克/千个			I-5-08
8533900000	各种电阻器零件（包括变阻器及电位器）	0		50	13	千克			I-5-08
8534001000	四层以上的印刷电路	0		35	13	块/千克			I-5-08
8534009000	四层及以下的印刷电路	0		50	13	块/千克			I-5-08
8535100000	电路熔断器（电压>1000伏）	10		50	13	个/千克	A	L	I-2-01-1, I-2-01, I-5-08
8535210000	电压<72.5千伏自动断路器（用于电压超过1000伏的线路）	10		50	13	个/千克	A	L	I-2-01-1, I-2-01, I-5-08
8535291000	72.5千伏≤电压≤220千伏的自动断路器	10		50	13	个/千克			I-5-08
8535292000	220千伏<电压≤750千伏的自动断路器	10		50	13	个/千克			I-5-08
8535299000	电压>750千伏的其他自动断路器	10		50	13	个/千克			I-5-08
8535309090	其他隔离开关及断续开关（用于电压超过1000伏的线路）	10		50	13	个/千克		L	I-2-01
8535400000	避雷器，电压限幅器及电涌抑制器（用于电压超过1000伏的线路）	10		50	13	个/千克			I-5-08
8535900010	触发式火花隙（阳极延迟时间≤15ms，阳极峰值额定电流≥500A）	10		50	13	千克	3		I-5-08

商品编码	商品名称及备注	最惠国	暂定税率	普通税率	增值税率	计量单位	监管条件	检验检疫类别	报检特殊单证
8535900020	具有快速开关功能的模件或组件（阳极峰值电压≥2KV；电流≥500A；接通时间为1微秒或更短）	10		50	13	千克	3		I-5-08
8535900090	其他电压>1000伏电路开关等电气装置	10		50	13	千克			I-5-08, I-2-01
8536100000	熔断器（电压不超过1000伏）	10		50	13	个/千克	A	L	I-2-01-1, I-2-01, I-5-08
8536200000	电压不超过1000伏自动断路器	9		50	13	个/千克	A	L	I-2-01-1, I-2-01, I-5-08
8536300000	电压≤1000伏其他电路保护装置	0		50	13	个/千克	A	L	I-2-01-1, I-2-01, I-5-08
8536419090	其他36伏<电压≤60伏的继电器	10		50	13	个/千克		L	I-2-01
8536490090	其他电压大于60伏的继电器（用于电压不超过1000伏的线路）	10		50	13	个/千克		L	I-2-01
8536500090	其他电压≤1000伏的其他开关	0		50	13	个/千克		L	I-2-01
8536610000	电压≤1000伏的灯座	10		50	13	个/千克			I-5-08
8536690000	电压≤1000伏的插头及插座	0		50	13	个/千克		L	I-2-01, I-5-08, I-2-01-2
8536700000	光导纤维、光导纤维束或光缆用连接器	8		30	13	千克			I-5-08
8536901100	工作电压不超过36伏的接插件	0		50	13	千克			I-5-08
8536901900	其他36伏<电压≤1000伏的接插件	0		50	13	千克	A	L	I-2-01, I-5-08, I-2-01-2
8536909000	其他电压≤1000伏电路连接器等电气装置	0		50	13	千克	A	L	I-2-01, I-5-08, I-2-01-2
8537101101	机床用可编程序控制器（PLC）	5	3	14	13	个/千克			I-5-08
8537101110	调节和编程控制器（8479899960绕线机用）	5		14	13	个/千克	3		I-5-08
8537101190	其他可编程控制器（用于电压不超过1000伏的线路）	5		14	13	个/千克			I-5-08
8537101901	机床用其他数控单元（包括单独进口的CNC操作单元）	5	3	14	13	个/千克			I-5-08
8537101990	其他非机床用数控装置（用于电压不超过1000伏的线路）	5		14	13	个/千克			I-5-08
8537109001	电梯用控制柜及控制柜专用印刷电路板（电压不超过1000伏的线路）	8	4	50	13	个/千克			I-5-08
8537109021	控制器（用于机器人或末端操纵装置（详见核两用清单））	8		50	13	个/千克	3		I-5-08
8537109022	数字控制器（专用于编号8479899959电动式振动试验系统）	8		50	13	个/千克	3		I-5-08
8537109030	飞机用控制模块（电压不超过1000伏的线路）	8	1	50	13	个/千克			I-5-08
8537109040	出口管制的高压水炮操控系统（用于电压不超过1000伏的线路）	8		50	13	个/千克	3A	L	I-5-08, I-2-01
8537109090	其他电力控制或分配的装置（电压不超过1000伏的线路）	8		50	13	个/千克	A	L	I-2-01-1, I-2-01, I-5-08
8537201000	电压≥500千伏高压开关装置（全封闭组合式高压开关装置电压500千伏及以上的线路）	8		30	13	台/千克			I-5-08
8537209000	其他电力控制或分配装置（包括盘、板（含数控装置））	8		50	13	千克			I-5-08
8538101000	编号85372010所列装置的零件（电压≥500kv线路用全封闭组合式高压开关装置用）	0		50	13	千克			I-5-08

商品编码	商品名称及备注	最惠国	暂定税率	普通税率	增值税率	计量单位	监管条件	检验检疫类别	报检特殊单证
8538109000	品目8537货品用的其他盘、板等（未装有开关装置）	0		50	13	千克			I-5-08
8538900000	品目8535、8536、8537装置的零件（专用于或主要用于）	7		50	13	千克		L	I-5-08, I-2-01, I-2-01-2
8539100000	封闭式聚光灯	8		45	13	只/千克			I-5-08
8539211000	科研、医疗专用卤钨灯	8		20	13	只/千克			I-5-08
8539212000	火车、航空器及船舶用卤钨灯	8		20	13	只/千克			I-5-08
8539213000	机动车辆用卤钨灯	8		45	13	只/千克			I-5-08
8539219000	其他用卤钨灯	6		70	13	只/千克			I-5-08
8539221000	科研、医疗用功率≤200W白炽灯泡（功率不超过200瓦，额定电压超过100伏）	5		20	13	只/千克			I-5-08
8539229000	其他用功率≤200W白炽灯泡（功率不超过200瓦，额定电压超过100伏）	5		70	13	只/千克			I-5-08
8539291000	科研，医疗专用其他白炽灯泡	5		20	13	只/千克			I-5-08
8539292000	火车、航空及船用其他白炽灯泡	5		20	13	只/千克			I-5-08
8539293000	机动车辆用其他白炽灯泡	5		45	13	只/千克			I-5-08
8539299100	12伏及以下未列名的白炽灯泡	6		70	13	只/千克			I-5-08
8539299900	其他未列名的白炽灯泡	6		70	13	只/千克			I-5-08
8539311000	科研、医疗专用热阴极荧光灯	8		20	13	只/千克			I-5-08
8539312000	火车，航空器，船舶用热阴极荧光灯	8		20	13	只/千克			I-5-08
8539323000	钠蒸汽灯	8		20	13	只/千克			I-5-08
8539324001	彩色投影机用的照明光源（汞蒸汽灯）	8	3	20	13	只/千克			I-5-08
8539324090	其他汞蒸汽灯	8		20	13	只/千克			I-5-08
8539329000	金属卤化物灯	8		70	13	只/千克			I-5-08
8539391000	科研，医疗专用其他放电灯	8		20	13	只/千克			I-5-08
8539392000	火车，航空器，船舶用其他放电灯	8		20	13	只/千克			I-5-08
8539399090	其他用途的其他放电灯管	8		70	13	只/千克			I-5-08
8539410000	弧光灯	8		20	13	只/千克			I-5-08
8539490000	紫外线或红外线灯	8		20	13	只/千克			I-5-08
8539510000	发光二极管（LED）模块	6		80	13	个/千克			I-5-08
8539521000	发光二极管（LED）灯泡	8		80	13	只/千克			I-5-08
8539522000	发光二极管（LED）灯管	8		80	13	只/千克			I-5-08
8540110000	彩色阴极射线电视显像管（包括视频监视器用阴极射线管）	8		40	13	只/千克	6		I-5-09
8540120000	单色阴极射线电视显像管（包括视频监视器用阴极射线管）	8		40	13	只/千克	6		I-5-09
8540201000	电视摄像管	8		35	13	只/千克			I-5-08
8540209010	电子条纹相机的条纹显像管	8		17	13	只/千克			I-5-08
8540209090	其他电视摄像管；其他变像管及图像增强管；其他光阴极管	8		17	13	只/千克			I-5-08
8540401000	点距<0.4mm彩色数据/图形显示管（指屏幕荧光点间距小于0.4mm）	8		17	13	只/千克	6		I-5-09
8540402000	单色数据/图形显示管	8		17	13	只/千克	6		I-5-09
8540601000	雷达显示管	6		14	13	只/千克			I-5-08
8540609000	其他阴极射线管	8		17	13	只/千克	6		I-5-09
8540710000	磁控管	8		17	13	只/千克			I-5-08
8540791000	速调管	8		17	13	只/千克			I-5-08

商品编码	商品名称及备注	最惠国	暂定税率	普通税率	增值税率	计量单位	监管条件	检验检疫类别	报检特殊单证
8540799000	其他微波管（不包括栅控管）	8		17	13	只/千克			I-5-08
8540810000	接收管或放大管	8		17	13	只/千克			I-5-08
8540890010	光电倍增管（光电阴极面积大于20平方厘米，并且阳极脉冲上升时间小于1纳秒）	8		17	13	只/千克	3		I-5-08
8540890090	其他电子管（包括光阴极管或汞弧整流管）	8		17	13	只/千克			I-5-08
8540911000	电视显像管零件	6		40	13	千克			I-5-08
8540912000	雷达显示管零件	5		14	13	千克			I-5-08
8540919000	其他阴极射线管零件	8		17	13	千克			I-5-08
8540991000	电视摄像管零件	8		35	13	千克			I-5-08
8540999000	其他热电子管、冷阴极管零件（包括光阴极管或汞弧整流管）	8		17	13	千克			I-5-08
8541100000	二极管（光敏、发光二极管除外）	0		30	13	个/千克			I-5-08
8541210000	耗散功率<1W的晶体管（不含光敏晶体管）	0		30	13	个/千克			I-5-08
8541290000	耗散功率≥1W的晶体管（不含光敏晶体管）	0		30	13	个/千克			I-5-08
8541300000	半导体及可控硅等开关元件（不含光敏器件）	0		30	13	个/千克			I-5-08
8541600000	已装配的压电晶体	0		30	13	个/千克			I-5-08
8541900000	品目8541所列货品零件	0		30	13	千克			I-5-08
8542321010	用作存储器的多元件集成电路（易失性存储器）	0		45	13	个/千克			I-5-08
8542321090	用作存储器的多元件集成电路（非易失性存储器）	0		45	13	个/千克			I-5-08
8542329010	其他用作存储器的集成电路（易失性存储器）	0		24	13	个/千克			I-5-08
8542329090	其他用作存储器的集成电路（非易失性存储器）	0		24	13	个/千克			I-5-08
8542331000	用作放大器的多元件集成电路	0		45	13	个/千克			I-5-08
8542339000	其他用作放大器的集成电路	0		24	13	个/千克			I-5-08
8542399000	其他集成电路	0		24	13	个/千克			I-5-08
8542900000	其他集成电路及微电子组件零件	0		30	13	千克			I-5-08
8543300010	电化学还原槽；锂汞齐电解槽（电化学还原槽为化学交换过程的铀浓缩设计的）	0		35	13	台/千克	3		I-2-05
8543300020	产氟电解槽（每小时产250克以上）	0		35	13	台/千克	3		I-2-05
8543300090	其他电镀、电解或电泳设备及装置	0		35	13	台/千克			I-2-05
8543709100	金属，矿藏探测器	0		17	13	台/千克			I-5-08
8543709200	其他高，中频放大器	0		17	13	台/千克			I-5-08
8543709300	电篱网激发器	8		35	13	台/千克			I-5-08
8543709910	飞行数据记录器、报告器	0		35	13	台/千克			I-5-08
8543709920	无线广播电视用激励器（具有独立功能）	0		35	13	台/千克	0		I-5-08
8543709930	模/数转换器（能设计或改进成军用，或设计成抗辐射的）	0		35	13	台/千克	3		I-5-08
8543709940	质谱仪用的离子源（原子质量单位≥230，分辨率>2/230）	0		35	13	台/千克	3		I-5-08
8543709950	密码机、密码卡、密钥管理产品（不包括数字电视智能卡、蓝牙模块、用于知识产权保护的加密狗）	0		35	13	台/千克	23		I-5-08

商品编码	商品名称及备注	最惠国	暂定税率	普通税率	增值税率	计量单位	监管条件	检验检疫类别	报检特殊单证
8543709960	两用物项管制的民用反无人机系统专用电子干扰设备	0		35	13	台/千克	3		I-5-08
8543901000	粒子加速器用零件	0		11	13	千克			I-5-08
8543902100	输出信号频率＜1500Mhz通用信号发生器零件	0		80	13	千克			I-5-08
8543902900	输出信号频率≥1500Mhz通用信号发生器零件	0		20	13	千克			I-5-08
8543903000	金属,矿藏探测器用零件	0		17	13	千克			I-5-08
8543904000	高、中频放大器用零件	0		17	13	千克			I-5-08
8544110000	铜制绕组电线	10		70	13	千克/米			I-2-11, I-5-08
8544190000	其他绕组电线(非铜制)	10		70	13	千克/米			I-2-11, I-5-08
8544200000	同轴电缆及其他同轴电导体	10		20	13	千克			I-2-11, I-5-08
8544302001	车辆用电控柴油机的线束	10	5	20	13	千克			I-2-11, I-5-08
8544302090	机动车辆用其他点火布线组及其他布线组	10		20	13	千克			I-2-11, I-5-08
8544309000	其他用点火布线组及其他用布线组	5		70	13	千克			I-2-11, I-5-08
8544421100	额定电压≤80伏有接头电缆	0		20	13	千克/米			I-2-11, I-5-08
8544421900	额定电压≤80伏有接头电导体	0		70	13	千克			I-2-11, I-5-08
8544422100	80V＜额定电压≤1000V有接头电缆	0		20	13	千克/米	A	L	I-2-11, I-2-01, I-5-08, I-2-01-2
8544422900	80V＜额定电压≤1000V有接头电导体	0		70	13	千克	A	L	I-2-11, I-2-01, I-5-08, I-2-01-2
8544491100	额定电压≤80伏其他电缆	0		20	13	千克/米			I-2-11, I-5-08
8544491900	额定电压≤80伏其他电导体	0		70	13	千克			I-2-11, I-5-08
8544492100	1000伏≥额定电压＞80伏其他电缆	6		20	13	千克/米	A	L	I-2-01, I-5-08, I-2-01-2
8544492900	1000伏≥额定电压＞80伏其他电导体	8		70	13	千克			I-2-11, I-5-08
8544601300	35千伏＜额定电压≤110千伏的电缆	8		20	13	千克/米			I-2-11, I-5-08
8544601400	110千伏＜额定电压≤220千伏的电缆	8		20	13	千克/米			I-2-11, I-5-08
8544601900	额定电压＞220千伏的电缆	8		20	13	千克/米			I-2-11, I-5-08
8544609001	额定电压≥500千伏的气体绝缘金属封闭输电线	15	10	70	13	千克			I-2-11, I-5-08
8544609090	额定电压＞1千伏的其他电导体	15		70	13	千克			I-2-11, I-5-08
8544700000	光缆	0		20	13	千克/米			I-2-11, I-5-08
8545110000	炉用碳电极(不论是否带金属)	8		35	13	千克			I-5-08
8545200000	碳刷(不论是否带金属)	10		35	13	千克			I-5-08
8545900000	灯碳棒,电池碳棒及其他石墨制品(不论是否带金属)	10		35	13	千克			I-5-08
8546100000	玻璃制绝缘子	10		35	13	千克			I-5-08
8546201000	输变电线路绝缘瓷套管	6		35	13	千克			I-5-08
8546209001	输变电架空线路用长棒形瓷绝缘子瓷件(单支长度为1-2米,实芯)	12	3	35	13	千克			I-5-08
8546209090	其他陶瓷制绝缘子(包括非输变电线路绝缘瓷套管)	12		35	13	千克			I-5-08
8546900000	其他材料制绝缘子	10		35	13	千克			I-5-08
8547100000	陶瓷制绝缘零件	7		35	13	千克			I-5-08
8547200000	塑料制绝缘零件	7		35	13	千克		L	I-5-08, I-2-01, I-2-01-2
8547901000	内衬绝缘材料的贱金属导管,接头	7		50	13	千克			I-5-08

商品编码	商品名称及备注	最惠国	暂定税率	普通税率	增值税率	计量单位	监管条件	检验检疫类别	报检特殊单证
8547909000	其他材料制绝缘配件	7		35	13	千克		L	I-5-08, I-2-01, I-2-01-2

第十七类 车辆、航空器、船舶及有关运输设备

第86章 铁道及电车道机车、车辆及其零件；
铁道及电车道轨道固定装置及其零件、附件；
各种机械（包括电动机械）交通信号设备

商品编码	商品名称及备注	最惠国	暂定税率	普通税率	增值税率	计量单位	监管条件	检验检疫类别	报检特殊单证
8601101100	微机控制的外部直流电动铁道机车	3		11	13	辆/千克			I-5-08
8601101900	由外部直流电驱动的其他铁道机车	3		11	13	辆/千克			I-5-08
8601102000	由外部交流电驱动的铁道机车	3		11	13	辆/千克			I-5-08
8601109000	由其他外部电力驱动的铁道机车	3		11	13	辆/千克			I-5-08
8601200000	由蓄电池驱动的铁道电力机车	3		11	13	辆/千克			I-5-08
8602101000	微机控制的柴油电力铁道机车	3		11	13	辆/千克			I-5-08
8602109000	其他柴油电力铁道机车	3		11	13	辆/千克			I-5-08
8602900000	其他铁道机车及机车煤水车	3		11	13	辆/千克			I-5-08
8603100000	由外电力驱动铁道用机动客,货车(包括电车道用的,但品目8604的货品除外)	3		11	13	辆/千克			I-5-08
8603900000	其他铁道用机动客车,货车,敞车(包括电车道用的,但品目8604的货品除外)	3		11	13	辆/千克			I-5-08
8604001100	隧道限界检查车(不论是否机动)	3		14	13	辆/千克			I-5-08
8604001200	钢轨在线打磨列车(不论是否机动)	3		14	13	辆/千克			I-5-08
8604001900	铁道或电车道用其他检验、查道车(不论是否机动)	5		14	13	辆/千克			I-5-08
8604009100	电气化接触网架线机(轨行式)(不论是否机动)	5		20	13	辆/千克			I-5-08
8604009900	铁道或电车道用其他维修车辆(包括服务车,不论是否机动)	5		20	13	辆/千克			I-5-08
8605001000	铁道用非机动客车	5		14	13	辆/千克			I-5-08
8605009000	电车道用的非机动客车,行李车等(还包括邮政车和其他铁道用的非机动特殊车辆)	5		14	13	辆/千克			I-5-08
8606100000	铁道用非机动油罐货车及类似车(包括电车道用,但不包括容积50立方米液化气铁路槽车)	5		14	13	辆/千克			I-5-08
8606300000	铁道用非机动自卸货车(包括电车道用,但子目860610的货品除外)	5		14	13	辆/千克			I-5-08

商品编码	商品名称及备注	最惠国	暂定税率	普通税率	增值税率	计量单位	监管条件	检验检疫类别	报检特殊单证
8606910000	铁道用非机动带篷及封闭货车（包括电车道用）	5		14	13	辆/千克			I–5–08
8606920000	铁道用非机动厢高＞60cm敞篷货车（包括电车道用）	5		14	13	辆/千克			I–5–08
8606990000	品目8606所列其他未列名非机动车	5		14	13	辆/千克			I–5–08
8607110000	铁道或电车道机车的驾驶转向架	3		11	13	套/千克			I–5–08
8607120000	铁道或电车道机车非驾驶转向架	3		11	13	套/千克			I–5–08
8607191000	铁道或电车道机车用轴	3		11	13	根/千克			I–2–11, I–5–08
8607199000	铁道或电车道机车用轮（包括转向架、轴、轮的零件）	3		11	13	千克			I–2–11, I–5–08
8607210000	铁道或电车道机车用空气制动器（包括零件）	3		11	13	千克			I–5–08
8607290000	铁道或电车道机车用非空气制动器（包括零件）	3		11	13	千克			I–5–08
8607300000	铁道或电车道机车用钩、其他联结器、缓冲器（包括零件）	3		11	13	千克			I–5–08
8607910000	铁道或电车道机车用其他零件	3		11	13	千克			I–5–08
8608001000	轨道自动计轴设备	3		20	13	千克/台			I–5–08
8608009000	铁道或电车道轨道固定装置及配件（包括交通机械信号，安全或交通管理设备及其零件）	4		20	13	千克			I–5–08
8609001100	20英尺的保温式集装箱	10		35	13	个/千克	AB	PQ	I–5–08, I–3–01–2
8609001200	20英尺的罐式集装箱	10		35	13	个/千克	AB	PQ	I–5–08, I–3–01–2
8609001900	其他20英尺集装箱	10		35	13	个/千克	AB	PQ	I–5–08, I–3–01–2
8609002100	40英尺的保温式集装箱	10		35	13	个/千克	AB	PQ	I–5–08, I–3–01–2
8609002200	40英尺的罐式集装箱	10		35	13	个/千克	AB	PQ	I–5–08, I–3–01–2
8609002900	其他40英尺的集装箱	10		35	13	个/千克	AB	PQ	I–5–08, I–3–01–2
8609003000	45、48、53英尺的集装箱	10		35	13	个/千克	AB	PQ	I–5–08, I–3–01–2
8609009000	其他集装箱（包括运输液体的集装箱）	10		35	13	个/千克	AB	PQ	I–5–08, I–3–01–2

第87章　车辆及其零件、附件，但铁道及电车道车辆除外

商品编码	商品名称及备注	最惠国	暂定税率	普通税率	增值税率	计量单位	监管条件	检验检疫类别	报检特殊单证
8701100000	单轴拖拉机	9		20	9	辆/千克	6		I–2–05, I–5–09
8701210000	仅装有压燃式活塞内燃发动机（柴油或半柴油发动机）的半挂车用的公路牵引车	6		20	13	辆/千克	46Axy	LM	I–2–01, I–5–08, I–2–01–2
8701220000	同时装有压燃式活塞内燃发动机（柴油或半柴油发动机）及驱动电动机的半挂车用的公路牵引车	6		20	13	辆/千克	46Axy	LM	I–2–01, I–5–08, I–2–01–2
8701230000	同时装有点燃式活塞内燃发动机及驱动电动机的半挂车用的公路牵引车	6		20	13	辆/千克	46Axy	LM	I–2–01, I–5–08, I–2–01–2
8701240000	仅装有驱动电动机的半挂车用的公路牵引车	6		20	13	辆/千克	46Axy	LM	I–2–01, I–5–08, I–2–01–2
8701290000	其他半挂车用的公路牵引车	6		20	13	辆/千克	46Axy	LM	I–2–01, I–5–08, I–2–01–2

商品编码	商品名称及备注	最惠国	暂定税率	普通税率	增值税率	计量单位	监管条件	检验检疫类别	报检特殊单证
8701300010	履带式拖拉机	6		20	9	辆/千克	6A	M	I-2-11, I-2-05, I-5-09
8701300090	履带式牵引车	6		20	13	辆/千克	6A	M	I-2-11, I-2-05, I-5-09
8701911000	其他发动机功率不超过18千瓦的拖拉机	8		20	13	辆/千克	6A	LM	I-2-01, I-2-05, I-5-09, I-2-01-2
8701919000	其他发动机功率不超过18千瓦的牵引车（不包括品目8709的牵引车）	8		20	13	辆/千克	6A	LM	I-2-01, I-2-05, I-5-09, I-2-01-2
8701921000	其他发动机功率超过18千瓦但不超过37千瓦的拖拉机	8		20	13	辆/千克	6A	LM	I-2-01, I-2-05, I-5-09, I-2-01-2
8701929000	其他发动机功率超过18千瓦但不超过37千瓦的牵引车（不包括品目8709的牵引车）	8		20	13	辆/千克	6A	LM	I-2-01, I-2-05, I-5-09, I-2-01-2
8701931000	其他发动机功率超过37千瓦但不超过75千瓦的拖拉机	8		20	13	辆/千克	6A	M	I-2-05, I-5-09
8701939000	其他发动机功率超过37千瓦但不超过75千瓦的牵引车（不包括品目8709的牵引车）	8		20	13	辆/千克	6A	LM	I-2-01, I-2-05, I-5-09, I-2-01-2
8701941010	发动机功率超过110千瓦但不超过130千瓦的轮式拖拉机	8	5	20	13	辆/千克	6A	M	I-2-05, I-5-09
8701941090	发动机功率超过75千瓦但不超过130千瓦的其他拖拉机	8		20	13	辆/千克	6A	M	I-2-05, I-5-09
8701949000	其他发动机功率超过75千瓦但不超过130千瓦的牵引车（不包括品目8709的牵引车）	8		20	13	辆/千克	6A	LM	I-2-01, I-2-05, I-5-09, I-2-01-2
8701951010	发动机功率超过130千瓦的轮式拖拉机	8	5	20	13	辆/千克	6A	M	I-2-11, I-2-05, I-5-09
8701951090	发动机功率超过130千瓦的其他拖拉机	8		20	13	辆/千克	6A	M	I-2-11, I-2-05, I-5-09
8701959000	其他发动机功率超过130千瓦的牵引车（不包括品目8709的牵引车）	8		20	13	辆/千克	6A	LM	I-2-01, I-2-05, I-5-09, I-2-01-2
8702102000	仅装有压燃式活塞内燃发动机（柴油或半柴油发动机）的机坪客车（机场专用车）	4		90	13	辆/千克	6AO	M	I-2-11, I-5-09
8702109100	30座及以上仅装有压燃式活塞内燃发动机（柴油或半柴油发动机）的大型客车	15		90	13	辆/千克	46AOxy	LM	I-2-01, I-5-09, I-2-01-2
8702109210	20≤座≤23仅装有压燃式活塞内燃发动机（柴油或半柴油发动机）的客车	15		230	13	辆/千克	46AOxy	LM	I-2-01, I-5-09, I-2-01-2
8702109290	24≤座≤29仅装有压燃式活塞内燃发动机（柴油或半柴油发动机）的客车	15		230	13	辆/千克	46AOxy	LM	I-2-01, I-5-09, I-2-01-2
8702109300	10≤座≤19仅装有压燃式活塞内燃发动机（柴油或半柴油发动机）的客车	15		230	13	辆/千克	46AOxy	LM	I-2-01, I-5-09, I-2-01-2
8702201000	同时装有压燃式活塞内燃发动机（柴油或半柴油发动机）及驱动电动机的机坪客车（机场专用车）	4		90	13	辆/千克	6AO	M	I-5-09
8702209100	30座及以上同时装有压燃式活塞内燃发动机（柴油或半柴油发动机）及驱动电动机的大型客车（指装有柴油或半柴油发动机的30座及以上的客运车）	15		90	13	辆/千克	46AOxy	LM	I-2-01, I-5-09, I-2-01-2
8702209210	20≤座≤23同时装有压燃式活塞内燃发动机（柴油或半柴油发动机）及驱动电动机的客车	15		230	13	辆/千克	46AOxy	LM	I-2-01, I-5-09, I-2-01-2
8702209290	24≤座≤29同时装有压燃式活塞内燃发动机（柴油或半柴油发动机）及驱动电动机的客车	15		230	13	辆/千克	46AOxy	LM	I-2-01, I-5-09, I-2-01-2
8702209300	10≤座≤19同时装有压燃式活塞内燃发动机（柴油或半柴油发动机）及驱动电动机的客车	15		230	13	辆/千克	46AOxy	LM	I-2-01, I-5-09, I-2-01-2

商品编码	商品名称及备注	最惠国	暂定税率	普通税率	增值税率	计量单位	监管条件	检验检疫类别	报检特殊单证
8702301000	30座及以上同时装有点燃式活塞内燃发动机及驱动电动机的大型客车	15		90	13	辆/千克	46AOxy	LM	I-2-01, I-5-09, I-2-01-2
8702302010	20≤座≤23同时装有点燃式活塞内燃发动机及驱动电动机的客车	15		230	13	辆/千克	46AOxy	LM	I-2-01, I-5-09, I-2-01-2
8702302090	24≤座≤29同时装有点燃式活塞内燃发动机及驱动电动机的客车	15		230	13	辆/千克	46AOxy	LM	I-2-01, I-5-09, I-2-01-2
8702303000	10≤座≤19同时装有点燃式活塞内燃发动机及驱动电动机的客车	15		230	13	辆/千克	46AOxy	LM	I-2-01, I-5-09, I-2-01-2
8702401010	纯电动机坪客车	15	4	90	13	辆/千克	6AO	M	
8702401090	其他30座及以上仅装有驱动电动机的大型客车	15		90	13	辆/千克	46AOxy	M	
8702402010	20≤座≤23仅装有驱动电动机的客车	15		230	13	辆/千克	46AOxy	LM	I-2-01, I-5-09, I-2-01-2
8702402090	24≤座≤29仅装有驱动电动机的客车	15		230	13	辆/千克	46AOxy	LM	I-2-01, I-5-09, I-2-01-2
8702403000	10≤座≤19仅装有驱动电动机的客车	15		230	13	辆/千克	46AOxy	LM	I-2-01, I-5-09, I-2-01-2
8702901000	30座及以上大型客车(其他型)(指装有其他发动机的30座及以上的客运车)	15		90	13	辆/千克	46AOxy	LM	I-2-01, I-5-09, I-2-01-2
8702902001	20≤座≤23装有非压燃式活塞内燃发动机的客车	15		230	13	辆/千克	46AOxy	LM	I-2-01, I-5-09, I-2-01-2
8702902090	24≤座≤29装有非压燃式活塞内燃发动机的客车	15		230	13	辆/千克	46AOxy	LM	I-2-01, I-5-09, I-2-01-2
8702903000	10≤座≤19装有非压燃式活塞内燃发动机的客车	15		230	13	辆/千克	46AOxy	LM	I-2-01, I-5-09, I-2-01-2
8703101100	全地形车	15		150	13	辆/千克	46xy		I-5-09
8703101900	高尔夫球车及其他类似车	15		150	13	辆/千克	6		I-5-09
8703109000	其他,雪地行走专用车	15		150	13	辆/千克	6		I-5-09
8703213010	仅装有排量≤1升的点燃式活塞内燃发动机的小轿车	15		230	13	辆/千克	46AOxy	LM	I-2-01, I-5-09, I-2-01-2
8703214010	仅装有排量≤1升的点燃式活塞内燃发动机的越野车(4轮驱动)	15		230	13	辆/千克	46AOxy	LM	I-2-01, I-5-09, I-2-01-2
8703215010	仅装有排量≤1升的点燃式活塞内燃发动机的小客车(9座及以下)	15		230	13	辆/千克	46AOxy	LM	I-2-01, I-5-09, I-2-01-2
8703219010	仅装有排量≤1升的点燃式活塞内燃发动机的其他载人车辆	15		230	13	辆/千克	46AOxy	LM	I-2-01, I-5-09, I-2-01-2
8703223010	仅装有1<排量≤1.5升点燃式活塞内燃发动机小轿车	15		230	13	辆/千克	46AOxy	LM	I-2-01, I-5-09, I-2-01-2
8703224010	仅装有1<排量≤1.5升点燃式活塞内燃发动机四轮驱动越野车	15		230	13	辆/千克	46AOxy	LM	I-2-01, I-5-09, I-2-01-2
8703225010	仅装有1<排量≤1.5升点燃式活塞内燃发动机小客车(≤9座)	15		230	13	辆/千克	46AOxy	LM	I-2-01, I-5-09, I-2-01-2
8703229010	仅装有1<排量≤1.5升点燃式活塞内燃发动机其他载人车辆	15		230	13	辆/千克	46AOxy	LM	I-2-01, I-5-09, I-2-01-2
8703234110	仅装有1.5<排量≤2升的点燃式活塞内燃发动机小轿车	15		230	13	辆/千克	46AOxy	LM	I-2-01, I-5-09, I-2-01-2
8703234210	仅装有1.5<排量≤2升的点燃式活塞内燃发动机越野车(4轮驱动)	15		230	13	辆/千克	46AOxy	LM	I-2-01, I-5-09, I-2-01-2
8703234310	仅装有1.5<排量≤2升的点燃式活塞内燃发动机小客车(9座及以下的)	15		230	13	辆/千克	46AOxy	LM	I-2-01, I-5-09, I-2-01-2
8703234910	仅装有1.5<排量≤2升的点燃式活塞内燃发动机的其他载人车辆	15		230	13	辆/千克	46AOxy	LM	I-2-01, I-5-09, I-2-01-2
8703235110	仅装有2<排量≤2.5升的点燃式活塞内燃发动机小轿车	15		230	13	辆/千克	46AOxy	LM	I-2-01, I-5-09, I-2-01-2

商品编码	商品名称及备注	最惠国	暂定税率	普通税率	增值税率	计量单位	监管条件	检验检疫类别	报检特殊单证
8703235210	仅装有 2 <排量≤ 2.5 升的点燃式活塞内燃发动机越野车 (4 轮驱动)	15		230	13	辆 / 千克	46AOxy	LM	I-2-01, I-5-09, I-2-01-2
8703235310	仅装有 2 <排量≤ 2.5 升的点燃式活塞内燃发动机小客车 (9 座及以下的)	15		230	13	辆 / 千克	46AOxy	LM	I-2-01, I-5-09, I-2-01-2
8703235910	仅装有 2 <排量≤ 2.5 升的点燃式活塞内燃发动机的其他载人车辆	15		230	13	辆 / 千克	46AOxy	LM	I-2-01, I-5-09, I-2-01-2
8703236110	仅装有 2.5 <排量≤ 3 升的点燃式活塞内燃发动机小轿车	15		270	13	辆 / 千克	46AOxy	LM	I-2-01, I-5-09, I-2-01-2
8703236210	仅装有 2.5 <排量≤ 3 升的点燃式活塞内燃发动机越野车 (4 轮驱动)	15		270	13	辆 / 千克	46AOxy	LM	I-2-01, I-5-09, I-2-01-2
8703236310	仅装有 2.5 <排量≤ 3 升的点燃式活塞内燃发动机小客车 (9 座及以下的)	15		270	13	辆 / 千克	46AOxy	LM	I-2-01, I-5-09, I-2-01-2
8703236910	仅装有 2.5 <排量≤ 3 升的点燃式活塞内燃发动机的其他载人车辆	15		270	13	辆 / 千克	46AOxy	LM	I-2-01, I-5-09, I-2-01-2
8703241110	仅装有 3 <排量≤ 4 升的点燃式活塞内燃发动机小轿车	15		270	13	辆 / 千克	46AOxy	LM	I-2-01, I-5-09, I-2-01-2
8703241210	仅装有 3 <排量≤ 4 升的点燃式活塞内燃发动机越野车 (4 轮驱动)	15		270	13	辆 / 千克	46AOxy	LM	I-2-01, I-5-09, I-2-01-2
8703241310	仅装有 3 <排量≤ 4 升的点燃式活塞内燃发动机的小客车 (9 座及以下的)	15		270	13	辆 / 千克	46AOxy	LM	I-2-01, I-5-09, I-2-01-2
8703241910	仅装有 3 <排量≤ 4 升的点燃式活塞内燃发动机的其他载人车辆	15		270	13	辆 / 千克	46AOxy	LM	I-2-01, I-5-09, I-2-01-2
8703242110	仅装有排气量> 4 升的点燃式活塞内燃发动机小轿车	15		270	13	辆 / 千克	46AOxy	LM	I-2-01, I-5-09, I-2-01-2
8703242210	仅装有排气量> 4 升的点燃式活塞内燃发动机越野车 (4 轮驱动)	15		270	13	辆 / 千克	46AOxy	LM	I-2-01, I-5-09, I-2-01-2
8703242310	仅装有排气量> 4 升的点燃式活塞内燃发动机的小客车 (9 座及以下的)	15		270	13	辆 / 千克	46AOxy	LM	I-2-01, I-5-09, I-2-01-2
8703242910	仅装有排气量> 4 升的点燃式活塞内燃发动机的其他载人车辆	15		270	13	辆 / 千克	46AOxy	LM	I-2-01, I-5-09, I-2-01-2
8703311110	仅装有排气量≤ 1 升的压燃式活塞内燃发动机小轿车	15		230	13	辆 / 千克	46AOxy	LM	I-2-01, I-5-09, I-2-01-2
8703311190	仅装有排气量≤ 1 升的压燃式活塞内燃发动机小轿车的成套散件	15		230	13	辆 / 千克	46Oxy		I-2-11, I-5-09
8703311910	仅装有排气量≤ 1 升的压燃式活塞内燃发动机的其他载人车辆	15		230	13	辆 / 千克	46AOxy	LM	I-2-01, I-5-09, I-2-01-2
8703311990	仅装有排气量≤ 1 升的压燃式活塞内燃发动机的其他载人车辆的成套散件	15		230	13	辆 / 千克	46Oxy		I-2-11, I-5-09
8703312110	仅装有 1 升 <排气量≤ 1.5 升的压燃式活塞内燃发动机小轿车	15		230	13	辆 / 千克	46AOxy	LM	I-2-01, I-5-09, I-2-01-2
8703312190	仅装有 1 升 <排气量≤ 1.5 升的压燃式活塞内燃发动机小轿车的成套散件	15		230	13	辆 / 千克	46Oxy		I-2-11, I-5-09
8703312210	仅装有 1 升 <排气量≤ 1.5 升的压燃式活塞内燃发动机越野车 (4 轮驱动)	15		230	13	辆 / 千克	46AOxy	LM	I-2-01, I-5-09, I-2-01-2
8703312290	仅装有 1 升 <排气量≤ 1.5 升的压燃式活塞内燃发动机越野车的成套散件 (4 轮驱动)	15		230	13	辆 / 千克	46Oxy		I-2-11, I-5-09
8703312310	仅装有 1 升 <排气量≤ 1.5 升的压燃式活塞内燃发动机小客车 (9 座及以下的)	15		230	13	辆 / 千克	46AOxy	LM	I-2-01, I-5-09, I-2-01-2
8703312390	仅装有 1 升 <排气量≤ 1.5 升的压燃式活塞内燃发动机小客车的成套散件 (9 座及以下的)	15		230	13	辆 / 千克	46Oxy		I-2-11, I-5-09
8703312910	仅装有 1 升 <排气量≤ 1.5 升的压燃式活塞内燃发动机的其他载人车辆	15		230	13	辆 / 千克	46AOxy	LM	I-2-01, I-5-09, I-2-01-2

商品编码	商品名称及备注	最惠国	暂定税率	普通税率	增值税率	计量单位	监管条件	检验检疫类别	报检特殊单证
8703312990	仅装有1升<排气量≤1.5升的装压燃式活塞内燃发动机的其他载人车辆的成套散件	15		230	13	辆/千克	46Oxy		I–2–11, I–5–09
8703321110	仅装有1.5<排量≤2升的压燃式活塞内燃发动机小轿车	15		230	13	辆/千克	46AOxy	LM	I–2–01, I–5–09, I–2–01–2
8703321190	仅装有1.5<排量≤2升的压燃式活塞内燃发动机小轿车的成套散件	15		230	13	辆/千克	46Oxy		I–2–11, I–5–09
8703321210	仅装有1.5<排量≤2升的压燃式活塞内燃发动机越野车(4轮驱动)	15		230	13	辆/千克	46AOxy	LM	I–2–01, I–5–09, I–2–01–2
8703321290	仅装有1.5<排量≤2升的压燃式活塞内燃发动机越野车的成套散件(4轮驱动)	15		230	13	辆/千克	46Oxy		I–2–11, I–5–09
8703321310	仅装有1.5<排量≤2升的装压燃式活塞内燃发动机小客车(9座及以下的)	15		230	13	辆/千克	46AOxy	LM	I–2–01, I–5–09, I–2–01–2
8703321390	仅装有1.5<排量≤2升的压燃式活塞内燃发动机小客车的成套散件(9座及以下的)	15		230	13	辆/千克	46Oxy		I–2–11, I–5–09
8703321910	仅装有1.5<排量≤2升的压燃式活塞内燃发动机的其他载人车辆	15		230	13	辆/千克	46AOxy	LM	I–2–01, I–5–09, I–2–01–2
8703321990	仅装有1.5<排量≤2升的压燃式活塞内燃发动机的其他载人车辆的成套散件	15		230	13	辆/千克	46Oxy		I–2–11, I–5–09
8703322110	仅装有2<排量≤2.5升的压燃式活塞内燃发动机小轿车	15		230	13	辆/千克	46AOxy	LM	I–2–01, I–5–09, I–2–01–2
8703322190	仅装有2<排量≤2.5升的燃式活塞内燃发动机小轿车的成套散件	15		230	13	辆/千克	46Oxy		I–2–11, I–5–09
8703322210	仅装有2<排量≤2.5升的燃式活塞内燃发动机越野车(4轮驱动)	15		230	13	辆/千克	46AOxy	LM	I–2–01, I–5–09, I–2–01–2
8703322290	仅装有2<排量≤2.5升的燃式活塞内燃发动机越野车的成套散件(4轮驱动)	15		230	13	辆/千克	46Oxy		I–2–11, I–5–09
8703322310	仅装有2<排量≤2.5升的燃式活塞内燃发动机小客车(9座及以下的)	15		230	13	辆/千克	46AOxy	LM	I–2–01, I–5–09, I–2–01–2
8703322390	仅装有2<排量≤2.5升的压燃式活塞内燃发动机小客车的成套散件(9座及以下的)	15		230	13	辆/千克	46Oxy		I–2–11, I–5–09
8703322910	仅装有2<排量≤2.5升的压燃式活塞内燃发动机的其他载人车辆	15		230	13	辆/千克	46AOxy	LM	I–2–01, I–5–09, I–2–01–2
8703322990	仅装有2<排量≤2.5升的压燃式活塞内燃发动机的其他载人车辆的成套散件	15		230	13	辆/千克	46Oxy		I–2–11, I–5–09
8703331110	仅装有2.5<排量≤3升的压燃式活塞内燃发动机小轿车	15		270	13	辆/千克	46AOxy	LM	I–2–01, I–5–09, I–2–01–2
8703331190	仅装有2.5<排量≤3升的压燃式活塞内燃发动机小轿车的成套散件	15		270	13	辆/千克	46Oxy		I–2–11, I–5–09
8703331210	仅装有2.5<排量≤3升的压燃式活塞内燃发动机越野车(4轮驱动)	15		270	13	辆/千克	46AOxy	LM	I–2–01, I–5–09, I–2–01–2
8703331290	仅装有2.5<排量≤3升的压燃式活塞内燃发动机越野车的成套散件(4轮驱动)	15		270	13	辆/千克	46Oxy		I–2–11, I–5–09
8703331310	仅装有2.5<排量≤3升的压燃式活塞内燃发动机小客车(9座及以下的)	15		270	13	辆/千克	46AOxy	LM	I–2–01, I–5–09, I–2–01–2
8703331390	仅装有2.5<排量≤3升的压燃式活塞内燃发动机小客车的成套散件(9座及以下的)	15		270	13	辆/千克	46Oxy		I–2–11, I–5–09
8703331910	仅装有2.5<排量≤3升的压燃式活塞内燃发动机的其他载人车辆	15		270	13	辆/千克	46AOxy	LM	I–2–01, I–5–09, I–2–01–2
8703331990	仅装有2.5<排量≤3升的压燃式活塞内燃发动机的其他载人车辆的成套散件	15		270	13	辆/千克	46Oxy		I–2–11, I–5–09

商品编码	商品名称及备注	最惠国	暂定税率	普通税率	增值税率	计量单位	监管条件	检验检疫类别	报检特殊单证
8703332110	仅装有 3 <排量≤ 4 升的压燃式活塞内燃发动机小轿车	15		270	13	辆/千克	46AOxy	LM	I-2-01, I-5-09, I-2-01-2
8703332190	仅装有 3 <排量≤ 4 升的压燃式活塞内燃发动机小轿车的成套散件	15		270	13	辆/千克	46Oxy		I-2-11, I-5-09
8703332210	仅装有 3 <排量≤ 4 升的压燃式活塞内燃发动机越野车 (4 轮驱动)	15		270	13	辆/千克	46AOxy	LM	I-2-01, I-5-09, I-2-01-2
8703332290	仅装有 3 <排量≤ 4 升的压燃式活塞内燃发动机越野车的成套散件 (4 轮驱动)	15		270	13	辆/千克	46Oxy		I-2-11, I-5-09
8703332310	仅装有 3 <排量≤ 4 升的压燃式活塞内燃发动机小客车 (9 座及以下的)	15		270	13	辆/千克	46AOxy	LM	I-2-01, I-5-09, I-2-01-2
8703332390	仅装有 3 <排量≤ 4 升的压燃式活塞内燃发动机小客车的成套散件 (9 座及以下的)	15		270	13	辆/千克	46Oxy		I-2-11, I-5-09
8703332910	仅装有 3 <排量≤ 4 升的压燃式活塞内燃发动机的其他载人车辆	15		270	13	辆/千克	46AOxy	LM	I-2-01, I-5-09, I-2-01-2
8703332990	仅装有 3 <排量≤ 4 升的压燃式活塞内燃发动机的其他载人车辆的成套散件	15		270	13	辆/千克	46Oxy		I-2-11, I-5-09
8703336110	仅装有排量> 4 升的压燃式活塞内燃发动机小轿车	15		270	13	辆/千克	46AOxy	LM	I-2-01, I-5-09, I-2-01-2
8703336190	仅装有排量> 4 升的压燃式活塞内燃发动机小轿车的成套散件	15		270	13	辆/千克	46Oxy		I-2-11, I-5-09
8703336210	仅装有排量> 4 升的压燃式活塞内燃发动机越野车 (4 轮驱动)	15		270	13	辆/千克	46AOxy	LM	I-2-01, I-5-09, I-2-01-2
8703336290	仅装有排量> 4 升的压燃式活塞内燃发动机越野车的成套散件 (4 轮驱动)	15		270	13	辆/千克	46Oxy		I-2-11, I-5-09
8703336310	仅装有排量> 4 升的压燃式活塞内燃发动机小客车 (9 座及以下的)	15		270	13	辆/千克	46AOxy	LM	I-2-01, I-5-09, I-2-01-2
8703336390	仅装有排量> 4 升的压燃式活塞内燃发动机小客车的成套散件 (9 座及以下的)	15		270	13	辆/千克	46Oxy		I-2-11, I-5-09
8703336910	仅装有排量> 4 升的压燃式活塞内燃发动机其他载人车辆	15		270	13	辆/千克	46AOxy	LM	I-2-01, I-5-09, I-2-01-2
8703336990	仅装有排量> 4 升的压燃式活塞内燃发动机其他载人车辆的成套散件	15		270	13	辆/千克	46Oxy		I-2-11, I-5-09
8703401110	同时装有点燃式活塞内燃发动机（排量≤ 1 升）及驱动电动机的小轿车（可通过接插外部电源进行充电的除外）	15		230	13	辆/千克	46AOxy	LM	I-2-01, I-5-09, I-2-01-2
8703401210	同时装有点燃式活塞内燃发动机（排量≤ 1 升）及驱动电动机的越野车 (4 轮驱动)（可通过接插外部电源进行充电的除外）	15		230	13	辆/千克	46AOxy	LM	I-2-01, I-5-09, I-2-01-2
8703401310	同时装有点燃式活塞内燃发动机（排量≤ 1 升）及驱动电动机的小客车 (9 座及以下,可通过接插外部电源进行充电的除外）	15		230	13	辆/千克	46AOxy	LM	I-2-01, I-5-09, I-2-01-2
8703401910	同时装有点燃式活塞内燃发动机（排量≤ 1 升)及驱动电动机的其他载人车辆（可通过接插外部电源进行充电的除外）	15		230	13	辆/千克	46AOxy	LM	I-2-01, I-5-09, I-2-01-2
8703402110	同时装有点燃式活塞内燃发动机（1 <排量≤ 1.5 升）及驱动电动机的小轿车（可通过接插外部电源进行充电的除外）	15		230	13	辆/千克	46AOxy	LM	I-2-01, I-5-09, I-2-01-2
8703402210	同时装有点燃式活塞内燃发动机（1 <排量≤ 1.5 升）及驱动电动机的四轮驱动越野车（可通过接插外部电源进行充电的除外）	15		230	13	辆/千克	46AOxy	LM	I-2-01, I-5-09, I-2-01-2
8703402310	同时装有点燃式活塞内燃发动机（1 <排量≤ 1.5 升）及驱动电动机的小客车 (9 座及以下,可通过接插外部电源进行充电的除外）	15		230	13	辆/千克	46AOxy	LM	I-2-01, I-5-09, I-2-01-2

商品编码	商品名称及备注	最惠国	暂定税率	普通税率	增值税率	计量单位	监管条件	检验检疫类别	报检特殊单证
8703402910	同时装有点燃式活塞内燃发动机（1＜排量≤1.5升）及驱动电动机的其他载人车辆（可通过接插外部电源进行充电的除外）	15		230	13	辆/千克	46AOxy	LM	I-2-01, I-5-09, I-2-01-2
8703403110	同时装有点燃式活塞内燃发动机（1.5＜排量≤2升）及驱动电动机的小轿车（可通过接插外部电源进行充电的除外）	15		230	13	辆/千克	46AOxy	LM	I-2-01, I-5-09, I-2-01-2
8703403210	同时装有点燃式活塞内燃发动机（1.5＜排量≤2升）及驱动电动机的四轮驱动越野车（可通过接插外部电源进行充电的除外）	15		230	13	辆/千克	46AOxy	LM	I-2-01, I-5-09, I-2-01-2
8703403310	同时装有点燃式活塞内燃发动机（1.5＜排量≤2升）及驱动电动机的小客车（9座及以下，可通过接插外部电源进行充电的除外）	15		230	13	辆/千克	46AOxy	LM	I-2-01, I-5-09, I-2-01-2
8703403910	同时装有点燃式活塞内燃发动机（1.5＜排量≤2升）及驱动电动机的其他载人车辆（可通过接插外部电源进行充电的除外）	15		230	13	辆/千克	46AOxy	LM	I-2-01, I-5-09, I-2-01-2
8703404110	同时装有点燃式活塞内燃发动机（2＜排量≤2.5升）及驱动电动机的小轿车（可通过接插外部电源进行充电的除外）	15		230	13	辆/千克	46AOxy	LM	I-2-01, I-5-09, I-2-01-2
8703404210	同时装有点燃式活塞内燃发动机（2＜排量≤2.5升）及驱动电动机的四轮驱动越野车（可通过接插外部电源进行充电的除外）	15		230	13	辆/千克	46AOxy	LM	I-2-01, I-5-09, I-2-01-2
8703404310	同时装有点燃式活塞内燃发动机（2＜排量≤2.5升）及驱动电动机的小客车（9座及以下，可通过接插外部电源进行充电的除外）	15		230	13	辆/千克	46AOxy	LM	I-2-01, I-5-09, I-2-01-2
8703404910	同时装有点燃式活塞内燃发动机（2＜排量≤2.5升）及驱动电动机的其他载人车辆（可通过接插外部电源进行充电的除外）	15		230	13	辆/千克	46AOxy	LM	I-2-01, I-5-09, I-2-01-2
8703405110	同时装有点燃式活塞内燃发动机（2.5＜排量≤3升）及驱动电动机的小轿车（可通过接插外部电源进行充电的除外）	15		270	13	辆/千克	46AOxy	LM	I-2-01, I-5-09, I-2-01-2
8703405210	同时装有点燃式活塞内燃发动机（2.5＜排量≤3升）及驱动电动机的四轮驱动越野车（可通过接插外部电源进行充电的除外）	15		270	13	辆/千克	46AOxy	LM	I-2-01, I-5-09, I-2-01-2
8703405310	同时装有点燃式活塞内燃发动机（2.5＜排量≤3升）及驱动电动机的小客车（9座及以下，可通过接插外部电源进行充电的除外）	15		270	13	辆/千克	46AOxy	LM	I-2-01, I-5-09, I-2-01-2
8703405910	同时装有点燃式活塞内燃发动机（2.5＜排量≤3升）及驱动电动机的其他载人车辆（可通过接插外部电源进行充电的除外）	15		270	13	辆/千克	46AOxy	LM	I-2-01, I-5-09, I-2-01-2
8703406110	同时装有点燃式活塞内燃发动机（3＜排量≤4升）及驱动电动机的小轿车（可通过接插外部电源进行充电的除外）	15		270	13	辆/千克	46AOxy	LM	I-2-01, I-5-09, I-2-01-2
8703406210	同时装有点燃式活塞内燃发动机（3＜排量≤4升）及驱动电动机的四轮驱动越野车（可通过接插外部电源进行充电的除外）	15		270	13	辆/千克	46AOxy	LM	I-2-01, I-5-09, I-2-01-2
8703406310	同时装有点燃式活塞内燃发动机（3＜排量≤4升）及驱动电动机的小客车（9座及以下，可通过接插外部电源进行充电的除外）	15		270	13	辆/千克	46AOxy	LM	I-2-01, I-5-09, I-2-01-2
8703406910	同时装有点燃式活塞内燃发动机（3＜排量≤4升）及驱动电动机的其他载人车辆（可通过接插外部电源进行充电的除外）	15		270	13	辆/千克	46AOxy	LM	I-2-01, I-5-09, I-2-01-2

商品编码	商品名称及备注	最惠国	暂定税率	普通税率	增值税率	计量单位	监管条件	检验检疫类别	报检特殊单证
8703407110	同时装有点燃式活塞内燃发动机（排量＞4升）及驱动电动机的小轿车（可通过接插外部电源进行充电的除外）	15		270	13	辆/千克	46AOxy	LM	I-2-01, I-5-09, I-2-01-2
8703407210	同时装有点燃式活塞内燃发动机（排量＞4升）及驱动电动机的四轮驱动越野车（可通过接插外部电源进行充电的除外）	15		270	13	辆/千克	46AOxy	LM	I-2-01, I-5-09, I-2-01-2
8703407310	同时装有点燃式活塞内燃发动机（排量＞4升）及驱动电动机的小客车（9座及以下，可通过接插外部电源进行充电的除外）	15		270	13	辆/千克	46AOxy	LM	I-2-01, I-5-09, I-2-01-2
8703407910	同时装有点燃式活塞内燃发动机（排量＞4升）及驱动电动机的其他载人车辆（可通过接插外部电源进行充电的除外）	15		270	13	辆/千克	46AOxy	LM	I-2-01, I-5-09, I-2-01-2
8703501110	同时装有压燃式活塞内燃发动机（柴油或半柴油发动机，排量≤1升）及驱动电动机的小轿车（可通过接插外部电源进行充电的除外）	15		230	13	辆/千克	46AOxy	LM	I-2-01, I-5-09, I-2-01-2
8703501190	同时装有压燃式活塞内燃发动机（柴油或半柴油发动机，排量≤1升）及驱动电动机的小轿车的成套散件（可通过接插外部电源进行充电的除外）	15		230	13	辆/千克	46Oxy		I-2-11, I-5-09
8703501910	同时装有压燃式活塞内燃发动机（柴油或半柴油发动机，排量≤1升）及驱动电动机的其他载人车辆（可通过接插外部电源进行充电的除外）	15		230	13	辆/千克	46AOxy	LM	I-2-01, I-5-09, I-2-01-2
8703501990	同时装有压燃式活塞内燃发动机（柴油或半柴油发动机，排量≤1升）及驱动电动机的其他载人车辆的成套散件（可通过接插外部电源进行充电的除外）	15		230	13	辆/千克	46Oxy		I-2-11, I-5-09
8703502110	同时装有压燃式活塞内燃发动机（柴油或半柴油发动机，1升＜排量≤1.5升）及驱动电动机的小轿车（可通过接插外部电源进行充电的除外）	15		230	13	辆/千克	46AOxy	LM	I-2-01, I-5-09, I-2-01-2
8703502190	同时装有压燃式活塞内燃发动机（柴油或半柴油发动机，1升＜排量≤1.5升）及驱动电动机的小轿车的成套散件（可通过接插外部电源进行充电的除外）	15		230	13	辆/千克	46Oxy		I-2-11, I-5-09
8703502210	同时装有压燃式活塞内燃发动机（柴油或半柴油发动机，1升＜排量≤1.5升）及驱动电动机的四轮驱动越野车（可通过接插外部电源进行充电的除外）	15		230	13	辆/千克	46AOxy	LM	I-2-01, I-5-09, I-2-01-2
8703502290	同时装有压燃式活塞内燃发动机（柴油或半柴油发动机，1升＜排量≤1.5升）及驱动电动机的四轮驱动越野车的成套散件（可通过接插外部电源进行充电的除外）	15		230	13	辆/千克	46Oxy		I-2-11, I-5-09
8703502310	同时装有压燃式活塞内燃发动机（柴油或半柴油发动机，1升＜排量≤1.5升）及驱动电动机的小客车（9座及以下，可通过接插外部电源进行充电的除外）	15		230	13	辆/千克	46AOxy	LM	I-2-01, I-5-09, I-2-01-2
8703502390	同时装有压燃式活塞内燃发动机（柴油或半柴油发动机，1升＜排量≤1.5升）及驱动电动机的小客车的成套散件（9座及以下，可通过接插外部电源进行充电的除外）	15		230	13	辆/千克	46Oxy		I-2-11, I-5-09
8703502910	同时装有压燃式活塞内燃发动机（柴油或半柴油发动机，1升＜排量≤1.5升）及驱动电动机的其他载人车辆（可通过接插外部电源进行充电的除外）	15		230	13	辆/千克	46AOxy	LM	I-2-01, I-5-09, I-2-01-2

商品编码	商品名称及备注	最惠国	暂定税率	普通税率	增值税率	计量单位	监管条件	检验检疫类别	报检特殊单证
8703502990	同时装有压燃式活塞内燃发动机（柴油或半柴油发动机,1升＜排量≤1.5升）及驱动电动机的其他载人车辆的成套散件（可通过接插外部电源进行充电的除外）	15		230	13	辆/千克	46Oxy		I-2-11, I-5-09
8703503110	同时装有压燃式活塞内燃发动机（柴油或半柴油发动机,1.5升＜排量≤2升）及驱动电动机的小轿车（可通过接插外部电源进行充电的除外）	15		230	13	辆/千克	46AOxy	LM	I-2-01, I-5-09, I-2-01-2
8703503190	同时装有压燃式活塞内燃发动机（柴油或半柴油发动机,1.5升＜排量≤2升）及驱动电动机的小轿车的成套散件（可通过接插外部电源进行充电的除外）	15		230	13	辆/千克	46Oxy		I-2-11, I-5-09
8703503210	同时装有压燃式活塞内燃发动机（柴油或半柴油发动机,1.5升＜排量≤2升）及驱动电动机的四轮驱动越野车（可通过接插外部电源进行充电的除外）	15		230	13	辆/千克	46AOxy	LM	I-2-01, I-5-09, I-2-01-2
8703503290	同时装有压燃式活塞内燃发动机（柴油或半柴油发动机,1.5升＜排量≤2升）及驱动电动机的四轮驱动越野车的成套散件（可通过接插外部电源进行充电的除外）	15		230	13	辆/千克	46Oxy		I-2-11, I-5-09
8703503310	同时装有压燃式活塞内燃发动机（柴油或半柴油发动机,1.5升＜排量≤2升）及驱动电动机的小客车(9座及以下,可通过接插外部电源进行充电的除外)	15		230	13	辆/千克	46AOxy	LM	I-2-01, I-5-09, I-2-01-2
8703503390	同时装有压燃式活塞内燃发动机（柴油或半柴油发动机,1.5升＜排量≤2升）及驱动电动机的小客车的成套散件(9座及以下,可通过接插外部电源进行充电的除外)	15		230	13	辆/千克	46Oxy		I-2-11, I-5-09
8703503910	同时装有压燃式活塞内燃发动机（柴油或半柴油发动机,1.5升＜排量≤2升）及驱动电动机的其他载人车辆（可通过接插外部电源进行充电的除外）	15		230	13	辆/千克	46AOxy	LM	I-2-01, I-5-09, I-2-01-2
8703503990	同时装有压燃式活塞内燃发动机（柴油或半柴油发动机,1.5升＜排量≤2升）及驱动电动机的其他载人车辆的成套散件（可通过接插外部电源进行充电的除外）	15		230	13	辆/千克	46Oxy		I-2-11, I-5-09
8703504110	同时装有压燃式活塞内燃发动机（柴油或半柴油发动机,2升＜排量≤2.5升）及驱动电动机的小轿车（可通过接插外部电源进行充电的除外）	15		230	13	辆/千克	46AOxy	LM	I-2-01, I-5-09, I-2-01-2
8703504190	同时装有压燃式活塞内燃发动机（柴油或半柴油发动机,2升＜排量≤2.5升）及驱动电动机的小轿车的成套散件（可通过接插外部电源进行充电的除外）	15		230	13	辆/千克	46Oxy		I-2-11, I-5-09
8703504210	同时装有压燃式活塞内燃发动机（柴油或半柴油发动机,2升＜排量≤2.5升）及驱动电动机的四轮驱动越野车（可通过接插外部电源进行充电的除外）	15		230	13	辆/千克	46AOxy	LM	I-2-01, I-5-09, I-2-01-2
8703504290	同时装有压燃式活塞内燃发动机（柴油或半柴油发动机,2升＜排量≤2.5升）及驱动电动机的四轮驱动越野车的成套散件（可通过接插外部电源进行充电的除外）	15		230	13	辆/千克	46Oxy		I-2-11, I-5-09
8703504310	同时装有压燃式活塞内燃发动机（柴油或半柴油发动机,2升＜排量≤2.5升）及驱动电动机的小客车(9座及以下,可通过接插外部电源进行充电的除外)	15		230	13	辆/千克	46AOxy	LM	I-2-01, I-5-09, I-2-01-2

商品编码	商品名称及备注	最惠国	暂定税率	普通税率	增值税率	计量单位	监管条件	检验检疫类别	报检特殊单证
8703504390	同时装有压燃式活塞内燃发动机（柴油或半柴油发动机，2升＜排量≤2.5升）及驱动电动机的小客车的成套散件（9座及以下，可通过接插外部电源进行充电的除外）	15		230	13	辆/千克	46Oxy		I-2-11, I-5-09
8703504910	同时装有压燃式活塞内燃发动机（柴油或半柴油发动机，2升＜排量≤2.5升）及驱动电动机的其他载人车辆（可通过接插外部电源进行充电的除外）	15		230	13	辆/千克	46AOxy	LM	I-2-01, I-5-09, I-2-01-2
8703504990	同时装有压燃式活塞内燃发动机（柴油或半柴油发动机，2升＜排量≤2.5升）及驱动电动机的其他载人车辆的成套散件（可通过接插外部电源进行充电的除外）	15		230	13	辆/千克	46Oxy		I-2-11, I-5-09
8703505110	同时装有压燃式活塞内燃发动机（柴油或半柴油发动机，2.5升＜排量≤3升）及驱动电动机的小轿车（可通过接插外部电源进行充电的除外）	15		270	13	辆/千克	46AOxy	LM	I-2-01, I-5-09, I-2-01-2
8703505190	同时装有压燃式活塞内燃发动机（柴油或半柴油发动机，2.5升＜排量≤3升）及驱动电动机的小轿车的成套散件（可通过接插外部电源进行充电的除外）	15		270	13	辆/千克	46Oxy		I-2-11, I-5-09
8703505210	同时装有压燃式活塞内燃发动机（柴油或半柴油发动机，2.5升＜排量≤3升）及驱动电动机的四轮驱动越野车（可通过接插外部电源进行充电的除外）	15		270	13	辆/千克	46AOxy	LM	I-2-01, I-5-09, I-2-01-2
8703505290	同时装有压燃式活塞内燃发动机（柴油或半柴油发动机，2.5升＜排量≤3升）及驱动电动机的四轮驱动越野车的成套散件（可通过接插外部电源进行充电的除外）	15		270	13	辆/千克	46Oxy		I-2-11, I-5-09
8703505310	同时装有压燃式活塞内燃发动机（柴油或半柴油发动机，2.5升＜排量≤3升）及驱动电动机的小客车(9座及以下，可通过接插外部电源进行充电的除外)	15		270	13	辆/千克	46AOxy	LM	I-2-01, I-5-09, I-2-01-2
8703505390	同时装有压燃式活塞内燃发动机（柴油或半柴油发动机，2.5升＜排量≤3升）及驱动电动机的小客车的成套散件(9座及以下，可通过接插外部电源进行充电的除外)	15		270	13	辆/千克	46Oxy		I-2-11, I-5-09
8703505910	同时装有压燃式活塞内燃发动机（柴油或半柴油发动机，2.5升＜排量≤3升）及驱动电动机的其他载人车辆（可通过接插外部电源进行充电的除外）	15		270	13	辆/千克	46AOxy	LM	I-2-01, I-5-09, I-2-01-2
8703505990	同时装有压燃式活塞内燃发动机（柴油或半柴油发动机，2.5升＜排量≤3升）及驱动电动机的其他载人车辆的成套散件（可通过接插外部电源进行充电的除外）	15		270	13	辆/千克	46Oxy		I-2-11, I-5-09
8703506110	同时装有压燃式活塞内燃发动机（柴油或半柴油发动机，3升＜排量≤4升）及驱动电动机的小轿车（可通过接插外部电源进行充电的除外）	15		270	13	辆/千克	46AOxy	LM	I-2-01, I-5-09, I-2-01-2
8703506190	同时装有压燃式活塞内燃发动机（柴油或半柴油发动机，3升＜排量≤4升）及驱动电动机的小轿车的成套散件（可通过接插外部电源进行充电的除外）	15		270	13	辆/千克	46Oxy		I-2-11, I-5-09
8703506210	同时装有压燃式活塞内燃发动机（柴油或半柴油发动机，3升＜排量≤4升）及驱动电动机的四轮驱动越野车（可通过接插外部电源进行充电的除外）	15		270	13	辆/千克	46AOxy	LM	I-2-01, I-5-09, I-2-01-2

商品编码	商品名称及备注	最惠国	暂定税率	普通税率	增值税率	计量单位	监管条件	检验检疫类别	报检特殊单证
8703506290	同时装有压燃式活塞内燃发动机（柴油或半柴油发动机,3升＜排量≤4升）及驱动电动机的四轮驱动越野车的成套散件（可通过接插外部电源进行充电的除外）	15		270	13	辆/千克	46Oxy		I-2-11, I-5-09
8703506310	同时装有压燃式活塞内燃发动机（柴油或半柴油发动机,3升＜排量≤4升）及驱动电动机的小客车(9座及以下，可通过接插外部电源进行充电的除外)	15		270	13	辆/千克	46AOxy	LM	I-2-01, I-5-09, I-2-01-2
8703506390	同时装有压燃式活塞内燃发动机（柴油或半柴油发动机,3升＜排量≤4升）及驱动电动机的小客车的成套散件(9座及以下，可通过接插外部电源进行充电的除外)	15		270	13	辆/千克	46Oxy		I-2-11, I-5-09
8703506910	同时装有压燃式活塞内燃发动机（柴油或半柴油发动机,3升＜排量≤4升）及驱动电动机的其他载人车辆（可通过接插外部电源进行充电的除外）	15		270	13	辆/千克	46AOxy	LM	I-2-01, I-5-09, I-2-01-2
8703506990	同时装有压燃式活塞内燃发动机（柴油或半柴油发动机,3升＜排量≤4升）及驱动电动机的其他载人车辆的成套散件（可通过接插外部电源进行充电的除外）	15		270	13	辆/千克	46Oxy		I-2-11, I-5-09
8703507110	同时装有压燃式活塞内燃发动机（柴油或半柴油发动机,排量＞4升）及驱动电动机的小轿车（可通过接插外部电源进行充电的除外）	15		270	13	辆/千克	46AOxy	LM	I-2-01, I-5-09, I-2-01-2
8703507190	同时装有压燃式活塞内燃发动机（柴油或半柴油发动机,排量＞4升）及驱动电动机的小轿车的成套散件（可通过接插外部电源进行充电的除外）	15		270	13	辆/千克	46Oxy		I-2-11, I-5-09
8703507210	同时装有压燃式活塞内燃发动机（柴油或半柴油发动机,排量＞4升）及驱动电动机的四轮驱动越野车（可通过接插外部电源进行充电的除外）	15		270	13	辆/千克	46AOxy	LM	I-2-01, I-5-09, I-2-01-2
8703507290	同时装有压燃式活塞内燃发动机（柴油或半柴油发动机,排量＞4升）及驱动电动机的四轮驱动越野车的成套散件（可通过接插外部电源进行充电的除外）	15		270	13	辆/千克	46Oxy		I-2-11, I-5-09
8703507310	同时装有压燃式活塞内燃发动机（柴油或半柴油发动机,排量＞4升）及驱动电动机的的小客车(9座及以下，可通过接插外部电源进行充电的除外)	15		270	13	辆/千克	46AOxy	LM	I-2-01, I-5-09, I-2-01-2
8703507390	同时装有压燃式活塞内燃发动机（柴油或半柴油发动机,排量＞4升）及驱动电动机的小客车的成套散件(9座及以下，可通过接插外部电源进行充电的除外)	15		270	13	辆/千克	46AOxy		I-2-11, I-5-09
8703507910	同时装有压燃式活塞内燃发动机（柴油或半柴油发动机,排量＞4升）及驱动电动机的的其他载人车辆（可通过接插外部电源进行充电的除外）	15		270	13	辆/千克	46AOxy	LM	I-2-01, I-5-09, I-2-01-2
8703507990	同时装有压燃式活塞内燃发动机（柴油或半柴油发动机,排量＞4升）及驱动电动机的的其他载人车辆的成套散件（可通过接插外部电源进行充电的除外）	15		270	13	辆/千克	46Oxy		I-2-11, I-5-09
8703601100	同时装有点燃式活塞内燃发动机及驱动电动机、可通过接插外部电源进行充电的小轿车，气缸容量（排气量）不超过1000毫升	15		270	13	辆/千克	46AO	LM	I-2-01, I-5-09, I-2-01-2

商品编码	商品名称及备注	最惠国	暂定税率	普通税率	增值税率	计量单位	监管条件	检验检疫类别	报检特殊单证
8703601200	同时装有点燃式活塞内燃发动机及驱动电动机、可通过接插外部电源进行充电的四轮驱动越野车，气缸容量（排气量）不超过1000毫升	15		270	13	辆/千克	46AO	LM	I-2-01, I-5-09, I-2-01-2
8703601300	同时装有点燃式活塞内燃发动机及驱动电动机、可通过接插外部电源进行充电的9座及以下小客车，气缸容量（排气量）不超过1000毫升	15		270	13	辆/千克	46AO	LM	I-2-01, I-5-09, I-2-01-2
8703601900	同时装有点燃式活塞内燃发动机及驱动电动机、可通过接插外部电源进行充电的其他载人车辆，气缸容量（排气量）不超过1000毫升	15		270	13	辆/千克	46AO	LM	I-2-01, I-5-09, I-2-01-2
8703602100	同时装有点燃式活塞内燃发动机及驱动电动机、可通过接插外部电源进行充电的小轿车，气缸容量（排气量）超过1000毫升，但不超过1500毫升	15		270	13	辆/千克	46AO	LM	I-2-01, I-5-09, I-2-01-2
8703602200	同时装有点燃式活塞内燃发动机及驱动电动机、可通过接插外部电源进行充电的四轮驱动越野车，气缸容量（排气量）超过1000毫升，但不超过1500毫升	15		270	13	辆/千克	46AO	LM	I-2-01, I-5-09, I-2-01-2
8703602300	同时装有点燃式活塞内燃发动机及驱动电动机、可通过接插外部电源进行充电的9座及以下小客车，气缸容量（排气量）超过1000毫升，但不超过1500毫升	15		270	13	辆/千克	46AO	LM	I-2-01, I-5-09, I-2-01-2
8703602900	同时装有点燃式活塞内燃发动机及驱动电动机、可通过接插外部电源进行充电的其他载人车辆，气缸容量（排气量）超过1000毫升，但不超过1500毫升	15		270	13	辆/千克	46AO	LM	I-2-01, I-5-09, I-2-01-2
8703603100	同时装有点燃式活塞内燃发动机及驱动电动机、可通过接插外部电源进行充电的小轿车，气缸容量（排气量）超过1500毫升，但不超过2000毫升	15		270	13	辆/千克	46AO	LM	I-2-01, I-5-09, I-2-01-2
8703603200	同时装有点燃式活塞内燃发动机及驱动电动机、可通过接插外部电源进行充电的四轮驱动越野车，气缸容量（排气量）超过1500毫升，但不超过2000毫升	15		270	13	辆/千克	46AO	LM	I-2-01, I-5-09, I-2-01-2
8703603300	同时装有点燃式活塞内燃发动机及驱动电动机、可通过接插外部电源进行充电的9座及以下小客车，气缸容量（排气量）超过1500毫升，但不超过2000毫升	15		270	13	辆/千克	46AO	LM	I-2-01, I-5-09, I-2-01-2
8703603900	同时装有点燃式活塞内燃发动机及驱动电动机、可通过接插外部电源进行充电的其他载人车辆，气缸容量（排气量）超过1500毫升，但不超过2000毫升	15		270	13	辆/千克	46AO	LM	I-2-01, I-5-09, I-2-01-2
8703604100	同时装有点燃式活塞内燃发动机及驱动电动机、可通过接插外部电源进行充电的小轿车，气缸容量（排气量）超过2000毫升，但不超过2500毫升	15		270	13	辆/千克	46AO	LM	I-2-01, I-5-09, I-2-01-2
8703604200	同时装有点燃式活塞内燃发动机及驱动电动机、可通过接插外部电源进行充电的四轮驱动越野车，气缸容量（排气量）超过2000毫升，但不超过2500毫升	15		270	13	辆/千克	46AO	LM	I-2-01, I-5-09, I-2-01-2
8703604300	同时装有点燃式活塞内燃发动机及驱动电动机、可通过接插外部电源进行充电的9座及以下小客车，气缸容量（排气量）超过2000毫升，但不超过2500毫升	15		270	13	辆/千克	46AO	LM	I-2-01, I-5-09, I-2-01-2

商品编码	商品名称及备注	最惠国	暂定税率	普通税率	增值税率	计量单位	监管条件	检验检疫类别	报检特殊单证
8703604900	同时装有点燃式活塞内燃发动机及驱动电动机、可通过接插外部电源进行充电的其他载人车辆，气缸容量（排气量）超过2000毫升，但不超过2500毫升	15		270	13	辆/千克	46AO	LM	I–2–01, I–5–09, I–2–01–2
8703605100	同时装有点燃式活塞内燃发动机及驱动电动机、可通过接插外部电源进行充电的小轿车，气缸容量（排气量）超过2500毫升，但不超过3000毫升	15		270	13	辆/千克	46AO	LM	I–2–01, I–5–09, I–2–01–2
8703605200	同时装有点燃式活塞内燃发动机及驱动电动机、可通过接插外部电源进行充电的四轮驱动越野车，气缸容量（排气量）超过2500毫升，但不超过3000毫升	15		270	13	辆/千克	46AO	LM	I–2–01, I–5–09, I–2–01–2
8703605300	同时装有点燃式活塞内燃发动机及驱动电动机、可通过接插外部电源进行充电的9座及以下小客车，气缸容量（排气量）超过2500毫升，但不超过3000毫升	15		270	13	辆/千克	46AO	LM	I–2–01, I–5–09, I–2–01–2
8703605900	同时装有点燃式活塞内燃发动机及驱动电动机、可通过接插外部电源进行充电的其他载人车辆，气缸容量（排气量）超过2500毫升，但不超过3000毫升	15		270	13	辆/千克	46AO	LM	I–2–01, I–5–09, I–2–01–2
8703606100	同时装有点燃式活塞内燃发动机及驱动电动机、可通过接插外部电源进行充电的小轿车，气缸容量（排气量）超过3000毫升，但不超过4000毫升	15		270	13	辆/千克	46AO	LM	I–2–01, I–5–09, I–2–01–2
8703606200	同时装有点燃式活塞内燃发动机及驱动电动机、可通过接插外部电源进行充电的四轮驱动越野车，气缸容量（排气量）超过3000毫升，但不超过4000毫升	15		270	13	辆/千克	46AO	LM	I–2–01, I–5–09, I–2–01–2
8703606300	同时装有点燃式活塞内燃发动机及驱动电动机、可通过接插外部电源进行充电的9座及以下小客车，气缸容量（排气量）超过3000毫升，但不超过4000毫升	15		270	13	辆/千克	46AO	LM	I–2–01, I–5–09, I–2–01–2
8703606900	同时装有点燃式活塞内燃发动机及驱动电动机、可通过接插外部电源进行充电的其他载人车辆，气缸容量（排气量）超过3000毫升，但不超过4000毫升	15		270	13	辆/千克	46AO	LM	I–2–01, I–5–09, I–2–01–2
8703607100	同时装有点燃式活塞内燃发动机及驱动电动机、可通过接插外部电源进行充电的小轿车，气缸容量（排气量）超过4000毫升	15		270	13	辆/千克	46AO	LM	I–2–01, I–5–09, I–2–01–2
8703607200	同时装有点燃式活塞内燃发动机及驱动电动机、可通过接插外部电源进行充电的四轮驱动越野车，气缸容量（排气量）超过4000毫升	15		270	13	辆/千克	46AO	LM	I–2–01, I–5–09, I–2–01–2
8703607300	同时装有点燃式活塞内燃发动机及驱动电动机、可通过接插外部电源进行充电的9座及以下小客车，气缸容量（排气量）超过4000毫升	15		270	13	辆/千克	46AO	LM	I–2–01, I–5–09, I–2–01–2
8703607900	同时装有点燃式活塞内燃发动机及驱动电动机、可通过接插外部电源进行充电的其他载人车辆，气缸容量（排气量）超过4000毫升	15		270	13	辆/千克	46AO	LM	I–2–01, I–5–09, I–2–01–2
8703701100	同时装有压燃活塞内燃发动机（柴油或半柴油发动机）及驱动电动机、可通过接插外部电源进行充电的小轿车，气缸容量（排气量）不超过1000毫升	15		270	13	辆/千克	46AO	LM	I–2–01, I–5–09, I–2–01–2

商品编码	商品名称及备注	最惠国	暂定税率	普通税率	增值税率	计量单位	监管条件	检验检疫类别	报检特殊单证
8703701200	同时装有压燃活塞内燃发动机(柴油或半柴油发动机)及驱动电动机、可通过接插外部电源进行充电的四轮驱动越野车,气缸容量(排气量)不超过1000毫升	15		270	13	辆/千克	46AO	LM	I-2-01, I-5-09, I-2-01-2
8703701300	同时装有压燃活塞内燃发动机(柴油或半柴油发动机)及驱动电动机、可通过接插外部电源进行充电的9座及以下小客车,气缸容量(排气量)不超过1000毫升	15		270	13	辆/千克	46AO	LM	I-2-01, I-5-09, I-2-01-2
8703701900	同时装有压燃活塞内燃发动机(柴油或半柴油发动机)及驱动电动机、可通过接插外部电源进行充电的其他载人车辆,气缸容量(排气量)不超过1000毫升	15		270	13	辆/千克	46AO	LM	I-2-01, I-5-09, I-2-01-2
8703702100	同时装有压燃活塞内燃发动机(柴油或半柴油发动机)及驱动电动机、可通过接插外部电源进行充电的小轿车,气缸容量(排气量)超过1000毫升,但不超过1500毫升	15		270	13	辆/千克	46AO	LM	I-2-01, I-5-09, I-2-01-2
8703702200	同时装有压燃活塞内燃发动机(柴油或半柴油发动机)及驱动电动机、可通过接插外部电源进行充电的四轮驱动越野车,气缸容量(排气量)超过1000毫升,但不超过1500毫升	15		270	13	辆/千克	46AO	LM	I-2-01, I-5-09, I-2-01-2
8703702300	同时装有压燃活塞内燃发动机(柴油或半柴油发动机)及驱动电动机、可通过接插外部电源进行充电的9座及以下小客车,气缸容量(排气量)超过1000毫升,但不超过1500毫升	15		270	13	辆/千克	46AO	LM	I-2-01, I-5-09, I-2-01-2
8703702900	同时装有压燃活塞内燃发动机(柴油或半柴油发动机)及驱动电动机、可通过接插外部电源进行充电的其他载人车辆,气缸容量(排气量)超过1000毫升,但不超过1500毫升	15		270	13	辆/千克	46AO	LM	I-2-01, I-5-09, I-2-01-2
8703703100	同时装有压燃活塞内燃发动机(柴油或半柴油发动机)及驱动电动机、可通过接插外部电源进行充电的小轿车,气缸容量(排气量)超过1500毫升,但不超过2000毫升	15		270	13	辆/千克	46AO	LM	I-2-01, I-5-09, I-2-01-2
8703703200	同时装有压燃活塞内燃发动机(柴油或半柴油发动机)及驱动电动机、可通过接插外部电源进行充电的四轮驱动越野车,气缸容量(排气量)超过1500毫升,但不超过2000毫升	15		270	13	辆/千克	46AO	LM	I-2-01, I-5-09, I-2-01-2
8703703300	同时装有压燃活塞内燃发动机(柴油或半柴油发动机)及驱动电动机、可通过接插外部电源进行充电的9座及以下小客车,气缸容量(排气量)超过1500毫升,但不超过2000毫升	15		270	13	辆/千克	46AO	LM	I-2-01, I-5-09, I-2-01-2
8703703900	同时装有压燃活塞内燃发动机(柴油或半柴油发动机)及驱动电动机、可通过接插外部电源进行充电的其他载人车辆,气缸容量(排气量)超过1500毫升,但不超过2000毫升	15		270	13	辆/千克	46AO	LM	I-2-01, I-5-09, I-2-01-2
8703704100	同时装有压燃活塞内燃发动机(柴油或半柴油发动机)及驱动电动机、可通过接插外部电源进行充电的小轿车,气缸容量(排气量)超过2000毫升,但不超过2500毫升	15		270	13	辆/千克	46AO	LM	I-2-01, I-5-09, I-2-01-2

商品编码	商品名称及备注	最惠国	暂定税率	普通税率	增值税率	计量单位	监管条件	检验检疫类别	报检特殊单证
8703704200	同时装有压燃活塞内燃发动机（柴油或半柴油发动机）及驱动电动机、可通过接插外部电源进行充电的四轮驱动越野车，气缸容量（排气量）超过2000毫升，但不超过2500毫升	15		270	13	辆/千克	46AO	LM	I-2-01, I-5-09, I-2-01-2
8703704300	同时装有压燃活塞内燃发动机（柴油或半柴油发动机）及驱动电动机、可通过接插外部电源进行充电的9座及以下小客车，气缸容量（排气量）超过2000毫升，但不超过2500毫升	15		270	13	辆/千克	46AO	LM	I-2-01, I-5-09, I-2-01-2
8703704900	同时装有压燃活塞内燃发动机（柴油或半柴油发动机）及驱动电动机、可通过接插外部电源进行充电的其他载人车辆，气缸容量（排气量）超过2000毫升，但不超过2500毫升	15		270	13	辆/千克	46AO	LM	I-2-01, I-5-09, I-2-01-2
8703705100	同时装有压燃活塞内燃发动机（柴油或半柴油发动机）及驱动电动机、可通过接插外部电源进行充电的小轿车，气缸容量（排气量）超过2500毫升，但不超过3000毫升	15		270	13	辆/千克	46AO	LM	I-2-01, I-5-09, I-2-01-2
8703705200	同时装有压燃活塞内燃发动机（柴油或半柴油发动机）及驱动电动机、可通过接插外部电源进行充电的四轮驱动越野车，气缸容量（排气量）超过2500毫升，但不超过3000毫升	15		270	13	辆/千克	46AO	LM	I-2-01, I-5-09, I-2-01-2
8703705300	同时装有压燃活塞内燃发动机（柴油或半柴油发动机）及驱动电动机、可通过接插外部电源进行充电的9座及以下小客车，气缸容量（排气量）超过2500毫升，但不超过3000毫升	15		270	13	辆/千克	46AO	LM	I-2-01, I-5-09, I-2-01-2
8703705900	同时装有压燃活塞内燃发动机（柴油或半柴油发动机）及驱动电动机、可通过接插外部电源进行充电的其他载人车辆，气缸容量（排气量）超过2500毫升，但不超过3000毫升	15		270	13	辆/千克	46AO	LM	I-2-01, I-5-09, I-2-01-2
8703706100	同时装有压燃活塞内燃发动机（柴油或半柴油发动机）及驱动电动机、可通过接插外部电源进行充电的小轿车，气缸容量（排气量）超过3000毫升，但不超过4000毫升	15		270	13	辆/千克	46AO	LM	I-2-01, I-5-09, I-2-01-2
8703706200	同时装有压燃活塞内燃发动机（柴油或半柴油发动机）及驱动电动机、可通过接插外部电源进行充电的四轮驱动越野车，气缸容量（排气量）超过3000毫升，但不超过4000毫升	15		270	13	辆/千克	46AO	LM	I-2-01, I-5-09, I-2-01-2
8703706300	同时装有压燃活塞内燃发动机（柴油或半柴油发动机）及驱动电动机、可通过接插外部电源进行充电的9座及以下小客车，气缸容量（排气量）超过3000毫升，但不超过4000毫升	15		270	13	辆/千克	46AO	LM	I-2-01, I-5-09, I-2-01-2
8703706900	同时装有压燃活塞内燃发动机（柴油或半柴油发动机）及驱动电动机、可通过接插外部电源进行充电的其他载人车辆，气缸容量（排气量）超过3000毫升，但不超过4000毫升	15		270	13	辆/千克	46AO	LM	I-2-01, I-5-09, I-2-01-2

商品编码	商品名称及备注	最惠国	暂定税率	普通税率	增值税率	计量单位	监管条件	检验检疫类别	报检特殊单证
8703707100	同时装有压燃活塞内燃发动机（柴油或半柴油发动机）及驱动电动机、可通过接插外部电源进行充电的小轿车，气缸容量（排气量）超过4000毫升	15		270	13	辆/千克	46AO	LM	I-2-01, I-5-09, I-2-01-2
8703707200	同时装有压燃活塞内燃发动机（柴油或半柴油发动机）及驱动电动机、可通过接插外部电源进行充电的四轮驱动越野车，气缸容量（排气量）超过4000毫升	15		270	13	辆/千克	46AO	LM	I-2-01, I-5-09, I-2-01-2
8703707300	同时装有压燃活塞内燃发动机（柴油或半柴油发动机）及驱动电动机、可通过接插外部电源进行充电的9座及以下小客车，气缸容量（排气量）超过4000毫升	15		270	13	辆/千克	46AO	LM	I-2-01, I-5-09, I-2-01-2
8703707900	同时装有压燃活塞内燃发动机（柴油或半柴油发动机）及驱动电动机、可通过接插外部电源进行充电的其他载人车辆，气缸容量（排气量）超过4000毫升	15		270	13	辆/千克	46AO	LM	I-2-01, I-5-09, I-2-01-2
8703800010	旧的仅装有驱动电动机的其他载人车辆	15		270	13	辆/千克	46Axy	M	I-5-09
8703800090	其他仅装有驱动电动机的其他载人车辆	15		270	13	辆/千克	6AO	LM	I-2-01, I-5-09, I-2-01-2
8703900021	其他型排气量≤1升的其他载人车辆	15		270	13	辆/千克	46AOxy	LM	I-2-01, I-5-09, I-2-01-2
8703900022	其他型1升＜排气量≤1.5升的其他载人车辆	15		270	13	辆/千克	46AOxy	LM	I-2-01, I-5-09, I-2-01-2
8703900023	其他型1.5升＜排气量≤2升的其他载人车辆	15		270	13	辆/千克	46AOxy	LM	I-2-01, I-5-09, I-2-01-2
8703900024	其他型2升＜排气量≤2.5升的其他载人车辆	15		270	13	辆/千克	46AOxy	LM	I-2-01, I-5-09, I-2-01-2
8703900025	其他型2.5升＜排气量≤3升的其他载人车辆	15		270	13	辆/千克	46AOxy	LM	I-2-01, I-5-09, I-2-01-2
8703900026	其他型3升＜排气量≤4升的其他载人车辆	15		270	13	辆/千克	46AOxy	LM	I-2-01, I-5-09, I-2-01-2
8703900027	其他型排气量＞4升的其他载人车辆	15		270	13	辆/千克	46AOxy	LM	I-2-01, I-5-09, I-2-01-2
8703900029	其他无法区分排气量的载人车辆	15		270	13	辆/千克	6AO	LM	I-2-01, I-5-09, I-2-01-2
8703900090	8703.9000所列车辆的成套散件	15		270	13	辆/千克	6O		I-2-11, I-5-09
8704103000	非公路用电动轮货运自卸车	6		20	13	辆/千克	6A	M	I-2-11, I-5-09
8704109000	其他非公路用货运自卸车	6		20	13	辆/千克	6A	M	I-2-11, I-5-09
8704210000	柴油型其他小型货车（仅装有压燃式活塞内燃发动机，小型指车辆总重量≤5吨）	15		70	13	辆/千克	46AOxy	LM	I-2-01, I-5-09, I-2-01-2
8704223000	柴油型其他中型货车（仅装有压燃式活塞内燃发动机，中型指5＜车辆总重量＜14吨）	15		70	13	辆/千克	46Axy	LM	I-2-01, I-5-09, I-2-01-2
8704224000	柴油型其他重型货车（仅装有压燃式活塞内燃发动机，重型指14≤车辆总重≤20吨）	15		40	13	辆/千克	46Axy	LM	I-2-01, I-5-09, I-2-01-2
8704230010	固井水泥车、压裂车、混砂车、连续油管车、液氮泵车用底盘（动力装置仅装有压燃式活塞内燃发动机，车辆总重量＞35吨，装驾驶室）	15	10	40	13	辆/千克	46AOxy	LM	I-2-01, I-5-09, I-2-01-2
8704230020	起重≥55吨汽车起重机用底盘（动力装置仅装有压燃式活塞内燃发动机）	15		40	13	辆/千克	46AOxy	LM	I-2-01, I-5-09, I-2-01-2
8704230030	车辆总重量≥31吨清障车专用底盘（动力装置仅装有压燃式活塞内燃发动机）	15	10	40	13	辆/千克	46AOxy	LM	I-2-01, I-5-09, I-2-01-2

商品编码	商品名称及备注	最惠国	暂定税率	普通税率	增值税率	计量单位	监管条件	检验检疫类别	报检特殊单证
8704230090	柴油型的其他超重型货车（仅装有压燃式活塞内燃发动机，超重型指车辆总重量＞20吨）	15		40	13	辆/千克	46AOxy	LM	I-2-01, I-5-09, I-2-01-2
8704310000	总重量≤5吨的其他货车（汽油型，仅装有点燃式活塞内燃发动机）	15		70	13	辆/千克	46AOxy	LM	I-2-01, I-5-09, I-2-01-2
8704323000	5吨＜总重量≤8吨的其他货车（汽油型，仅装有点燃式活塞内燃发动机）	15		70	13	辆/千克	46Axy	LM	I-2-01, I-5-09, I-2-01-2
8704324000	总重量＞8吨的其他货车（汽油型，仅装有点燃式活塞内燃发动机）	15		70	13	辆/千克	46Axy	LM	I-2-01, I-5-09, I-2-01-2
8704410000	同时装有压燃式活塞内燃发动机（柴油或半柴油发动机）及驱动电动机的其他货车，车辆总重量不超过5吨	15		70	13	辆/千克	46AOxy	LM	I-2-01, I-5-09, I-2-01-2
8704421000	同时装有压燃式活塞内燃发动机（柴油或半柴油发动机）及驱动电动机的其他货车，车辆总重量超过5吨，但小于14吨	15		70	13	辆/千克	46Axy	LM	I-2-01, I-5-09, I-2-01-2
8704422000	同时装有压燃式活塞内燃发动机（柴油或半柴油发动机）及驱动电动机的其他货车，车辆总重量在14吨及以上，但不超过20吨	15		40	13	辆/千克	46Axy	LM	I-2-01, I-5-09, I-2-01-2
8704430010	固井水泥车、压裂车、混砂车、连续油管车、液氮泵车用底盘（动力装置为同时装有压燃式活塞内燃发动机（柴油或半柴油发动机）及驱动电动机，车辆总重量＞35吨，装驾驶室）	15	10	40	13	辆/千克	46AOxy	LM	I-2-01, I-5-09, I-2-01-2
8704430020	起重≥55吨汽车起重机用底盘（动力装置为同时装有压燃式活塞内燃发动机（柴油或半柴油发动机）及驱动电动机）	15	8	40	13	辆/千克	46AOxy	LM	I-2-01, I-5-09, I-2-01-2
8704430030	车辆总重量≥31吨清障车专用底盘（动力装置为同时装有压燃式活塞内燃发动机（柴油或半柴油发动机）及驱动电动机）	15	10	40	13	辆/千克	46AOxy	LM	I-2-01, I-5-09, I-2-01-2
8704430090	同时装有压燃式活塞内燃发动机（柴油或半柴油发动机）及驱动电动机的其他货车，车辆总重量超过20吨	15		40	13	辆/千克	46AOxy	LM	I-2-01, I-5-09, I-2-01-2
8704510000	同时装有点燃式活塞内燃发动机及驱动电动机的其他货车，车辆总重量不超过5吨	15		70	13	辆/千克	46AOxy	LM	I-2-01, I-5-09, I-2-01-2
8704521000	同时装有点燃式活塞内燃发动机及驱动电动机的其他货车，车辆总重量超过5吨但不超过8吨	15		70	13	辆/千克	46Axy	LM	I-2-01, I-5-09, I-2-01-2
8704522000	同时装有点燃式活塞内燃发动机及驱动电动机的其他货车，车辆总重量超过8吨	15		70	13	辆/千克	46Axy	LM	I-2-01, I-5-09, I-2-01-2
8704600000	仅装有驱动电动机的其他货车	15		70	13	辆/千克	46Axy	LM	I-2-01, I-5-09, I-2-01-2
8704900000	其他货运机动车辆	15		70	13	辆/千克	46Axy	LM	I-2-01, I-5-09, I-2-01-2
8705102100	起重重量≤50吨全路面起重车	15		30	13	辆/千克	6A	LM	I-2-01, I-5-09, I-2-01-2
8705102200	50＜起重重量≤100吨全路面起重车	10		30	13	辆/千克	6A	LM	I-2-01, I-5-09, I-2-01-2
8705102300	起重量＞100吨全路面起重车	10		30	13	辆/千克	6A	LM	I-2-01, I-5-09, I-2-01-2
8705109100	起重重量≤50吨其他机动起重车	15		30	13	辆/千克	6A	LM	I-2-01, I-5-09, I-2-01-2
8705109200	50＜起重重量≤100吨其他起重车	10		30	13	辆/千克	6A	LM	I-2-01, I-5-09, I-2-01-2

商品编码	商品名称及备注	最惠国	暂定税率	普通税率	增值税率	计量单位	监管条件	检验检疫类别	报检特殊单证
8705109300	起重重量>100吨其他机动起重车	10		30	13	辆/千克	6A	LM	I-2-01, I-5-09, I-2-01-2
8705200000	机动钻探车	12		17	13	辆/千克	6A	LM	I-2-01, I-5-09, I-2-01-2
8705301000	装有云梯的机动救火车	3		8	13	辆/千克	6A	M	I-5-09
8705309000	其他机动救火车	3		8	13	辆/千克	6A	M	I-5-09
8705400000	机动混凝土搅拌车	15		35	13	辆/千克	6A	LM	I-2-01, I-5-09, I-2-01-2
8705901000	无线电通信车	9		35	13	辆/千克	6A	LM	I-2-01, I-5-09, I-2-01-2
8705902000	机动放射线检查车	9		14	13	辆/千克	6A	LM	I-2-01, I-5-09, I-2-01-2
8705903000	机动环境监测车	12		20	13	辆/千克	6A	LM	I-2-01, I-5-09, I-2-01-2
8705904000	机动医疗车	12		30	13	辆/千克	6A	LM	I-2-01, I-5-09, I-2-01-2
8705905100	航空电源车 (频率为400赫兹)	12		30	13	辆/千克	6		I-5-09
8705905900	其他机动电源车 (频率为400赫兹航空电源车除外)	12		30	13	辆/千克	6A	LM	I-2-01, I-5-09, I-2-01-2
8705906000	飞机加油车、调温车、除冰车	12		35	13	辆/千克	6A	M	I-2-11, I-5-09
8705907000	道路 (包括跑道) 扫雪车	12		35	13	辆/千克	6A	LM	I-2-01, I-5-09, I-2-01-2
8705908000	石油测井车、压裂车、混砂车	12		35	13	辆/千克	6A	LM	I-2-01, I-5-09, I-2-01-2
8705909100	混凝土泵车	12		35	13	辆/千克	6A	LM	I-2-01, I-5-09, I-2-01-2
8705909901	跑道除冰车	12	10	35	13	辆/千克	6A	M	I-2-11, I-5-09
8705909930	用于导弹、火箭等的车辆 (为弹道导弹、运载火箭等运输、装卸和发射而设计的)	12		35	13	辆/千克	36		I-2-11, I-5-09
8705909990	其他特殊用途的机动车辆 (主要用于载人或运货的车辆除外)	12		35	13	辆/千克	6A	LM	I-2-01, I-5-09, I-2-01-2
8706001000	非公路用货运自卸车底盘 (装有发动机的)	6		14	13	台/千克	6		I-5-09
8706002100	车辆总重量≥14吨的货车底盘 (装有发动机的)	6		30	13	台/千克	46AOxy	LM	I-2-01, I-5-09, I-2-01-2
8706002200	车辆总重量<14吨的货车底盘 (装有发动机的)	6		45	13	台/千克	46AOxy	LM	I-2-01, I-5-09, I-2-01-2
8706003000	大型客车底盘 (装有发动机的)	6		70	13	台/千克	46Oxy		I-5-09
8706004000	汽车起重机底盘 (装有发动机的)	6		100	13	台/千克	6AO	LM	I-2-01, I-5-09, I-2-01-2
8706009000	其他机动车辆底盘 (装有发动机的, 品目8701、8703和8705所列车辆用)	6		100	13	台/千克	46AOxy	LM	I-2-01, I-5-09, I-2-01-2
8707100000	小型载人机动车辆车身 (含驾驶室) (品目8703所列车辆用)	6		100	13	台/千克	6		I-5-09
8707901000	大型客车用车身 (含驾驶室) (30座以下客车辆用)	6		70	13	台/千克	6		I-5-09
8707909000	其他车辆用车身 (含驾驶室) (品目8701至8702,8704,8705的车辆用)	6		70	13	台/千克	6		I-5-09
8708100000	缓冲器 (保险杠) 及其零件 (品目8701至8705的车辆用)	6		100	13	千克	6		I-5-09
8708210000	坐椅安全带 (品目8701至8705的车辆用)	6		100	13	千克	6A	LM	I-2-01-1, I-2-01, I-5-09, I-2-01-2
8708221100	汽车电动天窗	6		100	13	千克/套	6	L	I-2-01, I-5-09
8708221200	汽车手动天窗	6		100	13	千克/套	6	L	I-2-01, I-5-09

商品编码	商品名称及备注	最惠国	暂定税率	普通税率	增值税率	计量单位	监管条件	检验检疫类别	报检特殊单证
8708229000	本章子目注释一所列的前挡风玻璃、后窗及其他车窗（汽车天窗除外）	6		100	13	千克/套	6	L	I-2-01
8708293000	机动车辆用车窗玻璃升降器	6		100	13	千克	6		I-5-09
8708295100	侧围	6		100	13	千克	6		I-5-09
8708295200	车门	6		100	13	千克/个	6		I-5-09
8708295300	发动机罩盖	6		100	13	千克	6		I-5-09
8708295400	前围	6		100	13	千克	6		I-5-09
8708295500	行李箱盖（或背门）	6		100	13	千克	6		I-5-09
8708295600	后围	6		100	13	千克	6		I-5-09
8708295700	翼子板（或叶子板）	6		100	13	千克	6		I-5-09
8708299000	其他车身未列名零部件（包括驾驶室的零件、附件）	6		100	13	千克	6		I-5-09
8708301000	装在蹄片上的制动摩擦片	6		100	13	千克	6	L	I-5-09, I-2-01
8708302100	牵引车、拖拉机、非公路用自卸车用防抱死制动系统	6		11	13	千克	6		I-5-09
8708302900	其他车辆用防抱死制动系统	6		100	13	千克	6		I-5-09
8708309100	牵引车、拖拉机用制动器及其零件（包括助力制动器及其零件）	6		14	13	千克	6	L	I-2-01, I-5-09
8708309200	大型客车用制动器及其零件（包括助力制动器及其零件）	6		70	13	千克	6	L	I-2-01, I-5-09
8708309300	非公路自卸车用制动器及其零件（包括助力制动器及其零件）	6		11	13	千克	6		I-5-09
8708309400	柴、汽油轻型货车用制动器及零件（指编号 87042100,87042230,87043100,87043230 所列总重量 ≤ 14 吨车辆用）	6		45	13	千克	6	L	I-2-01, I-5-09
8708309500	柴、汽油型重型货车用制动器及其零件（指编号 87042240,87042300 及 87043240 所列车辆用）	6		30	13	千克	6	L	I-2-01, I-5-09
8708309600	特种车用制动器及其零件（指品目 8705 所列车辆用，包括助动器及零件）	6		100	13	千克	6	L	I-2-01, I-5-09
8708309911	纯电动或混合动力汽车用电动制动器（由制动器电子控制单元、踏板行程模拟器、制动执行器等组成）	6	5	100	13	千克/个	6		I-5-09
8708309919	其他机动车辆用制动器（包括助力制动器）	6		100	13	千克/个	6		I-5-09
8708309990	其他机动车辆用制动器（包括助力制动器）的零件	6		100	13	千克/个	6	L	I-2-01, I-5-09
8708401010	发动机功率65千瓦及以上的动力换挡拖拉机用变速箱	6	3	14	13	个/千克	6		I-5-09
8708401090	其他牵引车、拖拉机用变速箱及其零件	6		14	13	个/千克	6		I-5-09
8708402000	大型客车用变速箱及其零件	6		70	13	个/千克	6		I-5-09
8708403001	扭矩 >1500Nm 非公路自卸车用变速箱	6	3	11	13	个/千克	6		I-5-09
8708403090	其他非公路自卸车用变速箱及其零件	6		11	13	个/千克	6		I-5-09
8708404000	柴、汽油轻型货车用变速箱及其零件（指编号 87042100,87042230,87043100,87043230 所列 ≤ 14 吨车辆用）	6		45	13	个/千克	6		I-5-09
8708405000	其他柴、汽油型重型货车用变速箱及其零件（指品目 87042240,87042300 及 87043240 所列车辆用）	6		30	13	个/千克	6		I-5-09
8708406000	特种车用变速箱及其零件（指品目 8705 所列车辆用）	6		100	13	个/千克	6		I-5-09
8708409110	税目 87.03 所列车辆用自动换挡变速箱的液力变矩器	6	3	100	13	个/千克	6		I-5-09

商品编码	商品名称及备注	最惠国	暂定税率	普通税率	增值税率	计量单位	监管条件	检验检疫类别	报检特殊单证
8708409120	税目87.03所列车辆用自动换挡变速箱的铝阀芯	6	3	100	13	个/千克	6		I-5-09
8708409191	税目87.03所列车辆用自动换挡变速箱	6		100	13	个/千克	6		I-5-09
8708409199	其他税目87.03所列车辆用自动换挡变速箱的零件	6		100	13	个/千克	6		I-5-09
8708409910	其他未列名机动车辆用变速箱	6		100	13	个/千克	6		I-5-09
8708409990	其他未列名机动车辆用变速箱的零件	6		100	13	个/千克	6		I-5-09
8708507110	发动机功率65千瓦及以上的动力换挡拖拉机用驱动桥（装有差速器的，不论是否装有其他传动件）	6	3	14	13	个/千克	6		I-5-09
8708507190	其他牵引车、拖拉机用驱动桥及其零件（装有差速器的，不论是否装有其他传动件）	6		14	13	个/千克	6		I-5-09
8708507201	轴荷≥10吨的中后驱动桥的零件	6		70	13	个/千克	6		I-5-09
8708507291	其他大型客车用驱动桥（装有差速器的，不论是否装有其他传动件）	6		70	13	个/千克	6		I-5-09
8708507299	其他大型客车用驱动桥的零件（装有差速器的，不论是否装有其他传动件）	6		70	13	个/千克	6		I-5-09
8708507300	非公路自卸车用驱动桥及其零件（装有差速器的，不论是否装有其他传动件）	6		11	13	个/千克	6		I-5-09
8708507410	柴、汽油型轻型货车用驱动桥（87042100,87042230,87043100,87043230所列总重量≤14吨车辆用，装差速器）	6		45	13	个/千克	6		I-5-09
8708507490	柴、汽油型轻型货车用驱动桥的零件（87042100,87042230,87043100,87043230所列总重量≤14吨车辆用，装差速器）	6		45	13	个/千克	6		I-5-09
8708507510	其他柴、汽油型重型货车用驱动桥（指编号87042240,87042300及87043240所列车辆用）	6		30	13	个/千克	6		I-5-09
8708507590	其他柴、汽油型重型货车用驱动桥的零件（指编号87042240,87042300及87043240所列车辆用）	6		30	13	个/千克	6		I-5-09
8708507610	特种车用驱动桥（指8705所列车辆用，装有差速器，不论是否装有其他传动件）	6		100	13	个/千克	6		I-5-09
8708507690	特种车用驱动桥的零件（指8705所列车辆用，装有差速器，不论是否装有其他传动件）	6		100	13	个/千克	6		I-5-09
8708507910	未列名机动车辆用驱动桥（装有差速器的，不论是否装有其他传动件）	6		100	13	个/千克	6		I-5-09
8708507990	未列名机动车辆用驱动桥的零件（装有差速器的，不论是否装有其他传动件）	6		100	13	个/千克	6		I-5-09
8708508100	牵引车、拖拉机用非驱动桥及零件	6		14	13	千克	6		I-5-09
8708508200	座位≥30的客车用非驱动桥及其零件	6		70	13	千克	6		I-5-09
8708508300	非公路自卸车用非驱动桥及零件	6		11	13	千克	6		I-5-09
8708508400	柴、汽油轻型货车用非驱动桥及零件（87042100,87042230,87043100,87043230所列总重量≤14吨车辆用，装差速器）	6		45	13	千克	6		I-5-09
8708508500	柴汽油重型货车用非驱动桥及零件（指编号87042240,87042300及87043240所列车辆用）	6		30	13	千克	6		I-5-09
8708508600	特种车用非驱动桥及其零件（指品目8705所列车辆用）	6		100	13	千克	6		I-5-09
8708508910	未列名机动车辆用非驱动桥	6		100	13	千克/个	6		I-5-09
8708508990	未列名机动车辆用非驱动桥的零件	6		100	13	千克/个	6		I-5-09

商品编码	商品名称及备注	最惠国	暂定税率	普通税率	增值税率	计量单位	监管条件	检验检疫类别	报检特殊单证
8708701000	牵引车及拖拉机用车轮及其零附件（不包括品目 8709 的牵引车）	6		14	13	千克	6		I-5-09
8708702000	大型客车用车轮及其零、附件（指 30 座及以上的客运车）	6		70	13	千克	6		I-5-09
8708703000	非公路货运自卸车用车轮及其零件	6		11	13	千克	6		I-5-09
8708704000	中小型货车用车轮及其零件（指总重量 ＜ 14 吨的货运车辆）	6		45	13	千克	6		I-5-09
8708705000	大型货车用车轮及其零件（指编号 87042240,87042300 及 87043240 所列车辆用）	6		30	13	千克	6		I-5-09
8708706000	特种车用车轮及其零件（指品目 8705 所列车辆用）	6		100	13	千克	6		I-5-09
8708709100	其他车辆用铝合金制车轮及其零附件	6		100	13	千克	6		I-5-09
8708709900	其他车辆用车轮及其零附件	6		100	13	千克	6		I-5-09
8708801000	品目 8703 所列车辆用的悬挂系统（包括减震器）及其零件	6		100	13	千克	6		I-5-09
8708809000	其他机动车辆用的悬挂系统（包括减震器）及其零件	6		100	13	千克	6		I-5-09
8708911000	水箱散热器	6		100	13	个 / 千克	6		I-5-09
8708912000	机油冷却器	6		100	13	个 / 千克	6		I-5-09
8708919000	其他散热器及其零件（包括水箱散热器、机油冷却器的零件）	6		100	13	个 / 千克	6		I-5-09
8708920000	机动车辆的消声器（消音器）及排气管及其零件	6		100	13	千克	6		I-5-09
8708931010	发动机功率 65 千瓦及以上的动力换挡拖拉机用离合器	6	3	14	13	千克	6		I-5-09
8708931090	其他牵引车、拖拉机用离合器及其零件	6		14	13	千克	6		I-5-09
8708932000	座位 ≥ 30 的客车用离合器及其零件	6		70	13	千克	6		I-5-09
8708933000	非公路自卸车用离合器及其零件	6		11	13	千克	6		I-5-09
8708934000	柴、汽油轻型货车用离合器及零件 (8704 2100,87042230,87043100,87043230 所列总重量 ≤ 14 吨车辆用)	6		45	13	千克	6		I-5-09
8708935000	柴、汽油型重型货车离合器及零件（编号 87042240、87042300、87043240 所列车辆用）	6		30	13	千克	6		I-5-09
8708936000	特种车用的离合器及其零件（指品目 8705 所列车辆用）	6		100	13	千克	6		I-5-09
8708939000	未列名机动车辆用离合器及其零件	6		100	13	千克	6		I-5-09
8708941000	牵引车、拖拉机用转向盘、转向柱及其零件（包括转向器）	6		14	13	千克	6		I-5-09
8708942001	座位 ≥ 30 的客车用转向器零件	6		70	13	千克	6		I-5-09
8708942090	大型客车用其他转向盘、转向柱及其零件（包括转向器）	6		70	13	千克	6		I-5-09
8708943000	非公路自卸车用转向盘、转向柱及其零件（包括转向器）	6		11	13	千克	6		I-5-09
8708944000	柴、汽油轻型货车用转向盘、转向柱、转向器及其零件 (87042100,87042230,87043100,87043230 所列总重量 ≤ 14 吨车辆用)	6		45	13	千克	6		I-5-09
8708945001	总重 ≥ 14 吨柴油型货车转向器的零件	6		30	13	千克	6		I-5-09
8708945090	其他重型货车用转向盘、转向柱、转向器及其零件（指编号 87042240,87042300 及 87043240 所列车辆用）	6		30	13	千克	6		I-5-09

商品编码	商品名称及备注	最惠国	暂定税率	普通税率	增值税率	计量单位	监管条件	检验检疫类别	报检特殊单证
8708946000	特种车用转向盘、转向柱及转向器及其零件（指品目 8705 所列车辆用）	6		100	13	千克	6		I-5-09
8708949001	采用电动转向系统的转向盘、转向柱、转向器及其零件	6		100	13	千克	6		I-5-09
8708949090	其他未列名机动车辆用转向盘、转向柱及其零件（包括转向器）	6		100	13	千克	6		I-5-09
8708950000	机动车辆用带充气系统的安全气囊及其零件	6		100	13	千克	6		I-5-09
8708991000	牵引车及拖拉机用其他零附件（车轮及其零附件除外，不包括品目 8709 的牵引车）	6		14	13	千克	6		I-5-09
8708992100	编号 87021091 及 87029010 所列车辆用车架	6		70	13	千克	6		I-5-09
8708992900	大型客车用其他零附件（车轮及其零附件除外，指 30 座及以上的客运车）	6		70	13	千克	6		I-5-09
8708993100	非公路自卸车用车架	6		11	13	千克	6		I-5-09
8708993900	非公路用自卸车未列名零部件（车轮及其零件除外）	6	3	11	13	千克	6		I-5-09
8708994100	中小型货车用车架（指总重量＜ 14 吨的货运车辆用）	6		45	13	千克	6		I-5-09
8708994900	中小型货车用其他零附件（车轮及其零附件除外，指总重量＜ 14 吨的货运车辆）	6		45	13	千克	6		I-5-09
8708995100	编号 87042240、87042300、87043240 所列车辆（含总重 >8T 汽油货车）用车架	6		30	13	千克	6		I-5-09
8708995900	总重≥ 14 吨柴油货车用其他零部件（指 87042240,2300,3240 所列车辆用，含总重 >8 吨汽油货车）	6		30	13	千克	6	L	I-2-01-1, I-2-01, I-5-09
8708996000	特种车用其他零附件（指品目 8705 所列车辆用）	6		100	13	千克	6		I-5-09
8708999100	其他 8701 至 8704 所列车辆用车架	6		100	13	千克 / 个	6		I-5-09
8708999200	其他车辆用传动轴（品目 8701 至 8704 所列车辆用）	6		100	13	千克	6		I-5-09
8708999910	混合动力汽车动力传动装置及其零件（由发电机、电动机和动力分配装置等组成，品目 8701 至 8704 所列车辆用）	6		100	13	千克	6		I-5-09
8708999990	机动车辆用未列名零件 . 附件（品目 8701 至 8704 所列车辆用）	6		100	13	千克	6		I-5-09
8709111000	电动的短距离牵引车（未装有提升或搬运设备，包括火车站台上用的电动牵引车）	10		30	13	辆 / 千克	6		I-5-09
8709119000	电动的其他短距离运货车（未装有提升或搬运设备，用于工厂、仓库、码头或机场）	10		30	13	辆 / 千克	6		I-5-09
8709191000	非电动的短距离牵引车（未装有提升或搬运设备，包括火车站台上用非电动牵引车）	10		30	13	辆 / 千克	6		I-5-09
8709199000	非电动的其他短距离运货车（未装有提升或搬运设备，用于工厂、仓库、码头或机场）	10		30	13	辆 / 千克	6		I-5-09
8709900000	短距离运货车、站台牵引车用零件	8		17	13	千克	6		I-5-09
8711100010	微马力摩托车及脚踏两用车（装有活塞发动机，微马力指排气量 =50cc）	45		150	13	辆 / 千克	46Axy	LM	I-2-01, I-5-09, I-2-01-2
8711100090	微马力摩托车及脚踏两用车（装有活塞发动机，微马力指排气量＜ 50cc）	45		150	13	辆 / 千克	6A	LM	I-2-01, I-5-09, I-2-01-2
8711201000	50 ＜排量≤ 100 毫升装有活塞内燃发动机摩托车及脚踏两用车	45		150	13	辆 / 千克	46Axy	LM	I-2-01, I-5-09, I-2-01-2
8711202000	100 ＜排量≤ 125 毫升装有活塞内燃发动机摩托车及脚踏两用车	45		150	13	辆 / 千克	46Axy	LM	I-2-01, I-5-09, I-2-01-2

商品编码	商品名称及备注	最惠国	暂定税率	普通税率	增值税率	计量单位	监管条件	检验检疫类别	报检特殊单证
8711203000	125＜排量≤150毫升装有活塞内燃发动机摩托车及脚踏两用车	45		150	13	辆/千克	46Axy	LM	I-2-01, I-5-09, I-2-01-2
8711204000	150＜排量≤200毫升装有活塞内燃发动机摩托车及脚踏两用车	45		150	13	辆/千克	46Axy	LM	I-2-01, I-5-09, I-2-01-2
8711205010	200＜排量＜250毫升装有活塞内燃发动机摩托车及脚踏两用车	45		150	13	辆/千克	46Axy	LM	I-2-01, I-5-09, I-2-01-2
8711205090	排量=250毫升装有活塞内燃发动机摩托车及脚踏两用车	45		150	13	辆/千克	46Axy	LM	I-2-01, I-5-09, I-2-01-2
8711301000	250＜排量≤400毫升装有活塞内燃发动机摩托车及脚踏两用车	45		150	13	辆/千克	46Axy	LM	I-2-01, I-5-09, I-2-01-2
8711302000	400＜排量≤500毫升装有活塞内燃发动机摩托车及脚踏两用车	45		150	13	辆/千克	46Axy	LM	I-2-01, I-5-09, I-2-01-2
8711400000	500＜排量≤800毫升装有活塞内燃发动机摩托车及脚踏两用车	40		150	13	辆/千克	46Axy	LM	I-2-01, I-5-09, I-2-01-2
8711500000	800毫升＜排量装有活塞内燃发动机摩托车及脚踏两用车	30		150	13	辆/千克	46Axy	LM	I-2-01, I-5-09, I-2-01-2
8711600010	电动自行车（包括机器脚踏两用车；脚踏车）	45		150	13	辆/千克	6A	ML	I-5-09, I-2-01
8711600090	其他装有电驱动电动机的摩托车	45		150	13	辆/千克	6A	LM	I-2-01, I-5-09, I-2-01-2
8711900010	其他排气量≤250毫升摩托车及脚踏两用车	45		150	13	辆/千克	6A	LM	I-2-01, I-5-09, I-2-01-2
8711900020	其他排气量＞250毫升摩托车及脚踏两用车	45		150	13	辆/千克	6A	LM	I-2-01, I-5-09, I-2-01-2
8711900030	其他无法区分排气量的摩托车及脚踏两用车	45		150	13	辆/千克	6A	LM	I-2-01, I-5-09, I-2-01-2
8711900090	装有其他辅助发动机的脚踏车，边车	45		150	13	辆/千克	6A	LM	I-2-01, I-5-09, I-2-01-2
8712002000	竞赛型自行车	7		130	13	辆/千克	6		I-5-09
8712003000	山地自行车	7		130	13	辆/千克	6		I-5-09
8712004100	16、18、20英寸越野自行车	7		130	13	辆/千克	6		I-5-09
8712004900	其他越野自行车（包括运货三轮车）	7		130	13	辆/千克	6		I-5-09
8712008110	12-16英寸的未列名自行车	5		130	13	辆/千克	6	L	I-2-01, I-5-09, I-2-01-2
8712008190	11英寸及以下的未列名自行车	5		130	13	辆/千克	6	L	I-2-01, I-5-09, I-2-01-2
8712008900	其他未列名自行车	5		130	13	辆/千克	6	L	I-2-01, I-5-09, I-2-01-2
8712009000	其他非机动脚踏车	5		130	13	辆/千克	6	L	I-2-01, I-5-09, I-2-01-2
8713100000	非机械驱动的残疾人用车	5		20	0	辆/千克	6		I-5-09
8713900000	其他机动残疾人用车	4		20	0	辆/千克	6		I-5-09
8714100001	星型轮及碟刹件	15	10	100	13	千克	6		I-5-09
8714100010	摩托车架	15		100	13	千克	46xy		I-5-09
8714100090	摩托车其他零件、附件（包括机动脚踏两用车的零件、附件）	15		100	13	千克	6		I-5-09
8714200000	残疾人车辆用零件、附件	5		17	13	千克	6		I-5-09
8714910000	非机动脚踏车车架、轮叉及其零件	5		80	13	千克	6		I-5-09
8714921000	非机动脚踏车等的轮圈	5		80	13	千克	6		I-5-09
8714929000	非机动脚踏车等的辐条	5		80	13	千克	6		I-5-09
8714931000	非机动脚踏车等的轮毂（倒轮制动毂及毂闸除外）	5		80	13	千克	6		I-5-09

商品编码	商品名称及备注	最惠国	暂定税率	普通税率	增值税率	计量单位	监管条件	检验检疫类别	报检特殊单证
8714932000	非机动脚踏车等的飞轮（倒轮制动毂及毂闸除外）	5		80	13	千克	6		I-5-09
8714939000	非机动脚踏车等的链轮（倒轮制动毂及毂闸除外）	5		80	13	千克	6		I-5-09
8714940000	非机动脚踏车等的制动器及其零件（包括倒轮制动鼓及鼓闸）	5		80	13	千克	6		I-5-09
8714950000	非机动脚踏车等的鞍座	5		80	13	千克/个	6		I-5-09
8714961000	非机动脚踏车等的脚蹬及其零件	5		80	13	千克	6		I-5-09
8714962000	非机动脚踏车等的曲柄链轮及其零件	5		80	13	千克	6		I-5-09
8714990000	非机动脚踏车等的其他零件、附件	5		80	13	千克	6		I-5-09
8715000010	婴孩车	6		80	13	千克	6A	LM	I-2-01, I-5-09, I-2-01-2
8715000090	婴孩车零件	6		80	13	千克	6A	LM	I-2-01, I-5-09, I-2-01-2
8716100000	供居住或野营用厢式挂车及半挂车	10		35	13	辆/千克	6A	LM	I-2-01, I-5-09, I-2-01-2
8716200000	农用自装或自卸式挂车及半挂车	10		35	13	辆/千克	6		I-5-09
8716311000	油罐挂车及半挂车	10		20	13	辆/千克	6A	LM	I-2-01, I-5-09, I-2-01-2
8716319000	其他罐式挂车及半挂车	10		35	13	辆/千克	6A	LM	I-2-01, I-5-09, I-2-01-2
8716391000	货柜挂车及半挂车	10		20	13	辆/千克	6A	LM	I-2-01, I-5-09, I-2-01-2
8716399000	其他货运挂车及半挂车	10		35	13	辆/千克	6A	LM	I-2-01, I-5-09, I-2-01-2
8716400000	其他未列名挂车及半挂车	10		35	13	辆/千克	6A	LM	I-2-01, I-5-09, I-2-01-2
8716800000	其他未列名非机械驱动车辆	10		80	13	辆/千克	6		I-5-09
8716900000	挂车、半挂车及非机动车用零件	10		35	13	千克	6		I-5-09

第89章　船舶及浮动结构体

商品编码	商品名称及备注	最惠国	暂定税率	普通税率	增值税率	计量单位	监管条件	检验检疫类别	报检特殊单证
8901101010	高速客船（包括主要用于客运的类似船舶）	5		14	13	艘/千克	O		I-5-11
8901101090	其他机动巡航船游览船及各式渡船（包括主要用于客运的类似船舶）	5		14	13	艘/千克	O		I-5-11
8901109000	非机动巡航船、游览船及各式渡船（以及主要用于客运的类似船舶）	8		30	13	艘/千克			I-5-11
8901909000	非机动货运船舶及客货兼运船舶	8		30	13	艘/千克	O		I-5-11
8908000000	供拆卸的船舶及其他浮动结构体	3		11	13	艘/千克	9AB	PQ	I-4-03, I-1-10, I-4-02, I-2-05, I-3-01-2

第十八类 光学、照相、电影、计量、检验、医疗或外科用仪器及设备、精密仪器及设备；钟表；乐器；上述物品的零件、附件

第90章 光学、照相、电影、计量、检验、医疗或外科用仪器及设备、精密仪器及设备；上述物品的零件、附件

商品编码	商品名称及备注	最惠国	暂定税率	普通税率	增值税率	计量单位	监管条件	检验检疫类别	报检特殊单证
9006300000	特种用途的照相机（主要是指水下、航空测量或体内器官检查等用；法庭或犯罪学用的比较照相机）	9		17	13	台/千克			I-5-08
9006400000	一次成像照相机	5		70	13	台/千克			I-5-08
9006591000	激光照相排版设备（使用胶片宽>35mm）	9		35	13	台/千克			I-2-11, I-2-05
9006592100	电子分色机	9		20	13	台/千克			I-2-05
9006592900	其他制版照相机	9		20	13	台/千克			I-2-11, I-2-05
9006599010	分幅相机（记录速率超过每秒225000帧）	9		100	13	台/千克	3		I-2-11, I-5-08
9006599020	分幅相机（帧曝光时间为50纳秒或更短）	9		100	13	台/千克	3		I-2-11, I-5-08
9006599090	使用胶片宽>35mm的其他照相机	9		100	13	架/千克			I-5-08
9006610001	照相手机用闪光灯组件	9	4	80	13	个/千克			I-5-08
9006610002	照相机外置式电子闪光灯（闪光指数GN≥30,具有无线闪光功能,支持自动变焦）	9		80	13	个/千克			I-5-08
9006610090	其他放电式（电子式）闪光灯装置	9		80	13	个/千克			I-5-08
9006691000	闪光灯泡	9		80	13	个/千克			I-5-08
9006699000	其他照相闪光灯装置	9		80	13	个/千克			I-5-08
9006911000	税号9006.3000、9006.5921、9006.5929所列照相机用的零件、附件	8		17	13	千克			I-5-08
9006912000	一次成像照相机的零件、附件	5		100	13	千克			I-5-08
9006919100	其他照相机的自动调焦组件	8	6	100	13	千克/套			I-5-08
9006919200	其他照相机的快门组件	8	6	100	13	千克/套			I-5-08

商品编码	商品名称及备注	最惠国	暂定税率	普通税率	增值税率	计量单位	监管条件	检验检疫类别	报检特殊单证
9006919900	其他照相机的其他零件、附件	8	6	100	13	千克			I–5–08
9006990000	照相闪光灯装置及闪光灯泡的零件	8		80	13	千克			I–5–08
9007101000	高速电影摄影机	12		40	13	台/千克			I–5–08
9007109000	其他电影摄影机	12		40	13	台/千克			I–5–08
9007201001	2K及以上分辨率的硬盘式数字电影放映机	8		40	13	台/千克			I–5–08
9007201090	其他数字式放映机	8		40	13	台/千克			I–5–08
9007209000	其他放映机	8		40	13	台/千克			I–5–08
9007910000	电影摄影机用零件、附件	8	5	40	13	千克			I–5–08
9007920010	2K及以上分辨率的硬盘式数字电影放映机用零附件	8	3	40	13	千克			I–5–08
9007920090	电影放映机（不包括2K及以上分辨率的硬盘式）用零附件	8	5	40	13	千克			I–5–08
9008501000	幻灯机	10		40	13	台/千克			I–5–08
9008502000	缩微品的阅读机（不论是否可以进行复制）	10		17	13	台/千克			I–5–08
9008503100	正射投影仪（不包括幻灯机）	12		40	13	台/千克			I–5–08
9008503900	其他影像投影仪	12		40	13	台/千克			I–5–08
9008504000	照片（电影片除外）放大机及缩片机	12		80	13	台/千克			I–5–08
9008901000	缩微阅读机的零件、附件	8		17	13	千克			I–5–08
9008902000	照片放大机及缩片机的零件、附件	8		80	13	千克			I–5–08
9008909000	其他影像投影仪的零件、附件	8		40	13	千克			I–5–08
9010101000	电影用胶卷的自动显影装置及设备（还包括成卷感光纸的自动显影装置）	12		40	13	台/千克			I–5–08
9010102000	特种照相胶卷自动显影装置及设备（还包括成卷感光纸的自动显影装置）	8		20	13	台/千克			I–5–08
9010109100	彩色胶卷用自动显影及设备	12		100	13	台/千克			I–5–08
9010109900	其他胶卷的自动显影装置及设备（还包括成卷感光纸的自动显影装置）	12		100	13	台/千克			I–5–08
9010501000	负片显示器	0		50	13	台/千克			I–5–08
9010502100	电影用的洗印装置	0		40	13	台/千克			I–5–08
9010502200	特种照相用的洗印装置	0		20	13	台/千克			I–5–08
9010502900	其他照相用的洗印装置	0		100	13	台/千克			I–5–08
9010600000	银幕及其他投影屏幕	0		50	13	个/千克			I–5–08
9010901000	电影洗印用洗印装置的零件、附件	0		40	13	千克			I–5–08
9010902000	特种照相洗印用装置的零件、附件	0		20	13	千克			I–5–08
9010909000	其他洗印用装置的零件、附件	0		100	13	千克			I–5–08
9011100000	立体显微镜	0		14	13	台/千克			I–5–08
9011200000	缩微照相等用的其他显微镜（还包括显微摄影及显微投影用）	0		14	13	台/千克			I–5–08
9011800010	高倍测量显微镜，放大倍数≥1000倍，分辨率≤0.08微米	0		14	13	台/千克			I–5–08
9011800090	其他显微镜	0		14	13	台/千克			I–5–08
9011900000	复式光学显微镜的零件、附件	0		14	13	千克			I–5–08
9012100000	非光学显微镜及衍射设备	0		14	13	台/千克			I–5–08
9012900000	非光学显微镜及衍射设备的零件	0		14	13	千克			I–5–08

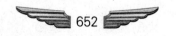

商品编码	商品名称及备注	最惠国	暂定税率	普通税率	增值税率	计量单位	监管条件	检验检疫类别	报检特殊单证
9013100010	设计用为本章或第十六类的机器、设备、仪器或器具部件的望远镜	0		14	13	个/千克			I-5-08
9013100090	武器用望远镜瞄准具及潜望镜式望远镜	8		14	13	个/千克			I-5-08
9013200010	激光切割机用气体激光发生器,切割功率≥2千瓦	0		11	13	个/千克			I-2-05
9013200020	AVLIS、MLIS和CRISLA激光系统	0		11	13	个/千克	3		I-2-05
9013200030	氩离子激光器(平均输出功率≥40瓦特、工作波长400纳米—515纳米)	0		11	13	个/千克	3		I-2-05
9013200040	紫翠玉激光器(带宽≤0.005纳米,重复率>125赫兹,功率>30瓦特等)	0		11	13	个/千克	3		I-2-05
9013200050	脉冲二氧化碳激光器(重复率>250赫兹,功率>500瓦,脉冲宽度<200纳秒等)	0		11	13	个/千克	3		I-2-05
9013200060	脉冲受激准分子激光器(XeF、XeCl、KrF型,重复率>250赫兹,功率>500瓦等)	0		11	13	个/千克	3		I-2-05
9013200070	铜蒸汽激光器(平均输出功率≥40瓦特、工作波长500纳米—600纳米)	0		11	13	个/千克	3		I-2-05
9013200080	掺钕激光器(非玻璃激光器)(两用物项管制商品)	0		11	13	个/千克	3		I-2-05
9013200091	用于2.5GB/S及以上SDH、波分复用光传输设备的980纳米、1480纳米的泵浦激光器	0		11	13	个/千克			I-2-05
9013200092	用于2.5GB/S及以上光通信设备的850纳米、1260-1625纳米,且功率≤200毫瓦的激光器(泵浦激光器除外)	0		11	13	个/千克			I-2-05
9013200093	两用物项管制的无人机专用激光器、民用反无人机系统专用高功率激光器	0		11	13	个/千克	3		I-2-05
9013200099	其他激光器(但激光二极管除外)	0		11	13	个/千克			I-2-05
9013801000	放大镜	12		50	13	个/千克			I-5-08
9013802000	光学门眼	12		50	13	个/千克			I-5-08
9013901010	武器用望远镜瞄准器具或潜望镜式望远镜用零件及附件	6		11	13	千克			I-5-08
9013901090	激光器以及作为本章或第十六类的机器、设备、仪器或器具部件的望远镜用的零件及附件(武器用望远镜瞄准器具或潜望镜式望远镜用零件及附件除外)	0		11	13	千克			I-5-08
9013909010	太阳能定日镜的零件	0		17	13	千克			I-5-08
9013909090	品目9013所列其他货品的零附件	0		17	13	千克			I-5-08
9015200000	经纬仪及视距仪	0		14	13	台/千克			I-5-08
9015300000	水平仪	9		14	13	台/千克			I-5-08
9015400000	摄影测量用仪器及装置	0		14	13	台/千克			I-5-08
9015800090	其他测量仪器及装置	0		14	13	台/千克			I-5-08
9015900090	其他税目9015所列仪器及装置的零、附件	0		14	13	千克			I-5-08
9018110000	心电图记录仪	0		17	13	台/千克	60		I-5-09
9018121000	B型超声波诊断仪	0		35	13	台/千克	60A	M	I-1-17
9018129110	彩色超声波诊断仪(整机)	0		17	13	台/千克	60A	M	I-1-17
9018129190	彩色超声波诊断仪的零件及附件	0		17	13	台/千克	6		I-1-17

商品编码	商品名称及备注	最惠国	暂定税率	普通税率	增值税率	计量单位	监管条件	检验检疫类别	报检特殊单证
9018129900	其他超声波扫描诊断装置	0		17	13	台/千克	6A	M	I-1-17
9018131000	成套的核磁共振成像装置（医疗、外科、牙科或兽医用）	0		17	13	套/千克	6OA	M	I-1-17
9018139000	核磁共振成像装置用零件（医疗、外科、牙科或兽医用）	0		17	13	个/千克	6		I-1-17
9018140000	闪烁摄影装置	5		17	13	台/千克	6A	M	I-1-17, I-5-09
9018193010	病员监护仪（整机）	0		17	13	台/千克	6A	M	I-1-17, I-5-09
9018193090	病员监护仪的零件及附件	0		17	13	台/千克	6		I-1-17, I-5-09
9018194100	听力计	0		17	13	台/千克	6A	M	I-1-17, I-5-09
9018194900	其他听力诊断装置	0		17	13	台/千克	6A	M	I-1-17, I-5-09
9018199000	其他电气诊断装置（编号90181000中未列名的）	0		17	13	台/千克	6A	M	I-1-17, I-5-09
9018200000	紫外线及红外线装置	0		17	13	台/千克	6A	M	I-1-17, I-5-09
9018310000	注射器（不论是否装有针头）	8		50	13	个/千克	6A	M	I-1-17, I-5-09
9018321000	管状金属针头	8		50	13	千克	6A	M	I-1-17, I-5-09
9018322000	缝合用针	4		17	13	千克	6A	M	I-1-17, I-5-09
9018390000	导管、插管及类似品	4		17	13	个/千克	6A	M	I-1-17, I-5-09
9018410000	牙钻机（不论是否与其他牙科设备组装在同一底座上）	4		17	13	台/千克	6A	M	I-1-17, I-5-09
9018491000	装有牙科设备的牙科用椅	4		17	13	台/千克	6A	M	I-1-17, I-5-09
9018499000	牙科用其他仪器及器具（但不包括牙钻机或牙科用椅）	4		17	13	台/千克	6A	M	I-1-17, I-5-09
9018500000	眼科用其他仪器及器具	0		17	13	千克	6A	M	I-1-17, I-5-09
9018901000	听诊器	4		17	13	个/千克	6		I-5-09
9018902010	电血压测量仪器及器具	0		17	13	个/千克	6A	M	I-1-17, I-5-09
9018902090	其他血压测量仪器及器具	4		17	13	个/千克	6A	M	I-5-08
9018903010	内窥镜（整机）	0		17	13	台/千克	6A	M	I-1-17, I-5-09
9018903090	内窥镜的零件及附件	0		17	13	台/千克	6		I-1-17, I-5-09
9018904000	肾脏透析设备（人工肾）	0		17	13	台/千克	6A	M	I-1-17, I-5-09
9018905000	透热疗法设备	0		17	13	台/千克	6A	M	I-1-17, I-5-09
9018906000	输血设备	0		17	13	台/千克	6A	M	I-1-17, I-5-09
9018907010	电麻醉设备	0		17	13	台/千克	6A	M	I-1-17, I-5-09
9018907090	其他麻醉设备	4		17	13	台/千克	6A	M	I-1-17, I-5-09
9018908000	手术机器人	0		17	13	台/千克	6A	M	I-5-09, I-1-17
9018909100	宫内节育器	4		17	0	个/千克	6A	M	I-1-17, I-5-09
9018909911	电子的其他医疗、外科用仪器器具（整机）	0		17	13	台/千克	6A	M	I-1-17
9018909912	医用可解脱弹簧圈（整机）	4	1	17	13	台/千克	6A	M	I-1-17, I-5-09
9018909913	颅内取栓支架（整机）	4	2	17	13	台/千克	6A	M	I-1-17
9018909914	伞形下腔静脉滤器（整机）	4	2	17	13	台/千克	6A	M	I-1-13
9018909919	其他医疗、外科或兽医用仪器器具（整机）	4		17	13	台/千克	6A	M	I-1-17, I-5-09
9018909991	电子的其他医疗、外科用仪器器具的零件及附件	0		17	13	台/千克	6A	M	I-1-17
9018909999	其他医疗、外科或兽医用仪器器具的零件及附件	4		17	13	台/千克	6		I-1-17
9019101000	按摩器具	10		40	13	台/千克	A	M	I-2-11, I-5-08
9019109000	机械疗法器具，心理功能测验装置	4		30	13	台/千克			I-2-11, I-5-08
9019201010	有创呼吸机（整机）((C))	4		17	13	台/千克	A	M	I-1-17
9019201090	有创呼吸机的零件及附件((C))	4		17	13	台/千克	A	M	I-1-17

商品编码	商品名称及备注	最惠国	暂定税率	普通税率	增值税率	计量单位	监管条件	检验检疫类别	报检特殊单证
9019202011	具有自动人机同步追踪功能或自动调节呼吸压力功能的无创呼吸机（整机）（（P）（C））	4		17	13	台/千克	A	M	I-1-17
9019202019	具有自动人机同步追踪功能或自动调节呼吸压力功能的无创呼吸机的零件及附件（（P）（C））	4		17	13	台/千克	A	M	I-1-17
9019202091	其他无创呼吸机（整机）（（C））	4		17	13	台/千克	A	M	I-1-17
9019202099	其他无创呼吸机的零件及附件（（C））	4		17	13	台/千克	A	M	I-1-17
9019209000	臭氧治疗器、氧气治疗器、喷雾治疗器等其他器具	4		17	13	台/千克	A	M	
9020000000	其他呼吸器具及防毒面具（但不包括既无机械零件又无可互换过滤器的防护面具）	8	4	30	13	千克		L	I-2-11, I-2-01, I-5-08, I-2-01-2
9021210000	假牙	4	2	17	13	千克			I-2-11, I-5-08
9021400000	助听器，不包括零件、附件	4	1	17	13	个/千克			I-2-11, I-5-08
9021500000	心脏起搏器，不包括零件、附件	0		17	13	个/千克	A	M	I-5-08, I-1-17
9021901100	血管支架	0		17	13	千克/个			I-5-08, I-1-17
9021901900	其他支架	0		17	13	千克/个			I-5-08, I-1-17
9021909010	人工耳蜗植入装置	0		17	13	千克			I-5-08, I-1-17
9021909090	其他弥补生理缺陷、残疾用器具等（包括穿戴、携带或植入人体内的器具及零件）	0		17	13	千克			I-5-08, I-1-17
9022120000	X射线断层检查仪	0		11	13	台/千克	6OA	M	I-1-17
9022130000	其他牙科用X射线应用设备	0		11	13	台/千克	6OA	M	I-1-17, I-5-09
9022140010	医用直线加速器	0		11	13	台/千克	6OA	M	I-1-17, I-5-09
9022140090	其他医疗或兽医用X射线应用设备	0		11	13	台/千克	6OA	M	I-1-17, I-5-09
9022191010	采用X光机技术或X射线加速器技术的X射线安全检查设备（能量大于100千电子伏，不包括采用X射线交替双能加速器技术的第二代X射线安全检查设备）	0		11	13	台/千克	A	M	I-1-17, I-5-08
9022191090	其他低剂量X射线安全检查设备	0		11	13	台/千克	A	M	I-1-17, I-5-08
9022192000	X射线无损探伤检测仪	0		11	13	台/千克	A	M	I-1-17, I-5-08
9022199010	X射线全自动燃料芯块检查台（专门设计或制造用于检验燃料芯块的最终尺寸和表面缺陷）	0		11	13	台/千克	3A	M	I-1-17, I-5-08
9022199020	X射线晶圆制造厚度测量设备	0		11	13	台/千克	A	M	I-1-17, I-5-08
9022199090	其他X射线应用设备	0		11	13	台/千克	6A	M	I-1-17, I-5-09, I-5-08
9022211000	应用α、β、γ射线的设备（医疗、外科、牙科或兽医用）	0		11	13	台/千克	6A	M	I-1-17, I-5-08
9022219000	应用其他离子射线的设备（医疗、外科、牙科或兽医用）	4		17	13	台/千克	6A	M	I-1-17, I-5-08
9022291000	γ射线无损探伤检测仪	0		11	13	台/千克	A	M	I-1-17, I-5-08
9022299010	γ射线全自动燃料芯块检查台（专门设计或制造用于检验燃料芯块的最终尺寸和表面缺陷）	0		11	13	台/千克	3A	M	I-1-17, I-5-08
9022299090	其他非医用α、β、γ射线设备	0		11	13	台/千克			I-1-17, I-5-08
9022300000	X射线管	0		11	13	个/千克	A	M	I-5-11, I-1-17, I-5-08
9022901000	X射线影像增强器	0		11	13	个/千克	AO	M	I-1-17, I-5-08
9022909020	闪光X射线发生器（峰值能量≥500千电子伏）	4.5		14	13	个/千克	3O		I-1-17, I-5-08
9022909030	X射线断层检查仪专用探测器	4.5	3	14	13	个/千克	O		I-1-17, I-5-08

商品编码	商品名称及备注	最惠国	暂定税率	普通税率	增值税率	计量单位	监管条件	检验检疫类别	报检特殊单证
9022909040	数字化 X 射线摄影系统平板探测器	4.5	3	14	13	个/千克			I-1-17, I-5-08
9022909050	应用除 α、β、γ 射线以外离子射线的医用设备的零件及附件（医疗、外科、牙科或兽医用）	0		14	13	台/千克	6A	M	I-1-17, I-5-08
9022909060	其他射线发生器的零部件	4.5	1	14	13	个/千克			I-1-17, I-5-08
9022909070	X 射线断层检查仪专用闪烁体、准直器	4.5	3	14	13	个/千克			I-1-17, I-5-08
9022909090	品目 9022 所列其他设备及零件（包括高压发生器、控制板及控制台、荧光屏等）	4.5		14	13	个/千克			I-1-17, I-5-08
9023001000	教习头	0		20	13	千克			I-5-08
9023009000	其他专供示范的仪器、装置及模型（（例如，教学或展览）而无其他用途）	0		20	13	千克			I-5-08
9024101000	电子万能试验机	0		20	13	台/千克			I-5-08
9024102000	硬度计	0		20	13	台/千克			I-5-08
9024109000	其他金属材料的试验用机器及器具	0		20	13	台/千克			I-5-08
9024800000	非金属材料的试验用机器及器具	0		20	13	台/千克			I-5-08
9024900000	各种材料的试验用机器零件、附件	0		20	13	千克			I-5-08
9025110010	含汞的可直接读数的非电子液体温度计	4		40	13	个/千克	89		I-5-08
9025110090	其他可直接读数的液体温度计	4		40	13	个/千克			I-5-08
9025191010	温度传感器	0		20	13	个/千克			I-5-08
9025191020	其他含汞的非液体的工业用非电子温度计及高温计	0		20	13	个/千克	89		I-5-08
9025191090	其他非液体的工业用温度计及高温计	0		20	13	个/千克			I-5-08
9025199010	红外线人体测温仪	0		80	13	个/千克			I-5-08
9025199020	其他含汞的非液体的非电子温度计及高温计	0		80	13	个/千克	89		I-5-08
9025199090	非液体的其他温度计，高温计	0		80	13	个/千克			I-5-08
9025800010	含汞的非电子温度计和气压计	11		30	13	个/千克	89		I-5-08
9025800090	其他温度计，比重计，湿度计等仪器	11		30	13	个/千克			I-5-08
9025900010	红外线测温仪传感器元件	0		20	13	千克/个			I-5-08
9025900090	其他比重计，温度计等类似仪器的零件	0		20	13	千克/个			I-5-08
9026100000	测量、检验液体流量或液位的仪器	0		17	13	个/千克			I-5-08
9026201010	锰铜压力计（压力超过 10GPa）	0		17	13	个/千克	3		I-5-08
9026201020	镍制成的压力计（流体动力学实验专用仪器仪表，测量压力超过 10GPa 的）	0		17	13	个/千克	3		I-5-08
9026201030	聚偏二氟乙烯/聚二氟乙烯制成的压力计（流体动力学实验专用仪器仪表，测量压力超过 10GPa 的）	0		17	13	个/千克	3		I-5-08
9026201090	其他压力、差压变送器	0		17	13	个/千克			I-5-08
9026209010	压力传感器（两用物项管制商品）	0		17	13	个/千克	3		I-5-08
9026209020	含汞的非电子压力表	0		17	13	个/千克	89		I-5-08
9026209090	其他测量、检验压力的仪器及装置	0		17	13	个/千克			I-5-08
9026801000	测量气体流量的仪器及装置	0		17	13	个/千克			I-5-08
9026809000	液体或气体的其他测量或检验仪器（除液体流量或液位及压力以外的其他变量的检测仪器）	0		17	13	个/千克			I-5-08

商品编码	商品名称及备注	最惠国	暂定税率	普通税率	增值税率	计量单位	监管条件	检验检疫类别	报检特殊单证
9026900010	液位仪用探棒	0		17	13	千克			I-5-08
9026900090	其他液体或气体的测量或检验仪器零件（主要是进行流量、液位、压力或其他变化量的测量或检验）	0		17	13	千克			I-5-08
9027100010	用于连续操作的气体检测器（可用于出口管制的化学品或有机化合物（含有磷、硫、氟或氯，其浓度低于0.3mg/m3）的检测，或为检测受抑制的胆碱酯酶的活性而设计）	0		17	13	台/千克	3		I-5-08
9027100090	其他气体或烟雾分析仪	0		17	13	台/千克			I-5-08
9027201100	气相色谱仪	0		17	13	台/千克			I-5-08
9027201200	液相色谱仪	0		17	13	台/千克			I-5-08
9027201900	其他色谱仪	0		17	13	台/千克			I-5-08
9027202000	电泳仪	0		17	13	台/千克			I-5-08
9027300010	傅立叶红外光谱仪	0		17	13	台/千克			I-5-08
9027300020	近红外光谱仪	0		17	13	台/千克			I-5-08
9027300030	台式和手持拉曼光谱仪	0		17	13	台/千克			I-5-08
9027300090	其他分光仪、分光光度计及摄谱仪（使用光学射线（紫外线、可见光、红外线）的）	0		17	13	台/千克			I-5-08
9027501000	基因测序仪	0		17	13	台/千克	6		I-5-08
9027509010	流式细胞仪	0		17	13	台/千克	6		I-5-08
9027509090	其他使用光学射线的其他仪器及装置（光学射线是指紫外线、可见光、红外线）	0		17	13	台/千克	6		I-5-08
9027811000	集成电路生产用氦质谱检漏台	0		17	13	台/千克			I-5-08
9027812000	质谱联用仪	0		17	13	台/千克			I-5-08
9027819010	两用物项管制的UF6质谱仪/离子源	0		17	13	台/千克	3		I-5-08
9027819020	测大于230质量单位离子质谱仪（分辨率高于2/230）	0		17	13	台/千克	3		I-5-08
9027819090	其他质谱仪	0		17	13	台/千克			I-5-08
9027891000	曝光表	0		70	13	个/千克			I-5-08
9027899010	转矩流变仪	0		17	13	台/千克	6		I-5-08
9027899090	其他理化分析仪器及装置（包括测量或检验粘性及类似性能的仪器及装置）	0		17	13	台/千克	6		I-5-08
9027900000	检镜切片机、理化分析仪器零件	0		17	13	千克			I-5-08
9028101000	煤气表（包括它们的校准仪表）	10		30	13	个/千克			I-5-08
9028109000	其他气量计（包括它们的校准仪表）	10		30	13	个/千克			I-5-08
9028201000	水表（包括它们的校准仪表）	10		30	13	个/千克			I-5-08
9028209000	其他液量计（包括它们的校准仪表）	10		30	13	个/千克			I-5-08
9028301100	单相感应式电度表（包括它们的校准仪表）	0		30	13	个/千克			I-5-08
9028301200	三相感应式电度表（包括它们的校准仪表）	0		30	13	个/千克			I-5-08
9028301300	单相电子式（静止式）电度表（包括它们的校准仪表）	0		30	13	个/千克			I-5-08
9028301400	三相电子式（静止式）电度表（包括它们的校准仪表）	0		30	13	个/千克			I-5-08
9028301900	其他电度表（包括它们的校准仪表）	0		30	13	个/千克			I-5-08
9028309000	其他电量计（包括它们的校准仪表）	0		30	13	个/千克			I-5-08

商品编码	商品名称及备注	最惠国	暂定税率	普通税率	增值税率	计量单位	监管条件	检验检疫类别	报检特殊单证
9028901000	工业用计量仪表零件、附件	0		30	13	千克			I-5-08
9028909000	非工业用计量仪表零件、附件	0		50	13	千克			I-5-08
9029101000	转数计	12		50	13	个/千克			I-5-08
9029102000	车费计、里程计	12		35	13	个/千克			I-5-08
9029109000	产量计数器、步数计及类似仪表	12		35	13	个/千克			I-5-08
9029201000	车辆用速度计	10		35	13	个/千克			I-5-08
9029209000	其他速度计及转速表，频闪观测仪（车辆用速度计除外）	10		35	13	个/千克			I-5-08
9029900000	转数计、车费计及类似仪表零件（品目9014及9015的仪表零件除外）	6		35	13	千克			I-5-08
9030100000	离子射线的测量或检验仪器及装置	0		20	13	台/千克			I-5-08
9030201000	300兆赫以下的通用示波器（指测试频率小于300兆赫兹的示波器）	0		80	13	台/千克			I-5-08
9030209000	其他示波器（包括300兆赫兹的通用示波器）	0		20	13	台/千克			I-5-08
9030311000	不带记录装置的五位半及以下的数字万用表（用于测试或检验半导体晶圆或器件用的除外）	0		130	13	台/千克			I-5-08
9030319000	不带记录装置的其他万用表（用于测试或检验半导体晶圆或器件用的除外）	0		20	13	台/千克			I-5-08
9030320000	带记录装置的万用表（用于测试或检验半导体晶圆或器件用的除外）	0		20	13	台/千克			I-5-08
9030331000	不带记录装置的五位半及以下的数字电流、电压表（用于测试或检验半导体晶圆或器件用的除外）	0		130	13	台/千克			I-5-08
9030332000	不带记录装置的电阻测试仪（用于测试或检验半导体晶圆或器件用的除外）	10		80	13	台/千克			I-5-08
9030339000	不带记录装置的检测电压、电流及功率的其他仪器（用于测试或检验半导体晶圆或器件用的除外）	0		20	13	台/千克			I-5-08
9030390000	其他带记录装置的检测电压、电流、电阻或功率的仪器（万用表除外，用于测试或检验半导体晶圆或器件用的除外）	0		20	13	台/千克			I-5-08
9030401000	12.4千兆赫兹以下数字式频率计	0		80	13	台/千克			I-5-08
9030409000	其他无线电通讯专用仪器及装置（12.4千兆赫兹以下数字式频率计除外）	0		20	13	台/千克			I-5-08
9030820000	测试或检验半导体晶圆或器件（包括集成电路）用的仪器	0		20	13	台/千克			I-5-08
9030841000	电感及电容测试仪（装有记录装置的）	0		80	13	台/千克			I-5-08
9030849000	其他电量的测量或检验仪器及装置（装有记录装置的）	0		20	13	台/千克			I-5-08
9030891000	其他电感及电容测试仪（未装有记录装置的）	0		80	13	台/千克			I-5-08
9030899010	中子探测和测量仪表（专用于测定核反应堆堆芯内中子通量的）	0		20	13	台/千克	3		I-5-08
9030899090	其他电量的测量或检验仪器及装置（未装有记录装置的）	0		20	13	台/千克			I-5-08

商品编码	商品名称及备注	最惠国	暂定税率	普通税率	增值税率	计量单位	监管条件	检验检疫类别	报检特殊单证
9030900010	用于声表面滤波器测试的测试头（频率带宽在81GHZ以上，且探针最小间距在周围排列下为50微米，阵列下为180微米）	0		17	13	千克			I-5-08
9030900090	品目9030所属货品的其他零件及附件	0		17	13	千克			I-5-08
9031100010	陀螺动态平衡测试仪	0		17	13	台/千克	3		I-5-08
9031100090	其他机械零件平衡试验机	0		17	13	台/千克			I-5-08
9031200010	陀螺/马达运转试验台	7		17	13	台/千克	3		I-5-08
9031200020	加速度表测试台	7		17	13	台/千克	3		I-5-08
9031200030	试车台（能试推力＞90KN火箭发动机的或同时测量三个推力分量的）	7		17	13	台/千克	3		I-5-08
9031200040	惯性平台测试台（测试平台包括高精度离心机和转台）	7		17	13	台/千克	3		I-5-08
9031200090	其他试验台	7		17	13	台/千克			I-5-08
9031410000	制造半导体器件（包括集成电路）时检验半导体晶圆、器件（包括集成电路）或检测光掩模或光栅用的仪器和器具（第90章其他税目未列名的）	0		17	13	台/千克			I-5-08
9031491000	轮廓投影仪	0		20	13	台/千克			I-5-08
9031492000	光栅测量装置（第90章其他品目未列名的）	0		17	13	台/千克			I-5-08
9031499010	光盘质量在线检测仪及离线检测仪	0		17	13	台/千克			I-5-08
9031499090	其他光学测量或检验仪器和器具（第90章其他税目未列名的）	0		17	13	台/千克			I-5-08
9031801000	光纤通信及光纤性能测试仪	0		17	13	台/千克			I-5-08
9031802000	坐标测量仪	0		17	13	台/千克			I-5-08
9031803100	超声波探伤检测仪	0		17	13	台/千克			I-5-08
9031803200	磁粉探伤检测仪	0		17	13	台/千克			I-5-08
9031803300	涡流探伤检测仪	0		17	13	台/千克			I-5-08
9031803900	其他无损探伤检测仪器（射线探伤仪除外）	0		17	13	台/千克			I-5-08
9031809010	惯性测量单元测试仪	0		17	13	台/千克	3		I-5-08
9031809020	陀螺调谐测试仪	0		17	13	台/千克	3		I-5-08
9031809030	跑道摩擦系数测试仪	0		17	13	台/千克			I-5-08
9031809040	音频生命探测仪	0		17	13	台/千克			I-5-08
9031809050	音视频生命探测仪	0		17	13	台/千克			I-5-08
9031809070	飞机发动机用电磁线性位移传感器	0		17	13	台/千克			I-5-08
9031809090	其他测量、检验仪器、器具及机器（指第90章其他税目未列名的）	0		17	13	台/千克			I-5-08
9031900020	惯性测量单元稳定元件加工夹具	0		17	13	千克	3		I-5-08
9031900030	惯性平台平衡夹具	0		17	13	千克	3		I-5-08
9031900090	品目9031的仪器及器具的其他零件（第90章其他品目未列名的）	0		17	13	千克			I-5-08
9032100000	恒温器	7		17	13	台/千克			I-5-08
9032200000	恒压器	0		17	13	台/千克			I-5-08
9032810000	其他液压或气压的仪器及装置（自动调节或控制用）	0		17	13	台/千克			I-5-08
9032891100	列车自动防护系统（ATP）车载设备	7		17	13	台/千克			I-5-08

商品编码	商品名称及备注	最惠国	暂定税率	普通税率	增值税率	计量单位	监管条件	检验检疫类别	报检特殊单证
9032891200	列车自动运行系统（ATO）车载设备	7		17	13	台／千克			I-5-08
9032891900	其他列车自动控制系统（ATC）车载设备	7		17	13	台／千克			I-5-08
9032899010	具有可再生能源和智能电网应用的自动电压和电流调节器；非液压或气压的自动调控流量、液位和湿度的仪器（自动控制、调节装置）	7	5	17	13	台／千克			I-5-08
9032899020	超燃冲压喷气或组合循环发动机的燃烧调节装置(自动控制、调节装置)	7		17	13	台／千克	3		I-5-08
9032899030	三坐标测量机用自动控制柜	7	3	17	13	台／千克			I-5-08
9032899040	飞机自动驾驶系统（包括自动驾驶、电子控制飞行、自动故障分析、警告系统配平系统及推力监控设备及其相关仪表）	7	1	17	13	台／千克			I-5-08
9032899050	机床用成套数控伺服装置（包括CNC操作单元，带有配套的伺服放大器和伺服电机）	7	3	17	13	台／千克			I-5-08
9032899060	电喷点火程序控制单元（自动控制、调节装置）	7	3	17	13	台／千克			I-5-08
9032899070	印刷机用成套数控伺服传动装置（包括运动控制器或可编程序自动控制器、人机界面单元，带有配套的伺服驱动器和伺服电机）	7	3	17	13	台／千克			I-5-08
9032899080	纯电动或混合动力汽车用电机控制器总成（自动控制、调节装置）	7	4	17	13	台／千克			I-5-08
9032899091	发动机气门正时控制（VTC）模块	7	3	17	13	台／千克			I-5-08
9032899092	出口管制的高压水炮操控系统	7		17	13	台／千克	3		I-5-08
9032899099	其他自动调节或控制仪器及装置	7		17	13	台／千克			I-5-08
9032900010	飞机发动机燃油控制器用电路板	5	1	17	13	千克			I-5-08
9032900090	其他自动调节或控制仪器零件、附件	5		17	13	千克			I-5-08
9033000010	用于90章环境产品的其他税目未列名的零件、附件:(太阳能定日镜、901580的商品，9026的商品，9027的商品（90278011和90278091除外），903149的商品，测振仪，手振动仪，可再生能源和智能电网应用的自动电压和电流调节器，自动调控流量、液位和湿度的仪器）	6	5	17	13	千克			I-5-08
9033000090	第90章其他编号未列名零、附件(指第90章所列机器、器具、仪器或装置用）	6		17	13	千克			I-5-08

第92章 乐器及其零件、附件

商品编码	商品名称及备注	最惠国	暂定税率	普通税率	增值税率	计量单位	监管条件	检验检疫类别	报检特殊单证
9206000010	含濒危动物皮及濒危木的打击乐器（例如，鼓、木琴、钹、响板）	10		70	13	只／千克	EF		I-2-11

商品编码	商品名称及备注	最惠国	暂定税率	普通税率	增值税率	计量单位	监管条件	检验检疫类别	报检特殊单证
9207100000	通过电产生或扩大声音的键盘乐器（手风琴除外）	12		100	13	只／千克		L	I-5-08, I-2-01 ，I-2-01-1 , I-2-01-2
9207900010	其他通过电产生或扩大声音的含濒危物种成分的乐器	12		100	13	个／千克	EF		I-5-08
9207900090	其他通过电产生或扩大声音的乐器	12		100	13	个／千克			I-5-08

第二十类　杂项制品

第94章　家具；寝具、褥垫、弹簧床垫、软坐垫及类似的填充制品；未列名灯具及照明装置；发光标志、发光铭牌及类似品；活动房屋

商品编码	商品名称及备注	最惠国	暂定税率	普通税率	增值税率	计量单位	监管条件	检验检疫类别	报检特殊单证
9401201000	皮革或再生皮革面的机动车辆用坐具	6		100	13	个／千克		L	I-2-01-1, I-2-01, I-2-01-2
9401209000	其他机动车辆用坐具	6		100	13	个／千克		L	I-2-01-1, I-2-01, I-2-01-2
9401491000	皮革或再生皮革面的能作床用的其他两用椅（但庭园坐具或野营设备除外）	0		100	13	个／千克		L	I-2-01
9401499000	其他能作床用的其他两用椅（但庭园坐具或野营设备除外）	0		100	13	个／千克		L	I-2-01
9401520010	濒危野生竹制的坐具（不包括人工培植的）	0		100	13	个／千克	ABE	PQ	I-3-01-2, I-3-02
9401520090	其他竹制的坐具	0		100	13	个／千克	AB	PQ	I-3-01-2, I-3-02
9401530010	濒危藤制的坐具	0		100	13	个／千克	ABEF	PQ	I-3-01-2, I-3-02
9401530090	其他藤制的坐具	0		100	13	个／千克	AB	PQ	I-3-01-2, I-3-02
9401590000	柳条及类似材料制的坐具	0		100	13	个／千克	AB	PQ	I-3-01-2, I-3-02
9401611010	皮革或再生皮革面的装软垫的濒危木框架的其他坐具	0		100	13	个／千克	ABEF	PQ	I-3-01-2, I-3-02
9401611090	皮革或再生皮革面的装软垫的其他木框架的其他坐具	0		100	13	个／千克	AB	PQ	I-3-01-2, I-3-02
9401619010	其他装软垫的濒危木框架的坐具	0		100	13	个／千克	ABEF	PQ	I-3-01-2, I-3-02
9401619090	其他装软垫的其他木框架的坐具	0		100	13	个／千克	AB	PQ	I-3-01-2, I-3-02
9401690010	其他濒危木框架的坐具	0		100	13	个／千克	ABEF	PQ	I-3-01-2, I-3-02
9401690090	其他木框架的坐具（不包括编号94011000–94015000的坐具）	0		100	13	个／千克	AB	PQ	I-3-01-2, I-3-02
9401809091	儿童用汽车安全座椅	0		100	13	个／千克	A	LM	I-2-01, I-2-01-2
9401809099	其他坐具	0		100	13	个／千克		L	I-2-01, I-2-01-2
9401999000	其他座具零件	0		100	13	千克		L	I-2-01
9402101000	理发用椅及其零件	0		100	13	个／千克			I-5-08
9402109000	牙科及类似用途的椅及其零件	0		30	13	个／千克			I-5-08, I-1-17

商品编码	商品名称及备注	最惠国	暂定税率	普通税率	增值税率	计量单位	监管条件	检验检疫类别	报检特殊单证
9402900000	其他医疗，外科，兽医用家具及零件（如手术台、检查台、带机械装置的病床等）	0		30	13	件/千克			I-5-08, I-1-17
9403300010	濒危木制办公室用木家具	0		100	13	件/千克	ABFE	PQ	I-3-01-2, I-3-02
9403300090	其他办公室用木家具	0		100	13	件/千克	AB	MPQ	I-3-01-2, I-3-02
9403400010	濒危木制厨房用木家具	0		100	13	件/千克	ABFE	PQ	I-3-01-2, I-3-02
9403400090	其他厨房用木家具	0		100	13	件/千克	AB	MPQ	I-3-01-2, I-3-02
9403501010	卧室用濒危红木制家具	0		100	13	件/千克	ABFE	PQ	I-3-01-2, I-3-02
9403501090	其他卧室用红木制家具	0		100	13	件/千克	AB	PQ	I-3-01-2, I-3-02
9403509100	卧室用天然漆（大漆）漆木家具	0		100	13	件/千克	AB	MPQ	I-3-01-2, I-3-02
9403509910	卧室用其他濒危木家具	0		100	13	件/千克	ABFE	PQ	I-3-01-2, I-3-02
9403509990	卧室用其他木家具	0		100	13	件/千克	AB	MPQ	I-3-01-2, I-3-02
9403601010	濒危红木制其他家具（非卧室用）	0		100	13	件/千克	ABFE	PQ	I-3-01-2, I-3-02
9403601090	其他红木制家具（非卧室用）	0		100	13	件/千克	AB	PQ	I-3-01-2, I-3-02
9403609100	其他天然漆（大漆）漆木家具（非卧室用）	0		100	13	件/千克	AB	MPQ	I-3-01-2, I-3-02
9403609910	濒危木制其他家具（非卧室用）	0		100	13	件/千克	ABFE	PQ	I-3-01-2, I-3-02
9403609990	其他木家具（非卧室用）	0		100	13	件/千克	AB	PQ	I-3-01-2, I-3-02
9403820010	濒危野生竹制的家具（不包括人工培植的）	0		100	13	件/千克	ABE	PQ	I-3-01-2, I-3-02
9403820090	其他竹制的家具	0		100	13	件/千克	AB	PQ	I-3-01-2, I-3-02
9403830010	濒危藤制的家具	0		100	13	件/千克	ABEF	PQ	I-3-01-2, I-3-02
9403830090	其他藤制的家具	0		100	13	件/千克	AB	PQ	I-3-01-2, I-3-02
9403891000	柳条及类似材料制的家具	0		100	13	件/千克	AB	PQ	I-3-01-2, I-3-02
9404210010	蔺草包面的垫子（单件面积大于1平方米，无论是否包边）	10		100	13	个/千克	4ABxy	PQ	I-3-01-2, I-3-02
9405110000	设计为仅使用发光二极管（LED）光源的枝形吊灯（包括天花板或墙壁上的照明装置，但露天或街道上的除外）	5		80	13	个/千克		L	I-2-01, I-5-08
9405190000	其他枝形吊灯（包括天花板或墙壁上的照明装置，但露天或街道上的除外）	5		80	13	个/千克		L	I-2-01, I-5-08
9405210010	设计为仅使用发光二极管（LED）光源的含濒危物种成分的电气台灯、床头灯、落地灯	10		80	13	台/千克	EF	L	I-2-01, I-5-08
9405210090	设计为仅使用发光二极管（LED）光源的其他电气台灯、床头灯、落地灯	10		80	13	台/千克		L	I-2-01, I-5-08
9405290010	其他含濒危物种成分的电气台灯、床头灯、落地灯	10		80	13	台/千克	EF	L	I-2-01, I-5-08
9405290090	其他电气台灯、床头灯、落地灯	10		80	13	台/千克		L	I-2-01, I-5-08
9405310000	设计为仅使用发光二极管（LED）光源的圣诞树用灯串	8		100	13	套/千克			I-5-08
9405390000	其他圣诞树用灯串	8		100	13	套/千克			I-5-08
9405410000	光伏的，且设计为仅使用发光二极管（LED）光源的其他电气灯具及照明装置	8.5		73	13	台/千克			I-5-08
9405421000	其他设计为仅使用发光二极管（LED）光源的探照灯和聚光灯	10		70	13	台/千克			I-5-08
9405429000	其他设计为仅使用发光二极管（LED）光源的其他电气灯具及照明装置	6		80	13	千克			I-5-08

商品编码	商品名称及备注	最惠国	暂定税率	普通税率	增值税率	计量单位	监管条件	检验检疫类别	报检特殊单证
9405491000	其他探照灯和聚光灯	10		70	13	台/千克			I-5-08
9405499000	其他电气灯具及照明装置	6		80	13	千克			I-5-08
9405500000	非电气灯具及照明装置	10		80	13	千克			I-5-08
9405610000	设计为仅使用发光二极管（LED）光源的发光标志、发光铭牌及类似品	10		80	13	千克		L	I-2-01, I-5-08
9405690000	其他发光标志、发光铭牌及类似品	10		80	13	千克		L	I-2-01, I-5-08
9405910000	品目9405所列物品的玻璃制零件	8		70	13	千克			I-5-08
9405920000	品目9405所列物品的塑料制零件	8		70	13	千克			I-5-08
9405990000	品目9405所列物品其他材料制零件	8		70	13	千克			I-5-08
9406100000	木制的活动房屋	8		70	13	千克/套	AB	PQ	I-3-01-2, I-3-02
9406900010	用动植物材料制作的活动房屋（木制的除外）	8		70	13	千克/套	AB	PQ	I-3-01-2, I-3-02

第 95 章　玩具、游戏品、运动用品及其零件、附件

商品编码	商品名称及备注	最惠国	暂定税率	普通税率	增值税率	计量单位	监管条件	检验检疫类别	报检特殊单证
9503001000	供儿童乘骑的带轮玩具（例如，三轮车、踏板车、踏板汽车）；玩偶车	0		80	13	辆/千克		L	I-2-01, I-2-01-2
9503002100	动物玩偶，不论是否着装	0		80	13	个/千克	A	LM	I-2-01, I-2-01-2
9503002900	其他玩偶，不论是否着装	0		80	13	个/千克	A	LM	I-2-01, I-2-01-2
9503006000	智力玩具	0		80	13	套/千克	A	LM	I-2-01, I-2-01-2
9503008310	玩具无人机	0		80	13	套/千克	A	LM	I-2-01, I-2-01-2
9503008390	带动力装置的玩具及模型	0		80	13	套/千克	A	LM	I-2-01, I-2-01-2
9503008900	其他未列名玩具	0		80	13	个/千克	A	LM	I-2-01, I-2-01-2
9503009000	玩具、模型零件	0		80	13	千克	A	LM	I-2-01, I-2-01-2
9504301000	用特定支付方式使其工作的电子游戏机（用硬币、钞票、银行卡、代币或其他支付方式使其工作的）	0		130	13	台/千克			I-5-08
9504309000	用特定支付方式工作的其他游戏用品，保龄球道设备除外（用硬币、钞票、银行卡、代币或其他支付方式使其工作的）	0		80	13	台/千克			I-5-08
9504901000	其他电子游戏机	0		130	13	台/千克			I-5-08
9504902100	保龄球自动分瓶机	0		80	13	台/千克			I-5-08
9504902900	其他保龄球自动球道设备及器具	0		80	13	台/千克			I-5-08
9504903000	象棋、跳棋等棋类用品（包括中国象棋、国际象棋）	0		80	13	副/千克			I-5-08
9504904000	麻将及类似桌上游戏用品	0		80	13	副/千克			I-5-08
9505100010	含动植物性材料的圣诞用品（不包括成套圣诞节灯具）	0		100	13	千克	AB	PQ	I-5-08, I-3-01, I-3-02
9505100090	其他圣诞节用品（不包括成套圣诞节灯具）	0		100	13	千克			I-5-08
9505900000	其他节日用品或娱乐用品（包括魔术道具及嬉戏品）	0		100	13	千克			I-5-08

商品编码	商品名称及备注	最惠国	暂定税率	普通税率	增值税率	计量单位	监管条件	检验检疫类别	报检特殊单证
9506911110	跑步机（整机）	6		50	13	台/千克			I-5-08
9506911190	跑步机的零件及附件	6		50	13	台/千克			I-5-08
9506911900	其他健身及康复器械（包括设备）	6		50	13	千克			I-5-08
9506919000	一般的体育活动、体操或竞技用品（包括设备）	6		50	13	千克			I-5-08
9506991000	滑板	6		50	13	个/千克			I-5-08
9506999000	其他未列名的第95章用品及设备（包括户外游戏用品及设备，如游冰池、戏水池）	6		50	13	个/千克			I-5-08
9507100010	用植物性材料制作的钓鱼竿	6		80	13	副/千克	AB	PQ	I-3-01-2, I-3-02
9508100010	有濒危动物的流动马戏团（包括流动动物园）	6		100	13	千克	FEAB	PQ	I-5-08, I-3-01
9508100090	其他流动马戏团及流动动物园	6		100	13	千克	AB	PQ	I-5-08, I-3-01
9508210000	过山车	6		100	13	千克	AB	PQ	I-1-01, I-3-01, I-5-08
9508220000	旋转木马，秋千和旋转平台	6		100	13	千克	AB	PQ	I-1-01, I-3-01, I-5-08
9508230000	碰碰车	6		100	13	千克	AB	PQ	I-1-01, I-3-01, I-5-08
9508240000	运动模拟器和移动剧场	6		100	13	千克	AB	PQ	I-1-01, I-3-01, I-5-08
9508250000	水上乘骑游乐设施	6		100	13	千克	AB	PQ	I-1-01, I-3-01, I-5-08
9508260000	水上乐园娱乐设备	6		100	13	千克	AB	PQ	I-1-01, I-3-01, I-5-08
9508290000	其他游乐场乘骑游乐设施和水上乐园娱乐设备	6		100	13	千克	AB	PQ	I-1-01, I-3-01, I-5-08
9508300000	游乐场娱乐设备	6		100	13	千克	AB	PQ	I-1-01, I-3-01, I-5-08
9508400000	流动剧团	6		100	13	千克	AB	PQ	I-1-01, I-3-01, I-5-08

第96章　杂项制品

商品编码	商品名称及备注	最惠国	暂定税率	普通税率	增值税率	计量单位	监管条件	检验检疫类别	报检特殊单证
9601100010	已加工的濒危兽牙及其制品	20		100	13	千克	AFEB	PQ	I-3-01-1, I-3-02
9601100090	其他已加工的兽牙及其制品	20		100	13	千克	AB	PQ	I-3-01-1, I-3-02
9601900010	其他已加工濒危动物质雕刻料（包括其制品）	20		100	13	千克	AFEB	PQ	I-3-01-1, I-3-02
9601900020	牛角纽扣坯圆片（濒危动物制除外）	20	6	100	13	千克	AB	PQ	I-3-01-1, I-3-02
9601900090	其他已加工动物质雕刻料及其制品	20		100	13	千克	AB	PQ	I-3-01-1, I-3-02
9602009000	已加工植物或矿物质雕刻料及制品（指已加工的，包括蜡、硬脂、天然树胶、脂制模塑或雕刻）	12		100	13	千克	AB	PQ	I-3-01-2, I-3-02
9603100000	用枝条或其他植物材料捆扎成的帚（包括刷，不论是否有把）	12		100	13	把/千克	AB	PQ	I-3-01-2, I-3-02
9603210000	牙刷（包括齿板刷）	8		100	13	把/千克	A	M	
9603901010	濒危野禽羽毛掸	6		130	13	个/千克	AFEB	PQ	I-3-01-1, I-3-02
9603901090	其他羽毛掸	6		130	13	个/千克	AB	PQ	I-3-01-1, I-3-02
9603909010	濒危动物毛、鬃、尾制其他帚、刷（包括拖把及其他毛掸）	6		100	13	个/千克	AFEB	PQ	I-3-01-1, I-3-02
9603909020	其他动植物材料制帚，刷，拖把等（包括动植物材料制非机动的手工操作地板清扫器、毛掸）	6		100	13	个/千克	AB	PQ	I-3-01, I-3-02

商品编码	商品名称及备注	最惠国	暂定税率	普通税率	增值税率	计量单位	监管条件	检验检疫类别	报检特殊单证
9604000000	手用粗筛、细筛	6		100	13	个／千克	AB	PQ	I-3-01-2, I-3-02
9613100000	一次性袖珍气体打火机	10		130	13	个／千克	B	N	
9613200000	可充气袖珍气体打火机	10		130	13	个／千克	B	N	
9613800000	其他打火器	10		130	13	个／千克	B	N	
9614001010	含濒危动物成分的烟斗及烟斗头（仅指野生哺乳类牙齿制产品）	10		130	13	个／千克	ABEF	PQ	I-3-01-1, I-3-02
9614001020	用植物性材料制作的烟斗及烟斗头	10		130	13	个／千克	AB	PQ	I-3-01-2, I-3-02
9618000010	用植物性材料制作的人体模型	10		80	13	千克	AB	PQ	I-3-01-2, I-3-02
9619001100	供婴儿使用的尿裤及尿布	4	0	80	13	千克	A	M	I-2-11
9619001900	其他尿裤及尿布	4	0	80	13	千克	A	M	I-2-11
9619002000	卫生巾（护垫）及卫生棉条	4	2	80	13	千克	A	M	I-2-11
9619009000	尿布衬里及本品目商品的类似品	6		80	13	千克	A	M	I-2-11

第二十一类 艺术品、收藏品及古物

第 97 章 艺术品、收藏品及古物

商品编码	商品名称及备注	最惠国	暂定税率	普通税率	增值税率	计量单位	监管条件	检验检疫类别	报检特殊单证
9701290010	超过 100 年的含濒危动物成分的拼贴画（包括类似装饰板，指一切源自濒危动物的产品）	6	0	50	13	幅 / 千克	ABFE	PQ	I-1-01, I-3-01-1, I-3-02
9701290020	超过 100 年的用其他动植物材料制作的拼贴画（包括类似装饰板，指一切源自野生动物的产品）	6	0	50	13	幅 / 千克	AB	PQ	I-1-01, I-3-01-1, I-3-02
9701920010	含濒危动物成分的其他镶嵌画（指一切源自濒危动物的产品）	6		50	13	幅 / 千克	ABFE	PQ	I-1-01, I-3-01-1, I-3-02
9701920020	用其他动植物材料制作的其他镶嵌画（指一切源自野生动物的产品）	6		50	13	幅 / 千克	AB	PQ	I-1-01, I-3-01-1, I-3-02
9701990010	含濒危动物成分的其他拼贴画（包括类似装饰板，指一切源自濒危动物的产品）	6		50	13	幅 / 千克	ABFE	PQ	I-1-01, I-3-01-1, I-3-02
9701990020	用其他动植物材料制作的其他拼贴画（包括类似装饰板，指一切源自野生动物的产品）	6		50	13	幅 / 千克	AB	PQ	I-1-01, I-3-01-1, I-3-02
9705100010	具有考古学、人种学或历史学意义的含濒危动植物的收藏品	0		0	13	千克	ABFE	PQ	I-1-01, I-3-01-1, I-3-02
9705100020	具有考古学、人种学或历史学意义的含有人类遗传资源的组织标本、手术样本	0		0	13	千克	ABV	VW	I-1-13
9705100090	其他具有考古学、人种学或历史学意义的的收藏品	0		0	13	千克	AB	PQ	I-1-01, I-3-01-1, I-3-02
9705210010	含有人类遗传资源的组织标本、手术样本	0		0	13	千克	ABV	VW	I-1-13
9705210090	其他人类标本及其部分	0		0	13	千克	AB	PQ	I-1-01, I-3-01-1, I-3-02
9705220010	含濒危动植物的收藏品（具有动植物学意义的）	0		0	13	千克	ABFE	PQ	I-1-01, I-3-01-1, I-3-02
9705220020	古生物化石	0		0	13	千克	ABz	PQ	I-1-01, I-3-01-1, I-3-02
9705220090	其他灭绝物种及其部分	0		0	13	千克	AB	PQ	I-1-01, I-3-01-1, I-3-02
9705290010	其他古生物化石	0		0	13	千克	ABz	PQ	I-1-01, I-3-01-1, I-3-02

商品编码	商品名称及备注	最惠国	暂定税率	普通税率	增值税率	计量单位	监管条件	检验检疫类别	报检特殊单证
9705290020	有矿物学研究价值、可供收集和珍藏的钟乳石	0		0	13	千克	ABu	PQ	I–1–01, I–3–01–1, I–3–02
9705290090	其他具有动、植、矿物学意义的收藏品（还包括具有解剖、古生物学意义的收藏品）	0		0	13	千克	AB	PQ	I–1–01, I–3–01–1, I–3–02
9705310000	超过100年的具有钱币学意义的收藏品	0		0	13	千克	AB	PQ	I–1–01, I–3–01–1, I–3–02
9705390000	其他具有钱币学意义的收藏品	0		0	13	千克	AB	PQ	I–1–01, I–3–01–1, I–3–02
9706100010	超过250年的濒危动植古物（具收藏或文史价值的）	0		0	13	件/千克	ABFE	PQ	I–1–01, I–3–01–1, I–3–02
9706900010	其他超过100年的濒危动植古物（具收藏或文史价值的）	0		0	13	件/千克	ABFE	PQ	I–1–01, I–3–01–1, I–3–02

附2 出境货物报关涉检特殊单证一览表[1]

单证名称	适用范围	签发部门
《出口动物饲养场卫生注册登记证》	出境活动物（供港澳活羊、活牛、活猪、活禽、食用水生动物除外）	所在地县级以上农牧部门
《允许出口证明书》（出口国家规定保护动物）		所在地直属海关
《品种审批单》（出口种畜禽）		国家濒危物种进出口办
《允许出口证明书》（出口实验动物）		国家农牧主管部门
《动物健康证书》和《狂犬病疫苗接种证书》（出口伴侣动物）		国家科技主管部门
《供港澳活羊中转场检验检疫注册证》	供港澳活羊	所在地直属海关
《供港澳活牛育肥场/中转场检验检疫注册证》	供港澳活牛	所在地直属海关
《出入境检验检疫出境动物养殖企业注册证》	供港澳活猪、活禽	所在地直属海关
《出境水生动物养殖场/中转场检验检疫注册登记证》	养殖出境（含供港澳）食用水生动物	所在地直属海关
《出境水生动物供货证明》		出境水生动物养殖场或中转场
《捕捞船舶登记证》和《捕捞许可证》	野生捕捞出境（含供港澳）食用水生动物	所在地县级以上渔业主管部门
《出境水生动物养殖场/中转场检验检疫注册登记证》	出境观赏用和种用水生动物	所在地直属海关
《出境水生动物供货证明》		出境水生动物养殖场或中转场
生产企业《卫生注册证书》或《卫生登记证书》或《出口食品生产企业备案证明》	出口动物产品	所在地直属海关
《允许出口证明书》（动物产品来源于出口国家规定保护动物）		国家濒危物种进出口办
生产企业《卫生注册证书》或《卫生登记证书》或《出口食品生产企业备案证明》	出口食品（肉类产品、水产品除外）	所在地直属海关
《出入境食品包装及材料检验检疫结果单》		食品包装生产企业所在地检验检疫机构
出口食品中文标签样张及相关说明材料		生产企业
生产企业《卫生注册证书》或《卫生登记证书》或《出口食品生产企业备案证明》	出口肉类产品	所在地直属海关
《肉类产品出厂检验检疫合格证明》		所在地县级以上兽医检疫部门
生产企业《卫生注册证书》或《卫生登记证书》或《出口食品生产企业备案证明》	出口水产品	所在地直属海关
《捕捞证书》复印件（输欧盟海捕水产品）		捕捞渔船船旗国、捕捞海域所属国（地区）官方
《再出口证书》（原料来自欧盟成员国的输欧盟海捕水产品）		欧盟成员国官方

---

[1] 本表系实践中归纳总结，仅供参考。

单证名称	适用范围	签发部门
《加工厂申明》（原料来自其他国家和地区的输欧盟海捕水产品）		生产企业
《供港澳蔬菜生产加工企业备案证书》或《供港澳蔬菜种植基地备案证书》	供港澳蔬菜	所在地海关
《出境水果果园/包装厂注册登记证书》	出境水果	所在地直属海关
《出境竹木草制品生产企业注册登记证书》	出境竹木草制品	所在地直属海关
《出境种苗花卉生产经营企业检疫注册登记证书》	出境种苗花卉	所在地直属海关
《出口饲料生产、加工、存放企业检验检疫注册登记证》	出口饲料和饲料添加剂	所在地直属海关
《生产企业声明》		烟花爆竹生产企业
《出入境货物包装性能检验结果单》	出口烟花爆竹	出口危险货物运输包装生产企业所在地
《出境危险货物运输包装使用鉴定结果单》		烟花爆竹生产企业所在地
《出口打火机、点火枪类商品生产企业登记证》		所在地直属海关
《出口打火机、点火枪型式实验结果单》		指定进行型式实验的实验室
《出入境货物包装性能检验结果单》	出口打火机、点火枪类商品	出口危险货物运输包装生产企业所在地海关
《出境危险货物运输包装使用鉴定结果单》		烟火爆竹生产企业所在地检验检疫机构
《出入境货物包装性能检验结果单》	出口其他危险货物	出口危险货物运输包装生产企业所在地海关
《出境危险货物运输包装使用鉴定结果单》		出口危险货物生产企业所在地海关
《型式试验确认书》	出口小家电产品	指定进行型式试验的实验室
《型式试验确认书》	出口自行车、灯具、洗衣机、插头插座、收录音机、DVD播放机等产品	指定进行型式试验的实验室
《出口商品注册登记证书》或《出口质量许可证》	实施出口商品注册登记管理的商品	所在地直属海关
《出口许可证》	出口汽车	商务主管部门
《进出口电池产品备案书》	出口电池	所在地直属海关
《出口产品质量许可证》（铅酸蓄电池）		所在地直属海关
《实施金伯利进程国际证书制度注册登记证》	出境毛坯钻石	海关总署
《中华人民共和国出口毛坯钻石申报单》		毛坯钻石出口企业
《入/出境特殊物品卫生检疫审批单》	出境特殊物品（微生物、人体组织、生物制品、血液及其制品等）	海关总署
援外承包总合同或项目总承包企业与生产企业签定的内部购销合同	出境援外物资	出口企业
外经贸主管部门和海关总署的有关批文		外经贸主管部门和海关总署
货物清单		出口企业

附3　入境货物报关涉检特殊单证一览表[1]

单证名称	适用范围	签发部门
《进境动植物检疫许可证》（正本）	进境活动物	海关总署或其授权的审批机构
输出国家或地区官方签发的动物健康证书（正本）		输出国家或地区官方检验检疫机构
《隔离场使用证》（进口种用／观赏用水生动物，畜、禽）		所在地直属海关
《进境动植物检疫许可证》（正本）	动物遗传物质	海关总署或其授权的审批机构
输出国家或地区官方签发的动物健康证书（正本）		输出国家或地区官方检验检疫机构
《进境动植物检疫许可证》（正本）	进境肉类产品	海关总署或其授权的审批机构
输出国家或地区官方签发的动物健康证书（正本）		输出国家或地区官方检验检疫机构
《原产地证书》		输出国家或地区官方签发机构
《动植物及动植物产品检验／确认证明书》及封识彩照（经香港、澳门中转的肉类产品）		香港、澳门中检公司
《进境动植物检疫许可证》（正本）（安全卫生风险较高的进口两栖类、爬行类、水生哺乳类动物等）	进境水产品	海关总署或其授权的审批机构
输出国家或者地区官方签发的检验检疫证书（正本）		输出国家或地区官方检验检疫机构
《原产地证书》		输出国家或地区官方签发机构
生产企业注册编号（列入《实施企业注册的进口食品目录》的食品）		海关总署
《进境动植物检疫许可证》／《引进种子、苗木检疫审批单批单》（正本）	植物繁殖材料	海关总署或其授权的审批机构／农业部、林业部或其授权审批机构
输出国家或地区官方签发的植物检疫证书（正本）		输出国家或地区官方签发机构
《进境动植物检疫许可证》	进境栽培介质	海关总署或其授权的审批机构
输出国家或地区官方签发的植物检疫证书		输出国家或地区官方签发机构
《进境动植物检疫许可证》（正本）	进境水果	海关总署或其授权的审批机构
输出国家或地区官方签发的植物检疫证书（正本）		输出国家或地区官方检验检疫机构
原产地证书		输出国家或地区官方签发机构
港澳中检公司出具的确认证明文件（经香港、澳门中转的水果）		香港、澳门中检公司
泰国官方签发的《农药残留证书》（进口泰国龙眼）		泰国官方
植物检疫证书（正本）	原木	输出国家或地区官方检疫机构

[1] 本表系实践中归纳总结，仅供参考。

单证名称	适用范围	签发部门
《进境动植物检疫许可证》正本（大米、面粉、米粉、淀粉等粮食加工品、马铃薯细粉等薯类加工品除外）	入境粮食	海关总署或其授权的审批机构
植物检疫证书（正本）		输出国家或地区官方检疫机构
原产地证书		输出国家或地区官方检疫机构
《农业转基因生物安全证书（进口）》、《农业转基因生物标识审查认可批准文件》正本（转基因产品）		农业部
《进口旧机电产品免装运前预检验证明书》（正本）或《进口旧机电产品装运前预检验备案书》（正本）	旧机电产品	目的地检验检疫机构
《装运前预检验报告》（正本）和《旧机电产品装运前预检验证书》（正本）		装运前检验机构
《固体废物进口许可证》（检验检疫联）	废物原料	国家环保部门
《进口可用作原料的固体废物国外供货商注册登记证书》（复印件）		海关总署
《进口可用作原料的固体废物国内收货人注册登记证书》（复印件）		所在地直属海关
《装运前检验证书》		装运前检验机构
非氯氟烃为制冷介质的汽车空调器压缩机的证明	进口汽车	生产企业

附 4　强制性产品认证

附 4-1　强制性产品认证目录

（市场监管总局公告 2023 年第 36 号）

产品大类	产品种类及代码
一、电线电缆（3 种）	1. 电线组件（0101）
	2. 额定电压 450/750V 及以下橡皮绝缘电线电缆（0104）
	3. 额定电压 450/750V 及以下聚氯乙烯绝缘电线电缆（0105）
二、电路开关及保护或连接用电器装置（5 种）	4. 插头插座（0201）
	5. 家用和类似用途固定式电气装置的开关（0202）
	6. 器具耦合器（0204）
	7. 家用和类似用途固定式电气装置电器附件外壳（0206）
	**8. 熔断体（0205、0207）
三、低压电器（2 种）	**9. 低压成套开关设备（0301）
	**10. 低压元器件（0302、0303、0304、0305、0306、0307、0308、0309）
四、小功率电动机（1 种）	**11. 小功率电动机（0401）
五、电动工具（3 种）	*12. 电钻（0501）
	*13. 电动砂轮机（0503）
	*14. 电锤（0506）
六、电焊机（4 种）	*15. 直流弧焊机（0603）
	*16.TIG 弧焊机（0604）
	*17.MIG/MAG 弧焊机（0605）
	*18. 等离子弧切割机（0607）
七、家用和类似用途设备（19 种）	19. 家用电冰箱和食品冷冻箱（0701）
	20. 电风扇（0702）
	21. 空调器（0703）
	**22. 电动机—压缩机（0704）
	23. 家用电动洗衣机（0705）
	24. 电热水器（0706）
	25. 室内加热器（0707）
	26. 真空吸尘器（0708）
	27. 皮肤和毛发护理器具（0709）
	28. 电熨斗（0710）
	29. 电磁灶（0711）
	30. 电烤箱（便携式烤架、面包片烘烤器及类似烹调器具）（0712）
	31. 电动食品加工器具（食品加工机（厨房机械））（0713）
	32. 微波炉（0714）
	33. 电灶、灶台、烤炉和类似器具（驻立式电烤箱、固定式烤架及类似烹调器具）（0715）
	34. 吸油烟机（0716）
	35. 液体加热器和冷热饮水机（0717）
	36. 电饭锅（0718）
	37. 电热毯、电热垫及类似柔性发热器具（0719）

产品大类	产品种类及代码
八、电子产品及安全附件（13种）	38. 各种成像方式的彩色电视接收机、电视机顶盒（0808）
	39. 微型计算机（0901）
	40. 便携式计算机（0902）
	41. 与计算机连用的显示设备（0903）
	42. 与计算机相连的打印设备（0904）
	43. 多用途打印复印机（0905）
	44. 扫描仪（0906）
	45. 服务器（0911）
	46. 传真机（1602）
	47. 移动用户终端（1606）
	48. 电源（0807、0907）
	49. 移动电源（0914）
	50. 锂离子电池和电池组（0915）
九、照明电器（2种）	51. 灯具（1001）
	52. 镇流器（1002）
十、车辆及安全附件（13种）	53. 汽车（1101）
	54. 摩托车（1102）
	55. 电动自行车（1119）
	56. 机动车辆轮胎（1201、1202）
	57. 摩托车乘员头盔（1105）
	58. 汽车用制动器衬片（1120）
	**59. 汽车安全玻璃（1301）
	**60. 汽车安全带（1104）
	**61. 机动车外部照明及光信号装置（1109、1116）
	**62. 机动车辆间接视野装置（1110、1115）
	**63. 汽车座椅及座椅头枕（1114）
	**64. 汽车行驶记录仪（1117）
	**65. 车身反光标识（1118）
十一、农机产品（2种）	66. 植物保护机械（1401）
	67. 轮式拖拉机（1402）
十二、消防产品（3种）	68. 火灾报警产品（1801）
	69. 灭火器（1810）
	70. 避难逃生产品（1815）
十三、建材产品（3种）	71. 溶剂型木器涂料（2101）
	72. 瓷质砖（2102）
	73. 建筑安全玻璃（1302）
十四、儿童用品（3种）	74. 童车类产品（2201）
	75. 玩具（2202）
	76. 机动车儿童乘员用约束系统（2207）
十五、防爆电气（17种）	77. 防爆电机（2301）
	78. 防爆电泵（2302）
	79. 防爆配电装置类产品（2303）
	80. 防爆开关、控制及保护产品（2304）
	81. 防爆起动器类产品（2305）
	82. 防爆变压器类产品（2306）
	83. 防爆电动执行机构、电磁阀类产品（2307）
	84. 防爆插接装置（2308）

产品大类	产品种类及代码
	85. 防爆监控产品（2309）
	86. 防爆通讯、信号装置（2310）
	87. 防爆空调、通风设备（2311）
	88. 防爆电加热产品（2312）
	89. 防爆附件、Ex元件（2313）
	90. 防爆仪器仪表类产品（2314）
	91. 防爆传感器（2315）
	92. 安全栅类产品（2316）
	93. 防爆仪表箱类产品（2317）
十六、家用燃气器具 （3种）	94. 家用燃气灶具（2401）
	95. 家用燃气快速热水器（2402）
	96. 燃气采暖热水炉（2403）

注：强制性产品认证目录共16大类96种产品，具体范围详见《强制性产品认证目录描述与界定表》。其中标记*的7种产品实施自我声明程序A（自选实验室型
　　式试验+自我声明），标记**的12种产品实施自我声明程序B（指定实验室型式试验+自我声明）。

附 4-2 强制性产品认证目录描述与界定表（2023 年修订）

产品种类及代码	对产品种类的描述	产品适用范围	对产品适用范围的描述或列举	说明
一、电线电缆（3 种） 1. 不包括阻燃电线电缆、耐火电线电缆、裸电线、电力电缆、控制电缆、架空绝缘电缆、通信电缆和光缆、绕组线产品； 2. 不包括认证依据标准中未列明的型号、规格。				
1. 电线组件（0101）	适用于家用和类似一般设备所用的电线组件（即，由带不可拆线插头和不可拆线的连接器的软缆或软线构成的组件）和互连电线组件（即，由带有不可拆线插头连接器和不可拆线的连接器的软缆或软线构成的组件）。	电线组件	1. 包括带有以下规格连接器的电线组件： 用于冷条件下Ⅱ类设备的 0.2A250V 连接器 用于冷条件下Ⅰ类设备的 2.5A250V 连接器 用于冷条件下Ⅱ类设备的 2.5A250V 连接器 用于冷条件下Ⅱ类设备的 6A250V 连接器 用于冷条件下Ⅰ类设备的 10A250V 连接器 用于热条件下Ⅰ类设备的 10A250V 连接器 用于酷热条件下Ⅰ类设备的 10A250V 连接器 用于冷条件下Ⅱ类设备的 10A250V 连接器 用于冷条件下Ⅰ类设备的 16A250V 连接器 用于酷热条件下Ⅰ类设备的 16A250V 连接器 用于冷条件下Ⅱ类设备的 16A250V 连接器 2. 互连电线组件 3. Y 型电线组件 4. Y 型互连电线组件	适用标准： GB/T15934 GB/T26219
2. 额定电压 450/750V 及以下橡皮绝缘电线电缆（0104）	1. 交流额定电压不超过 450/750V 的动力装置用电缆； 2. 橡皮绝缘； 3. 铜芯； 4. 单芯电缆。	耐热硅橡胶绝缘电缆 耐热乙烯-乙酸乙烯酯橡皮绝缘电缆	具有良好的耐热特性。 60245IEC03（YG）300/500V0.5 ～ 16（1 芯） 60245IEC04（YYY）450/750V0.5 ～ 95（1 芯） 60245IEC05（YRYY）450/750V0.5 ～ 95（1 芯） 60245IEC06（YYY）300/500V0.5 ～ 1（1 芯） 60245IEC07（YRYY）300/500V0.5 ～ 1（1 芯）	适用标准： GB/T5013.3 GB/T5013.7
	1. 交流额定电压不超过 450/750V 的动力装置用电缆； 2. 橡皮挤包覆盖层或复合覆盖层； 3. 铜芯； 4. 单芯电缆。	橡皮绝缘电焊机电缆	1. 具有良好的柔软性； 2. 用于连接电焊机和焊钳。 60245IEC81（YH）16 ～ 95（1 芯） 60245IEC82（YHF）16 ～ 95（1 芯）	适用标准： GB/T5013.6
	1. 交流额定电压不超过 450/750V 的动力装置用电缆； 2. 橡皮绝缘和橡皮护套（若有护套）； 3. 铜芯。	橡皮绝缘电梯电缆	用于电梯等场合（不用于高速电梯和高层建筑用电梯）。 60245IEC70（YTB）300/500V0.75 ～ 1（6 芯 ～ 30 芯）60245IEC74（YT）300/500V0.75 ～ 1（6 芯 ～ 30 芯）60245IEC75（YTF）300/500V0.75 ～ 1（6 芯 ～ 30 芯）	适用标准： GB/T5013.5
	1. 交流额定电压不超过 450/750V 的动力装置用电缆； 2. 橡皮绝缘和橡皮护套； 3. 铜芯。	通用橡套软电缆电线	用于家用电器、电动工具和各种移动电器的电源连接。60245IEC53（YZ）300/500V0.75 ～ 2.5（2 芯 ～ 5 芯）60245IEC57（YZW）300/500V0.75 ～ 2.5（2 芯 ～ 5 芯）60245IEC66（YCW）450/750V1 ～ 400（1 芯 ～ 5 芯）60245IEC58（YS）300/500V0.75 ～ 1.5（1 芯）60245IEC58f（YSB）300/500V1.5（2 芯）YQ300/300V0.3 ～ 0.5（2 芯 ～ 3 芯）YQW300/300V0.3 ～ 0.5（2 芯 ～ 3 芯）YZ300/500V0.75 ～ 6（2 芯 ～ 6 芯）	适用标准： GB/T5013.4 JB/T8735.2

产品种类及代码	对产品种类的描述	产品适用范围	对产品适用范围的描述或列举	说明
			YZW300/500V0.75 ~ 6（2芯 ~ 6芯） YZB300/500V0.75 ~ 6（2芯 ~ 6芯） YZWB300/500V0.75 ~ 6（2芯 ~ 6芯） YC450/750V1 ~ 400（1芯 ~ 5芯） YCW450/750V2.5 ~ 150（2芯 ~ 5芯）	
	1. 交流额定电压不超过450/750V 的动力装置用电缆； 2. 橡皮绝缘和橡皮保护层（若有保护层）； 3. 铜芯。	橡皮绝缘编织软电线	用于照明灯具、家用电器的电源连接。 60245IEC89（RQB）300/300V0.75 ~ 1.5（2芯 ~ 3芯） RE300/300V0.3 ~ 4（2芯 ~ 3芯） RES300/300V0.3 ~ 4（2芯） REH300/300V0.3 ~ 4（2芯 ~ 3芯）	适用标准： GB/T5013.8 JB/T8735.3
3. 额定电压450/750V 及以下聚氯乙烯绝缘电线电缆（0105）	1. 交流额定电压不超过450/750V 的动力装置用电缆； 2. 聚氯乙烯绝缘； 3. 铜芯、铝芯； 4. 单芯电缆。	聚氯乙烯绝缘无护套电线电缆	1. 用于固定布线； 2. 可用于工业，大量用于家庭（如照明、空调的动力线路）。 60227IEC01（BV）450/750V1.5 ~ 400（1芯） 60227IEC02（RV）450/750V1.5 ~ 240（1芯） 60227IEC05（BV）300/500V0.5 ~ 1（1芯） 60227IEC06（RV）300/500V0.5 ~ 1（1芯） 60227IEC07（BV-90）300/500V0.5 ~ 2.5（1芯） 60227IEC08（RV-90）300/500V0.5 ~ 2.5（1芯） BV300/500V0.75 ~ 1（1芯） BLV450/750V2.5 ~ 400（1芯） BVR450/750V2.5 ~ 185（1芯）	适用标准： GB/T5023.3 JB/T8734.2
	1. 交流额定电压不超过450/750V 的动力装置用电缆； 2. 聚氯乙烯绝缘和聚氯乙烯护套； 3. 铜芯、铝芯。	聚氯乙烯绝缘聚氯乙烯护套电缆	用于固定布线。 60227IEC10（BVV）300/500V1.5 ~ 35（2芯 ~ 5芯）BVV300/500V0.75 ~ 185（1芯） BLVV300/500V2.5 ~ 185（1芯） BVVB300/500V0.75 ~ 10（2芯 ~ 3芯） BLVVB300/500V2.5 ~ 10（2芯 ~ 3芯）	适用标准： GB/T5023.4 JB/T8734.2
	1. 交流额定电压不超过450/750V 的动力装置用电缆； 2. 聚氯乙烯绝缘和聚氯乙烯护套（若有护套）； 3. 铜芯。	聚氯乙烯绝缘软电缆电线	1. 用于固定布线； 2. 具有一定的可移动性。 60227IEC41（RTPVR）300/300V（2芯） 60227IEC43（SVR）300/300V0.5 ~ 0.75（1芯） 60227IEC52（RVV）300/300V0.5 ~ 0.75（2芯 ~ 3芯） 60227IEC53（RVV）300/500V0.75 ~ 2.5（2芯 ~ 5芯） 60227IEC56（RVV-90）300/300V0.5 ~ 0.75（2芯 ~ 3芯） 60227IEC57（RVV-90）300/500V0.75 ~ 2.5（2芯 ~ 5芯） RVV300/500V0.5 ~ 10（2芯 ~ 41芯，不含2芯1.0产品）RVS300/300V0.5 ~ 6（2芯） RVB300/300V0.5 ~ 6（2芯）	适用标准： GB/T5023.5 JB/T8734.3
	1. 交流额定电压不超过450/750V 的动力装置用电缆； 2. 聚氯乙烯绝缘和聚氯乙烯护套； 3. 铜芯。	聚氯乙烯绝缘聚氯乙烯护套电梯电缆和挠性连接用电缆	1. 电梯、升降机随行用； 2. 挠性连接用。 60227IEC71f（TVVB）300/500V0.75 ~ 1（3芯 ~ 24芯，不含通信单元的产品） 60227IEC71f（TVVB）450/750V1.5 ~ 25（3芯 ~ 12芯，不含通信单元的产品） TVVB300/500V0.5 ~ 1（3芯 ~ 60芯，其中0.75 ~ 1（3芯 ~ 24芯）仅限包含通信单元的产品）	适用标准： GB/T5023.6 JB/T8734.6

产品种类及代码	对产品种类的描述	产品适用范围	对产品适用范围的描述或列举	说明
			60227IEC71c（TVV）300/500V0.75～1（6芯～30芯）	
			60227IEC71c（TVV）450/750V1.5～25（4芯～30芯）	
	1. 交流额定电压不超过450/750V 的动力装置用电缆； 2. 聚氯乙烯绝缘和耐油聚氯乙烯护套； 3. 铜芯。	聚氯乙烯绝缘耐油聚氯乙烯护套软电缆	1. 用于机床、起重运输设备在内的机器各部件间的内部连接； 2. 有屏蔽型和非屏蔽型，屏蔽电缆用于有中等水平电磁干扰的场合； 3. 具有较好的耐油性。 60227IEC74（RVVYP）300/500V0.5～2.5（2芯~60芯） 60227IEC75（RVVY）300/500V0.5～2.5（2芯～60芯）	适用标准： GB/T5023.7
	1. 交流额定电压不超过450/750V 的动力装置用电缆； 2. 聚氯乙烯绝缘和聚氯乙烯护套（若有护套）; 3. 铜芯。	聚氯乙烯绝缘安装用电线	用于电器、仪表、电子设备和自动化装置的内部。AV300/300V0.08～0.4（1芯） AV-90300/300V0.08～0.4（1芯） AVR300/300V0.08～0.4（1芯） AVR-90300/300V0.08～0.4（1芯） AVRB300/300V0.12～0.4（2芯） AVRS300/300V0.12～0.4（2芯） AVVR300/300V008～04（2芯～30芯）	适用标准： JB/T8734.4
	1. 交流额定电压不超过450/750V 的动力装置用电缆； 2. 聚氯乙烯绝缘和聚氯乙烯护套（若有护套）; 3. 铜芯。 4. 金属编织或缠绕屏蔽。	聚氯乙烯绝缘屏蔽电线	1. 用于电器、仪表和电子设备及自动化装置； 2. 具有良好的屏蔽性能。 AVP300/300V0.08～0.4（1芯） AVP-90300/300V0.08～0.4（1芯） RVP300/300V0.08～2.5（1芯～2芯） RVP-90300/300V0.08～2.5（1芯～2芯） RVVP300/300V0.08～4（1芯～26芯） RVVP1300/300V0.08～4（1芯～26芯） RVVPS300/300V0.12～2.5（2×2芯）	适用标准： JB/T8734.5
二、电路开关及保护或连接用电器装置（5种）				
4. 插头插座（0201）	1. 适用于户内或户外使用的、家用和类似用途的、仅用于交流电、额定电压在50V 以上但不超过440V、额定电流不超过32A 的、带或不带接地触头的插头和固定式、移动式插座； 2. 也适用于装在电线组件中的插头和装在电线加长组件（延长线插座）中的插头和移动式插座； 3. 也适用于与器具组成一整体的和安装在器具里或固定到器具上的插座； 4. 对装有无螺纹端子的固定式插座，额定电流最大仅限为16A。	1. 单相两极插头、插座、器具插座； 2. 单相两极带接地插头、插座、器具插座；3. 三相插头和插座； 4. 转换器； 5. 延长线插座。	1. 单相两极可拆线插头 2. 单相两极带接地可拆线插头 3. 单相两极不可拆线插头 4. 单相两极带接地不可拆线插头 5. 单相两极无接地不可拆线插头 6. 单相两极明装插座 7. 单相两极暗装插座 8. 单相两极带接地明装插座 9. 单相两极带接地暗装插座 10. 带保护门单相两极明装插座 11. 带保护门单相两极暗装插座 12. 带保护门单相两极带接地明装插座 13. 带保护门单相两极带接地暗装插座	1. 适用标准： GB/T2099.1 GB/T2099.2 GB/T2099.3 GB/T2099.4 GB/T2099.5 GB/T2099.7 GB/T1002 GB/T1003 2. 不包括： （1）ELV（特低电压）的插头和固定式或移动式插座，与熔断体、自动开关等组合在一起的固定式插座； （2）不符合我国标准 GB/T1002、GB/T1003 的插头插座（如：圆脚插销的插头、矩形插销的插头、矩形插孔的插座）； （3）带有国外标准插头或插座的转换器；

产品种类及代码	对产品种类的描述	产品适用范围	对产品适用范围的描述或列举	说明
			14. 带开关单相两极明装插座 15. 带开关单相两极暗装插座 16. 带开关单相两极带接地明装插座 17. 带开关单相两极带接地暗装插座 18. 单相两极、两极带接地明装插座 19. 单相两极、两极带接地暗装插座 20. 带保护门单相两极、两极带接地明装插座 21. 带保护门单相两极、两极带接地暗装插座 22. 带开关单相两极、两极带接地明装插座 23. 带开关单相两极、两极带接地暗装插座 24. 单相两极可拆线移动式插座 25 单相两极带接地可拆线移动式插座 26. 单相两极不可拆线移动式插座 27. 单相两极带接地不可拆线移动式插座 28. 单相两极带接地不可拆线移动式多位插座 29. 延长线插座（电线加长组件） 30. 单相两极或两极带接地器具插座 31. 三相四线可拆线插头 32. 三相四线不可拆线插头 33. 三相四线明装插座 34. 三相四线暗装插座 35. 三相五线可拆线插头 36. 三相五线不可拆线插头 37. 三相五线明装插座 38. 三相五线暗装插座 39. 地板插座 40. 组合型插座 41. 带有辅助装置的固定式插座 42. 固定式无联锁带开关插座 43. 固定式有联锁带开关插座 44. 转换器	（4）工业用插头、插座。
5. 家用和类似用途固定式电气装置的开关（0202）	1.适用于户内或户外使用的，仅用于交流电、额定电压不超过 440V、额定电流不大于 63A 的家用和类似用途固定式电气装置的手动操作的一般用途的开关； 2.还适用于装有信号灯的开关，带有开关和其他功能组合的开关（但不适用于与熔断器组合的开关），装有软缆保持装置和软缆出口装置的开关； 3. 对装有无螺纹端子的开关的额定电流限为最大 16A。	家用和类似用途固定式电气装置的开关	1. 明装式或暗装式按钮开关 2. 明装或暗装式拉线开关 3. 明装或暗装式旋转开关 4. 明装或暗装跷板式单极开关 5. 明装或暗装跷板式双极开关 6. 明装或暗装跷板式三极开关 7. 明装或暗装跷板式三极加分合中线的开关 8. 明装或暗装跷板式双控开关 9. 明装或暗装跷板式有带公共进入线的双路开关 10. 明装或暗装跷板式有一个断开位置的双控开关 11. 明装或暗装跷板式双控双极开关 12. 明装或暗装跷板式双控换向开关（或中间开关） 13. 明装或暗装倒扳式单极开关 14. 明装或暗装倒扳式双极开关 15. 明装或暗装倒扳式三极开关 16. 明装或暗装倒扳式三极加分合中线的开关 17. 明装或暗装倒扳式双控开关 18. 明装或暗装倒扳式带公共进线的双路开关 19. 明装或暗装倒扳式有一个断开位置的双控开关 20. 明装或暗装倒扳式双控双极开关 21. 明装或暗装倒扳式双控换向开关（或中间开关）22. 明装或暗装跷板式瞬动开关（如，门铃开关）23. 明装或暗装按钮式瞬动开关（如，门铃开关）	1. 适用标准：GB/T16915.1 2. 不包括 GB/T15092 涉及的开关。

产品种类及代码	对产品种类的描述	产品适用范围	对产品适用范围的描述或列举	说明
6. 器具耦合器（0204）	1. 适用于家用和类似用途的、有接地触头和无接地触头的交流两极器具耦合器。该耦合器用于将电源软线连接到额定电压不超过250V，额定电流不超过16A，电源频率为50Hz或60Hz的器具或其他电气设备上； 2. 也适用于安装在器具或设备上以及与器具或设备形成一体的器具输入插座； 3. 也适用于家用和类似用途器具或设备用交流两极，带有接地触头或不带接地触头的互连耦合器，使用于额定电压不超过250V，额定电流不超过16A，频率为50Hz或60Hz的交流电源上； 4. 也适用于与器具或其它设备成一整体的或装在器具或其它设备里的器具输出插座。	1. 器具耦合器：包括连接器和器具输入插座两部分； 2. 连接器； 3. 互连耦合器：包括插头连接器和器具输出插座两部分； 4. 插头连接器； 5. 靠器具重量啮合的耦合器； 6. 防护等级高于IPX0的器具耦合器。	1. 用于冷条件下Ⅱ类设备的0.2A250V连接器 2. 用于冷条件下Ⅱ类设备的0.2A250V器具输入插座 3. 用于冷条件下Ⅰ类设备的2.5A250V连接器 4. 用于冷条件下Ⅰ类设备的2.5A250V器具输入插座 5. 用于冷条件下Ⅱ类设备的2.5A250V连接器 6. 用于冷条件下Ⅱ类设备的2.5A250V器具输入插座 7. 用于冷条件下Ⅱ类设备用的2.5A250V连接器（分极性型式） 8. 用于冷条件下Ⅱ类设备用的2.5A250V器具输入插座（分极性型式） 9. 用于冷条件下Ⅱ类设备的6A250V连接器 10. 用于冷条件下Ⅱ类设备的6A250V器具输入插座 11. 用于冷条件下Ⅰ类设备的10A250V连接器 12. 用于冷条件下Ⅰ类设备的10A250V器具输入插座 13. 用于热条件下Ⅰ类设备的10A250V连接器 14. 用于酷热条件下Ⅰ类设备的10A250V连接器15. 用于热条件下Ⅰ类设备的10A250V器具输入插座 16. 用于酷热条件下Ⅰ类设备的10A250V器具输入插座 17. 用于冷条件下Ⅱ类设备的10A250V连接器 18. 用于冷条件下Ⅱ类设备的10A250V器具输入插座 19. 用于冷条件下Ⅰ类设备的16A250V连接器 20. 用于冷条件下Ⅰ类设备的16A250V器具输入插座 21. 用于酷热条件下Ⅰ类设备的16A250V连接器22. 用于酷热条件下Ⅰ类设备的16A250V器具输入插座 23. 用于冷条件下Ⅱ类设备的16A250V连接器 24. 用于冷条件下Ⅱ类设备的16A250V器具输入插座 25. 用于冷条件下Ⅰ类设备的2.5A250V插头连接器 26. 用于冷条件下Ⅰ类设备的2.5A250V器具输出插座 27. 用于冷条件下Ⅱ类设备的2.5A250V插头连接器 28. 用于冷条件下Ⅱ类设备的2.5A250V器具输出插座 29. 用于冷条件下Ⅰ类设备的10A250V插头连接器 30. 用于冷条件下Ⅰ类设备的10A250V器具输出插座 31. 用于冷条件下Ⅱ类设备的10A250V插头连接器	1. 适用标准：GB/T17465.1 GB/T17465.3 GB/T17465.4 GB/T17465.6 2. 不包括工业用连接器、器具输入插座、耦合器。

产品种类及代码	对产品种类的描述	产品适用范围	对产品适用范围的描述或列举	说明
			32. 用于冷条件下Ⅱ类设备的10A250V器具输出插座 33. 用于冷条件下Ⅰ类设备的16A250V插头连接器 34. 用于冷条件下Ⅰ类设备的16A250V器具输出插座 35. 用于冷条件下Ⅱ类设备的16A250V插头连接器 36. 用于冷条件下Ⅱ类设备的16A250V器具输出插座 37. 由器具输入插座和连接器组成的器具耦合器 38. 由器具输出插座和插头连接器组成的互连耦合器 39. 两极不可拆线连接器 40. 两极带接地不可拆线连接器 41. 器具耦合器 42. 连接器 43 器具输入插座 44. 互连耦合器 45. 插头连接器 46. 器具输出插座	
7. 家用和类似用途固定式电气装置电器附件外壳（0206）	1. 适用于户内或户外使用的额定电压不超过440V的家用和类似用途固定式电气装置电器附件外壳或外壳部件； 2. 本产品目录中所指的外壳，包括电器附件所装的明装式、暗装式和半暗装式安装盒的盖或盖板，这些盖或盖板可以是，也可以不是电器附件的一部分； 3. 亦适用于以安装或悬吊照明设备用的安装盒； 4. 亦适用于家用和类似固定式电气装置的电器附件的空壳体和其中的部件，其预期使用的额定电压不超过400V，输入总负载电流不超过125A，在正常使用中的最大功耗容量由制造商声明。这些壳体预期用于家用的保护装置和带有或不带有电源功耗的装置。它们预期被安装在预期短路电流不超过10kA的场合，除非它们有被限制电流保护设备提供保护，其带有切断电流不超过17kA。	安装盒、盖或盖板、面板、空白电气箱体。	1. 塑料或金属面板 2. 明装式安装盒 3. 暗装式或暗装塑料安装盒 4. 暗装式或暗装金属安装盒 5. 半暗装式塑料或金属安装盒 6. 塑料或金属盖或盖板 7. 塑料或金属外壳 8. 塑料配电箱箱体 9. 金属配电箱箱体 10. 塑料照明箱箱体 11. 金属照明箱箱体 12. 防溅面盖 13. 地板插座安装盒	1. 适用标准：GB/T17466.1 GB/T17466.21 GB/T17466.23 GB/T17466.24 2. 不包括开关设备和控制设备装有过电流保护装置的组合装置的外壳和用于汇流条线槽型的外壳。

产品种类及代码	对产品种类的描述	产品适用范围	对产品适用范围的描述或列举	说明
8. 熔 断 体（0205、0207）	当通过该部件的电流超过规定值，并持续足够的时间，该部件熔断，断开其所接入的电路，从而切断电流。以及，装有热元件的不可复位的器件，当它被暴露在超过所设计的温度下达到一个足够长的时间时会将电路断开。	热熔断体（0205）	1. 安装在一般户内环境下使用的电器、电子设备及其组件里，用以防止它们在发生故障情况下出现超温的热熔断体； 2. 只要熔断体周围的气候和其他直接环境与规定的条件相类似，也适用于在非户内条件下使用的热熔断体； 3. 适用于简单形状的热熔断体。如熔断片或熔断丝，只要工作时排除的熔融材料不会影响设备的安全使用，尤其对手持式或便携式设备，无论使用位置如何，均不会影响他们的使用安全； 4. 适用于交流额定电压不超过660V、额定电流不超过63A、频率在45Hz–62Hz的热熔断体； 5. 包括： （1）金属外壳热熔断体 （2）塑料外壳热熔断体 （3）陶瓷外壳热熔断体 （4）陶瓷底座热熔断体	1. 适用标准：GB/T9816.1 2. 不包括在腐蚀性或爆炸性大气等极端条件下使用的热熔断体。
		小型熔断器的管状熔断体（0207）	1. 适用于保护通常在户内使用的电气装置、电子设备和其中元件的小型熔断器； 2. 适用于保护那些通常使用于户内电气装置、电子设备和其中元件的小型熔断器用管状熔断体，包括： （1）快速动作高分断能力的5×20mm熔断体（标准规格单1） （2）快速动作低分断能力的5×20mm熔断体（标准规格单2） （3）延时动作（耐浪涌）低分断能力的5×20mm熔断体（标准规格单3） （4）快速动作低分断能力的6.3×32mm熔断体（标准规格单4） （5）延时动作（耐浪涌）高分断能力的5×20mm熔断体（标准规格单5） （6）延时动作（耐浪涌）增强分断能力的5×20mm熔断体（标准规格单6） （7）快速动作增强分断能力的6.3×32mm熔断体（标准规格单7） （8）延时动作增强分断能力的6.3×32mm熔断体（标准规格单8） （9）快速动作高分断能力的6.3×32mm熔断体（标准规格单9） （10）延时动作高分断能力的6.3×32mm熔断体（标准规格单10） 3. 适用于印制电路用并且用来保护户内使用的电气装置、电子设备和其中元件的超小型熔断体，包括： （1）快速动作低分断能力的超小型熔断体（标准规格单1） （2）快速动作低分断能力的超小型熔断体（标准规格单2） （3）快速动作低分断能力的超小型熔断体（标准规格单3） （4）延时动作低分断能力的超小型熔断体（标准规格单4）	1. 适用标准：GB/T9364.1 GB/T9364.2 GB/T9364.3 2. 不包括在特殊条件（例如腐蚀或易爆环境）下使用的电气装置的熔断器。

三、低压电器（2种）
工作电压交流1000V、直流1500V以下的电气线路中的电气设备。

产品种类及代码	对产品种类的描述	产品适用范围	对产品适用范围的描述或列举	说明
**9. 低压成套开关设备（0301） 	由一个或多个低压开关设备和与之相关的控制、测量、信号、保护、调节等设备，由制造厂家负责完成所有内部的电气和机械的连接，用结构部件完整地组装在一起的一种组合体。适用于在额定电压为交流不超过1000V，频率不超过1000Hz的低压成套开关设备。适用于与发电、输电、配电和电能转换的设备以及控制电能消耗的设备配套使用的成套设备。适用于一次性设计、制造和验证或完全标准化批量制造的成套设备。	成套电力开关设备	开启式成套设备、固定面板式成套设备、封闭式成套设备（柜式成套设备、柜组式成套设备、固定封闭式成套设备、抽出式成套设备、台式成套设备、箱式成套设备、箱组式成套设备）。	1. 适用标准：GB/T7251.1 GB/T7251.2 2. 对于智能型设备，还应按照GB/T7251.8补充测试。
		母线干线系统（母线槽）	由母线、母线支撑件和绝缘件、外壳、某些固定件及与其它单元相接的连接件组成。它可具有分接装置也可无分接装置。 列举如下： 1. 密集绝缘母线槽 2. 空气绝缘母线槽 3. 滑触式母线槽	1. 适用标准：GB/T7251.1 GB/T7251.6 2. 对于智能型设备，还应按照GB/T7251.8补充测试。
		由一般人员操作的配电板（DBO）	拟由一般人员操作（例如开关操作和更换熔断体），为民用（家用）应用和其他场所分配电能的成套设备。可装有开关器件、保护器件及与电能分配相关的控制和/或信号器件。封闭式，固定式安装。用于户内或户外。 列举如下： 1. 照明配电箱 2. 计量箱 3. 插座箱	1. 适用标准：GB/T7251.1 GB/T7251.3 2. 对于智能型设备，还应按照GB/T7251.8补充测试。
		低压成套无功功率补偿装置	由一个或多个低压开关设备、低压电容器和与之相关的控制、测量、信号、保护、调节等设备，由制造商完成所有内部的电气和机械的连接，用结构部件完整地组装在一起的一种组合体。 适用于额定电压为交流不超过1000V，频率不超过1000Hz的低压配电系统的无功功率补偿。 列举如下： 1. 低压无功功率补偿装置 2. 低压滤波及无功功率补偿装置 3. 低压配电、补偿综合成套装置 4. 集成低压无功功率补偿装置	1. 适用标准：GB/T15576 2. 对于智能型设备，还应按照GB/T7251.8补充测试。
**10. 低压元器件（0302、0303、0304、0305、0306、0307、0308、0309）	能根据外界的信号和要求，手动或自动地接通、断开电路，以实现对电路或非电对象的切换、控制、保护、检测、变换和调节的元件。	开关、隔离器、隔离开关及熔断器组合电器（0302）	在断开状态下能符合规定的隔离功能要求的机械开关电器。列举如下： 1. 熔断器式隔离器 2. 隔离器 断开状态下能符合隔离器的隔离要求的开关。 列举如下： 1. 熔断器式隔离开关 2. 熔断器式开关 3. 隔离开关 4. 刀开关 5. 手动转换开关/电动转换开关 6. 倒顺开关 7. 组合开关 8. 铁壳开关 9. 双投开关 10 开启式负荷开关	适用标准：GB/T14048.1 GB/T14048.3 适用标准：GB/T14048.1 GB/T14048.3
			在制造厂或按其说明书将机械开关电器与一个或数个熔断器组装在同一个单元内的组合电器。列举如下： 1. 开关熔断器组 2. 隔离开关熔断器组 3. 隔离器熔断器组	适用标准：GB/T14048.1 GB/T14048.3

产品种类及代码	对产品种类的描述	产品适用范围	对产品适用范围的描述或列举	说明
		机电式控制电路电器（0303、0305）	继电器（0303） 1. 接触器式继电器 2. 晶体管时间继电器 3. 时间继电器 4. 电压继电器 5. 频率继电器 6. 温度继电器 7. 液位继电器 8. 速度继电器 9. 过电流继电器 10 直流电磁继电器	1. 适用标准： GB/T14048.1 GB/T14048.5 2. 不包括 GB/ T14598 及 IEC60255 涉及的 继电器。
			控制开关（0305） 1. 电器开关 2. 凸轮开关 3. 控制开关 4. 跑偏开关 5. 急停开关 6. 拉绳开关 7. 延时开关 8. 真空开关 9 压力开关 10. 脚踏开关 11. 热敏开关 12. 液位开关 13. 按钮开关 14. 组合按钮开关 15. 钥匙式操作按钮 16. 指示灯式按钮 17. 定向防护式按钮 18. 导向按钮 19. 限位开关 20. 微动开关 21. 温度开关 22. 行程开关 23. 倒顺开关 24. 程序控制器 25. 旋转开关 26. 固态开关（非电动机负载） 27. 信号灯 28. 信号灯组 29. 辅助触头组件 30. 辅助开关 31. 主令控制器	1. 适用标准： GB/T14048.1 GB/T14048.5 2. 不包括家用及 类似用途的自动 电气控制器件。
		机电式接触器和电动机起动器（含电动机保护器）（0304）	1. 电子式继电器 2. 过载继电器 / 热继电器 3. 热保护器 4. 过流保护器 5. 低压机电式接触器 6. 电动机起动器 7. 星三角起动器 8. 可逆起动器 9. 转子变阻式起动器 10. 电磁起动器 11. 综合保护起动器 12. 自耦减压起动器 13. 交流接触器 14. 直流接触器 15. 切换电容接触器 16. 真空接触器	适用标准： GB/T14048.1 GB/T14048.4

产品种类及代码	对产品种类的描述	产品适用范围	对产品适用范围的描述或列举	说明
		交流电动机用半导体控制器和起动器（含软起动器）（0304）	为交流电动机提供起动功能和截止状态的半导体开关电器。列举如下： 1. 电动机软起动器 2. 电动机负载半导体接触器	1. 适用标准： GB/T14048.1 GB/T14048.6 2. 不包括在非正常转速下持续控制交流电动机的转速、控制非电动机负载的半导体装置和半导体接触器、IEC60146 中的电子式交流变流器。
		家用及类似用途机电式接触器（0304）	家用及类似用途用接触器	适用标准： GB/T17885
		接近开关（0305）	与运动部件无机械接触而能动作的位置开关。 适用于能检测金属的和（或）非金属的物体存在与否的电感式和电容式接近开关、能检测反射声音物体存在与否的超声波式接近开关、能检测物体存在与否的光电式接近开关。列举如下： 1. 接近开关 2. 电感式接近开关 3. 电容式接近开关 4. 超声波式接近开关 5. 光电式接近开关 6. 非机械磁性式接近开关	1. 适用标准： GB/T14048.1 GB/T1404810 2. 不包括具有模拟量输出的接近开关。
		转换开关电器（0305）	适用于额定电压交流不超过 1000V 或直流不超过 1500V 的转换开关电器（TSE），TSE 用于在转换过程中中断对负载供电的电源系统。列举如下：1. 自动转换开关电器（ATSE） 2. 手动操作转换开关电器（MTSE） 3. 遥控操作转换开关电器（RTSE）	1. 适用标准： GB/T14048.1 GB/T14048.11 2. 不包括仅用于紧急照明的 TSE。
		家用和类似用途的不带过电流保护的移动式剩余电流装置（PRCD）（0306）	由一个插头、一个漏电动作保护器和一个或几个插座或接线装置组合在一起的漏电保护器。此类产品通常额定电压不超过 AC250V，额定电流不超过 16A，额定剩余电流不超过 0.03A。	1. 适用标准： GB/T20044 2. 不包括包含电池的 PRCD、具有检测电源侧故障的附加功能并能在供电电路故障时防止其闭合的 PRCD。
		家用和类似用途的带或不带过电流保护的插座式剩余电流电器（SRCD）（0306）	组装入或专门与家用和类似用途的带或不带接地触头的两极插座一起使用的剩余电流动作电器。此类产品通常额定电压不超过 AC250V，额定电流不超过 20A，额定剩余电流不超过 0.03A。	1. 适用标准： GB/T28527 2. 不包括包含电池的 SRCD、除了供电给负载以外的其他电路供电的 SRCD。
		剩余电流动作继电器（0306）	能同时完成检测剩余电流，将剩余电流与基准值相比较，以及当剩余电流超过基准值时，发出一个机械开闭信号的装置。此类产品通常额定电压超过 AC400V，可与低压断路器或低压接触器等产品组合使用。列举如下： 1.AC 型剩余电流动作继电器 2A 型剩余电流动作继电器	1. 适用标准： GB/T22387 2. 不包括兼有过载保护的继电器、鉴相鉴幅漏电继电器、脉冲型漏电继电器。

产品种类及代码	对产品种类的描述	产品适用范围	对产品适用范围的描述或列举	说明
		断路器（0307）	能接通、承载和分断正常电路条件下的电流，也能在规定的非正常条件下（例如短路条件下）接通、承载电流一定时间和分断电流的一种机械开关电器。列举如下： 1. 塑料外壳式断路器（MCCB） 2. 具有剩余电流保护的断路器（CBR） 3. 电子式塑料外壳式断路器 4. 智能型塑料外壳式断路器 5. 电动机保护用断路器 6. 万能式（框架式）断路器 7. 带熔断器的断路器 8. 直流快速断路器 9. 空气断路器（ACB） 10. 真空断路器（VCB） 11 限流断路器 12. 插入式断路器 13. 抽屉式断路器 14. 气体断路器 15. 无过电流保护要求的断路器 16. 剩余电流装置模块（无内部电流分断装置） 17. 瞬时脱扣断路器（ICB） 18. 限流器	适用标准： GB/T14048.1 GB/T14048.2
		家用和类似用途的不带过电流保护的剩余电流动作断路器（RCCB）（0307）	在正常运行条件下能接通、承载和分断电流，以及在规定的条件下当剩余电流达到规定值时能使触头断开的机械开关电器。列举如下： 1. 动作功能与电源电压无关的RCCB（电磁式） 2. 动作功能与电源电压有关的RCCB（电子式） 3. 固定装设和固定接线的RCCB 4. 移动式以及用电缆连接的RCCB 5.AC型RCCB 6.A型RCCB 7.B型RCCB 8. 延时型RCCB 9. 非延时型RCCB 10.F型RCCB	1. 适用标准： GB/T16916.1 GB/T16916.21 GB/T16916.22 GB/T22794 2. 不包括采用电池的RCCB。
		家用和类似用途的带过电流保护的剩余电流动作断路器（RCBO）（0307）	能执行过载和/或短路保护功能的剩余电流动作断路器。列举如下： 1. 动作功能与电源电压无关的RCBO（电磁式） 2. 动作功能与电源电压有关的RCBO（电子式） 3 固定装设和固定接线的RCBO 4. 移动式以及用电缆连接的RCBO 5.AC型RCBO 6.A型RCBO 7.B型RCBO 8. 延时型RCBO 9. 非延时型RCBO 10.F型RCBO	1. 适用标准： GB/T16917.1 GB/T16917.21 GB/T16917.22 GB/T22794 2. 不包括用于电动机保护的RCBO、整定电流值可由用户在使用时自行调节的RCBO、采用电池的RCBO。
		家用及类似场所用过电流保护断路器（0307）	用作保护建筑物的线路设施的过电流及类似用途，这些断路器是设计成适用于未受过训练的人员使用，无需进行维修。列举如下： 1. 单极断路器 2. 带一个保护极的二极断路器 3. 带两个保护极的二极断路器 4. 带三个保护极的三极断路器 5. 带三个保护极的四极断路器 6. 带四个保护极的四极断路器	1. 适用标准： GB/T10963.1 GB/T10963.2 GB/T24350 2. 不包括整定电流可由用户能触及的器具调节的断路器。

产品种类及代码	对产品种类的描述	产品适用范围	对产品适用范围的描述或列举	说明
		设备用断路器（0307）	专门用于保护设备，在正常电路的情况下能接通，承载和分断电流，而且在规定的非正常电路情况下也能接通，承载一规定时间和自动分断电流的机械开关电器。列举如下： 1.R 型设备用断路器 2.M 型设备用断路器 3.S 型设备用断路器 4.J 型设备用断路器 5E 型设备用断路器	适用标准：GB/T17701
		低压熔断器（0308）	适用于在专职人员使用的熔断器。列举如下： 1. 刀型触头熔断器 2. 带撞击器的刀型触头熔断器 3. 螺栓连接熔断器 4. 圆筒形帽熔断器 5. 偏置触刀熔断器 6. "gD" 和 "gN" 特性熔断器	适用标准：GB/T13539.1 GB/T13539.2
			适用于额定电流不超过 100A，额定电压不超过交流 500V 的非熟练人员使用的家用及类似用途的 "gG" 熔断器。列举如下： 1.D 型熔断器 2.NF 圆管式熔断器 3.BS 圆管式熔断器 4. 用于插头的圆管式熔断体	适用标准：GB/T13539.1 GB/T13539.3
			在规定条件下，可以分断其分断范围内任何电流的半导体设备保护用熔断体。列举如下： 1.A 型螺栓连接熔断体 2.B 型螺栓连接熔断体 3.C 型螺栓连接熔断体 4.A 型接触片式熔断体 5.B 型接触片式熔断体 6.A 型圆筒形帽熔断体 7.B 型圆筒形帽熔断体	适用标准：GB/T13539.1 GB/T13539.4
		控制与保护开关电器（设备）（CPS）（0309）	控制与保护开关电器	适用标准：GB/T14048.1 GB/T14048.9
四、小功率电动机（1 种）				
**11.小功率电动机（0401）	1.适用于额定电压大于 36V（直流或交流有效值），小于直流 1500V、交流 1000V 的驱动用小功率电动机。包括： （1）转速折算到 1500r/min 时，最大连续定额不超过 1.1kW 的各类交流异步电动机、交流同步电动机（额定功率 ≤ 同步转速 ×1.1kW/1500）； （2）最大连续定额不超过 1.1kW 的交流换向器电动机、直流电动机。 2.不包括：	三相异步电动机（YS 系列）	用于工业及类似用途。	适用标准：GB/T12350
		电阻起动异步电动机（YU 系列）	家用、工业及类似用途；电阻起动，带有离心开关。	
		电容起动异步电动机（YC 系列）	家用、工业及类似用途；带有起动用的电容器，离心开关。	
		电容运转异步电动机（YY 系列）	家用、工业及类似用途；带有电动机运转用电容器。	

产品种类及代码	对产品种类的描述	产品适用范围	对产品适用范围的描述或列举	说明
	（1）控制用途电动机（如伺服电动机、步进电动机、自整角机、旋转变压器、测速发电机、感应移相器等）；（2）有一种定额超出以上适用范围的多电压、多转速电动机。 3.防爆电机仅按防爆电气强制性产品认证要求实施认证。	双值电容异步电动机（YL系列）	工业及类似用途；带有起动用的电容器，离心开关，电动机运转用电容器。	
		一般用途的罩极异步电动机	适用于一般用途的罩极异步电动机。	
		三相电泵用电动机	主要供输送冷却液用。	
		盘式制动异步电动机	工业及类似用途；电枢与转子为盘状，气隙磁场–轴向结构。	
		单相串励电动机	适用于一般用途、家用及类似用途家用电器、医疗器械、一般设备、仪器、机械等用的小功率单相串励电动机。	
		三相机械离合器电动机	主要供工业缝纫机使用。	
		单相机械离合器电动机	主要供工业缝纫机使用。	
		水泵用电动机	与水泵共轴的三相、单相电阻起动、单相电容起动和单相电容运转小功率异步电动机。	
		家用缝纫机电动机	家用缝纫机电动机。	
		洗衣机用电动机	一般家用电动洗衣机（洗涤机和洗涤—脱水机）用电动机。	
		洗衣机脱水用电动机	一般家用洗衣机脱水用电动机。	
		空调器风扇用电动机	装有冷凝器、蒸发器、全封闭电动机压缩机的房间空调器风扇用电动机，以及热泵、除湿机、风机盘管式空调器风扇用电动机。	
		交流台扇用电动机	交流台扇（包括壁扇、台地扇、落地扇）用的单相电容运转异步电动机、无刷直流电动机和单相罩极异步电动机。	
		转页扇用电动机	转页扇用的单相电容运转异步电动机、无刷直流电动机和单相罩极异步电动机。	
		吸排油烟机用电动机	家用吸排油烟机用单相电容运转异步电动机、无刷直流电动机。	
		家用换气扇用电动机	家用和类似用途的换气扇用单相电容运转异步电动机、无刷直流电动机和单相罩极异步电动机。	
		食品搅拌器用串励电动机	带有刀具的食物搅碎器及类似用途用电动机。	
		家用真空吸尘器用单相串励电动机—风机	适用于家用真空吸尘器用单相串励电动机—风机。	
		一般用途用永磁同步电动机	适用于一般用途用永磁同步电动机	
		爪极式永磁同步电动机	带多级减速齿轮箱的永磁同步电动机。	
		直流电动机	最大连续额定功率不超过1.1kW的永磁式和电磁式小功率有刷直流电动机和无刷直流电动机。	
		——	以上范围以外、按GB/T12350标准设计、生产的符合本规则适用范围的其他系列电动机	
		三相异步电动机	工业及类似用途。	1.适用标准：GB/T14711 2.不包括插入式混凝土振动器用电动机。
		变极多速三相异步电动机（YD系列）	工业及类似用途；电动机以变极而变速，有二速、三速、四速三种类型，电动机定子绕组在二速时为单套绕组，三速、四速时为双套绕组。	

产品种类及代码	对产品种类的描述	产品适用范围	对产品适用范围的描述或列举	说明
		高转差率三相异步电动机（YH系列）	工业及类似用途；以 S3 为基准的周期工作定额，负载持续率分为 15%、25%、40%、60% 四种。	
		电磁调速电动机（YCT 系列）	工业及类似用途；由电磁转差离合器、拖动电动机及电磁调速控制器组成。拖动电动机借凸缘端盖止口直接安装在离合器机座上的组合式结构。	
		电磁调速电动机（YCTD 系列）	工业及类似用途；由电磁转差离合器、拖动电动机及电磁调速控制器组成。拖动电动机借凸缘端盖止口直接安装在离合器机座上的组合式结构；是一种低电阻端环电磁调速电动机，调速范围比 YCT 调速电动机大。	
		齿轮减速三相异步电动机（YCJ系列）	工业及类似用途；输出转速约为 15~600r/min；减速电动机采用外啮合渐开线圆柱齿轮，分单级、两级和三级减速传动，并可正反向运转。	
		变极多速三相异步电动机（YDT系列）	主要配用于风机、水泵类负载的一种变极多速三相异步电动机；电动机以变极而变速，有二速、三速二种类型。	
		电磁制动三相异步电动机（YEJ系列）	工业及类似用途；由三相异步电动机和电磁制动器组成。	
		户外及户外化学腐蚀三相异步电动机（Y-W系列 及 Y-WF系列）	工业及类似用途；适用于户外及户外腐蚀环境中；电动机按所能承受的使用环境化学介质的严酷程度，分为户外防轻腐蚀型（Y-W），户外防中等腐蚀型（Y-WF1）及户外防强腐蚀型（Y-WF2）。	
		防腐蚀型三相异步电动机（Y-F系列）	工业及类似用途；适用于户内腐蚀环境中；电动机按所能承受的使用环境化学介质的严酷程度，分为户内防中等腐蚀型（Y-F1）及户内防强腐蚀型（Y-F2）。	
		木工用三相异步电动机（Y-M系列）	工业及类似用途；主要用于驱动木工机械。	
		振动源三相异步电动机	工业及类似用途；振动电机的偏心块在规定位置条件下，由振动电机自激产生振动力。	
		YLJ 系列力矩三相异步电动机	工业及类似用途；电动机的定额是从空载至堵转之间负载和转速连续变化的 S9 工作制的非周期工作定额。	
		变频调速专用三相异步电动机（YVF2）	工业及类似用途；电动机在规定频率范围内恒转矩（3Hz 或 5~50Hz）和恒功率（50~100Hz）运行。	
		小型平面制动三相异步电动机	工业及类似用途；盘式定、转子结构。	
		阀门电动装置用三相异步电动机（YDF2系列）	工业及类似用途；适用于阀门电动装置；电动机的定额以短时工作制（S2-10min）为基准的短时定额。	
		——	除以上电动机以外，按 GB/T14711 设计、生产的符合本规则适用范围的其他系列电动机。	

五、电动工具（3 种）
1. 用手握持操作的，装有电源线（含带电源箱或电动机 – 发电机组）并内装电源开关的、由电动机或由电磁铁作动力来驱动的；
2. 交流单相和直流额定电压不大于 250V，交流三相额定电压不大于 440V；
3. 不适用于中频电动工具（用电源箱或电动机 – 发电机组或电源转换器供电的工具除外）和 GB/T3883.1 附录 K 涉及的电池式电动工具。

产品种类及代码	对产品种类的描述	产品适用范围	对产品适用范围的描述或列举	说明
*12. 电钻（0501）	——	电钻、手电钻、角向电钻、万向电钻。	1. 对金属、木料、塑料构件等各种材料上进行钻孔用的电动工具； 2. 有单速、双速、多速结构，没有冲击机构； 3. 一般采用串励电动机作动力，少量产品采用三相异步电动机作动力。	适用标准： GB/T3883.1 GB/T3883.201 GB4343.1 GB17625.1
		冲击电钻	1. 用装在输出轴上的钻头，靠冲击机构在混凝土、砖石及类似材料上钻孔用的电动工具； 2. 可通过调节冲击—旋转装置，去除冲击功能但保留旋转功能，从而可在金属、木料、塑料构件上进行钻孔作业； 3. 一般采用串励电动机作动力。	
*13. 电动砂轮机（0503）	——	角向磨光机、砂磨机、湿式磨光机、切割机、砂轮开槽机。	1. 用跋形、杯形、平行砂轮对金属材料、构件、石材上的不平整部位、焊缝，或对地面等进行磨光作业或切割金属材料的电动工具，对地面进行磨光作业时，一般需带水源； 2. 当带水源作业时，该产品应当用额定电压不超过115V的隔离变压器供电； 3. 一般采用串励电动机作动力。	适用标准： GB/T3883.1 GB/T3883.3 GB4343.1 GB17625.1
		电磨、模具电磨、阀座电磨、吊磨机。	1. 用多种形式的小型砂轮、磨石对特定形状的构件进行磨光、去除表面材料的电动工具； 2. 一般产品整体为手持操作，也有产品采用软轴传动，电机部分悬挂使用； 3. 一般采用串励电动机作动力。	
		直向砂轮机	1. 用圆柱形砂轮的圆柱面对金属材料、构件上的不平整部位以及焊缝等进行磨光、去除表面材料的电动工具； 2. 一般采用串励电动机作动力，少量产品采用三相异步电动机作动力。	
		抛光机	1. 用抛轮对各种材料表面进行抛光的电动工具； 2. 一般采用串励电动机作动力。	
		盘式砂光机、墙壁打磨机	1. 用装在底盘衬垫上的圆形砂纸对材料表面进行砂光的电动工具； 2. 砂盘与电机轴成刚性连接，砂盘只能随电动机作旋转运动； 3. 一般采用串励电动机作动力。	
*14. 电锤（0506）	——	电锤	1. 以活塞冲击能量辅以钎杆、钻头的旋转运动，在砖块，水泥构件、轻质墙、石料等建筑材料上钻孔用的电动工具； 2. 输出轴仅具有旋转—冲击功能 3. 一般采用串励电动机作动力。	适用标准： GB/T3883.1 GB/T3883.7 GB4343.1 GB17625.1
		锤钻、旋转电锤。	1. 以活塞冲击能量辅以钎杆、钻头的旋转运动，在砖块，水泥构件、轻质墙、石料等建筑材料上钻孔用的电动工具； 2. 输出轴具有旋转—冲击和纯旋转两种功能； 3. 一般采用串励电动机作动力。	
		电镐、电动凿岩机、枕木电镐。	1. 以活塞冲击能量捶击钎杆，在砖块，水泥构件、轻质墙、石料、地面等建筑材料上凿孔用的电动工具； 2. 输出轴只有冲击功能，无旋转功能； 3. 一般采用串励电动机作动力。	

六、电焊机（4种）

将电能转换为焊接能量的整套装置或设备，包括电网输入和机械设备驱动的焊接电源（弧焊电源、电阻焊机）、辅助设备及焊接附件。

产品种类及代码	对产品种类的描述	产品适用范围	对产品适用范围的描述或列举	说明
*15.直流弧焊机（0603） *16.TIG 弧焊机（0604） *17.MIG/MAG 弧焊机（0605） *18.等离子弧切割机（0607）	电弧焊机(直流弧焊机、TIG 弧焊机、MIG/MAG 弧焊机、等离子弧切割机等）是提供电流和电压，并具有适合于弧焊及类似工艺所需特性的设备。	直流弧焊机、TIG 弧焊机、MIG/MAG 弧焊机、等离子弧切割机和多种焊接工艺组合的电弧焊机等。	电弧焊机（直流弧焊机、TIG 弧焊机、MIG/MAG 弧焊机、等离子弧切割机等）是由主变压器、调节机构和外壳等组成的弧焊电源，配合送丝装置和焊枪 / 焊炬 / 焊钳及焊接材料等将电能转换为焊接能量的设备。通过对焊接工件施加高温电弧，使焊接工件局部发生冶金反应，形成焊缝。按输出外特性分为：恒流、恒压和介于两者间的缓降外特性三种类型。有机械式、电磁式和电子式等焊接参数多种调节类型。 1.WS 系列 TIG 弧焊机 2.NB 和 NBC 系列 MIG/MAG 弧焊机 3.LG 系列等离子弧切割机 4.ZX5、ZX7、ZX1 系列直流弧焊机 5. 机械设备驱动弧焊机 6. 多功能（如手工焊 /TIG 焊 /MIG/MAG 焊）弧焊机	适用标准： GB/T15579.1 GB/T8118

七、家用和类似用途设备（19 种）

1. 包括满足以下要求的家用和类似用途设备：
（1）作为家用及类似用途的；
（2）对公众存在危险的，包括在商店、办公场所、酒店、轻工业、农场等场所由非电专业人员使用的设备；
2. 除电动机 – 压缩机外，器具如果通过市网供电，单相器具额定电压必须包含 220V、额定频率必须包括 50Hz，三相器具额定电压必须包含 380V、额定频率必须包括 50Hz；
3. 不包括专为工业用而设计的器具和由可拆卸电源装置供电且销售时不带有可拆卸电源装置的器具。

产品种类及代码	对产品种类的描述	产品适用范围	对产品适用范围的描述或列举	说明
19. 家用电冰箱和食品冷冻箱（0701）	1. 单相器具额定电压不超过 250V，其他器具额定电压不超过 480V； 2. 具有合适的容积、由内置装置冷却，并具有一个或多个用于储存食品（包括饮料的冷却）间室的密封绝热器具。	家用电冰箱和食品冷冻箱	1. 电动机 – 压缩机驱动的冷冻箱（柜）、冷藏箱（柜）、冷藏冷冻箱（柜）、无霜冰箱 2. 电动机 – 压缩机驱动的非敞开式冷藏 / 冷冻展示柜、自携封闭式陈列柜、非零售用餐饮陈列柜 3. 带有制冰机或冰淇淋机功能的家用电冰箱 4. 吸收式冰箱 5. 帕耳帖效应式（半导体制冷）冰箱	1. 适用标准： GB4706.1 GB4706.13 GB4343.1 GB17625.1 2. 不包括商用售卖机、敞开式冷藏 / 冷冻展示柜、以独立形式存在的制冰机和冰淇淋机、远置式陈列柜、生鲜自提柜、物流冷柜、冷库等。
20. 电风扇（0702）	1. 单相器具额定电压不超过 250V，其他器具额定电压不超过 480V； 2. 通过电动机驱动扇叶旋转产生流动气流通风排气。	电风扇	转页扇、落地扇、台扇（台地扇）、壁扇、吊扇、冷风扇、风幕扇、换气扇、吸顶扇、夹子扇、可独立使用的其它类型风扇等。	1. 适用标准： GB4706.1 GB4706.27 GB17625.1 GB4343.1 2. 不包括： （1）不单独使用，仅作设备配件使用的风扇（如计算机中的散热风扇、电梯专用风扇）；

产品种类及代码	对产品种类的描述	产品适用范围	对产品适用范围的描述或列举	说明
				（2）仅作为工业用途，一般人员无法触及的通风机、工业场所用的电风扇； （3）微风吊扇（明显无法按照标准要求在正常工作状态（吊扇安装于天花板上）下使用）； （4）吹地机。
21.空调器（0703）	1.单相器具额定电压不超过250V，其他器具额定电压不超过480V； 2.装有全封闭电动机—压缩机，额定制冷量/制热量≤21000大卡/每小时（24360W）（制热量限制适用于仅具有制热功能的器具）； 3.可作为一个组件或组件系统的一部分独立销售。	空调器	窗式空调器、挂壁式空调器、落地式空调器、吊顶式空调器、嵌入式空调器、多联式空调器、移动式空调器、除湿机、冷水机组、水冷机组、单元式空调机、机房精密空调、采暖用空调、热风机、电梯空调、机柜空调等各种空调器等。	1.适用标准： GB4706.1 GB4706.32 GB4343.1 GB17625.1 2.不包括： （1）不带有压缩机的末端设备（与室外机没有匹配关系、控制关系和电气连接），如风机盘管等； （2）不带有压缩机的空气调节产品； （3）吸收式、吸附式、热电式、喷射式空调器； （4）加湿器、空气净化器、负离子发生器、利用热泵原理的干衣机等。
**22.电动机—压缩机（0704）	1.输入功率≤5000W家用和类似用途装置所用的密闭式（全封闭型和半封闭型）电动机—压缩机； 2.额定电压单相不超过250V，额定电压三相不超过480V。	电动机—压缩机	1.制冷器具、冰激凌机、制冰机用电动机—压缩机 2.热泵、空调器、除湿机用电动机－压缩机 3.饮水机用的电动机—压缩机 4.商用售卖机用电动机—压缩机 5.用于制冷、空气调节或加热用途或这些用途的组合而传递热量的由工厂制造的装配组件用电动机－压缩机，如商用展示柜或冷库用压缩冷凝机组用电动机－压缩机 6用于车辆或船上的器具用电动机－压缩机	1.适用标准： GB4706.1 GB4706.17 2.不包括专为工业用途设计的电动机—压缩机等。
23.家用电动洗衣机（0705）	1.单相器具额定电压不超过250V，其他器具额定电压不超过480V； 2.用于对衣物和纺织品进行洗涤、脱水处理的； 3.可结合有加热、脱水和干燥的装置；4.离心式脱水机、带有离心式脱水功能的洗衣机，其负载容量为≤10kg的干衣。	家用电动洗衣机	单桶洗衣机、离心式脱水机、带脱水装置的双桶洗衣机、带干衣或不带干衣功能的波轮式全自动洗衣机、带加热或不带加热的全自动滚筒式洗衣机、滚筒式洗衣干衣机、带有电动挤水器的洗衣机、搅拌式洗衣机等。	1.适用标准： GB4706.1 GB4706.24 GB4706.20（适用时） GB4706.26（适用时） GB4343.1 GB17625.1 2.不包括仅有干衣功能的单干衣机、干洗设备、洗鞋机等。

产品种类及代码	对产品种类的描述	产品适用范围	对产品适用范围的描述或列举	说明
24.电热水器（0706）	电热水器—储水式热水器： 1.单相器具额定电压不超过250V，其他器具额定电压不超过480V； 2.具有储存水并将水加热至沸点以下某个可控温度功能、连接水源并用于洗浴、洗涤和类似用途的驻立式器具； 3器具通过金属铠装电热元件、非金属铠装电热元件、电热膜或类似膜状电热元件、或其它型式的加热元件（如微波加热、电磁加热、热泵）实现加热水的功能。	电热水器—储水式热水器	1.密闭式储水热水器 2.出口敞开式储水热水器 3.水箱式储水热水器 4.水槽供水式储水热水器 5.带电加热的太阳能热水器 6.热泵热水器	1.适用标准：GB4706.1 GB4706.12 GB4706.32（适用时） 2.不包括专门为工业用设计的器具、腐蚀性和爆炸性场所使用的器具、设计打算同时使用气源的器具、商用售卖机、定制生产和安装的大型太阳能热水器（带电辅助加热）、可移动洗澡机等。
	电热水器—快热式热水器： 1.单相器具额定电压不超过250V，其他器具额定电压不超过480V； 2.具有当水流过器具时将水加热到沸点以下温度功能、连接水源并用于洗浴、洗涤和类似用途的器具； 3.器具通过金属铠装电热元件、非金属铠装电热元件、电热膜或类似膜状电热元件、裸露式电热元件、或其它加热方式实现加热水的功能。	电热水器—快热式热水器	1.封闭式快热热水器 2.出口开放式快热热水器 3.裸露电热元件快热式热水器	1.适用标准：GB4706.1 GB4706.11 2.不包括专门为工业用设计的器具、腐蚀性和爆炸性场所使用的器具、设计打算同时使用气源的器具、商用售卖机等。
25.室内加热器（0707）	1.单相器具额定电压不超过250V，其他器具额定电压不超过480V； 2.用于对房间空气进行加热的加热器。	室内加热器	辐射式加热器、对流式加热器、风扇式加热器，如：充油式电暖气（油汀）、浴霸、取暖器等。	1.适用标准：GB4706.1 GB4706.23 2.不包括： （1）不单独使用，仅作设备配件使用的加热器； （2）储热式房间加热器、地毯式加热器；

产品种类及代码	对产品种类的描述	产品适用范围	对产品适用范围的描述或列举	说明
				（3）暖手宝、干衣架、毛巾烘干机、柔性加热装置； （4）加热元件与散热装置分离的加热器。
26.真空吸尘器（0708）	1.额定电压不超过250V； 2.利用真空原理用于地面或其它表面去除灰尘和污物、吸水，以及动物清洁等目的的器具。	真空吸尘器	真空吸尘器（包括中央安置吸尘器）、吸水清洁器具、动物清洁器具、带有电源适配器的充电式吸尘器等。	1.适用标准： GB4706.1 GB4706.7 GB4343.1 GB17625.1 2.不包括专门为工业用设计的器具、腐蚀性和爆炸性场所使用的器具等。
27.皮肤和毛发护理器具（0709）	1.额定电压不超过250V； 2.用于对头发或皮肤护理的带电加热元件的个人护理器具。	皮肤和毛发护理器具	电吹风、干手器、电热梳、卷发器、电发夹、毛发定型器、面部桑拿器等。	1.适用标准： GB4706.1 GB4706.15 GB17625.1 GB4343.1 2.不包括医用皮肤和毛发护理器具，电动剃须刀，美容仪，卸妆仪，有治疗理疗功能、使用药物的器具，箱式宠物吹水机等。
28.电熨斗（0710）	1.额定电压不超过250V； 2.具有一定重量的平的底板，采用电热元件加热，加热后可熨压织物并使其平滑； 3.可包括相关设备，如容量不超过5升的分离式水箱或蒸汽器。	电熨斗	干式电熨斗、蒸汽电熨斗（包括开口式、压力式）、无绳电熨斗、带有单独蒸汽发生器或水箱的电熨斗等。	1.适用标准： GB4706.1 GB4706.2 GB4343.1 GB17625.1 2.不包括旋转式或平台式熨平机、织物蒸汽机（蒸汽熨刷）、专为工业用途设计的器具等。
29.电磁灶（0711）	1.单相器具额定电压不超过250V，其他器具额定电压不超过480V； 2.通过电磁线圈元件，将放在金属容器中的食物、水进行加热的器具。	电磁灶	便携式电磁灶、驻立式电磁灶、气电组合电磁灶器具中的电器部分等。	1.便携式器具适用： GB4706.1 GB4706.29或GB4706.14 2.驻立式器具适用： GB4706.1 GB4706.22 3.不包括商用电磁灶台等。
30.电烤箱（便携式烤架、面包片烘烤器及类似烹调器具）（0712）	1.额定电压不超过250V； 2.采用电热元件加热，具有烘烤、烧煮等食物烹调功能； 3.属于便携式器具； 4.容积不超过10L。	电烤箱（便携式烤架、面包片烘烤器及类似烹调器具）	面包片烘烤器、华夫饼炉、电烤箱、电烤炉、旋转烤架、烘烤器、烤肉叉、辐射烤架、烤盘、烧烤架、奶酪烤架、接触烤架、室内用烧烤炉、食物烘烤器、电炉、电灶、气电组合烧烤器具中的电器部分、面包机、光波炉、多士炉、空气炸锅等。	1.适用标准： GB4706.1 GB4706.14 2.不包括打算用于商用餐饮业的器具、保温板等。

产品种类及代码	对产品种类的描述	产品适用范围	对产品适用范围的描述或列举	说明
31. 电动食品加工器具（食品加工机（厨房机械））（0713）	1. 额定电压不超过250V； 2. 用于对食物进行加工准备的器具，用于开罐头的器具，用于磨刀的器具。	电动食品加工器具（食品加工机（厨房机械））	食物混合器、奶油搅打器、打蛋机、搅拌器、筛分器、搅乳器、柑桔果汁压榨器、离心式榨汁机、绞肉机、面条机、果浆汁榨取器、切片机、豆类切片机、土豆剥皮机、磨碎器与切碎器、磨刀器、开罐头器、刀具、食品加工器、谷类磨碎器（漏斗容量 ≤ 3L）、咖啡碾碎器（漏斗容量 ≤ 500 克）、家用榨油机等。	1. 适用标准：GB4706.1 GB4706.30 GB4706.19（适用时） 2. 不包括商用食品加工机、商用咖啡研磨机等。
32. 微波炉（0714）	1. 额定电压不超过250V； 2. 利用频率在300MHz ~ 30GHz 之间的电磁能量加热腔体内食物和饮料的器具； 3. 可对食物有附加的功能，如着色功能、烧烤功能、蒸汽功能等。	微波炉	微波炉、烧烤微波炉、光波微波炉、转波炉、蒸汽微波炉、热风循环式微波炉等。	适用标准：GB4706.1 GB4706.21
33. 电灶、灶台、烤炉和类似器具（驻立式电烤箱、固定式烤架及类似烹调器具）（0715）	1. 单相器具额定电压不超过 250V，其他器具额定电压不超过480V； 2. 采用电热元件加热，具有烘烤、烧煮等食物烹调功能； 3. 属于驻立式器具。	电灶、灶台、烤炉和类似器具（驻立式电烤箱、固定式烤架及类似烹调器具）	驻立式烤架、驻立式烤盘、烤炉（包括蒸汽烤炉、及热解式自洁烤炉）电灶、灶台、气电组合烹调器具中的电器部分等。	1. 适用标准：GB4706.1 GB4706.22 2. 不包括打算用于商用餐饮业的器具等。
34. 吸油烟机（0716）	1. 额定电压不超过250V； 2. 安装在烹调炉具、炉灶或类似器具上部，用电动机驱动用于抽吸被污染空气的吸油烟机。	吸油烟机	深型吸油烟机、欧式吸油烟机、薄型吸油烟机、亚深型吸油烟机、分体式吸油烟机等。	1. 适用标准：GB4706.1 GB4706.28 2. 不包括仅为工业或商业目的的安装的排烟系统或仅依靠静电除尘的器具等。
35. 液体加热器和冷热饮水机（0717）	额定电压不超过 250V。	液体加热器	电水壶、电茶壶、电热杯、电热水瓶等产生沸水的电开水器（额定容量 ≤ 10L）、咖啡壶、煮蛋器、电热奶器、喂食瓶加热器、额定蒸煮压力不超过 140kPa 且额定容量不超过 10L 的电压力锅（不含电压力饭锅）、电烹调平锅、电炖锅、电热锅、电蒸锅、电药壶（煲）、电酸奶器、煮沸清洗器、带有水壶的多功能的早餐机、多用途电热锅、电火锅、电消毒器、家畜饲料蒸煮器、带有水套的煮胶锅等。	1. 适用标准：GB4706.1 GB4706.19 2. 不包括煎锅和深油炸锅、用液体或蒸汽清洁表面的清洗器、便携浸入式加热器、商用开水器、商用电煮锅、电极型液体加热器、干式消毒器、蒸汽压力消毒器、蒸馏水机等。
	1. 额定电压不超过250V； 2. 将桶装、管道中或其它水源提供的饮用水直接加热或冷却到适宜温度供使用者直接饮用的器具。	冷热饮水机	可对饮用水进行前期净化和 / 或消毒和 / 或软化等处理后，再进行加热或冷却，供使用者直接饮用的器具。	1. 适用标准：GB4706.1 GB4706.19 GB4706.13 2. 不包括商用电热水锅炉、装有电极型加热器的器具、商用售卖机、不带有加热或冷却功能的直饮机、不带有加热或冷却功能的净水机等。

产品种类及代码	对产品种类的描述	产品适用范围	对产品适用范围的描述或列举	说明
36. 电饭锅（0718）	1. 额定电压不超过250V； 2. 以煮饭为主要功能的器具； 3. 可结合有煮粥、炖汤等功能。	电饭锅	电饭锅（煲）、电压力饭锅（煲）、自动电饭锅（煲）、全自动电饭锅（煲）、多功能电脑电饭锅（煲）、定时电饭锅（煲）、西施锅（煲）、智能（电饭）锅（煲）等。	1. 适用标准： GB4706.1 GB4706.19 GB4343.1 GB17625.1 2. 不包括使用石油气、煤气等加热的饭锅。
37. 电热毯、电热垫及类似柔性发热器具（0719）	1. 额定电压不超过250V； 2. 对床或人体进行加热的柔性器具； 3. 打算用于人体局部加热、且在每面带有发热面积不超过0.3m2的一块柔性部件构成的电热垫。	电热毯、电热垫及类似柔性发热器具	电热毯（上盖电热毯、下铺电热毯）、电热垫、电热被、电热褥垫、柔性电发帽等。	1. 适用标准： GB4706.1 GB4706.8 2. 不包括刚性床取暖器、暖脚器、热脚垫、水暖/冷垫（床）、有医疗或理疗功能的柔性器具、使用药物的柔性器具等。

八、电子产品及安全附件（共计13种）

1. 不包括预定仅在室外环境安装使用的设备（"室外"是指会直接受到风吹、雨淋、日晒等气候条件影响的自然环境）；
2. 不包括不可连接到公共通信网（包括PSTN/无线通信网络/公共互联网）内、或由通信运营商管理维护的用户端通信产品；
3. 集显示、打印、计算等多功能于一体、以实现收款为主要功能的收款机产品，使用代码0913实施认证，适用标准为GB4943.1、GB/T9254.1。不包括税控收款机。
4. 具有两种或者两种以上目录内信息技术设备或电信终端设备功能的自助终端类产品使用代码0901实施认证。不包括带有传送、存储或放置实物的自助服务终端。
5. 音视频设备（代码前两位为08）、信息技术设备（代码前两位为09）中的标称额定电压小于等于5VDC，标称额定消耗功率小于15W（或15VA），且无可充电电池的设备（III类设备）实施自我声明程序A。

产品种类及代码	对产品种类的描述	产品适用范围	对产品适用范围的描述或列举	说明
38. 各种成像方式的彩色电视接收机、电视机顶盒（0808）	可以接收广播电视信号，能解调并能输出或重现广播电视信号的设备。	彩色电视接收机电视机顶盒	液晶显示彩色电视接收机、等离子彩色电视接收机、投影（背投、前投）彩色电视接收机、彩色视频投影电视机、数字电视机顶盒等。	适用标准： GB4943.1 GB/T9254.1 GB17625.1
39. 微型计算机（0901）	由计算模块、存储模块、供电模块和操作系统组成，具有独立结构的实体。该实体可以外接或内置外围设备，实现以办公/服务电子化为主要功能的信息处理系统。	微型计算机	适用于额定电流小于等于6A的微型计算机。家用、办公用的计算机、台式计算机、控制智能仪表用的计算机、数据处理设备、文本处理设备、网络计算机等。	1. 适用标准： GB4943.1 GB/T9254.1 GB17625.1 2. 不包括对生产过程及其机电设备、工艺装备进行检测与控制的工业控制计算机。
40. 便携式计算机（0902）	以便携性为特点，具有输入输出设备、电池模块的微型计算系统。	便携式数据处理设备	笔记本电脑、平板电脑等。	适用标准： GB4943.1 GB/T9254.1 GB17625.1
41. 与计算机连用的显示设备（0903）	能够与计算机连接使用，可以是单独的直观显示设备，也可以作为一个设备单元组装到系统的设备上，还可以是带有显示功能和控制功能的显示终端设备。	显示设备	LCD液晶显示器、OLED显示器、LED电子显示屏、其它显示终端等。	1. 适用标准： GB4943.1 GB/T9254.1 GB17625.1 2. 不包括医用显示器（非通用接口）、无显示器功能的电子白板。
	能够与计算机连接使用，将输入信号通过透射式投射方式或反射式投射方式等显示在投影面上的设备。	数据投影机	LCD投影机、DLP投影机、DLV投影机等。	适用标准： GB4943.1 GB/T9254.1 GB176251
42. 与计算机相连的打印设备（0904）	能够与计算机连接使用，打印文件、票据或照片等。	打印设备	激光打印机、针式打印机、喷墨打印机、热敏打印机、热转印打印机、票据打印机、宽幅打印机、标签打印机、条码打印机等。	1. 适用标准： GB4943.1 GB/T9254.1 GB17625.1

产品种类及代码	对产品种类的描述	产品适用范围	对产品适用范围的描述或列举	说明
				2. 不包括光盘、服装、塑料件的打印机或 A4 幅面打印速度大于 60ppm 的打印机。
	能够与计算机连接使用，用来将图形准确绘制在介质上的绘图仪设备。	绘图仪	从原理上分类，绘图仪分为笔式、喷墨式、热敏式、静电式、激光式等；从结构上可分为平台式和滚筒式；从颜色上可分为单色和彩色绘图仪。平台式绘图仪的工作原理是，在计算机控制下，笔或喷墨头在 X、Y 方向移动，而纸在平面上固定不动。滚筒式绘图仪的工作原理是，笔或喷墨头沿 X 方向移动，纸沿 Y 方向移动。笔式绘图仪、喷墨式绘图仪、热敏式绘图仪、静电式绘图仪、激光式绘图仪等。	适用标准：GB4943.1 GB/T9254.1 GB17625.1
43. 多用途打印复印机（0905）	能够与计算机连接使用，具有打印和复印等功能。	多用途打印复印机	打印和 / 或复印和 / 或传真多用机等。	1. 适用标准：GB4943.1 GB/T9254.1 GB17625.1 2. 不包括 A4 幅面打印速度大于 60ppm 和能复制开本大于 A1 规格的打印复印机。
44. 扫描仪（0906）	能够与计算机连接使用，用来扫描文件、图纸或照片等。	扫描仪	平板扫描仪、图纸扫描仪、立式扫描仪、其他高速扫描仪等。	1. 适用标准：GB4943.1 GB/T9254.1 GB17625.1 2. 不包括不带打印功能的条形码扫描器和笔式扫描器。
45. 服务器（0911）	服务器是基于某种操作系统、具有通用开放体系结构，能通过网络为客户端计算机提供各种服务的高性能的计算机产品。具有高扩充性、高可用性、高稳定性。	服务器	适用于额定电流小于等于 6A 的服务器。具有服务器功能的磁盘阵列、塔式服务器、机架式服务器、刀片服务器等。	适用标准：GB4943.1 GB/T9254.1 GB17625.1
46. 传真机（1602）	在商业和民用设备内使用的，具有传真功能的办公和家用设备。	传真机	传真机、多功能传真一体机等。	1. 适用标准：GB4943.1 GB/T9254.1 2. 不包括工业传真机。
47. 移动用户终端（1606）	在为社会公众服务的公共移动通信网络中使用，实现通信功能的各类制式蜂窝移动终端设备。包含移动通信模块。	移动用户终端	GSM/GPRS 用户终端设备、CDMA、CDMA1X、CDMA2000 用户终端设备、TD-SCDMA 用户终端设备、WCDMA 用户终端设备、TD-LTE 用户终端设备等，以及使用以上制式的其它终端设备（包括车载、固定台、通信模块、无线数据终端、可穿戴式设备等）。	1. 适用标准：GB4943.1 GB/T19484.1 GB/T22450.1 YD/T1592.1 YD/T1595.1 YD/T2583.14 YD/T2583.18 2. 不包括 PHS 手机、对讲机、SCDMA 终端、工业环境和预定仅在室外环境中使用的模块。

产品种类及代码	对产品种类的描述	产品适用范围	对产品适用范围的描述或列举	说明
48. 电源（0807、0907）	直接与交流电网电源连接，输出可配接电子产品及安全附件，具有电压转换功能的设备。包括供电性质和电气参数转换。	音视频设备配套的电源适配器/充电器（0807），信息技术设备、电信终端设备配套的电源适配器/充电器（0907）	音视频设备、信息技术设备、电信终端设备配套的电源适配器、充电器、电源转换器等。	1. 适用标准：GB4943.1 GB/T9254.1 GB17625.1 2. 不包括专为干电池充电的充电器。
	适用于安装在额定电流小于等于6A计算机或服务器内部的电源。	计算机/服务器内置电源（0907）	计算机/服务器机内电源（带机内外壳或不带机内防护外壳）。	适用标准：GB4943.1 GB/T9254.1 GB17625.1
49. 移动电源	质量不超过18kg，包含额定容量大于600mAh的锂离子电池和/或电池组，具有交直流输入/输出的可移动式电源。	移动电源	充电宝、便携式储能电源、露营用移动电源等。	适用标准：GB4943.1 GB31241
50. 锂离子电池和电池组	依靠锂电子在正极和负极之间移动实现化学能与电能互相转化的装置，并被设计成可充电；包含有保护电路的任意数量的锂离子电池组合而成准备使用的组合体。	便携式电子产品用锂离子电池和电池组	便携式办公产品、移动通信产品、便携式音/视频产品等便携式电子产品用锂离子电池和电池组。	1. 适用标准：GB31241 2. 不包括电子烟用锂离子电池和电池组

九、照明电器（2种）
不包括光源产品。

产品种类及代码	对产品种类的描述	产品适用范围	对产品适用范围的描述或列举	说明
51. 灯具（1001）	分配、透出或改变一个或多个光源发出光线的器具，它包括支承、固定和保护光源必需的所有部件，以及必需的电路辅助装置和将它们连接到电源的装置，但不包括光源本身。	固定式通用灯具	1. 指不为专门用途设计的灯具，其只能借助于工具才能拆卸的固定方式、或在伸臂范围外的使用位置而不能轻易地从一处移动到另一处的灯具；2. 适用范围为电源电压高于36V和不超过1000V的以电光源为光源的固定式通用灯具；3. 电源连接方式包括：灯具连接装置、接线端子、与插座配合的插头、连接引线、电源线、与电源导轨连接的接合器、器具插座、安装耦合器、接合器或连接器；4. 部分适用产品示例：（1）悬吊在天花板上的灯具，如枝形花灯、吊灯等；（2）表面安装灯具，如天花板表面安装灯具、墙面安装的灯具、家具表面安装灯具等；（3）安装在电源导轨上的灯具；（4）草坪、私人庭园地面安装的、且总高度低于2.5m的灯具。	1. 适用标准：GB7000.1 GB7000.201 GB/T17743 GB17625.1 2. 不包括：（1）隧道灯具；（2）道路和街路照明灯具；（3）总高度不低于2.5m(≥2.5m)的柱式合成灯具和室外公共场所照明用灯具；（4）投光灯具；（5）舞台灯光、电视、电影及摄影场所（室内外）用灯具；（6）游泳池和类似场所用灯具；（7）医院和康复大楼诊所用灯具；（8）通风式灯具；

产品种类及代码	对产品种类的描述	产品适用范围	对产品适用范围的描述或列举	说明
				（9）仅能使用自镇流双端LED灯的固定式通用灯具。
		可移式通用灯具	1. 指不为专门用途设计的灯具，连着电源正常使用状态下能从一处移动到另一处的灯具； 2. 适用范围为电源电压高于36V和不超过250V的以电光源为光源的可移式通用灯具； 3. 电源连接方式包括：电源线带插头、器具插座； 4. 部分适用产品示例： （1）桌面放置的灯具，如台灯； （2）地面放置的灯具，如落地灯； （3）夹持在垂直或水平表面、或圆杆的灯具，如夹灯。	1. 适用标准： GB7000.1 GB7000.204 GB/T17743 GB17625.1 2. 不包括： （1）以电池为电源的手电筒； （2）以电池为电源的可移式灯具； （3）庭园用可移式灯具； （4）手提灯； （5）灯串、灯带。
		嵌入式灯具	1. 指制造商打算完全或部分嵌入安装表面的灯具；2. 适用范围为电源电压高于36V和不超过1000V的以电光源为光源的嵌入式灯具； 3. 电源连接方式同固定式通用灯具； 4. 部分适用产品示例： （1）嵌入安装在吊顶或天花板表面的灯具，如格栅灯、筒灯； （2）嵌入安装在墙面的灯具，如墙脚灯具； （3）嵌入安装在家具表面的灯具。	1. 适用标准： GB7000.1 GB7000.202 GB/T17743 GB17625.1 2. 不包括： （1）游泳池或类似场所嵌入池壁表面安装的水下灯具； （2）通风式灯具。
		水族箱灯具	1. 用于照明一个水族箱内部的灯具，灯具被放在离水缸顶部很近的地方，或放在水缸里或水缸上； 2. 适用范围为电源电压高于36V和不超过1000V的以电光源为光源家用水族箱灯具； 3. 电源连接方式包括：软线、软缆和插头；4. 部分适用产品示例： （1）非永久固定的水族箱的灯具，指可以放在水族箱水缸顶部或可移式顶部盖框或固定式顶部盖框上的灯具，灯具可以徒手移动； （2）永久固定的水族箱灯具，指固定在水族箱的水缸上或水族箱的固定式顶部盖框上的灯具，且灯具只能使用工具移动。	1. 适用标准： GB7000.1 GB7000.211 GB/T17743 GB17625.1 2. 不包括： （1）非用于照明水族箱内部的灯具； （2）非家用水族箱灯具。
		电源插座安装的夜灯	1. 指夜晚为不需要正常照明的区域提供低照度光源的灯具； 2. 适用范围为电源电压高于36V和不超过250V的以电光源为光源的电源插座安装的夜灯； 3. 电源连接方式：整体式插销； 4. 部分适用产品示例：插头直插安装的夜灯。	适用标准： GB7000.1 GB7000.212 GB/T17743 GB17625.1
		地面嵌入式灯具	1. 指电源连接和电气部件在地面以下，适宜于安装到地面内的灯具； 2. 适用范围为电源电压高于36V和不超过1000V的以电光源为光源的地面嵌入式灯具。适于在室内或室外使用，如庭园、院子、非机动车道、停车场、自行车道、人行道、行人徒步区域、游泳池安全特低电压区域以外的区域、托儿所和类似场所；	1. 适用标准： GB7000.1 GB7000.213 GB/T17743 GB17625.1 2. 不包括： （1）安装在机动车道的地

产品种类及代码	对产品种类的描述	产品适用范围	对产品适用范围的描述或列举	说明
			3.电源连接方式同固定式通用灯具； 4.部分适用产品示例： （1）地埋灯具，灯具出光面与地表平齐的地面嵌入式灯具； （2）矮柱灯具，灯具的电源连接和电气部件在地面以下，预定安装到地面内，但灯具出光面可能高出地表的灯具。	面嵌入式灯具。 （2）机场跑道上的地面嵌入式助航灯具； （3）游泳池或类似场所嵌入池底表面安装的水下灯具。
		儿童用可移式灯具	1.指正常使用情况下，连接着电源可从一处移至另一处的灯具，而且灯具设计所提供的安全程度超过符合GB7000.204的可移式通用灯具。儿童用可移式灯具是为使用时可能没有适合的人监护的儿童设计的； 2.适用范围为电源电压高于36V和不超过250V的以钨丝灯或单端荧光灯为光源的儿童用可移式灯具； 3.电源连接方式同可移式通用灯具； 4.部分适用产品示例：在可移式罩子上面具有人物或动物的三维图形或造型的灯具。	1.适用标准： GB7000.1 GB7000.4 GB/T17743 GB17625.1 2.不包括用电池的灯具或者不与电网电源直接连接的灯具。
52.镇流器（1002）	连接在电源和一支或若干支灯之间用来变换电源电压、限制灯的电流至规定值，提供启动电压和预热电流，防止冷启动，校正功率因数或降低无线电干扰的一个或若干个部件。	荧光灯用镇流器	1.指连接在电源和一支或若干支荧光灯之间，利用电感、电容或电感电容的组合将灯电流限制在规定值的装置； 2.适用范围为采用36V以上和1000V以下交流电源的荧光灯电感镇流器，与其配套使用的荧光灯包括双端（直管形）荧光灯或单端（环形、H形、π形、方形或2D形以及多管紧凑形）荧光灯；3.部分适用产品示例： （1）电抗式镇流器 （2）谐振式镇流器 （3）漏磁升压式镇流器	1.适用标准： GB19510.1 GB19510.9 GB/T17743 GB17625.1 2 不包括： （1）电阻型荧光灯镇流器； （2）荧光灯试验用基准镇流器； （3）荧光灯寿命试验用镇流器。
		放电灯（荧光灯除外）用镇流器	1.指连接在电源和一支或若干支高强度气体放电灯之间，利用电感、电容或电感电容的组合将灯电流限制在规定值的装置； 2.适用范围为采用36V以上和1000V以下交流电源的高强度气体放电灯用电感镇流器，与其配套使用的的气体放电灯包括高压汞灯、低压钠灯、高压钠灯和金属卤化物灯； 3.部分适用产品示例： （1）阻抗式高强度气体放电灯镇流器 （2）漏磁升压式高强度气体放电灯镇流器 （3）超前顶峰式高强度气体放电灯镇流器（又称CWA型）	1.适用标准： GB19510.1 GB19510.10 GB/T17743 GB17625.1 2.不包括： （1）高强度气体放电灯试验用基准镇流器； （2）高强度气体放电灯寿命试验用镇流器； （3）霓虹灯变压器。
		荧光灯用交流电子镇流器	1.指包含有稳定器件的交流－交流逆变器，其通常在高频下启动并使一支或几支荧光灯工作； 2.适用范围为采用36V以上和1000V以下交流电源的荧光灯电子镇流器，与其配套使用的荧光灯包括双端（直管形）荧光灯、单端（环形、H形、π形、方形或2D形以及多管紧凑形）荧光灯和无电极荧光灯等； 3.部分适用产品示例： （1）独立式或内装式的荧光灯用电子镇流器，具有金属外壳或塑料外壳、内部装有电子元件的印刷线路板，用接线端子输出或用导线输出；	1.适用标准： GB19510.1 GB19510.4 GB/T17743 GB17625.1 2.不包括： （1）荧光灯用直流电子镇流器 （2）仅适用于应急照明的荧光灯用电子镇流器；

产品种类及代码	对产品种类的描述	产品适用范围	对产品适用范围的描述或列举	说明
			（2）整体式的荧光灯用电子镇流器，无独立的外壳、有一块或多块装有电子元器件的印刷线路板，具有引出线或接线端子，通常其外面包有一层绝缘衬或用树脂灌封在灯具内，依靠灯具外壳提供防止机械损坏以及防触电保护等； （3）带有调光等控制功能的荧光灯用电子镇流器。	（3）普通照明用自镇流荧光灯内的电子镇流器。
		高强度气体放电灯用电子镇流器	1. 指装有触发和稳定部件的转换器，这种转换器能在直流或与电源频率不同的频率下使高强度气体放电灯工作； 2. 适用范围为采用 36V 以上、250V 以下直流电源和 / 或 1000V 以下交流电源的高强度气体放电灯用电子镇流器，与其配套使用的的气体放电灯包括高压汞灯、低压钠灯、高压钠灯和金属卤化物灯； 3. 部分适用产品示例： （1）独立式或内装式的高强度气体放电灯用电子镇流器，具有金属外壳或塑料外壳、内部装有电子元件的印刷线路板，用接线端子输出或用导线输出； （2）整体式的高强度气体放电灯用电子镇流器，无独立的外壳、有一块或多块装有电子元器件的 印刷线路板，具有引出线或接线端子，通常其外面包有一层绝缘衬或用树脂灌封在灯具内，依靠灯具外壳提供防止机械损坏以及防触电保护等； （3）带有调光等控制功能的高强度气体放电灯用电子镇流器。	1. 适用标准： GB19510.1 GB19510.13 GB/T17743 GB17625.1 2. 不包括： （1）高强度气体放电灯寿命试验用电子镇流器； （2）霓虹灯电子变压器；（3）剧院和机动车辆用特种灯用的镇流器。
		LED 模块用直流或交流电子控制装置	1. 指置于电源和一个或多个 LED 模块之间，为 LED 模块提供额定电压或电流的装置。此装置可以由一个或多个独立的部件组成，并且可以具有调光、校正功率因数和抑制无线电干扰的功能； 2. 适用范围为采用 36V 以上、250V 以下直流电源和 / 或 1000V 以下交流电源的 LED 模块用电子控制装置； 3. 部分适用产品示例： （1）独立式或内装式的 LED 模块用电子控制装置，具有金属外壳或塑料外壳、内部装有电子元件的印刷线路板，用接线端子输出或用导线输出；（2）整体式的 LED 模块用电子控制装置，无独立的外壳、有一块或多块装有电子元器件的印刷线路板，具有引出线或接线端子，通常其外面包有一层绝缘衬或用树脂灌封在灯具内，依靠灯具外壳提供防止机械损坏以及防触电保护等； （3）带有调光等控制功能的 LED 模块用电子控制装置。	1. 适用标准： GB19510.1 GB19510.14 GB/T17743 GB17625.1 2. 不包括普通照明用自镇流 LED 灯、双端 LED 灯（替换直管荧光灯）等光源内的 LED 模块用电子控制装置。
十、车辆及安全附件（13 种） 1. 在中国公路及城市道路上行驶的 M 类汽车、N 类汽车和 O 类挂车（须上普通牌照的车辆）及安全附件； 2. 在中国公路及城市道路上行驶的摩托车及安全附件； 3. 电动自行车及安全附件。				
53. 汽车（1101）	1. 由动力驱动，具有四个或四个以上车轮的非轨道承载车辆；	M 类汽车	至少有四个车轮并且用于载客的机动车辆。	1. 车辆分类应符合 GB/T15089 标准规定。

产品种类及代码	对产品种类的描述	产品适用范围	对产品适用范围的描述或列举	说明
			1.M1类：包括驾驶员座位在内，座位数不超过九座的载客车辆； 2.M2类：包括驾驶员座位在内，座位数超过九个，且最大设计总质量不超过5000kg的载客车辆； 3.M3类：包括驾驶员座位在内，座位数超过九个，且最大设计总质量超过5000kg的载客车辆；	2.车辆定义应符合GB/T3730.1标准规定。 3.专用车辆定义应符合GB/T17350标准规定。
	2.设计和制造上需要由汽车牵引，才能在道路上正常使用的无动力道路车辆。	N类汽车	至少有四个车轮并且用于载货的机动车辆。 1.N1类：最大设计总质量不超过3500kg的载货车辆； 2.N2类：最大设计总质量超过3500kg，但不超过12000kg的载货车辆； 3.N3类：最大设计总质量超过12000kg的载货车辆。	4.不包括： （1）三类底盘：不具有车身、载货平台以及作业设备的非完整车辆； （2）GB7258中规定的低速汽车（三轮汽车和低速货车的总称）； （3）无轨电车； （4）在轨道上行驶的车辆、农业与林业用拖拉机和各种工程机械以及其他设计上不在道路上行驶和使用而主要用于封闭道路和场所作业施工的轮式专用机械车。
		O类挂车	挂车（包括半挂车）。 1.01类：最大设计总质量不超过750kg的挂车； 2.02类：最大设计总质量超过750kg，但不超过3500kg的挂车； 3.03类：最大设计总质量超过3500kg，但不超过10000kg的挂车； 4.04类：最大设计总质量超过10000kg的挂车。	
54.摩托车（1102）	由动力装置驱动的，具有两个或三个车轮的道路车辆。	L1类（两轮轻便摩托车）	无论采用何种驱动方式，其最大设计车速不大于50km/h的摩托车，且： ——如使用内燃机，其排量不大于50mL； ——如使用电驱动，其电机额定功率总和不大于4kW； ——车辆纵向中心平面上装有两个车轮的轻便摩托车。	1.车辆分类应符合GB/T15089标准规定，术语和定义应符合GB7258标准规定。 2.不包括： （1）整车整备质量超过400kg、不带驾驶室、用于载运货物的三轮车辆； （2）整车整备质量超过600kg、不带驾驶室、不具有载运货物结构或功能且设计和制造上最多乘坐2人（包括驾驶人）的三轮车辆；

产品种类及代码	对产品种类的描述	产品适用范围	对产品适用范围的描述或列举	说明
		L2类（正三轮轻便摩托车）	无论采用何种驱动方式，其最大设计车速不大于50km/h的摩托车，且： ——如使用内燃机，其排量不大于50mL； ——如使用电驱动，其电机额定功率总和不大于4kW； ——装有与前轮对称分布的两个后轮的轻便摩托车。	（3）整车整备质量超过600kg的带驾驶室的三轮车辆； （4）最大设计车速、整车整备质量、外廓尺寸等指标符合相关国家标准和规定的，专供残疾人驾驶的机动轮椅车； （5）符合电动自行车国家标准规定的车辆； 3.对于电驱动的正三轮轻便摩托车（L2类）、边三轮摩托车（L4类）和正三轮摩托车（L5类），其整车整备质量不包含动力蓄电池的质量。
		L3类（两轮普通摩托车）	无论采用何种驱动方式，其最大设计车速大于50km/h，或如使用内燃机，其排量大于50mL，或如使用电驱动，其电机额定功率总和大于4kW，车辆纵向中心平面上装有两个车轮的摩托车。	
		L4类（边三轮摩托车）	无论采用何种驱动方式，其最大设计车速大于50km/h，或如使用内燃机，其排量大于50mL，或如使用电驱动，其电机额定功率总和大于4kW的，在两轮普通摩托车的右侧装有边车的摩托车。	
		L5类（正三轮摩托车）	无论采用何种驱动方式，其最大设计车速大于50km/h，或如使用内燃机，其排量大于50mL，或如使用电驱动，其电机额定功率总和大于4kW，装有三个车轮，其中一个车轮在纵向中心平面上，另外两个车轮与纵向中心平面对称布置的普通摩托车，包括： （1）装有与前轮对称分布的两个后轮的摩托车，且如设计和制造上允许载运货物或超过2名乘员（含驾驶人），其最大设计车速小于70km/h； （2）装有与后轮对称分布的两个前轮、设计和制造上不具有载运货物结构且最多乘坐2人（包括驾驶人）的摩托车。	
55.电动自行车（1119）	以车载蓄电池作为辅助能源，具有脚踏骑行能力，能实现电助动或/和电驱动功能的两轮自行车。	电动自行车	电动自行车应符合下列要求： （1）具有脚踏骑行能力； （2）具有电驱动或/和电助动功能； （3）电驱动行驶时，最高设计车速不超过25km/h；电助动行驶时，车速超过25km/h，电动机不得提供动力输出； （4）装配完整的电动自行车的整车质量小于或等于55kg； （5）蓄电池标称电压小于或等于48V （6）电动机额定连续输出功率小于或等于400W。	术语和定义应符合GB17761的标准规定。
56.机动车辆轮胎（1201、1202）	安装在机动车辆车轮上，供机动车辆行驶使用的圆环形弹性制品。新的机动车辆充气轮胎，包括轿车轮胎、载重汽车轮胎、摩托车轮胎，其原始设计的目的是在M、N、O和L类的机动车辆（车辆类别定义参见GB/T15089）上使用的机动车辆轮胎。不包括翻新轮胎、专为竞赛设计的轮胎。	轿车子午线轮胎（1201）	新的轿车充气子午线轮胎。	适用标准：GB9743
		轿车斜交轮胎（1201）	新的轿车充气斜交轮胎。	
		载重汽车子午线轮胎（1201）	新的载重汽车充气子午线轮胎。	适用标准：GB9744
		载重汽车斜交轮胎（1201）	新的载重汽车充气斜交轮胎。	
		摩托车轮胎（1202）	新的摩托车充气轮胎。	适用标准：GB518

产品种类及代码	对产品种类的描述	产品适用范围	对产品适用范围的描述或列举	说明
57. 摩托车乘员头盔（1105）	摩托车乘员（包括驾驶人及乘坐人员)佩戴的头盔。	摩托车乘员头盔	在事故中降低摩托车乘员头部伤害的装具。	适用标准：GB811
58. 汽车用制动器衬片（1120）	汽车鼓式或盘式制动器的部件，分别压靠在制动鼓或制动盘面而产生摩擦力的摩擦材料部件。	汽车用制动器衬片	M1、M2、N1、O1、O2 类车辆用盘式及鼓式衬片产品 M3、N2、N3、O3、O4 类车辆用盘式及鼓式衬片产品	1. 适用标准：GB5763 2. 不包括：M1、M2、N1、O1、O2 类车辆使用的独立的驻车制动系统（不参与行车制动和应急制动）使用的鼓式制动器衬片。
**59. 机动车安全玻璃（1301）	安装在机动车（M类、N类、O类、有驾驶室的L类车辆，林业和农业在内的专用车）上用于为驾驶员和乘员提供观察视野、采光、分隔车厢空间或其他功能用安全玻璃。由无机材料和/或有机材料经处理或复合而成的透明材料。能有效减少人员伤害的可能性，并具有一定的视野、强度和耐久性。	机动车夹层安全玻璃	用于汽车、工程车辆或农用车辆上的，由两层或多层玻璃与一层或多层有机材料粘结而成的安全玻璃，也称夹胶玻璃。	1. 适用标准：GB9656 2. 不包括车辆前风窗以外用刚性塑料材料。
		机动车钢化安全玻璃	用于汽车、工程车辆或农用车辆上的，通过适当处理的安全玻璃材料，一旦破碎其碎片可以最大程度减少对人体的伤害。	
		机动车塑玻复合材料	用于汽车、工程车辆或农用车辆上的，由玻璃与有机塑料材料复合而成的材料，通常在车内侧面为有机塑料材料。	
		机动车安全中空玻璃	用于汽车、工程车辆或农用车辆上的，由两层或多层钢化或夹层玻璃组合而成的中空玻璃。	
**60. 汽车安全带（1104）	汽车安全带	汽车安全带	安装在 M、N 类车辆的座椅上，作为成年乘员独立装备单独使用的安全带产品，如腰带、三点式安全带、全背带式安全带等。	1. 适用标准：GB14166 GB8410 GB38262 2. 不包括： （1）用于特定车辆类型的约束系统； （2）儿童乘员使用的安全带和约束系统； （3）构成安全带总成或约束系统的零部件（如：安全带织带、卷收器、带扣、预紧装置、调节装置等）。
**61. 机动车外部照明及光信号装置（1109、1116）	M类、N类、O类和L类机动车辆使用的外部照明及光信号装置。外部照明及光信号装置：设计用于照明道路或向其他使用道路者发出光信号的装置（简称灯具）。	汽车用外部照明及光信号装置（汽车灯具）（1109）	1. 汽车用的前照灯、前雾灯、后雾灯、前位灯、后位灯、示廓灯、制动灯、倒车灯、转向信号灯、昼间行驶灯、角灯、驻车灯、侧标志灯、后牌照板照明装置、自适应照明系统（AFS）、回复反射器和尾部标志板等； 2. 仅仅不带灯泡和/或插座的灯具装置。	1. 各种类型灯具的定义见 GB4785 和 GB18100。 2. 不包括： （1）构成灯具总成的零件（如反射镜、配光镜、灯泡、壳体，可制成回复反射器或尾部标志板的光学单元材料等）； （2）单独使用成形的回复反射器产品；

产品种类及代码	对产品种类的描述	产品适用范围	对产品适用范围的描述或列举	说明
		摩托车用外部照明及光信号装置（摩托车灯具）（1116）	1.摩托车用的前照灯、前位灯、后位灯、制动灯、转向信号灯、后牌照板灯、前雾灯、后雾灯、倒车灯和回复反射器等；2.仅仅不带灯泡和／或插座的灯具装置。	（3）外部装饰性灯具（如绿色、蓝色等装饰灯）和汽车内部照明灯具（如阅读灯、踏步灯等）。
**62.机动车辆间接视野装置（1110、1115）	安装在M类、N类和L类机动车辆上的间接视野装置。 间接视野装置：用来呈现驾驶员无法直接观察到的车辆后方、侧方或前方规定区域视野的装置。	汽车视镜（1110）	通过反射面来获得视野的间接视野装置。	1.适用标准：GB15084 GB17352 2.不包括：（1）构成视镜总成的零件（如镜片、支架、壳体等）；（2）起类似间接视野作用的雷达等装置；（3）潜望镜等复杂光学系统。
		摩托车后视镜（1115）	用于提供清晰后方视野的摩托车和轻便摩托车的后视镜总成。	
**63.汽车座椅及座椅头枕（1114）	汽车座椅及座椅头枕	1.汽车座椅；2.座椅头枕。	1.M、N类汽车的座椅；2.上述座椅使用的头枕（如其单独出厂、销售或进口）。	1.适用标准：GB15083 GB11550 GB13057 GB24406 GB8410 GB38262 2.不包括：（1）后向座椅及其在这些座椅上安装的头枕；（2）儿童乘员使用的座椅系统；（3）客车和卡车的卧铺；（4）构成座椅总成的零件，如座椅骨架、座椅护面等；（5）构成头枕总成（如其单独出厂、销售或进口）的零件，如头枕骨架、头枕护面等。
**64.汽车行驶记录仪（1117）	对车辆行驶速度、时间、位置等数据以及音视频数据进行记录、存储并可通过数据通信实现数据输出的数字式电子记录装置。	1.汽车行驶记录仪；2.具有行驶记录功能且行驶记录功能符合GB7258及GB/T19056相关规定的卫星定位装置。	GB7258规定的所有客车、危险货物运输货车、半挂牵引车和总质量大于等于12000kg的货车等车辆安装使用的汽车行驶记录仪（包括具有行驶记录功能且行驶记录功能符合GB7258及GB/T19056相关规定的卫星定位装置）。	适用标准：GB/T19056 GB7258
**65.车身反光标识（1118）	为增强车辆的可识别性而设置在车身表面的反光材料的组合。	车身反光标识	1.半挂牵引车在驾驶室后部上方设置的能体现驾驶室的宽度和高度的车身反光标识，其他货车（多用途货车除外）、货车底盘改装的专项作业车和挂车（设置有符合规定的车辆尾部标志板的专项作业车和挂车，以及旅居挂车除外）在后部设置的车身反光标识；2.所有货车（半挂牵引车、多用途货车除外）、货车底盘改装的专项作业车和挂车（旅居挂车除外）在侧面设置的车身反光标识。	适用标准：GB23254 GB7258

产品种类及代码	对产品种类的描述	产品适用范围	对产品适用范围的描述或列举	说明
十一、农机产品（2种）				
66. 植物保护机械（1401）	通过液力、气力、热力等分散并喷射农药，用于防治植物病、虫、草害和/或其他生物侵害的机具。	背负式喷雾喷粉机	1. 由操作者背负，利用汽油机驱动高速离心风机产生的气流进行喷雾或喷粉的机器； 2. 主要由汽油机、药箱总成、风机总成、机架等组成。	适用标准：GB10395.1（仅适用于自走式、牵引式、悬挂式、半悬挂式、风送式植保机械）GB10395.6
		背负式动力喷雾机	1. 由操作者背负，由汽油机驱动小型液泵利用液力进行喷雾的机器； 2. 主要由汽油机、药液箱、液泵、机架等组成。	
		背负式喷雾器	1. 由操作者背负，用手摇杠杆驱动液泵利用液力进行喷雾的机器； 2. 主要由药箱、空气室、液泵、喷射部件等组成。	
		背负式电动喷雾器	1. 由操作者背负，以蓄电池为能源，驱动微型直流电机，带动液泵进行喷雾的机器； 2. 主要由微型电机、液泵、蓄电池、药箱、喷射部件等组成。	
		压缩式喷雾器	1. 用手动气泵（打气筒）向药液箱内充入压缩气体，使机具中的药液具有压力并从喷头喷出的机器； 2. 主要由药箱、气泵、喷射部件、压力表等部件组成。	
		踏板式喷雾器	1. 扳动加长杠杆驱动装在脚踏板上的液泵进行喷雾的机器； 2. 主要由液泵、气室、喷射部件和杠杆组件组成。	
		烟雾机	1. 利用热能或利用空气压缩机的气体压力能使药液雾化成烟雾微粒散布的喷雾机器； 2. 烟雾机按雾化原理分为热烟雾机和常温烟雾机。热烟雾机是利用热能使油剂农药在烟化管内发生蒸发、裂化形成烟雾；常温烟雾机是利用空气压缩机产生的压缩空气的压力能使药液与高速气流混合，在常温下形成烟雾。	
		动力喷雾机	1. 由发动机或电机驱动液泵进行液力喷雾的机器； 2. 按照机架型式和携带方式又可分为担架式、手推车式、手提式和车载式等。主要组成部件为内燃机、液泵、喷射部件和药液箱。其中担架式和手提式机动喷雾机没有药液箱。	
		喷杆式喷雾机	1. 用装有喷头的喷杆喷洒药液的机器，分为悬挂式、牵引式、车载式和自走式等； 2. 其主要工作部件为：药液箱、液泵、喷杆、喷头、调压阀和控制阀等。工作时由动力驱动液泵，将药液箱中的药液以一定的压力通过控制阀和输液管路输往喷杆，当喷头处的喷雾液体压力达到预定值时，防滴装置便自动开启，药液以雾状喷出。	
		风送式喷雾机	1. 靠风机产生的高速气流雾化药液或辅助雾化药液，并输送雾滴的喷雾机器，分为悬挂式、牵引式、车载式和自走式等； 2. 工作时内燃机或电动机驱动风机和液泵，液泵将药液箱中的药液以一定的压力输往喷筒上的多个喷头，喷头喷出的药液在高速气流的作用下，进一步雾化成细小的雾滴并被定向送往目标物。	
		电动气力超低量喷雾器	由高速电机驱动风机，产生高速气流，通过气液流喷头雾化成极小雾粒的机器。	

产品种类及代码	对产品种类的描述	产品适用范围	对产品适用范围的描述或列举	说明
67.轮式拖拉机（1402）	通过车轮行走，具有两轴（或多轴），用于牵引、推动、携带或/和驱动配套农机具进行作业的自走式动力机械。	以单缸柴油机或功率不大于18.40kW（25马力）的多缸柴油机为动力的轮式拖拉机	1. 一般由柴油机、底盘和电器系统组成；2. 拖拉机底盘由传动系、行走系、转向系、制动系和工作装置组成；3. 工作装置主要用来连接或吊挂农机具，以便和各种农机具配套完成不同作业。	1.适用标准：GB18447.1 GB18447.4 2.不包括手扶拖拉机。
十二、消防产品（3种）				
68.火灾报警产品（1801）	点型感烟火灾探测器	点型感烟火灾探测器	1. 对悬浮在大气中的燃烧和/或热解产生的固体或液体微粒敏感的点型火灾探测器；2. 点型感烟火灾探测器、点型离子感烟火灾探测器、点型光电感烟火灾探测器。	适用标准：GB4715
	点型感温火灾探测器	点型感温火灾探测器	1. 对温度和/或升温速率和/或温度变化响应的点型火灾探测器；2. 点型感温火灾探测器。	适用标准：GB4716
	独立式感烟火灾探测报警器	独立式感烟火灾探测报警器	1. 一个包括感烟探测、电源和报警器件的报警器，主要用于家庭住宅的火灾探测和报警；2. 独立式感烟火灾探测报警器、独立式光电感烟火灾探测报警器、独立式离子感烟火灾探测报警器。	适用标准：GB20517
	手动火灾报警按钮	手动火灾报警按钮	通过手动启动器件发出火灾报警信号的装置。	1.适用标准：GB19880 2.不包括防盗报警按钮。
	点型紫外火焰探测器	点型紫外火焰探测器	对火焰中波长小于300nm的紫外光辐射响应的火焰探测器。	适用标准：GB12791
	特种火灾探测器	点型红外火焰探测器	对火焰中波长大于850nm的红外光辐射响应的火焰探测器。	适用标准：GB15631
		吸气式感烟火灾探测器	采用吸气工作方式获取探测区域火灾烟参数的感烟火灾探测器。	
		图像型火灾探测器	使用摄像机、红外热成像器件等视频设备或它们的组合方式获取监控现场视频信息，进行火灾探测的探测器。	
		点型一氧化碳火灾探测器	对一氧化碳响应的点型火灾探测器。	
	线型光束感烟火灾探测器	线型光束感烟火灾探测器	应用光束被烟雾粒子吸收而减弱的原理的线型感烟火灾探测器。	1.适用标准：GB14003 2.不包括红外光束入侵探测器。
	火灾显示盘	火灾显示盘	火灾报警指示设备的一部分。它是接收火灾报警控制器发出的信号，显示发出火警部位或区域，并能发出声光火灾信号的楼层或区域显示盘（显示器）。	适用标准：GB17429
	火灾声和/或光警报器	火灾声光警报器	1. 与火灾报警控制器分开设置，火灾情况下能够发出声和/或光火灾警报信号的装置；2. 火灾声光警报器、火灾声警报器、火灾光警报器。	1.适用标准：GB26851 2.不包括气体释放报警器、民用警告灯。
	火灾报警控制器	火灾报警控制器	1. 作为火灾自动报警系统的控制中心，能够接收并发出火灾报警信号和故障信号，同时完成相应的显示和控制功能的设备；2. 火灾报警控制器、独立型火灾报警控制器、区域型火灾报警控制器、集中型火灾报警控制器、集中区域兼容型火灾报警控制器。	1.适用标准：GB4717 2.不包括防盗报警控制器。

产品种类及代码	对产品种类的描述	产品适用范围	对产品适用范围的描述或列举	说明
	家用火灾报警产品	家用火灾报警产品	1. 在家庭住宅户内使用的火灾探测报警产品； 2. 点型家用感烟火灾探测器、点型家用感温火灾探测器、燃气管道专用电动阀、手动报警开关、家用火灾报警控制器、控制中心监控设备。	适用标准：GB22370
69. 灭火器（1810）	手提式灭火器	手提式灭火器	1. 能在其内部压力作用下，将所装的灭火剂喷出以扑救火灾，并可手提移动的灭火器具； 2. 手提式干粉灭火器、手提式二氧化碳灭火器、手提式水基型灭火器、手提式洁净气体灭火器。	适用标准：GB4351.1 GB4351.2
	推车式灭火器	推车式灭火器	1. 装有轮子的可由一人推或拉至火场，并能在其内部压力作用下，将所装的灭火剂喷出以扑救火灾的灭火器具； 2. 总质量大于 25kg，但不大于 450kg； 3. 推车式水基型灭火器、推车式干粉灭火器、推车式二氧化碳灭火器、推车式洁净气体灭火器。	适用标准：GB8109
	简易式灭火器	简易式灭火器	1. 可任意移动的，由一只手指开启的，不可重复充装使用的一次性贮压式灭火器； 2. 灭火剂充装量小于 1000ml（或 g）； 3. 简易式水基型灭火器、简易式干粉灭火器、简易式氢氟烃类气体灭火器。	适用标准：XF86
70. 避难逃生产品（1815）	消防应急照明和疏散指示产品	消防应急标志灯具	1. 用图形和 / 或文字指示疏散方向，指示安全出口、楼层、避难层（间）、灭火器材、消火栓箱、消防电梯、残疾人楼梯位置，指示禁止入内的通道、场所及危险品存放处的消防应急灯具； 2. 消防应急标志灯具、集中电源型消防应急标志灯具、集中控制型消防应急标志灯具、集中电源集中控制型消防应急标志灯具、消防应急照明标志复合灯具。	1. 适用标准：GB17945 2. 不包括疏散用手电筒。
		消防应急照明灯具	1. 为人员疏散和 / 或消防作业提供照明的消防应急灯具； 2. 消防应急照明灯具、集中电源型消防应急照明灯具、集中控制型消防应急照明灯具、集中电源集中控制型消防应急照明灯具、消防应急照明标志复合灯具。	
		应急照明控制器	控制并显示集中控制型消防应急灯具、应急照明集中电源、应急照明分配电装置及应急照明配电箱及相关附件等工作状态的控制与显示装置。	
		应急照明集中电源	火灾发生时，为集中电源型消防应急灯具供电、以蓄电池为能源的电源。	
		应急照明配电箱	为自带电源型消防应急灯具供电的供配电装置。	
		应急照明分配电装置	为应急照明集中电源应急输出进行分配电的供配电装置。	
	逃生产品	逃生缓降器	依靠使用者自重安全下降并能往复使用的缓降器。	适用标准：GB21976.2
		逃生梯	1. 建筑火灾发生时，供被困人员逃生使用的专用逃生梯； 2. 固定式逃生梯、悬挂式逃生梯。	适用标准：GB21976.3

产品种类及代码	对产品种类的描述	产品适用范围	对产品适用范围的描述或列举	说明
		逃生滑道	建筑火灾发生时，使用者依靠自重以一定速度在其内部滑降逃生，并能反复使用的柔性滑道。	适用标准：GB21976.4
		应急逃生器	建筑火灾发生时，供被困人员一次性使用的专用应急逃生器。	适用标准：GB21976.5
		逃生绳	供发生建筑火灾时单人使用的逃生绳。	适用标准：GB21976.6
	自救呼吸器	过滤式消防自救呼吸器	1.通过过滤装置吸附、吸收、催化及直接过滤等作用去除一氧化碳、烟雾等有害气体，供人员在发生火灾时逃生用的呼吸器；2.发生火灾时空气中氧气浓度不低于17%;3.一次性使用。	适用标准：GB21976.7
		化学氧消防自救呼吸器	1.使人的呼吸器官同大气环境隔绝，利用化学生氧剂产生的氧，供人在发生火灾时缺氧情况下逃生用的呼吸器；2.一次性使用。	1.适用标准：XF411 2.不包括作业型、救护型和潜水型呼吸器。
	消防安全标志	常规消防安全标志	适用于在基材上通过印刷、喷涂色漆或粘贴普通色膜等方式制成的消防安全标志。	适用标准：XF480.1 XF480.2
		蓄光消防安全标志	适用于用蓄光色漆印刷、喷涂或用蓄光色膜粘贴在基材上制成的消防安全标志。	适用标准：XF480.1 XF480.3
		逆反射消防安全标志	适用于用逆反射色漆印刷、喷涂或用逆反射色膜粘贴在基材上制成的消防安全标志。	适用标准：XF480.1 XF480.4
		荧光消防安全标志	适用于用荧光色漆印刷、喷涂或用荧光色膜粘贴在基材上制成的消防安全标志。	适用标准：XF480.1 XF480.5
		其他消防安全标志	适用于在其他基材上通过印刷、喷涂色漆或粘贴普通色膜等方式制成的消防安全标志。	适用标准：XF480.1
十三、建材产品（3种）				
71.溶剂型木器涂料（2101）	适用于室内装饰装修和工厂化涂装用聚氨酯类、硝基类和醇酸类溶剂型木器涂料（包括底漆和面漆）。	硝基类涂料	由硝酸和硫酸的混合物与纤维素酯化反应得的硝酸纤维素为主要成膜物质的一类涂料。	1.适用标准：GB18581 2.不包括辐射固化涂料和不饱和聚酯腻子、木器用溶剂型腻子。
		醇酸类涂料	由多元酸、脂肪酸（或植物油）与多元醇缩聚制得的醇酸树脂为主要成膜物质的一类涂料。	
		聚氨酯类涂料	由多异氰酸酯与含活性氢的化合物反应而成的聚氨（基甲酸）酯树脂为主要成膜物质的一类涂料。	
72.瓷质砖（2102）	1.用于建筑物装修用的吸水率(E)不超过0.5%的干压陶瓷砖；2.产品执行GB/T4100标准附录G。	瓷质砖	瓷质砖根据其放射性水平可被认证为：1.A类：产销及使用范围不受限制；2.B类：不可用于住宅、老年公寓、托儿所、医院和学校、办公楼、宾馆等I类民用建筑的内饰面，但可用于II类民用建筑（如商场、文化娱乐场所、书店、图书馆、展览馆、体育馆和公共交通等候室、餐厅、理发店等）、工业建筑的内饰面和其他一切建筑物的外饰面。	适用标准：GB6566
73.建筑安全玻璃（1302）	建筑物上使用的，当应用和破坏时对人体伤害程度达到最小的玻璃。	建筑夹层玻璃	1.由两层或多层玻璃与一层或多层有机材料粘结而成的安全玻璃，也称夹胶玻璃；	1.适用标准：

进出境货物涉检工作手册

产品种类及代码	对产品种类的描述	产品适用范围	对产品适用范围的描述或列举	说明
			2.可细分为：建筑钢化夹层玻璃、建筑普通夹层玻璃、建筑用太阳能光伏夹层玻璃； 3.建筑用太阳能光伏夹层玻璃是指由玻璃、太阳电池、中间层、汇流条、绝缘胶带、引出端等材料组成，用中间层分隔并通过处理使其粘接为一体，且具有发电功能的产品统称，俗称双玻组件或三玻组件。	GB15763.3（适用于建筑夹层玻璃） GB/T29551（适用于建筑用太阳能光伏夹层玻璃）2.不包括：栈道用玻璃
		建筑钢化玻璃	1.用于建筑物上，经热处理加工的特殊玻璃，一旦破碎其碎片可以最大程度减少对人体的伤害； 2.可细分为：建筑装饰类钢化玻璃、建筑普通钢化玻璃、太阳能光伏组件封装用钢化玻璃； 3.太阳能光伏组件封装用钢化玻璃是指使用在光伏组件的前板玻璃或背板钢化玻璃。	1.适用标准：GB15763.2 2.不包括： （1）采用化学方法钢化的玻璃； （2）家具、家电用钢化玻璃。
		建筑安全中空玻璃	用于建筑上的内、外侧均由钢化或夹层玻璃组合而成的中空玻璃。	1.适用标准：GB/T11944 2.不包括内侧或外侧由非安全玻璃组成的中空玻璃。
十四、儿童用品（3种）				
74. 童车类产品（2201）	设计或预定供运载儿童或供儿童乘骑的童车类产品。	儿童自行车	GB14746标准范围覆盖的所有儿童自行车:1.适用于四岁至八岁的儿童骑行； 2.鞍座的最大高度大于435mm而小于635mm； 3.仅借儿童的人力，主要以脚蹬通过传动机构驱动后轮的至少两个车轮的车辆（包括带有平衡轮的车辆）。	1.适用标准：GB14746 2.不包括供特技骑行的自行车。
		儿童三轮车	GB14747标准范围覆盖的所有儿童三轮车： 1.可承载一名或多名儿童，仅借人力靠脚蹬驱动前轮而行驶的车辆； 2.各车轮与地面接触点呈三角形或梯形，如为梯形，窄轮距宽度应小于宽轮距的一半。	1.适用标准：GB14747 2.不包括玩具三轮车或设计用于其他特殊目的的三轮车（如游乐三轮车）。
		儿童推车	GB14748标准范围覆盖的所有儿童推车： 设计用于运载一名或多名儿童，由人工推行的车辆。	1.适用标准：GB14748 2.不包括玩具推车或设计用于其他特殊用途推车。
		婴儿学步车	GB14749标准范围覆盖的所有婴儿学步车： 1.适用于从能够坐立到能够自己行走的婴儿使用； 2.车体具有能在脚轮上运转的座架； 3.婴儿在车内就座后，可以借助框架的支撑进行任意方向活动的车辆。	1.适用标准：GB14749 2.不包括医疗用学步车以及气垫支撑婴儿的学步车。
75.玩具（2202）	设计或预定供14岁以下儿童玩耍时使用的电玩具、塑胶玩具、金属玩具、乘骑车辆玩具。不包括：	电玩具	无论由何种材料制成，至少有一种功能需要用电能的玩具，包括电动玩具、视频玩具、声光玩具、热源玩具、实验型玩具等。	1.适用标准：GB6675.1 GB6675.2

710

产品种类及代码	对产品种类的描述	产品适用范围	对产品适用范围的描述或列举	说明
	1. 不带电的纸制、竹制、木制、毛绒布制、陶瓷、玻璃、石膏玩具（但套装中具有独立玩耍功能的塑胶或金属部件仍属于强制性产品认证目录范围）； 2. 不带电的口动玩具、出牙器（牙胶）、水上玩具、可充气的玩具、彩泥或水晶泥等软体造型玩具（但套装中具有独立玩耍功能的塑胶或金属部件仍属于强制性产品认证目录范围）； 3. 适用 GB6675.11 的家用秋千、滑梯及类似用途室内、室外活动玩具，适用 GB6675.12 的玩具滑板车，适用 GB6675.13 的除实验玩具外的化学套装玩具，适用 GB6675.14 的指画颜料，适用 GB26387 的化学及类似活动的实验玩具； 4. 具有玩耍功能的文具； 5.GB6675.1 标准范围不适用的玩具和不认为是玩具的产品。			GB6675.3 GB6675.4 GB19865（不包括第 20 章） 2. 不包括变压器、电池充电器。
		塑胶玩具	主体或主要玩耍部分由塑胶材料制成的非使用电能的玩具，包括静态塑胶玩具、机动塑胶玩具，含娃娃玩具（至少头部和四肢由非纺织物材质的聚合材料制成，并带有服装或身体由软性材料填充的玩具）、塑胶材质的弹射玩具、"爬爬垫"类产品等。	1. 适用标准：GB6675.1 GB6675.2 GB6675.3 GB6675.4 2. 不包括预定承载儿童体重的玩具。
		金属玩具	主体或主要玩耍部分由金属材料制成的非使用电能的玩具，包括静态金属玩具、机动金属玩具，含金属材质的弹射玩具等。	1. 适用标准：GB6675.1 GB6675.2 GB6675.3 GB6675.4 2. 不包括预定承载儿童体重的玩具。
		乘骑车辆玩具	设计或预定供儿童乘骑的车辆玩具，包括： 1. 玩具自行车：带或不带稳定装置的、鞍座的最大高度小于或等于435mm，仅以儿童的人力特别是借助于脚踏板来驱动的两轮车； 2. 电动童车：由儿童驾驶和或乘坐、以直流电驱动的车辆； 3. 其它车辆玩具：除玩具自行车、电动童车、童车类产品外，由儿童自身力量驱动、预定承载儿童体重的其它乘骑车辆玩具，如滑行车、平衡车、扭扭车等。	1. 适用标准：GB6675.1 GB6675.2 GB6675.3 GB6675.4 GB19865（不包括第 20 章）
76. 机动车儿童乘员用约束系统（2207）	设计是通过限制儿童乘员身体的移动来减轻在车辆碰撞事故或突然加（减）速情况下对其伤害的机动车儿童乘员用约束系统。	机动车儿童乘员用约束系统	安装在三个车轮或三个车轮以上机动车上的儿童乘员用约束系统，包括儿童安全座椅、增高垫、婴儿提篮、便携床等。	1. 适用标准：GB27887 2. 不包括用于安装在折叠座椅或侧向座椅上的儿童乘员用约束系统。

十五、防爆电气（17种）

1. 爆炸性气体环境（Ⅰ类和Ⅱ类）和爆炸性粉尘环境（Ⅲ类）用防爆电气产品；
2. 适用标准：GB/T3836.1、GB/T3836.2、GB/T3836.3、GB/T3836.4、GB/T3836.5、GB/T3836.6、GB/T3836.7、GB/T3836.8、GB/T3836.9、GB/T3836.31；3. 不包括不具有"对产品适用范围的描述或列举"中产品功能的产品。

产品种类及代码	对产品种类的描述	产品适用范围	对产品适用范围的描述或列举	说明
77. 防爆电机（2301）	适用于爆炸性环境，具有防爆安全功能，用于将电能转化为机械能的各类电动机，该类产品通常由定子、转子及其他结构件组成。	防爆电机	1. 中心高 ≤ 160mm 或额定功率 ≤ 15kW 的各类电动机 2.160mm ＜中心高 ≤ 280mm 或 15kW ＜额定功率 ≤ 100kW 的各类电动机 3.280mm ＜中心高 ≤ 500mm 或 100kW ＜额定功率 ≤ 500kW 的各类电动机 4. 中心高 ＞ 500mm 或额定功率 ＞ 500kW 的各类电动机	

产品种类及代码	对产品种类的描述	产品适用范围	对产品适用范围的描述或列举	说明
78. 防爆电泵（2302）	适用于爆炸性环境，具有防爆安全功能，用于将电能转化为机械能，使介质以一定流量和扬程（或压力）传输的各类电驱动的泵产品。该类产品由电驱动部分和泵同轴连接而成。	防爆电泵	1. 额定功率 ≤ 15kW 的各类电泵 2. 15kW <额定功率≤ 100kW 的各类电泵 3. 额定功率> 100kW 的各类电泵	不包括驱动电机与泵体在结构上各自独立，两者之间借助皮带等传动方式通过现场安装组成的成套产品。
79. 防爆配电装置类产品（2303）	适用于爆炸性环境，具有防爆安全功能，用于作为电源或连接在电网上以接受和分配电能、改善电能质量和进行电源变换以使用电设备得到所需电能的电气装置（含作为 Ex 元件使用的此类产品）。	防爆配电装置类产品	1. 配电箱（柜） 2. 动力检修箱 3. 接线箱 4. 接线盒 5. 电源（箱） 6. 滤波器（箱） 7. 功率补偿装置 8. 整流器（箱） 9. 电源变换器（切换装置）	
80. 防爆开关、控制及保护产品（2304）	适用于爆炸性环境，具有防爆安全功能，用于通过就地、远程手动控制或通过传感器检测自动控制电路分断与闭合，实现用电设备的开启、控制及过电流、过电压、过热、短路、断相、接地等保护功能的产品（含作为 Ex 元件使用的此类产品）。	防爆开关、控制及保护产品	1. 开关（箱、柜） 2. 按钮（盒） 3. 断路器 4. 控制柜（箱、器、台） 5. 继电器 6. 操作（箱、台、柱） 7. 保护器（箱） 8. 保护装置 9. 司钻台 10. 脱扣器 11. 司机控制器 12. 调速控制装置 13. 断电器（仪） 14. 遥控发射器（接收器） 15. 斩波器	
81. 防爆起动器类产品（2305）	适用于爆炸性环境，具有防爆安全功能，用于在较大用电设备（通常指电动机）起动过程中通过采用降压、补偿或变频等技术手段以减少起动电流对电网的影响并降低起动过程中对负载的冲击，使电网和机械系统得以保护的产品（含作为 Ex 元件使用的此类产品）。	防爆起动器类产品	1. 起动器 2. 软起动器 3. 变频器（箱） 4. 电抗器	
82. 防爆变压器类产品（2306）	适用于爆炸性环境，具有防爆安全功能，利用电磁感应原理实现电压、电流变换的能量隔离传输设备，或用于电压、电流测量的互感器类产品。他们通常具有初级线圈、次级线圈和铁芯（磁芯）结构（含作为 Ex 元件使用的此类产品）。	防爆变压器类产品	1. 移动变电站 2. 变压器（箱） 3. 调压器 4. 互感器	

产品种类及代码	对产品种类的描述	产品适用范围	对产品适用范围的描述或列举	说明
83. 防爆电动执行机构、电磁阀类产品（2307）	适用于爆炸性环境，具有防爆安全功能，用于安装在管路系统中进行阀门的开关或阀位控制的执行机构及其电气部件（含作为 Ex 元件使用的此类产品）。	防爆电动执行机构、电磁阀类产品	1. 电动执行机构 2. 阀门电动装置 3. 电气阀门定位器 4. 电动阀 5. 电磁阀 6. 电磁铁 7. 电磁头 8. 电磁线圈 9. 电截止阀 10. 电切断阀 11. 调节阀 12. 电 / 气转换器 13. 制动器 14. 推动器	不包括列入特种设备管理目录的电磁阀产品。
84. 防爆插接装置（2308）	适用于爆炸性环境，具有防爆安全功能，用于在馈电系统中提供电缆与电缆、电缆与用电设备之间快速连接或断开的联接器、插销 / 插销开关（含作为 Ex 元件使用的此类产品）。	防爆插接装置	1. 电联接器 2. 插销（含插头、插座） 3. 插销开关	
85. 防爆监控产品（2309）	适用于爆炸性环境，具有防爆安全功能，用于监控系统中的音视频采集、显示、报警、控制和数据传输、后台数据处理的电气装置（含作为 Ex 元件使用的此类产品）。	防爆监控产品	1. 摄像机（仪） 2. 云台 3. 监视器 4. 监控（分）站 5. 中继器 6. 传输接口 7. 视频服务器 8. 显示器（仪、屏、箱） 9. 计算机、工控机（含附件） 10. 声光（语言、信号、静电）报警装置（器）	
86. 防爆通讯、信号装置（2310）	适用于爆炸性环境，具有防爆安全功能，用于完成信息传递的通讯系统和信号装置中，实现发信、信号接入、转换、传输、联网、接收、显示 / 播放等功能的设备（含作为 Ex 元件使用的此类产品）。	防爆通讯、信号装置	1. 对讲机 2. 扬声器（电喇叭） 3. 电话机 4. 播放器 5. 话站 6. 基站（基地台） 7. 交换机 8. 光端机 9. 汇接机 10. 信号耦合器 11. 放大器 12. 分配器 13. 扩展器 14. 网络（线路）终端 15. 隔离器 16. 音箱 17. 打点器（拉点器） 18. 信号装置 19. 电铃（电笛） 20. 通讯接口 21. 信号器（仪、箱） 22. 指示器 23. 网络接入器 24. 网桥（桥接器） 25. 驱动器 26. 网关 27. 发讯机、接收机（器） 28 信号（光电、数据）转换器	不包括利用基站进行无线信号传输的手机（手持机）等移动终端。

产品种类及代码	对产品种类的描述	产品适用范围	对产品适用范围的描述或列举	说明
87. 防爆空调、通风设备（2311）	适用于爆炸性环境，具有防爆安全功能，用于现场环境空气的温、湿度调节设备和通风设备（含作为 Ex 元件使用的此类产品）。	防爆空调、通风设备	1. 制冷（热）空调或机组 2. 除湿机 3. 风机盘管机组 4. 风机 5. 暖风机 6. 电风扇	
88. 防爆电加热产品（2312）	适用于爆炸性环境，具有防爆安全功能，用于对环境空气或液态、气态介质（或其容器、管路）进行加热以实现保温、升温功能的用电设备（含作为 Ex 元件使用的此类产品）。	防爆电加热产品	1. 电加热器 2. 电暖器 3. 电加热带 4. 电伴热带 5. 电加热棒 6. 电热板 7. 电加热管	
89. 防爆附件、Ex 元件（2313）	适用于爆炸性环境，具有防爆安全功能，通常须与电气设备或系统一起使用。	防爆附件、Ex 元件	1. 穿线盒 2. 分线盒 3. 密封盒 4. 隔爆外壳 5. 挠性连接管 6. 电缆引入装置 7. 填料函 8. 塑料风扇（叶） 9. 接线端子 10. 端子套 11. 管接头 12. 绝缘子	
90. 防爆仪器仪表类产品（2314）	适用于爆炸性环境，具有防爆安全功能，用于进行现场数据记录、数据采集和数据传输的仪器仪表类产品（含作为 Ex 元件使用的此类产品）。	防爆仪器仪表类产品	1. 采集器（箱） 2. 计数器 3. 编码器 4. 解码器 5. 读卡器 6. 识别器 7. 标识卡 8. 识别卡	
91. 防爆传感器（2315）	适用于爆炸性环境，具有防爆安全功能，用于感知现场各种物理量变化的敏感元件、电路、结构件及外壳组成的传感器产品（含作为 Ex 元件使用的此类产品）。	防爆传感器	1. 光电传感器 2. 速度传感器 3. 温度（湿度）传感器 4. 状态传感器 5. 声（光）控传感器 6. 热释（红外）传感器 7 张力传感器 8. 烟雾传感器 9. 堆煤（煤位）传感器 10. 触控传感器 11. 撕裂传感器 12. 跑偏传感器 13. 风门传感器 14. 电压（电流）传感器 15. 倾角传感器 16. 磁性（霍尔）传感器 17. 馈电传感器 18. 接近开关（传感器） 19. 延时传感器 20. 开停（急停）传感器 21. 物料传感器 22. 位置（位移、行程）传感器	

产品种类及代码	对产品种类的描述	产品适用范围	对产品适用范围的描述或列举	说明
92.安全栅类产品（2316）	适用于和爆炸性环境中的本质安全型产品相连接以进行电能传输、信号传递或通讯的本安关联设备。该类产品安装于安全场所或由其它防爆型式保护，能够对传递至爆炸性环境中的能量或信号进行有效限制或隔离。	安全栅类产品	1.齐纳安全栅 2.隔离安全栅 3.安全限能器（模块） 4.安全耦合器 5.本质安全电源	
93.防爆仪表箱类产品（2317）	适用于爆炸性环境，具有防爆安全功能，用于显示数据的装置。该产品由内装计量仪表、连接或控制电路、结构件及外壳组成（含作为 Ex 元件使用的此类产品）。	防爆仪表箱类产品	1.仪表箱 2.仪表盘 3.仪表柜 4.电度表箱	

十六、家用燃气器具（3种）
1.不包括在移动的交通运输工具中使用的燃气器具；
2.不包括专门在工业生产及工业楼宇等工业过程中使用的燃气器具；
3.不包括将燃气、太阳能、热泵等能源利用方式结合在一起，且不能单独使用的燃气器具。

产品种类及代码	对产品种类的描述	产品适用范围	对产品适用范围的描述或列举	说明
94.家用燃气灶具（2401）	用本身带的支架支撑器皿，并用燃气燃烧的火直接加热器皿的家用器具的燃气灶部分，且灶的单个燃烧器额定热负荷不大于5.23kW。	家用燃气灶	1.台式燃气灶 2.嵌入式燃气灶 3.燃气烤箱和燃气烘烤器部分的额定热负荷不大于5.82kW的燃气烤箱灶和燃气烘烤灶上的燃气灶 4.电的总额定输入功率不大于5.00kW的气电两用灶具的燃气灶部分 5.电的总额定输入功率不大于5.00kW的集成式燃气灶具（集烹饪、吸排油烟、烘烤、消毒（保洁）、贮物等两种或两种以上功能于一体的集成式组合器具）的燃气灶部分	1.适用标准：GB16410 2.不包括： （1）燃气烤箱、燃气烘烤器； （2）燃气饭锅； （3）沼气灶； （4）便携式丁烷气灶； （5）以非城镇燃气为燃料的灶； （6）商用燃气燃烧器具； （7）室外环境使用的燃气灶（室外是指：会直接受到风吹、雨淋、日晒等气候类型影响的自然环境）。
95.家用燃气快速热水器（2402）	通过具有水、气联动功能的装置启动燃气燃烧，利用燃烧的热量快速加热流经热交换器的水的器具，且符合以下条件： 1.额定热负荷不大于70kW； 2.仅有提供生活热水功能。	家用供热水燃气快速热水器	1.家用供热水燃气快速热水器 2.冷凝式家用供热水燃气快速热水器 3.室外型家用供热水燃气快速热水器	1.适用标准：GB6932 2.不包括： （1）燃气容积式热水器； （2）家用供暖燃气快速热水器； （3）家用两用型燃气快速热水器

产品种类及代码	对产品种类的描述	产品适用范围	对产品适用范围的描述或列举	说明
96.燃气采暖热水炉（2403）	采用燃气燃烧的热量快速加热流经热交换器的水以用于采暖、或采暖和生活热水两用的器具。且符合以下条件： 1.额定热输入不大于70kW； 2.最大采暖工作水压不大于0.3MPa； 3.工作时水温不大于95℃； 4.采用大气式或全预混式燃烧。	燃气采暖热水炉	1.燃气采暖热水炉 2.冷凝式燃气采暖热水炉 3.家用供暖燃气快速热水器 4.家用两用型燃气快速热水器	1.适用标准：GB25034 2.不包括： （1）自然给排气式、强制排气式和室外型器具； （2）容积式器具； （3）在同一外壳内采暖和热水分别采用两套独立燃烧系统的器具，包括两者有共同烟道的器具。

说明：

　　1.对于电气电子产品，除电信终端设备、电焊机、防爆电气，适用范围仅限于可直接或间接连接到大于36V（直流或交流有效值）供电电源的产品。

　　2.对于电气电子产品，除车载移动用户终端、防爆电气或特别说明外，专为汽车及摩托车、火车、船舶、飞机设计、制造和使用的、具有专门设计和安装结构的产品不在CCC认证范围内。

　　3.再制造产品不在CCC认证范围内。

　　4.具有两种或两种以上强制性产品认证目录内功能和用途的多功能产品，以产品的主要功能和主要使用目的进行归类。多功能产品应符合主要功能产品的适用标准及认证实施规则要求，同时兼顾其他功能产品对应的适用标准及认证实施规则要求。

　　5.适用产品界定应当结合"对产品种类的描述"和"对产品适用范围的描述或列举"及"说明"等内容，并以此判定产品是否属于认证范围。

　　6.产品列举不一定包括所有可能存在的产品名称，未列举的产品可根据具体情况参照相应描述界定。

　　7.* 所标记产品为实施自我声明程序A（自选实验室型式试验 + 自我声明）的产品，** 所标记产品为实施自我声明程序B（指定实验室型式试验 + 自我声明）的产品。

附5　列入《出入境检验检疫机构实施检验检疫的进出境商品目录》的人类食品和动物饲料添加剂及原料产品目录[1]

（国家质检总局、商务部、海关总署公告 2007 年第 70 号）

商品编码	商品名称	海关监管条件	检验检疫类别
1702200000	槭糖及槭糖浆	A/B	R/S
1702500000	化学纯果糖	A/B	R/S
1703100000	甘蔗糖蜜	A.P/B	R/S
1703900000	其他糖蜜	A.P/B	R/S
1905100000	黑麦脆面包片	A/B	R/S
1905200000	姜饼及类似品	A/B	R/S
2201909000	其他水、冰及雪（未加味、加糖或其他甜物质）	A/B	R/S
2204300000	其他酿酒葡萄汁（品目 2009 以外的）	A/B	R/S
2307000000	葡萄酒渣、粗酒石	A/B	R/S
2503000000	各种硫磺（升华硫磺、沉淀硫磺及胶态硫磺除外）	A/B	M.R/N.S
2512001000	硅藻土（不论是否煅烧，表观比重不超过 1）	A/B	R/S
2519909100	化学纯氧化镁	A/B	R/S
2526202001	滑石粉（体积百分比 90% 及以上的产品颗粒度小于等于 18 微米的）	A/4.x.y.B	R/S
2712100000	凡士林	A/B	R/S
2712200000	石蜡，不论是否着色（按重量计含油量小于 0.75%）	A/4.x.B	R/S
2712901010	微晶石蜡	A/4.x.B	R/S
2806100000	氯化氢（盐酸）	2.3.A/B	R/S
2809201100	食品级磷酸（食品级磷酸的具体技术指标参考 GB3149-2004）	A/B	R/N.S
2811199090	其他无机酸	A/B	M.R/N.S
2811210000	二氧化碳	A/B	M.R/N.S
2811221000	二氧化硅硅胶（本子目所指硅胶，包括全部或部分着色产品）	A/B	R/S
2815110000	固体氢氧化钠	A/B.G	M.R/N.S
2815200000	氢氧化钾（苛性钾）	A/B	M.R/N.S
2817001000	氧化锌	A/B	R/S
2825902100	三氧化二铋	A/4.x.y.B	R/S
2825902900	其他铋的氧化物及氢氧化物	A/4.x.y.B	R/S
2825903100	二氧化锡	A/4.x.y.B	R/S
2825903900	其他锡的氧化物及氢氧化物	A/4.x.y.B	R/S
2825904990	其他铌的氧化物及氢氧化物	A/B	M.R/N.S
2825909000	其他金属的氧化物及氢氧化物	A/B	M.R/N.S
2826192010	氟化钠	3.A/B	M.R/N.S
2827200000	氯化钙	A/B	R/S
2827310000	氯化镁	A/B	R/S
2827393000	氯化钴	A/4.x.y.B	R/S
2825909090	其他氯化物	A/B	M.R/N.S
2827600000	碘化物及碘氧化物	A/B	M.R/N.S
2828900000	次溴酸盐、亚氯酸盐、其他次氯酸盐	A/B	M.R/N.S
2831101000	钠的连二亚硫酸盐	A/B	M.R/N.S

[1] 商品编码有调整。

商品编码	商品名称	海关监管条件	检验检疫类别
2832200000	其他亚硫酸盐	A/B	M.R/N.S
2833210000	硫酸镁	A/B	R/S
2833291000	硫酸亚铁	A/B	R/S
2833293000	硫酸锌	A/B	R/S
2833299010	硫酸钴	A/4.x.y.B	R/S
2833299090	其他硫酸盐	A/B	M.R/N.S
2834100000	亚硝酸盐	A/B	M.R/N.S
2835251000	饲料级的正磷酸氢钙（磷酸二钙）	A/B	R/S
2835252000	食品级的正磷酸氢钙（磷酸二钙）	A/B	R/S
2835291000	磷酸三钠	A/B	R/S
2835299000	其他磷酸盐	A	M.R
2835311000	食品级的三磷酸钠（三聚磷酸钠）	A/B	R/S
2835391100	食品级的六偏磷酸钠	A/B	R/S
2836200000	碳酸钠（纯碱）	A/G	M.R/S
2836300000	碳酸氢钠（小苏打）	A/B.G	R/S
2836500000	碳酸钙	A/B	R/S
2836991000	碳酸镁	A/B	R/S
2836995000	碳酸锆	A/B	R/S
2836999000	其他碳酸盐及过碳酸盐	A	M.R/S
2841610000	高锰酸钾	2.3.A/B	M.R/N.S
2842100000	硅酸复盐及硅酸络盐（包括不论是否已有化学定义的硅铝酸盐）	A/B	R/S
2842903000	锂镍钴锰氧化物	A/B	R/S
2842905000	硒酸盐及亚硒酸盐	A/B	M.R/N.S
2842909090	其他无机酸盐及过氧酸盐（迭氮化物除外）	A/B	M.R/N.S
2847000000	过氧化氢（不论是否用尿素固化）	A/B	M.R/N.S
2903150000	1,2-二氯乙烷（ISO）	A.X/B	M.R/N.S
2905130000	正丁醇	A/B	M.R/N.S
2905223000	芳樟醇	A/B	R/S
2905399001	1,3-丙二醇	A/B	R/S
2905399002	1,4-丁二醇	A/B	R/S
2905399099	其他二元醇	A/B	M.R/N.S
2905430000	甘露糖醇	A/B	R/S
2905450000	丙三醇（甘油）	A/B	R/S
2905491000	木糖醇	A/B	R/S
2906132000	肌醇	A/B	R/S
2907121900	其他甲酚	A/B	M.R/N.S
2907159000	其他萘酚及萘酚盐	A/B	R/S
2915211100	食品级冰乙酸（冰醋酸）（GB1903-2008）	A/B.G	R/S
2915211910	乙酸溶液，含量大于10%且不超过80%	A/B.G	M/N
2915211900	乙酸，含量大于80%	A/B.G	M/N
2915211900	其他乙酸	A/B.G	M.R/N.S
2915291000	乙酸钠	A/B.G	R/S
2915299090	其他乙酸盐	A/B	M.R/N.S
2915310000	乙酸乙酯	A/B.G	M.R/N.S
2915390090	其他乙酸酯	A/B	M.R/N.S
2915501000	丙酸	A/B	M.R/N.S
2915509000	丙酸盐和酯	A/B	M.R/N.S
2915701000	硬脂酸（以干燥重量计，纯度在90%及以上）	A/B	R/S
2915900090	其他饱和无环一元羧酸及其酸酐[(酰卤、过氧)化物,过氧酸及其卤化、硝化、磺化、亚硝化衍生物]	A/B	M.R/N.S
2916190090	其他不饱和无环一元羧酸（包括其酸酐,酰卤化物,过氧化物和过氧酸及它们的衍生物）	A/B	M.R/N.S

商品编码	商品名称	海关监管条件	检验检疫类别
2916209090	其他（环烷.环烯.环萜烯）一元羧酸（包括酸酐,酰卤化物,过氧化物和过氧酸及其衍生物）	A/B	M.R/N.S
2916310000	其他苯甲酸及其盐和酯	A/B	M.R/N.S
2916320000	过氧化苯甲酰及苯甲酰氯	A/B	M.R/N.S
2917120001	己二酸	A/B	R/S
2917120090	己二酸盐和酯	A/B	R/S
2917209090	其他（环烷、环烯、环萜烯）多元羧酸	A/B	R/S
2918110000	乳酸及其盐和酯	A/B	M.R/N.S
2918120000	酒石酸	A/B	R/S
2918130000	酒石酸盐及酒石酸酯	A/B	M.R/N.S
2918140000	柠檬酸	A/4.x.y.B	R/N.S
2918150000	柠檬酸盐及柠檬酸酯	A/4.x.y.B	R/N.S
2918290000	其他含酚基但不含其他含氧基羧酸（包括其酸酐,酰卤化物,过氧化物和过氧酸及其衍生物）	A/B	R/S
2919900090	其他磷酸酯及其盐（包括乳磷酸盐）（包括它们的卤化,磺化,硝化或亚硝化衍生物）	A/B	M.R/N.S
2922110001	单乙醇胺	A/B	M.R/N.S
2922150000	三乙醇胺	2.3.A/B	R/S
2922419000	赖氨酸酯和赖氨酸盐（包括赖氨酸酯的盐）	A/B	M.P.R/Q.S
2922491100	氨甲环酸	A/B	M.P.R/Q.S
2922491990	其他氨基酸	A/B	M.P.R/Q.S
2922499990	其他氨基酸及其酯及它们的盐（含有一种以上含氧基的除外）	A/B	M.P.R/Q.S
2922501000	对羟基苯甘氨酸及其邓钾盐	A/B	R/S
2922509099	其他氨基醇酚、氨基酸酚（包括其他含氧基氨基化合物）	A/B	R/S
2923100000	胆碱及其盐	A/B	R/S
2923200000	卵磷脂及其他磷氨基类脂	A/B	R/S
2925110000	糖精及其盐	A/B	R/S
2929901000	环已基氨基磺酸钠（甜蜜素）	A/B	R/S
2933692910	二氯异氰尿酸钠	A/B	R/S
2934999001	核苷酸类食品添加剂	A/B	R/S
2936210000	未混合的维生素 A 及其衍生物（不论是否溶于溶剂）	A/B	R/S
2936220000	未混合的维生素 B1 及其衍生物（不论是否溶于溶剂）	A/B	R/S
2936230000	未混合的维生素 B2 及其衍生物（不论是否溶于溶剂）	A/B	R/S
2936240000	未混合的 D 或 DL- 泛酸及其衍生物（不论是否溶于溶剂）	A/B	R/S
2936250000	未混合的维生素 B6 及其衍生物（不论是否溶于溶剂）	A/B	R/S
2936260000	未混合的维生素 B12 及其衍生物（不论是否溶于溶剂）	A/B	R/S
2936270010	未混合的维生素 C 原粉（不论是否溶于溶剂）	A/4.x.y.B	R/S
2936270020	未混合的维生素 C 钙、维生素 C 钠（不论是否溶于溶剂）	A/4.x.y.B	R/S
2936270030	颗粒或包衣维生素 C（不论是否溶于溶剂）	A/4.x.y.B	R/S
2936270090	维生素 C 酯类及其他（不论是否溶于溶剂）	A/4.x.y.B	R/S
2936280000	未混合的维生素 E 及其衍生物（不论是否溶于溶剂）	A/B	R/S
2936290000	胆钙化醇（不论是否溶于溶剂）	A/B/S	R/S
2936290000	其他未混合的维生素及其衍生物（不论是否溶于溶剂）	A/B	R/S
2936909000	维生素原,混合维生素原、维生素及其衍生物（包括天然浓缩物,不论是否溶于溶剂）	A/B	R/S
2937900010	氨基酸衍生物	A.Q/B	R/S
2938909020	甘草酸盐类	A/4.x.y.B	R/S
2939300010	咖啡因	A/B/I	R/S
2939300090	咖啡因的盐	A/B/I	R/S
2939809090	其他生物碱及其衍生物（包括生物碱的盐、酯及其他衍生物）	A.Q/B	M.R/N.S
2940009090	化学纯糖,糖醚、糖酯及其盐（蔗糖、乳糖、麦芽糖、葡萄糖、品目29.37-2939 产品除外）	A.Q/B	R/S
3203001100	天然靛蓝及以其为基本成分的制品	A/B	R/S

商品编码	商品名称	海关监管条件	检验检疫类别
3203001910	濒危植物质着色料及制品（制品是指以植物质着色料为基本成分的）	A.F/B.E	R/S
3203001990	其他植物质着色料及制品（制品是指以植物质着色料为基本成分的）	A/B	R/S
3203002000	动物质着色料及制品（制品是指以动物质着色料为基本成分的）	A	M.R/S
3204110000	分散染料及以其为基本成分的制品，不论是否有化学定义	A/B	R/S
3204120000	酸性染料及制品、媒染染料及制品（包括以酸性染料或媒染染料为基本成分的制品，不论是否有化学定义）	A/B	R/S
3204130000	碱性染料及以其为基本成分的制品	A/B	R/S
3204140000	直接染料及以其为基本成分的制品	A/B	R/S
3204151000	合成靛蓝（还原靛蓝）	A/B	R/S
3204199000	其他着色料组成的混合物	A/B	R/S
3205000000	色淀及以色淀为基本成分的制品	A/B	R/S
3501100000	酪蛋白	A/B	R/S
3501900000	酪蛋白酸盐及其衍生物，酪蛋白胶	A/B	R/S
3502200090	乳白蛋白（包括两种或两种以上乳清蛋白浓缩物）	A/B	R/S
3502900000	其他白蛋白及白蛋白盐（包括白蛋白衍生物）	A/B	R/S
3504001000	蛋白胨	A/B	R/S
3504009000	其他编号未列名蛋白质及其衍生物（包括蛋白胨的衍生物及皮粉（不论是否加入铬矾））	A/B	R/S
3505100000	糊精及其他改性淀粉	A	M.R/S
3505200000	以淀粉糊精等为基本成分的胶	A	M.R/S
3507100000	粗制凝乳酶及其浓缩物	A/B	R/S
3507901000	碱性蛋白酶	A/B	R/S
3507902000	碱性脂肪酶	A/B	R/S
3507909090	其他编号未列名的酶制品	A/B	R/S
3823120000	油酸	A/B	R/S
2934999001	核苷酸类食品添加剂	A/B	R/N
3825900010	浓缩糖蜜发酵液	A/B	R/S
3902200000	初级形状的聚异丁烯	A/B	R/S
3905300000	初级形状的聚乙烯醇（不论是否含有未水解的乙酸酯基）	A/B	R/S
3906901000	聚丙烯酰胺	A/B	R/S
3907999110	初级形状的聚对苯二甲酸－己二醇－丁二醇酯	A/B	R/S
3907999990	初级形状的其他聚酯	A/B	R/S
3913100000	初级形状的藻酸及盐和酯	A/B	R/S

附6　我国允许使用食品添加剂及对应适用标准目录

（国家质检总局、卫生部 2009 年第 72 号公告）

序号	功能	中文名	英文名	产品对应标准	对应检测方法标准
1	被膜剂	吗啉脂肪酸盐（果蜡）	morpholine fatty acid salt（fruit wax）	HG2929-1990 食品添加剂吗啉脂肪酸盐果蜡	HG2929-1990 食品添加剂吗啉脂肪酸盐果蜡
2	被膜剂、助剂	白油（液体石蜡）	mineral oil，white（liquid paraffin）	GB4853-2008 食品级白油，GB/T12494-1990 食品机械专用白油	（1）GB/T259 石油产品水溶性酸及碱测定法，GB/T260 石油产品水分测定法，GB/T265 石油产品运动粘度测定法和动力粘度计算法，GB/T511 石油产品和添加剂机械杂质测定法（重量法），GB/T3536 石油产品闪点和燃点测定法（克利夫兰开口杯法），GB/T3555 石油产品赛波特颜色测定法（赛波特比色计法），GB/T4756 石油和液体石油产品取样法（手工法），GB/T5009.75-2003 食品添加剂中铅的测定，GB/T5009.76-2003 食品添加剂中砷的测定，GB/T5009.74-2003 食品添加剂中重金属限量试验法，GB/T11079 白色油易碳化物试验法，GB/T11081 白色油紫外吸光度测定法，SH/T0134 白色油固态石蜡试验法；（2）GB259 石油产品水溶性酸及碱试验法，GB260 石油产品水分测定法，GB265 石油产品运动粘度测定法和动力粘度计算法，GB511 石油产品和添加剂机械杂质测定法（重量法），GB3535 石油倾点测定法，GB3536 石油产品闪点和燃点测定法（克利夫兰开口杯法），GB3555 石油产品赛波特颜色测定法（赛波特比色计法），GB4756 石油和液体石油产品取样法（手工法），GB5096 石油产品铜片腐蚀试验法，GB11081 白色油紫外吸光度测定法，ZBE30005 石油产品包装、贮运及交货验收规则
3	防腐剂	液体二氧化碳（石灰窑法、合成氨法和发酵法）	Liquid carbon dioxide	GB10621-2006 液体二氧化碳	GB10621-2006 液体二氧化碳
4	防腐剂	液体二氧化碳（煤气法）	Liquid carbon dioxide	中华人民共和国卫生部公告（2007 年第 5 号）	参照 GB10621-2006 液体二氧化碳
5	防腐剂	苯甲酸	benzoic acid，sodium benzoate	GB1901-2005 食品添加剂苯甲酸	GB1901-2005 食品添加剂苯甲酸，GB/T5009.76 食品中砷的测定方法
6	防腐剂	脱氢乙酸及其钠盐	dehydroacetic acid，sodium dehydroacetate	GB25547-2010 食品添加剂脱氢乙酸（脱氢乙酸钠不适用GB25547-2010）	GB25547-2010 食品添加剂脱氢乙酸

序号	功能	中文名	英文名	产品对应标准	对应检测方法标准
7	防腐剂	对羟基苯甲酸乙酯	methyl phydroxybenzoate and itssalts（sodium methyl p-hydroxy benzoate，ethyl p-hydroxy benzoate，sodiumethyl p-hydroxy benzoate，propyl p-hydroxybenzoate，sodium propyl p-hydroxy benzoate）	GB8850-2005 食品添加剂对羟基苯甲酸乙酯	GB8851-2005 食品添加剂对羟基苯甲酸丙酯，GB8850-2005 食品添加剂对羟基苯甲酸乙酯，GB/T5009.76-2003 食品添加剂中砷的测定，GB/T9741 化学试剂灼烧残渣测定通用方法，GB/T9724-1988 化学试剂 pH 值测定通则
8	防腐剂	对羟基苯甲酸丙酯	methyl phydroxybenzoate and itssalts（sodium methyl p-hydroxy benzoate，ethyl p-hydroxy benzoate，sodiumethyl p-hydroxy benzoate，propyl p-hydroxybenzoate，sodium propyl p-hydroxy benzoate）	GB8851-2005 食品添加剂对羟基苯甲酸丙酯	GB8851-2005 食品添加剂对羟基苯甲酸丙酯，GB8850-2005 食品添加剂对羟基苯甲酸乙酯，GB/T5009.76-2003 食品添加剂中砷的测定，GB/T9741-2003 化学试剂灼烧残渣测定通用方法，GB/T9724-1988 化学试剂 pH 值测定通则
9	防腐剂	丙酸及其钠盐、钙盐	propionic acid，sodi-um propionate，calci-um propionate	HG2925-1989（2004）食品添加剂丙酸，HG2921-1999（2007）食品添加剂丙酸钙，HG2922-1999（2007）食品添加剂丙酸钠	HG2925-1989（2004）食品添加剂丙酸，HG2921-1999（2007）食品添加剂丙酸钙，HG2922-1999（2007）食品添加剂丙酸钠
10	防腐剂	乙氧基喹	ethoxy quin	GB/T5009.129-2003 食品添加剂乙氧基喹，HG2924-1988（2004）食品添加剂乙氧基喹	GB/T5009.129－2003 食品添加剂乙氧基喹，HG2924-1988（2004）食品添加剂乙氧基喹
11	防腐剂	稳定态二氧化氯	stabilized chlorine dioxide	GB/T20783-2006 稳定性二氧化氯溶液，HG3669-2000 食品添加剂稳定态氧化氯溶液	HG3669-2000 食品添加剂稳定态氧化氯溶液
12	防腐剂	乳酸链球菌素	nisin	QB2394-2007 食品添加剂乳酸链球菌素	QB2394-2007 食品添加剂乳酸链球菌素，GB/T5009.3-2010 食品中水分的测定，GB/T5009.12-2010 食品安全国家标准食品中铅的测定，GB/T5009.42-2010 食盐卫生标准的分析方法，GB/T4789.2-2010 食品卫生微生物学检验菌落总数测定，GB/T4789.3-2010 食品卫生微生物学检验大肠菌群测定，GB/T4789.4-2010 食品卫生微生物学检验沙门氏菌检验
13	防腐剂、抗氧化剂、稳定剂	山梨酸	sorbic acid	GB1905-2000 食品添加剂山梨酸	GB1905-2000 食品添加剂山梨酸，GB/T617-2006 化学试剂熔点范围测定通用方法，GB/T5009.74-2003 食品添加剂中重金属限量试验，GB/T5009.76-2003 食品添加剂中砷的测定，GB6283-86 化工产品中水分会含量的测定卡尔·费休法（通用方法）

序号	功能	中文名	英文名	产品对应标准	对应检测方法标准
14	防腐剂、抗氧化剂、稳定剂、胶姆糖基础剂	山梨酸钾	potassium sorbate	GB13736-2008 食品添加剂山梨酸钾	GB13736-2008 食品添加剂山梨酸钾，GB/T5009.12-2010 食品中铅的测定方法，GB/T5009.74-2003 食品添加剂中重金属限量试验，GB/T5009.75-2003 食品添加剂中铅的测定，GB/T5009.76-2003 食品添加剂中砷的测定
15	防腐剂、助剂	二氧化碳	carbon dioxide	GB10621-2006 食品添加剂液体二氧化碳	GB10621-2006 食品添加剂液体二氧化碳
16	护色剂、防腐剂	硝酸钠	sodium nitrate, po tassium nitrate	GB1891-2007 食品添加剂硝酸钠	GB1891-2007 食品添加剂硝酸钠，GB/T3051-2000 无机化工产品中氯化物含量测定的通用方法汞量法
17	护色剂、防腐剂	亚硝酸钠	sodium nitrate, po tassium nitrate	GB1907-2003 食品添加剂亚硝酸钠	GB1907-2003 食品添加剂亚硝酸钠，GB/T9723-2007 化学试剂火焰原子吸收光谱法通则
18	胶姆糖基础剂	苯甲酸钠	sodium benzoate	GB1902-2005 食品添加剂苯甲酸钠	GB1902-2005 食品添加剂苯甲酸钠
19	胶姆糖基础剂	单脂肪酸甘油酯	monoglycerides	GB1986-2007 食品添加剂单、双硬脂酸甘油酯	GB1986-2007 食品添加剂单、双硬脂酸甘油酯，GB/T5009.11-2003 食品中总砷的测定方法，GB/T5009.12-2010 食品中总铅的测定，GB/T9741-2008 化学试剂灼烧残渣测定通用方法
20	抗结剂	亚铁氰化钾，亚铁氰化钠	potassium ferrocyanide，sodium ferro cyanide	HG2918-1999 食品添加剂六氰合铁酸四钾（黄血盐钾）（亚铁氰化钠不适用）	HG2918-1999 食品添加剂六氰合铁酸四钾（黄血盐钾）（亚铁氰化钠不适用）
21	抗结剂	硅酸钙	Calcium silicate	中华人民共和国卫生部公告（2008 年第 13 号）	
22	抗结剂、酸度调节剂	磷酸三钙	tricalcium orthphosphate	HG2789-1996 食品添加剂磷酸三钙	HG2789-1996 食品添加剂磷酸三钙，GB/T5009.74-2003 食品添加剂中重金属限量试验法，GB/T5009.76-2003 食品添加剂中砷的测定，GB10619-1989 食品添加剂磷酸二氢钙
23	抗结剂、助剂	二氧化硅（矽）	silicon dioxide（amorphous）	HG2791-1996 食品添加剂二氧化硅	HG2791-1996 食品添加剂二氧化硅，GB/T5009.74-2003 食品添加剂中重金属限量试验法，GB/T5009.75-2003 食品添加剂中铅的测定，GB/T5009.76-2003 食品添加剂中砷的测定
24	抗氧化剂	抗坏血酸	ascorbic acid	GB14754-1993 维生素 C（抗坏血酸）	GB14754-1993 维生素 C（抗坏血酸），GB/T5009.74-2003 食品添加剂中重金属限量试验法，GB/T5009.76-2003 食品添加剂中砷的测定

进出境货物涉检工作手册

序号	功能	中文名	英文名	产品对应标准	对应检测方法标准
25	抗氧化剂	抗坏血酸钙	calcium ascorbate	GB15809-1995 食品添加剂抗坏血酸钙	GB15809-1995 食品添加剂抗坏血酸钙
26	抗氧化剂	抗坏血酸棕榈酸酯	ascorbyl palmitate	GB16314-1996 食品添加剂 L- 抗坏血酸棕榈酸酯	GB16314-1996 食品添加剂 L- 抗坏血酸棕榈酸酯，GB/T5009.74-2003 食品添加剂中重金属限量试验法，GB/T5009.76-2003 食品添加剂中砷的测定
27	抗氧化剂	D- 异抗坏血酸钠	d-isoascorbic acid（erythorbic acid），sodium isoascorbat	GB8273-2008 食品添加剂 D- 异抗坏血酸钠	GB8273-2008 食品添加剂 D- 异抗坏血酸钠，GB/T5009.3-2010 食品中水分的测定，GB/T5009.11-2003 食品中总砷的测定方法，GB/T5009.12-2010 食品中总铅的测定
28	抗氧化剂	植酸（肌醇六磷酸）	phytic acid（inositol hexaphosphoric acid）	HG2683-1995（2007）食品添加剂植酸（肌醇六磷酸）	HG2683-1995（2007）食品添加剂植酸（肌醇六磷酸），GB/T5009.74-2003 食品添加剂中重金属限量试验，GB/T5009.76-2003 食品添加剂中砷的测定
29	抗氧化剂	迷迭香提取物	rosemary extract	QB/T2817-2006 食品添加剂迷迭香提取物	QB/T2817-2006 食品添加剂迷迭香提取物，GB/T5009.3-2010 食品中水分的测定，GB/T5009.4-2003 食品中灰分的测定，GB/T5009·11 食品中总砷的测定方法，GB/T5009.12-2010 食品中总铅的测定
30	抗氧化剂	甘草抗氧物	antioxidant of gly-cyrrhiza	QB2078-1995 食品添加剂甘草抗氧物	QB2078-1995 食品添加剂甘草抗氧物，GB/T5009.74-2003 食品添加剂中重金属限量试验法，GB/T5009.76-2003 食品添加剂中砷的测定
31	抗氧化剂	茶多酚（维多酚）	tea polyphenol（TP）	QB2154-1995 食品添加剂茶多酚	QB2154-1995 食品添加剂茶多酚，GB/T8304-2002 茶 水 分 测定，GB/T8306-87 茶总灰分测定，GB/T5009.74-2003 食品添加剂中重金属限量试验法，GB/T5009.75-2003 食品添加剂中铅的测定，GB/T5009.76-2003 食品添加剂中砷的测定
32	抗氧化剂	特丁基对苯二酚	tertiary butylhydro-quinone（TBHQ）	QB2395-2007 食品添加剂特丁基对苯二酚	QB2395-2007 食品添加剂特丁基对苯二酚，GB/T617-2006 化学试剂熔点范围测定通用方法，GB/T5009.12-2010 食品中铅的测定
33	抗氧化剂	乙二胺四乙酸二钠钙		中华人民共和国卫生部公告（2007 年第 8 号）	GB/T6283-2008 化工产品中水分含量的测定卡尔.费休法（通用方法），GB/T9724-2007 化学试剂 pH 值测定通则，GB/T5009.74-2003 食品添加剂中重金属限量试验，GB/T5009.75-2003 食品添加剂中铅的测定，GB/T5009.76-2003 食品添加剂中砷的测定。乙二胺四乙酸二钠钙的含量测试可参照 YY0206-1995 药用辅料乙二胺四乙酸二钠

序号	功能	中文名	英文名	产品对应标准	对应检测方法标准
34	抗氧化剂	D-异抗坏血酸	d-isoascorbic acid（erythorbic acid）	GB22558-2008 食品添加剂 D-异抗坏血酸	GB22558-2008 食品添加剂 D-异抗坏血酸，GB/T5009.75-2003 食品添加剂中铅的测定，GB/T5009.76-2003 食品添加剂中砷的测定，JJF1070-2005 定量包装商品净含量计量检验规则
35	抗氧化剂、胶姆糖基础剂	维生素 E（dl-α-生育酚）	vitamine E（dl-α/Tocopherol）	GB14756 — 2010 食品安全国家标准食品添加剂维生素 E（dl — α — 醋酸生育酚）	GB14756 — 1993 食品添加剂维生素 E（dl — α — 醋酸生育酚），GB/T5009.74-2003 食品添加剂中重金属限量试验
36	抗氧化剂、胶姆糖基础剂	没食子酸丙酯（PG）	propyl gallate	GB3263-2008 食品添加剂没食子酸丙酯	GB3263-2008 食品添加剂没食子酸丙酯，GB/T617-2006 化学试剂熔点范围测定通用方法，GB/T5009.3-2010 食品中水分的测定，GB/T5009.75-2003 食品添加剂中铅的测定，GB/T5009.76-2003 食品添加剂中砷的测定
37	抗氧化剂、胶姆糖基础剂	丁基羟基茴香醚（BHA）	butylated hydroxyanisole	GB1916-2008 食品添加剂叔丁基 -4- 羟基茴香醚	GB1916-2008 食品添加剂叔丁基 -4- 羟基茴香醚，GB/T617-2006 化学试剂熔点范围测定通用方法，GB/T5009.75-2003 食品添加剂中铅的测定，GB/T5009.76-2003 食品添加剂中砷的测定
38	抗氧化剂、胶姆糖基础剂	2，6-二叔丁基对甲酚（BHT）/二丁基羟基甲苯（BHT）	butylated hydroxy-toluene	GB1900-1980 食品添加剂 2，6-二叔丁基对甲酚	GB1900-1980 食品添加剂 2，6-二叔丁基对甲酚
39	酶制剂	α-乙酰乳酸脱羧酶	α-acetolactatede-carboxylase	GB20713-2006 食品添加剂 α-乙酰乳酸脱羧酶制剂	GB20713-2006 食品添加剂 α-乙酰乳酸脱羧酶制剂，GB/T5009.74-2003 食品添加剂中重金属限量试验法，GB/T5009.75-2003 食品添加剂中铅的测定，GB/T5009.76-2003 食品添加剂中砷的测定，JJF1070-2005 定量包装商品净含量计量检验规则，GB/T4789.2-2010 食品卫生微生物学检验菌落总数测定，GB/T4789.3-2003 食品卫生微生物学检验大肠菌群测定，GB/T4789.4-2010 食品卫生微生物学检验沙门氏菌检验，GB/T4789.6-2003 食品卫生微生物检验致泻大肠埃氏菌检验
40	酶制剂	α-淀粉酶	α-amylase	GB827.5-1987 食品添加剂 α-淀粉酶制剂，QB/T2306-1997 耐高温 α-淀粉酶	GB827.5-87 食品添加剂 α-淀粉酶制剂，GB/T5009.11-2003 食品中总砷的测定方法，GB/T5009.12-2010 食品中总铅的测定，GB/T5009.22-2003 食品中黄曲霉毒素 B1 的测定国家标准，GB/T4789.3-2003 食品卫生微生物学检验大肠菌群测定，GB/T4789.4-2010 食品卫生微生物学检验沙门氏菌检验

序号	功能	中文名	英文名	产品对应标准	对应检测方法标准
41	酶制剂	果胶酶	Pectinase	QB1502-1992 食品添加剂果胶酶制剂	QB1502-1992 食品添加剂果胶酶制剂，GB/T5009.74-2003 食品添加剂中重金属限量试验法，GB/T5009.76-2003 食品添加剂中砷的测定，GB/T4789.3-2003 食品卫生微生物学检验大肠菌群测定，GB/T4789.4-2010 食品卫生微生物学检验沙门氏菌检验
42	酶制剂	蛋白酶（黑曲酶）		中华人民共和国卫生部公告（2007 年第 5 号）	QB/T1803-1993 工业酶制剂通用试验方法，GB/T5009.11-2003 食品中总砷的测定方法，GB/T5009.12-2010 食品中总铅的测定，GB/T4789.2-2010 食品卫生微生物学检验菌落总数测定，GB/T4789.3-2003 食品卫生微生物学检验大肠菌群测定，GB/T4789.4-2010 食品卫生微生物学检验沙门氏菌检验
43	酶制剂	普鲁兰酶	Pullulanase	中华人民共和国卫生部公告（2008 年第 13 号）	QB/T1803-1993 工业酶制剂通用试验方法，GB/T4789.2-2010 食品卫生微生物学检验菌落总数测定，GB/T4789.3-2003 食品卫生微生物学检验大肠菌群测定，GB/T4789.4-2010 食品卫生微生物学检验沙门氏菌检验，GB/T4789.6-2003 食品卫生微生物检验致泻大肠埃氏菌检验。酶活力和酶活力保存率无标准检验方法
44	酶制剂	环糊精葡萄糖苷转移酶（生产用菌株：地衣芽孢杆菌 Bacillus licheniformis		中华人民共和国卫生部公告（2008 年第 17 号）	QB/T1803-1993 工业酶制剂通用试验方法，GB/T5009.11-2003 食品中总砷的测定方法，GB/T5009.12-2010 食品中总铅的测定，GB/T5009.74-2003 食品添加剂中重金属限量试验法，GB/T4789.2-2010 食品卫生微生物学检验菌落总数测定，GB/T4789.3-2003 食品卫生微生物学检验大肠菌群测定，GB/T4789.4-2010 食品卫生微生物学检验沙门氏菌检验，GB/T4789.6-2003 食品卫生微生物检验致泻大肠埃氏菌检验。但抗菌素活性和生产菌株尚无标准检验方法
45	酶制剂	脂肪酶	Lipase	中华人民共和国卫生部公告（2008 年第 17 号）	
46	酶制剂	单宁酶	Tannase	中华人民共和国卫生部公告（2008 年第 26 号）	
47	酶制剂	磷酸酯酶 A2	PhospholipaseA2	中华人民共和国卫生部公告（2008 年第 26 号）	参照 GB/T5009.11-2003 食品中总砷及无机砷的测定，GB/T5009.12-2010 食品安全国家标准食品中铅的测定，GB/T5009.15-2003 食品中镉的测定，GB/T5009.17-2003 食品中总汞及有机汞的测定，GB4789.1～4789.28 食品卫生检验方法微生物学部分。酶活力的测定没标准方法

序号	功能	中文名	英文名	产品对应标准	对应检测方法标准
48	酶制剂	纤维素酶	Cellulase	QB2583-2003 纤维素酶制剂	QB2583-2003 纤维素酶制剂，QB/T1803-1993 工业酶制剂通用试验方法，GB/T5009.74-2003 食品添加剂中重金属限量试验，GB/T5009.12-2010 食品安全国家标准食品中铅的测定，GB/T5009.11 食品中砷的测定方法，GB/T4789.2-2010 食品卫生微生物学检验菌落总数测定，GB/T4789.3-2003 食品卫生微生物学检验大肠菌群测定，GB/T4789.4-2010 食品卫生微生物学检验沙门氏菌检验
49	面粉处理剂、膨松剂、稳定剂、膨松剂、面粉处理剂、助剂、胶姆糖基础剂	碳酸钙（包括轻质和重质碳酸钙）	Calcium carbonate（lightandheavy）	GB1898-2007 食品添加剂碳酸钙，QB1413-1999 食品添加剂生物碳酸钙	GB1898-2007 食品添加剂碳酸钙，QB1413-1999 食品添加剂生物碳酸钙，GB/T19281-2003 碳酸钙分析方法
50	面粉处理剂、营养强化剂、胶姆糖基础剂	碳酸镁	magnesium carbonate	HG2790-1996 食品添加剂碱式碳酸镁	HG2790-1996 食品添加剂碱式碳酸镁，GB1612-1988 工业水合碱式碳酸镁
51	膨松剂	碳酸氢铵	Ammonium hydrogen carbonate	GB1888-2008 食品添加剂碳酸氢铵	GB1888-2008 食品添加剂碳酸氢铵，GB/T5009.74-2003 食品添加剂中重金属限量试验，GB/T5009.76-2003 食品添加剂中砷的测定
52	膨松剂	磷酸氢二铵		中华人民共和国卫生部公告（2007年第5号）	HG/T3465－1999 化学试剂磷酸氢二铵，HG/T3774-2005 饲料级磷酸氢二铵，GB/T10209.3-2001 磷酸一铵、磷酸二铵中水分的测定，GB/T5009.18-2003 食品中氟的测定，GB/T5009.74-2003 食品添加剂中重金属限量试验法，GB/T5009.76-2003 食品添加剂中砷的测定
53	膨松剂	酸性磷酸铝钠		中华人民共和国卫生部公告（2007年第8号）	GB/T5009.74-2003 食品添加剂中重金属限量试验，GB/T5009.75-2003 食品添加剂中铅的测定，GB/T5009.76-2003 食品添加剂中砷的测定。酸性磷酸铝钠含量、氟化物等项目的检测无标准方法
54	膨松剂、水分保持剂、酸度调节剂、胶姆糖基础剂	磷酸氢钙	calcium hydrogen phosphate（dicalcium orthophosphate）	GB1889-2004 食品添加剂磷酸氢钙	GB1889-2004 食品添加剂磷酸氢钙，GB/T5009.74-2003 食品添加剂中重金属限量试验法，GB/T5009.76-2003 食品添加剂中砷的测定

序号	功能	中文名	英文名	产品对应标准	对应检测方法标准
55	膨松剂、稳定剂	硫酸铝铵（铵明矾）	aluminium potassium sulfate，aluminium ammonium sulfate	HG2917-1999 食品添加剂硫酸铝铵	HG2917-1999 食品添加剂硫酸铝铵
56	膨松剂、稳定剂	硫酸铝钾（钾明矾）	aluminium potassium sulfate，aluminium ammonium sulfate	GB1895-2004 食品添加剂硫酸铝钾	GB1895-2004 食品添加剂硫酸铝钾
57	膨松剂、助剂	碳酸氢钠	sodium hydrogen carbonate	GB1887-2007 食品添加剂碳酸氢钠	GB1887-2007 食品添加剂碳酸氢钠，GB/T5009.74-2003 食品添加剂中重金属限量试验，GB/T5009.76-2003 食品添加剂中砷的测定
58	漂白剂	亚硫酸钠	sulfur dioxide，potassium metabisulphite，sodium metabisulphite，sodium sulfite，sodium hydrogen sulfite，sodium Hyposulfite	GB1894-2005 食品添加剂无水亚硫酸钠	GB1894-2005 食品添加剂无水亚硫酸钠
59	漂白剂	焦亚硫酸钠	sulfur dioxide，potassium metabisulphite，sodium metabisulphite，sodium sulfite，sodium hydrogen sulfite，sodium Hyposulfite	GB1893-2008 食品添加剂焦亚硫酸钠	GB1893-2008 食品添加剂焦亚硫酸钠
60	漂白剂	低亚硫酸钠	sulfur dioxide，potassium metabisulphite，sodium metabisulphite，sodium sulfite，sodium hydrogen sulfite，sodium Hyposulfite	GB22215-2008 食品添加剂连二亚硫酸钠（保险粉）	GB22215-2008 食品添加剂连二亚硫酸钠（保险粉）
61	漂白剂、防腐剂、助剂	硫磺	sulfur（sulphur）	GB3150-1999 食品添加剂硫磺	GB3150-1999 食品添加剂硫磺，GB/T2449-2006 工业硫磺
62	其他	咖啡因	caffeine	GB14758-1993 食品添加剂咖啡因，QB2079-1995 食品添加剂天然咖啡因	GB14758-1993 食品添加剂咖啡因，QB2079-1995 食品添加剂天然咖啡因
63	其他	高锰酸钾	potassium permanganate	GB2513-2004 食品添加剂高锰酸钾	GB2513-2004 食品添加剂高锰酸钾
64	其他	异构化乳糖液	isomerized lactoses yrup	GB8816-1988 食品添加剂异构化乳糖液	GB8816-1988 食品添加剂异构化乳糖液

序号	功能	中文名	英文名	产品对应标准	对应检测方法标准
65	其他、营养强化剂、助剂	氯化钾	potassium chloride	QB2554-2002 食用氯化钾	QB2554-2002 食用氯化钾，GB/T7118-1999 工业氯化钾，GB/T13025.2-2008 制盐工业通用试验方法白度的测定，GB/T13025.4－91 制盐工业通用试验方法水不溶物的测定，GB/T13025.6-91 制盐工业通用试验方法钙和镁离子的测定，GB/T13025.8－91 制盐工业通用试验方法硫酸根离子的测定，GB/T13025.9-1991 制盐工业通用试验方法铅离子的测定（光度法），GB/T13025.13-1994 制盐工业通用试验方法砷离子的测定
66	乳化剂	氢化松香甘油酯	glycerol ester of hydrogenated rosin	GB10287－1988 食品添加剂松香甘油酯和氢化松香甘油酯	GB10287－1988 食品添加剂松香甘油酯和氢化松香甘油酯
67	乳化剂	改性大豆磷脂	modified soybean phospholipid	GB12486-1990 食品添加剂改性大豆磷脂	GB12486-90 食品添加剂改性大豆磷脂
68	乳化剂	木糖醇酐单硬脂酸酯	xylitan monostearate	QB/T3784-1999 食品添加剂木糖醇酐单硬脂酸酯	QB/T3784-1999 食品添加剂木糖醇酐单硬脂酸酯
69	乳化剂	聚氧乙烯木糖醇酐单硬脂酸酯	polyoxyethylene xylitanmonostearate	QB/T3790-1999 食品添加剂聚氧乙烯木糖醇酐单硬脂酸酯	QB/T3790-1999 食品添加剂聚氧乙烯木糖醇酐单硬脂酸酯
70	乳化剂	酪蛋白酸钠（酪朊酸钠）	sodium caseinate	QB/T3800-1999 食品添加剂酪蛋白酸钠	QB/T3800-1999 食品添加剂酪蛋白酸钠，GB/T5009.74-2003 食品添加剂中重金属限量试验法，GB/T5009.76-2003 食品添加剂中砷的测定，GB4789.1～4789.28 食品卫生检验方法微生物学部分
71	乳化剂	辛癸酸甘油酯	octyl and decyl glycerate	QB2396-1998 食品添加剂辛癸酸甘油酸酯	QB2396-1998 食品添加剂辛葵酸甘油酸酯，GB1986-2007 食品添加剂单、双硬脂酸甘油酯，GB/T14457.4-1993 单离及合成香料酸值或含酸量的测定，GB9103-88 工业硬脂酸，GB/T14455.4-1993 精油相对密度的测定，GB15612－1995 食品添加剂蒸馏单硬脂酸甘油酯，GB/T5009.74-2003 食品添加剂中重金属限量试验，GB/T5009.76-2003 食品添加剂中砷的测定
72	乳化剂	酶解大豆磷脂	Enzymaticallydecomposed soybean phospholipid	中华人民共和国卫生部公告（2008 年第 13 号）	GB12486-1990 食品添加剂改性大豆磷脂，GB/T5009.75-2003 食品添加剂中铅的测定，GB/T5009.76-2003 食品添加剂中砷的测定
73	乳化剂	三甘油脂肪酸酯	Tripolyglycerol monostearates	GB13510－1992 食品添加剂三聚甘油单硬脂酸酯	GB13510－1992 食品添加剂三聚甘油单硬脂酸酯，GB8044-87 食品添加剂聚氧乙烯木糖醇酐单硬脂酸酯，GB1986-2007 食品添加剂单、双硬脂酸甘油酯，GB/T5009.11 食品中总砷的测定方法，GB/T5009.12-2010 食品中总铅的测定

序号	功能	中文名	英文名	产品对应标准	对应检测方法标准
74	乳化剂	山梨醇酐单硬脂酸酯（斯潘60）	Sorbitan monostear-ate（Span60）	GB13481－1992食品添加剂山梨醇酐单硬脂酸酯（斯潘60）	GB13481－2011食品添加剂山梨醇酐单硬脂酸酯（斯潘60），GB/T5009.74-2003食品添加剂中重金属限量试验法，GB/T5009.76-2003食品添加剂中砷的测定
75	乳化剂	山梨醇酐单油酸酯（斯潘80）	Sorbitan monooleate（Span80）	GB13482－1992食品添加剂山梨醇酐单油酸酯（斯潘80）	GB13482－1992食品添加剂山梨醇酐单油酸酯（斯潘80），GB/T5009.74-2003食品添加剂中重金属限量试验法，GB/T5009.76-2003食品添加剂中砷的测定
76	乳化剂、胶姆糖基础剂	蔗糖脂肪酸酯	sucros eesters of fat-ty acid	GB8272-87食品添加剂蔗糖脂肪酸酯，GB10617-2005食品添加剂蔗糖脂肪酸酯（丙二醇法），QB2245-96食品添加剂蔗糖脂肪酸酯（无溶剂法）	GB10617-2005食品添加剂蔗糖脂肪酸酯（丙二醇法），QB2245-96食品添加剂蔗糖脂肪酸酯（无溶剂法），GB8272-87食品添加剂蔗糖脂肪酸酯，GB/T6284-2006化工产品中水分测定的通用方法干燥减量法，GB/T7531-2008有机化工产品灼烧残渣的测定，GB/T5009.74-2003食品添加剂中重金属限量试验，GB/T5009.76-2003食品添加剂中砷的测定
77	乳化剂、稳定剂、增稠剂	卡拉胶	carrageenan	GB15044-1994食品添加剂卡拉胶	GB15044-1994食品添加剂卡拉胶，GB/T5009.75-2003食品添加剂中铅的测定，GB/T5009.76-2003食品添加剂中砷的测定
78	乳化剂、稳定剂、增稠剂、胶姆糖基础剂	果胶	pect	QB2484-2000果胶	QB2484-2000果胶，GB/T5009.34-2003食品中亚硝酸盐的测定，GB/T5009.74-2003食品添加剂中重金属限量试验法，GB/T5009.75-2003食品添加剂中铅的测定，GB/T5009.76-2003食品添加剂中砷的测定
79	乳化剂、消泡剂	三聚甘油单硬脂酸酯	tripolyglycery lmonostearate	GB13510－1992食品添加剂三聚甘油单硬脂酸酯	GB13510－1992食品添加剂三聚甘油单硬脂酸酯，GB/T5009.74-2003食品添加剂中重金属限量试验，GB/T5009.76-2003食品添加剂中砷的测定
80	水分保持剂	三聚磷酸钠	sodium tripolyphos-phate	QB1034-1991食品添加剂三聚磷酸钠	QB1034-1991食品添加剂三聚磷酸钠
81	水分保持剂、胶姆糖基础剂	甘油	glycerine	GB/T13206-1991甘油	GB/T13206-1991甘油
82	水分保持剂、膨松剂、酸度调节剂	焦磷酸钠	tetrasodium pyro-phosphate	HG2923-1999食品添加剂焦磷酸钠	HG2923-1999食品添加剂焦磷酸钠
83	水分保持剂、膨松剂、酸度调节剂	焦磷酸二氢二钠	disodium dihydrogen pyrophosphate	HG2928-1999食品添加剂焦磷酸二氢二钠	HG2928-1999食品添加剂焦磷酸二氢二钠

序号	功能	中文名	英文名	产品对应标准	对应检测方法标准
84	水分保持剂、乳化剂、酸度调节剂	六偏磷酸钠	sodium polyphos-phate	GB1890-2005 食品添加剂六偏磷酸钠	GB1890-2005 食品添加剂六偏磷酸钠
85	水分保持剂、酸度调节剂	磷酸二氢钙	calcium dihydrogen phosphate	HG2927-1999 食品添加剂磷酸二氢钙	HG2927-1999 食品添加剂磷酸二氢钙
86	水分保持剂、助剂	磷酸二氢钠	sodium dihydrogen phosphate	HG2919-2000 食品添加剂磷酸二氢钠	HG2919-2000 食品添加剂磷酸二氢钠
87	水分保持剂、助剂	磷酸氢二钠	sodium phosphate dibasic	HG2920-2000 食品添加剂磷酸氢二钠	HG2920-2000 食品添加剂磷酸氢二钠
88	酸度调节剂	苹果酸	Malic acid	GB13737-2008 食品添加剂 L- 苹果酸	GB13737-2008 食品添加剂 L- 苹果酸
89	酸度调节剂	柠檬酸钾	tripotassium citrate	GB14889-1994 食品添加剂柠檬酸钾	GB14889-1994 食品添加剂柠檬酸钾
90	酸度调节剂	酒石酸	tartaric acid	GB15358-2008 食品添加剂 DL- 酒石酸	GB15358-2008 食品添加剂 DL- 酒石酸
91	酸度调节剂	L（+）-酒石酸	L（+）/Tartaric acid	GB15358-2008DL- 酒石酸	GB15358-2008 食品添加剂 DL- 酒石酸
92	酸度调节剂	偏酒石酸	metatartaric acid	GB15358-2008DL- 酒石酸	GB15358-2008 食品添加剂 DL- 酒石酸
93	酸度调节剂	乙酸（醋酸）	acetic acid	GB1903-2008 食品添加剂冰乙酸（冰醋酸）	GB1903-2008 食品添加剂冰乙酸（冰醋酸）
94	酸度调节剂	冰乙酸（低压羰基化法）	acetic acidglacial	GB1903-2008 冰乙酸（冰醋酸）	GB1903-2008 食品添加剂冰乙酸（冰醋酸）
95	酸度调节剂	柠檬酸	Citric acid	GB1987-2007 食品添加剂柠檬酸	GB1987-2007 食品添加剂柠檬酸
96	酸度调节剂	乳酸	lactic acid	GB2023-2003 食品添加剂乳酸	GB2023-2003 食品添加剂乳酸
97	酸度调节剂	柠檬酸钠	trisodium citrate	GB6782-1986 食品添加剂柠檬酸钠	GB6782-1986 食品添加剂柠檬酸钠
98	酸度调节剂、抗氧化剂、乳化剂、稳定剂和凝固剂、增稠剂	乳酸钙	calcium lactate	GB6226-2005 食品添加剂乳酸钙	GB6226-2005 食品添加剂乳酸钙
99	酸度调节剂、稳定剂、水分保持剂、助剂	磷酸	phosphoric acid	GB3149-2004 食品添加剂磷酸	GB3149-2004 食品添加剂磷酸

序号	功能	中文名	英文名	产品对应标准	对应检测方法标准
100	酸度调节剂、助剂	碳酸钠	sodium carbonate	GB1886-2008 食品添加剂碳酸钠	GB1886-2008 食品添加剂碳酸钠
101	酸度调节剂、助剂	盐酸	Hydrochloric acid	GB1897-2008 食品添加剂盐酸	GB1897-2008 食品添加剂盐酸
102	酸度调节剂、助剂	碳酸钾	potassium carbonate	HG2452-1993 食品添加剂碳酸钾	HG2452-1993 食品添加剂碳酸钾
103	甜味剂	甘草	gly-cyrrhiza, ammoni-um glycyrrhizinate, monopotassium and tripotassium glycyr-rhizinate	GB/T19618-2004 甘草	GB/T19618-2004 甘草
104	甜味剂	环己基氨基磺酸钠，环己基氨基磺酸钙（甜蜜素）	sodium cyclamate, calcium cyclamate	GB12488-2008 食品添加剂环己基氨基磺酸钠（甜蜜素）	GB12488-2008 食品添加剂环己基氨基磺酸钠（甜蜜素）
105	甜味剂	木糖醇	xylitol	GB13509-2005 食品添加剂木糖醇	GB13509-2005 食品添加剂木糖醇
106	甜味剂	天门冬酰苯丙氨酸甲酯（阿斯巴甜）	aspartame	GB22367-2008 食品添加剂天门冬酰苯丙氨酸甲酯（阿斯巴甜）	GB22367-2008 食品添加剂天门冬酰苯丙氨酸甲酯（阿斯巴甜）
107	甜味剂	甜菊糖苷	stevioside	GB8270-1999 食品添加剂甜菊糖甙	GB8270-1999 食品添加剂甜菊糖甙
108	甜味剂	异麦芽酮糖	isomaltulose（palati-nose）	QB1581-1992 食品添加剂异麦芽酮糖	QB1581-1992 食品添加剂异麦芽酮糖
109	甜味剂	甘草酸一钾及三钾	gly-cyrrhiza, ammoni-um glycyrrhizinate, monopotassium and tripotassium glycy-rrhizinate	QB2077-1995 食品添加剂甘草酸－钾盐（甘草甜素单钾盐）	QB2077-1995 食品添加剂甘草酸－钾盐（甘草甜素单钾盐）
110	甜味剂	乙酰磺胺酸钾（安赛蜜）	acesulfame potassi-um	QB2393-1998 乙酰磺胺酸钾（AK 糖）	QB2393-1998 乙酰磺胺酸钾（AK 糖）
111	甜味剂	赤藓糖醇（生产用菌株：解脂假丝酵母，can-didalipolytica）	erythritol	中华人民共和国卫生部公告（2008 年第 13 号）	
112	甜味剂	赤藓糖醇（生产用菌株：分别为 Moniliell apollinis 和 trichosporono idesme gachiliensis）	Erythritol	中华人民共和国卫生部公告（2008 年第 13 号）	
113	甜味剂、膨松剂、乳化剂、水分保持剂、稳定剂、增稠剂	山梨糖醇（液）	sorbitol and sorbitol syrup	GB7658-2005 食品添加剂山梨糖醇液	GB7658-2005 食品添加剂山梨糖醇液

序号	功能	中文名	英文名	产品对应标准	对应检测方法标准
114	甜味剂、增味剂	糖精钠	sodium saccharin	GB4578-2008 食品添加剂糖精钠	GB4578-2008 食品添加剂糖精钠
115	稳定和凝固剂	葡萄糖酸 - δ - 内酯	glucono delta-lactone	GB7657-2005 食品添加剂 D- 葡萄糖酸 - δ - 内酯	GB7657-2005 食品添加剂 D- 葡萄糖酸 - δ - 内酯
116	稳定剂	刺梧桐胶	Karaya gum	中华人民共和国卫生部公告（2008 年第 26 号）	
117	稳定剂、增稠剂	黄原胶（汉生胶）	xanthan gum	GB13886-2007 食品添加剂黄原胶	GB13886-2007 食品添加剂黄原胶
118	稳定剂和凝固剂	氯化镁	magnesium chloride	QB2604-2003 食用氯化镁	QB2604-2003 食用氯化镁
119	稳定剂和凝固剂、增稠剂、酸度调节剂	硫酸钙（石膏）	calcium sulfate	GB1892-2007 食品添加剂硫酸钙	GB1892-2007 食品添加剂硫酸钙
120	稳定剂和凝固剂、助剂	氯化钙	calcium chloride	GB22214-2008 食品添加剂氯化钙	GB22214-2008 食品添加剂氯化钙
121	消泡剂	乳化硅油	1emulsifying silicon oil	GB1906-1980 食品添加剂乳化硅油	GB1906-1980 食品添加剂乳化硅油
122	营养强化剂	L- 苏糖酸钙	Calcium L/Threonate	GB/T17779-2010 食品添加剂 L- 苏糖酸钙	GB/T17779-2010 食品添加剂 L- 苏糖酸钙
123	营养强化剂	L- 盐酸赖氨酸	L-Lysine monohydrochloride	GB10794-2009 食品安全国家标准食品添加剂 L- 赖氨酸盐酸盐	GB10794-2009 食品添加剂 L- 赖氨酸盐酸盐
124	营养强化剂	维生素 A（包括视黄醇、醋酸视黄酯、棕榈酸视黄醇）	Vitamin A	GB14750-2010 食品安全国家标准食品添加剂维生素 A	GB14750-2010 食品安全国家标准食品添加剂维生素 A
125	营养强化剂	维生素 B_1		GB14751-2010 食品安全国家标准食品添加剂维生素 B_1（盐酸硫胺素）	GB14751-2010 食品安全国家标准食品添加剂维生素 B_1（盐酸硫胺素）
126	营养强化剂	维生素 B_2		GB14752-2010 食品安全国家标准食品添加剂核黄素（维生素 B_2），中国药典 2005 年版二部	GB14752-2010 食品安全国家标准食品添加剂核黄素（维生素 B_2），中国药典 2005 年版二部
127	营养强化剂	维生素 B_6		GB14753-2010 食品安全国家标准食品添加剂维生素 B_6（盐酸吡哆醇）	GB14753-2010 食品安全国家标准食品添加剂维生素 B_6（盐酸吡哆醇）
128	营养强化剂	烟酸	Niacin	GB14754-2010 食品安全国家标准食品添加剂烟酸	GB14754-2010 食品安全国家标准食品添加剂烟酸
129	营养强化剂	维生素 D_2	Vitamin D_2	GB14755-2010 食品安全国家标准食品添加剂维生素 D_2（麦角钙化醇）	GB14755-2010 食品安全国家标准食品添加剂维生素 D_2（麦角钙化醇）

序号	功能	中文名	英文名	产品对应标准	对应检测方法标准
130	营养强化剂	维生素 E	Tocopherol	GB14756-2010 食品安全国家标准食品添加剂维生素 E（dl-α 醋酸生育酚），GB19191-2003 食品添加剂天然维生素 E	GB14756-2010 食品安全国家标准食品添加剂维生素 E（dl-α 醋酸生育酚），GB19191-2003 食品添加剂天然维生素 E
131	营养强化剂	维生素 C		GB14757-2010 食品安全国家标准食品添加剂维生素 C（抗坏血酸）	GB14757-2010 食品安全国家标准食品添加剂维生素 C（抗坏血酸）
132	营养强化剂	牛磺酸	Taurine	GB14759-2010 食品安全国家标准食品添加剂牛磺酸	GB14759-2010 食品安全国家标准食品添加剂牛磺酸
133	营养强化剂	叶酸	Folic acid	GB15570-2010 食品安全国家标准食品添加剂叶酸	GB15570-2010 食品安全国家标准食品添加剂叶酸
134	营养强化剂	葡萄糖酸钙	Calcium gluconate	GB15571-2010 食品安全国家标准食品添加剂葡萄糖酸钙	GB15571-2010 食品添加剂葡萄糖酸钙
135	营养强化剂	乙酸钙		GB15572-1995 食品添加剂乙酸钙	GB15572-1995 食品添加剂乙酸钙 + 第 1 号修改单
136	营养强化剂	柠檬酸钙	Calcium citrates	GB17203-1998 食品添加剂柠檬酸钙	GB17203-1998 食品添加剂柠檬酸钙
137	营养强化剂	左旋肉碱左旋酒石酸盐（微生物法及化学合成法制备）		GB17787-1999 食品添加剂左旋肉碱	GB17787-1999 食品添加剂左旋肉碱
138	营养强化剂	碳酸钙	Calcium carbonate	GB1898-2007 食品添加剂碳酸钙	GB1898-2007 食品添加剂碳酸钙
139	营养强化剂	天然维生素 E	Mixed tocopherols concentrate（natural）	GB19191-2003 食品添加剂天然维生素 E，QB2483-2000 食品添加剂天然维生素 E	GB19191-2003 食品添加剂天然维生素 E，QB2483-2000 食品添加剂天然维生素 E
140	营养强化剂	乙二胺四乙酸铁钠	Sodium iron（Ⅲ）ethylenediaminetet-raacetate	GB22557-2008 食品添加剂乙二胺四乙酸铁钠	GB22557-2008 食品添加剂乙二胺四乙酸铁钠
141	营养强化剂	珍珠乳酸钙		GB6226-2005 乳酸钙	GB6226-2005 乳酸钙
142	营养强化剂	葡萄糖酸锌	Zinc gluconate	GB8820-2010 食品安全国家标准食品添加剂葡萄糖酸锌	GB8820-2010 食品安全国家标准食品添加剂葡萄糖酸锌
143	营养强化剂	活性钙	active calcium	GB9990-2009 食品添加剂 4 段烧钙	GB9990-2009 食品添加剂 4 段烧钙
144	营养强化剂	磷酸三钙	tricalcium orthphos-phate	HG2789-1996 食品添加剂磷酸三钙	HG2789-1996 食品添加剂磷酸三钙
145	营养强化剂	葡萄糖酸亚铁	Ferrous gluconate	YY0035-1991 食品添加剂葡萄糖酸亚铁	YY0035-1991 食品添加剂葡萄糖酸亚铁
146	营养强化剂	低聚半乳糖		中华人民共和国卫生部公告（2007 年第 12 号）	
147	营养强化剂	多聚果糖（含低聚果糖）		中华人民共和国卫生部公告（2007 年第 12 号）	

序号	功能	中文名	英文名	产品对应标准	对应检测方法标准
148	营养强化剂	左旋蛋氨酸	L–Methionine	中华人民共和国卫生部公告（2007 年第 5 号）	
149	营养强化剂	1，3–二油酸2–棕榈酸甘油三酯	1,–Dioleoyl z–palmit oyl 0triglycer–ide	中华人民共和国卫生部公告（2008 年第 13 号）	
150	营养强化剂	棉子糖	Raffinose	中华人民共和国卫生部公告（2008 年第 13 号）	
151	营养强化剂	氟化钠	Sodium fluoride	YS/T517–2006 氟化钠	YS/T517–2006 氟化钠
152	营养强化剂	磷酸氢钙 .5H2O	Calcium monohydro–gen phosphate	GB1889–2004 食品添加剂磷酸氢钙	GB1889–2004 食品添加剂磷酸氢钙
153	营养强化剂	硫酸铜	Cupric sulphate	GB/T2989–1993 硫酸铜	GB/T2989–1993 硫酸铜
154	营养强化剂	乳酸钙（L 或 DL 型）	calcium lactate	GB6226–2005 乳酸钙	GB6226–2005 乳酸钙
155	营养强化剂	生物碳酸钙	Biological calcium carbonate	QB1413–1999 食品添加剂生物碳酸钙	QB1413–1999 食品添加剂生物碳酸钙
156	营养强化剂、增味剂	5'–鸟苷酸二钠	Disodium5'-guany–late	QB/T2846–2007 食品添加剂 5'- 鸟苷酸二钠	QB/T2846–2007 食品添加剂 5'- 鸟苷酸二钠
157	营养强化剂、助剂	硫酸镁	Magnesium sulphate	QB2555–2002 食用硫酸镁	QB2555–2002 食用硫酸镁
158	营养强化剂、着色剂	β–胡萝卜素	β–Carotene	GB8821–2011食品安全国家标准食品添加剂β–胡萝卜素，QB1414–1991食品添加剂天然β—胡萝卜素	GB8821–2011 食品安全国家标准食品添加剂 β–胡萝卜素
159	营养强化剂、着色剂	叶黄素	Lutein	中华人民共和国卫生部公告（2007 年第 8 号）	
160	增稠剂	琼脂	agar	GB1975–2010 食品添加剂琼胶	GB1975–2010 食品安全国家标准食品添加剂琼胶
161	增稠剂	海藻酸钠	sodium alginate	GB1976–2008 食品添加剂海藻酸钠	GB1976–2008 食品添加剂海藻酸钠
162	增稠剂	β–环状糊精	β–cyclodextrin	QB1613–1992 食品添加剂 β–环状糊精	QB1613–1992 食品添加剂 β–环状糊精
163	增稠剂	瓜尔胶	guar gum	QB2246–1996 食品添加剂瓜尔胶	QB2246–1996食品添加剂瓜尔胶 GB/T5009.4–2010 食品中灰分的测定方法，GB6284–2006 化工产品中水分含量测定的通用方法重量法，GB5009.75 食品添加剂中铅的测定方法，GB/T5009.76 食品添加剂中砷的测定方法，GB/T5009.74 食品添加剂中重金属的限量试验法，GB/T14771–1993 食品中蛋白质的测定方法

序号	功能	中文名	英文名	产品对应标准	对应检测方法标准
164	增稠剂	甲基纤维素	methyl cellulose	中华人民共和国卫生部公告（2007年第8号）	
165	增稠剂	田菁胶	sesbania gum	HG/T2787-1996 田菁胶	HG/T2787-1996 田菁胶，GB/T5009.76-2003 食品添加剂中砷的测定，GB/T5009.74 食品添加剂中重金属限量试验法（铅）
166	增稠剂	亚麻籽胶（富兰克胶）	leed gum	QB2731-2005 食品添加剂亚麻籽胶	QB2731-2005 食品添加剂亚麻籽胶，GB/T4789.2 食品卫生微生物学检验菌落总数测定，GB/T4789.3 食品卫生微生物学检验大肠菌群测定，GB/T4789.4 食品卫生微生物学检验沙门氏菌检验，GB/T5009.3 食品中水分的测定，GB/T5009.4 食品中灰分的测定，GB/T5009.5 食品中蛋白质的测定，GB/T5009.75 食品添加剂中铅的测定，GB/T5009.76 食品添加剂中砷的测定
167	增稠剂、胶姆糖基础剂	明胶	gelatin	GB6783-1994 明胶	GB6783-1994 明胶，GB4789.1 食品卫生微生物学检验总则，GB4789.2 食品卫生微生物学检验菌落总数测定，GB4789.3 食品卫生微生物学检验大肠菌群测定，GB4789.4 食品卫生微生物学检验沙门氏菌检验
168	增稠剂、膨松剂、乳化剂、稳定剂	羟丙基淀粉	hydroxypropyl starch	QB1229-1991 羟丙基淀粉醚	QB1229-1991 羟丙基淀粉醚
169	增稠剂、乳化剂、被膜剂、抗结剂	可溶性大豆多糖	Soluble soybean polysaccharide	中华人民共和国卫生部公告（2008年第13号）	
170	增稠剂、乳化剂、稳定剂	海藻酸丙二醇酯	propylene glycol alginate	GB10616-2004 食品添加剂藻酸丙二醇酯	GB10616-2004 食品添加剂藻酸丙二醇酯，GB/T6682-2008 分析实验室用水规格及试验方法，GB/T5009.75 食品添加剂中铅的测定方法，GB/T5009.76 食品添加剂中砷的测定方法，GB/T8947 复合塑料编织袋
171	增味剂	5'-呈味核苷酸二钠	Disodium5'-ribonucleotide	QB/T2845-2007 食品添加剂呈味核苷酸二钠	QB/T2845-2007 食品添加剂呈味核苷酸二钠，GB/T5009.11-2003 食品中总砷和无机砷的测定
172	增味剂	氨基乙酸（甘氨酸）	glycine	HG/T3883-2006 食品添加剂甘氨酸（氨基乙酸）	HG/T3883-2006 食品添加剂甘氨酸（氨基乙酸），GB/T5009.76-2003 食品添加剂中砷的测定，GB/T5009.75-2003 食品添加剂中铅的测定
173	增味剂	谷氨酸钠	monosodium gluta+-mate	GB/T8967-2007 谷氨酸钠（99% 味精）	GB/T8967-2000 谷氨酸钠（99% 味精），GB/T5009.11-1996 食品中总砷的测定方法，GB/T5009.12-2010 食品中铅的测定方法，GB/T6682-1992 分析实验室用水规格和试验方法，GB9687-1988 食品包装用聚乙烯成型品卫生标准

序号	功能	中文名	英文名	产品对应标准	对应检测方法标准
174	助剂	1-丁醇	1-butanol	GB10618-89 食品添加剂正丁醇	GB10618-89 食品添加剂正丁醇，GB6682 实验室用水规格，GB/T5009.76-2003 食品添加剂中砷的测定，GB/T5009.74 食品添加剂中重金属限量试验法，GB4472 化工产品密度、相对密度测定通则
175	助剂	4-氯苯氧乙酸钠		HG2302-1992 食品添加剂 4-氯苯氧乙酸钠	HG2302-1992 食品添加剂 4-氯苯氧乙酸钠，GB/T5009.76-2003 食品添加剂中砷的测定，GB/T5009.74-2003 食品添加剂中重金属限量试验法（铅）
176	助剂	丙三醇（甘油）	glycerol	GB13206-1991 甘油	GB13206-1991 甘油，GB/T13216-2008 甘油试验方法
177	助剂	丙烷	Propane	中华人民共和国卫生部公告（2008 年第 13 号）	
178	助剂	丁烷	butane	中华人民共和国卫生部公告（2008 年第 13 号）	
179	助剂	凡士林	vaseline	SH/T0767-2005 食品级凡士林，SH/T0767-2005 食品级凡士林，GB/T265 石油产品运动粘度测定法和动力粘度计算法，GB/T601 化学试剂标准滴定溶液的制备，GB/T8026 石油蜡和石油脂滴熔点测定法（GB/T8026-87, eqvIS06244:1982），GB/T5009.75-2003 食品添加剂中铅的测定，GB/T11079 白色油易炭化物试验法，SH/T0129 石油蜡和石油脂灼烧残渣试验法，SH0164 石油产品包装、贮运及交货验收规则，SH/T0229 固体和半固体石油产品取样法，SH/T0398 石油蜡和石油脂分子量测定法，SH/T0558 石油馏分沸程分布测定法（气相色谱法），SH/T0655 凡士林稠环芳烃试验法	
180	助剂	固化单宁	immobilizedtannin	LY/T1641-2005 食用单宁酸	LY/T1642-2005 单宁酸分析试验方法
181	助剂	硅藻土	diatomaceousearth	GB14936-1994 硅藻土卫生标准，QB/T2088-1995 食品工业用助滤剂硅藻土	GB14936-1994 硅藻土卫生标准，GB/T5009.75-2003 食品添加剂中铅的测定，GB/T5009.76-2003 食品添加剂中砷的测定
182	助剂	过氧化氢	hydrogenperoxide	GB22216-2008 食品添加剂过氧化氢	GB22216-2008 食品添加剂过氧化氢，GB/T5009.16-2003 食品中锡的测定，GB/T5009.76-2003 食品添加剂中砷的测定，GB/T5009.87-2003 食品中磷的测定

序号	功能	中文名	英文名	产品对应标准	对应检测方法标准
183	助剂	聚苯乙烯	Polystyrene（简称PS）	中华人民共和国卫生部公告（2008 年第 13 号）	
184	助剂	氢氧化钠	sodiumhydroxide	GB5175-2008 食品添加剂氢氧化钠	GB5175-2008 食品添加剂氢氧化钠，GB/T5009.76 食品添加剂中砷的测定方法，GB/T5009.74 食品添加剂中重金属限量试验方法，GB/T534-2002 工业硫酸
185	助剂	食用单宁	edibletannin	LY/T1641-2005 食用单宁酸	LY/T1642-2005 单宁酸分析试验方法
186	助剂	松香甘油酯	glycerolesterofrosin	GB10287-1988 松香甘油酯和氢化松香甘油酯	GB10287-1988 松香甘油酯和氢化松香甘油酯，GB/T5009.75-2003 食品添加剂中铅的测定，GB/T5009.74 食品添加剂中重金属限量试验法
187	助剂	维生素 B 族	vitaminBfamily	GB14751-2010食品安全国家标准食品添加剂维生素 B₁（盐酸硫胺），GB14752-2010食品安全国家标准食品添加剂核黄素（维生素B₂），GB14753-2010食品安全国家标准食品添加剂维生素B₆（盐酸吡哆醇）	GB14751-2010 食品安全国家标准食品添加剂维生素 B₁（盐酸硫胺），GB14753-2010 食品安全国家标准食品添加剂维生素 B₆（盐酸吡哆醇），GB14752-2010 食品安全国家标准食品添加剂核黄素（维生素 B₂）
188	助剂	乙醇	ethanol	GB10343-2008 食用酒精	GB10343-2008 食用酒精
189	助剂	乙酸乙酯	ethylactetate	GB8315-2008 食品添加剂己酸乙酯	GB8315-2008 食品添加剂己酸乙酯，GB/T5009.74 食品添加剂中重金属限量试验，GB/T5009.76 食品添加剂中砷的测定
190	助剂	硫酸钠	sodiumsulfate	GB1894 － 2005 食品添加剂无水亚硫酸钠	GB1894 － 2005 食品添加剂无水亚硫酸钠，GB/T5009.74-2003 食品添加剂中重金属限量试验，GB/T5009.76-2003 食品添加剂中砷的测定
191	助剂	氯化磷酸三钠	trisodiumphosphate-chlorinated	HG/T2528-1993 氯化磷酸三钠	HG/T2528-1993 氯化磷酸三钠
192	助剂	尿素	urea	GB2440-2001 尿素	GB2440-2001 尿素
193	助剂	膨润土	bentonite	GB/T20973-2007 膨润土	GB/T20973-2007 膨润土
194	助剂、胶姆糖基础剂	石蜡	paraffin	GB7189-2010 食品级石蜡	GB7189-2010 食品级石蜡
195	着色剂	胭脂红及其铝色淀	ponceau 4R, ponceau 4R aluminum lake	GB/T4480.1-2001 食品添加剂胭脂红，GB/T4480.2-2001 食品添加剂胭脂红铝色淀	GB/T4480.1-2001 食品添加剂胭脂红，GB/T4480.2-2001 食品添加剂胭脂红铝色淀
196	着色剂	柠檬黄及其铝色淀	tartrazine, tartrazine aluminumlake	GB/T4481.1-2010 食品安全国家标准食品添加剂柠檬黄，GB/T4481.2-2010 食品安全国家标准食品添加剂柠檬黄铝色淀	GB/T4481.1-2010 食品安全国家标准食品添加剂柠檬黄，GB/T4481.2-2010 食品安全国家标准食品添加剂柠檬黄铝色淀

序号	功能	中文名	英文名	产品对应标准	对应检测方法标准
197	着色剂	辣椒红	paprika red	GB10783-2008 食品添加剂辣椒红	GB10783-2008 食品添加剂辣椒红
198	着色剂	新红及其铝色淀	new red, new red a-luminum lake	GB14888.1-2010 食品安全国家标准食品添加剂新红, GB14888.2-2010 食品安全国家标准食品添加剂新红铝色淀	GB14888.1-2010 食品安全国家标准食品添加剂新红, GB14888.2-2010 食品安全国家标准食品添加剂新红铝色淀
199	着色剂	红曲红	red kojic rice, monascus red	GB15961-2005 食品添加剂红曲红	GB15961-2005 食品添加剂红曲红
200	着色剂	诱惑红及其铝色淀	allura red, allura alu-minum lake	GB17511.1-2008 食品添加剂诱惑红, GB17511.2-2008 食品添加剂诱惑红铝色淀	GB17511.2-2008 食品添加剂诱惑红铝色淀, GB17511.1-2008 食品添加剂诱惑红
201	着色剂	赤藓红及其铝色锭	Erythrosine, erythrosine alumi-num lake	GB17512.1-2010 食品安全国家标准食品添加剂赤藓红, GB17512.2-2010 食品安全国家标准食品添加剂赤藓红铝色锭	GB17512.1-2010 食品安全国家标准食品添加剂赤藓红, GB17512.2-2010 食品安全国家标准食品添加剂赤藓红铝色锭
202	着色剂	苋菜红及其铝色淀	amaranth, amaranth aluminum lake	GB4479.1-2010 食品安全国家标准食品添加剂苋菜红, GB4479.2-2005 食品添加剂苋菜红铝色淀	GB4479.1-2010 食品安全国家标准食品添加剂苋菜红, GB4479.2-2005 食品添加剂苋菜红铝色淀
203	着色剂	紫胶红（虫胶红）	lac dye red（lac red）	GB4571-1996 食品添加剂紫胶红色素	GB4571-1996 食品添加剂紫胶红色素
204	着色剂	红曲米	red kojic rice, monascus red	GB4926-2008 食品添加剂红曲米（粉）	GB4926-2008 食品添加剂红曲米（粉）
205	着色剂	日落黄及其铝色淀	sunset yellow, sunset yellow aluminum lake	GB6227.1-2010 食品安全国家标准食品添加剂日落黄, GB6227.2-2005 食品添加剂日落黄铝色淀	GB6227.1-2010 食品安全国家标准食品添加剂日落黄, GB6227.2-2005 食品添加剂日落黄铝色淀
206	着色剂	越桔红	cowberry red		
207	着色剂	萝卜红	radish red	GB25536-2010 食品安全国家标准食品添加剂萝卜红	GB2536-2010 食品安全国家标准食品添加剂萝卜红
208	着色剂	亮蓝及其铝色淀	brilliant blue, bril-liant blue aluminum lake	GB7655.1-2005 食品添加剂亮蓝, GB7655.2-2005 食品添加剂亮蓝铝色淀	GB7655.1-2005 食品添加剂亮蓝, GB7655.2-2005 食品添加剂亮蓝铝色淀
209	着色剂	栀子黄	gardenia yellow	GB7912-2010 食品安全国家标准食品添加剂栀子黄（粉末、浸膏）	GB7912-2010 食品安全国家标准食品添加剂栀子黄（粉末、浸膏）
210	着色剂	焦糖色（加氨生产）	caramel colour class III - ammonia process	GB8817-2001 食品添加剂焦糖色（亚硫酸铵法、氨法、普通法）	GB8817-2001 食品添加剂焦糖色（亚硫酸铵法、氨法、普通法）
211	着色剂	焦糖色（普通法）	caramel colour classI-plain	GB8817-2001 食品添加剂焦糖色（亚硫酸铵法、氨法、普通法）	GB8817-2001 食品添加剂焦糖色（亚硫酸铵法、氨法、普通法）
212	着色剂	焦糖色（亚硫酸铵法）	caramel colour class IV - ammonia sul-phite process	GB8817-2001 食品添加剂焦糖色（亚硫酸铵法、氨法、普通法）	GB8817-2001 食品添加剂焦糖色（亚硫酸铵法、氨法、普通法）
213	着色剂	可可壳色	cocao husk pigment	GB8818-2008 食品添加剂可可壳色素	GB8818-2008 食品添加剂可可壳色素

序号	功能	中文名	英文名	产品对应标准	对应检测方法标准
214	着色剂	高粱红	sorghum red	GB9993-2005 食品添加剂高粱红	GB9993-2005 食品添加剂高粱红
215	着色剂	红花黄	cartham yellow	LY1299-1999 红花黄色素	LY1299-1999 红花黄色素
216	着色剂	叶绿素铜钠盐	chlorophyllin copper complex, sodium andpotassium salts	QB/T3783-1999 食品添加剂叶绿素铜钠盐	QB/T3783-1999 食品添加剂叶绿素铜钠盐
217	着色剂	甜菜红	beet red	QB/T3791-1999 食品添加剂甜菜红	QB/T3791-1999 食品添加剂甜菜红
218	着色剂	菊花黄浸膏	coreopsis yellow	QB/T3792-1999 食品添加剂菊花黄	QB/T3792-1999 食品添加剂菊花黄
219	着色剂	黑豆红	black bean red	QB/T3793-1999 食品添加剂黑豆红	QB/T3793-1999 食品添加剂黑豆红
220	着色剂	天然胡萝卜素	Carotene	中华人民共和国卫生部公告（2007年第5号），QB1414-91 食品添加剂天然胡萝卜素	中华人民共和国卫生部公告（2007年第5号），QB1414-91 食品添加剂天然胡萝卜素
221	着色剂	天然苋菜红	natural amaranthus red	QB1227-1991 天然苋菜红	QB1227-1991 天然苋菜红
222	着色剂	红米红	red rice red	QB1228-1991 食品添加剂红米红	QB1228-1991 食品添加剂红米红
223	着色剂	姜黄	turmeric	QB1415-1991 食品添加剂姜黄色素	QB1415-1991 食品添加剂姜黄色素
224	着色剂	姜黄素	curcumin	QB1415-1991 姜黄色素	QB1415-1991 姜黄色素
225	着色剂	杨梅红	Mynica Red	中华人民共和国卫生部公告（2008年第13号）	
226	着色剂	番茄红	Tomato Red	中华人民共和国卫生部公告（2008年第17号）	
227	着色剂	番茄红素	Lycopene	中华人民共和国卫生部公告（2008年第27号）	
228	着色剂	靛蓝及其铝色淀	indigotine, indigotine aluminum lake	HG/T2750-2006 靛蓝	HG/T2750-2006 靛蓝
229	着色剂	辣椒橙	paprika orange	GB10783-2008 食品添加剂辣椒红	GB10783-2008 食品添加剂辣椒红
230	着色剂	酸性红（偶氮玉红）	carmoisine（azorubine）	HG/T3431-2001酸性红，HG/T3385-1999酸性红5B（酸性红G），HG/T2990-1999酸性红4B，GB/T21888-2008酸性艳红P-9B	HG/T3431-2001 酸性红，HG/T3385-1999 酸性红5B（酸性红G），HG/T2990-1999 酸性红4B，GB/T21888-2008 酸性艳红P-9B
231	着色剂	氧化铁黑（氧化铁红）	iron oxide black, i-ron oxide red	GB/T1863-2008 氧化铁颜料	GB/T1863-2008 氧化铁颜料
232	着色剂	氧化铁黑，氧化铁红		GB/T1863-2008 氧化铁颜料	GB/T1863-2008 氧化铁颜料

注：1. 没有国标或行标的检测方法，可参照使用国际组织推荐的分析方法；如无国际组织推荐的分析方法，则可以使用经过验证的实验室内部方法。

　　2. 以上标准虽注明了日期，但如有新版本，则在实际应用中使用新版本。

附7　我国允许使用香料及对应适用标准目录

（国家质检总局、卫生部2009年第72号公告）

食品用香料指能够调配食品用香精的香料，本附录中的香料仅用于配制食品用香精。

食品用香料包括天然香料（N）、天然等同香料（I）和人造香料（A）三类。

编码	香料名称	英文名称	FEMA	属性	来源
N143	辣椒油树脂（灯笼辣椒油树脂）	Paprikaoleoresin（Capsicum annuum L.）	2834	N	GB2760-2011
N227	小米辣椒油树脂	Capsicum oleoresin（Capsicum spp.）	2234	N	GB2760-2011
N249	阿拉伯胶	Arabic gum	2001	N	GB2760-2011
N252	油酸	Oleic acid	2815	N	GB2760-2011
I1001	1，2-丙二醇	1，2-Propanediol（Propylene glycol）	2940	I	GB2760-2011
I1002	丙三醇（甘油）	1，2，3-Propanetriol（Glycerol）	2525	I	GB2760-2011
I1192	肉桂醛	Cinnamic aldehyde	2286	I	GB2760-2011
I1275	丙酮	Acetone	3326	I	GB2760-2011
I1333	己二酸	Adipic acid	2011	I	GB2760-2011
I1340	十二酸（月桂酸）	Dodecanoic acid（Lauric acid）	2614	I	GB2760-2011
I1343	苯甲酸	Benzoic acid	2131	I	GB2760-2011
I1345	柠檬酸	Citric acid	2306	I	GB2760-2011
I1347	富马酸	Fumaric acid	2488	I	GB2760-2011
I1366	乳酸	Lactic acid	2611	I	GB2760-2011
I1392	乙酸乙酯	Ethyl acetate	2414	I	GB2760-2011
I1892	牛磺酸（2-氨基乙基磺酸）	Taurine（2-Aminoethylsulfonic acid）	3813	I	GB2760-2011
I1948	琥珀酸二钠	Disodium succinate	3277	I	GB2760-2011
I1951	磷酸三钙	Tricalcium phosphate	3081	I	GB2760-2011
A3050	三乙酸甘油酯	Triacetin	2007	A	GB2760-2011
	六偏磷酸钠	Sodium hexameta phosphate	3027		卫生部2006年第5号公告
	甲基纤维素	Methyl cellulose	2696		卫生部2007年第8号公告

注：1. 没有国标或行标的检测方法，可参照使用国际组织推荐的分析方法；如无国际组织推荐的分析方法，则可以使用经过验证的实验室内部方法。

2. 以上标准虽注明了日期，但如有新版本，则在实际应用中使用新版本。

附8 食品安全法实施前已有进口记录但尚无食品

安全国家标准的食品添加剂目录

（质检总局 2011 年第 52 号公告）

序号	申报名称	申报种类	我国允许使用	卫生部指定标准
1	1- 辛烯 -3- 醇	香料	GB2760- 附录 B	
2	1- 辛烯 -3- 酮	香料	GB2760- 附录 B	
3	2，3，5- 三甲基吡嗪	香料	GB2760- 附录 B	
4	2，4，6- 三甲基 -1，3，5- 三氧杂环己烷	香料	GB2760- 附录 B	
5	2，4- 庚二烯醛	香料	GB2760- 附录 B	
6	2，4- 壬二烯醛	香料	GB2760- 附录 B	
7	2，4- 十一碳二烯醛	香料	GB2760- 附录 B	
8	2，6，6- 三甲基环己 -1，3- 二烯基甲醛	香料	GB2760- 附录 B	
9	2- 庚酮	香料	GB2760- 附录 B	
10	2- 癸烯醛	香料	GB2760- 附录 B	
11	2- 己烯 -1- 醇	香料	GB2760- 附录 B	
12	2- 甲基 -3- 巯基呋喃	香料	GB2760- 附录 B	
13	2- 甲基 -3- 四氢呋喃硫醇	香料	GB2760- 附录 B	
14	2- 甲基丁酸	香料	GB2760- 附录 B	
15	2- 甲基丁酸乙酯	香料	GB2760- 附录 B	
16	2- 甲基呋喃	香料	GB2760- 附录 B	
17	2- 甲基四氢呋喃 -3- 酮	香料	GB2760- 附录 B	
18	2- 甲基戊醛	香料	GB2760- 附录 B	
19	2- 甲氧基 -3- 异丁基吡嗪	香料	GB2760- 附录 B	
20	2- 壬酮	香料	GB2760- 附录 B	
21	2- 壬烯醛	香料	GB2760- 附录 B	
22	2- 十三酮	香料	GB2760- 附录 B	
23	2- 十五酮	香料	GB2760- 附录 B	
24	2- 十一酮	香料	GB2760- 附录 B	
25	2- 戊基呋喃	香料	GB2760- 附录 B	
26	2- 辛酮	香料	GB2760- 附录 B	
27	2- 乙基 -3，（5 或 6）- 二甲基吡嗪	香料	GB2760- 附录 B	
28	2- 乙基丁酸	香料	GB2760- 附录 B	
29	3，4- 二甲氧基苯甲醛	香料	GB2760- 附录 B	
30	3- 甲基 -2，4- 壬二酮	香料	GB2760- 附录 B	
31	3- 甲硫基丙醛	香料	GB2760- 附录 B	
32	3- 甲硫基丙酸甲酯	香料	GB2760- 附录 B	
33	3- 甲硫基丙酸乙酯	香料	GB2760- 附录 B	

序号	申报名称	申报种类	我国允许使用	卫生部指定标准
34	4-羟基-2，5-二甲基-3（2H）呋喃酮	香料	GB2760-附录 B	
35	4-氯苯氧乙酸钠	助剂	质检总局、卫生部 2009 年第 72 号公告	HG2302-1992 食品添加剂 4-氯苯氧乙酸钠
36	5'-呈味核苷酸二钠	增味剂	质检总局、卫生部 2009 年第 72 号公告	QB/T2845-2007 食品添加剂呈味核苷酸二钠
37	5'-鸟苷酸二钠	增味剂	GB2760	QB/T2846-2007 食品添加剂 5'-鸟苷酸二钠
38	5-甲基糠醛	香料	GB2760-附录 B	
39	5-羟乙基-4-甲基噻唑	香料	GB2760-附录 B	
40	6-甲基香豆素	香料	GB2760-附录 B	
41	d-葑酮	香料	GB2760-附录 B	
42	D 式泛酸钙	营养强化剂	泛酸钙卫生部公告（2010 年第 18 号 》《中华人民共和国药典》（2010 年版）	
43	d-樟脑	香料	GB2760-附录 B	
44	l-脯氨酸	香料	GB2760-附录 B	
45	L-谷氨酸	营养强化剂	GB2760-附录 B	
46	L-香芹酮	香料	质检总局、卫生部 2009 年第 72 号公告，GB2760-附录 B	
47	α-半乳糖苷酶	酶制剂	GB2760-附录 C	
48	α-当归内酯	香料	GB2760-附录 B	
49	α-蒎烯	香料	GB2760-附录 B	
50	α-松油醇	香料	GB2760-附录 B	
51	α-紫罗兰酮	香料	GB2760-附录 B	
52	β-淀粉酶	酶制剂	GB2760-附录 C	
53	β-环状糊精	增稠剂	质检总局、卫生部 2009 年第 72 号公告	QB1613-1992 食品添加剂 β-环状糊精
54	β-蒎烯	香料	GB2760-附录 B	
55	β-葡聚糖酶	酶制剂	GB2760-附录 C	
56	β-紫罗兰酮	香料	GB2760-附录 B	
57	γ-癸内酯	香料	GB2760-附录 B	
58	γ-松油烯	香料	GB2760-附录 B	
59	桉叶油	香料	GB2760-附录 B	
60	白柠檬油	香料	GB2760-附录 B	
61	百里香油	香料	GB2760-附录 B	
62	苯甲酸乙酯	香料	GB2760-附录 B	
63	苯乙醇	香料	GB2760-附录 B	
64	苯乙酸苯乙酯	香料	GB2760-附录 B	
65	苯乙酮	香料	GB2760-附录 B	
66	丙二酸二乙酯	香料	GB2760-附录 B	
67	丙酸苄酯	香料	GB2760-附录 B	
68	丙酸香茅酯	香料	GB2760-附录 B	
69	丙烷	助剂	质检总局、卫生部 2009 年第 72 号公告	卫生部公告（2008 年第 13 号）
70	菠萝蛋白酶	酶制剂	GB2760-附录 C	
71	薄荷酮	香料	GB2760-附录 B	
72	薄荷油	香料	GB2760-附录 B	
73	布枯叶油	香料	GB2760-附录 B	
74	茶多酚（维多酚）	抗氧化剂	质检总局、卫生部 2009 年第 72 号公告，GB2760	QB2154-1995 食品添加剂茶多酚

序号	申报名称	申报种类	我国允许使用	卫生部指定标准
75	呈味核苷酸二钠	增味剂	质检总局、卫生部2009年第72号公告	QB/T2845-2007食品添加剂呈味核苷酸二钠
76	橙花醇	香料	GB2760-附录B	
77	橙花叔醇	香料	GB2760-附录B	
78	橙叶油	香料	GB2760-附录B	
79	除萜白柠檬油	香料	GB2760-附录B	
80	除萜甜橙皮油	香料	GB2760-附录B	
81	除萜甜橙油	香料	GB2760-附录B	
82	刺槐豆胶	增稠剂	卫生部公告（2008年第4号）	
83	刺梧桐胶	稳定剂	质检总局、卫生部2009年第72号公告	卫生部公告（2008年第26号）
84	刺云实胶	增稠剂	GB2760卫监督食便函【2011】4号	
85	大花茉莉净油	香料	GB2760-附录B	
86	单、双、三甘油脂肪酸甘油酯	乳化剂	GB2760-附录D	
87	单宁	酸度调节剂	质检总局、卫生部2009年第72号公告	LY/T1641-2005食用单宁酸
88	单宁酶	酶制剂	质检总局、卫生部2009年第72号公告	卫生部公告（2008年第26号）
89	胆碱	营养强化剂	GB14880	
90	蛋白酶	酶制剂	GB2760-附录C_酶制剂	
91	蛋白酶（黑曲酶）	酶制剂	质检总局、卫生部2009年第72号公告	卫生部公告（2007年第5号）
92	低聚半乳糖	营养强化剂	质检总局、卫生部2009年第72号公告	卫生部公告（2007年第12号）
93	低聚果糖	营养强化剂	卫生部公告（2009年第11号）	卫生部公告（2009年第11号）
94	碘化钾	营养强化剂	2010年第18号公告 GB14880	《中华人民共和国药典》（2010年版）
95	靛蓝及其铝色淀	着色剂	质检总局、卫生部2009年第72号公告，GB2760	HG/T2750-2006靛蓝
96	丁苯橡胶	胶基	GB2760-附录D	
97	丁二酮	香料	GB2760-附录B	
98	丁酸甲酯	香料	GB2760-附录B	
99	丁酸乙酯	香料	GB2760-附录B	
100	丁酸异戊酯	香料	GB2760-附录B	
101	丁烷	助剂	质检总局、卫生部2009年第72号公告	卫生部公告（2008年第13号）
102	丁香酚	香料	GB2760-附录B	
103	丁香花蕾油	香料	GB2760-附录B	
104	丁香叶油	香料	GB2760-附录B	
105	杜松籽油	香料	GB2760-附录B	
106	对异丙基甲苯	香料	GB2760-附录B	
107	多聚果糖（含低聚果糖）	营养强化剂	质检总局、卫生部2009年第72号公告	卫生部公告（2007年第12号）卫生部公告（2009年第11号）
108	二甲基硫醚	香料	GB2760-附录B	
109	番茄红	着色剂	质检总局、卫生部2009年第72号公告	卫生部公告（2008年第17号）

序号	申报名称	申报种类	我国允许使用	卫生部指定标准
110	番茄红素	着色剂	质检总局、卫生部2009年第72号公告	卫生部公告（2008年第27号）
111	凡士林	加工助剂	质检总局、卫生部2009年第72号公告	SH/T0767-2005食品级凡士林
112	反式，反式-2,4-己二烯醛	香料	GB2760-附录B	
113	反式-2-丁烯酸乙酯	香料	GB2760-附录B	
114	反式-2-庚烯醛	香料	GB2760-附录B	
115	泛酸	营养强化剂	GB14880	
116	芳樟醇	香料	GB2760-附录B	
117	富马酸亚铁	营养强化剂	2010年第18号公告GB14880	《中华人民共和国药典》（2010年版）
118	甘草浸膏	香料	GB2760-附录B	
119	甘草抗氧物	抗氧化剂	质检总局、卫生部2009年第72号公告 GB2760	QB2078-1995食品添加剂甘草抗氧物
120	甘草酸一钾及三钾	甜味剂	质检总局、卫生部2009年第72号公告 GB2760	QB2077-1995食品添加剂甘草酸-钾盐（甘草甜素单钾盐）
121	甘牛至油	香料	GB2760-附录B	
122	格蓬油	香料	GB2760-附录B	
123	庚醛	香料	GB2760-附录B	
124	瓜尔胶	增稠剂	质检总局、卫生部2009年第72号公告	QB2246-96食品添加剂瓜尔胶
125	广藿香油	香料	GB2760	
126	硅胶	加工助剂	GB2760-附录C	
127	硅酸钙	抗结剂	质检总局、卫生部2009年第72号公告	卫生部公告（2008年第13号）
128	果胶酶	酶制剂	质检总局、卫生部2009年第72号公告	QB1502-1992食品添加剂果胶酶制剂
129	过氧化氢酶	酶制剂	GB2760-附录C	
130	海藻提取物	胶基	GB2760-附录B	
131	核苷酸	营养强化剂	卫生部公告（2008年第6号）	卫生部公告（2008年第6号）
132	黑豆红	着色剂	质检总局、卫生部2009年第72号公告，GB2760	QB/T3793-1999食品添加剂黑豆红
133	黑胡椒油	香料	GB2760-附录B	
134	红茶酊	香料	GB2760-附录B	
135	红花黄	着色剂	质检总局、卫生部2009年第72号公告，GB2760	LY1299-1999红花黄色素
136	胡萝卜籽油	香料	GB2760-附录B	
137	环糊精葡萄糖苷转移酶（生产用菌株：地衣芽孢杆菌 Bacilluslicheniformis	酶制剂	质检总局、卫生部2009年第72号公告	卫生部公告（2008年第17号）
138	黄葵籽油	香料	GB2760-附录B	
139	茴香醇	香料	GB2760-附录B	
140	活性炭	加工助剂	GB2760-附录C	
141	肌醇	抗氧化剂	GB14880	
142	己醛	香料	GB2760-附录B	
143	己酸烯丙酯	香料	GB2760-附录B	
144	己酸乙酯	香料	GB2760-附录B	
145	甲基环戊烯醇酮	香料	GB2760-附录B	

序号	申报名称	申报种类	我国允许使用	卫生部指定标准
146	甲基纤维素	增稠剂	质检总局、卫生部 2009 年第 72 号公告	卫生部公告（2007 年第 8 号）
147	甲硫醇	香料	GB2760- 附录 B	
148	间甲酚	香料	GB2760- 附录 B	
149	姜黄	着色剂	质检总局、卫生部 2009 年第 72 号公告，GB2760	QB1415-1991 食品添加剂姜黄色素
150	姜油（生姜油）	香料	GB2760- 附录 B	
151	椒样薄荷油	香料	GB2760- 附录 B	
152	菊花黄浸膏	着色剂	质检总局、卫生部 2009 年第 72 号公告，GB2760	QB/T3792-1999 食品添加剂菊花黄
153	聚苯乙烯	助剂	质检总局、卫生部 2009 年第 72 号公告	卫生部公告（2008 年第 13 号）
154	聚甘油聚亚油酸酯	乳化剂	GB2760- 附录 C	
155	聚氧乙烯木糖醇酐单硬脂酸酯	乳化剂	质检总局、卫生部 2009 年第 72 号公告	QB/T3790-1999 食品添加剂聚氧乙烯木糖醇酐单硬脂酸酯
156	聚异丁烯		GB2760- 附录 D	
157	糠醇	香料	GB2760- 附录 B	
158	糠基甲基硫醚	香料	GB2760- 附录 B	
159	可可酊	香料	GB2760- 附录 B	
160	可溶性大豆多糖	增稠剂、乳化剂、被膜剂、抗结剂	质检总局、卫生部 2009 年第 72 号公告	卫生部公告（2008 年第 13 号）
161	蜡菊精油	香料	GB2760- 附录 B	
162	蜡菊提取物	香料	GB2760- 附录 B	
163	赖百当净油	香料	GB2760- 附录 B	
164	酪蛋白酸钠（酪朊酸钠）	乳化剂	质检总局、卫生部 2009 年第 72 号公告	QB/T3800-1999 食品添加剂酪蛋白酸钠
165	邻甲氧基肉桂醛	香料	GB2760- 附录 B	
166	磷酸氢二铵	膨松剂	质检总局、卫生部 2009 年第 72 号公告	卫生部公告（2007 年第 5 号）
167	磷酸酯酶 A2	酶制剂	质检总局、卫生部 2009 年第 72 号公告	卫生部公告（2008 年第 26 号）
168	磷酸酯双淀粉	增稠剂	卫生部公告（2010 年第 12 号）	卫生部公告（2010 年第 12 号）
169	磷脂酶 A2	酶制剂	GB2760- 附录 C	
170	留兰香油	香料	GB2760- 附录 B	
171	硫酸镁	营养强化剂、助剂	质检总局、卫生部 2009 年第 72 号公告，2010 年第 18 号公告，GB14880	QB2555-2002 食用硫酸镁，《中华人民共和国药典》（2010 年版）
172	硫酸锰	营养强化剂	GB14880	
173	硫酸亚铁	营养强化剂	2010 年第 18 号公告 GB14880	《中华人民共和国药典》（2010 年版）
174	绿茶酊	香料	GB2760- 附录 B	
175	氯化磷酸三钠	助剂	质检总局、卫生部 2009 年第 72 号公告	HG/T2528-1993 氯化磷酸三钠
176	卵磷脂	乳化剂	卫生部公告（2008 年第 4 号）	
177	罗勒烯	香料	GB2760- 附录 B	
178	罗勒油	香料	GB2760- 附录 B	
179	麦芽酚	香料	GB2760- 附录 B	
180	玫瑰草油	香料	GB2760- 附录 B	

序号	申报名称	申报种类	我国允许使用	卫生部指定标准
181	玫瑰净油	香料	GB2760- 附录 B	
182	迷迭香提取物	抗氧化剂	质检总局、卫生部 2009 年第 72 号公告，GB2760	QB/T2817-2006 食品添加剂迷迭香提取物
183	迷迭香油	香料	GB2760- 附录 B	
184	棉子糖	营养强化剂	质检总局、卫生部 2009 年第 72 号公告	卫生部公告（2008 年第 13 号）
185	明矾	膨松剂	GB1895-2004 食品添加剂硫酸铝钾（钾明矾）	HG2917-1999 食品添加剂硫酸铝铵（铵明矾）
186	母菊油	香料	GB2760- 附录 B	
187	木瓜蛋白酶	酶制剂	GB2760- 附录 C	
188	木聚糖酶	酶制剂	GB2760- 附录 C	
189	木糖醇酐单硬脂酸酯	乳化剂	质检总局、卫生部 2009 年第 72 号公告，GB2760	QB/T3784-1999 食品添加剂木糖醇酐单硬脂酸酯
190	柠檬草油	香料	GB2760- 附录 B	
191	柠檬醛	香料	GB2760- 附录 B	
192	柠檬酸三乙酯	香料	GB2760- 附录 B	
193	柠檬油	香料	GB2760- 附录 B	
194	苹果香料	香料	卫生部公告（2008 年第 13 号）	
195	葡糖氧化酶	酶制剂	GB2760- 附录 C	
196	普鲁兰酶	酶制剂	GB2760- 附录 C 卫生部公告（2009 年第 11 号）	卫生部公告（2009 年第 11 号）
197	羟丙基淀粉	增稠剂、膨松剂、乳化剂、稳定剂	质检总局、卫生部 2009 年第 72 号公告，GB2760，卫生部公告（2010 年第 12 号）	QB1229-1991 羟丙基淀粉醚卫生部公告（2010 年第 12 号）
198	羟丙基二淀粉磷酸酯	增稠剂	卫生部公告（2010 年第 12 号）	卫生部公告（2010 年第 12 号）
199	芹菜籽油	香料	GB2760- 附录 B	
200	氰钴胺	营养强化剂	卫生部公告（2010 年第 18 号）	《中华人民共和国药典》（2010 年版）
201	去酸粉（甘氨酸、乙酸钠、磷酸三钠等）	复合添加剂	GB25542-2010 食品添加剂甘氨酸（氨基乙酸），乙酸钠：GB2760- 附录 C，GB25565-2010 食品添加剂磷酸三钠	
202	鞣酸（单宁酸）		质检总局、卫生部 2009 年第 72 号公告	LY/T1641-2005 食用单宁酸
203	肉桂醛	香料	质检总局、卫生部 2009 年第 72 号公告，GB2760- 附录 B	
204	肉桂酸乙酯	香料	GB2760- 附录 B	
205	肉桂油	香料	中国肉桂油：GB2760- 附录 B	
206	乳酸	酸度调节剂	质检总局、卫生部 2009 年第 72 号公告，GB2760- 附录 B	
207	乳酸乙酯	香料	GB2760- 附录 B	
208	乳酸脂肪酸甘油酯	乳化剂	2010 年第 01 号公告	
209	乳糖酶	酶制剂	GB2760- 附录 C	
210	三甲基己醛	香料	质检总局、卫生部 2009 年第 72 号公告	
211	生姜提取物（生姜浸膏）	香料	GB2760- 附录 B	
212	生物素	营养强化剂	GB14880	
213	生物碳酸钙	营养强化剂	GB14880	QB1413-1999 食品添加剂生物碳酸钙
214	生育酚	营养强化剂	GB2760- 附录 D	
215	生育酚	防腐剂	GB2760- 附录 D	

序号	申报名称	申报种类	我国允许使用	卫生部指定标准
216	十五内酯	香料	GB2760– 附录 B	
217	莳萝籽	香料	GB2760– 附录 B	
218	鼠尾草油树脂 / 提取物	香料	GB2760– 附录 B	
219	水杨酸乙酯	香料	GB2760– 附录 B	
220	顺式 –3– 己烯 –1– 醇乙酸酯（乙酸叶醇酯）	香料	GB2760– 附录 B	
221	顺式 –3– 己烯醛	香料	GB2760– 附录 B	
222	斯里兰卡桂皮油	香料	GB2760– 附录 B	
223	松叶油	香料	GB2760	
224	酸处理淀粉		卫生部公告（2010 年第 12 号）	卫生部公告（2010 年第 12 号）
225	酸性红（偶氮玉红）	着色剂	质检总局、卫生部 2009 年第 72 号公告，GB2760，HG/T3431–2001 酸性红，HG/T3385–1999 酸性红 5B（酸性红 G），HG/T2990–1999 酸性红 4B，GB/T21888–2008 酸性艳红 P–9B	
226	酸性磷酸铝钠	膨松剂	质检总局、卫生部 2009 年第 72 号公告	卫生部公告（2007 年第 8 号）
227	羧甲基淀粉钠	增稠剂	GB2760 卫生部公告（2010 年第 12 号）	卫生部公告（2010 年第 12 号）
228	糖蜜提取物	香料	GB2760– 附录 B	
229	天然胡萝卜素	着色剂	质检总局、卫生部 2009 年第 72 号公告	卫生部公告（2007 年第 5 号），QB1414–91 食品添加剂天然胡萝卜素
230	田菁胶	增稠剂	质检总局、卫生部 2009 年第 72 号公告，GB2760	HG/T2787–1996 田菁胶
231	甜菜红	着色剂	质检总局、卫生部 2009 年第 72 号公告	QB/T3791–1999 食品添加剂甜菜红
232	甜橙皮提取物	香料	GB2760– 附录 B	
233	甜橙油	香料	GB2760– 附录 B	
234	甜橙油萜烯	香料	GB2760– 附录 B	
235	突厥烯酮	香料	GB2760– 附录 B	
236	万寿菊油	香料	GB2760– 附录 B	
237	微晶石蜡	胶基	GB2760– 附录 D	
238	维生素 D3	营养强化剂	卫生部公告（2010 年第 18 号），GB14880	《中华人民共和国药典》（2010 年版）
239	维生素 H（生物素）	营养强化剂	GB14880	
240	维生素 K	营养强化剂	GB14880	
241	无水醋酸钠	酸度调节剂	GB2760– 附录 B	
242	无萜柠檬油	香料	GB2760– 附录 B	
243	西班牙鼠尾草油	香料	GB2760– 附录 B	
244	西印度月桂叶油	香料	GB2760– 附录 B	
245	纤维素	加工助剂	GB2760– 附录 C	
246	纤维素酶	酶制剂	质检总局、卫生部 2009 年第 72 号公告，GB2760–附录 C	QB2583–2003 纤维素酶制剂
247	香荚兰油树脂	香料	GB2760_ 附录 B	
248	香兰素	香料	GB2760– 附录 B	
249	香茅醛	香料	GB2760– 附录 B	
250	香柠檬油	香料	GB2760– 附录 B	
251	香叶醇	香料	GB2760– 附录 B	
252	香叶油	香料	GB2760– 附录 B	
253	香紫苏油	香料	GB2760– 附录 B	
254	小豆蔻油	香料	GB2760– 附录 B	

序号	申报名称	申报种类	我国允许使用	卫生部指定标准
255	小茴香醇	香料	GB2760- 附录 B	
256	辛醛	香料	GB2760- 附录 B	
257	辛酸乙酯	香料	GB2760- 附录 B	
258	薰衣草油	香料	GB2760- 附录 B	
259	亚麻籽胶（富兰克胶）	增稠剂	质检总局、卫生部 2009 年第 72 号公告，GB2760	QB2731-2005 食品添加剂亚麻籽胶
260	亚硒酸钠	营养强化剂	GB14880	
261	亚洲薄荷素油	香料	GB2760- 附录 B	
262	烟酰胺	营养强化剂	卫生部公告（2010 年第 18 号）	《中华人民共和国药典》（2010 年版）
263	芫荽籽油	香料	GB2760- 附录 B	
264	杨梅红	着色剂	质检总局、卫生部 2009 年第 72 号公告	卫生部公告（2008 年第 13 号）
265	洋葱油	香料	GB2760- 附录 B	
266	氧化淀粉	增稠剂	卫生部公告（2010 年第 12 号）	卫生部公告（2010 年第 12 号）
267	氧化芳樟醇	香料	GB2760- 附录 B	
268	氧化镁	营养强化剂	GB2760- 附录 C2010 年第 18 号公告	《中华人民共和国药典》（2010 年版）
269	氧化锌	营养强化剂	卫生部公告（2009 年第 19 号），卫生部公告（2010 年第 18 号）	《中华人民共和国药典》（2010 年版）
270	药蜀葵	香料	卫生部公告（2008 年第 13 号）	
271	叶醇（顺式 -3- 己烯 -1- 醇）	香料	GB2760- 附录 B	
272	乙二胺四乙酸二钠钙	抗氧化剂	质检总局、卫生部 2009 年第 72 号公告	卫生部公告（2007 年第 8 号）
273	乙基香兰素	香料	GB2760- 附录 B	
274	乙醛	香料	GB2760- 附录 B	
275	乙醛二乙缩醛	香料	GB2760- 附录 B	
276	乙酸芳樟酯	香料	GB2760- 附录 B	
277	乙酸甲酯	香料	GB2760- 附录 B	
278	乙酸钠	酸度调节剂	GB2760- 附录 C	
279	乙酸松油酯	香料	GB2760- 附录 B	
280	乙酸香叶酯	香料	GB2760- 附录 B	
281	乙酸异戊酯	香料	GB2760- 附录 B	
282	乙酰化双淀粉己二酸酯	增稠剂	卫生部公告（2010 年第 12 号）	卫生部公告（2010 年第 12 号）
283	异丁醇	香料	GB2760- 附录 B	
284	异丁酸芳樟酯	香料	GB2760- 附录 B	
285	异丁香酚	香料	GB2760- 附录 B	
286	异麦芽酮糖	甜味剂	质检总局、卫生部 2009 年第 72 号公告，GB2760	QB1581-1992 食品添加剂异麦芽酮糖
287	异戊醇	香料	GB2760- 附录 B	
288	异戊酸肉桂酯	香料	GB2760- 附录 B	
289	异戊酸异戊酯	香料	GB2760- 附录 B	
290	异戊烯基硫醇	香料	GB2760- 附录 B	
291	印蒿油	香料	GB2760- 附录 B	
292	硬脂酸钠	胶基	GB2760- 附录 D	
293	愈疮木酚	香料	GB2760- 附录 B	
294	圆叶当归油	香料	GB2760- 附录 B	
295	圆柚油	香料	GB2760- 附录 B	
296	月桂烯	香料	GB2760- 附录 B	

序号	申报名称	申报种类	我国允许使用	卫生部指定标准
297	珍珠乳酸钙	营养强化剂	质检总局、卫生部2009年第72号公告	GB6226-2005 乳酸钙
298	正癸醛	香料	GB2760- 附录 B	
299	正戊酸乙酯	香料	GB2760- 附录 B	
300	脂肪酶	酶制剂	GB2760- 附录 C	卫生部公告（2008年第17号）
301	脂檀油	香料	GB2760- 附录 B	
302	植酸（肌醇六磷酸）	抗氧化剂	质检总局、卫生部2009年第72号公告，GB2760	HG2683-1995（2007）食品添加剂植酸（肌醇六磷酸）
303	紫苏油	香料	GB2760- 附录 B	
304	棕榈酸乙酯	香料	GB2760- 附录 B	
305	左旋蛋氨酸	营养强化剂	质检总局、卫生部2009年第72号公告	卫生部公告（2007年第5号）

注：没有国标或行标的检测方法，可参照使用国际组织推荐的分析方法；如无国际组织推荐的分析方法，则可以使用经过验证的实验室内部方法。

附9 中华人民共和国进境植物检疫禁止进境物名录

（海关总署 2018 年 6 月 7 日发布）

禁止进境物	禁止进境的原因 （防止传入的危险性病虫害）	禁止的国家或地区
玉米 (Zea mavs) 种子	玉米细菌性枯萎病菌 Erwinia stewartii (E. F. Smith)Dye	亚洲：越南、泰国 欧洲：独联体、波兰、瑞士、意大利、罗马尼亚、 南斯拉夫 美洲：加拿大、美国、墨西哥
大豆 (Glycine max) 种子	大豆疫病菌 Phytophthora megasperma (D.)f. sp. glycinea K.& E.	亚洲：日本 欧洲：英国、法国、独联体、德国 美洲：加拿大、美国 大洋洲：澳大利亚，新西兰
马铃薯 (Solanum tuberosum) 块茎及其繁殖材料	马铃薯黄矮病毒 Potato yellow dwarf virus 马铃薯帚顶病毒 Potato mop ---top virus 马薯金线虫 Clobodera rostochiensis (Wollen.) Skarbilovich 马铃薯白线虫 Globodera pallida (stone) Mulvey & Stone 马铃薯癌肿病菌 Synchytrium endobioticum (Schilb.) Percival	亚洲：日本、印度、巴勒斯坦、黎巴嫩、尼泊尔、 以色列、缅甸 欧洲：丹麦、挪威、瑞典、独联体、波兰、捷克、 斯洛伐克、匈牙利、保加利亚、芬兰、 冰岛、德国、奥地利、瑞士、荷兰、 比利时、英国、爱尔兰、法国、西班牙、 葡萄牙、意大利 非洲：突尼斯、阿尔及利亚、南非、肯尼亚、坦桑 尼亚、津巴布韦 美洲：加拿大、美国、墨西哥、巴拿马、 委内瑞拉、秘鲁、阿根廷、巴西、 厄瓜多尔、玻利维亚、智利 大洋洲：澳大利亚、新西兰
榆属 (Ulmus spp.) 苗、插条	榆枯萎病菌 Ceratocystis ulmi (Buisman) Moreall	亚洲：印度、伊朗、土耳其 欧洲：各国 美洲：加拿大、美国
松属 (Pinus spp.) 苗、接惠穗	松材线虫 Bursaphelenchus Xylophilus（Steiner & Buhrer)Nckle 松突圆蚧 Hemiberlesia pitysophila Takagi	亚洲：朝鲜、日本、香港、澳门 欧洲：法国 美洲：加拿大、美国
橡胶属 (Hevea spp.) 芽、苗、籽	橡胶南美叶疫病菌 Microcyclus ulei (P.henn.) Von Arx.	美洲：墨西哥、中美洲及南美洲各国
烟属 (Nicotiana spp.) 繁殖材料烟叶	烟霜霉病菌 Peronospora hyoscyami de Bary f. sp. tabacia (Adem.) Skalicky	亚洲：缅甸、伊朗、也门、伊拉克、叙利亚、 黎巴嫩、约旦、以色列、土耳其 欧洲：各国 美洲：加拿大、美国、墨西哥、危地马拉、 萨尔瓦多、古巴、多米尼加、巴西、智利、 阿根廷、乌拉圭 大洋洲：各国

禁止进境物	禁止进境的原因 （防止传入的危险性病虫害）	禁止的国家或地区
小麦（商品）	小麦矮腥黑穗病菌 Tilleiia Controversa kuehn 小麦鳊腥黑穗病菌 Tilletia indica Mitra	亚洲：印度、巴基斯坦、阿富汗、尼泊尔、伊朗、 　　　伊拉克、土耳其、沙特阿拉伯。 欧洲：独联体、捷克、斯洛伐克、保加利亚、 　　　匈牙利、波兰(海乌姆、卢步林、 　　　普热梅布尔、热舒夫、塔尔诺布热格、 　　　扎莫希奇)、罗马尼亚、阿尔巴尼亚、 　　　南斯拉夫、德国、奥地利、比利时、 　　　瑞士、瑞典、意大利、法国(罗讷—阿尔卑斯)。 非洲：利比亚、阿尔及利亚 美洲：乌拉圭、阿根廷(布宜诺斯艾利斯、圣非) 　　　巴西、墨西哥、加拿大、(安大略)、 　　　美国(华盛顿、怀俄明、蒙大拿、科罗拉多、 　　　爱达荷、俄勒冈、犹它及其他有小麦印度腥 　　　黑穗病发生的地区
水果及茄子辣椒、番茄果实	地中海实蝇 Ceratitis capitata (Wiedemann)	亚洲：印度、伊朗、沙特阿拉伯、叙利亚、 　　　黎巴嫩、约旦、巴勒斯坦、以色列、 　　　塞浦路斯、土耳其 欧洲：匈牙利、德国、奥地利、比利时、法国、 　　　西班牙、葡萄牙、意大利、马耳他、 　　　南斯拉夫、阿尔巴尼亚、希腊 非洲：埃及、利比亚、突尼斯、阿尔及利亚、 　　　摩洛哥、塞内加尔、布基纳法索、马里、 　　　几内亚、塞拉利昂、利比里亚、加纳、 　　　多哥、贝宁、尼日尔、尼日利亚、喀麦隆、 　　　苏丹、埃塞俄比亚、肯尼亚、乌干达、 　　　坦桑尼亚、卢旺达、布隆迪、扎伊尔、 　　　安哥拉、赞比亚、马拉维、莫桑比克、 　　　马达加斯加、毛里求斯、留尼汪、 　　　津巴布韦、博茨瓦纳、南非 美洲：美国(包括夏威夷)、墨西哥、危地马拉、 　　　萨尔瓦多、洪都拉斯、尼加拉瓜、 　　　厄瓜多尔、哥斯达黎加、巴拿马、牙买加、 　　　委内瑞拉、秘鲁、巴西、玻利维亚、智利、 　　　阿根廷、乌拉圭、哥伦比亚 大洋洲：澳大利亚、新西兰(北岛)
植物病原体（包括菌种、毒种）、害虫生物体及其它转基因生物材料	根据《中华人民共和国进出境动植物检疫法》第5条规定	所有国家或地区
土壤	同上	所有国家或地区

注：因科学研究等特殊原因需要引进本表所列禁止进境的物品，必须事先提出申请，经海关总署批准。

附 10　中华人民共和国进境动物检疫疫病名录

（农业农村部　海关总署公告 2020 年第 256 号）

一类传染病、寄生虫病（16 种）List A diseases

口蹄疫 Infection with foot and mouth disease virus

猪水泡病 Swine vesicular disease

猪瘟 Infection with classical swine fever virus

非洲猪瘟 Infection with African swine fever virus

尼帕病 Nipah virus encephalitis

非洲马瘟 Infection with African horse sickness virus

牛传染性胸膜肺炎 Infection with Mycoplasma mycoides　subsp. mycoides SC (contagious bovine pleuropneumonia)

牛海绵状脑病 Bovine spongiform encephalopathy

牛结节性皮肤病 Infection with lumpy skin disease virus

痒病 Scrapie

蓝舌病 Infection with bluetongue virus

小反刍兽疫 Infection with peste des petits ruminants virus

绵羊痘和山羊痘 Sheep pox and Goat pox

高致病性禽流感 Infection with highly pathogenic avian influenza

新城疫 Infection with Newcastle disease virus

埃博拉出血热 Ebola haemorrhagic fever

二类传染病、寄生虫病（154 种）List B diseases

共患病（29 种）Multiple species diseases

狂犬病 Infection with rabies virus

布鲁氏菌病 Infection with Brucella abortus, Brucella melit-ensis and Brucella suis

炭疽 Anthrax

伪狂犬病 Aujeszky's disease（Pseudorabies）

魏氏梭菌感染 Clostridium perfringens infections

副结核病 Paratuberculosis (Johne's disease)

弓形虫病 Toxoplasmosis

棘球蚴病 Infection with Echinococcus granulosus,Infection with Echinococcus multilocularis

钩端螺旋体病 Leptospirosis

施马伦贝格病 Schmallenberg disease

梨形虫病 Piroplasmosis

日本脑炎 Japanese encephalitis

旋毛虫病 Infection with Trichinella spp.

土拉杆菌病 Tularemia

水泡性口炎 Vesicular stomatitis

西尼罗热 West Nile fever

裂谷热 Infection with Rift Valley fever virus

结核病 Infection with Mycobacterium tuberculosis complex

新大陆螺旋蝇蛆病（嗜人锥蝇）New world screwworm（Cochliomyia hominivorax）

旧大陆螺旋蝇蛆病（倍赞氏金蝇）Old world screwworm (Chrysomya bezziana)

Q 热 Q Fever

克里米亚刚果出血热 Crimean Congo hemorrhagic fever

伊氏锥虫感染（包括苏拉病）Trypanosoma Evansi infection (including Surra)

利什曼原虫病 Leishmaniasis

巴氏杆菌病 Pasteurellosis

心水病 Heartwater

类鼻疽 Malioidosis

流行性出血病感染 Infection with epizootic haemorrhagicdis-ease

小肠结肠炎耶尔森菌病（Yersinia enterocolitica）

牛病（11 种）Bovine diseases

牛传染性鼻气管炎 / 传染性脓疱性阴户阴道炎 Infectious bo-vine rhinotracheitis/Infectious pustular vulvovaginitis

牛恶性卡他热 Malignant catarrhal fever

牛白血病 Enzootic bovine leukosis

牛无浆体病 Bovine anaplasmosis

牛生殖道弯曲杆菌病 Bovine genital campylobacteriosis

牛病毒性腹泻 / 粘膜病 Bovine viral diarrhoea/Mucosal disease

赤羽病 Akabane disease

牛皮蝇蛆病 Cattle Hypodermosis

牛巴贝斯虫病 Bovine babesiosis

出血性败血症 Haemorrhagic septicaemia

泰勒虫病 Theileriosis

马病（11 种）Equine diseases

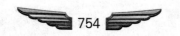

马传染性贫血 Equine infectious anaemia

马流行性淋巴管炎 Epizootic lymphangitis

马鼻疽 Infection with Burkholderia mallei (Glanders)

马病毒性动脉炎 Infection with equine arteritis virus

委内瑞拉马脑脊髓炎 Venezuelan equine encephalomyelitis

马脑脊髓炎（东部和西部）Equine encephalomyelitis (East-ern and Western)

马传染性子宫炎 Contagious equine metritis

亨德拉病 Hendra virus disease

马腺疫 Equine strangles

溃疡性淋巴管炎 Equine ulcerative lymphangitis

马疱疹病毒 –1 型感染 Infection with equid herpesvirus–1

(EHV–1)

猪病（16 种）Swine diseases

猪繁殖与呼吸道综合征 Infection with porcine reproductive and respiratory syndrome virus

猪细小病毒感染 Porcine parvovirus infection

猪丹毒 Swine erysipelas

猪链球菌病 Swine streptococosis

猪萎缩性鼻炎 Atrophic rhinitis of swine

猪支原体肺炎 Mycoplasmal hyopneumonia

猪圆环病毒感染 Porcine circovirus infection

革拉泽氏病（副猪嗜血杆菌）Glaesser's disease（Haemoph-ilus parasuis）

猪流行性感冒 Swine influenza

猪传染性胃肠炎 Transmissible gastroenteritis of swine

猪铁士古病毒性脑脊髓炎（原称猪肠病毒脑脊髓炎、捷申或塔尔凡病）Teschovirus encephalomyelitis(previously Enterovirus encephalomyelitis or Teschen/Talfan disease)

猪密螺旋体痢疾 Swine dysentery

猪传染性胸膜肺炎 Infectious pleuropneumonia of swine

猪带绦虫感染\猪囊虫病 Infection with Taenia solium

(Porcine cysticercosis)

塞内卡病毒病（Infection with Seneca virus）

猪 δ 冠状病毒（德尔塔冠状病毒）Porcine deltacorona virus（PDCoV）

禽病（21 种）Avian diseases

鸭病毒性肠炎（鸭瘟）Duck virus enteritis

鸡传染性喉气管炎 Avian infectious laryngotracheitis

鸡传染性支气管炎 Avian infectious bronchitis

传染性法氏囊病 Infectious bursal disease

马立克氏病 Marek's disease

鸡产蛋下降综合征 Avian egg drop syndrome

禽白血病 Avian leukosis

禽痘 Fowl pox

鸭病毒性肝炎 Duck virus hepatitis

鹅细小病毒感染（小鹅瘟）Goose parvovirus infection

鸡白痢 Pullorum disease

禽伤寒 Fowl typhoid

禽支原体病（鸡败血支原体、滑液囊支原体）Avian mycoplasmosis（Mycoplasma Gallisepticum, M. synoviae）

低致病性禽流感 Infection with Low pathogenic avian influenza

禽网状内皮组织增殖症 Reticuloendotheliosis

禽衣原体病（鹦鹉热）Avian chlamydiosis

鸡病毒性关节炎 Avian viral arthritis

禽螺旋体病 Avian spirochaetosis

住白细胞原虫病（急性白冠病）Leucocytozoonosis

禽副伤寒 Avian paratyphoid

火鸡鼻气管炎（禽偏肺病毒感染）Turkey rhinotracheitis（avian metapneumovirus）

羊病（4种）Sheep and goat diseases

山羊关节炎/脑炎 Caprine arthritis/encephalitis

梅迪－维斯纳病 Maedi–visna

边界病 Border disease

羊传染性脓疱皮炎 Contagious pustular dermertitis（Contagious Echyma）

水生动物病（43种）Aquatic animal diseases

鲤春病毒血症 Infection with spring viraemia of carp virus

流行性造血器官坏死病 Epizootic haematopoietic necrosis

传染性造血器官坏死病 Infection with infectious haematopoietic necrosis

病毒性出血性败血症 Infection with viral haemorrhagic septicaemia virus

流行性溃疡综合征 Infection with Aphanomyces invadans（epizootic ulcerative syndrome）

鲑鱼三代虫感染 Infection with Gyrodactylus Salaris

真鲷虹彩病毒病 Infection with red sea bream iridovirus

锦鲤疱疹病毒病 Infection with koi herpesvirus

鲑传染性贫血 Infection with HPR–deleted or HPRO infectious salmon anaemia virus

病毒性神经坏死病 Viral nervous necrosis

斑点叉尾鮰病毒病 Channel catfish virus disease

鲍疱疹样病毒感染 Infection with abalone herpesvirus

牡蛎包拉米虫感染 Infection with Bonamia Ostreae

杀蛎包拉米虫感染 Infection with Bonamia Exitiosa

折光马尔太虫感染 Infection with Marteilia Refringens

奥尔森派琴虫感染 Infection with Perkinsus Olseni

海水派琴虫感染 Infection with Perkinsus Marinus

加州立克次体感染 Infection with Xenohaliotis Californiensis

白斑综合征 Infection with white spot syndrome virus

传染性皮下和造血器官坏死病 Infection with infectious hypodermal and haematopoietic necrosis virus

传染性肌肉坏死病 Infection with infectious myonecrosis virus

桃拉综合征 Infection with Taura syndrome virus

罗氏沼虾白尾病 Infection with Macrobrachium rosenbergii nodavirus (white tail disease)

黄头病 Infection with yellow head virus genotype 1

螯虾瘟 Infection with Aphanomyces astaci (crayfish plague)

箭毒蛙壶菌感染 Infection with Batrachochytrium Dendrobatidis

蛙病毒感染 Infection with Ranavirus species

异尖线虫病 Anisakiasis

坏死性肝胰腺炎 Infection with Hepatobacter penaei (necrotising hepatopancreatitis)

传染性脾肾坏死病 Infectious spleen and kidney necrosis

刺激隐核虫病 Cryptocaryoniasis

淡水鱼细菌性败血症 Freshwater fish bacteria septicemia

鮰类肠败血症 Enteric septicaemia of catfish

迟缓爱德华氏菌病 Edwardsiellasis

鱼链球菌病 Fish streptococcosis

蛙脑膜炎败血金黄杆菌病 Chryseobacterium meningsepticum of frog (Rana spp)

鲑鱼甲病毒感染 Infection with salmonid alphavirus

蝾螈壶菌感染 Infection with Batrachochytrium salamandrivorans

鲤浮肿病毒病 Carp edema virus disease

罗非鱼湖病毒病 Tilapia Lake virus disease

细菌性肾病 Bacterial kidney disease

急性肝胰腺坏死 Acute hepatopancreatic necrosis disease

十足目虹彩病毒 1 感染 Infection with Decapod iridescent virus 1

蜂病（6种）Bee diseases

蜜蜂盾螨病 Acarapisosis of honey bees

美洲蜂幼虫腐臭病 Infection of honey bees with Paenibacillus larvae (American foulbrood)

欧洲蜂幼虫腐臭病 Infection of honey bees with Melissococcus plutonius (European foulbrood)

蜜蜂瓦螨病 Varroosis of honey bees

蜂房小甲虫病（蜂窝甲虫）Small hive beetle infestation(Aethina tumida)

蜜蜂亮热厉螨病 Tropilaelaps infestation of honey bees

其他动物病（13 种）Diseases of other animals

鹿慢性消耗性疾病 Chronic wasting disease of deer

兔粘液瘤病 Myxomatosis

兔出血症 Rabbit haemorrhagic disease

猴痘 Monkey pox

猴疱疹病毒 I 型（B 病毒）感染症 Cercopithecine Herpesvirus Type I(B virus) infectious diseases

猴病毒性免疫缺陷综合征 Simian virus immunodeficiency syndrome

马尔堡出血热 Marburg haemorrhagic fever

犬瘟热 Canine distemper

犬传染性肝炎 Infectious canine hepatitis

犬细小病毒感染 Canine parvovirus infection

水貂阿留申病 Mink aleutian disease

水貂病毒性肠炎 Mink viral enteritis

猫泛白细胞减少症（猫传染性肠炎）Feline panleucopenia (Feline infectious enteritis)

其他传染病、寄生虫病（41 种）Other diseases

共患病（9 种）Multiple species diseases

大肠杆菌病 Colibacillosis

李斯特菌病 Listeriosis

放线菌病 Actinomycosis

肝片吸虫病 Fasciolasis

丝虫病 Filariasis

附红细胞体病 Eperythrozoonosis

葡萄球菌病 Staphylococcosis

血吸虫病 Schistosomiasis

疥癣 Mange

牛病（5 种）Bovine diseases

牛流行热 Bovine ephemeral fever

毛滴虫病 Trichomonosis

中山病 Chuzan disease

茨城病 Ibaraki disease

嗜皮菌病 Dermatophilosis

马病（3 种）Equine diseases

马流行性感冒 Equine influenza

马媾疫 Dourine

马副伤寒（马流产沙门氏菌）Equine paratyphoid (Salmonella Abortus Equi.)

猪病（2种）Swine diseases

猪副伤寒 Swine salmonellosis

猪流行性腹泻 Porcine epizootic diarrhea

禽病（5种）Avian diseases

禽传染性脑脊髓炎 Avian infectious encephalomyelitis

传染性鼻炎 Infectious coryza

禽肾炎 Avian nephritis

鸡球虫病 Avian coccidiosis

鸭疫里默氏杆菌感染（鸭浆膜炎）Riemerella anatipestifer infection

绵羊和山羊病（7种）Sheep and goat diseases

羊肺腺瘤病 Ovine pulmonary adenocarcinoma

干酪性淋巴结炎 Caseous lymphadenitis

绵羊地方性流产（绵羊衣原体病）Infection with Chlamydophila abortus (Enzootic abortion of ewes, ovine chlamydiosis)

传染性无乳症 Contagious agalactia

山羊传染性胸膜肺炎 Contagious caprine pleuropneumonia

羊沙门氏菌病（流产沙门氏菌）Salmonellosis(S.abortusovis)

内罗毕羊病 Nairobi sheep disease

蜂病（2种）Bee diseases

蜜蜂孢子虫病 Nosemosis of honey bees

蜜蜂白垩病 Chalkbrood of honey bees

其他动物病（8种）Diseases of other animals

兔球虫病 Rabbit coccidiosis

骆驼痘 Camel pox

家蚕微粒子病 Pebrine disease of Chinese silkworm

蚕白僵病 Bombyx mori white muscardine

淋巴细胞性脉络丛脑膜炎 Lymphocytic choriomeningitis

鼠痘 Mouse pox

鼠仙台病毒感染症 Sendai virus infectious disease

小鼠肝炎 Mouse hepatitis

附11 以CFCs为制冷剂的工业、商业用压缩机名录

（商务部、海关总署、国家质检总局、国家环保总局公告2005年第117号）

商品编码	商品名称及备注
8414301400	大型电动机驱动空调用压缩机（大型指电动机额定功率超过5千瓦的）
8414301500	大型电动机驱动冷冻或冷藏设备用（大型指电动机额定功率超过5千瓦的）
8418301000	制冷温度≤－40℃的柜式冷冻箱（容积不超过800升）
8418401000	制冷温度≤－40℃的立式冷冻箱（容积≤900升）
8415812001	4000大卡/时＜制冷量≤12046大卡/时（14kW）热泵式空调器（装有制冷装置及一个冷热循环换向阀的）
8415812090	其他制冷量＞12046大卡/时（14kW）热泵式空调器（装有制冷装置及一个冷热循环换向阀的）
8415822001	4000大卡＜制冷量≤12046大卡/时（14kW）的其他空调（仅装有制冷装置，而无冷热循环装置的）
8415822090	其他制冷量＞12046大卡/时（14KW）的其他空调（仅装有制冷装置，而无冷热循环装置的）
8418301000	制冷温度≤－40℃的柜式冷冻箱（容积不超过800升）
8418401000	制冷温度≤－40℃的立式冷冻箱（容积≤900升）

注：上表商品编码来源于2005版税则，仅供参考。

附 12　中华人民共和国进境植物检疫性有害生物名录

	昆虫	
1	Acanthocinus carinulatus (Gebler)	白带长角天牛
2	Acanthoscelides obtectus (Say)	菜豆象
3	Acleris variana (Fernald)	黑头长翅卷蛾
4	Agrilus spp. (non-Chinese)	窄吉丁（非中国种）
5	Aleurodicus dispersus Russell	螺旋粉虱
6	Anastrepha Schiner	按实蝇属
7	Anthonomus grandis Boheman	墨西哥棉铃象
8	Anthonomus quadrigibbus Say	苹果花象
9	Aonidiella comperei McKenzie	香蕉肾盾蚧
10	Apate monachus Fabricius	咖啡黑长蠹
11	Aphanostigma piri (Cholodkovsky)	梨矮蚜
12	Arhopalus syriacus Reitter	辐射松幽天牛
13	Bactrocera Macquart	果实蝇属
14	Baris granulipennis (Tournier)	西瓜船象
15	Batocera spp. (non-Chinese)	白条天牛（非中国种）
16	Brontispa longissima (Gestro)	椰心叶甲
17	Bruchidius incarnates (Boheman)	埃及豌豆象
18	Bruchophagus roddi Gussak	苜蓿籽蜂
19	Bruchus spp. (non-Chinese)	豆象（属）（非中国种）
20	Cacoecimorpha pronubana (Hübner)	荷兰石竹卷蛾
21	Callosobruchus spp. (maculatus (F.) and non-Chinese)	瘤背豆象（四纹豆象和非中国种）
22	Carpomya incompleta (Becker)	欧非枣实蝇
23	Carpomya vesuviana Costa	枣实蝇
24	Carulaspis juniperi (Bouchè)	松唐盾蚧
25	Caulophilus oryzae (Gyllenhal)	阔鼻谷象
26	Ceratitis Macleay	小条实蝇属
27	Ceroplastes rusci (L.)	无花果蜡蚧
28	Chionaspis pinifoliae (Fitch)	松针盾蚧
29	Choristoneura fumiferana (Clemens)	云杉色卷蛾
30	Conotrachelus Schoenherr	鳄梨象属
31	Contarinia sorghicola (Coquillett)	高粱瘿蚊
32	Coptotermes spp. (non-Chinese)	乳白蚁（非中国种）
33	Craponius inaequalis (Say)	葡萄象
34	Crossotarsus spp. (non-Chinese)	异胫长小蠹（非中国种）
35	Cryptophlebia leucotreta (Meyrick)	苹果异形小卷蛾
36	Cryptorrhynchus lapathi L.	杨干象
37	Cryptotermes brevis (Walker)	麻头砂白蚁
38	Ctenopseustis obliquana (Walker)	斜纹卷蛾
39	Curculio elephas (Gyllenhal)	欧洲栗象
40	Cydia janthinana (Duponchel)	山楂小卷蛾
41	Cydia packardi (Zeller)	樱小卷蛾
42	Cydia pomonella (L.)	苹果蠹蛾
43	Cydia prunivora (Walsh)	杏小卷蛾
44	Cydia pyrivora (Danilevskii)	梨小卷蛾

45	Dacus spp. (non-Chinese)	寡鬃实蝇（非中国种）
46	Dasineura mali (Kieffer)	苹果瘿蚊
47	Dendroctonus spp. (valens LeConte and non-Chinese)	大小蠹（红脂大小蠹和非中国种）
48	Deudorix isocrates Fabricius	石榴小灰蝶
49	Diabrotica Chevrolat	根萤叶甲属
50	Diaphania nitidalis (Stoll)	黄瓜绢野螟
51	Diaprepes abbreviata (L.)	蔗根象
52	Diatraea saccharalis (Fabricius)	小蔗螟
53	Dryocoetes confusus Swaine	混点毛小蠹
54	Dysmicoccus grassi Leonari	香蕉灰粉蚧
55	Dysmicoccus neobrevipes Beardsley	新菠萝灰粉蚧
56	Ectomyelois ceratoniae (Zeller)	石榴螟
57	Epidiaspis leperii (Signoret)	桃白圆盾蚧
58	Eriosoma lanigerum (Hausmann)	苹果绵蚜
59	Eulecanium gigantea (Shinji)	枣大球蚧
60	Eurytoma amygdali Enderlein	扁桃仁蜂
61	Eurytoma schreineri Schreiner	李仁蜂
62	Gonipterus scutellatus Gyllenhal	桉象
63	Helicoverpa zea (Boddie)	谷实夜蛾
64	Hemerocampa leucostigma (Smith)	合毒蛾
65	Hemiberlesia pitysophila Takagi	松突圆蚧
66	Heterobostrychus aequalis (Waterhouse)	双钩异翅长蠹
67	Hoplocampa flava (L.)	李叶蜂
68	Hoplocampa testudinea (Klug)	苹叶蜂
69	Hoplocerambyx spinicornis (Newman)	刺角沟额天牛
70	Hylobius pales (Herbst)	苍白树皮象
71	Hylotrupes bajulus (L.)	家天牛
72	Hylurgopinus rufipes (Eichhoff)	美洲榆小蠹
73	Hylurgus ligniperda Fabricius	长林小蠹
74	Hyphantria cunea (Drury)	美国白蛾
75	Hypothenemus hampei (Ferrari)	咖啡果小蠹
76	Incisitermes minor (Hagen)	小楹白蚁
77	Ips spp. (non-Chinese)	齿小蠹（非中国种）
78	Ischnaspis longirostris (Signoret)	黑丝盾蚧
79	Lepidosaphes tapleyi Williams	芒果蛎蚧
80	Lepidosaphes tokionis (Kuwana)	东京蛎蚧
81	Lepidosaphes ulmi (L.)	榆蛎蚧
82	Leptinotarsa decemlineata (Say)	马铃薯甲虫
83	Leucoptera coffeella (Guérin-Méneville)	咖啡潜叶蛾
84	Liriomyza trifolii (Burgess)	三叶斑潜蝇
85	Lissorhoptrus oryzophilus Kuschel	稻水象甲
86	Listronotus bonariensis (Kuschel)	阿根廷茎象甲
87	Lobesia botrana (Denis et Schiffermuller)	葡萄花翅小卷蛾
88	Mayetiola destructor (Say)	黑森瘿蚊
89	Mercetaspis halli (Green)	霍氏长盾蚧
90	Monacrostichus citricola Bezzi	桔实锤腹实蝇
91	Monochamus spp. (non-Chinese)	墨天牛（非中国种）
92	Myiopardalis pardalina (Bigot)	甜瓜迷实蝇
93	Naupactus leucoloma (Boheman)	白缘象甲
94	Neoclytus acuminatus (Fabricius)	黑腹尼虎天牛
95	Opogona sacchari (Bojer)	蔗扁蛾
96	Pantomorus cervinus (Boheman)	玫瑰短喙象
97	Parlatoria crypta Mckenzie	灰白片盾蚧
98	Pharaxonotha kirschi Reither	谷拟叩甲
99	Phloeosinus cupressi Hopkins	美柏肤小蠹

100	Phoracantha semipunctata (Fabricius)	桉天牛
101	Pissodes Germar	木蠹象属
102	Planococcus lilacius Cockerell	南洋臀纹粉蚧
103	Planococcus minor (Maskell)	大洋臀纹粉蚧
104	Platypus spp. (non-Chinese)	长小蠹（属）（非中国种）
105	Popillia japonica Newman	日本金龟子
106	Prays citri Milliere	桔花巢蛾
107	Promecotheca cumingi Baly	椰子缢胸叶甲
108	Prostephanus truncatus (Horn)	大谷蠹
109	Ptinus tectus Boieldieu	澳洲蛛甲
110	Quadrastichus erythrinae Kim	刺桐姬小蜂
111	Reticulitermes lucifugus (Rossi)	欧洲散白蚁
112	Rhabdoscelus lineaticollis (Heller)	褐纹甘蔗象
113	Rhabdoscelus obscurus (Boisduval)	几内亚甘蔗象
114	Rhagoletis spp. (non-Chinese)	绕实蝇（非中国种）
115	Rhynchites aequatus (L.)	苹虎象
116	Rhynchites bacchus L.	欧洲苹虎象
117	Rhynchites cupreus L.	李虎象
118	Rhynchites heros Roelofs	日本苹虎象
119	Rhynchophorus ferrugineus (Olivier)	红棕象甲
120	Rhynchophorus palmarum (L.)	棕榈象甲
121	Rhynchophorus phoenicis (Fabricius)	紫棕象甲
122	Rhynchophorus vulneratus (Panzer)	亚棕象甲
123	Sahlbergella singularis Haglund	可可盲蝽象
124	Saperda spp. (non-Chinese)	楔天牛（非中国种）
125	Scolytus multistriatus (Marsham)	欧洲榆小蠹
126	Scolytus scolytus (Fabricius)	欧洲大榆小蠹
127	Scyphophorus acupunctatus Gyllenhal	剑麻象甲
128	Selenaspidus articulatus Morgan	刺盾蚧
129	Sinoxylon spp. (non-Chinese)	双棘长蠹（非中国种）
130	Sirex noctilio Fabricius	云杉树蜂
131	Solenopsis invicta Buren	红火蚁
132	Spodoptera littoralis (Boisduval)	海灰翅夜蛾
133	Stathmopoda skelloni Butler	猕猴桃举肢蛾
134	Sternochetus Pierce	芒果象属
135	Taeniothrips inconsequens (Uzel)	梨蓟马
136	Tetropium spp. (non-Chinese)	断眼天牛（非中国种）
137	Thaumetopoea pityocampa (Denis et Schiffermuller)	松异带蛾
138	Toxotrypana curvicauda Gerstaecker	番木瓜长尾实蝇
139	Tribolium destructor Uyttenboogaart	褐拟谷盗
140	Trogoderma spp. (non-Chinese)	斑皮蠹（非中国种）
141	Vesperus Latreile	暗天牛属
142	Vinsonia stellifera (Westwood)	七角星蜡蚧
143	Viteus vitifoliae (Fitch)	葡萄根瘤蚜
144	Xyleborus spp. (non-Chinese)	材小蠹（非中国种）
145	Xylotrechus rusticus L.	青杨脊虎天牛
146	Zabrotes subfasciatus (Boheman)	巴西豆象
	软体动物	
147	Achatina fulica Bowdich	非洲大蜗牛
148	Acusta despecta Gray	硫球球壳蜗牛
149	Cepaea hortensis Müller	花园葱蜗牛
150	Helix aspersa Müller	散大蜗牛
151	Helix pomatia Linnaeus	盖罩大蜗牛
152	Theba pisana Müller	比萨茶蜗牛

	真菌	
153	Albugo tragopogi (Persoon) Schröter var. helianthi Novotelnova	向日葵白锈病菌
154	Alternaria triticina Prasada et Prabhu	小麦叶疫病菌
155	Anisogramma anomala (Peck) E. Muller	榛子东部枯萎病菌
156	Apiosporina morbosa (Schweinitz) von Arx	李黑节病菌
157	Atropellis pinicola Zaller et Goodding	松生枝干溃疡病菌
158	Atropellis piniphila (Weir) Lohman et Cash	嗜松枝干溃疡病菌
159	Botryosphaeria laricina (K. Sawada) Y. Zhong	落叶松枯梢病菌
160	Botryosphaeria stevensii Shoemaker	苹果壳色单隔孢溃疡病菌
161	Cephalosporium gramineum Nisikado et Ikata	麦类条斑病菌
162	Cephalosporium maydis Samra, Sabet et Hingorani	玉米晚枯病菌
163	Cephalosporium sacchari E. J. Butler et Hafiz Khan	甘蔗凋萎病菌
164	Ceratocystis fagacearum (Bretz) Hunt	栎枯萎病菌
165	Chrysomyxa arctostaphyli Dietel	云杉帚锈病菌
166	Ciborinia camelliae Kohn	山茶花腐病菌
167	Cladosporium cucumerinum Ellis et Arthur	黄瓜黑星病菌
168	Colletotrichum kahawae J. M. Waller et Bridge	咖啡浆果炭疽病菌
169	Crinipellis perniciosa (Stahel) Singer	可可丛枝病菌
170	Cronartium coleosporioides J. C. Arthur	油松疱锈病菌
171	Cronartium comandrae Peck	北美松疱锈病菌
172	Cronartium conigenum Hedgcock et Hunt	松球果锈病菌
173	Cronartium fusiforme Hedgcock et Hunt ex Cummins	松纺锤瘤锈病菌
174	Cronartium ribicola J. C. Fisch.	松疱锈病菌
175	Cryphonectria cubensis (Bruner) Hodges	桉树溃疡病菌
176	Cylindrocladium parasiticum Crous, Wingfield et Alfenas	花生黑腐病菌
177	Diaporthe helianthi Muntanola-Cvetkovic Mihaljcevic et Petrov	向日葵茎溃疡病菌
178	Diaporthe perniciosa É. J. Marchal	苹果果腐病菌
179	Diaporthe phaseolorum (Cooke et Ell.) Sacc. var. caulivora Athow et Caldwell	大豆北方茎溃疡病菌
180	Diaporthe phaseolorum (Cooke et Ell.) Sacc. var. meridionalis F. A. Fernandez	大豆南方茎溃疡病菌
181	Diaporthe vaccinii Shear	蓝莓果腐病菌
182	Didymella ligulicola (K. F. Baker, Dimock et L. H. Davis) von Arx	菊花花枯病菌
183	Didymella lycopersici Klebahn	番茄亚隔孢壳茎腐病菌
184	Endocronartium harknessii (J. P. Moore) Y. Hiratsuka	松瘤锈病菌
185	Eutypa lata (Pers.) Tul. et C. Tul.	葡萄藤猝倒病菌
186	Fusarium circinatum Nirenberg et O'Donnell	松树脂溃疡病菌
187	Fusarium oxysporum Schlecht. f. sp. apii Snyd. et Hans	芹菜枯萎病菌
188	Fusarium oxysporum Schlecht. f. sp. asparagi Cohen et Heald	芦笋枯萎病菌
189	Fusarium oxysporum Schlecht. f. sp. cubense (E. F. Sm.) Snyd. et Hans (Race 4 non-Chinese races)	香蕉枯萎病菌（4号小种和非中国小种）
190	Fusarium oxysporum Schlecht. f. sp. elaeidis Toovey	油棕枯萎病菌
191	Fusarium oxysporum Schlecht. f. sp. fragariae Winks et Williams	草莓枯萎病菌
192	Fusarium tucumaniae T. Aoki, O' Donnell, Yos. Homma et Lattanzi	南美大豆猝死综合症病菌
193	Fusarium virguliforme O' Donnell et T. Aoki	北美大豆猝死综合症病菌
194	Gaeumannomyces graminis (Sacc.) Arx et D. Olivier var. avenae (E. M. Turner) Dennis	燕麦全蚀病菌
195	Greeneria uvicola (Berk. et M. A. Curtis) Punithalingam	葡萄苦腐病菌
196	Gremmeniella abietina (Lagerberg) Morelet	冷杉枯梢病菌
197	Gymnosporangium clavipes (Cooke et Peck) Cooke et Peck	榲桲锈病菌
198	Gymnosporangium fuscum R. Hedw.	欧洲梨锈病菌
199	Gymnosporangium globosum (Farlow) Farlow	美洲山楂锈病菌
200	Gymnosporangium juniperi-virginianae Schwein	美洲苹果锈病菌
201	Helminthosporium solani Durieu et Mont.	马铃薯银屑病菌
202	Hypoxylon mammatum (Wahlenberg) J. Miller	杨树炭团溃疡病菌

203	Inonotus weirii (Murrill) Kotlaba et Pouzar	松干基褐腐病菌
204	Leptosphaeria libanotis (Fuckel) Sacc.	胡萝卜褐腐病菌
205	Leptosphaeria maculans (Desm.) Ces. et De Not.	十字花科蔬菜黑胫病菌
206	Leucostoma cincta (Fr. :Fr.) Hohn.	苹果溃疡病菌
207	Melampsora farlowii (J. C. Arthur) J. J. Davis	铁杉叶锈病菌
208	Melampsora medusae Thumen	杨树叶锈病菌
209	Microcyclus ulei (P. Henn.) von Arx	橡胶南美叶疫病菌
210	Monilinia fructicola (Winter) Honey	美澳型核果褐腐病菌
211	Moniliophthora roreri (Ciferri et Parodi) Evans	可可链疫孢荚腐病菌
212	Monosporascus cannonballus Pollack et Uecker	甜瓜黑点根腐病菌
213	Mycena citricolor (Berk. et Curt.) Sacc.	咖啡美洲叶斑病菌
214	Mycocentrospora acerina (Hartig) Deighton	香菜腐烂病菌
215	Mycosphaerella dearnessii M. E. Barr	松针褐斑病菌
216	Mycosphaerella fijiensis Morelet	香蕉黑条叶斑病菌
217	Mycosphaerella gibsonii H. C. Evans	松针褐枯病菌
218	Mycosphaerella linicola Naumov	亚麻褐斑病菌
219	Mycosphaerella musicola J. L. Mulder	香蕉黄条叶斑病菌
220	Mycosphaerella pini E. Rostrup	松针红斑病菌
221	Nectria rigidiuscula Berk. et Broome	可可花瘿病菌
222	Ophiostoma novo-ulmi Brasier	新榆枯萎病菌
223	Ophiostoma ulmi (Buisman) Nannf.	榆枯萎病菌
224	Ophiostoma wageneri (Goheen et Cobb) Harrington	针叶松黑根病菌
225	Ovulinia azaleae Weiss	杜鹃花枯萎病菌
226	Periconia circinata (M. Mangin) Sacc.	高粱根腐病菌
227	Peronosclerospora spp. (non-Chinese)	玉米霜霉病菌（非中国种）
228	Peronospora farinosa (Fries: Fries) Fries f. sp. betae Byford	甜菜霜霉病菌
229	Peronospora hyoscyami de Bary f. sp. tabacina (Adam) Skalicky	烟草霜霉病菌
230	Pezicula malicorticis (Jacks.) Nannfeld	苹果树炭疽病菌
231	Phaeoramularia angolensis (T. Carvalho et O. Mendes)P. M. Kirk	柑橘斑点病菌
232	Phellinus noxius (Corner) G. H. Cunn.	木层孔褐根腐病菌
233	Phialophora gregata (Allington et Chamberlain) W. Gams	大豆茎褐腐病菌
234	Phialophora malorum (Kidd et Beaum.) McColloch	苹果边腐病菌
235	Phoma exigua Desmazières f. sp. foveata (Foister) Boerema	马铃薯坏疽病菌
236	Phoma glomerata (Corda) Wollenweber et Hochapfel	葡萄茎枯病菌
237	Phoma pinodella (L. K. Jones) Morgan-Jones et K. B. Burch	豌豆脚腐病菌
238	Phoma tracheiphila (Petri) L. A. Kantsch. et Gikaschvili	柠檬干枯病菌
239	Phomopsis sclerotioides van Kesteren	黄瓜黑色根腐病菌
240	Phymatotrichopsis omnivora (Duggar) Hennebert	棉根腐病菌
241	Phytophthora cambivora (Petri) Buisman	栗疫霉黑水病菌
242	Phytophthora erythroseptica Pethybridge	马铃薯疫霉绯腐病菌
243	Phytophthora fragariae Hickman	草莓疫霉红心病菌
244	Phytophthora fragariae Hickman var. rubi W.F. Wilcox et J.M. Duncan	树莓疫霉根腐病菌
245	Phytophthora hibernalis Carne	柑橘冬生疫霉褐腐病菌
246	Phytophthora lateralis Tucker et Milbrath	雪松疫霉根腐病菌
247	Phytophthora medicaginis E. M. Hans. et D. P. Maxwell	苜蓿疫霉根腐病菌
248	Phytophthora phaseoli Thaxter	菜豆疫霉病菌
249	Phytophthora ramorum Werres, De Cock et Man in' t Veld	栎树猝死病菌
250	Phytophthora sojae Kaufmann et Gerdemann	大豆疫霉病菌
251	Phytophthora syringae (Klebahn) Klebahn	丁香疫霉病菌
252	Polyscytalum pustulans (M. N. Owen et Wakef.) M. B. Ellis	马铃薯皮斑病菌
253	Protomyces macrosporus Unger	香菜茎瘿病菌
254	Pseudocercosporella herpotrichoides (Fron) Deighton	小麦基腐病菌
255	Pseudopezicula tracheiphila (Müller-Thurgau) Korf et Zhuang	葡萄角斑叶焦病菌
256	Puccinia pelargonii-zonalis Doidge	天竺葵锈病菌
257	Pycnostysanus azaleae (Peck) Mason	杜鹃芽枯病菌

258	Pyrenochaeta terrestris (Hansen) Gorenz, Walker et Larson	洋葱粉色根腐病菌
259	Pythium splendens Braun	油棕猝倒病菌
260	Ramularia beticola Fautr. et Lambotte	甜菜叶斑病菌
261	Rhizoctonia fragariae Husain et W. E. McKeen	草莓花枯病菌
262	Rigidoporus lignosus (Klotzsch) Imaz.	橡胶白根病菌
263	Sclerophthora rayssiae Kenneth, Kaltin et Wahl var. zeae Payak et Renfro	玉米褐条霜霉病菌
264	Septoria petroselini (Lib.) Desm.	欧芹壳针孢叶斑病菌
265	Sphaeropsis pyriputrescens Xiao et J. D. Rogers	苹果球壳孢腐烂病菌
266	Sphaeropsis tumefaciens Hedges	柑橘枝瘤病菌
267	Stagonospora avenae Bissett f. sp. triticea T. Johnson	麦类壳多胞斑点病菌
268	Stagonospora sacchari Lo et Ling	甘蔗壳多胞叶枯病菌
269	Synchytrium endobioticum (Schilberszky) Percival	马铃薯癌肿病菌
270	Thecaphora solani (Thirumalachar et M. J. O' Brien) Mordue	马铃薯黑粉病菌
271	Tilletia controversa Kühn	小麦矮腥黑穗病菌
272	Tilletia indica Mitra	小麦印度腥黑穗病菌
273	Urocystis cepulae Frost	葱类黑粉病菌
274	Uromyces transversalis (Thümen) Winter	唐菖蒲横点锈病菌
275	Venturia inaequalis (Cooke) Winter	苹果黑星病菌
276	Verticillium albo-atrum Reinke et Berthold	苜蓿黄萎病菌
277	Verticillium dahliae Kleb.	棉花黄萎病菌
	原核生物	
278	Acidovorax avenae subsp. cattleyae (Pavarino) Willems et al.	兰花褐斑病菌
279	Acidovorax avenae subsp. citrulli (Schaad et al.) Willems et al.	瓜类果斑病菌
280	Acidovorax konjaci (Goto) Willems et al.	魔芋细菌性叶斑病菌
281	Alder yellows phytoplasma	桤树黄化植原体
282	Apple proliferation phytoplasma	苹果丛生植原体
283	Apricot chlorotic leafroll phtoplasma	杏褪绿卷叶植原体
284	Ash yellows phytoplasma	白蜡树黄化植原体
285	Blueberry stunt phytoplasma	蓝莓矮化植原体
286	Burkholderia caryophylli (Burkholder) Yabuuchi et al.	香石竹细菌性萎蔫病菌
287	Burkholderia gladioli pv. alliicola (Burkholder) Urakami et al.	洋葱腐烂病菌
288	Burkholderia glumae (Kurita et Tabei) Urakami et al.	水稻细菌性谷枯病菌
289	Candidatus Liberobacter africanum Jagoueix et al.	非洲柑桔黄龙病菌
290	Candidatus Liberobacter asiaticum Jagoueix et al.	亚洲柑桔黄龙病菌
291	Candidatus Phytoplasma australiense	澳大利亚植原体候选种
292	Clavibacter michiganensis subsp. insidiosus (McCulloch) Davis et al.	苜蓿细菌性萎蔫病菌
293	Clavibacter michiganensis subsp. michiganensis (Smith) Davis et al.	番茄溃疡病菌
294	Clavibacter michiganensis subsp. nebraskensis (Vidaver et al.) Davis et al.	玉米内州萎蔫病菌
295	Clavibacter michiganensis subsp. sepedonicus (Spieckermann et al.) Davis et al.	马铃薯环腐病菌
296	Coconut lethal yellowing phytoplasma	椰子致死黄化植原体
297	Curtobacterium flaccumfaciens pv. flaccumfaciens (Hedges) Collins et Jones	菜豆细菌性萎蔫病菌
298	Curtobacterium flaccumfaciens pv. oortii (Saaltink et al.) Collins et Jones	郁金香黄色疱斑病菌
299	Elm phloem necrosis phytoplasma	榆韧皮部坏死植原体
300	Enterobacter cancerogenus (Urosevi) Dickey et Zumoff	杨树枯萎病菌
301	Erwinia amylovora (Burrill) Winslow et al.	梨火疫病菌
302	Erwinia chrysanthemi Burkhodler et al.	菊基腐病菌
303	Erwinia pyrifoliae Kim, Gardan, Rhim et Geider	亚洲梨火疫病菌
304	Grapevine flavescence dorée phytoplasma	葡萄金黄化植原体

305	Lime witches' broom phytoplasma	来檬丛枝植原体
306	Pantoea stewartii subsp. stewartii (Smith) Mergaert et al.	玉米细菌性枯萎病菌
307	Peach X-disease phytoplasma	桃X病植原体
308	Pear decline phytoplasma	梨衰退植原体
309	Potato witches' broom phytoplasma	马铃薯丛枝植原体
310	Pseudomonas savastanoi pv. phaseolicola (Burkholder) Gardan et al.	菜豆晕疫病菌
311	Pseudomonas syringae pv. morsprunorum (Wormald) Young et al.	核果树溃疡病菌
312	Pseudomonas syringae pv. persicae (Prunier et al.) Young et al.	桃树溃疡病菌
313	Pseudomonas syringae pv. pisi (Sackett) Young et al.	豌豆细菌性疫病菌
314	Pseudomonas syringae pv. maculicola (McCulloch) Young et al	十字花科黑斑病菌
315	Pseudomonas syringae pv. tomato (Okabe) Young et al.	番茄细菌性叶斑病菌
316	Ralstonia solanacearum (Smith) Yabuuchi et al. (race 2)	香蕉细菌性枯萎病菌（2号小种）
317	Rathayibacter rathayi (Smith) Zgurskaya et al.	鸭茅蜜穗病菌
318	Spiroplasma citri Saglio et al.	柑橘顽固病螺原体
319	Strawberry multiplier phytoplasma	草莓簇生植原体
320	Xanthomonas albilineans (Ashby) Dowson	甘蔗白色条纹病菌
321	Xanthomonas arboricola pv. celebensis (Gaumann) Vauterin et al.	香蕉坏死条纹病菌
322	Xanthomonas axonopodis pv. betlicola (Patel et al.) Vauterin et al.	胡椒叶斑病菌
323	Xanthomonas axonopodis pv. citri (Hasse) Vauterin et al.	柑橘溃疡病菌
324	Xanthomonas axonopodis pv. manihotis (Bondar) Vauterin et al.	木薯细菌性萎蔫病菌
325	Xanthomonas axonopodis pv. vasculorum (Cobb) Vauterin et al.	甘蔗流胶病菌
326	Xanthomonas campestris pv. mangiferaeindicae (Patel et al.) Robbs et al.	芒果黑斑病菌
327	Xanthomonas campestris pv. musacearum (Yirgou et Bradbury) Dye	香蕉细菌性萎蔫病菌
328	Xanthomonas cassavae (ex Wiehe et Dowson) Vauterin et al.	木薯细菌性叶斑病菌
329	Xanthomonas fragariae Kennedy et King	草莓角斑病菌
330	Xanthomonas hyacinthi (Wakker) Vauterin et al.	风信子黄腐病菌
331	Xanthomonas oryzae pv. oryzae (Ishiyama) Swings et al.	水稻白叶枯病菌
332	Xanthomonas oryzae pv. oryzicola (Fang et al.) Swings et al.	水稻细菌性条斑病菌
333	Xanthomonas populi (ex Ride) Ride et Ride	杨树细菌性溃疡病菌
334	Xylella fastidiosa Wells et al.	木质部难养细菌
335	Xylophilus ampelinus (Panagopoulos) Willems et al.	葡萄细菌性疫病菌

线虫

336	Anguina agrostis (Steinbuch) Filipjev	剪股颖粒线虫
337	Aphelenchoides fragariae (Ritzema Bos) Christie	草莓滑刃线虫
338	Aphelenchoides ritzemabosi (Schwartz) Steiner et Bührer	菊花滑刃线虫
339	Bursaphelenchus cocophilus (Cobb) Baujard	椰子红环腐线虫
340	Bursaphelenchus xylophilus (Steiner et Bührer) Nickle	松材线虫
341	Ditylenchus angustus (Butler) Filipjev	水稻茎线虫
342	Ditylenchus destructor Thorne	腐烂茎线虫
343	Ditylenchus dipsaci (Kühn) Filipjev	鳞球茎茎线虫
344	Globodera pallida (Stone) Behrens	马铃薯白线虫
345	Globodera rostochiensis (Wollenweber) Behrens	马铃薯金线虫
346	Heterodera schachtii Schmidt	甜菜胞囊线虫
347	Longidorus (Filipjev) Micoletzky (The species transmit viruses)	长针线虫属（传毒种类）
348	Meloidogyne Goeldi (non-Chinese species)	根结线虫属（非中国种）
349	Nacobbus abberans (Thorne) Thorne et Allen	异常珍珠线虫
350	Paralongidorus maximus (Bütschli) Siddiqi	最大拟长针线虫
351	Paratrichodorus Siddiqi (The species transmit viruses)	拟毛刺线虫属（传毒种类）
352	Pratylenchus Filipjev (non-Chinese species)	短体线虫(非中国种)
353	Radopholus similis (Cobb) Thorne	香蕉穿孔线虫
354	Trichodorus Cobb (The species transmit viruses)	毛刺线虫属（传毒种类）
355	Xiphinema Cobb (The species transmit viruses)	剑线虫属（传毒种类）

病毒及类病毒		
356	African cassava mosaic virus, ACMV	非洲木薯花叶病毒（类）
357	Apple stem grooving virus, ASPV	苹果茎沟病毒
358	Arabis mosaic virus, ArMV	南芥菜花叶病毒
359	Banana bract mosaic virus, BBrMV	香蕉苞片花叶病毒
360	Bean pod mottle virus, BPMV	菜豆荚斑驳病毒
361	Broad bean stain virus, BBSV	蚕豆染色病毒
362	Cacao swollen shoot virus, CSSV	可可肿枝病毒
363	Carnation ringspot virus, CRSV	香石竹环斑病毒
364	Cotton leaf crumple virus, CLCrV	棉花皱叶病毒
365	Cotton leaf curl virus, CLCuV	棉花曲叶病毒
366	Cowpea severe mosaic virus, CPSMV	豇豆重花叶病毒
367	Cucumber green mottle mosaic virus, CGMMV	黄瓜绿斑驳花叶病毒
368	Maize chlorotic dwarf virus, MCDV	玉米褪绿矮缩病毒
369	Maize chlorotic mottle virus, MCMV	玉米褪绿斑驳病毒
370	Oat mosaic virus, OMV	燕麦花叶病毒
371	Peach rosette mosaic virus, PRMV	桃丛簇花叶病毒
372	Peanut stunt virus, PSV	花生矮化病毒
373	Plum pox virus, PPV	李痘病毒
374	Potato mop-top virus, PMTV	马铃薯帚顶病毒
375	Potato virus A, PVA	马铃薯 A 病毒
376	Potato virus V, PVV	马铃薯 V 病毒
377	Potato yellow dwarf virus, PYDV	马铃薯黄矮病毒
378	Prunus necrotic ringspot virus, PNRSV	李属坏死环斑病毒
379	Southern bean mosaic virus, SBMV	南方菜豆花叶病毒
380	Sowbane mosaic virus, SoMV	藜草花叶病毒
381	Strawberry latent ringspot virus, SLRSV	草莓潜隐环斑病毒
382	Sugarcane streak virus, SSV	甘蔗线条病毒
383	Tobacco ringspot virus, TRSV	烟草环斑病毒
384	Tomato black ring virus, TBRV	番茄黑环病毒
385	Tomato ringspot virus, ToRSV	番茄环斑病毒
386	Tomato spotted wilt virus, TSWV	番茄斑萎病毒
387	Wheat streak mosaic virus, WSMV	小麦线条花叶病毒
388	Apple fruit crinkle viroid, AFCVd	苹果皱果类病毒
389	Avocado sunblotch viroid, ASBVd	鳄梨日斑类病毒
390	Coconut cadang-cadang viroid, CCCVd	椰子死亡类病毒
391	Coconut tinangaja viroid, CTiVd	椰子败生类病毒
392	Hop latent viroid, HLVd	啤酒花潜隐类病毒
393	Pear blister canker viroid, PBCVd	梨疱症溃疡类病毒
394	Potato spindle tuber viroid, PSTVd	马铃薯纺锤块茎类病毒
杂草		
395	Aegilops cylindrica Horst	具节山羊草
396	Aegilops squarrosa L.	节节麦
397	Ambrosia spp.	豚草（属）
398	Ammi majus L.	大阿米芹
399	Avena barbata Brot.	细茎野燕麦
400	Avena ludoviciana Durien	法国野燕麦
401	Avena sterilis L.	不实野燕麦
402	Bromus rigidus Roth	硬雀麦
403	Bunias orientalis L.	疣果匙荠
404	Caucalis latifolia L.	宽叶高加利
405	Cenchrus spp. (non-Chinese species)	蒺藜草（属）（非中国种）
406	Centaurea diffusa Lamarck	铺散矢车菊
407	Centaurea repens L.	匍匐矢车菊
408	Crotalaria spectabilis Roth	美丽猪屎豆

409	Cuscuta spp.	菟丝子（属）
410	Emex australis Steinh.	南方三棘果
411	Emex spinosa (L.) Campd.	刺亦模
412	Eupatorium adenophorum Spreng.	紫茎泽兰
413	Eupatorium odoratum L.	飞机草
414	Euphorbia dentata Michx.	齿裂大戟
415	Flaveria bidentis (L.) Kuntze	黄顶菊
416	Ipomoea pandurata (L.) G.F.W.Mey.	提琴叶牵牛花
417	Iva axillaris Pursh	小花假苍耳
418	Iva xanthifolia Nutt.	假苍耳
419	Knautia arvensis (L.) Coulter	欧洲山萝卜
420	Lactuca pulchella (Pursh) DC.	野莴苣
421	Lactuca serriola L.	毒莴苣
422	Lolium temulentum L.	毒麦
423	Mikania micrantha Kunth	薇甘菊
424	Orobanche spp.	列当（属）
425	Oxalis latifolia Kubth	宽叶酢浆草
426	Senecio jacobaea L.	臭千里光
427	Solanum carolinense L.	北美刺龙葵
428	Solanum elaeagnifolium Cay.	银毛龙葵
429	Solanum rostratum Dunal.	刺萼龙葵
430	Solanum torvum Swartz	刺茄
431	Sorghum almum Parodi.	黑高粱
432	Sorghum halepense (L.) Pers. (Johnsongrass and its cross breeds)	假高粱（及其杂交种）
433	Striga spp. (non-Chinese species)	独脚金（属）（非中国种）
434	Tribulus alatus Delile	翅蒺藜
435	Xanthium spp. (non-Chinese species)	苍耳（属）（非中国种）

备注1：非中国种是指中国未有发生的种；

备注2：非中国小种是指中国未有发生的小种；

备注3：传毒种类是指可以作为植物病毒传播介体的线虫种类。

附 13 禁止从动物疫病流行国家地区输入的动物及其产品一览表

洲 别	国家或地区	疫 病	禁止进口货物名称及禁令 / 通告发布日期
亚洲	阿富汗	口蹄疫	偶蹄动物及其产品
		禽流感	禽类及其相关产品
	缅甸	口蹄疫	偶蹄动物及其产品
		非洲猪瘟	猪、野猪及其产品
		禽流感	禽类及其相关产品
		牛结节性皮肤病	牛及其相关产品
	巴基斯坦	口蹄疫	偶蹄动物及其产品
		禽流感	禽类及其相关产品
	巴勒斯坦	口蹄疫	偶蹄动物及其产品
	不丹	口蹄疫	偶蹄动物及其产品
		绵羊痘和山羊痘	绵羊、山羊及其相关产品
		牛结节性皮肤病	牛及其相关产品（源于牛未经加工或者虽经加工但仍有可能传播疫病的产品）
		非洲猪瘟	猪、野猪及其产品
		猪瘟	猪、野猪及其产品
		禽流感	禽类及其相关产品
	老挝	口蹄疫	偶蹄动物及其产品（老挝南塔省勐新县部分区域除外，详见海关总署 农业农村部公告 2021 年第 7 号）
		禽流感	禽类及其相关产品
		非洲猪瘟	猪、野猪及其产品
	印度尼西亚	非洲猪瘟	猪、野猪及其产品
		禽流感	禽类及其相关产品
		口蹄疫	偶蹄动物及其相关产品（源于偶蹄动物未经加工或者虽经加工但仍有可能传播疫病的产品）
	尼泊尔	口蹄疫	偶蹄动物及其产品
		禽流感	禽类及其相关产品
		牛结节性皮肤病	牛及其相关产品
		非洲猪瘟	猪、野猪及其产品
	斯里兰卡	牛结节性皮肤病	牛及其相关产品
	孟加拉国	禽流感	禽类及其相关产品
		牛结节性皮肤病	牛及其相关产品
	印度	口蹄疫	偶蹄动物及其产品
		禽流感	禽类及其相关产品
		牛结节性皮肤病	牛及相关产品（源于牛未经加工或虽经加工但仍有可能传播疫病的产品）
		非洲猪瘟	猪、野猪及其产品
	越南	口蹄疫	偶蹄动物及其产品
		非洲猪瘟	猪、野猪及其产品

洲别	国家或地区	疫病	禁止进口货物名称及禁令/通告发布日期
		牛结节性皮肤病	牛及其相关产品（源于牛未经加工或者虽经加工但仍有可能传播疫病的产品）
		禽流感	禽类及其相关产品
	中国香港	口蹄疫	偶蹄动物及其产品
	朝鲜	禽流感	禽类及其相关产品
		口蹄疫	偶蹄动物及其产品
		非洲猪瘟	猪、野猪及其产品
	泰国	口蹄疫	偶蹄动物及其产品
		非洲马瘟	马属动物及其相关产品
		小反刍兽疫	绵羊、山羊及其产品
		牛结节性皮肤病	牛及其相关产品（源于牛未经加工或者虽经加工但仍有可能传播疫病的产品）
		非洲猪瘟	猪、野猪及其产品
	柬埔寨	禽流感	禽类及其相关产品
		牛结节性皮肤病	牛及其相关产品（源于牛未经加工或者虽经加工但仍有可能传播疫病的产品）
		非洲猪瘟	猪、野猪及其产品
	巴林	口蹄疫	偶蹄动物及其产品
	科威特	口蹄疫	偶蹄动物及其产品
		禽流感	禽类及其相关产品
		野生候鸟禽流感	观赏鸟、野生鸟类及其产品
	以色列	口蹄疫	偶蹄动物及其产品
		痒病	羊、羊胚胎、羊精液、羊内脏（含肠衣）及其制品、肉骨粉、骨粉、羊脂（油）以及含羊蛋白的动物饲料
		新城疫	禽类及其相关产品
		禽流感	禽类及其相关产品
		小反刍兽疫	绵羊、山羊及其产品
		牛海绵状脑病（疯牛病）	牛及相关产品*
		绵羊痘和山羊痘	绵羊、山羊及其相关产品
	马来西亚	日本脑炎	猪及其产品
		口蹄疫	偶蹄动物及其产品
		禽流感	禽类及其相关产品
		非洲猪瘟	猪、野猪及其产品
		牛结节性皮肤病	牛及其相关产品（源于牛未经加工或者虽经加工但仍有可能传播疫病的产品）
		非洲马瘟	马属动物及其相关产品
	吉尔吉斯斯坦	口蹄疫	偶蹄动物及其产品
	土库曼斯坦	口蹄疫	偶蹄动物及其产品
	约旦	禽流感	禽类及其相关产品
		口蹄疫	偶蹄动物及其产品
		小反刍兽疫	绵羊、山羊及其产品
		绵羊痘和山羊痘	绵羊、山羊及其产品
	伊朗	口蹄疫	偶蹄动物及其产品

洲 别	国家或地区	疫 病	禁止进口货物名称及禁令／通告发布日期
		野生候鸟禽流感	观赏鸟、野生鸟类及其产品
		高致病性禽流感	禽类及其相关产品
	伊拉克	禽流感	禽类及其相关产品
		口蹄疫	偶蹄动物及其相关产品（源于偶蹄动物未经加工或者虽经加工但仍有可能传播疫病的产品）
	菲律宾	口蹄疫	偶蹄动物及其相关产品
		雷斯顿埃博拉病毒	猪及其产品
		非洲猪瘟	猪、野猪及其产品
		高致病性禽流感	禽及其相关产品
	哈萨克斯坦	禽流感	禽类及其相关产品
		绵羊痘和山羊痘	绵羊、山羊及其产品
		口蹄疫	偶蹄动物及其产品
	土耳其	口蹄疫	偶蹄动物及其产品
		蓝舌病	羊、牛及其产品
		高致病性禽流感	禽及其相关产品
	日本	痒病	羊、羊胚胎、羊精液、羊内脏（含肠衣）及其制品、肉骨粉、骨粉、羊脂（油）以及含羊蛋白的动物饲料
		古典猪瘟	猪、野猪及其产品
		牛海绵状脑病（疯牛病）	牛及相关产品＊（30月龄以下剔骨牛肉除外）
		禽流感	禽类及其相关产品
	蒙古国	口蹄疫	偶蹄动物及其相关产品（东戈壁省扎门乌德市部分区域除外）
		非洲猪瘟	猪、野猪及其产品
		禽流感	禽类及其相关产品
		猪瘟	猪、野猪及其产品
		小反刍兽疫	牛羊及其相关产品（东戈壁省扎门乌德市部分区域以外）
		牛结节性皮肤病	牛及其相关产品（源于牛未经加工或者虽经加工但仍有可能传播疫病的产品）
		绵羊痘和山羊痘	绵羊、山羊及其相关产品（源于绵羊或山羊未经加工或者虽经加工但仍有可能传播疫病的产品）（东戈壁省扎门乌德市部分区域以外）
	塔吉克斯坦	口蹄疫	偶蹄动物及其产品
	阿塞拜疆	野生候鸟禽流感	观赏鸟、野生鸟类及其产品
		牛结节性皮肤病	牛及其相关产品（源于牛未经加工或者虽经加工但仍有可能传播疫病的产品）
		禽流感	禽类及其相关产品
		非洲猪瘟	猪、野猪及其产品
		绵羊痘和山羊痘	绵羊、山羊及其相关产品（源于绵羊或山羊未经加工或者虽经加工但仍有可能传播疫病的产品）
	沙特阿拉伯	口蹄疫	偶蹄动物及其产品
		牛结节性皮肤病	牛及其相关产品
		禽流感	禽类及其相关产品
	韩国	禽流感	禽类及其相关产品
		古典猪瘟	猪及其产品

洲别	国家或地区	疫病	禁止进口货物名称及禁令/通告发布日期
		口蹄疫	偶蹄动物及其产品
		非洲猪瘟	猪、野猪及其产品
	亚美尼亚	非洲猪瘟	猪、野猪及其产品
	阿曼	牛海绵状脑病（疯牛病）	牛及相关产品 *
	东帝汶	非洲猪瘟	猪、野猪及其产品
欧洲	立陶宛	非洲猪瘟	猪、野猪及其产品
		高致病性禽流感	禽类及其相关产品
	爱沙尼亚	非洲猪瘟	猪、野猪及其产品
		高致病性禽流感	禽类及其相关产品
	意大利	施马伦贝格病	牛胚胎、羊精液、羊胚胎（禁止直接或间接输入 2011 年 6 月 1 日后生产的牛精液、牛胚胎、羊精液、羊胚胎）
		猪水泡病	猪及其产品。利古里亚 (LIGURIA)、皮埃蒙特 (PIEMONTE)、瓦莱·达奥斯塔（VALLE D'AOSTA）、伦巴第（LOMBARDIA）、特伦蒂诺 – 上阿迪杰（TRENTINO–ALTO ADIGE）、弗留利 – 威尼斯朱利亚（FRIULI–VENEZIA GIULIA）、威尼托（VENETO）、艾米利亚 – 罗马涅（EMILIA–ROMAGNA）、马尔凯（MARCHE）等 9 个大区（自治大区）除外。
		禽流感	禽类及其相关产品
		新城疫	禽类及其相关产品（仅限托斯卡纳大区）
		牛海绵状脑病（疯牛病）	牛及相关产品 *（30 月龄以下剔骨牛肉除外）
		非洲猪瘟	猪、野猪及其产品
	马耳他	非洲猪瘟	猪及其产品
	葡萄牙	牛海绵状脑病（疯牛病）	牛及相关产品 *
		低致病性禽流感	禽类及其相关产品（限于阿连特茹省）
		新城疫	禽类及其相关产品（2017 年 7 月 14 日发布,限于科英布拉区）
		痒病	羊及其相关产品
		高致病性禽流感	禽类及其相关产品
	西班牙	施马伦贝格病	牛精液、牛胚胎、羊精液、羊胚胎（禁止直接或间接输入 2011 年 6 月 1 日后生产的牛精液、牛胚胎、羊精液、羊胚胎）
		牛海绵状脑病（疯牛病）	牛及相关产品 *
		蓝舌病	反刍动物及其相关产品
		高致病性禽流感	禽类及其相关产品
		绵羊痘和山羊痘	绵羊、山羊及其相关产品（源于绵羊或山羊未经加工或者虽经加工但仍有可能传播疫病的产品）
	克罗地亚	古典猪瘟	猪及其产品
		禽流感	禽类及其相关产品
	保加利亚	古典猪瘟	猪及其产品
		非洲猪瘟	猪、野猪及其产品
		禽流感	禽类及其相关产品
		新城疫	禽类及其相关产品（限克尔贾利州、维丁州）
		小反刍兽疫	牛、羊及其相关产品
		口蹄疫	偶蹄动物及其产品

洲别	国家或地区	疫病	禁止进口货物名称及禁令 / 通告发布日期
	英国	施马伦贝格病	牛胚胎、羊精液、羊胚胎
			（禁止直接或间接输入 2011 年 6 月 1 日后生产的牛胚胎、羊精液、羊胚胎）
		牛海绵状脑病（疯牛病）	牛及相关产品 *
		痒病	羊、羊胚胎、羊精液、羊内脏（含肠衣）及其制品、肉骨粉、骨粉、羊脂（油）以及含羊蛋白的动物饲料
		高致病性禽流感	禽类及其相关产品
		野生候鸟禽流感	观赏鸟、野生鸟类及其产品
		低致病性禽流感	禽类及其相关产品（仅限汉普郡）
	荷兰	施马伦贝格病	牛胚胎、羊精液、羊胚胎
			（禁止直接或间接输入 2011 年 6 月 1 日后生产的牛胚胎、羊精液、羊胚胎）
		牛海绵状脑病（疯牛病）	牛及相关产品 *（12 月龄以下小牛肉除外）
		痒病	羊、羊胚胎、羊精液、羊内脏（含肠衣）及其制品、肉骨粉、骨粉、羊脂（油）以及含羊蛋白的动物饲料
		高致病性禽流感	禽类及其相关产品
	比利时	施马伦贝格病	牛胚胎、羊精液、羊胚胎
			（禁止直接或间接输入 2011 年 6 月 1 日后生产的牛胚胎、羊精液、羊胚胎）
		非洲猪瘟	猪、野猪及其产品
		高致病性禽流感	禽类及其相关产品
		新城疫	禽类及其相关产品（限东佛兰德省、西佛兰德省）
		牛海绵状脑病（疯牛病）	牛及相关产品 *
		痒病	羊、羊胚胎、羊精液、羊内脏（含肠衣）及其制品、肉骨粉、骨粉、羊脂（油）以及含羊蛋白的动物饲料
	挪威	痒病	羊、羊胚胎、羊精液、羊内脏（含肠衣）及其制品、肉骨粉、骨粉、羊脂（油）以及含羊蛋白的动物饲料
		牛海绵状脑病（疯牛病）	牛及相关产品 *
		高致病性禽流感	禽类及其相关产品
	塞浦路斯	痒病	羊、羊胚胎、羊精液、羊内脏（含肠衣）及其制品、肉骨粉、骨粉、羊脂（油）以及含羊蛋白的动物饲料
		口蹄疫	偶蹄动物及其产品
		蓝舌病	反刍动物及其相关产品（源于反刍动物未经加工或者虽经加工但仍有可能传播疫病的产品）
		野生候鸟禽流感	观赏鸟、野生鸟类及其产品
	冰岛	痒病	羊、羊胚胎、羊精液、羊内脏（含肠衣）及其制品、肉骨粉、骨粉、羊脂（油）以及含羊蛋白的动物饲料
	瑞典	牛海绵状脑病	牛及相关产品 *
		施马伦贝格病	牛胚胎、羊精液、羊胚胎（禁止直接或间接输入 2011 年 6 月 1 日后生产的牛胚胎、羊精液、羊胚胎）
		痒病	羊、羊胚胎、羊精液、羊内脏（含肠衣）及其制品、肉骨粉、骨粉、羊脂（油）以及含羊蛋白的动物饲料

洲　别	国家或地区	疫　病	禁止进口货物名称及禁令／通告发布日期
		新城疫	禽类及其相关产品（仅限哥特兰省、东约特兰省）
		家禽高致病性禽流感	禽类及其相关产品
	法国	施马伦贝格病	牛胚胎、羊精液、羊胚胎（禁止直接或间接输入 2011 年 6 月 1 日后生产的牛胚胎、羊精液、羊胚胎）
		痒病	羊、羊胚胎、羊精液、羊内脏（含肠衣）及其制品、肉骨粉、骨粉、羊脂（油）以及含羊蛋白的动物饲料
		牛海绵状脑病（疯牛病）	牛及相关产品＊（30 月龄以下剔骨牛肉除外）
		高致病性禽流感	禽类及其相关产品
		新城疫	禽类及其相关产品（仅限于莫尔比昂省）
	丹麦	牛海绵状脑病（疯牛病）	牛及相关产品＊（30 月龄以下剔骨牛肉除外）
		施马伦贝格病	牛胚胎、羊精液、羊胚胎（禁止直接或间接输入 2011 年 6 月 1 日后生产的牛胚胎、羊精液、羊胚胎）
		家禽高致病性禽流感	禽类及其相关产品
		野禽高致病性禽流感	观赏鸟、野生鸟类及其产品
	格鲁吉亚	野生候鸟禽流感	观赏鸟、野生鸟类及其产品
		非洲猪瘟	猪、野猪及其产品
		牛结节性皮肤病	牛及其相关产品
	黑山共和国	牛结节性皮肤病	牛及其相关产品
	塞尔维亚	野生候鸟禽流感	观赏鸟、野生鸟类及其产品
		家禽高致病性禽流感	禽类及其相关产品
		牛结节性皮肤病	牛及其相关产品
		非洲猪瘟	猪、野猪及其产品
	爱尔兰	痒病	羊、羊胚胎、羊精液、羊内脏（含肠衣）及其制品、肉骨粉、骨粉、羊脂（以及含羊蛋白的动物饲料）
		牛海绵状脑病（疯牛病）	牛及相关产品＊（30 月龄以下剔骨牛肉除外）
		高致病性禽流感	禽类及其相关产品
	瑞士	痒病	羊、羊胚胎、羊精液、羊内脏（含肠衣）及其制品、肉骨粉、骨粉、羊脂（油）以及含羊蛋白的动物饲料
		蓝舌病	反刍动物及其相关产品（源于反刍动物未经加工或者虽经加工但仍有可能传播疫病的产品）
		施马伦贝格病	牛精液、牛胚胎、羊精液、羊胚胎（禁止直接或间接输入 2011 年 6 月 1 日后生产的牛精液、牛胚胎、羊精液、羊胚胎）
		牛海绵状脑病（疯牛病）	牛及相关产品＊
		野生候鸟禽流感	观赏鸟、野生鸟类及其产品
	德国	施马伦贝格病	牛胚胎、羊精液、羊胚胎（禁止直接或间接输入 2011 年 6 月 1 日后生产的牛胚胎、羊精液、羊胚胎）
		牛海绵状脑病（疯牛病）	牛及相关产品＊

洲 别	国家或地区	疫 病	禁止进口货物名称及禁令 / 通告发布日期
		蓝舌病	反刍动物及其相关产品（源于反刍动物未经加工或者虽经加工但仍有可能传播疫病的产品）
		痒病	羊、羊胚胎、羊精液、羊内脏（含肠衣）及其制品、肉骨粉、骨粉、羊脂（油）以及含羊蛋白的动物饲料
		高致病性禽流感	禽及其相关产品
		非洲猪瘟	猪、野猪及其产品
	卢森堡	施马伦贝格病	牛精液、牛胚胎、羊精液、羊胚胎（禁止直接或间接输入 2011 年 6 月 1 日后生产的牛精液、牛胚胎、羊精液、羊胚胎）
		新城疫	禽类及其相关产品
		蓝舌病	反刍动物及其相关产品（源于反刍动物未经加工或者虽经加工但仍有可能传播疫病的产品）
		牛海绵状脑病（疯牛病）	牛及相关产品 *
	捷克	野生候鸟禽流感	观赏鸟、野生鸟类及其产品
		禽流感	禽类及其相关产品
		痒病	羊、羊胚胎、羊精液、羊内脏（含肠衣）及其制品、肉骨粉、骨粉、羊脂（油）以及含羊蛋白的动物饲料
		牛海绵状脑病（疯牛病）	牛及相关产品 *（30 月龄以下剔骨牛肉除外）
		施马伦贝格病	牛胚胎、牛精液、羊精液、羊胚胎
		非洲猪瘟	猪及其产品
	俄罗斯	口蹄疫	偶蹄动物及其产品（俄罗斯阿尔汉格尔斯克州等 48 个地区除外，详见海关总署公告 2019 年第 99 号）
		绵羊痘和山羊痘	绵羊、山羊及其产品
		禽流感	观赏鸟和野生鸟类
		家禽高致病性禽流感	禽类及其相关产品（符合禽流感生物隔离区划标准的禽类及相关产品除外）
		新城疫	禽类及其相关产品（仅限克拉斯诺达尔边疆区）
		非洲猪瘟	猪、野猪及其产品
		牛结节性皮肤病	牛及其产品
	乌克兰	非洲猪瘟	猪、野猪及其产品
		高致病性禽流感	禽及其相关产品
	列支敦士登	牛海绵状脑病（疯牛病）	牛及相关产品 *
	斯洛伐克	牛海绵状脑病（疯牛病）	牛及相关产品 *
		非洲猪瘟	猪、野猪及其产品
		高致病性禽流感	禽及其相关产品
	斯洛文尼亚	牛海绵状脑病（疯牛病）	牛及相关产品 *
		野生候鸟禽流感	观赏鸟、野生鸟类及其产品
		高致病性禽流感	禽类及其相关产品
	奥地利	牛海绵状脑病（疯牛病）	牛及相关产品 *
		新城疫	禽及其产品

洲 别	国家或地区	疫 病	禁止进口货物名称及禁令/通告发布日期
		痒病	羊、羊胚胎、羊精液、羊内脏（含肠衣）及其制品、肉骨粉、骨粉、羊脂（油）以及含羊蛋白的动物饲料
		野生候鸟禽流感	观赏鸟、野生鸟类及其产品
		家禽高致病性禽流感	禽类及其相关产品
	匈牙利	非洲猪瘟	猪、野猪及其产品
		高致病性禽流感	禽及相关产品
	拉脱维亚	非洲猪瘟	猪、野猪及其产品
	波黑	野生候鸟禽流感	观赏鸟、野生鸟类及其产品
	波兰	牛海绵状脑病（疯牛病）	牛及相关产品 *
		非洲猪瘟	猪、野猪及其产品
		高致病性禽流感	禽及相关产品
	芬兰	牛海绵状脑病（疯牛病）	牛及相关产品 *
		痒病	羊及其产品
		高致病性禽流感	禽类及其相关产品
	罗马尼亚	痒病	羊及其产品
		牛海绵状脑病（疯牛病）	牛及相关产品 *
		禽流感	禽类及其相关产品
		新城疫	禽类及其相关产品（仅限亚雅洛米察县）
		非洲猪瘟	猪及其相关产品
	白俄罗斯	非洲猪瘟	猪及其产品
	希腊	牛结节性皮肤病	牛及其产品
		非洲猪瘟	猪及其产品
	摩尔多瓦	非洲猪瘟	猪、野猪及其产品
		高致病性禽流感	禽类及其相关产品
	北马其顿	新城疫	禽类及其相关产品（仅限斯科普里大区 Skopje District）
		非洲猪瘟	猪、野猪及其产品
	阿尔巴尼亚	禽流感	禽类及其相关产品
		牛结节性皮肤病	牛及其相关产品
整个欧盟	整个欧盟国家	牛海绵状脑病（疯牛病）	反刍动物源性饲料
非洲	吉布提	禽流感	禽类及其相关产品
		牛结节性皮肤病	牛及其产品
	苏丹	禽流感	禽类及其相关产品
	乍得	非洲马瘟	马属动物及其相关产品
	斯威士兰	非洲马瘟	马属动物及其相关产品
	多哥	禽流感	禽类及其相关产品
	毛里求斯	口蹄疫	偶蹄动物及其相关产品（源于偶蹄动物未经加工或者虽经加工但仍有可能传播疫病的产品）
	马拉维	口蹄疫	偶蹄动物及其产品
	尼日尔	禽流感	禽类及其相关产品

洲 别	国家或地区	疫 病	禁止进口货物名称及禁令／通告发布日期
	埃及	野生候鸟禽流感	观赏鸟、野生鸟类及其产品
		口蹄疫	偶蹄动物及其产品
		禽流感	禽类及其相关产品
	阿尔及利亚	口蹄疫	偶蹄动物及其产品
		小反刍兽疫	绵羊、山羊及其相关产品（源于绵羊、山羊未经加工或者虽经加工但仍有可能传播疫病的产品）
		高致病性禽流感	禽类及其相关产品
	突尼斯	口蹄疫	偶蹄动物及其产品
		痒病	羊、羊胚胎、羊精液、羊内脏（含肠衣）及其制品、肉骨粉、骨粉、羊脂（油）以及含羊蛋白的动物饲料
	摩洛哥	口蹄疫	偶蹄动物及其产品
		小反刍兽疫	绵羊、山羊及其相关产品（源于绵羊、山羊未经加工或者虽经加工但仍有可能传播疫病的产品）
	布基纳法索	禽流感	禽类及其相关产品
	几内亚	口蹄疫	偶蹄动物及其产品
		埃博拉病	猴子、猩猩等灵长类动物
	赞比亚	口蹄疫	偶蹄动物及其产品
		牛传染性胸膜肺炎	牛及其相关产品（源于牛未经加工或者虽经加工但仍有可能传播疫病的产品）。
	博茨瓦纳	非洲猪瘟	猪及其产品
		口蹄疫	牛及其产品（部分地区除外，详见海关总署 农业农村部公告 2020 年第 27 号及 2022 年第 90 号）
		高致病性禽流感	禽类及其相关产品
	马达加斯加	非洲猪瘟	猪及其产品
	塞内加尔	非洲猪瘟	猪及其产品
		高致病性禽流感	禽类及其相关产品
	尼日利亚	禽流感	禽类及其相关产品
		非洲马瘟	马属动物及其相关产品（源于马属动物未经加工或者虽经加工但仍有可能传播疫病的产品）
	加纳	非洲猪瘟	猪及其产品
		痒病	羊、羊胚胎、羊精液、羊内脏（含肠衣）及其制品、肉骨粉、骨粉、羊脂（油）以及含羊蛋白的动物饲料
		禽流感	禽类及其相关产品
	南非	痒病	羊、羊胚胎、羊精液、羊内脏（含肠衣）及其制品、肉骨粉、骨粉、羊脂（油）以及含羊蛋白的动物饲料
		非洲马瘟	马属动物及其产品
		禽流感	禽类及其相关产品
		口蹄疫	偶蹄动物及其相关产品（源于偶蹄动物未经加工或者虽经加工但仍有可能传播疫病的产品）
		牛结节性皮肤病	牛及其相关产品
	纳米比亚	口蹄疫	偶蹄动物及其产品（纳米比亚兽医警戒围栏（VETERINARY CORDON FENCE，VCF）以南地区包括 OTJOZONDJUPA、OMAHEKE、KHOMAS、ERONGO、HARDAP、KARAS 等 6 个省，以及 KUNENE 和 OSHIKOTO 省获得 OIE 认可的南部地区除外）
		牛结节性皮肤病	牛及其相关产品

洲 别	国家或地区	疫 病	禁止进口货物名称及禁令/通告发布日期
		牛传染性胸膜肺炎	牛及其相关产品（源于牛未经加工或者虽经加工但仍有可能传播疫病的产品）（VETERINARY CORDON FENCE，VCF）以南地区除外）
	津巴布韦	非洲马瘟	马属动物及其产品
		禽流感	禽类及其相关产品
		口蹄疫	偶蹄动物及其产品
	刚果（金）（扎伊尔）	埃博拉病	猴子、猩猩等灵长类动物
	加蓬	埃博拉病	猴子、猩猩等灵长类动物
		禽流感	禽类及其相关产品
	科特迪瓦	禽流感	禽类及其相关产品
	喀麦隆	禽流感	禽类及其相关产品
	卢旺达	口蹄疫	偶蹄动物及其相关产品
	莫桑比克	口蹄疫	偶蹄动物及其相关产品
	马里	高致病性禽流感	禽类及其相关产品
	莱索托	高致病性禽流感	禽类及其相关产品
	贝宁	高致病性禽流感	禽类及其相关产品
	整个非洲	非洲猪瘟	猪及其产品
		猴痘	草原犬鼠、冈比亚大鼠、松鼠等啮齿动物、野兔及其产品
大洋洲	澳大利亚	低致病性禽流感	禽类及其相关产品（仅限于维多利亚州）
		高致病性禽流感	禽类及其相关产品
	巴布亚新几内亚	非洲猪瘟	猪、野猪及其产品
美洲	墨西哥	高致病性禽流感	禽类及其相关产品
		新城疫	禽类及其相关产品
	美国	猴痘	草原犬鼠、冈比亚大鼠、松鼠等啮齿动物、野兔及其产品
		牛海绵状脑病（疯牛病）	牛及相关产品＊（自 2006 年 6 月 29 日起恢复进口美国 30 月龄以下牛的剔骨牛肉，2020 年 2 月 19 日解除进口美国牛肉及牛肉产品月龄限制，解除对美国含反刍动物成分宠物食品的限制。）
		兔病毒性出血症	兔及其产品（仅限于纽约州、衣阿华州、犹他州、伊利诺伊州）
		痒病	羊、羊胚胎、羊精液、羊内脏（含肠衣）及其制品、肉骨粉、骨粉、羊脂（油）以及含羊蛋白的动物饲料
	加拿大	痒病	羊、羊胚胎、羊精液、羊内脏（含肠衣）及其制品、肉骨粉、骨粉、羊脂（油）以及含羊蛋白的动物饲料
		蓝舌病、鹿流行性出血热	牛、来自屠宰场的牛体外授精胚胎、羊、羊精液、羊胚胎（限奥拉山谷内；其周围 25 公里地区可在 10 月 1 日至翌年 4 月 1 日间出口）
		牛海绵状脑病（疯牛病）	牛及相关产品＊（30 月龄以下牛肉除外）
		高致病性禽流感	禽类及其相关产品
	巴西	牛海绵状脑病（疯牛病）	牛及相关产品＊（30 月龄以下剔骨牛肉除外）

洲别	国家或地区	疫病	禁止进口货物名称及禁令／通告发布日期
		口蹄疫	偶蹄动物及其产品[Santa Catarina州, Acre州, Bahia州(不包括设定的缓冲区和监测区), Espírito Santo州, Goiás州, 联邦区（Distrito Federal）, Minas Gerais州, Mato Grosso州, Mato Grosso do Sul州(不包括设定的缓冲区和监测区), Paraná州, Rondônia州(不包括设定的缓冲区和监测区), Rio Grande do Sul州, Rio de Janeiro州, Sergipe州, São Paulo州, Tocantins州(不包括设定的缓冲区和监测区)和Pará州获得OIE认可的中南部地区除外]
		痒病	羊、羊胚胎、羊精液、羊内脏（含肠衣）及其制品、肉骨粉、骨粉、羊脂（油）以及含羊蛋白的动物饲料
	阿根廷	口蹄疫	偶蹄动物及其产品（仅限于阿根廷北部长度约2200公里，宽度为15公里的边境区域）
		痒病	羊、羊胚胎、羊精液、羊内脏（含肠衣）及其制品、肉骨粉、骨粉、羊脂（油）以及含羊蛋白的动物饲料
	哥伦比亚	古典猪瘟	猪及其产品（哥伦比亚中西部地区和中东部地区除外）
		口蹄疫	偶蹄动物及其产品（哥伦比亚乔科省西北区、圣安德列斯—普罗维登西亚群岛、第三区（贸易区）、第四区（其他地区）除外）
	厄瓜多尔	口蹄疫	偶蹄动物及其产品
		高致病性禽流感	禽及其相关产品
	巴拉圭	口蹄疫	偶蹄动物及其产品
	委内瑞拉	口蹄疫	偶蹄动物及其产品
	秘鲁	口蹄疫	偶蹄动物及其产品
		高致病性禽流感	禽及其相关产品
	多米尼加	低致病性禽流感	禽类及其相关产品（仅限普拉塔岗省）
		非洲猪瘟	猪、野猪及其产品
	玻利维亚	新城疫	禽类及其相关产品（仅限拉巴斯省）
		高致病性禽流感	禽及其相关产品
	海地	非洲猪瘟	猪、野猪及其产品

附 14　进境动植物检疫审批范围

（一）动物检疫审批

1.活动物及活动物胚胎、精液、受精卵、种蛋及其他动物遗传物质；

2.非食用性动物产品：皮张类、毛类、骨蹄角及其产品、明胶、蚕茧、动物源性饲料及饲料添加剂、饲料用乳清粉、鱼粉、肉粉、骨粉、肉骨粉、油脂、血粉、血液等，含有动物成份的有机肥料。

（二）植物检疫审批

共包括 7 类产品：新鲜水果、烟草类、粮谷类（小麦、大麦、玉米）、大豆、饲料类、薯类（马铃薯、木薯）、植物栽培介质等。

（三）特许审批

动植物病原体（包括菌种、毒种等）、害虫以及其他有害生物，动植物疫情流行国家和地区的有关动植物、动植物产品和其他检疫物，动物尸体，土壤。

（四）过境检疫审批

包括过境动物和过境农业转基因产品。

附 15 中华人民共和国实行能效标识的产品目录

批次	序号	产品名称	实施标识的产品范围	能效标准	批准日期	实施日期	备注	参考 HS 编码组
第一批	1	家用电冰箱	适用于电机驱动压缩式、家用的电冰箱（含 500L 及以上的电冰箱）、葡萄酒储藏柜、嵌入式制冷器具。 不适用于其它专用于透明门展示用或其他特殊用途的电冰箱产品。	《家用电冰箱耗电量限定值及能源效率等级》 GB12021.2-2003 GB12021.2-2008 GB12021.2-2015	2003.5.23 2008.10.8 2015.9.18	2003.11.1 2009.5.1 2016.10.1	第一批 第五批 第十三批	84181010 84181020 84181030 84182110 84182120 84182130 84182990 84183021 84183029 84184021 84184029 84185000
	2	房间空气调节器	适用于采用空气冷却冷凝器、全封闭型电动机－压缩机，制冷量在 14000W 及以下，气候类型为 T1 的空气调节器。 不适用于移动式、转速可控型、多联式空调机组。	《房间空气调节器能效限定值及能源效率等级》 GB12021.3-2004 GB12021.3-2010	2004.8.23 2010.2.26	2005.3.1 2010.6.1	第一批 第六批	84151010 84151021 84151022 84158110 84158120 84158210 84158220
第二批	3	电动洗衣机	适用于额定洗涤容量为 13kg 及以下的家用电动洗衣机。 不适用于额定洗涤容量为 1.0kg 及以下的洗衣机和没有脱水功能的单桶洗衣机，也不适用于搅拌式洗衣机。洗衣干衣机只考核其洗涤功能。	GB12021.4-2004 《电动洗衣机耗电量、用水量限定值及能效等级》 GB12021.4-2013 《电动洗衣机能效水效限定值及等级》	2004.10.21 2013.6.9	2005.5.1 2013.10.1	第一批 2013 年修订公告	84501110 84501120 84501190 84501200 84501900 84502011 84502012 84502019 84502090

批次	序号	产品名称	实施标识的产品范围	能效标准	批准日期	实施日期	备注	参考HS编码组
	4	单元式空气调节机/风管送风式空调机组	适用于名义制冷量大于7100W、采用电机驱动压缩机的单元式空气调节机、风管送风式和屋顶式空调机组。不适用于多联式空调（热泵）机组和变频空调机。 GB 19576-2019版本适用于采用电机驱动压缩机、室内机静压为0Pa（表压力）的单元式空气调节机、计算机和数据处理机房用单元式空气调节机、通讯基站用单元式空气调节机和恒温恒湿型单元式空气调节机。不适用于多联式空调（热泵）机组、屋顶式空气调节机组和风管送风式空调（热泵）机组。 GB 37479-2019版本适用于采用电机驱动压缩机、室内机静压大于0Pa（表压力）的风管送风式空调（热泵）机组和直接蒸发式全新风空气处理机组。不适用于多联式空调(热泵)机组。	GB19576-2004《单元式空气调节机能效限定值及能效等级》 GB 19576-2019单元式空气调节机能效限定值及能效等级 GB 37479-2019风管送风式空调机组能效限定值及能效等级	2004.8.23	2005.3.1	/	84151010 84151022 84158120 84158220
	5	普通照明用自镇流荧光灯	适用于额定电压220V、频率50Hz交流电源，额定功率为3W-60W，采用螺口灯头或卡口灯头，在家庭和类似场合普通照明用的，把控制启动和稳定燃点部件集成一体且不可拆卸的自镇流荧光灯。本规则不适用于带罩的自镇流荧光灯。	《普通照明用自镇流荧光灯能效限定值及能效等级》GB 19044-2003 GB19044-2013	2003.3.17 2013.6.9	2003.9.1 2013.10.1	第三批2013年修订公告	85393120 85393191 85393199
	6	高压钠灯	适用于作为室内外照明用的，且带有透明玻壳，额定功率为50W、70W、100W、150W、250W、400W、1000W的普通型高压钠灯。	GB19573-2004《高压钠灯能效限定值及能效等级》	2004.8.15	2005.2.1		85393230
第三批	7	中小型三相异步电动机	适用于380V电压，50Hz三相交流电源供电，额定功率在0.75kW-375kW范围内，极数为2极、4极和6极，单速封闭自扇冷式、N设计的一般用途电动机或一般用途防爆电动机。本规则不适用的电动机主要包括：（1）与其他设备如泵、风扇、压缩机和减速箱等完全嵌合而不能单独分离测试的电机；（2）为驱动特殊机械（如在启动转矩大、特殊要求的扭矩刚度和/或极限扭矩特性、大量驱动/停止循环、转子惯性小）专门设计的电动机；（3）为在较恶劣供电环境下（如电动机启动电流不能过大、电网电压和/或频率变动幅度较大）使用特殊设计的电动机；（4）特殊环境条件下使用的电动机，如高海拔安装使用的电动机、排烟电动机、纺织用电动机、船舶专用电动机；	GB18613-2006 GB18613-2012 《中小型三相异步电动机能效限定值及能效等级》	2006.12.12 2012.5.11	2007.7.1 2012.9.1	/	85015100 85015200 85015300

批次	序号	产品名称	实施标识的产品范围	能效标准	批准日期	实施日期	备注	参考 HS 编码组
			（5）出于安全需要和特定设计限制（如加大气隙、减少启动电流、增强密封）而制造的防爆电动机；（6）为变工况专门设计的电动机；（7）为起重电动葫芦和建设机械配套的锥形转子电动机；（8）电磁制动在电机机壳内的电动机（风扇罩内算机壳外）；（9）S1和操作时间达到80%或以上的S3工作制之外的电动机；（10）绕线转子感应电动机；（11）双绕组和多绕组电动机；（12）变频电机（频率含50Hz，绕组线圈没有特殊要求）有独立风扇（IC416） 修订 GB18613-2020版本适用于额定电压1000 V及以下，50 Hz三相交流电源供电，额定功率在0.75 kW~375 kW范围内，极数为2极、4极、6极和8极、单速封闭自扇冷式、N设计、连续工作制的一般用途三相异步电动机或一般用途防爆三相异步电动机。不适用的电动机主要包括：（1）与其他设备如泵、风扇、压缩机和减速箱等完全嵌合而不能单独分离测试的电机；（2）为驱动特殊机械（如在起动转矩大、特殊要求的扭矩刚度和/或极限扭矩特性、大量驱动/停止循环）专门设计的电动机；（3）为在较恶劣供电环境下（如电动机起动电流不能过大、电网电压和/或频率变动幅度较大）使用特殊设计的电动机；（4）特殊环境条件下使用的电动机，如高海拔（>1000 m）安装使用的电动机、排烟电动机（温度等级超过250 ℃及以上）、纺织专用电动机、船舶专用电动机等；（5）出于安全需要和特定设计限制（如加大气隙、减少起动电流、增强密封）而制造的防爆电动机；（6）为变工况专门设计的电动机；（7）为起重电动葫芦和建设机械配套的锥形转子电动机；（8）电磁制动在电机机壳内的电动机（风扇罩内算机壳外）；（9）S1和操作时间达到80%或以上的S3工作制之外的电动机；（10）绕线转子感应电动机；（11）变极多速电动机；（12）完全浸入液体内运行的潜液电动机；（13）冷却方式为液体冷却的电动机；（14）变频电机（频率含50 Hz，绕组线圈没有特殊要求）有独立风扇（IC416）。	修订 GB18613-2020 电动机能效限定值及能效等级		修订 2021 年 6 月 1 日。2021 年 6 月 1 日前出厂或 2021 年 8 月 1 日前进口的产品，可于 2022 年 6 月 1 日前按修订后的实施规则加施能效标识。	/	

批次	序号	产品名称	实施标识的产品范围	能效标准	批准日期	实施日期	备注	参考HS编码组
	8	冷水机组低环境温度空气源热泵（冷水）机组	适用于电机驱动压缩机的蒸气压缩循环冷水（热泵）机组。GB 37480-2019版本适用于采用电动机驱动的、低环境温度运行的风－水型低环境温度空气源热泵（冷水）机组、供暖用低环境温度空气源热泵热水机、供暖用低温型商业或工业用及类似用途的热泵热水机。不适用于低环境温度空气源多联式空调机组和风－风型低环境温度空气源热泵机组。	GB19577-2004 GB19577-2015《冷水机组能效限定值及能效等级》 GB 37480-2019 低环境温度空气源热泵（冷水）机组能效限定值及能效等级	2004.8.23 2015.12.10	2005.3.1 2017.1.1	第三批第十三批	84158110 84158120 84186120 84186920
	9	家用燃气快速热水器和燃气采暖热水炉	适用于仅以燃气作为能源的热负荷不大于70kW的家用燃气快速热水器（含冷凝式家用燃气快速热水器）和燃气采暖热水炉（含冷凝式燃气暖浴两用炉）。不适用于燃气容积式热水器。本规则所指燃气应符合GB/T13611的规定。	GB20655-2006 GB20655-2015《家用燃气快速热水器和燃气采暖热水炉能效限定值及能效等级》	2006.12.12 2015.5.15	2007.7.1 2016.6.1	第三批第十三批	84031010 84031090 84191100 84191900
第四批	10	转速可控型房间空气调节器	适用于采用空气冷却冷凝器、全封闭转速可控型电动压缩机，额定制冷量在14000W及以下，气候类型为T1的转速可控型房间空气调节器。不适用于移动式空调器、多联式空调机组、风管式空调器。GB 21455-2019版本适用于采用空气冷却冷凝器、全封闭电动压缩机，额定制冷量不大于14000W、气候类型为T1的房间空气调节器和名义制热量不大于14000W的低环境温度空气源热泵热风机。不适用于移动式空调器、多联式空调机组、风管送风式空调器。	《转速可控型房间空气调节器能效限定值及能效等级》GB21455-2008 GB21455-2013 房间空气调节器能效限定值及能效等级 GB 21455-2019	2008.2.18 2013.6.9	2008.9.1 2013.10.1	第四批2013年修订公告	84151010 84151021 84151022 84158110 84158120 84158210 84158220
	11	多联式空调（热泵）机组	实施标识的产品范围：适用于采用风冷式或水冷式冷凝器的多联式空调（热泵）机组、低环境温度空气源多联式热泵（空调）机组	GB21454-2021 多联式空调（热泵）机组能效限定值及能效等级	2008.2.18 2022.10.17	2022年11月1日。2022年11月1日前出厂或进口的产品，可延迟至2024年11月1日按修订后的实施规则加施能效标识。	2022.10.17修订	84151021 84151022 84158110 84158120 84158210 84158220
	12	储水式电热水器	适用于储水式电热水器。不适用于带电辅助加热的新能源热水器、热泵热水器（机）。	GB21519-2008《储水式电热水器能效限定值及能效等级》	2008.4.1	2008.11.1	/	84191900 85161010 85161090
	13	家用电磁灶	适用于一个或多个加热单元的电磁灶（包括组合式器具中的电磁灶单元），每个加热单元的额定功率为700W～3500W。不适用于商用电磁灶、工频电磁灶和凹灶。	《家用电磁灶能效限定值及能效等级》GB21456-2008 GB21456-2015	2008.2.18 2014.4.28	2008.9.1 2015.1.1	第四批第十一批	85166010

批次	序号	产品名称	实施标识的产品范围	能效标准	批准日期	实施日期	备注	参考HS编码组
	14	计算机显示器	适用于计算机使用的液晶显示器，也适用于主要功能为计算机显示器、带有调谐器/接收器，但作为显示器产品流通的显示设备。不适用于工程、医疗、工业设备等专业用途显示器。	GB21520-2008 GB21520-2015 《计算机显示器能效限定值及能效等级》	2008.4.1 2015.9.18	2008.11.1 2016.10.1	第四批 第十三批	85284200 85285211 85285291
	15	复印机、打印机、传真机	适用于普通用途的复印机、打印机、传真机、多功能一体机（以下简称为产品），适用于在220V、50Hz电网供电下正常工作，标准幅面的产品。不适用于以下产品：（1）仅由数据接口（如USB、IEEE1394等接口）供电的产品；（2）具有数字接收前端（DFE）的产品；（3）输出速度大于等于70页/min的产品；（4）打印头针数大于48的针式打印机。	GB21521-2008《复印机能效限定值及能效等级》 GB25956-2010《打印机、传真机能效限定值及能效等级》 修订GB21521-2014《复印机、打印机和传真机能效限定值及能效等级》	2008.4.1 2011.1.1 2014.4.28	2008.11.1 2011.7.1 2015.1.1	第四批 第八批 第十一批	84433110 84433190 84433211 84433212 84433213 84433214 84433219 84433290 84433911 84433912 84433990
第五批	16	自动电饭锅	适用于在常压下工作的额定功率小于2000W的自动电饭锅。	GB12021.6-2008《自动电饭锅能效限定值及能效等级》 修订GB12021.6-2017《电饭锅能效限定值及能效等级》	2008.10.20 2017.12.19	2009.6.1 2018.6.1	第五批 第十四批	85166030
	17	交流电风扇	实施标识的产品范围：适用于单相额定电压不超过250 V，其他 额定电压不超过480 V，由交流或直流电动机驱动的台扇、转页扇、壁扇、台地扇、落地扇和吊扇，具体范围见下表： 种类 / 扇叶直径规格(mm) 台扇、转页扇、壁扇、台地扇、落地扇 / 200～600 吊扇 / 900～1800 不适用于电池供电迷你风扇。	GB 12021.9-2021 电风扇能效限定值及能效等级	2008.10.20 2022.10.17	2022年11月1日。2022年11月1日前出厂或进口的产品，可延迟至2024年11月1日按修订后的实施规则加施能效标识。	2022.10.17修订	84145110 84145120 84145130 84145191 84145192 84145193 84145199 84145910 84145920 84145990
	18	交流接触器	适用于额定频率50Hz、额定工作电压为380V（400V）、额定工作电流6A～630A的直动式，三极电动式，控制回路输入电源为交流的整体式交流接触器。不适用于外加节电装置、家用和类似用途的接触器及半导体接触器（固态接触器）。	GB21518-2008《交流接触器能效限定值及能效等级》	2008.04.01	2008.11.01	/	85369019 85369090 85364900 85371090
	19	容积式空气压缩机	适用于GB19153的现行有效版本规定的电动机驱动的微型往复活塞空气压缩机、全无油润滑往复活塞空气压缩机、一般用固定的往复活塞空气压缩机、直联便携式往复活塞空气压缩机、一般用喷油螺杆空气压缩机、一般用喷油单螺杆空气压缩机、一般用喷油滑片空气压缩机。	GB19153-2009《容积式空气压缩机能效限定值及能效等级》	2009.04.08	2009.12.01	/	84148049

批次	序号	产品名称	实施标识的产品范围	能效标准	批准日期	实施日期	备注	参考HS编码组
第六批	20	电力变压器	适用于GB24790的现行有效版本所规定的额定频率为50Hz、电压等级为35kV～220kV、额定容量为3150kVA及以上的三相油浸式电力变压器。不适用于干式变压器、高阻抗变压器和充气式变压器。 修订 GB20052-2020版本适用于额定频率为50 Hz、三相10 kV电压等级、无励磁调压、额定容量30 kVA～2500 kVA的油浸式配电变压器和额定容量30 kVA～2500 kVA的干式配电变压器，额定频率为50 Hz、电压等级为35 kV～500 kV、额定容量为3150 kVA及以上的三相油浸式电力变压器等（对应GB 20052—2020的表1~表28）。不适用于充气式变压器、高阻抗变压器。	GB24790-2009《电力变压器能效限定值及能效等级》 修订 GB20052-2020 电力变压器能效限定值及能效等级	2009.12.15	2010.07.01 修订 2021年6月1日。2021年6月1日前出厂或2021年8月1日前进口的产品，可于2022年6月1日前按修订后的实施规则加施能效标识。	/	85042200 85042311 85042312 85042313 85042321 85042329
	21	通风机	适用于一般用途的离心式和轴流式通风机、工业蒸汽锅炉用离心引风机、电站锅炉离心送风机和引风机、电站轴流式通风机、空调离心式通风机。不适用于射流式通风机、横流式通风机、混流（斜流）通风机、外转子轴流风机、屋顶风机等特殊结构的特殊用途的通风机。 修订 GB19761-2020版适用于一般用途离心通风机、一般用途轴流通风机、工业锅炉用离心引风机、电站锅炉离心式通风机、电站轴流式通风机、暖通空调用离心通风机、前向多翼离心通风机。不适用于空调用管道型通风机、箱型通风机、无蜗壳离心式通风机及防爆等其他用途和特殊结构的通风机。	GB19761-2009《通风机能效限定值及能效等级》 修订 GB19761-2020 通风机能效限定值及能效等级	2009.10.30	2010.09.01 修订 2021年6月1日。2021年6月1日前出厂或2021年8月1日前进口的产品，可于2022年6月1日前按修订后的实施规则加施能效标识	/	84145930 84145990 84145199
第七批	22	平板电视	适用于在电网电压下正常工作，以地面、有线、卫星或其他模拟、数字信号接受、解调及显示为主要功能的液晶和等离子电视显示设备；也适用于主要功能为电视，不具备调谐器，但作为电视产品流通的显示设备。 修订 GB24850-2020版本适用于在AC220V、50 Hz供电条件下正常工作，以地面、有线、卫星或其他模拟、数字信号接收、解调及显示为主要功能的液晶电视和有机发光二极管电视，也适用于主要功能为电视，不具备调谐器，但作为电视产品流通的液晶和有机发光二极管显示设备。	GB24850-2009 GB24850-2013《平板电视能效限定值及能效等级》 修订 GB24850-2020 平板电视与机顶盒能效限定值及能效等级	2010.6.30 2013.6.9	2010.12.1 2013.10.1 修订 2021年8月1日。2021年8月1日前出厂或进口的产品，可于2022年8月1日前按修订后的实施规则加施能效标识。	第七批2013年修订公告	85287221 85287222 85287229 85287231 85287232 85287239 85287291 85287292 85287299

批次	序号	产品名称	实施标识的产品范围	能效标准	批准日期	实施日期	备注	参考HS编码组
	23	家用和类似用途微波炉	适用于利用频率在工科医（ISM）频段（2450MHz）电磁能量以及电阻性发热元件来加热，额定输入功率在2500W以下的微波炉，包括微波单功能的微波炉、带组合烧烤功能以及带热风对流烧烤功能的微波炉。不适用于商用微波炉、工业微波炉以及带抽油烟机的微波炉。	GB24849-200《家用和类似用途微波炉能效限定值及能效等级》修订GB24849-2017《家用和类似用途微波炉能效限定值及能效等级》	2010.6.30 2017.12.19	2010.12.1 2018.6.1	第七批第十四批	85165000
第八批	24	数字电视接收器（机顶盒）	适用于普通用途数字电视接收器（又称机顶盒，以下简称接收器），是指在220V、50Hz电网供电下正常工作的接收器，包括有线接收器、地面接收器和卫星接收器。修订GB24850-2020版本适用于在AC220 V、50 Hz供电条件下正常工作的机顶盒，包括有线机顶盒、地面机顶盒、卫星机顶盒和网络机顶盒。不适用于直播卫星机顶盒。	GB25957-2010《数字电视接收器（机顶盒）能效限定值及能效等级》修订GB24850-2020 平板电视与机顶盒能效限定值及能效等级	2011.01.10	2011.07.01 修订2021年8月1日。2021年8月1日前出厂或进口的产品，可于2022年8月1日前按修订后的实施规则加施能效标识。	/	85287110 85287180 85287190 85287292
第九批	25	远置冷凝机组冷藏陈列柜	适用于销售和陈列食品的远置冷凝机组冷藏陈列柜。不适用制冷自动售货机和非零售的冷藏陈列柜。	GB26920.1-2011《商用制冷器具能效限定值及能效等级 第1部分：远置冷凝机组冷藏陈列柜》	2011.9.29	2012.5.1	/	84185000
	26	家用太阳能热水系统	适用于贮热水箱容积在0.6m³以下的家用太阳能热水系统。	GB26969-2011《家用太阳能热水系统能效限定值及能效等级》	2011.9.29	2012.8.1	/	84191200
第十批	27	微型计算机	适用于普通用途的台式计算机、具有显示功能的一体式台式微型计算机(简称一体机)和便携式计算机。不适用于工作站及工控机；不适用于具有两个及两个以上独立图形显示单元的微型计算机；不适用于电源额定功率大于750W的微型计算机；也不适用于显示屏对角线小于0.2946m(11.6英寸)的便携式计算机及一体机。注：相关产品定义可参考GB/T9813《微型计算机通用规范》的现行有效版本的规定。	GB28380-2012《微型计算机能效限定值及能效等级》	2012.5.11	2012.9.1	/	84714140 84714920 84714940 84714999 84715040 84713090
	28	吸油烟机	适用于安装在家用烹调炉具、炉灶或类似用途的器具上部，额定电压不超过250V的外排式吸油烟机.	GB29539-2013《吸油烟机能效限定值及能效等级》	2013.6.9	2013.10.1	/	84146010
第十一批	29	热泵热水机（器）	适用于以电动机驱动，采用蒸气压缩制冷循环，以空气为热源，提供热水为目的的热泵热水机（器）。不适用水源式热泵热水机（器）。	GB29541-2013《热泵热水机（器）能效限定值及能效等级》	2013.6.9	2013.10.1	/	84191900 85161010 85161090

批次	序号	产品名称	实施标识的产品范围	能效标准	批准日期	实施日期	备注	参考HS编码组
第十二批	30	家用燃气灶具	适用于仅使用城镇燃气的单个燃烧器额定热负荷不大于5.23kW的家用燃气灶具。不适用于在移动的运输交通工具中使用的燃气灶具。本规则所指燃气是指GB/T13611《城镇燃气分类和基本特性》规定的燃气。	GB30720-2014《吸油烟机能效限定值及能效等级》	2014.6.9	2015.4.1	/	73211100 73218100
	31	商用燃气灶具	适用于以燃气为能源的单个灶眼额定热负荷不大于60kW的中餐燃气炒菜灶、每个灶眼额定热负荷不大于80kW且锅的公称直径不小于600mm的炊用燃气大锅灶和额定热负荷不大于80kW且蒸腔蒸汽压力不大于500Pa（表压）的燃气蒸箱。本规则所指燃气是指GB/T13611《城镇燃气分类和基本特性》规定的燃气。	GB30531-2014《商用燃气灶具能效限定值及能效等级》	2014.4.28	2015.1.1	/	73211900
	32	水(地)源热泵机组	适用于以电动机械压缩式系统并以水为冷（热）源的户用、工商业用和类似用途的水（地）源热泵机组。不适用于单冷型和单热型水（地）源热泵机组。	GB30721-2014《水（地）源热泵机组能效限定值及能效等级》	2014.6.9	2015.4.1	/	84151010 84151021 84151022 84158110 84158120 84158210 84158220
	33	溴化锂吸收式冷水机组	适用于以蒸汽为热源或以燃油、燃气直接燃烧为热源的空气调节或工艺用双效溴化锂吸收式冷（温）水机组。不适用于两种或两种以上热源组合型的机组。	GB29540-2013《溴化锂吸收式冷水机组能效限定值及能效等级》	2013.6.9	2013.10.1	/	84151010 84151021 84151022 84158110 84158120 84158210 84158220
第十三批	34	普通照明用非定向自镇流LED灯/室内照明用LED产品/道路和隧道照明用LED灯具	适用于额定功率为2W-60W，额定电压为220V，频率为50Hz不具有外加光学透镜、非调光调色的普通照明用非定向自镇流LED灯。注：上文所述普通照明用非定向自镇流LED灯灯头型号应符合GB24908现行有效版本的要求。GB 30255-2019版本适用于普通室内照明用LED筒灯、定向集成式LED灯和非定向自镇流LED灯，具体包括：（1）以LED为光源、电源电压不超过AC 250V、频率50Hz，额定功率为2W及以上、光束角>60°的LED筒灯，不包括使用集成式LED灯的LED筒灯；（2）额定电源电压为AC 220V、频率50Hz，灯头符合GU10、B22、E14或E27的要求，PAR16、PAR20、PAR30、PAR38系列的定向集成式LED灯；	GB30255-2013《普通照明用非定向自镇流LED灯能效限定值及能效等级》	2013.12.18	2014.9.1		94054

批次	序号	产品名称	实施标识的产品范围	能效标准	批准日期	实施日期	备注	参考HS编码组
第十四批			（3）额定电源电压为 AC 220V、频率 50Hz、额定功率大于等于 2W、小于等于 60W 的非定向自镇流 LED 灯，不包括具有外加光学透镜设计的非定向自镇流 LED 灯。不适用于具有耗能的非照明附加功能或具备调光、调色和感应功能的室内照明 LED 产品。	GB 30255-2019 室内照明用 LED 产品能效限定值 及能效等级				
			GB 37478-2019 版本适用于额定电压为 AC 220V、频率 50Hz 的道路和隧道照明用 LED 灯具（包括 LED 光源及其控制装置，不包括可独立安装的互联控制部件或其他与照明无关的功能附件）。	GB 37478-2019 道路和隧道照明用 LED 灯具能效 限定值及能效等级				
	35	投影机	适用于在电网电压下正常工作，以投影为主要功能，高压汞灯或金属卤化物灯为光源的 LCD 或 DLP 投影机。固态光源投影机和 LCOS 为显示器件的投影机等可参照执行。不适用于投影屏幕与投影机组成的一体式投影单元、用于影院放映的专业投影机。	GB32028-2015《投影机能效限定值及能效等级》	2015.9.18	2016.10.1		85286210
	36	家用和类似用途交流换气扇	适用范围是：适用于单相额定电压不大于 250V，额定输入功率不大于 500W，叶轮直径不大于 500mm，由交流电动机驱动的家用和类似用途交流换气扇。具体适用范围：1、规格为 100-200mm 罩极式 A 型换气扇；2、规格为 150-500mm 电容式 A 型换气扇；3、规格为 150-300mm 电容式 A 型非管道天花板换气扇；4、电容式 B 型换气扇；5、电容式 D 型换气扇。不适用于以下用途的换气扇：（1）专门为工业用设计的换气扇；（2）预定用于特殊条件下，如腐蚀性、易燃易爆性气体、粉尘、蒸汽或煤气所存在的地方的换气扇；（3）用于空气加热器、冷冻设备或空气调节器以及空气－空气能量回收装置用的换气扇；（4）嵌入器具中（如炉灶和微波烹调器具）的换气扇；（5）船用换气扇；（6）C 型换气扇、双向出风换气扇，以及最大静压小于 25Pa 的 B 型和 D 型换气扇。	GB32049-2015《家用和类似用途交流换气扇能效限定值及能效等级》	2017.12.19	2018.6.1		84145120 84145920
	37	自携冷凝机组商用冷柜	适用范围是：适用于自携冷凝机组商用冷柜，包括：（1）销售和陈列食品的自携式商用冷柜；（2）商店宾馆和饭店等场所使用的封闭式自携饮料冷藏陈列柜；（3）实体门商用冷柜（如厨房冰箱、制冷储藏柜、制冷工作台）、非零售用的自携式商用冷柜	GB 26920.2-2015《商用制冷器具能效限定值和能效等级（第 2 部分：自携冷凝机组商用冷柜）》	2017.12.19	2018.6.1		84180000

批次	序号	产品名称	实施标识的产品范围	能效标准	批准日期	实施日期	备注	参考HS编码组
第十五批	38	永磁同步电动机	适用于工业用一般用途永磁同步电动机，具体包括：（1）1140 V及以下的电压，50 Hz三相交流电源供电，额定功率为0.55 kW～375 kW，极数为2极、4极、6极、8极、10极、12极和16极，单速封闭自扇冷式，连续工作制(S1)的异步起动三相永磁同步电动机；（2）1000 V及以下的电压，变频电源供电，额定功率为0.55 kW～110 kW电梯用永磁同步电动机；（3）1000 V及以下的电压，变频电源供电，额定功率为0.55 kW～90 kW变频驱动永磁同步电动机；（4）再制造工业用一般用途永磁同步电动机。不适用的电动机主要包括：（1）与其它设备如泵、风扇、压缩机、曳引机和减速箱等完全嵌合而不能单独分离测试的电动机；（2）制动器在电机机壳内的电动机（风扇罩内算机壳外）。	GB 30253-2013永磁同步电动机能效限定值及能效等级		2020年7月1日		85015100 85015200 85015300
	39	空气净化器	适用于额定电压不超过250 V、具有一定颗粒物净化能力（颗粒物洁净空气量为50 m³/h~800 m³/h）的空气净化器。不适用于：（1）仅采用离子发生技术的空气净化器；（2）风道式空气净化装置及其他类似的空气净化器；（3）仅具备气体污染物、微生物净化能力的空气净化器；（4）专为工业用途、医疗用途和车辆设计的空气净化器；（5）在腐蚀性或爆炸性气体（如粉尘、蒸汽或瓦斯）特殊环境场所所使用的空气净化器。	GB 36893-2018空气净化器能效限定值及能效等级				84213900 82413990

附16 国家禁止进口的血液及其制品

一、血浆部分

包括：冷冻人血浆（Humanplasma Frozen）；

液体血浆（Human Plasma Liquid）；

冻干人血浆（Human Plasma Froze-dried）。

二、球蛋白

包括：正常人免疫球蛋白（Human Normal Immunoglobulin）；

特异性免疫球蛋白（Specific Immunoglobulin）；

包括：

（一）抗破伤风免疫球蛋白（Human Anti-Tetanus Immunoglobulin）；

（二）抗血友病球蛋白（Human Antihaemophilie Globulin）；

（三）抗乙肝免疫球蛋白（Human Anti-HBs Immunoglobulin）；

（四）抗D（Rho）免疫球蛋白（Human Anti-D(Rho) Immunoglobulin）；

（五）静脉注射用免疫球蛋白（Immunoglobulin For Intravenous Administration）。

三、因子Ⅷ制剂

包括：冷沉淀因子（Cryoprecipitated Factor Ⅷ）；

浓缩因子Ⅷ（Factor Ⅷ Concentrate）。

四、因子Ⅸ制剂。其中浓缩因子Ⅸ又称浓缩凝血酶原复合物(Factor Ⅸ Concentrate)。

五、纤维位蛋白原（Human Fibrinogen）。

六、浓缩血小板（Pletelet Concentrate）；

精制狂犬疫苗（Purified Rabies Vaccine）。

卫生部、国家医药监督管理局、国家检验检疫局发布新的名录时，局卫生检疫处将及时予以通告。出境特殊物品规程参照入境程序执行。

附 17　特殊物品海关商品编号和检验检疫名称对应表[1]

（海关总署公告 2020 年第 46 号）

序号	2024 年 HS 代码	2024 年 HS 名称	2024 年检验检疫代码	2024 年检验检疫名称	类型
1	0501000000	未经加工的人发；废人发（不论是否洗涤）	999	未经加工的人发；废人发（不论是否洗涤）	人发
2	3001200021	含有人类遗传资源的人类腺体、器官及其分泌物提取物	999	含人类遗传资源的人类腺体、器官及其分泌物的提取物	其他人体组织器官
3	3001200029	其他人类的腺体、器官及其分泌物提取物	999	其他人类的腺体、器官及其分泌物的提取物	其他人体组织器官
4	3001909011	濒危蛇毒制品（供治疗或预防疾病用）	999	濒危蛇毒制品（供治疗或预防疾病用）	其他医用生物制品
5	3001909019	非濒危蛇毒制品（供治疗或预防疾病用）	999	非濒危蛇毒制品（供治疗或预防疾病用）	其他医用生物制品
6	3001909020	含有人类遗传资源的人体制品	999	含人类遗传资源的人体制品	人体组织
7	3001909092	人类腺体、器官、组织	401	人类腺体、器官、组织（含《人间传染的病原微生物名录》内一类病原微生物）	人体组织
8	3001909092	人类腺体、器官、组织	402	人类腺体、器官、组织（含《人间传染的病原微生物名录》内二类病原微生物）	人体组织
9	3001909092	人类腺体、器官、组织	403	人类腺体、器官、组织（含《人间传染的病原微生物名录》内三类病原微生物）	人体组织
10	3001909092	人类腺体、器官、组织	404	人类腺体、器官、组织（含《人间传染的病原微生物名录》内四类病原微生物）	人体组织
11	3001909092	人类腺体、器官、组织	405	人类腺体、器官、组织（含《人间传染的病原微生物名录》内含新发传染病或名录外再现传染病病原微生物）	人体组织
12	3001909092	人类腺体、器官、组织	406	人类腺体、器官、组织（含寄生虫）	人体组织
13	3001909092	人类腺体、器官、组织	407	人类腺体、器官、组织（经灭活处理的组织切片）	人体组织
14	3001909092	人类腺体、器官、组织	408	人类腺体、器官、组织（其他人类腺体、器官、组织）	人体组织
15	3001909099	其他未列名的人体或动物制品	101	其他未列名的人体或动物制品（供治疗或预防疾病用）（动物性血液产品）	其他动物性血液制品
16	3001909099	其他未列名的人体或动物制品	102	其他未列名的人体或动物制品（供治疗或预防疾病用）（其他化工产品）	其他化工产品
17	3001909099	其他未列名的人体或动物制品	103	其他未列名的人体或动物制品（供治疗或预防疾病用）（药用地龙干）	药用地龙
18	3001909099	其他未列名的人体或动物制品	104	其他未列名的人体或动物制品（供治疗或预防疾病用）（其他动物源性中药材）	其他药用动物源性中药材
19	3001909099	其他未列名的人体或动物制品	401	其他未列名的人体或动物制品（供治疗或预防疾病用）（人体制品）	其他医用生物制品
20	3002120023	含有人类遗传资源的抗血清及其他血份	401	含人类遗传资源的抗血清及其他血份（含《人间传染的病原微生物名录》内一类病原微生物）	人源血浆
21	3002120023	含有人类遗传资源的抗血清及其他血份	402	含人类遗传资源的抗血清及其他血份（含《人间传染的病原微生物名录》内二类病原微生物）	人源血浆
22	3002120023	含有人类遗传资源的抗血清及其他血份	403	含人类遗传资源的抗血清及其他血份（含《人间传染的病原微生物名录》内三类病原微生物）	人源血浆

[1]　商品编码有调整。

序号	2024 年 HS 代码	2024 年 HS 名称	2024 年检验检疫代码	2024 年检验检疫名称	类型
23	3002120023	含有人类遗传资源的抗血清及其他血份	404	含人类遗传资源的抗血清及其他血份（含《人间传染的病原微生物名录》内四类病原微生物）	人源血浆
24	3002120023	含有人类遗传资源的抗血清及其他血份	405	含人类遗传资源的抗血清及其他血份（含《人间传染的病原微生物名录》内新发传染病或名录外再现传染病病原微生物）	人源血浆
25	3002120023	含有人类遗传资源的抗血清及其他血份	406	含人类遗传资源的抗血清及其他血份（含寄生虫）	人源血浆
26	3002120023	含有人类遗传资源的抗血清及其他血份	407	含人类遗传资源的抗血清及其他血份（其他抗血清）	人源血浆
27	3002120023	含有人类遗传资源的抗血清及其他血份	408	含人类遗传资源的抗血清及其他血份（其他血份）	人源血浆
28	3002120093	罕见病药品制剂（包括罕见病药品清单第一批、第二批相关商品）	301	罕见病药品制剂（包括符合增值税政策规定的罕见病药品清单第一批、第二批、第三批商品）（其他化工产品）	其他化工产品
29	3002120093	罕见病药品制剂（包括罕见病药品清单第一批、第二批相关商品）	401	罕见病药品制剂（包括符合增值税政策规定的罕见病药品清单第一批、第二批、第三批商品）（含有微生物、人体组织、生物制品、血液及其制品的，治疗人类疾病用）	其他人血制品
30	3002120094	其他含濒危动物成分的抗血清及血份	101	其他含濒危动物成分的抗血清及血份（猴血浆）	其他动物血浆
31	3002120094	其他含濒危动物成分的抗血清及血份	102	其他含濒危动物成分的抗血清及血份（其他濒危动物血浆）	动物血浆
32	3002120094	其他含濒危动物成分的抗血清及血份	103	其他含濒危动物成分的抗血清及血份（猴血清）	其他动物血清
33	3002120094	其他含濒危动物成分的抗血清及血份	104	其他含濒危动物成分的抗血清及血份（其他濒危动物血清）	动物血清
34	3002120099	其他抗血清及其他血份（因拆分抗癌药产生的兜底税号）	101	其他抗血清或其他血份（猪血粉，因拆分抗癌药产生的兜底税号）	饲料用猪血粉
35	3002120099	其他抗血清及其他血份（因拆分抗癌药产生的兜底税号）	102	其他抗血清或其他血份（牛血粉，因拆分抗癌药产生的兜底税号）	饲料用牛血粉
36	3002120099	其他抗血清及其他血份（因拆分抗癌药产生的兜底税号）	103	其他抗血清或其他血份（羊血粉，因拆分抗癌药产生的兜底税号）	饲料用羊血粉
37	3002120099	其他抗血清及其他血份（因拆分抗癌药产生的兜底税号）	104	其他抗血清或其他血份（鹿血粉，因拆分抗癌药产生的兜底税号）	饲料用鹿血粉
38	3002120099	其他抗血清及其他血份（因拆分抗癌药产生的兜底税号）	105	其他抗血清或其他血份（禽血粉，因拆分抗癌药产生的兜底税号）	饲料用禽血粉
39	3002120099	其他抗血清及其他血份（因拆分抗癌药产生的兜底税号）	106	其他抗血清或其他血份（其他动物血粉，因拆分抗癌药产生的兜底税号）	饲料用其他动物血粉
40	3002120099	其他抗血清及其他血份（因拆分抗癌药产生的兜底税号）	107	其他抗血清或其他血份（其他饲养偶蹄动物血粉，因拆分抗癌药产生的兜底税号）	饲料用其他饲养偶蹄动物粉
41	3002120099	其他抗血清及其他血份（因拆分抗癌药产生的兜底税号）	108	其他抗血清或其他血份（其他野生偶蹄动物血粉，因拆分抗癌药产生的兜底税号）	饲料用其他野生偶蹄动物粉
42	3002120099	其他抗血清及其他血份（因拆分抗癌药产生的兜底税号）	109	其他抗血清及其他血份（因拆分抗癌药产生的兜底税号）（猪血浆）	猪血浆
43	3002120099	其他抗血清及其他血份（因拆分抗癌药产生的兜底税号）	110	其他抗血清及其他血份（因拆分抗癌药产生的兜底税号）（马血浆）	马血浆
44	3002120099	其他抗血清及其他血份（因拆分抗癌药产生的兜底税号）	111	其他抗血清及其他血份（因拆分抗癌药产生的兜底税号）（兔血浆）	兔血浆

序号	2024 年 HS 代码	2024 年 HS 名称	2024 年检验检疫代码	2024 年检验检疫名称	类型
45	3002120099	其他抗血清及其他血份（因拆分抗癌药产生的兜底税号）	112	其他抗血清及其他血份（因拆分抗癌药产生的兜底税号）（狗血浆）	狗血浆
46	3002120099	其他抗血清及其他血份（因拆分抗癌药产生的兜底税号）	113	其他抗血清及其他血份（因拆分抗癌药产生的兜底税号）（其他动物血浆）	其他动物血浆
47	3002120099	其他抗血清及其他血份（因拆分抗癌药产生的兜底税号）	114	其他抗血清及其他血份（因拆分抗癌药产生的兜底税号）（胎牛血清成品）	胎牛血清
48	3002120099	其他抗血清及其他血份（因拆分抗癌药产生的兜底税号）	115	其他抗血清及其他血份（因拆分抗癌药产生的兜底税号）（胎牛血清半成品）	胎牛血清
49	3002120099	其他抗血清及其他血份（因拆分抗癌药产生的兜底税号）	116	其他抗血清及其他血份（因拆分抗癌药产生的兜底税号）（小（犊）牛血清成品）	小（犊）牛血清
50	3002120099	其他抗血清及其他血份（因拆分抗癌药产生的兜底税号）	117	其他抗血清及其他血份（因拆分抗癌药产生的兜底税号）（小（犊）牛血清半成品）	小（犊）牛血清
51	3002120099	其他抗血清及其他血份（因拆分抗癌药产生的兜底税号）	118	其他抗血清及其他血份（因拆分抗癌药产生的兜底税号）（成牛血清成品）	其他动物血清
52	3002120099	其他抗血清及其他血份（因拆分抗癌药产生的兜底税号）	119	其他抗血清及其他血份（因拆分抗癌药产生的兜底税号）（成牛血清半成品）	其他动物血清
53	3002120099	其他抗血清及其他血份（因拆分抗癌药产生的兜底税号）	120	其他抗血清及其他血份（因拆分抗癌药产生的兜底税号）（猪血清）	猪血清
54	3002120099	其他抗血清及其他血份（因拆分抗癌药产生的兜底税号）	121	其他抗血清及其他血份（因拆分抗癌药产生的兜底税号）（马血清）	马血清
55	3002120099	其他抗血清及其他血份（因拆分抗癌药产生的兜底税号）	122	其他抗血清及其他血份（因拆分抗癌药产生的兜底税号）（兔血清）	兔血清
56	3002120099	其他抗血清及其他血份（因拆分抗癌药产生的兜底税号）	123	其他抗血清及其他血份（因拆分抗癌药产生的兜底税号）（小鼠血清）	小鼠血清
57	3002120099	其他抗血清及其他血份（因拆分抗癌药产生的兜底税号）	124	其他抗血清及其他血份（因拆分抗癌药产生的兜底税号）（大鼠血清）	其他动物血清
58	3002120099	其他抗血清及其他血份（因拆分抗癌药产生的兜底税号）	125	其他抗血清及其他血份（因拆分抗癌药产生的兜底税号）（其他动物血清）	其他动物血清
59	3002120099	其他抗血清及其他血份（因拆分抗癌药产生的兜底税号）	126	其他抗血清及其他血份（因拆分抗癌药产生的兜底税号）（动检抗原）	动检抗原
60	3002120099	其他抗血清及其他血份（因拆分抗癌药产生的兜底税号）	127	其他抗血清及其他血份（因拆分抗癌药产生的兜底税号）（动检抗体）	动检抗体
61	3002120099	其他抗血清及其他血份（因拆分抗癌药产生的兜底税号）	128	其他抗血清及其他血份（因拆分抗癌药产生的兜底税号）（动检抗血清）	动检抗血清
62	3002120099	其他抗血清及其他血份（因拆分抗癌药产生的兜底税号）	129	其他抗血清及其他血份（因拆分抗癌药产生的兜底税号）（动检补体）	动检补体
63	3002120099	其他抗血清及其他血份（因拆分抗癌药产生的兜底税号）	130	其他抗血清及其他血份（因拆分抗癌药产生的兜底税号）（动检溶血素）	动检溶血素

序号	2024 年 HS 代码	2024 年 HS 名称	2024 年检验检疫代码	2024 年检验检疫名称	类型
64	3002120099	其他抗血清及其他血份（因拆分抗癌药产生的兜底税号）	131	其他抗血清及其他血份（因拆分抗癌药产生的兜底税号）（其他动物血份）	其他动物性血液制品
65	3002120099	其他抗血清及其他血份（因拆分抗癌药产生的兜底税号）	132	其他抗血清及其他血份（因拆分抗癌药产生的兜底税号）（猪全血）	猪全血
66	3002120099	其他抗血清及其他血份（因拆分抗癌药产生的兜底税号）	133	其他抗血清及其他血份（因拆分抗癌药产生的兜底税号）（马全血）	马全血
67	3002120099	其他抗血清及其他血份（因拆分抗癌药产生的兜底税号）	134	其他抗血清及其他血份（因拆分抗癌药产生的兜底税号）（狗全血）	狗全血
68	3002120099	其他抗血清及其他血份（因拆分抗癌药产生的兜底税号）	135	其他抗血清及其他血份（因拆分抗癌药产生的兜底税号）（其他动物全血）	其他动物全血
69	3002120099	其他抗血清及其他血份（因拆分抗癌药产生的兜底税号）	301	其他抗血清及其他血份（因拆分抗癌药产生的兜底税号）（其他化工产品）	其他化工产品
70	3002120099	其他抗血清及其他血份（因拆分抗癌药产生的兜底税号）	402	其他抗血清及其他血份（因拆分抗癌药产生的兜底税号）（临床采集，含《人间传染的病原微生物名录》内一类病原微生物）	人源血浆
71	3002120099	其他抗血清及其他血份（因拆分抗癌药产生的兜底税号）	403	其他抗血清及其他血份（因拆分抗癌药产生的兜底税号）（临床采集，含《人间传染的病原微生物名录》内二类病原微生物）	人源血浆
72	3002120099	其他抗血清及其他血份（因拆分抗癌药产生的兜底税号）	404	其他抗血清及其他血份（因拆分抗癌药产生的兜底税号）（临床采集，含《人间传染的病原微生物名录》内三类病原微生物）	人源血浆
73	3002120099	其他抗血清及其他血份（因拆分抗癌药产生的兜底税号）	405	其他抗血清及其他血份（因拆分抗癌药产生的兜底税号）（临床采集，含《人间传染的病原微生物名录》内四类病原微生物）	人源血浆
74	3002120099	其他抗血清及其他血份（因拆分抗癌药产生的兜底税号）	406	其他抗血清及其他血份（因拆分抗癌药产生的兜底税号）（临床采集，含新发传染病或名录外再现传染病病原微生物）	人源血浆
75	3002120099	其他抗血清及其他血份（因拆分抗癌药产生的兜底税号）	407	其他抗血清及其他血份（因拆分抗癌药产生的兜底税号）（临床采集，含寄生虫）	人源血浆
76	3002120099	其他抗血清及其他血份（因拆分抗癌药产生的兜底税号）	408	其他抗血清及其他血份（因拆分抗癌药产生的兜底税号）（临床采集，经过血液传播病原体筛查为阴性）	人源血浆
77	3002120099	其他抗血清及其他血份（因拆分抗癌药产生的兜底税号）	409	其他抗血清及其他血份（因拆分抗癌药产生的兜底税号）（商品化含《人间传染的病原微生物名录》内一类病原微生物）	人源血浆
78	3002120099	其他抗血清及其他血份（因拆分抗癌药产生的兜底税号）	410	其他抗血清及其他血份（因拆分抗癌药产生的兜底税号）（商品化含《人间传染的病原微生物名录》内二类病原微生物）	人源血浆
79	3002120099	其他抗血清及其他血份（因拆分抗癌药产生的兜底税号）	411	其他抗血清及其他血份（因拆分抗癌药产生的兜底税号）（商品化含《人间传染的病原微生物名录》内三类病原微生物）	人源血浆
80	3002120099	其他抗血清及其他血份（因拆分抗癌药产生的兜底税号）	412	其他抗血清及其他血份（因拆分抗癌药产生的兜底税号）（商品化含《人间传染的病原微生物名录》内四类病原微生物）	人源血浆
81	3002120099	其他抗血清及其他血份（因拆分抗癌药产生的兜底税号）	413	其他抗血清及其他血份（因拆分抗癌药产生的兜底税号）（商品化经过血液传播病原体筛查为阴性）	人源血浆
82	3002120099	其他抗血清及其他血份（因拆分抗癌药产生的兜底税号）	414	其他抗血清及其他血份（因拆分抗癌药产生的兜底税号）（临床用捐献配型的特殊血型血液的血份）	人源血浆

序号	2024 年HS 代码	2024 年 HS 名称	2024 年检验检疫代码	2024 年检验检疫名称	类型
83	3002120099	其他抗血清及其他血份（因拆分抗癌药产生的兜底税号）	415	其他抗血清及其他血份（因拆分抗癌药产生的兜底税号）（按药品管理的人抗血清）	人源血清
84	3002120099	其他抗血清及其他血份（因拆分抗癌药产生的兜底税号）	416	其他抗血清及其他血份（因拆分抗癌药产生的兜底税号）（其他人抗血清）	人源血清
85	3002120099	其他抗血清及其他血份（因拆分抗癌药产生的兜底税号）	417	其他抗血清及其他血份（因拆分抗癌药产生的兜底税号）（其他人血份）	其他人血制品
86	3002120099	其他抗血清及其他血份（因拆分抗癌药产生的兜底税号）	418	其他抗血清及其他血份（因拆分抗癌药产生的兜底税号）（用于人类医学、生命科学相关领域的多克隆抗体）	医用抗体
87	3002120099	其他抗血清及其他血份（因拆分抗癌药产生的兜底税号）	419	其他抗血清及其他血份（因拆分抗癌药产生的兜底税号）（按药品管理人血浆蛋白制品（白蛋白、球蛋白、纤维蛋白原））	人源血清
88	3002130010	非混合的《兴奋剂目录》所列免疫制品，未配定剂量或制成零售包装	101	非混合的《兴奋剂目录》所列免疫制品，未配定剂量或制成零售包装（动检抗体）	动检抗体
89	3002130010	非混合的《兴奋剂目录》所列免疫制品，未配定剂量或制成零售包装	301	非混合的《兴奋剂目录》所列免疫制品，未配定剂量或制成零售包装（其他化工产品）	其他化工产品
90	3002130010	非混合的《兴奋剂目录》所列免疫制品，未配定剂量或制成零售包装	401	非混合的《兴奋剂目录》所列免疫制品，未配定剂量或制成零售包装（纯化抗体）	医用抗体
91	3002130010	非混合的《兴奋剂目录》所列免疫制品，未配定剂量或制成零售包装	402	非混合的《兴奋剂目录》所列免疫制品，未配定剂量或制成零售包装（细胞因子）	医用细胞因子
92	3002130010	非混合的《兴奋剂目录》所列免疫制品，未配定剂量或制成零售包装	403	非混合的《兴奋剂目录》所列免疫制品，未配定剂量或制成零售包装（其他医学免疫实验用试剂）	医用检测试剂
93	3002130010	非混合的《兴奋剂目录》所列免疫制品，未配定剂量或制成零售包装	404	非混合的《兴奋剂目录》所列免疫制品，未配定剂量或制成零售包装（其他）	医用抗体
94	3002130090	其他非混合的免疫制品，未配定剂量或制成零售包装	101	其他非混合的免疫制品，未配定剂量或制成零售包装（动检抗体）	动检抗体
95	3002130090	其他非混合的免疫制品，未配定剂量或制成零售包装	301	其他非混合的免疫制品，未配定剂量或制成零售包装（其他化工产品）	其他化工产品
96	3002130090	其他非混合的免疫制品，未配定剂量或制成零售包装	401	其他非混合的免疫制品，未配定剂量或制成零售包装（纯化抗体）	医用抗体
97	3002130090	其他非混合的免疫制品，未配定剂量或制成零售包装	402	其他非混合的免疫制品，未配定剂量或制成零售包装（细胞因子）	医用细胞因子
98	3002130090	其他非混合的免疫制品，未配定剂量或制成零售包装	403	其他非混合的免疫制品，未配定剂量或制成零售包装（其他医学免疫实验用试剂）	医用检测试剂
99	3002130090	其他非混合的免疫制品，未配定剂量或制成零售包装	404	其他非混合的免疫制品，未配定剂量或制成零售包装（其他）	医用抗体
100	3002140000	混合的免疫制品，未配定剂量或制成零售包装	101	混合的免疫制品，未配定剂量或制成零售包装（动检抗体）	动检抗体
101	3002140000	混合的免疫制品，未配定剂量或制成零售包装	401	混合的免疫制品，未配定剂量或制成零售包装（纯化抗体）	医用抗体
102	3002140000	混合的免疫制品，未配定剂量或制成零售包装	402	混合的免疫制品，未配定剂量或制成零售包装（细胞因子）	医用细胞因子
103	3002140000	混合的免疫制品，未配定剂量或制成零售包装	403	混合的免疫制品，未配定剂量或制成零售包装（其他医学免疫实验用试剂）	医用检测试剂

序号	2024 年 HS 代码	2024 年 HS 名称	2024 年检验检疫代码	2024 年检验检疫名称	类型
104	3002140000	混合的免疫制品，未配定剂量或制成零售包装	404	混合的免疫制品，未配定剂量或制成零售包装（其他）	医用抗体
105	3002140000	混合的免疫制品，未配定剂量或制成零售包装	999	混合的免疫制品，未配定剂量或制成零售包装（其他化工产品）	其他化工产品
106	3002150010	抗（防）癌药品制剂（不含癌症辅助治疗药品）（包括符合增值税政策规定的抗癌药品清单第一批、第二批、第三批商品）	301	抗（防）癌药品制剂（不含癌症辅助治疗药品）（包括符合增值税政策规定的抗癌药品清单第一批、第二批、第三批商品）（其他化工产品）	其他化工产品
107	3002150010	抗（防）癌药品制剂（不含癌症辅助治疗药品）（包括符合增值税政策规定的抗癌药品清单第一批、第二批、第三批商品）	401	抗（防）癌药品制剂（不含癌症辅助治疗药品）（包括符合增值税政策规定的抗癌药品清单第一批、第二批、第三批商品）（含有微生物、人体组织、生物制品、血液及其制品的，治疗人类疾病用）	其他医用生物制品
108	3002150030	罕见病药品制剂（包括符合增值税政策规定的罕见病药品清单第一批、第二批、第三批商品）	401	罕见病药品制剂（包括符合增值税政策规定的罕见病药品清单第一批、第二批、第三批商品）（含有微生物、人体组织、生物制品、血液及其制品的，治疗人类疾病用）	医用细胞因子
109	3002150030	罕见病药品制剂（包括符合增值税政策规定的罕见病药品清单第一批、第二批、第三批商品）	403	罕见病药品制剂（包括符合增值税政策规定的罕见病药品清单第一批、第二批、第三批商品）（其他化工产品）	其他化工产品
110	3002150040	兽用免疫学体内诊断制品（已配剂量的）	999	兽用免疫学体内诊断制品（已配剂量的）	兽医诊断用试剂及试剂盒
111	3002150050	《兴奋剂目录》所列免疫制品，已配定剂量或制成零售包装	301	《兴奋剂目录》所列免疫制品，已配定剂量或制成零售包装（其他化工产品）	其他化工产品
112	3002150050	《兴奋剂目录》所列免疫制品，已配定剂量或制成零售包装	401	《兴奋剂目录》所列免疫制品，已配定剂量或制成零售包装（治疗人类疾病用）	医用抗体
113	3002150050	《兴奋剂目录》所列免疫制品，已配定剂量或制成零售包装	402	《兴奋剂目录》所列免疫制品，已配定剂量或制成零售包装（人类医学、生命科学研究用）	医用细胞因子
114	3002150090	其他免疫制品，已配定剂量或制成零售包装	101	其他免疫制品，已配定剂量或制成零售包装（动检抗体）	动检抗体
115	3002150090	其他免疫制品，已配定剂量或制成零售包装	102	其他免疫制品，已配定剂量或制成零售包装（其他动检免疫制品）	其他动物性血液制品
116	3002150090	其他免疫制品，已配定剂量或制成零售包装	301	其他免疫制品，已配定剂量或制成零售包装（其他化工产品）	其他化工产品
117	3002150090	其他免疫制品，已配定剂量或制成零售包装	401	其他免疫制品，已配定剂量或制成零售包装（治疗人类疾病用新型冠状病毒（COVID-19）抗体药）	其他医用生物制品
118	3002150090	其他免疫制品，已配定剂量或制成零售包装	402	其他免疫制品，已配定剂量或制成零售包装（医学科研用新型冠状病毒（COVID-19）抗体药）	医用检测试剂
119	3002150090	其他免疫制品，已配定剂量或制成零售包装	403	其他免疫制品，已配定剂量或制成零售包装（其他治疗人类疾病用）	医用抗体
120	3002150090	其他免疫制品，已配定剂量或制成零售包装	404	其他免疫制品，已配定剂量或制成零售包装（其他人类医学、生命科学研究用）	医用抗体
121	3002410011	新型冠状病毒（COVID-19）疫苗，已配定剂量或制成零售包装	401	新型冠状病毒（COVID-19）疫苗，已配定剂量或制成零售包装（预防疾病用）	人用疫苗
122	3002410011	新型冠状病毒（COVID-19）疫苗，已配定剂量或制成零售包装	402	新型冠状病毒（COVID-19）疫苗，已配定剂量或制成零售包装（医学科研用）	人用疫苗
123	3002410019	新型冠状病毒（COVID-19）疫苗，未配定剂量或制成零售包装	401	新型冠状病毒（COVID-19）疫苗，未配定剂量或制成零售包装（预防疾病用）	人用疫苗

序号	2024 年 HS 代码	2024 年 HS 名称	2024 年检验检疫代码	2024 年检验检疫名称	类型
124	3002410019	新型冠状病毒（COVID-19）疫苗，未配定剂量或制成零售包装	402	新型冠状病毒（COVID-19）疫苗，未配定剂量或制成零售包装（医学科研用）	人用疫苗
125	3002410090	其他人用疫苗	401	其他人用疫苗（预防疾病用）	人用疫苗
126	3002410090	其他人用疫苗	402	其他人用疫苗（医学科研用）	人用疫苗
127	3002493010	两用物项管制细菌及病毒	101	两用物项管制细菌及病毒（动检细菌）	动检细菌
128	3002493010	两用物项管制细菌及病毒	102	两用物项管制细菌及病毒（动检病毒）	动检病毒
129	3002493010	两用物项管制细菌及病毒	103	两用物项管制细菌及病毒（动检真菌）	动检真菌
130	3002493010	两用物项管制细菌及病毒	104	两用物项管制细菌及病毒（动检放线菌）	动检放线菌
131	3002493010	两用物项管制细菌及病毒	105	两用物项管制细菌及病毒（动检螺旋体）	动检螺旋体
132	3002493010	两用物项管制细菌及病毒	106	两用物项管制细菌及病毒（动检立克次氏体）	动检立克次氏体
133	3002493010	两用物项管制细菌及病毒	107	两用物项管制细菌及病毒（动检支原体）	动检支原体
134	3002493010	两用物项管制细菌及病毒	108	两用物项管制细菌及病毒（动检衣原体）	动检衣原体
135	3002493010	两用物项管制细菌及病毒	109	两用物项管制细菌及病毒（动检菌种）	动检菌种
136	3002493010	两用物项管制细菌及病毒	110	两用物项管制细菌及病毒（动检毒种）	动检毒种
137	3002493010	两用物项管制细菌及病毒	111	两用物项管制细菌及病毒（其他动检微生物）	其他动检微生物
138	3002493010	两用物项管制细菌及病毒	112	两用物项管制细菌及病毒（动检寄生虫）	动检寄生虫
139	3002493010	两用物项管制细菌及病毒	113	两用物项管制细菌及病毒（植物细菌）	植物细菌
140	3002493010	两用物项管制细菌及病毒	114	两用物项管制细菌及病毒（植物病毒）	植物病毒
141	3002493010	两用物项管制细菌及病毒	401	两用物项管制细菌及病毒（两用物项管制目录内人及人兽共患病病原体）	医用细菌
142	3002493020	苏云金杆菌、枯草芽孢杆菌	401	苏云金杆菌、枯草芽孢杆菌（环保微生物菌剂）	环保微生物
143	3002493020	苏云金杆菌、枯草芽孢杆菌	402	苏云金杆菌、枯草芽孢杆菌（环保微生物菌剂样品）	环保微生物
144	3002493020	苏云金杆菌、枯草芽孢杆菌	403	苏云金杆菌、枯草芽孢杆菌（人类医学、生命科学研究用）	环保微生物
145	3002493020	苏云金杆菌、枯草芽孢杆菌	404	苏云金杆菌、枯草芽孢杆菌（其他）	环保微生物
146	3002493090	其他细菌及病毒	101	其他细菌及病毒（动检细菌）	动检细菌
147	3002493090	其他细菌及病毒	102	其他细菌及病毒（动检病毒）	动检病毒
148	3002493090	其他细菌及病毒	103	其他细菌及病毒（动检真菌）	动检真菌
149	3002493090	其他细菌及病毒	104	其他细菌及病毒（动检放线菌）	动检放线菌
150	3002493090	其他细菌及病毒	105	其他细菌及病毒（动检螺旋体）	动检螺旋体
151	3002493090	其他细菌及病毒	106	其他细菌及病毒（动检立克次氏体）	动检立克次氏体
152	3002493090	其他细菌及病毒	107	其他细菌及病毒（动检支原体）	动检支原体
153	3002493090	其他细菌及病毒	108	其他细菌及病毒（动检衣原体）	动检衣原体
154	3002493090	其他细菌及病毒	109	其他细菌及病毒（动检菌种）	动检菌种
155	3002493090	其他细菌及病毒	110	其他细菌及病毒（动检毒种）	动检毒种
156	3002493090	其他细菌及病毒	111	其他细菌及病毒（其他动检微生物）	其他动检微生
157	3002493090	其他细菌及病毒	112	其他细菌及病毒（动检寄生虫）	动检寄生虫
158	3002493090	其他细菌及病毒	113	其他细菌及病毒（植物细菌）	植物细菌
159	3002493090	其他细菌及病毒	114	其他细菌及病毒（植物病毒）	植物病毒

序号	2024 年 HS 代码	2024 年 HS 名称	2024 年检验检疫代码	2024 年检验检疫名称	类型
160	3002493090	其他细菌及病毒	201	其他细菌及病毒（食品加工用酵母制品（活性酵母））	食品加工用酵母制品（活性酵母）
161	3002493090	其他细菌及病毒	202	其他细菌及病毒（食品加工用酵母制品（非活性酵母））	食品加工用酵母制品（非活性酵母）
162	3002493090	其他细菌及病毒	203	其他细菌及病毒（食品加工用酵母衍生制品）	食品加工用酵母衍生制品
163	3002493090	其他细菌及病毒	204	其他细菌及病毒（食品加工用其他酵母产品）	食品加工用其他酵母产品
164	3002493090	其他细菌及病毒	205	其他细菌及病毒（食品加工用乳酸菌）	食品加工用乳酸菌
165	3002493090	其他细菌及病毒	206	其他细菌及病毒（食品加工用乳酸菌产品）	食品加工用乳酸菌产品
166	3002493090	其他细菌及病毒	207	其他细菌及病毒（其他食品加工用菌种及其产品）	其他食品加工用菌种及其产品
167	3002493090	其他细菌及病毒	401	其他细菌及病毒（两用物项管制外的《人间传染的病原微生物名录》内第一类病毒）	医用病毒
168	3002493090	其他细菌及病毒	402	其他细菌及病毒（两用物项管制外的《人间传染的病原微生物名录》内第二类细菌）	医用细菌
169	3002493090	其他细菌及病毒	403	其他细菌及病毒（两用物项管制外的《人间传染的病原微生物名录》内第二类病毒（含 Prion））	医用病毒
170	3002493090	其他细菌及病毒	404	其他细菌及病毒（两用物项管制外的《人间传染的病原微生物名录》内第三类细菌）	医用细菌
171	3002493090	其他细菌及病毒	405	其他细菌及病毒（两用物项管制外的《人间传染的病原微生物名录》内第三类病毒（含 Prion））	医用病毒
172	3002493090	其他细菌及病毒	406	其他细菌及病毒（《人间传染的病原微生物名录》内第四类病毒）	医用病毒
173	3002493090	其他细菌及病毒	407	其他细菌及病毒（新发传染病或名录外再现传染病细菌）	医用细菌
174	3002493090	其他细菌及病毒	408	其他细菌及病毒（新发传染病或名录外再现传染病病毒）	医用病毒
175	3002493090	其他细菌及病毒	409	其他细菌及病毒（非菌剂类环保微生物）	环保微生物
176	3002493090	其他细菌及病毒	410	其他细菌及病毒（经基因编辑的治疗人类疾病用细菌及病毒（环保微生物除外））	医用病毒
177	3002493090	其他细菌及病毒	411	其他细菌及病毒（经基因编辑的人类医学、生命科学研究用细菌及病毒（环保微生物除外））	医用细菌
178	3002493090	其他细菌及病毒	412	其他细菌及病毒（其他医学相关细菌及病毒）	医用细菌
179	3002493090	其他细菌及病毒	413	其他细菌及病毒（环保用微生物菌剂）	环保微生物
180	3002493090	其他细菌及病毒	414	其他细菌及病毒（环保用微生物菌剂样品）	环保微生物
181	3002493090	其他细菌及病毒	415	其他细菌及病毒（其他）	未分类商品
182	3002499010	噬菌核霉、淡紫拟青霉、哈茨木霉菌、寡雄腐霉菌	999	噬菌核霉、淡紫拟青霉、哈茨木霉菌、寡雄腐霉菌	其他医用生物制品
183	3002499020	其他两用物项管制毒素	101	其他两用物项管制毒素、培养微生物（不包括酵母）及类似产品（动物毒素）	－
184	3002499020	其他两用物项管制毒素	102	其他两用物项管制毒素、培养微生物（不包括酵母）及类似产品（含有毒素的动物血液制品）	－
185	3002499020	其他两用物项管制毒素	103	其他两用物项管制毒素、培养微生物（不包括酵母）及类似产品（含有毒素的动物组织或器官）	－
186	3002499020	其他两用物项管制毒素	104	其他两用物项管制毒素、培养微生物（不包括酵母）及类似产品（含有毒素的其他动物源性材料）	－
187	3002499020	其他两用物项管制毒素	401	其他两用物项管制毒素、培养微生物（不包括酵母）及类似产品（人类医学、生命科学研究用）	－
188	3002499090	其他毒素、培养微生物（不包括酵母）及类似产品	101	其他毒素、培养微生物（不包括酵母）及类似产品（非两物项管制其他动物毒素）	其他动物血清蛋白

序号	2024 年 HS 代码	2024 年 HS 名称	2024 年检 验检疫代码	2024 年检验检疫名称	类型
189	3002499090	其他毒素、培养微生物（不包括酵母）及类似产品	102	其他毒素、培养微生物（不包括酵母）及类似产品（其他动检微生物）	其他动检微生物
190	3002499090	其他毒素、培养微生物（不包括酵母）及类似产品	401	其他毒素、培养微生物（不包括酵母）及类似产品（人类医学、生命科学研究用其他毒素）	毒素
191	3002499090	其他毒素、培养微生物（不包括酵母）及类似产品	402	其他毒素、培养微生物（不包括酵母）及类似产品（人类医学、生命科学研究用其他类毒素）	毒素
192	3002499090	其他毒素、培养微生物（不包括酵母）及类似产品	403	其他毒素、培养微生物（不包括酵母）及类似产品（《人间传染的病原微生物名录》内第二类真菌）	毒素
193	3002499090	其他毒素、培养微生物（不包括酵母）及类似产品	404	其他毒素、培养微生物（不包括酵母）及类似产品（《人间传染的病原微生物名录》内第三类真菌）	毒素
194	3002499090	其他毒素、培养微生物（不包括酵母）及类似产品	405	其他毒素、培养微生物（不包括酵母）及类似产品（《人间传染的病原微生物名录》内的放线菌）	毒素
195	3002499090	其他毒素、培养微生物（不包括酵母）及类似产品	406	其他毒素、培养微生物（不包括酵母）及类似产品（《人间传染的病原微生物名录》内的衣原体）	毒素
196	3002499090	其他毒素、培养微生物（不包括酵母）及类似产品	407	其他毒素、培养微生物（不包括酵母）及类似产品（《人间传染的病原微生物名录》内的支原体）	毒素
197	3002499090	其他毒素、培养微生物（不包括酵母）及类似产品	408	其他毒素、培养微生物（不包括酵母）及类似产品（两用物项外的《人间传染的病原微生物名录》内的立克次体）	毒素
198	3002499090	其他毒素、培养微生物（不包括酵母）及类似产品	409	其他毒素、培养微生物（不包括酵母）及类似产品（《人间传染的病原微生物名录》内的螺旋体）	毒素
199	3002499090	其他毒素、培养微生物（不包括酵母）及类似产品	410	其他毒素、培养微生物（不包括酵母）及类似产品（新发传染病或名录外再现传染病真菌、放线菌、衣原体、支原体、立克次体、螺旋体）	毒素
200	3002499090	其他毒素、培养微生物（不包括酵母）及类似产品	411	其他毒素、培养微生物（不包括酵母）及类似产品（人类医学、生命科学研究用其他真菌、放线菌、衣原体、支原体、立克次体、螺旋体）	毒素
201	3002499090	其他毒素、培养微生物（不包括酵母）及类似产品	412	其他毒素、培养微生物（不包括酵母）及类似产品（治疗人类疾病用）	毒素
202	3002499090	其他毒素、培养微生物（不包括酵母）及类似产品	413	其他毒素、培养微生物（不包括酵母）及类似产品（其他）	其他化工产品
203	3002510010	抗（防）癌药品清单内的细胞治疗产品	101	抗（防）癌药品清单内的细胞治疗产品（普通动物细胞）	动物培养细胞
204	3002510010	抗（防）癌药品清单内的细胞治疗产品	102	抗（防）癌药品清单内的细胞治疗产品（SPF 级动物细胞）	动物培养细胞
205	3002510010	抗（防）癌药品清单内的细胞治疗产品	103	抗（防）癌药品清单内的细胞治疗产品（细胞库的动物细胞系）	动物培养细胞
206	3002510010	抗（防）癌药品清单内的细胞治疗产品	104	抗（防）癌药品清单内的细胞治疗产品（其他动物细胞）	动物培养细胞
207	3002510010	抗（防）癌药品清单内的细胞治疗产品	401	抗（防）癌药品清单内的细胞治疗产品（治疗人类疾病用）	毒素
208	3002510010	抗（防）癌药品清单内的细胞治疗产品	402	抗（防）癌药品清单内的细胞治疗产品（人类医学、生命科学研究用）	毒素
209	3002510090	其他细胞治疗产品	101	其他细胞治疗产品（普通动物细胞）	动物培养细胞
210	3002510090	其他细胞治疗产品	102	其他细胞治疗产品（SPF 级动物细胞）	动物培养细胞
211	3002510090	其他细胞治疗产品	103	其他细胞治疗产品（细胞库的动物细胞系）	动物培养细胞
212	3002510090	其他细胞治疗产品	104	其他细胞治疗产品（其他动物细胞）	动物培养细胞

序号	2024年HS代码	2024年HS名称	2024年检验检疫代码	2024年检验检疫名称	类型
213	3002510090	其他细胞治疗产品	401	其他细胞治疗产品（治疗人类疾病用）	毒素
214	3002510090	其他细胞治疗产品	402	其他细胞治疗产品（人类医学、生命科学研究用）	毒素
215	3002590000	其他细胞培养物，不论是否修饰	101	其他细胞培养物，不论是否修饰（普通动物细胞）	动物培养细胞
216	3002590000	其他细胞培养物，不论是否修饰	102	其他细胞培养物，不论是否修饰（SPF级动物细胞）	动物培养细胞
217	3002590000	其他细胞培养物，不论是否修饰	103	其他细胞培养物，不论是否修饰（细胞库的动物细胞系）	动物培养细胞
218	3002590000	其他细胞培养物，不论是否修饰	104	其他细胞培养物，不论是否修饰（其他动物细胞）	动物培养细胞
219	3002590000	其他细胞培养物，不论是否修饰	105	其他细胞培养物，不论是否修饰（其他人源干细胞，细胞冻存液含动物源性血份）	未列出的货物
220	3002590000	其他细胞培养物，不论是否修饰	106	其他细胞培养物，不论是否修饰（其他人源干细胞，细胞冻存液含动物源性其他成分）	未列出的货物
221	3002590000	其他细胞培养物，不论是否修饰	107	其他细胞培养物，不论是否修饰（国际知名保藏机构的人源细胞株(系)，细胞冻存液含动物源性血份）	未列出的货物
222	3002590000	其他细胞培养物，不论是否修饰	108	其他细胞培养物，不论是否修饰（国际知名保藏机构的人源细胞株(系)，细胞冻存液含动物源性其他成分）	未列出的货物
223	3002590000	其他细胞培养物，不论是否修饰	109	其他细胞培养物，不论是否修饰（其他商品化的人源细胞株（系），细胞冻存液含动物源性血份）	未列出的货物
224	3002590000	其他细胞培养物，不论是否修饰	110	其他细胞培养物，不论是否修饰（其他商品化的人源细胞株（系），细胞冻存液含动物源性其他成分）	未列出的货物
225	3002590000	其他细胞培养物，不论是否修饰	111	其他细胞培养物，不论是否修饰（经基因编辑的人源细胞（细胞株），细胞冻存液含动物源性血份）	未列出的货物
226	3002590000	其他细胞培养物，不论是否修饰	112	其他细胞培养物，不论是否修饰（经基因编辑的人源细胞(细胞株)，细胞冻存液含动物源性其他成分）	未列出的货物
227	3002590000	其他细胞培养物，不论是否修饰	113	其他细胞培养物，不论是否修饰（其他培养的人源细胞，细胞冻存液含动物源性血份）	未列出的货物
228	3002590000	其他细胞培养物，不论是否修饰	114	其他细胞培养物，不论是否修饰（其他培养的人源细胞，细胞冻存液含动物源性其他成分）	未列出的货物
229	3002590000	其他细胞培养物，不论是否修饰	115	其他细胞培养物，不论是否修饰（临床采集，含《人间传染的病原微生物名录》内一类病原微生物，保存液（介质）含动物源性血份）	未列出的货物
230	3002590000	其他细胞培养物，不论是否修饰	116	其他细胞培养物，不论是否修饰（临床采集，含《人间传染的病原微生物名录》内一类病原微生物，保存液（介质）含动物源性其他成分）	未列出的货物
231	3002590000	其他细胞培养物，不论是否修饰	117	其他细胞培养物，不论是否修饰（临床采集，含《人间传染的病原微生物名录》内二类病原微生物，保存液（介质）含动物源性血份）	未列出的货物
232	3002590000	其他细胞培养物，不论是否修饰	118	其他细胞培养物，不论是否修饰（临床采集，含《人间传染的病原微生物名录》内二类病原微生物，保存液（介质）含动物源性其他成分）	未列出的货物
233	3002590000	其他细胞培养物，不论是否修饰	119	其他细胞培养物，不论是否修饰（临床采集，含《人间传染的病原微生物名录》内三类病原微生物，保存液（介质）含动物源性血份）	未列出的货物
234	3002590000	其他细胞培养物，不论是否修饰	120	其他细胞培养物，不论是否修饰（临床采集，含《人间传染的病原微生物名录》内三类病原微生物，保存液（介质）含动物源性其他成分）	未列出的货物
235	3002590000	其他细胞培养物，不论是否修饰	121	其他细胞培养物，不论是否修饰（临床采集，含《人间传染的病原微生物名录》内四类病原微生物，保存液（介质）含动物源性血份）	未列出的货物
236	3002590000	其他细胞培养物，不论是否修饰	122	其他细胞培养物，不论是否修饰（临床采集，含《人间传染的病原微生物名录》内四类病原微生物，保存液（介质）含动物源性其他成分）	未列出的货物
237	3002590000	其他细胞培养物，不论是否修饰	123	其他细胞培养物，不论是否修饰（临床采集，含新发传染病或名录外再现传染病病原微生物，保存液（介质）含动物源性血份）	未列出的货物

序号	2024 年 HS 代码	2024 年 HS 名称	2024 年检验检疫代码	2024 年检验检疫名称	类型
238	3002590000	其他细胞培养物，不论是否修饰	124	其他细胞培养物，不论是否修饰（临床采集，含新发传染病或名录外再现传染病病原微生物，保存液（介质）含动物源性其他成分）	未列出的货物
239	3002590000	其他细胞培养物，不论是否修饰	125	其他细胞培养物，不论是否修饰（临床采集，含寄生虫，保存液（介质）含动物源性血份）	未列出的货物
240	3002590000	其他细胞培养物，不论是否修饰	126	其他细胞培养物，不论是否修饰（临床采集，含寄生虫，保存液（介质）含动物源性其他成分）	未列出的货物
241	3002590000	其他细胞培养物，不论是否修饰	127	其他细胞培养物，不论是否修饰（临床采集，经过血液传播病原体筛查为阴性，保存液（介质）含动物源性血份）	未列出的货物
242	3002590000	其他细胞培养物，不论是否修饰	128	其他细胞培养物，不论是否修饰（临床采集，经过血液传播病原体筛查为阴性，保存液（介质）含动物源性其他成分）	未列出的货物
243	3002590000	其他细胞培养物，不论是否修饰	129	其他细胞培养物，不论是否修饰（商品化含《人间传染的病原微生物名录》内一类病原微生物，保存液（介质）含动物源性血份）	未列出的货物
244	3002590000	其他细胞培养物，不论是否修饰	130	其他细胞培养物，不论是否修饰（商品化含《人间传染的病原微生物名录》内一类病原微生物，保存液（介质）含动物源性其他成分）	未列出的货物
245	3002590000	其他细胞培养物，不论是否修饰	131	其他细胞培养物，不论是否修饰（商品化含《人间传染的病原微生物名录》内二类病原微生物，保存液（介质）含动物源性血份）	未列出的货物
246	3002590000	其他细胞培养物，不论是否修饰	132	其他细胞培养物，不论是否修饰（商品化含《人间传染的病原微生物名录》内二类病原微生物，保存液（介质）含动物源性其他成分）	未列出的货物
247	3002590000	其他细胞培养物，不论是否修饰	133	其他细胞培养物，不论是否修饰（商品化含《人间传染的病原微生物名录》内三类病原微生物，保存液（介质）含动物源性血份）	未列出的货物
248	3002590000	其他细胞培养物，不论是否修饰	134	其他细胞培养物，不论是否修饰（商品化含《人间传染的病原微生物名录》内三类病原微生物，保存液（介质）含动物源性其他成分）	未列出的货物
249	3002590000	其他细胞培养物，不论是否修饰	135	其他细胞培养物，不论是否修饰（商品化含《人间传染的病原微生物名录》内四类病原微生物，保存液（介质）含动物源性血份）	未列出的货物
250	3002590000	其他细胞培养物，不论是否修饰	136	其他细胞培养物，不论是否修饰（商品化含《人间传染的病原微生物名录》内四类病原微生物，保存液（介质）含动物源性其他成分）	未列出的货物
251	3002590000	其他细胞培养物，不论是否修饰	137	其他细胞培养物，不论是否修饰（商品化经过血液传播病原体筛查为阴性，保存液（介质）含动物源性血份）	未列出的货物
252	3002590000	其他细胞培养物，不论是否修饰	138	其他细胞培养物，不论是否修饰（商品化经过血液传播病原体筛查为阴性，保存液（介质）含动物源性其他成分）	未列出的货物
253	3002590000	其他细胞培养物，不论是否修饰	401	其他细胞培养物，不论是否修饰（人源血细胞）	毒素
254	3002590000	其他细胞培养物，不论是否修饰	402	其他细胞培养物，不论是否修饰（临床用捐献配型的骨髓造血干细胞）	毒素
255	3002590000	其他细胞培养物，不论是否修饰	403	其他细胞培养物，不论是否修饰（临床用捐献配型的外周血造血干细胞）	毒素
256	3002590000	其他细胞培养物，不论是否修饰	404	其他细胞培养物，不论是否修饰（临床用捐献配型的脐带血造血干细胞）	毒素
257	3002590000	其他细胞培养物，不论是否修饰	405	其他细胞培养物，不论是否修饰（其他人源干细胞）	毒素
258	3002590000	其他细胞培养物，不论是否修饰	406	其他细胞培养物，不论是否修饰（国际知名保藏机构的人源细胞株（系））	毒素
259	3002590000	其他细胞培养物，不论是否修饰	407	其他细胞培养物，不论是否修饰（其他商品化的人源细胞株（系））	毒素

序号	2024 年 HS 代码	2024 年 HS 名称	2024 年检验检疫代码	2024 年检验检疫名称	类型
260	3002590000	其他细胞培养物，不论是否修饰	408	其他细胞培养物，不论是否修饰（经基因编辑的人源细胞（细胞株））	毒素
261	3002590000	其他细胞培养物，不论是否修饰	409	其他细胞培养物，不论是否修饰（其他培养的人源细胞）	毒素
262	3002590000	其他细胞培养物，不论是否修饰	410	其他细胞培养物，不论是否修饰（临床采集，含《人间传染的病原微生物名录》内一类病原微生物）	毒素
263	3002590000	其他细胞培养物，不论是否修饰	411	其他细胞培养物，不论是否修饰（临床采集，含《人间传染的病原微生物名录》内二类病原微生物）	毒素
264	3002590000	其他细胞培养物，不论是否修饰	412	其他细胞培养物，不论是否修饰（临床采集，含《人间传染的病原微生物名录》内三类病原微生物）	毒素
265	3002590000	其他细胞培养物，不论是否修饰	413	其他细胞培养物，不论是否修饰（临床采集，含《人间传染的病原微生物名录》内四类病原微生物）	毒素
266	3002590000	其他细胞培养物，不论是否修饰	414	其他细胞培养物，不论是否修饰（临床采集，含新发传染病或名录外再现传染病病原微生物）	毒素
267	3002590000	其他细胞培养物，不论是否修饰	415	其他细胞培养物，不论是否修饰（临床采集，含寄生虫）	毒素
268	3002590000	其他细胞培养物，不论是否修饰	416	其他细胞培养物，不论是否修饰（临床采集，经过血液传播病原体筛查为阴性）	毒素
269	3002590000	其他细胞培养物，不论是否修饰	417	其他细胞培养物，不论是否修饰（商品化含《人间传染的病原微生物名录》内一类病原微生物）	毒素
270	3002590000	其他细胞培养物，不论是否修饰	418	其他细胞培养物，不论是否修饰（商品化含《人间传染的病原微生物名录》内二类病原微生物）	毒素
271	3002590000	其他细胞培养物，不论是否修饰	419	其他细胞培养物，不论是否修饰（商品化含《人间传染的病原微生物名录》内三类病原微生物）	毒素
272	3002590000	其他细胞培养物，不论是否修饰	420	其他细胞培养物，不论是否修饰（商品化含《人间传染的病原微生物名录》内四类病原微生物）	毒素
273	3002590000	其他细胞培养物，不论是否修饰	421	其他细胞培养物，不论是否修饰（商品化经过血液传播病原体筛查为阴性）	毒素
274	3002904010	两用物项管制遗传物质和基因修饰生物体	101	两用物项管制遗传物质和基因修饰生物体（动检细菌）	动检细菌
275	3002904010	两用物项管制遗传物质和基因修饰生物体	102	两用物项管制遗传物质和基因修饰生物体（动检病毒）	动检病毒
276	3002904010	两用物项管制遗传物质和基因修饰生物体	103	两用物项管制遗传物质和基因修饰生物体（动检真菌）	动检真菌
277	3002904010	两用物项管制遗传物质和基因修饰生物体	104	两用物项管制遗传物质和基因修饰生物体（动检放线菌）	动检放线菌
278	3002904010	两用物项管制遗传物质和基因修饰生物体	105	两用物项管制遗传物质和基因修饰生物体（动检螺旋体）	动检螺旋体
279	3002904010	两用物项管制遗传物质和基因修饰生物体	106	两用物项管制遗传物质和基因修饰生物体（动检立克次氏体）	动检立克次氏体
280	3002904010	两用物项管制遗传物质和基因修饰生物体	107	两用物项管制遗传物质和基因修饰生物体（动检支原体）	动检支原体
281	3002904010	两用物项管制遗传物质和基因修饰生物体	108	两用物项管制遗传物质和基因修饰生物体（动检衣原体）	动检衣原体
282	3002904010	两用物项管制遗传物质和基因修饰生物体	109	两用物项管制遗传物质和基因修饰生物体（动检菌种）	动检菌种
283	3002904010	两用物项管制遗传物质和基因修饰生物体	110	两用物项管制遗传物质和基因修饰生物体（动检毒种）	动检毒种
284	3002904010	两用物项管制遗传物质和基因修饰生物体	111	两用物项管制遗传物质和基因修饰生物体（其他动检微生物）	其他动检微生物
285	3002904010	两用物项管制遗传物质和基因修饰生物体	112	两用物项管制遗传物质和基因修饰生物体（动检寄生虫）	动检寄生虫
286	3002904010	两用物项管制遗传物质和基因修饰生物体	113	两用物项管制遗传物质和基因修饰生物体（其他化工产品）	其他化工产品
287	3002904010	两用物项管制遗传物质和基因修饰生物体	401	两用物项管制遗传物质和基因修饰生物体（两用物项管制目录内人及人兽共患病病原体的遗传物质和基因修饰生物体）	医用核酸及其制品

序号	2024 年 HS 代码	2024 年 HS 名称	2024 年检验检疫代码	2024 年检验检疫名称	类型
288	3002904090	其他遗传物质和基因修饰生物体	101	其他遗传物质和基因修饰生物体（动检细菌）	动检细菌
289	3002904090	其他遗传物质和基因修饰生物体	102	其他遗传物质和基因修饰生物体（动检病毒）	动检病毒
290	3002904090	其他遗传物质和基因修饰生物体	103	其他遗传物质和基因修饰生物体（动检真菌）	动检真菌
291	3002904090	其他遗传物质和基因修饰生物体	104	其他遗传物质和基因修饰生物体（动检放线菌）	动检放线菌
292	3002904090	其他遗传物质和基因修饰生物体	105	其他遗传物质和基因修饰生物体（动检螺旋体）	动检螺旋体
293	3002904090	其他遗传物质和基因修饰生物体	106	其他遗传物质和基因修饰生物体（动检立克次氏体）	动检立克次氏体
294	3002904090	其他遗传物质和基因修饰生物体	107	其他遗传物质和基因修饰生物体（动检支原体）	动检支原体
295	3002904090	其他遗传物质和基因修饰生物体	108	其他遗传物质和基因修饰生物体（动检衣原体）	动检衣原体
296	3002904090	其他遗传物质和基因修饰生物体	109	其他遗传物质和基因修饰生物体（动检菌种）	动检菌种
297	3002904090	其他遗传物质和基因修饰生物体	110	其他遗传物质和基因修饰生物体（动检毒种）	动检毒种
298	3002904090	其他遗传物质和基因修饰生物体	111	其他遗传物质和基因修饰生物体（其他动检微生物）	其他动检微生物
299	3002904090	其他遗传物质和基因修饰生物体	112	其他遗传物质和基因修饰生物体（动检寄生虫）	动检寄生虫
300	3002909001	人血	401	人血（临床采集，含《人间传染的病原微生物名录》内一类病原微生物的的人全血）	人源全血
301	3002909001	人血	402	人血（临床采集，含《人间传染的病原微生物名录》内二类病原微生物的人全血）	人源全血
302	3002909001	人血	403	人血（临床采集，含《人间传染的病原微生物名录》内三类病原微生物的人全血）	人源全血
303	3002909001	人血	404	人血（临床采集，含《人间传染的病原微生物名录》内四类病原微生物的人全血）	人源全血
304	3002909001	人血	405	人血（临床采集，含新发传染病或名录外再现传染病病原微生物的人全血）	人源全血
305	3002909001	人血	406	人血（临床采集，含寄生虫的人全血）	人源全血
306	3002909001	人血	407	人血（临床采集，经过血液传播病原体筛查为阴性的人全血）	人源全血
307	3002909001	人血	408	人血（商品化含《人间传染的病原微生物名录》内一类病原微生物的的人全血）	人源全血
308	3002909001	人血	409	人血（商品化含《人间传染的病原微生物名录》内二类病原微生物的人全血）	人源全血
309	3002909001	人血	410	人血（商品化含《人间传染的病原微生物名录》内三类病原微生物的人全血）	人源全血
310	3002909001	人血	411	人血（商品化含《人间传染的病原微生物名录》内四类病原微生物的人全血）	人源全血
311	3002909001	人血	412	人血（商品化经过血液传播病原体筛查为阴性的人全血）	人源全血
312	3002909001	人血	413	人血（临床用捐献配型的特殊血型血液）	人源全血
313	3002909001	人血	414	人血（其他人血）	人源全血
314	3006300010	碘普罗胺注射液、钆布醇注射液	999	碘普罗胺注射液、钆布醇注射液	其他化工产品
315	3006300090	其他 X 光检查造影剂、诊断试剂	301	其他 X 光检查造影剂、诊断试剂（其他化工产品）	其他化工产品
316	3006300090	其他 X 光检查造影剂、诊断试剂	401	其他 X 光检查造影剂、诊断试剂（含有微生物、人体组织、生物制品、血液及其制品的）	医用诊断试剂
317	3507909010	门冬酰胺酶及其他抗癌药品原料药	301	门冬酰胺酶（其他化工产品）	其他化工产品

序号	2024 年 HS 代码	2024 年 HS 名称	2024 年检验检疫代码	2024 年检验检疫名称	类型
318	3507909010	门冬酰胺酶及其他抗癌药品原料药	401	门冬酰胺酶（用于人类医学、生命科学相关领域，非用于治疗或预防疾病用）	医用酶及酶制剂
319	3507909090	其他酶及酶制品	101	其他酶及酶制品（饲用酶制剂）	饲用酶制剂
320	3507909090	其他酶及酶制品	102	其他酶及酶制品（其他动检酶）	未列出的其他动物产品
321	3507909090	其他酶及酶制品	301	其他酶及酶制品（无检疫要求食品添加剂）	无检疫要求食品添加剂
322	3507909090	其他酶及酶制品	302	其他酶及酶制品（需申报仅用于工业用途不用于食品添加剂无检疫要求的化学品）	需申报仅用于工业用途不用于食品添加剂无检疫要求的化学品
323	3507909090	其他酶及酶制品	401	其他酶及酶制品（人类医学、生命科学研究用，非用于治疗或预防疾病用）	医用酶及酶制剂
324	3822110010	疟疾诊断试剂盒	101	疟疾诊断试剂盒（其他化工产品）	其他化工产品
325	3822110010	疟疾诊断试剂盒	401	疟疾诊断试剂盒（含有微生物、人体组织、生物制品、血液及其制品的，诊断人类疾病用）	医用诊断试剂
326	3822110010	疟疾诊断试剂盒	402	疟疾诊断试剂盒（含有微生物、人体组织、生物制品、血液及其制品的，人类医学、生命科学研究用）	医用诊断试剂
327	3822110090	其他疟疾用的附于衬背上的诊断或实验用试剂及不论是否附于衬背上的诊断或实验用配制试剂，不论是否制成试剂盒形式，但税目 30.06 的货品除外	401	其他疟疾用的附于衬背上的诊断或实验用试剂及不论是否附于衬背上的诊断或实验用配制试剂，不论是否制成试剂盒形式，但税目 30.06 的货品除外（含有微生物、人体组织、生物制品、血液及其制品的，诊断人类疾病用）	医用诊断试剂
328	3822110090	其他疟疾用的附于衬背上的诊断或实验用试剂及不论是否附于衬背上的诊断或实验用配制试剂，不论是否制成试剂盒形式，但税目 30.06 的货品除外	402	其他疟疾用的附于衬背上的诊断或实验用试剂及不论是否附于衬背上的诊断或实验用配制试剂，不论是否制成试剂盒形式，但税目 30.06 的货品除外（含有微生物、人体组织、生物制品、血液及其制品的，人类医学、生命科学研究用）	医用诊断试剂
329	3822110090	其他疟疾用的附于衬背上的诊断或实验用试剂及不论是否附于衬背上的诊断或实验用配制试剂，不论是否制成试剂盒形式，但税目 30.06 的货品除外	403	其他疟疾用的附于衬背上的诊断或实验用试剂及不论是否附于衬背上的诊断或实验用配制试剂，不论是否制成试剂盒形式，但税目 30.06 的货品除外（其他化工产品）	其他化工产品
330	3822120000	寨卡病毒及由伊蚊属蚊子传播的其他疾病用的附于衬背上的诊断或实验用试剂及不论是否附于衬背上的诊断或实验用配制试剂，不论是否制成试剂盒形式，但税目 30.06 的货品除外	401	寨卡病毒及由伊蚊属蚊子传播的其他疾病用的附于衬背上的诊断或实验用试剂及不论是否附于衬背上的诊断或实验用配制试剂，不论是否制成试剂盒形式，但税目 30.06 的货品除外（含有微生物、人体组织、生物制品、血液及其制品的，诊断人类疾病用）	医用诊断试剂
331	3822120000	寨卡病毒及由伊蚊属蚊子传播的其他疾病用的附于衬背上的诊断或实验用试剂及不论是否附于衬背上的诊断或实验用配制试剂，不论是否制成试剂盒形式，但税目 30.06 的货品除外	402	寨卡病毒及由伊蚊属蚊子传播的其他疾病用的附于衬背上的诊断或实验用试剂及不论是否附于衬背上的诊断或实验用配制试剂，不论是否制成试剂盒形式，但税目 30.06 的货品除外（含有微生物、人体组织、生物制品、血液及其制品的，人类医学、生命科学研究用）	医用诊断试剂

序号	2024 年 HS 代码	2024 年 HS 名称	2024 年检验检疫代码	2024 年检验检疫名称	类型
332	3822120000	寨卡病毒及由伊蚊属蚊子传播的其他疾病用的附于衬背上的诊断或实验用试剂及不论是否附于衬背上的诊断或实验用配制试剂，不论是否制成试剂盒形式，但税目 30.06 的货品除外	403	寨卡病毒及由伊蚊属蚊子传播的其他疾病用的附于衬背上的诊断或实验用试剂及不论是否附于衬背上的诊断或实验用配制试剂，不论是否制成试剂盒形式，但税目 30.06 的货品除外（其他化工产品）	其他化工产品
333	3822130000	血型鉴定用的附于衬背上的诊断或实验用试剂及不论是否附于衬背上的诊断或实验用配制试剂，不论是否制成试剂盒形式，但税目 30.06 的货品除外	401	血型鉴定用的附于衬背上的诊断或实验用试剂及不论是否附于衬背上的诊断或实验用配制试剂，不论是否制成试剂盒形式，但税目 30.06 的货品除外（含有微生物、人体组织、生物制品、血液及其制品的，诊断人类疾病用）	医用诊断试剂
334	3822130000	血型鉴定用的附于衬背上的诊断或实验用试剂及不论是否附于衬背上的诊断或实验用配制试剂，不论是否制成试剂盒形式，但税目 30.06 的货品除外	402	血型鉴定用的附于衬背上的诊断或实验用试剂及不论是否附于衬背上的诊断或实验用配制试剂，不论是否制成试剂盒形式，但税目 30.06 的货品除外（含有微生物、人体组织、生物制品、血液及其制品的，人类医学、生命科学研究用）	医用诊断试剂
335	3822130000	血型鉴定用的附于衬背上的诊断或实验用试剂及不论是否附于衬背上的诊断或实验用配制试剂，不论是否制成试剂盒形式，但税目 30.06 的货品除外	403	血型鉴定用的附于衬背上的诊断或实验用试剂及不论是否附于衬背上的诊断或实验用配制试剂，不论是否制成试剂盒形式，但税目 30.06 的货品除外（其他化工产品）	其他化工产品
336	3822190010	兽用诊断制品（用于一、二、三类动物疫病诊断的诊断试剂盒、试纸条）（包括已配定剂量或零售包装）	101	兽用诊断制品（用于一、二、三类动物疫病诊断的诊断试剂盒、试纸条）（包括已配定剂量或零售包装）（体内诊断用）	兽医诊断用试剂及试剂盒
337	3822190010	兽用诊断制品（用于一、二、三类动物疫病诊断的诊断试剂盒、试纸条）（包括已配定剂量或零售包装）	102	兽用诊断制品（用于一、二、三类动物疫病诊断的诊断试剂盒、试纸条）（包括已配定剂量或零售包装）（非商品化体外诊断用）	兽医诊断用试剂及试剂盒
338	3822190010	兽用诊断制品（用于一、二、三类动物疫病诊断的诊断试剂盒、试纸条）（包括已配定剂量或零售包装）	103	兽用诊断制品（用于一、二、三类动物疫病诊断的诊断试剂盒、试纸条）（包括已配定剂量或零售包装）（商品化体外诊断用）	兽医诊断用试剂及试剂盒
339	3822190020	新型冠状病毒检测试剂盒	401	新型冠状病毒检测试剂盒（诊断人类疾病用）	医用检测试剂
340	3822190020	新型冠状病毒检测试剂盒	402	新型冠状病毒检测试剂盒（人类医学、生命科学研究用）	医用检测试剂
341	3822190090	其他附于衬背上的诊断或实验用试剂及不论是否附于衬背上的诊断或实验用配制试剂，不论是否制成试剂盒形式，但税目 30.06 的货品除外	101	其他附于衬背上的诊断或实验用试剂及不论是否附于衬背上的诊断或实验用配制试剂，不论是否制成试剂盒形式，但税目 30.06 的货品除外（非商品化动物体外诊断试剂）	兽医诊断用试剂及试剂盒

序号	2024 年 HS 代码	2024 年 HS 名称	2024 年检验检疫代码	2024 年检验检疫名称	类型
342	3822190090	其他附于衬背上的诊断或实验用试剂及不论是否附于衬背上的诊断或实验用配制试剂，不论是否制成试剂盒形式，但税目 30.06 的货品除外	102	其他附于衬背上的诊断或实验用试剂及不论是否附于衬背上的诊断或实验用配制试剂，不论是否制成试剂盒形式，但税目 30.06 的货品除外（商品化动物体外诊断试剂）	兽医诊断用试剂及试剂盒
343	3822190090	其他附于衬背上的诊断或实验用试剂及不论是否附于衬背上的诊断或实验用配制试剂，不论是否制成试剂盒形式，但税目 30.06 的货品除外	103	其他附于衬背上的诊断或实验用试剂及不论是否附于衬背上的诊断或实验用配制试剂，不论是否制成试剂盒形式，但税目 30.06 的货品除外（含动物源性成分的非商品化诊断试剂）	兽医诊断用试剂及试剂盒
344	3822190090	其他附于衬背上的诊断或实验用试剂及不论是否附于衬背上的诊断或实验用配制试剂，不论是否制成试剂盒形式，但税目 30.06 的货品除外	104	其他附于衬背上的诊断或实验用试剂及不论是否附于衬背上的诊断或实验用配制试剂，不论是否制成试剂盒形式，但税目 30.06 的货品除外（含动物源性成分的商品化诊断试剂）	兽医诊断用试剂及试剂盒
345	3822190090	其他附于衬背上的诊断或实验用试剂及不论是否附于衬背上的诊断或实验用配制试剂，不论是否制成试剂盒形式，但税目 30.06 的货品除外	105	其他附于衬背上的诊断或实验用试剂及不论是否附于衬背上的诊断或实验用配制试剂，不论是否制成试剂盒形式，但税目 30.06 的货品除外（含动物源性成分的非商品化实验用试剂）	未列出的其他动物产品
346	3822190090	其他附于衬背上的诊断或实验用试剂及不论是否附于衬背上的诊断或实验用配制试剂，不论是否制成试剂盒形式，但税目 30.06 的货品除外	106	其他附于衬背上的诊断或实验用试剂及不论是否附于衬背上的诊断或实验用配制试剂，不论是否制成试剂盒形式，但税目 30.06 的货品除外（含动物源性成分的商品化实验用试剂）	未列出的其他动物产品
347	3822190090	其他附于衬背上的诊断或实验用试剂及不论是否附于衬背上的诊断或实验用配制试剂，不论是否制成试剂盒形式，但税目 30.06 的货品除外	107	其他附于衬背上的诊断或实验用试剂及不论是否附于衬背上的诊断或实验用配制试剂，不论是否制成试剂盒形式，但税目 30.06 的货品除外（含有微生物、人体组织、生物制品、血液及其制品，并含有一级风险动物源性生物材料成分的，诊断人类疾病用）	未列出的货物
348	3822190090	其他附于衬背上的诊断或实验用试剂及不论是否附于衬背上的诊断或实验用配制试剂，不论是否制成试剂盒形式，但税目 30.06 的货品除外	108	其他附于衬背上的诊断或实验用试剂及不论是否附于衬背上的诊断或实验用配制试剂，不论是否制成试剂盒形式，但税目 30.06 的货品除外（含有微生物、人体组织、生物制品、血液及其制品，并含有二级风险动物源性生物材料成分的，诊断人类疾病用）	未列出的货物
349	3822190090	其他附于衬背上的诊断或实验用试剂及不论是否附于衬背上的诊断或实验用配制试剂，不论是否制成试剂盒形式，但税目 30.06 的货品除外	109	其他附于衬背上的诊断或实验用试剂及不论是否附于衬背上的诊断或实验用配制试剂，不论是否制成试剂盒形式，但税目 30.06 的货品除外（含有微生物、人体组织、生物制品、血液及其制品，并含有三级风险动物源性生物材料成分的，诊断人类疾病用）	未列出的货物

序号	2024 年HS 代码	2024 年 HS 名称	2024 年检验检疫代码	2024 年检验检疫名称	类型
350	3822190090	其他附于衬背上的诊断或实验用试剂及不论是否附于衬背上的诊断或实验用配制试剂，不论是否制成试剂盒形式，但税目 30.06 的货品除外	110	其他附于衬背上的诊断或实验用试剂及不论是否附于衬背上的诊断或实验用配制试剂，不论是否制成试剂盒形式，但税目 30.06 的货品除外（含有微生物、人体组织、生物制品、血液及其制品，并含有四级风险动物源性生物材料成分的，诊断人类疾病用）	未列出的货物
351	3822190090	其他附于衬背上的诊断或实验用试剂及不论是否附于衬背上的诊断或实验用配制试剂，不论是否制成试剂盒形式，但税目 30.06 的货品除外	111	其他附于衬背上的诊断或实验用试剂及不论是否附于衬背上的诊断或实验用配制试剂，不论是否制成试剂盒形式，但税目 30.06 的货品除外（含人血及其成分，并含有一级风险动物源性生物材料成分的，人类医学、生命科学研究用）	未列出的货物
352	3822190090	其他附于衬背上的诊断或实验用试剂及不论是否附于衬背上的诊断或实验用配制试剂，不论是否制成试剂盒形式，但税目 30.06 的货品除外	112	其他附于衬背上的诊断或实验用试剂及不论是否附于衬背上的诊断或实验用配制试剂，不论是否制成试剂盒形式，但税目 30.06 的货品除外（含人血及其成分，并含有二级风险动物源性生物材料成分的，人类医学、生命科学研究用）	未列出的货物
353	3822190090	其他附于衬背上的诊断或实验用试剂及不论是否附于衬背上的诊断或实验用配制试剂，不论是否制成试剂盒形式，但税目 30.06 的货品除外	113	其他附于衬背上的诊断或实验用试剂及不论是否附于衬背上的诊断或实验用配制试剂，不论是否制成试剂盒形式，但税目 30.06 的货品除外（含人血及其成分，并含有三级风险动物源性生物材料成分的，人类医学、生命科学研究用）	未列出的货物
354	3822190090	其他附于衬背上的诊断或实验用试剂及不论是否附于衬背上的诊断或实验用配制试剂，不论是否制成试剂盒形式，但税目 30.06 的货品除外	114	其他附于衬背上的诊断或实验用试剂及不论是否附于衬背上的诊断或实验用配制试剂，不论是否制成试剂盒形式，但税目 30.06 的货品除外（含人血及其成分，并含有四级风险动物源性生物材料成分的，人类医学、生命科学研究用）	未列出的货物
355	3822190090	其他附于衬背上的诊断或实验用试剂及不论是否附于衬背上的诊断或实验用配制试剂，不论是否制成试剂盒形式，但税目 30.06 的货品除外	115	其他附于衬背上的诊断或实验用试剂及不论是否附于衬背上的诊断或实验用配制试剂，不论是否制成试剂盒形式，但税目 30.06 的货品除外（含人体组织、细胞、体液、分泌物、排泄物的，并含有一级风险动物源性生物材料成分的，人类医学、生命科学研究用）	未列出的货物
356	3822190090	其他附于衬背上的诊断或实验用试剂及不论是否附于衬背上的诊断或实验用配制试剂，不论是否制成试剂盒形式，但税目 30.06 的货品除外	116	其他附于衬背上的诊断或实验用试剂及不论是否附于衬背上的诊断或实验用配制试剂，不论是否制成试剂盒形式，但税目 30.06 的货品除外（含人体组织、细胞、体液、分泌物、排泄物的，并含有二级风险动物源性生物材料成分的，人类医学、生命科学研究用）	未列出的货物
357	3822190090	其他附于衬背上的诊断或实验用试剂及不论是否附于衬背上的诊断或实验用配制试剂，不论是否制成试剂盒形式，但税目 30.06 的货品除外	117	其他附于衬背上的诊断或实验用试剂及不论是否附于衬背上的诊断或实验用配制试剂，不论是否制成试剂盒形式，但税目 30.06 的货品除外（含人体组织、细胞、体液、分泌物、排泄物的，并含有三级风险动物源性生物材料成分的，人类医学、生命科学研究用）	未列出的货物

序号	2024 年 HS 代码	2024 年 HS 名称	2024 年检 验检疫代码	2024 年检验检疫名称	类型
358	3822190090	其他附于衬背上的诊断或实验用试剂及不论是否附于衬背上的诊断或实验用配制试剂，不论是否制成试剂盒形式，但税目 30.06 的货品除外	118	其他附于衬背上的诊断或实验用试剂及不论是否附于衬背上的诊断或实验用配制试剂，不论是否制成试剂盒形式，但税目 30.06 的货品除外（含人体组织、细胞、体液、分泌物、排泄物的，并含有四级风险动物源性生物材料成分的，人类医学、生命科学研究用）	未列出的货物
359	3822190090	其他附于衬背上的诊断或实验用试剂及不论是否附于衬背上的诊断或实验用配制试剂，不论是否制成试剂盒形式，但税目 30.06 的货品除外	119	其他附于衬背上的诊断或实验用试剂及不论是否附于衬背上的诊断或实验用配制试剂，不论是否制成试剂盒形式，但税目 30.06 的货品除外（含人间传染的病原微生物成分，并含有一级风险动物源性生物材料成分的，人类医学、生命科学研究用）	未列出的货物
360	3822190090	其他附于衬背上的诊断或实验用试剂及不论是否附于衬背上的诊断或实验用配制试剂，不论是否制成试剂盒形式，但税目 30.06 的货品除外	120	其他附于衬背上的诊断或实验用试剂及不论是否附于衬背上的诊断或实验用配制试剂，不论是否制成试剂盒形式，但税目 30.06 的货品除外（含人间传染的病原微生物成分，并含有二级风险动物源性生物材料成分的，人类医学、生命科学研究用）	未列出的货物
361	3822190090	其他附于衬背上的诊断或实验用试剂及不论是否附于衬背上的诊断或实验用配制试剂，不论是否制成试剂盒形式，但税目 30.06 的货品除外	121	其他附于衬背上的诊断或实验用试剂及不论是否附于衬背上的诊断或实验用配制试剂，不论是否制成试剂盒形式，但税目 30.06 的货品除外（含人间传染的病原微生物成分，并含有三级风险动物源性生物材料成分的，人类医学、生命科学研究用）	未列出的货物
362	3822190090	其他附于衬背上的诊断或实验用试剂及不论是否附于衬背上的诊断或实验用配制试剂，不论是否制成试剂盒形式，但税目 30.06 的货品除外	122	其他附于衬背上的诊断或实验用试剂及不论是否附于衬背上的诊断或实验用配制试剂，不论是否制成试剂盒形式，但税目 30.06 的货品除外（含人间传染的病原微生物成分，并含有四级风险动物源性生物材料成分的，人类医学、生命科学研究用）	未列出的货物
363	3822190090	其他附于衬背上的诊断或实验用试剂及不论是否附于衬背上的诊断或实验用配制试剂，不论是否制成试剂盒形式，但税目 30.06 的货品除外	123	其他附于衬背上的诊断或实验用试剂及不论是否附于衬背上的诊断或实验用配制试剂，不论是否制成试剂盒形式，但税目 30.06 的货品除外（含除人血及其成分、人体组织、细胞、体液、分泌物、排泄物外、病原微生物外其他特殊物品成分的，并含有一级风险动物源性生物材料成分的，人类医学、生命科学研究用）	未列出的货物
364	3822190090	其他附于衬背上的诊断或实验用试剂及不论是否附于衬背上的诊断或实验用配制试剂，不论是否制成试剂盒形式，但税目 30.06 的货品除外	124	其他附于衬背上的诊断或实验用试剂及不论是否附于衬背上的诊断或实验用配制试剂，不论是否制成试剂盒形式，但税目 30.06 的货品除外（含除人血及其成分、人体组织、细胞、体液、分泌物、排泄物外、病原微生物外其他特殊物品成分的，并含有二级风险动物源性生物材料成分的，人类医学、生命科学研究用）	未列出的货物
365	3822190090	其他附于衬背上的诊断或实验用试剂及不论是否附于衬背上的诊断或实验用配制试剂，不论是否制成试剂盒形式，但税目 30.06 的货品除外	125	其他附于衬背上的诊断或实验用试剂及不论是否附于衬背上的诊断或实验用配制试剂，不论是否制成试剂盒形式，但税目 30.06 的货品除外（含除人血及其成分、人体组织、细胞、体液、分泌物、排泄物外、病原微生物外其他特殊物品成分的，并含有三级风险动物源性生物材料成分的，人类医学、生命科学研究用）	未列出的货物

序号	2024 年 HS 代码	2024 年 HS 名称	2024 年检验检疫代码	2024 年检验检疫名称	类型
366	3822190090	其他附于衬背上的诊断或实验用试剂及不论是否附于衬背上的诊断或实验用配制试剂,不论是否制成试剂盒形式,但税目 30.06 的货品除外	126	其他附于衬背上的诊断或实验用试剂及不论是否附于衬背上的诊断或实验用配制试剂,不论是否制成试剂盒形式,但税目 30.06 的货品除外(含除人血及其成分、人体组织、细胞、体液、分泌物排泄物外、病原微生物外其他特殊物品成分的,并含有四级风险动物源性生物材料成分的,人类医学、生命科学研究用)	未列出的货物
367	3822190090	其他附于衬背上的诊断或实验用试剂及不论是否附于衬背上的诊断或实验用配制试剂,不论是否制成试剂盒形式,但税目 30.06 的货品除外	301	其他附于衬背上的诊断或实验用试剂及不论是否附于衬背上的诊断或实验用配制试剂,不论是否制成试剂盒形式,但税目 30.06 的货品除外(危险化学品,易燃液体)	易燃液体
368	3822190090	其他附于衬背上的诊断或实验用试剂及不论是否附于衬背上的诊断或实验用配制试剂,不论是否制成试剂盒形式,但税目 30.06 的货品除外	302	其他附于衬背上的诊断或实验用试剂及不论是否附于衬背上的诊断或实验用配制试剂,不论是否制成试剂盒形式,但税目 30.06 的货品除外(其他化工产品)	其他化工产品
369	3822190090	其他附于衬背上的诊断或实验用试剂及不论是否附于衬背上的诊断或实验用配制试剂,不论是否制成试剂盒形式,但税目 30.06 的货品除外	401	其他附于衬背上的诊断或实验用试剂及不论是否附于衬背上的诊断或实验用配制试剂,不论是否制成试剂盒形式,但税目 30.06 的货品除外(含有微生物、人体组织、生物制品、血液及其制品,诊断人类疾病用)	医用检测试剂
370	3822190090	其他附于衬背上的诊断或实验用试剂及不论是否附于衬背上的诊断或实验用配制试剂,不论是否制成试剂盒形式,但税目 30.06 的货品除外	402	其他附于衬背上的诊断或实验用试剂及不论是否附于衬背上的诊断或实验用配制试剂,不论是否制成试剂盒形式,但税目 30.06 的货品除外(含人血及其成分,人类医学、生命科学研究用)	医用检测试剂
371	3822190090	其他附于衬背上的诊断或实验用试剂及不论是否附于衬背上的诊断或实验用配制试剂,不论是否制成试剂盒形式,但税目 30.06 的货品除外	403	其他附于衬背上的诊断或实验用试剂及不论是否附于衬背上的诊断或实验用配制试剂,不论是否制成试剂盒形式,但税目 30.06 的货品除外(含人体组织、细胞、体液、分泌物、排泄物的,人类医学、生命科学研究用)	医用检测试剂
372	3822190090	其他附于衬背上的诊断或实验用试剂及不论是否附于衬背上的诊断或实验用配制试剂,不论是否制成试剂盒形式,但税目 30.06 的货品除外	404	其他附于衬背上的诊断或实验用试剂及不论是否附于衬背上的诊断或实验用配制试剂,不论是否制成试剂盒形式,但税目 30.06 的货品除外(含人间传染的病原微生物成分,人类医学、生命科学研究用)	医用检测试剂
373	3822190090	其他附于衬背上的诊断或实验用试剂及不论是否附于衬背上的诊断或实验用配制试剂,不论是否制成试剂盒形式,但税目 30.06 的货品除外	405	其他附于衬背上的诊断或实验用试剂及不论是否附于衬背上的诊断或实验用配制试剂,不论是否制成试剂盒形式,但税目 30.06 的货品除外(含除人血及其成分、人体组织、细胞、体液、分泌物、排泄物外、病原微生物外其他特殊物品成分的,人类医学、生命科学研究用)	医用检测试剂
374	3822900000	有证标准样品	101	有证标准样品(动物源性有证标准样品)	兽医诊断用试剂及试剂盒

序号	2024 年 HS 代码	2024 年 HS 名称	2024 年检验检疫代码	2024 年检验检疫名称	类型
375	3822900000	有证标准样品	102	有证标准样品（含有微生物、人体组织、生物制品、血液及其制品，并含有一级风险动物源性生物材料成分的，诊断人类疾病用）	未列出的货物
376	3822900000	有证标准样品	103	有证标准样品（含有微生物、人体组织、生物制品、血液及其制品，并含有二级风险动物源性生物材料成分的，诊断人类疾病用）	未列出的货物
377	3822900000	有证标准样品	104	有证标准样品（含有微生物、人体组织、生物制品、血液及其制品，并含有三级风险动物源性生物材料成分的，诊断人类疾病用）	未列出的货物
378	3822900000	有证标准样品	105	有证标准样品（含有微生物、人体组织、生物制品、血液及其制品，并含有四级风险动物源性生物材料成分的，诊断人类疾病用）	未列出的货物
379	3822900000	有证标准样品	106	有证标准样品（含人血及其成分，并含有一级风险动物源性生物材料成分的，人类医学、生命科学研究用）	未列出的货物
380	3822900000	有证标准样品	107	有证标准样品（含人血及其成分，并含有二级风险动物源性生物材料成分的，人类医学、生命科学研究用）	未列出的货物
381	3822900000	有证标准样品	108	有证标准样品（含人血及其成分，并含有三级风险动物源性生物材料成分的，人类医学、生命科学研究用）	未列出的货物
382	3822900000	有证标准样品	109	有证标准样品（含人血及其成分，并含有四级风险动物源性生物材料成分的，人类医学、生命科学研究用）	未列出的货物
383	3822900000	有证标准样品	110	有证标准样品（含人体组织、细胞、体液、分泌物、排泄物的，并含有一级风险动物源性生物材料成分的，人类医学、生命科学研究用）	未列出的货物
384	3822900000	有证标准样品	111	有证标准样品（含人体组织、细胞、体液、分泌物、排泄物的，并含有二级风险动物源性生物材料成分的，人类医学、生命科学研究用）	未列出的货物
385	3822900000	有证标准样品	112	有证标准样品（含人体组织、细胞、体液、分泌物、排泄物的，并含有三级风险动物源性生物材料成分的，人类医学、生命科学研究用）	未列出的货物
386	3822900000	有证标准样品	113	有证标准样品（含人体组织、细胞、体液、分泌物、排泄物的，并含有四级风险动物源性生物材料成分的，人类医学、生命科学研究用）	未列出的货物
387	3822900000	有证标准样品	114	有证标准样品（含人间传染的病原微生物成分，并含有一级风险动物源性生物材料成分的，人类医学、生命科学研究用）	未列出的货物
388	3822900000	有证标准样品	115	有证标准样品（含人间传染的病原微生物成分，并含有二级风险动物源性生物材料成分的，人类医学、生命科学研究用）	未列出的货物
389	3822900000	有证标准样品	116	有证标准样品（含人间传染的病原微生物成分，并含有三级风险动物源性生物材料成分的，人类医学、生命科学研究用）	未列出的货物
390	3822900000	有证标准样品	117	有证标准样品（含人间传染的病原微生物成分，并含有四级风险动物源性生物材料成分的，人类医学、生命科学研究用）	未列出的货物
391	3822900000	有证标准样品	118	有证标准样品（含除人血及其成分、人体组织、细胞、体液、分泌物、排泄物外、病原微生物外其他特殊物品成分的，并含有一级风险动物源性生物材料成分的，人类医学、生命科学研究用）	未列出的货物
392	3822900000	有证标准样品	119	有证标准样品（含除人血及其成分、人体组织、细胞、体液、分泌物、排泄物外、病原微生物外其他特殊物品成分的，并含有二级风险动物源性生物材料成分的，人类医学、生命科学研究用）	未列出的货物

序号	2024 年 HS 代码	2024 年 HS 名称	2024 年检验检疫代码	2024 年检验检疫名称	类型
393	3822900000	有证标准样品	120	有证标准样品(含除人血及其成分、人体组织、细胞、体液、分泌物、排泄物外、病原微生物外其他特殊物品成分的,并含有三级风险动物源性生物材料成分的,人类医学、生命科学研究用)	未列出的货物
394	3822900000	有证标准样品	121	有证标准样品(含除人血及其成分、人体组织、细胞、体液、分泌物、排泄物外、病原微生物外其他特殊物品成分的,并含有四级风险动物源性生物材料成分的,人类医学、生命科学研究用)	未列出的货物
395	3822900000	有证标准样品	301	有证标准样品(危险化学品,易燃液体)	易燃液体
396	3822900000	有证标准样品	302	有证标准样品(其他化工品)	其他化工产品
397	3822900000	有证标准样品	401	有证标准样品(含有微生物、人体组织、生物制品、血液及其制品,诊断人类疾病用)	医用检测试剂
398	3822900000	有证标准样品	402	有证标准样品(含人血及其成分,人类医学、生命科学研究用)	医用检测试剂
399	3822900000	有证标准样品	403	有证标准样品(含人体组织、细胞、体液、分泌物、排泄物的,人类医学、生命科学研究用)	医用检测试剂
400	3822900000	有证标准样品	404	有证标准样品(含人间传染的病原微生物成分,人类医学、生命科学研究用)	医用检测试剂
401	3822900000	有证标准样品	405	有证标准样品(含除人血及其成分、人体组织、细胞、体液、分泌物、排泄物外、病原微生物外其他特殊物品成分的,人类医学、生命科学研究用)	医用检测试剂
402	9705100020	具有考古学、人种学或历史学意义的含有人类遗传资源的组织标本、手术样本	999	具有考古学、人种学或历史学意义的含有人类遗传资源的组织标本、手术样本	人体组织
403	9705210010	含有人类遗传资源的组织标本、手术样本	401	含有人类遗传资源的组织标本、手术样本(人类医学、生命科学研究用)	人体组织
404	9705210010	含有人类遗传资源的组织标本、手术样本	402	含有人类遗传资源的组织标本、手术样本(其他)	具有动物学、植物学、矿物学、解剖学、历史学、考古学、古生物学、人种学或钱币学意义的收集品及珍藏品

附18 中华人民共和国禁止携带、
邮寄进境的动植物及其产品和其他检疫物名录[1]

（农业部、国家质检总局 2012 年公告第 1712 号）

一、动物及动物产品类

（一）活动物（犬、猫除外[2]），包括所有的哺乳动物、鸟类、鱼类、两栖类、爬行类、昆虫类和其他无脊椎动物，动物遗传物质。

（二）（生或熟）肉类（含脏器类）及其制品；水生动物产品。

（三）动物源性奶及奶制品，包括生奶、鲜奶、酸奶，动物源性的奶油、黄油、奶酪及其它未经高温处理等奶类产品。

（四）蛋及其制品，包括鲜蛋、皮蛋、咸蛋、蛋液、蛋壳、蛋黄酱等蛋源产品。

（五）燕窝（罐头装燕窝除外）。

（六）油脂类，皮张、毛类，蹄、骨、角类及其制品。

（七）动物源性饲料（含肉粉、骨粉、鱼粉、乳清粉、血粉等单一饲料）、动物源性中药材、动物源性肥料。

二、植物及植物产品类

（八）新鲜水果、蔬菜。

（九）烟叶（不含烟丝）。

（十）种子（苗）、苗木及其他具有繁殖能力的植物材料。

（十一）有机栽培介质。

三、其他检疫物类

（十二）菌种、毒种等动植物病原体，害虫及其他有害生物，细胞、器官组织、血液及其制品等生物材料。

（十三）动物尸体、动物标本、动物源性废弃物。

（十四）土壤。

（十五）转基因生物材料。

（十六）国家禁止进境的其他动植物、动植物产品和其他检疫物。

注：1. 通过携带或邮寄方式进境的动植物及其产品和其他检疫物，经国家有关行政主管部门审批许可，并具有输出国家或地区官方机构出具的检疫证书，不受此名录的限制。

2. 具有输出国家或地区官方机构出具的动物检疫证书和疫苗接种证书的犬、猫等宠物，每人仅限一只。

附 19　可自由进口再生原料目录

商品编号	原料名称	适用标准	生效日期	公告
7404000020	再生黄铜原料	GB/T 38470–2019	2020 年 11 月 1 日	生态环境部、海关总署、商务部、工业和信息化部公告 2020 年第 43 号
7404000030	再生铜原料	GB/T 38471–2019	同上	同上
7602000020	再生铸造铝合金原料	GB/T 38472–2019	同上	同上
7204100010、7204210010、7204290010、7204410010、7204490030	再生钢铁原料	GB/T 39733–2020	2021 年 1 月 1 日	生态环境部、国家发展和改革委、海关总署、商务部、工业和信息化部公告 2020 年第 78 号

注：据《关于全面禁止进口固体废物有关事项的公告》（生态环境部、商务部、国家发展和改革委员会、海关总署公告 2020 年第 53 号），自 2021 年 1 月 1 日起，我国禁止以任何方式进口固体废物。禁止我国境外的固体废物进境倾倒、堆放、处置。上述表格中货品不属于固体废物，可自由进口。

固体废物目录（具体商品编号及废物名称）可参见原环境保护部、海关总署、原质检总局办公厅《关于加强固体废物进口管理和执法信息共享的通知》（环办〔2011〕141 号），原环境保护部、发展改革委、商务部、海关总署、原质检总局 2015 年第 69 号公告，原环境保护部、商务部、发展改革委、海关总署、原质检总局 2017 年第 39 号公告，生态环境部、商务部、发展改革委、海关总署 2018 年第 6 号公告，生态环境部、商务部、发展改革委、海关总署 2018 年第 68 号公告等相关文件及附件。

原固体废物目录详见下表。
（一）原禁止进口固体废物目录
（二）原调整为禁止进口的固体废物目录
（三）原调整为禁止进口的固体废物目录
（四）原限制进口类可用作原料的固体废物目录
（五）原调整为限制进口的固体废物目录
（六）原非限制进口类可用作原料的固体废物目录

（一）原禁止进口固体废物目录

（环保部、商务部、国家发展改革委、海关总署、国家质检总局公告 2017 年第 39 号）

序号	商品编号	废物名称（海关商品名称）	简称	其他要求或注释
一、废动植物产品				
1	0501000000	未经加工的人发（不论是否洗涤）；废人发	废人发	
2	0502103000	猪鬃或猪毛的废料	猪毛废料	
3	0502902090	其他獾毛及其他制刷用兽毛的废料	兽毛废料	
4	0505901000	羽毛或不完整羽毛的粉末及废料	羽毛废料	
5	0506901110	含牛羊成分的骨废料（未经加工或仅经脱脂等加工的）	含牛羊成分的骨废料	
6	0506901910	其他骨废料（未经加工或仅经脱脂等加工的）	其他骨废料	
7	0507100090	其他兽牙粉末及废料	兽牙废料	
8	0511994010	废马毛（不论是否制成有或无衬垫的毛片）	废马毛	
9	1522000000	油鞣回收脂（包括加工处理油脂物质及动、植物蜡所剩的残渣）	油鞣回收脂	
10	1703100000	甘蔗糖蜜	甘蔗糖蜜	
11	1703900000	其他糖蜜	其他糖蜜	
二、矿渣、矿灰及残渣				
12	2517200000	矿渣，浮渣及类似的工业残渣（不论是否混有 25171000 所列的材料）	矿渣，浮渣及类似的工业残渣	
13	2517300000	沥青碎石	沥青碎石	
14	2525300000	云母废料	云母废料	
15	2530909910	废镁砖	废镁砖	
16	2618001090	其他主要含锰的冶炼钢铁产生的粒状熔渣	其他主要含锰的冶炼钢铁产生的粒状熔渣	
17	2618009000	其他的冶炼钢铁产生的粒状熔渣（包括熔渣砂）	其他的冶炼钢铁产生的粒状熔渣	
18	2619000021	冶炼钢铁所产生的含钒浮渣、熔渣，五氧化二钒含量 >20%（冶炼钢铁所产生的粒状熔渣除外）	含五氧化二钒 >20% 的冶炼钢铁产生的钒渣	
19	2619000029	其他冶炼钢铁所产生的含钒浮渣、熔渣（冶炼钢铁所产生的粒状熔渣除外）	其他冶炼钢铁产生的钒渣	

序号	商品编号	废物名称《海关商品名称》	简称	其他要求或注释
20	2619000090	冶炼钢铁所产生的其他熔渣、浮渣及其他废料（冶炼钢铁产生的 粒状熔渣除外）	冶炼钢铁所产生的其他熔渣、浮渣及其他废料	包括冶炼钢铁产生的除 尘灰、除尘泥、污泥等
21	2620110000	含硬锌的矿渣、矿灰及残渣（冶炼钢铁所产生灰、渣的除外）	含硬锌的矿渣、矿灰及残渣	
22	2620190000	含其他锌的矿渣、矿灰及残渣（冶炼钢铁所产生灰、渣的除外）	含其他锌的矿渣、矿灰及残渣	
23	2620210000	含铅汽油淤渣及含铅抗震化合物的淤渣	含铅淤渣	
24	2620290000	其他主要含铅的矿渣、矿灰及残渣（冶炼钢铁所产生灰、渣的除外	其他主要含铅的矿渣、矿灰及残渣	
25	2620300000	主要含铜的矿渣、矿灰及残渣（冶炼钢铁所产生灰、渣的除外）	主要含铜的矿渣、矿灰及残渣	
26	2620400000	主要含铝的矿渣、矿灰及残渣（冶炼钢铁所产生灰、渣的除外）	主要含铝的矿渣、矿灰及残渣	包括来自铝冶炼、废铝熔 炼中产生的扒渣、铝灰
27	2620600000	含砷、汞、铊及混合物矿渣、矿灰及残渣（用于提取或生产砷、汞、铊及其化合物）	含砷、汞、铊及混合物矿渣、矿灰及残渣	
28	2620910000	含锑、铍、镉、铬及混合物的矿渣、矿灰及残渣	含有锑、铍、镉、铬及混合物 的矿渣、矿灰及残渣	
29	2620991000	其他主要含钨的矿渣、矿灰及残渣	其他主要含钨的矿渣、矿灰及 残渣	
30	2620999011	含其他金属及其化合物的矿渣、矿灰及残渣，五氧化二钒 >20%（冶炼钢铁所产生的除外）	含五氧化二钒大于 20% 矿渣、矿灰及残渣	
31	2620999019	含其他金属及其化合物的矿渣、矿灰及残渣，10%< 五氧化二钒 ≤ 20% 的（冶炼钢铁所产生的除外）	含五氧化二钒大于 10% 但不大于 20% 的矿渣、矿灰及残渣	
32	2620999020	含铜大于 10% 的铜冶炼转炉渣、其他铜冶炼渣	含铜大于 10% 的铜冶炼转炉渣、其他铜冶炼渣	
33	2620999090	含其他金属及化合物的矿渣、矿灰及残渣（冶炼钢铁所产生灰、渣 的除外）	含其他金属及化合物的矿渣、矿灰及残渣	
34	2621100000	焚化城市垃圾所产生的灰、渣	焚化城市垃圾所产生的灰、渣	
35	2621900010	海藻灰及其他植物灰（包括稻壳灰）	海藻灰及其他植物灰	
36	2621900090	其他矿渣及矿灰	其他矿渣及矿灰	包括粉煤灰、燃油灰等燃 烧集尘灰（除尘灰）或污 染治理设施产生的焚烧飞灰，以及含上述灰的混 合物
37	2710910000	含多氯联苯、多溴联苯的废油（包括含多氯三联苯的废油）	含多氯联苯、多溴联苯的废油	
38	2710990000	其他废油	其他废油	包括不符合 YB/T5075 标 准的煤焦油
39	2713900000	其他石油等矿物油类的残渣	其他石油等矿物油类的残渣	

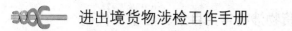

序号	商品编号	废物名称《海关商品名称》	简称	其他要求或注释
三、硅废碎料				
40	2804619011	含硅量>99.9999999%的多晶硅废碎料	含硅量>99.9999999%的多晶硅	
41	2804619091	其他含硅量不少于99.99%的硅废碎料	其他含硅量不少于99.99%的硅	
四、废药物				
42	3006920000	废药物（超过有效保存期等原因而不适于原用途的药品）	废药物	
五、杂项化学品废物				
43	3804000010	未经浓缩、脱糖或化学处理的木浆残余碱液	木浆残余碱液	
44	3825100000	城市垃圾	城市垃圾	包括未经分拣的混合生活垃圾
45	3825200000	下水道淤泥	污泥	包括污水处理厂等污染治理设施产生的污泥、除尘泥等
46	3825300000	医疗废物	医疗废物	
47	3825410000	废卤化物的有机溶剂	废有机溶剂	
48	3825490000	其他废有机溶剂	其他废有机溶剂	
49	3825500000	废的金属酸洗液，液压油及制动油（还包括废的防冻液）	废酸洗液、废油	
50	3825610000	主要含有有机成分的化工废物（其他化学工业及相关工业的废物）	主要含有有机成分的化工废物	包括含对苯二甲酸的废料和污泥
51	3825690000	其他化工废物（其他化学工业及相关工业的废物）	其他化工废物	
52	3825900090	其他商品编号未列明化工副产品及废物	其他编号未列明化工废物	
六、塑料废碎料及下脚料				
53	3915100000	乙烯聚合物的废碎料及下脚料	乙烯聚合物的废碎料及下脚料，不包括铝塑复合膜	非工业来源废塑料（包括生活来源废塑料）
54			铝塑复合膜	
55	3915200000	苯乙烯聚合物的废碎料及下脚料	苯乙烯聚合物的废碎料及下脚料	
56	3915300000	氯乙烯聚合物的废碎料及下脚料	氯乙烯聚合物的废碎料及下脚料	
57	3915901000	聚对苯二甲酸乙二酯废碎料及下脚料	PET的废碎料及下脚料，不包括废PET饮料瓶（砖）	
58			废PET饮料瓶（砖）	
59	3915909000	其他塑料的废碎料及下脚料	其他塑料的废碎料及下脚料，不包括废光盘破碎料	
60			废光盘破碎料	
七、废橡胶、皮革				
61	4004000010	废轮胎及其切块	废轮胎及其切块	
62	4004000020	硫化橡胶废碎料及下脚料及其粉粒（硬质橡胶的除外）	废硫化橡胶	不包括符合GB/T19208标准的硫化橡胶粉产品

序号	商品编号	废物名称《海关商品名称》	简称	其他要求或注释
63	4004000090	未硫化橡胶废碎料、下脚料及其粉、粒	未硫化橡胶废碎料及下脚料	
64	4017001010	各种形状的硬质橡胶废碎料	废硬质橡胶	
65	4115200010	皮革废渣、灰渣、淤渣及粉末	皮革废渣、灰渣、淤渣及粉末	
66	4115200090	成品皮革、皮革制品或再生皮革的边角料	皮革边角料	
八、回收（废碎）纸及纸板，包括废特种纸				
67	4707900010	回收（废碎）墙（壁）纸、涂蜡纸、浸蜡纸、复写纸（包括未分选的废碎品）	废墙（壁）纸、涂蜡纸、浸蜡纸、复写纸	包括废无碳复写纸、热敏纸、沥青防潮纸、不干胶纸、浸油纸、使用过的液体包装纸（利乐包）
68	4707900090	其他回收纸或纸板（包括未分选的废碎品）	其他废纸	不包括废墙（壁）纸、涂蜡纸、浸蜡纸、复写纸、无碳复写纸、热敏纸、沥青防潮纸、不干胶纸、浸油纸、使用过的液体包装纸（利乐包）
九、废纺织原料及制品				
69	5103109090	其他动物细毛的落毛	其他动物细毛的落毛	
70	5103209090	其他动物细毛废料（包括废纱线，不包括回收纤维）	其他动物细毛废料	
71	5103300090	其他动物粗毛废料（包括废纱线，不包括回收纤维）	其他动物粗毛废料	
72	5104009090	其他动物细毛或粗毛的回收纤维	其他动物细毛或粗毛的回收纤	
维	7112992000	含其他贵金属或贵金属化合物废碎料（主要用于回收贵金属）	含其他贵金属或贵金属化合物废碎料	
73	5202100000	废棉纱线（包括废棉线）	废棉纱线	
74	5202910000	棉的回收纤维	棉的回收纤维	
75	5202990000	其他废棉	其他废棉	
76	5505100000	合成纤维废料（包括落绵、废纱及回收纤维）	合成纤维废料	
77	5505200000	人造纤维废料（包括落绵、废纱及回收纤维）	人造纤维废料	
78	6309000000	旧衣物	旧衣物	
79	6310100010	新的或未使用过的纺织材料制经分拣的碎织物等（新的或未使用过的，包括废线、绳、索、缆及其制品）	纺织材料制碎织物	
80	6310100090	其他纺织材料制经分拣的碎织物等（包括废线、绳、索、缆及其制品）	其他废织物	
81	6310900010	新的或未使用过的纺织材料制其他碎织物等（新的或未使用过的，包括废线、绳、索、缆及其制品）	其他废织物	
十、废玻璃				
83	7001000010	废碎玻璃	废碎玻璃	包括阴极射线管的废玻璃和具有放射性的废玻璃

序号	商品编号	废物名称《海关商品名称》	简称	其他要求或注释
十一、金属和金属化合物的废物				
84	7112301000	含有银或银化合物的灰（主要用于回收银）	含有银或银化合物的灰	
85	7112309000	含其他贵金属或贵金属化合物的灰（主要用于回收贵金属）	含其他贵金属或贵金属化合物 的灰	
86	7112912000	含有金及金化合物的废碎料（但含有其他贵金属除外，主要用于回收金）	含有金及金化合物的废碎料	
87	7112991000	含有银及银化合物的废碎料（但含有其他贵金属除外，主要用于回收银）	含有银及银化合物的废碎料	
88	7112992000	含其他贵金属或贵金属化合物废碎料（主要用于回收贵金属）	含其他贵金属或贵金属化合物 废碎料	
89	7401000010	沉积铜（泥铜）	沉积铜（泥铜）	
90	7802000000	铅废碎料	铅废碎料	
91	8102970000	钼废碎料	钼废碎料	
92	8105300000	钴锍废碎料	钴锍废碎料	
93	8107300000	镉废碎料	镉废碎料	
94	8110200000	锑废碎料	锑废碎料	
95	8111001010	锰废碎料	锰废碎料	
96	8112130000	铍废碎料	铍废碎料	
97	8112220000	铬废碎料	铬废碎料	
98	8112520000	铊废碎料	铊废碎料	
99	8112923090	未锻轧铟废碎料	铟废碎料	
十二、废电池				
100	8548100000	电池废碎料及废电池 [指原电池(组)和蓄电池的废碎料，废原电池	废石膏	
十三、废弃机电产品和设备及其未经分拣处理的零部件、拆散件、破碎件、砸碎件，国家另有规定的除外（海关通关系统参数库暂不予提示）				
101	8469-8473	废打印机, 复印机, 传真机, 打字机, 计算机器, 计算机等废自动数据处理设备及其他办公室用电器电子产品	废弃计算机类设备和办公用 电器电子产品	
102	8415,8418, 8450, 8508-8510, 8516	废空调, 冰箱及其他制冷设备, 洗衣机, 洗盘机, 微波炉, 电饭锅, 真空吸尘器, 电热水器, 地毯清扫器, 电动刀, 理发, 吹发, 刷牙, 剃须, 按摩器具及其他身体护理器具等废家用电器电子产品和身体护理器具	废弃家用电器电子产品	不包括已清除电器电子元器件及铅、汞、镉、六价铬、多溴联苯（PBB）、多溴二苯醚（PBDE）等有毒有害物质，经分拣处理且未被污染的，仅由金属或合金组成的可列入限制进口的废五金电器类废物的零部件、拆散件、破碎件、砸碎件（例如冰箱外壳、空调散热片及管、游戏机支架等
103	8517, 8518	废电话机, 网络通信设备, 传声器, 扬声器等废通讯设	废弃通讯设备	
104	8519-8531	废录音机, 录像机、放像机及激光视盘机, 摄像机、摄录一体机及数字相机, 收音机, 电视机, 监视器、显示器, 信号装置等废视听产品及广播电视设备和信号装置	废弃视听产品及广播电视设备和信号装置	
105	9504	废游戏机	废弃游戏机	

序号	商品编号	废物名称《海关商品名称）	简称	其他要求或注释
106	8539	废荧光灯管，放电管，包括压钠管和金属卤化管及其他照明或用于发射或者控制灯光的设备	废弃照明设备	
106		其他未列名固体废物	其他未列名固体废物	指未明确列入《进口废物管理目录》的固体废物
107	8532–8534, 8540–8542	废电容器，印刷电路，热电子管、显像管、阴极射线管或光阴极管，二极管、晶体管等废半导体器件，集成电路等废电器电子元器件	废弃电器电子元器件	
108	9018–9022	废医疗器械和射线应用设备	废弃医疗器械和射线应用设备	
109	84、85、90章	其他废弃机电产品和设备（指海关《商品综合分类表》第 84、85 90章下完整的废弃机电产品和设备，及以其他商品名义进口本项下废物的）	其他废弃机电产品和设备	不包括已清除电器电子元器件及铅、汞、镉、六价铬、多溴联苯（PBB）多溴二苯醚（PBDE）等有毒有害物质的，经分拣处理且未被污染的，可列入限制进口的废五金电器类废物的整机及其零部件、拆散件、破碎件、砸碎件
十四、其他				
110	2520	废石膏	废石膏	包括烟气脱硫石膏、磷石膏、硼石膏等
111	2524	废石棉（灰尘和纤维）	废石棉（灰尘和纤维）	
112	6806	废矿物纤维、矿渣棉、岩石棉及类似矿质棉、陶瓷质纤维等	与石棉物理化学性质相类似的废陶瓷质纤维等	
113		从居民家收集的或从生活垃圾中分拣出的已使用过的塑料袋、膜网，以及已使用过的农用塑料膜和已使用过的农用塑料软管	从居民家收集的或从生活垃圾中分拣出的已使用过的塑料袋、膜、网，以及已使用过的农用塑料膜和已使用过的农用塑料软管	
114		废渔网	废渔网	
115		废编织袋和废麻袋	废编织袋和废麻袋	不包括满足 GB 16487.12 标准要求的废塑料编制袋
116		过期和废弃涂料、油漆	废涂料及废油漆	包括固态的
117		竹纤维废料、下脚料	竹纤维废料、下脚料	
118		成品型废硅片（即高纯硅表面已经过扩散、氧化、外延、涂层、光刻、封装等处理的表面不是裸硅的报废片或者碎硅片）	成品型废硅片	
119		绒毛浆废物	绒毛浆废物	
120		含硫淤泥（单质硫 <80%，含水率 ≥ 10%)	含硫淤泥	
121		电子产品拆解产生的回收废荧光粉	废荧光粉	
122		含镍的矿渣、矿灰、残渣	含镍的矿渣、矿灰、残渣	包括含镍废催化剂及其提取钒、钼之后的渣渣铜、镍电解废液处理（如蒸发）后的残渣

序号	商品编号	废物名称《海关商品名称》	简称	其他要求或注释
123		含钒废催化剂	含钒废催化剂	
124		废枕木	废枕木	
125		其他未列名固体废物	其他未列名固体废物	指未明确列入《进口废物 管理目录》的固体废物

备注：海关商品编号栏仅供参考。

（二）原调整为禁止进口的固体废物目录
（2018 年 12 月 31 日起执行）

（生态环境部、商务部、国家发展改革委、海关总署公告 2018 年第 6 号）

序号	商品编号	废物名称（海关商品名称）	简称	其他要求或注释
1	2618001001	主要含锰的冶炼钢铁产生的粒状熔渣，含锰量＞25%（包括熔渣砂）	含锰大于 25% 的冶炼钢铁产生的粒状熔渣	
2	2619000010	轧钢产生的氧化皮	轧钢产生的氧化皮	
3	2619000030	含铁大于 80% 的冶炼钢铁产生的渣钢铁	含铁大于 80% 的冶炼钢铁产生的渣钢铁	
4	3915100000	乙烯聚合物的废碎料及下脚料	乙烯聚合物的废碎料及下脚料，不包括铝塑复合膜	工业来源废塑料（指在塑料生产及塑料制品加工过程中产生的热塑性下脚料、边角料和残次品）
5			铝塑复合膜	
6	3915200000	苯乙烯聚合物的废碎料及下脚料	苯乙烯聚合物的废碎料及下脚料	
7	3915300000	氯乙烯聚合物的废碎料及下脚料	氯乙烯聚合物的废碎料及下脚料	
8	3915901000	聚对苯二甲酸乙二酯废碎料及下脚料	PET 的废碎料及下脚料，不包括废 PET 饮料瓶（砖）	
9			废 PET 饮料瓶（砖）	
10	3915909000	其他塑料的废碎料及下脚料	其他塑料的废碎料及下脚料，不包括废光盘破碎料	
11			废光盘破碎料	
12	7204490010	废汽车压件	废汽车压件	
13	7204490020	以回收钢铁为主的废五金电器	以回收钢铁为主的废五金电器	
14	7404000010	以回收铜为主的废电机等（包括废电机、电线、电缆、五金电器）	以回收铜为主的废电机等	
15	7602000010	以回收铝为主的废电线等（包括废电线、电缆、五金电器）	以回收铝为主的废电线等	
16	8908000000	供拆卸的船舶及其他浮动结构体	废船	

备注：海关商品编号栏仅供参考。

（三）原调整为禁止进口的固体废物目录
（2019 年 12 月 31 日起执行）

（生态环境部、商务部、国家发展改革委、海关总署公告 2018 年第 6 号）

序号	商品编号	废物名称（海关商品名称）	简称	其他要求或注释
1	4401310000	木屑棒	木废料	
2	4401390000	其他锯末、木废料及碎片		
3	4501901000	软木废料	软木废料	
4	7204210000	不锈钢废碎料	不锈钢废碎料	
5	8101970000	钨废碎料	钨废碎料	
6	8104200000	镁废碎料	镁废碎料	
7	8106001092	其他未锻轧铋废碎料	铋废碎料	
8	8108300000	钛废碎料	钛废碎料	
9	8109300000	锆废碎料	锆废碎料	
10	8112921010	未锻轧锗废碎料	锗废碎料	
11	8112922010	未锻轧的钒废碎料	钒废碎料	
12	8112924010	铌废碎料	铌废碎料	
13	8112929011	未锻轧的铪废碎料	铪废碎料	
14	8112929091	未锻轧的镓、铼废碎料	镓、铼废碎料	
15	8113001010	颗粒或粉末状碳化钨废碎料	颗粒或粉末状碳化钨废碎料	
16	8113009010	其他碳化钨废碎料，颗粒或粉末除外	其他碳化钨废碎料，颗粒或粉末除外	

备注：海关商品编号栏仅供参考。

（四）原限制进口类可用作原料的固体废物目录

（环保部、商务部、国家发展改革委、海关总署、国家质检总局公告 2017 年第 39 号）

序号	商品编码	废物名称（海关商品名称）	证书名称	适用环境保护控制标准	其他要求或注释
一、金属熔化、熔炼和精炼产生的含金属废物					
1	2618001001	主要含锰的冶炼钢铁产生的粒状熔渣，含锰量>25%（包括熔渣砂）	含锰大于25%的冶炼钢铁产生的粒状熔渣	GB 16487.2	Mn>25%
2	2619000010	轧钢产生的氧化皮	轧钢产生的氧化皮	GB 16487.2	Fe>68%，CaO 和 SiO2 总量 <3%
3	2619000030	含铁量大于80%的冶炼钢铁产生的渣钢铁	含铁量大于80%的冶炼钢铁产生的渣钢铁	GB 16487.2	指钢铁冶炼渣中经过冷却、破碎、磁选出的含有少量冶金渣的废钢铁，含铁量>80%，S 和 P 总量 <0.7%，用作钢铁冶炼的原料
二、塑料废碎料及下脚料					
4	3915100000	乙烯聚合物的废碎料及下脚料	乙烯聚合物的废碎料及下脚料，不包括铝塑复合膜	GB 16487.12	工业来源废塑料（指在塑料生产及塑料制品加工过程中产生的热塑性下脚料、边角料和残次品）
5			铝塑复合膜	GB 16487.12	
6	3915200000	苯乙烯聚合物的废碎料及下脚料	苯乙烯聚合物的废碎料及下脚料	GB 16487.12	
7	3915300000	氯乙烯聚合物的废碎料及下脚料	氯乙烯聚合物的废碎料及下脚料	GB 16487.12	工业来源废塑料（指在塑料生产及塑料制品加工过程中产生的热塑性下脚料、边角料和残次品）
8	3915901000	聚对苯二甲酸乙二酯废碎料及下脚料	PET 的废碎料及下脚料，不包括废PET饮料瓶（砖）	GB 16487.12	
9			废 PET 饮料瓶（砖）	GB 16487.12	
10	3915909000	其他塑料的废碎料及下脚料	其他塑料的废碎料及下脚料，不包括废光盘破碎料	GB 16487.12	工业来源废塑料（指在塑料生产及塑料制品加工过程中产生的热塑性下脚料、边角料和残次品）
11			废光盘破碎料	GB 16487.12	
三、回收（废碎）纸及纸板					
12	4707100000	回收（废碎）的未漂白牛皮、瓦楞纸或纸板	废纸	GB 16487.4	
13	4707200000	回收（废碎）的漂白化学木浆制的纸和纸板（未经本体染色）	废纸	GB 16487.4	

序号	商品编码	废物名称（海关商品名称）	证书名称	适用环境保护控制标准	其他要求或注释
14	4707300000	回收（废碎）的机械木浆制的纸或纸板（例如 废报纸、杂志及类似印刷品）	废纸	GB 16487.4	
四、金属和合金废碎料（金属态且非松散形式的，非松散形式指不包括属粉状、淤渣状、尘状或含有危险液体的固体状废物）					
15	7204210000	不锈钢废碎料	不锈钢废碎料	GB 16487.6	
16	8101970000	钨废碎料	钨废碎料	GB 16487.7	
17	8104200000	镁废碎料	镁废碎料	GB 16487.7	
18	8106001092	其他未锻轧铋废碎料	铋废碎料	GB 16487.7	
19	8108300000	钛废碎料	钛废碎料	GB 16487.7	
20	8109300000	锆废碎料	锆废碎料	GB 16487.7	
21	8112921010	未锻轧锗废碎料	锗废碎料	GB 16487.7	
22	8112922010	未锻轧的钒废碎料	钒废碎料	GB 16487.7	
23	8112924010	铌废碎料	铌废碎料	GB 16487.7	
24	8112929011	未锻轧的铪废碎料	铪废碎料	GB 16487.7	
25	8112929091	未锻轧的镓、铼废碎料	镓、铼废碎料	GB 16487.7	
26	8113001010	颗粒或粉末状碳化钨废碎料	颗粒或粉末状碳化钨废碎料	GB 16487.7	
27	8113009010	其他碳化钨废碎料，颗粒或粉末除外	其他碳化钨废碎料，颗粒或粉末 除外	GB 16487.7	
五、混合金属废物，包括废汽车压件和废船					
28	7204490010	废汽车压件	废汽车压件	GB 16487.13	
29	7204490020	以回收钢铁为主的废五金电器	以回收钢铁为主的废五金电器	GB 16487.10	
30	7404000010	氯乙烯聚合物的废碎料及下脚料	氯乙烯聚合物的废碎料及下脚料	GB 16487.8 GB 16487.9 GB 16487.10	
31	7602000010	以回收铝为主的废电线等（包括废电线、电缆 五金电器）	以回收铝为主的废电线等	GB 16487.9 GB 16487.10	
32	8908000000	供拆卸的船舶及其他浮动结构体	废船，不包括航空母舰	GB 16487.11	不包括航空母舰

备注：海关商品编号栏仅供参考。

（五）原调整为限制进口的固体废物目录

（生态环境部、商务部、国家发展改革委、海关总署公告 2018 年第 68 号）

序号	商品编码	废物名称（海关商品名称）	证书名称	适用环境保护控制标准	其他要求或注释
1	7204100000	铸铁废碎料	废钢铁	GB 16487.6	
2	7204290000	其他合金钢废碎料	废钢铁	GB 16487.6	
3	7204300000	镀锡钢铁废碎料	废钢铁	GB 16487.6	
4	7204410000	机械加工中产生的钢铁废料（机械加工指车、刨、铣、磨、锯、锉、剪、冲加工）	废钢铁	GB 16487.6	
5	7204490090	未列明钢铁废碎料	废钢铁	GB 16487.6	
6	7204500000	供再熔的碎料钢铁锭	废钢铁	GB 16487.6	
7	7404000090	其他铜废碎料	铜废碎料	GB 16487.7	
8	7602000090	其他铝废碎料	铝废碎料	GB 16487.7	

备注：海关商品编号栏仅供参考。

（六）原非限制进口类可用作原料的固体废物目录

（环保部、商务部、国家发展改革委、海关总署、国家质检总局公告 2017 年第 39 号）

序号	海关商品编号	废物名称（海关商品名称）	证书名称	适用环境保护控制标准	其他要求或注释
一、木及软木废料					
1	4401310000	木悄棒	木废料	GB16487.3	
2	4401390000	其他锯末、木废料及碎片			
3	4501901000	软木废料	软木废料	GB16487.3	
二、金属和金属合金废碎料					
4	7112911010	金的废碎料	金的废碎料	GB16487.7	
5	7112911090	包金的废碎料（但含有其他贵金属除外）	包金的废碎料	GB16487.7	
6	7112921000	销及包销的废碎料（但含有其他贵金属除外、主要用于回收销）	铂及包销的废碎料	GB16487.7	
7	7204100000	铸铁废碎料	废钢铁	GB16487.6	
8	7204290000	其他合金钢废碎料	废钢铁	GB16487.6	
9	7204300000	镀锡钢铁废碎料	废钢铁	GB16487.6	
10	7204410000	机械加工中产生的钢铁废料（机械加工指车、刨、铣、磨、锯、锉、剪、冲加工）	废钢铁	GB16487.6	
11	7204490090	未列明钢铁废碎料	废钢铁	GB16487.6	
12	7204500000	供再熔的碎料钢铁锭	废钢铁	GB16487.6	
13	7404000090	其他铜废碎料	铜废碎料	GB16487.7	
14	7503000000	镍废碎料	镍废碎料	GB16487.7	
15	7602000090	其他铝废碎料	铝废碎料	GB16487.7	
16	7902000000	锌废碎料	锌废碎料	GB16487.7	
17	8002000000	锡废碎料	锡废碎料	GB16487.7	
18	8103300000	钽废碎料	钽废碎料	GB16487.7	

备注：海关商品编号栏仅供参考。附 15-1、16-2、17-1 内容应从本表中删除。

附 20　检验检疫机关代码表

代码	中文全称	中文简称
000000	中华人民共和国海关总署本部	海关总署本部
000009	中华人民共和国海关总署关金伯利办公室	海关总署金伯利办公室
110000	中华人民共和国北京出入境检验检疫机关本部	北京机关本部
110009	中华人民共和国北京出入境检验检疫机关金伯利办公室	北京机关金伯利办公室
110030	中华人民共和国北京出入境检验检疫机关平谷办事处	北京机关平谷办事处
110040	中华人民共和国北京出入境检验检疫机关天竺综合保税区办事处	北京机关天竺综合保税区办事处
110050	中华人民共和国北京出入境检验检疫机关中关村办事处	北京机关中关村办事处
110060	中华人民共和国北京出入境检验检疫机关国际邮件及展品检验检疫办事处	北京机关国际邮件及展品检验检疫办事处
110070	中华人民共和国北京出入境检验检疫机关特种检疫办事处	北京机关特种检疫办事处办事处
110100	中华人民共和国首都机场出入境检验检疫机关本部	首都机场机关本部
110101	中华人民共和国首都机场出入境检验检疫机关快件工作点	首都机场机关快件工作点
110200	中华人民共和国北京丰台出入境检验检疫机关本部	北京丰台机关本部
110300	中华人民共和国北京朝阳出入境检验检疫机关本部	北京朝阳机关本部
110400	中华人民共和国北京经济技术开发区出入境检验检疫机关本部	北京经济技术开发区机关本部
110401	中华人民共和国北京经济技术开发区出入境检验检疫机关 B 保工作点	北京经济技术开发区机关 B 保工作点
110500	中华人民共和国北京顺义出入境检验检疫机关本部	北京顺义机关本部
110600	中华人民共和国北京通州出入境检验检疫机关本部	北京通州机关本部
110700	中华人民共和国北京海淀出入境检验检疫机关本部	北京海淀机关本部
110800	中华人民共和国北京西站出入境检验检疫机关本部	北京西站机关本部
120000	中华人民共和国天津出入境检验检疫机关本部	天津机关本部
120009	中华人民共和国天津出入境检验检疫机关金伯利办公室	天津机关金伯利办公室
120010	中华人民共和国天津出入境检验检疫机关保税区办事处	天津机关保税区办事处
120030	中华人民共和国天津出入境检验检疫机关国际贸易与航运服务中心办事处	天津机关国际贸易与航运服务中心办事处
120200	中华人民共和国天津经济技术开发区出入境检验检疫机关本部	天津经济技术开发区机关本部
120300	中华人民共和国天津东港出入境检验检疫机关本部	天津东港机关本部
120400	中华人民共和国天津静海出入境检验检疫机关本部	天津静海机关本部
120500	中华人民共和国天津宝坻出入境检验检疫机关本部	天津宝坻机关本部
120600	中华人民共和国天津空港出入境检验检疫机关本部	天津空港机关本部
120700	中华人民共和国天津出入境检验检疫机关滨海办事处	天津机关滨海办事处
120800	中华人民共和国天津出入境检验检疫机关临港办事处	天津机关临港办事处
120900	中华人民共和国天津出入境检验检疫机关新港办事处	天津机关新港办事处
121000	中华人民共和国天津出入境检验检疫机关南疆办事处	天津机关南疆办事处
121100	中华人民共和国天津出入境检验检疫机关北疆办事处	天津机关北疆办事处
121200	中华人民共和国天津出入境检验检疫机关北辰办事处	天津机关北辰办事处
121300	中华人民共和国武清出入境检验检疫机关本部	武清机关本部
121500	中华人民共和国天津出入境检验检疫机关东疆筹备处	天津机关东疆筹备处
121600	中华人民共和国天津出入境检验检疫机关北港办事处	天津机关北港办事处
121700	中华人民共和国天津机场出入境检验检疫机关本部	天津机场机关本部
121800	中华人民共和国天津出入境检验检疫机关邮检办事处	天津机关邮检办事处
121900	中华人民共和国大港出入境检验检疫机关本部	大港机关本部
122000	中华人民共和国北塘出入境检验检疫机关本部	北塘机关本部
130000	中华人民共和国河北出入境检验检疫机关本部	河北机关本部
130020	中华人民共和国河北出入境检验检疫机关石家庄机场办事处	河北机关石家庄机场办事处
130030	中华人民共和国邢台出入境检验检疫机关清河办事处	邢台机关清河办事处

代码	中文全称	中文简称
130040	中华人民共和国河北出入境检验检疫机关石家庄内陆港办事处	河北机关石家庄内陆港办事处
130100	中华人民共和国秦皇岛出入境检验检疫机关本部	秦皇岛机关本部
130200	中华人民共和国唐山出入境检验检疫机关本部	唐山机关本部
130210	中华人民共和国唐山出入境检验检疫机关曹妃甸办事处	唐山机关曹妃甸办事处
130220	中华人民共和国唐山出入境检验检疫机关京唐港办事处	唐山机关京唐港办事处
130300	中华人民共和国邯郸出入境检验检疫机关本部	邯郸机关本部
130400	中华人民共和国承德出入境检验检疫机关本部	承德机关本部
130500	中华人民共和国张家口出入境检验检疫机关本部	张家口机关本部
130600	中华人民共和国沧州出入境检验检疫机关本部	沧州机关本部
130700	中华人民共和国廊坊出入境检验检疫机关本部	廊坊机关本部
130710	中华人民共和国河北出入境检验检疫机关燕郊办事处	河北机关燕郊办事处
130800	中华人民共和国邢台出入境检验检疫机关本部	邢台机关本部
130810	中华人民共和国邢台出入境检验检疫机关平乡办事处	邢台机关平乡办事处
130900	中华人民共和国保定出入境检验检疫机关本部	保定机关本部
130910	中华人民共和国保定出入境检验检疫机关安国办事处	保定机关安国办事处
131000	中华人民共和国衡水出入境检验检疫机关本部	衡水机关本部
131010	中华人民共和国衡水出入境检验检疫机关枣强办事处	衡水机关枣强办事处
131100	中华人民共和国黄骅港出入境检验检疫机关本部	黄骅港机关本部
131200	中华人民共和国石家庄出入境检验检疫机关本部	石家庄机关本部
140000	中华人民共和国山西出入境检验检疫机关本部	山西机关本部
140040	中华人民共和国山西出入境检验检疫机关晋城办事处	山西机关晋城办事处
140050	中华人民共和国山西出入境检验检疫机关太原武宿综合保税区办事处	山西机关太原武宿综合保税区办事处
140100	中华人民共和国大同出入境检验检疫机关本部	大同机关本部
140200	中华人民共和国阳泉出入境检验检疫机关本部	阳泉机关本部
140300	中华人民共和国长治出入境检验检疫机关本部	长治机关本部
140400	中华人民共和国侯马出入境检验检疫机关本部	侯马机关本部
140500	中华人民共和国太原机场出入境检验检疫机关本部	太原机场机关本部
140600	中华人民共和国运城出入境检验检疫机关本部	运城机关本部
140700	中华人民共和国朔州出入境检验检疫机关本部	朔州机关本部
150000	中华人民共和国内蒙古出入境检验检疫机关本部	内蒙古机关本部
150030	中华人民共和国内蒙古出入境检验检疫机关呼和浩特机场办事处	内蒙古机关呼和浩特机场办事处
150040	中华人民共和国内蒙古出入境检验检疫机关鄂尔多斯办事处	内蒙古机关鄂尔多斯办事处
150100	中华人民共和国满洲里出入境检验检疫机关本部	满洲里机关本部
150110	中华人民共和国满洲里出入境检验检疫机关铁路口岸办事处	满洲里机关铁路口岸办事处
150120	中华人民共和国满洲里出入境检验检疫机关公路口岸办事处	满洲里机关公路口岸办事处
150130	中华人民共和国满洲里出入境检验检疫机关机场办事处	满洲里机关机场办事处
150200	中华人民共和国二连浩特出入境检验检疫机关本部	二连浩特机关本部
150210	中华人民共和国二连浩特出入境检验检疫机关铁路口岸办事处	二连浩特机关铁路口岸办事处
150220	中华人民共和国二连浩特出入境检验检疫机关公路口岸办事处	二连浩特机关公路口岸办事处
150300	中华人民共和国呼伦贝尔出入境检验检疫机关本部	呼伦贝尔机关本部
150400	中华人民共和国包头出入境检验检疫机关本部	包头机关本部
150500	中华人民共和国赤峰出入境检验检疫机关本部	赤峰机关本部
150600	中华人民共和国通辽出入境检验检疫机关本部	通辽机关本部
150800	中华人民共和国内蒙古出入境检验检疫机关额尔古纳工作点	内蒙古机关额尔古纳工作点
150900	中华人民共和国额济纳出入境检验检疫机关本部	额济纳机关本部
151000	中华人民共和国东乌珠穆沁出入境检验检疫机关本部	东乌珠穆沁机关本部
151100	中华人民共和国乌拉特出入境检验检疫机关本部	乌拉特机关本部
151200	中华人民共和国阿尔山出入境检验检疫机关本部	阿尔山机关本部
151300	中华人民共和国乌兰察布出入境检验检疫机关本部	乌兰察布机关本部
151400	中华人民共和国乌海出入境检验检疫机关本部	乌海机关本部
151500	中华人民共和国阿拉善出入境检验检疫机关本部	阿拉善机关本部
151600	中华人民共和国呼和浩特出入境检验检疫机关本部	呼和浩特机关本部
210000	中华人民共和国辽宁出入境检验检疫机关本部	辽宁机关本部
210001	中华人民共和国辽宁出入境检验检疫机关检验检疫隔离中心工作点	辽宁机关检验检疫隔离中心工作点
210009	中华人民共和国辽宁出入境检验检疫机关金伯利办公室	辽宁机关金伯利办公室
210080	中华人民共和国辽宁出入境检验检疫机关本溪办事处	辽宁机关本溪办事处
210100	中华人民共和国大窑湾出入境检验检疫机关本部	大窑湾机关本部

代码	中文全称	中文简称
210300	中华人民共和国沈阳出入境检验检疫机关本部	沈阳机关本部
210310	中华人民共和国沈阳出入境检验检疫机关沈阳机场办事处	沈阳机关沈阳机场办事处
210320	中华人民共和国沈阳出入境检验检疫机关沈阳经济技术开发区办事处	沈阳机关沈阳经济技术开发区办事处
210330	中华人民共和国沈阳出入境检验检疫机关邮检办事处	沈阳机关邮检事处
210400	中华人民共和国锦州出入境检验检疫机关本部	锦州机关本部
210500	中华人民共和国朝阳出入境检验检疫机关本部	朝阳机关本部
210600	中华人民共和国阜新出入境检验检疫机关本部	阜新机关本部
210700	中华人民共和国丹东出入境检验检疫机关本部	丹东机关本部
210800	中华人民共和国东港出入境检验检疫机关本部	东港机关本部
210900	中华人民共和国营口出入境检验检疫机关本部	营口机关本部
211000	中华人民共和国鲅鱼圈出入境检验检疫机关本部	鲅鱼圈机关本部
211100	中华人民共和国鞍山出入境检验检疫机关本部	鞍山机关本部
211200	中华人民共和国抚顺出入境检验检疫机关本部	抚顺机关本部
211300	中华人民共和国辽阳出入境检验检疫机关本部	辽阳机关本部
211400	中华人民共和国盘锦出入境检验检疫机关本部	盘锦机关本部
211500	中华人民共和国葫芦岛出入境检验检疫机关本部	葫芦岛机关本部
211600	中华人民共和国铁岭出入境检验检疫机关本部	铁岭机关本部
211800	中华人民共和国大连机场出入境检验检疫机关本部	大连机场机关本部
211900	中华人民共和国大连出入境检验检疫机关本部	大连机关本部
211910	中华人民共和国大连出入境检验检疫机关庄河办事处	大连机关庄河办事处
211920	中华人民共和国大连出入境检验检疫机关大连保税区办事处	大连机关大连保税区办事处
211930	中华人民共和国大连出入境检验检疫机关大连湾办事处	大连机关大连湾办事处
211940	中华人民共和国大连出入境检验检疫机关港湾办事处	大连机关港湾办事处
211950	中华人民共和国大连出入境检验检疫机关长海办事处	大连机关长海办事处
211960	中华人民共和国大连出入境检验检疫机关旅顺办事处	大连机关旅顺办事处
211970	中华人民共和国大连出入境检验检疫机关高新园区工作点	大连机关高新园区工作点
212000	中华人民共和国长兴岛出入境检验检疫机关本部	长兴岛机关本部
212100	中华人民共和国沈阳综合保税区出入境检验检疫机关本部	沈阳综合保税区机关本部
220000	中华人民共和国吉林出入境检验检疫机关本部	吉林机关本部
220002	中华人民共和国吉林出入境检验检疫机关长春兴隆综合保税区工作点	吉林机关长春兴隆综合保税区工作点
220020	中华人民共和国吉林出入境检验检疫机关临江办事处	吉林机关临江办事处
220040	中华人民共和国吉林出入境检验检疫机关长春机场办事处	吉林机关长春机场办事处
220050	中华人民共和国吉林出入境检验检疫机关图们办事处	吉林机关图们办事处
220060	中华人民共和国吉林出入境检验检疫机关长春汽车产业开发区办事处	吉林机关长春汽车产业开发区办事处
220070	中华人民共和国吉林出入境检验检疫机关长春经济技术开发区办事处	吉林机关长春经济技术开发区办事处
220080	中华人民共和国吉林出入境检验检疫机关松原办事处	吉林机关松原办事处
220090	中华人民共和国吉林出入境检验检疫机关邮检办事处	吉林机关邮检办事处
220100	中华人民共和国延边出入境检验检疫机关本部	延边机关本部
220101	中华人民共和国延边出入境检验检疫机关古城里口岸工作点	延边机关古城里口岸工作点
220102	中华人民共和国延边出入境检验检疫机关敦化工作点	延边机关敦化工作点
220110	中华人民共和国延边出入境检验检疫机关开山屯办事处	延边机关开山屯办事处
220120	中华人民共和国延边出入境检验检疫机关延吉机场办事处	延边机关延吉机场办事处
220130	中华人民共和国延边出入境检验检疫机关三合办事处	延边机关三合办事处
220140	中华人民共和国延边出入境检验检疫机关南坪办事处	延边机关南坪办事处
220150	中华人民共和国延边出入境检验检疫机关江桥办事处	延边机关江桥办事处
220160	中华人民共和国延边出入境检验检疫机关车站办事处	延边机关车站办事处
220200	中华人民共和国珲春出入境检验检疫机关本部	珲春机关本部
220210	中华人民共和国珲春出入境检验检疫机关沙坨子办事处	珲春机关沙坨子办事处
220220	中华人民共和国珲春出入境检验检疫机关长岭子办事处	珲春机关长岭子办事处
220230	中华人民共和国珲春出入境检验检疫机关圈河办事处	珲春机关圈河办事处
220240	中华人民共和国珲春出入境检验检疫机关车站办事处	珲春机关车站办事处
220300	中华人民共和国白城出入境检验检疫机关本部	白城机关本部
220400	中华人民共和国通化出入境检验检疫机关本部	通化机关本部
220500	中华人民共和国集安出入境检验检疫机关本部	集安机关本部
220510	中华人民共和国集安出入境检验检疫机关老虎哨办事处	集安机关老虎哨办事处
220520	中华人民共和国集安出入境检验检疫机关车站办事处	集安机关车站办事处

代码	中文全称	中文简称
220600	中华人民共和国长白出入境检验检疫机关本部	长白机关本部
220700	中华人民共和国吉林（市）出入境检验检疫机关本部	吉林（市）机关本部
230000	中华人民共和国黑龙江出入境检验检疫机关本部	黑龙江机关本部
230010	中华人民共和国黑龙江出入境检验检疫机关漠河办事处	黑龙江机关漠河办事处
230020	中华人民共和国黑龙江出入境检验检疫机关嘉荫办事处	黑龙江机关嘉荫办事处
230030	中华人民共和国黑龙江出入境检验检疫机关哈尔滨机场办事处	黑龙江机关哈尔滨机场办事处
230080	中华人民共和国黑龙江出入境检验检疫机关绥芬河综合保税区办事处	黑龙江机关绥芬河综合保税区办事处
230100	中华人民共和国齐齐哈尔出入境检验检疫机关本部	齐齐哈尔机关本部
230200	中华人民共和国大庆出入境检验检疫机关本部	大庆机关本部
230300	中华人民共和国牡丹江出入境检验检疫机关本部	牡丹江机关本部
230310	中华人民共和国牡丹江出入境检验检疫机关牡丹江机场办事处	牡丹江机关牡丹江机场办事处
230400	中华人民共和国绥芬河出入境检验检疫机关本部	绥芬河机关本部
230410	中华人民共和国绥芬河出入境检验检疫机关公路口岸办事处	绥芬河机关公路口岸办事处
230420	中华人民共和国绥芬河出入境检验检疫机关铁路口岸办事处	绥芬河机关铁路口岸办事处
230500	中华人民共和国密山出入境检验检疫机关虎林工作点	密山机关虎林工作点
230600	中华人民共和国密山出入境检验检疫机关本部	密山机关本部
230700	中华人民共和国佳木斯出入境检验检疫机关本部	佳木斯机关本部
230800	中华人民共和国饶河出入境检验检疫机关本部	饶河机关本部
230900	中华人民共和国同江出入境检验检疫机关本部	同江机关本部
231000	中华人民共和国抚远出入境检验检疫机关本部	抚远机关本部
231100	中华人民共和国黑河出入境检验检疫机关本部	黑河机关本部
231110	中华人民共和国黑河出入境检验检疫机关大黑河岛办事处	黑河机关大黑河岛办事处
231200	中华人民共和国黑龙江出入境检验检疫机关逊克办事处	黑龙江机关逊克办事处
231300	中华人民共和国鹤岗出入境检验检疫机关本部	鹤岗机关本部
231400	中华人民共和国萝北出入境检验检疫机关本部	萝北机关本部
231500	中华人民共和国东宁出入境检验检疫机关本部	东宁机关本部
231509	中华人民共和国东宁出入境检验检疫机关金伯利办公室	东宁机关金伯利办公室
231600	中华人民共和国黑龙江出入境检验检疫机关富锦办事处	黑龙江机关富锦办事处
231700	中华人民共和国哈尔滨出入境检验检疫机关本部	哈尔滨机关本部
231710	中华人民共和国哈尔滨出入境检验检疫机关内陆港办事处	哈尔滨机关内陆港办事处
231720	中华人民共和国哈尔滨出入境检验检疫机关哈尔滨经济技术开发区办事处	哈尔滨机关哈尔滨经济技术开发区办事处
231730	中华人民共和国哈尔滨出入境检验检疫机关邮机关办事处	哈尔滨机关邮机关办事处
231800	中华人民共和国黑龙江出入境检验检疫机关嘉荫办事处伊春工作点	黑龙江机关嘉荫办事处伊春工作点
310000	中华人民共和国上海出入境检验检疫机关本部	上海机关本部
310001	中华人民共和国上海出入境检验检疫机关世博园区工作点	上海机关世博园区工作点
310009	中华人民共和国上海出入境检验检疫机关金伯利办公室	上海机关金伯利办公室
310010	中华人民共和国上海出入境检验检疫机关金桥办事处	上海机关金桥办事处
310020	中华人民共和国上海出入境检验检疫机关宝山办事处	上海机关宝山办事处
310030	中华人民共和国上海出入境检验检疫机关张华浜办事处	上海机关张华浜办事处
310040	中华人民共和国上海出入境检验检疫机关龙吴办事处	上海机关龙吴办事处
310050	中华人民共和国上海出入境检验检疫机关虹口办事处	上海机关虹口办事处
310051	中华人民共和国上海出入境检验检疫机关虹口办事处工作点	上海机关虹口办事处工作点
310052	中华人民共和国上海出入境检验检疫机关虹口办事处工作点2	上海机关虹口办事处工作点2
310060	中华人民共和国上海出入境检验检疫机关莘庄办事处	上海机关莘庄办事处
310080	中华人民共和国上海出入境检验检疫机关化学工业区办事处	上海机关化学工业区办事处
310100	中华人民共和国上海浦江出入境检验检疫机关本部	上海浦江机关本部
310101	中华人民共和国上海浦江出入境检验检疫机关松江出口加工区B区工作点	上海浦江机关松江出口加工区B区工作点
310110	中华人民共和国上海浦江出入境检验检疫机关青浦办事处	上海浦江机关青浦办事处
310200	中华人民共和国上海浦东出入境检验检疫机关本部	上海浦东机关本部
310209	中华人民共和国上海浦东出入境检验检疫机关金伯利办公室	上海浦东机关金伯利办公室
310300	中华人民共和国上海国际机场出入境检验检疫机关本部	上海国际机场机关本部
310301	中华人民共和国上海国际机场出入境检验检疫机关综合保税区工作点	上海国际机场机关综合保税区工作点
310302	中华人民共和国上海国际机场出入境检验检疫机关快件中心工作点	上海国际机场机关快件中心工作点
310310	中华人民其和国上海国际机场出入境检验检疫机关虹桥机场办事处	上海国际机场机关虹桥机场办事处
310320	中华人民共和国上海国际机场出入境检验检疫机关浦东机场办事处	上海国际机场机关浦东机场办事处

代码	中文全称	中文简称
310400	中华人民共和国上海吴淞入境检验检疫机关本部	上海吴淞机关本部
310500	中华人民共和国上海崇明入境检验检疫机关本部	上海崇明机关本部
310600	中华人民共和国上海奉贤出入境检验检疫机关本部	上海奉贤机关本部
310700	中华人民共和国上海外高桥出入境检验检疫机关本部	上海外高桥机关本部
310701	中华人民共和国上海外高桥出入境检验检疫机关三港三区工作点	上海外高桥机关三港三区工作点
310710	中华人民共和国上海外高桥出入境检验检疫机关外高桥物流园区办事处	上海外高桥机关物流园区办事处
310720	中华人民共和国上海外高桥出入境检验检疫机关保税区办事处	上海外高桥机关保税区办事处
310800	中华人民共和国上海南汇出入境检验检疫机关本部	上海南汇机关本部
310900	中华人民共和国闵行出入境检验检疫机关本部	闵行机关本部
310903	中华人民共和国闵行出入境检验检疫机关漕河泾工作点	闵行机关漕河泾工作点
310910	中华人民共和国闵行出入境检验检疫机关松江办事处	闵行机关松江办事处
310920	中华人民共和国闵行出入境检验检疫机关闵行出口加工区办事处	闵行机关闵行出口加工区办事处
311000	中华人民共和国上海洋山入境检验检疫机关本部	上海洋山机关本部
311010	中华人民共和国上海洋山出入境检验检疫机关小洋山办事处	上海洋山机关小洋山办事处
311030	中华人民共和国上海洋山出入境检验检疫机关临港办事处	上海洋山机关临港办事处
311100	中华人民共和国上海金山出入境检验检疫机关本部	上海金山机关本部
311200	中华人民共和国上海铁路出入境检验检疫机关本部	上海铁路机关本部
311300	中华人民共和国松江出入境检验检疫机关本部	松江机关本部
311500	中华人民共和国上海出入境检验检疫机关青浦办事处	上海机关青浦办事处
311600	中华人民共和国上海出入境检验检疫机关钻石交易所办事处	上海机关钻石交易所办事处
311800	中华人民共和国上海出入境检验检疫机关虹桥办事处	上海机关虹桥办事处
311900	中华人民共和国上海出入境检验检疫机关邮检办事处	上海机关邮检办事处
312000	中华人民共和国上海出入境检验检疫机关嘉定办事处	上海机关嘉定办事处
312100	中华人民共和国上海出入境检验检疫机关张江办事处	上海机关张江办事处
320000	中华人民共和国江苏出入境检验检疫机关本部	江苏机关本部
320009	中华人民共和国江苏出入境检验检疫机关金伯利办公室	江苏机关金伯利办公室
320100	中华人民共和国南京出入境检验检疫机关本部	南京机关本部
320109	中华人民共和国南京出入境检验检疫机关金伯利办公室	南京机关金伯利办公室
320120	中华人民共和国南京出入境检验检疫机关南京港办事处	南京机关南京港办事处
320130	中华人民共和国南京出入境检验检疫机关江宁经济技术开发区办事处	南京机关江宁经济技术开发区办事处
320140	中华人民共和国南京出入境检验检疫机关邮机关办事处	南京机关邮机关办事处
320150	中华人民共和国南京出入境检验检疫机关龙潭港办事处	南京机关龙潭港办事处
320160	中华人民共和国南京出入境检验检疫机关江北办事处	南京机关江北办事处
320170	中华人民共和国南京出入境检验检疫机关南京经济技术开发区办事处	南京机关南京经济技术开发区办事处
320200	中华人民共和国苏州出入境检验检疫机关本部	苏州机关本部
320210	中华人民共和国苏州出入境检验检疫机关苏州新区办事处	苏州机关苏州新区办事处
320220	中华人民共和国苏州出入境检验检疫机关苏州工业园区办事处	苏州机关苏州工业园区办事处
320230	中华人民共和国苏州出入境检验检疫机关吴中办事处	苏州机关吴中办事处
320240	中华人民共和国苏州出入境检验检疫机关相城办事处	苏州机关相城办事处
320250	中华人民共和国苏州出入境检验检疫机关苏州工业园区出口加工区办事处	苏州机关苏州工业园区出口加工区办事处
320260	中华人民共和国苏州出入境检验检疫机关苏州新区出口加工区办事处	苏州机关苏州新区出口加工区办事处
320280	中华人民共和国苏州出入境检验检疫机关吴江办事处	苏州机关吴江办事处
320290	中华人民共和国苏州出入境检验检疫机关国际邮件办事处	苏州机关国际邮件办事处
320310	中华人民共和国苏州出入境检验检疫机关吴江汾湖经济开发区办事处	苏州机关吴江汾湖经济开发区办事处
320400	中华人民共和国昆山出入境检验检疫机关本部	昆山机关本部
320410	中华人民共和国昆山出入境检验检疫机关昆山综合保税区办事处	昆山机关昆山综合保税区办事处
320420	中华人民共和国昆山出入境检验检疫机关昆山高新技术产业开发区办事处	昆山机关昆山高新技术产业开发区办事处
320500	中华人民共和国张家港出入境检验检疫机关本部	张家港机关本部
320510	中华人民共和国张家港出入境检验检疫机关保税区办事处	张家港机关保税区办事处
320520	中华人民共和国张家港出入境检验检疫机关冶金工业园办事处	张家港机关冶金工业园办事处
320530	中华人民共和国张家港出入境检验检疫机关港口办事处	张家港机关港口办事处
320600	中华人民共和国常熟出入境检验检疫机关本部	常熟机关本部
320610	中华人民共和国常熟出入境检验检疫机关常熟经济技术开发区办事处	常熟机关常熟经济技术开发区办事处
320700	中华人民共和国太仓出入境检验检疫机关本部	太仓机关本部

代码	中文全称	中文简称
320710	中华人民共和国太仓出入境检验检疫机关太仓港办事处	太仓机关太仓港办事处
320800	中华人民共和国无锡出入境检验检疫机关本部	无锡机关本部
320810	中华人民共和国无锡出入境检验检疫机关高新区办事处	无锡机关高新区办事处
320820	中华人民共和国无锡出入境检验检疫机关无锡综合保税区办事处	无锡机关无锡综合保税区办事处
320830	中华人民共和国无锡出入境检验检疫机关无锡机场办事处	无锡机关无锡机场办事处
320840	中华人民共和国无锡出入境检验检疫机关惠山办事处	无锡机关惠山办事处
320850	中华人民共和国无锡出入境检验检疫机关宜兴办事处	无锡机关宜兴办事处
320860	中华人民共和国无锡出入境检验检疫机关宜兴经济开发区办事处	无锡机关宜兴经济开发区办事处
320870	中华人民共和国无锡出入境检验检疫机关滨湖办事处	无锡机关滨湖办事处
320900	中华人民共和国江阴出入境检验检疫机关本部	江阴机关本部
320910	中华人民共和国江阴出入境检验检疫机关江阴港办事处	江阴机关江阴港办事处
321100	中华人民共和国南通出入境检验检疫机关本部	南通机关本部
321120	中华人民共和国南通出入境检验检疫机关南通港办事处	南通机关南通港办事处
321130	中华人民共和国南通出入境检验检疫机关南通经济技术开发区办事处	南通机关南通经济技术开发区办事处
321200	中华人民共和国连云港出入境检验检疫机关本部	连云港机关本部
321210	中华人民共和国连云港出入境检验检疫机关海港办事处	连云港机关海港办事处
321220	中华人民共和国连云港出入境检验检疫机关连云港经济技术开发区办事处	连云港机关连云港经济技术开发区办事处
321300	中华人民共和国镇江出入境检验检疫机关本部	镇江机关本部
321310	中华人民共和国镇江出入境检验检疫机关镇江港办事处	镇江机关镇江港办事处
321320	中华人民共和国镇江出入境检验检疫机关丹阳办事处	镇江机关丹阳办事处
321330	中华人民共和国镇江出入境检验检疫机关镇江新区办事处	镇江机关镇江新区办事处
321350	中华人民共和国镇江出入境检验检疫机关句容办事处	镇江机关句容办事处
321400	中华人民共和国徐州出入境检验检疫机关本部	徐州机关本部
321410	中华人民共和国徐州出入境检验检疫机关徐州经济技术开发区办事处	徐州机关徐州经济技术开发区办事处
321420	中华人民共和国徐州出入境检验检疫机关徐州观音机场办事处	徐州机关徐州观音机场办事处
321500	中华人民共和国淮安出入境检验检疫机关本部	淮安机关本部
321510	中华人民共和国淮安出入境检验检疫机关淮安出口加工区办事处	淮安机关淮安出口加工区办事处
321600	中华人民共和国常州出入境检验检疫机关本部	常州机关本部
321610	中华人民共和国常州出入境检验检疫机关常州港办事处	常州机关常州港办事处
321620	中华人民共和国常州出入境检验检疫机关溧阳办事处	常州机关溧阳办事处
321630	中华人民共和国常州出入境检验检疫机关武进办事处	常州机关武进办事处
321640	中华人民共和国常州出入境检验检疫机关常州综合保税区办事处	常州机关常州综合保税区办事处
321700	中华人民共和国盐城出入境检验检疫机关本部	盐城机关本部
321710	中华人民共和国盐城出入境检验检疫机关大丰港办事处	盐城机关大丰港办事处
321720	中华人民共和国盐城出入境检验检疫机关盐城机场办事处	盐城机关盐城机场办事处
321800	中华人民共和国扬州出入境检验检疫机关本部	扬州机关本部
321810	中华人民共和国扬州出入境检验检疫机关扬州经济技术开发区办事处	扬州机关扬州经济技术开发区办事处
321900	中华人民共和国泰州出入境检验检疫机关本部	泰州机关本部
321910	中华人民共和国泰州出入境检验检疫机关泰兴办事处	泰州机关泰兴办事处
321930	中华人民共和国泰州出入境检验检疫机关泰州港办事处	泰州机关泰州港办事处
322000	中华人民共和国南京机场出入境检验检疫机关本部	南京机场机关本部
322100	中华人民共和国宿迁出入境检验检疫机关本部	宿迁机关本部
322200	中华人民共和国靖江出入境检验检疫机关本部	靖江机关本部
322300	中华人民共和国如皋出入境检验检疫机关本部	如皋机关本部
322400	中华人民共和国启东出入境检验检疫机关本部	启东机关本部
322500	中华人民共和国如东出入境检验检疫机关本部	如东机关本部
330000	中华人民共和国浙江出入境检验检疫机关本部	浙江机关本部
330009	中华人民共和国浙江出入境检验检疫机关金伯利办公室	浙江机关金伯利办公室
330010	中华人民共和国浙江出入境检验检疫机关杭州机场办事处	浙江机关杭州机场办事处
330030	中华人民共和国浙江出入境检验检疫机关杭州邮检办事处	浙江机关杭州邮检办事处
330100	中华人民共和国温州出入境检验检疫机关本部	温州机关本部
330110	中华人民共和国温州出入境检验检疫机关温州机场办事处	温州机关温州机场办事处
330120	中华人民共和国温州出入境检验检疫机关七里港办事处	温州机关七里港办事处
330130	中华人民共和国温州出入境检验检疫机关鳌江办事处	温州机关鳌江办事处
330150	中华人民共和国温州出入境检验检疫机关瑞安办事处	温州机关瑞安办事处

代码	中文全称	中文简称
330200	中华人民共和国金华出入境检验检疫机关本部	金华机关本部
330201	中华人民共和国金华出入境检验检疫机关金东工作点	金华机关金东工作点
330202	中华人民共和国金华出入境检验检疫机关浦江工作点	金华机关浦江工作点
330203	中华人民共和国金华出入境检验检疫机关武义工作点	金华机关武义工作点
330210	中华人民共和国金华出入境检验检疫机关兰溪办事处	金华机关兰溪办事处
330220	中华人民共和国金华出入境检验检疫机关永康办事处	金华机关永康办事处
330230	中华人民共和国金华出入境检验检疫机关东阳办事处	金华机关东阳办事处
330300	中华人民共和国舟山出入境检验检疫机关本部	舟山机关本部
330301	中华人民共和国舟山出入境检验检疫机关岱山工作点	舟山机关岱山工作点
330310	中华人民共和国舟山出入境检验检疫机关六横办事处	舟山机关六横办事处
330320	中华人民共和国舟山出入境检验检疫机关金塘办事处	舟山机关金塘办事处
330400	中华人民共和国嵊泗出入境检验检疫机关本部	嵊泗机关本部
330500	中华人民共和国台州出入境检验检疫机关本部	台州机关本部
330510	中华人民共和国台州出入境检验检疫机关临海办事处	台州机关临海办事处
330520	中华人民共和国台州出入境检验检疫机关温岭办事处	台州机关温岭办事处
330530	中华人民共和国台州出入境检验检疫机关玉环办事处	台州机关玉环办事处
330540	中华人民共和国台州出入境检验检疫机关仙居办事处	台州机关仙居办事处
330600	中华人民共和国绍兴出入境检验检疫机关本部	绍兴机关本部
330601	中华人民共和国绍兴出入境检验检疫机关轻纺城工作点	绍兴机关轻纺城工作点
330610	中华人民共和国绍兴出入境检验检疫机关上虞办事处	绍兴机关上虞办事处
330620	中华人民共和国绍兴出入境检验检疫机关诸暨办事处	绍兴机关诸暨办事处
330630	中华人民共和国绍兴出入境检验检疫机关嵊新办事处	绍兴机关嵊新办事处
330700	中华人民共和国嘉兴出入境检验检疫机关本部	嘉兴机关本部
330701	中华人民共和国嘉兴出入境检验检疫机关陆路口岸工作点	嘉兴机关陆路口岸工作点
330710	中华人民共和国嘉兴出入境检验检疫机关乍浦办事处	嘉兴机关乍浦办事处
330720	中华人民共和国嘉兴出入境检验检疫机关嘉善办事处	嘉兴机关嘉善办事处
330730	中华人民共和国嘉兴出入境检验检疫机关海宁办事处	嘉兴机关海宁办事处
330740	中华人民共和国嘉兴出入境检验检疫机关桐乡办事处	嘉兴机关桐乡办事处
330800	中华人民共和国湖州出入境检验检疫机关本部	湖州机关本部
330801	中华人民共和国湖州出入境检验检疫机关南浔工作点	湖州机关南浔工作点
330810	中华人民共和国湖州出入境检验检疫机关德清办事处	湖州机关德清办事处
330820	中华人民共和国湖州出入境检验检疫机关长兴办事处	湖州机关长兴办事处
330830	中华人民共和国湖州出入境检验检疫机关安吉办事处	湖州机关安吉办事处
330900	中华人民共和国衢州出入境检验检疫机关本部	衢州机关本部
330901	中华人民共和国衢州出入境检验检疫机关国际物流中心工作点	衢州机关国际物流中心工作点
330902	中华人民共和国衢州出入境检验检疫龙游工作点	衢州机关龙游工作点
330910	中华人民共和国衢州出入境检验检疫机关江山办事处	衢州机关江山办事处
331000	中华人民共和国丽水出入境检验检疫机关本部	丽水机关本部
331001	中华人民共和国丽水出入境检验检疫机关青田工作点	丽水机关青田工作点
331010	中华人民共和国丽水出入境检验检疫机关龙泉办事处	丽水机关龙泉办事处
331020	中华人民共和国丽水出入境检验检疫机关缙云办事处	丽水机关缙云办事处
331100	中华人民共和国萧山出入境检验检疫机关本部	萧山机关本部
331200	中华人民共和国义乌出入境检验检疫机关本部	义乌机关本部
333300	中华人民共和国杭州出入境检验检疫机关本部	杭州机关本部
333320	中华人民共和国杭州出入境检验检疫机关经济技术开发区办事处	杭州机关经济技术开发区办事处
333340	中华人民共和国杭州出入境检验检疫机关建德办事处	杭州机关建德办事处
340000	中华人民共和国安徽出入境检验检疫机关本部	安徽机关本部
340010	中华人民共和国安徽出入境检验检疫机关合肥机场办事处	安徽机关合肥机场办事处
340060	中华人民共和国安徽出入境检验检疫机关亳州办事处	安徽机关亳州办事处
340100	中华人民共和国芜湖出入境检验检疫机关本部	芜湖机关本部
340200	中华人民共和国安庆出入境检验检疫机关本部	安庆机关本部
340300	中华人民共和国铜陵出入境检验检疫机关本部	铜陵机关本部
340400	中华人民共和国马鞍山出入境检验检疫机关本部	马鞍山机关本部
340500	中华人民共和国蚌埠出入境检验检疫机关本部	蚌埠机关本部
340600	中华人民共和国阜阳出入境检验检疫机关本部	阜阳机关本部
340700	中华人民共和国黄山出入境检验检疫机关本部	黄山机关本部
340800	中华人民共和国池州出入境检验检疫机关本部	池州机关本部

代码	中文全称	中文简称
340900	中华人民共和国滁州出入境检验检疫机关本部	滁州机关本部
341000	中华人民共和国宣城出入境检验检疫机关本部	宣城机关本部
341100	中华人民共和国合肥出入境检验检疫机关本部	合肥机关本部
341200	中华人民共和国淮北出入境检验检疫机关本部	淮北机关本部
341300	中华人民共和国宿州出入境检验检疫机关本部	宿州机关本部
341400	中华人民共和国六安出入境检验检疫机关本部	六安机关本部
350000	中华人民共和国福建出入境检验检疫机关本部	福建机关本部
350030	中华人民共和国福建出入境检验检疫机关武夷山办事处	福建机关武夷山办事处
350031	中华人民共和国福建出入境检验检疫机关武夷山办事处武夷山陆地港工作点	福建机关武夷山办事处武夷山陆地港工作点
350050	中华人民共和国福建出入境检验检疫机关邮件办事处	福建机关邮件办事处
350070	中华人民共和国福建出入境检验检疫机关福州保税港区办事处	福建机关福州保税港区办事处
350100	中华人民共和国泉州出入境检验检疫机关本部	泉州机关本部
350102	中华人民共和国泉州出入境检验检疫机关后渚工作点	泉州机关后渚工作点
350103	中华人民共和国泉州出入境检验检疫机关石井工作点	泉州机关石井工作点
350105	中华人民共和国泉州出入境检验检疫机关晋江陆地港工作点	泉州机关晋江陆地港工作点
350110	中华人民共和国泉州出入境检验检疫机关肖厝港办事处	泉州机关肖厝港办事处
350120	中华人民共和国泉州出入境检验检疫机关德化办事处	泉州机关德化办事处
350130	中华人民共和国泉州出入境检验检疫机关永春办事处	泉州机关永春办事处
350140	中华人民共和国泉州出入境检验检疫机关安溪办事处	泉州机关安溪办事处
350150	中华人民共和国泉州出入境检验检疫机关泉州出口加工区办事处	泉州机关泉州出口加工区办事处
350160	中华人民共和国泉州出入境检验检疫机关晋江办事处	泉州机关晋江办事处
350170	中华人民共和国泉州出入境检验检疫机关石狮办事处	泉州机关石狮办事处
350180	中华人民共和国泉州出入境检验检疫机关泉州晋江机场办事处	泉州机关泉州晋江机场办事处
350200	中华人民共和国莆田出入境检验检疫机关本部	莆田机关本部
350210	中华人民共和国莆田出入境检验检疫机关莆田港办事处	莆田机关莆田港办事处
350220	中华人民共和国莆田出入境检验检疫机关仙游办事处	莆田机关仙游办事处
350300	中华人民共和国三明出入境检验检疫机关本部	三明机关本部
350301	中华人民共和国三明出入境检验检疫机关三明陆地港工作点	三明机关三明陆地港工作点
350400	中华人民共和国福州出入境检验检疫机关本部	福州机关本部
350402	中华人民共和国福州出入境检验检疫机关黄岐工作点	福州机关黄岐工作点
350403	中华人民共和国福州出入境检验检疫机关福州出口加工区工作点	福州机关福州出口加工区工作点
350410	中华人民共和国福州出入境检验检疫机关马尾办事处	福州机关马尾办事处
350411	中华人民共和国福州出入境检验检疫机关马尾办事处现场综合查验工作点	福州机关马尾办事处现场综合查验工作点
350420	中华人民共和国福州出入境检验检疫机关长乐办事处	福州机关长乐办事处
350430	中华人民共和国福州出入境检验检疫机关福州保税区办事处	福州机关福州保税区办事处
350500	中华人民共和国宁德出入境检验检疫机关本部	宁德机关本部
350520	中华人民共和国宁德出入境检验检疫机关福安办事处	宁德机关福安办事处
350600	中华人民共和国福清出入境检验检疫机关本部	福清机关本部
350700	中华人民共和国南平出入境检验检疫机关本部	南平机关本部
350701	中华人民共和国南平出入境检验检疫机关邵武国检工作点	南平机关邵武国检工作点
350900	中华人民共和国龙岩出入境检验检疫机关本部	龙岩机关本部
350901	中华人民共和国龙岩出入境检验检疫机关长汀工作点	龙岩机关长汀工作点
350902	中华人民共和国龙岩出入境检验检疫机关龙岩陆地港工作点	龙岩机关龙岩陆地港工作点
351100	中华人民共和国东山出入境检验检疫机关本部	东山机关本部
351101	中华人民共和国东山出入境检验检疫机关诏安工作点	东山机关诏安工作点
351102	中华人民共和国东山出入境检验检疫机关云霄工作点	东山机关云霄工作点
351200	中华人民共和国福州机场出入境检验检疫机关本部	福州机场机关本部
351201	中华人民共和国福州机场出入境检验检疫机关现场综合查验工作点	福州机场机关现场综合查验工作点
351300	中华人民共和国平潭出入境检验检疫机关本部	平潭机关本部
360000	中华人民共和国江西出入境检验检疫机关本部	江西机关本部
360010	中华人民共和国江西出入境检验检疫机关南昌机场办事处	江西机关南昌机场办事处
360020	中华人民共和国江西出入境检验检疫机关新余办事处	江西机关新余办事处
360040	中华人民共和国江西出入境检验检疫机关南昌办事处	江西机关南昌办事处
360050	中华人民共和国江西出入境检验检疫机关萍乡办事处	江西机关萍乡办事处
360060	中华人民共和国江西出入境检验检疫机关抚州办事处	江西机关抚州办事处

代码	中文全称	中文简称
360070	中华人民共和国江西出入境检验检疫机关鹰潭办事处	江西机关鹰潭办事处
360100	中华人民共和国九江出入境检验检疫机关本部	九江机关本部
360200	中华人民共和国景德镇出入境检验检疫机关本部	景德镇机关本部
360300	中华人民共和国赣州出入境检验检疫机关本部	赣州机关本部
360310	中华人民共和国赣州出入境检验检疫机关龙南办事处	赣州机关龙南办事处
360400	中华人民共和国上饶出入境检验检疫机关本部	上饶机关本部
360500	中华人民共和国宜春出入境检验检疫机关本部	宜春机关本部
360600	中华人民共和国吉安出入境检验检疫机关本部	吉安机关本部
370000	中华人民共和国山东出入境检验检疫机关本部	山东机关本部
370009	中华人民共和国山东出入境检验检疫机关金伯利办公室	山东机关金伯利办公室
370020	中华人民共和国山东出入境检验检疫机关岚山办事处	山东机关岚山办事处
370100	中华人民共和国青岛出入境检验检疫机关本部	青岛机关本部
370120	中华人民共和国青岛出入境检验检疫机关海港办事处	青岛机关海港办事处
370130	中华人民共和国青岛出入境检验检疫机关青岛出口加工区办事处	青岛机关出口加工区办事处
370140	中华人民共和国青岛出入境检验检疫机关即墨办事处	青岛机关即墨办事处
370150	中华人民共和国青岛出入境检验检疫机关胶州办事处	青岛机关胶州办事处
370160	中华人民共和国青岛出入境检验检疫机关邮检办事处	青岛机关邮检办事处
370200	中华人民共和国黄岛出入境检验检疫机关本部	黄岛机关本部
370210	中华人民共和国黄岛出入境检验检疫机关青岛保税区办事处	黄岛机关青岛保税区办事处
370300	中华人民共和国烟台出入境检验检疫机关本部	烟台机关本部
370310	中华人民共和国烟台出入境检验检疫机关烟台机场办事处	烟台机关烟台机场办事处
370320	中华人民共和国烟台出入境检验检疫机关开发区办事处	烟台机关开发区办事处
370330	中华人民共和国烟台出入境检验检疫机关招远办事处	烟台机关招远办事处
370360	中华人民共和国烟台出入境检验检疫机关保税港区办事处	烟台机关保税港区办事处
370370	中华人民共和国烟台出入境检验检疫机关出口加工区B区办事处	烟台机关出口加工区B区办事处
370380	中华人民共和国烟台出入境检验检疫机关莱阳办事处	烟台机关莱阳办事处
370390	中华人民共和国烟台出入境检验检疫机关邮检办事处	烟台机关邮检办事处
370400	中华人民共和国荣成出入境检验检疫机关本部	荣成机关本部
370410	中华人民共和国荣成出入境检验检疫机关龙眼港办事处	荣成机关龙眼港办事处
370420	中华人民共和国荣成出入境检验检疫机关石岛港办事处	荣成机关石岛港办事处
370500	中华人民共和国龙口出入境检验检疫机关本部	龙口机关本部
370600	中华人民共和国莱州出入境检验检疫机关本部	莱州机关本部
370700	中华人民共和国济南出入境检验检疫机关本部	济南机关本部
370710	中华人民共和国济南出入境检验检疫机关济南机场办事处	济南机关济南机场办事处
370720	中华人民共和国济南出入境检验检疫机关邮检办事处	济南机关邮检办事处
370800	中华人民共和国济宁出入境检验检疫机关本部	济宁机关本部
370900	中华人民共和国潍坊出入境检验检疫机关本部	潍坊机关本部
370901	中华人民共和国潍坊出入境检验检疫机关潍坊港工作点	潍坊机关潍坊港工作点
370910	中华人民共和国潍坊出入境检验检疫机关青州办事处	潍坊机关青州办事处
370920	中华人民共和国潍坊出入境检验检疫机关寿光办事处	潍坊机关寿光办事处
371000	中华人民共和国日照出入境检验检疫机关本部	日照机关本部
371200	中华人民共和国威海出入境检验检疫机关本部	威海机关本部
371210	中华人民共和国威海出入境检验检疫机关文登办事处	威海机关文登办事处
371220	中华人民共和国威海出入境检验检疫机关威海机场办事处	威海机关威海机场办事处
371230	中华人民共和国威海出入境检验检疫机关出口加工区办事处	威海机关出口加工区办事处
371240	中华人民共和国威海出入境检验检疫机关邮检办事处	威海机关邮检办事处
371300	中华人民共和国淄博出入境检验检疫机关本部	淄博机关本部
371400	中华人民共和国菏泽出入境检验检疫机关本部	菏泽机关本部
371500	中华人民共和国聊城出入境检验检疫机关本部	聊城机关本部
371600	中华人民共和国滨州出入境检验检疫机关本部	滨州机关本部
371700	中华人民共和国枣庄出入境检验检疫机关本部	枣庄机关本部
371800	中华人民共和国临沂出入境检验检疫机关本部	临沂机关本部
371810	中华人民共和国临沂出入境检验检疫机关临沂商城办事处	临沂机关临沂商城办事处
371900	中华人民共和国东营出入境检验检疫机关本部	东营机关本部
372000	中华人民共和国泰安出入境检验检疫机关本部	泰安机关本部
372100	中华人民共和国莱芜出入境检验检疫机关本部	莱芜机关本部
372200	中华人民共和国德州出入境检验检疫机关本部	德州机关本部

进出境货物涉检工作手册

代码	中文全称	中文简称
372300	中华人民共和国青岛机场出入境检验检疫机关本部	青岛机场机关本部
372309	中华人民共和国青岛机场出入境检验检疫机关金伯利办公室	青岛机场机关金伯利办公室
372400	中华人民共和国蓬莱出入境检验检疫机关本部	蓬莱机关本部
372410	中华人民共和国蓬莱出入境检验检疫机关长岛办事处	蓬莱机关长岛办事处
372500	中华人民共和国海阳出入境检验检疫机关本部	海阳机关本部
372600	中华人民共和国董家口港出入境检验检疫机关本部	董家口港机关本部
380000	中华人民共和国宁波出入境检验检疫机关本部	宁波机关本部
380009	中华人民共和国宁波出入境检验检疫机关金伯利办公室	宁波机关金伯利办公室
380010	中华人民共和国宁波出入境检验检疫机关宁波机场办事处	宁波机关宁波机场办事处
380020	中华人民共和国宁波出入境检验检疫机关保税区办事处	宁波机关保税区办事处
380040	中华人民共和国宁波出入境检验检疫机关宁波出口加工区办事处	宁波机关宁波出口加工区办事处
380050	中华人民共和国宁波出入境检验检疫机关国际航运服务中心办事处	宁波机关国际航运服务中心办事处
380060	中华人民共和国宁波出入境检验检疫机关甬城办事处	宁波机关甬城办事处
380070	中华人民共和国宁波出入境检验检疫机关临港办事处	宁波机关临港办事处
380080	中华人民共和国宁波出入境检验检疫机关邮检办事处	宁波机关邮检办事处
380090	中华人民共和国宁波出入境检验检疫机关海港办事处	宁波机关海港办事处
380100	中华人民共和国北仑出入境检验检疫机关本部	北仑机关本部
380110	中华人民共和国宁波出入境检验检疫机关海港口岸通关中心办事处	宁波机关海港口岸通关中心办事处
380120	中华人民共和国宁波出入境检验检疫机关穿山办事处	宁波机关穿山办事处
380200	中华人民共和国慈溪出入境检验检疫机关本部	慈溪机关本部
380210	中华人民共和国宁波出入境检验检疫机关杭州湾新区办事处	宁波机关杭州湾新区办事处
380300	中华人民共和国宁海出入境检验检疫机关本部	宁海机关本部
380400	中华人民共和国奉化出入境检验检疫机关本部	奉化机关本部
380500	中华人民共和国鄞州出入境检验检疫机关本部	鄞州机关本部
380600	中华人民共和国余姚出入境检验检疫机关本部	余姚机关本部
380700	中华人民共和国象山出入境检验检疫机关本部	象山机关本部
380800	中华人民共和国大榭出入境检验检疫机关本部	大榭机关本部
380900	中华人民共和国梅山出入境检验检疫机关本部	梅山机关本部
381000	中华人民共和国镇海出入境检验检疫机关本部	镇海机关本部
390000	中华人民共和国厦门出入境检验检疫机关本部	厦门机关本部
390009	中华人民共和国厦门出入境检验检疫机关金伯利办公室	厦门机关金伯利办公室
390020	中华人民共和国厦门出入境检验检疫机关象屿保税区办事处	厦门机关象屿保税区办事处
390030	中华人民共和国厦门出入境检验检疫机关和平码头办事处	厦门机关和平码头办事处
390040	中华人民共和国厦门出入境检验检疫机关翔安办事处	厦门机关翔安办事处
390070	中华人民共和国厦门出入境检验检疫机关厦门港湾办事处	厦门机关厦门港湾办事处
390080	中华人民共和国厦门出入境检验检疫机关邮件快件办事处	厦门机关邮件快件办事处
390090	中华人民共和国厦门出入境检验检疫机关古雷办事处	厦门机关古雷办事处
390100	中华人民共和国海沧出入境检验检疫机关本部	海沧机关本部
390200	中华人民共和国杏林出入境检验检疫机关本部	杏林机关本部
390300	中华人民共和国漳州出入境检验检疫机关本部	漳州机关本部
390310	中华人民共和国漳州出入境检验检疫机关漳州港办事处	漳州机关漳州港办事处
390320	中华人民共和国漳州出入境检验检疫机关漳州台商投资区办事处	漳州机关漳州台商投资区办事处
390330	中华人民共和国漳州出入境检验检疫机关漳浦办事处	漳州机关漳浦办事处
399100	中华人民共和国厦门机场出入境检验检疫机关本部	厦门机场机关本部
399110	中华人民共和国厦门机场出入境检验检疫机关五通办事处	厦门机场机关五通办事处
399500	中华人民共和国东渡出入境检验检疫机关本部	东渡机关本部
399600	中华人民共和国同安出入境检验检疫机关本部	同安机关本部
410000	中华人民共和国河南出入境检验检疫机关本部	河南机关本部
410009	中华人民共和国河南出入境检验检疫机关金伯利办公室	河南机关金伯利办公室
410010	中华人民共和国河南出入境检验检疫机关郑州机场办事处	河南机关郑州机场办事处
410020	中华人民共和国河南出入境检验检疫机关郑州东站办事处	河南机关郑州东站办事处
410030	中华人民共和国河南出入境检验检疫机关郑州经济技术开发区办事处	河南机关郑州经济技术开发区办事处
410040	中华人民共和国河南出入境检验检疫机关河南公路港办事处	河南机关河南公路港办事处
410060	中华人民共和国河南出入境检验检疫机关邮检办事处	河南机关邮检办事处
410070	中华人民共和国河南出入境检验检疫机关济源办事处	河南机关济源办事处
410080	中华人民共和国河南出入境检验检疫机关濮阳办事处	河南机关濮阳办事处

代码	中文全称	中文简称
410090	中华人民共和国河南出入境检验检疫机关平顶山办事处	河南机关平顶山办事处
410100	中华人民共和国洛阳出入境检验检疫机关本部	洛阳机关本部
410200	中华人民共和国焦作出入境检验检疫机关本部	焦作机关本部
410201	中华人民共和国焦作出入境检验检疫机关孟州工作点	焦作机关孟州工作点
410300	中华人民共和国安阳出入境检验检疫机关本部	安阳机关本部
410400	中华人民共和国商丘出入境检验检疫机关本部	商丘机关本部
410401	中华人民共和国商丘出入境检验检疫机关永城工作点	商丘机关永城工作点
410410	中华人民共和国商丘出入境检验检疫机关民权办事处	商丘机关民权办事处
410500	中华人民共和国漯河出入境检验检疫机关本部	漯河机关本部
410600	中华人民共和国南阳出入境检验检疫机关本部	南阳机关本部
410700	中华人民共和国信阳出入境检验检疫机关本部	信阳机关本部
410800	中华人民共和国三门峡出入境检验检疫机关本部	三门峡机关本部
410900	中华人民共和国郑州综合保税区出入境检验检疫机关本部	郑州综合保税区机关本部
411000	中华人民共和国许昌出入境检验检疫机关本部	许昌机关本部
411100	中华人民共和国新乡出入境检验检疫机关本部	新乡机关本部
411200	中华人民共和国鹤壁出入境检验检疫机关本部	鹤壁机关本部
420000	中华人民共和国湖北出入境检验检疫机关本部	湖北机关本部
420001	中华人民共和国湖北出入境检验检疫机关武钢工作点	湖北机关武钢工作点
420009	中华人民共和国湖北出入境检验检疫机关金伯利办公室	湖北机关金伯利办公室
420010	中华人民共和国湖北出入境检验检疫机关武汉机场办事处	湖北机关武汉机场办事处
420030	中华人民共和国湖北出入境检验检疫机关武汉港办事处	湖北机关武汉港办事处
420070	中华人民共和国湖北出入境检验检疫机关武汉经济技术开发区办事处	湖北机关武汉经济技术开发区办事处
420080	中华人民共和国湖北出入境检验检疫机关东西湖办事处	湖北机关东西湖办事处
420090	中华人民共和国湖北出入境检验检疫机关邮检办事处	湖北机关邮检办事处
420100	中华人民共和国荆州出入境检验检疫机关本部	荆州机关本部
420200	中华人民共和国襄阳出入境检验检疫机关本部	襄阳机关本部
420300	中华人民共和国宜昌出入境检验检疫机关本部	宜昌机关本部
420400	中华人民共和国黄石出入境检验检疫机关本部	黄石机关本部
420500	中华人民共和国鄂州出入境检验检疫机关本部	鄂州机关本部
420600	中华人民共和国仙桃出入境检验检疫机关本部	仙桃机关本部
420700	中华人民共和国十堰出入境检验检疫机关本部	十堰机关本部
420800	中华人民共和国恩施出入境检验检疫机关本部	恩施机关本部
420900	中华人民共和国武汉出入境检验检疫机关本部	武汉机关本部
421000	中华人民共和国随州出入境检验检疫机关本部	随州机关本部
430000	中华人民共和国湖南出入境检验检疫机关本部	湖南机关本部
430010	中华人民共和国湖南出入境检验检疫机关张家界机场办事处	湖南机关张家界机场办事处
430020	中华人民共和国湖南出入境检验检疫机关浏阳办事处	湖南机关浏阳办事处
430030	中华人民共和国湖南出入境检验检疫机关长沙机场办事处	湖南机关长沙机场办事处
430040	中华人民共和国湖南出入境检验检疫机关长沙霞凝港办事处	湖南机关长沙霞凝港办事处
430050	中华人民共和国湖南出入境检验检疫机关醴陵办事处	湖南机关醴陵办事处
430070	中华人民共和国湖南出入境检验检疫机关永州办事处	湖南机关永州办事处
430080	中华人民共和国湖南出入境检验检疫机关益阳办事处	湖南机关益阳办事处
430090	中华人民共和国湖南出入境检验检疫机关邵阳办事处	湖南机关邵阳办事处
430100	中华人民共和国岳阳出入境检验检疫机关本部	岳阳机关本部
430200	中华人民共和国常德出入境检验检疫机关本部	常德机关本部
430300	中华人民共和国怀化出入境检验检疫机关本部	怀化机关本部
430400	中华人民共和国衡阳出入境检验检疫机关本部	衡阳机关本部
430500	中华人民共和国郴州出入境检验检疫机关本部	郴州机关本部
430600	中华人民共和国株洲出入境检验检疫机关本部	株洲机关本部
430700	中华人民共和国长沙出入境检验检疫机关本部	长沙机关本部
430710	中华人民共和国长沙出入境检验检疫机关邮检办事处	长沙机关邮检办事处
430800	中华人民共和国韶山出入境检验检疫机关本部	韶山机关本部
430900	中华人民共和国湘西出入境检验检疫机关本部	湘西机关本部
440000	中华人民共和国广东出入境检验检疫机关本部	广东机关本部
440009	中华人民共和国广东出入境检验检疫机关金伯利办公室	广东机关金伯利办公室
440010	中华人民共和国广东出入境检验检疫机关三水办事处	广东机关三水办事处

代码	中文全称	中文简称
440020	中华人民共和国广东出入境检验检疫机关凤岗办事处	广东机关凤岗办事处
440030	中华人民共和国广东出入境检验检疫机关黄埔老港办事处	广东机关黄埔老港办事处
440040	中华人民共和国广东出入境检验检疫机关长安办事处	广东机关长安办事处
440050	中华人民共和国广东出入境检验检疫机关南沙通用码头办事处	广东机关南沙通用码头办事处
440060	中华人民共和国广东出入境检验检疫机关从化马场办事处	广东机关从化马场办事处
440070	中华人民共和国广东出入境检验检疫机关广州空港综合保税区办事处	广东机关广州空港综合保税区办事处
440100	中华人民共和国广州出入境检验检疫机关本部	广州机关本部
440109	中华人民共和国广州出入境检验检疫机关金伯利办公室	广州机关金伯利办公室
440110	中华人民共和国广州出入境检验检疫机关萝岗办事处	广州机关萝岗办事处
440120	中华人民共和国广州出入境检验检疫机关机场快件转运中心办事处	广州机关机场快件转运中心办事处
440130	中华人民共和国广州出入境检验检疫机关新风港办事处	广州机关新风港办事处
440140	中华人民共和国广州出入境检验检疫机关河南港办事处	广州机关河南港办事处
440150	中华人民共和国广州出入境检验检疫机关新沙办事处	广州机关新沙办事处
440160	中华人民共和国广州出入境检验检疫机关口岸鉴定业务办事处	广州机关口岸鉴定业务办事处
440170	中华人民共和国广州出入境检验检疫机关驻邮机关办事处	广州机关驻邮机关办事处
440200	中华人民共和国韶关出入境检验检疫机关本部	韶关机关本部
440300	中华人民共和国南海出入境检验检疫机关本部	南海机关本部
440310	中华人民共和国南海出入境检验检疫机关南海港办事处	南海机关南海港办事处
440320	中华人民共和国南海出入境检验检疫机关平洲办事处	南海机关平洲办事处
440330	中华人民共和国南海出入境检验检疫机关九江办事处	南海机关九江办事处
440340	中华人民共和国南海出入境检验检疫机关北村办事处	南海机关北村办事处
440350	中华人民共和国南海出入境检验检疫机关官窑办事处	南海机关官窑办事处
440400	中华人民共和国顺德出入境检验检疫机关本部	顺德机关本部
440409	中华人民共和国顺德出入境检验检疫机关金伯利办公室	顺德机关金伯利办公室
440410	中华人民共和国顺德出入境检验检疫机关北滘办事处	顺德机关北滘办事处
440420	中华人民共和国顺德出入境检验检疫机关容奇办事处	顺德机关容奇办事处
440430	中华人民共和国顺德出入境检验检疫机关陈村办事处	顺德机关陈村办事处
440450	中华人民共和国顺德出入境检验检疫机关勒流办事处	顺德机关勒流办事处
440500	中华人民共和国汕头出入境检验检疫机关本部	汕头机关本部
440505	中华人民共和国汕头出入境检验检疫机关驻邮机关工作点	汕头机关驻邮机关工作点
440509	中华人民共和国汕头出入境检验检疫机关金伯利办公室	汕头机关金伯利办公室
440510	中华人民共和国汕头出入境检验检疫机关潮阳办事处	汕头机关潮阳办事处
440520	中华人民共和国汕头出入境检验检疫机关潮汕机场办事处	汕头机关潮汕机场办事处
440540	中华人民共和国汕头出入境检验检疫机关澄海办事处	汕头机关澄海办事处
440550	中华人民共和国汕头出入境检验检疫机关保税区办事处	汕头机关保税区办事处
440560	中华人民共和国汕头出入境检验检疫机关达濠办事处	汕头机关达濠办事处
440570	中华人民共和国汕头出入境检验检疫机关龙湖办事处	汕头机关龙湖办事处
440580	中华人民共和国汕头出入境检验检疫机关国际集装箱码头办事处	汕头机关国际集装箱码头办事处
440590	中华人民共和国汕头出入境检验检疫机关广澳办事处	汕头机关广澳办事处
440600	中华人民共和国佛山出入境检验检疫机关本部	佛山机关本部
440620	中华人民共和国佛山出入境检验检疫机关澜石办事处	佛山机关澜石办事处
440630	中华人民共和国佛山出入境检验检疫机关火车站办事处	佛山机关火车站办事处
440640	中华人民共和国佛山出入境检验检疫机关新港办事处	佛山机关新港办事处
440650	中华人民共和国佛山出入境检验检疫机关快件监管办事处	佛山机关快件监管办事处
440700	中华人民共和国江门出入境检验检疫机关本部	江门机关本部
440709	中华人民共和国江门出入境检验检疫机关金伯利办公室	江门机关金伯利办公室
440710	中华人民共和国江门出入境检验检疫机关台山办事处	江门机关台山办事处
440720	中华人民共和国江门出入境检验检疫机关鹤山办事处	江门机关鹤山办事处
440730	中华人民共和国江门出入境检验检疫机关恩平办事处	江门机关恩平办事处
440740	中华人民共和国江门出入境检验检疫机关高沙办事处	江门机关高沙办事处
440750	中华人民共和国江门出入境检验检疫机关外海办事处	江门机关外海办事处
440760	中华人民共和国江门出入境检验检疫机关高新区办事处	江门机关高新区办事处
440800	中华人民共和国湛江出入境检验检疫机关本部	湛江机关本部
440820	中华人民共和国湛江出入境检验检疫机关霞海办事处	湛江机关霞海办事处
440840	中华人民共和国湛江出入境检验检疫机关东海岛办事处	湛江机关东海岛办事处
440850	中华人民共和国湛江出入境检验检疫机关湛江机场办事处	湛江机关湛江机场办事处
440860	中华人民共和国湛江出入境检验检疫机关霞山办事处	湛江机关霞山办事处

代码	中文全称	中文简称
440880	中华人民共和国湛江出入境检验检疫机关海东办事处	湛江机关海东办事处
440900	中华人民共和国茂名出入境检验检疫机关本部	茂名机关本部
440910	中华人民共和国茂名出入境检验检疫机关水东港办事处	茂名机关水东港办事处
440920	中华人民共和国茂名出入境检验检疫机关信宜办事处	茂名机关信宜办事处
441000	中华人民共和国潮州出入境检验检疫机关本部	潮州机关本部
441010	中华人民共和国潮州出入境检验检疫机关潮安办事处	潮州机关潮安办事处
441020	中华人民共和国潮州出入境检验检疫机关车检场办事处	潮州机关车检场办事处
441100	中华人民共和国饶平出入境检验检疫机关本部	饶平机关本部
441101	中华人民共和国饶平出入境检验检疫机关三饶工作点	饶平机关三饶工作点
441200	中华人民共和国肇庆出入境检验检疫机关本部	肇庆机关本部
441204	中华人民共和国肇庆出入境检验检疫机关肇庆新港码头工作点	肇庆机关新港码头工作点
441205	中华人民共和国肇庆出入境检验检疫机关大旺进出境货运车辆检查场工作点	肇庆机关大旺进出境货物车辆检查场工作点
441206	中华人民共和国肇庆出入境检验检疫机关亚洲金属资源再生工业园工作点	肇庆机关亚洲金属资源再生工业园工作点
441210	中华人民共和国肇庆出入境检验检疫机关高要办事处	肇庆机关高要办事处
441220	中华人民共和国肇庆出入境检验检疫机关四会办事处	肇庆机关四会办事处
441230	中华人民共和国肇庆出入境检验检疫机关云浮办事处	肇庆机关云浮办事处
441270	中华人民共和国肇庆出入境检验检疫机关三榕办事处	肇庆机关三榕办事处
441280	中华人民共和国肇庆出入境检验检疫机关亚洲工业园办事处	肇庆机关亚洲工业园办事处
441300	中华人民共和国惠州出入境检验检疫机关本部	惠州机关本部
441306	中华人民共和国惠州出入境检验检疫机关惠东黄埠工作点	惠州机关惠东黄埠工作点
441310	中华人民共和国惠州出入境检验检疫机关惠东办事处	惠州机关惠东办事处
441320	中华人民共和国惠州出入境检验检疫机关惠阳办事处	惠州机关惠阳办事处
441330	中华人民共和国惠州出入境检验检疫机关博罗办事处	惠州机关博罗办事处
441340	中华人民共和国惠州出入境检验检疫机关惠东港口办事处	惠州机关惠东港口办事处
441350	中华人民共和国惠州出入境检验检疫机关车检场办事处	惠州机关车检场办事处
441360	中华人民共和国惠州出入境检验检疫机关新墟办事处	惠州机关新墟办事处
441370	中华人民共和国惠州出入境检验检疫机关园洲办事处	惠州机关园洲办事处
441380	中华人民共和国惠州出入境检验检疫机关碧甲办事处	惠州机关碧甲办事处
441400	中华人民共和国梅州出入境检验检疫机关本部	梅州机关本部
441420	中华人民共和国梅州出入境检验检疫机关大埔办事处	梅州机关大埔办事处
441500	中华人民共和国汕尾出入境检验检疫机关本部	汕尾机关本部
441510	中华人民共和国汕尾出入境检验检疫机关海城办事处	汕尾机关海城办事处
441520	中华人民共和国汕尾出入境检验检疫机关陆丰办事处	汕尾机关陆丰办事处
441600	中华人民共和国河源出入境检验检疫机关本部	河源机关本部
441610	中华人民共和国河源出入境检验检疫机关高新办事处	河源机关高新办事处
441700	中华人民共和国阳江出入境检验检疫机关本部	阳江机关本部
441710	中华人民共和国阳江出入境检验检疫机关阳江港办事处	阳江机关阳江港办事处
441800	中华人民共和国清远出入境检验检疫机关本部	清远机关本部
441820	中华人民共和国清远出入境检验检疫机关车检场办事处	清远机关车检场办事处
441900	中华人民共和国东莞出入境检验检疫机关本部	东莞机关本部
441910	中华人民共和国东莞出入境检验检疫机关太平办事处	东莞机关太平办事处
441930	中华人民共和国东莞出入境检验检疫机关常平办事处	东莞机关常平办事处
441950	中华人民共和国东莞出入境检验检疫机关沙田办事处	东莞机关沙田办事处
441960	中华人民共和国东莞出入境检验检疫机关寮步办事处	东莞机关寮步办事处
441970	中华人民共和国东莞出入境检验检疫机关龙通码头办事处	东莞机关龙通码头办事处
442000	中华人民共和国中山出入境检验检疫机关本部	中山机关本部
442009	中华人民共和国中山出入境检验检疫机关金伯利办公室	中山机关金伯利办公室
442010	中华人民共和国中山出入境检验检疫机关中山港办事处	中山机关中山港办事处
442020	中华人民共和国中山出入境检验检疫机关小榄办事处	中山机关小榄办事处
442030	中华人民共和国中山出入境检验检疫机关坦洲办事处	中山机关坦洲办事处
442040	中华人民共和国中山出入境检验检疫机关石岐办事处	中山机关石岐办事处
442050	中华人民共和国中山出入境检验检疫机关神湾办事处	中山机关神湾办事处
442060	中华人民共和国中山出入境检验检疫机关古镇办事处	中山机关古镇办事处
442080	中华人民共和国中山出入境检验检疫机关三乡办事处	中山机关三乡办事处
442090	中华人民共和国中山出入境检验检疫机关黄圃港办事处	中山机关黄圃港办事处

进出境货物涉检工作手册

代码	中文全称	中文简称
442100	中华人民共和国黄埔出入境检验检疫机关本部	黄埔机关本部
442110	中华人民共和国黄埔出入境检验检疫机关黄埔新港办事处	黄埔机关黄埔新港办事处
442120	中华人民共和国黄埔出入境检验检疫机关开发区办事处	黄埔机关开发区办事处
442140	中华人民共和国黄埔出入境检验检疫机关穗港办事处	黄埔机关穗港办事处
442150	中华人民共和国黄埔出入境检验检疫机关庙头办事处	黄埔机关庙头办事处
442200	中华人民共和国天河出入境检验检疫机关本部	天河机关本部
442209	中华人民共和国天河出入境检验检疫机关金伯利办公室	天河机关金伯利办公室
442300	中华人民共和国广州机场出入境检验检疫机关本部	广州机场机关本部
442309	中华人民共和国广州机场出入境检验检疫机关金伯利办公室	广州机场机关金伯利办公室
442400	中华人民共和国番禺出入境检验检疫机关本部	番禺机关本部
442409	中华人民共和国番禺出入境检验检疫机关金伯利办公室	番禺机关金伯利办公室
442420	中华人民共和国番禺出入境检验检疫机关莲花山办事处	番禺机关莲花山办事处
442430	中华人民共和国番禺出入境检验检疫机关沙湾办事处	番禺机关沙湾办事处
442500	中华人民共和国花都出入境检验检疫机关本部	花都机关本部
442510	中华人民共和国花都出入境检验检疫机关花都港办事处	花都机关花都港办事处
442600	中华人民共和国增城出入境检验检疫机关本部	增城机关本部
442620	中华人民共和国增城出入境检验检疫机关江龙办事处	增城机关江龙办事处
442630	中华人民共和国增城出入境检验检疫机关东洲湾办事处	增城机关东洲湾办事处
442700	中华人民共和国从化出入境检验检疫机关本部	从化机关本部
442709	中华人民共和国从化出入境检验检疫机关金伯利办公室	从化机关金伯利办公室
442800	中华人民共和国新会出入境检验检疫机关本部	新会机关本部
442810	中华人民共和国新会出入境检验检疫机关新会港办事处	新会机关新会港办事处
442820	中华人民共和国新会出入境检验检疫机关今古洲办事处	新会机关今古洲办事处
442900	中华人民共和国开平出入境检验检疫机关本部	开平机关本部
442910	中华人民共和国开平出入境检验检疫机关三埠办事处	开平机关三埠办事处
443000	中华人民共和国高明出入境检验检疫机关本部	高明机关本部
443001	中华人民共和国高明出入境检验检疫机关食出码头检验检疫工作点	高明机关食出码头检验检疫工作点
443010	中华人民共和国高明出入境检验检疫机关码头办事处	高明机关码头办事处
443100	中华人民共和国大亚湾出入境检验检疫机关本部	大亚湾机关本部
443110	中华人民共和国大亚湾出入境检验检疫机关石化区办事处	大亚湾机关石化区办事处
443200	中华人民共和国揭阳出入境检验检疫机关本部	揭阳机关本部
443210	中华人民共和国揭阳出入境检验检疫机关普宁办事处	揭阳机关普宁办事处
443220	中华人民共和国揭阳出入境检验检疫机关惠来办事处	揭阳机关惠来办事处
443300	中华人民共和国云浮出入境检验检疫机关本部	云浮机关本部
443301	中华人民共和国云浮出入境检验检疫机关新港码头工作点	云浮机关新港码头工作点
443302	中华人民共和国云浮出入境检验检疫机关车检场工作点	云浮机关车检场工作点
443400	中华人民共和国南沙出入境检验检疫机关本部	南沙机关本部
443410	中华人民共和国南沙出入境检验检疫机关金洲办事处	南沙机关金洲办事处
443420	中华人民共和国南沙出入境检验检疫机关龙穴岛办事处	南沙机关龙穴岛办事处
443430	中华人民共和国南沙出入境检验检疫机关小虎岛办事处	南沙机关小虎岛办事处
450000	中华人民共和国广西出入境检验检疫机关本部	广西机关本部
450010	中华人民共和国广西出入境检验检疫机关南宁机场办事处	广西机关南宁机场办事处
450020	中华人民共和国广西出入境检验检疫机关河池办事处	广西机关河池办事处
450040	中华人民共和国广西出入境检验检疫机关凭祥综合保税区办事处	广西机关凭祥综合保税区办事处
450050	中华人民共和国广西出入境检验检疫机关南宁保税物流中心办事处	广西机关南宁保税物流中心办事处
450100	中华人民共和国梧州出入境检验检疫机关本部	梧州机关本部
450109	中华人民共和国梧州出入境检验检疫机关金伯利办公室	梧州机关金伯利办公室
450120	中华人民共和国梧州出入境检验检疫机关进口再生资源加工园区办事处	梧州机关进口再生资源加工园区办事处
450200	中华人民共和国北海出入境检验检疫机关本部	北海机关本部
450210	中华人民共和国北海出入境检验检疫机关北海机场办事处	北海机关北海机场办事处
450220	中华人民共和国北海出入境检验检疫机关铁山港办事处	北海机关铁山港办事处
450230	中华人民共和国北海出入境检验检疫机关出口加工区办事处	北海机关出口加工区办事处
450300	中华人民共和国防城港出入境检验检疫机关本部	防城港机关本部
450310	中华人民共和国防城港出入境检验检疫机关企沙港办事处	防城港机关企沙港办事处
450400	中华人民共和国凭祥出入境检验检疫机关本部	凭祥机关本部
450410	中华人民共和国凭祥出入境检验检疫机关友谊关办事处	凭祥机关友谊关办事处
450420	中华人民共和国凭祥出入境检验检疫机关爱店办事处	凭祥机关爱店办事处

代码	中文全称	中文简称
450430	中华人民共和国凭祥出入境检验检疫机关浦寨办事处	凭祥机关浦寨办事处
450500	中华人民共和国水口出入境检验检疫机关本部	水口机关本部
450600	中华人民共和国东兴出入境检验检疫机关本部	东兴机关本部
450620	中华人民共和国东兴出入境检验检疫机关江山港办事处	东兴机关江山港办事处
450630	中华人民共和国东兴出入境检验检疫机关峒中办事处	东兴机关峒中办事处
450640	中华人民共和国东兴出入境检验检疫机关里火办事处	东兴机关里火办事处
450700	中华人民共和国钦州出入境检验检疫机关本部	钦州机关本部
450710	中华人民共和国钦州出入境检验检疫机关果子山港办事处	钦州机关果子山港办事处
450800	中华人民共和国桂林出入境检验检疫机关本部	桂林机关本部
450810	中华人民共和国桂林出入境检验检疫机关桂林机场办事处	桂林机关桂林机场办事处
450900	中华人民共和国柳州出入境检验检疫机关本部	柳州机关本部
451000	中华人民共和国玉林出入境检验检疫机关本部	玉林机关本部
451100	中华人民共和国贵港出入境检验检疫机关本部	贵港机关本部
451200	中华人民共和国龙邦出入境检验检疫机关本部	龙邦机关本部
451210	中华人民共和国龙邦出入境检验检疫机关平孟办事处	龙邦机关平孟办事处
451300	中华人民共和国钦州保税港区出入境检验检疫机关本部	钦州保税港区机关本部
451500	中华人民共和国南宁出入境检验检疫机关本部	南宁机关本部
451600	中华人民共和国贺州出入境检验检疫机关本部	贺州机关本部
451700	中华人民共和国爱店出入境检验检疫机关本部	爱店机关本部
451800	中华人民共和国硕龙出入境检验检疫机关本部	硕龙机关本部
460000	中华人民共和国海南出入境检验检疫机关本部	海南机关本部
460002	中华人民共和国海南出入境检验检疫机关博鳌机场工作点	海南机关博鳌机场工作点
460020	中华人民共和国海南出入境检验检疫机关海口港办事处	海南机关海口港办事处
460030	中华人民共和国海南出入境检验检疫机关海口综合保税区办事处	海南机关海口综合保税区办事处
460050	中华人民共和国海南出入境检验检疫机关洋浦保税港区办事处	海南机关洋浦保税港区办事处
460100	中华人民共和国三亚出入境检验检疫机关本部	三亚机关本部
460110	中华人民共和国三亚出入境检验检疫机关三亚机场办事处	三亚机关三亚机场办事处
460120	中华人民共和国三亚出入境检验检疫机关三亚凤凰岛游轮码头办事处	三亚机关三亚凤凰岛游轮码头办事处
460200	中华人民共和国八所出入境检验检疫机关本部	八所机关本部
460300	中华人民共和国洋浦出入境检验检疫机关本部	洋浦机关本部
460400	中华人民共和国海口机场出入境检验检疫机关清澜工作点	海口机场机关清澜工作点
460500	中华人民共和国海口机场出入境检验检疫机关本部	海口机场机关本部
460600	中华人民共和国海南出入境检验检疫机关三沙办事处	海南机关三沙办事处
470000	中华人民共和国深圳出入境检验检疫机关本部	深圳机关本部
470001	中华人民共和国深圳出入境检验检疫机关产地证市政大厅工作点	深圳机关产地证市政大厅工作点
470002	中华人民共和国深圳出入境检验检疫机关产地证彩虹工作点	深圳机关产地证彩虹工作点
470008	中华人民共和国深圳出入境检验检疫机关驻大运现场工作点	深圳机关驻大运现场工作点
470009	中华人民共和国深圳出入境检验检疫机关金伯利办公室	深圳机关金伯利办公室
470100	中华人民共和国蛇口出入境检验检疫机关本部	蛇口机关本部
470110	中华人民共和国蛇口出入境检验检疫机关妈湾办事处	蛇口机关妈湾办事处
470120	中华人民共和国蛇口出入境检验检疫机关五湾办事处	蛇口机关五湾办事处
470130	中华人民共和国蛇口出入境检验检疫机关赤湾办事处	蛇口机关赤湾办事处
470140	中华人民共和国蛇口出入境检验检疫机关太子湾邮轮母港办事处	蛇口机关太子湾邮轮母港办事处
470200	中华人民共和国皇岗出入境检验检疫机关本部	皇岗机关本部
470300	中华人民共和国罗湖出入境检验检疫机关本部	罗湖机关本部
470400	中华人民共和国文锦渡出入境检验检疫机关本部	文锦渡机关本部
470500	中华人民共和国沙头角出入境检验检疫机关本部	沙头角机关本部
470520	中华人民共和国沙头角出入境检验检疫机关中英街桥头办事处	沙头角机关中英街桥头办事处
470600	中华人民共和国盐田出入境检验检疫机关本部	盐田机关本部
470620	中华人民共和国盐田出入境检验检疫机关大鹏湾办事处	盐田机关大鹏湾办事处
470700	中华人民共和国龙岗出入境检验检疫机关本部	龙岗机关本部
470701	中华人民共和国龙岗出入境检验检疫机关产地证工作点	龙岗机关产地证工作点
470800	中华人民共和国宝安出入境检验检疫机关本部	宝安机关本部
470801	中华人民共和国宝安出入境检验检疫机关产地证工作点	宝安机关产地证工作点
470900	中华人民共和国笋岗出入境检验检疫机关本部	笋岗机关本部
470910	中华人民共和国笋岗出入境检验检疫机关清水河办事处	笋岗机关清水河办事处

代码	中文全称	中文简称
471000	中华人民共和国深圳机场出入境检验检疫机关本部	深圳机场机关本部
471010	中华人民共和国深圳机场出入境检验检疫机关福永办事处	深圳机场机关福永办事处
471020	中华人民共和国深圳机场出入境检验检疫机关机场快件转运中心办事处	深圳机场机关机场快件转运中心办事处
471100	中华人民共和国深圳出入境检验检疫机关福田保税区办事处	深圳机关福田保税区办事处
471200	中华人民共和国深圳出入境检验检疫机关驻邮机关办事处	深圳机关驻邮机关办事处
471300	中华人民共和国深圳出入境检验检疫机关坪山办事处	深圳机关坪山办事处
471400	中华人民共和国深圳湾出入境检验检疫机关本部	深圳湾机关本部
471500	中华人民共和国深圳出入境检验检疫机关龙华办事处	深圳机关龙华办事处
471600	中华人民共和国大铲湾出入境检验检疫机关本部	大铲湾机关本部
471700	中华人民共和国深圳出入境检验检疫机关光明新区办事处	深圳机关光明新区办事处
471800	中华人民共和国深圳出入境检验检疫机关前海湾保税港区办事处	深圳机关前海湾保税港区办事处
471900	中华人民共和国深圳出入境检验检疫机关盐田综合保税区办事处	深圳机关盐田综合保税区办事处
472000	中华人民共和国西九龙站出入境检验检疫机关本部	西九龙站机关本部
480000	中华人民共和国珠海出入境检验检疫机关本部	珠海机关本部
480009	中华人民共和国珠海出入境检验检疫机关金伯利办公室	珠海机关金伯利办公室
480010	中华人民共和国珠海出入境检验检疫机关拱北办事处	珠海机关拱北办事处
480020	中华人民共和国珠海出入境检验检疫机关九洲办事处	珠海机关九洲办事处
480021	中华人民共和国珠海出入境检验检疫机关九洲办事处白石工作点	珠海机关九洲办事处白石工作点
480030	中华人民共和国珠海出入境检验检疫机关湾仔办事处	珠海机关湾仔办事处
480040	中华人民共和国珠海出入境检验检疫机关珠澳跨境工业区办事处	珠海机关珠澳跨境工业区办事处
480041	中华人民共和国珠海出入境检验检疫机关珠澳跨境工业区办事处保税区工作点	珠海机关珠澳跨境工业区办事处保税区工作点
480050	中华人民共和国珠海出入境检验检疫机关邮件办事处	珠海机关邮件办事处
480060	中华人民共和国珠海出入境检验检疫机关香洲办事处	珠海机关香洲办事处
480100	中华人民共和国斗门出入境检验检疫机关本部	斗门机关本部
480200	中华人民共和国高栏出入境检验检疫机关本部	高栏机关本部
480300	中华人民共和国万山出入境检验检疫机关本部	万山机关本部
480400	中华人民共和国横琴出入境检验检疫机关本部	横琴机关本部
500000	中华人民共和国重庆出入境检验检疫机关本部	重庆机关本部
500010	中华人民共和国重庆出入境检验检疫机关国际邮机关办事处	重庆机关国际邮机关办事处
500020	中华人民共和国重庆出入境检验检疫机关铁路办事处	重庆机关铁路办事处
500040	中华人民共和国重庆出入境检验检疫机关永川办事处	重庆机关永川办事处
500060	中华人民共和国重庆出入境检验检疫机关经济技术开发区办事处	重庆机关经济技术开发区办事处
500100	中华人民共和国万州出入境检验检疫机关本部	万州机关本部
500200	中华人民共和国重庆九龙坡港出入境检验检疫机关本部	重庆九龙坡港机关本部
500300	中华人民共和国涪陵出入境检验检疫机关本部	涪陵机关本部
500400	中华人民共和国重庆两路－寸滩保税港区出入境检验检疫机关本部	重庆两路－寸滩保税港区机关本部
500500	中华人民共和国西永出入境检验检疫机关本部	西永机关本部
500600	中华人民共和国重庆机场出入境检验检疫机关本部	重庆机场机关本部
500601	中华人民共和国重庆机场出入境检验检疫机关空港工作点	重庆机场机关空港工作点
500700	中华人民共和国黔江出入境检验检疫机关本部	黔江机关本部
510000	中华人民共和国四川出入境检验检疫机关本部	四川机关本部
510020	中华人民共和国四川出入境检验检疫机关宜宾办事处	四川机关宜宾办事处
510030	中华人民共和国四川出入境检验检疫机关成都陆运口岸办事处	四川机关成都陆运口岸办事处
510050	中华人民共和国四川出入境检验检疫机关遂宁办事处	四川机关遂宁办事处
510100	中华人民共和国攀枝花出入境检验检疫机关本部	攀枝花机关本部
510200	中华人民共和国南充出入境检验检疫机关本部	南充机关本部
510300	中华人民共和国内江出入境检验检疫机关本部	内江机关本部
510400	中华人民共和国乐山出入境检验检疫机关本部	乐山机关本部
510500	中华人民共和国达州出入境检验检疫机关本部	达州机关本部
510600	中华人民共和国绵阳出入境检验检疫机关本部	绵阳机关本部
510700	中华人民共和国泸州出入境检验检疫机关本部	泸州机关本部
510800	中华人民共和国广元出入境检验检疫机关本部	广元机关本部
510900	中华人民共和国成都出入境检验检疫机关本部	成都机关本部
511000	中华人民共和国成都综合保税区出入境检验检疫机关本部	成都综合保税区机关本部
511100	中华人民共和国德阳出入境检验检疫机关本部	德阳机关本部

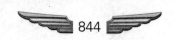

代码	中文全称	中文简称
511200	中华人民共和国成都机场出入境检验检疫机关本部	成都机场机关本部
520000	中华人民共和国贵州出入境检验检疫机关本部	贵州机关本部
520020	中华人民共和国贵州出入境检验检疫机关凯里办事处	贵州机关凯里办事处
520030	中华人民共和国贵州出入境检验检疫机关贵阳机场办事处	贵州机关贵阳机场办事处
520040	中华人民共和国贵州出入境检验检疫机关六盘水办事处	贵州机关六盘水办事处
520060	中华人民共和国贵州出入境检验检疫机关铜仁办事处	贵州机关铜仁办事处
520070	中华人民共和国贵州出入境检验检疫机关毕节办事处	贵州机关毕节办事处
520080	中华人民共和国贵州出入境检验检疫机关贵阳综合保税区办事处	贵州机关贵阳综合保税区办事处
520100	中华人民共和国遵义出入境检验检疫机关本部	遵义机关本部
520200	中华人民共和国兴义出入境检验检疫机关本部	兴义机关本部
530000	中华人民共和国云南出入境检验检疫机关本部	云南机关本部
530009	中华人民共和国云南出入境检验检疫机关金伯利办公室	云南机关金伯利办公室
530020	中华人民共和国云南出入境检验检疫机关昆明车站办事处	云南机关昆明车站办事处
530040	中华人民共和国云南出入境检验检疫机关香格里拉办事处	云南机关香格里拉办事处
530060	中华人民共和国云南出入境检验检疫机关昆明出口加工区办事处	云南机关昆明出口加工区办事处
530070	中华人民共和国云南出入境检验检疫机关邮检办事处	云南机关邮检办事处
530100	中华人民共和国瑞丽出入境检验检疫机关本部	瑞丽机关本部
530110	中华人民共和国瑞丽出入境检验检疫机关畹町办事处	瑞丽机关畹町办事处
530120	中华人民共和国瑞丽出入境检验检疫机关弄岛办事处	瑞丽机关弄岛办事处
530130	中华人民共和国瑞丽出入境检验检疫机关姐告办事处	瑞丽机关姐告办事处
530200	中华人民共和国德宏出入境检验检疫机关本部	德宏机关本部
530210	中华人民共和国德宏出入境检验检疫机关盈江办事处	德宏机关盈江办事处
530220	中华人民共和国德宏出入境检验检疫机关章凤办事处	德宏机关章凤办事处
530300	中华人民共和国腾冲出入境检验检疫机关本部	腾冲机关本部
530310	中华人民共和国腾冲出入境检验检疫机关保山办事处	腾冲机关保山办事处
530320	中华人民共和国腾冲出入境检验检疫机关猴桥办事处	腾冲机关猴桥办事处
530400	中华人民共和国临沧出入境检验检疫机关本部	临沧机关本部
530410	中华人民共和国临沧出入境检验检疫机关耿马办事处	临沧机关耿马办事处
530420	中华人民共和国临沧出入境检验检疫机关南伞办事处	临沧机关南伞办事处
530430	中华人民共和国临沧出入境检验检疫机关清水河办事处	临沧机关清水河办事处
530450	中华人民共和国临沧出入境检验检疫机关沧源办事处	临沧机关沧源办事处
530460	中华人民共和国临沧出入境检验检疫机关临翔办事处	临沧机关临翔办事处
530500	中华人民共和国河口出入境检验检疫机关本部	河口机关本部
530510	中华人民共和国河口出入境检验检疫机关山腰办事处	河口机关山腰办事处
530520	中华人民共和国河口出入境检验检疫机关北山办事处	河口机关北山办事处
530600	中华人民共和国西双版纳出入境检验检疫机关本部	西双版纳机关本部
530610	中华人民共和国西双版纳出入境检验检疫机关景洪机场办事处	西双版纳机关景洪机场办事处
530630	中华人民共和国西双版纳出入境检验检疫机关打洛办事处	西双版纳机关打洛办事处
530640	中华人民共和国西双版纳出入境检验检疫机关大勐龙办事处	西双版纳机关大勐龙办事处
530700	中华人民共和国普洱出入境检验检疫机关本部	普洱机关本部
530710	中华人民共和国普洱出入境检验检疫机关孟连办事处	普洱机关孟连办事处
530800	中华人民共和国勐腊出入境检验检疫机关本部	勐腊机关本部
530810	中华人民共和国勐腊出入境检验检疫机关磨憨办事处	勐腊机关磨憨办事处
530820	中华人民共和国勐腊出入境检验检疫机关关累办事处	勐腊机关关累办事处
530830	中华人民共和国勐腊出入境检验检疫机关勐满办事处	勐腊机关勐满办事处
530900	中华人民共和国红河出入境检验检疫机关本部	红河机关本部
530910	中华人民共和国红河出入境检验检疫机关金平办事处	红河机关金平办事处
531000	中华人民共和国文山出入境检验检疫机关本部	文山机关本部
531010	中华人民共和国文山出入境检验检疫机关麻栗坡办事处	文山机关麻栗坡办事处
531100	中华人民共和国大理出入境检验检疫机关本部	大理机关本部
531200	中华人民共和国昆明机场出境检验检疫机关本部	昆明机场机关本部
531300	中华人民共和国丽江出入境检验检疫机关本部	丽江机关本部
531400	中华人民共和国江城出入境检验检疫机关本部	江城机关本部
531500	中华人民共和国怒江出入境检验检疫机关本部	怒江机关本部
531501	中华人民共和国怒江出入境检验检疫机关片马工作点	怒江机关片马工作点
540000	中华人民共和国西藏出入境检验检疫机关本部	西藏机关本部
540010	中华人民共和国西藏出入境检验检疫机关贡嘎机场办事处	西藏机关贡嘎机场办事处

代码	中文全称	中文简称
540020	中华人民共和国西藏出入境检验检疫机关亚东办事处	西藏机关亚东办事处
540030	中华人民共和国西藏出入境检验检疫机关林芝办事处	西藏机关林芝办事处
540100	中华人民共和国樟木出境检验检疫机关本部	樟木机关本部
540200	中华人民共和国普兰出境检验检疫机关本部	普兰机关本部
540300	中华人民共和国吉隆出境检验检疫机关本部	吉隆机关本部
610000	中华人民共和国陕西出入境检验检疫机关本部	陕西机关本部
610009	中华人民共和国陕西出入境检验检疫机关金伯利办公室	陕西机关金伯利办公室
610020	中华人民共和国陕西出入境检验检疫机关西安陆运口岸办事处	陕西机关西安陆运口岸办事处
610030	中华人民共和国陕西出入境检验检疫机关西安出口加工区办事处	陕西机关西安出口加工区办事处
610040	中华人民共和国陕西出入境检验检疫机关邮检办事处	陕西机关邮检办事处
610100	中华人民共和国榆林出境检验检疫机关本部	榆林机关本部
610200	中华人民共和国宝鸡出境检验检疫机关本部	宝鸡机关本部
610300	中华人民共和国汉中出境检验检疫机关本部	汉中机关本部
610400	中华人民共和国西安咸阳机场出入境检验检疫机关本部	西安咸阳机场机关本部
610500	中华人民共和国延安出境检验检疫机关本部	延安机关本部
610600	中华人民共和国渭南出境检验检疫机关本部	渭南机关本部
620000	中华人民共和国甘肃出入境检验检疫机关本部	甘肃机关本部
620001	中华人民共和国甘肃出入境检验检疫机关兰州新区综保区工作点	甘肃机关兰州新区综保区工作点
620010	中华人民共和国甘肃出入境检验检疫机关兰州机场办事处	甘肃机关兰州机场办事处
620100	中华人民共和国酒泉出境检验检疫机关本部	酒泉机关本部
620200	中华人民共和国天水出境检验检疫机关本部	天水机关本部
620300	中华人民共和国平凉出境检验检疫机关本部	平凉机关本部
620400	中华人民共和国金昌出境检验检疫机关本部	金昌机关本部
620500	中华人民共和国敦煌机场出入境检验检疫机关本部	敦煌机场机关本部
630000	中华人民共和国青海出入境检验检疫机关本部	青海机关本部
630010	中华人民共和国青海出入境检验检疫机关西宁机场办事处	青海机关西宁机场办事处
630100	中华人民共和国格尔木出入境检验检疫机关本部	格尔木机关本部
640000	中华人民共和国宁夏出入境检验检疫机关本部	宁夏机关本部
640010	中华人民共和国宁夏出入境检验检疫机关惠农办事处	宁夏机关惠农办事处
640020	中华人民共和国宁夏出入境检验检疫机关中卫办事处	宁夏机关中卫办事处
640030	中华人民共和国宁夏出入境检验检疫机关银川综合保税区办事处	宁夏机关银川综合保税区办事处
640100	中华人民共和国银川机场出入境检验检疫机关本部	银川机场机关本部
650000	中华人民共和国新疆出入境检验检疫机关本部	新疆机关本部
650001	中华人民共和国新疆出入境检验检疫机关老爷庙工作点	新疆机关老爷庙工作点
650002	中华人民共和国新疆出入境检验检疫机关乌拉斯台工作点	新疆机关乌拉斯台工作点
650010	中华人民共和国新疆出入境检验检疫机关乌鲁木齐机场办事处	新疆机关乌鲁木齐机场办事处
650060	中华人民共和国新疆出入境检验检疫机关红其拉甫办事处	新疆机关红其拉甫办事处
650070	中华人民共和国新疆出入境检验检疫机关伊尔克什坦办事处	新疆机关伊尔克什坦办事处
650100	中华人民共和国阿勒泰出入境检验检疫机关本部	阿勒泰机关本部
650101	中华人民共和国阿勒泰出入境检验检疫机关塔克什肯工作点	阿勒泰机关塔克什肯工作点
650102	中华人民共和国阿勒泰出入境检验检疫机关红山嘴工作点	阿勒泰机关红山嘴工作点
650200	中华人民共和国塔城出入境检验检疫机关本部	塔城机关本部
650300	中华人民共和国阿拉山口出入境检验检疫机关本部	阿拉山口机关本部
650400	中华人民共和国伊犁出入境检验检疫机关本部	伊犁机关本部
650410	中华人民共和国伊犁出入境检验检疫机关都拉塔办事处	伊犁机关都拉塔办事处
650500	中华人民共和国霍尔果斯出入境检验检疫机关本部	霍尔果斯机关本部
650600	中华人民共和国阿克苏出入境检验检疫机关本部	阿克苏机关本部
650700	中华人民共和国库尔勒出入境检验检疫机关本部	库尔勒机关本部
650800	中华人民共和国喀什出入境检验检疫机关本部	喀什机关本部
650900	中华人民共和国吐尔尕特出入境检验检疫机关本部	吐尔尕特机关本部
651000	中华人民共和国吉木乃出入境检验检疫机关本部	吉木乃机关本部
651100	中华人民共和国卡拉苏出入境检验检疫机关本部	卡拉苏机关本部
651200	中华人民共和国石河子出入境检验检疫机关本部	石河子机关本部
651300	中华人民共和国霍尔果斯国际边境合作中心出入境检验检疫机关本部	霍尔果斯国际边境合作中心机关本部
651400	中华人民共和国哈密出入境检验检疫机关本部	哈密机关本部
651500	中华人民共和国乌鲁木齐出入境检验检疫机关本部	乌鲁木齐机关本部
910000	中国检验认证集团本部	中国检验认证集团本部

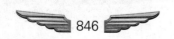

代码	中文全称	中文简称
910100	中国检验认证集团北美有限公司	中国检验认证集团北美有限公司
910200	中国检验认证集团马赛有限公司	中国检验认证集团马赛有限公司
910300	中国检验认证集团新西兰有限公司	中国检验认证集团新西兰有限公司
910400	中国检验认证集团新加坡有限公司	中国检验认证集团新加坡有限公司
910500	中国检验认证集团菲律宾有限公司	中国检验认证集团菲律宾有限公司
910600	中国检验认证集团南美有限公司	中国检验认证集团南美有限公司
910700	中国检验认证集团西班牙有限公司	中国检验认证集团西班牙有限公司
910800	中国检验认证集团伦敦有限公司	中国检验认证集团伦敦有限公司
910900	中国检验认证集团澳大利亚有限公司	中国检验认证集团澳大利亚有限公司
911000	中国检验认证集团俄罗斯代表处	中国检验认证集团俄罗斯代表处
911100	日中商品检查株式会社	日中商品检查株式会社
911200	五洲检验（泰国）有限公司	五洲检验（泰国）有限公司
911300	中国检验认证集团澳门有限公司	中国检验认证集团澳门有限公司
911400	中国检验认证集团欧洲有限公司	中国检验认证集团欧洲有限公司
911500	中国检验认证集团不莱梅有限公司	中国检验认证集团不莱梅有限公司
911600	中国检验认证集团阿拉木图有限公司	中国检验认证集团阿拉木图有限公司
911700	中国检验认证集团加拿大有限公司	中国检验认证集团加拿大有限公司
911800	中国检验认证集团迪拜有限公司	中国检验认证集团迪拜有限公司
911900	中国检验认证集团日本有限公司	中国检验认证集团日本有限公司
912000	中国检验认证集团马来西亚有限公司	中国检验认证集团马来西亚有限公司
920000	中国检验有限公司本部	中国检验有限公司本部

附21 世界各国和地区名称代码表

代码	ISO2	ISO3	中文名称	英文名称	海关代码	洲际代码	作废标记	原代码
002		AC	大西洋群岛	Atlantic Ocean Islands	701	9		
004	AF	AFG	阿富汗	Afghanistan	101	1		
008	AL	ALB	阿尔巴尼亚	Albania	313	3		
010	AQ	ATA	南极洲	Antarctica	701	9		
012	DZ	DZA	阿尔及利亚	Algeria	201	2		
016	AS	ASM	美属萨摩亚	American Samoa	617	6		
020	AD	AND	安道尔	Andorra	314	3		
024	AO	AGO	安哥拉	Angola	202	2		
028	AG	ATG	安提瓜和巴布达	Antigua and Barbuda	401	5		
031	AZ	AZE	阿塞拜疆	Azerbajjan	339	1		
032	AR	ARG	阿根廷	Argentina	402	4		
036	AU	AUS	澳大利亚	Australia	601	6		
040	AT	AUT	奥地利	Austria	315	3		
0417			库腊索岛			1		
044	BS	BHS	巴哈马	Bahamas	404	5		
048	BH	BHR	巴林	Bahrain	102	1		
050	BD	BGD	孟加拉	Bangladesh	103	1		
051	AM	ARM	亚美尼亚	Armenia	338	1		
052	BB	BRB	巴巴多斯	Barbados	405	5		
056	BE	BEL	比利时	Belgium	301	3		
060	BM	BMU	百慕大	Bermuda	504	5		
064	BT	BTN	不丹	Bhutan	104	1		
068	BO	BOL	玻利维亚	BoIivia	408	4		
070	BA	BIH	波斯尼亚和黑塞哥维那	Bosniaand Herzegovina	355	3		
072	BW	BWA	博茨瓦纳	Botswana	204	2		
074	BV	BVT	布维岛	Bouvet Island	701	9		
076	BR	BRA	巴西	Brazil	410	4		
084	BZ	BLz	伯利兹	Belize	406	5		
086	IO	IOT	英属印度洋领土	BritishIndian OceanTerritory	701	1		
090	SB	SLB	所罗门群岛	Solomon Islands	613	6		
092	VG	VGB	英属维尔京群岛	British Virgin Islands	446	5		
096	BN	BRN	文莱	Brunei Darussalam	105	1		
100	BG	BGR	保加利亚	Bulgaria	316	3		
104	MM	MMR	缅甸	Myanmar	106	1		
108	BI	BDI	布隆迪	Burundi	205	2		
112	BY	BLR	白俄罗斯	Belarus	340	3		
116	KH	KHM	柬埔寨	Cambodia	107	1		
120	CM	CMR	喀麦隆	Cameroon	206	2		
124	CA	CAN	加拿大	Canada	501	5		
132	CV	CPV	佛得角	Cape Verde	208	2		
136	KY	CYM	开曼群岛	Cayman Islands	411	5		

代码	ISO2	ISO3	中文名称	英文名称	海关代码	洲际代码	作废标记	原代码
140	CF	CAF	中非	Central Africa	209	2		
142	CE		休达	Ceuta	210	2		
144	LK	LKA	斯里兰卡	Sri Lanka	134	1		
148	TD	TCD	乍得	Chad	211	2		
152	CL	CHL	智利	Cllile	412	4		
156	CN	CHN	中国	China	142	1		
157			中国保税区			1		
158	TW	TWC	中国台湾	Taiwan（CHINA）	143	1		
162	CX	CXR	圣诞岛	Christmas Island	701	9		
166	CC	CCK	科科斯（基林）群岛	Cocos（Keeling）Islands	701	9		
170	CO	COL	哥伦比亚	Colombia	413	4		
174	KM	COM	科摩罗	Comoros	212	2		
175	YT	MYT	马约特	Mayotte	259	2		
178	CG	COG	刚果（布）	Congo–Brazzaville	213	2		
180	ZR	ZAR	刚果（金）	Congo—Kinshasa	252	2		181，52
181			刚果民主共和国			1		
184	CK	COK	库克群岛	Cook Islands	602	6		
188	CR	CRI	哥斯达黎加	Costa Rica	415	5		
191	HR	HRV	克罗地亚	Croatia	351	3		
192	CU	CUB	古巴	Cuba	416	5		
196	CY	CYP	塞浦路斯	Cyprus	108	3		
203	CZ	CZE	捷克	Czech Republic	352	3		
204	BJ	BEN	贝宁	Benin	203	2		
207			加那利群岛			1		
208	DK	DNK	丹麦	Denmark	302	3		
212	DM	DMA	多米尼克	Dominica	414	5		
214	D0	DOM	多米尼加共和国	Dominican Republic	418	5		
218	EC	ECU	厄瓜多尔	Ecuador	419	4		
222	SV	SLV	萨尔瓦多	ElSalvador	440	5		
226	GQ	GNQ	赤道几内亚	Equatorial Guinea	216	2		
231	ET	ETH	埃塞俄比亚	Ethiopia	217	2		
232	ER	ERI	厄立特里亚	Eritrea	258	2		
233	EE	EST	爱沙尼亚	Estonia	334	3		
233			北美洲			1		
234	FO	FRO	法罗群岛	Faroe Islands	357	3		
237			留尼汪			1		
238	FK	FLK	马尔维纳斯群岛（福克兰群岛）	Malvinas Islands（FalklandIslands）	701	4		
239	GS	SGS	南乔治亚岛和南桑德韦奇岛	South Georgia and the South Sandwich Islands	701	9		
242	FJ	FJI	斐济	Fiji	603	6		
246	FI	FIN	芬兰	Finland	318	3		
250	FR	FRA	法国	France	305	3		
252			民主刚果			1		
254	GF	GUF	法属圭亚那	French Guialia	420	4		
258	PF	PYF	法属波利尼西亚	French Polynesia	623	6		
260	TF	ATF	法属南部领土	French Southern Territories	701	9		
262	DJ	DJI	吉布提	Djibouti	214	2		
266	GA	GAB	加蓬	Gabon	218	2		
268	GE	GEO	格鲁吉亚	Georgia	337	1		
270	GM	GMB	冈比亚	Gambia	219	2		
276	DE	DEU	德国	Germany	304	3		

代码	ISO2	ISO3	中文名称	英文名称	海关代码	洲际代码	作废标记	原代码
288	GH	GHA	加纳	Ghana	220	2		
292	GI	GIB	直布罗陀	Gibraltar	320	3		
296	KI	KIR	基里巴斯	Kiribati	618	6		
300	GR	GRC	希腊	Greece	310	3		
304	GL	GRL	格陵兰	Greenland	503	5		
308	GD	GRD	格林纳达	Grenada	421	5		
312	GP	GLP	瓜德罗普	Guadeloupe	422	5		
316	GU	GUM	关岛	Guam	701	6		
320	GT	GTM	危地马拉	Guatemala	423	5		
324	GN	GIN	几内亚	Gujnea	221	2		
328	GY	GUY	圭亚那	Guyana	424	4		
332	HT	HTI	海地	Haiti	425	5		
334	HM	HMD	赫德岛和麦克唐纳岛	Heard Island and Mc Donald Islands	701	9		
336	VA	VAT	梵蒂冈	Vatican	356	3		
340	HN	HND	洪都拉斯	Honduras	426	5		
344	HK	HKG	中国香港	HongKong（CHINA）	110	1		
348	HU	HUN	匈牙利	Hungary	321	3		
352	IS	ISL	冰岛	Iceland	322	3		
356	IN	IND	印度	India	111	1		
360	ID	IDN	印度尼西亚	Indonesia	112	1		
364	IR	IRN	伊朗	Iran	113	1		
368	IQ	IRQ	伊拉克	Iraq	114	1		
372	IE	IRL	爱尔兰	Ireland	306	3		
374	PS	PST	巴勒斯坦	Palestine	128	1		
376	IL	ISR	以色列	Israel	115	1		
380	IT	ITA	意大利	Italy	307	3		
384	CI	CIV	科特迪瓦	Coted' Ivoire	223	2		
388	JM	JAM	牙买加	Jamaica	427	5		
392	JP	JPN	日本	Japan	116	1		
398	KZ	KAZ	哈萨克斯坦	Kazakhstan	145	1		
400	JO	JOR	约旦	Jordan	117	1		
403			阿鲁巴岛			1		
404	KE	KEN	肯尼亚	Kenya	224	2		
408	KP	PRK	朝鲜	Democratic People's Republic of Korea	109	1		
410	KR	KOR	韩国	Republic of Korea	133	1		
414	kW	kWT	科威特	Kuwait	118	1		
417	KG	KGZ	吉尔吉斯斯坦	Kyrgyzstan	146	1		
418	LA	LAO	老挝	Laos	119	1		
422	LB	LBN	黎巴嫩	Lebanon	120	1		
426	LS	LSO	莱索托	Lesotho	255	2		
428	LV	LVA	拉脱维亚	Latvia	335	3		
430	LR	LBR	利比里亚	Liberia	225	2		
454	LY	LBY	利比亚	Libya	226	2		
438	LI	UE	列支敦士登	Liechtenstein	323	3		
440	LT	LTU	立陶宛	Lithuania	336	3		
442	LU	LUX	卢森堡	Luxembourg	308	3		
446	MO	MAC	中国澳门	Macau（CHINA）	121	1		

代码	ISO2	ISO3	中文名称	英文名称	海关代码	洲际代码	作废标记	原代码
450	MG	MDG	马达加斯加	Madagascar	227	2		
454	MW	MWI	马拉维	Malawi	228	2		
458	MY	MYS	马来西亚	Malaysia	122	1		
462	MV	MDV	马尔代夫	Maldives	123	1		
466	ML	MU	马里	Mali	229	2		
470	MT	MLT	马耳他	Malta	324	3		
474	MQ	MTQ	马提尼克	Martinique	428	5		
478	MR	MRT	毛里塔尼亚	Mauritania	230	2		
480	MU	MUS	毛里求斯	Mauritius	231	2		
482	ME		梅利利亚	Melilla	256	2		
484	MX	MEX	墨西哥	Mexico	429	5		
492	MC	MCO	摩纳哥	Monaco	325	3		
496	MN	MNG	蒙古	Mongolia	124	1		
498	MD	MDA	摩尔多瓦	Moldova	343	3		
499	ME	MNE	黑山共和国	Republicof Montenegro	349	3		
499			库腊索岛			1		
500	MS	MSR	蒙特塞拉特	Montserrat	430	5		
504	MA	MAR	摩洛哥	Morocco	232	2		
508	MZ	MOZ	莫桑比克	Mozambique	233	2		
512	OM	OMN	阿曼	Oman	126	1		
516	NA	NAM	纳米比亚	Namibia	234	2		
520	NR	NRU	瑙鲁	Nauru	606	6		
524	NP	NPL	尼泊尔	Nepal	125	1		
528	NL	NID	荷兰	Netherlands	309	3		
530	AN	ANT	荷属安的列斯	Netherlands Antilles	449	5		532, 499, 0417, 961
532			荷属安的列斯			1		
533	AW	ABW	阿鲁巴	Aruba	403	5		403, 63
540	NC	NCL	新喀里多尼亚	New Caledonia	607	6		
548	VU	VUT	瓦努阿图	Vanuatu	608	6		
554	NZ	NZL	新西兰	New Zealand	609	6		
558	NI	NIC	尼加拉瓜	Nicaragua	431	5		
562	NE	NER	尼日尔	Niger	235	2		
566	NG	NGA	尼日利亚	Nigeria	236	2		
570	NU	NIU	纽埃	Niue	701	6		
574	NF	NFK	诺福克岛	Norfolk Island	610	6		
578	N0	NOR	挪威	Norway	326	3		
580	MP	MNP	北马里亚纳自由联邦	Northern Mariana Islands	701	9		919, 964
581	UM	UMI	美属太平洋各群岛	United States Miscellaneous Pacific Islands	701	9		
582	PC		太平洋群岛	Pacific Islands (trustterritory)	701	9		
583	FM	FSM	密克罗尼西亚	Micronesia	620	6		
584	MH	MHL	马绍尔群岛	Marshall Islands	621	6		
585	PW	PLW	帕劳	Palau	622	6		
586	PK	PAK	巴基斯坦	Pakistan	127	1		

代码	ISO2	ISO3	中文名称	英文名称	海关代码	洲际代码	作废标记	原代码
591	PA	PAN	巴拿马	Panama	432	5		
598	PG	PNG	巴布亚新几内亚	Papua New Guinea	611	6		
600	PY	PRY	巴拉圭	Paraguay	433	4		
604	PE	PER	秘鲁	Peru	434	4		
608	PH	PHL	菲律宾	Philippines	129	1		
612	PN	PCN	皮特凯恩群岛	Pitcairn Islands Group	701	6		
616	PL	POL	波兰	Poland	327	3		
620	PT	PRT	葡萄牙	Portugal	311	3		
624	GW	GNB	几内亚比绍	Guine-bissau	222	2		
626	TP	TMP	东帝汶	East Timor	144	1		
630	PR	PRI	波多黎各	Puerto Rico	435	5		
634	QA	QAT	卡塔尔	Qatar	130	1		
638	RE	REU	留尼汪	Reunion	237	2		237
642	RO	ROM	罗马尼亚	Romania	328	3		
643	RU	RUS	俄罗斯	Russia	344	3		
646	RW	RWA	卢旺达	Rwanda	238	2		
654	SH	SHN	圣赫勒拿	Saint Helena	701	9		
659	KN	KNA	圣基茨和尼维斯	Saint Kittsand Nevis	447	5		
660	AI	AIA	安圭拉	Anguilla	701	5		
662	LC	LCA	圣卢西亚	Saint Lucia	437	5		
666	PM	SPM	圣皮埃尔和密克隆	Saint Pierreand Miquelon	448	5		
670	VC	VCT	圣文森特和格林纳丁斯	Saint Vincent and the Grenadines	439	5		
674	SM	SMR	圣马力诺	San Marino	329	3		
678	ST	STP	圣多美和普林西比	Sao Tome and Principe	239	2		
682	SA	SAU	沙特阿拉伯	Saudi Arabia	131	1		
686	SN	SEN	塞内加尔	Senegal	240	2		
688	RS	SRB	塞尔维亚共和国	Republicof Serbia	349	3		891，892，349
690	SC	SYC	塞舌尔	Seychelles	241	2		
694	SL	SLE	塞拉利昂	Sierra Leone	242	2		
702	SG	SGP	新加坡	Singapore	132	1		
703	SK	SVK	斯洛伐克	Slovakia	353	3		
704	VN	VNM	越南	Viet Nam	141	1		
705	SI	SVN	斯洛文尼亚	Slovenia	350	3		
706	SO	SOM	索马里	Somalia	243	2		
710	ZA	ZAF	南非	South Africa	244	2		
716	ZW	ZWE	津巴布韦	Zimbabwe	254	2		
724	ES	ESP	西班牙	Spain	312	3		207，913，962
732	EH	ESH	西撒哈拉	Western Sahara	245	2		
736	SD	SDN	苏丹	Sudan	246	2		
740	SR	SUR	苏里南	Suriname	441	4		
744	SJ	SJM	斯瓦巴德群岛	Svalbard and Jan Mayen Islands	701	9		
748	SZ	SWZ	斯威士兰	swaziland	257	2		
752	SE	SWE	瑞典	Sweden	330	3		
756	CH	CHE	瑞士	Switzerland	331	3		
760	SY	SYR	叙利亚	Syria	135	1		
762	TJ	TJK	塔吉克斯坦	Tajikistan	147	1		
764	TH	THA	泰国	Thailand	136	1		
768	TG	TGO	多哥	Togo	248	2		

代码	ISO2	ISO3	中文名称	英文名称	海关代码	洲际代码	作废标记	原代码
772	TK	TKL	托克劳	Tokelau	701	6		
776	TO	TON	汤加	Tonga	614	6		
780	TT	TTO	特立尼达和多巴哥	Trinidad and Tobago	442	5		
784	AE	ARE	阿联酋	United Arab Emirates	138	1		
788	TN	TUN	突尼斯	Tunisia	249	2		
792	TR	TUR	土耳其	Turkey	137	1		
795	TM	TKM	土库曼斯坦	Turkmenistan	148	1		
796	TC	TCA	特克斯和凯科斯群岛	Turks and Caicos Islands	443	5		
798	TV	TUV	图瓦卢	Tuvalu	619	6		
800	UG	UGA	乌干达	Uganda	250	2		
804	UA	UKR	乌克兰	Ukraine	347	3		
807	MK	MKD	马其顿	Macedonia	354	3		
818	EG	EGY	埃及	Egypt	215	2		
826	GB	GBR	英国	United Kingdom	303	3		
834	TZ	TZA	坦桑尼亚	Tanzania	247	2		
840	US	USA	美国	United States	502	5		
850	VI	VIR	美属维尔京群岛	United States VirginIslands	701	5		
854	BF	BFA	布基纳法索	Burkina Faso	251	2		
858	UY	URY	乌拉圭	Uruguay	444	4		
860	UZ	UZB	乌兹别克斯坦	Uzbekistan	149	1		
862	VE	VEN	委内瑞拉	Venezuela	445	4		
872			威克岛	Wake Island	701	9		
876	WF	WLF	瓦利斯和富图纳群岛	Wallis and Futuna Islands	625	6		
882	WS	WSM	萨摩亚	The Independent Stateof Samoa	701	6		882
887	YE	YEM	也门	Yemen	139	1		
894	ZM	ZMB	赞比亚	Zambia	253	2		
903			亚洲	Asia	199	1		
906			非洲	Africa	299	2		
909			欧洲	Europe	399	3		
910			欧盟	Europe Union	399	3		
912			南美洲	South America	499	4		
913			加那利群岛			1		
915			北美洲	North America	599	5		233
918			大洋洲	Oceania	699	6		
919			塞班			1		
961			库腊索岛	Curacao			1	
962			加那利群岛	Canary Islands			1	
963			阿鲁巴岛	Aruba			1	
964			塞班			1		
990			出口加工区			1		
991			保税区					
992			出口加工区	Export Processing Zone		9		990
999			未列出的国家或地区	Unlisted Countriesor Districts		9		

注：499- 库腊索岛与新增 499- 黑山共和国代码相同；233- 北美洲与 233- 爱沙尼亚相同。

附 22 强制性产品认证目录产品与 2024 年商品编号对应参考表（3C 适用范围）[1]

序号	强制性产品认证目录产品名称	商品编号	商品编号对应的商品名称	备注	参考 2024 年版 HS 转换
1	电线组件	8536909000	其他电压 ≤ 1000 伏电路连接器等电气装置	第三方认证方式	8536909000
		8544422100	80V< 额定电压 ≤ 1000V 有接头电缆		8544422100
		8544422900	80V< 额定电压 ≤ 1000V 有接头电导体		8544422900
2	额定电压 450/750V 及以下聚氯乙烯绝缘电线电缆	8544492100	1000 伏≥额定电压＞ 80 伏其他电缆	第三方认证方式	8544492100
3	额定电压 450/750V 及以下橡皮绝缘电线电缆	8544492100	1000 伏≥额定电压＞ 80 伏其他电缆	第三方认证方式	8544492100
4	插头插座	8536690000	电压 ≤ 1000 伏的插头及插座	第三方认证方式	8536690000
5	家用和类似用途固定式电气装置的开关	8536500000	电压 ≤ 1000 伏的其他开关	第三方认证方式	8536500090
6	器具耦合器（家用和类似用途）	8536909000	其他电压 ≤ 1000 伏电路连接器等电气装置	第三方认证方式	8536909000
		8536901900	其他 36 伏＜电压 ≤ 1000 伏的接插件		8536901900
7	家用和类似用途固定式电气装置电器附件外壳	8538900000	品目 8535、8536、8537 装置的零件（专用于或主要用于）	第三方认证方式	系统未显示"L"
		8547200000	塑料制绝缘零件		系统未显示"L"
		8547909000	其他材料制绝缘配件		系统未显示"L"
8	熔断体	8536100000	熔断器（电压不超过 1000 伏）	自我声明评价方式	8536100000
9	低压成套开关设备	8537109090	其他电力控制或分配的装置（电压不超过 1000 伏的线路）	自我声明评价方式	8537109090
10	低压元器件	能根据外界的信号和要求，手动或自动地接通、断开电路，以实现对电路或非电对象的切换、控制、保护、检测、变换和调节的元件。（开关、隔离器、隔离开关及熔断器组合电器）	开关、隔离器、隔离开关及熔断器组合电器		
			机电式控制电路电器		
			机电式接触器和电动机起动器（含电动机保护）		
			交流电动机用半导体控制器和起动器（含软起动器）		
			家用及类似用途机电式接触器		
			接近开关		
			转换开关电器		
			家用和类似用途的不带过电流保护的移动式剩余电流装置（PRCD）		
			家用和类似用途的带或不带过电流保护的插座式剩余电流电器（SRCD）		
			剩余电流动作继电器		
			断路器		
			家用和类似用途的不带过电流保护的剩余电流动作断路器（RCCB）		
			家用和类似用途的带过电流保护的剩余电流动作断路器（RCBO）		
			家用及类似场所用过电流保护断路器		

[1] 据市场监管总局公告 2023 年第 36 号《强制性产品认证目录》《强制性产品认证目录描述与界定表（2023 年修订）》，以及市场监管总局、海关总署公告 2020 年第 21 号《强制性产品认证目录产品与 2020 年商品编号对应参考表》整理。仅供参考。

序号	强制性产品认证目录产品名称	商品编号	商品编号对应的商品名称	备注	参考2024年版HS转换
			设备用断路器		
			低压熔断器		
			控制与保护开关电器（设备）（CPS）		
11	小功率电动机	8501520000	750W< 输出功率 ≤ 75KW 的多相交流电动机	自我声明评价方式	8501520010
		8501320000	750W< 输出功率 ≤ 75KW 的直流电动机、发电机		8501520090
		8501510090	其他输出功率 ≤ 750W 多相交流电动机		8501510090
		8501200000	输出功率 > 37.5W 的交直流两用电动机		8501200090
			输出功率大于 16KW 的两用物项管制的无人机专用交直两用电动机		8501200010
		8501310000	其他输出功率 ≤ 750 瓦的直流电动机、发电机		8501310000
		8501400000	输出功率大于 16KW 的两用物项管制的无人机专用单相交流电动机		8501400010
			单相交流电动机		8501400090
12	电钻	8467210000	手提式电动钻	自我声明评价方式	8467210000
13	电动砂轮机	8467291000	手提式电动砂磨工具	自我声明评价方式	8467291000
14	电锤	8467299000	其他手提式电动工具	自我声明评价方式	8467299000
15	直流弧焊机	8515319900	其他电弧（包括等离子弧）焊接机及装置（全自动或半自动的）	自我声明评价方式	8515319900
		8515390000	其他电弧（等离子弧）焊接机器及装置（非全自动或半自动）		8515390000
		8515319100	螺旋焊管机 [电弧（包括等离子弧）焊接式，全自动或半自动的]		系统未显示"L"
		8515809090	其他焊接机器及装置		8515809090
		8515312000	电弧（包括等离子弧）焊接机器人		8515312000
16	TIG 弧焊机	8515319900	其他电弧（包括等离子弧）焊接机及装置（全自动或半自动的）	自我声明评价方式	8515319900
		8515390000	其他电弧（等离子弧）焊接机器及装置（非全自动或半自动）		8515390000
		8515319100	螺旋焊管机 [电弧（包括等离子弧）焊接式，全自动或半自动的]		系统未显示"L"
		8515809090	其他焊接机器及装置		8515809090
		8515312000	电弧（包括等离子弧）焊接机器人		8515312000
17	MIG/MAG 弧焊机	8515319900	其他电弧（包括等离子弧）焊接机及装置（全自动或半自动的）	自我声明评价方式	8515319900
		8515390000	其他电弧（等离子弧）焊接机器及装置（非全自动或半自动）		8515390000
		8515319100	螺旋焊管机 [电弧（包括等离子弧）焊接式，全自动或半自动的]		系统未显示"L"
		8515809090	其他焊接机器及装置		8515809090
		8515312000	电弧（包括等离子弧）焊接机器人		8515312000
18	等离子弧切割机	8456401000	等离子切割机	自我声明评价方式	8456401000
19	家用电冰箱和食品冷冻箱	8418101000	容积 >500 升冷藏 – 冷冻组合机	第三方认证方式（自 2020 年 10 月 1 日起，对于标定容积 500L 以上家用电冰箱和食品冷冻箱产品，应当经过强制性产品认证并标注认证标志后，方可出厂、销售、进口或者在其他经营活动中使用）	8418101000

序号	强制性产品认证目录产品名称	商品编号	商品编号对应的商品名称	备注	参考 2024 年版 HS 转换
		8418102000	200＜容积≤500升冷藏冷冻组合机（各自装有单独外门的）		8418102000
		8418103000	容积≤200升冷藏－冷冻组合机（各自装有单独外门的）		8418103000
		8418211000	容积＞150升压缩式家用型冷藏箱		8418211000
		8418212000	压缩式家用型冷藏箱（50＜容积≤150升）		8418212000
		8418213000	容积≤50升压缩式家用型冷藏箱		8418213000
		8418291000	半导体制冷式家用型冷藏箱		8418291000
		8418292000	电气吸收式家用型冷藏箱		8418292000
		8418299000	其他家用型冷藏箱		8418299000
		8418301000	制冷温度≤–40℃的柜式冷冻箱		系统未显示"L"
		8418302100	制冷温度＞-40℃大的其他柜式冷冻箱		系统未显示"L"
		8418302900	制冷温度＞–40℃小的其他柜式冷冻箱（小的指容积≤500升）		8418302900
		8418401000	制冷温度≤–40℃的立式冷冻箱		系统未显示"L"
		8418402100	制冷温度＞-40℃大的立式冷冻箱		系统未显示"L"
		8418402900	制冷温度＞–40℃小的立式冷冻箱（小的指容积≤500升）		8418402900
		8418500000	装有冷藏或冷冻装置的其他设备，用于存储及展示（包括柜、箱、展示台、陈列箱及类似品）		8418500000
20	电风扇	8414511000	功率≤125W 的吊扇（本身装有一个输出功率不超过 125W 的电动机）	第三方认证方式	8414511000
		8414512000	其他功率≤125W 的换气扇（装有一个输出功率≤125W 电动机）		8414512000
		8414513000	功率≤125W 有旋转导风轮的风扇（本身装有一个输出功率不超过 125W 的电动机）		8414513000
		8414519100	功率≤125W 的台扇（本身装有一个输出功率不超过 125W 的电动机）		8414519100
		8414519200	功率≤125W 的落地扇（本身装有一个输出功率不超过 125W 的电动机）		8414519200
		8414519300	功率≤125W 的壁扇（本身装有一个输出功率不超过 125W 的电动机）		8414519300
		8414519900	其他功率≤125W 其他风机、风扇（本身装有一个输出功率不超过 125W 的电动机）		8414519900
		8414591000	其他吊扇（电动机输出功率超过 125W 的）		8414591000
		8414592000	其他换气扇（电动机输出功率超过 125W 的）		8414592000
		8414599091	其他台扇、落地扇、壁扇（电动机输出功率超过 125 瓦的）		系统未显示"L"
21	空调器	8415101000	独立式空气调节器，窗式、壁式、置于天花板或地板上的（装有电扇及调温、调湿装置，包括不能单独调湿的空调器）	第三方认证方式	8415101000
		8415102100	制冷量≤4千大卡/时分体式空调，窗式、壁式、置于天花板或地板上的（装有电扇及调温、调湿装置，包括不能单独调湿的空调器）		8415102100
		8415102210	4000 大卡/时＜制冷量≤12046 大卡/时（14000W）分体式空调，窗式、壁式、置于天花板或地板上的（装有电扇及调温、调湿装置，包括不能单独调湿的空调器）		8415102210
		8415102290	其他制冷量＞12046 大卡/时（14000W）分体式空调，窗式、壁式、置于天花板或地板上的（装有电扇及调温、调湿装置，包括不能单独调湿的空调器）		8415102290
		8415811000	制冷量≤4千大卡/时热泵式空调器（装有制冷装置及一个冷热循环换向阀的）		8415811000

序号	强制性产品认证目录产品名称	商品编号	商品编号对应的商品名称	备注	参考 2024 年版 HS 转换
		8415812001	4000 大卡 / 时<制冷量≤ 12046 大卡 / 时（14000W）热泵式空调器（装有制冷装置及一个冷热循环换向阀的）		8415812001
		8415812090	其他制冷量> 12046 大卡 / 时（14000W）热泵式空调器（装有制冷装置及一个冷热循环换向阀的）		8415812090
		8415821000	制冷量≤ 4 千大卡 / 时的其他空调器（仅装有制冷装置，而无冷热循环装置的）		8415821000
		8415822001	4000 大卡<制冷量≤ 12046 大卡 / 时（14000W）的其他空调（仅装有制冷装置，而无冷热循环装置的）		8415822001
		8415822090	其他制冷量> 12046 大卡 / 时（14000W）的其他空调（仅装有制冷装置，而无冷热循环装置的）		8415822090
		8479892000	空气增湿器及减湿器		8479892000
22	电动机—压缩机	8414301100	电动机额定功率≤ 0.4KW 冷藏或冷冻箱用压缩机	自我声明评价方式	8414301100
		8414301200	其他电驱动冷藏或冷冻箱用压缩机（指 0.4 千瓦<电动机额定功率≤ 5 千瓦）		8414301200
		8414301300	电动机额定功率 >0.4KW，但≤ 5KW 的空调器用压缩机		8414301300
		8414301900	电动机驱动其他用于制冷设备的压缩机		8414301900
23	家用电动洗衣机	8450111000	干衣量≤ 10KG 全自动波轮式洗衣机	第三方认证方式	8450111000
		8450112000	干衣量≤ 10KG 全自动滚筒式洗衣机		8450112000
		8450119000	其他干衣量≤ 10KG 的全自动洗衣机		8450119000
		8450120000	装有离心甩干机的非全自动洗衣机（干衣量≤ 10 千克）		8450120000
		8450190000	干衣量≤ 10KG 的其他洗衣机		8450190000
		8421121000	干衣量不超过 10 千克的离心干衣机		8421121000
		8421191000	脱水机		8421191000
24	电热水器	8516101000	储存式电热水器	第三方认证方式	8516101000
		8516102000	即热式电热水器		8516102000
		8516109000	其他电热水器		8516109000
25	室内加热器	8516299000	电气空间加热器	第三方认证方式	8516299000
		8516292000	辐射式空间加热器		8516292000
		8516293900	其他对流式空间加热器		8516293900
		8516293100	风扇式对流空间加热器		8516293100
		8516293200	充液式对流空间加热器		8516293200
26	真空吸尘器	8508110000	电动的真空吸尘器（功率不超过 1500 瓦，且带有容积不超过 20 升的集尘袋或其他集尘容器）	第三方认证方式	系统未显示 "L"
		8508190000	其他电动的真空吸尘器		系统未显示 "L"
27	皮肤和毛发护理器具	8516310000	电吹风机	第三方认证方式	8516310000
		8516320000	其他电热理发器具		8516320000
		8516330000	电热干手器		8516330000
28	电熨斗	8516400000	电熨斗	第三方认证方式	8516400000
29	电磁灶	8516601000	电磁炉	第三方认证方式	8516601000
30	电烤箱（便携式烤架、面包片烘烤器及类似烹调器具）	8516605000	电烤箱	第三方认证方式	8516605000
		8516609000	其他电热炉（包括电热板、加热环、烧烤炉及烘烤器）		8516609000
		8516721000	家用自动面包机		8516721000
		8516722000	片式烤面包机（多士炉）		8516722000
		8516729000	其他电热烤面包器		8516729000
31	电动食品加工器具	8509401000	水果或蔬菜的榨汁机	第三方认证方式	8509401000

序号	强制性产品认证目录产品名称	商品编号	商品编号对应的商品名称	备注	参考2024年版HS转换
		8509409000	食品研磨机，搅拌器		8509409000
		8509809000	其他家用电动器具		8509809000
32	微波炉	8516500000	微波炉	第三方认证方式	8516500000
33	电灶、灶台、烤炉和类似器具（驻立式电烤箱、固定式烤架及类似烹调器具）	8516799000	其他电热器具	第三方认证方式	8516799000
		8516609000	其他电热炉（包括电热板、加热环、烧烤炉及烘烤器）	第三方认证方式	8516609000
34	吸油烟机	8414601000	抽油烟机（指罩的平面最大边长不超过120厘米，装有风扇的）	第三方认证方式	8414601000
35	液体加热器和冷热饮水机	8516711000	滴液式咖啡机	第三方认证方式	8516711000
		8516712000	蒸馏渗滤式咖啡机		8516712000
		8516713000	泵压式咖啡机		8516713000
		8516719000	其他电热咖啡机和茶壶		8516719000
		8419810000	加工热饮料，烹调，加热食品的机器		8419810000
		8516791000	电热饮水机		8516791000
36	电饭锅	8516603000	电饭锅	第三方认证方式	8516603000
37	电热毯、电热垫及柔性发热器具	6301100000	电暖毯	第三方认证方式	系统未显示"L"
38	各种成像方式的彩色电视接收机	8528711000	彩色的卫星电视接收机（在设计上不带有视频显示器或屏幕的）	第三方认证方式/自我声明评价方式*	系统未显示"L"
		8528718000	其他彩色的电视接收装置（在设计上不带有视频显示器或屏幕的）		系统未显示"L"
		8528721100	其他彩色的模拟电视接收机，带阴极射线显像管的		系统未显示"L"
		8528721200	其他彩色的数字电视接收机，阴极射线显像管的		系统未显示"L"
		8528721900	其他彩色的电视接收机，阴极射线显像管的		系统未显示"L"
		8528722100	彩色的液晶显示器的模拟电视接收机		系统未显示"L"
		8528722200	彩色的液晶显示器的数字电视接收机		系统未显示"L"
		8528722900	其他彩色的液晶显示器的电视接收机		系统未显示"L"
		8528723100	彩色的等离子显示器的模拟电视接收机		系统未显示"L"
		8528723200	彩色的等离子显示器的数字电视接收机		系统未显示"L"
		8528723900	其他彩色的等离子显示器的电视接收机		系统未显示"L"
		8528729100	其他彩色的模拟电视接收机		系统未显示"L"
		8528729200	其他彩色的数字电视接收机		系统未显示"L"
		8528729900	其他彩色的电视接收机		系统未显示"L"
		8529901011	卫星电视接收用解码器		系统未显示"L"
		8528691000	其他彩色的投影机		系统未显示"L"
		8528699000	其他单色的投影机		系统未显示"L"
39	微型计算机	8471414000	微型机	第三方认证方式/自我声明评价方式*	8471414000
		8471412000	小型自动数据处理设备		8471412000
		8471419000	其他数据处理设备（同一机壳内至少有一个CPU和一个输入输出部件；包括组合式）		8471419000
		8471492000	以系统形式报验的小型计算机（计算机指自动数据处理设备）		8471492000
		8471494000	以系统形式报验的微型机		8471494000
		8471499900	以系统形式报验的其他计算机		8471499900
		8471900090	未列名的磁性或光学阅读器（包括将数据以代码形式转录的机器及处理这些数据的机器）		8471900090
		8472901000	自动柜员机		8472901000
		8471504001	含显示器和主机的微型机（不论是否在同一机壳内有一或两个存储，输入或输出部件）		8471504001
		8470501000	销售点终端出纳机		8470501000

序号	强制性产品认证目录产品名称	商品编号	商品编号对应的商品名称	备注	参考2024年版HS转换
		8470509000	其他现金出纳机		8470509000
40	便携式计算机	8471301000	平板电脑(重量≤10千克,至少由一个中央处理器、键盘和显示器组成)	第三方认证方式/自我声明评价方式*	8471301000
		8471309000	其他便携式自动数据处理设备(重量≤10千克,至少由一个中央处理器、键盘和显示器组成)		8471309000
41	与计算机连用的显示设备	8528420000	可直接连接且设计用于税目84.71的自动数据处理设备的阴极射线管监视器	第三方认证方式/自我声明评价方式*	系统未显示"L"
		8528521100	专用或主要用于品目84.71商品的液晶监视器		系统未显示"L"
		8528521200	其他可直接连接且设计用于税目84.71的自动数据处理设备的彩色液晶监视器		系统未显示"L"
		8528521900	其他可直接连接且设计用于税目84.71的自动数据处理设备的单色液晶监视器		系统未显示"L"
		8528529100	专用或主要用于品目84.71商品的其他彩色监视器		系统未显示"L"
		8528529200	其他可直接连接且设计用于税目84.71的自动数据处理设备的其他彩色监视器		系统未显示"L"
		8528529900	其他可直接连接且设计用于税目84.71的自动数据处理设备的其他单色监视器		系统未显示"L"
		8528621010	专用或主要用于品目84.71商品的彩色投影机		系统未显示"L"
		8528621090	其他专用或主要用于品目84.71商品的投影机		系统未显示"L"
		8528691000	其他彩色的投影机		系统未显示"L"
		8528622000	其他可直接连接且设计用于税目84.71的自动数据处理设备的彩色投影机		系统未显示"L"
		8528629000	其他可直接连接且设计用于税目84.71的自动数据处理设备的单色投影机		系统未显示"L"
		8528699000	其他单色的投影机		系统未显示"L"
42	与计算机相连的打印设备	8443321100	专用于品目84.71所列设备的针式打印机(可与自动数据处理设备或网络连接)	第三方认证方式/自我声明评价方式*	8443321100
		8443321200	专用于品目84.71所列设备的激光打印机(可与自动数据处理设备或网络连接)		8443321200
		8443321300	专用于品目84.71所列设备的喷墨打印机(可与自动数据处理设备或网络连接)		8443321300
		8443321400	专用于品目84.71所列设备的热敏打印机(可与自动数据处理设备或网络连接)		8443321400
		8443321900	专用于品目84.71所列设备的其他打印机(可与自动数据处理设备或网络连接)		8443321900
		8472100000	胶版复印机、油印机		8472100000
		8443329090	其他印刷(打印)机、复印机、传真机和电传打字机(可与自动数据处理设备或网络连接)		8443329090
43	多用途打印复印机	8443311090	其他静电感光式多功能一体机(可与自动数据处理设备或网络连接)	第三方认证方式/自我声明评价方式*	8443311090
		8443311010	静电感光式多功能一体加密传真机(可与自动数据处理设备或网络连接)		8443311010
		8443319010	其他具有打印和复印两种功能的机器(可与自动数据处理设备或网络连接)		8443319010
		8443319090	其他具有打印、复印或传真中两种及以上功能的机器(具有打印和复印两种功能的机器除外,可与自动数据处理设备或网络连接)		8443319090

序号	强制性产品认证目录产品名称	商品编号	商品编号对应的商品名称	备注	参考2024年版HS转换
44	扫描仪	8471605000	自动数据处理设备的扫描器	第三方认证方式/自我声明评价方式*	8471605000
45	服务器	8471414000	微型机	第三方认证方式/自我声明评价方式*	8471414000
46	传真机	8443319090	其他具有打印、复印或传真中两种及以上功能的机器（具有打印和复印两种功能的机器除外，可与自动数据处理设备或网络连接）	第三方认证方式	8443319090
		8443329010	其他加密传真机（可与自动数据处理设备或网络连接）		8443329010
		8443319020	其他多功能一体加密传真机（兼有打印、复印中一种及以上功能的机器）		8443319020
47	移动用户终端	8517121019	其他GSM数字式手持无线电话机	第三方认证方式	8517141019
		8517121029	其他CDMA数字式手持无线电话机		8517141029
		8517121090	其他手持式无线电话机（包括车载式无线电话机）		8517141090
		8517129000	其他用于蜂窝网络或其他无线网络的电话机		8517149000
		8517629200	无线网络接口卡		8517629200
		8517629300	无线接入固定台		8517629300
		8517691099	其他无线通信设备		8517691099
48	电源	8504401990	其他稳压电源	第三方认证方式/自我声明评价方式*	8504401990
		8504401400	功率<1千瓦直流稳压电源（稳压系数低于万分之一，品目84.71所列机器用除外）		系统未显示"L"
		8504401300	品目84.71所列机器用的稳压电源		8504401300
		8504401990	其他稳压电源		8504401990
			信息技术设备、电信终端设备配套的电源适配器/充电器		
49	移动电源		质量不超过18KG，包含额定容量大于600MAH的锂离子电池和/或电池组，具有交直流输入/输出的可移动式电源（充电宝、便携式储能电源、露营用移动电源等。）	市场监管总局关于对锂离子电池等产品实施强制性产品认证管理的公告2023年第10号 一、自2023年8月1日起，指定认证机构开始受理新纳入产品CCC认证委托，按照《强制性产品认证实施规则 信息技术设备》和附件中列明的适用标准开展认证工作；自2024年8月1日起，未获得CCC认证证书和标注认证标志的，不得出厂、销售、进口或在其他经营活动中使用。新纳入产品指定认证机构和实验室名录另行公告。二、对新纳入产品的CCC认证范围界定详见附件。其中，对于电子电器产品使用的锂离子电池和电池组，现阶段先行对便携式电子产品用锂离子电池和电池组开展CCC认证；对于其他电子电器产品使用的锂离子电池和电池组，待条件成熟后，适时开展CCC认证。三、鉴于GB31241—2022《便携式电子产品用锂离子电池和电池组 安全技术规范》将于2024年1月1日强制实施，为降低企业获证成本，指定认证机构按照该标准开展相关产品CCC认证工作。四、指定认证机构和实验室应在认证风险可控、保证认证质量的前提下，积极采信已有合格评定结果，减轻企业负担，便利企业获证。	

序号	强制性产品认证目录产品名称	商品编号	商品编号对应的商品名称	备注	参考2024年版HS转换
50	锂离子电池和电池组		依靠锂电子在正极和负极之间移动实现化学能与电能互相转化的装置，并被设计成可充电；包含有保护电路的任意数量的锂离子电池组合而成准备使用的组合体。（便携式办公产品、移动通信产品、便携式音／视频产品等便携式电子产品用锂离子电池和电池组。）		
51	灯具	9405100000	枝形吊灯（包括天花板或墙壁上的照明装置，但露天或街道上的除外）	第三方认证方式	"9405110000 9405190000"
		9405200010	含濒危物种成分的电气台灯、床头灯、落地灯		"9405210010 9405290010"
		9405200090	其他电气台灯、床头灯、落地灯		"9405210090 9405290090"
52	镇流器	8504101000	电子镇流器	第三方认证方式	8504101000
		8504109000	其他放电灯或放电管用镇流器		8504109000
53	汽车	8702109100	30座及以上仅装有压燃式活塞内燃发动机（柴油或半柴油发动机）的大型客车	第三方认证方式	8702109100
		8702109210	20≤座≤23 仅装有压燃式活塞内燃发动机（柴油或半柴油发动机）的客车		8702109210
		8702109290	24≤座≤29 仅装有压燃式活塞内燃发动机（柴油或半柴油发动机）的客车		8702109290
		8702109300	10≤座≤19 仅装有压燃式活塞内燃发动机（柴油或半柴油发动机）的客车		8702109300
		8702209100	30座及以上同时装有压燃式活塞内燃发动机（柴油或半柴油发动机）及驱动电动机的大型客车（指装有柴油或半柴油发动机的30座及以上的客运车）		8702209100
		8702209210	20≤座≤23 同时装有压燃式活塞内燃发动机（柴油或半柴油发动机）及驱动电动机的客车		8702209210
		8702209290	24≤座≤29 同时装有压燃式活塞内燃发动机（柴油或半柴油发动机）及驱动电动机的客车		8702209290
		8702209300	10≤座≤19 同时装有压燃式活塞内燃发动机（柴油或半柴油发动机）及驱动电动机的客车		8702209300
		8702301000	30座及以上同时装有点燃往复式活塞内燃发动机及驱动电动机的大型客车		8702301000
		8702302010	20≤座≤23 同时装有点燃往复式活塞内燃发动机及驱动电动机的客车		8702302010
		8702302090	24≤座≤29 同时装有点燃往复式活塞内燃发动机及驱动电动机的客车		8702302090
		8702303000	10≤座≤19 同时装有点燃往复式活塞内燃发动机及驱动电动机的客车		8702303000
		8702401000	30座及以上仅装有驱动电动机的大型客车		系统未显示"L"
		8702402010	20≤座≤23 仅装有驱动电动机的客车		8702402010
		8702402090	24≤座≤29 仅装有驱动电动机的客车		8702402090
		8702403000	10≤座≤19 仅装有驱动电动机的客车		8702403000
		8702901000	30座及以上大型客车（其他型）（指装有其他发动机的30座及以上的客运车）		8702901000
		8702902001	20≤座≤23 装有非压燃式活塞内燃发动机的客车		8702902001
		8702902090	24≤座≤29 装有非压燃式活塞内燃发动机的客车		8702902090
		8702903000	10≤座≤19 装有非压燃式活塞内燃发动机的客车		8702903000

序号	强制性产品认证目录产品名称	商品编号	商品编号对应的商品名称	备注	参考 2024 年版 HS 转换
		8703213010	仅装有排量≤ 1 升的点燃往复式活塞内燃发动机的小轿车		8703213010
		8703214010	仅装有排量≤ 1 升的点燃往复式活塞内燃发动机的越野车 (4 轮驱动)		8703214010
		8703215010	仅装有排量≤ 1 升的点燃往复式活塞内燃发动机的小客车 (9 座及以下)		8703215010
		8703219010	仅装有排量≤ 1 升的点燃往复式活塞内燃发动机的其他载人车辆		8703219010
		8703223010	仅装有 1 <排量≤ 1.5 升点燃往复式活塞内燃发动机小轿车		8703223010
		8703224010	仅装有 1 <排量≤ 1.5 升点燃往复活塞内燃发动机四轮驱动越野车		8703224010
		8703225010	仅装有 1 <排量≤ 1.5 升点燃往复式活塞内燃发动机小客车 (≤ 9 座)		8703225010
		8703229010	仅装有 1 <排量≤ 1.5 升点燃往复式活塞内燃发动机其他载人车辆		8703229010
		8703234110	仅装有 1.5 <排量≤ 2 升的点燃往复式活塞内燃发动机小轿车		8703234110
		8703234210	仅装有 1.5 <排量≤ 2 升的点燃往复式活塞内燃发动机越野车 (4 轮驱动)		8703234210
		8703234310	仅装有 1.5 <排量≤ 2 升的点燃往复式活塞内燃发动机小客车 (9 座及以下的)		8703234310
		8703234910	仅装有 1.5 <排量≤ 2 升的点燃往复式活塞内燃发动机的其他载人车辆		8703234910
		8703235110	仅装有 2 <排量≤ 2.5 升的点燃往复式活塞内燃发动机小轿车		8703235110
		8703235210	仅装有 2 <排量≤ 2.5 升的点燃往复式活塞内燃发动机越野车 (4 轮驱动)		8703235210
		8703235310	仅装有 2 <排量≤ 2.5 升的点燃往复式活塞内燃发动机小客车 (9 座及以下的)		8703235310
		8703235910	仅装有 2 <排量≤ 2.5 升的点燃往复式活塞内燃发动机的其他载人车辆		8703235910
		8703236110	仅装有 2.5 <排量≤ 3 升的点燃往复式活塞内燃发动机小轿车		8703236110
		8703236210	仅装有 2.5 <排量≤ 3 升的点燃往复式活塞内燃发动机越野车 (4 轮驱动)		8703236210
		8703236310	仅装有 2.5 <排量≤ 3 升的点燃往复式活塞内燃发动机小客车 (9 座及以下的)		8703236310
		8703236910	仅装有 2.5 <排量≤ 3 升的点燃往复式活塞内燃发动机的其他载人车辆		8703236910
		8703241110	仅装有 3 <排量≤ 4 升的点燃往复式活塞内燃发动机小轿车		8703241110
		8703241210	仅装有 3 <排量≤ 4 升的点燃往复式活塞内燃发动机越野车 (4 轮驱动)		8703241210
		8703241310	仅装有 3 <排量≤ 4 升的点燃往复式活塞内燃发动机的小客车 (9 座及以下的)		8703241310
		8703241910	仅装有 3 <排量≤ 4 升的点燃往复式活塞内燃发动机的其他载人车辆		8703241910
		8703242110	仅装有排气量> 4 升的点燃往复式活塞内燃发动机小轿车		8703242110
		8703242210	仅装有排气量> 4 升的点燃往复式活塞内燃发动机越野车 (4 轮驱动)		8703242210
		8703242310	仅装有排气量> 4 升的点燃往复式活塞内燃发动机的小客车 (9 座及以下的)		8703242310

序号	强制性产品认证目录产品名称	商品编号	商品编号对应的商品名称	备注	参考 2024 年版HS 转换
		8703242910	仅装有排气量 > 4 升的点燃往复式活塞内燃发动机的其他载人车辆		8703242910
		8703311110	仅装有排气量 ≤ 1 升的压燃式活塞内燃发动机小轿车		8703311110
		8703311910	仅装有排气量 ≤ 1 升的压燃式活塞内燃发动机的其他载人车辆		8703311910
		8703312110	仅装有 1 升 < 排气量 ≤ 1.5 升的压燃式活塞内燃发动机小轿车		8703312110
		8703312210	仅装有 1 升 < 排气量 ≤ 1.5 升的压燃式活塞内燃发动机越野车 (4 轮驱动)		8703312210
		8703312310	仅装有 1 升 < 排气量 ≤ 1.5 升的压燃式活塞内燃发动机小客车 (9 座及以下的)		8703312310
		8703312910	仅装有 1 升 < 排气量 ≤ 1.5 升的压燃式活塞内燃发动机的其他载人车辆		8703312910
		8703321110	仅装有 1.5 < 排量 ≤ 2 升的压燃式活塞内燃发动机小轿车		8703321110
		8703321210	仅装有 1.5 < 排量 ≤ 2 升的压燃式活塞内燃发动机越野车 (4 轮驱动)		8703321210
		8703321310	仅装有 1.5 < 排量 ≤ 2 升的装压燃式活塞内燃发动机小客车 (9 座及以下的)		8703321310
		8703321910	仅装有 1.5 < 排量 ≤ 2 升的压燃式活塞内燃发动机的其他载人车辆		8703321910
		8703322110	仅装有 2 < 排量 ≤ 2.5 升的压燃式活塞内燃发动机小轿车		8703322110
		8703322210	仅装有 2 < 排量 ≤ 2.5 升的燃式活塞内燃发动机越野车 (4 轮驱动)		8703322210
		8703322310	仅装有 2 < 排量 ≤ 2.5 升的燃式活塞内燃发动机小客车 (9 座及以下的)		8703322310
		8703322910	仅装有 2 < 排量 ≤ 2.5 升的压燃式活塞内燃发动机的其他载人车辆		8703322910
		8703331110	仅装有 2.5 < 排量 ≤ 3 升的压燃式活塞内燃发动机小轿车		8703331110
		8703331210	仅装有 2.5 < 排量 ≤ 3 升的压燃式活塞内燃发动机越野车 (4 轮驱动)		8703331210
		8703331310	仅装有 2.5 < 排量 ≤ 3 升的压燃式活塞内燃发动机小客车 (9 座及以下的)		8703331310
		8703331910	仅装有 2.5 < 排量 ≤ 3 升的压燃式活塞内燃发动机的其他载人车辆		8703331910
		8703332110	仅装有 3 < 排量 ≤ 4 升的压燃式活塞内燃发动机小轿车		8703332110
		8703332210	仅装有 3 < 排量 ≤ 4 升的压燃式活塞内燃发动机越野车 (4 轮驱动)		8703332210
		8703332310	仅装有 3 < 排量 ≤ 4 升的压燃式活塞内燃发动机小客车 (9 座及以下的)		8703332310
		8703332910	仅装有 3 < 排量 ≤ 4 升的压燃式活塞内燃发动机的其他载人车辆		8703332910
		8703336110	仅装有排量 > 4 升的压燃式活塞内燃发动机小轿车		8703336110
		8703336210	仅装有排量 > 4 升的压燃式活塞内燃发动机越野车 (4 轮驱动)		8703336210
		8703336310	仅装有排量 > 4 升的压燃式活塞内燃发动机小客车 (9 座及以下的)		8703336310
		8703336910	仅装有排量 > 4 升的压燃式活塞内燃发动机其他载人车辆		8703336910

序号	强制性产品认证目录产品名称	商品编号	商品编号对应的商品名称	备注	参考2024年版HS转换
		8703401110	同时装有点燃往复式活塞内燃发动机（排量≤1升）及驱动电动机的小轿车（可通过接插外部电源进行充电的除外）		8703401110
		8703401210	同时装有点燃往复式活塞内燃发动机（排量≤1升）及驱动电动机的越野车(4轮驱动)（可通过接插外部电源进行充电的除外）		8703401210
		8703401310	同时装有点燃往复式活塞内燃发动机（排量≤1升）及驱动电动机的小客车(9座及以下，可通过接插外部电源进行充电的除外)		8703401310
		8703402110	同时装有点燃往复式活塞内燃发动机（1＜排量≤1.5升)及驱动电动机的小轿车(可通过接插外部电源进行充电的除外)		8703402110
		8703402210	同时装有点燃往复式活塞内燃发动机（1＜排量≤1.5升）及驱动电动机的四轮驱动越野车（可通过接插外部电源进行充电的除外）		8703402210
		8703402310	同时装有点燃往复式活塞内燃发动机（1＜排量≤1.5升）及驱动电动机的小客车(9座及以下，可通过接插外部电源进行充电的除外)		8703402310
		8703402910	同时装有点燃往复式活塞内燃发动机（1＜排量≤1.5升）及驱动电动机的其他载人车辆(可通过接插外部电源进行充电的除外)		8703402910
		8703403110	同时装有点燃往复式活塞内燃发动机（1.5＜排量≤2升）及驱动电动机的小轿车（可通过接插外部电源进行充电的除外）		8703403110
		8703403210	同时装有点燃往复式活塞内燃发动机（1.5＜排量≤2升）及驱动电动机的四轮驱动越野车（可通过接插外部电源进行充电的除外）		8703403210
		8703403310	同时装有点燃往复式活塞内燃发动机（1.5＜排量≤2升）及驱动电动机的小客车(9座及以下，可通过接插外部电源进行充电的除外)		8703403310
		8703403910	同时装有点燃往复式活塞内燃发动机（1.5＜排量≤2升）及驱动电动机的其他载人车辆(可通过接插外部电源进行充电的除外)		8703403910
		8703404110	同时装有点燃往复式活塞内燃发动机（2＜排量≤2.5升)及驱动电动机的小轿车(可通过接插外部电源进行充电的除外)		8703404110
		8703404210	同时装有点燃往复式活塞内燃发动机（2＜排量≤2.5升）及驱动电动机的四轮驱动越野车（可通过接插外部电源进行充电的除外）		8703404210
		8703404310	同时装有点燃往复式活塞内燃发动机（2＜排量≤2.5升）及驱动电动机的小客车(9座及以下，可通过接插外部电源进行充电的除外)		8703404310
		8703404910	同时装有点燃往复式活塞内燃发动机（2＜排量≤2.5升）及驱动电动机的其他载人车辆(可通过接插外部电源进行充电的除外)		8703404910

序号	强制性产品认证目录产品名称	商品编号	商品编号对应的商品名称	备注	参考 2024 年版 HS 转换
		8703405110	同时装有点燃往复式活塞内燃发动机（2.5＜排量≤3升）及驱动电动机的小轿车（可通过接插外部电源进行充电的除外）		8703405110
		8703405210	同时装有点燃往复式活塞内燃发动机（2.5＜排量≤3升）及驱动电动机的四轮驱动越野车（可通过接插外部电源进行充电的除外）		8703405210
		8703405310	同时装有点燃往复式活塞内燃发动机（2.5＜排量≤3升）及驱动电动机的小客车(9座及以下，可通过接插外部电源进行充电的除外）		8703405310
		8703405910	同时装有点燃往复式活塞内燃发动机（2.5＜排量≤3升）及驱动电动机的其他载人车辆（可通过接插外部电源进行充电的除外）		8703405910
		8703406110	同时装有点燃往复式活塞内燃发动机（3＜排量≤4升）及驱动电动机的小轿车（可通过接插外部电源进行充电的除外）		8703406110
		8703406210	同时装有点燃往复式活塞内燃发动机（3＜排量≤4升）及驱动电动机的四轮驱动越野车（可通过接插外部电源进行充电的除外）		8703406210
		8703406310	同时装有点燃往复式活塞内燃发动机（3＜排量≤4升）及驱动电动机的小客车(9座及以下，可通过接插外部电源进行充电的除外）		8703406310
		8703406910	同时装有点燃往复式活塞内燃发动机（3＜排量≤4升）及驱动电动机的其他载人车辆（可通过接插外部电源进行充电的除外）		8703406910
		8703407110	同时装有点燃往复式活塞内燃发动机（排量＞4升）及驱动电动机的小轿车（可通过接插外部电源进行充电的除外）		8703407110
		8703407210	同时装有点燃往复式活塞内燃发动机（排量＞4升）及驱动电动机的四轮驱动越野车（可通过接插外部电源进行充电的除外）		8703407210
		8703407310	同时装有点燃往复式活塞内燃发动机（排量＞4升）及驱动电动机的小客车(9座及以下，可通过接插外部电源进行充电的除外）		8703407310
		8703407910	同时装有点燃往复式活塞内燃发动机（排量＞4升）及驱动电动机的其他载人车辆(可通过接插外部电源进行充电的除外）		8703407910
		8703409010	其他同时装有点燃往复式活塞内燃发动机及驱动电动机的载人车辆（可通过接插外部电源进行充电的除外）		无此税号
		8703501110	同时装有压燃式活塞内燃发动机（柴油或半柴油发动机，排量≤1升）及驱动电动机的小轿车（可通过接插外部电源进行充电的除外）		8703501110
		8703501910	同时装有压燃式活塞内燃发动机（柴油或半柴油发动机，排量≤1升）及驱动电动机的其他载人车辆（可通过接插外部电源进行充电的除外）		8703501910
序号	强制性产品认证目录产品名称	商品编号	商品编号对应的商品名称	备注	参考 2024 年版 HS 转换

序号	强制性产品认证 目录产品名称	商品编号	商品编号对应的商品名称	备注	参考 2024 年版 HS 转换
		8703502110	同时装有压燃式活塞内燃发动机（柴油或半柴油发动机, 1 升 < 排量 ≤ 1.5 升）及驱动电动机的小轿车（可通过接插外部电源进行充电的除外）		8703502110
		8703502210	同时装有压燃式活塞内燃发动机（柴油或半柴油发动机, 1 升 < 排量 ≤ 1.5 升）及驱动电动机的四轮驱动越野车（可通过接插外部电源进行充电的除外）		8703502210
		8703502310	同时装有压燃式活塞内燃发动机（柴油或半柴油发动机, 1 升 < 排量 ≤ 1.5 升）及驱动电动机的小客车 (9 座及以下，可通过接插外部电源进行充电的除外)		8703502310
		8703502910	同时装有压燃式活塞内燃发动机（柴油或半柴油发动机, 1 升 < 排量 ≤ 1.5 升）及驱动电动机的其他载人车辆（可通过接插外部电源进行充电的除外）		8703502910
		8703503110	同时装有压燃式活塞内燃发动机（柴油或半柴油发动机, 1.5 升 < 排量 ≤ 2 升）及驱动电动机的小轿车（可通过接插外部电源进行充电的除外）		8703503110
		8703503210	同时装有压燃式活塞内燃发动机（柴油或半柴油发动机, 1.5 升 < 排量 ≤ 2 升）及驱动电动机的四轮驱动越野车（可通过接插外部电源进行充电的除外）		8703503210
		8703503310	同时装有压燃式活塞内燃发动机（柴油或半柴油发动机, 1.5 升 < 排量 ≤ 2 升）及驱动电动机的小客车 (9 座及以下，可通过接插外部电源进行充电的除外)		8703503310
		8703503910	同时装有压燃式活塞内燃发动机（柴油或半柴油发动机, 1.5 升 < 排量 ≤ 2 升）及驱动电动机的其他载人车辆（可通过接插外部电源进行充电的除外）		8703503910
		8703504110	同时装有压燃式活塞内燃发动机（柴油或半柴油发动机, 2 升 < 排量 ≤ 2.5 升）及驱动电动机的小轿车（可通过接插外部电源进行充电的除外）		8703504110
		8703504210	同时装有压燃式活塞内燃发动机（柴油或半柴油发动机, 2 升 < 排量 ≤ 2.5 升）及驱动电动机的四轮驱动越野车（可通过接插外部电源进行充电的除外）		8703504210
		8703504310	同时装有压燃式活塞内燃发动机（柴油或半柴油发动机, 2 升 < 排量 ≤ 2.5 升）及驱动电动机的小客车 (9 座及以下，可通过接插外部电源进行充电的除外)		8703504310
		8703504910	同时装有压燃式活塞内燃发动机（柴油或半柴油发动机, 2 升 < 排量 ≤ 2.5 升）及驱动电动机的其他载人车辆（可通过接插外部电源进行充电的除外）		8703504910
		8703505110	同时装有压燃式活塞内燃发动机（柴油或半柴油发动机, 2.5 升 < 排量 ≤ 3 升）及驱动电动机的小轿车（可通过接插外部电源进行充电的除外）		8703505110
		8703505210	同时装有压燃式活塞内燃发动机（柴油或半柴油发动机, 2.5 升 < 排量 ≤ 3 升）及驱动电动机的四轮驱动越野车（可通过接插外部电源进行充电的除外）		8703505210

序号	强制性产品认证目录产品名称	商品编号	商品编号对应的商品名称	备注	参考2024年版HS转换
		8703505310	同时装有压燃式活塞内燃发动机（柴油或半柴油发动机,2.5升＜排量≤3升）及驱动电动机的小客车（9座及以下,可通过接插外部电源进行充电的除外）		8703505310
		8703505910	同时装有压燃式活塞内燃发动机（柴油或半柴油发动机,2.5升＜排量≤3升）及驱动电动机的其他载人车辆（可通过接插外部电源进行充电的除外）		8703505910
		8703506110	同时装有压燃式活塞内燃发动机（柴油或半柴油发动机,3升＜排量≤4升）及驱动电动机的小轿车（可通过接插外部电源进行充电的除外）		8703506110
		8703506210	同时装有压燃式活塞内燃发动机（柴油或半柴油发动机,3升＜排量≤4升）及驱动电动机的四轮驱动越野车（可通过接插外部电源进行充电的除外）		8703506210
		8703506310	同时装有压燃式活塞内燃发动机（柴油或半柴油发动机,3升＜排量≤4升）及驱动电动机的小客车(9座及以下，可通过接插外部电源进行充电的除外)		8703506310
		8703506910	同时装有压燃式活塞内燃发动机（柴油或半柴油发动机,3升＜排量≤4升）及驱动电动机的其他载人车辆（可通过接插外部电源进行充电的除外）		8703506910
		8703507110	同时装有压燃式活塞内燃发动机（柴油或半柴油发动机,排量＞4升）及驱动电动机的小轿车（可通过接插外部电源进行充电的除外）		8703507110
		8703507210	同时装有压燃式活塞内燃发动机（柴油或半柴油发动机,排量＞4升）及驱动电动机的四轮驱动越野车（可通过接插外部电源进行充电的除外）		8703507210
		8703507310	同时装有压燃式活塞内燃发动机（柴油或半柴油发动机,排量＞4升）及驱动电动机的小客车(9座及以下,可通过接插外部电源进行充电的除外)		8703507310
		8703507910	同时装有压燃式活塞内燃发动机（柴油或半柴油发动机,排量＞4升）及驱动电动机的其他载人车辆（可通过接插外部电源进行充电的除外）		8703507910
		8703509010	其他同时装有压燃式活塞内燃发动机（柴油或半柴油发动机）及驱动电动机的载人车辆（可通过接插外部电源进行充电的除外）		无此税号
		8703600000	同时装有点燃往复式活塞内燃发动机及驱动电动机、可通过接插外部电源进行充电的其他载人车辆		8703600000
		8703700000	同时装有压燃活塞内燃发动机（柴油或半柴油发动机）及驱动电动机、可通过接插外部电源进行充电的其他载人车辆		8703700000
		8703800090	仅装有驱动电动机的其他载人车辆		8703800090
		8703900021	其他型排气量≤1升的其他载人车辆		8703900021
		8703900022	其他型1升＜排气量≤1.5升的其他载人车辆		8703900022

序号	强制性产品认证 目录产品名称	商品编号	商品编号对应的商品名称	备注	参考 2024 年版 HS 转换
		8703900023	其他型 1.5 升<排气量≤2 升的其他载人车辆		8703900023
		8703900024	其他型 2 升<排气量≤2.5 升的其他载人车辆		8703900024
		8703900025	其他型 2.5 升<排气量≤3 升的其他载人车辆		8703900025
		8703900026	其他型 3 升<排气量≤4 升的其他载人车辆		8703900026
		8703900027	其他型排气量>4 升的其他载人车辆		8703900027
		8703900029	其他无法区分排气量的载人车辆		8703900029
		8703401910	同时装有点燃往复式活塞内燃发动机（排量≤1升）及驱动电动机的其他载人车辆(可通过接插外部电源进行充电的除外)		8703401910
		8701200000	半挂车用的公路牵引车		8701200000
		8701919000	其他发动机功率不超过 18 千瓦的牵引车(不包括品目 8709 的牵引车)		8701919000
		8701929000	其他发动机功率超过 18 千瓦但不超过 37 千瓦的牵引车（不包括品目 8709 的牵引车）		8701929000
		8701939000	其他发动机功率超过 37 千瓦但不超过 75 千瓦的牵引车（不包括品目 8709 的牵引车）		8701939000
		8701949000	其他发动机功率超过 75 千瓦但不超过 130 千瓦的牵引车（不包括品目 8709 的牵引车）		8701949000
		8701959000	其他发动机功率超过 130 千瓦的牵引车（不包括品目 8709 的牵引车）		8701959000
		8704210000	柴油型其他小型货车（装有压燃式活塞内燃发动机，小型指车辆总重量≤5 吨）		8704210000
		8704223000	柴油型其他中型货车（装有压燃式活塞内燃发动机，中型指 5<车辆总重量<14 吨）		8704223000
		8704224000	柴油型其他重型货车（装有压燃式活塞内燃发动机，重型指 14≤车辆总重≤20 吨）		8704224000
		8704230010	固井水泥车、压裂车、混砂车、连续油管车、液氮泵车用底盘（车辆总重量>35 吨，装驾驶室）		8704230010
		8704230020	起重≥55 吨汽车起重机用底盘（装有压燃式活塞内燃发动机）		8704230020
		8704230030	车辆总重量≥31 吨清障车专用底盘		8704230030
		8704230090	柴油型的其他超重型货车（装有压燃式活塞内燃发动机，超重型指车辆总重量>20 吨）		8704230090
		8704310000	总重量≤5 吨的其他货车（汽油型，装有点燃式活塞内燃发动机）		8704310000
		8704323000	5 吨<总重量≤8 吨的其他货车（汽油型，装有点燃式活塞内燃发动机）		8704323000
		8704324000	总重量>8 吨的其他货车（汽油型，装有点燃式活塞内燃发动机）		8704324000
		8704900000	装有其他发动机的货车		8704900000
		8705102100	起重重量≤50 吨全路面起重车		8705102100
		8705102200	50<起重重量≤100 吨全路面起重车		8705102200
		8705102300	起重量>100 吨全路面起重车		8705102300
		8705109100	起重重量≤50 吨其他机动起重车		8705109100
		8705109200	50<起重重量≤100 吨其他起重车		8705109200
		8705109300	起重重量>100 吨其他机动起重车		8705109300
		8705200000	机动钻探车		8705200000
		8705400000	机动混凝土搅拌车		8705400000
		8705901000	无线电通信车		8705901000
		8705902000	机动放射线检查车		8705902000

序号	强制性产品认证目录产品名称	商品编号	商品编号对应的商品名称	备注	参考2024年版HS转换
		8705903000	机动环境监测车		8705903000
		8705904000	机动医疗车		8705904000
		8705905900	其他机动电源车（频率为400赫兹航空电源车除外）		8705905900
		8705907000	道路（包括跑道）扫雪车		8705907000
		8705908000	石油测井车，压裂车，混沙车		8705908000
		8705909100	混凝土泵车		8705909100
		8705909990	其他特殊用途的机动车辆（主要用于载人或运货的车辆除外）		8705909990
		8706002100	车辆总重量≥14吨的货车底盘（装有发动机的）		8706002100
		8706002200	车辆总重量＜14吨的货车底盘（装有发动机的）		8706002200
		8706004000	汽车起重机底盘（装有发动机的）		8706004000
		8706009000	其他机动车辆底盘（装有发动机的，品目8701、8703和8705所列车辆用）		8706009000
		8716100000	供居住或野营用厢式挂车及半挂车		8716100000
		8716311000	油罐挂车及半挂车		8716311000
		8716319000	其他罐式挂车及半挂车		8716319000
		8716391000	货柜挂车及半挂车		8716391000
		8716399000	其他货运挂车及半挂车		8716399000
		8716400000	其他未列名挂车及半挂车		8716400000
		8426411000	轮胎式起重机		系统未显示"L"
54	摩托车	8711100010	微马力摩托车及脚踏两用车（装有往复式活塞发动机，微马力指排气量=50CC）	第三方认证方式	8711100010
		8711100090	微马力摩托车及脚踏两用车（装有往复式活塞发动机，微马力指排气量＜50CC）		8711100090
		8711201000	50＜排气量≤100毫升装往复式活塞内燃发动机摩托车及脚踏两用车		8711201000
		8711202000	100＜排气量≤125毫升装往复式活塞内燃发动机摩托车及脚踏两用车		8711202000
		8711203000	125＜排气量≤150毫升装往复式活塞内燃发动机摩托车及脚踏两用车		8711203000
		8711204000	150＜排气量≤200毫升装往复式活塞内燃发动机摩托车及脚踏两用车		8711204000
		8711205010	200＜排气量＜250毫升装往复式活塞内燃发动机摩托车及脚踏两用车		8711205010
		8711205090	排气量=250毫升装往复式活塞内燃发动机摩托车及脚踏两用车		8711205090
		8711301000	250＜排气量≤400毫升装往复式活塞内燃发动机摩托车及脚踏两用车		8711301000
		8711302000	400＜排气量≤500毫升装往复式活塞内燃发动机摩托车及脚踏两用车		8711302000
		8711400000	500＜排气量≤800毫升装往复式活塞内燃发动机摩托车及脚踏两用车		8711400000
		8711500000	800毫升＜排气量装往复式活塞内燃发动机摩托车及脚踏两用车		8711500000
		8711600090	其他装有电驱动电动机的摩托车		8711600090
		8711900010	其他排气量≤250毫升摩托车及脚踏两用车		8711900010
		8711900020	其他排气量＞250毫升摩托车及脚踏两用车		8711900020
		8711900030	其他无法区分排气量的摩托车及脚踏两用车		8711900030
		8711900090	装有其他辅助发动机的脚踏车，边车		8711900090
55	电动自行车	8711600010	电动自行车（包括机器脚踏两用车；脚踏车）	第三方认证方式	系统未显示"L"

序号	强制性产品认证目录产品名称	商品编号	商品编号对应的商品名称	备注	参考2024年版HS转换
		8711600090	其他装有电驱动电动机的摩托车		8711600090
		8711900090	装有其他辅助发动机的脚踏车，边车		8711900090
56	机动车辆轮胎	安装在机动车辆车轮上，供机动车辆行驶使用的圆环形弹性制品。新的机动车辆充气轮胎，包括轿车轮胎、载重汽车轮胎、摩托车轮胎	轿车子午线轮胎 轿车斜交轮胎 载重汽车子午线轮胎 载重汽车斜交轮胎 摩托车轮胎	第三方认证方式	
57	摩托车乘员头盔	6506100090	其他安全帽（不论有无衬里或饰物）	第三方认证方式	系统未显示"L"
58	汽车用制动器衬片	汽车鼓式或盘式制动器的部件，分别压靠在制动鼓或制动盘面而产生摩擦力的摩擦材料部件。			
59	汽车安全玻璃	7007219000	车辆用层压安全玻璃（规格及形状适于安装在车辆上的）	自我声明评价方式	7007219000
		7007119000	车辆用钢化安全玻璃（规格及形状适于安装在车辆上的）		7007119000
		7008001000	中空或真空隔温、隔音玻璃组件		7008001000
		8708294100	汽车电动天窗		8708221100
		8708294200	汽车手动天窗		8708221200
60	汽车安全带	8708210000	坐椅安全带（品目8701至8705的车辆用）	自我声明评价方式	8708210000
61	机动车外部照明及光信号装置（汽车用灯具、摩托车用灯具）	8512201000	机动车辆用照明装置	自我声明评价方式	8512201000
62	机动车辆间接视野装置	7009100000	车辆后视镜（不论是否镶框）	自我声明评价方式	7009100000
63	汽车座椅及座椅头枕	9401201000	皮革或再生皮革面的机动车辆用坐具	自我声明评价方式	9401201000
		9401209000	其他机动车辆用坐具		9401209000
		9401901900	机动车辆用其他座具零件		9401999000
		8708995900	总重≥14吨柴油货车用其他零部件（指87042240,2300,3240所列车辆用，含总重>8吨汽油货车）		8708995900
64	汽车行驶记录仪	8525803990	非特种用途的其他类型视屏摄录一体机（非广播级、非多用途）	自我声明评价方式	8525893900
65	车身反光标识	8512209000	其他照明或视觉信号装置（包括机动车辆用视觉装置）	自我声明评价方式	8512209000
66	植物保护机械	8424410000	农业或园艺用便携式喷雾器	第三方认证方式	8424410000
		8424490000	农业或园艺用非便携式喷雾器		8424490000
		8424820000	农业或园艺用其他喷射器具（喷雾器除外）		8424820000
67	轮式拖拉机	8701911000	其他发动机功率不超过18千瓦的拖拉机	第三方认证方式	8701911000
		8701921000	其他发动机功率超过18千瓦但不超过37千瓦的拖拉机		8701921000
68	火灾报警产品	8531100000	防盗或防火报警器及类似装置	第三方认证方式	8531100000
69	灭火器	8424100000	灭火器（不论是否装药）	第三方认证方式	8424100090
70	避难逃生产品	8512209000	其他照明或视觉信号装置（包括机动车辆用视觉装置）	第三方认证方式	8512209000
		9405600000	发光标志、发光铭牌及类似品		9405610000 9405690000
		9020000000	其他呼吸器具及防毒面具（但不包括既无机械零件又无可互换过滤器的防护面具）		9020000000

序号	强制性产品认证目录产品名称	商品编号	商品编号对应的商品名称	备注	参考2024年版HS转换
71	溶剂型木器涂料	3208901091	其他聚胺酯油漆清漆等，施工状态下挥发性有机物含量大于420克/升（溶于非水介质以聚胺酯类化合物为基本成分，含瓷漆大漆）	第三方认证方式	3208901091
		3208901099	其他聚氨酯油漆清漆等；以聚氨酯类化合物为基本成分的本章注释四所述溶液（分散于或溶于非水介质以聚胺酯类化合物为基本成分，含瓷漆大漆）		3208901099
		3208909010	分散于或溶于非水介质其他油漆、清漆溶液，施工状态下挥发性有机物含量大于420克/升（包括以聚合物为基本成分的漆，本章注释四所述溶液）		3208909010
		3208909090	分散于或溶于非水介质其他油漆、清漆溶液；其他本章注释四所述溶液（包括以聚合物为基本成分的漆，本章注释四所述溶液）		3208909090
		3210000091	其他油漆及清漆，皮革用水性颜料，施工状态下挥发性有机物含量大于420克/升（包括非聚合物为基料的瓷漆，大漆及水浆涂料）		"系统未显示"L"3210000020"
		3210000099	其他油漆及清漆，皮革用水性颜料，施工状态下挥发性有机物含量不大于420克/升（包括非聚合物为基料的瓷漆，大漆及水浆涂料）		"系统未显示"L"3210000090"
72	瓷质砖	6904100000	陶瓷制建筑用砖	第三方认证方式	6904100000
		6904900000	陶瓷制铺地砖、支撑或填充用砖（包括类似品）		6904900000
		6905900000	其他建筑用陶瓷制品（包括烟囱罩通风帽，烟囱衬壁，建筑装饰物）		6905900000
		6907211000	不论是否矩形，其最大表面积以可置入边长小于7厘米的方格的贴面砖、铺面砖，包括炉面砖及墙面砖，但子目6907.30和6907.40所列商品除外（按重量计吸水率不超过0.5%)		6907211000
		6907219000	其他贴面砖、铺面砖，包括炉面砖及墙面砖但子目6907.30和6907.40所列商品除外（按重量计吸水率不超过0.5%)		6907219000
		6907301000	不论是否矩形，其最大表面积以可置入边长小于7厘米的方格的镶嵌砖（马赛克）及其类似品，但子目6907.40的货品除外		6907301000
		6907309000	其他镶嵌砖（马赛克）及其类似品，但子目6907.40的货品除外		6907309000
		6907401000	不论是否矩形，其最大表面积以可置入边长小于7厘米的方格的饰面陶瓷		6907401000
		6907409000	其他饰面陶瓷		6907409000
73	建筑安全玻璃	7007290000	其他层压安全玻璃	第三方认证方式	7007290000
		7007190000	其他钢化安全玻璃		7007190000
		7008001000	中空或真空隔温、隔音玻璃组件		7008001000
74	童车类产品	8712008110	12-16英寸的未列名自行车	第三方认证方式	8712008110
		8712008190	11英寸及以下的未列名自行车		8712008190
		8712008900	其他未列名自行车		8712008900
		9503001000	三轮车、踏板车、踏板汽车和类似的带轮玩具；玩偶车		9503001000
		8712009000	其他非机动脚踏车		8712009000
		8715000010	婴孩车		8715000010
		8715000090	婴孩车零件		8715000090
		9503008900	其他未列名玩具		9503008900

序号	强制性产品认证目录产品名称	商品编号	商品编号对应的商品名称	备注	参考2024年版HS转换
75	玩具（电玩具、塑胶玩具、金属玩具、骑乘车辆玩具）	9503006000	智力玩具	第三方认证方式	9503006000
		9503001000	三轮车、踏板车、踏板汽车和类似的带轮玩具；玩偶车		9503001000
		9503002100	动物玩偶，不论是否着装		9503002100
		9503002900	其他玩偶，不论是否着装		9503002900
		9503008390	带动力装置的玩具及模型		9503008390
		9503008310	玩具无人机		9503008310
		9503008900	其他未列名玩具		9503008900
		9503009000	玩具、模型零件		9503009000
		9503001000	三轮车、踏板车、踏板汽车和类似的带轮玩具；玩偶车	第三方认证方式	9503001000
		9503002100	动物玩偶，不论是否着装		9503002100
		9503002900	其他玩偶，不论是否着装		9503002900
		9503006000	智力玩具		9503006000
		9503008900	其他未列名玩具		9503008900
		9503009000	玩具、模型零件		9503009000
		9503001000	三轮车、踏板车、踏板汽车和类似的带轮玩具；玩偶车		9503001000
		9503002100	动物玩偶，不论是否着装		9503002100
		9503002900	其他玩偶，不论是否着装		9503002900
		9503006000	智力玩具		9503006000
		9503008900	其他未列名玩具		9503008900
		9503009000	玩具、模型零件		9503009000
		乘骑车辆玩具（设计或预定供儿童乘骑的车辆玩具）	玩具自行车：带或不带稳定装置的、鞍座的最大高度小于或等于435MM，仅以儿童的人力特别是借助于脚踏板来驱动的两轮车；	第三方认证方式	
			电动童车：由儿童驾驶和或乘坐、以直流电驱动的车辆；		
			其它车辆玩具：除玩具自行车、电动童车、童车类产品外，由儿童自身力量驱动、预定承载儿童体重的其它乘骑车辆玩具，如滑行车、平衡车、扭扭车等。）		
76	机动车儿童乘员用约束系统	8708210000	坐椅安全带（品目8701至8705的车辆用）	第三方认证方式	8708210000
		9401201000	皮革或再生皮革面的机动车辆用坐具		9401201000
		9401209000	其他机动车辆用坐具		9401209000
		9401401000	皮革或再生皮革面的能作床用的两用椅（但庭园坐具或野营设备除外）		9401491000
		9401409000	其他能作床用的两用椅（但庭园坐具或野营设备除外）		9401499000
		9401809091	儿童用汽车安全座椅		9401809091
		9401809099	其他坐具		9401809099
		9401901900	机动车辆用其他座具零件		9401999000
77	防爆电机		适用于爆炸性环境，具有防爆安全功能，用于将电能转化为机械能的各类电动机，该类产品通常由定子、转子及其他结构件组成。		
78	防爆电泵		适用于爆炸性环境，具有防爆安全功能，用于将电能转化为机械能，使介质以一定流量和扬程（或压力）传输的各类电驱动的泵产品。该类产品由电驱动部分和泵同轴连接而成。		
79	防爆配电装置类产品		适用于爆炸性环境，具有防爆安全功能，用于作为电源或连接在电网上以接受和分配电能、改善电源质量和进行电源变换以使用电设备得到所需电能的电气装置（含作为EX元件使用的此类产品）。		

序号	强制性产品认证目录产品名称	商品编号	商品编号对应的商品名称	备注	参考2024年版HS转换
80	防爆开关、控制及保护产品		适用于爆炸性环境，具有防爆安全功能，用于通过就地、远程手动控制或通过传感器检测自动控制电路分断与闭合，实现用电设备的开启、控制及过电流、过电压、过热、短路、断相、接地等保护功能的产品（含作为EX元件使用的此类产品）。		
81	防爆起动器类产品		适用于爆炸性环境，具有防爆安全功能，用于在较大用电设备（通常指电动机）起动过程中通过采用降压、补偿或变频等技术手段以减少起动电流对电网的影响并降低起动过程中对负载的冲击，使电网和机械系统得以保护的产品（含作为EX元件使用的此类产品）。		
82	防爆变压器类产品		适用于爆炸性环境，具有防爆安全功能，利用电磁感应原理实现电压、电流变换的能量隔离传输设备，或用于电压、电流测量的互感器类产品。他们通常具有初级线圈、次级线圈和铁芯（磁芯）结构（含作为EX元件使用的此类产品）。		
83	防爆电动执行机构、电磁阀类产品		适用于爆炸性环境，具有防爆安全功能，用于安装在管路系统中进行阀门的开关或阀位控制的执行机构及其电气部件（含作为EX元件使用的此类产品）。		
84	防爆插接装置		适用于爆炸性环境，具有防爆安全功能，用于在馈电系统中提供电缆与电缆、电缆与用电设备之间快速连接或断开的联接器、插销/插销开关（含作为EX元件使用的此类产品）。		
85	防爆监控产品		适用于爆炸性环境，具有防爆安全功能，用于监控系统中的音视频采集、显示、报警、控制和数据传输、后台数据处理的电气装置（含作为EX元件使用的此类产品）。		
86	防爆通讯、信号装置		适用于爆炸性环境，具有防爆安全功能，用于完成信息传递的通讯系统和信号装置中，实现发信、信号接入、转换、传输、联网、接收、显示/播放等功能的设备（含作为EX元件使用的此类产品）。		
87	防爆空调、通风设备		适用于爆炸性环境，具有防爆安全功能，用于现场环境空气的温、湿度调节设备和通风设备（含作为EX元件使用的此类产品）。		
88	防爆电加热产品		适用于爆炸性环境，具有防爆安全功能，用于对环境空气或液态、气态介质（或其容器、管路）进行加热以实现保温、升温功能的用电设备（含作为EX元件使用的此类产品）。		
89	防爆附件、EX元件		适用于爆炸性环境，具有防爆安全功能，通常须与电气设备或系统一起使用。		
90	防爆仪器仪表类产品		适用于爆炸性环境，具有防爆安全功能，用于进行现场数据记录、数据采集和数据传输的仪器仪表类产品（含作为EX元件使用的此类产品）。		
91	防爆传感器		适用于爆炸性环境，具有防爆安全功能，用于感知现场各种物理量变化的敏感元件、电路、结构件及外壳组成的传感器产品（含作为EX元件使用的此类产品）。		
92	安全栅类产品		适用于和爆炸性环境中的本质安全型产品相连接以进行电能传输、信号传递或通讯的本安关联设备。该类产品安装于安全场所或由其它防爆型式保护，能够对传递至爆炸性环境中的能量或信号进行有效限制或隔离。		
93	防爆仪表箱类产品		适用于爆炸性环境，具有防爆安全功能，用于显示数据的装置。该产品由内装计量仪表、连接或控制电路、结构件及外壳组成（含作为EX元件使用的此类产品）。		

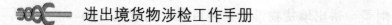

序号	强制性产品认证目录产品名称	商品编号	商品编号对应的商品名称	备注	参考2024年版HS转换
94	家用燃气灶具	7321110000	可使用气体燃料的家用炉灶	第三方认证方式(自2020年10月1日起,此类产品应当经过强制性产品认证并标注认证标志后,方可出厂、销售、进口或者在其他经营活动中使用)	系统未显示"L"
95	家用燃气快速热水器	8419110000	非电热燃气快速热水器		系统未显示"L"
96	燃气采暖热水炉	8419110000	非电热燃气快速热水器		系统未显示"L"
		8403101000	家用型热水锅炉		系统未显示"L"

注:"＊"代表:对于信息技术设备、音视频设备中的部分产品（标称额定电压小于等于5VDC,标称额定消耗功率小于15W（或15VA）,且无可充电电池的设备（Ⅲ类设备））,采用自我声明评价方式。

附23　医疗器械目录与海关商品编号对应表

01 有源手术器械

本类医疗器械整机多分布品目 9018 项下，部分医疗附属器械在品目 9405 项下

序号	一级产品类别	二级产品类别	产品描述	预期用途	品名举例	管理类别
1	超声手术设备及附件	01 超声手术设备	通常由超声波发生器和带有外科尖端的手持部件组成，手持部件通常由一个换能器、一个连接构件和一个治疗头尖端组成。	用于软组织的切割、止血、整形。	软组织超声手术仪、外科超声手术系统、超声手术系统、超声切割止血刀系统、软组织超声手术系统、超声手术刀、超声刀系统	Ⅲ
			通常由主机、换能器和负压吸引装置组成，运用超声波能量使人体组织有选择性地被破碎，使其呈乳化态，同时利用负压吸除已经乳化的组织细胞。	用于人体软组织的破碎、乳化。	超声脂肪乳化仪、超声外科吸引系统、软组织超声手术仪、软组织超声手术系统	Ⅲ
			通常由超声波发生器、手柄、工作尖和冲洗部分组成，利用压电效应或者磁致伸缩效应将电能转化为超声能，通过工作尖将超声振动作用于骨组织以达到切割和破碎目的。	用于骨组织（包括牙齿）的切割和破碎。	超声骨科手术仪、超声骨组织手术系统	Ⅲ
			通常由主机、换能器、负压吸引和灌注装置组成，在内窥镜直视下将超声碎石头（变幅杆）接触结石，利用超声波能量将其击碎，并利用液体灌注、负压吸引将碎石排出体外。	用于泌尿系统结石的破碎。	超声碎石系统	Ⅲ
		02 高强度超声治疗设备	通常由超声功率发生器、治疗头、控制装置等组成，一般采用聚焦或弱聚焦超声波。超声强度一般不超过 1000W/cm^2。	用于手术及辅助治疗。	超声治疗仪、超声治疗系统、减脂聚焦超声治疗系统	Ⅲ
			通常由超声功率发生器、治疗头、声耦合装置、测位装置、定位装置、控制装置、患者承载装置和水处理及水温控制装置组成。由单元换能器或多元换能器阵列构成的聚焦超声源，发出的超声通过传声媒质后，以人体正常组织可接受的声强透过患者体表，将能量聚集在靶组织上，致其凝固性坏死（或瞬间灭活）的治疗系统。超声强度超过 1000W/cm^2。	用于手术治疗中人体组织的凝固性坏死（或瞬间灭活）。	磁共振引导高强度聚焦超声治疗系统、肿瘤消融聚焦超声治疗系统、肿瘤聚焦超声治疗系统、肿瘤高强度聚焦超声治疗系统	Ⅲ
		03 超声手术设备附件	通常与超声手术设备主机配合使用，附件的组成与原理依据超声手术设备的型式和功能。	用于辅助实现超声手术设备功能。	腔内前列腺高强度聚焦超声治疗仪用配件、软组织超声手术系统用附件－手柄，工作尖、软组织超声手术系统附件－导管组件、软组织超声手术系统附件－工作尖	Ⅱ

序号	一级产品类别	二级产品类别	产品描述	预期用途	品名举例	管理类别
2	激光手术设备及附件	01 激光手术设备	通常由激光器、冷却装置、传输装置、目标指示装置、控制装置、防护装置等部分组成。利用激光与生物组织的相互作用机理进行手术治疗。	用于对机体组织进行汽化、碳化、凝固，以达到手术治疗的目的。	钬（Ho:YAG）激光治疗机、掺钕钇铝石榴石激光治疗机、掺铥光纤激光治疗仪、半导体激光治疗机、二氧化碳激光治疗机	III
		02 医用激光光纤	通常由光纤、激光器连接接口和手持部组成。	用于传输激光能量。	医用激光光纤、无菌医用激光光纤	II
3	高频/射频手术设备及附件	01 高频手术设备	通常由高频发生器、手术手柄、手术电极（包括中性电极）、连接电缆和脚踏开关组成。在两个电极之间产生高频（通常高于 200kHz）电流。	用于外科手术中对相应组织进行切割和凝固。	高频电刀、高频手术器、双极电凝固器、双极电凝器、高频手术系统、高频电外科手术系统、等离子手术设备	III
			通常由高频发生器、手术手柄、手术电极、连接电缆和脚踏开关组成。在两个电极之间产生高频（通常高于 200kHz）电流。	仅用于皮肤科、耳鼻喉科、妇科和肛肠科浅表部位的手术中，对相应组织进行凝固、使组织变性和/或坏死。	高频电灼仪	II
		02 射频消融设备	通常由射频发生器，射频电极、电缆、中性电极和脚踏开关组成。在电极间产生射频电流。	用于组织和器官（心脏、肝脏、前列腺、妇科和耳鼻喉等）的消融和凝固。	射频治疗仪、射频消融治疗仪、射频热凝器、射频消融发生器、射频消融系统、心脏消融系统	III
		03 氩保护气凝设备	2017 年第 104 公告：通常由主机、手术输出端口、开关检测器、氩气源等组成，需要配合高频手术设备使用。利用氩气源，在两个电极之间的氩气带内产生高频电流。配合高频手术设备进行氩气增强下的电外科手术，保证氩气在手术电极周围流动，用于减轻组织烟雾和碳化形成。2020 年第 147 号公告调整为：通常由主机、手术输出端口、开关检测器、氩气源等组成，需要配合高频手术设备使用。	2017 年第 104 公告：用于配合高频手术设备使大面积流血面快速均匀凝固。2020 年第 147 号公告调整为：用于配合高频手术设备，利用氩气电离效果用于大面积流血面的快速均匀凝固，或利用氩气隔离空气用于减轻组织烟雾和碳化形成。	2017 年第 104 公告：氩气控制器、氩气增强电外科系统 2020 年第 147 号公告调整为：氩气控制器	2017 年第 104 公告：III 2020 年第 147 号公告调整为：II
		04 高频/射频用电极及导管	通常配合高频/射频手术设备使用的附件。使电流从高频/射频发生器流入或流出患者的终端，用于在手术时对组织进行切割，或使组织坏死、血液凝固等。该类附件可以是手术端的，即作为发生器的终端，用于发出电流，施行手术；也可以是返回端的，即不用于提供能量，而用于使电流返回发生器。	用于与射频发生器配合使用。以导管等形式通过血管和腔道，将射频能量作用于目标组织，对组织实施切割、消融等作用的射频附件。	消融导管、射频消融导管、双向消融术导管、温控消融导管、诊断/消融可调弯头端导管	III
			通常配合高频/射频手术设备使用的附件。使电流从高频/射频发生器流入或流出患者的终端，用于在手术时对组织进行切割，或使组织坏死、血液凝固等。该类附件可以是手术端的，即作为发生器的终端，用于发出电流，施行手术；也可以是返回端的，即不用于提供能量，而用于使电流返回发生器。	用于内窥镜外科手术中，与高频/射频手术设备配合使用。作为高频/射频手术设备的附件对目标组织实施切割、消融、凝血等作用。	电凝手术剪、电凝手术钳、双极电凝钳、高频切开刀、等离子凝开刀、热活检钳	III

序号	一级产品类别	二级产品类别	产品描述	预期用途	品名举例	管理类别
				用于非内窥镜外科手术中，与高频/射频手术设备配合使用。作为高频/射频手术设备的附件对目标组织实施切割、消融、凝血等作用；或与患者身体相连，具有相对较大面积的电极，预期为高频电流提供一个低电流密度的返回通道，以防止在人体组织中产生不希望的灼伤等物理效应的高频附件。	高频手术电极、中性电极、随弃式中性极板、双极电极、消融电极、射频消融电极、射频凝闭电极、一次性使用手术电极	II
		05 射频消融设备用灌注泵	通常由主机、控制器和电缆组成。	通常用于降低消融区域与患者接触部分的温度。与射频消融设备配套使用。	射频灌注泵	II
4	微波手术设备	01 微波手术设备	通常由微波发生源、微波传输线缆和热凝器（手术电极、消融针等）组成，利用工作频率0.3GHz ~ 30GHz的微波辐射能量进行手术治疗的设备。	用于手术中的止血，和对增生或病变组织进行凝固。	微波手术刀、微波消融仪、微波消融治疗仪	III
5	冷冻手术设备及附件	01 冷冻手术设备	通常由低温工质、升温装置、储存容器、控制系统主机和探针组成。探针直接作用于人体治疗部位。	用于采用冷冻/快速升温方式对局部组织进行冷冻手术治疗。	低温手术设备、低温冷冻治疗系统、冷冻手术治疗机、冷冻治疗仪、冷冻消融系统、冷冻消融仪、冷冻减脂仪	III
		02 冷冻消融针及导管	通常由手柄、导管、冷却部分组成。	用于配合冷冻消融设备对局部组织进行冷冻消融。	冷冻消融针、冷冻消融导管	III
6	冲击波手术设备	01 冲击波碎石机	通常由波源发生系统、定位系统、水系统、三维运动系统和辅助系统组成。通过经过聚焦的具有高能量的压力脉冲对结石的应力作用，引起结石的开裂和破碎。冲击波在发生形式上可以分成压电式、液电式和电磁式。	产生的压力脉冲波在患者体内碎石。	体外引发碎石设备、冲击波碎石机、电磁式体外冲击波碎石机、液电式碎石设备、体内冲击波碎石机	III
7	手术导航、控制系统	01 手术导航系统	通常由主机、跟踪定位装置、功能软件、定位框架、适配器、标记物和附件组成。分为光学和电磁导航。部分导航系统带有机械臂。	用于配合已生成的手术计划方案或制定手术计划方案，辅助外科手术导航。带有机械臂的导航系统可用于外科手术中的微创手术，为更精准和精细的手术技能与手术操作提供支持。	手术导航系统、外科手术导航系统、导航定位系统、红外导航系统	III
		02 手术定位系统	通常由框架、弓形架和电子计算机断层扫描（CT）、磁共振成像（MRI）坐标显示板组成。	用于对病灶进行诊断和治疗时定位导向。	脑立体定向仪、无框架脑立体定向仪	III
		03 手术控制系统	通常由医生控制台、患者手术平台、立体内窥镜系统、影像处理平台专用器械构成。	用于腔内手术中帮助精确控制手术操作的设备。	内窥镜手术器械控制系统、整体手术室控制系统	III

序号	一级产品类别	二级产品类别	产品描述	预期用途	品名举例	管理类别
8	手术照明设备	01 手术无影灯	通常由灯体和灯架组成。有无影效果，能提供够的中心照度来照明患者身体局部。	用于手术室的照明，最大程度地减少由手术者的局部遮挡而造成的工作区域阴影。	手术无影灯、移动式手术无影灯、应急手术无影灯	Ⅱ
		02 手术辅助照明灯	通常由光源、灯架等组成。用于手术辅助照明，也可单独用于小型手术。不具有无影效果。分为吊顶式、墙面式或移动式。	用于手术室和治疗室，对患者的手术或检查区域进行局部照明。	移动式 LED 手术照明灯、LED 手术照明灯、手术照明灯、手术反光灯、手术辅助照明灯、手术辅助移动式手术照明灯	Ⅰ
9	内窥镜手术用有源设备	01 内窥镜手术用有源设备	在内窥镜手术中，以治疗为目的，需要电源实现手术功能的医疗设备。其应用部分通常由通过和内窥镜相同的或不同的通道进入人体（超声、高频、妇产科用除外）。	用于在内窥镜手术中，实现破碎结石等手术功能。	腔内气压弹道碎石机	Ⅲ
				用于在内窥镜手术中，实现绞碎或切除组织等手术功能。	刨削系统、鼻窦电动手术刀、手术吸引切割器、关节镜刨削手机、鼻窦手术动力装置	2017 年第 104 公告：Ⅲ 2020 年第 147 号公告调整为：Ⅱ
				用于在内窥镜手术中，实现鼻腔部位切除组织等手术功能。	鼻腔手术切割器	Ⅱ
10	其他手术设备	01 水刀	通常由主机、控制装置和手柄组件组成。产品使用高压水束进行外科手术。	用于手术部位的清理和／或对人体组织进行选择性分离。	水刀、清创水刀系统	Ⅲ
		02 分离控制盒	通常由机体、电池组、指示灯、解脱按钮和电缆组成。电缆与弹簧圈相连。	用于介入手术中提供电量，解脱弹簧圈。	弹簧圈分离控制盒、分离控制盒	Ⅲ
		03 电动吻合器	通常由电动手柄、吻合器、钉仓和电池包组成。吻合钉一般由钛合金、纯钛等材料制成。	2017 年第 104 公告：用于体内器官、组织或血管的离断、切除和／或建立吻合。适用于多种开放或微创的手术。2020 年第 147 号公告调整为：用于体内血管的离断、切除和／或建立吻合。适用于多种开放或微创的手术。	电动吻合器、电动式切割吻合器	Ⅲ
				2017 年第 104 公告：用于体内器官、组织或血管的离断、切除和／或建立吻合。适用于多种开放或微创的手术。2020 年第 147 号公告调整为：用于体内器官、组织的离断、切除和／或建立吻合。适用于多种开放或微创的手术。	电动吻合器、电动式切割吻合器	2017 年第 104 公告：Ⅲ 2020 年第 147 号公告调整为：Ⅱ
		04 手术动力系统	通常由主机、控制装置、电动马达、手柄和各类切割器组成。	用于手术时切割／切开、削磨、钻孔等外科手术。	手术动力系统、综合手术动力系统	Ⅱ
		05 取、植皮设备	通常由主机和手持件组成。	用于皮肤的取皮、植皮或擦皮。	电动植皮刀、植皮机、取皮机	Ⅱ

02 无源手术器械

本类医疗器械多分布于子目 9018.32、9018.39、9018.90、30.06 项下

序号	一级产品类别	二级产品类别	产品描述	预期用途	品名举例	管理类别
1	手术器械–刀	01 手术刀	通常由刀片和刀柄组成。刀片通常有刃口和与手术刀柄对接的安装槽。刀片一般采用纯钛、钛合金、不锈钢或碳钢材料制成。无菌提供。	用于切割组织或在手术中切割器械。	一次性使用无菌塑柄手术刀、一次性使用无菌手术刀、一次性使用无菌导管切开刀、一次性使用无菌手术刀片、一次性使用无菌取皮刀	II
			通常由刀片和刀柄组成。刀片通常有刃口和与手术刀柄对接的安装槽。刀片一般采用纯钛、钛合金、不锈钢或碳钢材料制成。非无菌提供。	用于切割组织或在手术中切割器械。	手术刀、组织环切刀、皮片刀、疣体剥离刀、急救切割器、耳用刀、耳鼓膜刀、耳道皮瓣刀、鼻手术刀、鼻粘膜刀、鼻中隔旋转刀、鼻窦切割刀、鼻增殖体切除器、扁桃体刀、扁桃体切除器、扁桃体挤切刀、耳鼻喉用刀、皮屑刮刀、显微刀、显微喉刀、手术刀片、皮瓣刀片、医用取皮刀、辊轴植皮刀	I
		02 血管刀	通常由刀片和刀柄组成。刀片一般采用纯钛、钛合金、不锈钢或碳钢材料制成。	用于切割血管。	血管刀	II
		03 备皮刀	通常由刀片、刀架和保护盖组成。无菌提供。一次性使用。	用于术前准备，去除毛发。	一次性使用无菌备皮刀	II
			通常由刀片、刀架和保护盖组成。非无菌提供。	用于术前准备，去除毛发。	备皮刀、一次性使用备皮刀、剃毛刀、一次性使用剃毛刀	I
		04 环切器	通常由带切口的外环、内环组成。无菌提供。一次性使用。	用于环切阴茎包皮。	一次性使用无菌包皮环切器、一次性使用无菌包皮环切套扎器、一次性使用无菌包皮除去环、一次性使用无菌包皮环扎切除环	II
			通常由带切口的外环、内环组成。非无菌提供。	用于环切阴茎包皮。	包皮切除环	I
		05 内窥镜用刀	通常由头部、杆部和手柄组成，头部为一刃口片，通过手柄操作传递、控制头部工作。一般头部采用不锈钢材料制成。	手术中在内窥镜下操作，用于切割组织。	内窥镜用刀	II
2	手术器械–凿	01 手术凿	通常由头部和柄部组成，头端带刃口。一般采用不锈钢材料制成。非无菌提供。	用于凿切或修整骨。	鼻骨凿、乳突骨凿、耳用骨凿、鼻中隔凿、整形用鼻骨凿、指骨凿	I
		02 手术锤	通常由头部和柄部组成，头部分软、硬锤头。一般硬锤采用不锈钢材料制成、软锤采用聚四氟乙烯制成。非无菌提供。	用于敲击手术凿等。	鼻骨锤	I

序号	一级产品类别	二级产品类别	产品描述	预期用途	品名举例	管理类别
3	手术器械－剪	01 组织剪	通常由中间连接的两片组成，头部有刀口。一般采用不锈钢材料制成。非无菌提供。	用于剪切组织。	手术剪、组织剪、血管剪、食道剪、胆道剪、胃剪、前列腺剪、膀胱切除剪、肠剪、耳剪、中耳剪、耳息肉剪、镫骨足弓剪、槌骨剪、鼻剪、鼻组织剪、鼻粘膜剪、鼻中隔骨剪、喉剪、甲状腺剪、扁桃体剪、耳鼻喉用剪、显微剪、显微组织剪、显微手术剪、显微喉剪、显微耳剪	I
		02 器械剪	通常由中间连接的两片组成，头部有刀口。一般采用不锈钢材料制成。非无菌提供。	用于剪切器械。	敷料剪、拆线剪、纱布绷带剪	I
		03 内窥镜用剪	通常由头部、杆部或软性导管和手柄组成，头部为一对带刀口的叶片，通过手柄操作传递、控制头部工作。一般头部采用不锈钢材料制成。	手术中在内窥镜下操作，用于剪切组织。	内窥镜手术剪、鼻窦镜手术剪、腹腔镜手术剪、内窥镜结扎线剪刀、内窥镜光学剪	II
4	手术器械－钳		通常由内套管、外套管和弹力环组成。无菌提供。一次性使用。	用于钳夹组织。	一次性使用无菌负压吸引痔核钳、一次性使用无菌荷包钳	II
		01 组织钳	通常有二种型式：由中间连接的两片组成，头部为钳喙；或由头部、杆部和手柄组成，头部为一对带钳喙的叶片。一般采用不锈钢材料制成。非无菌提供。	用于钳夹组织。	荷包钳、组织钳、息肉钳、淋巴结钳、皮肤钳、头皮钳、脾蒂钳、腹膜钳、器官固定钳、胆囊钳、胆管钳、胃钳、造影钳、抓钳、肠夹持钳、阑尾肠钳、肝门吻合钳、腹腔抓钳、肾蒂钳、膀胱钳、膀胱肿瘤钳、膀胱颈钳、前列腺组织钳、输尿管夹持钳、后尿道钳、颌骨夹持钳、肌腱夹持钳、夹持钳、爪钳、肠钳、耳钳、耳息肉钳、中耳息肉钳、鼻钳、鼻组织钳、鼻甲钳、鼻咬切钳、鼻粘膜钳、鼻筛窦钳、鼻息肉钳、鼻骨复位钳、鼻咬骨钳、上颌窦咬骨钳、蝶窦咬骨钳、鼻中隔咬骨钳、喉钳、甲状腺钳、喉息肉钳、喉粘膜钳、扁桃体钳、支气管钳、舌钳、显微钳、显微喉钳、显微皮下组织固定钳、耳鼻喉用钳、痔核钳、套圈痔核钳	I
		02 取样钳	通常由头部、杆部和手柄组成，头部为一对带钳喙的叶片。一般采用不锈钢材料制成。无菌提供。一次性使用。	用于组织取样。	一次性使用无菌活体取样钳	II

序号	一级产品类别	二级产品类别	产品描述	预期用途	品名举例	管理类别
			通常有二种型式：由中间连接的两片组成，头部为钳喙；或由头部、杆部和手柄组成，头部为一对带钳喙的叶片。一般采用不锈钢材料制成。非无菌提供。	用于组织取样。	取样钳、活检钳、活检穿刺钳、腹腔活检钳、直肠取样钳、鼻取样钳、鼻咽活体取样钳、喉取样钳、鼻咽取样钳	I
		03 分离钳	通常有二种型式：由中间连接的两片组成，头部为钳喙；或由头部、杆部和手柄组成，头部为一对带钳喙的叶片。一般采用不锈钢材料制成。非无菌提供。	用于分离组织。	分离钳、剥离钳、腹腔分离钳、喉分离钳	I
		04 牵引钳	通常由中间连接的两片组成，头部为钳喙。一般采用不锈钢材料制成。非无菌提供。	用于牵拉组织。	牵引钳、撑开钳、腹壁牵拉钳、皮瓣张力钳	I
		05 异物钳	通常有二种型式：由中间连接的两片组成，头部为钳喙；或由头部、杆部和手柄组成，头部为一对带钳喙的叶片。一般采用不锈钢材料制成。非无菌提供。	用于钳取异物。	异物钳、子弹钳、胆囊取石钳、取石钳、膀胱取石钳、肾石钳、碎石钳、耳异物钳、喉异物钳、取鱼骨喉钳、气管异物钳、食道异物钳	I
		06 止血钳	通常有二种型式：由中间连接的两片组成，头部为钳喙；或由头部、杆部和手柄组成，头部为一对带钳喙的叶片。一般采用不锈钢材料制成。非无菌提供。	用于钳夹血管、分离组织以止血。	止血钳、血管钳、血管止血钳、分离止血钳、鼻止血钳、上颌窦止血钳、扁桃体止血钳、喉止血钳	I
		07 扩张钳	通常由一对中间连接的叶片组成，头部为钳喙。一般采用不锈钢材料制成。非无菌提供。	用于扩张气管。	气管扩张钳	I
			通常由一对中间连接的叶片组成，钳喙。一般采用聚苯乙烯高分子材料制成。无菌提供。一次性使用。	用于钳夹器械。	一次性使用无菌手术钳	II
		08 器械钳	通常有二种型式：由中间连接的两片组成，头部为钳喙；或由头部、杆部和手柄组成，头部为一对带钳喙的叶片。一般采用不锈钢或高分子材料制成。非无菌提供。	用于钳夹器械。	器械钳、持针钳、刀片夹持钳、帕巾钳、皮管钳、海绵钳、纱布剥离钳、打结钳、置放钳、组织闭合夹钳、皮肤轧钳、脉瘤夹钳、拆钉器、拆钉钳、除夹钳、带剪持针钳、抵钉座对合钳、气管导管钳、取物钳、钉座夹持钳、缝合钳、推结钳、鼻腔填塞钳、显微持针钳、一次性使用手术钳	I

序号	一级产品类别	二级产品类别	产品描述	预期用途	品名举例	管理类别
		09 内窥镜用组织钳	通常由头部、杆部或软性导管和手柄组成，通过手柄操作传递、控制头部工作。一般头部采用不锈钢材料制成。	手术中在内窥镜下操作，用于钳夹组织。	内窥镜手术钳、内窥镜抓钳、内窥镜组织抓钳、腹腔镜手术钳、内窥镜钳夹器	II
		10 内窥镜用取样钳	通常由头部、杆部或软性导管和手柄组成，通过手柄操作传递、控制头部工作。一般头部采用不锈钢材料制成。	手术中在内窥镜下操作，用于钳取组织。	内窥镜活检钳、内窥镜活组织检查钳、内窥镜取样钳、内窥镜组织检查钳	II
		11 内窥镜用分离钳	通常由头部、杆部或软性导管和手柄组成，通过手柄操作传递、控制头部工作。一般头部采用不锈钢材料制成。	手术中在内窥镜下操作，用于分离组织。	内窥镜组织分离钳	II
		12 内窥镜用异物钳	通常由头部、杆部或软性导管和手柄组成，通过手柄操作传递、控制头部工作。一般头部采用不锈钢材料制成。	手术中在内窥镜下操作，用于钳取异物。	内窥镜异物钳	II
		13 内窥镜用器械钳	通常由头部、杆部或软性导管和手柄组成，头通过手柄操作传递、控制头部工作。一般头部采用不锈钢材料制成。	手术中在内窥镜下操作，用于夹持器械。	内窥镜持针钳、内窥镜施夹钳、内窥镜持针器、内窥镜支架回收器	II
5	手术器械–镊	01 组织镊	通常由一对尾部叠合的叶片组成。一般采用不锈钢材料制成。无菌提供。一次性使用。	用于夹持组织。	一次性使用无菌手术镊、一次性使用无菌组织镊	II
			通常由一对尾部叠合的叶片组成。一般采用不锈钢材料制成。非无菌提供。	用于夹持组织。	组织镊、组织夹持镊、血管镊、皮肤镊、耳用镊、耳用膝状镊、整形镊、鼻用镊、耳鼻喉用镊、显微镊、显微组织镊	I
		02 器械镊	通常由一对尾部叠合的叶片组成。一般采用ABS或聚乙烯材料制成。无菌提供。一次性使用。	用于夹持器械、辅料。	一次性使用无菌敷料镊、一次性使用无菌换药镊	II
			通常由一对尾部叠合的叶片组成。一般采用不锈钢、ABS或聚乙烯材料制成。非无菌提供。	用于夹持器械、辅料。	持针镊、敷料镊、换药镊、帕巾镊、缝线结扎镊、系线镊、托槽夹持镊、一次性使用敷料镊、一次性使用换药镊、喉用敷料镊、显微持针镊、显微止血夹镊	I
6	手术器械–夹	01 闭合夹	通常为U形状，带锁扣。一般采用化学合成或高分子材料制成。无菌提供。一次性使用。	用于闭合管状组织结构，术后不取出。	可吸收止血结扎夹、非吸收高分子结扎夹	III
			通常为U形状，带锁扣。一般采用化学合成或高分子材料制成。无菌提供。一次性使用。	用于术中夹闭组织，术后取出。	一次性使用无菌组织闭合夹	II
			通常为U形状，带锁扣。一般采用纯钛或钛合金材料制成。非无菌提供。	用于术中夹闭组织、器官，术后取出。	腹腔用金属夹、尿失禁控制夹、阴茎夹	I

序号	一级产品类别	二级产品类别	产品描述	预期用途	品名举例	管理类别
		02 止血夹	通常为 U 形状，带锁扣或由一对尾部叠合的叶片组成。一般采用纯钛、钛合金和不锈钢材料制成。非无菌提供。	用于术中临时夹闭血管、组织止血。	止血夹、血管缝合用夹、唇夹、显微止血夹、显微血管夹	I
		03 器械夹	通常由一片折弯而成。头端带线槽或无槽。一般采用不锈钢材料制成。非无菌提供。	用于显微手术时夹持牵引线。	显微牵线夹	I
7	手术器械 – 针	01 缝合针	通常外形呈直形或弧形，针尖有圆、三角、铲形状，针尾带孔。一般采用不锈钢材料制成。	用于缝合组织、皮肤。	缝合针	II
			通常由缝合线连接缝合针组成。	用于缝扎组织成荷包状。	荷包针、一次性使用荷包缝合针、一次性使用荷包针	II
		02 手术针	通常由针体和柄部组成。一般采用不锈钢材料或高分子材料制成。无菌提供。一次性使用。	用于探查组织或穿刺组织建立通路。	一次性使用无菌气腹针、一次性使用无菌导引针、一次性使用无菌肛门探针、一次性使用无菌腹水穿刺针	II
			通常由针体和柄部组成，针体头端有平、十字、球头、尖头、圆头、弯钩形状。非无菌提供。	用于探、拨、挑、刺组织建立通路。	探针、刺探针、拔松针、钩针、痔漏探针、耳针、耳用探针、鼻穿刺针、鼻探针、上颌窦探针、显微针、显微耳针、显微喉针、气腹针、导引针、腹水穿刺针、一次性使用皮肤点刺针	I
		03 定位针	通常由穿刺针、定位针和标记物组成。一般采用不锈钢材料制成。无菌提供。一次性使用。标记物接触人体组织时间超过 30 天。	用于手术中乳腺活组织检查定位标记。	乳腺组织标记定位针	III
			通常由穿刺针和定位针组成。一般采用不锈钢材料制成。无菌提供。一次性使用。	用于手术中乳腺活组织检查定位。	乳腺定位丝及其导引针、乳腺定位针	II
		04 内窥镜取样针	通常由头部、杆部或软性导管和手柄组成，头部为针形，通过手柄操作传递控制头部工作。一般头部采用不锈钢材料制成。无菌提供。	手术中在内窥镜下操作，用于探查组织、取样。	内窥镜用针、内窥镜吸引活检针、内窥镜活体取样针、内窥镜组织样本取样器	II
8	手术器械 – 钩	01 手术钩	通常由头部和杆部组成，头部带钩头。一般采用不锈钢材料制成。无菌提供。一次性使用。	用于钩拉组织或皮肤。	一次性使用无菌拉钩	II

序号	一级产品类别	二级产品类别	产品描述	预期用途	品名举例	管理类别
			通常由头部和杆部组成，头部带钩头。一般采用不锈钢材料制成。非无菌提供。	用于钩拉组织或皮肤。	拉钩、皮肤拉钩、头皮拉钩、组织拉钩、静脉拉钩、肌腱神经拉钩、创口钩、腹腔拉钩、胆道拉钩、腹部拉钩、腹壁拉钩、阑尾拉钩、肾盂拉钩、肾窦拉钩、前列腺拉钩、膀胱拉钩、耳钩、鼻腔拉钩、甲状腺拉钩、扁桃体拉钩、耳鼻喉科拉钩、显微钩、显微耳钩、显微喉钩	I
		02 内窥镜用钩	通常由头部、杆部或软性导管和手柄组成，头部为钩形，通过手柄操作传递、控制头部工作。一般头部采用不锈钢材料制成。	手术中在内窥镜下操作，用于钩拉组织。	内窥镜用钩、内窥镜组织拉钩	II
9	手术器械－刮匙	01 手术刮匙	通常细长设计，头部为边缘锋利的匙形或内边缘锋利的方形。一般采用不锈钢材料制成。非无菌提供。	用于手术时刮除组织、汗腺、皮肤赘生物、异物。	刮匙、皮肤刮匙、腋臭刮匙、整形腋臭刮、耳刮匙、鼻增殖体刮匙、鼻刮匙、鼻窦刮匙、耳鼻喉科用刮匙、乳突刮匙、显微汗腺刮除器、显微皮肤赘生物刮除器、胆石匙、胆囊刮匙、胆管结石刮除器	I
		02 内窥镜用组织刮匙	通常由头部、杆部或软性导管和手柄组成，头部为匙形，通过手柄操作传递、控制头部工作。一般头部采用不锈钢材料制成。	手术中在内窥镜下操作，用于刮除／采集组织。	内窥镜刮匙、鼻窦镜手术刮匙	II
10	手术器械－剥离器	01 剥离器	通常由剥离头、杆部和柄部组成，头端带光源。一般采用不锈钢材料制成。无菌提供。一次性使用。	用于剥离或分离粘膜、组织。	一次性使用无菌软组织剥离器	II
			通常杆形设计，头部为钝口或微锐。一般采用不锈钢材料制成。非无菌提供。	用于剥离或分离粘膜、组织。	剥离器、肌腱剥离器、头皮剥离子分离器、乳房分离器、鼻剥离器、鼻骨膜剥离器、鼻中隔剥离器、显微喉剥离子	I
		02 内窥镜用剥离器	通常由头部、杆部和手柄组成，头部为钝口或微锐，通过手柄操作传递、控制头部工作。一般头部采用不锈钢材料制成。	手术中在内窥镜下操作，用于剥离或分离粘膜、组织。	内窥镜手术用剥离子、鼻窦镜手术剥离子	II
11	手术器械－牵开器	01 牵开器	通常由撑开片或钩板、齿条（或弹簧片、螺丝）和手柄主杆组成。一般采用不锈钢材料或高分子材料制成。无菌提供。一次性使用。	用于牵开组织。	一次性使用无菌牵开器、一次性使用无菌软组织扩张器	II

序号	一级产品类别	二级产品类别	产品描述	预期用途	品名举例	管理类别
			通常由撑开片或钩板、齿条（或弹簧片、螺丝）和手柄组成。或通常由连接口和杆部组成。一般采用不锈钢材料制成。非无菌提供。	用于或与拉钩配合使用，牵开组织。	牵开器、鼻腔撑开器、鼻窥器、甲状腺牵开器、乳突牵开器、腹壁牵拉器、腹部牵开器、腹腔用撑开器、肛门牵开器、膀胱前列腺牵开器、耳鼻喉用开口器、耳鼻喉用撑开器、腹腔用拉钩装置器	I
		02 压迫器	通常为板状设计。一般采用不锈钢材料制成。非无菌提供。不接触中枢神经系统和血液循环系统。	用于下压组织或脏器。	组织压板、压板、压肠板	I
		03 扩张器	通常由头部和柄部组成，头部渐尖式圆锥形。一般采用不锈钢材料制成。	用于非介入手术中，扩张血管。	血管扩张器	II
			通常为细长设计，由硬质导丝和软质导管组成。无菌提供。一次性使用。	用于扩张尿道。	一次性使用无菌尿道扩张器	II
			通常由头部、杆部和柄部组成。一般采用不锈钢材料制成。非无菌提供。	用于扩张组织。	耳鼻喉用扩张器、耳鼻喉用扩张套管、内耳张开器、胆道探条、尿道扩张器、扩肛器、一次性使用扩肛器、食道贲门狭窄扩张器	I
			2017年第104公告：无 2022年第30号公告调整为：通常由主操作鞘管、扩张器等组成。无菌提供。	2017年第104公告：无 2022年第30号公告调整为：用于微创手术前，在体外与手术部位中间建立一个手术所需的操作空间。	2017年第104公告：无 2022年第30号公告调整为：内窥镜通道扩张器	2017年第104公告：无 2022年第30号公告调整为：II
		04 内窥镜用牵开器	通常由头部、杆部或软性导管和手柄组成，头部为牵开装置，通过手柄操作传递、控制头部工作。一般头部采用不锈钢材料制成。	手术中在内窥镜下操作，用于牵开组织。	腹腔镜肝脏牵开器、内窥镜五叶扇形钳	II
			通常由悬吊器主体、导入针、锁定夹组成。采用金属和高分子材料制成。无菌提供，一次性使用。	手术中在内窥镜下操作，用于悬吊牵开目标组织或器官来改善手术视野。	一次性使用组织悬吊器	II
		05 内窥镜用气囊扩张器	通常由头部、杆部或软性导管和手柄组成，头部为扩张体，通过手柄操作传递、控制头部工作。	手术中在内窥镜下操作，用于扩张狭窄部位。	内窥镜球囊扩张器、内窥镜球囊扩张导管、输尿管镜球囊扩张导管	II
12	手术器械－穿刺导引器	01 穿刺器	通常由穿刺锥和鞘管组成。一般采用不锈钢和/或高分子材料制成。	用于穿刺组织（不包括腰椎、血管、脑室），建立通路。	穿刺器、腹部穿刺器、胸部穿刺器、一次性使用无菌腹腔镜穿刺器、一次性使用无菌套管穿刺器	II

序号	一级产品类别	二级产品类别	产品描述	预期用途	品名举例	管理类别
		02 打孔器	通常由打孔针和鞘管组成。一般采用不锈钢材料制成。非无菌提供。不接触中枢神经系统或血液循环系统。	用于组织打孔，建立通路。	鼻打孔器、皮肤组织穿孔器	I
			通常由钻头、钻体和柄部组成。非无菌提供。不接触中枢神经系统或血液循环系统。	用于组织钻孔，建立通路。	显微皮肤活检环钻、耳钻	I
		03 输送导引器	通常由导丝针和控制旋塞组成。	用于导引导丝进入血管。	一次性使用无菌连接器	III
			通常由内套管、外套管、手柄、导引头、定位标记组成。一次性使用。不接触血管。	用于将器械通过组织或腔道（不含血管）输送到目标位置。	胆道支架输送导管、食道支架输送导管、非血管内支架输送器、支气管内活瓣输送导管	II
			通常由导引针和套管组成。无菌提供。一次性使用。	用于引导器械，进入腔道或组织。	一次性使用无菌插管管芯、一次性使用无菌耻骨上导入器、一次性使用无菌泌尿导丝、一次性使用无菌输尿管鞘、一次性使用无菌输尿管导引鞘、一次性使用无菌膀胱造瘘管	II
			通常由套管和座组成。非无菌提供。	用于引导器械，进入腔道或组织。	鼻导引器、假体导引器、胆道插管引导器	I
		04 微创入路装置	通常由入路牵引器和密封帽组成。一般采用高分子材料制成。无菌提供。	用于手术时外科医生手部进入切口协助操作及取出较大标本。（适用于结直肠、泌尿系统、妇产科及普外科手术范围内的特定手术。）	微创入路装置	II
		05 内窥镜用导引器	通常由头部、杆部或软性导管和手柄组成，头部为导引件，通过手柄操作传递、控制头部工作。	手术中在内窥镜下操作，用于引导器械，进入腔道或组织。	内窥镜导引器、内窥镜导丝、内窥镜导入器、内窥镜导管、内窥镜推进导管、内窥镜推送导管	II
13	手术器械－吻（缝）合器械及材料	01 吻合器（带钉）	通常由吻合器或缝合器和钉仓（带钉）组成。吻合钉一般由钛合金、纯钛等材料制成。	用于血管的离断、切除和／或建立吻合。	血管吻合器、血管切割吻合器、内窥镜血管吻合器	III
			通常由吻合器或缝合器和钉仓（带钉）组成。吻合钉一般由钛合金、纯钛等不可吸收材料制成。	用于体内器官、组织的离断、切除和／或建立吻合。（不包含血管吻合）	吻合器、切割吻合器、内窥镜吻合器、内窥镜切割吻合器、缝合器、内窥镜缝合器	II
		02 吻合器（不带钉）	通常由抵钉座、锁定杆、切割组件等组成。不带钉。无菌提供。	与钉仓和吻合钉配合使用，用于特定的腔道器官或体内组织的离断、切除和／或建立吻合。	吻合器（不带钉）、切割吻合器（不带钉）、缝合器（不带钉）	II
			通常由抵钉座、锁定杆、切割组件等组成。不带钉。非无菌提供。	与钉仓和吻合钉配合使用，用于特定的腔道器官或体内组织的离断、切除和／或建立吻合。	吻合器（不带钉）、切割吻合器（不带钉）、缝合器（不带钉）	I

序号	一级产品类别	二级产品类别	产品描述	预期用途	品名举例	管理类别
		03 内窥镜用吻（缝）合器械（不带钉）	通常由头部、杆部和手柄组成，头部为吻合器件，头部动作通过传动机构由手柄操控。通过手柄操作传递、控制头部工作。不带钉。	手术中在内窥镜下操作，用于组织或血管的离断、切除和 / 或建立吻合。同时还可用于微创手术或开放手术中。	内窥镜缝合器（不带钉）、内窥镜切割吻合器（不带钉）、内窥镜吻合器（不带钉）、腔镜缝合器（不带钉）、腔镜吻合器（不带钉）、腔镜直线型切割吻合器（不带钉）	II
		04 血管缝合装置	通常由不锈钢缝合针、缝线及缝线修整器组成。	用于进行介入导管检查或治疗病人，在术后经皮递送缝线以缝合股总动脉穿刺部位。	血管穿刺口缝合器系统	III
			通常由高密度聚乙烯缝线和不锈钢针组成，装配防护盖和钳夹保护套环。无菌提供。	用于血管、移植血管或其他管状结构的吻合	微血管吻合装置	III
			通常为圆环形结构，周边带尖抓。一般采用纯钛或钛合金制成。非无菌提供。	通过将血管断端的血管壁挂在尖抓上使其外翻90度，再将两吻合轮相互抱合，从而连接血管，便于吻合。用于上肢动、静脉血管吻合。	血管吻合轮	II
			通常由方杆（或螺旋杆）和两个叶片夹组成。一般采用不锈钢材料制成。非无菌提供。	通过两个叶片夹分别夹持待吻合的两根血管并逐渐合拢，用于显微外科手术时，辅助血管合拢吻合。	显微合拢器	I
		05 施夹器	通常由钳喙、关节、柄部和血管闭合夹组成。血管闭合夹一般采用纯钛或高分子材料制成，在体内滞留时间大于等于30天。	用于钳闭血管闭合夹，使其闭合血管。	一次性使用无菌施夹钳（带夹）	III
			通常由钳喙、关节、柄部组成。不含血管闭合夹。无菌提供。一次性使用。	用于钳闭血管闭合夹，使其闭合血管。	一次性使用无菌施夹钳（不带夹）	II
			通常由钳喙、关节、柄部组成。不含血管闭合夹。非无菌提供。	用于钳闭血管闭合夹，使其闭合血管。	施夹钳（不带夹）	I
		06 可吸收缝合线	通常由各种非动物来源的单体材料聚合或多个单体共聚制成的可降解吸收的缝合线。缝合线表面可有涂层，分为带针和不带针两种。不包括预期用于骨结合的缝线。无菌提供，一次性使用。	用于体内软组织、器官和 / 或皮肤的缝合和 / 或结扎。	合成可吸收缝合线、聚乙醇酸可吸收缝合线、聚乳酸可吸收缝合线、带针合成可吸收缝合线、带针聚乙醇酸可吸收缝合线、带针聚乳酸可吸收缝合线、可吸收性外科缝线	III
			通常由动物来源的组织材料制成的可降解吸收的缝合线。分为带针和不带针两种。不包括预期用于骨结合的缝线。无菌提供，一次性使用。	用于体内软组织、器官和 / 或皮肤的缝合和 / 或结扎。	动物源可吸收缝合线、带针动物源可吸收缝合线、羊肠缝合线、胶原蛋白缝合线、带针羊肠缝合线、带针胶原蛋白缝合线	III

序号	一级产品类别	二级产品类别	产品描述	预期用途	品名举例	管理类别
		07 不可吸收缝合线	通常由天然材料制成的表面可有涂层的不可降解吸收的缝合线。分为带针和不带针两种。不包括预期用于骨结合的缝线。无菌提供。一次性使用。	用于软组织、器官和/或皮肤的缝合。	天然不可吸收缝合线、蚕丝缝合线、真丝缝合线、带针天然不可吸收缝合线、带针蚕丝缝合线、带针真丝缝合线	Ⅱ
			通常由聚合材料或金属材料制成的表面可有涂层的不可降解吸收的缝合线。分为带针和不带针两种。不包括预期用于骨结合的缝线。无菌提供，一次性使用。	用于软组织、器官和/或皮肤的缝合。	合成不可吸收缝合线、带针合成不可吸收缝合线、聚丁酯缝合线、不锈钢缝合线、聚丙烯缝合线、尼龙缝合线、钛缝合线、聚酯缝合线、聚酰胺缝合线	Ⅱ
		08 免缝闭合器械	通常由两拉链带和粘附于其背面靠外侧的胶带组成。用于替代传统缝线愈合伤口。无菌提供，一次性使用。	用于体表各部位伤口的闭合。	免缝拉链	Ⅱ
			通常为多个条状胶带平行贴于离型纸上。用时横跨手术切口平行地将条形胶带以一定的间隔一条条地横贴于手术切口使其闭合。无菌提供，一次性使用。	用于粘贴手术切口，使其闭合。	免缝胶带	Ⅱ
		09 粘合剂	一般采用高分子材料制成。有多组分和单组分之分。不包括牙科粘合剂。无菌提供，一次性使用。	用于手术切口接近皮肤表面边缘的封闭，包括微创介入手术穿刺口的封闭、完全清创后的封闭。	α-氰基丙烯酸异丁酯粘合剂、α-氰基丙烯酸正丁酯粘合剂、2-辛基-氰基丙烯酸酯粘合剂、医用皮肤胶	Ⅲ
		10 粘堵剂	通常由液体和粉剂组成，通过固化反应机械性地封堵血管或组织缝隙。无菌提供，一次性使用。	用于血管重建时通过机械封闭方式辅助止血。也用于封堵组织上或组织间的缝隙。	外科用封合剂、血管封堵剂、外科用止血封闭胶	Ⅲ
14	手术器械-冲吸器	01 冲吸器	通常由冲吸管、管路和连接口组成。	用于冲洗组织或吸液。	一次性使用无菌显微血管扩张冲洗器、一次性使用无菌显微冲洗管、一次性使用无菌三通冲吸器、一次性使用无菌可持式三通冲吸器、一次性使用无菌冲洗吸引管、一次性使用无菌冲洗管、一次性使用无菌吸引管、一次性使用无菌泌尿肛肠用冲吸器、一次性使用无菌上颌窦灌洗管、一次性使用无菌耳鼻喉用冲洗器、一次性使用无菌鼻窦冲吸器、一次性使用无菌医用吸引管、一次性使用无菌医用吸引头	Ⅱ

序号	一级产品类别	二级产品类别	产品描述	预期用途	品名举例	管理类别
			通常由冲吸管、管路和连接口组成。采用金属材料制成。非无菌提供，可重复使用。	用于冲洗组织或吸液。	显微冲洗针、三通冲吸器、可持式三通冲吸器、冲洗吸引器、泌尿肛肠用冲吸器、上颌窦灌洗管、耳鼻喉用冲洗器、鼻窦冲吸器、吸引管、腹腔吸引管、胆道吸引管、耳用吸引管、鼻吸引管、鼻蝶创口吸引器、扁桃体吸引管、乳突吸引管、鼻腔吸管、五官科吸引管、医用吸引头	I
		02 吸引器	通常由吸引管和柄部组成。	用于抽吸脂肪。	抽脂管	II
		01 套扎器	通常由套环、夹紧环、连接装置组成。无菌提供。一次性使用。	用于包皮环切，免缝愈合。	一次性使用无菌包皮套扎器	II
			通常由头部、杆部和推杆组成，头部为结扎套。无菌提供。一次性使用。	用于套扎内痔或息肉。	一次性使用无菌痔疮套扎器、一次性使用无菌肛肠套扎器	II
			通常由头部、杆部和柄部组成。头部为套环，环口微锐。一般采用不锈钢材料制成。非无菌提供。	用于分离或切除组织。	肌腱套取器、息肉圈断器、扁桃体器、内痔套扎器、痔疮套扎器	I
		02 推结器	通常由头部、杆部和柄部组成。头端有线槽。一般采用不锈钢材料制成。无菌提供。一次性使用。	用于缝合打结。	一次性使用无菌推结器	II
			通常由头部、杆部和柄部组成。一般采用不锈钢材料制成。非无菌提供。	用于缝合打结。	腹部推结器、打结器	I
15	手术器械-其他器械	03 固位器	通常由杆部和旋转头组成。或通常上、下夹片连为一体，其鼻内部分呈鸭嘴形。无菌提供。一次性使用。	用于支撑、固定鼻中隔或肠管。	一次性使用无菌支撑棒、一次性使用无菌鼻内夹板	II
			通常上、下夹片连为一体，其鼻内部分呈鸭嘴形。或为扁长状，二端渐尖。非无菌提供。	用于手术中暂时（小于24h）支撑、固定、复位鼻中隔。	鼻中隔固定器、鼻骨复位器	I
			通常为锁扣状，一般采用聚丙烯材料制成。无菌提供，一次性使用。	用于外科手术中辅助固定缝合线，手术完毕时拆除。	一次性使用无菌医用缝线锁合扣	II
			通常为锁扣状，一般采用聚丙烯材料制成。非无菌提供。	用于外科手术中辅助固定缝合线，手术完毕时拆除。	医用缝线锁合扣	I
			通常由球囊、止动器、活栓和手柄组成。一般球囊采用硅橡胶材料制成。非无菌提供。	用于影像检查中固定直肠壁和周围的组织。	直肠用扩张定位器	I
			通常呈圆环状薄壁，外面有凹槽，里面呈圆弧状，按直径大小分不同规格。一般采用金属材料制成。非无菌提供。	用于辅助使环切部位无松动，以便于辅助手术刀、手术剪定位环切。	包皮环切定位环	I
			通常由固定夹、升降器、转向器、调节横杆和托盘组成。非无菌提供。	用于支撑胸托。	护胸板	I

进出境货物涉检工作手册

序号	一级产品类别	二级产品类别	产品描述	预期用途	品名举例	管理类别
			通常为板状。一般采用不锈钢材料制成。非无菌提供。	用于安装人工耳蜗时定位。	耳用定位模板	I
		04 清洁器	通常由基层、抛光磨料、压敏胶和隔离纸制成。无菌提供。一次性使用。	用于清洁电刀刀头。	一次性使用无菌刀头清洁片、一次性使用无菌电刀清洁片、一次性使用无菌清洁片、一次性使用无菌手术电极清洁片	II
			通常由刷柄、刷毛和丝线组成。无菌提供。一次性使用。	用于清洁直肠瘘管。	一次性使用无菌瘘管刷	II
			通常由基层、抛光磨料、压敏胶和隔离纸制成。非无菌提供。	用于清洁电刀刀头。	电刀清洁片	I
			通常由卷头、杆和柄部组成。非无菌提供。	用于检查或清洁伤口，使用时将脱脂棉卷缠在卷棉子的卷头上。	卷棉子、耳用卷棉子	I
		05 测量器	通常器身有刻度。一般采用不锈钢材料制成。非无菌提供。	用于手术中测距。	显微血管测量尺、耳鼻喉科用测量器	I
			通常由头部、杆部和手柄组成，头部带刻度。一般采用不锈钢材料制成。非无菌提供。	用于胆道手术时测量胆管口径。	胆管测量钳	I
		06 保护器	通常由卡环和通道组成。一般采用塑料材料制成。无菌提供。一次性使用。	用于保护切口或组织免受损伤。	一次性无菌手术切口保护套、一次性使用无菌龟头保护套	II
			通常由栓塞、水溶性薄膜和纱布绳组成。无菌提供。	用于排泄失禁患者或肠胃气失禁者栓塞肛门，延长大便滞留时间。	失禁肛门塞	II
			通常由球囊、绑带和充气阀组成。非无菌提供。	用于控制尿液失禁。	尿失禁束带	I
		07 植皮器	通常由刀片和底座组成。刀片一般采用不锈钢材料制成。非无菌提供。	用于取、植皮或轧皮处理。	鼓式取皮机、轧皮机	I
		08 标记器	通常由卷包芯、墨水、涤纶纤维笔头、笔套、笔杆、尾帽和标尺组成，其中墨水通常由水、酒精、乙二醇、龙胆紫和苯甲酸钠组成。	用于外科手术、放射治疗和皮肤治疗时在病人皮肤（无黏膜及皮肤破损处）上作标记和定位。	医用皮肤记号笔（含墨水）、一次性使用无菌医用标记笔、医用标记笔	II
		09 手柄	通常由头部和柄部组成。头部为接口。无菌提供。一次性使用。	用于连接器械。	一次性使用无菌鼻窦导引导管把手	II
			通常由头部和柄部组成。头部为接口。一般采用不锈钢材料制成。非无菌提供。	用于连接器械。	手术刀柄、刀柄	I
		10 手术锉	通常由锉身和柄部组成。一般采用不锈钢材料制成。非无菌提供。	用于锉削骨组织。	鼻骨锉、鼻骨整形锯锉	I
		11 手术叉	通常由头部、杆部和柄部组成。头部为叉头。一般采用不锈钢材料制成。非无菌提供。	用于将植入物等医疗器械推送进入组织或腔道。	电极植入用叉、耳用叉	I

序号	一级产品类别	二级产品类别	产品描述	预期用途	品名举例	管理类别
		12 手术环	通常为扁平条弯成带缺口的圆环，两端曲卷成鼓环状。非无菌提供。	用于重建外耳道和鼓膜、修补穿孔鼓膜。	人工鼓环	I
		13 试模	通常外壳为硅橡胶，内填充硅凝胶。无菌提供。	用于确定乳房植入体时形状和大小。	乳房试模	II
		14 夹子装置	2017 年第 104 公告：通常由外鞘管、旋转鞘管、夹子组成。夹子一般采用不锈钢材料制成，在体内滞留时间大于等于 30 天。无菌提供。 2022 年第 25 号公告调整为：通常由外鞘管、旋转鞘管、夹子组成。夹子一般采用不锈钢材料制成。无菌提供。	与内窥镜配套使用，用于在消化道内放置夹子。夹子用于内窥镜下的标记、消化道组织的止血。	夹子装置	2017 年第 104 公告：III 2022 年第 25 号公告调整为：II
		15 肛门镜	通常由镜管、镜芯和手柄组成。一般采用不锈钢、黄铜或聚乙烯材料制成。无菌提供。一次性使用。	用于肛门部位组织检查。	一次性使用无菌肛门镜	II
			通常由镜管、镜芯和手柄组成。一般采用不锈钢、黄铜或聚乙烯材料制成。非无菌提供。	用于肛门部位组织检查。	肛门镜、塑制肛门镜、不锈钢肛门镜、窥肛器	I
		16 内窥镜用推结器	通常由头部、杆部或软性导管和手柄组成，头部为打结器，通过手柄操作传递、控制头部工作。	手术中在内窥镜下操作，用于缝合打结。	内窥镜推结器、腹腔镜线结推送器	II
		17 内窥镜用细胞刷	通常由头部、杆部或软性导管和手柄组成，头部为刷件，通过手柄操作传递、控制头部工作。	手术中在内窥镜下操作，用于组织取样。	内窥镜细胞刷、内窥镜活检刷、内窥镜细胞活检刷、一次性使用内窥镜取样刷、一次性使用内窥镜防污样本刷	II
		18 内窥镜用取石器械	通常由头部、杆部或软性导管和手柄组成，头部为抓取件或其他取出装置，通过手柄操作传递、控制头部工作。	手术中在内窥镜下操作，用于取出组织、异物、粉碎结石。	内窥镜碎石网篮、内窥镜取石网篮、内窥镜取石器、内窥镜结石回收篮、内窥镜结石取出器、内窥镜用锚、一次性使用内窥镜取石篮	II
		19 内窥镜切口牵开保护器	通常由头部、杆部或软性导管和手柄组成，头部为保护件，通过手柄操作传递、控制头部工作。	手术中在内窥镜下操作，用于保护切口免受损伤。	内窥镜切口牵开保护器	II
		20 内窥镜用取石球囊导管	通常由头部、软性导管和手柄组成，头部为球囊。有不透射线标记。	手术中在内窥镜下操作，用于从胰胆管系统取出结石，包括沙样结石、机械碎石后残留在胆管中的残余结石；或利用球囊阻塞胆管时注入造影剂。	内窥镜取石气囊、内窥镜取石球囊、内窥镜取石球囊导管、内窥镜球囊取石导管、内窥镜结石移除球囊导管	II
		21 内窥镜用气囊导管	通常由气囊、导管和手柄组成。一般采用高分子材料制成。无菌提供，一次性使用。	手术中在内窥镜下操作，用于向呼吸道内或消化道内注入药液、清洗液也用于估量气管直径，还用于回收异物。	气囊导管	II

序号	一级产品类别	二级产品类别	产品描述	预期用途	品名举例	管理类别
		22 内窥镜用给物器	通常由头部、杆部或软性导管和手柄组成，头部为灌注装置，通过手柄操作传递、控制头部工作。	手术中在内窥镜下操作，用于注射给物。不用于血液循环系统和中枢神经系统给物。	内窥镜喷洒管、内窥镜注射喷洒管、内窥镜给药器、内窥镜推注器、内窥镜注射管、内窥镜灌洗管、一次性使用内窥镜给药管	II
		23 内窥镜用套扎器	通常由头部、杆部或软性导管和推拉手柄组成，头部为结扎套。	手术中在内窥镜下操作，用于套扎息肉、或放入可防止或控制出血的结扎环也用于静脉曲张的结扎。	内窥镜套扎器	II

03 神经和心血管手术器械

本类医疗手术器械分布在子目 9018.32、9018.39、9018.90 项下。

序号	一级产品类别	二级产品类别	产品描述	预期用途	品名举例	管理类别
1	神经和心血管手术器械－刀	01 手术刀	通常由刀片和刀柄组成。一般采用不锈钢或钻石材料制成。	用于切割组织。	鞍隔刀、神经外科用钻石刀、脑神经刀、脑膜刀	II
			通常由刀片和刀柄组成。一般采用不锈钢材料制成。非无菌提供。不接触中枢神经系统或血液循环系统。	用于切割组织。	胸骨刀	I
2	神经和心血管手术器械－剪	01 组织剪	通常由一对中间连接的叶片组成，头部有刃口。一般采用不锈钢材料制成。	用于剪切组织。	三叉神经剪、脑膜剪、脑内用剪、冠状动脉剪	II
			通常由一对中间连接的叶片组成，头部有刃口。一般采用不锈钢材料制成。非无菌提供。不接触中枢神经系统或血液循环系统。	用于剪切组织。	胸腔心血管外科用剪、心脏手术剪、胸骨剪、肋骨剪	I
3	神经和心血管手术器械－钳	01 组织钳	通常由中间连接的两片组成，头部为钳喙。一般采用不锈钢材料制成。	用于钳夹组织。	脑内用钳、心房钳、腔静脉钳、心耳钳、瓣膜手术用钳、瓣膜夹持钳	II
			通常由一对中间连接的叶片组成，头部为钳喙。非无菌提供，不接触中枢神经系统或血液循环系统。	用于钳夹组织。	胸腔组织钳、肺叶钳、肋骨咬骨钳	I
		02 取样钳	通常由咬切器、鞘管和控制手柄组成。无菌提供。接触中枢神经系统或血液循环系统。	用于血管介入手术中心肌组织取样。	心肌活检钳、心内膜心肌活检钳	III
			通常由头部、杆部和手柄组成，头部为一对带钳喙的叶片。一般采用不锈钢材料制成。非无菌提供。接触中枢神经系统或血液循环系统。	用于脑外科手术中脑组织取样。	脑活体取样钳	II
			通常由头部、杆部和手柄组成。一般采用不锈钢材料制成。非无菌提供。不接触中枢神经系统或血液循环系统。	用于神经外科手术中夹取活检组织。	神经外科组织活检钳	I
		03 分离钳	通常由一对中间连接的叶片组成，头部为钳喙。一般采用不锈钢材料制成。接触中枢神经系统或血液循环系统。	用于分离组织。	脑组织咬除钳、肿瘤摘除钳、主动脉游离钳、腔静脉游离钳、动脉侧壁钳	II

序号	一级产品类别	二级产品类别	产品描述	预期用途	品名举例	管理类别
		04 止血钳	通常由一对中间连接的叶片组成，头部为钳喙。一般采用不锈钢材料制成。接触中枢神经系统或血液循环系统。	用于钳夹血管、组织以止血。	心血管外科用钳、心血管外科用止血钳、主动脉止血钳、胸腔止血钳、心血管钳、血管阻断钳、主肺动脉钳、动脉阻断钳、静脉阻断钳	II
		05 异物钳	通常由头部、杆部和手柄组成，头部为一对带钳喙的叶片。一般采用不锈钢材料制成。接触中枢神经系统或血液循环系统。	用于脑外科手术中钳取异物。	脑异物钳	II
		06 器械钳	通常有二种型式：由中间连接的两片组成，头部为钳喙；或由头部、杆部和手柄组成，头部为一对带钳喙的叶片。一般采用不锈钢材料制成。非无菌提供。不接触中枢神经系统和血液循环系统。	用于胸腔心血管手术及神经外科手术中钳夹器械。	U 型夹钳、动脉瘤夹钳、头皮夹钳、银夹钳、胸腔心血管外科用持针钳、心房持针钳、结扎钳、套管束紧钳	I
4	神经和心血管手术器械－镊	01 组织镊	通常由一对尾部叠合的叶片组成。一般采用不锈钢材料制成。	用于夹持组织。	脑用镊、脑膜镊、肿瘤夹持镊、垂体瘤镊、脑内用镊、微创心外手术用镊、心肌镊、大隐静脉镊	II
			通常由一对尾部叠合的叶片组成。一般采用不锈钢材料制成。非无菌提供。不接触中枢神经系统或血液循环系统。	用于夹持组织。	胸腔镊、肺组织镊、胸腔组织镊	I
		02 摘除镊	通常由一对尾部叠合的叶片组成。一般采用不锈钢材料制成。接触中枢神经系统或血液循环系统。	用于夹持并摘除组织。	肿瘤摘除镊	II
5	神经和心血管手术器械－夹	01 头皮夹	通常呈圆筒形，一侧有一组相互吻合的唇头齿，另一侧有和头皮夹钳匹配的钳槽。一般采用塑料或不锈钢材料制成。无菌提供。一次性使用。	用于夹持切口头皮以止血。	一次性使用无菌头皮夹	II
		02 止血夹	2017 年第 104 公告：通常形状为 V 型。一般采用金属纯银（纯度大于 99.9%）、纯钛和纯钽等金属材料制成。非无菌提供，一次性使用。2022 年第 30 号公告调整为：通常形状为 V 型。一般采用金属纯银（纯度大于 99.9%）、纯钛和纯钽等金属材料制成。	用于脑部手术时夹闭小血管和管状组织，以止血。也可用于腹腔等微创手术后不取出。	银夹	III
			通常由夹子、弹簧和轴组成或由一对尾部叠合的叶片组成。一般采用不锈钢材料制成。接触中枢神经系统或血液循环系统，或为无菌提供、一次性使用。	用于临时阻断血管或心血管组织。	心房止血器、心耳止血器、一次性使用无菌血管夹	II
			两片组成，头部为直形或弯形，尾部为带锁止牙指圈，穿鳃后用铆钉连接固定。通常由不锈钢材料制成，非无菌提供。	用于心胸外科手术中，钳夹血管。	凹凸齿止血夹	I
6	神经和心血管手术器械－针	01 手术针	通常由针体和柄组成，头端圆钝。一般采用不锈钢材料制成。接触中枢神经系统或血液循环系统。	用于脑外科手术中导引器械人脑组织。	脑用探针	II
		02 排气针	通常由针管与针柄组成，头端带刃口。一般采用不锈钢材料制成。接触中枢神经系统或血液循环系统。	用于主动脉根部排气。	主动脉排气针	II

序号	一级产品类别	二级产品类别	产品描述	预期用途	品名举例	管理类别
7	神经和心血管手术器械－钩	01手术钩	通常由头部和柄部组成。头部带弯钩。一般采用不锈钢材料制成。	用于钩拉组织，显露手术视野。	脑膜拉钩、神经钩、脑神经根拉钩、交感神经钩、脑内用钩、主动脉拉钩	II
			通常由头部和柄部组成。头部带弯钩。一般采用不锈钢材料制成。非无菌提供。	用于钩拉心血管组织，显露手术视野。	心脏拉钩、心房拉钩、心室拉钩、房室拉钩、二尖瓣膜拉钩	I
			通常由头部和柄部组成。头部带弯钩。一般采用不锈钢材料制成。非无菌提供。不接触中枢神经系统或血液循环系统。	用于牵拉肩胛骨等组织。	肩胛骨拉钩	I
8	神经和心血管手术器械－刮匙	01刮匙	通常为细长状设计，头部为边缘锋利的匙形。一般采用不锈钢材料制成。接触中枢神经系统或血液循环系统。	用于脑外科手术中剥离组织。	垂体刮、脑肿瘤刮匙、脑刮匙	II
9	神经和心血管手术器械－剥离器	01剥离器	通常为杆形设计，头部为钝口或微锐。一般采用不锈钢材料制成。接触中枢神经系统或血液循环系统。或为无菌提供、一次性使用。	用于剥离或分离粘膜、组织。	一次性使用无菌软组织剥离器、脑骨膜剥离器、脑内剥离器、静脉剥离器、显微剥离器	II
10	神经和心血管手术器械－牵开器	01牵开器	通常由撑开片、齿条和手柄组成或为中空弯形管。一般采用不锈钢材料制成。	用于牵开组织。	一次性使用无菌软组织牵开器、一次性使用无菌肋间软组织牵开器、心房牵开器、取乳内动脉牵开器	II
			通常由撑开片、齿条和手柄组成。一般采用不锈钢材料制成。非无菌提供。不接触中枢神经系统和血液循环系统。	用于牵开组织。	脑乳突牵开器、后颅凹牵开器、软轴牵开器、脑牵拉器、胸腔牵开器、胸骨牵开器、肋骨牵开器	I
		02压器	通常为薄片板状设计。一般采用不锈钢材料制成。接触中枢神经系统或血液循环系统。	用于压脑组织。	脑压板	II
		03扩张器	通常由管身、接头组成。管身一般较厚，不易弯折。扩张器头端一般为锥形。无菌提供。	用于对进入组织（不包括血管）的经皮穿刺通道进行扩张的柔性管状器械。	经皮肾通道扩张器	II
			通常由头部、杆部、弹簧和柄部组成，头部有扩张瓣。一般采用不锈钢材料制成。接触中枢神经系统或血液循环系统。	用于非介入手术中扩张血管或心血管组织。	血管扩张器、血管固定扩张器、二尖瓣扩张器	II
11	神经和心血管手术器械－穿刺导引器	01打孔器	通常由打孔头和柄部组成。无菌提供。一次性使用。接触中枢神经系统或血液循环系统。	用于介入手术中在组织上打孔，建立通路。	一次性使用无菌心房打洞器、一次性使用无菌主动脉打孔器、一次性使用无菌血管打洞器、一次性使用无菌血管打孔器	III
			通常由打孔头和柄部组成。一般采用不锈钢材料制成。接触中枢神经系统或血液循环系统。	用于非介入手术中在血管或心血管组织上打孔，建立通路。	打孔器、心房打洞器、主动脉打孔器、血管打洞器、血管打孔器	II
			通常由钻头和驱动装置组成。钻头一般采用不锈钢材料制成。	用于组织钻孔，建立通路。	定向钻颅仪、电动颅骨钻、风动开颅器、电池式自停颅骨钻	II
			通常由钻头、传动部件和手摇柄部组成。非无菌提供。无源产品。	用于组织钻孔，建立通路。	颅钻、颅骨钻、颅脑凹颅钻、手摇颅骨钻	I

序号	一级产品类别	二级产品类别	产品描述	预期用途	品名举例	管理类别
		02 导引器	通常由头部和柄部组成，头端带导引钩。非无菌提供。不接触中枢神经系统和血液循环系统。	用于手术中导引器械进入。	线锯导引器	I
			通常由头部和柄部组成，头部为锥形，尾部带叶片。一般采用不锈钢材料制成。非无菌提供。不接触中枢神经系统和血液循环系统。	用于手术中钻孔后准确导向。	颅骨锁孔器、颅骨锁孔校正器	I
12	神经和心血管手术器械－冲吸器	01 冲吸器	通常为中空直形或弯形管。一般采用不锈钢材料制成。	用于胸腔心血管手术或脑外科手术中冲洗、吸引、抽吸。	心内吸引管、左房引流管、静脉冲洗管、心内吸引头、血管冲洗／吸引管、脑吸引管、脑活检抽吸器、脑室液抽吸管	II
		02 通条	通常由管道和柄部组成。一般采用不锈钢材料制成。体内接触时间不超过30天。	用于创建脑室积液引流至腹腔的通道。	脑室腹腔通条	II
		03 吸引器	通常为中空弯形管。一般采用不锈钢材料制成。非无菌提供。	用于吸引废液。	胸腹吸引管	I
13	神经和心血管手术器械－心血管介入器械	01 造影导管	通常由导管管体、导管尖端、不透射线标记、接头等结构组成。	用于注射或输入对照介质和／或液体，可用于测量血压和获取血样的血管内导管。	造影导管、血管造影导管、外周血管用造影导管	III
		02 导引导管	通常由导管管体、导管尖端、不透射线标记、接头等结构组成。	用于以介入治疗方式进入心血管系统，为介入治疗建立通道。	导引导管、指引导管、支持导管、外周血管用导引导管	III
		03 中心静脉导管	通常由导管管体、接头等结构组成。管体结构为单腔或多腔。	用于插入中心静脉系统，以输入药液或抽取血样和／或压力等测量。	中心静脉导管	III
			通常由导管管体、接头等结构组成。管体结构为单腔或多腔。含有药物。	用于插入中心静脉系统，以输入药液或抽取血样和／或压力等测量。	含药中心静脉导管	III（药械组合产品）
		04 导管消毒连接器	通常由外接头、内圆锥锁定接头、外接头海绵、内圆锥锁定接头海绵、支撑硅橡胶、连接管和70%异丙醇或乙醇水溶液组成。	既用于物理屏障输液（注射）器具无针接头（包括外圆锥锁定接头及内圆锥锁定接头）；也用于对输液（注射）器具无针接头进行消毒。	导管消毒连接器、输液接头消毒帽	2017年第104公告：III 2022年第25号公告调整为：II
		05 灌注导管	通常由导管管体、导管尖端、不透射线标记、接头等结构组成。导管远端可有侧孔。	用于将各种诊断和治疗溶剂递送至血管内。	灌注导管	III
		06 球囊扩张导管	通常由导管管体、球囊、不透射线标记、接头等结构组成。管体具有单腔或多腔结构。在靠近其末端处装有球囊。	用于插入动脉或静脉，以扩张血管系统或某些植入物。	冠状动脉球囊扩张导管、PTCA导管、PTA导管、PTCA球囊扩张导管、非顺应性PTCA球囊扩张导管、主动脉内球囊导管、快速交换球囊扩张导管、	III

序号	一级产品类别	二级产品类别	产品描述	预期用途	品名举例	管理类别
			通常由导管管体、球囊、不透射线标记、接头等结构组成。管体具有单腔或多腔结构。在靠近其末端处装有球囊。含有药物。	用于插入动脉或静脉，以扩张血管系统或某些植入物。	带药球囊扩张导管	Ⅲ（药械组合产品）
		07 切割球囊	通常由导管管体、球囊、不透射线标记、接头等结构组成，球囊外层表面上具有刀状结构。	用于球囊扩张的同时可对血管病变部位的斑块进行切割。	切割球囊、外周切割球囊	Ⅲ
		08 造影球囊	通常由球囊、不透射线标记、接头等结构组成。	用于向血管内注入造影液，进行血管内造影。	静脉造影球囊导管	Ⅲ
		09 封堵球囊	通常由导管、球囊、接头组成。	用于临时封堵外周血管或神经血管，亦可选择性地阻断或控制血流。	封堵球囊导管、阻断球囊导管	Ⅲ
		10 血栓抽吸导管	通常有导管、接头、抽吸装置组成，导管有腔体用于血管内物质的吸出。	用于抽吸血管内的血栓	血栓抽吸导管	Ⅲ
		11 套针外周导管	通常由穿刺针、导管、接头等组成。	用于从外周血管系统将液体或器械引入或引出的导管。	套针外周导管	Ⅲ
		12 穿刺针	通常是尖部锋利的刚性管。	用于将导丝或导管引入血管。	血管穿刺针	2017 年第104 公告：Ⅲ 2022 年第25 号公告调整为：Ⅱ
		13 导引套管	通常由管体、接头组成。	与穿刺针配合使用，用于将导管或导丝插入。	导引套管	Ⅲ
		14 导管鞘	通常由鞘管、接头组成，也可配备止血阀、侧管等结构，某些导管鞘设计为可撕开式。鞘管内腔一般较大。	与扩张器配合使用，用于将导丝、导管等医疗器械插入血管。	导管鞘、导引鞘、动脉鞘、静脉血管鞘、微穿刺血管鞘、撕开型血管鞘	2017 年第104 公告：Ⅲ 2022 年第25 号公告调整为：Ⅱ
		15 扩张器	通常由管身和接头组成。管身一般较厚，不易弯折。扩张器头端一般为锥形。无菌提供。	用于对进入血管的经皮穿刺通道及血管通道进行扩张的柔性管状器械。	扩张器	2017 年第104 公告：Ⅲ 2022 年第25 号公告调整为：Ⅱ
		16 导丝	引导导管或扩张器插入血管并定位的柔性器械。	用于引导导管或扩张器插入血管并定位。	硬导丝、软头导丝、肾动脉导丝、微导丝、推送导丝、超滑导丝、导引导丝、造影导丝	Ⅲ

序号	一级产品类别	二级产品类别	产品描述	预期用途	品名举例	管理类别
		17 球囊扩张导管用球囊充压装置	通常由充气装置、压力表、连接管和接头组成。	用于心血管介入手术中，与球囊扩张导管连接使用，通过压力表显示的压力值，对球囊作精确充盈及收缩，从而达到扩张或收缩球囊的目的。	球囊扩充压力泵、球囊扩张充压装置、球囊充压装置、球囊加压装置	Ⅱ
		18 连接阀	通常有两个或多个接口，可连接进入血管的导管或其他器械。	用于连接管路，建立通道辅助器械进入人体，同时可减少血液流出。	Y 型连接阀	2017 年第 104 公告：Ⅲ 2022 年第 25 号公告调整为：Ⅱ
		19 腔静脉滤器回收装置	通常由与腔静脉滤器相匹配的回收圈套和回收鞘管等组成，可在显影设备下抓捕并移出可转换腔静脉滤器和可回收腔静脉滤器。	用于将可回收腔静脉滤器移出人体或转换可转换滤器。	腔静脉滤器移出器	Ⅲ
		20 心脏封堵器装载器	通常由导管、接头组成，导管较短，其长度可覆盖配用的心脏封堵器接触血液循环系统。	用于收纳心脏封堵器，当与鞘管连接后，可将其中心脏封堵器推送至鞘管中。	心脏封堵器装载器	Ⅲ
		21 心脏封堵器输送线缆	通常由线缆、手柄组成，线缆头端有特定的连接机制，可与配用的心脏封堵器进行连接，并可在植入心脏封堵器后与其分离。	用于将心脏封堵器输送入植入位置。使用时与心脏封堵器连接，并将心脏封堵器沿鞘管推送至预期植入部位、释放后断开连接并退出。	心脏封堵器输送线缆、心脏封堵器输送钢缆	Ⅲ
		22 血管内回收装置	通常由抓取装置、杆、控制装置和鞘管等结构组成，具备异物抓取功能。抓取装置一般采用金属材料、高分子材料制成。	用于血管内回收异物。	血管内回收装置、血管内回收钳、血管内异物圈套器	Ⅲ
		23 远端保护器	通常由鞘管、导丝和滤网类结构等组成。鞘管一般采用高分子材料制成，导丝一般采用不锈钢材料制成，滤网结构一般采用镍钛合金制成，滤网上可覆膜。	用于介入手术过程中容纳和移除栓塞物质。	远端保护器、抗栓塞远端保护装置	Ⅲ
		24 环柄注射器	通常由推杆组件、端盖、外套组件、胶塞、接头保护帽组成。一般采用聚碳酸酯等材料制成。	用于介入手术中，对患者进行药液或造影剂注射。	环柄注射器	Ⅲ
		25 延长管	通常由导管、接头、O 型圈组成。	用于介入手术中管路加长、药物输注和快速输液等。	高压造影注射延长管	2017 年第 104 公告：Ⅲ 2022 年第 25 号公告调整为：Ⅱ

序号	一级产品类别	二级产品类别	产品描述	预期用途	品名举例	管理类别
		26 微导管	通常由导管管身、不透射线标记、接头等结构组成。管身通常较细且柔软，表面可带有亲水涂层。	用于向血管系统中注入诊断试剂（如造影剂）、治疗试剂（如药物制剂、栓塞材料）和适当的器械（如支架、弹簧圈）等。	微导管、外周介入微导管、输送微导管、漂浮微导管、一次性使用微导管	III
14	神经和心血管手术器械－其他器械	01 分流栓	通常由头部、管腔和柄部组成，头部为不透射线的球囊，球囊一般采用硅橡胶材料制成。接触中枢神经系统或血液循环系统。	用于冠状动脉或外周血管手术，暂时阻断血流，分流血液使其流向吻合口远端，为缝合血管提供一个暂时无血的手术视野，完成血管缝合之前取出。	冠状动脉分流栓	III
		02 固位器	通常由头托和颅骨固定架组成或由稳定板、稳定臂、固定装置等组成。	用于固定头部等相关部位，以提供一个稳定的手术区域。	一次性使用无菌颅脑手术头架、一次性使用无菌心脏稳定器、一次性使用无菌心脏固定器、一次性使用无菌心表固定器、一次性使用无菌心表稳定板	II
			通常由头托和颅骨固定架组成。不接触中枢神经系统或血液循环系统。非无菌提供。	用于固定头部等相关部位，以提供一个稳定的手术区域。	手术头架、颅脑手术固定架、颅脑手术固定器、颅脑手术头架	I
		03 推结器	通常由头部、杆部和柄部构成。头端有线槽。一般采用不锈钢材料制成。无菌提供。一次性使用。	用于胸腔心血管手术中缝合打结。	一次性使用无菌胸腔心血管外科用推结器、一次性使用无菌胸腔用推结器	II
		04 排线器	通常由卡线块和底座组成。一般采用不锈钢材料制成。无菌提供。	用于缝合组织时排线，使缝线的每针缝合位置整齐，不紊乱。	胸腔用排线器	II
		05 手术叉	通常由头部、杆部和柄部组成。头部为叉头。一般采用不锈钢材料制成。接触中枢神经系统或血液循环系统。	用于分离或叉取脑瘤。	显微取瘤叉	II
		06 合拢器	通常由合拢板、齿条和手柄组成。一般采用不锈钢材料制成。非无菌提供。	用于合拢肋骨。	肋骨合拢器	I
		07 测量器	通常器身带刻度。一般采用不锈钢材料制成。无源产品。非无菌提供。	用于测距。	颅骨探棒尺、颅脑立体定位尺、胸腔心血管用手术测量尺、腱索缝线量规、测瓣器、瓣叶开合测瓣器	I
		08 手柄	通常由接口和柄部组成。非无菌提供。	用于连接器械。	扩张鞘夹持手柄	I
			通常由助推器护帽、助推器手柄、护套管、双位夹、双位帽组成。非无菌提供。	用于介入手术中控制导丝的推送和旋转。	导丝控制手柄	I
		09 手术锯	通常由多根细丝捻成具有齿形的金属线条组成。非无菌提供。无源产品。	安装在锯架上，用于锯骨。	脑外科线锯条、颅骨线锯条	I

04 骨科手术器械

本类医疗手术器械分布在子目 9018.32、9018.39、9018.90 项下。

序号	一级产品类别	二级产品类别	产品描述	预期用途	品名举例	管理类别
1	骨科用刀	01 截骨用刀	通常由刀片和手柄组成，远端有坚硬、锋利、单刃配置的切割刀片，手柄位于其近端。一般采用不锈钢材料制成。无菌提供。	用于切除、截断骨。	无菌刀头、一次性使用刀头、无菌骨刀	II
			通常由刀片和手柄组成，远端有坚硬、锋利、单刃配置的切割刀片，手柄位于其近端。一般采用不锈钢材料制成。非无菌提供。	用于切除、截断骨。	骨刀、截骨刀、截断刀、半月板刀、胫骨切刀、胫骨切割器、削切刀	I
		02 骨科内窥镜用刀	通常由头部、杆部和手柄组成，头部为一刃口片，通过手柄操作传递、控制头部工作。头部一般采用不锈钢材料制成。	手术中在内窥镜下操作，用于骨科微创手术中，对病变组织进行切除、剥离。	关节镜用手术刀	II
		03 扩孔用刀	通常由铰刀杆和夹持手柄组成。一般采用不锈钢材料制成。	用于铰削椎间盘。	椎间盘铰刀	I
			通常由手柄或接头和具有扩孔切削刃的刀头组成。一般采用不锈钢材料制成。非无菌提供。	用于骨科手术中扩孔或铰孔、髓腔再造及扩大。	髓腔铰刀、骨铰刀、加压螺纹钉铰刀	I
		04 石膏切割用刀	通常由刀片和刀柄组成，刀片的远端可以采用各种不同形状，通常是圆形。一般采用不锈钢材料制成。非无菌提供。	用于切割石膏、绷带。	石膏刀	I
2	骨科用剪	01 骨科内窥镜用剪	通常由头部、杆部或软性导管和手柄组成，头部为一对带刃口的叶片，通过手柄操作传递、控制头部工作。一般头部采用不锈钢材料制成。	手术中在内窥镜下操作，用于剪切组织。	关节镜用手术剪	II
		02 骨及组织用剪	通常由一对中间连接的叶片组成，头部为刀刃。一般采用不锈钢材料制成。非无菌提供。	用于剪断骨、韧带或组织。	骨剪、咬骨剪、双关节咬骨剪、双关节棘突骨剪、膝关节韧带手术剪	I
		03 植入物或石膏用剪	通常由一对中间连接的叶片组成，头部为刀刃。一般采用不锈钢材料制成。非无菌提供。	用于剪断植入物或石膏。	钢丝剪、台式钢丝剪、钢针剪、钛笼剪、钛网剪、石膏剪	I
3	骨科用钳	01 骨科内窥镜用钳	通常由头部、杆部或软性导管和手柄组成，头部为一对带钳喙的叶片，通过手柄操作传递、控制头部工作。头部一般采用不锈钢材料制成。	手术中在内窥镜下操作，用于钳夹组织或器械。	关节镜用手术钳、半月板篮钳	II
		02 夹持/复位用钳	通常由钳柄、钳头和鳃轴螺钉组成，钳头内表面多设有齿，钳柄之间可设置锁合装置。一般采用不锈钢材料制成。非无菌提供。	用于骨科手术时夹持椎体。	脊柱侧弯矫正钳	I
			通常由钳柄、钳头和鳃轴螺钉组成，钳头内表面多设有齿，钳柄之间可设置锁合装置。一般采用不锈钢材料制成。非无菌提供。	用于骨科手术中夹持并固定骨骼、植入物，或夹持器械。	持骨钳、三爪持骨钳、持钉钳、持板钳、持棒钳、持钩钳、持针钳、螺杆夹持钳、复位钳、髌骨钳、三爪骨复位钳、骨盆复位钳、经皮复位钳、滑车关节钳、转棒钳、取出钳、夹持钳	I
		03 咬骨钳	通常由钳柄、钳头、弹簧片和鳃轴螺钉组成，型式可有单关节、双关节、颅骨。其中单关节咬骨钳钳头可分为直型和角（前）弯型，双关节咬骨钳钳头有直型、角（前）弯型和棘突型。头部一般采用不锈钢材料制成。非无菌提供。	用于咬取死骨或修整骨残端。	椎板咬骨钳、椎骨咬骨钳、颈椎咬骨钳、颈椎关节咬骨钳、弯头平口棘突骨钳、枪形咬骨钳、咬骨钳、单关节咬骨钳、双关节咬骨钳、腐骨钳、关节咬骨钳	I

序号	一级产品类别	二级产品类别	产品描述	预期用途	品名举例	管理类别
		04 组织用钳	通常由钳柄、钳头、弹簧片和鳃轴螺钉组成。头部一般采用不锈钢材料制成。非无菌提供。	用于骨科手术中咬除组织或息肉。	膝关节息肉钳、肌腱钳、髓核钳	I
		05 撑开钳	手柄坚固，头部渐薄，其型式有直型和弯型，有多种尺寸，牵引刀片位于工作端，通过一个单或双枢轴动作，枢轴传递牵引所需的力。一般采用不锈钢材料制成。非无菌提供。	用于骨科手术中撑开椎体、组织或植入物。	骨科撑开钳、椎体张开钳、骨科撑开器、脊柱撑开器、股骨撑开器、颈椎撑开器、椎体撑开器、骨盆撑开器、椎间撑开器、脊柱后路撑开器、锥板撑开器	I
		06 压缩钳	通常由左右钳柄、弹簧片和齿条组成，单关节或双关节。一般采用不锈钢材料制成。非无菌提供。	用于骨科手术时压缩固定金属钩、钉或脊柱手术时在椎体间加压用。	压缩钳、加压钳	I
		07 植入物塑形用钳	通常由手柄和钳口通过单或双连接轴连接组成，具有直型或弯曲手柄，有各种尺寸。一般采用不锈钢材料或硬质合金制成。非无菌提供。	用于骨科手术时剪断、弯曲、结扎。	骨克丝钳、钢丝钳、钢板弯曲钳、钢丝结扎钳、剪断钳、剪切钳、弯棒钳、钢针钳、折弯钳、断棒钳	I
			通常由电源、温控器、发热管、医用硅胶管、不锈钢夹等组成。非无菌提供。	用于骨科手术中加热可塑性骨接合材料（如骨板）并使之弯曲。	热弯曲钳	I
4	骨科用钩	01 拉钩	通常由头部和柄部组成，头部带钩头。一般采用不锈钢材料制成。非无菌提供。	用于骨科手术中显露手术视野，使手术易于进行，并保护组织，避免意外损伤；或用于骨科手术中剥离、牵开或遮挡神经根。	骨拉钩、单侧椎板拉钩、下肢截断拉钩、半月板钩、颈椎拉钩、椎板拉钩、弯曲拉钩、腹腔S拉钩、髋关节拉钩、膝关节拉钩、肩胛骨拉钩、骨科用神经根拉钩、（椎间）神经根拉钩、脊柱手术用神经拉钩、脊柱手术用神经挡钩	I
		02 牵开器	通常为各种形式（如钝型、锐型、开窗型、深型）的钩状结构，手动操作、自锁式手术器械。一般采用不锈钢材料制成。非无菌提供。	用于骨科手术中显露手术视野，使手术易于进行，并保护组织，避免意外损伤。	骨用牵开器、手摇式牵开器、多向牵开器、双向牵开器、可调式牵开器、微创牵开器、胫骨牵开器、关节微创牵开器、后颅牵开器、坐骨神经牵开器、脊柱牵开器、椎板牵开器、颈椎椎体牵开器、颈椎关节牵开器、颈椎组织牵开器、颈椎微创牵开器、环形椎骨牵开器、不对称牵开器、髋关节牵开器、胸腰椎微创牵开器、手摇式颈椎牵开器、腰椎牵开器、颈椎牵开器、颈椎椎体后缘牵开器、椎间牵开器	I
		03 骨钩	通常由钩和手柄组成。钩的头部一般采用不锈钢材料制成。非无菌提供。	用于矫形外科手术时提拉骨骼。	骨钩	I

序号	一级产品类别	二级产品类别	产品描述	预期用途	品名举例	管理类别
5	骨科用针	01 探针	2017年第104公告：通常由尖端含传感器的探针、含电路的手柄等组成。通过测量和分析不同组织的电阻，检测并反馈探头尖端与软组织的接触情况。 2022年第30号公告调整为：通常由尖端含传感器的探针、含电路的手柄等组成。通过测量和分析不同组织的电阻，检测并反馈探针尖端与软组织的接触情况。	用于判断是否出现椎骨皮质穿孔。	脊柱探针	2017年第104公告：Ⅲ 2022年第30号公告调整为：Ⅱ
			通常由头部、杆部或软性导管和手柄组成，头部为针形，通过手柄操作传递、控制头部工作。头部一般采用不锈钢材料制成。	手术中在内窥镜下操作，用于探查组织、取样。	关节镜用手术探针	Ⅱ
			通常由头部和柄部组成，有直型、弯型和角弯型。一般采用不锈钢材料制成。非无菌提供。	用于骨科手术中探测方向和深度。	骨探针	Ⅰ
		02 牵引针	通常由头部、针体和尾部组成，可分为螺纹型和光杆型两种型式。一般采用不锈钢材料或钛合金材料制成。无菌提供。	用于在骨折手术过程中牵引、定位或固定。	无菌骨牵引针	Ⅱ
			通常由头部、针体和尾部组成，可分为螺纹型和光杆型两种型式。一般采用不锈钢材料或钛合金材料制成。非无菌提供。	用于在骨折手术过程中牵引、定位或固定。	骨牵引针	Ⅰ
		03 定位导引针	通常由头部、针体和尾部组成，可分为螺纹型和光杆型两种型式。一般采用不锈钢材料或钛合金材料制成。非无菌提供。	用于在骨科手术过程中导向、导引或定位。	螺纹钉导引针、加压螺纹钉导引针、骨导引针、骨定位针、钻孔器导引针、定位针	Ⅰ
		04 固定针	通常由头端为锐尖的金属棒制成。一般采用金属材料制成。非无菌提供。	用于关节置换手术中固定试模或其他器械。	固定针、试模固定针	Ⅰ
		05 穿孔针	通常由手柄、锥杆和锥头组成。一般采用不锈钢、硬铝或聚乙烯材料制成。非无菌提供。	用于非脊柱手术时穿孔或穿线。	骨科用穿孔针、骨科用穿线器	Ⅰ
		06 切割针	通常由头部和柄部组成，根据柄部不同，型式可分为圆棒花纹钩针、六角形棒钩针、扁柄式钩针。非无菌提供。	用于骨科手术中切割软组织。	骨科用钩针	Ⅰ
6	骨科用刮	01 骨科内窥镜用刮匙	通常由头部、杆部或软性导管和手柄组成，头部为匙形，通过手柄操作传递、控制头部工作。头部一般采用不锈钢材料制成。	手术中在内窥镜下操作，用于骨科微创手术中，对病变组织进行刮削。	关节镜用手术刮匙	Ⅱ
		02 刮匙	通常由头部和柄部组成。在近端有手柄，远端为具锋利边缘的匙形凹尖，也可以是双端的。一般采用不锈钢材料制成。非无菌提供。	用于刮除病灶、窦道内的瘢痕、肉芽组织，以及骨腔和潜在腔隙的死骨或病理组织等。	刮匙、骨刮匙、空心骨刮匙、直杯状骨刮匙、椎板刮匙、颈椎刮匙、椎体成形用刮匙器、终板刮匙、椎体刮匙、刮刀	Ⅰ
7	骨科用锥	01 介入术用骨锥	通常由导针、带手柄的空心钻和工作通道组成。金属部分一般采用不锈钢材料制成，手柄一般采用工程塑料制成。无菌提供。	用于骨科微创介入手术中（经皮椎体成形、椎体后凸成形术等）钻孔，建立工作通道。	骨科微创介入术用骨锥	Ⅱ
		02 开口用锥	通常由头部和手柄组成，头部有截止设计。头部一般采用不锈钢材料制成。非无菌提供。无源产品。	用于骨科手术中在骨骼上开孔。	骨锥、开口锥、手锥	Ⅰ

序号	一级产品类别	二级产品类别	产品描述	预期用途	品名举例	管理类别
		03 攻丝用锥	通常由刃部和柄部组成。刃部一般采用不锈钢材料制成，柄部一般采用不锈钢、铝材等材料制成。非无菌提供。	用于骨科手术时在骨骼上攻螺纹孔。	丝锥、丝攻、骨用丝锥、骨用丝攻	I
8	骨科用钻	01 切/取骨钻	通常为中空结构。一般采用不锈钢材料制成。	用于脊柱手术中切除骨或取骨用。	颈椎环钻	II
			通常为中空结构。刃部一般采用不锈钢材料制成。非无菌提供。不接触中枢神经系统。	用于骨科手术中切除骨或取骨用。	空心钻、取骨钻	I
		02 钻孔用钻	通常由头部和柄部组成，头部有切割刃口。头部一般采用不锈钢材料制成，柄部一般采用不锈钢、钛或合成材料制成。	手术中在内窥镜下操作，用于关节微创手术中，用于钻孔、攻螺纹。	关节镜用手术钻头、关节镜手术用锯片	II
			通常由头部、刃部和刀柄组成。一般采用金刚石或不锈钢材料制成。无菌提供。	用于骨组织开孔或打磨骨组织。	无菌磨头、一次性使用磨头	II
			通常由头部和柄部组成，头部有切割刃口。头部一般采用不锈钢材料制成，柄部一般采用不锈钢、钛或合成材料制成。非无菌提供。不与有源器械(含气动工具)连用。	用于钻孔、攻螺纹；或用于将钉头埋入骨内。	骨科钻头、T型钻头、手动骨钻、手摇骨钻、弓形钻、手动铰孔钻、埋头钻、磨头	I
		03 导钻(套钻)	通常由手柄和导套组成，有双头或单头结构。一般采用不锈钢材料制成。非无菌提供。不与有源器械（含气动工具）连用。	用于钻头或丝锥导向定位。	C型导钻、导钻	I
		04 修整用钻	通常由头部和柄部组成，头部具有研磨性外表面的半球形，有多种型号，手持式手动外科器械。一般采用不锈钢材料制成。非无菌提供。不与有源器械（含气动工具）连用。	用于修整股骨头和髋臼。	髋关节成型凹凸钻、骨科用修整用钻	I
		05 扩髓用钻	通常为长的圆柱形结构，带有直的螺旋或曲线的凹槽，手持式手动外科器械。非无菌提供。不与有源器械（含气动工具）连用。	用于扩大髓腔。	髓腔扩大钻、扩髓钻	I
		06 芯钻	通常由芯钻、导向套等组成。一般采用不锈钢材料、工程塑料或聚碳酸酯等材料制成。非无菌提供。不与有源器械（含气动工具）连用。	用于四肢骨折髓内钉固定手术。	芯钻	I
9	骨科用锯		通常为环形或扁形手术切割器械，有锯齿刃口。一般采用不锈钢材料制成。	用于切除和修正腐骨或骨科脊柱手术时钻孔、减压。	环锯、椎间盘手术用环锯	II
		01 骨锯	通常为扁平或线型的手术切割器械，有锯齿刃口。可带有附属手柄。一般采用不锈钢材料制成。无菌提供。不接触中枢神经系统。	用于截锯骨骼。	无菌骨锯、无菌线锯条	II
			通常为扁平或线型的手术切割器械，有锯齿刃口。可带有附属手柄。一般采用不锈钢材料制成。非无菌提供。不接触中枢神经系统。	用于截锯骨骼。	骨锯、手动骨锯、弓指骨锯、手动胸骨锯、骨科用锯片、骨科用线锯条、骨科用线锯	I
		02 石膏锯	通常由锯柄和锯片组成，锯柄下部的两侧连接锯片。锯片一般采用不锈钢材料制成。非无菌提供。	用于骨科锯石膏绷带。	石膏锯	I
		03 配套工具	通常有引导钩。一般采用不锈钢材料制成。非无菌提供。	用于导引线锯条。	骨科用线锯导引器	I

序号	一级产品类别	二级产品类别	产品描述	预期用途	品名举例	管理类别
10	骨科用凿	01 骨凿	切削器具，通常由柄部和刀头组成，刀头是斜面锋利刃口。一般采用不锈钢材料制成，或刀片为不锈钢材料手柄采用合成材料（聚四氟乙烯）。非无菌提供。	用于骨科手术时修整骨骼、取骨和凿骨。	腰椎用梯形骨凿、颈椎测深凿、颈椎骨凿、椎板骨凿、椎体骨凿、椎骨骨凿、骨凿、小圆刮凿、丁字凿、弧形凿、髋关节成型凿、肘关节肱骨成型骨凿、座导凿、平骨凿、圆骨凿、脱臼凿、峨眉凿、股骨滑车凿、踝间骨凿	I
11	骨科用锉、铲	01 骨科用锉	通常由锉身和手柄组成。锉身一般采用不锈钢材料制成。	手术中在内窥镜下操作，用于关节微创手术中，对病变组织进行磨削。	关节镜用手术骨锉	II
			通常由锉身和手柄（可不含）组成，有扁平和弯曲等型式。锉身一般采用不锈钢材料制成。非无菌提供。	用于骨科手术时锉削骨骼、锉平骨断端。	椎管锉、椎管锉刀、椎间锉、脊柱手术用骨锉、骨锉、髓腔锉、髋臼锉	I
		02 骨科用铲	通常由刀柄和刀头组成。刀头一般采用不锈钢材料制成。非无菌提供。	用于脊柱手术中在脊柱上铲除骨片及修正骨骼用。	椎管铲刀、骨铲、梯形铲	I
12	骨科用有源器械	01 骨科动力手术设备	通常由主机、软轴、电缆、手机和刀具（或脚踏开关）组成，或由手机、刀具、电池和控制系统等组成。	用于对骨组织进行钻、切取、锯、磨、铣等。	电动胸骨锯、电动骨锯、充电式电动骨锯、电池式电动骨锯、微型电动骨锯、电动骨钻、充电式电动骨钻、电池式电动骨钻、微型电动骨钻、气动咬骨钳、气动骨钻、电动显微磨钻、电动铣磨钻、电池供电骨组织手术设备、网电源供电骨组织手术设备、气动骨组织手术设备、微动力骨组织手术设备、微动力气动骨组织手术设备	II
			通常由电钻主机和支架组成。	2017 年第 104 公告：与抽吸系统配合使用，用于成人和儿科患者的前路或后路髂嵴骨髓抽吸以及成人患者的前路或后路髂嵴骨髓针芯活检。2022 年第 30 号公告调整为：与抽吸系统配合使用，用于成人和儿科患者的前路或后路髂嵴骨髓抽吸以及成人患者的前路或后路髂嵴骨组织（如骨髓等）针芯活检。	骨髓抽吸和活检系统电钻	II
			通常由电动器械驱动器（又称为控制台）、连接线缆、研骨机主机和一次性无菌粉碎组件（包括切割圆盘、活塞和收骨屉）组成。	用于将自体移植用骨材加工成尺寸适宜的骨颗粒，用于外科治疗。	电动骨组织加工装置	II

序号	一级产品类别	二级产品类别	产品描述	预期用途	品名举例	管理类别
		02 配套工具	一般采用金属材料、金刚石材料制成。	与关节镜手术用的动力系统的手柄等有源设备联用。手术中在内窥镜下操作，用于打磨、切削组织和骨质。	关节镜刨刀、关节镜磨头、关节镜锯片	II
			一般采用不锈钢或金刚石等材料制成。	与气动或电动手术设备配合使用，用于打磨、切削组织和骨质。	刀头、钻石磨头、金刚石磨头、刀片	I
			通常由钻身和/或螺旋槽、连接器组成。一般采用不锈钢材料制成。	与电钻等有源设备配合使用，用于钻孔、攻螺纹、固定、导向或插入取出植入物。	骨科电钻头、T型电钻头、微创介入术用骨钻、柔性钻、软钻、螺纹钉	I
			通常为环形或扁形手术切割器械，有锯齿刃口。一般采用不锈钢材料制成。	与气动或电动手术设备配合使用，用于截锯骨骼、切除和修正腐骨用或骨科脊柱手术时钻孔、减压。	骨科用电锯片	I
			通常采用不锈钢等金属材料制成。	与气动或电动工具配合使用，用于主机与工具之间的连接或保护。	连接杆、手柄、夹头、髋臼锉连杆、钻头连接杆、连杆、柔性杆、护鞘、套管、快接头	I
		03 石膏切割器具	通常由主机、软轴、电缆、手机和刀具组成。非无菌提供。	用于骨科手术固定复位后，切割拆除石膏绷带。	电动石膏剪、电动石膏锯、电动石膏切割器	I
13	外固定及牵引器械	01 髌骨爪	通常由卡爪（爪体）及紧固装置组成。一般采用不锈钢或纯钛材料制成。卡爪在体内滞留时间大于等于30天。	用于髌骨骨折的固定	髌骨爪	III
			通常由连接装置、固定装置及无源植入物组成，一般采用金属材料制成。无源植入物在体滞留时间大于等于30天。	用于骨折、肢体固定，或进行关节制动或关节桥接。	带植入物外固定支架、带植入物骨科外固定支架	III
		02 外固定支架	通常由针杆链接装置、杆、环、连接部件等组成，不包括骨针。一般采用铝合金、不锈钢、碳纤维、钛合金材料制成。	连接体内骨针使用，通过固定、加压或牵拉骨端，实现骨科畸形矫形、骨折复位等治疗目的。	骨科外固定器、骨科外固定支架、单侧外固定支架、单侧外固定器、骨科拱环外固定架、骨科管式外固定架、环形支架、组合式外固定支架、肢体延长架、单臂一体骨科外固定支架、单臂式外固定支架、四肢骨外固定器、环棒组合骨科外固定支架、镶嵌式外固定支架、测力式半环骨科外固定支架	II

序号	一级产品类别	二级产品类别	产品描述	预期用途	品名举例	管理类别
		03 夹板及固定带	一般采用玻璃纤维、聚酯纤维等高分子材料、铝合金、石膏粉、纱布、非织造布等制成。非无菌提供，不与体内使用的医疗器械连接。	用于骨折或软组织等损伤的外固定。	骨夹板、骨科高分子夹板、骨科固定带、骨科外固定夹板、骨折固定夹板、踝关节固定带、肩臂固定带、肩部固定带、可调式骨伤塑料夹板、髋关节固定带、肋骨固定板、肋骨固定带、气压夹板、前臂吊带、手臂吊带、锁骨固定带、腕部固定带、腕关节固定带、无衬夹板、膝部固定带、下肢带、下肢支具、医用固定带、胸部固定板、胸部固定带、有衬夹板、指骨夹板、肘关节固定带、鼻外夹板、医用高分子夹板、粉状型石膏绷带、粘胶型石膏绷带、固定用弹力束带、石膏衬垫、骨折固定气垫	Ⅰ
		04 牵引器	通常包括一个整体式结构的弓架，弓架左、右两牵引杆的前端分别设置有用于穿装牵引钢针的牵引耳。一般采用不锈钢材料制成。非无菌提供。	通过施加牵引力于牵引钢针，用于骨折牵引复位、拉直骨牵引针及颅骨牵引。	骨科牵引弓、颅骨牵引弓、斯氏针牵引弓、克氏针牵引弓、骨科牵引器、颅骨牵引器、粗钢针牵引器、下颌骨牵引装置	Ⅰ
		05 术中牵引架及配件	主体部分一般采用不锈钢或普通钢材、铝合金等材料制成。非无菌提供。	用于骨科手术中骨骼复位牵引用。	骨科四肢牵引架、组合式骨牵引架、上臂支撑牵引架、骨科牵引架、脊柱手术组合式牵引架	Ⅰ
		06 骨科牵引床及配件	通常由床体和牵引装置组成，不含电源、液压源。	用于骨科手术后患者的四肢牵引，以帮助患者恢复。或用于手术中牵引。	骨科牵引床	Ⅰ
		07 紧固支撑工具	一般采用不锈钢材料制成。非无菌提供。	用于体外固定复位手术时辅助、配套使用。	紧丝钳、指骨手术支撑架、下肢骨折整复器	Ⅰ
14	基础通用辅助器械	01 微创骨导引器	通常由钝骨导引器探针、套管、钝导引针、尖导引针和高精度钻组成。无菌提供。	用于微创骨折复位术，通过导针引导，建立经皮进入椎体的通道。	一次性使用微创骨导引器	Ⅱ

序号	一级产品类别	二级产品类别	产品描述	预期用途	品名举例	管理类别
		02 骨水泥器械	一般采用不锈钢或铝合金或高分子材料制成。	用于混匀骨水泥，或/并将骨水泥注入（输送到）人体的骨科工具。	无菌骨水泥枪、无菌骨水泥加压器、无菌骨水泥搅拌器、无菌骨水泥填充器、无菌骨水泥注入器、无菌骨水泥注射器、无菌骨水泥推进器、无菌骨水泥输送器、无菌骨水泥套管、无菌骨水泥真空混合套件、无菌骨水泥加压灌注器、一次性使用骨水泥枪、一次性使用骨水泥加压器、一次性使用骨水泥搅拌器、一次性使用骨水泥填充器、一次性使用骨水泥注入器、一次性使用骨水泥注射器、一次性使用骨水泥推进器、一次性使用骨水泥输送器、一次性使用骨水泥套管、一次性使用骨水泥真空混合套件、一次性使用骨水泥加压灌注器、无菌骨水泥搅拌输送器、骨水泥加压塞、可弯曲骨水泥输送器、一次性远程骨水泥输送器	II
			采用不锈钢或铝合金等金属材料制成。非无菌提供。	用于混匀骨水泥，或/并将骨水泥注入（输送到）人体的骨科工具。	骨水泥枪、骨水泥加压器、骨水泥搅拌器、骨水泥填充器、骨水泥注入器、骨水泥注射器、骨水泥推进器、骨水泥输送器、骨水泥套管、骨水泥真空混合套件、骨水泥加压灌注器、骨水泥转接头、高真空骨水泥搅拌器	I
		03 植骨器械	植入骨替代材料时使用的工具。一般采用不锈钢或高分子材料制成。无菌提供。	用于植骨手术中完成骨骼系统的骨缺损和骨空腔填充物的输送、填充、搅拌等操作。	无菌骨替代材料传送针管、无菌骨导引器、无菌骨填充器、无菌骨替代材料传送枪、无菌骨填充材料注射器、无菌骨填充材料搅拌器	II
			植入骨替代材料时使用的工具。一般采用不锈钢材料或高分子材料制成。无源产品，非无菌提供，使用前应经灭菌处理。	用于植骨手术中完成骨骼系统的骨缺损和骨空腔填充物的输送、搅拌等操作。	骨替代材料传送针管、骨导引器、骨填充器、双室漏斗、弯形漏斗、植骨器、骨移植搅拌器、植骨漏斗	I
		04 取样器械	通常由套管、管芯和手柄组成。套管和管芯一般采用不锈钢材料制成。无菌提供。	用于获取骨样本。	无菌骨取样器	II
			通常由套管、管芯和手柄组成。套管和管芯一般采用不锈钢材料制成。非无菌提供。	用于获取骨样本。	骨取样器	I
		05 测量器械	通常由头部、杆部（标有刻度）和手柄组成。采用不锈钢和高分子材料制成。非无菌提供。	手术中在关节镜下使用，估量深度。	关节镜测深器、脊柱后路手术用测深器	II

序号	一级产品类别	二级产品类别	产品描述	预期用途	品名举例	管理类别
			骨科手术配套基础工具。一般采用不锈钢材料、钛合金或高分子材料制成。非无菌提供。	用于骨科手术时测量直径、深度、孔径、角度、弧度等。	直径尺、医用尺、角度尺、测深器、骨测量器、填充块、量规、试模、模板	I
		06 定位导向器械	骨科手术配套基础工具。一般采用不锈钢材料、钛合金、铝合金或高分子材料制成。非无菌提供。	用于定位、导向和保护。	骨科定位器、骨科定位片、骨科钻孔瞄准器、骨科导向器、植入棒位置确定器、骨板试模、骨科定位杆、骨科定位架、导针	I
		07 夹持、固定器械	骨科手术配套基础工具。一般采用不锈钢材料、钛合金或高分子材料制成。非无菌提供。	用于骨科手术时夹持植入物、器械或组织,手术结束前取出。	持钉夹、持钉镊、持针镊、骨科用夹持器、骨科用夹持镊、骨科用持钉器、螺钉连接器、术前肌腱固定器、肌腱分张器、关节假体夹持器、股骨把持器、试模把持器	I
		08 敲拔器械	骨科手术配套基础工具。一般采用不锈钢材料、钛合金或高分子材料制成。非无菌提供。	用于骨科手术时作敲击、撬拨。	骨锤、骨撬、撬棒、骨锨、滑锤	I
		09 开口器械	骨科手术配套基础工具。一般采用不锈钢材料、钛合金或高分子材料制成。非无菌提供。	用于骨科手术时打孔、钻孔、扩孔。	打孔器、骨质开口器、开路器、扩孔器、钻孔器、隧道扩张器	I
		10 石膏拆除器械	骨科手术配套工具。一般采用不锈钢材料制成。无源。非无菌提供。	用于拆除或撑开石膏绷带。	石膏撑开器、石膏摊开器	I
		11 刨骨器	骨科手术配套工具。一般采用不锈钢材料制成。非无菌提供。	用于骨科手术时对自体骨进行体外切削。	刨骨器	I
		12 植入取出工具	骨科手术配套工具。一般采用不锈钢材料制成。非无菌提供。	用于辅助将植入物或骨植入体内或者从体内取出。	骨科用扳手、骨科用扭力扳手、骨科用螺丝刀、打入器、打拔器、三翼钉打拔器、髓内针打拔器、拔出器、取钉器、螺钉取出器、断钉取出器、髂骨取出器、上钉器、对抗扳手	I
		13 配套工具	骨科手术配套工具。一般采用不锈钢、钛合金或高分子材料等制成。无菌提供。	与手术器械配合使用,用于辅助完成植入物安装。	无菌转接头	II
			骨科手术配套工具。一般采用不锈钢、钛合金或高分子材料等制成。非无菌提供。	与手术器械配合使用,用于辅助完成植入物安装。	快装手柄、扭力手柄、棘轮手柄、扭力快换接头、快速连接杆、转接头、骨科手术器械通用手柄、护套	I
15	创伤外科辅助器械	01 扩髓器	通常由扩髓头、管型组装部件、过滤装置、密封头、锁定夹、柔性杆、钻头、导针和送针器组成。非无菌提供。无源产品。	用于骨科手术中髓腔内的扩髓。	柔性扩髓器、扩髓器	I
		02 骨把持器	骨科创伤手术配套工具。一般采用不锈钢材料制成。非无菌提供。	用于骨折手术时,夹持骨骼复位固定。	骨把持器、三爪骨把持器、骨折固定夹、持骨器	I
		03 塑形工具	骨科创伤手术配套工具。一般采用不锈钢材料制成。非无菌提供。	用于骨科内固定手术时弯折钢板或棒,或截断植入物。	钢板弯曲扳手、钢板弯曲器、台式钢板弯曲器、剪断器、断棒器、扭断器、钢针切断器、钢板塑型片、锁定金属接骨板模板、剪棒器、弯棒器	I

序号	一级产品类别	二级产品类别	产品描述	预期用途	品名举例	管理类别
		04 骨折复位器	骨科创伤手术配套工具。一般采用不锈钢材料制成。非无菌提供。	用于骨科内固定手术骨折复位。	髓内骨折复位器、胫骨平台复位器、枪式骨折复位器、骨科复位器、张力器	I
		05 配套工具	骨科创伤手术配套工具。一般采用不锈钢材料制成。非无菌提供。	用于骨科创伤手术中，配合其它手术器械使用。	锁针加压器、钢丝穿孔器、钢丝穿引器、钉孔清除器、骨螺钉延长杆、金属缆线收紧器	I
16	关节外科辅助器械	01 骨水泥定型模具	一般采用医用级硅胶制成，包含植入体内的组件。	用于关节用骨水泥定型。	膝关节用骨水泥定型模具（含植入加固组件）、髋关节用骨水泥定型模具（含植入加固组件）	III
			一般采用医用级硅胶制成，不包含植入体内的组件。	用于关节用骨水泥定型。	膝关节用骨水泥定型模具、髋关节用骨水泥定型模具	II
		02 关节镜配套工具	关节镜手术配套手术工具。一般采用不锈钢材料或高分子材料制成。	手术中在关节镜下使用的手术工具。	瞄准臂、导向管、导向手柄、股骨瞄准器、后叉保护器、关节镜用套管、软组织过线器	II
		03 定位、导向、测量器械	关节手术配套手术工具。一般采用不锈钢材料或高分子材料制成。非无菌提供。	用于关节手术中定位、探测、导向、评估或提供基准用；或用于关节置换手术中股骨远端截骨块的支撑及定位。	关节假体试模、股骨假体试模、胫骨垫片试模、胫骨托试模、髌骨假体试模、膝关节组件试模、髋关节手术导板、膝关节手术导板、股骨测定导板、胫骨冲头导板、骨水泥型组配式胫骨冲头导板、股骨截骨导向板、髌骨截骨定位工具、膝关节间隙评估块、截骨板、髁间窝截骨模板、股骨远端截骨定位工具、胫骨截骨定位工具、股骨髓腔对线手柄套、股骨髓腔探棒、股骨定位装置支架	I
		04 打拔器	关节手术配套手术工具。一般采用不锈钢材料或高分子材料制成。非无菌提供。	用于安装或拆卸假体或试模。	关节假体打拔器、胫骨假体和试模打击器、股骨打击器、股骨头打入器、股骨柄打入器、髋臼内衬打入器	I
		05 冲头	关节手术配套手术工具。一般采用不锈钢材料或高分子材料制成。非无菌提供。	用于关节手术中冲出型腔或开髓用。	骨科冲头、非骨水泥型胫骨冲头、骨水泥型胫骨冲头、骨水泥型组配式胫骨冲头	I
		06 配套工具	关节手术配套手术工具。一般采用金属材料或高分子材料制成。非无菌提供。	关节置换手术中配合其他手术器械使用的手术工具。	对线手柄、髓内定位杆、关节手术用手柄、对线杆、肩关节置换手术销钉、钉鞘植入物插入器、测量杆、固定钉	I
17	脊柱外科辅助器械	01 椎体成形器械	通常为一可膨胀装置，可以是扩张球囊导管结构，或机械扩张方式，或金属网状袋等其他扩张膨胀结构。	用于骨折的复位和/或在椎体松质骨内的形成可供填充物填充的空腔，恢复椎体高度。	椎体扩张球囊导管、骨扩张器、椎体成形支撑系统、骨膨胀器、可膨胀骨成型器	III
		02 椎间盘旋切器械	通常由微创钻头、驱动控制装置、刮片和导引套管组成。钻头一般采用钛合金材料制成。	用于切除并吸出椎间盘组织。	微创电动椎间盘旋切器、经皮椎间盘旋切器	III

序号	一级产品类别	二级产品类别	产品描述	预期用途	品名举例	管理类别
		03 注射推进装置	通常由底盘升降支架、加持装置控制、手持控制器、遥控器等组成。用于临床椎体成形手术时，医生在防护玻璃后远距离进行操作，以遥控方式注射对比剂或骨水泥，以减少X光对手术医生的辐射。	用于遥控功能推注骨水泥。	遥控注射推进装置	Ⅲ
			通常由底盘升降支架、加持装置控制、手持控制器、遥控器等组成。用于临床椎体成形手术时，医生在防护玻璃后远距离进行操作，以线控方式注射对比剂或骨水泥，以减少X光对手术医生的辐射。	用于线控推注骨水泥。	线控注射推进装置	Ⅱ
		04 椎体成形导引系统	通常由引导丝定位、扩张套管、高精度钻、工作套管等组成。	用于为注入骨水泥而建立进入椎体的工作通道。	椎体成形导向系统、椎体成形导引系统、椎体成形术器械	Ⅱ
		05 纤维环缝合器械	通常由缝合器壳体、缝合组件和传动组件组成。无菌提供。	用于单纯椎间盘突出髓核摘除手术后的纤维环缝合。	一次性使用纤维环缝合器	Ⅱ
		06 椎体后缘处理器	脊柱手术配套手术工具。一般采用不锈钢材料制成。接触中枢神经系统。	用于处理后缘骨赘、硬性突出物，疏通神经根通道。	椎体后缘处理器	Ⅱ
		07 椎弓根定位测量器	脊柱手术配套手术工具。一般采用不锈钢材料制成。	根据术前X线的有关数据，在术中精确导向置钉，安置内固定系统。	椎弓根定位测量器	Ⅰ
		08 定位、导向、测量器械	脊柱手术配套手术工具。一般采用不锈钢材料或高分子材料制成。非无菌提供。	用于脊柱手术提供基准或定位。	脊柱手术导板、椎间盘手术用定位器、脊柱微创手术定位器、脊柱手术定位器、脊柱手术导向器	Ⅰ
		09 开孔扩孔器械	脊柱手术配套手术工具。一般采用不锈钢材料制成。非无菌提供。	用于脊柱手术时打孔、扩孔或测孔深。	椎弓根钉打孔器、棘突打孔器、齿状突定位打孔器、椎弓根匙形开孔器	Ⅰ
		10 神经根探子	脊柱手术配套手术工具。一般采用不锈钢材料制成。非无菌提供。	用于探测并确定神经根的位置及椎弓根的深度。	神经根探子、椎弓根探子	Ⅰ
		11 植骨块嵌入器	脊柱手术配套手术工具。一般采用不锈钢材料制成。非无菌提供。	用于脊柱手术时植骨。	植骨块嵌入器	Ⅰ
		12 椎弓根钉尾部切断器	脊柱手术配套手术工具。一般采用不锈钢材料制成。非无菌提供。	用于脊柱内固定手术时，切断椎弓根钉。	椎弓根钉尾部切断器	Ⅰ
		13 脊柱手术通道器械	脊柱手术配套手术工具。一般由可扩张通道、逐级撑开套筒、撑开通道及内芯和测深尺组成。采用医用高分子材料制成。无菌提供。	用于腰椎后路手术通道的建立。	脊柱手术通道系统	Ⅱ
			脊柱手术配套手术工具。一般采用不锈钢材料制成。非无菌提供。	用于扩大手术视野。	扩张式通道管、脊柱微创手术通道扩张管	Ⅰ
		14 椎体复位器	脊柱手术配套手术工具。一般采用不锈钢材料制成。非无菌提供。	用于手术时复位错位的椎体。	椎体复位器	Ⅰ
		15 配套工具	脊柱手术配套手术工具。一般采用不锈钢、高分子材料等材料制成。非无菌提供。	脊柱手术过程中，辅助配合植入物或其他手术工具使用。	脊柱手术用持笼器、脊柱后路手术用植骨推骨器	Ⅱ

序号	一级产品类别	二级产品类别	产品描述	预期用途	品名举例	管理类别
			脊柱手术配套手术工具。一般采用不锈钢、高分子材料等材料制成。非无菌提供。不针对中枢神经系统操作。	脊柱手术过程中，配合其他手术工具使用。	脊柱外科手术器械手柄、骨科通条、植入棒压入器、脊柱植入物推送器、脊柱内固定手术椎体撑开针、椎弓根螺钉套管、持取器、套筒	I
18	骨科其他手术器械	01 剥离器	通常由头部和柄部组成，柄的顶端为椭圆形或弧形的片状板，其刃有锐性和钝性之分。一般采用不锈钢材料制成。	用于剥离附着于骨面上的骨膜及软组织。	椎体前方剥离器、椎板剥离器、C－D椎板剥离器	II
			通常由头部和柄部组成，柄的顶端为椭圆形或弧形的片状板，其刃有锐性和钝性之分。一般采用不锈钢材料制成。非无菌提供。	用于剥离或分开附着于骨面上的骨膜及软组织。	骨膜剥离子、神经剥离子、可变神经剥离子、骨膜剥离器、神经剥离器、可变神经剥离器	I
		02 颅骨矫形器械	通常由外壳、填充材料/垫和固定装置组成。一般采用高分子材料制成。	用于3-18个月之间的婴幼儿，通过给婴幼儿头部接触部位一定的压力，预防或治疗先天性或后天发生的非对称或斜头症及短头症的矫形器械。	婴儿颅骨矫形固定器	II
			通常由正模具、负模具组成。一般采用硅橡胶材料制成。	用于将颅骨修补材料制成预期的形状。	颅骨成形术材料形成模具	II
		03 剥离保护器	通常由把手、牵引杆和剥爪组成。非无菌提供。	用于椎间盘手术中神经剥离保护用。	神经剥离保护器	I
		04 韧带手术器械	一般采用不锈钢材料制成。非无菌提供。	用于人工关节韧带手术的外科器械。	导引袖套、环状套扎器	I
		05 骨科组织保护器具	一般采用不锈钢材料或高分子材料制成。非无菌提供。	用于骨科手术中，放入到手术部位，减少手术过程对相关组织的损害。	关节盂保护器、骨科用保护器	I
		06 骨科手术体位固定架	一般采用金属和高分子材料制成。非无菌提供。不在内窥镜下操作。	用于骨科手术中，固定患者手术体位，以有利于手术医生操作。	膝关节镜手术体位固定架	I
		07 软骨整形器械	一般采用不锈钢材料制成。非无菌提供。	用于手术中，压碎需要移植的软骨或将其压扁塑形，以便于植入体内。	软骨压碎器	I

05 放射治疗器械

本类医疗器械整机主要分布在品目 9022 项下的治疗类机器。

序号	一级产品类别	二级产品类别	产品描述	预期用途	品名举例	管理类别
1	放射治疗设备	01 医用电子加速器	通常由机架、辐射头、治疗床、控制台、图像引导装置等组成。	用于患者肿瘤或其他病灶的放射治疗。	医用电子直线加速器、医用电子回旋加速器、螺旋断层放射治疗系统	III
			通常由辐射头、机械手臂、立体定向装置、治疗床、治疗计划系统等组成。	用于患者肿瘤或其他病灶的立体定向放射治疗。	X射线立体定向放射外科治疗系统	III
			通常由可移动机架和电子直线加速器组成。	使用MeV级电子束开展术中放射治疗。	移动式电子束术中放射治疗系统	III

序号	一级产品类别	二级产品类别	产品描述	预期用途	品名举例	管理类别
		02 医用轻离子治疗系统	通常由轻离子加速器与粒子传输系统、束流应用及监测系统、安全治疗控制系统、治疗室控制装置、成像器、治疗床等组成。其中轻离子指原子序数小于或等于氖（Z≤10）的离子种类。此处所指轻离子不包括电子，以便与医用电子加速器区别。	用于患者肿瘤或其他病灶的放射治疗。	质子治疗设备、碳离子治疗设备、质子/碳离子治疗设备、粒子治疗设备	Ⅲ
		03 医用X射线治疗设备	通常由高压发生器、X射线组件、控制台、冷却系统等组成。通常指10kV～1MV X射线治疗设备。	用于浅中部肿瘤的放射治疗。	X射线放射治疗机、X射线放射治疗系统	Ⅲ
			通常由机架、源容器、辐射头、治疗床、电气控制子系统等部分组成。	用于对肿瘤患者进行远距离放射治疗。	钴-60治疗机、钴-60远距离治疗机	Ⅲ
		04 伽玛射束远距离治疗机	通常由主机、准直子系统、治疗床、立体定位组件、电气控制组件、治疗计划子系统等组成。	采用立体定向放射治疗技术，专门用于头部或（和）体部实体肿瘤的立体定向放射治疗。	钴-60头部旋转式伽玛（γ）射束放射治疗装置、立体定向伽玛（γ）射束全身治疗系统、伽玛射束（γ）立体定向回转聚焦放射治疗机、立体定向伽玛（γ）射束体部治疗系统、伽玛（γ）射束多源聚焦体部立体定向放射治疗系统、陀螺旋转式钴-60立体定向放射治疗系统、体部多源伽玛（γ）射束立体定向放射治疗系统、头部多源伽玛（γ）射束立体定向放射治疗系统	Ⅲ
		05 近距离后装治疗设备	通常由储源器、驱动器、施源器、操作控制子系统、治疗计划子系统组成。	用于人体自然腔道或组织间病变的放射治疗。	自动控制式近距离治疗后装设备、伽玛（γ）射线遥控近距离治疗机、核素后装近距离放射治疗机、钴-60后装治疗机、铱-192后装治疗机、后装治疗机、后装机、γ射线遥控后装治疗机	Ⅲ
		06 放射性粒籽植入治疗系统	通常由防护装置、图像引导装置、植入装置、治疗计划系统等组成。	用于肿瘤内粒籽植入放射治疗。	放射性粒籽植入枪、放射性粒籽植入器	Ⅲ
2	放射治疗模拟及图像引导系统	01 放射治疗模拟系统	通常由机架、治疗床、影像子系统（可以是多种成像方式）等组成。	用于模拟各类外照射放射治疗设备，确定放射治疗过程中被照射的病灶部位和治疗辐射野的位置、尺寸，为放射治疗设备的定位提供依据。	放射治疗模拟机、X线模拟定位机、模拟定位机	Ⅲ
		02 放射治疗用X射线图像引导系统	通常由X射线成像装置、相关软件等组成。一般独立安装在治疗室内。	配合外照射设备，用于患者在放射治疗中的引导和位置验证。	X射线机载定位引导系统、图像引导监测定位系统、图像引导放射治疗定位系统、放射治疗图像引导系统	Ⅲ

进出境货物涉检工作手册

序号	一级产品类别	二级产品类别	产品描述	预期用途	品名举例	管理类别
		03 电子射野成像系统	通常由正对于治疗射线束的射线探测单元、相关软件等组成。	配合外照射设备，通过采集射野图像，主要用于患者在放射治疗中的引导和位置验证。	电子射野成像装置、实时影像动态验证系统	III
		04 超声影像引导系统	通常由超声系统主机、凸阵探头、床位指示器套件、模体、工作站和服务器、软件等组成。	可将超声与CT图像配准融合，用于前列腺等图像引导放射治疗的支持与补充。	超声影像引导系统	III
		05 电磁定位系统	通常由植入人体靶区的信号发生装置、信号探测装置、控制台、支撑装置等组成。	配合外照射设备，用于患者在放射治疗中的定位和追踪。	放射治疗电磁定位系统	III
		06 光学定位引导系统	通常由光学发生装置、光学探测装置、摄像设备、控制台、支撑装置、软件等组成。	配合外照射设备，用于患者在放射治疗中的定位、追踪和监测。	放射治疗红外定位系统、放射治疗光学定位系统、患者定位系统、放射治疗患者定位系统、激光定位引导系统	III
3	放射治疗准直限束装置	01X 辐射放射治疗立体定向系统	通常由立体定向装置、治疗计划软件、准直器、辅助装置等组成。	用于制定X射线立体定向放射治疗计划，并与直线加速器联合使用，进行立体定向放射治疗。	X辐射放射治疗立体定向系统、立体定向放射治疗计划系统	III
		02 准直限束装置	通常由准直器、适配装置、治疗计划系统等组成。与主机有安全联锁。	与医用直线加速器和钴-60机等外照射设备配套使用，用于放射治疗（放射外科）中对患者提供与靶区适形的辐射野，从而减少对周围正常组织和危及器官的照射。	多叶准直器、多叶光栅系统、动态多叶准直器、放射治疗用适形调强装置、立体定向锥形准直器、自动多叶准直器适形调强系统、微型多叶准直器	III
4	放射治疗配套器械	01 射线束扫描测量系统	通常由水箱、控制单元、探测器、控制软件、电缆线等组成。	用于测量射线束在水中的吸收剂量分布和在空气中的比释动能分布，测量结果用于对放射治疗计划系统的数据配置和修改，及放射治疗设备的质量控制。	放射治疗用自动扫描水模体系统	II
			通常由探测器阵列、测量控制系统、控制软件等组成。	用于测量放射治疗设备所执行的放射治疗计划的剂量分布，用于与计划系统的数据进行比较，比较结果作为计划系统验证和修改的依据。	放射治疗用射线束剂量探测器阵列装置	II
		02 呼吸门控系统	通常由呼吸监控装置、呼吸门控信号接口、计算机控制系统及其他附件组成。	用于追踪病人的呼吸模式，以便实施与呼吸同步的影像采集和放射治疗。也可以用于在图像采集、放射治疗模拟和放射治疗过程中对病人位置的监控。	呼吸门控系统	III

序号	一级产品类别	二级产品类别	产品描述	预期用途	品名举例	管理类别
			通常由呼吸监控装置、屏气控制开关、通讯接口、计算机控制系统及其他附件组成。	用于控制患者呼吸,最大程度的减少患者呼吸所引起的胸部和腹部的器官运动的影响,提高治疗过程中的靶区定位的准确性。	主动呼吸控制系统	III
		03 放射治疗患者摆位系统	通常由患者摆位床架、扩展床板、手控制器、启动开关板、电源盒、工作站、跟踪系统、参考框架、软件等组成。	用于放射治疗环境下的患者精确摆位。	放射治疗患者摆位系统	III
		04 施源器	通常由塑料、金属、碳纤维等材料制成的导管、针、固定装置等组成。不包括放射源。	与近距离后装治疗设备配合使用,用于为人体自然腔道或组织间等部位近距离放射治疗提供通道。	阴道施源器	III
		05 治疗机用 X 射线管	通常管电压在 10kV ~ 1MV,可长时间连续工作的 X 射线管。	用于装配至 X 射线治疗设备的管组件内。	治疗用固定阳极 X 射线管	II
		06 放射治疗激光定位系统	通常由多个固定或移动式激光灯等组成。	用于不同类型放射治疗及定位设备的坐标指示。	激光定位系统、激光定位器	II
		07 放射性粒籽防护植入器	通常由防护件、附件等组成。	配合一次性使用粒籽和输送穿刺针使用,用于对操作者及其他周边人群的防护。	放射性粒籽植入防护枪、放射性粒籽防护植入器	II
		08 放射治疗患者用固定装置	通常由带有头垫和前片的框架、牙垫、热塑性面膜、真空垫、患者控制单元、适配器、立体定向框架、重复定位检查工具等组成。	用于直线加速器环境下的立体定向放射治疗过程,对头部进行固定、定位和重新定位,也可用于直线加速器环境中的立体定向放射外科治疗。本产品不可与 MRI 和伽玛射束立体定向放射治疗系统配合使用。	患者固定框架	II
			通常由带有头垫和前片的框架、牙垫、真空垫、患者控制单元、适配器、指示器、重复定位检查工具等组成。	用于伽玛射束立体定向放射治疗系统环境下提供靶点定位(空间参考),以及将患者的头部固定在制定的几何坐标处,辅助患者重复固定和重复定位。本产品不可与 MRI 和医用电子直线加速器配合使用。	患者固定框架	II
			通常由热塑性材料制成。	用于放射治疗过程中患者定位和固定。	热塑膜、热塑板、乳腺热塑板、体部热塑板、头颈肩热塑板、面部热塑板、低温热塑板	I

序号	一级产品类别	二级产品类别	产品描述	预期用途	品名举例	管理类别
			通常由袋体、填充泡沫颗粒和气嘴等组成。抽真空可成形。	用于放射治疗过程中患者定位和固定。	真空负压固定垫、负压定位垫、医用负压固定垫、真空垫、放射治疗用患者体位固定袋	I
			通常由射线辐射衰减率较小的材料制成的底板、定位孔/销、支撑或固定架等组成。	用于放射治疗过程中患者体位固定。	放射治疗托架、放射治疗体位固定装置、放射治疗定位装置、乳腺放射治疗托架、头肩固定架、头颈固定架、乳腺照射固定架、头颅放射治疗定位装置	I
			通常由基层贴、胶粘剂、球体、保护层、固定层等组成。非无菌提供。	用于放射治疗过程中被照射的病灶部位的定位。	放射治疗定位球	I

06 医用成像器械

本类医疗器械分布在品目 9018.1、90.22 项下。

序号	一级产品类别	二级产品类别	产品描述	预期用途	品名举例	管理类别
1	诊断 X 射线机	01 血管造影 X 射线机	通常由 X 射线发生装置、数字化影像接收装置、图像信息分析、显示系统和导管床组成。	用于对心、脑血管和周围血管等进行造影检查和介入治疗时获得影像供临床诊断用。	血管造影 X 射线机	III
		02 泌尿 X 射线机	通常由 X 射线发生装置、图像显示系统、专用泌尿床组成。X 射线透视摄影设备。	用于泌尿科、妇科、胃肠道等 X 射线透视和摄影，获得影像供临床诊断用。	泌尿 X 射线机	2017 年第 104 公告：III 2020 年第 147 号公告调整为：II
		03 乳腺 X 射线机	通常由机架、X 射线发生装置、乳腺压迫器、影像接收装置组成。可能带有活检穿刺立体定位装置。数字化产品还带有工作站和显示系统。一般采用钼或铑等材料制 X 射线管靶面。使用较低的管电压形成低能量的 X 射线进行摄影。	用于对人体乳腺组织摄影，带有活检穿刺立体定位和/或数字化体层成像功能，获得影像供临床诊断用。	乳腺 X 射线机、数字化乳腺 X 射线机	III
				用于对人体乳腺组织摄影，获得影像供临床诊断用。		II
			通常由 X 射线发生装置、影像接收器、影像处理和显示系统组成。利用锥形束投照计算机重组体层成像（CBCT）原理成像。	用于对人体乳腺组织数字化体层成像，供临床诊断用。	乳腺数字化体层摄影 X 射线机、乳腺锥形束计算机体层摄影设备	III
		04 口腔 X 射线机	通常由 X 射线发生装置、狭缝光阑和口外影像接收器组成。X 射线发生装置和口外影像接收器之间相对运动。	用于口腔颌面部（包括如上下颌骨、上颌窦、颞下颌关节及牙齿部位）的曲面断层成像，可能带有头颅侧位成像功能，供临床诊断用。	口腔全景 X 射线机、口腔颌面全景 X 射线机	III

序号	一级产品类别	二级产品类别	产品描述	预期用途	品名举例	管理类别
			通常由 X 射线发生装置、口外影像接收器、影像处理软件组成。成像时，X 射线束围绕患者的颌面部运动获取平面图像，通过平面图像进行三维重建获得体层影像的口腔颌面部诊断 X 射线摄影系统。	用于口腔颌面部的组织结构的数字化体层成像，可能带有口腔全景、头颅侧位成像功能，供临床诊断用。	口腔数字化体层摄影 X 射线机、口腔颌面锥形束计算机体层摄影设备	2017 年第 104 公告：Ⅲ 2020 年第 147 号公告调整为：Ⅱ
			通常由 X 射线发生装置及其支撑部件组成。配合口内影像接收器使用。	用于对牙齿进行 X 射线摄影，获得影像供临床诊断用。	牙科 X 射线机、数字化牙科 X 射线机	Ⅱ
		05 透视摄影 X 射线机	通常由 X 射线发生装置、图像显示系统、患者支撑装置组成，有的配有专用胃肠床、压迫器、点片装置、体层摄影装置等，是用于辅助胃肠诊断，兼有摄影和透视功能的 X 射线设备。使用时一般通过透视动态图像锁定感兴趣区，而后用较大剂量摄影得到该区域清晰的静态图像。	2017 年第 104 公告：用于常规、胃肠道透视摄影检查，且带有数字减影血管造影和 / 或数字化体层摄影和 / 或泌尿摄影功能，获得影像供临床诊断用。 2020 年第 147 号公告调整为：用于常规、胃肠道透视摄影检查，且带有数字减影血管造影和 / 或数字化体层摄影功能，获得影像供临床诊断用。	2017 年第 104 公告：透视摄影 X 射线机、数字化透视摄影 X 射线机、胃肠 X 射线机、医用诊断 X 射线透视摄影系统 2020 年第 147 号公告调整为：透视摄影 X 射线机、数字化透视摄影 X 射线机、胃肠 X 射线机、医用诊断 X 射线透视摄影系统	Ⅲ
				2017 年第 104 公告：用于常规、胃肠道 X 射线透视及摄影检查，获得影像供临床诊断用。 2020 年第 147 号公告调整为：用于常规、胃肠道透视摄影检查，可带有泌尿摄影功能，获得影像供临床诊断用。	2017 年第 104 公告：透视摄影 X 射线机、数字化透视摄影 X 射线机、胃肠 X 射线机、医用诊断 X 射线透视摄影系统 2020 年第 147 号公告调整为：泌尿透视摄影 X 射线机	Ⅱ
		2017 年第 104 公告：06 移动式 C 形臂 X 射线机 2022 年第 30 号公告调整为：06 移动式 C 形、G 形、O 形臂 X 射线机	2017 年第 104 公告：通常由移动式 C 形臂支架、X 射线发生装置、影像增强器电视系统或数字平板探测器成像系统等组成。 2022 年第 30 号公告调整为：通常由移动式 C 形 (或 O 形、G 形) 臂支架、X 射线发生装置、影像增强器电视系统或数字平板探测器成像系统等组成。	用于外科手术透视及摄影，且带有数字化体层摄影和 / 或数字减影血管造影功能，获得影像供临床诊断用。		Ⅲ
				用于外科手术透视及摄影，获得影像供临床诊断用。	2017 年第 104 公告：移动式 C 形臂 X 射线机 2022 年第 30 号公告调整为：移动式 C 形臂 X 射线机、移动式 O 形臂 X 射线机、移动式 G 形臂 X 射线机	Ⅱ

序号	一级产品类别	二级产品类别	产品描述	预期用途	品名举例	管理类别
		07 摄影 X 射线机	通常由 X 射线发生装置和摄影 X 射线附属设备组成。数字化系统还带 X 射线探测器及其影像系统。利用从 X 射线管发射出的 X 射线穿过患者身体不同组织和器官时对射线衰减不同的原理,将穿过患者且携带足够信息的 X 射线投射到成像介质上所形成的影像,转化为可见的平面灰度影像的通用 X 射线设备。	用于对患者的常规摄影,获得单幅影像供临床诊断用。	摄影 X 射线机、数字化摄影 X 射线机、移动式摄影 X 射线机、数字化移动式摄影 X 射线机	II
		08 透视 X 射线机	通常由 X 射线发生装置、荧光屏或电视系统或动态探测器等影像接收装置组成,可能带有患者支撑装置等。利用人体不同组织和器官对射线衰减不同的原理,通过对 X 射线源的连续加载,在成像介质上转化为动态影像的通用 X 射线设备。	用于对患者的常规透视,获得连续影像供临床诊断用。	透视 X 射线机、数字化透视 X 射线机	II
		09 X 射线骨密度仪	通常由 X 射线发生装置、探测器、信息分析和显示系统组成,还可能带有患者支撑装置。根据不同密度的骨骼和组织对 X 射线的吸收程度不同,将接收到的带有人体信息的数字信号输入计算机进行分析得出骨密度的结果。	用于通过对人体的 X 射线衰减测量,评估患者骨骼及邻近组织的骨密度和矿物质含量,供临床诊断用。	X 射线骨密度仪、双能 X 射线骨密度仪	II
		10 车载 X 射线机	安装在可移动运输工具上的 X 射线机,有透视和/或摄影功能。	用于机动条件下,在远离医院的现场开展 X 射线透视、摄影诊断检查。	车载 X 射线机	II
		11 携带式 X 射线机	通常由 X 射线源组件、影像接收装置等组成。在使用时或使用的间隔期间,可由一个人或几个人携着从一个地方移到另一个地方的 X 射线机。	用于对四肢或其他衰减度较小的身体部位组织进行 X 射线成像,供临床诊断用。	携带式 X 射线机、微型 X 射线机	II
		12 肢体数字化体层摄影 X 射线机	通常由 X 射线发生装置、影像接收器、影像处理和显示系统组成。利用锥形束投照计算机重组体层成像(CBCT)原理成像。	用于四肢部位组织结构的数字化体层成像,供临床诊断用。	肢体数字化体层摄影 X 射线机、肢体锥形束计算机体层摄影设备	III
2	X 射线计算机体层摄影设备(CT)	01 X 射线计算机体层摄影设备(CT)	通常由扫描架、X 射线发生装置、探测器、图像处理系统和患者支撑装置组成。	用于对从多方向穿过患者的 X 射线信号进行计算机处理,为诊断提供重建影像,或为放射治疗计划提供图像数据。	X 射线计算机体层摄影设备、头部 X 射线计算机体层摄影设备、移动式 X 射线计算机体层摄影设备、车载 X 射线计算机体层摄影设备	III
3	X 射线发生、限束装置	01 X 射线高压发生器	通常由高压变压器组件和高压控制器组成。X 射线机的主要部件,控制和产生供 X 射线管工作的电能。	装配于诊断 X 射线机,为 X 射线管组件提供电能,以产生 X 射线。	X 射线高压发生器	II

序号	一级产品类别	二级产品类别	产品描述	预期用途	品名举例	管理类别
		02 X 射线管	X 射线机的主要部件，通过施加在 X 射线管阴极和阳极之间的高电压，使阴极表面上的游离电子撞击阳极，产生 X 射线。通过控制加载时间和电压电流，达到不同的医疗诊断目的。	装配于 X 射线管套内使用。	固定阳极 X 射线管、旋转阳极 X 射线管	II
		03 X 射线管组件	通常由 X 射线管及管套组成。管套内装满高压绝缘油并密封，实现绝缘和热交换的目的。	装配于诊断 X 射线机，将来自于高压发生器的高压加在 X 射线管组件上，产生 X 射线。	X 射线管组件、医用诊断 X 射线管组件	II
		04 限束装置	通过限制 X 射线初级线束的几何形状以限制设备的辐射野。	装配于 X 射线管组件的出线口处，限制 X 射线的辐射野。	X 射线限束器	II
4	X 射线影像接收处理装置	01 X 射线影像增强器、X 射线影像增强器电视系统	X 射线影像增强器电视系统通常由 X 射线影像增强器、光学系统、摄像机信号处理系统及影像显示装置组成，将 X 射线图像转换成相应的可见光影像的系统。影像增强器是将携带患者信息的 X 射线信号转换为可见光图像的光电真空管。	装配于诊断 X 射线机，用于将 X 射线图像转换成可见光图像。	X 射线影像增强器、X 射线影像增强器电视系统	II
		02 X 射线探测器、X 射线探测器及其影像系统	X 射线探测器（包括平板探测器或光电耦合器（CCD）探测器等）采用特定的光电转换介质将穿过人体的 X 射线信号转化为数字信号。影像系统一般包括图像传输，处理和显示系统。	装配于或配合诊断 X 射线机，用于将 X 射线信号转化为数字信号。	X 射线平板探测器、X 射线 CCD 探测器、X 射线动态平板探测器、数字化 X 射线成像系统、牙科数字化 X 射线成像系统、口腔数字化 X 射线成像系统、X 射线平板探测器及其影像系统	II
		03 X 射线摄影用影像板成像装置（CR）	通常由影像板、激光扫描装置等组成。采用影像板对来自人体的 X 射线信息进行收集并形成潜影，通过激光扫描读取存储在影像板中的信息并送入计算机进行存储、处理和显示。	配合诊断 X 射线机，用于实现数字化图像的显示、存储和传输等。	X 射线摄影用影像板成像装置、影像板扫描仪、牙科影像板扫描仪	II
		04 X 射线感光胶片	片基上敷感光材料涂层，X 射线照射后，经显影、定影冲洗过程，得到 X 射线摄影图像。	用于 X 射线直接摄影。	X 射线胶片、牙科 X 射线胶片、X 射线感蓝胶片、X 射线感绿胶片	I
		05 医用增感屏	利用 X 射线激发屏中的荧光体发出荧光，增强胶片的感光作用，从而可以大大减少 X 射线曝光剂量。	一般在直接 X 射线摄影中使用，多置于摄影暗盒中。	医用增感屏、钨酸钙中速增感屏、硫氧化钆高速增感屏、氟氯化钡铕高速增感屏	I
		06 透视荧光屏	通常由高纯度硫化物荧光物质和支承体(纸基)组成，将 X 射线信号直接转化成可见光信号。	用于常规 X 射线透视检查。	X 射线透视荧光屏	I
		07 影像板	受到 X 射线照射后形成潜影，再经过扫描转化成数字信号，进入计算机进行图像处理。	装配于传统 X 射线(胶片采集)诊断系统，配合 X 射线摄影用影像板成像装置（CR）使用。	影像板、牙科影像板、影像板及暗盒、IP 板	I
5	X 射线附属及辅助设备	01 透视摄影床	通常由床体、点片装置、遥控操作装置和／或近台操作装置等组成。	用于胃肠 X 射线检查，配合胃肠 X 射线机使用。	透视摄影床、X 射线胃肠诊断床	II

序号	一级产品类别	二级产品类别	产品描述	预期用途	品名举例	管理类别
		02 导管床	通常为单臂支撑，床面板一般采用碳纤维等材料。在与C臂、U臂等介入手术X射线设备组合进行多方向摄影时，视野不受妨碍。	用于普通介入治疗和数字减影血管造影（DSA），配合血管造影X射线设备使用。	导管床、介入手术台	Ⅱ
		03 X射线摄影患者支撑装置	患者支撑装置。可电动平移、转动等。	用于X射线摄影成像中对患者的支撑。	电动摄影平床	Ⅱ
			患者支撑装置。只可手动平移、转动等。		摄影平床、X射线摄影床、移动式X射线检查支架	Ⅰ
		04 悬吊、支撑装置	通常由基座、立柱、支撑臂或悬吊架及导轨等部件组成。可电动平移，转动等。	用于X射线源组件、影像接收装置等部件的悬吊、支撑。	立式摄影架、电动立式摄影架	Ⅱ
			通常由基座、立柱、支撑臂或悬吊架及导轨等部件组成。只可手动平移，转动等。		立式摄影架	Ⅰ
			通常由固定架组成。可能带有套袋，套袋非无菌提供。	用于医疗机构作口腔科X射线胶片摄影时夹持、固定牙片或数码影像采集器使用。	口腔X射线摄影固定支架、口腔X射线摄片架	Ⅰ
		05 造影剂注射装置	通常由外套、活塞和活塞密封圈组成，附件包括连接管、吸药管等。	与高压注射器配套使用。	高压注射器针筒、造影剂高压注射器针筒、一次性使用高压注射器针筒、高压注射连接管	Ⅲ
			通常由注射机头，控制部分等组成。通过向人体血管内注入造影剂获得清晰的血管影像。	与高压注射器针筒及附件配套使用。用于X射线造影、CT成像时，造影剂的注入。	高压注射器、造影剂高压注射器、输卵管造影通液给药系统、椎间盘造影注射器	Ⅱ
		06 防散射滤线栅	通常由铅条、介质等组成。放置于影像接收面之前，以减少辐射到影像接收面上的散射辐射，从而改善X射线影像对比度的一种装置。	配合X射线机使用，用于增加X射线影像的对比度。	防散射滤线栅、乳腺防散射滤线栅	Ⅱ
		07 X射线摄影暗盒	承装X射线摄影胶片等的装置，带有滤线栅，按照不同应用分为不同尺寸。	用于承装X射线摄影胶片。	暗盒、X射线摄影暗盒	Ⅱ
			承装X射线摄影胶片等的装置，按照不同应用分为不同尺寸。			Ⅰ
		08 X射线胶片显影剂、定影剂	使胶片经曝光后产生的潜影显现成可见影像的药剂。	用于曝光后载有患者信息的X射线胶片的显影和定影。	X射线胶片显影液、定影液	Ⅰ
		09 胶片观察装置	通常由光源、观察屏、箱体及必要的附件组成，分为单联、双联、多联等。通过将胶片放置在具有一定亮度的观察屏上的方式，提高观片的清晰度。	用于观察医用诊断胶片。	医用观片灯、X射线胶片观片灯	Ⅰ
		10 X射线胶片自动洗片机	可以自动完成从胶片传送、药液循环、药液补充、药液温度控制、显影时间控制，到水洗干燥等一系列使胶片显示可见影像的环节。	用于冲洗X射线胶片。	X射线胶片洗片机、医用X射线胶片冲洗机	Ⅰ
		11 患者体位固定装置	在放射诊断中用于固定患者体位的装置。	用于放射诊断中患者体位的固定。	患者体位固定带、固定架、固定板、真空固定垫	Ⅰ

序号	一级产品类别	二级产品类别	产品描述	预期用途	品名举例	管理类别
		12 穿刺定位引导装置	通常由运动模块和控制软件组成。	配合乳腺X射线摄影系统使用，用于对乳腺病灶进行定位引导穿刺。	乳腺摄影立体定位装置、乳腺活检定位装置	III
			通常由运动模块、控制部分、计算机系统组成。依据CT图像信息，由临床医师确认入针角度。	用于CT等成像系统下定位引导穿刺。	数控穿刺引导仪、自动穿刺引导仪	III
			通常由定位座、旋转件、固定穿刺针装置等组成。	用于CT等成像系统下定位引导穿刺。	经皮穿刺角度定位器、一次性使用穿刺导入固定器	II
			具有刻度数值的立体定位装置，依靠水平仪等确定平面，利用量角器等刻度数值，达到角度定位目的。非无菌提供。	用于临床辅助引导靶点定位穿刺。	一次性使用导向器、一次性使用CT定位穿刺角度引导器	I
			通常由粘接部分和显影部分组成。非无菌提供。	用于医用成像器械成像时，体外定位使用。	医学图像体外定位贴、X线摄片乳头定位贴、一次性使用影像定位材料	I
		13 静脉尿路造影腹压器	通常由压迫装置、捆绑收紧装置等组成。	用于X射线静脉尿路造影时体外压迫，阻止造影剂通过输尿管流到膀胱。	静脉尿路造影腹压器、静脉尿路造影腹压带	I
		14 胃肠X射线检查用品	通常由胶囊及内容标记物组成。胶囊一般由羟丙甲纤维素制成，内容标记物主要由添加硫酸钡的聚氯乙烯材料等制成。非无菌提供。	用于对胃肠功能性紊乱等疾病进行诊断或疗效评估。	胃肠动力标记物胶囊	III
			无色透明，均匀液体，无结块。成分通常为食用级液体石蜡、添加剂、纯化水等。CT值一般为200HU±50HU。	用于CT胃肠道造影显像。	胃肠道造影显像剂	II
			通常由结肠充气机主机和充气管路和气囊充气装置等附件组成。向结肠内注入二氧化碳气体，保持结肠处于充盈状态，并使之维持在指定气压。	配合X射线机、CT等使用，向结肠内注入二氧化碳气体。	结肠充气机	II
6	医用射线防护设备	01 医用射线防护用具	通常由薄厚均匀柔软的铅橡胶、铅橡塑、铅玻璃或其它含重金属元素的防护材料片组成。	用于进行放射治疗时对人体的防护。	医用射线防护服、医用射线防护手套、医用射线防护裙、防辐射衣、防辐射帽、防辐射裙、防辐射围领、医用射线防护眼镜、医用射线防护帘、医用射线性腺防护帘、防护玻璃板、医用射线防护面罩	II
				用于进行放射诊断时对人体的防护。		I
		02 医用射线防护装置	通常由含铅等重金属元素的防护材料和悬挂、支撑机械装置组成。	用于进行放射诊断时对人体的防护。	射线防护椅、射线防护屏风、铅屏风、X射线防护装置、医用X射线立式摄片架防护装置、医用射线防护悬吊屏风、医用射线防护系统、X射线防护舱	I

序号	一级产品类别	二级产品类别	产品描述	预期用途	品名举例	管理类别
7	超声影像诊断设备	01 超声脉冲回波成像设备	通常由探头（相控阵、线阵、凸阵、机械扇扫、三维探头、内窥镜探头等）、超声波发射/接收电路、信号处理和图像显示等部分组成的设备。利用超声脉冲回波原理，完成人体器官组织的成像。	运用超声成像原理，对人体组织（如腹部等）或器官（如心脏等）进行成像供诊断使用。其中探头可经食道、血管内、术中经人体内部组织，和/或用于超声导航等领域。	超声诊断系统、超声诊断仪、内镜超声诊断仪、血管内超声诊断系统、血管内超声诊断仪	III
				运用超声成像原理，对人体组织（如腹部等）或器官(如心脏等)进行成像供诊断使用。其中探头经体表、直肠和阴道。	超声诊断系统、超声诊断仪、鼻窦超声诊断仪、便携式超声诊断仪、超声膀胱扫描仪、皮肤超声诊断系统、全数字超声诊断系统、全数字超声诊断仪、推车式超声诊断仪、医用超声影像处理器、掌上超声诊断仪	II
		02 超声回波多普勒成像设备	通常由探头（相控阵、线阵、凸阵、机械扇扫、三维探头、内窥镜探头等）、超声波发射/接收电路、信号处理和图像显示等部分组成。利用超声多普勒技术和超声回波原理，同时进行采集血流运动、组织运动信息和人体器官组织成像的设备。	用于超声成像、测量与血流运动信息采集供临床超声诊断检查使用。其中探头可经食道、血管内、术中经人体内部组织，和/或用于超声导航等领域。	彩色超声诊断系统、彩色超声诊断仪、彩色多普勒超声诊断系统、全数字彩色超声诊断仪、彩色多普勒超声诊断仪、便携式彩色多普勒超声诊断仪、便携式彩色多普勒超声诊断系统、全数字彩色超声诊断系统	III
				用于超声成像与血流运动信息采集，对人体组织（如腹部等）或器官（如心脏等）进行成像供诊断使用。其中探头经体表、直肠和阴道。		II
8	超声影像诊断附属设备	01 超声耦合剂	超声诊断或治疗操作中，充填或涂敷于皮肤-黏膜与探头（或治疗头）辐射面之间，用于透射声波的中介媒质。	用于改善探头与患者之间的超声耦合效果。包括术中超声、穿刺活检等侵入性操作，经直肠、经阴道、经食管等接触粘膜的操作，及对非完好皮肤和新生儿进行的操作。	医用超声耦合剂、超声耦合剂	II
				改善探头与患者之间的超声耦合效果，用于完好皮肤上。	医用超声耦合剂、超声耦合剂	I
		02 超声耦合垫	通常由水基凝胶块及其外包装组成。	用于改善探头与患者之间的超声耦合效果。包括术中超声、穿刺活检等侵入性操作，经直肠、经阴道、经食管等接触粘膜的操作，及对非完好皮肤和新生儿进行的操作。	超声贴片、一次性使用治疗超声垫片	II
			通常由水基凝胶块及其外包装组成。	改善探头与患者之间的超声耦合效果。用于完好皮肤上。	超声贴片、一次性使用治疗超声垫片	I
		03 超声水囊	通常为全乳胶材料（或类似特性材料），包含脱气水。	使用时将水囊套入超声探头，用于提高对人体浅表部位检查的清晰度，便于手术中检查和直肠内检查。	超声水囊、超声内窥镜专用水囊、内镜超声探头用附件-水囊	II

序号	一级产品类别	二级产品类别	产品描述	预期用途	品名举例	管理类别
		04 超声探头	通常由超声换能器和／或超声换能器阵元组，及不可缺少的部分诸如声透镜、壳体、电缆线等构成的组件。探头通常是可以和与超声设备主机相分离的，又称为超声换能器组件。超声探头通常按照预期用途和／或结构形式进行分类。	配合超声影像设备使用，经食道、血管内、术中经人体内部组织使用，和／或用于手术导航领域，实现人体组织成像功能。	术中电子线阵超声探头、术中电子相控阵超声探头、经食道电子相控阵超声探头、内镜用超声探头	Ⅲ
				配合超声影像设备使用，经体表、阴道和直肠使用，实现人体组织成像功能。	电子凸阵扇扫超声探头、电子相控阵超声探头、线阵超声探头、凸阵超声探头、电子凸阵超声探头、电子线阵超声探头、直肠镜用多普勒超声探头、医用超声探头、超声探头	Ⅱ
		05 超声探头穿刺架	通常安装在超声探头上，在超声的引导下将穿刺针引导到人体的目标位置。无菌提供。	配合腔内或体外超声探头使用，用于使用超声诊断设备实现细胞学检测、组织学检测、囊肿抽吸和治疗等。	超声探头穿刺架	Ⅱ
			通常安装在超声探头上，在超声的引导下将穿刺针引导到人体的目标位置。非无菌提供。	配合腔内或体外超声探头使用，用于使用超声诊断设备实现细胞学检测、组织学检测、囊肿抽吸和治疗等。	超声探头穿刺架	Ⅰ
		06 胃肠超声显像粉	通常由可食用的主料和配料组成。提高受检脏器（胃肠）超声影像的清晰度。	用于辅助对人体胃肠及其周围器官的超声诊断。	速溶胃肠超声助显剂	Ⅱ
9	磁共振成像设备（MRI）	01 永磁型磁共振成像系统	通常由永磁型磁体、梯度系统、射频系统、射频线圈、谱仪、工作站计算机系统、患者支撑装置等组成。	用于临床诊断磁共振成像。	永磁型磁共振成像系统、医用磁共振成像系统	Ⅲ
		02 常导型磁共振成像系统	通常由常导型磁体、梯度系统、射频系统、射频线圈、谱仪、工作站计算机系统、患者支撑装置等组成。		常导型磁共振成像系统、医用磁共振成像系统	Ⅲ
		03 超导型磁共振成像系统	通常由超导型磁体、梯度系统、射频系统、射频线圈、谱仪、工作站计算机系统、患者支撑装置等组成。		超导型磁共振成像系统、医用磁共振成像系统	Ⅲ
10	磁共振辅助设备	01 磁共振造影注射装置	通常由外套、活塞和活塞密封圈组成，附件包括连接管、吸药管等。	与磁共振高压注射器配套使用。	磁共振高压注射器针筒、磁共振造影剂高压注射器针筒、一次性使用磁共振高压注射器针筒、磁共振用高压注射连接管	Ⅲ
			通常由操作室组件和扫描室组件组成。扫描室组件由非铁磁材料制成，导线经过射频屏蔽。不包含配套使用的针筒。	用于静脉注射磁共振造影剂和／或在人体血管内注射常用的冲刷液，以满足磁共振扫描诊断需要。	磁共振高压造影注射系统、磁共振高压造影注射器	Ⅱ
		02 磁共振辅助刺激系统	通常由在控制室使用的计算机、操作员显示器、光纤介质转换器等部件和在磁共振扫描室内使用的患者界面显示器、电源、光缆、按钮响应单元、耳机等部件组成。	配合磁共振成像系统使用。用于在大脑扫描时，通过播放文本、图片、幻灯片、声音、CD 和 DVD，向患者提供视觉、运动、听觉和语言任务刺激。	磁共振成像辅助刺激系统	Ⅱ
		03 磁共振定位装置	通常由磁共振乳腺线圈固定装置、可移动模板架、钻有系列孔的模板组成。	用于固定穿刺针，提高穿刺的准确度。安装在磁共振线圈上。	磁共振乳腺线圈穿刺固定架	Ⅰ

序号	一级产品类别	二级产品类别	产品描述	预期用途	品名举例	管理类别
			通常由电源、底板组件、插针引导台组件、位置显示单元等组成。	配合磁共振成像系统使用。用于对患者微创检查诊断。	导向定位装置	III
11	放射性核素成像设备	01 伽玛照相机	通常由机架、准直器、探测器、数据采集、图像处理工作站、系统软件、患者支撑装置等组成。	用于获取单光子放射性核素在人体全身或部分器官组织中的分布情况，形成平面图像。	伽玛（γ）照相机	II
		02 单光子发射计算机断层成像设备	通常由可旋转机架、准直器、探测器、患者支撑装置、数据采集、图像处理工作站、运动控制系统、系统软件等组成。	用于获取单光子放射性核素在人体全身或部分器官组织的分布情况，通过采集和处理形成平面和断层图像。	单光子发射计算机断层成像设备、单光子发射计算机断层扫描系统、心脏单光子发射计算机断层成像设备	III
		03 正电子发射断层成像设备	通常由机架、探测器、患者支撑装置、数据采集、图像处理工作站、运动控制子系统、系统软件等组成。	用于探测放射性核素发射的正电子的湮没辐射，以获得人体全身或器官组织的正电子核素的断层分布图像。	正电子发射断层成像设备、正电子发射断层成像系统、乳腺正电子发射断层成像设备	III
		04 放射性核素扫描装置	通常由主机、计算机、彩色打印机、工作软件和隔离电源组成。	用于人体甲状腺放射性核素扫描成像。	放射性核素扫描仪、核素扫描机	II
12	放射性核素成像辅助设备	01 自动给药系统	通常由放射性药物泵、生理盐水泵、剂量校准器、空气检测器、系统屏蔽装置、小瓶屏蔽装置组成，还包括显示器、校准源托架等。	用于核医学诊断过程中向患者输注放射性药物等。	PET 自动给药系统	II
		02 锝气体发生器	通常由锝气体发生器主机、推车、舟型坩锅和手动加压通气附件组成，手动加压通气附件由球囊、单向阀门、一次性病人施给器（PAS）、控制阀和管路组成。	用于产生放射性标记的锝气体，病人吸入此锝气体后，用已有的伽玛射线成像装置，就能得到锝气体在肺部的分布图，用以诊断肺部疾病，如肺栓塞。	锝气体发生器	II
13	光学成像诊断设备	01 红外热像仪	通常由红外摄像机、处理系统、支架和显示屏组成。通过红外摄影标出人体热图像。	用于测量人体表面温度的分布并提供红外热像图。	医用红外热像仪、热断层扫描系统、红外荧光定位观察相机	II
		02 红外线乳腺诊断仪	通常由红外光探头对乳腺组织进行照射透视，经摄像系统把摄取的图像显示在屏幕上。	用于乳腺增生、乳腺炎症及良恶性肿瘤等乳房疾病的检查。	红外乳腺检查仪、红外乳腺诊断仪	II
		03 光相干断层成像系统（非眼科）	通常由导管头端、成像窗、远端导管轴、近端导管轴、侧管接头、冲洗液注入口、鲁尔接头保护帽、外壳连接端口、保护帽、透镜、牵引丝、扭力传导管、镍钛合金管和光纤连接器组成。无菌提供，一次性使用。	配合光学干涉断层成像系统使用，用于冠状动脉的成像。	光学干涉断层成像系统成像导管	III

序号	一级产品类别	二级产品类别	产品描述	预期用途	品名举例	管理类别
			通常由光学成像系统和图像采集显示系统组成。利用近红外线及光学干涉的光相干断层成像技术（几何光学成像、光纤成像、衍射成像、干涉成像、扫描成像、遥感成像、近场光学成像、综合孔径成像等）获取所需信息的设备。（不包括成像导管）	用于诊断中获取血管等组织的形态、尺寸、位置等信息。	光学干涉断层成像系统	II
			通常由激光光源、控制装置等部分组成。发射激光，利用成像技术获取组织的图像。	用于组织的检查诊断。	光学相干层析成像激光检测仪	II
		04 手术显微镜（非眼科）	通常由观察系统、照明系统和支架系统组成，观察系统是具有目镜、物镜的长工作距的体视光学显微系统，外接或内置图像采集显示处理系统。利用显微放大原理，观察组织细节。	用于在非眼科手术过程中放大手术区域细节。	手术显微镜、手术显微镜图像采集处理系统	II
		05 微循环显微镜	通常由观察系统和照明系统组成，观察系统是具有目镜、物镜的短工作距的体视光学显微系统，外接图像采集显示系统。利用显微放大原理，观察组织细节。	用于人体微循环的检查。	微循环显微检查仪、微循环显微仪	II
		06 医用光学放大器具	通常由光学系统和镜架组成。利用透镜放大原理、显微放大原理的光学放大器具。	用于增大操作者视角，便于观察物体细节。	手术放大镜、双目手术放大镜、医用手术放大镜、放大眼镜、双目放大镜、额带放大镜、镜戴式放大镜、医用放大镜、单目皮肤放大镜、医用光学放大镜	I
14	医用内窥镜	01 光学内窥镜	通常由物镜系统和光学传/转像系统，含有或不含有观察目镜系统构成观察光路的内窥镜。可包含附件。附件是配合内窥镜使用的配件或独立产品。	通过创口进入人体内，用于成像和诊断。	胆道镜、腹腔镜、关节镜、脊柱外科内窥镜、颈椎内窥镜、血管内窥镜、脑室镜、三维腹腔镜、膝关节镜、胸腔镜、血管采集用内窥镜、腰椎间盘镜、椎间孔镜、椎间盘镜、胆胰管内窥镜、肾镜、输尿管镜、硬膜外腔内窥镜	2017年第104公告：III 2020年第147号公告调整为：II
			通常由物镜系统和光学传/转像系统，含有或不含有观察目镜系统构成观察光路的内窥镜。可包含附件。附件是配合内窥镜使用的配件或独立产品。	通过自然孔道进入人体内，用于成像和诊断。	膀胱镜、鼻内窥镜、鼻窦镜、儿童喉镜系统、耳内窥镜、喉镜、口腔内窥镜、口腔与口腔颌面外科内窥镜、尿道膀胱镜、气管镜管、硬性纤维乳管内窥镜、食道镜、小儿支气管内窥镜、咽喉镜、乙状结肠内窥镜、硬性纤维输尿管肾镜、直肠内窥镜、纤维结肠镜、纤维鼻咽喉镜、纤维胆管内窥镜、纤维儿童喉镜、纤维尿道膀胱镜、纤维食道镜、纤维胆道内窥镜、纤维上消化道镜、纤维输尿管肾镜、尿道内切开内窥镜	II

序号	一级产品类别	二级产品类别	产品描述	预期用途	品名举例	管理类别
		02 电凝切割内窥镜	通常由支撑内窥镜和手术电极的手持操作部件、配套的内窥镜、手术电极和连接电缆组成。	通过高频发生器提供能量，用于高频电烧手术时的手术视野成像及切割、电凝操作。	膀胱电切内窥镜、前列腺电切内窥镜	III
		03 电子内窥镜	通常由物镜系统、像阵面光电传感器、A/D 转换集成模块组成。将所要观察的腔内物体通过微小的物镜系统成像到像阵面光电传感器上，然后将接收到的图像信号送到图像处理系统上，最后在监视器上输出处理后的图像。	通过创口或自然孔道进入人体内，用于成像和诊断。	电子腹腔镜、电子喉镜、电子鼻咽喉内窥镜、电子肛肠镜、电子小肠镜系统、电子膀胱镜、电子膀胱肾盂镜、电子大肠镜、电子胆道镜、电子结肠镜、电子气管插管镜、电子十二指肠镜、电子胃镜、电子胸腹腔镜	2017 年第 104 公告：III；2020 年第 147 号公告调整为：II
		04 胶囊式内窥镜系统	通常由胶囊内窥镜和图像数据接收处理装置组成。由集成于胶囊形状内的光学图像获取器件，通过无线传输方式实现由外部获取人体内图像。	由口腔食道进入人体消化系统，并随消化系统蠕动或主动运行，用于对消化系统中指定部分进行成像诊断。	小肠胶囊内窥镜系统	III
15	内窥镜功能供给装置	01 内窥镜用冷光源	通常由灯泡、反光瓦和光学滤色器组成。通过照明光缆与内窥镜连接，能为内窥镜提供最大限度减小组织热效应的光照功能的装置。	用于内窥镜诊断和/或治疗/手术中，为内窥镜观察人体体腔的视场区域提供观察用照明。	内窥镜 LED 冷光源、内窥镜卤素灯冷光源、内窥镜氙灯冷光源	II
		02 内窥镜摄像系统	通常由光电成像传感器和光学适配器为主要组成，将光学内窥镜接收到的光学信号转化为电子信号进行处理，并传输至监视器成像的装置。	用于在内窥镜诊断和/或治疗/手术中与光学内窥镜连接，将内窥镜观察人体体腔的视场区域的图像采集、处理并传输至监视器。	3D 内窥镜摄像系统、便携式内窥镜摄像系统、单晶片内窥镜摄像系统、三晶片内窥镜摄像系统、内窥镜摄像头	II
		03 电子内窥镜图像处理器	通常由电子信号处理单元为主要组成。对接收到的电子内窥镜的电子信号进行处理，并传输至监视器成像的装置。	用于在内窥镜诊断和/或治疗/手术中与电子内窥镜连接，有效地在监视器上显示内窥镜观察人体体腔的视场区域的图像。	电子内窥镜图像处理器、超声电子内窥镜图像处理器、共聚焦内窥镜图像处理器	II
		04 内窥镜送气装置	通常由电磁阀、气压传感器和气流量反馈控制单元为主要组成。能够实现可控地对腹腔注入二氧化碳气体，并使之维持在指定气压。	用于在内窥镜诊断和/或治疗/手术中气腹建立和维持。	内窥镜气腹机、内窥镜二氧化碳气腹机	II
			通常由电磁阀、气压传感器和气流量反馈控制单元为主要组成。能够实现可控地对上、下消化道注入二氧化碳气体，并使之维持在指定气压。	用于在内窥镜诊断和/或治疗/手术中向上、下消化道注入二氧化碳气体。	内窥镜用二氧化碳供气装置	II
		05 内窥镜冲洗吸引器	通常由压强传感器、液体和/或气体流量反馈控制单元为主要组成。利用滚压式或重力式正压原理提供液体冲洗功能，利用负压原理提供液体和/或固体吸引功能的装置。	用于在内窥镜诊断和/或治疗/手术中保持内窥镜的观察视场区域不受到血液或异物的阻挡。	内窥镜冲洗吸引器、内窥镜冲洗器、内窥镜吸引器	II

序号	一级产品类别	二级产品类别	产品描述	预期用途	品名举例	管理类别
		06 内窥镜膨腔泵	通常由液压传感器、液体流量反馈控制单元为主要组成。能够实现可控地对人体体腔注入液体并使之维持在指定压强的装置。	用于在内窥镜诊断和/或治疗/手术中扩张人体体腔，为内窥镜检查或手术提供良好的观察操作空间。	内窥镜关节膨腔泵、内窥镜子宫膨腔泵	II
16	内窥镜辅助用品	01 内窥镜插入形状观测系统	通过体外检测内置于内镜或内镜钳子管道内的插入形状观测探头的电磁发生线圈产生的磁场，从而在显示器上显示出体腔内内镜的 3D 形状。	用于观察和显示所插入内窥镜的位置和形状，以便辅助内窥镜插入。一般需配合专用内镜或探头。	内窥镜插入形状观测系统	2017 年第 104 公告：III 2020 年第 147 号公告调整为：II
		02 胶囊内窥镜姿态控制器	通常由永磁体和外壳组成。通过产生驱动磁场，对人体吞服的胶囊内镜产生拉力和扭矩力，改变驱动磁场的方向和作用在胶囊内镜上的强度，从而驱动胶囊内镜在胃腔或结肠内滚动、旋转和倾斜运动，实现对胶囊内镜的运动控制和姿态调整。	用于在患者进行消化道胶囊内窥镜检查时控制胶囊内窥镜的运动。	胶囊内窥镜姿态控制器	III
		03 内窥镜气囊控制器	通常由主机（包括气泵、传感器）、手控面板、脚踏开关、供气导管、电源、连接器和过滤器组成。	用于辅助内窥镜插入人体内腔而对安装在内窥镜或外套管上的气囊进行送气或排气。	内窥镜气囊控制器	II
		04 内窥镜润滑剂	通常由二甲基硅油、黄原胶、硅油等成分组成，含有盐酸利多卡因、盐酸丁卡因等药物。无菌提供。	用于内窥镜进入人体自然腔道时的润滑。	胃镜胶、胃镜润滑液、内窥镜润滑剂	III（药械组合产品）
			通常由甘油、黄原胶等成分组成。不含药物成分。	用于内窥镜进入人体自然腔道时的润滑。	胃镜润滑液、内窥镜润滑剂	II
		05 内窥镜先端帽	一般采用硅橡胶材质制成。无菌提供。	配合内窥镜使用，用于安装在内窥镜先端部，以保持适当的内窥镜视野。	内窥镜先端帽	II
		06 内窥镜用活检袋	通常由输送装置、纳物袋、结扎绳和撑开钳组成。	用于腔镜手术时将活检样本从手术区域取出。	一次性使用内窥镜用活检袋	II
		07 内窥镜咬口、套管	手术或检查时患者开口的辅助器械，通常采用聚乙烯等高分子材料制成。无菌提供。	用于经口腔手术或检查时维持患者的开口状态，防止非预期咬合保护器械损坏。	无菌胃镜咬口、无菌内窥镜咬口	II
			手术或检查时患者开口的辅助器械，通常采用聚乙烯等高分子材料制成。非无菌提供。		胃镜咬口、内窥镜咬口	I
			通常由开口端和套体组成。一般采用聚乙烯等高分子材料制成。无菌提供。	配合内窥镜使用，用于手术或检查时使内窥镜与患者隔离，预防交叉感染。	内窥镜一次性使用套管、内窥镜一次性使用保护套	II
17	组合功能融合成像器械	01 单光子发射及 X 射线计算机断层成像系统	通常由单光子发射计算机断层成像设备（SPECT）和 X 射线计算机断层摄影设备（CT）组成。其中的 SPECT 和 CT 部分或可单独使用。	用于得到 SPECT 功能代谢影像与 CT 解剖形态学影像的同机融合图像。	单光子发射及 X 射线计算机断层成像系统	III

序号	一级产品类别	二级产品类别	产品描述	预期用途	品名举例	管理类别
		02 正电子发射及 X 射线计算机断层成像系统	通常由正电子发射断层成像设备（PET）和 X 射线计算机断层摄影设备（CT）组成。其中的 PET 和 CT 部分或可单独使用。	用于得到 PET 功能代谢影像与 CT 解剖形态学影像的同机融合图像。	正电子发射及 X 射线计算机断层成像系统	III
		03 正电子发射及磁共振成像系统	通常由正电子发射断层成像设备（PET）和磁共振成像设备（MRI）组成。其中的 PET 和 MRI 部分或可单独使用。	用于得到 PET 功能代谢影像与 MRI 解剖形态学影像的同机融合图像。	正电子发射及核磁共振成像系统、正电子发射断层扫描及磁共振成像系统、正电子发射磁共振成像系统	III
		04 超声电子内窥镜	通常由物镜系统、像阵面光电传感器、A/D 转换集成模块和超声探头组成。将所要观察的腔内物体通过微小的物镜系统成像到像阵面光电传感器上，然后将接收到的图像信号送到图像处理系统上，最后在监视器上输出处理后的图像和超声检查图像。	通过创口或自然孔道进入人体内，用于成像和诊断。	超声电子气管镜、超声电子上消化道内窥镜、超声电子胃镜	III
		05 复合内窥镜	通常由电子内窥镜和其他成像模块（如共聚焦显微、光学相干断层成像技术（OCT）等）组成。	通过创口或自然孔道进入人体内，用于成像和诊断。	共聚焦显微内窥镜	III
18	图像显示、处理、传输及打印设备	01 图像显示处理工作站	通常由专用诊断显示装置、存储处理系统、软件等组成。	配合医学影像设备，用于显示、处理、传输和存储数字诊断图像。	图像处理工作站、图像诊断工作站、图像处理系统、皮肤镜图像处理工作站、内窥镜影像工作站	II
		02 胶片扫描仪	通常由胶片上板、胶片下板、胶片传动机构、光电耦合器（CCD）、数字信号处理器等组成。	用于医用胶片的扫描，输出 BMP、DICOM 等格式的数字化图像。	胶片扫描仪、牙科胶片扫描仪	II
		03 医用图像打印机	利用医用成像设备提供的输入信号，在胶片等介质上产生不可擦除图像的装置。	用于医用图像的打印。	干式成像仪、医用图像打印机、热敏打印机、医用激光图像打印机、医用喷墨图像打印机	I
		04 影像记录介质	由聚酯（PET）片基包被银盐和保护层组成。	用于作为诊断依据的医学影像（CT、MRI、CR、DR 等）的记录。	医用激光胶片、医用干式激光胶片	I
			由聚酯（PET）片基、热敏层、保护层组成。	用于作为诊断依据的医学影像（CT、MRI、CR、DR 等）的记录。	热敏胶片	I
			由聚酯（PET）片基与防静电层、吸墨层（二氧化硅、氧化铝、吸附墨水或墨粉）组成。	用于超声等医学影像及图文的打印记录。	医用打印胶片、PACS 超声诊断报告胶片、干式超声诊断报告胶片	I
		05 取片机	由医用图像打印机、操作显示屏、软件等组成，与医院网络系统连接，支持 CR、DR、CT、MRI 等医用成像器械的图像打印。	配合影像记录介质使用，供患者自助选取打印医用图像。	自助取片机	I

07 医用诊察和监护器械

本类医疗器械主要分布在子目 9018.1、9018.20、9018.90 项下。

序号	一级产品类别	二级产品类别	产品描述	预期用途	品名举例	管理类别
1	诊察辅助器械	01 压舌板	通常由木质或其他材料制成。无菌提供。	用于检查时压低舌部。	一次性使用压舌板	II
			通常由木质或其他材料制成。	用于检查时压低舌部。	压舌板	I
		02 听诊器	通常由拾音器、信号处理模块和耳机组成。对收集的声音进行（频率）非线性放大。	用于收集和放大从心脏、肺部、动脉、静脉和其他内脏器官处发出的声音。	电子听诊器	II
			通常由听诊头、导音管、耳挂组成。对收集的声音进行（频率）非线性放大;	用于收集和放大从心脏、肺部、动脉、静脉和其他内脏器官处发出的声音。	单用听诊器、双用听诊器、医用听诊器、胎音听诊器	I
		03 五官科检查镜	通常由检查镜头、目镜和手柄、灯泡、辅助撑开装置组成。无菌提供。	用于耳道、鼻腔、咽喉部的检查。	一次性使用耳镜、一次性使用鼻镜	II
			通常由检查镜头、目镜和手柄、灯泡、辅助撑开装置组成。	用于耳道、鼻腔、咽喉部的检查。	耳镜、光纤检耳镜、鼻镜、检鼻镜、喉镜、咽喉镜	I
		04 叩诊锤	通常由锤头、锤头固定架、锤柄等组成。	用于配合普通外科、神经科诊断时，敲打、刺激人体。	打诊锤、脑打诊锤、叩诊锤	I
		05 表面检查灯	通常由灯头、固定或握持装置、电源盒和充电器组成。	用于临床检查时提供照明。	医用检查灯、儿科检查灯、反光灯、头戴式检查灯、聚光灯	I
		06 反光器具	通常由额带和凹形镜面组成，利用凹形镜面聚光原理进行检查。	用于检查时反射聚光照明。	额戴反光镜	I
		07 听觉检查音叉	通常由 U 形上部和手柄组成，可分为有套环和无套环两种。采用金属材料制成。无源器械，非无菌提供，可重复使用。	用于患者听觉的检查。	听觉检查音叉	I
2	呼吸功能及气体分析测定装置	01 气体测定设备	通常由主机、传感器单元、测量单元和显示单元组成。	用于手术室、病房、ICU 等，在麻醉、恢复和呼吸护理期间连续测量呼吸气体中的氧气、二氧化碳等气体的浓度、分压、流速或容量，并具有报警功能。	氧气浓度监测仪、二氧化碳监测仪	II
		02 呼吸热量监测设备	通常由主机、传感器、测量单元和显示器组成。	用于实时计算并显示患者呼气热量（焓）。	呼吸热量监测仪	II
		03 肺功能测试设备	通常由主机、流速传感器和鼻夹组成。	用于呼吸内科、胸科、职业病防止机构、医院体检等，测量肺活量、最大通气量及用药前后激发试验。	肺功能仪、肺功能测试仪、肺活量计	II
		04 呼气流量测量设备	通常由壳体、滑标、簧片和咬嘴组成。	用于测量哮喘患者、慢性阻塞肺病患者最大呼气流量，测量患者呼出气受限制的程度，可监测哮喘病情。	峰速仪、呼气流量计	II
		05 呼吸压力测量设备	通常由主机、接嘴、呼气压力测试阀、吸气压力测试阀、细菌过滤器等组成。	用于测量口腔最大吸气压力、口腔最大呼气压力和鼻腔吸气压力。	呼吸压力计	II
		06 气道过敏反应测试设备	通常由气雾剂产生装置、正弦波空气振动压产生装置、口腔内压计、气流量计、偏流装置、计算机、监控器和升降驱动装置组成。	用于对气道过敏呼吸机能疾病患者进行气道过敏评价。	气道过敏反应测试系统	II

序号	一级产品类别	二级产品类别	产品描述	预期用途	品名举例	管理类别
		07 单一气体检测器	通常由外壳、硬件接口卡、一氧化氮或一氧化碳等气体传感器组成。	用于检测呼吸气体中一氧化氮或一氧化碳浓度。	一氧化氮检测器、一氧化碳检测器	II
3	生理参数分析测量设备	01 心电测量、分析设备	通常由主机、供电电源、心电电缆和心电电极组成。主机部分通常包括信号输入部分，放大回路、控制电路、显示部分、记录部分、分析处理部分和电源部分。通过电极将体表不同部位的心电信号检测出来，经过滤波、放大、模数转化形成心电波形。	用于测量、采集、显示、记录患者心电信号，供临床诊断。也可能具有对患者的心电信号进行形态和节律分析，提供自动诊断结论的功能。	单道心电图机、多道心电图机、心电图机、心电图仪、心电分析系统	II
			通常由主机、供电电源、心电电缆、心电电极、记录读取设备和动态心电分析软件组成。主机部分通常包括信号输入部分，放大回路、控制电路、记录部分。通过电极将体表不同部位的电信号检测出来，经过滤波、放大、模数转化形成心电波形并进行连续记录和分析。	用于测量、采集、观察和存储动态心电图，供临床诊断。	动态心电图机	II
			通常由主机、附件、运动单元组成。主机部分通常包括信号输入部分，放大回路、控制电路、显示部分、记录部分和电源部分；附件组成通常包括电极、电缆；运动单元由提供不同强度的设置单元、指示单元、运动部件组成。运动单元可提供不同负荷运动，主机及附件部分可监测受试者在运动过程中的心电信号，对信号进行处理、实时显示。	用于实时检测患者运动状态下的心电图变化，供临床诊断。	运动心电测试系统、运动负荷试验测试系统	II
			通常由主机、供电电源、心电电极组成。主机部分通常包括信号输入部分，放大回路、控制电路、显示部分、记录部分和电源部分。通过电极将体表不同部位的电信号检测出来，经过滤波、放大、模数转化形成心电波形，根据波形识别心搏位置。	用于测量连续心动周期之间的时间变异数。可分析的心率变异性指标包括时域分析或频域分析指标两种。时域指标通常包含心动周期的标准差（SDNN），正常相邻心动周期差值的均方的平方根（rMSSD）、相邻 R.R 间期差值超过 50 ms 的心搏数占总心搏数的百分比（PNN50）。频域指标通常包含低频功率高频带（HF）、低频带（LF）、极低频（VLF）、超低频（ULF）。	心率变异分析仪	II

序号	一级产品类别	二级产品类别	产品描述	预期用途	品名举例	管理类别
			通常由主机、供电电源、心电电缆和心电电极组成。主机部分通常包括信号输入部分，放大回路、控制电路、显示部分、记录部分和电源部分。通过电极将体表不同部位的心电信号检测出来，经过滤波、放大、模数转化形成心电波形。	用于测量、采集、显示、记录患者心电信号，对PR间期心电活动进行测量、分析，获得心脏希氏束电图及其参数。	体表希氏束电图设备	II
		02 心脏电生理标测设备	通常由定位单元、电信号处理单元、工作站（含软件）、显示器、打印机、仪器车、操作台、连接线缆组成。由操作台、计算机（含软件）、打印机、显示器、隔离电源、生物信号前置放大器（含软件）及连接线缆组成。	用于描记心脏活动时人体体表心电图、和心腔内的心电波形，可实时构建心脏电兴奋传导的三维图形，采集和分析心脏电活动，以供心脏电生理标测及定位等临床诊断或电生理研究用。	电生理标测仪、多道电生理记录仪、电生理导航系统	III
		03 无创血压测量设备	通常由阻塞袖带、传感器、充气泵、测量电路组成。采用示波法、柯式音法或类似的无创血压间接测量原理进行血压测量的电子设备。	用于在手臂或手腕部位测量患者血压。	电子血压计	II
			通常由阻塞袖带、听诊器、压力表组成。通过水银或机械表显示，采用柯式音法或类似的无创血压间接测量原理进行血压测量的设备。	用于在手臂或手腕部位测量患者血压。	血压表、机械血压表、水银血压表	II
			通常由阻塞袖带、传感器、充气泵、测量电路、供电电源、记录部件组成。采用示波法、柯式音法或或类似的无创血压间接测量原理长时间连续多次进行血压测量。	用于动态和连续地自动测量患者血压，供诊断用。	动态血压记录仪、动态血压仪	II
			通常由阻塞袖带,传感器,充气泵和测量电路、运动单元组成。运动单元由提供不同强度的设置单元、指示单元、运动部件组成。运动单元可提供不同负荷运动。采用示波法或类似的无创血压间接测量原理进行运动状态下血压测量。	用于在运动状态下患者血压的测量和分析。	运动血压分析系统	II
		04 体温测量设备	通常由玻璃管、感温泡、汞或其他感温液体和刻度尺标组成。采用汞或其他液体的热胀冷缩原理测量温度。	用于临床测量患者体温。通常放置于人体的口腔、腋下、肛门部位测量。	玻璃体温计、体温计	II

序号	一级产品类别	二级产品类别	产品描述	预期用途	品名举例	管理类别
			通常由热电偶或其他接触式测温传感器、显示单元、供电电路、测量电路组成。将传感器通过接触传导测得的温度转换为电信号进行显示或数据输出。	用于临床测量患者体温。通常放置于人体的口腔、腋下、肛门、额头部位测量。	电子体温计	II
			通常由红外温度传感器、探头套、显示单元、供电电路、测量电路组成。采用红外感温方法测量温度显示或者数据输出。	用红外方法测量临床测量患者体温，通常用于测量患者耳道、额头部位温度。	电子体温计、额温计、红外耳温计	II
		05 脉搏血氧测量设备	通常由血氧传感器、测量电路、显示单元、电源部分组成。通过利用血液中血红蛋白对光的吸收特性估算血氧饱和度。	用于临床测量患者的脉搏血氧饱和度。	脉搏血氧仪	II
		06 生理参数诱发诊断设备	通常由脑电电极、脑电导线、放大器、显示单元、主机等部分组成。用于脑电信号的提取、放大、滤波、记录、分析、回放等。	用于对患者精神性疾病和脑部实质性病变的分析诊断、脑部功能状态评估。	脑电图机、动态脑电记录仪、动态脑电图工作站、动态脑电图机、脑电地形图仪、三维脑电地形图仪、数字脑电地形图仪	II
			通常由放大器与监听器、扫描器、刺激器、计数器、显示器和电源部分组成。通过电极将受刺激后体表不同部位的电信号检测出来，再用放大器加以放大，并用记录器描记下来。	用于记录肌肉静止或收缩时的电活动和其他生理活动。	肌电图机、诱发电位系统、肌电诱发电位仪、肌电生物反馈仪	II
			通常由主机、刺激器、传感器与附件组成。给人体部位适宜刺激，记录人体相应生理响应。所涉及的刺激可以是人体感官刺激，也可以是其它光学、声学、电学、机械刺激。相关生理响应可以是神经电学响应，肌肉运动加速度响应，也可以是医学影像学相关响应。	用于对生理响应通路的评价。	生理参数诱发诊断设备、感觉神经定量检测仪、温度感觉分析仪、儿童注意力测试仪	II
		07 血管硬度测量设备	通常由阻塞袖带、传感器、充气泵、测量电路组成。采用无创方法对脉搏波速度进行测量和计算。	用于测量舒张压、收缩压和平均压，同时测量动脉在压力改变时的脉动波形，分析得到动脉的弹性情况及动脉硬化程度。	脉搏波速度检测仪、血管硬度测量仪	II
		08 无创血流分析设备	通常由电极、患者主导联线、分析电路和电源组成。基于生物阻抗心动描迹法原理。	用于临床监测和显示患者心排出量。	无创心输出量测量仪、无创心排量监测仪	II
			通常由主机、信号放大器与阻抗测量电路组成。	用于通过测量人体脑部、躯干和肢体电阻抗变化，分析人体各部位血流供应及血管壁状态状况。	脑血流量检测仪、阻抗血流图仪	II
			通常由主机、测试模块、传感器及附件组成。	用于血液动力学参数的测量。通常通过分析人体部位热稀释过程与脉搏波形轮廓，计算血液动力学参数。	心脏血流动力检测仪、脑循环分析仪、无创血流动力检测系统	II

序号	一级产品类别	二级产品类别	产品描述	预期用途	品名举例	管理类别
		09 体表色素测量设备	通常包含光路组件、微型光谱仪、校准器和附件组成。	用于测量新生儿在光疗前、光疗期间及光疗后的血清胆红素水平。	无创胆红素定量仪、经皮黄疸仪	II
			通常由主机、DDG探头、探头连接电缆和电源线组成。	用于对循环功能及肝功能的检查。	色素浓度图分析仪	II
		10 电导分析仪	通常由主机、手部电极板和连接线、脚部电极板和连接线和电源线组成。通过测试皮肤的电反应进行分析。	用于对皮肤施加特定的低电压，使电极与皮肤间产生电化学反应，形成电流，通过分析电流的变化规律，为临床疾病诊断提供依据。	电导分析仪	II
		11 鼻阻力测量设备	通常由主机、取压管和流量传感器组成。	用于通过检测鼻腔气体流动参数，分析鼻腔气道阻力。	鼻阻力测量仪	II
		12 血管内皮功能测试设备	通常由主机、血流量刺激部件和传感部件组成。	用于血管内皮功能的评价，通过机械、药物方式对血流量进行改变，激发血管内皮对血管容积的生理影响，通过测量血管容积变化所导致的物理参数，反应血管内皮功能。	血管内皮功能测试仪	II
		13 脑磁图设备	通常由数据采集和分析设备，患者监视系统，探测器组成。测量并分析神经活动产生的微弱磁场。	用于非介入探测颅内活动神经产生的微弱磁场，分析颅内活动神经源的特性和位置。	脑磁图仪	II
		14 有创颅内压设备	通常由压力传感器、辅助生理参数传感器、主机组成。	用于连续测量颅脑内压力。	有创颅内压监测仪	III
4	监护设备	01 病人监护设备	通常由主机、供电电源、显示器、一个或多个生理参数功能模块和报警系统组成。从单一患者处采集参数信息，处理、显示信息并发出报警。	用于对氧化亚氮、安氟醚、异氟醚、七氟醚、地氟醚等麻醉气体浓度的监测。	呼吸气体监护仪、麻醉气体监护仪	III
			通常由主机、供电电源、显示器、一个或多个生理参数功能模块和报警系统组成。从单一患者处采集参数信息，处理、显示信息并发出报警。	用于对患者的一个或多个生理参数进行测量和监护，其中包括使用有创方法对患者进行测量和监护。常见的有创监护参数有：有创血压；中心静脉氧饱和度；混合静脉氧饱和度；有创心输出量；有创血流动力学分析。	病人监护仪、多参数监护仪	III
			通常由主机、供电电源、显示器、一个或多个生理参数功能模块和报警系统组成。从单一患者处采集参数信息，处理、显示信息并发出报警。	用于对患者的一个或多个生理参数进行测量和监护，其中包括对关键生理参数进行自动诊断和监测的功能。关键生理参数包括但不限于ST、心律失常、QT。	病人监护仪、多参数监护仪	III

序号	一级产品类别	二级产品类别	产品描述	预期用途	品名举例	管理类别
			通常由主机、供电电源、显示器、一个或多个生理参数功能模块和报警系统组成。从单一患者处采集参数信息，处理、显示信息并发出报警。	用于对患者的一个或多个生理参数进行测量和监护，常见的生理参数有：心电；心率；脉搏率；呼吸；无创脉搏血氧饱和度；无创脉搏碳氧血红蛋白；无创脉搏高铁血红蛋白；无创脉搏全血红蛋白；无创血压；体温；预测体温；无创心输出量；经皮氧分压；经皮二氧化碳分压；脑电；肌电；无创颅内压；灌注指数；脉搏压力变异指数；无创血流动力学分析；呼吸功能和力学和综合肺指数；双频指数；熵指数；肌肉松弛和肌肉肌电传导。	病人监护仪、多参数监护仪	II
		02 神经监护设备	通常由主机、放大器和刺激器组成。通过视觉、听觉和/或电学方式刺激神经并接收反馈信息。	用于手术过程中对于患者的神经进行监护。	神经监护仪	III
		03 动态血糖/葡萄糖监测设备	通常由血糖记录器、信息提取器、感应葡萄糖探头、线缆和分析软件组成。持续监测皮下细胞间液的葡萄糖浓度并进行分析计算。	用于连续监测患者血糖/葡萄糖水平。	动态血糖连续监测系统、动态葡萄糖连续监测系统	III
5	电声学测量、分析设备	01 听力计	通常由电源、声卡、功率放大器、控制器、电声换能器件、操作软件和患者应答器组成。	用于测定个体对各种频率感受性大小的仪器，通过与正常听觉相比，就可确定被试的听力损失情况。	听力计	II
		02 电声门图仪	通常由主机、声门图电极和音频输出线组成。声带振动时，声带接触阻抗变化引起调制电流变化，形成电声门图。	用于检测声门组织阻抗变化和声带接触面积的变化，反映声带振动每一周期中声门闭合阶段的特点以及声带振动时每个周期的运动轨迹。	电声门图仪	II
		03 耳声发射仪	通常由主机、耳声探头和计算机等组成。	用于新生儿的听力筛查、婴幼儿或成人的听力评估。	耳声发射仪	II
		04 耳声阻抗测量仪	通常由主机、探头和贴耳式耳机组成。	用于进行中耳的声阻抗和静态压的测试。	耳声阻抗测量仪	II
6	放射性核素诊断设备	01 放射性核素骨密度测量设备	通常由放射源、探测器、操作台、计算机、显示器、打印机等组成。	用于利用放射性核素测定骨矿物质含量和密度，为医生诊断骨质疏松疾病提供参考数据。	放射性核素骨密度仪	II
		02 肾及甲状腺功能测量设备	根据临床需要，由一个或多个探测器、计数率仪等组成，还配有计算机等。	用于探测人体器官中放射性随时间变化的动态变化情况，以判断器官的功能，如甲状腺、肾等。	甲状腺功能仪、甲状腺功能测定仪、肾功能仪、肾及甲状腺功能仪	II
		03 伽玛射线探测装置	通常由固体闪烁探测器和电子学元件组成。	用于查找体内放射性活度分布，可在手术中使用。	伽玛射线探测仪	II
7	超声生理参数测量、分析设备	01 超声多普勒血流分析设备	通常由探头（一般采用单元探头）、超声波发射/接收电路、信号处理和显示等部分组成。利用超声多普勒频移原理，主要用来探查、测量非胎儿的血流的运动信息。	用于经颅、颈部和外周血管的血流测量等领域，可在手术中使用。用于人体颅内、颈部胎儿脐带、外周或其它血管的检测，从而获得其血流频谱、速度或声音等信息的设备。	超声多普勒血流分析仪	III

序号	一级产品类别	二级产品类别	产品描述	预期用途	品名举例	管理类别
			通常由探头（一般采用单元探头）、超声波发射/接收电路、信号处理和显示等部分组成。利用超声多普勒频移原理，主要用来探查、测量非胎儿的血流的运动信息。	用于经颅、颈部和外周血管的血流测量等领域，不可在手术中使用。	超声多普勒血流分析仪	II
		02 超声人体组织测量设备	通常由激励振子、超声探头、超声波发射/接收电路、信号处理和显示等部分组成。利用人体组织硬度的差异导致剪切波速度不同的原理，来测量人体组织的硬度。	用于测量人体组织的硬度，一般用于肝脏硬度的测量。	肝功能剪切波量化超声诊断仪	III
			通常由超声波发射电路、接收电路、信号处理显示部分和记录部分等组成。利用超声波传导速度的差异和振幅的衰减来反映人体骨矿含量、骨结构以及骨强度的情况。	用于人体骨密度的测量，确定存在骨质疏松的可能性，评估与年龄无关的骨损失。	超声骨密度仪	II
8	遥测和中央监护设备	01 遥测监护设备	通常由遥测发射盒主机、外接模块、遥测接收箱以及附件组成，可以选配中央充电站。发射盒负责采集病人的生理参数，然后通过无线（可以是 WMTS、WIFI 或者 3G/4G）发送到中央站，中央站进行显示、分析、报警、存储、回顾、打印。发射盒可以自带显示器。	用于对流动的患者进行生命体征的测量、监护。一般有 ECG（不含 ST、ARR、QT）、SpO2、NIBP。可在床旁使用或佩戴在病人身上使用。	遥测监护系统、心电遥测系统	II
		02 远程监护设备	通常由病人监护终端、路由器、服务器和版权保护设备组成。床旁监护设备或者遥测盒负责采集病人的生理参数，然后通过有线、无线网络发送到远程监护设备。远程监护设备进行显示、分析、报警、存储、回顾、打印。	用于远程测量、监护病人信息。	远程监护系统	II
		03 中央监护系统	通常由中央监护软件、计算机平台、网络设备、外置记录仪、报警系统、外置不间断电源等支持设备组成。不包括床旁监护设备和/或遥测监护设备等终端数据采集设备。通过获取床旁监护设备或者遥测盒等采集设备采集的病人生理参数，通过有线、无线网络发送到中央站，由中央站进行显示、分析、报警、存储、回顾、打印。	用于通过有线或无线局域网络，对床旁监护设备和/或遥测监护设备所获得的生命体征信息进行中央监护。	中央监护系统、中央监护仪	II
9	其他测量、分析设备	01 泌尿、消化动力学测量、分析设备	通常由主机、压力传感器、尿流传感器、肌电等组成。	通过对下尿道的压力、尿流量和肌电特性的定量分析，用于评估尿动力。	尿动力学分析系统、尿流计、尿流量仪	II

序号	一级产品类别	二级产品类别	产品描述	预期用途	品名举例	管理类别
			通常由压力传感器、测压管、肌电模块、信号处理卡和计算机组成。	用于对胃、肛肠的压力、肌电特性的定量分析来评胃、肛肠动力。用于判断消化道动力情况。	胃动力分析仪、肛肠动力分析仪	Ⅱ
		02 眼震电图设备	通常包括电极、放大器和记录器三部分。通过电极眼部的电信号检测出来，再用放大器加以放大，并用记录器描记下来。	用于眩晕症的检查。	眼震电图仪	Ⅱ
		03 睡眠呼吸监测设备	通常由记录仪、脑电电极、眼动电极、肌电电极、胸/腹呼吸探头、体位传感器、鼻气流管、脉搏血氧探头和心电电极等组成。记录睡眠时的生理参数进行分析。	用于记录睡眠时各种生理参数，对睡眠障碍、睡眠呼吸紊乱和睡眠呼吸暂停、低通气综合征疾病进行分析、诊断。	睡眠监测记录仪、睡眠监测系统	Ⅱ
		04 平衡测试设备	通常由测量平台、辅助支架、平衡测试软件等组成。患者站立或坐在测试平台上，对患者平衡能力进行评估。	用于测试人体平衡能力。	平衡测试系统	Ⅱ
		05 言语障碍测量设备	通常由话筒、信号处理单元、口鼻分录器、言语功能评估与训练用具、软件组成。	用于对言语呼吸、言语发声、言语共鸣、言语构音、言语语音、鼻音等电声信号进行检测、处理，为医疗机构对言语、构音、语音、鼻音障碍的评估、诊断。	言语障碍测量仪	Ⅱ
		06 心血管功能检测设备	通常由主机、脉搏传感器和检测盒组成。	用于检测心脏功能、血管弹性、血液粘度、微循环等参数。	心血管功能检测仪	Ⅱ
		07 人体阻抗测量、分析设备	通常由测量平台、测试电极组成。利用电阻抗分析法的原理，测量人体电阻后进行分析计算。	用于分析人体脂肪含量、身体水分、基础代谢与体重比等参考数值。	人体成分分析仪	Ⅱ
		08 酸碱度检测设备	通常由带 pH 值传感器和数据发送装置的胶囊、数据接收记录装置组成。	用于监测患者胃和食道的 pH 值等生理参数，对胃食道反流疾病进行检查、诊断。	食道酸碱度检测仪、酸碱度检测仪	Ⅲ
			通常由带 pH 值传感器的导管、数据记录装置组成。	用于监测患者胃和食道的 pH 值等生理参数，对胃食道反流疾病进行检查、诊断。	食道酸碱度检测仪、酸碱度检测仪	Ⅱ
10	附件、耗材	01 有创血压传感器	通常由血压传感器和血压传输管路组成。血压传感器部分由压力传感器感应元件以及电缆组成。	与有创血压监护主机配合使用，用于动、静脉压测量。	有创压力传感器、压力管	Ⅲ
		02 电生理标测导管	通常由导管外层、电极、信号电路组成。无菌提供，一次性使用。	与电生理标测设备配合使用，用于心内的电生理检查。	电生理诊断导管、心内标测电极导管	Ⅲ
		03 体表电极	通常主要由传感元件、连接接头组成。	用于采集并获取受观测者人体体表信号，如心电、脑电信号。	一次性心电电极、心电电极、脑电电极	Ⅱ
		04 脉搏血氧传感器	通常由传感器、连接器和电缆组成。传感器可以是指夹式、指套式或者绑带式。	与监护仪，脉搏血氧计等配套使用，用来测量脉搏血氧饱和度。	脉搏血氧饱和度传感器	Ⅱ
		05 导电膏	具有一定导电性能的胶体。	用于在诊断、监护或治疗过程中充填、涂覆于皮肤与电极之间，从而在电极与皮肤之间形成相对稳定的导电连接。	导电膏	Ⅱ
		06 无创血压袖带	通常由布套、气囊、气管和接头组成。	与无创血压设备配合使用，用于测量无创血压。	血压袖带	Ⅰ

序号	一级产品类别	二级产品类别	产品描述	预期用途	品名举例	管理类别
		07 心电导联线	通常由连接仪器的插头、主电缆、连接器、导联线和导联线按钮组成。	与监护仪、心电图机等配套使用,连接于仪器和电极之间,用于传递自人体体表采集的电生理信号。不包括防除颤功能的提供。	心电导联线	I

08 呼吸、麻醉和急救器械

本类医疗器械属于主要分布在品目 9018、9019 项下的维持生命的非治病器械。

序号	一级产品类别	二级产品类别	产品描述	预期用途	品名举例	管理类别
1	呼吸设备	01 治疗呼吸机(生命支持)	通常由通气控制系统、监测系统、报警系统以及控制显示界面组成,一般配有医用气体低压软管组件、呼吸回路、内部电源、台车、机械臂等附件或辅助功能模块,是一种为增加或供给患者的通气而设计的自动装置。	用于对呼吸暂停或呼吸衰竭、依赖于机械通气的患者进行长时间的通气辅助和呼吸支持,患者完全依靠或部分依靠此类设备通气护理。通常在医疗机构内重症监护环境中使用,也可在院内转运时使用。	治疗呼吸机、呼吸机	III
		02 急救和转运用呼吸机	通常由通气控制系统、报警系统以及控制界面组成,一般配有医用气瓶、医用气体低压软管组件、监测系统、内部电源、无重复呼吸排气阀、机架等附件或辅助功能模块,外观通常为橙色。是一种具有自动机械通气功能的便携式设备。	用于对呼吸衰竭的患者进行紧急通气抢救,用于对呼吸衰竭的患者进行紧急通气抢救,常用于急救场所和转运过程中(如救护车上)。	急救呼吸机、院外转运呼吸机、急救和转运呼吸机	III
		03 高频呼吸机	通常由通气控制系统、监测系统、报警系统以及控制显示界面组成,一般配有医用气体低压软管组件、呼吸回路、湿化器、台车、机械臂、喷针或振荡模块等附件或辅助功能模块。是一种可实现频率大于 60 次 /min 自动机械通气功能的设备,分为高频振荡呼吸机和高频喷射呼吸机,一般也可进行常频通气。	用于在医护人员的监控下,供呼吸衰竭和气压性创伤患者以及需要呼吸支持、呼吸治疗及急救复苏的患者使用。	高频喷射呼吸机、高频振荡呼吸机	III
		04 家用呼吸机(生命支持)	通常由通气控制系统、监测系统和控制显示界面组成,一般通过控制涡轮转速使气道压力达到预设压力,从而实现单水平或双水平持续正压通气支持,通常配有医用气体低压软管组件、报警系统、呼吸管路、湿化器等附件或辅助功能模块。是一种具有自动机械通气功能的设备。	用于为依赖呼吸机的患者提供或增加肺通气。可用于家庭环境,也可用于医疗机构,无需持续的专业监控,通常是在受过不同程度培训的非医护人员监控下使用。	呼吸机、家用呼吸机	III
		05 家用呼吸支持设备(非生命支持)	通常由通气控制系统、监测系统和控制显示界面组成,一般通过控制涡轮转速使气道压力达到预设压力,从而实现单水平或双水平持续正压通气支持,通常配有报警系统、呼吸管路、湿化器等附件或辅助功能模块。是一种具有自动机械通气功能的设备。	用于为中轻度呼吸衰竭和呼吸功能不全等不依赖通气支持的患者提供通气辅助及呼吸支持。仅作为增加患者通气量的设备,可用于家庭环境,也可用于医疗机构。	家用呼吸支持设备、家用无创呼吸机、无创呼吸机、持续正压呼吸机、持续正压通气机	II

序号	一级产品类别	二级产品类别	产品描述	预期用途	品名举例	管理类别
		06 睡眠呼吸暂停治疗设备	通常由通气控制系统和控制界面组成，一般通过控制涡轮转速使气道压力达到预设压力，从而实现单水平或双水平持续正压通气支持，通常配有监测系统、呼吸管路、湿化器等附件或辅助功能模块。是一种具有自动机械辅助通气功能的设备。	用于缓解病人睡眠过程中的打鼾、低通气和睡眠呼吸暂停，从而达到辅助治疗目的。通常用于家庭环境，也可用于医疗机构。	睡眠呼吸机、睡眠无创呼吸机、持续正压呼吸机、双水平无创呼吸机、正压通气治疗机	II
2	麻醉器械	01 麻醉机	通常由供气系统、流量控制系统、麻醉蒸发器、麻醉呼吸回路组成，通常配有麻醉呼吸机，可选配麻醉气体传递和收集系统，麻醉气体、氧气和/或二氧化碳气体监测模块等附件。	用于手术中患者吸入麻醉、呼吸控制或呼吸辅助以及监控和显示患者的通气参数和气体浓度参数。	麻醉机、麻醉系统、便携式麻醉机、麻醉工作站	III
		02 麻醉穿刺针	通常由衬芯座、针座、针管、保护套、衬芯组成。针管一般采用不锈钢材料制成；衬芯一般采用不锈钢或塑料材料制成。	用于对人体进行穿刺，注射药物。	一次性使用麻醉用针	III
		03 吸入镇痛装置	通常由供气控制系统、监测系统和报警系统组成。是混合氧气和氧化亚氮，输出氧化亚氮气体浓度不超过70%的混合气体供患者吸入，实现镇痛作用的设备。	用于临床分娩、人工流产、口腔治疗及消化道内窥镜检查时的清醒镇静、镇痛。	吸入氧化亚氮（笑气）镇痛装置	III
3	急救设备	01 体外除颤设备	通过电极将电脉冲施加在患者的皮肤(体外电极)或暴露的心脏(体内电极)，从而实现对心脏进行除颤的设备。	用于对心室颤动、室性心动过速、疑似心脏骤停患者的急救。	手动体外除颤器、半自动体外除颤器、自动体外除颤器	III
		02 婴儿培养箱	通常由主机、皮肤/空气温度传感器、氧浓度传感器、湿度传感器、罩子组成，具有可安放和观察婴儿的婴儿舱，该婴儿舱是由已加热空气来控制婴儿特定环境。	主要用于为低体重婴儿、病危病弱婴儿、早产儿提供一个空气洁净，温湿度适宜的培养治疗环境，用于恒温培养、体温复苏、输液、输氧、抢救、住院观察等。转运培养箱还用于安全地转运婴儿。	婴儿培养箱、婴儿转运培养箱	III
		03 婴儿辐射保暖台	通常由带婴儿床、主机、加热温控仪、床垫加热器、辐射热源在内的电功率装置组成。	用电磁光谱红外范围的直接辐射能量来保持婴儿患者的热平衡。	婴儿辐射保暖台	III
		04 心肺复苏设备	通常由按压控制系统、按压装置、心肺复苏板、通气控制系统组成，一般配有氧气瓶、氧气减压器、医用气体低压软管组件、呼吸通气系统、呼吸管路和监测系统等附件或辅助功能模块。是一种通过按压患者胸部并进行间隙性通气从而实现心肺复苏功能的自动装置。	用于对心跳呼吸骤停的患者进行呼吸救助和胸外按压等心肺复苏抢救。	心肺复苏器、胸外按压装置	II
		05 人工复苏器（简易呼吸器）	通常由进气阀、压缩单元(如气囊)和患者阀组成，一般配有储气袋、呼吸面罩等附件。是一种通过操作者按压设备上压缩单元（如气囊），从而实现向患者肺部通气的复苏装置。	用于供电供气不完备场合和紧急情况下对突发呼吸困难或呼吸衰竭的患者实施人工呼吸急救时提供肺通气。	便携式氧气呼吸器、简易呼吸器、人工复苏器、人工呼吸器、一次性使用简易呼吸器、一次性使用人工复苏器	II

序号	一级产品类别	二级产品类别	产品描述	预期用途	品名举例	管理类别
4	医用制氧设备	06 气动急救复苏器	通常由通气控制系统组成，一般配有医用气瓶、医用气体低压软管组件、呼吸管路、面罩等附件或辅助功能模块。是一种以压缩气体为动力源，以手动或自动方式给突发呼吸困难的人员在复苏中提供肺通气的可携带设备。	用于紧急情况下对突发呼吸困难或呼吸衰竭的患者实施呼吸急救时提供肺通气。	气动急救复苏器、婴儿复苏器	II
		01 医用分子筛制氧系统	通常由空气压缩系统、气源净化系统、空气罐、医用分子筛吸附分离系统、成品气罐、控制系统、监测和报警系统等组成。一种利用分子筛变压吸附原理，从空气中富集氧气，用于生产富氧空气（93%氧）或医用氧的气源系统。	用于生产富氧空气（93%氧）或医用氧，经医用气体管道系统向其他用氧医疗器械提供气源，并按其临床适用范围向患者供氧。	医用分子筛制氧系统、医用中心制氧系统、医用氧气浓缩器供气系统	II
		02 医用分子筛制氧机	通常由空气压缩泵、医用分子筛吸附分离系统、93%氧罐、输出流量控制显示装置、氧浓度监测装置、计时装置和报警系统组成。一般配有湿化瓶和鼻氧管等附件或辅助功能模块。一种利用分子筛变压吸附原理，通过分离大气中的氮气和氧气生产93%氧，直接供缺氧患者吸入的设备。	用于生产富氧空气（93%氧）或医用氧，按其临床适用范围向患者供氧。	医用分子筛制氧机、家用分子筛制氧机、小型医用制氧机、便携式制氧机、医用氧气浓缩器	II
		03 医用膜分离制氧系统	通常由空气压缩与预处理设备、医用膜分离制氧主机、控制与监测仪器仪表、管道附件等组成。一种利用膜分离技术原理，从空气中富集氧气，用于生产满足GB 8982以及《中国药典》要求的富氧空气（93%氧）或医用氧的气源系统。	用于生产医用氧或富氧空气（93%氧），经医用气体管道系统向其他用氧医疗器械提供气源，并按其临床适用范围向患者供氧。	医用膜分离制氧系统、医用中心制氧系统、膜分离富氧系统	II
		04 医用膜分离制氧机	通常由空气压缩与预处理设备、医用膜分离制氧主机、控制与监测仪器仪表、管道附件等组成。一种利用膜分离技术原理，从空气中富集氧气，用于生产满足GB 8982以及《中国药典》要求的富氧空气（93%氧）或医用氧，供缺氧患者吸入的设备。	用于生产医用氧或富氧空气（93%氧），按其临床适用范围向患者供氧。	医用膜分离制氧机、家用膜分离制氧机、小型医用制氧机、便携式制氧机、膜分离弥散富氧机	II
		05 氧气发生器	通常由筒体和上盖组成，可配有吸氧管等附件。氧气发生器是以水为原料，利用水电解制氧剂使制氧剂发生化学反应，从而产生氧气的设备。	用于生产医用氧气，并向患者提供临床呼吸用氧。	手提式氧气发生器	II
5	呼吸、麻醉、急救设备辅助装置	01 麻醉蒸发器	通常由麻醉剂储存蒸发腔体、连接件、浓度调节装置、麻醉剂灌充排放系统、各种补偿装置组成，一般配有互锁装置。是一种提供浓度可控的吸入麻醉剂蒸气的装置，作为麻醉机的关键部件用于持续的手术麻醉。	用于汽化挥发性麻醉剂，并通过麻醉机将麻醉剂输送到患者呼吸系统，使手术中的患者处于全身麻醉的状态。	麻醉蒸发器、蒸发器、麻醉气体输送装置	III
		02 医用呼吸道湿化器	通常与呼吸机或氧气吸入器配套使用，一般由温度控制系统、湿化室和加热装置组成，或仅由进气口、贮水瓶、湿化室和出气口组成。是一种用于提高输送给患者的医用气体湿度水平的设备或装置。	用于湿化输送给患者的呼吸气体。	医用呼吸道湿化器、医用呼吸湿化器、医用氧气湿化器、氧气湿化器、氧气湿化瓶、一次性使用氧气湿化瓶、一次性使用氧气湿化器	II

序号	一级产品类别	二级产品类别	产品描述	预期用途	品名举例	管理类别
		03 呼吸系统过滤器	通常由壳体和滤芯组成，包含一个进气口和一个出气口，可有若干气体采样口和密封盖，一般为无菌供应。一种安装在麻醉和呼吸设备的呼吸回路中，用于降低呼吸系统中包括微生物在内的粒子数量的装置。	用于过滤患者吸入气体中包括微生物在内的颗粒，以防止患者呼吸系统交叉感染。	呼吸气体过滤器、一次性使用呼吸气体过滤器	II
		04 热湿交换器	通常由储水储热材料和壳体组成，包括一个进气口和一个出气口。有的热湿交换器兼有呼吸系统过滤器功能。一种安装在呼吸回路的患者端，通过保留患者呼气中部分水分和热量，并在吸气过程中将其返回到呼吸道的器械，俗称人工鼻。	用于提高输送给呼吸道的气体中的水分含量和温度。	热湿交换器、热湿交换过滤器、一次性使用热湿交换器、一次性使用热湿交换过滤器	II
		05 呼吸管路辅助器械	通常用于实现气道产品间的连接，或辅助插入气道等的附件。	用于气道连接、取样、导入等功能的附件。	气道接头、经皮气管切开导入器、盲探气管插管装置	II
		06 气管插管用喉镜	通常由手柄、窥视片、内部电源和照明用光源组成，可带有视频显示功能。是一种气管插管时使用的辅助器械。	供临床挑起患者会厌部暴露声门，指引医护人员准确进行气道插管供麻醉或急救用，也可用于口腔内诊察、治疗。	麻醉喉镜、麻醉咽喉镜、视频麻醉喉镜、气管插管用喉镜、一次性使用麻醉喉镜、一次性使用麻醉咽喉镜、一次性使用麻醉窥视片、一次性使用可视喉镜窥视片、一次性使用喉镜窥视片	II
		07 雾化设备/雾化装置	通过超声波、自带的电动泵、外接气源等方式进行雾化。是一种用于把液体转化为气雾剂的设备或装置。	用于对液态药物进行雾化，并通过患者吸入，起到预期的治疗效果。	医用超声雾化器、医用压缩式雾化器、医用雾化器、喷雾器、雾化组件、一次性使用医用雾化器、一次性使用喷雾器	II
		08 麻醉储气气囊	通常由呼吸袋和连接件组成，是麻醉机的麻醉呼吸系统中储存气体的弹性容器。	用于麻醉过程中储存来自麻醉机的新鲜气体，在手动模式下可通过按压麻醉储气气囊进行手动通气。	麻醉储气囊、呼吸囊	II
		09 麻醉废气吸附器	通常由气体输入口、含吸附材料的吸附腔、气体输出口组成，一般安装在麻醉机废气排放口，也可安装在麻醉呼吸回路的吸气口。是一种可以吸附吸入式麻醉剂的装置。	用于临床全麻手术时，吸附来自麻醉机排放口的麻醉残气，降低排放到手术室中麻醉气体的浓度，或用于临床全麻手术后，吸附麻醉呼吸回路中的麻醉残气，使全麻患者尽快苏醒。	一次性使用麻醉废气吸附器、麻醉废气吸附器、麻醉气体吸附器	II
		10 麻醉气体净化传递和收集系统	通常由连接口、储气罐等组成，用于传输和收集麻醉废气并进行集中净化处理的装置。	用于输送呼出和/或排除的多余麻醉气体至适当排放处。	麻醉气体净化系统	II
		11 吸氧头罩	通常由罩体、进气口、采样口组成。	供患者（主要是新生儿）吸氧用。	新生儿吸氧头罩	II
		12 除颤电极	通常由电极片和连接电缆组成。	通过与除颤器连接进行体外除颤。	除颤电极	II
		13 呼吸训练器	通常由咬嘴、吸气容量主体腔、指示球、进气管等组成。是一种用于锻炼并恢复呼吸功能的装置。	用于胸肺部疾病、外科手术、麻醉、机械通气等导致肺功能下降后，患者肺呼吸功能恢复；减少和预防术后肺部并发症。	呼吸训练器	I

序号	一级产品类别	二级产品类别	产品描述	预期用途	品名举例	管理类别
		14 二氧化碳吸收器（含二氧化碳吸收剂）	通常包括罐体、进气口和出气口，预装有二氧化碳吸收剂；二氧化碳吸收剂为多孔疏松状结构的大小均匀颗粒，一般含变色指示剂，吸收二氧化碳后由粉红色变成淡黄色或由白色变成紫色。是麻醉机的循环吸收组件中用于装二氧化碳吸收剂的容器。	用于二氧化碳等酸性气体的吸收，与麻醉机配套使用。	二氧化碳吸收器、二氧化碳吸收剂、医用钙石灰、医用钠石灰、医用碱石灰、二氧化碳吸收剂（钙石灰）、二氧化碳吸收剂（钠石灰）、二氧化碳吸收剂（碱石灰）	I
		15 氧气吸入器	通常由氧气输出接口、安全阀、氧气压力表、流量管、流量调节阀、潮化瓶等组成。不包括氧气输出端与雾化装置连用、提供附加雾化药液功能的氧气吸入器。	用于急救给氧和缺氧病人氧气吸入。	浮标式氧气吸入器、墙式氧气吸入器、手提式氧气吸入器、供氧系统氧气吸入器、氧气吸入器	I
6	呼吸、麻醉用管路、面罩	01 硬膜外麻醉导管	通常由管路和连接件组成，其设计可通过专用腰锥穿刺针插入硬膜外腔，并向里注射麻醉药起到阻滞神经的作用。无菌提供，一次性使用。	用于硬膜外麻醉。	硬膜外麻醉导管	III
		02 呼吸管路	通常为人字形或一字形结构的波纹管，部分管路可以做轴向伸缩，人字形结构的管路由吸气支路和呼气支路组成，一般由塑料或硅橡胶材料制成的。具有加热功能的呼吸管路还包括加热丝和电源适配器。一次性或重复使用。	常用于呼吸机、麻醉机与面罩或气管插管等器械之间的气路连接。加热呼吸管路具有加热呼吸管路内气体功能，可防止冷凝水的产生。	麻醉呼吸管路、抗静电呼吸管路（黑色）、重复性使用硅橡胶呼吸管路、一次性使用呼吸管路、加热呼吸管路、气体波纹连接管	II
			通常为一字形结构的波纹管或软管，也可包含咬嘴，一般由塑料或硅橡胶材料制成。无菌提供。	用于雾化时连接雾化器与雾化面罩或咬嘴，含有咬嘴的直接连接雾化器与患者，供患者吸入雾化气体或用于连接气源与雾化装置。	一次性使用雾化管、一次性使用雾化吸入管	II
			通常为一字形结构的波纹管或软管，也可包含咬嘴，一般由塑料或硅橡胶材料制成。非无菌提供。	用于雾化时连接雾化器与雾化面罩或咬嘴，含有咬嘴的直接连接雾化器与患者，供患者吸入雾化气体；或用于连接气源与雾化装置。	雾化管、雾化吸入管	I
		03 气管内插管/气管套管	常见的插管头部有一个或两个套囊，套囊充起后可以起到固定插管和密封气道的作用，也可以不带套囊。插管管身通常由高分子材料制成，管身内埋有钢丝线圈，以提高径向强度和轴向柔软度。部分插管管身采用抗激光材料或复层，以抗激光照射。为经鼻/口或经皮插入病人气管的插管。一端通过呼吸管路与麻醉呼吸机连接，以维持病人呼吸。无菌提供，一次性使用。	用于插入患者气管和/或支气管，为患者特别是不能自主呼吸患者创建一个临时性的人工呼吸通道。	气管插管、加强型气管插管、抗激光气管插管、气管切开插管、气管支气管插管、可视气管插管	II
			通常由底板、内套管、外套管和管芯组成。	用于插入患者气管，为患者特别是不能自主呼吸患者创建一个临时性的人工呼吸通道。	气管套管、气管切开套管、一次性使用气管套管	II

序号	一级产品类别	二级产品类别	产品描述	预期用途	品名举例	管理类别
		04 食道气管插管	插管的头部和中间部位各有一个充气套囊，头部套囊供插入食道，另一个套腔留在口腔舌根部，两个套囊充起起固定作用的同时，封住了口部和食道，使气体只能向气管方向流进流出。无菌提供，一次性使用。	用于使患者气管与呼吸机之间建立呼吸通道。	食道气管双腔插管	II
		05 喉罩	通常由套囊、充气管、喉罩插管、机器端、接头、指示球囊等组成，插到喉部后通过充起套囊堵塞口腔和食道，同时又能使患者气管保持畅通。一般无菌提供，一次性使用。	用于插入患者食道，为患者创建一个临时性的人工呼吸气道。	喉罩、双管喉罩、加强型喉罩、一次性使用可视喉罩	II
		06 口咽/鼻咽通气道	通常由高分子材料制成，是一种带有凸缘末端的管状器械。可以无菌提供。	用于为因舌后坠引起气道阻塞的患者建立口/鼻咽通气道。	口咽通气道、鼻咽通气道	II
		07 支气管堵塞器	通常由导管、导管座、球囊、球囊充盈接头、多路气道转换接头等器件组成。球囊供插入支气管插管充起后可以临时封堵支气管。	用于需要单肺通气的手术中，插入患者的支气管内，达到阻断左肺气道或右肺气道的目的。	支气管堵塞器、支气管阻塞器、支气管内阻断器、支气管封堵导管、可控单侧支气管封堵导管、支气管封堵导管、一次性使用堵塞器	II
		08 鼻氧管	通常由进氧接口、氧气软管、调节环、鼻塞（或面罩）等组成。鼻氧管与输氧系统连接，供患者吸入氧气使用。一次性使用。	用于吸氧时氧源与吸氧者之间的氧气直接输送或湿化后输送。	一次性使用鼻氧管、一次性使用吸氧管	II
			通常由进氧接口、氧气软管、调节环、鼻塞（或面罩）等组成。鼻氧管与输氧系统连接，供患者吸入氧气使用。非无菌提供。	用于吸氧时氧源与吸氧者之间的氧气直接输送或湿化后输送。	鼻氧管、吸氧管、输氧管	I
		09 呼吸道用吸引导管（吸痰管）	通常由高分子材料制成的管路、吸引控制装置和接头组成。接头与医院里的吸引源连接后，对气管插管内的气道分泌物（痰）进行吸引，以使气路畅通。部分产品还具备收集和存放这些分泌物的功能。一般无菌提供，一次性使用。	用于吸出患者特别是插入气管插管患者气道内的分泌物，以保持气道畅通。	呼吸道用吸引导管、痰液收集式呼吸道吸引导管、婴儿呼吸道用吸引导管、支气管吸引装置、封闭式吸痰装置、吸痰管、一次性使用封闭式吸痰管	II
		10 呼吸面罩	通常由头带、前额软垫、面罩架、接口盖、松紧带和硅胶密封罩组成，直接与患者接触经患者口、鼻腔通气。	与简易呼吸器、呼吸机配套使用，用作气体进入患者体内的通道。	呼吸面罩、一次性使用呼吸面罩	II
		11 持续正压通气用面罩、口罩、鼻罩	通常由鼻罩、口罩或口鼻罩主体，固定头带、气路接口、排气口、防窒息阀等组成；直接与患者面部接触，经鼻腔和/或口腔通气的界面连接装置。	用于慢性呼吸功能不全、改善通气和睡眠治疗等无创通气支持。	鼻罩、口鼻罩、呼吸用口罩	II
		12 雾化面罩	2017年第104公告：通常由接口、罩体组成。组成面罩的材料有塑料等。一次性使用或重复使用均可。 2020年第147号公告调整为：通常由接口、罩体组成。组成面罩的材料有塑料等。一次性使用，无菌提供。	用于连接雾化设备实施雾化。	2017年第104公告：雾化面罩 2020年第147号公告调整为：一次性使用雾化面罩	II

序号	一级产品类别	二级产品类别	产品描述	预期用途	品名举例	管理类别
			2017年第104公告：通常由接口、罩体组成。组成面罩的材料有塑料等。一次性使用或重复使用均可。2020年第147号公告调整为：通常由接口、罩体组成。组成面罩的材料有塑料等。非无菌提供，可重复使用。		雾化面罩	2017年第104公告：Ⅱ 2020年第147号公告调整为：Ⅰ
		13麻醉面罩	通常由接口、气囊、罩体组成。组成面罩的材料有塑料等。一次性使用或重复使用均可。	用于连接呼吸管路实行麻醉气体输送，供病人吸入麻醉气体。	麻醉面罩、一次性使用麻醉面罩	Ⅱ
		14输氧面罩	2017年第104公告：通常由面罩和连接管等组成。采用医用高分子材料制成。2020年第147号公告调整为：通常由面罩和连接管等组成。采用医用高分子材料制成。无菌提供。	用于对缺氧患者进行输氧，作为氧气进入患者体内的通道。	2017年第104公告：输氧面罩、一次性使用输氧面罩、医用吸氧面罩 2020年第147号公告调整为：一次性使用输氧面罩	Ⅱ
			2017年第104公告：通常由面罩和连接管等组成。采用医用高分子材料制成。2020年第147号公告调整为：通常由面罩和连接管等组成。采用医用高分子材料制成。非无菌提供。		2017年第104公告：输氧面罩、一次性使用输氧面罩、医用吸氧面罩 2020年第147号公告调整为：输氧面罩、医用吸氧面罩	2017年第104公告：Ⅱ 2020年第147号公告调整为：Ⅰ
7	医用供气排气相关设备	01医用空气压缩机	通常由压缩泵、储气装置、压力表、管道、阀门、连接装置等组成。	与呼吸机等配套使用，用于制取医用压缩空气，为呼吸机或类似呼吸通气系统、医疗机构的集中供气系统提供压缩空气源。	医用空气压缩机	Ⅱ
		02医用气体混合器	通常由主机（气体压力平衡处理模块、气体比例分配控制模块、气体差压或缺压报警模块）、出气口、氧气进气口、空气进气口、氧气浓度调节装置等组成。	用于对输入的医用氧和空气按照设定浓度进行混合，对空氧混合气体的氧浓度和流量调节和控制。	空氧混合器、空氧混合仪、医用空氧混合器	Ⅱ
		03供氧、排氧器	通常由供、排氧气囊阀、管路、吸排氧套件(包括吸、排氧波纹管、三通、面罩、头罩及鼻插管)、软管插接管、阀门和供氧动态显示装置组成。	用于医疗机构供患者吸氧或排氧使用。充氧后可用于为家庭和医疗机构提供氧疗或急救用氧。	全自动供排氧器、双气囊式自动供排氧器、供氧器、医用供氧器、便携式医用供氧器、便携式医用保健供氧器	Ⅱ
		04医用压缩气体供应系统	通常由中心供气系统、管道分配系统、监测和报警系统，以及终端等组成。压缩气体通过管道分配系统输送到手术室、抢救室、治疗室和各个病房的终端处。	用于医院集中供气。	医用中心供氧系统、医院集中供氧系统、医用空气集中供应系统	Ⅱ
		05医用气体汇流排	通常由供电装置、气体阀门、流量控制阀、气体偏差控制器等组成，不含气瓶。	用于当气体主管线压力不足时，自动使用备用气瓶，保证气体的正常供应。	医用气体汇流排、医用气体汇集排	Ⅱ
		06医用气体报警系统	通常由显示面板和控制电路组成。是医用供气系统的监控部分。	用于医疗机构对医用气体设备状况进行监测。	医用气体报警系统	Ⅱ

09 物理治疗器械

本类医疗器械主要分布在品目 9018 和机械疗法器具的子目 9019.10 项下。

序号	一级产品类别	二级产品类别	产品描述	预期用途	品名举例	管理类别
1	电疗设备/器具	01 电位治疗设备	通常由主机、治疗毯（垫）、局部治疗头、踏板电极、地电极、治疗椅等组成。该类设备将人体全部或局部置于电场中，通过 1000V 到 30000V 的高电压产生的电场进行治疗。	用于头疼、失眠、慢性便秘和软组织损伤引起的疼痛等病症的辅助治疗。	电位治疗仪、高电位治疗仪、高电位治疗机	III
			通常由主机、治疗毯（垫）、局部治疗头、踏板电极、地电极、治疗椅等组成。该类设备将人体全部或局部置于电场中，通过低于 1000V 的电压产生的电场进行治疗。		低电位治疗仪	II
		02 直流电治疗设备	通常由主机、电极等组成。通过直流电流使肿瘤区域发生电化学和/或电生理反应。	用于肿瘤或病变的辅助治疗。	电化学治疗仪	III
		03 低中频治疗设备	通常由主机和电极组成。电极置于体内对组织进行电刺激。	用于对炎症等进行辅助治疗。	体内电子脉冲治疗仪	III
			通常由主机和电极等附件组成。使用 1kHz 以下的低频电流，通过电流流经人体组织，使人体发生电化学和/或电生理反应。	用于兴奋神经肌肉组织、镇痛、消炎、促进局部血液循环等。	神经和肌肉刺激器、低频电疗仪、低频治疗仪	II
			通常由主机和电极等附件组成。使用 1kHz ~ 100kHz 的中频电流，可通过低频调制或产生干扰波的方式流经人体组织，使人体发生电化学和/或电生理反应。	用于镇痛；改善局部血液循环、促进炎症消散；软化瘢痕、松解粘连等。	中频电疗仪、干扰电治疗仪	II
		04 静电贴敷器具	通常由能产生静电的物质和包裹该物质的医用贴敷材料组成。利用低压静电场对置于场中的人体组织进行治疗的设备。	用于缓解颈、肩、腰、腿等关节和软组织损伤引起的疼痛。	静电理疗贴、静电治疗膜、静电理疗膜	II
		05 神经和肌肉刺激器用电极	通常由电极线、塑料基体和导电材料组成。将刺激器输出的电刺激信号通过导电材料传导到人体腔道。	用于人体腔道内，将主机发出的电刺激电流传导至人体，或将局部的电信号传至主机。	神经和肌肉刺激器用体内电极	II
			通常由导电材料和连接线组成。导电材料接触皮肤表面，将刺激器输出的电刺激信号通过导电材料传导到皮肤。	用于皮肤表面，将理疗设备输出的电刺激信号通过导电材料传导到人体。	理疗用体表电极、中低频理疗用体表电极、神经和肌肉刺激器用体表电极	I
2	温热（冷）治疗设备/器具	01 热传导治疗设备	通常由主机、加热装置、测控温装置、灌注装置（如滚压泵和循环水箱）、管道组件、引流管等组成。治疗时将具有特定温度的热水（可含有化疗药物）灌注到腹腔内，使病灶直接浸泡其中，同时通过引流管将热水回流到设备。	用于腹腔恶性肿瘤或腹膜转移的癌性腹水的物理治疗。	体腔热灌注治疗机、体腔热灌注治疗系统	III
			通常由主机、人体接触的治疗面（床）、温度保护装置等部件组成。一般具有温度调节功能，并且能保持治疗面在设定温度下小范围波动。工作时，通过保持治疗面的温度在小范围波动，以传导的方式将热能传递至与治疗面接触的人体（或局部）。	用于缓解肌肉痉挛、粘液囊炎、肌腱炎、纤维性肌肉痛等病症。	热垫式治疗仪、温热理疗床	II

序号	一级产品类别	二级产品类别	产品描述	预期用途	品名举例	管理类别
			通常由加热装置、温度传感器、温控电路、动力装置以及应用部分（如加热毯、加热垫等）组成。在动力装置驱动下，依靠对循环介质（如：水、空气）的加热，给患者全身或身体局部提供热量。	用于医疗机构对病人低体温症的治疗。	医用加温毯、加热手术垫、医用电热毯、医用电热垫、医用升温毯	II
			通常含有发热材料，并封装于医用无纺布或其他医用材料内。不具有温度保护装置，使用时直接贴敷于患部，以传导的方式将热量传递于患处。	用于促进局部血液循环、辅助消炎、消肿和止痛。	热敷贴、远红外治疗贴、直贴式温热理疗贴	II
			通常由主机、熔腊装置、温度控制装置、温度检测装置、腊等组成。利用加热熔解的石蜡、蜂蜡作为导热体，将热能传至机体达到治疗作用的设备。	用于促进局部血液循环，促进上皮组织生长，软化松解瘢痕，消除肿胀，松解粘连，镇痛解痉的辅助治疗。	电脑恒温电蜡疗仪、电热蜡疗包、电热蜡疗袋	II
		02 热辐射治疗设备	通常由主机、热源辐射器、防护罩、控制装置等组成。治疗时各部分不接触人体，以辐射的方式将热量传递至人体。	用于组织损伤、颈、肩、腰、腿等消炎和疼痛缓解，促进人体局部血液循环，缓解神经肌肉疼痛等。	特定电磁波治疗仪、远红外辐射治疗仪、红外热辐射理疗灯、特定电磁波治疗器、红外治疗仪、红外偏振光治疗仪	II
			通常由液氮贮液罐或空气压缩机、连接管、冷冻头等组成。依靠液氮或空气压缩使冷冻头产生治疗用的低温。	用于局部组织的冷冻治疗。	液氮冷疗器、冷空气治疗仪	II
		03 物理降温设备	通常由制冷装置、温控电路、控制机构及应用部分（降温毯、降温帽等）组成。采用半导体致冷或水循环热传导方式进行物理降温或温度调节。	用于对患者全身或局部进行物理降温，达到缓解发热，调控体温的目的。	物理降温仪、低温治疗仪、医用降温毯、医用控温毯	II
			通常由气雾罐、气雾阀、气雾罐内容物组成，气雾罐内容物一般有丁烷、异丁烷、丙烷、丙二醇组成。通过从轻微烧伤处吸取热量，缓和清理伤口时的疼痛，并减轻擦伤和扭伤引起的肿胀。	用于快速产生冷却喷雾缓和清理伤口时的疼痛。	冷喷剂	II
			通常由降温物质和各种形式的外套及固定器具组成。降温物质不应含有发挥药理学、免疫学或者代谢作用的成分。	用于人体物理退热、体表面特定部位的降温。仅用于闭合性软组织。	医用冷敷贴、医用降温贴、医用退热贴、医用冰袋、医用冰垫、医用冰帽、医用冷敷头带、医用冷敷眼罩、冷敷凝胶	I
3	光治疗设备	01 激光治疗设备	通常由激光器、冷却装置、传输装置、目标指示装置、控制装置和防护装置等部分组成。利用强激光与人体组织的相互作用机理，达到治疗的目的。	用于皮肤浅表性病变烧伤等整形科、皮肤科的治疗或辅助治疗。	准分子激光皮肤治疗机、红宝石激光治疗仪、半导体激光治疗仪、半导体激光脱毛机、染料激光治疗仪、翠绿宝石激光治疗仪、长脉冲Nd:YAG激光治疗仪、Nd:YAG激光治疗仪、Nd:YAG激光脱毛机、皮肤激光治疗仪、掺铒光纤激光治疗仪	III
			通常由激光器、传输装置、控制装置和目标指示装置（若有）等部分组成。利用弱激光与人体组织的光化学或生物刺激作用机理，达到理疗的目的。	用于鼻腔、口咽部体表等局部照射辅助治疗、消炎、缓解疼痛。	氦氖激光治疗机、氦氖激光/LED治疗仪、半导体激光治疗仪、半导体激光/低频治疗仪	II

序号	一级产品类别	二级产品类别	产品描述	预期用途	品名举例	管理类别
		02 光动力激光治疗设备	通常由激光器、冷却装置、传输装置、目标指示装置和控制装置等部分组成。利用激光照射光敏剂所引起的光敏化作用，达到治疗或诊断的目的。（不包括光敏剂）	用于光动力治疗，激发相应吸收波长的光敏剂，达到辅助治疗肿瘤的目的。	倍频 Nd：YV04 激光光动力治疗仪、HeNe 激光光动力治疗仪、半导体激光光动力治疗机、激光动力治疗系统	Ⅲ
			通常由激光器、冷却装置、传输装置、目标指示装置和控制装置等部分组成。利用弱激光照射光敏剂所引起的光敏化作用，达到治疗的目的。（不包括光敏剂）	配合特定的光敏剂治疗或辅助治疗尖锐湿疣、痤疮、鲜红斑痣、轻中度宫颈糜烂、皮肤癌和宫颈癌等。		Ⅱ
		03 光动力治疗设备	通常由光源（非激光）、光路系统、控制装置、光纤等部分组成，也可包含滤光装置、光功率检测装置等。在光敏剂的参与下，设备发射特定波长的光谱，诱发机体光敏化反应，达到进行治疗的目的。（不包括光敏剂）	用于激发光敏剂对肿瘤进行光动力治疗。	光动力治疗仪	Ⅲ
		04 强脉冲光治疗设备	通常由弧光灯光源、光路系统、滤光装置、控制装置、放电电容和冷却系统等组成。通过可见波段和部分近红外波段强脉冲或脉冲串辐射照射体表，利用选择性光热和光化学作用进行治疗。	用于改善皮肤外观治疗、血管性疾病、皮肤表浅的色素性疾病及减少毛发的治疗。	强脉冲光治疗仪	Ⅱ
		05 红光治疗设备	通常由光辐射器（如发光二极管）、控制装置、支撑装置（可有定位装置）等组成，也可配备导光器件。利用红光波段照射人体某些部位（部分设备可兼有部分红外波段）与人体组织发生光化学作用和/或生物刺激作用，达到辅助治疗的目的。	用于对浅表良性血管与色素性等病变的辅助治疗；辅助消炎、止渗液、镇痛、加速伤口愈合等；用于辅助缓解过敏性鼻炎引起的鼻塞、流鼻水、打喷嚏等症状。	红光治疗仪、光鼻器、鼻炎光疗仪、旋磁光子热疗仪	Ⅱ
		06 蓝光治疗设备	通常由蓝光波段的光源、控制装置、防护装置、婴儿托盘（床）或床垫（包括可包裹婴儿的输出光垫或毯）以及支撑装置等组成。可配套婴儿培养箱共同使用。利用蓝光波段照射婴儿皮肤表面，发生光化学作用，达到治疗的目的。	用于由病理和/或生理因素造成的新生儿血胆红素浓度过高引起的黄疸的治疗。	婴儿光治疗仪、新生儿黄疸治疗仪、婴儿光治疗床	Ⅱ
			通常由光辐射器、控制装置、支撑装置（可有定位装置）等组成。利用蓝光波段（部分设备可兼有紫光波段）照射人体皮肤表面与人体组织发生光化学作用和/或生物刺激作用，达到治疗或辅助治疗的目的。	用于痤疮、毛囊炎等体表感染性病变的治疗。	蓝光治疗仪	Ⅱ
		07 紫外治疗设备	通常由特定波长的光辐射器、控制装置和电源等部分组成。利用紫外线照射皮肤或体腔表层，与组织发生光化学作用，达到辅助治疗的目的。有全身治疗仪、局部治疗仪、手持式治疗仪等型式。	用于皮肤、粘膜的消炎止痛和皮肤病（如白癜风、银屑病、湿疹等）患者的辅助治疗。	紫外线治疗仪	Ⅱ
		08 光治疗设备附件	与光治疗设备配合使用，其组成与原理依据光治疗设备的型式和功能。	用于辅助实现光治疗设备的功能。	医用导光鼻塞	Ⅱ
4	力疗设备/器具	01 负压（振动）治疗设备	通常由主机、控制系统、负压系统等组成。通过对治疗部位施加负压，促进被治疗部位的拉伸或生长，达到治疗的目的。	用于男性性功能障碍的辅助治疗。	男性性功能康复治疗仪	Ⅲ

序号	一级产品类别	二级产品类别	产品描述	预期用途	品名举例	管理类别
			通常由主机、罩杯、T型连接管、支托文胸、过滤器组成。通过真空泵抽取放置于乳房上的半刚性球体内的空气，形成了持续、低水平的负压，促使乳房组织增生。	用于通过外部穿戴设备增大乳房。	隆胸塑型系统、负压式隆胸塑型系统	III
			通常由主机、控制系统、负压系统或振动装置、理疗头（可包含电极片及线缆）等组成。通过负压抽吸或机械振动进行物理按摩的原理，达到缓解或辅助治疗的目的。	用于促进新陈代谢、缓解肌肉疼痛和改善血液循环。	负压抽吸理疗仪、振动理疗仪	II
			通常由主机产生机械振动，可有多路输出。	用于改善患者肺部血液循环状况、协助排出呼吸道分泌物。	振动排痰机	II
		02 加压治疗设备	通常由主机、充气软管和加压气囊等组成，加压气囊根据使用部位不同分为上肢、下肢、腰部、背部等不同型式，可包含一个或多个气腔，通过对人体外周组织及血路施加周期变化的压力，促进并改善血液循环。	用于临床促进血液循环、防止深静脉血栓形成、预防肺栓塞、消除肢体水肿。	空气压力波治疗仪、肢体加压理疗仪、间歇脉冲加压抗栓系统	II
			通常由主机、充气软管和袖带等组成。一般包含多个袖带，通过对人体上肢施加周期变化的压力，人为控制血管阻断与开放时间，增强组织器官的缺血耐受力。	用于临床缺血症的预适应训练。	预适应训练仪	II
			通常由具有弹性的合成纤维针织而成。通过自身具有的弹性压力，达到预防或辅助治疗的目的。	用于预防静脉曲张和深层静脉血栓。	压力抗栓带、治疗袜	II
		03 牵引治疗设备	通常由产生和调节机械力的牵引主机和传输力的绳索构成，也包括承载患者的床（椅）和配套的患者固定带等附件。牵引主机可以是电动或手动结构，患者固定带绑在患者的枕、颌部、胸部、髋部或四肢等部位，通过皮肤摩擦力将牵引力传递至患者，可提供水平的颈椎、腰椎牵引，或垂直的颈椎牵引。	用于腰椎及颈椎病人的牵引治疗，如腰椎间盘和颈椎间盘突出等。	牵引床、牵引床椅、电动牵引床、电动牵引椅、颈腰椎牵引仪、牵引治疗仪、多功能牵引床	II
		04 牵引器具	通常由一组气囊及气源组成，气囊环绕在颈部，充气后能够对颈部肌肉产生轴向拉伸的力。	用于放松脊椎周围肌肉，缓解椎间压力。	气囊式颈牵器	II
			绑缚或衬垫在颈部或腰部，表面呈弧形或一定角度的器具，其结构和形状能够帮助颈椎或腰椎保持一定的角度并能保持脊柱周围的肌肉处于拉伸状态。		颈部牵引器、腰部牵引器、颈椎牵引器、腰椎牵引器、腰骶椎牵引器	II
		05 冲击波治疗设备	通常由冲击波源、治疗臂、控制器、水囊和显示器组成。利用冲击波源产生的冲击波经聚焦后作用于患处进行治疗。	用于对冠心病患者进行辅助治疗。	体外冲击波心血管治疗系统	III
			通常由高压电脉冲发生器、冲击波发生器（波源）、水囊－耦合剂声传播系统、水处理系统、控制系统等组成；有的配有影像引导－监视系统。	用于治疗足底筋膜炎、网球肘、肩周炎等。	体外冲击波骨科治疗仪	II

序号	一级产品类别	二级产品类别	产品描述	预期用途	品名举例	管理类别
			通常由主机和治疗头组成。通过对线圈施加高压脉冲产生时变磁场，利用电磁效应推动金属振膜产生的冲击波（或通过电极在水中放电的液电效应产生冲击波），对人体病灶进行治疗。		电磁式冲击波治疗仪、冲击波治疗仪	II
			通常由主机、压缩机、探头等组成。发射体经由电子控制的弹道压缩机加速的压缩空气形成的压力波，通过探头与人体皮肤或组织的弹性碰撞，对患处进行治疗的设备。	用于治疗足底筋膜炎、网球肘、肩周炎等。	气压弹道式体外压力波治疗仪、压力波治疗仪	II
		06 气囊式体外反搏装置	通常由控制部分、气路系统和电源系统等部件组成。在人体外与心电同步，通过气囊在心脏舒张期对躯体施加适当气压，使人体舒张压明显提高，并在收缩期前取消压力，使收缩压降低。	用于临床治疗心、脑等器官的缺血性疾病。	气囊式体外反搏装置	III
5	磁疗设备/器具	01 动磁场治疗设备	通常由电源、控制模块、放电电容、磁刺激模块和外壳等部分组成。应用脉冲磁场无接触地作用于组织内部，产生感应电流，刺激组织细胞，引起细胞或兴奋或抑制的电位变化。	用于临床神经精神疾病及康复领域的辅助治疗。如刺激瘫痪部位运动及抑郁症等疾病的辅助治疗。	经颅磁刺激仪、磁刺激器	III
				用于临床神经疾病及康复领域的辅助治疗。如缺血性脑血管病、脑损伤性疾病等的辅助治疗。		II
			通常由电源、电感线圈和/或永磁体、控制模块等部分组成。应用变化的磁场（强度和/或方向）作用于人体的局部或穴位，达到治疗的目的。	用于止痛、消肿、促进组织修复等辅助治疗。	磁治疗机、电磁感应治疗仪、脉冲磁治疗仪	II
		02 静磁场治疗器具	通常由永磁体或磁性物质、外壳或包裹磁性物质的材料等部分组成。应用磁场或受磁化的物质作用于人体的局部。	用于镇痛、消肿、促进组织愈合、失眠等治疗或辅助治疗。	磁疗贴、磁疗器、磁疗带	II
6	超声治疗设备及附件	01 超声治疗设备	通常由治疗头、超声功率发生器、控制装置等组成。用于治疗目的，一般采用聚焦或弱聚焦超声波，并作用于患者的设备。（未发生组织变性）	用于人体各种组织、器官的辅助治疗、疼痛缓解及促进创伤组织的愈合等。	超声治疗系统、超声治疗仪、前列腺超声治疗仪、全数字超声治疗仪、电疗超声治疗仪	II
			通常由电功率发生器和将其转化成超声的换能器组成。用于理疗目的，采用非聚焦超声波，并作用于患者的设备。超声输出强度一般在 3W/cm^2 以下，频率范围在 0.5MHz 至 5MHz。	用于缓解疼痛、肌肉痉挛，刺激、调节和促进细胞生长代谢等。	超声理疗仪	II
		02 超声治疗设备附件	超声治疗固定贴通常由环形黏贴材料（压敏胶）、定位座和保护纸组成。	超声治疗固定贴主要由环形黏贴材料（压敏胶）、定位座和保护纸组成。	超声治疗固定贴	I
			隔离透声膜通常由固定套和透声薄膜组成。非无菌产品。	与超声类治疗仪配套，安装于治疗头透声窗上，用于防止患者间交叉感染。	隔离透声膜	I

序号	一级产品类别	二级产品类别	产品描述	预期用途	品名举例	管理类别
7	高频治疗设备	01 射频热疗设备	通常由射频发生器、温度测量装置、治疗床和控制台组成，利用治疗电极向患者传输射频电磁场能量（一般以电场的形式），在身体的某个特定部位提供辅助治疗性深层加热。	用于肿瘤的辅助治疗或热疗，提高肿瘤放、化疗的效果。	射频热疗系统、射频热疗机、全身热疗系统、体外高频热疗机	Ⅲ
		2017 年第 104 公告：02 射频浅表治疗设备 2022 年第 30 号公告调整为：02 射频治疗（非消融）设备	2017 年第 104 公告：通常由射频发生器、温度测量装置、治疗电极、电缆、中性电极（若有）等组成，利用治疗电极向患者传输射频能量（一般以电流的形式）达到浅表局部加热的目的，且不引起组织不可逆的热损伤反应。2022 年第 30 号公告调整为：通常由射频发生器、温度测量装置、治疗电极、电缆、中性电极（若有）等组成。通过治疗电极将射频能量（一般以电流的形式）作用于人体皮肤及皮下组织，使人体组织、细胞发生病理/生理学改变。	2017 年第 104 公告：用于面部、体部、颈部等非创伤性浅表治疗。2022 年第 30 号公告调整为：用于治疗皮肤松弛，减轻皮肤皱纹，收缩毛孔，紧致、提升皮肤组织，或者治疗痤疮、瘢痕，或者减少脂肪（脂肪软化或分解）等。	2017 年第 104 公告：高频电场皮肤热治疗仪 2022 年第 30 号公告调整为：射频治疗仪、射频皮肤治疗仪	2017 年第 104 公告：Ⅱ 2022 年第 30 号公告调整为：Ⅲ
		03 微波治疗设备	通常由微波发生源、微波传输线缆和辐射器组成，利用工作频率 0.3GHz～30GHz 的微波辐射能量治疗疾病的设备。	用于对肿瘤进行辅助治疗；用于体表理疗和炎症性疾病，可缓解疼痛、消除炎症、促进伤口愈合等。	微波热疗机、微波辅助治疗系统、微波治疗仪	Ⅲ
		04 短波治疗仪	通常由短波发生器、控制电路和电极板组成。利用短波能量对人体组织加热的设备。	用于减轻疼痛、缓解肌肉痉挛和关节挛缩等。	短波治疗仪、超短波电疗机	Ⅱ
		05 毫米波治疗设备	通常由主机、控制器和辐射器组成。使用 30GHz～300GHz 频段的电磁波，通过辐射照射的形式，以非热效应改善人体组织机能或辅助治疗疾病。	用于免疫功能低下患者的辅助治疗。	毫米波免疫治疗系统	Ⅲ
				用于减轻疼痛，促进软组织挫伤愈合，辅助消除炎症。	毫米波治疗仪	Ⅱ
8	其他物理治疗设备	01 医用氧舱	通常由舱体、供排气（氧）系统、空调系统和控制系统等组成。加压介质为空气或医用氧气，空气最高工作压力不大于 0.3MPa，氧气加压最高工作压力不大于 0.2MPa。空气加压根据舱内治疗人数不同分为单人氧舱和多人氧舱。氧气加压舱进舱人数为 1 人，通常分为成人医用氧舱和婴幼儿（含新生儿）医用氧舱。	用于缺血、缺氧性等疾病的抢救和治疗。	医用多人空气加压氧舱、医用单人空气加压氧舱、医用成人氧气加压氧舱、婴幼儿氧舱	Ⅲ
		02 臭氧治疗设备	通常由主机、压力校正器、氧气连接管等组成。设备产生设定浓度的臭氧，并由特定容器采集注射至人体患处。	用于单纯性腰椎间盘突出症的治疗，缓解椎间盘突出引起的疼痛或用于改善前列腺临床症状。	臭氧治疗仪、医用臭氧治疗仪	Ⅲ
			通常由主机和冲洗、治疗组件组成。利用设备产生的臭氧，用于人体腔道、粘膜组织、皮肤、烧伤伤口的清洗、消毒、抗炎治疗或浸泡治疗的设备。	用于皮肤疾病、外科炎症的治疗。	医用臭氧治疗仪	Ⅱ

序号	一级产品类别	二级产品类别	产品描述	预期用途	品名举例	管理类别
		03 生物反馈治疗设备	通常由主机、传感单元、反馈单元等组成。先由传感单元对人体生物电信号进行采集并由主机进行分析，然后通过反馈单元以视觉、声觉、电流等方式反馈至患者，训练并帮助恢复患者功能障碍。	用于一些功能障碍，如尿失禁、偏瘫等的临床辅助治疗。	生物电反馈刺激仪、肌电生物反馈仪、生物反馈式治疗仪	Ⅱ
		04 烧烫伤浸浴装置	通常由主机、病人浴床、供/排水系统、温控单元等组成，可包括病人转运吊架及冲其他辅助浸浴功能。	用于烧烫伤病人的浸浴处理。	医用浸浴治疗机、烧烫伤浸浴治疗机	Ⅱ
		05 肠道水疗机	通常由主机、温度控制装置、压力(流量)控制系统、液箱、蠕动泵、注液管、排液管等组成。治疗时将液体灌注到肠道内，同时通过排液管将液体引流到体外。	用于医疗机构对肠道的清洗。	肠道水疗机、灌肠机	Ⅱ
		06 药物导入设备	通常由电流发生器、传递电极、回路电极、导线等组成。借助直流电流将药物离子经皮肤、粘膜等导入体内用以治疗疾病的设备。	用于将药物透皮或粘膜的导入吸收。	离子导入治疗仪、药物导入治疗仪	Ⅱ
			通常由治疗头、超声功率发生器、控制装置等组成。使用超声耦合介质，通过超声作用，将药物经过皮肤或粘膜透入人体。	用于将药物透皮或粘膜的导入吸收。	药物超声导入仪、超声导入仪	Ⅱ

10 输血、透析和体外循环器械

本类医疗器械全部全部分布在品目 9018 项下。

序号	一级产品类别	二级产品类别	产品描述	预期用途	品名举例	管理类别
1	血液分离、处理、贮存设备	01 血液成分分离设备	通常由离心机、泵、抗凝剂泵、称重组件等组成。通过对人体血液进行离心分离，收集目标血液成分后把其他血液成分回输到人体。	用于血液采集、成分分离和回输。	离心式血液成分分离设备、单采血浆机、血浆分离机、血浆采集机	Ⅲ
		02 自体血液回收设备	通常由离心机、泵、悬挂杆等组成，可配备真空吸引源。通过负压吸引在术前、术中或术后把患者血液吸出后进行分离洗涤，对血液成分进行收集以便回输给患者。	用于手术中对患者的失血进行分离、回收。	自体血液回收机、自体血液回收分离机、自体血液回输系统	Ⅲ
		03 血细胞处理设备	通常由离心机或摇匀器等组成。通过离心、摇匀、加热等方式对血液或血液成分进行处理。	用于对血细胞进行处理以便进行存贮或者供临床使用。	冰冻红细胞洗涤机、加甘油去甘油红细胞处理系统	Ⅲ
		04 血液辐照设备	通常由辐射系统、传动机构、控制系统、辐照容器、电源系统和控制软件组成。	用于血站或医院，对血液及血液制品进行辐照处理。	血液辐照仪、血液辐照器、医用辐照系统	Ⅲ
		05 血浆病毒灭活设备	通常由柜体、温度控制模块、光照度控制模块和电机摆动控制模块组成。利用配套光敏剂的光化学反应灭活病毒。	配合光敏剂使用，用于对血液或血液成分实施光化学病毒灭活。	病毒灭活设备	Ⅲ

序号	一级产品类别	二级产品类别	产品描述	预期用途	品名举例	管理类别
		06 血液融化设备	通常由加热水箱、解冻槽、循环管路、进水管、排水管、控制箱等组成。分为水浴式、隔水式。	用于对临床血浆或血液进行加热、解冻。	血液融化箱、血浆融化箱、冰冻血浆解冻箱、冷冻血浆干式解冻仪	II
2	血液分离、处理、贮存器具	01 血袋	通常由血袋、管路等组成。为封闭的单袋或多联袋系统。不同的结构使其适合于不同方式的血液或血液成分的采集、处理、保存和输注过程。无菌提供，一次性使用。	用于血液或血液成分的采集、处理（如分离、去白细胞、光化学法除病毒等）、贮存和输注。	一次性使用血袋、一次性使用血液成分收集袋、一次性使用血浆袋、一次性使用脐血处理袋、一次性使用紫外线透疗血液容器	III
		02 离心式血液成分分离器	通常由抗凝剂输入管路、血液管路、过滤器、成分分离器件、压力传输管路、血袋等组成。无菌提供，一次性使用。	配合血液成分分离设备使用，用于血站血液采集、成分分离和回输。	一次性使用离心杯式血液成分分离器、一次性使用离心袋式血液成分分离器、一次性使用血液成分分离器、一次性使用血浆分离器、一次性使用血小板分离器	III
		03 动静脉穿刺器	通常由穿刺针管、软管等组成。一般由奥氏体不锈钢材料、聚氯乙烯等材料制成。无菌提供，一次性使用。	配合血液成分采集机（如离心式、旋转膜式）或血液透析机等使用，用于从人体静脉或动脉采集血液，并将处理后的血液或血液成分回输给人体。	一次性使用动静脉瘘穿刺针、一次性使用机用采血器、一次性使用动静脉穿刺针、一次性使用透析用留置针	III
		04 输血器	通常由接头、管路、滴管、滴斗、流量调节器、瓶塞穿刺器及保护套、血液过滤器、防自流夹、抗虹吸阀等组成。部分输血器带有空气过滤器的进气器件、药液注射器。其设计能使其在重力或压力的作用下，将血液容器中的血液或血液成分通过静脉穿刺器械向静脉内输送。无菌提供，一次性使用。	用于向患者输送血液或血液成分。	一次性使用输血器、一次性使用去白细胞输血器、一次性使用泵用输血器	III
		05 自体血液处理器具	通常由自体血采集、过滤和分离管路收集袋等部件组成。无菌提供，一次性使用。	配合自体血回输设备使用，用于手术中自体血的收集、过滤和回输。	一次性使用自体血液回收器、一次性使用自体血回输机耗材、一次性使用血液收集过滤装置	III
		06 血浆管路	通常由三通保护套、三通、抗凝液管、血液采输管、限位卡、穿刺器、穿刺器保护套、血液及血液成分过滤器、压力监测管、夹具、压力监测器接头、分离杯接口和分离杯接口保护套组成。无菌提供，一次性使用。	配合离心式血液成分分离设备、机用采血器等使用，用于采集、分离人体血浆并回输血细胞。	一次性使用血浆管路	III
		07 冰冻红细胞洗涤机用管路	通常由主管路（含硅橡胶泵管、大滴壶、连接管）、回血管和废液收集部分（含废液管路和废液袋）组成。无菌提供，一次性使用。	用于将红细胞与保护液实施洗涤、分离时使用的管路。	一次性使用冰冻红细胞洗涤机用管路	III

序号	一级产品类别	二级产品类别	产品描述	预期用途	品名举例	管理类别
		08 富血小板血浆制备器	一般采用高分子材料制成。无菌提供，一次性使用。	用于从人体自体血血样中制备自体富血小板血浆。所制备的富血小板血浆不用于静脉注射。	一次性使用富血小板血浆制备器	Ⅲ
3	血液净化及腹膜透析设备	01 血液透析设备	通常由透析液流量及脱水控制模块、透析液浓度监控模块、温度监控模块、漏血监测模块、血液循环监控模块和消毒模块组成。在动力系统和监测系统作用下，利用血液和透析液在跨越半透膜的弥散作用和/或滤过作用，清除患者体内多余水分、纠正血液中溶质失衡。	用于为慢性肾功能衰竭和/或急性中毒患者进行血液透析、和/或血液滤过治疗和/或血液透析滤过治疗过程中提供动力源及安全监测等功能。	血液透析设备、血液透析滤过设备	Ⅲ
		02 连续性血液净化设备	通常由动力泵、压力监测模块、空气监测模块、漏血监测模块、加温监控模块、抗凝模块、操作显示单元和电源控制模块组成。在动力系统和监测系统作用下，利用血液和透析液在跨越半透膜的弥散作用和/或滤过作用和/或吸附作用，清除患者体内多余水分、纠正血液中溶质失衡。	用于为重症患者的急性肾功能衰竭和急性中毒患者进行血液透析和/或血液滤过治疗过程中提供动力源及安全监测等功能。	连续性血液净化设备、连续性血液超滤设备、连续性血液滤过设备、连续性血浆置换设备	Ⅲ
		03 血液灌流设备	通常由血泵、肝素泵、阻流夹、空气监测模块、加温模块、压力监测模块、电源控制模块和操作显示单元组成。将患者的血液引出体外，通过灌流器的吸附作用，清除血液中外源性和内源性毒物。	用于血液灌流治疗时，为体外循环提供动力和安全监测。	血液灌流机	Ⅲ
		04 人工肝设备	通常由动作部分（包括白蛋白透析液泵、管路夹）、压力检测部分、漏血监测模块、空气监测模块、电源控制模块、操作显示单元和加热监控模块（可选）组成。	用于清除蛋白结合和/或水溶性毒素，治疗对伴有内源性中毒、黄疸或肝昏迷状态的急性或慢性肝衰竭	人工肝设备、人工肝分子吸附循环设备	Ⅲ
		05 血液透析辅助设备	通常由泵头、直流电机、单片机控制电路、面板和外壳部分组成，为体外循环滚压式血泵（无报警功能）。	用于在血液净化治疗时提供血液体外循环的动力。	血液净化辅助血泵	Ⅲ
			通常由主机（电子流量计）、流量/稀释度感应器等组成。	用于在血液透析过程中测定输送血液流量、再循环量、血管通路流量和心输出量。	血液透析用血流监测系统	Ⅲ

序号	一级产品类别	二级产品类别	产品描述	预期用途	品名举例	管理类别
			通常由罐式过滤器、活性炭过滤器、软化器、精密过滤器、反渗透装置、动力装置、消毒装置、监测装置和输送管道组成。通常利用过滤、吸附、离子交换、反渗透等作用，制备出符合预期用途的用水。	用于制备血液透析和相关治疗用水。	血液透析机用水处理设备	II
			通常由控制系统、监测系统和水路系统组成。	配合含过氧化氢和过氧乙酸的血液透析器专用消毒液使用，用于对可重复使用的透析器进行冲洗、清洁、测试和灌注专用消毒液等处理。	血液透析器复用机	II
			通常由座位、靠背、搁脚板、滑动式脚踏板、靠枕、扶手、可锁定的脚轮、推手柄、控制器等组成。电动调节。	用于调整包括背垫、坐垫、脚垫的位置，以方便患者在透析治疗中寻找最适合的就医姿势。	电动透析椅	II
			通常由金属支架、坐垫、靠背、扶手、调节手柄、脚踏板和脚轮（选配）组成。手动调节。		手动透析椅	I
		06 腹膜透析设备	通常由主机、控制单元、加热器等组成。利用腹膜通过弥散和超滤作用以达到清除体内毒素和过多的水份，并纠正电解质紊乱和酸碱平衡失调。	用于对肾功能衰竭患者进行腹膜透析治疗。	腹膜透析机	II
		07 腹膜透析辅助设备	通常由加热板、电源和电缆连接器组成。	用于腹膜透析操作过程中，对腹透液袋使用前进行加温。不与腹透液接触。	腹透液袋加温仪	II
		08 血脂分离设备	通常由压力监控模块、流量监控模块、漏血防护模块、防止空气进入模块、控温模块、称重模块和患者平衡秤组成。	与配套耗材联合使用，用于清除血浆中低密度脂蛋白及极低密度脂蛋白、胆固醇、脂蛋白（α）及纤维蛋白原。	肝素体外诱导血脂分离机	III
4	血液净化及腹膜透析器具	01 血液透析器具	通常由外壳、纤维膜、O型环、封口胶、端盖组成。利用半透膜的原理，以弥散、对流、滤过等方式清除血液内的有害物质。无菌提供，一次性使用。	配合血液透析装置使用，用于供慢性肾功能衰竭及药物中毒等患者进行血液透析治疗。	一次性使用中空纤维血液透析器、一次性使用中空纤维血液透析滤过器、一次性使用中空纤维血液滤过器、一次性使用高通量透析器	III
			通常由血液侧管路（动脉管路、静脉管路）和其他辅助管路组成。无菌提供，一次性使用。	配合透析器、透析设备使用，用于血液透析治疗中，承担血液通路的功能。	一次性使用血液净化体外循环管路、一次性使用连续性血液净化管路	III

序号	一级产品类别	二级产品类别	产品描述	预期用途	品名举例	管理类别
		01 血液透析器具	通常由 A 剂和 B 剂组成。其工作原理是与透析治疗用水配制成透析液，通过透析器清除体内代谢废物，维持水、电解质和酸碱平衡等。一次性使用。	制备血液透析液的专用原料，用于急慢性肾功能衰竭及药物中毒的血液净化治疗。	一次性使用血液透析浓缩物、一次性使用血液透析干粉、一次性使用血液透析浓缩液	III
		02 血液灌流器具	通常由罐体（外壳）、吸附剂等组成。主要通过吸附剂与被吸附物质分子间的作用，将被吸附物质固定在吸附剂的孔内。无菌提供，一次性使用。	配合血液净化装置使用，用于血液灌流治疗，利用吸附剂的吸附作用，通过体外循环血液灌流的方法来清除人体内源性和外源性的毒性物质。	一次性使用血液灌流器	III
			通常由吸附材料和容器组成。利用吸附剂特异性吸附血液 / 血浆中的有害物质。无菌提供，一次性使用。	用于血液灌流治疗中特异性吸附血液 / 血浆中的有害物质，从而达到血液净化的目的。	一次性使用选择性血浆成分吸附器、一次性使用吸附性血液净化器、一次性使用阴离子树脂血浆吸附柱、一次性使用血浆胆红素吸附器、一次性使用体外血浆脂类吸附过滤器、一次性使用 DNA 免疫吸附柱、一次性使用蛋白 A 免疫吸附柱	III
		03 血液净化辅助器具	通常由容器、中空纤维、血液口、血液口用盖、血浆口用盖、O 型环和密封剂构成。无菌提供，一次性使用。	用于血浆置换治疗时从血液中分离出血浆。	一次性使用中空纤维血浆分离器、一次性使用膜型血浆分离器	III
			通常由中空纤维、O 型环、血液出入口、纤维固定材料、外壳和盖子组成。无菌提供，一次性使用。	用于实施双重滤过血浆交换疗法中，与血浆交换用血浆分离器并用，通过膜分离方法，从分离出来的血浆中分离一定分子量的物质。	一次性使用中空纤维血浆成分分离器、一次性使用膜型血浆成分分离器	III
			通常由中空纤维、密封剂、外壳、外壳盖和垫圈组成。	利用空心纤维膜的作用，用于清除透析液中的内毒素、细菌与不溶性微粒。	透析液过滤器、透析液超滤器	III
			通常由导管、导管导引器、注射帽、扩张器、推进器、引导针、导丝、导管鞘等组成。无菌提供，一次性使用。	通过创建短期的中心静脉通路，用于血液透析、采血和液体输注。	一次性使用血液透析导管套件、一次性使用血液透析用中心静脉导管套件、一次性使用血透用单针双腔导管套件	III
			通常由采血部分和输血部分组成，其中采血部分通常包括采血管、输液器；输血部分通常包括输血管、注射器、血液过滤器、大小滴壶、阻隔式压力传导器。无菌提供，一次性使用。	作为通路，配合血液回收罐装置和血液回收治疗机使用。	一次性使用血浆置换用管路	III
			通常由柠檬酸或冰醋酸和水等组成。	用于透析机的清洗和消毒。	透析机消毒液、柠檬酸消毒液	III

序号	一级产品类别	二级产品类别	产品描述	预期用途	品名举例	管理类别
			通常由管路、接头、保护套和夹具等组成。无菌提供，一次性使用。	用于血液透析滤过、血液滤过时作为补充置换液的管路。	一次性使用补液管路、一次性使用置换液管	Ⅲ
		04 腹膜透析器具	通常由微型盖、浸润聚维酮碘溶液的海绵、外包装等部件组成。无菌提供，一次性使用。	用于保护腹透液袋的外凸接口与外接管路的连接处。	一次性使用碘液微型盖、一次性使用碘液保护帽	Ⅱ
			通常由管路、连接端口、保护帽等组成。一般采用高分子材料制成。无菌提供，一次性使用。	用于对肾功能衰竭患者进行腹膜透析建立治疗通路。	一次性使用腹膜透析导管	Ⅱ
			通常由尖端保护帽、开关套筒、管路、腹透管连接端口、拉环帽和腹透液连接端口组成。无菌提供，一次性使用。	用于与腹膜透析患者端管路（或者钛接头）以及腹膜透析液端管路进行无菌连接及分离。	一次性使用腹膜透析外接短管	Ⅱ
			通常由连接头和螺旋锁盖组成。无菌提供，一次性使用。	用于腹膜透析导管与外接延长管或腹膜透析外接短管的连接。	一次性使用腹膜透析螺旋帽钛接头、一次性使用腹膜透析接头、一次性使用腹透管钛接头	Ⅱ
			通常由防护帽、连接接口、三通灌注管、引流管和废液收集袋组成。无菌提供，一次性使用。	用于腹膜透析治疗过程中，对腹膜透析液的灌注、引流、收集。	一次性使用腹膜透析引流器	Ⅱ
			一般采用不锈钢材料制成。无菌提供，一次性使用。	用于促进导入急性和慢性腹膜透析导管。	一次性使用腹膜透析探针	Ⅱ
			通常由卡匣、管组架、接头装配集合、管路、浇铸端口、O 型夹、Y 型连接器、拉环末端保护帽、内拉环帽、拉环帽等组成。无菌提供，一次性使用。	配合自动腹膜透析机使用，用于自动腹膜透析治疗。	一次性使用腹膜透析机管路	Ⅱ
			通常由夹子主体、闭合口和臂组成。一般由塑料材料制成。使用中不与导管中液体接触。	用于腹膜透析过程中，夹住各种医用塑料导管，控制导管中液体的流动。	腹透管路夹	Ⅰ
		05 血脂分离器具	通常由醋酸钠缓冲液、肝素钠、生理盐水、碳酸氢盐透析液等组成。	配合血脂分离设备使用，用于低密度脂蛋白、脂蛋白（α）、纤维蛋白原沉淀分离治疗。	血脂分离液	Ⅲ
			通常由动静脉管路、血浆分离器、低密度脂蛋白过滤器、肝素吸附器、净化滤器、透析液管路、收集袋等组成。	配合其它血脂分离系统使用，用于去除血浆中低密度脂蛋白及极低密度脂蛋白胆固醇、脂蛋白（α）及纤维蛋白原。	血脂分离管路及肝素吸附器	Ⅲ

序号	一级产品类别	二级产品类别	产品描述	预期用途	品名举例	管理类别
5	心肺转流设备	01 心肺转流用泵	通常由滚压式血泵（如单头泵或双头泵）、监测系统和底座包括支架（若有）组成。将上下腔静脉或右心房的静脉血通过管道引出，流入氧合器进行氧合，再经过血泵将氧合后的血液输入动脉系统，以维持机体在循环阻断时的生理功能。	配合体外循环设备或器具使用，用于供医疗单位施行手术或抢救时，暂时代替心脏功能进行体外循环或局部灌注。	心肺转流系统用滚压式血泵	III
			通常由离心泵控制模块、驱动模块、紧急驱动模块、流量传感器等组成。主要通过驱动离心泵头转动，来实现血液流动。可独立使用，也可外接匹配的人工心肺机使用。	配合体外循环设备或器具使用，用于供医疗单位施行手术或抢救时，暂时代替心脏功能进行体外循环或局部灌注。	心肺转流系统用离心泵	III
		02 心肺转流监测设备	通常由主机、静脉探头、动脉探头、传感器、样本池等组成。通过各传感器把测量的数据传输到血气监测系统主机，以实现对体外循环过程中各参数的监测。	用于连续监测动脉和／或静脉血气参数，包括 pH 值、二氧化碳分压值、氧分压值、温度值、氧饱和度值等参数。	体外循环连续血气监测系统	III
			通常由主机、温度传感器、血平面传感器和气泡传感器组成。	用于体外循环手术中血液的压力、温度测试。	体外循环监视仪	II
		03 热交换设备	通常由水循环系统、制冷系统、加温系统等组成。与人工心肺机一起应用于体外循环手术中，使用水循环对氧合器、变温毯或停跳灌注装置中的血液进行控制性冷却或加热。	用于为体外循环血液热交换系统中的热交换器提供加温水、降温水和原水的驱动装置，供医疗单位施行体外循环时调节温度用。	心肺转流系统用热交换水箱	II
		04 体外心肺支持辅助系统	通常由主机、传感器、静脉探头、安全杆、紧急驱动装置和附件组成。可对体外循环手术进行驱动、控制、检测和记录。	用于在体外循环手术、长时间心肺功能支持或急救时，暂时替代心脏泵功能，进行血流驱动和安全监测等。	体外心肺支持辅助系统	III
		05 体外心肺支持用升温仪	通常由水槽、加热器、泵、控制装置及连接管道组成。	用于为氧合器提供热量，保持患者体温。	体外心肺支持用升温仪	II
6	心肺转流器具	01 氧合器	通常由静脉贮血室、氧合室和变温室组成。分为膜式和鼓泡式。无菌提供，一次性使用。	用于向人体血液供氧，将静脉血转换为动脉血。	一次性使用中空纤维氧合器、一次性使用鼓泡式氧合器、一次性使用集成式膜式氧合器	III
		02 贮血滤血器	通常由上盖、加液盖、血库、消泡系统、出血咀、采血咀、和采血帽组成。无菌提供，一次性使用。	用于在临床心脏直视手术中的体外循环时，贮存、消泡、过滤心内吸引血。	一次性使用贮血滤血器、一次性使用心内血液回收器	III
		03 微栓过滤器	通常由整体部件外壳、滤芯、底座、三通接头、应急旁路管、配用部件三通开关、测压管组件、排气管等组成。无菌提供，一次性使用。	用于体外循环心脏直视手术中，清除血液中的微小固体及气体栓子。	一次性使用心肺转流系统动脉管路血液过滤器、一次性使用动脉过滤器、一次性使用血液微栓过滤器	III

序号	一级产品类别	二级产品类别	产品描述	预期用途	品名举例	管理类别
		04 血液浓缩器	通常由中空纤维、配用连接管、封堵胶、外壳、端盖等部件组成。无菌提供，一次性使用。	用于体外循环手术中的血液超滤，维持患者适合的红细胞压积。	一次性使用血液浓缩器、一次性使用超滤器	Ⅲ
		05 心脏停跳液灌注器	通常由气泡捕获器、变温器、连接管和接头组成。无菌提供，一次性使用。	用于在体外循环心脏直视手术中，将心肌停跳液灌入冠状动脉，进行心肌的保护。	一次性使用心脏停跳液灌注器、一次性使用心脏停跳液灌注用变温器、一次性使用心肌停跳液热交换器、一次性使用心肌保护液灌注装置、一次性使用心脏停跳液灌注管	Ⅲ
		06 心肺转流用管路及接头	通常由管路、接头、泵管等部件构成。无菌提供，一次性使用。	用于在体外循环或不完全心肺功能支持手术中，提供血液灌流通路。	一次性使用人工心肺机体外循环管道、一次性使用颈动脉转流管、一次性使用体外循环用配套血管路	Ⅲ
			通常由吸引头、手柄、接头、插管等部件构成。无菌提供，一次性使用。	用于在体外循环心脏直视手术及其他外科手术中，清理胸腔内血液，将血液吸引回心肺机的回收系统，或离心泵头将体外氧合后的动脉血灌注到患者动脉系统。	一次性使用主动脉灌注插管、一次性使用静脉插管、一次性使用动脉插管、一次性使用灌注管、一次性使用体外循环导管插管、一次性使用左心吸引头、一次性使用右心吸引头	Ⅲ
		07 离心泵泵头	通常由外壳、叶片、轴、轴衬和磁铁组成。无菌提供，一次性使用。	配合离心泵使用，用于在心脏手术中的体外循环或循环辅助。	一次性使用心肺转流系统用离心泵泵头	Ⅲ
		08 心脏停跳液	通常由电解液等组成。	用于心血管外科手术中，使心脏停跳、维持电机械非收缩状态，从而达到保护心肌的作用。	心脏停跳液、心脏停搏液、心肌保护停跳液	Ⅲ
7	其他	01 腹水超滤浓缩回输设备	通常由电源部件、控制部件、驱动部件、操作面板和蠕动泵等组成。对患者体内因病变产生的腹水进行抽取、超滤、浓缩并回输。	配合穿刺针、体外循环管路、分子筛等使用，用于医疗单位，对各种顽固性腹水进行腹水超滤浓缩腹腔内回输治疗。	腹水超滤浓缩回输设备	Ⅱ

11 医疗器械消毒灭菌器械

本类医疗器械主要分布在品名 8419、8543、8479、8424 项下、84.79 项下。

序号	一级产品类别	二级产品类别	产品描述	预期用途	品名举例	管理类别
1	湿热消毒灭菌设备	01 蒸汽消毒器	通常由消毒室、控制系统、过压保护装置等组成。工作原理是利用产生的高温水蒸汽作用于负载上微生物一定时间，使微生物的蛋白质变性从而导致微生物死亡，以达到消毒的目的。	用于耐湿耐热医疗器械的蒸汽消毒。	蒸汽消毒器	Ⅱ

序号	一级产品类别	二级产品类别	产品描述	预期用途	品名举例	管理类别
		02 煮沸消毒器	通常由控制系统、加热系统、煮沸槽等组成。工作原理是将需要消毒的医疗器械放置在水或其他液体中，通过适当时间煮沸进行消毒。	用于耐湿耐热医疗器械的煮沸消毒。	煮沸消毒器	Ⅱ
		03 压力蒸汽灭菌器	通常由灭菌室、控制系统、过压保护装置等组成，可自带蒸汽发生装置，也可外接蒸汽。工作原理是利用饱和水蒸汽作用于负载上微生物一定时间，使微生物的蛋白质变性从而导致微生物死亡，以达到灭菌的目的。	用于耐湿耐热医疗器械的灭菌。	大型压力蒸汽灭菌器、小型压力蒸汽灭菌器、卡式压力蒸汽灭菌器、立式压力蒸汽灭菌器、手提式压力蒸汽灭菌器、清洗压力蒸汽灭菌器	Ⅱ
2	干热消毒灭菌设备	01 热空气消毒器	通常由腔体、加热系统、控制系统等组成。工作原理是利用循环热空气的热能达到消毒目的。	用于耐高温的医疗器械的消毒。	热空气消毒器	Ⅱ
		02 热空气灭菌器	通常由腔体、加热系统、控制系统等组成。工作原理是利用循环热空气的热能达到灭菌目的。	用于耐高温的医疗器械的灭菌。	热空气型干热灭菌器	Ⅱ
		03 热辐射灭菌器	通常由腔体、加热系统、控制系统等组成。工作原理是利用热辐射的热能达到灭菌目的。	用于耐高温的医疗器械的灭菌。	热辐射型干热灭菌器	Ⅱ
3	化学消毒灭菌设备	01 酸性氧化电位水生成器	通常由水路系统、电解槽、控制装置等组成。工作原理是利用电解法产生酸性氧化电位水，供消毒医疗器械用。	通过生成酸性氧化电位水，用于对可耐受酸性氧化电位水的医疗器械进行消毒。	酸性氧化电位水生成器	Ⅱ
		02 臭氧消毒器	通常由臭氧发生装置、电气控制系统、管路系统等组成。工作原理是通过生成臭氧气体或臭氧水对医疗器械进行消毒。	用于可耐受臭氧的医疗器械进行消毒。	臭氧水生成器、臭氧消毒柜、回路臭氧消毒机	Ⅱ
		03 环氧乙烷灭菌器	通常由灭菌箱体、加热系统、真空系统、加药及气化装置、残气处理系统、监测、控制系统等组成。工作原理是在一定温度、压力和湿度条件下，利用环氧乙烷气体对灭菌箱体内的物品进行作用，使微生物蛋白质和遗传物质等变性从而导致微生物死亡，以达到灭菌的目的。	用于可耐受环氧乙烷的医疗器械的灭菌。	环氧乙烷灭菌器	Ⅱ
		04 甲醛灭菌器	通常由灭菌室、控制系统、气化系统等组成。工作原理是在一定温度、压力和湿度条件下，用甲醛气体对灭菌室内的物品进行作用，使微生物蛋白质和遗传物质变性从而导致微生物死亡，以达到灭菌的目的。	用于可耐受甲醛的医疗器械的灭菌。	甲醛灭菌器、低温蒸汽甲醛灭菌器	Ⅱ

序号	一级产品类别	二级产品类别	产品描述	预期用途	品名举例	管理类别
		05 过氧化氢灭菌器	通常由灭菌室、真空系统、过氧化氢注入系统、控制系统等组成，还可以配置等离子体发生装置。工作原理是通过汽化的过氧化氢对灭菌室内物品进行作用，使微生物蛋白质和遗传物质变性从而导致微生物死亡，以达到灭菌的目的。若配置有等离子体发生器，可通过等离子体发生器使汽化的过氧化氢形成过氧化氢等离子态，结合过氧化氢气体及过氧化氢等离子体对灭菌室内物品进行低温灭菌。	用于可耐受过氧化氢的医疗器械的灭菌。	过氧化氢灭菌器、过氧化氢低温等离子灭菌器	II
		06 其他化学消毒灭菌器	通常由灭菌腔体、控制系统、管路系统等组成。工作原理是利用制造商规定的化学剂（除环氧乙烷、甲醛、过氧化氢外）作为消毒或灭菌剂，配合本消毒灭菌设备对医疗器械进行消毒或灭菌。	与制造商规定的化学剂配合使用，用于可耐受相应化学消毒剂的医疗器械的消毒灭菌。	过氧乙酸消毒器、戊二醛消毒器	II
4	紫外线消毒设备	01 紫外线消毒器	通常由紫外线灯管、控制系统等组成。工作原理是利用紫外线灯管发出的紫外线，对医疗器械表面进行照射，使病原微生物灭活。	用于不耐热且耐受紫外线的医疗器械的消毒。	紫外线消毒器、紫外线消毒柜、紫外线消毒车	II
5	清洗消毒设备	01 清洗消毒器	通常由清洗腔体、管路系统、控制系统等组成。工作原理是利用清洗剂和水流对医疗器械进行清洁，并利用热水或化学剂水溶液对腔体内医疗器械作用合理时间而进行消毒，如适用，还可对被处理的医疗器械进行干燥。	用于医疗器械的去污、清洗、消毒、干燥（如适用）。	清洗消毒器、内镜清洗消毒器、内镜清洗消毒系统	II
		02 医用清洗器	通常由清洗槽、管路系统、控制系统等组成，其中超声清洗器一般还包括超声波发生器。工作原理是利用水冲洗或特定频率超声波作用对医疗器械进行清洗。	用于对医疗器械消毒灭菌前的清洗，不具备消毒功能。	医用清洗器、医用超声波清洗器	I

12 有源植入器械

本类医疗器械分布在品目 9021 项下。

序号	一级产品类别	二级产品类别	产品描述	预期用途	品名举例	管理类别
1	心脏节律管理设备	01 植入式心脏起搏器	通常由植入式脉冲发生器和扭矩扳手组成。通过起搏电极将电脉冲施加在患者心脏的特定部位。	用于治疗慢性心率失常。再同步治疗起搏器还可用于心力衰竭治疗。	植入式心脏起搏器、植入式心脏再同步治疗起搏器	III
		02 植入式心律转复除颤器	通常由植入式脉冲发生器和扭矩扳手组成。通过检测室性心动过速和颤动，并经由电极向心脏施加心律转复/除颤脉冲对其进行纠正。	用来治疗快速室性心律失常。再同步治疗除颤器还可用于心力衰竭治疗。	植入式心律转复除颤器、植入式再同步治疗心律转复除颤器、植入式皮下心律转复除颤器	III
		03 临时起搏器	通常由非植入式脉冲发生器和患者电缆（若使用）组成。	用于心房和心室的体外临时起搏。	临时起搏器、体外起搏器	III
		04 植入式心脏起搏电极导线	通常由电极导线和附件组成。	与植入式心脏起搏器配合使用，用于治疗慢性心律失常。	植入式心脏起搏电极导线、植入式左室心脏起搏电极导线、植入式心外膜心脏起搏电极导线	III

序号	一级产品类别	二级产品类别	产品描述	预期用途	品名举例	管理类别
		05 植入式心脏除颤电极导线	通常由电极导线和附件组成。	与植入式心律转复除颤器配合使用，用于治疗快速室性心律失常。	植入式心脏除颤电极导线、植入式皮下心脏除颤电极导线	III
		06 临时起搏电极导线	通常由电极导线和附件组成。	用于心房和心室的临时起搏。	临时心脏起搏电极导线	III
		07 植入式心脏事件监测设备	通常由监测仪植入体本身和体外附件（若使用）组成。	植入于人体内记录皮下心电图和心律失常事件。	植入式心脏事件监测器、植入式心电事件监测器	III
		08 植入式封堵工具	通常由硅橡胶材料制成。	用于电极导线终端未使用连接器或植入式脉冲发生器未使用端口的绝缘。	封堵塞、电极导线帽	III
		09 植入式电极导线移除工具	通常由拔除工具、清除工具、手术工具组成。	用于经静脉途径微创移除已植入患者体内的起搏器或除颤器电极导线。	电极导线拔除工具、电极导管锁紧系统	III
		10 起搏系统分析设备	通常由分析仪主机和患者电缆、电缆适配器、无菌延长线组成。	适合在起搏器和除颤器植入过程中用于对起搏电极系统进行分析。	起搏系统分析仪	II
		11 心脏节律管理程控设备	通常由显示单元、打印单元、程控单元、软件等组成。	用于询问、程控、显示数据或测试植入式心脏起搏器和植入式心律转复除颤器等心脏节律管理设备。	心脏节律管理设备程控仪、心脏节律管理设备患者程控仪、程控仪	II
		12 连接器套筒	通常由接触夹及连接器环形电极组成。	用于连接到电极导线连接器、或者断开连接。	四极连接器套筒	II
2	神经调控设备	01 植入式神经刺激器	通常由植入式脉冲发生器和附件组成。	通过将电脉冲施加在脑部或神经系统的特定部位来治疗帕金森病、控制癫痫、躯干和/或四肢的慢性顽固性疼痛或肠道控制以及排尿控制、肌张力障碍等疾病。	植入式脑深部神经刺激器、植入式脊髓神经刺激器、植入式骶神经刺激器、植入式迷走神经刺激器、植入式可充电脑深部神经刺激器、植入式可充电脊髓神经刺激器、植入式可充电骶神经刺激器、植入式可充电迷走神经刺激器	III
		02 植入式神经刺激电极	通常由电极导线和附件组成。	与植入式神经刺激器配合使用，用于治疗帕金森病、控制癫痫、躯干和/或四肢的慢性顽固性疼痛或肠道控制以及排尿控制、肌张力障碍等疾病。	植入式脑深部神经刺激电极、植入式脊髓神经刺激电极、植入式骶神经刺激电极、植入式迷走神经刺激电极、植入式脑深部神经刺激延伸导线、植入式脊髓神经刺激延伸导线、植入式骶神经刺激延伸导线、植入式迷走神经刺激延伸导线	III
		03 测试刺激电极	通常由电极和附件（若使用）组成。	与测试刺激器配合使用，用于临时刺激与测试。	测试神经刺激电极、测试刺激电极、神经刺激测试电极	III
		04 神经调控充电设备	通常由充电器、充电线圈、适配器等组成。	用于对特定的可充电植入式脉冲发生器的电池进行充电，以延长可充电植入式脉冲发生器的使用期限。	神经调控体外充电器、体外充电器	III
		05 植入式电极导线适配工具	通常由适配器、神经刺激器接口插头、转矩扳手组成。	用于连接植入式神经刺激器与适配的植入式延伸导线。	植入式电极导线适配器	III

序号	一级产品类别	二级产品类别	产品描述	预期用途	品名举例	管理类别
		06 植入式电极导线补件	通常由固定锚、连接保护套、导引工具组成。	用于植入式神经刺激电极的修补或再定位。	神经刺激电极修补套件	III
		07 测试刺激器	通常由控制单元、输出单元、电源单元组成。	用于在电极导线放置或试验刺激效果期间评估神经刺激系统的功效。	测试神经刺激器、测试刺激器、体外神经刺激器	II
		08 测试延伸导线	通常由延伸导线和附件（若使用）组成。	与测试刺激器、配合使用，用于临时刺激和测试。	测试神经刺激延伸导线、神经刺激系统经皮延伸导线和电缆、多电极测试电缆	II
		09 神经调控程控设备	通常由程控单元、显示单元、软件等组成。	用于对植入式神经调控设备的询问、程控、显示数据和测试。	神经调控设备程控仪、神经调控设备患者程控仪、程控仪、患者程控仪	II
3	辅助位听觉设备	01 植入式位听觉设备	通常由接收部分、刺激器主体和电极（若有）组成的植入体。	通过对耳蜗内或蜗后听觉传导通路特定部位进行电刺激，或对中耳以及骨传导进行振动来提高或恢复听觉感知。	人工耳蜗植入体、骨桥植入体、植入式振动声桥听力辅助系统、植入式骨桥听力辅助系统	III
			通常由固定装置和振动传导部分组成。	通过骨传导辅助恢复听觉感知。	植入式骨导助听器	III
		02 体外声音处理器	通常由言语处理器主机、控制器等组成的体外部分。	与植入式辅助听觉设备体配合使用，将声音转化为电刺激或振动，通过对耳蜗内或蜗后听觉传导通路特定部位进行电刺激，或对中耳以及骨传导进行振动来提高或恢复听觉感知。	人工耳蜗声音处理器、振动声桥系声音处理器、骨桥声音处理器、骨导声音处理器	II
		03 辅助位听觉调控设备	通常由主机，连接电缆等组成。	用于调试或测试辅助位听觉设备。	人工耳蜗调机设备、振动声桥调机设备、骨桥调机设备、人工耳蜗检测设备	II
4	其他	01 植入式心脏收缩力调节设备	通常由植入式脉冲发生器和扭矩扳手组成，通过电极将电脉冲施加在患者心脏的特定部位。	用于心肌收缩力的调节增强。	植入式心脏收缩力调节器	III
			通常由充电器、充电线圈、适配器等组成。	用于对特定的植入式心脏收缩力调节设备电池进行充电，以延长其使用期限。	心脏收缩力调节设备充电器	III
			通常由显示单元、程控单元、软件等组成。	用于询问、程控、显示数据或测试植入式心脏收缩力调节设备。	心脏收缩力调节设备程控仪	II
		02 植入式循环辅助设备	通常由植入式泵体、电源部分、血管连接和控制器组成。	用于心室循环功能的辅助，代替心脏实现泵血。	植入式左心室辅助装置、植入式右心室辅助装置	III
		03 植入式药物输注设备	通常由输注泵植入体、鞘内导管、附件等组成。	用于长期输入药物或液体。	植入式药物泵	III

13 无源植入器械

本类医疗器械分布在品目 9021 项下。

序号	一级产品类别	二级产品类别	产品描述	预期用途	品名举例	管理类别
1	骨接合植入物	01 单/多部件金属骨固定器械及附件	通常由一个或多个金属部件（如板、钉板、刃板）及金属紧固装置（如螺钉、钉、螺栓、螺母、垫圈）组成。一般采用纯钛及钛合金、不锈钢、钴铬钼等材料制成。其中金属部件通过紧固装置固定就位。	用于固定骨折之处，也可用于关节的融合及涉及截骨的外科手术等。可植入人体，也可穿过皮肤对骨骼系统施加拉力（牵引力）。	金属锁定接骨板、金属非锁定接骨板、金属锁定接骨螺钉、金属非锁定接骨螺钉、金属股骨颈固定钉、金属接骨板钉系统、金属U型钉	III
		02 单/多部件可吸收骨固定器械	一般采用聚乳酸或其共聚物、复合材料等制成。	用于非承重部位的骨折内固定术、截骨术、关节融合术中骨折部位的固定。	可吸收接骨螺钉、可吸收接骨板、可吸收接骨棒、可吸收板钉系统	III
		03 单/多部件记忆合金骨固定器械	一般采用镍钛记忆合金材料制成，具有特定的形状。	利用形状记忆功能，用于骨折部位的固定。	记忆合金聚髌器、记忆合金肋骨板、胸骨固定器、记忆合金环抱器、张力钩、接骨器、聚髌器	III
		04 金属髓内装置	通常由主钉和/或附件组成，主钉通常为管状、棒状或针状。主钉和附件一般采用钛合金和不锈钢等材料制成。	用于骨折内固定，植入骨髓腔内由螺钉等连接固定。	金属髓内钉、金属带锁髓内钉、金属髓内针、金属髓内钉系统、金属带锁髓内钉系统	III
		05 金属固定环扎装置	通常由金属带、金属扁平条或单股或多股金属丝组成，还可包含其他附件。一般采用纯钛及钛合金、不锈钢、钴铬钼等材料制成。	2017年第104公告：围绕着长骨，通过丝或螺钉锚定在该长骨上，用于骨折固定。2022年第25号公告调整为：通过丝或螺钉锚定在骨上，用于骨固定或骨接合。	金属缆线/缆索、柔性金属丝、金属缆线/缆索系统	III
		06 光面或带螺纹的金属骨固定紧固件	通常由一段刚性丝或棒组成。一般采用钛合金、钴铬钼或不锈钢等材料制成。可以是直型或U型，端部可以是锋利（钝）且可能有加工成型的带槽的头。	用于骨折固定、骨重建，作为插入其他植入物的导针，也可穿过皮肤植入人体对骨骼系统施加拉力（牵引力）。	金属骨针	III
2	运动损伤软组织修复重建及置换植入物	01 运动损伤软组织修复重建植入物	通常为钩状、钉状、门型、板状植入物，或与可植入缝线共同使用。一般采用金属、高分子、复合材料等制成，附着在固定装置上的缝线分为可吸收，部分可吸收和不可吸收三大类。	用于肩、足、踝、髋、膝、手、腕、肘、半月板、交叉韧带等部位的软组织重建和修复。	带线锚钉、界面螺钉（干预螺钉）、门型钉、半月板缝合钉、带线固定板	III
		02 运动损伤软组织置换植入物	一般采用高分子材料或同种异体组织制成。用于全部或部分地置换损伤组织。	用于补偿天然组织的损伤。	人工韧带、人工半月板、人工髌腱	III
3	脊柱植入物	01 脊柱椎板间固定系统	通常由多种钩、连接杆、植入板、螺钉、螺塞、垫片、连接器等部件组成。一般采用不锈钢、纯钛、钛合金等材料制成。通常贯穿3块相邻的椎骨，拉直并固定脊柱使椎骨能够与植入物连接并融合在一起。	用于治疗脊柱侧凸，也可用于治疗脊柱的骨折和脱位、重度腰椎滑脱（3、4级）以及下背部综合征，或脊柱椎管扩大减压术后的椎板成形等。	颈椎后路非椎弓根固定系统、胸腰椎后路非椎弓根脊柱固定系统、枕颈系统、椎板固定板系统	III

序号	一级产品类别	二级产品类别	产品描述	预期用途	品名举例	管理类别
		02 脊柱椎体间固定/置换系统	通常由多种骨板和连接螺钉等组成。一般采用纯钛、钛合金等材料制成，特殊产品也可采用聚乳酸或其共聚物等材料制成。	金属植入物用于治疗脊柱侧凸，也可用于脊柱前路椎体固定，或用于椎体置换等。可吸收植入物用于与传统坚强内固定器械配合使用，在脊柱椎体切除融合术中辅助植骨。	颈椎前路固定系统、胸腰椎前路固定系统、可吸收颈椎前路钉板系统、椎体置换系统	III
		03 脊柱椎弓根系统	通常由螺栓、钩、螺钉、连接装置、连接棒、连接杆、横向连接器等多个组件组成。一般采用钛合金、纯钛、钴铬钼、聚醚醚酮等材料制成。可用于固定脊柱节段。	用于治疗胸腰椎、骶骨脊柱畸形脊柱滑脱，退行性腰椎滑脱，椎骨骨折、脱位，脊柱侧凸，脊柱后凸，脊柱肿瘤，融合失败等。	颈椎椎弓根系统、胸腰椎椎弓根系统	III
		04 椎间融合器	通常由单个或多个部件组成。一般采用金属、高分子或复合材料制成。可植入颈椎或腰骶的椎体间隙中或用于胸腰椎椎体置换及恢复椎体病变受损而丢失的高度。	用于患有椎间盘退行性疾病、椎体滑脱、椎体不稳等病症的骨骼成熟患者，在一个或两个相邻椎体节段上进行融合。	颈椎椎间融合器、胸腰椎椎间融合器	III
		05 椎间盘假体	通常由上、下终板和髓核组成。终板一般采用钴基合金、钛合金等材料制成，两面可带有涂层；髓核一般采用超高分子量聚乙烯、陶瓷等材料制成。可植入椎体间置换人体椎间盘。	用于椎间盘置换术，以恢复椎体相邻节段间的支撑和相对运动。	颈椎椎间盘假体、胸腰椎椎间盘假体	III
		06 棘突植入物	通常由单个或多个部件组成。一般采用钛合金等材料制成。该产品可用于在腰椎棘突间施加一定的撑开力，限制腰椎过度后伸。	用于维持腰椎活动节段棘突间的稳定。	棘突间植入物	III
4	关节置换植入物	01 髋关节假体	通常由髋臼部件和股骨部件组成。一般采用钛合金、钴铬钼、不锈钢、超高分子量聚乙烯、陶瓷等材料制成。根据人体髋关节的形态、构造及功能设计，替换髋关节的一个或两个关节面，通过关节面的几何形状来限制其在一个或多个平面内的平移和旋转。	用于外科手术植入人体，代替患病髋关节，达到缓解髋关节疼痛、恢复髋关节功能的目的。	髋关节假体系统、髋关节假体、髋臼假体、髋关节股骨假体	III
		02 膝关节假体	通常由股骨部件、胫骨部件和髌骨部件组成。一般采用钛合金、钴铬钼、超高分子量聚乙烯等材料制成。根据人体膝关节的形态、构造及功能设计，替代膝关节的一个、两个或三个间室的关节面。	用于外科手术植入人体，代替患病膝关节，达到缓解膝关节疼痛、恢复膝关节功能的目的。	膝关节假体系统、膝关节假体、膝关节股胫假体、膝关节髌股假体、膝关节髌股假体、膝关节股骨假体、膝关节髌骨假体、膝关节胫骨假体	III

序号	一级产品类别	二级产品类别	产品描述	预期用途	品名举例	管理类别
		03 肩关节假体	通常由肱骨部件和关节窝部件组成。一般采用钛合金、钴铬钼、超高分子量聚乙烯等材料制成。根据人体肩关节的形态、构造及功能设计，替代肩关节的关节面。	用于外科手术植入人体，代替患病肩关节，达到缓解肩关节疼痛，恢复肩关节功能的目的。	肩关节假体系统、肩关节假体、肩关节肩盂假体、肩关节肱骨假体	III
		04 肘关节假体	通常由肱骨部件和桡骨部件组成。一般采用钛合金、钴铬钼、超高分子量聚乙烯等材料制成。根据人体肘关节的形态、构造及功能设计，替代肘关节的关节面。	用于外科手术植入人体，代替患病肘关节，达到缓解肘关节疼痛，恢复肘关节功能的目的。	肘关节假体系统、肘关节假体、肘关节径向假体、肘关节肱骨假体	III
		05 指关节假体	通常由单个或多个部件组成。一般采用钛合金、钴铬钼、超高分子量聚乙烯、硅弹性体、聚丙烯、聚酯等材料制成。根据人体指关节的形态、构造及功能设计，用于替代掌指关节或近端指间关节。	用于外科手术植入人体，代替患病指关节，达到缓解指关节疼痛，恢复指关节功能的目的。	指关节假体系统	III
		06 腕关节假体	通常由单个或多个部件组成。一般采用钛合金、钴铬钼、硅弹性体、超高分子量聚乙烯等材料制成。根据人体腕关节的形态、构造及功能设计，替代腕关节的关节面。	用于外科手术植入人体，代替患病腕关节，达到缓解腕关节疼痛，恢复腕关节功能的目的。	腕关节假体系统	III
		07 踝关节假体	通常由单个或多个部件组成。一般采用钛合金、钴铬钼、碳纤维和超高分子量聚乙烯等材料制成。根据人体踝关节的形态、构造及功能设计，替代踝关节的关节面。	用于外科手术植入人体，代替患病踝关节，达到缓解踝关节疼痛，恢复踝关节功能的目的。	踝关节假体系统	III
		08 颞下颌关节假体	通常由单个或多个部件组成。一般采用钛合金、等材料制成。根据颞下颌关节的形态、构造及功能设计，替代颞下颌关节的关节面。	用于外科手术植入人体，代替患病颞下颌关节，达到缓解颞下颌疼痛，恢复颞下颌关节功能的目的。	颞下颌关节假体系统	III
5	骨科填充和修复材料	01 丙烯酸树脂骨水泥	通常由粉体和液体组成。一般采用甲基丙烯酸甲酯、聚甲基丙烯酸甲酯、丙烯酸酯或聚甲基丙烯酸甲酯和聚苯乙烯共聚物等材料制成。粉体和液体一般经混合搅拌后使用。	用于关节成形术、脊柱或创伤手术中金属或高分子植入物与活体骨的固定。也可用于椎体的填充；固定椎体的骨缺损或与内固定产品一同用于上肢、下肢或骨盆的骨质疏松性骨折治疗。	丙烯酸树脂骨水泥	III
			通常由粉体和液体组成。一般采用甲基丙烯酸甲酯、聚甲基丙烯酸甲酯、丙烯酸酯或聚甲基丙烯酸甲酯和聚苯乙烯共聚物等材料制成，含有药物成分。粉体和液体一般经混合搅拌后使用。	用于关节成形术、脊柱或创伤手术中金属或高分子植入物与活体骨的固定。也可用于椎体的填充；固定椎体的骨缺损或与内固定产品一同用于上肢、下肢或骨盆的骨质疏松性骨折治疗。其中所含药物成分为复合在骨水泥中增加抗菌功能用于辅助预防感染。	含药丙烯酸树脂骨水泥	III（药械组合产品）

序号	一级产品类别	二级产品类别	产品描述	预期用途	品名举例	管理类别
		02 钙盐类骨填充植入物	通常由颗粒或非颗粒状产品组成。一般采用羟基磷灰石、磷酸钙、硫酸钙、生物玻璃或由以上物质组合制成，也可含有胶原蛋白 [不含重组人骨形态发生蛋白质 -2（rhBMP-2）] 等材料。	用于填充四肢、脊柱、骨盆等部位由于创伤或手术造成的、不影响骨结构稳定性的骨缺损。	2017 年第 104 公告：人工骨、骨修复材料、羟基磷灰石生物陶瓷、磷酸钙生物陶瓷、β-磷酸三钙人工骨、硫酸钙人工骨、胶原基骨修复材料、钙磷盐骨水泥、生物玻璃骨填充材料、骨诱导磷酸钙生物陶瓷 2022 年第 30 号公告调整为：人工骨、骨修复材料、羟基磷灰石生物陶瓷、磷酸钙生物陶瓷、β-磷酸三钙人工骨、硫酸钙人工骨、胶原基骨修复材料、钙磷盐骨水泥、生物玻璃骨填充材料	III
		03 同种异体骨修复材料	通常由同种异体骨经过加工制备而成。不含活细胞成分。	用于骨缺损、骨不连、骨延迟愈合或不愈合的填充修复，以及脊柱融合、关节融合及矫形植骨修复。	同种异体骨修复材料	III
		04 金属填充物	一般采用钽金属、钛或钛合金等材料制成，具有多孔结构或粗糙表面。根据使用部位的不同，具有特定形状。	用于重建由于严重退化、创伤或其它病理改变造成的髋关节、膝关节骨缺损；用于翻修、补救既往关节重建术和植入物失效时的骨缺损；或用于治疗未发生股骨头塌陷的股骨头坏死。	填充块、股骨头坏死重建棒	III
6	神经内 / 外科植入物	01 单 / 多部件预制颅骨成形术板及紧固件	通常由板及紧固件组成。一般采用纯钛、钛合金、钴铬合金等金属材料以及可吸收或不可吸收高分子材料制成。其中板通过紧固装置（如螺钉、金属丝或其它组件）固定就位。	用于修补、覆盖、填充或固定颅骨缺损或孔洞。	预制颅骨板系统、可塑形预制颅骨板系统、钛网、钛网板系统	III
		02 颅骨夹 / 锁	通常由单个或多个部件组成。一般采用钛合金等金属材料以及可吸收或不可吸收高分子材料制成。	用于开颅手术后颅骨瓣的固定。	颅骨夹、颅骨锁	III
		03 单 / 多部件颅颌面固定器械及附件	通常由一个或多个部件及紧固件组成。一般采用纯钛、钛合金等金属材料以及可吸收或不可吸收高分子材料制成。其中板通过紧固装置（如螺钉或其它组件）固定就位。	用于神经外科和颌面外科手术中骨折的固定。	颅颌面内固定系统、颅颌面板钉系统	III
		04 硬脑（脊）膜补片	一般采用高分子材料或天然生物材料等制成。	用于神经外科硬脑（脊）膜的修补或替代。	硬脑膜补片、神经外科补片	III
		05 动脉瘤夹	通常由单个部件组成。一般采用钛合金等金属材料制成。用于使颅内动脉瘤颈或囊闭塞的装置。	用于颅内动脉瘤颈或瘤体的永久性闭塞治疗。	动脉瘤夹、脑动脉瘤夹	III

序号	一级产品类别	二级产品类别	产品描述	预期用途	品名举例	管理类别
		06 颅内支架系统	通常由支架和／或输送系统组成。支架一般采用金属材料制成，可覆高分子材料制成的膜。经腔放置的植入物，扩张后通过提供一个机械性的支撑，以维持或恢复颅内血管的通畅性，或辅助弹簧圈治疗出血性病变。	用于治疗颅内、颅底动脉血管狭窄或辅助弹簧圈治疗颅内动脉瘤等其他出血性病变。	颅内支架	Ⅲ
		07 颅内栓塞器械	栓塞异常血管并促进肿瘤缺血、坏死的颗粒或液体。	用于脑血管畸形的血管内或颅内动脉瘤的栓塞治疗。	液体栓塞剂	Ⅲ
		08 颅内弹簧圈系统	通常由弹簧圈和输送导丝组成。弹簧圈的绕丝一般采用铂钨、铂铱合金等金属材料制成，芯丝一般采用聚丙烯等高分子材料制成，部分弹簧圈表面可能含有聚酯纤维等高分子材料的纤毛。弹簧圈植入颅内可阻断异常血流。	用于在神经颅内手术中治疗颅内动脉瘤及其他神经血管异常的栓塞。	颅内弹簧圈	Ⅲ
		09 人工颅骨	一般采用硅橡胶与涤纶网膜材料复合而成，也可采用聚醚醚酮、钛合金等材料制成。	用于缺损颅骨的替代或重建。	硅橡胶人工颅骨、人工颅骨	Ⅲ
		10 脑积水分流器及组件	通常为单件式、多件式装置，或几个装置的组合。	用于手术植入到脑积水患者或其他脑脊髓液循环紊乱者体内，将脑脊液从中枢神经系统的液腔中引到身体的另一个部位或外部收集装置（外分液器），以降低升高的颅内压（ICP）或减少脑脊髓液体积。	脑积水分流器、脑脊液分流管	Ⅲ
		11 颅内动脉瘤血流导向装置	通常由编织植入物和输送系统组成。编织植入物一般选用钴铬合金和铂钨合金材料制成，输送导丝一般为不锈钢材料制成。由多股金属丝编织而成的植入物采用密网设计可以限制血流继续进入动脉瘤体，从而使动脉瘤内血流停滞，直至瘤体逐渐缩小。	用于血管腔内治疗成人颈内动脉岩段至垂体上动脉开口处近端的大或巨大宽颈动脉瘤。	颅内动脉瘤血流导向装置	Ⅲ
7	心血管植入物	01 血管内假体	通常由假体和／或输送系统组成。假体通常由移植物（覆膜）和支撑结构组成，移植物一般采用高分子材料制成。支撑结构一般采用金属材料制成，支撑结构通过缝合或嵌入的方式固定在移植物上。血管内假体一端可设计为锚定结构，以增强假体的固定能力。通过将血管内假体部分或全部置于血管管腔内，对患者的自体血管或人工血管进行修复、替换或者建立旁路血管通道。	用于治疗动脉瘤、动脉夹层等血管病变。	胸主动脉覆膜支架、腹主动脉覆膜支架、术中支架	Ⅲ

序号	一级产品类别	二级产品类别	产品描述	预期用途	品名举例	管理类别
		02 血管支架	通常由支架和／或输送系统组成。支架一般采用金属或高分子材料制成，其结构一般呈网架状。经腔放置的植入物扩张后通过提供机械性的支撑，以维持或恢复血管管腔的完整性，保持血管管腔通畅。支架可含或不含表面改性物质(不含药物)，如涂层。为了某些特殊用途，支架可能有覆膜结构。	用于治疗动脉粥样硬化、以及各种狭窄性、阻塞性或闭塞性等血管病变。	冠状动脉支架、外周动脉支架、肝内门体静脉支架	Ⅲ
			通常由支架和／或输送系统组成。支架一般采用金属或高分子材料制成，其结构一般呈网架状。经腔放置的植入物扩张后通过提供机械性的支撑，以维持或恢复血管管腔的完整性，保持血管管腔通畅。支架可含或不含表面改性物质，如涂层。为了某些特殊用途，支架可能有覆膜结构。含有药物成分。	用于治疗动脉粥样硬化、以及各种狭窄性、阻塞性或闭塞性等血管病变。	药物洗脱冠状动脉支架、药物洗脱外周动脉支架	Ⅲ（药械组合产品）
		03 腔静脉滤器	通常由腔静脉滤器和／或输送系统组成。腔静脉滤器一般采用金属材料制成。经腔放置的植入物扩张后通过机械过滤的方式来预防肺栓塞。	用于机械过滤下腔静脉来预防肺栓塞。	永久腔静脉滤器、可回收腔静脉滤器、可转换回收腔静脉滤器	Ⅲ
		04 人工血管	一般采用完全或部分的生物材料、合成编织型材料、合成非编织型材料制成。	用于置换血管、在血管间旁路移植或形成分流。	人工血管	Ⅲ
		05 心血管补片	一般采用膨体聚四氟乙烯等高分子材料和／或生物组织材料制成。	用于修复自体心血管、心室／房间隔缺损、瓣叶裂隙穿孔等。	心血管补片、心包膜	Ⅲ
		06 人工心脏瓣膜及瓣膜修复器械	一般采用高分子材料、动物组织、金属材料制成，可含或不含表面改性物质。	用于替代或修复天然心脏瓣膜（如主动脉瓣、二尖瓣、肺动脉瓣及三尖瓣）。	外科生物心脏瓣膜、外科机械心脏瓣膜、经导管植入式心脏瓣膜、心脏瓣膜成形环	Ⅲ
		07 心脏封堵器	通常由封堵器和／或输送系统组成。封堵器的网状或伞状结构一般采用金属材料制成，其余部分一般采用高分子材料制成，放置于心脏缺损、异常通路或特殊开口等处，并封堵该位置，达到阻止异常血流流通的目的。	用于治疗先天性心房间隔缺损、心室间隔缺损和动脉导管未闭、卵圆孔未闭等疾病。	房间隔缺损封堵器、室间隔缺损封堵器、动脉导管未闭封堵器、左心耳封堵器	Ⅲ
		08 心血管栓塞器械	通常由植入物和／或输送／注射装置组成。	用于控制动脉瘤、某些肿瘤动静脉畸形引起的血管出血或用于外周血管系统的动脉和静脉栓塞。	心血管栓塞剂、血管塞、血管弹簧圈、聚乙烯醇泡沫栓塞微粒	Ⅲ
8	耳鼻喉植入物	01 听小骨假体	一般采用铂金属、不锈钢、纯钛或钛合金等金属材料制成，亦有产品采用羟基磷灰石制成。	用于传导性耳聋，对全部或部分听小骨链施行置换手术。	生物陶瓷听小骨置换假体、听小骨假体	Ⅲ

序号	一级产品类别	二级产品类别	产品描述	预期用途	品名举例	管理类别
		02 耳内假体	一般采用不锈钢、钛合金等金属材料和／或聚四氟乙烯等高分子材料制成。	用于植入耳内，以重建声音传导链或治疗镫骨不能移动的耳硬化症，也可用于预防中耳积液。	鼓室成形术假体、镫骨成形术假体、通风管	Ⅲ
		03 植入性止鼾装置	通常由带线骨螺钉和置入装置（骨螺钉植入器、缝线穿引器、压舌板、咬垫、自由弯针、舌骨针）组成。带线骨螺钉中螺钉由钛合金材料制成，线由聚丙烯材料制成。通过一个带线骨螺钉将舌根部软组织固定于下颌骨以实现舌根的前悬挂，和／或通过两个带线骨螺钉将舌骨悬吊于下颚骨。	用于治疗阻塞性睡眠呼吸暂停（OSA）和／或打鼾。	舌悬吊系统	Ⅲ
9	整形及普通外科植入物	01 整形填充材料	一般采用聚四氟乙烯、硅橡胶等材料制成。	用于面部或其他部位软组织的填充。	硅橡胶外科整形植入物、面部假体、面部整形填充材料、面部整形植入物、硅橡胶皮下软组织植入体	Ⅲ
		02 整形用注射填充物	通常由注射器以及预装在注射器中的填充材料组成。	用于注射到真皮层和／或皮下组织，以填充增加组织容积。	2017 年第 104 公告：注射用交联透明质酸钠凝胶、注射用透明质酸钠凝胶、胶原蛋白植入剂、注射用聚左旋乳酸填充剂 2022 年第 25 号公告调整为：注射用交联透明质酸钠凝胶、注射用透明质酸钠凝胶、胶原蛋白植入剂、注射用聚左旋乳酸填充剂、重组Ⅲ型人源化胶原蛋白冻干纤维	Ⅲ
			2017 年第 104 公告：无 2022 年第 30 号公告调整为：通常由注射器以及预装在注射器中的材料，或灌装在瓶中的材料（一般以透明质酸钠为主要成分）组成。产品不应含有发挥药理学、免疫学或者代谢作用的成分。	2017 年第 104 公告：无 2022 年第 30 号公告调整为：用于注射到真皮层，主要通过所含透明质酸钠等材料的保湿、补水等作用，改善皮肤状态。	2017 年第 104 公告：无 2022 年第 30 号公告调整为：注射用透明质酸钠溶液	Ⅲ
		03 乳房植入物	通常由外壳和壳内填充物组成。植入体外壳一般采用多层医用硅橡胶制成，壳内充有医用级硅凝胶等材料。	用于隆乳和乳房再造。	人工乳房植入体、乳房植入体、硅凝胶填充乳房植入体	Ⅲ
		04 外科补片／外科修补网	一般采用一种或多种合成高分子生物材料或天然高分子生物材料制成。	用于植入人体，加强和修补不完整的腹壁和／或腹股沟区等软组织的缺损。	疝气补片、外科修复补片、外科修复网、疝修补补片	Ⅲ
		05 修补固定器	通常由缝钉和置入装置（器械杆、手柄、击发扳机）组成。	在多种微创及开放外科手术（如疝修补术）中，用于固定对软组织进行修补的材料。	可吸收钉修补固定器、可吸收夹固定装置、固定夹	Ⅲ

序号	一级产品类别	二级产品类别	产品描述	预期用途	品名举例	管理类别
		06 非血管支架	通常由支架和/或输送系统组成。支架一般采用金属材料制成，可覆高分子材料制成的膜。经腔放置的植入物扩张后通过提供机械性的支撑，以维持或恢复腔道的完整性。	用于预防非血管腔道的狭窄或重建腔道的结构和/或功能，也可用于胆汁/胰液的内引流。	胆道支架、尿道支架、肠道支架、气管支架、食道支架、前列腺尿道支架、胰管支架、十二指肠支架、结肠支架、幽门支架、气管造口支架系统、鼻窦支架	Ⅲ
		07 支气管内活瓣	通常由活瓣、输送导管、装载器和气道定径套件（玻璃注射器、活塞和量规）组成。活瓣支撑架一般采用镍钛合金制成，覆有聚氨酯膜。	用于控制气流以改善病变分布不均匀的肺气肿患者的肺功能及减少漏气。	支气管内活瓣	Ⅲ
		08 肛瘘塞	一般采用生物组织材料制成，通常为卷筒状结构。	通过填塞卷筒状结构增强软组织强度，用于修补肛门直肠瘘。	肛瘘塞	Ⅲ
		09 阴茎假体	通常由液囊、液泵阀与圆柱体组成。液囊一般采用聚甲基乙烯基硅氧烷材料制成；液泵阀一般采用硅橡胶、不锈钢及聚丙烯材料制成；圆柱体一般采用硅橡胶及涤纶材料制成。	用于植入患者阴茎海绵体的白膜腔内，以取代海绵体丧失的膨胀、勃起、支撑阴茎的功能。	阴茎支撑体	Ⅲ
		10 软组织扩张器	一般由扩张器壳体、导管、注射座及连接管组成，其中注射阀由硅橡胶和不锈钢碗组成。	用于获取自体皮肤组织以解决皮肤供区不足，也可用于头皮缺损、秃发再造、耳鼻再造和各类疤痕的修补。	软组织扩张器	Ⅲ
		11 整形用植入线材	2017 年第 104 公告：无 2022 年第 30 号公告调整为：通常由不可吸收或可吸收聚合物组成，可带针或不带针。	2017 年第 104 公告：无 2022 年第 30 号公告调整为：用于植入面部组织，以提升松弛下垂的组织，纠正皱纹。	2017 年第 104 公告：无 2022 年第 30 号公告调整为：面部埋植线、面部提拉线、面部锥体提拉线	2017 年第 104 公告：无 2022 年第 30 号公告调整为：Ⅲ
10	组织工程支架材料	01 脱细胞皮肤	通常由异species或同种异体皮肤组织经一系列处理后制成，包括真皮层及表皮层，其主要成分为胶原蛋白。不含活细胞成分。	用于皮肤缺损创面的修复，引导患者皮肤组织的修复和再生。	脱细胞猪皮、脱细胞异体皮肤	Ⅲ
		02 脱细胞真皮基质	通常由异种或同种异体皮肤组织经一系列处理后制备的脱细胞真皮基质制成，其主要成分为胶原蛋白。不含活细胞成分。	用于真皮层缺损的创面修复，引导患者皮肤组织缺损的修复和再生。	猪皮脱细胞真皮基质、脱细胞异体真皮基质	Ⅲ
		03 胶原蛋白支架材料	通常为胶原蛋白。不含活细胞成分。	用于皮肤、真皮的修复和再生。	医用胶原修复膜	Ⅲ
		04 神经修复材料	通常由异种或同种异体的神经或肌腱组织经脱细胞处理后获得的细胞外基质制成。或者由人工合成高分子材料或天然高分子材料制成。不含活细胞成分。	用于修复各种原因所致的外伤性神经缺损。	脱细胞同种异体神经修复材料、脱细胞人工神经鞘管、聚乳酸人工神经管、神经套管	Ⅲ

序号	一级产品类别	二级产品类别	产品描述	预期用途	品名举例	管理类别
		05 含重组人骨形态发生蛋白质的骨修复材料	通常在异种骨、同种异体骨、胶原、无机钙盐类材料、可吸收高分子材料中的一种或两种以上的复合材料中加入骨形态发生蛋白质-2（BMP-2）。	用于骨缺损、骨不连、骨延迟愈合或不愈合的填充修复，以及脊柱融合、关节融合及矫形植骨修复。	含蛋白质-2（rhBMP-2）的骨修复材料、含蛋白质-2（rhBMP-2）的胶原基骨修复材料	Ⅲ（药械组合产品）
11	其他	01 骨蜡	一般采用蜂蜡、石蜡、医用凡士林等材料或用泊洛沙姆等多种高分子材料混合制成制成。	通过封闭骨间的出血通路。用于控制骨损伤出血。	骨蜡	Ⅲ
		02 漏斗胸成形系统	通常由肋骨成形板、固定片、固定杆等部件组成。一般由纯钛、钛合金或不锈钢等材料制成。	用于漏斗胸和其他胸骨畸形成形术中的内固定。	漏斗胸成形系统、纵向胸廓成形人工钛肋系统	Ⅲ
		03 胸骨捆扎／抓扣固定系统	通常由结扎带和穿引弯钩两部分组成，其中穿引弯钩非植入人体，仅用于辅助结扎带穿引安装，安装后废弃。也可由上下片及螺钉组成。也可由带或不带夹子的捆绑钢缆、粗隆爪、钢缆钉、钢缆螺丝钉、钢板组成。	用于开胸术中的胸骨固定。器械可单独使用，也可与其它传统不锈钢丝配合使用。	胸骨结扎带	Ⅲ
		02017 年 第 104 公告：无 2022 年 第 30 号公告调整为：04 组织诱导性植入器械	2017年第104公告：无 2022年第30号公告调整为：有特定的组成和结构，不添加细胞或活性因子，具有组织诱导性的植入材料或植入器械。	2017年第104公告：无 2022年第30号公告调整为：用于损坏或缺失的组织或器官再生修复。	2017年第104公告：无 2022年第30号公告调整为：骨诱导磷酸钙生物陶瓷	Ⅲ
		2017 年第 104 公告：无 2022 年 第 30 号公告调整为：05 含几丁糖关节腔内液体	2017年第104公告：无 2022年第30号公告调整为：仅由医用几丁糖、氯化钠、磷酸氢二钠、磷酸二氢钠、水组成。	2017年第104公告：无 2022年第30号公告调整为：用于注入关节腔，发挥物理阻隔和润滑作用，防治外伤性或退变性骨关节炎。	2017年第104公告：无 2022年第30号公告调整为：关节腔用医用几丁糖液	Ⅲ

14 注输、护理和防护器械

本类医疗器械主要分布在品目 9018、3005、6307 项下。

序号	一级产品类别	二级产品类别	产品描述	预期用途	品名举例	管理类别
1	注射、穿刺器械	01 注射泵	通常由电路控制模块和机械传动模块组成，包括控制电路、驱动装置、检测装置、报警装置、显示装置等。	与注射器配合使用，用于小剂量精确定量控制注入患者体内液体（镇痛药、化疗药物、胰岛素）。	麻醉注射泵、化疗药物注射泵	Ⅲ
			通常由电路控制模块和机械传动模块组成，包括控制电路、驱动装置、检测装置、报警装置、显示装置等。	与注射器配合使用，用于小剂量精确定量控制注入患者体内液体。不用于镇痛药、化疗药物、胰岛素的输注。	注射泵、微量注射泵、单道微量注射泵、双道微量注射泵、六道微量注射泵、体重模式微量注射泵、双通道医用注射泵、医用注射泵	Ⅱ

序号	一级产品类别	二级产品类别	产品描述	预期用途	品名举例	管理类别
		02 无菌注射器	通常由器身、锥头、活塞和芯杆组成。器身一般采用高分子材料制成，活塞一般采用天然橡胶制成。无菌提供。	用于抽吸液体或在注入液体后注射。	一次性使用无菌注射器、一次性使用无菌自毁式注射器、一次性使用无菌胰岛素注射器、自毁型固定剂量疫苗注射器、一次性使用低阻力注射器、泵用注射器	Ⅲ
		03 无针注射器	通常由注射器、复位器、抽药针、安瓿、适配器或其他部件组成。不含药液。依靠机械、电能或其他能源发挥其功能。注射器、复位器为非无菌提供，可重复使用；抽药针、安瓿、适配器为无菌提供，一次性使用。	通过压力使药液穿透皮肤或黏膜表面，输送入体内。用于药液的注射。	无针注射器	Ⅲ
		04 笔式注射器	通常由笔帽、笔芯架、螺旋杆、笔身、剂量调节栓和注射按钮组成；有源笔式注射器通常还包含具有辅助功能的其它电子组件。不含针或笔芯。一般采用高分子材料制成。非无菌提供。	与笔芯和/或针配合使用，通过压力使药液穿透皮肤或黏膜表面，输送入体内。用于药液（如胰岛素）的注射。	笔式注射器	Ⅱ
		05 玻璃注射器	通常由外套、芯子和锥头三部分组成。一般采用硅硼铝玻璃制成。经清洗灭菌处理可重复使用。	用于抽吸液体或在注入液体后注射。	全玻璃注射器	Ⅱ
		06 注射针	通常由针管、针座和护套组成，可带有自毁装置。针管一般采用不锈钢材料制成，针座一般采用高分子材料制成。无菌提供。	用于人体皮内、皮下、消化道黏膜下、肌肉、静脉等注射或抽取液体。	一次性使用无菌注射针、一次性使用无菌牙科注射针、一次性使用胰岛素笔配套用针、植入式给药装置注射针	Ⅲ
			通常由针管、针座和护套组成，针管和针座一般采用不锈钢材料制成。非无菌提供，可重复使用。	用于人体皮内、皮下、消化道黏膜下、肌肉注射或抽取液体。	2017年第104公告：一次性使用未灭菌注射针 2022年第30号公告调整为：注射针	Ⅱ
		07 注射器辅助推动装置	一般采用金属材料、高分子材料等制成。不接触注射药液。	配合注射器等使用，用于对注射器进行辅助推注。	注射器辅助推进枪	Ⅱ
			一般采用金属材料、高分子材料等制成。非电驱动。不接触注射药液。非无菌提供。不具有剂量控制功能。	配合注射器等使用，用于对注射器进行辅助推注。	注射器辅助推进枪	Ⅰ
		08 穿刺器械	通常由穿刺针、穿刺器、保护套组成。	用于对腰椎、血管、脑室进行穿刺，以采集人体样本、注射药物与气体等或作为其他器械进入体内的通道。	脑室穿刺针、腰椎穿刺针	Ⅲ
			通常由穿刺针、穿刺器、保护套组成。	用于对人体（不包括腰椎、血管、脑室）进行穿刺，以采集人体样本、注射药物与气体等或作为其他器械进入体内的通道。	胸腔穿刺针、肾穿刺针、多用套管针、上颌窦穿刺针、肝脏活体组织快速穿刺针、肝脏活体组织穿刺针、经皮穿刺器械、环甲膜穿刺针、吸脂针、穿刺细胞吸取器、点刺针、经皮肝穿刺胆管造影针、气胸针、髂骨穿刺针	Ⅱ

序号	一级产品类别	二级产品类别	产品描述	预期用途	品名举例	管理类别
		09 活检针	通常由针座、芯针、内针管、内外针定位鞘、外针管、保护套组成。针管一般采用不锈钢材料制成。	可与活检枪配合使用,用于从肝脏、肾脏、前列腺、乳腺、脾脏、淋巴结、软组织肿瘤等人体组织获取标本进行活检。	一次性使用活检针、乳房活检装置、可重复使用活检针、重复使用活检器、骨髓活检针	II
		10 活检枪	通常由弹射、释放、制动部分构成,一般采用不锈钢材料制成。非无菌提供,可重复使用。	与活检针装配好后用于从人体组织获取标本进行活检。	活检枪	II
2	血管内输液器械	01 输液泵	通常由驱动装置、电源部分、贮液装置和输液管路组成。贮液装置和输液管路为无菌提供,一次性使用。	用于精确定量控制注入患者体内的药液。	电子镇痛泵、电子输注泵、微量注药泵、全自动注药泵	III
			通常由驱动部分和电源部分组成。不包含贮液装置和输液管路。	用于精确定量控制注入患者体内的液体,与贮液装置和输液管路配套使用。不用于镇痛药、化疗药物、胰岛素的输注。	微电脑电动注药泵、便携式输液泵、输液泵、急救输液泵、容积输液泵、医用输液泵	II
		02 输液信息采集系统	通常由带有红外通讯接口、电源的移动支架和集成软件组成。	用于对镇痛药、化疗药物、胰岛素液体输注过程提示报警信息,为输液泵/注射泵供电,与输液泵/推注泵通信并采集数据。	输液信息采集系统	III
			通常由带有红外通讯接口、电源的移动支架和集成软件组成。	用于对除镇痛药、化疗药物、胰岛素之外液体输注过程提示报警信息,为输液泵/注射泵供电,与输液泵/推注泵通信并采集数据。	输液信息采集系统	II
		03 输液辅助电子设备	通常与输液器配合使用,能使输液过程实现流量控制、加温、报警等功能的电子仪器。	用于对镇痛药、化疗药物、胰岛素的液体进行输液过程增加部分辅助功能,如流量控制、加温、报警等功能。	输液监控仪、输液监护系统、输血输液加温仪	III
			通常与输液器配合使用,能使输液过程实现流量控制、加温、报警等功能的电子仪器。	用于对除镇痛药、化疗药物、胰岛素之外液体进行输液过程增加部分辅助功能,如流量控制、加温、报警等功能。不与血液、药液接触。	输液监控仪、输液监护系统、输血输液加温仪	II
		04 无源输注泵	通常由弹力储药囊(不含药)、加药装置、延长管和流速控制器组成。以机械弹性为动能,为泵体提供动力。无菌提供,一次性使用。	用于患者自控调节注入体内(静脉、皮下、硬膜外腔)的药液流量。	一次性使用输注泵	III

序号	一级产品类别	二级产品类别	产品描述	预期用途	品名举例	管理类别
		05 输液器	通常由鲁尔圆锥接头、管路、滴斗、流量调节器、瓶塞穿刺器、药液过滤器等组成，部分输液器带有空气过滤器的进气气件、药液注射件。管路一般由聚氯乙烯或其他材料制成。其设计能使其在重力或压力的作用下，将输液容器中的药液通过静脉穿刺器械向静脉内输液。无菌提供，一次性使用。	用于静脉输注药液。	重力输液器、重力式输液器、压力设备用输液器、滴定管式输液器、分液袋式输液器、吊瓶式输液器、静脉营养袋式输液器、避光输液器、泵用输液器、压力输液器、自动排气输液器	III
		06 静脉输液针	通常由保护套、针管、针柄、软管、针座及其他部件组成。一般采用聚氯乙烯等高分子材料和医用不锈钢材料制成。无菌提供。	与输液器、输血器配套使用，用于穿刺并输入人体药液。	一次性使用静脉输液针、植入式给药装置输液针	III
		07 血管内留置针	通常由护套、导管组合件（包括导管、楔型物和导管座）、针头组合件（包括针管和针座）和透气塞组成，可带有防针刺装置。一般采用高分子材料和医用不锈钢材料制成。无菌提供。	与输液器、输血器配套使用，可在血管内留置一段时间，用于穿刺并输入人体液体、采血，或动脉血压监测及连续动脉血气监测用。	一次性使用静脉留置针、一次性使用动静脉留置针、一次性使用动脉留置针、一次性使用防针刺静脉留置针	III
		08 输液连接管路	通常由输液管路、至少一个外圆锥鲁尔接头和一个内圆锥鲁尔接头组成。管路一般由聚氯乙烯或其他材料制成。无菌提供，一次性使用。	通过鲁尔接头与其他输液器械连接，实现两个器械间的管路连接后输注药液。	输液连接管路、输液延长管、微量输液延长管、避光输液延长管、泵用输液管路、压力输液管路、带流量设定微调装置的输液管路、避光输液管路、温浴式输液管路、微量泵前管	III
		09 输液、输血用连接件及附件	通常至少带有一鲁尔圆锥接头，一般采用高分子材料制成。无菌提供，一次性使用。	用于串接在输液系统上使其增加了一项或多项特定的功能，如液路开关、防回流、过滤等。	输液用两路开关、输液用三路开关、输液用四路开关、输液用多联开关、带输液延长管的三路开关、输液用防回流阀、无针式输液连接件、分隔膜式无针输液连接件、正压无针输液连接件、针刺式输液连接件、输液用肝素帽、输液用高压三通、输液过滤器、麻醉用过滤器、网式药液过滤器、输液管路空气过滤器、静脉营养液过滤器、带连接管路的无针式输液连接件、一次性使用去白细胞过滤器、输液用进气器件	III
		10 植入式给药器械	通常由注射座、导管和/或连接器组成。植入皮下后，可经皮反复穿刺的注射座向里输注药物，然后经导管将药物输送至病变部位或特定的血管。无菌提供，一次性使用。	通过植入需要长期输入药物或液体的患者皮下，用于输注药物。	植入式给药装置、植入式化疗泵、植入式给药器	III
		11 输液袋	通常由袋体、药液加入口和输液器插口组成，一般由高分子材料制成。无菌提供，一次性使用。	用于医疗机构中，使用前充入营养液或药液，再与输液器和静脉内器械（如中心静脉导管）连接向体内输注。	静脉营养输液袋、泵用输液袋	III

进出境货物涉检工作手册

序号	一级产品类别	二级产品类别	产品描述	预期用途	品名举例	管理类别
		12 药液用转移、配药器具	通常由瓶塞穿刺器、连接管路等组成，可带有过滤器件。当它与两个容器相连后可以实现不同药剂间的转移、溶药、配药或多联输液（多瓶输液）。也可以设计成注射的形式，其由针座、针管和护套组成。溶药针针座及护套一般采用聚丙烯材料，针管一般采用医用不锈钢材料。	用于不同药剂间的转移，实现输液前溶药、配药或多剂型药物联合输液等。不作为指定中继泵的附件。	静脉药液转移器、单通道静脉药液转移器、双通道转移器、带有进气口的转移器、注射式配药器、配药用注射器、药液转移器、一次性使用无菌溶药针、密闭式药液转移器	II
		13 输液用放气针	通常由针管和针座组成。一般由金属材料制成。可重复使用。	用于输液时插入输液瓶内放气。	输液用放气针	I
3	非血管内输液器械	01 肠营养泵	通常由肠营养泵主体、电源组件组成。不包括肠营养器和肠营养袋。	与肠营养器和肠营养袋配合使用，用于患者连续或间断喂饲营养。	营养泵、肠内营养泵	II
		02 胰岛素泵	通常由壳体、调节控制部分、传动部分、电源等组成。	用于糖尿病患者皮下持续输注胰岛素。	胰岛素泵、胰岛素注射泵	III
		03 胰岛素泵用皮下输液器	通常由皮下穿刺针、固定装置、管路、连接件等组成。无菌提供，一次性使用。	用于与特定的胰岛素泵、胰岛素泵用储液器配合使用，向糖尿病患者持续皮下输注胰岛素。	胰岛素泵用皮下输液器	III
		04 胰岛素泵用储液器	通常由芯杆、活塞、外套等组成。不含胰岛素。无菌提供，一次性使用。	用于与特定的胰岛素泵、胰岛素泵用输液器配合使用，向糖尿病患者持续皮下输注胰岛素。	胰岛素泵用储液器	III
		05 肠营养器	通常由瓶塞穿刺器、管路、滴斗和肠营养导管连接接头组成，管路一般由聚氯乙烯或其他高分子材料制成，能与肠营养容器和肠营养管连接。部分肠营养器还带有泵管，使之可在肠营养泵的作用下向肠内输注营养液；部分肠营养器与肠营养袋连为一体。	用于向胃肠内输送营养液。	输液式肠营养器、推注式肠营养器、泵用肠营养器、胃肠营养输送器、肠内营养泵管	II
		06 肠营养袋	通常由营养制剂加入口、袋体和肠营养器穿刺接口组成。袋体一般由聚氯乙烯或其他高分子材料制造。不含营养物质。	用于通过连接鼻饲管或胃管向患者肠胃输送营养。	肠营养袋、肠胃营养袋	II
4	止血器具	01 有源止血器	通常由主机控制器、压力表、打气筒、气袋、气路导管、止血袖带组成。	用于四肢手术时采用气压压迫等方法阻断肢体血流，从而达到止血作用。	数控气压止血仪、自动气压止血仪、电动气压止血仪、自动气压止血带、数控气压止血带、电动气压止血带	II
		02 无源止血器	通常由压迫装置和固定装置组成。压迫装置可分为压迫垫、压迫气囊等，固定装置类型分为螺母、固定板、固定带、粘合贴等。无菌提供。	用于动脉介入式手术等外科手术后，或手术结束拔除动静脉留置针后，穿刺点闭合压迫止血用。	桡动脉止血器、桡动脉压迫止血器、动脉压迫止血器、一次性使用动脉压迫止血器	II

序号	一级产品类别	二级产品类别	产品描述	预期用途	品名举例	管理类别
		03 无源止血带	通常分为捆扎型、卡扣型、松紧带粘贴型，加压压迫血管以达到止血目的。	用于临床静脉抽血、静脉穿刺的止血扎结及事故现场、战场救治四肢出血时进行止血处理。或用于四肢外科手术驱赶四肢中血液。	桡动脉压迫止血带、医用止血带、一次性使用动脉压迫止血带、上肢气压止血带、压脉止血带、硅胶驱血带	II
			通常由弹性带、扣盒、插件、手柄组成。一般采用高分子材料制成。非无菌提供。	用于静脉输液或抽血时短暂阻断静脉回流。	一次性使用止血带、止血带	I
5	非血管内导（插）管	01 经皮肠营养导管	通常为由硅橡胶或聚氨酯等材料制造的导管，头端有固定装置。球囊的作用是将导管经皮插入胃或空肠内后，充起球囊，起到固定导管的作用。在体内滞留时间大于等于30天。无菌提供，一次性使用。	用于为不能经鼻肠营养的患者输送营养物质。	经皮肠营养球囊导管、经皮肠营养导管	III
		02 经鼻肠营养导管	通常为由聚氯乙烯或其他材料制成的管路和不能与静脉输液器的鲁尔外圆锥接头相连接的接头组成。可经鼻插入患者胃或十二指肠内，以通过它给人肠营养液或药液。无菌提供，一次性使用。	用于经鼻向胃肠道引入营养液等。部分可实现冲洗等其他辅助功能。	经鼻肠营养管、小儿经鼻肠营养管、婴儿胃饲管胃管及附件、鼻饲管、十二指肠管、经鼻喂养管、小肠喂养管、胃管、胃导管、螺旋型鼻肠管、鼻胃管、肠营养导管、喂食管、胶乳胃管、鼻胃肠插管	II
		03 导尿管	一般采用高分子材料制成。部分头端固定有球囊。可将头端插入膀胱，并向体外导尿。含药物成分。无菌提供，一次性使用。	用于将病人膀胱中的尿液经尿道向体外导出并导入到集尿容器中。	含药导尿管	III（药械组合产品）
			一般采用高分子材料制成。部分头端固定有球囊。可将头端插入膀胱，并向体外导尿。管身上涂有银盐或抗菌成分等涂层。无菌提供，一次性使用。	用于将病人膀胱中的尿液经尿道向体外导出并导入到集尿容器中。	硝酸银亲水涂层导尿管	III
			一般采用高分子材料制成。部分头端固定有球囊。可将头端插入膀胱，并向体外导尿。部分管身上涂有润滑涂层（不含药物、银盐或抗菌成分涂层），浸湿后便于插入，减轻插管痛苦。无菌提供，一次性使用。	用于将病人膀胱中的尿液经尿道向体外导出并导入到集尿容器中。	无球囊导尿管、双腔球囊导尿管、三腔球囊导尿管、硅橡胶导尿管、橡胶导尿管、导尿管、硅橡胶带囊尿道导管、尿道导管、双气囊三腔导管、无菌梅花头导尿引流管、气囊导尿管、双囊四腔导尿管、医用橡胶导尿管、乳胶导尿管、多腔球囊导尿管、测温导尿管、乳胶菌状导尿管、单腔导尿管、双腔气囊导尿管、间歇性导尿管	II
			采用金属材料制成。不含润滑液。非无菌提供。	用于将病人膀胱中的尿液经尿道向体外导出并导入到集尿容器中。	金属导尿管、非无菌导尿管	I
		04 直肠管（肛门管）	通常由导管和接头组成。一般采用医用聚氯乙烯塑料制成。导管头端分有孔和无孔两种，两侧有一个或多个侧孔。无菌提供。	用于供肠道清洁（冲洗、排空或灌注）用或排气用。	无菌肛门管、无菌直肠导管、无菌肛管、无菌肛门排气管	II

序号	一级产品类别	二级产品类别	产品描述	预期用途	品名举例	管理类别
			通常由导管和接头组成。一般采用医用聚氯乙烯塑料制成。导管头端分有孔和无孔两种，两侧有一个或多个侧孔。非无菌提供。	用于供肠道清洁（冲洗、排空或灌注）用或排气用。	肛门管、直肠管、肛管、肛门排气管	Ⅰ
		05 输尿管支架	通常为由硅橡胶、聚氨酯或其他聚合物制造的管状结构，单端或双端有环状弯曲。放置于肾脏与膀胱之间。在体内滞留时间大于等于 30 天。	通过对人体输尿管进行支撑和引流，用于治疗输尿管堵塞和狭窄。	输尿管支架	Ⅲ
			通常为由硅橡胶、聚氨酯或其他聚合物制造的管状结构，单端或双端有环状弯曲。放置于肾脏与膀胱之间。在体内滞留时间小于 30 天。	通过对人体输尿管进行支撑和引流，用于治疗输尿管堵塞和狭窄。	输尿管支架	Ⅱ
		06 引流导管	一般采用硅橡胶或聚氨酯等材料制成。使用时导管的一端插入到体内或创面的引流部位，另一端在体外可与引流接管等其他体外器械连接，通过体内压力、重力或负压吸引等压力的作用向体外引流。无菌提供，一次性使用。	用于将患者积液、渗出液或气体向体外引流。	胸腔引流导管、脑室引流导管、脑脊液外引流导管、腰椎外引流导管、颅脑外引流导管、腹腔引流管、胸腔引流管、脑室引流管、心脏排气引流管、脑科吸引管、胆汁外引流导管、胰引流管、经鼻胆汁外引流管、乳胶胆管引流管、胆管引流管、逆行性经胆管引流管、鼻胰引流管、胆汁引流管	Ⅱ
		07 扩张导管	通常由多腔管路、球囊和多个连接件组成，也可以不带球囊。球囊在体内可以充起，以对体内狭窄的生理腔道进行扩张，以使其达到通畅或使其他器械通过。体内滞留时间小于 30 天。无菌提供，一次性使用。	用于对体内狭窄的生理腔道进行扩张。	尿道球囊扩张导管、胆道球囊扩张导管、胆道扩张导管、输尿管球囊扩张导管、鼻窦球囊导管	Ⅱ
		08 造影导管	通常由导管和导管座组成。无菌提供，一次性使用。	在导引器械的配合下导管插入体内的某个部位（非血管组织），用于向靶向部位输入造影剂。	双腔输尿管造影导管、逆行性胰/胆管造影导管、注射管线造影管、十二指肠造影导管	Ⅱ
		09 测压导管	通常由导管、导管座等组成，常在导引器械的配合下使导管插入体内的某个部位，供测量生理压力。无菌提供，一次性使用。	用于测量靶向部位（非血管组织）生理压力。	尿动力测压导管、直肠测压导管、胆道测压导管、肠道测压管	Ⅱ
6	与非血管内导管配套用体外器械	01 颅脑外引流收集装置	通常至少由体外引流管路、滴瓶和收集容器三部分组成。用于脑脊液脑室穿刺外引流，收集装置还应有颅内压刻度尺。（脑室外引流以外的颅脑穿刺外引流收集装置可不包括颅内压刻度尺，可根据实际需要选配。）无菌提供，一次性使用。	用于脑积水和颅内出血患者的脑脊液或血肿引流。	脑室穿刺脑脊液外引流收集装置、腰椎穿刺脑脊液外引流收集装置、颅脑穿刺非脑脊液外引流收集装置、颅脑外引流装置、脑室引流装置、腰大池引流器、脑脊液体外引流器、颅脑引流袋	Ⅱ

序号	一级产品类别	二级产品类别	产品描述	预期用途	品名举例	管理类别
		02 胸腔引流装置	通常至少由胸腔引流接管和积液腔组成，可分为水封式、干封阀式等，部分带有吸引接口，以实现吸引引流。不包括带有自体血回输的引流装置。从生产工艺上可分为注塑和吹塑两种。不包括插入病人胸腔的胸腔引流导管。无菌提供，一次性使用。	与胸腔引流导管配套，用于气胸、胸腔积液及手术后需要进行闭式引流的患者。	水封式胸腔引流装置、水封式双腔胸腔引流装置、水封式三腔胸腔引流装置、干封阀式胸腔引流装置、胸腔引流瓶、胸腔闭式引流袋、胸腔引流贮液瓶、胸腔引流调节器、单腔胸腔引流装置、胸腔闭式引流瓶、胸腔引流器、便携式胸腔引流瓶	Ⅱ
		03 负压引流器及组件	通常由器身、弹簧、调节器组、连接接头、连接管、止流夹、护帽、引流袋、负压泵或手动负压源（负压球）组成。无菌提供。不包括插入体内的引流导管。	用于临床负压引流时，与插入体内的引流导管相连接，起到充当负压传导介质和/或引导、收集引流液的作用。	无菌负压吸引装置、无菌高负压引流瓶、无菌医用体外引流器、无菌负压引流器、无菌负压引流球、一次性吸引头、无菌硅橡胶引流球、无菌穿刺型负压引流器、无菌引流瓶、无菌硅胶负压引流球、无菌抽液器、无菌闭合高负压引流系统、无菌负压吸引用收集装置、无菌吸引贮液瓶	Ⅱ
			通常由器身、弹簧、调节器组、连接接头、连接管、止流夹、护帽、引流袋组成。非无菌提供。不包括负压泵、手动负压源（负压球）和插入体内的引流导管。	用于临床负压引流时，与插入体内的引流导管相连接，起到充当负压传导介质和/或引导、收集引流液的作用。	负压吸引装置、高负压引流瓶、医用体外引流器、负压引流器、穿刺型负压引流器、引流瓶、闭合高负压引流系统、负压吸引用收集装置、吸引贮液瓶	Ⅰ
		04 真空负压机	通常由真空泵、真空罐、管路接头和电控箱组成。通过真空泵抽吸，使系统管路产生医用负压，达到持续或间歇进行创面引流或者提供负压环境辅助伤口闭合的目的。	用于去除腔隙或创面分泌物和坏死组织，改善局部微循环、促进组织水肿消退、控制感染、促进肉芽组织健康生长。	真空负压机、医用真空负压机	Ⅱ
		05 负压引流海绵	通常由抗负压吸引的海绵和负压吸引导管组成。常用的海绵的材料有聚氨酯或聚乙烯醇等。将海绵置于创面上，贴上负压引流封闭膜，在海绵的支撑作用和封闭膜的封闭作用下形成封闭的负压引流腔体，在吸引导管与外接的吸引源的作用下实现对创面的引流。无菌提供，一次性使用。	用于对慢性创面进行引流。	负压引流海绵、聚氨酯负压引流海绵、聚乙烯醇负压引流海绵	Ⅲ
			通常由抗负压吸引的海绵和负压吸引导管组成。常用的海绵的材料有聚氨酯或聚乙烯醇等。将海绵置于创面上，贴上负压引流封闭膜，在海绵的支撑作用和封闭膜的封闭作用下形成封闭的负压引流腔体，在吸引导管与外接的吸引源的作用下实现对创面的引流。无菌提供，一次性使用。所含成分不可被人体吸收。	用于对非慢性创面（如手术后缝合创面、机械创伤、切割伤创面、浅Ⅱ度的烧烫伤创面）进行引流。	负压引流海绵、聚氨酯负压引流海绵、聚乙烯醇负压引流海绵	Ⅱ

序号	一级产品类别	二级产品类别	产品描述	预期用途	品名举例	管理类别
		06 负压引流封闭膜	为聚氨酯膜上均匀涂有合成胶粘物质组成封闭膜的粘贴面，粘贴面上覆盖有一个保护层。对创面进行负压引流时，将负压引流海绵置于创面上，贴上负压引流封闭膜，在海绵的支撑作用和封闭膜的封闭作用下形成封闭的负压引流腔体，在吸引导管与外接的吸引源的作用下实现对创面的引流。无菌提供，一次性使用。	用于负压引流时封闭创面。	负压引流封闭膜	II
		07 医用电动吸引器械	通常由负压指示器、过滤器、收集容器和防溢流装置组成。以网电源或蓄电池驱动。负压可由旋片泵、活塞泵、膜片泵和电磁泵提供。	利用负压抽出人体中的气体、液体和/或固体。可在医疗场所、家庭、野外或运输途中使用。可吸取人体呼吸道中的分泌物；胃中、胸腔中的气体、液体；体表创面、伤口的渗出液；羊水；手术中、手术后的血水（冲洗液）、渗出液、废液等。不包括仅用于妇科流产、口腔科吸引、眼科吸引或内窥镜手术的吸引器械。	医用电动吸引器、便携式医用电动吸引器、膜式医用电动吸引器、便携式吸痰器、电动吸痰机、电动吸痰器、小儿吸痰器、羊水吸引器、医用电动吸引器、低负压医用电动吸引器	II
		08 以负压源或压力源为动力吸引器械	通常由负压指示器、过滤器、收集容器和防溢流装置组成，可含有电气控制元件。与负压源连接使用，由中心吸引系统负压管道或压缩气体驱动，也可由自带气瓶驱动。与负压管道连接还需要配备负压调节器。	利用负压抽出人体中的气体、液体和/或固体。可在医疗场所、家庭、野外或运输途中使用。可吸取人体呼吸道中的分泌物；胃中、胸腔中的气体、液体；体表创面、伤口的渗出液；羊水；手术中、手术后的血水（冲洗液）、渗出液、废液等。不包括仅用于妇科流产、口腔科吸引、眼科吸引或内窥镜手术的吸引器械。	墙式吸引装置、壁式吸引器、墙式吸引器、中心负压抽吸器、气体负压吸引器、医用吸引系统负压吸引器、医用吸引系统吸引器、壁式医用负压吸引器、落地式吸引器、便携式吸引器、急救吸引器、中心负压源吸引器、中心吸引器、手提式吸引器	II

序号	一级产品类别	二级产品类别	产品描述	预期用途	品名举例	管理类别
		09 医用人工驱动吸引器械	通常由负压指示器、过滤器、收集容器和防溢流装置组成。包括脚踏、手动或两者并用，也可以与电气设备组合使用。	利用负压抽出人体中的气体、液体和/或固体。可在医疗场所、家庭、野外或运输途中使用。可吸取人体呼吸道中的分泌物；胃中、胸腔中的气体、液体；体表创面、伤口的渗出液；羊水；手术中、手术后的血水（冲洗液）、渗出液、废液等。不包括仅用于妇科流产、口腔科吸引、眼科吸引或内窥镜手术的吸引器械。	手动吸引器、手动吸痰器、脚踏吸引器	II
		10 医用中心吸引系统	通常由中心吸引站、管道、阀门和终端组成，中心吸引站的真空泵机组是吸引系统的负压源，通过真空泵机组的抽吸使吸引系统管路达到所需负压值。	用于医院向手术室、抢救室、治疗室和病房终端提供负压，产生吸力。	医用中心吸引系统	II
		11 体外引流、吸引管	通常由软管和连接件组成。能在引流导管与引流装置之间连接，使之组成密闭的引流系统。不直接接触人体。无菌提供，一次性使用。	与适宜设备配套后，用于手术中、手术后的血水、废液等引流、吸引使用。	无菌冲洗引流管、一次性吸引管、无菌食道胃吸引管、无菌体外吸引连接管、无菌抽吸管路、无菌胎粪吸引管、无菌食道胃吸引管、无菌口鼻吸引管、无菌可调负压吸引管	II
			通常由软管和连接件组成。能在引流导管与引流装置之间连接，使之组成密闭的引流系统。不直接接触人体。非无菌提供（如在无菌环境下使用，使用前应经灭菌处理），一次性使用。	与适宜设备配套后，用于手术中、手术后的血水、废液等引流、吸引使用。	引流管、冲洗引流管、一次性吸引管、体外吸引连接管、抽吸管路、胎粪吸引管、口鼻吸引管、可调负压吸引管	I
		12 引流袋（容器）/收集袋（容器）、粪便管理器械	通常为袋式的收集容器。通过体外管路与引流导管连接，形成密闭的引流系统。无菌提供，一次性使用。	用于医院临床科室及手术中或手术后患者一次性引流体液（血液、胃液等）、分泌物（痰液、冲洗液等）以及人体排泄物的收集。	无菌引流袋、无菌废液收集袋、无菌塑料引流袋、无菌集尿袋、无菌便携式集尿袋、无菌子母式集尿袋、无菌尿袋、无菌男性尿袋、无菌婴儿集尿袋	II
			通常为袋式的收集容器。通过体外管路与引流导管连接，形成密闭的引流系统。非无菌提供，一次性使用。	用于医院临床科室及手术中或手术后患者一次性引流体液（血液、胃液等）、分泌物（痰液、冲洗液等）以及人体排泄物的收集。	引流袋系统、引流袋、废液收集袋、塑料引流袋、集尿袋、便携式集尿袋、子母式集尿袋、尿袋、男性尿袋、婴儿集尿袋、医疗废液收集装置	I
		13 非血管内导管充盈装置	通常由推注系统、压力表、连接管路等组成。无菌提供。	用于对非血管内导管等球囊进行充压，使球囊膨胀。	无菌球囊扩充压力泵、无菌球囊扩张充压装置、无菌球囊充盈装置	II
			通常由推注系统、压力表、连接管路等组成。非无菌提供。	用于对非血管内导管等球囊进行充压，使球囊膨胀。	球囊扩充压力泵、球囊扩张充压装置、球囊充盈装置	I

序号	一级产品类别	二级产品类别	产品描述	预期用途	品名举例	管理类别
7	清洗、灌洗、吸引、给药器械	01 冲洗器械	通常由主机、加温模块、电源模块组成。	用于冲洗自然腔道（不包括阴道专用）、术中术后冲洗组织，也可对冲洗液加温。	电动冲洗器、冲洗液加温仪	II
			通常由主控模块、显示模块、电源模块、正负压泵、正负压调节阀组成。	连接管路后用于临床洗胃。	洗胃机	II
			根据不同的预期用途有不同的结构。使用前装入冲洗液，或与相关的冲洗设备或器具连接成冲洗系统，可向患者冲洗部位进行冲洗。无菌提供。	用于对患者自然腔道（不包括阴道专用）、手术创面或体内组织进行冲洗，或用在不同药物治疗的间隙进行冲洗。	无菌冲洗器、无菌鼻部冲洗器	II
			根据不同的预期用途有不同的结构。使用前装入冲洗液，或与相关的冲洗设备或器具连接成冲洗系统，可向患者冲洗部位进行冲洗。非无菌提供（如在无菌环境下使用，使用前应经灭菌处理）。	用于对患者自然腔道（不包括阴道专用）进行冲洗，或用在不同药物治疗的间隙进行冲洗。	冲洗器、鼻部冲洗器、冲洗液袋用加压器	I
		02 灌肠器	通常由软袋、夹子、接管、接头等部分组成，一般采用玻璃、高分子等材料制成。软袋供装入灌肠液，接头可与直肠导管连接。不含内容物。无菌提供。	用于临床灌肠。	无菌灌肠器、无菌清肠器	II
			通常由软袋、夹子、接管、接头等部分组成，一般采用玻璃、高分子等材料制成。软袋供装入灌肠液，接头可与直肠导管连接。不含内容物。非无菌提供。	用于临床灌肠。	灌肠器、清肠器	I
		03 给药器	通常由吸嘴、腔体和吸入器连接口组成。采用高分子和金属材料制成。也可包括气雾剂药物吸入给药的装置。不含药物。	用于对患者体表和自然腔道局部给药。不用于皮下给药和静脉给药。不包括阴道给药器。	无菌气雾式给药器、无菌粉末给药器、无菌口腔给药器、无菌肛门给药器、无菌鼻腔给药器、无菌肛肠给药器、无菌喷洒式给药器、无菌滴注式给药器、无菌涂抹式给药器、无菌推注式给药器、无菌直肠给药器、无菌咽喉给药器、无菌口鼻气雾给药器、无菌药粉吸入器、无菌口鼻气雾剂给药器、无菌直肠腔道给药器、无菌体表给药器、无菌药粉吸入器、无菌胶囊型药品口服吸入器	II
			通常由吸嘴、腔体和吸入器连接口组成。采用高分子和金属材料制成。也可包括气雾剂药物吸入给药的装置（不含雾化功能）。非无菌提供。不含药物。不具有剂量控制功能。	用于对患者体表和自然腔道局部给药。不用于皮下给药和静脉给药。不包括阴道给药器。	粉末给药器、口腔给药器、肛门给药器、鼻腔给药器、肛肠给药器、滴注式给药器、喷洒式给药器、滴注式给药器、涂抹式给药器、推注式给药器、直肠给药器、咽喉给药器、口鼻气雾给药器、药粉吸入器、口鼻气雾剂给药器、直肠腔道给药器、体表给药器、药粉吸入器、胶囊型药品口服吸入器	I

序号	一级产品类别	二级产品类别	产品描述	预期用途	品名举例	管理类别
8	可吸收外科敷料（材料）	01 可吸收外科止血材料	一般由有止血功能的可降解吸收材料制成，呈海绵状、粉末状或敷贴状等形态。无菌提供，一次性使用。	手术中植入体内，用于体内创伤面渗血区止血、急救止血和手术止血，或腔隙和创面的填充。	胶原蛋白海绵、胶原海绵、可吸收止血明胶海绵、可吸收止血海绵、生物蛋白海绵、微纤维止血胶原（海绵）、医用胶原膜、即溶止血微粉、止血微球、微孔多聚糖止血粉、微纤维止血胶原（粉）、可溶可吸收性止血绒、可吸收止血颗粒、可降解止血粉、复合微孔多聚糖止血粉、微纤维止血胶原（网）、医用即溶止血纱布、可降解止血纱布、可降解性止血绫、明胶海绵、可吸收止血医用膜、可吸收止血流体明胶、可吸收再生氧化纤维素、生物止血膜、壳聚糖止血海绵	Ⅲ
		02 可吸收外科防粘连敷料	一般由有防粘连功能的可降解吸收材料制成片状或液体。无菌提供，一次性使用。	手术中植入体内，施加于易发生粘连的两个组织界面处，用于防术后粘连。	透明质酸钠凝胶、聚乳酸防粘连膜、聚乳酸防粘连凝胶、手术防粘连溶液、防粘连冲洗液、聚乙二醇防粘连液、多聚糖防粘连膜、可吸收医用膜、壳聚糖防粘连液、壳聚糖防粘连膜	Ⅲ
9	不可吸收外科敷料	01 外科织造布类敷料	通常为由医用脱脂棉纱布或脱脂棉与粘胶纤维混纺纱布经过裁切、折叠、包装、灭菌步骤加工制成的敷料。	用于吸收手术过程中的体内渗出液，手术过程中承托器官、组织等。	脱脂纱布、止血纱布、医用纱布制品、纱布巾、纱布片、纱布手术巾、纱布垫、纱布棉垫、外科纱布敷料、纱布叠片、棉纱垫、棉纱块、医用纱棉块、医用纱棉垫、脱脂棉粘胶混纺纱布、脱脂棉纱布、医用脱脂纱布、医用脱脂纱布块、医用纱布垫、医用纱布叠片、医用棉纱垫、X射线可探测脱脂纱布块、脱脂纱布方、医用纱布球、医用显影纱布块、脱脂纱布叠片、脱脂棉纱布、医用脱脂纱布方、医用腹巾、医用纱布腹部垫、纱布拭子	Ⅱ
		02 外科非织造布敷料	通常为由非织造敷布经过加工制成的敷料。	用于吸收手术过程中的体内渗出液，手术过程中承托器官、组织等。	纯棉敷布片、粘胶纤维敷布片、混纤敷布片、X射线可探测敷布片、纯棉敷布拭子、粘胶纤维敷布拭子、混纤敷布拭子、X射线可探测敷布拭子、敷布卷、无纺布块、无纺布片、无纺布球、无纺布卷	Ⅱ
		03 外科海绵敷料	通常为由高分子材料加工成的海绵状敷料。无菌提供，一次性使用。	用于吸收手术过程中的体内渗出液，手术过程中承托器官、组织等。还用于腔道（如鼻腔）的填塞压迫止血。	聚乙烯醇海绵、手术海绵、鼻腔止血海绵	Ⅱ

序号	一级产品类别	二级产品类别	产品描述	预期用途	品名举例	管理类别
10	创面敷料	01 创面敷贴	通常由涂胶基材、吸收性敷垫和可剥离的保护层组成。其中吸收性敷垫一般采用棉纤维、无纺布等可吸收渗出液的材料制成。吸收性敷垫可单独使用，用绷带或胶带等进行固定。所含成分不可被人体吸收。无菌提供，一次性使用。	用于非慢性创面（如浅表性创面、手术后缝合创面、机械创伤、小创口、擦伤、切割伤创面、穿刺器械的穿刺部位、Ⅰ度或浅Ⅱ度的烧烫伤创面、婴儿肚脐口创口、激光/光子/果酸换肤/微整形术后创面）的护理，为创面愈合提供微环境。也可用于对穿刺器械（如导管）的穿刺部位的护理并固定穿刺器械。	创面敷贴、透明固定敷贴、透气敷贴、弹性敷贴、防水敷贴、打孔膜敷贴、指尖敷贴、指关节敷贴、脐带敷贴、眼部创面敷贴、无菌敷贴、伤口敷贴、创口敷贴、无菌粘贴敷料、医用敷垫、打孔膜吸收敷垫、吸收敷垫、静脉留置针导管固定贴膜、引流导管固定贴膜、输液贴、无菌医用聚氨酯贴膜、薄膜敷贴	Ⅱ
		02 创口贴	通常由涂胶基材、吸收性敷垫、防粘连层和可剥离的保护层组成的片状或成卷状创口贴。其中吸收性敷垫一般采用可吸收渗出液的材料制成。所含成分不具有药理学作用。所含成分不可被人体吸收。无菌提供，一次性使用。	用于小创口、擦伤、切割伤等浅表性创面的护理。	无菌创口贴、一次性使用创口贴	Ⅱ
			通常由涂胶基材、吸收性敷垫、防粘连层和可剥离的保护层组成的片状或成卷状创口贴。其中吸收性敷垫一般采用可吸收渗出液的材料制成。所含成分不具有药理学作用。所含成分不可被人体吸收。非无菌提供，一次性使用。	用于小创口、擦伤、切割伤等浅表性创面的急救及临时性包扎。	创口贴	Ⅰ
		03 粉末敷料	为粉末状。所含成分不可被人体吸收。无菌提供。	用于非慢性创面护理、止血，浅表创面使用，不用于体内。	沸石粉状敷料、多孔石墨医用敷料、壳聚糖止血颗粒	Ⅱ
		04 凝胶敷料	通常为成胶物质与水组成的定形或无定形凝胶敷料，可含有缓冲盐。无菌提供。	用于吸收创面渗出液或向创面排出水分，用于慢性创面的覆盖；亦或用于对慢性创面中坏死组织的清除。	水凝胶敷料、水凝胶清创胶、水凝胶伤口敷料、清创水凝胶敷料、薄型水凝胶敷料、海藻酸钠凝胶、海藻多糖凝胶、卡波姆创面凝胶	Ⅲ
			通常为成胶物质与水组成的定形或无定形凝胶敷料，可含有缓冲盐。所含成分不可被人体吸收。无菌提供。	用于吸收创面渗出液或向创面排出水分，用于手术后缝合创面等非慢性创面的覆盖。	水凝胶敷料、水凝胶伤口敷料、薄型水凝胶敷料	Ⅱ
		05 水胶体敷料	通常为含有水溶性高分子颗粒（如羧甲基纤维素、果胶、海藻酸钠等）与橡胶粘性物等混合加工而成的敷料，水溶性高分子颗粒可直接或间接接触创面。无菌提供，一次性使用。	通过水溶性高分子颗粒吸收创面渗出液。用于慢性创面的覆盖和护理。	水胶体敷料、医用水胶体敷料、水胶体敷贴	Ⅲ

序号	一级产品类别	二级产品类别	产品描述	预期用途	品名举例	管理类别
			通常为含有水溶性高分子颗粒（如羧甲基纤维素、果胶、海藻酸钠等）与橡胶粘性物等混合加工而成的敷料，水溶性高分子颗粒可直接或间接接触创面。所含成分不可被人体吸收。无菌提供，一次性使用。	通过水溶性高分子颗粒吸收创面渗出液。用于非慢性创面的覆盖和护理。	水胶体敷贴、医用水胶体敷料、水胶体贴	II
		06 纤维敷料	通常为由亲水性纤维（如藻酸盐纤维、乙基磺酸盐纤维、羧甲基纤维素纤维等）制成的片状或条状敷料。无菌提供，一次性使用。	通过亲水性纤维吸收创面渗出液，一般还需二级敷料进行固定。用于慢性溃疡、腔洞创面等慢性创面的覆盖、护理和止血。	藻酸盐水胶敷料、藻酸盐敷料、藻酸钙敷料、吸收性藻酸钙敷料、亲水性纤维敷料、藻酸盐填充条	III
			通常为由亲水性纤维（如藻酸盐纤维、乙基磺酸盐纤维、羧甲基纤维素纤维等）制成的片状或条状敷料。所含成分不可被人体吸收。无菌提供，一次性使用。	通过亲水性纤维吸收创面渗出液，一般还需二级敷料进行固定。用于非慢性创面的覆盖和护理。	藻酸盐敷料、藻酸钙敷料、吸收性藻酸钙敷料、纤维敷料、细菌纤维素敷料	II
		07 泡沫敷料	通常由泡沫吸收层、阻水层和防粘连层组成。无菌提供，一次性使用。	通过泡沫吸收层吸收并控制创面渗出液，用于渗出液较多的慢性创面的覆盖和护理。	聚硅酮泡沫敷料、聚乙烯醇泡沫敷料、薄型泡沫敷料、聚氨酯泡沫（粘性）敷料、泡沫敷料、自粘性泡沫敷料	III
			通常由泡沫吸收层、阻水层和防粘连层组成。所含成分不可被人体吸收。无菌提供，一次性使用。	通过泡沫吸收层吸收并控制创面渗出液，用于渗出液较多的非慢性创面的覆盖和护理。	聚硅酮泡沫敷料、聚乙烯醇泡沫敷料、薄型泡沫敷料、聚氨酯泡沫（粘性）敷料、泡沫敷料、自粘性泡沫敷料	II
		08 液体、膏状敷料	2017 年第 104 公告：通常为溶液或软膏（不包括凝胶）。所含成分不具有药理学作用。无菌提供。 2022 年第 25 号公告调整为：通常为溶液或软膏（不包括凝胶）。所含成分不具有药理学作用。所含成分不可被人体吸收。	2017 年 第 104 公告：通过在创面表面形成保护层，起物理屏障作用。用于慢性创面及周围皮肤护理。 2022 年第 25 号公告调整为：通过在创面表面形成保护层，起物理屏障作用。用于小创口、擦伤、切割伤等非慢性创面及周围皮肤的护理。	2017 年第 104 公告：无菌液体敷料、无菌喷剂敷料、无菌伤口护理软膏、无菌液体伤口敷料 2022 年第 25 号公告调整为：无菌液体敷料、无菌喷剂敷料、无菌伤口护理软膏、无菌液体伤口敷料、液体敷料、喷剂敷料、伤口护理软膏、液体伤口敷料	2017 年第 104 公告：III 2022 年第 25 号公告调整为：II

序号	一级产品类别	二级产品类别	产品描述	预期用途	品名举例	管理类别
			2017年第104公告：通常为溶液或软膏（不包括凝胶）。所含成分不具有药理学作用。所含成分不可被人体吸收。无菌提供。 2022年第25号公告调整为：通常为溶液或软膏（不包括凝胶）。所含成分不具有药理学作用。所含成分不可被人体吸收。	2017年第104公告：通过在创面表面形成保护层，起物理屏障作用。用于小创口、擦伤、切割伤等非慢性创面及周围皮肤的护理。 2022年第25号公告调整为：通过在创面表面形成保护层，起物理屏障作用。用于小创口、擦伤、切割伤等非慢性创面及周围皮肤的护理。	2017年第104公告：无菌液体敷料、无菌喷剂敷料、无菌伤口护理软膏、无菌液体伤口敷料 2022年第25号公告调整为：无菌液体敷料、无菌喷剂敷料、无菌伤口护理软膏、无菌液体伤口敷料、液体敷料、喷剂敷料、伤口护理软膏、液体伤口敷料	
			通常为溶液或软膏（不包括凝胶）。所含成分不具有药理学作用。所含成分不可被人体吸收。非无菌提供。	通过在创面表面形成保护层，起物理屏障作用。用于小创口、擦伤、切割伤等浅表性创面及周围皮肤的护理。	液体敷料、喷剂敷料、伤口护理软膏、液体伤口敷料	I
		09 隔离敷料	通常由起隔离作用的网状材料或由织物浸渍油性物质（如凡士林、石蜡）制成。无菌提供，一次性使用。	用于创面组织之间、创面与其他敷料之间的隔离，例如烧伤、烫伤、需要引流的渗液型伤口、皮肤移植的供皮区和植皮区。	凡士林纱布、凡士林纱布条、油纱布、羊毛脂醇油纱、水胶体油纱、聚硅酮敷料	III
		10 生物敷料	主要成分为可被人体吸收的胶原蛋白。通过覆盖在创面上，物理屏障创面。不含活细胞。无菌提供，一次性使用。	用于烧烫伤及创伤、皮肤缺损及所致深层创面（采用手术及非手术医治时）覆盖创面。	生物敷料、猪皮生物敷料、无菌生物护创膜、异种脱细胞真皮基质敷料	III
		11 碳纤维和活性炭敷料	通常为采用碳纤维、活性炭、无纺布等原材料制成的医用敷料。通过碳纤维、活性炭的吸附功能，吸收创面渗出液和气味。无菌提供，一次性使用。	用于慢性创面的覆盖和护理。	活性炭敷料、碳纤维敷料	III
			通常为采用碳纤维、活性炭、无纺布等原材料制成的医用敷料。通过碳纤维、活性炭的吸附功能，吸收创面渗出液。所含成分不可被人体吸收。无菌提供，一次性使用。	用于手术后缝合创面、机械创伤等非慢性创面的快速干燥、覆盖和护理。	活性炭敷料、碳纤维敷料	II
		12 含壳聚糖敷料	含有壳聚糖的固体敷料。无菌提供，一次性使用。	主要通过在创面表面形成保护层，起物理屏障作用。用于慢性创面的覆盖和护理。	含壳聚糖敷贴、含壳聚糖纤维敷料	III
			含有壳聚糖的固体敷料。无菌提供，一次性使用。所含成分不可被人体吸收。	主要通过在创面表面形成保护层，起物理屏障作用。用于非慢性创面的覆盖和护理。	含壳聚糖敷贴、含壳聚糖纤维敷料	II

序号	一级产品类别	二级产品类别	产品描述	预期用途	品名举例	管理类别
		13 含银敷料	通常为在纱布、无纺布、水胶体、藻酸盐纤维等非液体（非凝胶）主体材料中加入硝酸银等抗菌成分的敷料。	用于创面护理，如感染创面、下肢溃疡、糖尿病足溃疡、压疮、烧烫伤、手术切口等，同时利用银的抗菌机理起到减少创面感染的辅助作用。	藻酸银敷料、亲水性纤维含银敷料、自粘性软聚硅酮银离子有边型泡沫敷料	III
		14 胶原贴敷料	通常由胶原蛋白原液（含胶原蛋白、去离子水、甘油、医用防腐剂）和无纺布组成。所含成分不具有药理学作用。	用于提供皮肤过敏、激光、光子术后创面的愈合环境。	胶原贴敷料	III
11	包扎敷料		通常为纺织加工而成的卷状、管状、三角形的材料。部分具有弹力或自粘等特性。与创面直接接触。	用于非慢性创面的护理，或用于对创面敷料或肢体提供束缚力，以起到包扎、固定作用。	急救止血绷带、带敷贴绷带	II
		01 绷带	通常为纺织加工而成的卷状、管状、三角形的材料。其形状可以通过绑扎的形式对创面敷料进行固定或限制肢体活动，以对创面愈合起到间接的辅助作用。部分具有弹力或自粘等特性。非无菌提供，一次性使用。不与创面直接接触。粘贴部位为完好皮肤。	用于对创面敷料或肢体提供束缚力，以起到包扎、固定作用。	弹性绑带、高分子固定绷带、树脂绷带、聚酯纤维绷带、聚氨酯衬垫绷带、玻璃纤维绷带、网状头套、自粘弹性绷带、弹力纱布绷带、弹力绷带帽、网状弹力绷带、自粘弹力绷带、脱脂纱布绷带、急救绷带、捆扎绷带、弹力网帽、三角巾、弹力套、固定带、管状绷带、泡沫绷带、腹部造口弹性绷带、自粘绷带、医用弹力贴布、三角绷带、弹力束腹绷带	I
		02 胶带	通常为背材上涂有具有自粘特性的胶粘剂的胶带。部分胶带涂胶面有保护层。非无菌提供，一次性使用。不与创面直接接触。粘贴部位为完好皮肤。	用于将敷料粘贴固定于创面或将其他医疗器械固定到人体的特定部位。	医用橡皮膏、敷料胶带、医用纸质胶带、医用聚乙烯膜胶带、医用丝绸胶带、医疗用黏性胶带、医用胶布、医用脱敏胶布、医用塑纸胶布、医用无敏透气胶布、医用复合胶布、医用橡皮胶布、医用纸质胶布、弹性医用胶布、无纺胶带、自粘性硅胶胶带、医用胶带、外科胶带、医用透气胶带、医用压敏胶带、医用透气胶粘带、丝绸布医用胶带	I
12	造口、疤痕护理用品	01 造口护理及辅助器械	通常为回肠、结肠、直肠或尿道造口的护理器械。产品接触完好皮肤和肠内腔。非无菌提供。	用于造口清洗、护理和排泄物的收集及造口周围皮肤护理。	造口袋、造口灌洗器、造口减压环、造口凸面嵌圈、造口护理用品、造口底盘、造口栓、防漏膏、造口护肤粉、造口皮肤保护剂	I
		02 疤痕修复材料	通常为含聚二甲基硅氧烷的凝胶、液体或敷贴。所含成分不具有药理学作用。	用于辅助改善皮肤病理性疤痕，辅助预防皮肤病理性疤痕的形成，不用于未愈合的伤口。	硅凝胶疤痕修复贴、疤痕修复贴、疤痕贴硅凝胶疤痕修复液、疤痕软膏	II

序号	一级产品类别	二级产品类别	产品描述	预期用途	品名举例	管理类别
13	手术室感染控制用品	01 手术单	通常由基材、阻水层、液体控制材料等组成的面状材料。基材主要由非织造布或纺织布制造，阻水层为阻水性的材料，液体控制材料为液体吸收性材料和/或塑料膜。可利用多种材料的组合实现对微生物进行阻隔和控制。	用于覆盖外科手术病人身体上，以防止开放的手术创面受到污染，或用于覆盖外科手术室器械台、操作台、显示屏等上，避免手术中的医生接触上述部位后，再接触手术中的病人伤口部位造成感染。	手术洞巾、手术单、手术罩巾、一次性使用手术单、一次性使用洞巾、医用手术洞巾、非织造布手术垫单、一次性使用手术垫巾、一次性使用手术孔巾、医用一次性手术罩巾、一次性使用无菌洞巾、一次性使用无菌剖腹单、一次性无菌孔巾、一次性护理用孔巾、手术铺巾、器械单、无菌保护套、器械套、医疗器械防护罩、一次性使用无菌保护罩	II
		02 手术膜	手术膜基材上均匀涂敷有含碘胶粘物质组成的粘贴面，粘贴面上覆盖有一个保护层，手术膜的两边可以无胶粘物质或附着有适宜的物质（如纸），以供手持操作。根据材质不同分为聚氨酯手术膜、聚乙烯手术膜等。利用膜的屏障性能对微生物进行阻隔。无菌提供，一次性使用。	用于手术中贴于手术部位，以防止手术创面受到感染。	含碘手术薄膜、碘伏医用手术薄膜	III（药械组合产品）
			手术膜基材上均匀涂敷有胶粘物质组成的粘贴面，粘贴面上覆盖有一个保护层，手术膜的两边可以无胶粘物质或附着有适宜的物质（如纸），以供手持操作。根据材质不同分为聚氨酯手术膜、聚乙烯手术膜等。利用膜的屏障性能对微生物进行阻隔。无菌提供，一次性使用。	用于手术中贴于手术部位，以防止手术创面受到感染。	腹部手术胶乳防护膜、手术膜、手术贴膜、医用手术薄膜巾、手术薄膜、医用手术护膜	II
		03 外科手套	一般由高分子材料制成，对微生物、皮屑、体液等起阻隔作用的手套。无菌提供，一次性使用。	用于戴在手术人员手上，以防止皮屑、细菌传播到开放的手术创面，并阻止手术病人的体液向医务人员传播，起到双向生物防护的作用。	无菌橡胶外科手套、灭菌橡胶外科手套	II
		04 外科口罩	通常由面罩、定形件、束带等组件加工而成，一般由非织造布材料制造而成。通过过滤起到隔离作用。	用于戴在手术室医务人员口鼻部位，以防止皮屑、呼吸道微生物传播到开放的手术创面，并阻止手术病人的体液向医务人员传播，起到双向生物防护的作用。	外科口罩	II
		05 手术室用衣帽	通常为基材和阻水层组成的手术室服装。基材一般由非织造布或纺织布制造，阻水层为阻水性的材料。手术衣分为无菌提供一次性使用和非无菌提供可重复使用两种供应形式。手术衣按关键区域的屏障能力分为标准型和高性能型两种。手术帽为无菌提供，一次性使用。	用于穿在手术医生和擦拭护士身上，起到防止医生身体上的皮屑弥散到开放的手术创面和手术病人的体液向医务人员传播，起到双向生物防护的作用。	手术服、手术衣、外科手术衣、一次性使用无菌手术衣、非织造布手术衣、一次性无菌手术衣、一次性使用无菌手术服、一次性使用手术帽、一次性使用无菌帽	II

序号	一级产品类别	二级产品类别	产品描述	预期用途	品名举例	管理类别
			通常采用棉纤维或无纺布制成。洁净服为对皮屑有一定阻挡作用的短袖或长袖衣衫，不具有液体阻隔性。非无菌提供，可重复使用，使用前应经灭菌处理。	用于穿戴在手术室内的麻醉师、巡回护士等人的身上，使手术室净化环境免受室内人员的污染。	手术帽、刷手服、洁净服、洗手衣	I
14	医护人员防护用品	01 防护口罩	由一种或多种对病毒气溶胶、含病毒液体等具有隔离作用的面料加工而成的口罩。在呼吸气流下仍对病毒气溶胶、含病毒液体等具有屏障作用，且摘下时，口罩的外表面不与人体接触。	戴在医疗机构与病毒物料接触的人员面部，用于防止来自患者的病毒向医务人员传播。	医用防护口罩	II
		02 防护服	由一种或多种对病毒气溶胶、含病毒液体等具有隔离作用的面料加工而成的衣服。脱下时，防护衣的外表面不与人体接触。	用于医疗机构医护人员穿的职业防护衣。阻止来自患者的病毒随空气或液体向医务人员传播。	医用防护服、一次性医用防护服	II
		03 隔离衣帽	通常采用非织造布为主要原料，经裁剪、缝纫制成。非无菌提供，一次性使用。	用于医疗机构门诊、病房、检验室等作普通隔离。	隔离衣、医用帽	I
		04 手部防护用品	通常采用聚氯乙烯、橡胶或不锈钢等材料制造。有足够的强度和阻隔性能。无菌提供，一次性使用。	用于戴在医生手上或手指上对患者病情进行检查或触检，或用于防止医生手部被咬伤。	无菌医用橡胶手套、无菌医用薄膜手套、无菌给药指套、无菌检查指套、无菌橡胶检查手套、无菌医用检查手套、无菌医用橡胶检查手套、无菌检查用乳胶手套	II
			通常采用聚氯乙烯、橡胶等材料制造。有足够的强度和阻隔性能。非无菌提供，一次性使用。	用于戴在医生手上或手指上对患者病情进行检查或触检。	医用橡胶手套、医用薄膜手套、给药指套、检查指套、橡胶检查手套、医用检查手套、医用橡胶检查手套、检查用乳胶手套	I
		05 足部隔离用品	采用适宜材料制成，有足够的强度和阻隔性能。非无菌提供。	医务人员在医疗机构中使用，防止接触到具有潜在感染性的患者血液、体液、分泌物等，起阻隔、防护作用。	医用隔离鞋、医用隔离鞋套	I
		06 隔离护罩	通常由高分子材料制成的防护罩、泡沫条和固定装置组成。非无菌提供，一次性使用。	用于医疗机构中检查治疗时起防护作用，阻隔体液、血液飞溅或泼溅。	医用隔离面罩、医用隔离眼罩	I
15	病人护理防护用品	01 婴儿光疗防护眼罩	通常由弹力绷带、优质无纺布、蓝黑物理复合布等组成。	用于婴儿蓝光照射治疗时的眼部防护。	婴儿光疗防护眼罩、新生儿光疗防护眼罩	II
		02 眼贴	通常由医用胶带和医用水凝胶组成，其中医用胶带由表面涂医用热熔胶的聚氨酯材料构成，医用水凝胶由医用聚乙烯醇材料构成。	用于贴敷全麻手术病人或深度昏迷病人的眼外部，给病人提供相对密闭的潮湿环境，预防暴露性角膜炎。	水凝胶眼贴、一次性医用水凝胶眼贴、医用护眼贴、医用水凝胶护眼贴	II
		03 鼻部护理器械	通常采用不同的结构设计实现不同预期用途。不包括鼻部给药和冲洗器械。	用于鼻部护理，如清理鼻腔分泌物、抑制鼻腔出血、防止鼻腔粘膜粘连等。	鼻腔分泌物电动吸引器、鼻腔止血导管、鼻腔止血器	II

进出境货物涉检工作手册

序号	一级产品类别	二级产品类别	产品描述	预期用途	品名举例	管理类别
		04 海水鼻腔清洗液	通常由喷雾器和喷雾液构成。喷雾液由纯净水和海水组成。	用于急慢性鼻炎、过敏性鼻炎、鼻息肉、鼻窦炎等鼻腔疾病患者的鼻腔清洗，也用于鼻炎手术后及化疗后的鼻腔清洗。	生理性海水鼻腔清洗液、生理性海水鼻腔喷雾、生理性海水鼻部粘膜清洗液、生理性海水鼻部护理液	II
		05 垫单	通常由非织造布和塑料膜复合或缝制而成。无菌提供，一次性使用。	病床或检查床上用的卫生护理用品。	无菌医用垫单、无菌护理垫单、无菌检查垫单、无菌隔离垫单、无菌非织造布垫单、无菌医用垫巾、无菌检查巾、无菌检查用复膜垫单、无菌无纺布垫单、无菌卫生护理垫单、无菌护理巾、无菌体位垫护罩、无菌手术辅巾	II
			通常由非织造布和塑料膜复合或缝制而成。非无菌提供，一次性使用。	病床或检查床上用的卫生护理用品。	体位垫护罩、医用垫单、护理垫单、检查垫单、隔离垫单、非织造布垫单、医用垫巾、检查巾、检查用复膜垫单、无纺布垫单	I
		06 医用防护衬垫	在治疗过程中对病人进行一般性防护的用品或材料。	用于对病人提供一般性防护，以免受其他器械或外界的伤害。	聚酯衬垫、医用隔离垫	I
16	其它器械	01 洁净屏	通常由箱体、风机组、过滤器、电气控制器等组成。	用于手术过程中患者手术部位局部环境空气的净化，以防止感染。	洁净屏、空气净化屏、气溶胶吸附器	II
		02 血管显像设备	由超声波发生器、超声探头、电源部件、穿刺架组成。	用于提供超声图像，辅助外周血管穿刺。	血管穿刺用超声显像设备	II
			通常由光源、电源、支架等组成。使用过程中会接触患者。	用于观测皮下浅表静脉血管，辅助静脉穿刺。	静脉显像仪	II
			通常由光源、电源、支架等组成。使用过程中不会接触患者。	用于观测皮下浅表静脉血管，辅助静脉穿刺。	静脉显像仪	I
		03 预充式导管冲洗器	通常由0.9%氯化钠注射液、外套、芯杆、橡胶活塞组成。	用于不同药物治疗的间隙，封闭、冲洗导管的管路末端。	预充式导管冲洗器、预冲式冲管注射器	III
		04 抗鼻腔过敏凝胶（不含药）	凝胶状。所含成分不具有药理学作用。	用于过敏性鼻炎患者、过敏性哮喘患者，通过阻隔致病性微生物及其他颗粒性过敏物质进入鼻腔，缓解因过敏性鼻炎、过敏性哮喘引发的相关症状。	抗鼻腔过敏凝胶（不含药）	II
		05 通气辅助器械	通过扩张鼻腔、上下颌或对其进行矫正，达到改善打鼾状况或扩张鼻孔的装置。接触人体时间小于30天。	用于睡眠打鼾或堵塞式呼吸暂停的辅助治疗，或用于扩张鼻孔，缓解鼻塞用。	简易式阻鼾器、非植入式止鼾器、止鼾器、简易防打鼾器、唇颊型止鼾器、防打鼾器、通气鼻贴、鼻翼支撑架	II

986

序号	一级产品类别	二级产品类别	产品描述	预期用途	品名举例	管理类别
			通常由聚山梨醇酯80、甘油、氯化钠、依地酸钠、山梨酸钾和纯净水组成。所含成分不具有药理学作用。	通过润滑和软化咽部粘膜，保持粘膜湿润，降低上呼吸道阻力，以改善呼吸受阻状况，减轻或消除打鼾症状。	液体止鼾器	II
		06 咬口	手术或检查时患者开口的辅助器械，一般由聚乙烯等高分子材料制成。无菌提供。	用于经口腔手术或检查时维持患者的开口状态，防止非预期咬合，或便于插入和固定气管插管。	无菌咬口、无菌咬嘴、无菌口垫、无菌牙垫、无菌气管插管固定器	II
			手术或检查时患者开口的辅助器械，一般由聚乙烯等高分子材料制成。非无菌提供。	用于经口腔手术或检查时维持患者的开口状态，防止非预期咬合，或便于插入和固定气管插管。	咬嘴、口垫、牙垫、气管插管固定器	I
		07 急救毯	通常为带有反光涂层的透气塑料膜，对光辐射和热辐射具有反射功能。常作为急救包组件中的一件。非无菌提供，一次性使用。	用于裹在野外伤员肢体上起保温作用或隔热作用。	急救毯	I
		08 体表器械固定装置	通常是能专门为某一种或某一类器械的使用提供固定的装置。与创口接触。无菌提供，一次性使用。	用于固定使用过程中的医疗器械。	一次性无菌引流管固定装置、一次性导管固定器	II
		09 润滑剂及载体	通常由甘油、黄原胶、二甲基硅油等成分组成。含药物成分。	临床上用于器械进入人体自然腔道时的润滑。	体腔器械导入润滑剂（含药）	III（药械组合产品）
			通常由甘油、黄原胶等成分组成。不含药物成分。	临床上用于器械进入人体自然腔道时的润滑。	体腔器械导入润滑剂	II
			通常由液状润滑剂及其载体组成。无菌提供，一次性使用。	临床上用于医疗器械表面润滑。	医用石蜡棉球、医用无菌液体石蜡无纺布	II
		10 涂抹及吸液材料	通常由碘伏、碘酊或酒精和涂抹材料组成。为了方便使用，部分产品有供手持的组件。一次性使用。	用于临床上对完整皮肤消毒。	碘伏棉球、酒精棉球、酒精擦片、碘伏棉签、酒精棉签、酒精消毒片、酒精棉棒、碘伏棉棒、酒精棉片、酒精无纺布片	II
			通常包括吸水性材料。为了方便使用，部分产品有供手持的组件。不含消毒剂。无菌提供，一次性使用。	用于对皮肤、创面进行清洁处理。	无菌棉签、无菌棉球、无菌海绵刷、无菌棉棒、无菌医用脱脂棉、无菌脱脂棉条、无菌医用棉卷	II
			通常包括吸水性材料。为了方便使用，部分产品有供手持的组件。不含消毒剂。非无菌提供，一次性使用。	用于对皮肤、创面进行清洁处理。	棉签、棉棒、涂药棒、棉球、消毒刷、瘘管刷、搽剂棒、棉片、脱脂棉、棉卷、脱脂棉条	I
		11 压力绷带	比一般弹性绷带的弹力更高，间接作用于创面，捆绑到病人某个部位，对其施加压缩力。非无菌提供，可重复使用。	通过捆绑在病人四肢或其他部位上，用于加压包扎，达到消除腔隙、临时止血（非动脉止血）、保护手术切口等作用。	可挤压式四肢压力带、腹股沟加压弹力绷带、弹力绷带、乳腺加压弹力绷带	I
		12 医用导管夹	一般由塑料材料制成。不与导管中液体接触。	用于夹住医用塑料导管，控制导管中液体的流动。	医用导管夹	I
		13 无菌接管机	通常由主机、控制器、熔接装置、显示屏组成。	用于将两根医用管路无菌地接合在一起。	无菌接管机	II

15 患者承载器械

本类医疗器械分布在品目 9402 项下

序号	一级产品类别	二级产品类别	产品描述	预期用途	品名举例	管理类别
1	手术台	01 电动手术台（液压、机械、气动等）	通常由床体（包括支撑部分、传动部分和电动控制部分）和配件组成。支撑部分通常包括台面（各种支撑板）、升降柱和底座三部分。按传动原理可分为液压、机械和气动三种传动结构形式。头板、背板、腿板和台面可调节。	用于常规手术、外科（神经外科、胸外科、普外科、泌尿外科）、五官科（眼科等）、骨科、妇科手术等医疗过程的患者多体位支撑与操作，使其躺卧成不同的姿势。	电动手术床（台）、电动综合手术床（台）、电动机械手术床（台）、电动液压手术床（台）、电动液压外科手术床（台）、电动五官科手术床（台）	II
		02 手动手术台（液压）	通常由床体（包括支撑部分、传动部分和控制部分）和配件组成。支撑部分包括台面、背板、臀板、板等，可调节。升降形式为液压升降式，体位调整均为人力操纵。	用于常规手术、外科（神经外科、胸外科、普外科、泌尿外科）、五官科（眼科等）、骨科、妇科手术等医疗过程的患者多体位支撑与操作，使其躺卧成不同的姿势。	液压手术床（台）、液压综合手术床（台）、手动液压手术床（台）、液压眼科手术床（台）	II
		03 手动手术台（机械）	通常由床体（包括支撑部分、传动部分和控制部分）和配件组成。支撑部分包括台面、背板、臀板、腿板等，可调节。升降形式为机械升降式，体位调整均为人力操纵。无源产品。	用于常规手术、外科（神经外科、胸外科、普外科、泌尿外科）、五官科（眼科等）、骨科、妇科手术等医疗过程的患者多体位支撑与操作，使其躺卧成不同的姿势。	手术床（台）、手动手术床（台）、机械手术床（台）、手动机械手术床（台）、脚踏升降手术床（台）、机械综合手术床（台）、综合手术台（床）、手动机械综合外科手术床（台）、头部操纵式机械综合手术床（台）、侧面操纵式机械综合手术床（台）、手动机械眼科手术床（台）、手动机械骨科手术床（台）	I
2	诊疗台	01 电动诊疗台及诊疗椅	诊疗（查）台通常由床架、床面、枕头等组成。诊疗(查)椅通常由基座、背板、坐椅和搁脚架组成。有源产品。	用于诊疗室、急救室医务人员实施检查、简单治疗等医疗过程中患者多体位支撑与操作。不包括口腔科检查和诊断。	电动检查床（台）、医用电动诊疗床（台）、电动综合检查床（台）、乳腺超声检查台、电动诊疗椅	II
		02 手动诊疗台及诊疗椅	诊疗（查）台通常由床架、床面、枕头等组成。诊疗(查)椅通常由基座、背板、坐椅和搁脚架组成。无源产品。	用于诊疗室、急救室医务人员实施检查、简单治疗等医疗过程中患者多体位支撑与操作。不包括口腔科检查和诊断。	诊查床（台）、医用诊疗床（台）、野战诊疗床、便携式诊疗床、医用诊疗椅	I
3	医用病床	01 电动病床	通常由床面部分（由多块不同功能的支撑板组成，如背板、座板、大腿板、小腿板等）、床架部分（由床框、头板组件、脚板组件、左右护栏、脚轮等组成）、驱动部分、电动控制部分和配件组成。背板和腿板等在最大折起角度范围内可任意调节。有源产品。	用于医疗监护下的成年或儿童患者的诊断、治疗或监护时使用，用以支撑患者身体，形成临床所需体位。	电动病床、医用电动病床、电动翻身床、电动儿童病床	II
		02 手动病床	通常由床面部分、床架部分、控制部分（包括手摇或脚踏等）和配件组成。床面部分可在最大折起角度范围内任意调节，或呈板状无法调节。无源产品。	用于医疗监护下的成年或儿童患者的诊断、治疗或监护时使用，用以支撑患者身体，形成临床所需体位。	手动病床、手摇式病床、手摇式二折病床、医用平床、手动儿童病床、烫伤翻身床	I

序号	一级产品类别	二级产品类别	产品描述	预期用途	品名举例	管理类别
		03 医用婴儿床	通常由支架、睡盆安置框、睡盆、床垫、网篮和脚轮组成。无源产品。	用于医疗机构护理、诊疗或转运新生儿、婴儿时使用。	医用新生儿床、医用婴儿床	I
4	患者位置固定辅助器械	01 电动患者手术位置固定辅助器械	通常由主机、通用连接附件、床夹等组成。有源产品。	用于手术中，膝、肩、髋及小关节的固定及术中调整。	电动手术位置固定架系统	II
		02 无源患者手术位置固定辅助器械	通常由各种功能的托架或体位固定垫组成，可与手术台（床）配套使用。不包括各类固定护具。无源产品。	用于手术治疗时患者肢体的固定和支撑。使用时间为暂时使用。	手术头架、手术托架、头架及头托系统、婴幼儿头部固定架、脊柱手术托架、托手架、吊腿架、托足架、脊柱手术体位架、膝关节支撑架、小腿固定器、大腿固定器、弓形脊柱手术托架、脊柱手术体位架、外科手术固定器械	I
5	患者转运器械	01 患者运送隔离器械	通常由负压舱体（活动舱盖、舱底）、排风过滤装置组成。通常工作时充气展开，储运时放气可折叠。	用于传染病员的安全隔离转运。可与担架车、生命体征检测仪器配合使用，对传染病患者进行运送途中监护。	传染病员运送负压隔离舱	II
		02 电动推车、担架等器械	通常由床面（推车面板、担架面）、支撑架组成。可附加输液架、护栏、定向轮踏板、脚轮、刹车、手摇机构等。为单车或双车。有源产品。	用于医疗机构运送、移动患者用。	电动担架车、电动推床、电动转运床、医用电动转移车	II
		03 手动推车、担架等器械	通常由床面（推车面板、担架面）、支撑架组成。可附加输液架、护栏、定向轮踏板、脚轮、刹车、手摇机构等。为单车或双车。无源产品。	用于医疗机构运送、移动患者用。	手动推车、手动推床、手动静态搬运车、手摇式抢救车、担架、担架车、急救担架、楼梯担架、椅式担架、折叠担架、医用转运车、手术对接车、手术推车、液压升降平车、医用液压推床、医用转移车	I
		04 简易转移器械	通常由主板、织带、把手、外包等组成。无源产品。	用于医疗机构运送、移动患者用。	医用转移板、患者转移板、医用转移垫、患者搬运带、医用移位板	I
		05 其他转移器械	通常由支架、脚轮、底座支腿、吊杆、控制器组件和扶手等组成。有源产品含有电池组件。	用于医疗机构转运、移动患者用。	移位机（车）、电动移位机（车）、移位交接车、患者移位机	I
6	防压疮（褥疮）垫	01 电动防压疮（褥疮）垫	通常由充气床垫、气道（连接管）、充气泵等组成。防压疮（褥疮）气垫由若干个气室组成。气垫由气泵充气后，气室维持一定气压，所形成的软性垫，可增加患者身体与垫接触面积，降低身体局部压力。	用于术后或长期坐卧患者，预防和缓解压疮。	电动防褥疮床垫、电动充气防褥疮床垫、医用电动防褥疮床垫、电动防压疮垫	II
		02 手动防压疮（褥疮）垫	通常由充气床垫（床垫由若干气室组成）、气道（连接管）等组成。非电动充气。气垫充气后，气室维持一定气压，所形成的软性垫，可增加患者身体与垫接触面积，降低身体局部压力。	用于术后或长期坐卧患者，预防和缓解压疮。	充气防褥疮床垫、波动型充气防褥疮床垫、喷气型充气防褥疮床垫、防褥疮垫、医用座垫、医用体位垫、充气防压疮垫	I

16 眼科器械

本类医疗器械主要分布在子目9018.50的眼科器械中，而电气诊断类和注射器类分布在子目9018.1、9018.3项下

序号	一级产品类别	二级产品类别	产品描述	预期用途	品名举例	管理类别
1	眼科无源手术器械	01 眼用刀	通常由刀片、刀柄等部件组成。刀片一般采用不锈钢材料制成。无菌提供。	用于切割眼组织。	一次性使用无菌眼科手术刀、一次性使用无菌塑柄眼科手术刀、一次性使用无菌眼科分层刀	II
			通常由刀片、刀柄、护盖等部件组成。刀片一般采用不锈钢材料或人造刚玉材料制成。非无菌提供。	用于切割眼组织。	宝石手术刀、钻石手术刀、眼科手术刀、眼内膜刀、巩膜穿刺刀、矛形穿刺刀、穿刺刀、裂隙穿刺刀、碎核刀、角巩膜切开刀、劈核刀、隧道刀、月形刀、切开刀、刮刀、扩口刀、前房切开刀、显微眼用刀	I
		02 眼用凿	通常由头部和柄部组成，头端带刃口。一般采用不锈钢材料制成。非无菌提供。	用于凿开鼻泪骨。	乳突圆凿	I
		03 眼用剪	通常由一对中间连接的叶片组成，头部有刃口。一般采用不锈钢或钛合金材料制成。无菌提供，一次性使用。	用于剪切眼组织。	一次性使用无菌眼用剪	II
			通常由一对中间连接的叶片组成，头部有刃口。一般采用不锈钢或钛合金材料制成。非无菌提供。	用于剪切眼组织。	眼用剪、眼用组织剪、眼用手术剪、角膜剪、虹膜剪、巩膜剪、结膜剪、囊膜剪、膜状内障剪、眼内网膜剪、眼球摘除剪、眼球摘出剪、小梁剪、切腱剪、斜视剪、显微眼用剪、显微巩膜剪、显微虹膜剪、眼内剪	I
		04 眼用钳	通常由中间连接的两片组成，头部为钳喙。一般采用不锈钢材料制成。非无菌提供。	用于钳夹眼组织或器械。	眼用钳、眼用止血钳、眼用咬骨钳、环状组织钳、眼内钳、显微眼用钳、眼用持针钳、布巾钳、晶状体植入钳、显微眼用持针钳	I
			通常由头部、杆部和柄部组成，头部为爪头。一般采用不锈钢材料制成。非无菌提供。	用于眼科手术时夹取眼部异物。	眼内异物爪	I
		05 眼用镊	通常由一对尾部叠合的叶片组成。一般采用不锈钢材料制成。无菌提供，一次性使用。	用于夹持眼组织。	一次性使用无菌眼用镊	II
			通常由一对尾部叠合的叶片组成。一般采用不锈钢、钛合金材料制成。非无菌提供。	用于夹持眼组织、眼内异物或器械。	眼科镊、眼内镊、眼用镊、眼用组织镊、虹膜镊、视网膜镊、角膜镊、角膜移植镊、膜瓣镊、睫毛镊、斜视镊、睑板腺囊肿镊、剥膜镊、碎核镊、抱核镊、撕囊镊、翻眼镊、角膜固定镊、移核镊、显微镊、显微结膜镊、显微眼内鳄鱼镊、显微眼内非对称性视网膜镊、显微眼内镐头镊、显微眼内内界膜镊、显微眼内钳式镊、显微眼内视网膜镊、显微眼用镊、显微虹膜镊、结膜镊、旋转式眼内镊、旋转式剥膜镊、眼内异物镊、眼用结扎镊、镜片固定镊、镜片夹持镊、系线镊、系结镊、显微结扎镊、夹钉镊、巩膜塞夹持镊、玻切透镜镊、晶状体植入镊、晶状体折叠镊、晶状体囊镊	I

序号	一级产品类别	二级产品类别	产品描述	预期用途	品名举例	管理类别
		06 眼用夹	通常为 U 形状，带锁扣。一般采用钛合金材料制成。非无菌提供。	用于夹持或夹取眼组织。手术后取出。	霰粒肿夹	I
		07 眼用针	通常由针头和固定器组成。针头为弯形，头端呈尖钉状。无菌提供。	用于手术中将虹膜组织固定在人工晶状体的襻内。手术后取出。	人工晶状体植入用固定针	II
			通常由针头、针体和柄部组成。一般采用不锈钢材料制成。非无菌提供。	用于探、拨、挑和刺眼组织。	蝶形注液针、破囊针、泪囊穿线针、角膜异物针、眼用冲洗针、显微用针、泪道探针、动脉瘤针	I
		08 眼用钩	通常由头部和杆部组成，头部带钩头。一般采用不锈钢材料制成。无菌提供，一次性使用。	用于钩拉眼组织。	一次性使用无菌眼科拉钩	II
			通常由头部和杆部组成，头部带钩头。一般采用不锈钢材料制成。非无菌提供。	用于钩拉眼组织。	眼用拉钩、眼睑拉钩、显微虹膜拉勾、眼内膜钩、膜钩、视网膜钩、虹膜拉钩、角膜上皮扒钩、角膜线钩、角膜异物钩、穿刺钩锥、眼用勾锥、泪囊拉钩、斜视钩、动脉瘤钩、人工晶状体定位钩、显微眼用拉钩	I
		09 眼用刮匙	通常为细长设计，头部为边缘锋利的匙形。一般采用不锈钢材料制成。非无菌提供。	用于刮除囊肿或挖出晶状体核。	眼用刮匙、白内障匙、睑板囊肿锐匙、睑板腺囊肿锐匙	I
		10 眼用剥离器	通常为杆形设计，头部为钝口或微锐。一般采用不锈钢材料制成。非无菌提供。	用于剥开或分离眼组织。	巩膜剥离器、巩膜剥离子	I
		11 眼用牵开器	通常由撑开片、齿条和手柄组成。一般采用不锈钢材料制成。非无菌提供。	用于牵开眼组织。	泪囊牵开器	I
		12 眼用扩张器	通常由扩张器、导入头和导入器组成。一般采用不锈钢材料，扩张器采用聚丙烯材料或聚甲基丙烯酸甲酯材料制成。无菌提供，一次性使用。	用于扩张和支撑眼组织。	一次性使用无菌虹膜扩张器、一次性使用无菌眼睑扩张器	II
			通常由头部和柄部组成，头端圆钝。一般采用不锈钢材料制成。非无菌提供。	用于扩张和支撑眼组织。	泪点扩张器、泪小点扩张器、显微眼用泪道扩张器、小瞳孔扩大器、开睑器、角膜上皮掀瓣器	I
		13 眼用冲吸器	通常由注吸头、管体和尾座组成。	用于冲洗眼组织或吸液。	一次性使用无菌眼用注吸冲洗器、一次性使用无菌角膜上皮冲洗器、一次性使用无菌眼用冲洗器、一次性使用无菌眼用注吸器、一次性使用无菌乳突吸引管	II
			通常由注吸头、管体和尾座组成。采用金属材料制成，非无菌提供，可重复使用。	用于冲洗眼组织或吸液。	眼用注吸冲洗器、角膜上皮冲洗器、眼用冲洗器、眼用注吸器、乳突吸引管	I
			通常由磁铁头和手柄组成。非无菌提供。	用于吸除眼内铁质异物。	眼用异物吸铁器、眼用吸铁器	I
		14 眼用钻	通常由柄部和头部组成，头部为环状。一般采用不锈钢材料制成。无菌提供，一次性使用。	用于切割眼组织。	一次性使用无菌角膜环钻	II
			通常由环钻组成。环钻一般采用不锈钢材料制成。非无菌提供。	用于切割眼组织。	角膜环钻	I
		15 眼用锯	通常由齿条和手柄组成。一般采用不锈钢材料制成。非无菌提供。	用于锯开眼组织。	角膜上皮环锯	I

序号	一级产品类别	二级产品类别	产品描述	预期用途	品名举例	管理类别
		16 眼用铲	通常由铲片和柄部组成。一般采用不锈钢材料制成。非无菌提供。	用于铲离眼组织或去除眼内异物。	眼用铲、眼内膜铲、角膜异物铲	I
2	眼科无源辅助手术器械	01 眼用穿刺器	通常由穿刺刀、鞘管和柄部组成。一般采用不锈钢材料制成。无菌提供，一次性使用。	用于穿刺眼组织。	一次性使用无菌眼科穿刺器	II
		02 眼用注入器	通常由头部、管体和柄部组成。一般采用不锈钢材料制成。非无菌提供。	用于注射生理盐水，维持前房空间。	前房注入器	I
			通常由固定注射器的定位架和手动螺旋推进杆组成。	与注射器配合使用，用于辅助眼内灌注硅油。	硅油注射架、硅油推力架	I
		03 点眼棒	通常为棒状，两端部为球形。一般采用硬质玻璃材料制成。非无菌提供。	用于导引药物入眼。	玻璃点眼棒	I
		04 眼用压迫器	通常为板状设计。一般采用不锈钢材料制成。非无菌提供。	用于下压眼组织。	巩膜压迫器	I
		05 眼用保护、支持器	一般采用聚乙烯材料制成。无菌提供。	用于手术中保护眼组织免受伤害。	眼科手术用滑片	II
			一般采用高分子材料制成。非无菌提供，可重复使用。不含药物成分。分为带镜片和不带镜片两种类型。所带镜片无屈光矫正作用，仅为方便操作者在不揭开防护贴的情况下直接观察术后眼部愈合状况。不接触眼部创口。	用于防止眼部手术前后，房水从眼球切口蒸发到空气中导致失明。也用于眼球手术后防护病人眼球，防止外力直接撞击眼球。	眼部防护贴	II
			通常为尖锥形式。一般采用不锈钢或钛合金材料制成。非无菌提供。	用于手术中封堵巩膜穿刺孔。	巩膜塞	I
			一般采用不锈钢材料制成。在使用过程中不接触中枢神经系统或血液循环系统。手动器械。非无菌提供。	用于眼科手术时，保护眼球、支持眼睑。	眼睑保护板、角膜支持环、眼睑支持板	I
		06 眼用器械手柄	通常由头部和柄部组成，头部为接口。一般采用不锈钢材料制成。非无菌提供。	用于连接器械。	眼科手术器械手柄、刀片夹持器、显微刀片夹持器、冲洗器手柄、注吸器手柄	I
		07 眼用固位器	通常由尖端与柄身组成。一般采用钛合金材料制成。非无菌提供。	用于定位或调节眼组织。	超声乳化调节杆、超声乳化调核器、眼用定位器、调节定位器、拔核定位器、眼用调节器、眼科巩膜标示器、斜视手术眼球拨板、晶体核移动器	I
			通常由固定圈和柄部组成。非无菌提供。	用于固定眼组织。	眼球固定器、眼球固定环、眼用固定环、角膜固定环	I
			通常由近端手柄、远端针体连接一体组成。非无菌提供。	用于眼组织复位。	虹膜复位器、虹膜恢复器、晶状体复位器	I
			通常由压环及螺帽环组成。非无菌提供。	用于眼科手术中固定器械。	角膜接触镜片固定环	I
		08 眼用测量器	通常器身带或不带刻度。一般采用不锈钢材料制成。非无菌提供。	用于眼科测距。	眼用测量规、眼用测量器、眼用测量尺、眼窝测量球、标记环、玻切印模、眼眶测量器	I
		09 眼用取出器	通常由环形头部和柄部组成。一般采用不锈钢材料制成。非无菌提供。	用于取出晶状体。	晶状体取出器、晶状体线环	I
		10 眼用抛光器	一般采用不锈钢材料制成。非无菌提供。	用于眼组织抛光。	眼用抛光器、后囊膜抛光器	I

序号	一级产品类别	二级产品类别	产品描述	预期用途	品名举例	管理类别
		11 眼用置物台	通常由环钻固定夹和螺旋杆组成。非无菌提供。	用于手术中临时存放取出的角膜。	角膜移植钻台架、角膜移植架	I
		12 眼用碎核器	通常由带齿垫板头部和柄部组成。垫板头部可为左式或右式。非无菌提供。	用于咬碎晶体核。	碎核托板、碎核垫板、晶状体碎核器、劈核器	I
		13 眼用咬除器	通常由刃口和柄部组成。一般采用不锈钢或钛合金材料制成。非无菌提供。	用于咬切眼组织。	小梁咬切器、咬切器、小梁切开器、显微巩膜咬切器	I
		14 眼用止血器	通常由工作尖端和头端组成。头端通常有球形、橄榄形两种形式。一般采用不锈钢或铜材料制成。非无菌提供。无源产品。	用于手术中，加热头端后，烧灼血管断端止血用。	眼用烧灼止血器	I
		15 眼用浸泡环	通常由酒精浸泡环和手柄组成。一般采用不锈钢或钛合金材料制成。非无菌提供。不含酒精。	用于角膜屈光手术中，将酒精浸泡环放于角膜上，注入酒精，浸泡角膜上皮以清洁角膜基底床。	角膜上皮浸泡环	I
3	视光设备和器具	01 验光设备和器具	通常由显示器显示的视力表或卡。	用于视力测定。	液晶视力表	II
			通常由视力表（卡）和照明装置组成。照明装置为直接照明或后照明（视力表灯）。	用于视力检测或弱视、盲视筛查。	视力表、视力表灯箱、幼儿视锐度（视力）检测卡、儿童图形视力卡、婴幼儿选择性注视检测卡、视力表投影仪	I
			通常由主机和适配器组成。利用哈特曼–夏克（HARTMAN SHACK）感受器的原理，光线经眼的屈光系统聚焦折射到感受器上，经过处理测得双眼的屈光数据。	用于视力筛选和检查。	视力筛选仪	II
			通常由板和板把手组成。	用于检查时遮挡眼部。	遮眼板	I
			通常由视标、光学成像系统、传感器、显示屏和控制系统组成。将光线投射进被检者的眼内，检查被检者视网膜反射光线的聚散情况，测出被检者的屈光状态。	用于人眼屈光状态的测定。	验光仪、验光机、角膜验光仪	II
			通常由投影系统和观察系统组成。投影系统包括光源、聚焦镜、反射镜、聚焦套管。将光线投射进被检者的眼内，根据反射光影的运动状态确定被检者的屈光状态。	用于客观测量人眼屈光信息。	检影镜、带状光检影镜、视网膜镜	II
			通常由正球镜片、负球镜片、正柱镜片、负柱镜片、棱镜片、辅助镜片等组成。	用于客观测量人眼的屈光状态。	验光镜片、验光镜片箱、验光镜组	II
			通常由球镜度片、柱镜度片、棱镜度片、辅助镜片和机械换片结构组成。利用被检者对视标成像清晰程度的主观表述，测出被检者的屈光状态，与视力表配合使用。	用于主观测量人眼屈光状态。	验光头、综合验光仪	II

序号	一级产品类别	二级产品类别	产品描述	预期用途	品名举例	管理类别
		02 视功能检查设备和器具	通常由两套视标空间方位可调，光亮可调的独立光学系统及可对两套系统进行空间方位变化测量的机械系统组成，并可结合其他辅助部件（如海丁格刷、偏振片）使用。	用于检查人眼的同时视、融像、立体视等双眼视觉功能、以及诊断主客观斜视角、异常视网膜对应、隐斜、后像、弱斜视等眼科疾病，也可供弱视训练、治疗。	同视机	II
			通常由光源、视标、读数系统、机械调节系统、观察或显示系统组成。利用光学成像定位原理，测量人眼瞳距。	用于测量人眼两瞳孔之间的距离。	瞳距测量仪、瞳距仪	II
			通常由光学定位系统、像差测量系统、信号探测器和数据处理分析系统组成。由光线追迹导出的光程差通过拟合获得 ZERNIK 系数的方法进行波前像差分析。	用于测量人眼像差。	眼像差仪、全眼波前像差仪	II
			通常由主机（光学系统、观察系统和控制系统）、可移动工作台和头托组成。利用角膜的反射性质来测量角膜曲率半径。	用于测量角膜前表面曲率半径和主子午线轴位。	角膜曲率计、电子角膜曲率仪	II
			通常由眼球监测系统、视野位置及光亮可变的光点或光面和背景光系统组成。通过获取视网膜各位置光刺激感知的方法，得到视网膜中心和周边的视细胞的损缺信息。	用于眼部检查中测量可视范围。	视野计、四点域值视野仪、视野分析仪、微视野计、投射视野检查仪	II
			通常由对比敏感度视标发生器、观察光学系统和控制装置组成。	用于检查人眼在各种光环境下中心和／或周边视野敏感度测量。	对比敏感度仪、眩光对比度仪	II
			通常由光学系统、显示系统和记录系统组成。通过多种颜色的不同混合方式，来检查人体色细胞或相应的神经传递系统的准确情况。	用于人眼视功能（包括光觉、色觉、形觉（视力）、动觉（立体觉）、对比觉（对比敏感度）等）的检查、训练等。	色觉检测仪	II
			通常由视神经分析仪主体、三维位移机架等组成。	用于对活体上眼底和视网膜神经纤维层进行成像和三维分析。	视神经分析仪	II
			通常由电生理主机（含信号放大器、闪光刺激器）、图形刺激器、计算机系统等组成。	用于视通路、视神经和视网膜的疾病检测。	视觉电生理检查仪	II
			通常由主机，发光二极管（LED）显示屏和电源线组成。	用于测量瞳孔对光刺激的反应。	瞳孔分析仪	II

序号	一级产品类别	二级产品类别	产品描述	预期用途	品名举例	管理类别
		03 视觉治疗设备	通常由各种视功能视标、光学观察系统或屏显系统组成。通过视觉刺激信号进行视觉治疗的设备。视觉刺激信号通常由电子显示屏、灯箱或发光视标产生。	用于人眼视功能包括光觉、色觉、视力、立体视、融像、隐斜等的治疗。	全息视力增进仪、弱视近视综合治疗仪、弱视治疗仪、弱视复合治疗仪	II
4	眼科测量诊断设备和器具	01 眼科激光诊断设备	通常由激光光源、激光传输装置和控制装置等部分组成。发生激光，并应用光学断层扫描、共焦激光扫描等技术进行检查诊断的设备。通常由激光光源、激光传输装置和控制装置等部分组成。发生强激光（GB 7247标准的3B、4），并应用光学断层扫描、共焦激光扫描等技术进行检查诊断的设备。	用于眼功能和眼部疾患的检查诊断。	激光扫描检眼镜、共焦激光扫描检眼镜、激光眼科诊断仪、激光前房闪辉测试仪、激光光纤眼科照明仪、共焦激光断层扫描仪、激光间接检眼镜	III
			2017 年第 104 公告：无 2022 年第 30 号公告调整为：通常由激光光源、激光传输装置和控制装置等部分组成。发生弱激光（小于等于 GB 7247 标准的 3R），并应用光学断层扫描、共焦激光扫描等技术进行检查诊断的设备。	用于眼功能和眼部疾患的检查诊断。	激光扫描检眼镜、共焦激光扫描检眼镜、激光眼科诊断仪、激光前房闪辉测试仪、激光光纤眼科照明仪、共焦激光断层扫描仪、激光间接检眼镜	2017 年第 104 公告：无 2022 年第 30 号公告调整为：II
		02 眼压持续监测仪	通常由记录器、传感器、天线、数据线、充电器、软件等组成。其中传感器是一个带有嵌入式芯片的一次性硅胶软性接触镜。	用于对青光眼患者进行连续眼内压实时监测。	眼压持续监测仪	III
		03 眼科超声诊断设备	2017 年第 104 公告：通常由探头、超声波发射/接收电路、信号处理、图像显示等部分组成。利用超声脉冲回波原理，完成眼科诊断信息采集、显示、测量的专用超声设备。其探头标称频率一般在 10MHz 以上。 2020 年第 147 号公告调整为：通常由探头、超声波发射/接收电路、信号处理、图像显示等部分组成。利用超声脉冲回波原理，完成眼科诊断信息采集、显示、测量的专用超声设备。不包括适用于《YY/T 0107 眼科 A 型超声测量仪》标准的眼科 A 型超声测量仪和适用于《YY 0773 眼科 B 型超声诊断仪通用技术条件》标准的眼科 B 型超声诊断仪。	专用于眼科的超声诊断设备。实现眼球及眼眶的超声成像、角膜厚度测量、眼轴长度测量等功能。	2017 年第 104 公告：眼科 B 型超声诊断仪、超声角膜测厚仪、眼科高频超声诊断仪、眼科 A 型超声测量仪、眼科 AB 型超声诊断仪、眼科超声生物显微镜 2020 年第 147 号公告调整为：眼科高频超声诊断仪、眼科超声生物显微镜	III

序号	一级产品类别	二级产品类别	产品描述	预期用途	品名举例	管理类别
			2017年第104公告：通常由探头、超声波发射/接收电路、信号处理、图像显示等部分组成。利用超声脉冲回波原理，完成眼科诊断信息采集、显示、测量的专用超声设备。其探头标称频率一般在10MHz以上。2020年第147号公告调整为：通常由探头、超声波发射/接收电路、信号处理、图像显示等部分组成。利用超声脉冲回波原理，完成眼科诊断信息采集、显示、测量的专用的适用于《YY/T 0107眼科A型超声测量仪》标准的眼科A型超声测量仪和适用于《YY 0773眼科B型超声诊断仪通用技术条件》标准的眼科B型超声诊断仪。		2017年第104公告：眼科B型超声诊断仪、超声角膜测厚仪、眼科高频超声诊断仪、眼科A型超声测量仪、眼科AB型超声诊断仪、眼科超声生物显微镜 2020年第147号公告调整为：眼科B型超声诊断仪、超声角膜测厚仪、眼科A型超声测量仪、眼科AB型超声诊断仪	2017年第104公告：Ⅲ 2020年第147号公告调整为：Ⅱ
		04 光学相干断层扫描仪	通常由光学相干系统、数据获取处理和/或分析系统组成。利用光学相干成像原理，获取组织断层面的信息。	用于获取组织断层面的信息。	眼科光学相干断层扫描仪	Ⅱ
		05 眼用照相机	通常由照明系统、观察系统、成像系统等组成。可与单独的查看软件配合使用，并实现附加功能。	用于拍摄眼部图像，观察和诊断视网膜病变。	眼底照相机、数字眼底照相机、免散瞳眼底照相机、免散瞳数码眼底照相机、手持式视网膜照相机、无散瞳数码眼底照相机、手持式免散瞳眼底照相机、眼底摄影机、眼用照相机	Ⅱ
		06 眼底造影机	通常由照明系统和大视野成像系统组成。可与计算机配合使用。	用于拍摄静态眼底视网膜彩色照像及眼部血流动态变化。	眼底造影机、数字眼底造影检查仪、眼用造影机	Ⅱ
		07 裂隙灯显微镜	通常由裂隙照明系统（裂隙灯）和双目显微镜（或光学数码成像系统）组成。通过一个裂隙照射于眼睛形成一个光学切面，通过双目显微镜可观察被检部位的细节。	用于观察角膜、虹膜、晶状体等。	手持式裂隙灯显微镜、裂隙灯显微镜、眼科裂隙灯显微镜检查仪、手持裂隙灯显微镜检查仪、手持式裂隙灯、电动对焦数码裂隙灯显微镜系统	Ⅱ
		08 直接检眼镜	通常由照明系统和观察系统组成。照明系统包括灯泡、聚光镜和反射镜。观察系统包括窥孔和聚焦补偿系统。	用于检查视网膜。	直接检眼镜、广角检眼镜	Ⅱ
		09 间接检眼镜	通常由检眼镜主体、电源、角度适配器、转接插头、巩膜压陷器等组成。检眼镜主体由照明系统、目镜、滤镜、头带和示教镜组成。	用于检查视网膜小视野检查。	间接检眼镜、双目间接检眼镜、双目间接眼底镜	Ⅱ
		10 角膜内皮细胞显微镜	通常由高数值孔径物镜、像面成像系统和图像分析处理系统组成。利用显微镜的放大作用，对角膜内皮细胞显微成像。	用于检测内皮细胞的形态、密度等。	角膜内皮细胞显微镜、角膜内皮细胞计、角膜内皮显微镜	Ⅱ

序号	一级产品类别	二级产品类别	产品描述	预期用途	品名举例	管理类别
		11 角膜共焦显微镜	通常由照明系统、同焦显微成像系统、扫描机构和图像分析处理系统组成。利用照明和成像共焦原理，可对角膜各层面成像。	用于对角膜各个层面组织进行显微检查。	角膜共焦显微镜	II
		12 角膜地形图仪	通常由 Placido 环投射系统、图像监视 / 观察系统和图像处理系统组成。利用角膜的反射状态确定角膜地形。	用于测量角膜表面分布曲率。	角膜地形图仪、角膜地形图系统	II
		13 角膜测厚仪	通常由光学发射系统和光学测量系统组成。通过两反射光路的偏离方法或光程差方法测量角膜厚度。	用于测量角膜厚度。	角膜测厚仪、手持式角膜测厚仪、角膜测厚装置、非接触式角膜厚度仪	II
		14 眼前节测量诊断系统	通常由光学定位系统、光学发射系统、光学测量系统、图像接收和分析系统组成。利用反射光路偏离的光学原理，用于前节测量和分析。	用于前节测量和分析。	眼前节测量评估系统、眼前节诊断系统、三维眼前节分析系统	II
		15 眼组织深度测量仪	通常由光学定位系统和光学测量系统组成。通过测量光程差，用于获取眼轴各组织深度。	用于获取眼轴各组织深度。	前房深度测定仪、扫描式周边前房深度计、眼科生物测量仪、眼科光学生物测量仪、光干涉式眼轴长测量仪	II
		16 黄斑完整性评估仪	通常由主机、患者控制按钮和键盘组成。	用于评估黄斑的阈值灵敏度和固视稳定性。	黄斑完整性评估仪	II
		17 眼压计	通常由角膜形状变化发生器、角膜变形测量系统或接触角膜装置和压变传感器组成。通过角膜形状变化（压平式、压陷式、非接触式等）或直接测量角膜血流脉动压力变化，换算获得眼内压。	用于测量眼内压力。	眼压计、非接触式眼压计、手持式眼压计、手持式压平眼压计、压平眼压计、接触式压电眼压计、回弹式眼压计、压陷式眼压计	II
		18 眼球突出计	通常由左右棱镜座、导向横杆、活动支座、固定支座等部件组成。	用于检查眼球角膜顶突出眶缘高度。	眼球突出计	2017 年第 104 公告：II 2020 年第 147 号公告调整为：I
		19 干眼检测仪	通常由光源、CCD 相机和控制系统组成。与计算机和配套软件组合使用。通过患者眼表泪膜干涉成像，用于诊断干眼程度。	用于诊断干眼程度。	干眼检测仪	II
		20 视网膜自适应光学成像仪	通常由光学定位系统、眼底成像系统、像差测量系统和像差矫正系统组成。采用可变形镜面矫正各位置光线偏角的方式实现像差矫正。	用于视网膜黄斑病变的早期微观检测。	视网膜自适应光学成像仪	II
		21 眼科诊断辅助器具	通过放大或倒像等光学原理辅助眼科检查、诊断的光学器具。（与角膜接触）	用于辅助眼科检查和诊断。	房角镜、非接触眼底镜、接触式激光眼底诊断镜、眼底广角观察镜、非接触裂隙灯前置镜、虹膜放大仪、倒像镜、屋脊镜倒像镜、角膜接触帽、非球面透镜、三棱镜组	II

序号	一级产品类别	二级产品类别	产品描述	预期用途	品名举例	管理类别
			通过放大或倒像等光学原理辅助眼科检查、诊断的光学器具。（不与角膜接触）			Ⅰ
			通常由带有荧光素钠标示线的滤纸裁剪而成，被泪液浸湿后有明显界限，可直接读数。	用于诊断眼科泪液分泌障碍等疾病。	泪液检测滤纸条、泪液分泌检测滤纸	Ⅱ
		22 眼力器	通常由头架、支架、视标和镜片组成。	用于双眼辐辏功能测定。	眼力器	Ⅰ
5	眼科治疗和手术设备、辅助器具	01 眼科超声手术设备	通常由主机、换能器、带有外科尖端的手持部件和负压吸引装置组成。每一个手持部件由一个换能器、一个连接构件和一个治疗头尖端组成。	用于对眼部组织的破碎、切割和乳化等。	乳化玻切超声手术仪、显微眼科超声手术系统、眼科超声乳化手术系统、白内障超声乳化手术仪、眼科超声手术系统、超声乳化手术仪、眼科超声乳化手术仪、眼科乳化玻切超声手术仪及附件	Ⅲ
		02 眼科激光治疗设备	通常由激光器、冷却装置、传输装置、目标指示装置、控制装置、防护装置等部分组成。利用激光与生物组织的相互作用机理，达到手术治疗的目的。	用于屈光矫正、角膜切割、青光眼、白内障、或视网膜病变等眼科疾病的手术治疗。	准分子激光角膜屈光治疗机、飞秒激光眼科治疗机、飞秒激光角膜屈光治疗机、Q开关掺钕钇铝石榴石激光眼科治疗机、掺钕钇铝石榴石激光眼科治疗机、半导体激光眼科治疗机、固体多波长激光眼科治疗机、固体激光眼科治疗机、倍频掺钕钇铝石榴石眼科激光治疗机	Ⅲ
		03 眼科内窥镜及附件	通常由物镜系统和光学传/转像系统，含有或不含有观察目镜系统构成观察光路的不可变形的内窥镜。可包含附件。附件是配合内窥镜使用的配件或独立产品。	用于在眼部内窥镜检查中对症使用。	眼内窥镜	Ⅲ
		04 眼科冷冻治疗设备	通常由低温工质、储存容器、输送装置和冷冻探头组成。冷冻探头直接作用于人体治疗部位。	用于使眼部组织产生冷冻坏死、炎性反应或冷冻粘连。	眼科冷冻治疗仪、二氧化碳眼科冷冻治疗仪、便携式二氧化碳眼科冷冻治疗仪	Ⅱ
		05 其他眼科治疗和手术设备	利用照射光敏剂核黄素浸润的角膜，核黄素分子被激发产生活性氧族，诱导胶原纤维的氨基（团）之间发生化学交联反应，从而增加了胶原纤维的机械强度和抵抗角膜扩张的能力。不含光敏剂。	用于治疗圆锥角膜手术、角膜溃疡和准分子激光原位角膜磨镶术（LASIK）术后角膜膨胀症。	角膜治疗仪、角膜交联仪	Ⅲ
			通常由切割部分、控制部分和驱动部分组成。	用于在不同层次角膜屈光手术和角膜移植手术中切割角膜。	角膜板层刀、微型角膜刀	Ⅲ
			通常由主机、气体连接软管和手柄组成。气动脉冲列驱动玻切头产生切割功能。	用于切除眼内玻璃体。	玻璃体切割器、玻切加速机	Ⅲ
			通常由观察系统、照明系统和支架系统组成。观察系统由目镜、物镜的长工作距的体视光学显微系统组成。可外接或内置图像采集显示处理系统，利用显微放大原理，观察物体细节。	用于在眼科手术过程中为手术区域提供放大。	眼科手术显微镜	Ⅱ
		06 眼科治疗和手术辅助器具	通常由眼内照明器、眼内照明光纤、一套可拆下和可消毒的旋钮组成。	用于眼科手术期间对眼内的照明。	眼内照明器、眼内照明系统	Ⅲ

序号	一级产品类别	二级产品类别	产品描述	预期用途	品名举例	管理类别
			通常由光纤和插入头组成。无菌提供。	与眼科照明光源连接使用，可直接插入人眼，也可和套管针系统一起使用。用于眼内手术时传输照明光源发出的光，进行眼内照明。	眼内照明器光纤探头	Ⅲ
			通常由用户终端、支架、软件、电缆、连接线等组成。	与眼科手术、治疗设备配合使用，用于实现眼科手术、治疗中的导航、定位功能。	眼科手术导航工作站、眼科手术定位导航系统、眼科手术计划及导航系统	Ⅲ
			通常由玻切刀头、接头、导管和柄部等组成。一般玻切刀头采用不锈钢材料制成。无菌提供。	与气动设备配合使用，用于眼科手术时切除玻璃体。	玻切头	Ⅲ
			连接激光设备，传输激光。	与眼科激光设备配合使用，进入眼内传输激光能量，用于激光治疗。	眼科激光光纤探针、治疗用激光光纤	Ⅲ
				与眼科激光设备配合使用，不进入眼内传输激光能量，用于激光治疗。		Ⅱ
			通常为片状设计，带刃口。一般采用不锈钢材料制成。无菌提供。	与角膜板层刀配合使用，用于剖层、切割眼角膜。	成形刀片、一次性使用无菌角膜板层刀片	Ⅱ
			通常由电池、治疗头、电阻丝、外壳等组成。	用于眼科手术，通过自带电加热的治疗头烧灼血管断端止血。	眼科止血器、眼科烧灼止血器、一次性使用便携电凝刀	Ⅱ
			通常由注吸针头、负压源和调节阀等组成。	用于眼科手术时吸取混浊皮质。	注吸仪	Ⅱ
			通过放大或倒像等光学原理辅助眼科治疗、手术的光学器具。（与角膜接触）	用于辅助眼科治疗和手术。	非接触式眼底广角观察镜、非接触式广角观察系统、眼科手术非接触观察装置、眼科用非球面黄斑镜、玻切手术观察镜、眼底成像系统、一次性使用玻切手术用接触镜	Ⅱ
			通过放大或倒像等光学原理辅助眼科治疗、手术的光学器具。（不与角膜接触）			Ⅰ
			通常与眼科超声手术设备主机配合使用，其组成与原理依据眼科超声手术设备的型式和功能。	配合眼科超声手术设备，辅助实现其功能。	眼科超声乳化手术仪用附件－手柄、眼科超声乳化手术仪用附件－测试腔，灌注套	Ⅱ
			通常由针头、针体和柄部组成。一般采用不锈钢材料制成。非无菌提供。	玻切手术时用来吸出多余的液体。	笛针、移液针	Ⅰ
6	眼科矫治和防护器具	01 接触镜	设计用于配戴眼球前表面的，其最终状态在正常条件下不需要支撑即能保持形状的眼科镜片。	用于矫正或修正人眼视力。	硬性角膜接触镜、硬性透氧角膜接触镜	Ⅲ

序号	一级产品类别	二级产品类别	产品描述	预期用途	品名举例	管理类别
			采用角膜塑术方法来改变角膜的形态,从而暂时矫正眼屈光不正的硬性透气接触镜。	用于暂时性矫正眼屈光不正。	角膜塑形用硬性透气接触镜	Ⅲ
			设计用于配戴眼球前表面的,需要支撑以保持形状的眼科镜片。	用于矫正或修正人眼视力。	彩色软性亲水接触镜、散光软性亲水角膜接触镜、软性角膜接触镜、软性亲水接触镜、软性接触镜	Ⅲ
		02 接触镜护理产品	以氯化钠为主要有效成分的生理平衡盐水溶液(含量约0.9%)。	用于软性或硬性接触镜的冲洗、储存,及片剂类护理产品的溶解稀释等。	接触镜无菌生理盐水护理液、接触镜护理盐溶液	Ⅲ
			含有一种或多种有效成分(如:酶),具有清洁作用的接触镜护理产品。	用于去除接触镜表面的沉淀物和其他污染物。	硬性透气接触镜清洁液、硬性接触镜酶清洁剂、接触镜除蛋白护理液、除蛋白护理液、接触镜去蛋白片	Ⅲ
			以双氧水为主要有效成分结合中和片(中和杯或中和环等)使用的消毒液。	用于对接触镜的充分消毒。	双氧护理液、双氧水接触镜消毒液	Ⅲ
			通常由杀菌(消毒)剂、表面活性剂、络合剂、保湿剂、pH调节剂、渗透压调节剂等多种成分组成的接触镜护理溶液。	用于接触镜的清洁、消毒、冲洗、储存等。	硬性接触镜护理液、接触镜护理液、硬性透气接触镜用护理液、软性接触镜护理液	Ⅲ
			通常由保湿润滑剂、PH调节剂、渗透压调节剂、络合剂、防腐剂等成分组成的接触镜润滑溶液。	用于对接触镜的湿润处理,配戴接触镜时滴入眼内起润滑作用。	接触镜润滑液、硬性透气接触镜润滑液、接触镜湿润液	Ⅲ
		03 防护器具	通常由镜架和镜片组成。镜片采用能反射或吸收辐射线,但能透过一定可见光的材料制成。	用于在诊断或手术过程中防护紫外、蓝光、红光和红外危害。	医用光辐射防护眼镜	Ⅱ
			一般采用玻璃或塑料镜片加入吸收剂制成。	用于在诊断或手术过程中防止激光辐射对人眼的伤害。	激光防护眼镜	Ⅱ
		04 助视器	通常由光学系统(凸透镜、凹透镜、棱镜和平面镜等)组成。利用光学成像原理,帮助低视力者提高视觉活动水平。	用于改变目标的大小,或改变目标在视网膜上的成像位置,帮助低视力者提高视觉活动水平。	光学弱视助视器、低视力放大镜、低视力望远镜	Ⅱ
			通常由光学电子成像系统和显示系统组成。利用摄像获得影像,经数码处理给予放大,能方便的进行放大倍数调整、焦距调整、亮度和对比度调整,利用光学电子手段达到光能增强。	用于改变目标的大小,或改变目标在视网膜上的成像位置,帮助低视力者提高视觉活动水平。	光电弱视助视器	Ⅱ

序号	一级产品类别	二级产品类别	产品描述	预期用途	品名举例	管理类别
7	眼科植入物及辅助器械	01 人工晶状体	通常由光学主体和支撑部分组成的光学镜片，其光学区部分通过一定的光学设计从而获取需要的聚焦能力并达到较好的成像质量。	代替人眼晶状体，用于囊外摘除术后或超声乳化术后植入，矫正或修正人眼视力。	人工晶状体、肝素表面处理亲水性丙烯酸人工晶状体、亲水性丙烯酸人工晶状体、虹膜夹无晶体眼人工晶状体、预装式非球面后房人工晶状体、折叠式非球面人工晶状体、折叠式多焦丙烯酸人工晶状体、着色非亲水丙烯酸非球面后房人工晶状体、后房型聚甲基丙烯酸甲酯人工晶状体、单件式多焦复曲面人工晶状体、一件式后房型人工晶状体、三件式后房型人工晶状体、后房人工晶状体、折叠式人工晶状体、单件式多焦人工晶状体、折叠式后房硅凝胶人工晶状体、有晶体眼屈光性人工晶状体、折叠式后房人工晶状体、聚甲基丙烯酸甲酯人工晶状体、亲水性丙烯酸酯非球面人工晶状体、肝素表面处理聚甲基丙烯酸甲酯人工晶状体、肝素表面处理亲水性丙烯酸非球面人工晶状体、单件式复曲面人工晶状体、聚丙烯酸酯类后房型人工晶状体、折叠式后房丙烯酸人工晶状体、可调节人工晶状体、预装式人工晶状体、折叠式丙烯酸人工晶状体、非亲水丙烯酸后房人工晶状体、一件式人工晶状体、后房人工晶体、后房型丙烯酸酯人工晶状体、单件式疏水性丙烯酸人工晶状体、非球面后房人工晶状体、单件式黄色疏水性丙烯酸人工晶状体、前房型聚甲基丙烯酸甲酯人工状晶体、多焦聚丙烯酸酯类后房人工晶状体、后房型屈光晶状体、有晶体眼后房屈光晶状体、带虹膜的人工晶状体	Ⅲ
		02 眼内填充物	是一类用于眼科的非固体物质。	用于将脱离的视网膜压平并复位。	眼科用重水、眼科手术用重水、眼用手术硅油、眼科手术用硅油、眼用重硅油、眼科手术用全氟萘烷、眼科手术用全氟辛烷、眼用全氟丙烷气体、硅油	Ⅲ
		03 青光眼引流装置	通常由支撑体和缝合孔组成的器件。	用于阻止巩膜瓣与巩膜床之间的粘连，维持功能液腔的持续存在，促进新的房水通道形成。	青光眼引流器、青光眼引流阀	Ⅲ
		04 眼用粘弹剂	通常由具有粘性和弹性的固体和液体制成。	用于产生和维持手术空间，保护眼内组织和便于操作。	眼用粘弹剂、眼科手术粘弹剂、眼用透明质酸钠凝胶、眼用羟丙基甲基纤维素、角膜保护剂、眼用透明质酸钠	Ⅲ
		05 泪点塞	通常由泪点塞和泪点塞放置器组成。	用于堵塞泪点，泪点塞放置器为放置泪点塞的辅助器具。	泪点塞、泪点塞栓	Ⅲ
		06 义眼台	一般采用羟基磷灰石、高分子材料等制成。	用于眼球、眶壁缺失、摘除或萎缩后的填充，眼眶内支撑。	义眼台	Ⅲ

序号	一级产品类别	二级产品类别	产品描述	预期用途	品名举例	管理类别
		07 囊袋张力环	过半圆的圆弧环整体结构,圆弧环两端各有一个定位孔。	用于无晶体眼维持囊袋张力,防止后囊膜皱褶,对抗囊袋收缩。	囊袋张力环、囊袋扩张环	Ⅲ
		08 人工玻璃体球囊	通常由高分子材料制成的透明结构,填充介质后可作为玻璃体替代物。	填充介质后用于暂时或永久替代眼球内玻璃体,并具有支撑视网膜,维持眼内压以及屈光功能。	人工玻璃体球囊、折叠式人工玻璃体球囊	Ⅲ
		09 组织工程生物羊膜	通常由健康剖宫产产妇的胎盘组织,经处理去除脂肪、可溶性抗原等,保留基本网架结构,经灭菌后制成的产品。	用于眼表创伤及眼表损害创面的修复。	生物羊膜、组织工程羊膜	Ⅲ
		10 角膜基质片	一般可由脱细胞的动物角膜基质或生物材料制成,用于角膜修复,经灭菌,一次性使用。	用于板层角膜的移植。	脱细胞角膜基质、脱细胞角膜植片	Ⅲ
		11 角膜基质环	一般采用高分子材料制成。通过长期植入患者的角膜层间,改变角膜表面曲率、屈光度。	用于治疗圆锥角膜、近视、高度近视等疾病。	角膜基质环	Ⅲ
		12 泪道管	通常由硅胶管、硅胶矛、扩张器和穿孔塞组成,一般采用硅橡胶材料制成,配备专用手术牵引钩或导丝。	用于泪道阻塞探通术后、泪囊炎鼻腔泪囊吻合术后、泪小管断裂吻合术后的泪道支撑与植入治疗。	泪道引流管	Ⅲ
		13 硅胶环扎带	通常由环扎带和硅橡胶管组成。	用于视网膜脱离巩膜环扎术使用。	硅橡胶环扎带、硅胶海绵、硅胶轮胎、硅胶环扎带	Ⅱ
		14 义眼片	2017 年第 104 公告:一般采用聚甲基丙烯酸甲酯材料制成。 2020 年第 147 号公告调整为:一般采用聚甲基丙烯酸甲酯材料制成。无菌提供。	用于人眼眼球摘除或眼内容剜除、眼球萎缩或植入义眼台后,起填充和支撑作用。可随时摘除。	义眼片	Ⅱ
			2017 年第 104 公告:一般采用聚甲基丙烯酸甲酯材料制成。 2020 年第 147 号公告调整为:一般采用聚甲基丙烯酸甲酯材料制成。非无菌提供。			2017 年第 104 公告:Ⅱ 2020 年第 147 号公告调整为:Ⅰ
		15 人工晶状体、人工玻璃体植入器械	通常由推注器、夹头、活塞和套管组成。一般采用塑料制成。无菌提供。	用于植入人工晶状体或人工玻璃体。	人工晶状体植入系统、一次性使用无菌人工晶状体推注器、一次性使用无菌人工晶状体推进器、一次性使用无菌人工晶状体植入器、一次性使用无菌人工晶状体转动器、一次性使用无菌人工晶状体折叠夹、一次性使用无菌人工玻璃体植入器	Ⅱ
			通常由推注器、夹头、活塞和套管组成。一般采用不锈钢或钛合金材料制成。非无菌提供。	用于植入人工晶状体或人工玻璃体。	人工晶状体植入器、人工玻璃体植入器	Ⅰ

序号	一级产品类别	二级产品类别	产品描述	预期用途	品名举例	管理类别
		16 囊袋张力环植入器械	通常由微型钩、植入器管道、推杆和杆塞四部分组成。无菌提供。	用于眼科手术时，将囊袋张力环植入囊袋内。	一次性使用无菌囊袋张力环植入器、一次性使用无菌囊袋张力环注入器	II
			通常由微型钩、植入器管道、推杆和杆塞四部分组成。非无菌提供。	用于眼科手术时，将囊袋张力环植入囊袋内。	囊袋张力环植入器、囊袋张力环注入器	I

17 口腔科器械

本类医疗器械主要分布在子目 9018.4 的牙科器械，而口腔科类器械范围也应注意对口腔内的炎症、外伤、肿瘤、畸形等病况进行处理的器械。

序号	一级产品类别	二级产品类别	产品描述	预期用途	品名举例	管理类别
1	口腔诊察设备	01 牙周袋探测设备	通常由探针、手柄、脚踏开关和电源组成。通过使用压力敏感电子探针对牙周进行触诊，测量牙周袋深度。	用于探测牙周袋深度。	牙周袋深度探测仪	II
		02 牙髓活力测试设备	通常由脉冲发生器、电极、显示屏和电源组成。通过电流刺激牙髓神经组织，测定激发的患者反应电流，从而评估牙髓活力。	用于评估牙髓活力情况。	牙髓活力测试仪	II
		03 牙本质测量设备	通常由电极、探头和电源组成。	用于测试牙髓上方牙本质厚度。	牙本质厚度测量仪	II
		04 龋齿探测设备	通常由主机、手柄和电源组成。根据检测原理分为荧光检测和电阻抗检测两种类型。前者根据不同矿化程度的牙面可被激发出不同波长的荧光实现探测；后者则根据不同矿化程度的牙面具有不同电阻抗值实现探测。	用于龋齿早期病变的辅助诊断。	龋齿探测仪	II
		05 口腔成像设备	通常由探头、主机和软件组成。扫描光源为弱激光等。	获取患者口内三维数字影像，用于口腔修复、正畸、种植、外科等治疗。	口腔数字印模仪、口腔光学扫描仪	II
			通常由摄像手柄和显示器等组成。利用摄像功能，观察口腔内各部位状态的设备。	用于对口腔局部观察。	口腔数字观察仪	I
		06 口腔照明设备	通常由照明装置和检测观察装置组成。照明装置通常包括照明手柄、电源、患者护目镜；检测观察装置通常包括观察镜。	用于口腔照明及检测观察，并且辅助增强口腔检查中粘膜异常和口腔病变的可视化程度。	口腔检查灯	II
			通常由灯头、角度调节手柄和灯臂组成。可连接到牙科治疗机中或单独固定到天花板或其他支撑件上。	用于为口腔科患者口腔照明提供光源。无检查功能。	口腔灯、LED 口腔灯	I
2	口腔诊察器具	01 手动测量用器械	在口腔科治疗和诊断过程中，对长度、力度等参数进行测定的器械。非无菌提供。	用于手动测量口腔中长度、角度、力度等参数。	牙科垂直距离尺、牙科卡尺、牙科骨测量卡钳、牙科邻间隙测量器、牙科测量尺、牙科测量杆、牙科间距尺、牙科角度尺、正畸测力计、根管测量尺、牙用卡尺、牙科种植用测量器、牙科种植用深度测量尺	I

序号	一级产品类别	二级产品类别	产品描述	预期用途	品名举例	管理类别
		02 口腔用镜	通常由柄、带有连接杆或不带有连接杆的镜子组成。镜面一般采用不锈钢或玻璃制成。无菌提供，一次性使用。	用于口腔检查。	一次性使用无菌口镜	II
			通常由柄、带有连接杆或不带有连接杆的镜子组成。镜面一般采用不锈钢或玻璃制成。非无菌提供。		口镜、一次性使用口镜	I
		03 口腔成像辅助器具	通常由喷粉器主体和喷头组成。不与患者口腔等部位直接接触。喷头一般采用不锈钢材料制成。非无菌提供。可重复使用。有源产品。不含有喷粉。	配合光学扫描仪使用，用于扫描前将口腔成像用光学喷粉喷覆至牙齿和口腔黏膜部位。	牙科光学喷粉器	2017年第104公告：II；2020年第147号公告调整为：I
3	口腔治疗设备	01 牙科治疗机	通常由牙科治疗装置和附件组成，可能含有牙科用椅。牙科治疗装置通常包括侧箱、口腔灯、器械盘、漱口给水装置、三用喷枪、吸唾器、漱口盆、观片灯、脚踏开关等。	用于口腔科诊断、治疗、手术。	牙科综合治疗机、可移动式牙科治疗机	II
		02 牙科用椅	通常由底座支撑系统、控制系统、脚踏开关、椅面和头托组成。有源产品。	用于牙科临床诊疗时承载患者（牙科椅）、医护人员（医师椅）。	电动牙科椅、液压牙科椅	II
			通常由底座支撑系统、脚踏开关、椅面和头托组成。医师椅通常由底座支撑系统和椅面组成，可能带有升降定位功能，通常与牙科椅联合使用。无源产品。		机械牙科椅、牙科医师椅	I
		03 口腔洁治清洗设备及附件	通常由控制主机和手持部分组成。以压缩气体或电作为动力源，通过喷砂、工作尖振动、冲洗等方式实现预期用途。	用于牙齿表面、根管等部位的清洁、修形。	超声洁牙机、超声洁牙手机、喷砂洁牙机、喷粉洁牙手机、气动洁牙机、口腔清洗机、根管荡洗器	II
			通常有工作部分和杆组成。通过杆与洁牙机连接，可固定或者更换。由洁牙机驱动工作。	配合洁牙机使用，用于牙齿表面、根管等部位的清洁、修形。	超声洁牙机工作尖、气动洁牙机工作尖	I
		04 牙科手机及附件	采用机械传动方式传递牙科手术所需能量的手持设备。根据动力来源不同分为气动和电动。	用于夹持车针、牙钻、牙锉等旋转器械，驱动其运动从而实现切、磨、削、钻等牙科手术操作。	牙科手机、牙科直手机、牙科弯手机、牙科气动马达手机、牙科电动马达手机、高速气涡轮手机、口腔种植手机、根管手机、抛光手机、一次性使用牙科手机	II
			根据动力来源不同分为气动和电动。其中气动马达通过压缩空气推动叶片旋转产生动力，电动马达通过电磁原理产生动力。与牙科手机配套使用。	用于驱动牙科手机。	牙科手机用电动马达、牙科手机用气动马达	II
		05 口腔正负压设备	负压设备通常由吸引机、过滤器、阀门、管道等部分组成。正压设备通常由压缩机头、空气储气罐、空气干燥器系统、冷凝水阀门、压力开关、阀门、管道等部分组成。	用于为牙科治疗设备提供正压或负压源，以实现驱动器械或吸引的功能。	牙科电动抽吸机、牙科电动抽吸系统、牙科电动空压机、牙科电动无油空压机、医用风冷无油空气压缩机	I

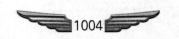

序号	一级产品类别	二级产品类别	产品描述	预期用途	品名举例	管理类别
		06 固化设备	通常由光源手柄和电源组成。通过发出特定波长光线，利用光聚合原理，使光固化材料在短时间内迅速有效聚合固化。光源有石英钨卤灯和 LED 灯两种类型。	用于使光固化材料固化。	LED 光固化机、卤素灯光固化机	II
		07 牙科种植用设备	通常由主机、马达和脚踏开关组成。	用于牙科种植手术。	牙科种植机	II
			通常由主机和冲击头组成，其中主机通常包含马达连接器、冲击头连接器和手柄。使用时，与电动马达连接，在种植体轴向延长线的方向上冲击基台。	用于种植牙基台的就位和放置。	牙科基台安放器	II
			通常由传感器、LED 指示灯、手柄和标记探针组成。通过感应金属种植体，由指示灯提示，确定种植体的位置。	用于探测定位包埋在牙龈下方的种植体位置。	种植体定位器	2017 年第 104 公告：II 2020 年第 147 号公告调整为：I
			通常由主机、感测器、分析软件和电源组成。利用冲击力激发牙科种植体共振，通过分析其振动信号判断种植体稳定性。	用于检测种植体和基台稳固度。	种植体稳固度检测仪	II
		08 牙齿漂白设备	2017 年第 104 公告：通常由主机、旋转臂和底座组成。通过产生特定波长范围的冷光，照射涂于牙齿表面的漂白剂，使漂白剂发生光催化氧化还原反应。 2022 年第 30 号公告调整为：通常由主机、旋转臂和底座组成。通过产生特定波长范围的冷光，照射涂于牙齿表面的漂白剂，使漂白剂发生光催化氧化还原反应。	2017 年第 104 公告：用于催化漂白剂化学反应，使牙齿漂白。 2022 年第 30 号公告调整为：用于催化漂白剂化学反应，使牙齿漂白。	2017 年第 104 公告：牙齿冷光漂白仪 2022 年第 30 号公告调整为：牙齿冷光漂白仪	2017 年第 104 公告：II 2022 年第 30 号公告调整为：II
			2017 年第 104 公告：通常由主机、旋转臂和底座组成。通过产生特定波长范围的冷光，照射涂于牙齿表面的漂白剂，使漂白剂发生光催化氧化还原反应。 2022 年第 30 号公告调整为：糊，粉，液剂或胶体。通常为过氧化物，如过氧化氢、过氧化脲等。通过氧化-还原反应起到漂白作用。	2017 年第 104 公告：用于催化漂白剂化学反应，使牙齿漂白。 2022 年第 30 号公告调整为：用于催化漂白剂化学反应，使牙齿漂白。在牙齿漂白设备照射下，用于牙齿的漂白。	2017 年第 104 公告：牙齿冷光漂白仪 2022 年第 30 号公告调整为：死髓牙漂白胶、牙齿漂白剂、牙齿漂白胶、牙齿漂白贴	2017 年第 104 公告：II 2022 年第 30 号公告调整为：III
		09 根管治疗设备	通常由控制部分、马达、手机等组成。根管充填设备通常以加热软化牙胶尖、注入填充材料等方式完成根管填充。	用于根管治疗过程中根管扩大、成形、充填。	根管预备机、牙胶充填仪	II
			通常由主机、唇钩、测量导线、探针和电源组成。	用于牙科临床根管治疗时辅助确定工作长度。	牙科根管长度测定仪、牙根尖定位仪	II
			通常由电源和加热部件组成。以加热的方式软化、切断牙胶尖。	用于在口腔外软化和／或切断牙胶尖以备根管填充使用。	牙胶尖加热器、牙胶尖切断器	I

序号	一级产品类别	二级产品类别	产品描述	预期用途	品名举例	管理类别
		10 口腔麻醉推注设备	通常由助推管和主机组成。通过设定程序控制注射的速度和流量，实现自动注射。	用于口腔麻醉剂的注射。	口腔麻醉助推仪	II
		11 银汞合金调合器	通常由电源控制部分、电机、夹头、防护罩、外壳等组成。	用于调合银、汞合金粉，以得到牙科用银汞合金。	银汞合金调合器、银汞胶囊调合器	I
		12 口腔用骨粉制备设备	2017 年第 104 公告：通常由研磨头和研磨腔组成。无源产品。 2020 年第 147 号公告调整为：通常由研磨头和研磨腔组成。无源产品。	用于口腔科手术过程中将牙齿碎骨研磨成骨粉以供手术时使用。	牙科骨磨	II
			2017 年第 104 公告：通常由研磨头和研磨腔组成。无源产品。 2020 年第 147 号公告调整为：通常由研磨头和研磨腔组成。采用不锈钢材料制成。无源产品。		牙科骨磨	2017 年第 104 公告：II 2020 年第 147 号公告调整为：I
			通常由研磨机和一次性无菌研磨容器组成。通常为电动。		牙齿研磨机	II
4	口腔治疗器具	01 口腔手术刀、凿	通常由柄部和刃部组成。手术的刃部是锋利刃口，凿的柄部和刃部可承受较大冲击力。非无菌提供。	用于牙科手术中进行切割或凿开骨质等组织。	牙龈刀、牙科用软组织环切刀、牙科用刀、牙科用手术刀、拔牙刀、牙科用凿、牙骨凿、牙釉凿、颌骨凿、牙科用骨劈开凿	I
		02 口腔用钳	通常由钳喙、关节和钳柄组成。钳嘴可根据用途制成不同形状，一般采用不锈钢等材料制成。非无菌提供。	用于牙科临床中完成固定、止血、夹持、弯制、剪切和去除等操作。	牙科用扩大钳、拔牙钳、牙科用切断钳、牙槽咬骨钳、舌钳、正畸钳、牙科用咬骨钳、金冠拆除钳、结扎丝自动结扎钳、正颌专用钳、迷鳃式正畸钳、霍氏钳、末端切断钳、粘合托槽去除钳、前牙带环切断钳、后牙带环去除钳、分牙橡圈置放钳、正畸弯制钳、牙科用骨穿孔钳、定制式矫治器牙钳、口腔止血钳、牙科器械钳	I
		03 口腔手术剪	一般采用不锈钢材料制成的剪刀，带有环状手柄。非无菌提供。	用于牙科手术中剪切口腔组织或修复体。	牙龈剪、牙科用剪、金冠剪	I
		04 牙挺	通常由手柄、杆和工作端组成。一般采用不锈钢材料制成。非无菌提供。	用于撬松牙齿，撬除牙根、残根、碎根尖等。	牙挺、丁字形牙挺、牙根尖挺、开冠挺、拔牙挺、微型牙挺、阻生齿牙挺	I
		05 口腔针	通常由手持部分和细长工作端组成。一般采用不锈钢材料制成。工作端根据用途的差异有不同的形状和表面。非无菌提供。	用于牙面、牙体、牙髓，及其周边组织的探查或治疗。	拔髓针、钩锯针、牙科用棉花针、牙探针、脓肿探针、牙周探针、牙科用双头探针、一次性使用牙探针	I

序号	一级产品类别	二级产品类别	产品描述	预期用途	品名举例	管理类别
		06 牙科锉	一般采用不锈钢、镍钛合金等金属材料制成的机用器械。工作端有刻纹或螺旋刃口，起切削、平整的作用。该产品连接手机使用，由主机提供动力。	配合有源器械使用，用于牙科治疗中对牙骨、根管进行切削、平整、清洁、塑形。	机用根管锉	II
			一般采用不锈钢、镍钛合金等金属材料制成的手持器械。工作端有刻纹或螺旋刃口，起切削、平整的作用。无源产品。非无菌提供。	用于牙科治疗中对牙骨、根管进行切削、平整、清洁、塑形。	根管锉针、根管锉、根管扩大针、根管扩大器、镍钛合金根管锉、不锈钢根管锉针、牙科用锉、牙科用旋转锉、牙周锉、镍钛合金牙锉、牙骨锉	I
			通常由套管和针芯组成。一般采用不锈钢材料制成。无源产品。非无菌提供。	用于口腔科根管治疗时，取出断裂的根管锉。	根管锉取出器	I
		07 口腔车针、钻	通常由柄部和工作部分组成。一般采用不锈钢、钛合金、金刚砂、碳化钨等材料制成。使用时安装于手机，由手机驱动旋转。部分产品附带有标示位置用的定位环。	配合牙科手机使用，用于口腔中牙齿、骨、修复体等硬质结构的切、削、钻等操作。	牙科车针、高速牙科车针、牙科金刚砂车针、牙科钨钢车针、牙科用低速车针、树脂车针、陶瓷车针、高速牙科金刚石车针、牙科钻头、碳化钨牙钻、不锈钢牙钻、牙科种植用钻	II
			通常由柄部和工作部分组成。一般采用不锈钢、钛合金、金刚砂、碳化钨等材料制成。使用时安装于手机，由手机驱动旋转。部分产品附带有标示位置用的定位环。	配合牙科手机使用，用于口腔中牙齿、骨、修复体等硬质结构的抛光、打磨操作。	牙科修整用金刚砂车针、牙科修整用钨钢车针	I
			一般采用钛合金、橡胶等材料制成。环状器械。使用时安装在牙科钻头工作部分的预定位置，以便操作者确定钻孔深度。非无菌提供。	用于协助控制牙科钻头的钻孔深度。	定位环	I
		08 洁治器具	通常由手柄和一个或两个工作末端组成的无源产品。一般采用不锈钢材料制成。非无菌提供。	用于清除牙齿表面牙垢或在口腔治疗过程中，对组织或材料进行剔、挖、刮等操作。	牙科洁治器、牙科刮治器、剔挖器、牙刮匙	I
		09 口腔隔离器具	橡皮障为弹性薄片状器械，配套器械通常有橡皮障支架、橡皮障夹、橡皮障夹钳、橡皮障打孔器、牙科橡皮障楔线。非无菌提供。	橡皮障用于牙科治疗时隔离牙齿，配套器械用于配合、辅助橡皮障的施用。	橡皮障、橡皮障打孔器、橡皮障夹、橡皮障夹钳、橡皮障支架、牙科橡皮障楔线	I
		10 打磨抛光清洁器具	分为手动和机动两类。手动类产品通常由手持部分和工作端组成；机动类产品通常由金属柄和工作端组成，金属柄与牙科手机连接，其工作端为毛刷或杯状。	用于对修复体的抛光、打磨以及多余部分的去除，或种植体的清扫。也用于对牙齿表面的除垢、抛光。不包括仅用于口腔科技工室的器具。	带磨料牙科抛光刷、无菌种植体清洁刷	II
			分为手动和机动两类。手动类产品通常由手持部分和工作端组成；机动类产品通常由金属柄和工作端组成，金属柄与牙科手机连接，其工作端为毛刷或杯状。非无菌提供。不含研磨抛光材料。		研光器、牙科抛光刷、牙科抛光杯、牙科抛光磨头、牙科陶瓷研磨头、牙科橡胶抛光头、一次性使用护牙弯角、牙科抛光条、种植体清洁刷	I
		11 种植体安装辅助器械	通常为上颌窦提升用球囊等，在牙科种植过程使用。无源产品。无菌提供。	用于牙科种植过程。	无菌上颌窦提升用球囊	II

序号	一级产品类别	二级产品类别	产品描述	预期用途	品名举例	管理类别
			通常为螺丝起等形式，在牙科种植过程中使用。可重复使用。	配合有源器械使用，用于牙科种植过程。	机动种植体螺丝起、机动基台螺丝起、机用种植体内螺纹修复器	I
			通常为扭力扳手、螺丝起、上颌窦提升器、骨挤压器、导向定位器等，在牙科种植过程使用。无源产品。非无菌提供，可重复使用。	用于牙科种植过程。	种植体螺丝起、牙科种植用扳手、牙科种植用夹持器、牙科种植用携带器、牙科骨挤压器、牙科取骨器、牙种植定位杆、上颌窦内提升器、上颌窦外提升器、牙科种植用扭力控制器、骨磨引导器、种植体内螺纹修复器、种植体旋入止停器、牙科种植用延长器、种植用牙钻限深导向器、种植用牙钻导向器、牙科种植用扩骨器、种植体取出工具引导器、印模帽连接器、牙科种植用连接件、牙科种植器械限深套、牙科种植材料取出器、牙科种植扫描定位件、牙科种植手术定位件、牙科种植扫描体、种植用骨杯、牙科种植角度测量辅助件	I
		12 材料输送器具	通常由手持部分和工作端组成。根据用途工作端有不同形状。该产品连接手机使用，由主机提供动力。	配合有源器械使用，用于将充填材料输送、填入至目标位置。	机用根管螺旋输送器	I
			通常由手持部分和工作端组成。根据用途工作端有不同形状。分为单头和双头两种形式。无源产品。非无菌提供。	用于将充填材料输送、填入至目标位置。	根管充填器、粘固粉充填器、银汞合金充填器、复合树脂充填工具、水门汀充填器、牙用充填器、牙科树脂充填器、玻璃离子充填器、排龈线填塞器、牙科加压器、牙科骨充填材料搅拌器、邻接面充填器、根管水泥手动充填器、水门汀输送器、牙科根管水泥输送器、牙科输送器、牙科输送头、银汞合金输送器、子弹型光固化树脂输送器、牙科骨粉输送器、口内塑形刀	I
		13 正畸材料处理器械	按使用形式通常可分为弓丝成型器、正畸带环安置器、正畸托槽安置器、磨牙带环就位器、带环推置器、牙正畸结扎器等。均为手持手动器械。	用于口腔中正畸材料的成型、安装、去除。	弓丝成型器、正畸结扎杆、正畸托槽定位器、正畸带环就位器、正畸托槽安置器、正畸带环推置器、正畸结扎器、正畸定位器、正畸自锁托槽开启器、弓丝置入器、结扎丝压入器	I

序号	一级产品类别	二级产品类别	产品描述	预期用途	品名举例	管理类别
		14 口腔清洗器具	对口腔进行冲洗的无源产品。无菌提供，一次性使用。	用于去除口腔中的碎屑或杂物。	一次性使用无菌口腔冲洗器、一次性使用无菌塑料冲洗针、一次性使用无菌牙科牙科冲洗针	II
			对口腔进行冲洗的无源产品。非无菌提供。	用于去除口腔中的碎屑或杂物。	牙龈冲洗器、牙冠周冲洗器、口腔冲洗器、一次性使用口腔冲洗器、一次性使用塑料冲洗针、一次性使用牙科冲洗针	I
		15 口腔综合治疗设备配件	通常由枪体、手柄和喷杆组成。按使用时手持方式不同分为弯式和直式两种类型。根据需要可把压缩空气、水或气水喷雾以喷射的形式传送到口腔内某一部位。通常连接在牙科治疗机上使用。	用于口腔清洗、吹干。	牙科三用喷枪	II
			一般采用不锈钢或塑料等材料制成。使用时安装在牙科综合治疗台的喷枪前端，为喷枪气流、液体的出口端。无菌提供，一次性使用。	配合喷枪等使用，用于牙科治疗时清洁和吹干口腔及牙齿。	一次性使用无菌水枪头、一次性使用无菌热气枪头、一次性使用无菌三用喷枪枪头	II
			一般采用不锈钢或塑料等材料制成。使用时安装在牙科综合治疗台的喷枪前端，为喷枪气流、液体的出口端。非无菌提供。	配合喷枪等使用，用于牙科治疗时清洁和吹干口腔及牙齿。	水枪头、热气枪头、三用喷枪枪头	I
			一般采用不锈钢或塑料等材料制成。通常与牙科治疗机的抽吸装置一起使用。无菌提供，一次性使用。	配合治疗机抽吸装置使用，用于牙科治疗时吸取患者口腔内的血水、唾液及其他异物。	一次性使用无菌吸唾管	II
			一般采用不锈钢或塑料等材料制成。通常与牙科治疗机的抽吸装置一起使用。非无菌提供。	配合治疗机抽吸装置使用，用于牙科治疗时吸取患者口腔内的血水、唾液及其他异物。	吸唾管	I
		16 口腔用镊、夹	通常由一对尾部叠合的叶片组成。一般采用不锈钢材料制成。	用于口腔科检查和治疗时夹持。	牙科用残根镊、牙科用镊、牙科用长镊、牙科用组织镊、一次性使用牙科镊	I
			一般采用不锈钢材料制成。非无菌提供。	用于固定成形片等牙科材料，为牙科修复做准备。	成形片夹	I
		17 口腔注射用具	通常由拉环、推杆、带观察窗的套筒、针头连接柱等组成。一般采用不锈钢材料制成。注射动力通过操作者推动推杆产生。非无菌提供，可重复使用。	用于将麻醉剂容器内的麻醉剂注入到患者口腔中相应部位。不接触麻醉剂。	口腔麻醉手动注射架、口腔麻醉剂手动助推器	I
			通常由独立的注射器和注射头组成。注射器一般采用不锈钢或塑料等材料制成。注射头一般采用塑料制成。非无菌提供。	用于口腔材料的口腔内注射。	印模材料注入器、印模材料口内注射头、口腔材料注射器、口腔材料注射头	I
		18 口腔分离牵开用具	通常由手柄和头杆组成。一般采用不锈钢材料制成。非无菌提供。	用于口腔手术中分离指定部位的软组织。	牙骨膜分离器、牙龈分离器、腭裂分离器、牙科用分离器、一次性使用磨牙牙龈分离器	I
			通常由柄部和头端组成。头端为弯曲、勾状或成角度的叶片。非无菌提供。	用于口腔治疗操作中移开软组织，暴露视野。	牙科用牵开器、唇颊牵开器、口角拉钩、牙科用创口钩、颌面部组织拉钩、口腔拉钩、面颊牵引器	I

序号	一级产品类别	二级产品类别	产品描述	预期用途	品名举例	管理类别
			具有迫使和/或保持下颌张开的支持结构。在口腔手术治疗时，放在患者的牙齿之间，以保持口腔的开启。非无菌提供。	用于口腔手术中保持口腔开启。	牙科开口器、牙科丁字式开口器	I
		19 去冠器	通常由头部和柄部组成。一般采用不锈钢材料制成。无源产品。非无菌提供。	用于口腔科治疗时，去除牙齿上的金属冠。	牙科去冠器	I
			一般采用不锈钢材料制成的牙科用锤。非无菌提供。	用于口腔科手术中敲击牙骨凿。	牙骨锤	I
			通常由手柄和镶嵌绒毛的头部组成。一般采用塑料制成。非无菌提供。	用于在牙齿上涂抹牙科材料。	牙科用毛刷、一次性使用牙科毛刷	I
		20 治疗辅助器具	通常由手柄和顶针组成。使用时在排龈枪中装入带有分配针的排龈膏预装管，由顶针推动排龈膏经过分配针注入龈沟实现排龈。不含排龈膏。非无菌提供。	用于配合排龈膏排龈。	排龈枪	I
			通常由手柄、牵开器、套管针和套管组成。一般采用不锈钢材料制成。非无菌提供。	用于口腔颌面外科手术中穿通颊部，钻孔定位导向。	颊部穿通器	I
5	口腔充填修复材料	01 水门汀	一般为粉液状或糊状。粉剂为可析出离子的金属氧化物或金属盐，如氧化锌、玻璃粉、氢氧化钙等；液剂为酸溶液或螯合物等，如磷酸、聚羧酸、水杨酸、丁香酚；部分水门汀含有可聚合树脂成分。大部分为通过酸碱反应固化，含树脂成分的可通过化学反应或光固化反应固化。	作为永久性置入人体材料，用于修复体的粘固、窝洞衬层和垫底以及窝洞充填，还可用于盖髓、根管充填、窝沟封闭、修复体桩核制作等。	玻璃离子水门汀、冠核用玻璃离子水门汀、银粉玻璃离子水门汀、粘结用玻璃离子水门汀、聚羧酸锌水门汀、粘接用聚羧酸盐水门汀、磷酸锌水门汀、牙科氧化锌丁香酚水门汀、不含丁香酚水门汀、氢氧化钙水门汀、粘结用树脂水门汀、自粘接树脂水门汀、双固化树脂水门汀、自酸蚀树脂水门汀、树脂水门汀、光固化树脂水门汀	III
			一般为粉液状或糊状。粉剂为可析出离子的金属氧化物或金属盐，如氧化锌、玻璃粉、氢氧化钙等；液剂为酸溶液或螯合物等，如磷酸、聚羧酸、水杨酸、丁香酚；部分水门汀含有可聚合树脂成分。大部分为通过酸碱反应固化，含树脂成分的可通过化学反应或光固化反应固化。	作为临时性置入人体材料，用于正畸产品的粘接、短期粘接或临时充填。	光固化正畸粘接用玻璃离子水门汀、暂时粘接用氧化锌丁香酚水门汀、临时冠桥粘接用氢氧化钙水门汀、暂时粘接用氧化锌水门汀（不含丁香酚）、双固化正畸用玻璃离子水门汀	II
		02 粘接剂	单组份或双组份液体或糊剂。通常由树脂基质、稀释剂、粘接性单体或酸性单体等组成。通过化学反应或光固化反应固化。	用于牙体充填修复、义齿修复及植入、组织重建等过程中的粘接。	复合树脂粘接剂、牙科粘接剂、牙本质粘接剂、牙本质牙釉质粘接剂、牙科桩核粘接剂、单组份自酸蚀光固化粘接剂、牙科全酸蚀粘接剂、牙科自酸蚀粘接剂、光固化粘接剂、化学固化粘接剂、双固化树脂粘接剂	III
			单组份或双组份液体、糊剂或粉液型。通常由树脂基质、稀释剂、粘接性单体或酸性单体等组成。通过化学反应或光固化反应固化。	用于正畸治疗过程中正畸产品的粘接。仅接触牙釉质。	光固化正畸粘接剂、化学固化正畸粘接剂、正畸粘接剂、正畸带环粘接剂、牙釉质粘合树脂	II

序号	一级产品类别	二级产品类别	产品描述	预期用途	品名举例	管理类别
		03 根管充填封闭材料	固体、糊状、粉液剂或液状。固体通常为古塔胶，也可为金属或其他高分子材料。糊状或液状主要成分可以是氧化锌、氢氧化钙、树脂、填料、水杨酸酯、丁香酚或硅酸盐等。古塔胶通过加热使用或与封闭材料配合使用；糊状或液状材料可以发生固化反应，也可以不固化。	用于根管治疗过程中充填或封闭牙髓腔和根管内空隙。	牙科根管充填材料、液体根充材料、固体根充材料、根管充填剂、根管封闭材料、根管封闭剂、根管修复材料、回填牙胶、热凝牙胶尖、牙根管充填尖、牙胶尖、牙根管塞尖	Ⅲ
		04 复合树脂	单组份或双组份。通常由树脂基质、经过表面处理的无机填料、引发体系等组成。	用于牙体缺损的直接充填修复或垫底，也可用于嵌体、高嵌体或贴面等修复体的制作。	复合树脂、光固化复合树脂、光固化复合流体树脂、流动性复合树脂	Ⅲ
		05 复合体	通常为单组份、光固化、经聚酸改性的复合树脂。	用于牙齿缺损的充填修复。	复合体、流动复合体	Ⅲ
		06 银汞合金	粉液双组份或胶囊型。液剂为汞，粉剂为银合金。通过汞齐化反应生成银汞合金。	用于牙体缺损的直接充填修复。	银汞胶囊、银汞合金、银合金粉	Ⅱ
		07 临时充填材料	固体、单组份或双组份糊剂。固体通常为古塔胶；糊剂通常由树脂基质、经过表面处理的无机填料、引发体系等组成，或由硫酸钙/锌、氧化锌、树脂基质等组成。	用于牙体缺损的临时修复。	光固化临时充填材料、临时充填材料、暂封补牙条	Ⅱ
		08 盖髓材料	糊剂、液剂或粉液型。通常有氢氧化钙类、氧化锌丁香酚类、硅酸盐类等。	用于直接盖髓、活髓切断或者间接盖髓。	盖髓剂、光固化氢氧化钙间接盖髓剂	Ⅲ
6	口腔义齿制作材料	01 义齿用金属材料及制品	通常包括钴铬合金、镍铬合金、纯钛、钛合金、贵金属合金等。可以通过铸造、锻造、计算机辅助设计/制造（CAD/CAM）、沉积等工艺制备成需要的形状。	用于制作嵌体、支架、牙冠、桥、基托、卡环、金属烤瓷修复体等，不可用于基台的定制。	镍铬合金、牙科用镍基铸造合金、钴铬合金、牙科用钴铬钼铸造合金、牙科纯钛、牙科钛合金、牙科铸造钛、牙科镍烤瓷合金、牙科钴铬钨烤瓷合金、钴铬钼烤瓷合金、牙科钴铬烤瓷合金、牙科贵金属烤瓷合金、牙科金沉积液、牙科锻造合金、焊接合金、牙科磁性附着体、牙科精密附着体、预成金属冠、不锈钢预成型牙冠、牙科修复用加固网	Ⅱ
		02 义齿用陶瓷材料及制品	粉末状或块状，及配套用染色材料。通常为无机非金属材料经过高温处理后形成的多晶聚集体，通常包括氧化锆、氧化铝、长石、石英、玻璃等。一般通过烧结、铸造、计算机辅助设计/制造（CAD/CAM）、热压、玻璃渗透等工艺制备成需要的形状。	用于制作嵌体、贴面、牙冠、桥、人工牙及其他形式的修复体或义齿，不可用于基台的定制。	牙科瓷粉、低温烤瓷粉、高温烤瓷粉、染色瓷粉、牙科金属烤瓷瓷粉、牙科烤瓷粉、牙科全瓷瓷粉、牙科全瓷瓷块、牙科氧化锆瓷块、瓷牙	Ⅱ

序号	一级产品类别	二级产品类别	产品描述	预期用途	品名举例	管理类别
		03 义齿用高分子材料及制品	双组份糊剂或粉液剂、粉剂，或单组份糊剂。主要成分为丙烯酸酯类。	用于制作嵌体、贴面、牙冠、桥、基托、人工牙、桩核、义齿等，不可用于基台的定制。	热凝义齿基托树脂、自凝义齿基托树脂、义齿基托修补用树脂、造牙树脂、双凝基牙修复树脂、冠桥用复合树脂、牙冠用染色树脂、冠桥用光固化复合树脂、复合树脂桩核材料、双固化桩核通用树脂、双重固化树脂桩核材料、义齿软衬材料、石英纤维夹板、固位纤维、合成树脂牙、造牙粉、造牙水、牙科可切削树脂块	Ⅲ
			双组份糊剂或粉液剂，或单组份糊剂，或预成制品。主要成分为聚丙烯酸酯类、聚乙烯基酯类、聚碳酸酯类等。	用于制作临时修复体及临时性辅助义齿固位。	义齿稳固剂、临时冠桥树脂、临时冠、可塑型树脂冠	Ⅱ
		04 定制式义齿	一般采用钴铬合金、镍铬合金、纯钛、钛合金、贵金属合金、瓷块、瓷粉、基托树脂、合成树脂牙等材料制成，根据需要而定。可以是固定或活动的，如冠、桥、嵌体、贴面、桩核、可摘局部或全口义齿等。制作过程中所使用的医疗器械材料全部为具有注册证的材料。	用于治疗牙齿缺损、牙列缺损或缺失，置于患者口内。不包括定制式基台。	定制式固定义齿、定制式活动义齿、定制式混合固位义齿	Ⅱ
		05 固位桩	柱状固体，一般采用高分子材料制成。固定于根管或牙冠内以保证修复体的固位，防止冠或充填修复体因无足够的固位而折断或脱落，常与树脂或桩核材料共同使用。	用于辅助修复大面积牙体缺损。	牙用根管桩、玻璃纤维桩、树脂纤维桩、牙用自攻自断骨螺纹固位钉	Ⅲ
			柱状固体，一般采用金属、陶瓷材料制成。固定于根管或牙冠内以保证修复体的固位，防止冠或充填修复体因无足够的固位而折断或脱落，常与树脂或桩核材料共同使用。	用于辅助修复大面积牙体缺损。	金属桩	Ⅱ
		06 牙托梗	弯曲条状固体，一般采用不锈钢材料制成。使用时不暴露于口腔环境。	用于义齿牙托衬垫梗条。	牙托梗	Ⅰ
7	口腔正畸材料及制品	01 托槽	一般采用金属、陶瓷或高分子材料制成。通常带有槽沟、结扎翼，部分带有牵引钩。	用于正畸治疗中承接并转移矫形丝的矫形力。	正畸金属托槽、正畸树脂托槽、正畸陶瓷托槽、正畸陶瓷自锁托槽、旋转式自锁托槽、粘接剂预置金属正畸托槽、粘接剂预置自锁金属正畸托槽、粘接剂预置非金属正畸托槽、粘接剂预置正畸陶瓷托槽、正畸金属自锁托槽、滑盖式自锁托槽、粘接剂预置自锁非金属托槽、粘接剂预置正畸陶瓷自锁托槽	Ⅱ
		02 正畸丝	丝状固体。一般采用不锈钢、镍钛合金、钛合金、钛钼合金、铜镍钛合金等材质制成。	用于矫正牙齿畸形，与托槽、带环、颊面管等组合使用。	正畸丝、牙正畸结扎丝、镍钛正畸丝、不锈钢正畸丝	Ⅱ

序号	一级产品类别	二级产品类别	产品描述	预期用途	品名举例	管理类别
		03 带环及颊面管	一般采用金属材料制成。带环为环状，颊面管为管状，二者可为独立产品，也可通过焊接或粘接组装使用。组装使用时，颊面管可焊接或粘接在带环侧面，矫正弓丝可以从里面通过。	正畸治疗中用于固定正畸丝，也可传递矫治力量。	正畸带环、正畸颊面管、正畸带环及颊面管	II
		04 正畸基托聚合物	粉液剂。通常由聚甲基丙烯酸甲酯以及甲基丙烯酸甲酯单体，或其他可聚合高分子材料组成。	用于正畸基托的制作。	齿科正畸快速自凝树脂、正畸基托聚合物	II
		05 正畸弹簧	通常由弹簧挂圈、弹簧、弹簧挂圈与弹簧之间的连接部件组成。	用于矫治牙齿畸形，在口腔正畸治疗时与种植体支抗、正畸托槽等正畸材料配合使用。	正畸弹簧、镍钛弹簧	I
		06 正畸弹性体附件	一般采用橡胶或聚氨酯类材料制成，包括结扎橡皮圈、分牙橡皮圈、牵引橡皮圈等。可以是链状，线状，管状和圈状。	在口腔正畸治疗使用，用于结扎、分牙、牵引、扭转等。	牙科正畸橡皮圈、正畸弹力线、橡皮链、旋转橡皮垫、分牙圈	II
		07 矫治器具及附件	通常包括预成矫治器、定制矫治器、牵引器、扩弓器、矫治保持器等，可以由多组件共同组成。	用于正畸治疗，采取持续的外力调整牙齿位置使其恢复正确咬合关系或用于巩固牙颌畸形矫治完成后的疗效。	固定矫治器、活动矫治器、矫形矫治器、保持器、游离牵引钩、舌侧扣、扩弓螺丝	II
8	口腔植入及组织重建材料	01 牙种植体	螺柱状或其他形状固体。一般采用金属材质制成，包括钛、钛合金、钽等，也可为陶瓷等其他材质。通过外科手术的方式将其植入人体缺牙部位的上下颌骨内。	植入到牙槽骨内，用于为义齿等修复体提供固定或支撑，以恢复患者的咀嚼功能。	牙种植体、纯钛牙种植体、羟基磷灰石涂层牙种植体、钛合金牙种植体	III
		02 基台及附件	基台是带角度或不带角度的带孔或带螺纹的柱状或其他形状固体。一般采用钛、钛合金、氧化锆、金合金等材料制成。安装在锚固于骨内的种植体平台上。其他附件包括中央螺钉、颌面螺钉等。	牙缺失后颌骨内植入的牙种植体的配套用部件，用于链接、支持和固位修复体或种植体上部结构。附件用于辅助基台与种植体的固位和种植体植入术后上部结构安装之前对种植体的保护。	基台、金合金基台、氧化锆基台、种植体配套用螺钉、愈合基台、愈合帽、基底、杆卡附着体、定制式基台	III
			一般采用聚甲基丙烯酸甲酯和塑料聚甲醛制成。	用于口腔科种植手术后的临时修复过程，保护种植体的上部结构或基台。	保护帽	II
		03 种植支抗	螺柱状或其他形状固体。一般采用金属材料制成，包括钛、钛合金、钽等。通常采用外科手术的方式将其植入适当部位，作为支抗，用于辅助治疗。	用于正畸或正颌治疗中需要借助种植体加强支抗，以最大限度移动牙齿或颌骨，辅助进行正畸或正颌治疗。	种植支抗、正畸支抗	III
		04 种植体密封材料	单组份糊剂或其他形式提供。通常由聚硅氧烷和无水硅酸组成，也可由其他成分组成。	用于封闭种植体与中央螺钉之间的空隙。防止致病菌渗入种植体内部引发其周围组织二次感染。	种植体密封胶	II

序号	一级产品类别	二级产品类别	产品描述	预期用途	品名举例	管理类别
		05 种植辅助材料	一般包括替代体、转移帽和种植导板等。非无菌提供。	用于种植体种植或制作牙冠过程中的起辅助作用的耗材。	替代体、转移体、牙科种植导板、位置定位器、印模转移杆、牙科塑料基底、印模帽、试戴体、定位螺丝、基底帽	I
			2017年第104公告：无 2022年第30号公告调整为：通常由金属和高分子材料制成。	2017年第104公告：无 2022年第30号公告调整为：通过增材制造技术（如3D打印技术）制成。用于辅助种植体植入的定位。	2017年第104公告：无 2022年第30号公告调整为：个性化牙科种植用导板	2017年第104公告：无 2022年第30号公告调整为：II
		06 骨填充及修复材料	通常为异体、动物源性或合成的骨修复材料，可以是块状、网状、颗粒或膜，如羟基磷灰石等无机材料以及金属和高分子材料，也可以是经处理后的取自动物或人体的软硬组织。	用于颌面骨、牙槽骨等的缺损、牙周损伤及牙科种植修复相关的骨隙或骨缺损的填充、修复或引导骨、组织的再生或成型。	牙科骨粉、骨修复材料、口腔人工骨、口腔用生物玻璃人工骨、天然煅烧骨修复材料、生物膜、可吸收生物膜、可吸收β磷酸三钙、引导组织再生膜、牙科骨粉用支撑钛膜、口腔修复膜	III
		07 颌面固定植入物	一般采用金属材料、可吸收材料或其他材料制成。	用于牙槽骨、颌面骨缺损或骨折的固定。	颌骨固定装置、钛网、口腔钛膜、颌面接骨板、牙用丝、颌面接骨螺钉、膜固定螺钉、膜固定螺丝、颞下颌关节置换植入物	III
		08 颌面部赝复及修复重建材料及制品	2017年第104公告：通常由硅橡胶或聚甲基丙烯酸甲酯等组成。 2020年第147号公告调整为：通常由硅橡胶或聚甲基丙烯酸甲酯等组成。	2017年第104公告：用于颌面软硬组织缺损和畸形的修复和重建。 2020年第147号公告调整为：用于颌面软硬组织缺损和畸形的植入修复和重建。	2017年第104公告：硅橡胶颌面赝复材料、树脂颌面赝复材料 2020年第147号公告调整为：颌面植入重建修复材料	III
			2017年第104公告：通常由硅橡胶或聚甲基丙烯酸甲酯等组成。 2020年第147号公告调整为：通常由硅橡胶或聚甲基丙烯酸甲酯等组成，可摘带。	2017年第104公告：用于颌面软硬组织缺损和畸形的修复和重建。 2020年第147号公告调整为：用于颌面组织器官缺损的修复。	2017年第104公告：硅橡胶颌面赝复材料、树脂颌面赝复材料 2020年第147号公告调整为：硅橡胶颌面赝复体、树脂颌面赝复体	2017年第104公告：III 2020年第147号公告调整为：II
		09 基台定制材料	一般采用金属、陶瓷或高分子材料制成，一般通过CAD/CAM等工艺进行加工。	用于基台的定制。	定制式基台用氧化锆陶瓷、定制式基台用合金	III

序号	一级产品类别	二级产品类别	产品描述	预期用途	品名举例	管理类别
9	口腔治疗辅助材料	01 根管预备辅助材料	单组份或双组份液剂。通常由 EDTA 或其他成分组成。可溶解有机物碎片；可对根管治疗器械起润滑作用；可对牙本质有湿润作用；部分产品具发泡作用，从而有助于从根管内去除碎屑；可对根管进行清洁处理；或溶解根管充填材料，以便再次根管治疗。	用于根管治疗手术中清洗去除牙根壁、牙髓组织等残渣，或为根管壁脱钙等辅助根管预备，或进行根管充填前根管处理，或溶解已充填于根管内的根管充填材料。	根管润滑剂、根管扩大液、根管清洗剂、根管调节剂、丁香酚类根管充填材料溶解剂、酚醛树脂类根管充填材料溶解剂	II
		02 吸潮纸尖	通常为纸质或纯棉纤维质的锥形尖。具有良好的吸水性、硬且有韧性、容易放进牙根管内。无菌提供，一次性使用。	用于根管治疗中的根管清洗、吸液、换药。	一次性使用无菌牙科吸潮纸尖	II
			通常为纸质或纯棉纤维质的锥形尖。具有良好的吸水性、硬且有韧性、容易放进牙根管内。非无菌提供。	用于根管治疗中的根管清洗、吸液、换药。	牙科吸潮纸尖	I
		03 酸蚀剂	单组份或双组份液体或凝胶。一般为磷酸、乳酸、柠檬酸、草酸、聚丙烯酸、稀硫酸等。利用酸的腐蚀性发挥作用。	用于口内修复或正畸治疗时，利用酸蚀剂的腐蚀性对牙体、金属、陶瓷等修复体表面进行处理，以去除污染层、粗糙表面、提高其表面性能。	牙科酸蚀剂、牙科磷酸酸蚀剂	II
		04 预处理剂	单组份液体。通常为亲水基团的丙烯酸酯功能单体、硅烷偶联剂或其他成分。	用于牙齿、树脂、陶瓷、金属修复体等的表面处理。利用其化学改性作用改变牙齿、修复体表面性状。	硅烷偶联剂、预处理剂、陶瓷表面处理剂	II
		05 排龈材料	2017 年第 104 公告：含血管收缩或止血功能的棉线，或膏状材料。如硫酸铝等成分的棉线，或膏状材料。2020 年第 147 号公告调整为：含血管收缩或止血功能的棉线，或膏状材料。	用于在牙体预备、取印模或粘固牙冠时排开牙龈并辅助止血。	2017 年第 104 公告：止血排龈线、止血排龈膏 2020 年第 147 号公告调整为：止血排龈线、止血排龈膏	III
			2017 年第 104 公告：含血管收缩或止血功能的棉线，或膏状材料。如硫酸铝等成分的棉线，或膏状材料。2020 年第 147 号公告调整为：含硫酸铝的棉线，或膏状材料。		2017 年第 104 公告：止血排龈线、止血排龈膏 2020 年第 147 号公告调整为：硫酸铝止血排龈线、硫酸铝止血排龈膏	2017 年第 104 公告：III 2020 年第 147 号公告调整为：II
			不含血管收缩或止血功能的棉线，或膏状材料。	用于在牙体预备、取印模或粘固牙冠时排开牙龈。	排龈线、排龈膏	II
		06 研磨抛光材料	高分子、金属、金属氧化物或无机非金属材料。一般为粉剂、糊剂，也可为其他形式。	在口腔内用于研磨抛光牙体组织或修复体，使其表面平滑均匀。	牙科喷砂粉、洁牙粉、牙科抛光膏、齿龈研磨膏、牙釉质研磨膏	II
			高分子、金属、金属氧化物或无机非金属材料。一般为粉剂、糊剂，也可为其他形式。	在口外用于研磨抛光修复体，使其表面平滑均匀。	口外研磨材料、牙科用口外研磨材料	I

序号	一级产品类别	二级产品类别	产品描述	预期用途	品名举例	管理类别
		07 印模材料	糊剂、粉液型或粉剂。通常由人工合成橡胶、藻酸盐、琼脂等材料组成。通过聚合反应或其他化学反应，或温度变化反应等方式，由流动态变为固态。单纯的粉剂通常由乙醇、氟化烃、薄荷香料组成，喷涂在病人牙齿上，起辅助成像作用。	用于制作记录口腔各组织形态及关系的阴模，或者辅助获取清晰的牙齿3D图像。	牙科硅橡胶印模材、牙科聚醚橡胶印模材、牙科藻酸盐印模材料、牙科琼脂印模材料、红白打样膏、印模膏、氧化锌印模糊剂、牙科光学喷粉	II
			糊剂、粉液型。通常由人工合成橡胶、藻酸盐、琼脂等材料组成。通过聚合反应或其他化学反应，或温度变化反应等方式，由流动态变为固态。	只用于技工室复制印模（制取模型的印模）。	琼脂复制材料、硅橡胶复制材料、藻酸盐复制材料	I
		08 模型材料	一般为石膏、树脂或金属材料。	用于制作牙科模型。	牙科石膏、模型树脂	I
		09 铸造包埋材料	粉液剂。通常由耐火材料和粘接剂组成。	用于包埋蜡型或模型，制备铸造空腔。	牙科硅酸乙酯铸造包埋材、牙科磷酸盐铸造包埋材、牙科石膏铸造包埋材、牙科纯钛铸造包埋材	I
		10 蜡	固态。通常由天然蜡、合成蜡、天然树脂、树胶、脂肪酸等组成。通过加热变形或改变存在状态实现其预期目的。	用于制作修复体模型、粘接修复体、围盒等。只限在口外使用。	牙科铸造蜡、牙科雕刻蜡、牙科模型蜡、牙科基托蜡	I
		11 牙科分离剂	一般采用钾皂、水玻璃、藻酸盐、聚乙烯醇、甘油、乙二醇等制成。在两种相同或不同的材料之间或材料与模具之间形成隔离膜，使材料与材料或材料与模具不发生粘连。	用于分离不同的牙科材料。	牙科分离剂、牙科藻酸分离剂、牙科基托分离剂、牙科蜡分离剂、牙科光固化型树脂分离剂	I
		12 咬合关系记录/检查材料	双组份糊剂或粉液剂或片。通常由硅橡胶或软质塑料等材料组成。所含成分不具有药理学作用，所含成分不可被人体吸收。咬合检查材料经咬合后通过固化、变色、变形或对施力部分进行染色起到指示作用。	用于口腔修复治疗中，记录上下牙列咬合关系，并根据记录结果，制作口腔各组织形态及关系的阴模，或者辅助获取清晰的牙齿3D图像。	硅橡胶咬合记录材料、咬合蜡、贴合点指示剂	II
			通常由双组份糊剂或粉液剂或片，一般由硅橡胶、蜡或软质塑料等材料组成。所含成分不具有药理学作用，所含成分不可被人体吸收。	仅用于牙面接触点及义齿修复体关系的检查。	硅橡胶咬合检查材料	I
			一般由附有蜡和食用红色或蓝色颜料的纸制成。	用于临床中，牙、咬合面接触点以及义齿修复体咬合关系的检查，或用于在技工室义齿修复中，调节上下义齿的接触点，牙间隙。	咬合纸	I
		13 隔离及赋形材料	通常包括成形片、一次性使用间隙楔等。	口腔治疗时的起隔离作用或者辅助修复体成形作用。	缝隙封闭糊剂、光固化牙龈屏障树脂、邻间楔入木梢、成形片、楔子	I
		14 义齿试用材料	通常由醇类、氧化铝、二氧化硅、颜料，或氧化锌等组成。	用于检查最终修复体颜色和牙齿颜色的配合度，或者检查义齿与组织间的压痛点。	试色糊剂	I
10	其他口腔材料	01 牙周塞治剂	粉液剂或其他形式。主要成分是氧化锌，含或不含丁香油。	用于牙周手术后保护牙龈，止血、止痛，固定。	牙周塞治剂	II

序号	一级产品类别	二级产品类别	产品描述	预期用途	品名举例	管理类别
		02 口腔溃疡、组织创面愈合治疗辅助材料	通常由麦芽糖糊精、丙二醇、卡波姆等组成。仅通过在溃疡表面或组织创面形成保护层，物理遮蔽创口。	用于缓解因口腔溃疡、口腔炎症、义齿或手术造成的创面所带来的疼痛。	口腔溃疡含漱液、口腔溃疡凝胶	II
		03 脱敏剂	单组份或双组份液剂、糊剂、凝胶或其他状态提供。短期使用。	用于消除暴露的牙颈部的过敏症状；减轻和预防因牙本质敏感而引起的牙齿过敏症状。	牙科脱敏剂、脱敏凝胶	II
		04 防龋材料	一般采用树脂基材料或含氟材料制成。	用于预防龋齿，封闭牙齿窝沟点隙，阻断细菌进入，或提高牙齿釉质的耐酸蚀性。	氟保护剂、氟保护漆、氟化泡沫、氟防龋材料、防龋凝胶、光固化窝沟封闭剂、窝沟封闭剂、牙科树脂基窝沟封闭剂	II
		05 牙科膜片	通常由不同的树脂组成，如对苯二甲酸乙二醇酯、乙二醇、醋酸乙烯、乙烯、乙烯–醋酸乙烯共聚物、聚乙烯、聚醋酸乙烯酯，或其他成分组成。	用于制作正畸矫治器、正畸矫治保持器、口腔保护器、牙合垫等。	牙胶片、牙科膜片	II
		06 牙齿漂白材料	2017年第104公告：糊，粉、液剂或胶体。通常为过氧化物，如过氧化氢、过氧化脲等。通过氧化–还原反应起到漂白作用。 2022年第30号公告调整为：糊，粉、液剂或胶体。通常为过氧化物，如过氧化氢、过氧化脲等。通过氧化–还原反应起到漂白作用。过氧化物含量（以过氧化氢计）大于3.0%。	用于牙齿的漂白。	死髓牙漂白胶、牙齿漂白剂、牙齿漂白胶、牙齿漂白贴	III
		07 菌斑/龋齿指示剂	糊剂,粉液剂或其他形式。通常由水、丙二醇、乙醇、硅氧烷–聚环氧烷共聚物、着色剂等组成。	用于显示菌斑、龋齿或定位根管口，以辅助口腔检查和治疗。	菌斑指示剂、龋齿指示剂、菌斑显示液	I
		08 牙髓活力测试剂	粉剂或喷雾剂。主要成分为四氟乙烷、薄荷油、乙醇。	用于牙齿表面测试牙髓活力。	牙髓活力测试剂	II

18 妇产科、辅助生殖和避孕器械

本类医疗器械主要分布在品目9018、品名94.02项下。

序号	一级产品类别	二级产品类别	产品描述	预期用途	品名举例	管理类别
1	妇产科手术器械	01 妇产科用刀	通常由刀片和刀柄组成。一般刀片由不锈钢或钛合金材料制成，刀柄由高分子材料制成。无菌提供。	用于剖宫产手术时划开子宫。	一次性使用无菌剖宫产刀	II
			通常由刀片和刀柄组成。一般刀片由不锈钢或钛合金材料制成，刀柄由高分子材料制成。非无菌提供。	用于剖宫产手术时划开子宫。	剖宫产刀	I
			通常由刀片和刀柄组成。一般由不锈钢材料制成，非无菌提供。	用于切碎胎儿身体，以便于死胎或畸形胎儿排出。	碎胎刀	I
		02 妇产科用剪	通常由一对中间连接的叶片组成，头部带刃。一般由不锈钢材料制成。非无菌提供。	用于妇产科手术时剪切组织。	阴道环切剪、宫腔手术剪、子宫剪、剖宫产剪、会阴剪、妇产科用剪	I
			通常由脐带夹、胎盘夹、推架和切割刀组成。脐带夹、胎盘夹和推架一般由高分子材料制成，切割刀一般由不锈钢材料制成。无菌提供。	用于剪切新生儿脐带。	一次性使用无菌脐带剪	II

序号	一级产品类别	二级产品类别	产品描述	预期用途	品名举例	管理类别
			通常由两片头部为刀刃，中间以螺钉连接组成。头端为圆头或蟹钳头。一般由不锈钢材料制成。非无菌提供。		脐带剪	I
		03 妇产科用钳	通常由钳头、钳柄、锁齿组成。一般由高分子材料制成。无菌提供。		一次性使用无菌子宫颈钳	II
			通常由钳头、钳柄、锁齿组成。一般由不锈钢材料制成。非无菌提供。	用于清除、分离、夹持、固定、牵拉组织及夹持敷料。	子宫颈活体取样钳、子宫腔活体取样钳、子宫颈钳、子宫夹持钳、固定钳、牵引钳、妇科组织钳、妇科分离钳、举宫钳、固定韧带钩钳、宫腔异物钳、卵巢钳、胎盘钳、子宫抓钳、子宫切除夹钳、阴道夹持钳、子宫动脉夹持钳、子宫息肉钳、主韧带钳、子宫敷料钳、阴道夹持钳、子宫主韧带钳、穿颅钳、碎颅钳、破膜钳	I
			通常由单个或两个叶片（带手柄）组成。一般由不锈钢材料制成。非无菌提供。	用于剖宫产固定切口或用于在产道里夹紧胎儿头部或头皮，并施以牵拉，便于分娩或固定胎儿头颅。	产钳、胎儿头皮钳、剖宫产钳	I
		04 妇产科用镊、夹、钩、针	通常由一对尾部叠合的叶片组成。头端呈圆环形。一般由不锈钢材料制成。非无菌提供。	用于夹持输卵管等组织。	环形输卵管镊	I
			通常为U形状或钳状，带锁扣。一般由高分子材料制成。无菌提供。	用于压住新生儿脐带，阻断血供，以便进行剪切。	一次性使用无菌脐带夹	II
			通常由头部和柄部组成，头部为钩形的手术器械。一般由不锈钢材料制成。非无菌提供。	用于妇科手术时抓、固定或托住子宫颈或其底部或对阴道壁向外牵拉，扩大手术视野用。	子宫拉钩、阴道拉钩、耻骨联合拉钩、肌瘤螺旋钩	I
			通常由手柄、杆部、头部组成，头部为螺旋钩。一般由不锈钢材料制成。非无菌提供。	手术中在腹腔镜下操作，用于妇科腹腔镜手术中，旋入子宫肌瘤，以便于切割。	腹腔镜子宫肌瘤旋针	II
		05 妇产科用扩张器、牵开器	通常由上叶、下叶和手柄组成。一般由高分子材料制成。无菌提供。	用于露出阴道内部供检查。	一次性使用无菌阴道扩张器	II
			通常由上叶、下叶和手柄组成。一般由不锈钢材料制成。非无菌提供。	用于露出阴道内部供检查或手术。	金属双翼阴道扩张器	I
			通常是一系列不同规格的条/棒状器械。一般由高分子材料制成。无菌提供。	用于机械扩张子宫颈、牵开会阴组织。	一次性使用无菌宫颈扩张棒	II
			通常由硅橡胶导管、球囊和充盈接头组成，可有可调式针芯。一般由高分子材料制成。无菌提供。	用于机械扩张子宫颈、牵开会阴组织。	一次性无菌球囊宫颈扩张器	II
			通常是一系列不同规格的条/棒状器械，或由手柄装置、U型变幅杆紧固装置和钩板组成。一般由黄铜或不锈钢材料制成。非无菌提供。	用于机械扩张子宫颈、牵开会阴组织。	子宫颈扩张器、阴道牵开器、会阴牵开器	I

序号	一级产品类别	二级产品类别	产品描述	预期用途	品名举例	管理类别
		06 助产器械	通常由手柄、变幅杆紧固锁牙、钩板组成。一般由不锈钢材料制成。非无菌提供。	用于妇科手术时牵开阴道侧壁或扩张宫颈。	阴道侧壁牵开器、宫颈扩张钳	I
			通常由带有开口的弧形板以及与弧形板底边相垂直的助推块组成。采用高分子材料制成。	用于辅助胎儿娩出。	胎头吸引器、娩头器	II
			通常由金属吸管及杯状吸盘组成。非无菌提供。	与体外真空泵配套使用,通过吸盘与头皮相连,对胎儿的头部在产道内进行拉拔。	胎儿吸引器	II
		07 阴道洗涤器/给药器	通常由输送管道、压力胶球和喷嘴组成。一般由高分子材料制成。不含药物。不含洗涤液。无菌提供。	用于妇科清洗阴道或阴道给药。但不包括避孕用途。	一次性使用无菌阴道洗涤器、一次性使用无菌阴道给药器	II
			通常由输送管道、压力胶球和喷嘴组成。一般由高分子材料制成。不含药物。不含洗涤液。无源产品。非无菌提供。		阴道洗涤器、阴道给药器	I
		08 妇科剥离器械	通常由圆柱形本体、剥离匙组成,剥离匙向上一侧的表面上设有负压孔与内孔相通,本体的后端为圆柱形,并在表面上设有用于与负压吸引器软管相连的圆环形倒刺。一般由不锈钢材料制成,非无菌提供。	与负压吸引器配合使用,用于剥离操作和吸附血液,使手术视野清晰。	妇科组织剥离器、输尿管剥离器	I
			通常由手柄和头部组成。头部为弯形,头端呈圆弧形。一般由不锈钢材料制成。非无菌提供。	用于阴式手术时剥离子宫肌瘤用。	子宫肌瘤剥离器	I
			通常由刮匙头、刮匙颈与刮匙柄组成,一般由高分子材料制成。无菌提供。	用于刮、擦方式提取或除去子宫内物质。	一次性使用无菌子宫刮匙	II
			通常由刮匙头、刮匙颈与刮匙柄组成,一般由不锈钢材料制成。非无菌提供。		子宫刮匙、宫颈刮匙、子宫刮	I
		09 子宫操纵器	一般由不锈钢和高分子材料制成的棒状器械。无菌提供。	在腹腔手术中作变动子宫体位用,也可用于控制、提升及清洗子宫。	一次性使用无菌子宫拨棒、一次性使用无菌子宫操纵器、一次性使用无菌举宫器	II
			一般由不锈钢和高分子材料制成的棒状器械。非无菌提供。		子宫拨棒、子宫操纵器、举宫器	I
		10 子宫输卵管造影、输卵管通液器械	通常由导管、连接件、保护套管组成。一般由高分子材料制成。无菌提供。	用于输卵管造影、疏通。	输卵管造影导管、输卵管导管	II
			通常由一系列规格的金属管配以套管、橡皮塞、进气管、活塞组成。非无菌提供。		输卵管通液器	I
		11 妇科压板	通常是板状器械,呈角形,头端带有弧度。一般由不锈钢材料制成。非无菌提供。	用于供妇科手术时,压迫阴道用。	阴道压板	I
			通常由手柄和头部组成。头部为角弯,头端呈圆弧形。一般由不锈钢材料制成。非无菌提供。	用于供妇科手术时,压迫宫颈用。	宫颈压板	I
		12 医用妇科护垫	通常由背衬层(无纺布)、吸液层、防粘层组成。无菌提供。	用于女性产后护理、检查、出血量计算用。	产妇出血量计算垫巾、一次性使用产妇巾	II
			通常由背衬层(无纺布)、吸液层、防粘层组成。非无菌提供。	用于女性(产后)、护理、检查。	妇科检查垫、产妇产褥垫、产妇垫	I

序号	一级产品类别	二级产品类别	产品描述	预期用途	品名举例	管理类别
		13 凝胶	通常由卡波姆、明胶、低聚异麦芽糖等组成。所含成分不具有药理学作用。一次性使用。	通过在阴道壁形成一层保护性凝胶膜，将阴道壁与外界细菌物理隔离，从而阻止病原微生物定植。	阴道阻菌凝胶、卡波姆妇科凝胶	II
		14 阴道填塞材料	通常由栓粒、脱脂纱布、无纺布、推进器、棉质尾线部分组成。栓粒一般由活性碳、卡波姆及羧甲基纤维素钠混合脂肪酸甘油酯组成。	通过活性碳的吸附性降低微生物的浓度。用于妇科手术或检查后阴道创面的护理。	阴道填塞、活性炭阴道填塞、活性炭吸附栓	II
2	妇产科测量、监护设备	01 超声多普勒胎儿监护设备	通常由主机、超声探头、宫缩压力传感器及与之相连接的其他传感器组成，检测胎儿心率采用超声多普勒原理，具有监测和贮存胎儿心率、宫缩压力以及其他必要参数的功能，可在围产期对胎儿进行连续监护，并在出现异常时及时提供报警信息的仪器。	用于围产期胎儿心率和孕妇宫缩压力等的连续监护。	超声多普勒胎儿监护仪、母婴监护系统	II
		02 超声多普勒胎儿心率设备	通常由探头（一般采用单元探头）、超声波发射/接收电路、信号输出部分组成。根据多普勒原理从孕妇腹部获取胎心运动信息的超声仪器。	用于胎儿心率测量、监测。	超声多普勒胎儿心率仪、超声多普勒胎儿心音仪	II
			具有弧度可贴合于产妇臀部，含有集血盘（带容量刻度）。一般由高分子材料制成。	用于收集产妇分娩或引产时的出血并计量出血量。	产科集血器	II
		03 手动测量器械	通常由一张一次性垫单，两根纸质尺子，两个扣环组成。非无菌提供。	用于孕期产科检查时测定宫高腹围。	一次性孕妇宫高腹围测量器	I
			通常由标尺、手柄、指针组成。一般由不锈钢材料制成。非无菌提供。	用于测量骨盆内外径或耻骨尺寸或子宫深度。	骨盆测量计、子宫深度测量棒、耻骨测量器、宫颈测量器	I
			通常是带有刻度尺的细棒。一般由高分子材料制成。无菌提供。	用于插入子宫腔内测量子宫的深度。	一次性使用无菌子宫探针	II
			通常是带有刻度尺的细棒。一般由不锈钢材料或铜制成。非无菌提供。		子宫探针	I
3	妇产科诊断器械	01 妇科超声诊断设备	通常由探头（线阵、凸阵、相控阵、机械扇扫等）、超声波发射/接收、信号处理和图像显示等部分组成的设备。利用超声脉冲回波原理，或利用超声多普勒技术和超声脉冲回波原理，同时进行采集血流运动信息和人体器官，完成妇科器官组织的成像。	用于阴道组织、盆腔器官的超声成像及其血流运动信息采集。	超声宫腔监视系统、阴道实时超声诊断系统、多普勒围产期超声诊断仪	II
		02 阴道镜	通常由观察系统、照明系统组成，观察系统是具有目镜、物镜的短工作距的体视光学显微系统，可外接图像采集显示系统。利用显微放大原理，观察物体细节。	用于宫颈阴道外阴组织的检查。	阴道显微镜、电子阴道显微镜	II

序号	一级产品类别	二级产品类别	产品描述	预期用途	品名举例	管理类别
		03 妇科内窥镜	通常由物镜系统、像阵面光电传感器、A/D 转换集成模块组成。	通过宫颈进入宫腔内，用于诊断和/或手术。	电子阴道内窥镜、数码电子阴道内窥镜、无线可视阴道内窥镜、无线可视子宫内窥镜、纤维阴道内窥镜、宫腔电切内窥镜	2017 年第 104 公告：Ⅲ 2020 年第 147 号公告调整为：Ⅱ
			通常由物镜系统、光学镜片或成像光纤传/转像系统，包含或不包含观察目镜系统，构成观察光路。		宫腔内窥镜	Ⅱ
			通常由套圈、鞘管、连接揽和控制手柄等组成。	在宫腔镜下操作，用于切割子宫息肉，以便将其从子宫内取出。	宫腔镜息肉去除器	Ⅱ
			在妇科内窥镜手术中，连接在主机上的手术器械通过和内窥镜提供的或不同的通道进入子宫进行各种手术工作。	在妇科内窥镜下操作，用于绞碎或切除子宫等组织。	电动子宫切除器	Ⅱ
		04 妇科采样器械	由木片、竹片等材料制成的片状器械，无菌提供。	用于获取宫颈表面的样本。	一次性使用无菌宫颈刮板	Ⅱ
			由木片、竹片等材料制成的片状器械，非无菌提供。		刮宫片	Ⅰ
			一般由高分子材料制成的片状器械，非无菌提供。	与射光器配套使用，用于临床妇科检查时采样用。	导光宫颈片	Ⅰ
			通常由采样管、杯、盖、拭子等组成。无菌提供。	用于样本的收集、运输和储存等。	一次性使用宫颈刷	Ⅱ
			通常由套管、抽拉杆、采样孔、手柄、橡胶环组成。无菌提供。	用于采集子宫内膜细胞样品和组织样本。	子宫内膜细胞采样器、子宫内膜取样器	Ⅱ
		05 妇科检查器械	通常由玻璃管、塑料管和医用胶带组成。玻璃管通常装有过氧化氢混合物，塑料管内通常装有草酸盐溶液。所含成分不具有药理学作用。	一种化学发光的照明光源，作为进行阴道荧光视诊时的照明光源。用于临床妇科阴道常规检查、宫颈癌及癌前病变筛查。	阴道荧光检查棒	Ⅰ
			通常由光学镜头组件、外罩组件和照明装置组成。	用于测定妇女排卵期。	排卵测定仪	Ⅱ
4	妇产科治疗器械	01 妇科物理治疗器械	通常由治疗头、超声功率发生器、控制装置等组成。一般采用聚焦或弱聚焦超声波，并作用于患者的设备。	用于妇科肿瘤治疗以及肿瘤的辅助治疗。涉及组织变性。	超声聚焦子宫肌瘤治疗系统	Ⅲ
			通常由治疗头、超声功率发生器、控制装置等组成。一般采用聚焦或弱聚焦超声波，并作用于患者的设备。	用于妇科各种组织、器官的治疗、创伤组织愈合。不涉及组织变性。	妇科超声波治疗仪	Ⅱ
			通常由光辐射器（如发光二极管）、控制装置、支撑装置（可有定位装置）等组成，也可配备导光器件。利用红光波段照射妇科部位（部分设备可兼有部分红外波段）与人体组织发生光化学作用和/或生物刺激作用，达到辅助治疗的目的。	用于妇科组织损伤的消炎和疼痛缓解，促进妇科局部血液循环，缓解神经肌肉疼痛。	妇科红外治疗仪	Ⅱ

序号	一级产品类别	二级产品类别	产品描述	预期用途	品名举例	管理类别
			通常由主机和冲洗、治疗组件组成，产生臭氧。	用于妇科腔道、粘膜组织的清洗、消毒、抗炎治疗或浸泡治疗的设备。	妇科臭氧治疗仪	II
			通常由主机和一次性使用热球导管组成。治疗时将装有介质的球囊深入子宫，球囊恒温到一定温度。并将其外壁贴于子宫内壁且形成一定压力，使子宫内膜发生组织坏死并脱落。	用于治疗功能性子宫出血。涉及组织变性。	热球子宫内膜去除仪、子宫内膜治疗仪	III
			通常由球囊导管（带球囊）、充盈接头、快速灌输组件、止回阀和一个注射器（用于充注球囊）组成。无菌提供。	用于治疗功能性子宫出血。不涉及组织变性。	产后止血球囊	II
		02 妇科假体器械	一般由金属或非金属材料制成。	放置于妇女阴道、宫颈、子宫或输卵管中，起到支持、支撑作用。在体内滞留时间超过30天。	输卵管支架、阴道支架、子宫托	III
				放置于妇女阴道（宫颈口），起到支持、支撑作用。在人体的滞留时间大于24小时小于30天。	子宫托	II
			一般由发泡橡胶材料制成。形体构造可与宫颈贴合。所含成分不具有药理学作用。	通过发泡橡胶的吸附作用将宫颈表面及宫颈口内的糜烂物、粘膜吸附在产品上，取出时将糜烂物带出。用于辅助治疗宫颈炎。在体内滞留时间超过30天。	治疗托	III
			一般由发泡橡胶材料制成。形体构造可与宫颈贴合。所含成分不具有药理学作用。	通过发泡橡胶的吸附作用将宫颈表面及宫颈口内的糜烂物、粘膜吸附在产品上，取出时将糜烂物带出。用于辅助治疗宫颈炎。在人体的滞留时间大于24小时小于30天。	治疗托	II
			通常由植入物组件、导引杆及其它组件组成。植入物组件包括网片、网片外鞘及穿刺套管；导引杆由导针和手柄构成；其它组件包括：放置环、推针器、（无损伤具翼）导引器。无菌提供。	用于尿道下悬吊带治疗尿道运动过度和/或括约肌功能障碍引起的女性压力性尿失禁。	尿道悬吊器	III
			通常由一种或多种聚合物编制而成的网状织物，或取自人类异体的片状或膜状组织。无菌提供。	用于植入人体，加强和/或修补不完整的软组织缺陷，如阴道成型术、盆底修复术等。	阴道补片、盆底补片	III

序号	一级产品类别	二级产品类别	产品描述	预期用途	品名举例	管理类别
5	妇产科承载器械	01 产床	一般由背板、臀板、腿板、托腿架、腿床（板）和电机等组成，可配有附件输液架、托腿架、拉手和污物盆。有源产品。	用于妇产科实施手术及产妇分娩。也可用于妇科作检查、诊治。	电动产床、液压产床	II
			一般由背板、臀板、腿板、托腿架、腿床（板）等组成，可配有附件输液架、托腿架、拉手和污物盆。人力操控。无源产品。		普通产床	I
		02 妇科手术/检查床	通常由台面、升降柱、底座、控制系统（控制台面调节）、升降立柱和电机组成。按传动原理可分为液压、机械和气动三种传动结构形式。有源产品。	用于妇科检查、诊治、手术。用以支撑患者身体，形成临床所需的体位。	电动妇产科手术床	II
			通常由背板、臀板、腿板、传动部分组成。头、背、腿、台面可调节。有移动式和固定式两种，升降形式为机械升降式，体位调整均为人力操纵。无源产品。	用于妇科检查、诊治、手术。用以支撑患者身体，形成临床所需的体位。	妇科检查床、妇科检查椅、妇科诊疗台、产科诊疗台、产科诊疗床、妇科诊疗床	I
6	2017 年第 104 公告：妊娠控制器械 2022 年第 30 号公告调整为：避孕节育器械	01 宫内节育器及取放器械	通常由铜以及支架材料组成，支架材料一般由硅橡胶、尼龙、聚乙烯、聚丙烯、不锈钢或记忆合金材料制成。外形有圆形、T 形、V 形、γ 形及链条状等。无菌提供。	用于放置于妇女子宫腔内起避孕作用。	T 形含铜宫内节育器、O 形含铜宫内节育器、V 形含铜宫内节育器、宫腔形含铜宫内节育器、固定式含铜宫内节育器、M 形含铜宫内节育器	III
			通常由铜以及支架材料组成，支架材料一般由硅橡胶、尼龙、聚乙烯、聚丙烯、不锈钢或记忆合金材料制成。外形有圆形、T 形、V 形、γ 形及链条状等。含有吲哚美欣。无菌提供。	用于放置于妇女子宫腔内起避孕作用。	T 形含铜含吲哚美欣宫内节育器、O 形含铜含吲哚美欣宫内节育器、V 形含铜含吲哚美欣宫内节育器、宫腔形含铜含吲哚美欣宫内节育器、固定式含铜含吲哚美欣宫内节育器、M 形含铜含吲哚美欣宫内节育器	III（药械组合产品）
			通常是钩状、钳状或环状的器械。一般由高分子材料制成。无菌提供。	用于宫内节育器/阴道夹持、放置和/或取出。	一次性使用无菌宫内节育器放置器	II
			通常是钩状、钳状或环状的器械。一般由不锈钢材料制成。非无菌提供。	用于宫内节育器/阴道夹持、放置和/或取出。	宫内节育器取出钳、宫内节育器取出钩、宫内节育器放置钳、阴道环放置器	I
		02 输卵（精）管封闭器械	通常是采用机械结构物 [如，在输精（卵）管外的带子或夹子，或者在输精（卵）管内部的栓塞] 封闭输精（卵）管的器具。带子或夹子一般由金属或高分子材料制成。栓塞剂通常由两个或多个不具有药理学作用的化学组份构成的配方。无菌提供。在体内滞留时间大于等于 30 天。	用于封堵输精管或输卵管，阻断精（卵）子结合，而起到避孕作用。	输精管结扎带、输卵管结扎带、输卵管栓塞剂、输精管栓塞剂	III

序号	一级产品类别	二级产品类别	产品描述	预期用途	品名举例	管理类别
		03 屏障式避孕器械	2017 年第 104 公告：通常由天然胶乳或合成乳胶或聚氨酯薄膜制成，开口端为完整卷边的鞘套物。非无菌提供。2022 年第 30 号公告调整为：通常由天然胶乳或合成乳胶或聚氨酯薄膜制成，开口端为完整卷边的鞘套物。	用于生殖道局部范围内，用物理方法（机械阻挡）不让精子到达子宫口处，以此阻断精子和卵子相遇而达到避孕目的。	天然橡胶胶乳避孕套、男用合成橡胶避孕套、女用避孕套、避孕帽	II
		04 避孕凝胶	通常由壳聚糖、卡波姆、甘油、柠檬酸、纯化水等组成，所含成分不具有药理学作用。	产品涂布于宫颈外口后穹隆，阻碍精子前进。用于女性避孕。	避孕凝胶、壳聚糖避孕凝胶	III
		05 结扎手术器械	通常由两个叶片和手柄组成或片状。或为钩状器械。或是由钳头、钳柄、锁齿和指圈组成的钳状器械。一般由不锈钢材料制成。非无菌提供。	用于结扎手术时，分离、夹持、固定、提取输精管或输卵管。	输精管分离钳、输精管固定钳、输卵管固定钳、输精管提取钩、输卵管提取钩、输卵管提取板、输卵管提取钩、输精管钳、输精管拉钩	I
		06 宫腔负压吸引设备及附件	通常由吸引泵、开关、安全阀、止回阀、储液瓶、控制电路组成，与吸引管道、流产吸引管配套使用。也可与其他影像设备（如超声诊断仪）配合使用。	用于对早期妊娠的孕妇施行人工流产手术。也可用于其他宫腔手术。	电动流产吸引器、手动流产吸引器、超声监视宫腔手术仪、超声引导可视人流/宫腔诊疗系统	II
			通常由连接在真空吸取器的管子和接头组成。管身带有刻度。一般由高分子材料制成。无菌提供。	用于对早期妊娠的孕妇施行人工流产手术。也可用于其他宫腔手术。	一次性使用无菌流产吸引管、一次性使用无菌宫腔吸引管	II
			通常由柄部和管部焊接组成。一般由不锈钢和铜材料制成。不在内窥镜下使用，非无菌提供，可重复使用。		流产吸引管、宫腔吸引管	I
7	辅助生殖器械	01 辅助生殖导管	通常由导引导管、外套管、移植导管、连接件、保护套管组成。一般由高分子材料制成。无菌提供。	授精导管用于经阴道插入子宫腔内，注入精液，进行人工授精。胚胎移植导管用于经阴道向子宫内移植经过体外授精（IVF）后的胚胎。	胚胎移植导管、人工授精导管	II
		02 辅助生殖穿刺取卵/取精针	通常由针管、针套、针柄、软管以及胶塞接口、负压连接头、吸引管、真空管、冲洗管组成。无菌提供。	用于经由阴道对卵巢穿刺及从卵巢卵泡中对卵母细胞进行抽吸和冲洗。	一次性使用无菌取卵针、单腔/双腔取卵针、卵母细胞采集器	II
				用于经皮睾丸/附睾穿刺取精。	睾丸穿刺取精器、附睾穿刺针、睾丸穿刺活检枪	II
		03 辅助生殖微型工具	辅助生殖用微型工具。包括 IVF 显微操作用注射、持卵、剥离、活检、辅助孵化和取精用的微细管状和针状工具。还包括与生殖细胞和胚胎接触的器皿、盘板。无菌提供。	用于体外环境下操作或储存人类生殖细胞以及胚胎，包括精子显微注射，胚胎活检以及辅助孵化。	体外受精显微操作管、显微吸液管、胚胎活检针、辅助生殖用培养器皿、玻化冻存管	II

序号	一级产品类别	二级产品类别	产品描述	预期用途	品名举例	管理类别
		04 体外辅助生殖用液	通常由氨基酸、葡萄糖、丙酮酸盐等能量物质、人血清白蛋白、纯化水等组成。为配子和胚胎提供必要的营养物质和受精及生长发育环境。	用于辅助生殖技术中配子和胚胎在体外准备、培养、转移、储存。	卵泡冲洗液、配子缓冲液、取卵－胚胎处理液、囊胚培养液、卵裂胚培养液、洗精受精液、精子梯度分离液、精子显微操作液、胚胎移植液、精子洗涤培养液、冷冻解冻液、玻璃化冷冻液、玻璃化解冻液精子制动液、卵母细胞体外成熟培养液、培养用油、器皿冲洗液、胚胎活检液、受精培养液	III
		05 辅助生殖专用仪器	通常由激光发射器、激光镜头、照相机和软件组成。	用于体外辅助生殖技术领域的显微手术激光系统，在体外对受精卵进行辅助孵化。	辅助生育激光系统	III
			通常由光学部分、照明部分和机械部分组成。	用于体外辅助生殖技术显微操作中对配子胚胎的形态观察及发育能力的评估。	显微注射用显微镜、时差倒置显微镜	II
			通常由培养箱主机、温度控制系统、供气控制系统组成。能够提供一个可温控（接近人体温度）的环境。时差培养箱可具有时差照相系统，图像捕获分析应用软件，服务器，客户端等。	用于辅助生殖技术（ART）中对配子，胚胎及其他细胞进行培养。	胚胎培养箱	II
				用于辅助生殖技术（ART）中对细胞、配子、胚胎进行培养及动态监测和分析，评估胚胎发育能力。	时差培养箱	II
			通常由操作台、热台或控制器、冷冻装置等组成。	用于体外操作中加热或冷冻配子和胚胎，或体外操作处理配子和胚胎用的操作台。	辅助生殖用恒温台、程序冷冻仪、程控降温仪、体外受精（IVF）超净工作台	II
			通常由主机模块、阴茎圈套子、电源模块、取精部件等组成。	用于阴茎勃起状态、阴茎敏感性的检测。或用于取精。	阴茎勃起多参数定量分析仪、阴茎勃起监测仪、阴茎硬度测量仪、自动精液采集仪	II

19 医用康复器械

本类医疗器械主要分布在品目 9019 项下的复健类器械，而子目 9021.10 项下为矫形类器械

序号	一级产品类别	二级产品类别	产品描述	预期用途	品名举例	管理类别
1	认知言语视听障碍康复设备	01 认知障碍康复设备	通常由主机、软件等组成。通过视觉、听觉刺激，进行康复训练。	用于认知障碍患者的康复训练。	认知康复训练平台、认知能力测试与训练仪	II
		02 视觉康复设备	通常由主机、软件等组成。通过视觉刺激，进行康复训练。	用于视觉障碍患者的康复训练。	视力训练仪、视觉训练仪、视力康复设备	II
		03 听觉康复设备	通常由主机、软件等组成。通过听觉刺激，进行康复训练。	用于听觉障碍患者的康复训练。	听觉功能检测处理系统、听觉康复训练仪	II
		04 言语障碍康复设备	通常由主机、软件等组成。通过视觉、听觉刺激，进行康复训练。	用于言语障碍患者的康复训练。	语音障碍康复训练仪、构音障碍康复训练仪	II
		05 真耳测试仪	通常由真耳测试模块（软件）、硬件、探针和硅管组成。	用于对患者双耳声压级进行测试。	真耳测试仪	II
		06 助讲器	通常由外壳、发音装置（包括助讲器发声膜）、电池等组成的非植入式医疗器械。	用于辅助全喉切除患者发声。	助讲器	II
		07 助听器	通常由传声器、放大器和耳机组成，并由电池供电。用来放大声音、补偿听力损失的电子装置。	用于听力损失患者的听力补偿。	耳背式助听器、耳内式助听器、盒式助听器、骨导式助听器	II
2	运动康复训练器械	01 步态训练设备	通常由减重装置、主机、跑台、控制装置、固定装置等组成。通过训练患者步态促进康复，可附带步态评估功能。	用于对下肢步行障碍患者进行步态康复训练。	下肢步行姿势训练系统、步态评估与训练系统、减重步态训练器	II
		02 康复训练床	通常由床架、机械支撑部件、电动控制装置、固定保护装置等组成。通过改变体位、起立角度对患者进行训练促进康复。	用于对脑中风、脑外伤等患者进行肢体运动康复训练。	站立康复器、下肢反馈康复训练系统、多体位康复床、电动起立床	II
			通常由床架、机械支撑部件、机械调节装置、固定保护装置等组成。通过改变体位、起立角度对患者进行训练促进康复。无源产品。	用于对脑中风、脑外伤等患者进行肢体运动康复训练或早期站立训练等。	悬吊康复床、倾斜床	I
		03 平衡训练设备	通常由测量平台、辅助支架、平衡训练软件等组成。通常对站立或坐在测试平台上的患者进行平衡能力训练，可附带平衡能力评估功能。	用于对平衡能力障碍患者进行康复训练。	平衡测试及训练系统、平衡训练系统	II
		04 振动训练设备	通常由训练平台、控制装置、固定架等组成。通过周期机械振动方式，达到肌肉或关节康复的目的。	用于改善运动功能障碍患者的肌肉功能、平衡性和协调性。	振动训练系统、上下肢振动康复训练器	II
		05 关节训练设备	通常由主机、固定部件、运动部件、控制装置等组成。通过训练患者关节促进康复。	用于对关节功能障碍患者进行康复训练。	连续性被动运动康复器、上肢关节康复器、下肢关节康复器、下肢康复运动训练器、下肢关节被动训练器、上肢关节被动训练器、上下肢运动康复训练机、腕关节康复器、肘踝关节康复器	II
			通常由基座、固定部件、运动部件、控制装置等组成。通过训练患者关节促进康复。无源产品。		上肢综合训练器、肘关节运动器、下肢康复运动器、上肢关节康复器、康复训练器	I

序号	一级产品类别	二级产品类别	产品描述	预期用途	品名举例	管理类别
			通常由设备主体、触摸显示屏、座椅、可调角度脚踏鞋、四肢力反馈模块组成。患者坐在设备座椅上，四肢分别放在扶手和脚踏上，利用健肢带动患肢进行主动康复，提高患者四肢运动功能。	用于辅助提高偏瘫、骨关节损伤等患者四肢的肌力、关节活动度及协调性。	四肢联动康复器、四肢联动康复训练仪	II
			通常由传感器、软件、绑带等组成；或由生物电采集处理部件、电刺激部件或训练部件、软件等组成。通过采集患者生物电信号，处理反馈，对患者肢体施加电刺激或用电动部件带动患者进行康复训练或直接对患者肢体施加电刺激进行康复训练。	用于对脑卒中等导致肢体运动功能障碍患者进行康复训练。	肢体运动康复仪、佩戴式足下垂康复仪、肢体功能康复评定与训练系统	II
		06 盆底肌肉训练设备	通常由主机、压力探头、空气导管组成。通过测定阴道、肛门周围肌肉的自发力，利用产品提供的生物反馈功能做肌肉强化运动。	用于小便失禁、阴道肌肉松弛、性功能障碍等患者的康复训练。	盆底肌肉康复器	II
			通常由不同重量的康复器主体和尾部引线组成，或由压力探头、压力表等组成。康复器主体可完全由高分子材料制成，也可由高分子材料和内置配重金属块组成；尾部引线为尼龙线。无源产品。	用于分娩后或阴道肌力下降的女性锻炼阴道肌肉，提高盆底肌肉收缩能力，缓解压力性尿失禁、阴道子宫等器官膨出或脱垂等。	盆底肌肉康复器	I
		07 舌肌康复训练器	通常由吸球、吸嘴等组成。将吸嘴放置于患者舌尖上，利用负压使吸嘴吸住舌头，握住康复器吸球进行康复训练。	用于脑中风、脑疾病和脑损伤引起的伸舌受限或不能，伸舌舌尖偏向患侧，舌肌萎缩、无力所造成的吞咽延迟、饮水呛咳、吞咽困难、食物滞留、发音含糊吐字不清，声音、音调及语速异常等患者的康复训练。	舌肌康复训练器	II
3	助行器械	01 医用轮椅车	通常由电机、蓄电池、控制系统、车轮、座椅、扶手、脚踏板等组成。可由乘坐者或护理者操作的、有一个或多个电机驱动，有座椅支撑。分为手动转向和动力转向。	用于行动障碍患者转运、行走功能补偿。	电动轮椅车	II
			通常由车轮、座椅、扶手、脚踏板等组成。以乘坐者手驱动、脚踏驱动或护理者手推为动力。至少有三个车轮。	用于行动障碍患者转运、行走功能补偿。	手动轮椅车	II
		02 辅助行走站立器械	通常由支脚、手柄、支撑托、支撑架或臂套组成；或由手柄、手柄套、助行脚和支架组成；或由支撑平台（平台支撑台或前臂支撑台）、手柄、手柄杆、手柄杆调节、轮子、高度调节、（驻车）制动装置和折叠机构、座椅组成。无源产品。	用于行动障碍患者的辅助行走或站立，进行康复训练。	腋拐、医用拐、肘拐、助行器、助行架、框式助行架、轮式助行架、台式助行器、轮式助行器、框式助行器、移位助行器、站立架、截瘫行走支具、站立平衡训练支具	I

序号	一级产品类别	二级产品类别	产品描述	预期用途	品名举例	管理类别
4	矫形固定器械	01 矫形器	通常由高分子材料、织物、金属等材料制成。穿戴于头部、躯干或四肢体表，用于矫正或预防畸形。	用于对人体躯干、四肢、头部等部位的矫正、辅助治疗。	耳廓矫形器、上肢矫形器、下肢矫形器、脊柱矫形器	II
		02 固定器	通常由高分子材料、织物、皮革、金属等材料制成。穿戴或放置于肢体体表，通过限制肢体活动，达到保持肢体稳定等目的。无源产品。	用于对人体躯干、四肢、头部等部位的外固定或支撑。	胸部固定器、髋部固定器、腰部固定器、下肢固定器、上肢固定器、躯干固定器、肘部固定器、足部固定器、手臂固定器、膝部固定器、踝部固定器、腕关节固定器、颈部固定器、腹部固定器、手指固定器、医用体位垫、骶部固定器、背部固定器、肩部固定器、头部固定器、疝气固定带	I

20 中医器械

本类医疗器械分布在品目 9018 项下。

序号	一级产品类别	二级产品类别	产品描述	预期用途	品名举例	管理类别
1	中医诊断设备	01 脉诊设备	通常由主机、加压装置和压力传感器组成。经压力传感器通过皮表对桡动脉及周边组织的腕部寸、关、尺部位以无创的方式，在施加外力的条件下进行脉图采集的设备。	用于中医脉诊。	脉诊仪	II
		02 望诊设备	通常由主机、图像采集装置和光源组成。通过图像采集装置获取舌面图像或者面部图像，并对采集到的图像进行分析的设备。	用于中医望诊，包括舌诊和面诊。	舌诊仪、面诊仪	II
		03 穴位阻抗检测设备	通常由主机、检测电极、辅助电极、传输线等组成。通过外加电信号对穴位或特定部位进行无创阻抗检测的辅助诊断设备。	用于对穴位进行探测及辅助诊断。	经络检测仪、穴位测试仪	II
2	中医治疗设备	01 穴位电刺激设备	通常由主机、输出电极、连接线等组成。通过对针灸针或电极通以微量电流作用于人体穴位或特定部位进行治疗的设备。	用于经络穴位进行刺激。	经络刺激仪、穴位刺激仪电针仪、电子针疗仪、电针治疗仪、经络导平治疗仪	II
		02 温针治疗设备	通常由主机（含加热装置和控温装置）和针具组成。通过加热装置对针具进行加热并作用于人体穴位或特定部位的设备。	用于温针治疗。	温针仪	II
		03 灸疗设备	通常由主机、灸材固定装置和自动控制装置组成。通过实时监测的温度反馈给驱动电动机，自动调节灸材与施灸部位的距离以对施灸温度进行控制。	通过灸材燃烧对人体产生温热作用施灸于人体穴位，用于疾病的预防与治疗。	艾灸仪、灸疗床、灸疗机	II
			通常由主机、灸头和灸垫组成。利用电子器件发热原理，对灸垫进行加热，并可对施灸温度进行自动控制，施灸于人体穴位或特定部位的设备。	通过灸头和灸垫对人体产生温热作用施灸于人体穴位，用于疾病的预防与治疗。	电子灸治疗仪、灸疗床、灸疗机	II
		04 拔罐设备	通常由电动负压源、导管、罐体等组成。通过负压源使罐体内产生负压，从而吸附在肌肉上。	用于拔罐治疗。	罐疗仪、电动拔罐器	II

序号	一级产品类别	二级产品类别	产品描述	预期用途	品名举例	管理类别
		05 熏蒸治疗设备	通常由控制装置、蒸汽发生器、熏蒸舱（或熏蒸床，或喷头）等组成，可有雾化装置和温度控制装置等。通过对药液加热后所产生的蒸汽，对人体进行中药熏蒸的设备，不含中药。	用于中医药物熏蒸治疗的发生设备。	熏蒸治疗舱、熏蒸治疗仪、熏蒸床、熏蒸治疗椅、中药蒸疗机	II
		06 穴位微波刺激设备	通常由主机和微波辐射器组成，微波辐射器尺寸适合作用于穴位（无创）。利用微波对人体穴位进行刺激以产生类似于针灸效果的设备。	用于微波针灸治疗。	微波针灸治疗仪	III
		07 穴位激光刺激设备	通常由主机和激光辐射探头组成。通过弱激光（小于等于 3R）对人体穴位进行刺激的设备。	用于激光穴位照射治疗。	激光穴位治疗仪	II
3	中医器具	01 针灸针	通常由针体、针尖、针柄和/或套管组成。针体的前端为针尖，后端设针柄，针体跟针尖都是光滑的，而针柄多有螺纹。	用于中医针刺治疗。	针灸针、一次性使用无菌针灸针	II
		02 三棱针	2017 年第 104 公告：通常由针体、针尖和针柄组成。针柄呈圆柱状，针身至针尖呈三角锥形。2020 年第 147 号公告调整为：通常由针体、针尖和针柄组成。针柄呈圆柱状，针身至针尖呈三角锥形。无菌提供。	用于中医针刺放血。	2017 年第 104 公告：三棱针 2020 年第 147 号公告调整为：一次性使用三棱针	II
			2017 年第 104 公告：通常由针体、针尖和针柄组成。针柄呈圆柱状，针身至针尖呈三角锥形。2020 年第 147 号公告调整为：通常由针体、针尖和针柄组成。针柄呈圆柱状，针身至针尖呈三角锥形。非无菌提供。		2017 年第 104 公告：三棱针 2020 年第 147 号公告调整为：三棱针	2017 年第 104 公告：II 2020 年第 147 号公告调整为：I
		03 小针刀	通常由手持柄、针体和针刀组成。针刀宽度一般与针体直径相等，刃口锋利。	用于人体皮下或肌肉深部割治使用。	针刀、刃针	II
		04 皮肤针	2017 年第 104 公告：通常由针盘、针体、针尖和针柄组成。外形似小锤状，一端附有莲蓬状的针盘，在针盘下规则嵌有不锈钢短针。根据针的数目多少不同，分别称为梅花针（五支针）、七星针（七支针）、罗汉针（十支针）。2020 年第 147 号公告调整为通常由针盘、针体、针尖和针柄组成。外形似小锤状，一端附有莲蓬状的针盘，在针盘下规则嵌有不锈钢短针。根据针的数目多少不同，分别称为梅花针（五支针）、七星针（七支针）、罗汉针（十支针）。用于叩刺穴位及其他部位的皮肤。无菌提供。	用于叩刺穴位及其他部位的皮肤。	2017 年第 104 公告：皮肤针、梅花针、七星针 2020 年第 147 号公告调整为：一次性使用皮肤针、一次性使用梅花针、一次性使用七星针	II

序号	一级产品类别	二级产品类别	产品描述	预期用途	品名举例	管理类别
			2017年第104公告：通常由针盘、针体、针尖和针柄组成。外形似小锤状，一端附有莲蓬状的针盘，在针盘下规则嵌有不锈钢短针。根据针的数目多少不同，分别称为梅花针（五支针）、七星针（七支针）、罗汉针（十支针）。 2020年第147号公告调整为：通常由针盘、针体、针尖和针柄组成。外形似小锤状，一端附有莲蓬状的针盘，在针盘下规则嵌有不锈钢短针。根据针的数目多少不同，分别称为梅花针（五支针）、七星针（七支针）、罗汉针（十支针）。用于叩刺穴位及其他部位的皮肤。非无菌提供。		2017年第104公告：皮肤针、梅花针、七星针 2020年第147号公告调整为：皮肤针、梅花针、七星针	2017年第104公告：Ⅱ 2020年第147号公告调整为：Ⅰ
		05 滚针	2017年第104公告：通常由支架、滚轮、不锈钢针、手柄等组成。 2020年第147号公告调整为：通常由支架、滚轮、不锈钢针、手柄等组成。无菌提供。	用于体表特定部位的局部刺激，实施滚针疗法。	2017年第104公告：皮肤滚针、一次性使用皮肤滚针 2020年第147号公告调整为：一次性使用皮肤滚针	Ⅱ
			2017年第104公告：通常由支架、滚轮、不锈钢针、手柄等组成。 2020年第147号公告调整为：通常由支架、滚轮、不锈钢针、手柄等组成。非无菌提供。		2017年第104公告：皮肤滚针、一次性使用皮肤滚针 2020年第147号公告调整为：皮肤滚针	2017年第104公告：Ⅱ 2020年第147号公告调整为：Ⅰ
		06 皮内针	通常是以不锈钢丝制成的小针，有颗粒型和撳钉型两种，颗粒型针柄形似麦粒或呈环形，针身与针柄成一直线；撳钉型针柄呈环形，针身与针柄呈垂直状。	用于皮内针疗法使用。	皮内针、撳针、一次性使用无菌撳针、一次性使用无菌耳针、一次性使用无菌皮内针、一次性使用皮下留置治疗针	Ⅱ
		07 埋线针	通常由衬心座、针座、针管、衬芯和保护套组成。	用于穴位的穿刺埋线。	一次性使用埋线针	Ⅱ
		08 灸疗器具	通常由灸材、灸材固定装置、温度调节装置等组成。通过灸材固定装置和/或温度调节装置限定和/或调解灸材与施灸表面的相对距离，从而调节施灸温度，通过灸材燃烧对人体产生温热作用施灸于人体穴位的器具。灸材不含药理作用。	通过灸材燃烧对人体产生温热作用施灸于人体穴位。	灸疗装置	Ⅱ
		09 穴位磁疗器具	通常由永磁体或磁性物质和医用胶布组成。应用磁场作用于人体穴位的器具。	用于对穴位进行磁疗。	穴位磁疗贴、穴位磁疗器	Ⅱ
		10 浮针	通常由针芯、针座、软管和保护套组成。	用于浮针疗法。	一次性使用浮针	Ⅱ
		11 穴位压力刺激器具	通常由球状体和医用胶布组成。贴于人体穴位处，通过外力仅起压力刺激作用。	贴于人体穴位处，进行外力刺激。无创。	穴位压力刺激贴	Ⅰ
		12 刮痧器具	通常采用砭石、玉制品、牛角、等材料加工磨光制成。	用于刮痧治疗。	刮痧板、刮痧器	Ⅰ

序号	一级产品类别	二级产品类别	产品描述	预期用途	品名举例	管理类别
		13 拔罐器具	通常由罐体和释放压力的阀体组成。以燃烧或手动方式产生负压的罐状器具。	用于拔罐疗法。	火罐、玻璃火罐、竹火罐、真空拔罐器、负压拔罐器、负压罐、拔罐器、可调式吸罐、旋转式拔罐器、负压理疗器	I

21 医用软件

本类医疗用软件分布在品目 85.23 项下。

序号	一级产品类别	二级产品类别	产品描述	预期用途	品名举例	管理类别
1	治疗计划软件	01 放射治疗计划系统软件	通常由软件安装光盘（或者从网络下载安装程序）组成。通常情况下（非必须），利用一个或多个特定算法，对人体器官吸收剂量分布进行估算。	用于制定患者的放射治疗计划。	放射治疗计划系统软件、伽玛射线立体定向放射治疗计划系统软件、放射性粒子源植入治疗计划系统软件	III
		02 放射治疗辅助软件	通常由软件安装光盘（或者从网络下载安装程序）组成。提供、定义或者显示治疗机设置数据；由人工输入数据或直接从其他设备导入数据；记录整个治疗阶段的数据。	用于在计划的放射治疗开始之前和每个治疗阶段开始之前，比较放射治疗机当前参数和预置参数，并记录实际治疗阶段的数据。	放射治疗记录与验证系统软件	III
			通常由软件安装光盘（或者从网络下载安装程序）组成。放射治疗前利用获得的影像信息，以及分析处理结果，确定目标靶点坐标或者位置。	用于辅助完成放射治疗。	放射治疗轮廓勾画软件、放射治疗模拟定位软件	III
		03 手术计划软件	通常由软件安装光盘（或者从网络下载安装程序）组成。利用获得的影像信息，以及对其分析处理结果，制定手术计划或方案。	用于在术前制定手术计划。牙科、耳鼻喉类除外。	立体定向手术计划软件、手术模拟软件、手术计划软件	III
			通常由软件安装光盘（或者从网络下载安装程序）组成。利用获得的影像信息，以及对其分析处理结果，制定牙科、耳鼻喉手术计划或方案。	用于在牙科、耳鼻喉术前制定手术计划。	数字化种植设计软件、牙科修复体设计软件	II
2	影像处理软件	01 医学影像存储与传输系统软件	通常由软件安装光盘（或者从网络下载安装程序）组成。将医疗影像设备输出的影像和/或视频信号进行采集、保存到计算机硬盘中，供医疗部门各科室之间和/或医院之间的影像接收、传输、显示、存储、输出等处理。	用于医学影像接收、传输、显示、存储、输出等处理，供临床诊疗使用。	影像归档与传输系统软件、医学影像管理与通讯系统软件、医学影像存档与通讯系统软件	II
		02 医学影像处理软件	通常由软件安装光盘（或者从网络下载安装程序）组成。利用影像处理方法，对医学影像进行三维重建、配准等处理。	用于对来源于单模式或多模式的医学影像进行处理。	超声影像管理软件、内窥镜图文工作站软件、数字化超声工作站软件、磁共振影像处理软件、核医学工作站软件、CT 影像处理软件、X 射线血管造影影像处理软件、数字化 X 射线影像处理软件	II
3	数据处理软件	01 监护软件	通常由软件安装光盘（或者从网络下载安装程序）组成。通过数据通信的方式从监护设备获取数据，集中实时显示和报警。	用于从监护设备获取数据、集中实时显示、报警。	中央监护工作站软件、中央监护管理软件、中央监护信息中心软件、妊娠高血压综合征监测软件	II

序号	一级产品类别	二级产品类别	产品描述	预期用途	品名举例	管理类别
		02 生理信号处理软件	通常由软件安装光盘（或者从网络下载安装程序）组成。对采集到的脑电、心电、肌电等生理信号进行分析处理和／或传输。	用于对脑电、心电、肌电等生理信号进行分析处理和／或传输。	动态心电分析软件、心电工作站软件、心电数据管理软件	II
4	决策支持软件	01 药物计算软件	通通常由软件安装光盘（或者从网络下载安装程序）组成。基于药代和／或药物模型、患者生理参数与体征计算药物注射方案，为临床注射药物提供建议。	用于为临床注射药物提供建议。	胰岛素注射计算软件	III
		02 计算机辅助诊断／分析软件	通常由软件安装光盘（或者从网络下载安装程序）组成。利用影像处理和／或数据处理技术，由计算机软件对病变进行自动识别，对病变的性质等给出临床诊断治疗依据和／或建议。	由计算机软件对病变进行自动识别，对病变的性质等给出临床诊断治疗依据和／或建议。	乳腺X射线影像计算机辅助诊断软件、结肠计算机辅助诊断软件、肺部计算机辅助诊断软件、乳腺超声辅助诊断软件	III
			通常由软件安装光盘（或者从网络下载安装程序）组成。对影像或者数据进行分析，给出临床参考值。	对影像或者数据进行分析，给出临床参考值。	骨密度计算机辅助检测软件	II
		03 中医诊疗软件	通常由软件安装光盘（或者从网络下载安装程序）组成。利用中医证治的相关理论，使用数据统计等方法，实现各种征候的分析诊断和／或提供治疗建议。	用于实现各种征候的分析诊断和／或提供治疗建议。	岐黄脏象辅助诊疗软件、中医诊疗软件	II
5	体外诊断类软件	01 医学显微影像分析软件	通常由软件安装光盘（或者从网络下载安装程序）组成。具有对从各种显微设备获取的影像进行获取、传输、合成、观察、分析、处理和报告等功能。	用于对从各种显微设备获取的影像进行辅助诊断、分析、存档等。	医学病理影像采集软件、医学显微影像分析软件、染色体分析软件、尿沉渣分析软件	II
		02 筛查、分析软件	通常由软件安装光盘（或者从网络下载安装程序）组成。通过对临床、生化、免疫等测量数据的分析、计算，从而对疾病进行诊断、评估等。	用于对疾病进行筛查、评估等。	产前筛查分析软件、唐氏综合征产前筛查分析软件、神经管畸形产前筛查分析软件、21三体综合征风险计算软件、18三体综合征风险计算软件、神经管缺陷风险计算软件、血糖数据分析软件	II
6	其他	01 康复训练软件	通常由软件安装光盘（或者从网络下载安装程序）组成。由分级检查、训练和辅助治疗模块组成，也可由单个模块组成的软件系统。	用于辅助治疗和康复训练。	弱视儿童视觉功能训练软件、视功能检查训练软件	II

22 临床检验器械

本类医疗器械主要是分布在品目90.27项下的理化分析仪器，品目84.18项下的冷冻冷藏设备。

序号	一级产品类别	二级产品类别	产品描述	预期用途	品名举例	管理类别
1	血液学分析设备	01 血型分析仪器	通常由工作平台、标本试管架装置、试剂混匀装置、加样系统、孵育器、离心机、判读装置等组成。原理一般为微孔板红细胞凝集法、凝胶卡式检测法等。	与适配试剂配合使用，用于ABO/Rh血型检测、交叉配血检测及不规则抗体检测等。	血型分析仪、全自动血型分析仪、全自动配血及血型分析仪、血型分析用凝胶卡判读仪、血库系统	III

序号	一级产品类别	二级产品类别	产品描述	预期用途	品名举例	管理类别
		02 血细胞分析仪器	通常由血细胞检测模块、血红蛋白测定模块、机械模块、电子模块、计算机系统等组成。原理一般为电阻抗法、比色法、流式激光散射技术等。	用于对血液/体液中有形成分进行定量定性分析，并提供相关信息。	血细胞分析仪、全自动血细胞分析仪、全自动五分类血细胞分析仪、全自动三分群血细胞分析仪、干式血球计数仪、全自动模块式血液体液分析仪/系统、半自动血细胞分析仪、血细胞计数器、T淋巴细胞计数仪（非流式）、白细胞计数仪	Ⅱ
		03 血细胞形态分析仪器	通常由机械模块、光学成像模块、计算机系统等组成。原理一般为光学成像后与细胞图库进行比对后再进行统计，计算血细胞的比例或数量。	用于血细胞和/或体液的分类、数量统计和/或细胞形态学描述。	血细胞形态分析仪、全自动血细胞形态学分析仪、全自动细胞形态学分析仪	Ⅱ
		04 凝血分析仪器	通常由预温模块、加样模块、计时模块、样品传送及处理模块、检测模块和计算机系统等组成。原理一般为凝固法、产色底物法和免疫比浊法等。	用于对血液进行凝血和抗凝、纤溶和抗纤溶等功能的分析。	凝血分析仪、D-二聚体分析仪、凝血酶原时间检测仪、活化凝血时间分析仪、即时凝血分析仪、全自动凝血因子分析仪、血凝-纤溶多功能分析仪、半自动凝血分析仪、全自动凝血分析仪、ACT监测仪、活化凝血时间与凝血速率监测仪、自动凝血计时器、血栓弹力图仪	Ⅱ
		05 血小板分析仪器	通常由液路模块、样品处理模块、检测模块、计算机系统等组成。原理一般为比浊法等。	用于分析血液样本中血小板数量、体积、聚集率等相关功能参数。	血小板分析仪、血小板凝集仪、全自动血小板分析仪、全自动血小板聚集仪、血小板功能分析仪、凝血和血小板功能分析仪、半自动血小板聚集仪	Ⅱ
		06 血流变分析仪器	一般分为毛细管粘度计和旋转式粘度计。毛细管粘度计通常由毛细管、样品池、控温装置、驱动装置、计时器等组成；旋转式粘度计通常由加样模块、样本传感器、转速控制与调节模块、力矩测量模块、恒温模块等组成。原理一般为泊肃叶定律或粘滞定律等。	用于临床对全血、血浆或血细胞流变特性进行分析。	全自动血流变分析仪、半自动血液流变分析仪、血液粘度计、血液流变动态分析仪、红细胞变形仪	Ⅱ
		07 红细胞沉降仪器	通常由机械模块、光学模块或激光扫描模块、数据处理换算模块等组成。原理一般为光学法或激光扫描微量全血法等。	用于血液样品红细胞沉降速度和/或压积的测量。	红细胞沉降压积仪、全自动血沉分析仪、全自动动态血沉分析仪、动态血沉压积测试仪、全自动红细胞沉降率测定仪	2017年第104公告：Ⅱ 2020年第147号公告调整为：Ⅰ
		08 流式细胞分析仪器	通常由流动室和液流系统、激光源和光学系统、光电管和检测系统、计算机和分析系统组成。原理一般为通过液流系统使单个粒子通过流动室并分析单个粒子的荧光标记信号，实现对其生物特性的分析。	用于对处在液体中的细胞或其他生物微粒逐个进行多参数的快速定量分析和/或分选。	流式细胞仪、T淋巴细胞计数仪	Ⅱ

序号	一级产品类别	二级产品类别	产品描述	预期用途	品名举例	管理类别
2	生化分析设备	01 生化分析仪器	2017年第104公告：通常由样品器、取样装置、反应池或反应管道、保温器、检测器、微处理器等中的一种或几种组成。原理一般为分光光度法、浊度比色法、离子选择性电极法、荧光法、反射光度法、差示电位法等。2022年第30号公告调整为：通常由样品器、取样装置、反应池或反应管道、保温器、检测器、微处理器等中的一种或几种组成。原理一般为分光光度法、透射比浊法、离子选择性电极法、荧光法、反射光度法、差示电位法等。	与适配试剂配合使用，用于人体样本中待测物的定性和/或定量分析。	全自动生化分析仪、半自动生化分析仪、干式生化分析仪、全自动干式生化分析仪、新生儿总胆红素测定仪、生化分析仪、氧自由基生化分析仪、肌酐分析仪、胆红素分析仪、尿微量白蛋白分析仪、血红蛋白干化学分析仪、血红蛋白分析仪	Ⅱ
		02 血糖及血糖相关参数分析仪器	通常由主机模块、电源模块、软件模块等组成。原理一般为电化学法、光反射技术、比色法等。不包含采血器具及适配试剂。	与适配试剂配合使用，用于人体样本中待测物的定性和/或定量分析。	血糖分析仪、血糖/尿酸/总胆固醇分析仪、血糖/总胆固醇分析仪、血糖血压测试仪、血糖与血脂监测仪、血糖血酮仪、血酮体测试仪、葡萄糖/乳酸分析仪、尿酸/血糖分析仪、血脂/血糖分析仪、血糖/胆固醇两用检测仪、血糖/胆固醇/甘油三酯/乳酸分析仪、血脂分析仪	Ⅱ
3	电解质及血气分析设备	01 电解质分析仪器	通常由电极模块、测量模块、管路模块、电路模块和数据输出模块组成。原理一般为离子选择电极法等。	用于分析血液及体液中的电解质含量。	电解质分析仪、半自动电解质分析仪、钾/钠/氯/钙/pH分析仪、钾/钠/氯分析仪、全自动电解质分析仪	Ⅱ
		02 血气分析仪器	通常由电极模块、测量模块、管路模块、电路模块、数据输出模块等组成。原理一般为离子选择电极法和微电子和生物芯片技术等。	用于测定血液及体液的pH、二氧化碳分压、氧分压等血气参数。	血气分析仪、血氧分析仪、全自动血气分析仪、手持式血液血气分析仪	Ⅱ
		03 电解质血气分析仪器	通常由电极模块、测量模块、管路系电路模块和数据输出模块组成。原理一般为离子选择电极法等。	用于体外定量测定血液、体液、透析液中电解质含量、血气参数和代谢物含量等。	全自动血气/电解质分析仪、全自动血气/电解质和生化分析仪、血气/血氧/电解质和代谢物测量系统、血气/电解质分析仪	Ⅱ
		04 电解质血气检测电极	通常由单项或多项电极块组成。	与电解质分析仪、血气分析仪和含电解质模块的生化分析仪配套使用，用于电解质及血气的分析。	二氧化碳电极、钙电极、钾电极、pH电离子选择性电极、锂电极、参比电极、氯电极、钠电极、葡萄糖/乳酸/尿素电极盒、葡萄糖电极、乳酸电极、氧电极、血气/电解质和生化分析仪用电极、电解质检测电极块、红细胞压积电极、葡萄糖/乳酸电极、电极膜	Ⅱ
4	免疫分析设备	01 酶联免疫分析仪器	通常由传输模块、试剂加注模块、孵育模块、光学模块、清洗模块和数据处理模块中的一种或几种组成。原理一般为单色光经标本吸收后通过光电检测器将光信号转换成电信号，由数据处理系统经过计算得出浓度值。	与适配试剂配合使用，用于人体样本中待测物的定性和/或定量分析。	全自动酶联免疫分析仪，酶联免疫分析仪	Ⅱ

序号	一级产品类别	二级产品类别	产品描述	预期用途	品名举例	管理类别
		02 化学发光免疫分析仪器	通常由加样模块、反应模块、光学检测模块（光电倍增管）、数据处理模块、温育温控模块和清洗分离模块等中的一种或几种组成。原理一般为将化学发光反应发出的光信号转变为数字信号，由数据处理系统经过计算得出浓度值。	与适配试剂配合使用，用于人体样本中待测物的定性和/或定量分析。	全自动化学发光免疫分析仪、全自动电化学发光免疫分析仪、全自动化学发光测定仪、化学发光免疫分析仪	II
		03 荧光免疫分析仪器	通常由加样模块、反应模块、光学检测模块（荧光）、数据处理模块、温育温控模块、清洗分离模块等中的一种或几种组成。原理一般为将荧光信号转变为数字信号，由数据处理系统经过计算得出浓度值。	与适配试剂配合使用，用于人体样本中待测物的定性和/或定量分析。	荧光免疫分析仪、干式荧光免疫分析仪、时间分辨免疫荧光分析仪、全自动荧光免疫分析仪	II
		04 免疫层析分析仪器	通常由光电检测模块、机械扫描控制模块、控制主板模块、信息采集模块等组成。原理一般为通过传感器将检测试剂卡的反射率信号转为光电信号，通过校准信息将光电信号转为相应的浓度值或阈值，对待测物进行分析。	与适配试剂配合使用，用于人体样本中待测物的定性和/或定量分析。	免疫层析分析仪、金标免疫层析分析仪、胶体金免疫层析试条检测仪、金标斑点法定量读数仪、心脏标志物检测仪、金标测试仪、早孕/排卵试纸阅读仪	II
		05 免疫印迹仪器	2017 年第 104 公告：通常由蠕动泵模块、加样模块、孵育模块、温控模块等组成。原理一般为用电转移的方法将蛋白转移到固相膜上，最后进行免疫学检测。 2022 年第 30 号公告调整为：通常由蠕动泵模块、加样模块、温控模块、检测分析模块等组成。原理一般为直接在膜上进行抗原抗体反应后显色、拍照或扫描分析。	2017 年第 104 公告：与适配试剂配合使用，用于人体样本中待测物的定性和/或定量分析。	2017 年第 104 公告：全自动蛋白印迹仪、全自动免疫印迹仪、胎儿纤维连接蛋白分析仪、过敏源 IgE 抗体检测仪、全自动过敏原 IgE 抗体分析仪 2022 年第 30 号公告调整为：全自动蛋白印迹仪、全自动免疫印迹仪、胎儿纤维连接蛋白分析仪、过敏源 IgE 抗体检测仪、全自动过敏原 IgE 抗体分析仪、免疫印迹分析仪	II
		06 免疫散射浊度分析仪器	通常由光学模块、检测模块、计算机系统等组成。原理一般为散射光比浊法。	与适配试剂配合使用，用于人体样本中待测物的定性和/或定量分析。	特定蛋白分析仪、C 反应蛋白分析仪、免疫浊度分析仪、便携式蛋白检测仪、散射比浊分析仪、全自动散射比浊分析仪、全自动蛋白分析仪、全自动化学比浊测定仪	II
		07 免疫分析一体机	通常由加样模块、反应模块、光学模块、信号检测模块、计算机系统、温育温控模块和清洗分离模块等中的一种或几种组成。并由两种或两种以上检测原理的分析模块组成。	与适配试剂配合使用，用于人体样本中待测物的定性和/或定量分析。	全自动化学发光酶免疫分析仪、多元磁珠荧光酶标分析仪、全自动双标记荧光阅读仪	II
		08 间接免疫荧光分析仪器	通常由荧光显微镜模块和软件模块组成。	用于采集、分析、存储和显示间接免疫荧光载片的数字图像，提供核型及滴度判读建议。	全自动间接免疫荧光法分析仪、全自动间接免疫荧光判读系统	II
		09 生化免疫分析仪器	通常由生化分析模块和免疫分析模块组成。	与适配试剂配合使用，用于人体样本中待测物的定性和/或定量分析。	2017 年第 104 公告：模块化生化免疫分析系统、全自动生化免疫分析仪、临床检验系统。 2022 年第 30 号公告调整为：模块化生化免疫分析系统、全自动生化免疫分析仪	II

序号	一级产品类别	二级产品类别	产品描述	预期用途	品名举例	管理类别
5	分子生物学分析设备	01 基因测序仪器	通常由移液模块、检测模块、数据处理模块、显示控制模块等组成。原理一般为大规模平行并列测序、单分子测序等。	与适配试剂配合使用，用于对样本中DNA或RNA分析，检测基因数量和序列的变化。	基因测序仪、基因测序系统	Ⅲ
		02sanger 测序仪器	通常由毛细管电泳仪、毛细管阵列及高分子分离胶、计算机工作站及液晶显示器和嵌入式的软件组成。原理一般sanger测序法。	与适配试剂配合使用，用于对样本中DNA或RNA分析，检测基因序列的变化。	sanger 测序仪器	Ⅱ
		03 核酸扩增分析仪器	2017 年第 104 公告：通常由控制部件、热盖部件、热循环部件、光电部件、传动部件、嵌入式软件和分析软件、电源部件等组成。原理一般为利用温度控制，为核酸的体外扩增提供适宜环境，采集和分析扩增过程中产生的光、电信号。2022 年第 30 号公告调整为：通常由控制部件、温控部件、光电部件、传动部件、软件、电源部件等组成。原理一般为利用温度控制，为核酸的体外扩增提供适宜环境，采集和分析扩增过程中产生的光、电信号。	2017 年 第 104 公告：与适配试剂配合使用，用于样本基因的核酸体外扩增与分析。2022 年第 30 号公告调整为：与适配试剂配合使用，用于样本基因的核酸体外扩增与分析。	2017 年第 104 公告：核酸扩增检测分析仪、实时荧光定量 PCR 分析仪、全自动 PCR 分析系统、全自动荧光 PCR 分析仪、全自动核酸检测分析系统、实时定量 PCR 仪、恒温核酸扩增分析仪 2022 年第 30 号公告调整为：核酸扩增检测分析仪、实时荧光定量 PCR 分析仪、全自动 PCR 分析系统、全自动荧光 PCR 分析仪、全自动核酸检测分析系统、实时定量 PCR 仪、恒温核酸扩增分析仪、实时荧光 PCR 分析仪	Ⅲ
			2022 年第 30 号公告调整为：通常由样本核酸分配体系或模块、扩增模块、信号采集分析模块、软件、电源部件等组成。样本核酸分配体系或模块采用的原理主要为通过微流控芯片或形成微小液滴的方式达到模板单分子分配，从而进行单独、平行的 PCR 反应。扩增模块原理则和核酸扩增仪器一致。信号采集分析模块原理一般为通过采集荧光信号的有无判定单个反应体系中模板分子的存在，进行检测分析。	2022 年 第 30 号公告调整为：与适配试剂配合使用，用于样本的核酸体外扩增与分析。	2022 年第 30 号公告调整为：数字 PCR 分析系统、数字 PCR 芯片阅读系统、数字 PCR 仪	
		04 核酸扩增仪器	通常由控制部件、热盖部件、热循环部件、光电部件、传动部件、嵌入式软件和电源部件组成。原理一般为利用温度控制，为核酸的体外扩增提供适宜环境。	与适配试剂配合使用，用于样本基因的核酸体外扩增。	基因扩增仪、基因扩增热循环仪、PCR 扩增仪、恒温核酸扩增仪、基因测序文库制备仪	Ⅱ
		05 核酸分子杂交仪器	通常由控温模块和控制面板模块等组成。原理一般为碱基互补原则。	用于核酸分子的杂交。	核酸分子杂交仪、全自动核酸分子杂交仪、恒温杂交仪	Ⅱ
6	微生物分析设备	01 微生物比浊仪器	通常由光源模块、光电检测器模块、校准模块等组成。原理一般为浊度法。	用于测量微生物悬液的光密度，按麦氏浊度确定微生物的接种浓度等。	微生物比浊仪、比浊仪、电子比浊仪、浊度计	2017 年第 104 公告：Ⅱ 2020 年第 147 号公告调整为：Ⅰ

序号	一级产品类别	二级产品类别	产品描述	预期用途	品名举例	管理类别
		02 微生物培养监测仪器	通常由孵育模块、检测模块、控制/报警模块、显示模块、随机软件模块等组成。还可包括空气过滤、条码扫描等，原理一般为通过测量光散射，光密度，电阻抗，压力感应，产色（二氧化碳）或是通过细菌直接计数的变化来确定细菌悬浮在液体培养基的浓度。	用于临床培养、检测血液和体液等标本中需氧菌、厌氧菌、真菌和分枝杆菌等。	微生物培养监测仪、血液微生物培养监测仪	II
		03 微生物药敏培养监测仪器	通常由孵育模块、检测模块、控制/报警模块、显示模块、随机软件模块等组成，还可包括空气过滤、条码扫描等。原理一般为通过测量光散射，光密度，电阻抗，压力感应和产色（二氧化碳）或是细菌直接计数的变化来确定细菌悬浮在液体培养基的浓度，以判断药养结果（阴性或是阳性）。通过监测添加抗生素的培养瓶中细菌的生长状况，实现微生物药敏检测。	用于临床培养血液和体液等标本中需氧菌、厌氧菌、真菌和分枝杆菌等。同时用于细菌、真菌和分枝杆菌的药敏检测。	微生物药敏培养监测仪、分枝杆菌培养监测药敏分析仪、分枝杆菌培养监测仪	II
		04 微生物鉴定仪器（非质谱）	通常由主机模块、随机软件模块、条码阅读器模块等组成。原理一般为通过形态学、生长生理学及临床化学的手段鉴定从生物样本（如：血液、尿液、脑脊液、唾液或粪便）中分离出的传染性和/或病原性的微生物。	用于鉴定临床样本中分离出的微生物类别。	微生物鉴定仪	II
		05 微生物质谱鉴定仪器	2017 年第 104 公告：通常可包括标本预处理站、标本板、控制质谱仪主机的数据采集站和质谱仪主机（基质辅助激光解吸电离离子源和飞行时间质量检测器、可选反射器的垂直离子飞行管）、随机软件等组成。原理一般为利用基质辅助激光解吸电离离子源（MALDI）和飞行时间质量分析器（TOF）的原理。 2022 年第 30 号公告调整为：通常可包括样本板、质谱仪主机（基质辅助激光解吸电离离子源和飞行时间质量检测器、可选反射器的垂直离子飞行管）、包含临床常见或重要菌种的质谱指纹图谱数据库在内的软件等组成。原理一般利用基质辅助激光解吸电离飞行时间质谱系统采集临床病原微生物样本核糖体蛋白的指纹图谱，并与数据库中的菌种指纹图进行比对，从而给出鉴定信息。	用于对临床分离出的微生物（细菌、真菌和分枝杆菌）进行鉴定。	微生物质谱鉴定仪	II

序号	一级产品类别	二级产品类别	产品描述	预期用途	品名举例	管理类别
		06 微生物鉴定药敏分析仪器	通常由自动接种器模块、孵育模块、鉴定模块、药敏分析模块、计算机模块、条码阅读器模块、随机软件模块等一种或几种组成。原理一般为通过形态学、生长、生理学及临床化学的手段鉴定从生物样本（如：血液、尿液、脑脊液、唾液或粪便）中分离出的传染性和/或病原性微生物。药敏部分：通过与含不同浓度抗菌剂的试剂配合使用，来确定从临床样本分离出的细菌病原体的药物敏感性。	用于对临床分离出的微生物鉴定和/或药敏分析。	微生物鉴定药敏分析仪、微生物药敏分析仪	Ⅱ
		07 细菌内毒素/真菌葡聚糖检测仪器	通常由光道模块、自动恒温器模块和控温模块组成。原理一般为凝胶法、光度法等。	用于细菌内毒素和/或（1，3）-β-D葡聚糖的检测	细菌内毒素检测仪、细菌内毒素/真菌葡聚糖检测仪	Ⅱ
		08 幽门螺旋杆菌分析仪器	通常由进样模块、空气净化干燥模块、光学模块、测量模块、电气控制模块和气体采集模块组成。原理一般为呼气试验检测法。	用于临床诊断由于幽门螺旋杆菌感染引起的疾病。	幽门螺旋杆菌检测仪、碳13呼气质谱仪、碳13红外光谱仪、碳13呼气分析仪、呼气试验测试仪	Ⅱ
7	扫描图像分析系统	01 医用显微镜	通常由观察系统、照明系统和载物台组成。观察系统是具有目镜、物镜的光学显微系统，可外接图像采集显示系统。利用显微放大原理，观察物体细节。	用于对临床样本的显微放大观察。	生物显微镜、超倍生物显微系统、倒置生物显微镜、正置生物显微镜、数码生物显微镜、光学生物显微镜、LED生物显微镜、荧光生物显微镜	2017年第104公告：Ⅱ 2020年第147号公告调整为：Ⅰ
		02 图像扫描仪器	2017年第104公告：通常由光学成像系统、图像采集系统、计算机、软件等组成。原理一般为以照相扫描的方式将载片或者切片上的细胞呈现为扫描图像。2022年第30号公告调整为：通常由光学成像系统、图像采集系统、图像工作站、软件等组成。原理一般为以照相扫描的方式将样本或样本处理结果呈现为图像。	2017年第104公告：用于对临床样本的显微图像进行扫描、观察等。2022年第30号公告调整为：用于对临床样本或样本处理结果进行扫描、观察等。	2017年第104公告：病理切片扫描仪、显微镜扫描系统 2022年第30号公告调整为：病理切片扫描仪、显微镜扫描系统、电泳扫描仪	Ⅱ
		03 图像分析仪器	通常由光学成像系统、图像采集系统、计算机、图像分析软件等组成。原理一般为以照相扫描的方式将载片上的细胞呈现为图像，并能对图片上的细胞进行分类标记及分析。	用于对临床样本的显微图像进行观察、筛选、标记及分析等。	显微影像分析仪、玻片扫描分析影像系统、全自动染色体显微图像扫描系统、细胞医学图像分析系统、医学显微图像分析系统、自动扫描显微镜和图像分析系统	Ⅱ
8	放射性核素标本测定装置	01 放射免疫γ计数器	通常由探测头、信号处理电路和计算机系统组成。原理一般为放射免疫分析方法。	用于测定碘125等放射性核素发出的γ放射性射线。临床上与放射试剂盒配合使用，用于人体样本中待测物的定性和/或定量分析。	放射免疫分析仪、放射免疫计数器、放射免疫γ计数器	Ⅱ

序号	一级产品类别	二级产品类别	产品描述	预期用途	品名举例	管理类别
		02 液体闪烁计数器	通常由探测模块、测量模块和计算机系统组成，原理一般为采用液体闪烁体（闪烁液）接受射线并转换成荧光光子。	用于测定氚、碳14等放射性核素发射出的 β 放射性射线。临床上与放免试剂盒配合使用，用于人体样本中待测物的定性和 / 或定量分析。	液体闪烁计数器	II
		03 放射性层析扫描装置	通常由探测头（含两级传感器）信号处理电路、电源、样品传送机械系统、计算机系统等组成。	用于放射性标记化合物或放射性药物的比移值和放射化学纯度的分析。	放射性层析扫描仪	II
9	尿液及其他样本分析设备	01 干化学尿液分析仪器	通常由机械模块、光学模块、电路模块等组成。原理一般为反射光度法等。	与适配试剂配合使用，用来测量尿液中蛋白、葡萄糖、尿 pH 值、酮体、尿胆原、胆红素、亚硝酸盐等参数。	尿液分析仪、全自动尿液分析仪、干化学尿液分析仪、全自动干化学尿液分析仪、便携式尿液分析仪、半自动尿液分析仪、尿糖计	II
		02 尿液有形成分分析仪器	一般分为流式细胞式和影像式。流式细胞式通常由光学检测模块、液流模块、电阻抗检测模块和电路模块组成。原理一般为流式细胞分析术。影像式通常由标本处理模块、光学计数池模块、显微摄像模块、数据处理模块等部分组成。原理一般为数字成像自动识别原理。	用于尿液中有形成分的识别和分析。	尿液有形成分分析仪、全自动尿液有形成分分析仪	II
		03 尿液分析系统	通常由尿液干化学模块和尿液有形成分分析模块组成。	用于对人体尿液中理化指标以及尿液或体液中有形成分进行定性、定量分析。	全自动尿液分析系统	II
		04 粪便分析仪器	通常由样本处理模块、显微镜模块、结果处理软件模块等组成。原理一般为化学法、免疫法及显微镜检法等。	用于粪便标本的有形成分、潜血和病原微生物等的检测。	便潜血分析仪、粪便分析仪、粪便常规分析仪、全自动粪便分析仪	II
		05 精子分析仪器	通常由显微图像扫描模块、温控系统模块、计数池模块、计算机系统、软件等组成。	用于精子质量的分析。	精子分析仪、精子质量分析仪、精子采集分析仪、精子自动检测分析仪	II
		06 生殖道分泌物分析仪器	通常由自动加样模块、恒温育模块、检测 – 控制模块、计算机系统等中的一种或几种组成。原理一般为利用光学检测技术,检测被测样本对生化或酶学等显色的反应。	用于人体生殖道分泌物样本中被分析物的定性或定量检测分析。	生殖道分泌物分析仪、阴道分泌物检测仪	II
		07 其他体液分析仪器	通常由检测模块、测定模块、机械模块、电子模块、计算机系统等组成。原理一般为反射光度法等。	用于脑脊液、胸腹水和关节腔积液等体液标本的常规检测。	体液分析仪	II
		08 其他体液形态学分析仪器	通常由样品传送模块、吸样与清洗模块件、显微摄像模块、计算机系统等组成。原理一般为显微影像扫描法、流式细胞分析术等。	用于精子、白带、脑脊液、胸腹水、关节腔积液等体液标本中有形成分的形态学分析。	体液形态学分析仪、白带分析仪	II

序号	一级产品类别	二级产品类别	产品描述	预期用途	品名举例	管理类别
10	其他医用分析设备	01 流式点阵仪器	通常由液路模块、信号采集模块、电机模块、数据处理模块等组成。原理一般为基于流式荧光技术（又称液态芯片、液相芯片）的高通量检测技术。	与适配试剂配合使用，用于人体样本中待测物的定性和/或定量分析。	流式点阵仪、全自动流式点阵发光免疫分析仪	II
		02 微量元素分析仪器	通常由主机模块、微量分析工作台模块、软件、计算机系统等组成。原理一般为电化学分析方法、电位溶出法、原子吸收法及质谱法等。	用于检测血液，尿液，毛发等样品中的各种微量元素。	微量元素分析仪、血液铅镉分析仪、血液五元素分析仪、医用原子吸收光谱仪	II
		03 质谱检测系统	2017年第104公告：通常由进样模块、离子化模块、检测模块、真空泵模块、信号放大模块、软件、计算机系统等组成。原理一般为将样品转化为运动的离子碎片，在磁场/电场中按核质比大小进行分离，从而达到分析的目的。2022年第30号公告调整为：通常由进样模块（质谱与色谱联机时，则进样模块由色谱仪代替）、离子化模块、质量分析模块、信号检测模块、数据处理模块、真空系统模块等组成。原理一般是使样本中的目标成分转化为运动的离子，在电场/磁场中按质荷比大小进行分离，从而达到分析的目的。	2017年第104公告：用于临床上对被测物进行鉴别及检测。2022年第30号公告调整为：用于临床上对被测物进行定性、定量检测。	2017年第104公告：三重四极杆质谱仪、液相色谱串联质谱系统、质谱仪 2022年第30号公告调整为：三重四极杆质谱仪、液相色谱串联质谱系统、质谱仪、超高效液相色谱串联质谱系统、飞行时间质谱系统、液体芯片飞行时间质谱系统	II
		04 液相色谱分析仪器	2017年第104公告：通常由进样模块，流动相供给模块和色谱柱温控模块等组成。原理一般为液相色谱法。2022年第30号公告调整为：通常由进样模块，流动相供给模块和色谱柱温控模块、检测器模块等组成。原理一般为液相色谱法等。	用于人体样本中被测物的定量检测。	糖化血红蛋白分析仪、全自动糖化血红蛋白分析仪、变异血红蛋白分析仪、液相色谱分析仪	II
		05 色谱柱	通常由柱体和固定部件等组成。	与分析设备配套使用，用于对人体样本中的被测物进行分离。	糖化血红蛋白层析柱、层析柱、色谱柱	II
		06 渗透压测定仪器	一般分为冰点渗透压测定和胶体渗透压测定。冰点渗透压测定仪通常由制冷模块、搅动模块、测温传感器模块和计算机系统组成；原理一般为振动原理结晶。胶体渗透压测定仪通常由半透膜及其固定装置参比液室电压传感器和计算机系统组成。原理一般为渗透原理。	用于测量尿液、血液等样本的晶体渗透压和胶体渗透压。	全自动冰点渗透压计、冰点渗透压测定仪、胶体渗透压测定仪	II
		07 循环肿瘤细胞分析仪器	通常由自动样本处理系统和结果分析系统组成。	用于检测循环血中的上皮来源的肿瘤细胞。	循环肿瘤细胞分析仪	III

序号	一级产品类别	二级产品类别	产品描述	预期用途	品名举例	管理类别
		08 生物芯片分析仪器	通常由主机模块、光电信号采集器模块、计算机系统等组成。原理一般为采集生物芯片上的光、电信号，通过软件进行分析。	用于临床实验室对多种医学检测项目进行定性、半定量或定量检测。	生物免疫层析芯片检测仪、生物芯片反应仪、压电蛋白芯片分析仪、人乳头瘤病毒（HPV）分型基因芯片检测阅读系统、生物芯片阅读仪、微阵列芯片检测仪、微阵列芯片扫描仪、基因芯片阅读仪、基因杂交信号扩大仪	II
		09 电泳仪器	通常由电源、电泳槽等组成。原理一般为利用带电粒子因带电性质不同而移动速度及方向不同的性质从而达到分离的目的。	用于人体样本中成分的分离和分析。	全自动电泳仪、电泳仪、电泳装置、全自动毛细管电泳仪、电泳凝胶板、全自动琼脂糖电泳仪、电泳槽、琼脂糖凝胶电泳装置、阴/阳极缓冲液槽	I
11	采样设备和器具	01 动静脉采血针及连接件	通常由动静脉采血针、采血器、保护套和其他部件组成。	用于采集动静脉血样。	动脉血气针、一次性使用动静脉血样采集器、一次性使用真空动静脉采血针、一次性使用真空动静脉采血器	III
			通常由采血容器穿刺针、患者端护帽、非患者端护帽和针座等组成。	与一次性静脉血样采集容器及动静脉采血针配合使用，辅助用于从患者静脉抽取血样。	血样采集连接头	II
		02 末梢采血针	通常由针、针柄、保护套等组成。可包括激发装置（如弹簧等）。无菌提供。一次性使用。	用于临床医学上皮肤穿刺，以采集人体末梢血样。	一次性使用末梢采血针、一次性使用末梢采血器	II
		03 采血笔	通常由主体、弹击机构、调节套等组成。	与一次性末梢采血针配合使用，用于采集末梢血。	采血笔	I
		04 静脉血样采血管	通常由管和头盖组成。管材一般由PET（聚对苯二甲酸乙二醇酯）或玻璃管制成，管内壁附着或不附着添加剂或附加物。	与一次性使用采血针配合使用，用于人体静脉血的收集、运输、存储。	一次性使用真空采血管、一次性使用真空静脉采血管、一次性使用真空静脉血样采集容器、一次性使用静脉血样采集容器、一次性使用非真空采血管	II
		05 末梢采血管	通常由毛细管、吸管、接头等组成。无菌提供时，管内壁有或无添加剂；非无菌提供时，管内壁有添加剂。	用于人体末梢血的采集、存储。	一次性使用微量无菌采血管、一次性毛细管微量采血管	II
			通常由毛细管、吸管、接头等组成。管内壁不附着添加剂，非无菌提供。	用于人体末梢血的采集、存储。	一次性使用末梢采血管	I
		06 末梢血采集容器	通常由容器（管或瓶或管瓶或试管）、盖子和添加剂组成。	用于人体末梢血样的采集、运输和存储等。	一次性使用末梢血样采集容器	II
		07 血液采集卡	通常采用滤纸制成，卡上有专用染料绘制的圆圈用于标记样品位置。	用于采集人体末梢血。	新生儿血液采集卡	2017年第104公告：II 2020年第147号公告调整为：I
		08 胃隐血采集器具	通常由医用空心胶囊、医用脱脂棉和棉线组成。	用于提取胃液作隐血检查。	隐血珠、一次性使用隐血采样胶囊	II
		09 其他样本采集器具	通常由试管、试管塞、拭子和/或刷等组成。无菌提供。	用于样本的收集、运输和储存等。	无菌样本采样拭子、一次性使用无菌微生物拭子、一次性使用无菌采样拭子	II

序号	一级产品类别	二级产品类别	产品描述	预期用途	品名举例	管理类别
			通常由拭子和/或含保存液的杯、管等组成。非无菌提供。	用于样本的收集、运输和储存等。	病毒采样盒、病毒血清采样储藏管、集菌培养容器、粪便标本采集保存管、一次性使用病毒采样管、一次性使用采样器、一次性使用病变细胞采集器、一次性使用取样器	I
		10 激光采血仪	通常由激光发生器、控制电路、防护罩、显示器、内部电源和充电适配器组成。	用于人体末梢血样的采集。	激光采血仪	II
		11 足跟采血器	通常由弹簧、刀片、弹出结构和外壳组成，刀片一般由不锈钢制成。无菌提供。	用于早产儿或新生儿足跟采血。	足跟采血器	II
12	形态学分析前样本处理设备	01 血细胞分析前样本处理仪器	通常由如下模块（可以单独工作或组合工作）：涂片模块：通常由控制系统、样本采集系统、涂片系统等组成。染色模块：通常由样品转移、染色及控制部分等组成。	用于样本分析前对血液和/或其他体液的涂片处理和/或染色。	涂片机、细胞离心涂片机、全自动染色机、全自动推片染色机、染色机	I
		02 病理分析前样本处理仪器	通常由如下模块（可以单独工作或组合工作）：切片模块：通常由控制系统、机械系统、驱动系统、刀架、刀片、罩壳等组成。制片模块：通常由搅拌、细胞吸附、细胞转移、细胞过滤装置、离心模块等组成。脱水模块：通常由控制系统、样本传输系统、脱水缸、石蜡缸等组成。包埋模块：通常由控制系统、熔蜡系统、冷却系统等组成。涂片模块：通常由控制系统、样本采集系统、涂片系统等组成。染色模块：通常由样品转移、染色、控制部分等组成。抗原修复模块：通常由控制系统，反应缸、切片架等组成。原理一般为热修复和化学修复等。组织处理模块：通常由控制部分、超声源、温控器、电加热器、水温传感器、试剂缸、石蜡缸、冷冻台、冷水机、加热部分等组成。玻片处理模块：通常由玻片处理平台（包括试剂槽、水浴槽、干燥仓、机械臂和加热模块等）、系统控制中心、管路系统、排风系统等组成。	用于病理分析前样本处理（包括细菌染色仪器）（如：切片、制片、脱水、包埋、涂片、染色、抗原修复、脱蜡和荧光原位杂交（FISH）检测预处理、杂交后清洗等。	轮转式切片机、平推式切片机、振动式切片机、冷冻切片机、液基薄层细胞制片机、组织脱水机、半封闭组织脱水机、微波组织脱水机、包埋机、包埋机热台、包埋机冷台、细胞离心涂片机、液基超薄层细胞自动涂片机、全自动免疫组化染色机、全自动特殊染色机、全自动单独滴染色机、全自动免疫组化独立控温单独滴染色机、全自动单独滴染 HE 染色机、革兰喷洒式染色机、抗酸浸渍染色机、线性染色机、抗原修复仪、全自动抗原修复仪、抗原热修复仪、全自动玻片处理系统、全自动脱蜡抗原修复仪、细胞过滤器	I
		03 流式细胞术样本裂解仪	通常由主机和液流系统组成。为流式细胞术制备人体样本。有的设备含洗脱功能。	用于制备流式细胞术样本。	裂解仪、裂解洗脱仪	I

序号	一级产品类别	二级产品类别	产品描述	预期用途	品名举例	管理类别
13	样本分离设备	01 医用离心机	通常由控制系统、离心腔、驱动系统、转子、制冷系统（若为冷冻型医用离心机）和安全保护装置等组成。	用于样本分析前人体样本的分离。	大容量高速台式离心机、大容量低速台式离心机、大容量超速台式离心机、微量高速台式离心机、微量低速台式离心机、大容量高速离心机、大容量低速离心机、微量高速离心机、微量低速台式离心机、微量超速台式离心机、超速台式离心机、低速台式离心机、高速台式离心机、超速离心机、低速离心机、大容量高速台式冷冻离心机、大容量低速台式冷冻离心机、大容量超速台式冷冻离心机、微量高速台式冷冻离心机、微量低速台式冷冻离心机、微量超速台式冷冻离心机、大容量高速冷冻离心机、大容量低速冷冻离心机、大容量超速冷冻离心机、微量高速冷冻离心机、微量低速台式冷冻离心机、微量超速台式冷冻离心机、超速台式冷冻离心机、低速台式冷冻离心机、高速台式冷冻离心机、超速冷冻离心机、低速冷冻离心机、高速冷冻离心机、血型卡离心机、细胞洗涤离心机、微孔板离心机	I
		02 核酸提取纯化仪	通常由机械部分和电气部分组成。原理一般为选择性沉淀、层析或离心、磁珠吸附等方法。	用于临床样本中核酸的提取、纯化。	核酸提取仪、全自动核酸提取仪、全自动核酸纯化仪、全自动核酸提取纯化仪	I
14	培养与孵育设备	01 医用培养/恒温箱	通常由温湿度、气体浓度控制系统、电子显示系统、箱体等组成。	用于人体来源样本的培养。	二氧化碳培养箱、恒温培养箱、生化培养箱、培养箱、血小板振荡器及恒温箱系统、血小板恒温保存箱、厌氧培养箱	II
		02 厌氧培养系统	通常由取样室、操作室、厌氧罐培养室等组成。	用于厌氧、兼性厌氧微生物的培养。	厌氧培养装置	II
		03 孵育器	通常由主机、加热模块、卡槽、电器模块、或有振荡模块等组成。	用于试剂卡的孵育。	试剂卡孵育器、振荡孵育器	I
		04 血小板振荡器	由箱体、控制系统、震荡系统组成。	与血小板恒温箱配合使用，通过振荡维持血小板稳定以防其凝结。	血小板振荡器	I
15	检验及其他辅助设备	01 洗板机	通常由清洗单元、控制单元和运动单元组成。	用于实验室的样品板的洗涤工作。	半自动洗板机、去血片洗板机、全自动洗板机、全自动酶标洗板机、全自动微孔洗板机、洗板机	I
		02 计数板	通常由玻璃或有机玻璃制成，其上有精确刻度标识。	用于临床对血液、体液样本中有形成分进行计数。	血细胞计数板、细胞计数板、尿沉渣计数板、血沉管	2017年第104公告：II 2020年第147号公告调整为：I
		03 自动加样系统	通常主要由精密加样系统组成，可以包含传输系统、清洗系统、温育系统、混匀系统、软件系统等其他功能连接件。	用于临床检验分析仪器分析前试剂或样本的精密加样。	自动加样系统	II

序号	一级产品类别	二级产品类别	产品描述	预期用途	品名举例	管理类别
		04 低温储存设备	通常由制冷装置、绝热箱体、电控机构等部件组成。	用于离体器官、组织、细胞、血液和血液制品等的低温储存或转运。	医用血液冷藏箱、医用开放式血液冷藏周转箱、医用血浆速冻机、医用冷藏箱、医用冷冻箱、医用冷藏冷冻箱、医用超低温冷冻箱、医用液氮储存系统	Ⅱ
		05 样本处理系统	通常由离心模块、分杯模块、低温存储模块中的至少一个模块组成，并连接其他必要的功能模块。用于检测前/后样本的离心、分杯（分注）、冷藏，不包含临床检验分析仪器分析前试剂或样本精密加注功能。	用于医学临床样品及样品容器，进行分析前后的处理及加工。	样品前处理系统、样品检查自动化系统、全自动样品处理系统、样品后处理系统、分杯处理系统、样本处理及孵育系统	Ⅰ
			通常由自动接种、自动分区划线、自动灭菌、恒温培养等模块组成。		微生物样本前处理系统	Ⅰ
			通常由本稀释液加注、搅拌等功能模块组成。		粪便分析前处理仪	Ⅰ
			通常由分选单元等模块组成。	用于临床检验用靶细胞的富集或去除。	细胞分选仪	Ⅰ
16	医用生物防护设备	01 生物安全柜	通常由柜体、前窗操作口、支撑脚及脚轮、风机、集液槽、过滤器、控制面板、紫外灯、照明光源等组成。	用于对临床实验室操作过程中的人员、产品及环境进行保护。	Ⅱ级生物安全柜、生物安全柜	Ⅲ
		02 洁净工作台	通常由箱体、操作台、风机、预过滤器、高效过滤器（或超高效过滤器）、电器控制器等组成。	用于临床实验室化验及实验，使局部操作环境达到一定洁净等级。	洁净工作台	Ⅱ

序号	零部件名称例举	参考 HSCODE
1	管类，如，医疗器械管道通气用、塑料软管、供气管等	3917320000
2	管类，如：医疗器械有接头塑料软管、气体采样管等	3917330000
3	管类，如，医疗器械管道通气用、塑料软管、供气管等	3917390000
4	管接头类，如：医疗器械部件和管子之间连接用塑料接头	3917400000
5	自粘类，如：医疗器械部件安装之间的减震条等	3919909090
6	过滤类，如：医疗器械部件中起过滤作用的过滤垫等	3921199090
7	盖类，如：医疗器械外壳上排气塞、封盖、塞头等	3923500000
8	塑料制品类，如：医疗器械部件中塑料手柄、铰链、固定件、插档、扣柄等	3926300000
9	塑料防尘端面、固定件、密封圈、垫圈、垫片、旋钮、导杆、固定杆、压环、挡片、罩网、滑条、密封盖、适配环、缓冲件等	3926901000
10	塑料固定件、盖板、轮子、保护头、卡钩、色标片、减震垫等	3926909090
11	医疗器械橡胶减震片等	4008210000
12	医疗器械部件用有接头橡胶管等	4009320000
13	医用悬吊系统（医疗室内可固定在天花板结构上或固定摆放医疗设备用）	4016109000
14	医疗器械用橡胶密封圈、密封垫片、O 型圈等	4016931000
15	医疗器械用橡胶保护垫套等	4016939000
16	医疗器械用橡胶阀膜片、固定块、减震器、缓冲件等	4016991090
17	医疗器械用乳胶护套等	4016999090
18	医疗器械用滤棉等	5603149000
19	医疗器械用陶瓷阀片等	6909190000
20	医疗器械用玻璃片等	7007290000
21	医疗器械用玻璃防护罩等	7020001990

序号	零部件名称例举	参考 HSCODE
22	医疗器械用不锈钢接头等	7303900000
23	医疗器械安装部件吊顶罩、吊柱等	7308900000
24	医疗器械用自攻螺钉、螺丝、螺栓等	7318140090
25	医疗器械用螺栓、螺钉等	7318151090
26	医疗器械用螺母等	7318160000
27	医疗器械用螺纹盖、螺纹手柄等	7318190000
28	医疗器械用挡圈等	7318210001
29	医疗器械用弹簧垫圈、垫圈片等	7318210090
30	医疗器械用销、固定插销等	7318240000
31	医疗器械用钢铁制卡簧、夹紧销等	7318290000
32	医疗器械用片簧等	7320109000
33	医疗器械用螺旋弹簧等	7320209000
34	医疗器械用拉簧、弹簧夹等	7320909000
35	医疗器械用网篮等	7326209000
36	医疗器械用支架杆、支架、固定件等	7326909000
37	医疗器械用端插管、支架、固定件、固定夹、固定支架、盖板、不锈钢滤网、调节圈、滚珠槽等	7326901900
38	医疗器械用钢铁固定支架、顶盖、背板、管夹、固定件、固定支架、连接件等	7326909000
39	医疗器械用底座	7326909000
40	医疗器械用铝制接头等	7609000000
41	医疗器械用弯管等	7411101901
42	医疗器械用弯管等	7411101990
43	医疗器械用铜接头等	7412100000
44	医疗器械用铜螺母等	7415339000
45	医疗器械用铜制密封圈、铜垫片、铜垫圈等	7415210000
46	医疗器械用铜螺钉、螺栓、螺母等	7415339000
47	医疗器械用铜链条等	7419201000
48	医疗器械用铜制密封塞、密封环、固定块、滤网、底架等	7419809900
49	医疗器械用铜接头等	7412209000
50	医疗器械用铝接头等	7609000000
51	医疗器械用铝制垫片、铝制凸垫圈、轨道等	7616100000
52	医疗器械用铝制支架等	7616999000
53	医疗器械用锌合金固定夹等	7907009000
54	医疗器械用脚轮等	8302200000
55	医疗器械用不锈钢插销柄、导轨等	8302420000
56	医疗器械用螺口塞等	8309900000
57	医疗器械用负压吸引泵装置、射流泵等	8414100090
58	医疗器械用轴流风扇等	8414599050
59	医疗器械用控制泵、空气泵等	8414809090
60	医疗器械用积水罐、湿化水罐等	8419909000
61	医疗器械用过滤器等	8421399090
62	医疗器械用铜滤芯、过滤防护圈、层流座等	8421999090
63	医疗器械用提升装置部件等	8431390000
64	医疗器械用呼吸系统过滤器、热湿交换器等	8479899990
65	医疗器械用减压阀等	8481100090
66	医疗器械用控制阀等	8481202090

序号	零部件名称例举	参考 HSCODE
67	医疗器械用单向阀、止回阀等	8481300000
68	医疗器械用溢流阀、安全阀等	8481400000
69	医疗器械用轴流风扇等	8415909000
70	医疗器械用电磁流量阀等	8481803190
71	医疗器械用控制阀、电磁阀、压力调节阀、电磁比例阀等	8481804090
72	医疗器械用旋塞装置、气动旋塞等	8481809000
73	医疗器械用阀体分隔膜、阀盖、阀片、凸子等	8481901000
74	医疗器械用中间轴承等、滚针轴承、滚针轴承等	8482400090
75	医疗器械用不锈钢珠、滚珠等	8482910000
76	医疗器械用升降调节柱等	8486901000
77	医疗器械用微型电机等	8501109990
78	医疗器械用电机等	8501310000
79	医疗器械用电源模块等	8504401400
80	医疗器械用不间断电源等	8504402000
81	医疗器械用直流稳压电源用线路板等	8504902000
82	医疗器械用线路板内锂电池等	8506500000
83	医疗器械用铅酸电池等	8507200000
84	医疗器械用内置扬声器等	8518290000
85	医疗器械用液晶显示板等	8531200000
86	医疗器械用蜂鸣器等	8531801001
87	医疗器械用安全陶瓷保险丝等	8536100000
88	医疗器械用开关、脚踏开关等	8536500090
89	医疗器械用固定灯座等	8536610000
90	医疗器械用插座等	8536690000
91	医疗器械用接地线接头等	8536901100
92	医疗器械用连接件等	8536901900
93	医疗器械用电源连接器、接地柱、熔断器座	8536909000
94	医疗器械用触摸控制屏、操作面板、控制面板、控制手柄等	8537109090
95	医疗器械用按钮操作器、手柄等	8538900000
96	医疗器械用卤素灯泡等	8539211000
97	医疗器械用 LED 灯泡组件等	8539521000
98	医疗器械用模数转换器、旋转编码器、手术灯遥控器等	8543709990
99	医疗器械用有接头电缆等	8544421100
100	医疗器械用有接头电线、连接线、软排线、导联线等	8544421900
101	医疗器械用有接头电缆、血压信号电缆等	8544422100
102	医疗器械用有接头电线等	8544422900
103	医疗器械用塑料纸绝缘条等	8547200000
104	医疗器械用心电电极等	9018110000
105	监护仪用外壳、线路板、显示屏、侧板、外壳、后盖、电池闩扣、内壳、旋钮、分析模块、检测模块、血压连接管、采样管	9018193090
106	无创测血压袖带	9018902010
107	麻醉机集成呼吸回路、防护罩、顶盖、专用线路板、气动装置、呼吸管路组件、面罩、供气单元	9018907010
108	电子体温温度传感器	9025199090
109	医疗器械用通气管路压力表	9026209090
110	医疗器械用流量传感器	9026801000

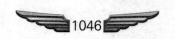

序号	零部件名称例举	参考 HSCODE
111	医疗器械用气体传感器适配器等	9027900000
112	医疗器械用呼吸管路系统、硅胶制皮囊、模拟肺等	9033000090
113	手术灯手柄固定件、可灭菌手柄等	9405920000
114	手术灯吊柱、旋转臂、弹簧臂、转向臂、电路板等	9405990000

附24 特种设备生产单位许可目录

许可类别	项目	由总局实施的子项目	总局授权省级市场监管部门实施或由省级市场监管部门实施的子项目	备 注
设计单位许可	压力容器设计	压力容器分析设计（SAD）	1.固定式压力容器规则设计 2.移动式压力容器规则设计	1.压力容器制造单位设计本单位制造的压力容器，无需单独取得设计许可（含分析设计），在制造许可证上注明实际设计范围。无设计能力的压力容器制造单位应当将设计分包至持有相应设计许可的设计单位。 2.申请分析设计许可的单位必须先取得规则设计许可。
	压力管道设计	无	1.长输管道（GA1、GA2） 2.公用管道（GB1、GB2） 3.工业管道（GC1、GC2、GCD）	许可参数级别见注一。
制造单位许可	锅炉制造（含安装（散装锅炉除外）、修理、改造）	锅炉（A，不限具体产品范围）	1.锅炉（A，限定A级锅炉部件、热水锅炉、余热锅炉、油田注汽炉、盘管锅炉、电加热锅炉等） 2.锅炉（B）	许可参数级别见注二。
制造单位许可	压力容器制造（含安装、修理、改造）	1.固定式压力容器 （1）大型高压容器（A1） （2）超高压容器（A6） 2.移动式压力容器 铁路罐车（C1） 3.氧舱（A5） 4.气瓶 特种气瓶（纤维缠绕气瓶（B3））	1.固定式压力容器 （1）其他高压容器（A2） （2）球罐（A3） （3）非金属压力容器（A4） （4）中、低压容器（D） 2.移动式压力容器 （1）汽车罐车、罐式集装箱（C2） （2）长管拖车、管束式集装箱（C3） 3.气瓶 （1）无缝气瓶（B1） （2）焊接气瓶（B2） （3）特种气瓶（低温绝热气瓶（B4）、内装填料气瓶（B5））	1.固定式压力容器压力分级方法按照《固定式压力容器安全技术监察规程》执行。 2.大型高压容器指内径大于或者等于2米的高压容器。 3.超大型压力容器是指因直径过大无法整体通过公路、铁路运输的压力容器。从事超大型中低压非球形压力容器现场制造的单位，应取得相应级别的压力容器制造许可（许可证书注明含超大型中低压非球形压力容器现场制造），持有A3级压力容器制造许可证的制造单位可以从事超大型中低压非球形压力容器现场制造。 4.特种气瓶包括纤维缠绕气瓶（B3）、低温绝热气瓶（B4）、内装填料气瓶（B5）。 5.覆盖关系：A1级覆盖A2、D级，A2、C1、C2级覆盖D级。 6.取得A5级压力容器制造许可的单位可以制造与其产品配套的中低压压力容器。
制造单位许可	安全附件制造	爆破片装置	1.安全阀（A、B） 2.紧急切断阀（A、B） 3.燃气气瓶阀门（不含车用燃气阀门）	1.安全阀、紧急切断阀许可参数级别见注三。 2.其他气瓶阀门只需通过型式试验。
制造单位许可	压力管道元件制造	无	1.压力管道管子（A、B） 2.压力管道阀门（A1、A2、B） 3.压力管道管件（无缝管件（B1、B2）、有缝管件（B1、B2）、锻制管件、聚乙烯管件） 4.压力管道法兰（钢制锻造法兰） 5.补偿器（金属波纹膨胀节（B1、B2）） 6.元件组合装置	1.同品种A级覆盖B级。 2.压力管道元件许可参数级别见注三。 3.只需通过型式试验的压力管道元件见注四。
	境外特种设备制造	境外承压类特种设备实施制造许可制度	无	1.境外承压类特种设备制造许可参数级别、型式试验要求与境内相同。

许可类别	项目	由总局实施的子项目	总局授权省级市场监管部门实施或由省级市场监管部门实施的子项目	备　注
		1. 锅炉 2. 压力容器 3. 气瓶 4. 安全附件（安全阀、爆破片装置、紧急切断阀、燃气气瓶阀门） 5. 压力管道元件（压力管道管子、压力管道阀门）		2. 进口境外机电类特种设备（电梯、起重机械、客运索道、大型游乐设施、场（厂）内专用机动车辆）及其部件，在投入使用前应通过型式试验。
制造单位许可	电梯制造（含安装、修理、改造）	曳引驱动乘客电梯（含消防员电梯）（A1）	1. 曳引驱动乘客电梯（含消防员电梯）（A2、B） 2. 曳引驱动载货电梯和强制驱动载货电梯（含防爆电梯中的载货电梯） 3. 自动扶梯与自动人行道 4. 液压驱动电梯 5. 杂物电梯（含防爆电梯中的杂物电梯）	许可参数级别见注五。
	起重机械制造（含安装、修理、改造）	桥式、门式起重机（A）	1. 桥式、门式起重机（B） 2. 流动式起重机（A、B） 3. 门座式起重机（A、B） 4. 机械式停车设备 5. 塔式起重机、升降机 6. 缆索式起重机 7. 桅杆式起重机	许可参数级别见注六。
	客运索道制造（含安装、修理、改造）	1. 客运架空索道（脱挂抱索器索道、双线往复式索道、单线固定抱索器索道） 2. 客运缆车 3. 客运拖牵索道	无	无
	场（厂）内专用机动车辆制造（含修理、改造）	无	1. 机动工业车辆（叉车） 2. 非公路用旅游观光车辆（观光车、观光列车）	观光车：额定载客人数(含驾驶人员)6—23人、且最大运行速度≤30Km/h； 观光列车：额定载客人数（含驾驶人员和安全员）≤72人、且最大运行速度≤20Km/h。
	大型游乐设施制造（含安装、修理、改造）	无	1. 滑行和旋转类（含游乐车辆和无动力类）（A、B） 2. 游乐车辆和无动力类 3. 水上游乐设施	许可参数级别见注七。
安装改造修理单位许可	承压类特种设备安装、修理、改造电梯	长输管道安装（含修理、改造）（GA1）	1. 锅炉安装(含修理、改造)（A、B） 2. 长输管道安装（含修理、改造）（GA2） 3. 公用管道安装（GB1、GB2） 4. 工业管道安装（GC1、GC2、GCD）	1. 锅炉安装许可参数级别见注二。 2. 压力管道安装许可参数级别见注一。 3. 固定式压力容器安装不单独进行许可，各类车用气瓶安装无需许可。 4. 可以从事压力容器、压力管道安装的生产单位资质规定见注八。 5. 压力容器改造和重大修理由取得相应级别制造许可的单位进行，不单独进行许可；A2级压力容器制造单位可以修理和改造A1级大型高压容器。 6. 公用管道、工业管道改造和重大修理由取得相应级别安装许可的单位进行，不单独进行许可。

许可类别	项目	由总局实施的子项目	总局授权省级市场监管部门实施或由省级市场监管部门实施的子项目	备 注
	电梯安装（含修理）	无	1. 曳引驱动乘客电梯（含消防员电梯）（A1、A2、B） 2. 曳引驱动载货电梯和强制驱动载货电梯（含防爆电梯中的载货电梯） 3. 自动扶梯与自动人行道 4. 液压驱动电梯 5. 杂物电梯（含防爆电梯中的杂物电梯）	许可参数级别见注五。
	起重机械安装（含修理）	无	1. 桥式、门式起重机（A、B）） 2. 流动式起重机（A、B） 3. 门座式起重机（A、B） 4. 机械式停车设备 5. 塔式起重机、升降机 6. 缆索式起重机 7. 桅杆式起重机	许可参数级别见注六。
	客运索道安装（含修理）	无	1. 客运架空索道（脱挂抱索器索道、双线往复式索道、单线固定抱索器索道） 2. 客运缆车 3. 客运拖牵索道	
	大型游乐设施安装（含修理）	无	1. 滑行和旋转类（含游乐车辆和无动力类）（A、B） 2. 游乐车辆和无动力类 3. 水上游乐设施	许可参数级别见注七。
	场（厂）内专用机动车辆修理	无	1. 机动工业车辆（叉车） 2. 非公路用旅游观光车辆（观光车、观光列车）	观光车:额定载客人数(含驾驶人员)6—23人、且最大运行速度≤30Km/h;观光列车:额定载客人数（含驾驶人员和安全员）≤72人、且最大运行速度≤20Km/h。
充装单位许可	移动式压力容器、气瓶充装	无	全部	

注一：压力管道设计、安装许可参数级别

许可级别	许可范围	备注
GA1	设计压力大于 4.0MPa（表压，下同）的长输输油输气管道	GA1 级覆盖 GA2 级
GA2	GA1 级以外的其他长输管道	—
GB1	燃气管道	—
GB2	热力管道	—
GC1	1. 输送《危险化学品目录》中规定的毒性程度为急性毒性类别 1 介质、急性毒性类别 2 气体介质和工作温度高于其标准沸点的急性毒性类别 2 液体介质的工艺管道；	GC1 级、GCD 级覆盖 GC2 级
	2. 输送 GB 50160《石油化工企业设计防火规范》、GB 50016《建筑设计防火规范》中规定的火灾危险性为甲、乙类可燃气体或者甲类可燃液体（包括液化烃），并且设计压力大于或者等于 4.0MPa 的工艺管道；	
	3. 输送流体介质，并且设计压力大于或者等于 10.0MPa，或者设计压力大于或者等于 4.0MPa 且设计温度高于或者等于 400℃的工艺管道。	
GC2	1.GC1 级以外的工艺管道	—
	2. 制冷管道	
GCD	动力管道	—

注二：锅炉制造、安装许可参数级别

许可参数级别	许可范围（注）	备注
A	额定出口压力大于 2.5MPa 的蒸汽和热水锅炉	A 级覆盖 B 级。
B	额定出口压力小于等于 2.5MPa 的蒸汽和热水锅炉；有机热载体锅炉。	

注：
1.A 级锅炉制造许可范围还包括锅筒、集箱、蛇形管、膜式壁、锅炉范围内管道及管道元件、鳍片式省煤器，其他 A 级承压部件制造由上述制造许可覆盖，不单独进行许可。
2.B 级许可范围的锅炉承压部件由持锅炉制造许可证的单位制造，不单独进行许可。
3. 锅炉制造单位可以安装本单位制造的锅炉（散装锅炉除外）。
4. 锅炉改造和修理，应由取得相应级别的锅炉安装资格的单位或相应级别的锅炉制造资格的单位进行，不单独进行许可。
5. 锅炉范围内管道可以由锅炉制造单位设计，也可以由取得 GCD 级压力管道设计许可的单位设计；锅炉范围内管道中使用的管件和元件组合装置（减温减压装置、流量计（壳体）、工厂化预制管段），由相应级别的锅炉制造单位制造或者由取得相应压力管道元件制造许可的单位制造；锅炉范围内管道中使用的管子、阀门、补偿器等压力管道元件，由取得相应压力管道元件制造许可的单位制造。

注三：安全阀、紧急切断阀、压力管道元件制造许可参数级别

设备类别（品种）	许可参数级别（除紧急切断阀外同品种 A 级覆盖 B 级）	
	A 级	B 级
安全阀	1. 公称压力大于或者等于 10 MPa 且公称通径大于或者等于 100mm 的安全阀； 2. 公称压力大于或者等于 4.0MPa 且设计温度低于或者等于零下 101℃ 的安全阀	其他安全阀
紧急切断阀	用于移动式压力容器上的紧急切断阀	其他紧急切断阀
压力管道管子（无缝钢管、焊接钢管、非金属材料管）	1. 公称直径大于或者等于 150mm 且公称压力大于或者等于 10MPa 用于压力管道的无缝钢管 2. 公称直径大于或者等于 800mm 用于输送石油天然气的焊接钢管 3. 公称直径大于或者等于 450mm 用于输送燃气的聚乙烯管	除 A 级以外的其他无缝钢管、焊接钢管、聚乙烯管；非金属材料管中的其他非金属材料管。
压力管道阀门（金属阀门）	A1: 公称压力大于或者等于 10MPa 且公称直径大于或者等于 300mm 的金属阀门 A2: 公称压力大于 4.0MPa 且设计温度低于或者等于零下 101℃ 的金属阀门	公称压力大于 4.0MPa 且公称直径大于或者等于 50mm 的其他金属阀门。
压力管道管件（无缝管件、有缝管件、锻制管件、聚乙烯管件）	锻制管件、聚乙烯管件，不分级 —	B1: 公称直径大于或者等于 300mm 且标准抗拉强度下限值大于 540MPa 的无缝管件、标准抗拉强度下限值大于 540MPa 的有缝管件； B2: 其他无缝管件、有缝管件。
补偿器（金属波纹膨胀节）	—	B1: 公称压力大于或者等于 4.0 MPa 且公称直径大于或者等于 500mm 的金属波纹膨胀节； B2: 其他金属波纹膨胀节。
法兰（钢制锻造法兰）	钢制锻造法兰，不分级	
需要制造许可的元件组合装置	燃气调压装置、减温减压装置、流量计（壳体）、锅炉范围内管道和长输油气管道使用的工厂化预制管段。	

注：
1. 元件组合装置是指由管子、管件、阀门、法兰、补偿器、密封元件等压力管道元件组合（焊接、法兰连接等）在一起具备某种功能的装置，包括井口装置和采油树、节流压井管汇、燃气调压装置、减温减压装置、阻火器、流量计（壳体）、工厂化预制管段。不需要制造许可的元件组合装置仍需要进行制造监督检验或者通过型式试验。
2. 工厂化预制管段是指制造单位在工厂内根据施工设计图将压力管道元件焊接组装整体出厂的管道元件产品，包括：汇管、过滤器、分离器、凝水（气）缸、除污器、混合器、缓冲器、收发球筒、鹤管等，不包括在施工现场进行的管道预制。

注四：只需通过型式试验的压力管道元件

设备类别	需通过型式试验的设备品种（产品）
压力管道管子	无缝钢管（热扩）
	有色金属管
	球墨铸铁管
	复合管
压力管道管件	复合管件
	非金属管件（不包括聚乙烯管件）
压力管道阀门	金属阀门（公称压力小于或者等于4.0MPa）
	非金属阀门
补偿器	旋转补偿器
	非金属膨胀节
压力管道密封元件	金属密封元件
	非金属密封元件
压力管道特种元件	防腐管道元件
压力管道特种元件（元件组合装置）	井口装置和采油树、节流压井管汇、阻火器

注五：电梯许可参数级别

设备类别	许可参数级别			备注
	A1	A2	B	
曳引驱动乘客电梯（含消防员电梯）	额定速度＞6.0m/s	2.5m/s＜额定速度≤6.0m/s	额定速度≤2.5m/s	A1级覆盖A2和B级，A2级覆盖B级。
曳引驱动载货电梯和强制驱动载货电梯（含防爆电梯中的载货电梯）	不分级			
自动扶梯与自动人行道	不分级			
液压驱动电梯	不分级			
杂物电梯（含防爆电梯中的杂物电梯）	不分级			

注六：起重机械许可参数级别

设备类别	许可参数级别		备注
	A1	B	
桥式、门式起重机	200t 以上	200t 及以下（注）	A 级覆盖 B 级，岸边集装箱起重机、装卸桥纳入 A 级许可。
流动式起重机	100t 以上	100t 及以下（注）	A 级覆盖 B 级
门座式起重机	40t 以上	40t 及以下（注）	A 级覆盖 B 级
机械式停车设备	不分级		
塔式起重机、升降机			
缆索式起重机			
桅杆式起重机			
注：t 是指额定起重量（吨）。			

注七：大型游乐设施许可参数级别

设备类别	许可参数级别		备注
	A	B	
滑行和旋转类（含游乐车辆和无动力类）	1. 滑行车类：运行速度≥50km/h，或轨道高度≥10m 2. 架空游览车类：轨道高度≥10m，或单车（列）承载人数≥40人 3. 滑道类长度≥800m 4. 观览车类：高度≥50m，或单舱承载人数≥38人 5. 陀螺类：倾角≥70°，或回转直径≥12m 6. 飞行塔类：运行高度≥30m，或承载人数≥40人 7. 转马类：回转直径≥14m，或承载人数≥90人 8. 自控飞机类：回转直径≥14m，或承载人数≥40人	A级以外的其他滑行和旋转类大型游乐设施。	A级覆盖B级，滑行和旋转类许可可以覆盖游乐车辆和无动力类大型游乐设施许可。
游乐车辆和无动力类	赛车、小火车、碰碰车和无动力大型游乐设施，不分级。		
水上游乐设施	不分级		

注八：可以从事压力容器、压力管道安装的生产单位资质规定

所持有的 许可资质	从事压力容器安装	从事压力管道安装
锅炉安装许可证	可以安装压力容器（氧舱除外），不受级别限制	可以安装与所安装锅炉直接相连接的压力管道
压力容器制造许可证	可以安装相应制造许可级别范围内的压力容器	可以安装与所安装压力容器直接相连接的压力管道
压力管道安装许可证	可以安装压力容器（氧舱除外），不受级别限制	可以安装许可证书范围内的压力管道

特种设备目录（原国家质量监督检验检疫总局 2014 年第 114 号公告）

代码	种类	类别	品种	2024 年 HSCODE 示例
1000	锅炉	锅炉，是指利用各种燃料、电或者其他能源，将所盛装的液体加热到一定的参数，并通过对外输出介质的形式提供热能的设备，其范围规定为设计正常水位容积大于或者等于 30L，且额定蒸汽压力大于或者等于 0.1MPa（表压）的承压蒸汽锅炉；出口水压大于或者等于 0.1MPa（表压），且额定功率大于或者等于 0.1MW 的承压热水锅炉；额定功率大于或者等于 0.1MW 的有机热载体锅炉。		8402111000 8402120010 8402190000 8402120090 8402119000 8403101000 8403109000 8402200000 8404101010 8404101090 8404102000 8419500090
1100		承压蒸汽锅炉		
1200		承压热水锅炉		
1300		有机热载体锅炉		
1310			有机热载体气相炉	
1320			有机热载体液相炉	
2000	压力容器	压力容器，是指盛装气体或者液体，承载一定压力的密闭设备，其范围规定为最高工作压力大于或者等于 0.1MPa（表压）的气体、液化气体和最高工作温度高于或者等于标准沸点的液体、容积大于或者等于 30L 且内直径（非圆形截面指截面内边界最大几何尺寸）大于或者等于 150mm 的固定式容器和移动式容器；盛装公称工作压力大于或者等于 0.2MPa（表压），且压力与容积的乘积大于或者等于 1.0MPa·L 的气体、液化气体和标准沸点等于或者低于 60℃液体的气瓶；氧舱。		7311001000 7311009000 7613001000 7613009000 8606100000 8716311000 8716319000 8716400000 8609001200 8609002200 8609009000
2100		固定式压力容器		
2110			超高压容器	
2130			第三类压力容器	
2150			第二类压力容器	
2170			第一类压力容器	
2200		移动式压力容器		
2210			铁路罐车	
2220			汽车罐车	
2230			长管拖车	
2240			罐式集装箱	
2250			管束式集装箱	
2300		气瓶		
2310			无缝气瓶	
2320			焊接气瓶	
23T0			特种气瓶（内装填料气瓶、纤维缠绕气瓶、低温绝热气瓶）	
2400		氧舱		
2410			医用氧舱	

代码	种类	类别	品种	2024 年 HSCODE 示例
2420			高气压舱	
8000	压力管道	压力管道，是指利用一定的压力，用于输送气体或者液体的管状设备，其范围规定为最高工作压力大于或者等于0.1MPa（表压），介质为气体、液化气体、蒸汽或者可燃、易爆、有毒、有腐蚀性、最高工作温度高于或者等于标准沸点的液体，且公称直径大于或者等于50mm 的管道。公称直径小于150mm，且其最高工作压力小于1.6MPa(表压)的输送无毒、不可燃、无腐蚀性气体的管道和设备本体所属管道除外。其中，石油天然气管道的安全监督管理还应按照《安全生产法》、《石油天然气管道保护法》等法律法规实施。		3917400000 4016991090 4016999090 7303001000 7303009000 7304111000 7304112000 7304113000 7304119000 7304191000 7304192000 7304193000 7304199000 7304221000 7304229000 7304231000 7304239000 7304240000 7304291000 7304292000 7304293000 7304293000 7304311000 7304312000 7304319000 7304391000 7304392000 7304399000 7304411000 7304419000 7304491000 7304499000 7304511001 7304511090 7304512000 7304519001 7304519090 7304591001 7304591090 7304592000 7304599001 7304599090 7304900000 7305110000 7305120000 7305190000 7305200000 7305310000 7305390000 7305900000 7306110000 7306190000 7306210000 7306290000 7306301100 7306301900 7306309000 7306400000 7306500000 7306610000 7306690000 7306900010 7306900090 7307110000 7307190000 7307210000 7307290000 7307910000 7307920000 7307930000 7307990000

代码	种类	类别	品种	2024 年 HSCODE 示例
8100		长输管道		
8110			输油管道	
8120			输气管道	
8200		公用管道		
8210			燃气管道	
8220			热力管道	
8300		工业管道		
8310			工艺管道	
8320			动力管道	
8330			制冷管道	
7000	压力管道元件			
7100		压力管道管子		
7110			无缝钢管	
7120			焊接钢管	
7130			有色金属管	
7140			球墨铸铁管	7411101100
7150			复合管	7411101901
71F0			非金属材料管	7411101990
7200		压力管道管件		7411102000
7210			非焊接管件（无缝管件）	7411109000
7220			焊接管件（有缝管件）	7411211000
7230			锻制管件	7411219000
7270			复合管件	7411220000
72F0			非金属管件	7411290000
7300		压力管道阀门		7412100000
7320			金属阀门	7412201000
73F0			非金属阀门	7412209000
73T0			特种阀门	7507110000
7400		压力管道法兰		7507120000
7410			钢制锻造法兰	7507200000
7420			非金属法兰	7608100000
7500		补偿器		7608201010
7510			金属波纹膨胀节	7608201090
7530			旋转补偿器	7608209110
75F0			非金属膨胀节	7608209190
7700		压力管道密封元件		7608209910
7710			金属密封元件	7608209990
77F0			非金属密封元件	7609000000
7T00		压力管道特种元件		
7T10			防腐管道元件	
7TZ0			元件组合装置	

代码	种类	类别	品种	2024 年 HSCODE 示例
3000	电梯	电梯，是指动力驱动，利用沿刚性导轨运行的箱体或者沿固定线路运行的梯级（踏步），进行升降或者平行运送人、货物的机电设备，包括载人（货）电梯、自动扶梯、自动人行道等。非公共场所安装且仅供单一家庭使用的电梯除外。		
3100		曳引与强制驱动电梯		8428101001
3110			曳引驱动乘客电梯	8428101090
3120			曳引驱动载货电梯	8428109000
3130			强制驱动载货电梯	8428200000
3200		液压驱动电梯		8428310000
3210			液压乘客电梯	8428320000
3220			液压载货电梯	8428330000
3300		自动扶梯与自动人行道		8428391000
3310			自动扶梯	8428392000
3320			自动人行道	8428399000
3400		其它类型电梯		8428400000
3410			防爆电梯	
3420			消防员电梯	
3430			杂物电梯	
4000	起重机械	起重机械，是指用于垂直升降或者垂直升降并水平移动重物的机电设备，其范围规定为额定起重量大于或者等于 0.5t 的升降机；额定起重量大于或者等于 3t（或额定起重力矩大于或者等于 40t·m 的塔式起重机，或生产率大于或者等于 300t/h 的装卸桥），且提升高度大于或者等于 2m 的起重机；层数大于或者等于 2 层的机械式停车设备。		
4100		桥式起重机		
4110			通用桥式起重机	
4130			防爆桥式起重机	
4140			绝缘桥式起重机	8426119000
4150			冶金桥式起重机	8426112000
4170			电动单梁起重机	8426120000
4190			电动葫芦桥式起重机	8426191000
4200		门式起重机		8426192900
4210			通用门式起重机	8426193000
4220			防爆门式起重机	8426194100
4230			轨道式集装箱门式起重机	8426194200 8426192100
4240			轮胎式集装箱门式起重机	8426200000 8426300000
4250			岸边集装箱起重机	8426194900
4260			造船门式起重机	8426411000
4270			电动葫芦门式起重机	8426199000
4280			装卸桥	8426491000
4290			架桥机	8426499000
4300		塔式起重机		8426990000
4310			普通塔式起重机	8426419000
4320			电站塔式起重机	8426910000
4400		流动式起重机		8705
4410			轮胎起重机	8528
4420			履带起重机	8525
4440			集装箱正面吊运起重机	8486
4450			铁路起重机	
4700		门座式起重机		
4710			门座起重机	
4760			固定式起重机	
4800		升降机		
4860			施工升降机	
4870			简易升降机	
4900		缆索式起重机		

代码	种类	类别	品种	2024 年 HSCODE 示例
4A00		桅杆式起重机		
4D00		机械式停车设备		
9000	客运索道	客运索道,是指动力驱动,利用柔性绳索牵引箱体等运载工具运送人员的机电设备,包括客运架空索道、客运缆车、客运拖牵索道等。非公用客运索道和专用于单位内部通勤的客运索道除外。		
9100		客运架空索道		8428602100 8428602900 8428601000 8428609000
9110			往复式客运架空索道	
9120			循环式客运架空索道	
9200		客运缆车		
9210			往复式客运缆车	
9220			循环式客运缆车	
9300		客运拖牵索道		
9310			低位客运拖牵索道	
9320			高位客运拖牵索道	
6000	大型游乐设施	大型游乐设施,是指用于经营目的,承载乘客游乐的设施,其范围规定为设计最大运行线速度大于或者等于 2m/s,或者运行高度距地面高于或者等于 2m 的载人大型游乐设施。用于体育运动、文艺演出和非经营活动的大型游乐设施除外。		
6100		观览车类		
6200		滑行车类		
6300		架空游览车类		
6400		陀螺类		
6500		飞行塔类		9508220000 9508230000 9508250000 9508290000 9508260000 9508210000 9508300000
6600		转马类		
6700		自控飞机类		
6800		赛车类		
6900		小火车类		
6A00		碰碰车类		
6B00		滑道类		
6D00		水上游乐设施		
6D10			峡谷漂流系列	
6D20			水滑梯系列	
6D40			碰碰船系列	
6E00		无动力游乐设施		
6E10			蹦极系列	
6E40			滑索系列	
6E50			空中飞人系列	
6E60			系留式观光气球系列	
5000	场(厂)内专用机动车辆	场(厂)内专用机动车辆,是指除道路交通、农用车辆以外仅在工厂厂区、旅游景区、游乐场所等特定区域使用的专用机动车辆。		
5100		机动工业车辆		8427900000 8427209000 8427101000 8427109000 8427201000 8427102000 8703101100 8703101100 8703101100 8703101100 8703109000 8703101900
5110			叉车	
5200		非公路用旅游观光车辆		

代码	种类	类别	品种	2024 年 HSCODE 示例
F000	安全附件			8481100090
				8481201010
				8481201090
				8481202010
				8481100001
				8481202090
				8481400000
				8481300000
				8481802910
				8481802190
				8481803910
				8481803190
				8481803110
				8481802990
				8481802110
				8481803990
				8481803920
7310			安全阀	8481804090
F220			爆破片装置	8481804010
F230			紧急切断阀	8481901000
F260			气瓶阀门	8481809000
				8481909000
				8481804020
				8481804040
				8481804030